子宫内膜异位症的
基础与临床研究

（第二卷）

郎景和　主　编

中国协和医科大学出版社

图书在版编目（CIP）数据

子宫内膜异位症的基础与临床研究. 第二卷 / 郎景和主编. —北京：中国协和医科大学出版社，2020.9

ISBN 978-7-5679-1573-2

Ⅰ.①子… Ⅱ.①郎… Ⅲ.①子宫内膜异位症－诊疗 Ⅳ.①R711.71

中国版本图书馆CIP数据核字（2020）第152834号

子宫内膜异位症的基础与临床研究（第二卷）

主 　编：郎景和
责任编辑：张 　宇

出版发行：**中国协和医科大学出版社**
　　　　　（北京市东城区东单三条9号　邮编100730　电话010-65260431）
网　　址：www.pumcp.com
经　　销：新华书店总店北京发行所
印　　刷：中煤（北京）印务有限公司

开　　本：850×1168　　1/16
印　　张：56.25
字　　数：1500千字
版　　次：2020年9月第1版
印　　次：2020年9月第1次印刷
定　　价：298.00元

ISBN 978－7－5679－1573－2

（凡购本书，如有缺页、倒页、脱页及其他质量问题，由本社发行部调换）

作者简介

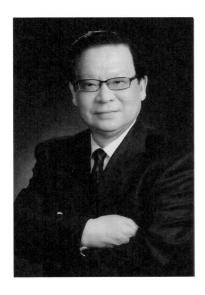

郎景和 中国工程院院士，北京协和医院妇产科名誉主任、教授、博士生导师。于 1984 ～ 1986 年赴挪威、加拿大研修妇科肿瘤及妇科显微外科。1986 ～ 1993 年任北京协和医院副院长。1993 ～ 2015 年任北京协和医院妇产科（系）主任。

现系中华医学会妇产科分会前主任委员，《中华妇产科杂志》总编辑，中国医师协会妇产科分会会长。国际欧亚科学院（EASC）院士、美国妇产科学院（ACOG）荣誉院士、英国皇家妇产科学院（RCOG）荣誉院士、法国国家妇产科学院（CNGOF）荣誉院士。亚太妇科内镜协会（APAGE）主席、美国妇科腹腔镜医师协会（AAGL）及欧洲妇科内镜协会（ESGE）常务理事。世界华人医师协会副会长、世界华人妇产科协会会长。

从事妇产科医疗、教学、科研 50 余年，对子宫内膜异位症发病机制进行研究，提出"在位内膜决定论"和"源头治疗说"；关于卵巢癌淋巴转移的研究及对妇科内镜手术、子宫颈癌防治、女性盆底障碍性疾病诊治的临床与基础研究均有突出贡献。获国家科技进步奖、卫生部、教育部、中华医学科技奖及北京市科学技术奖等 15 项，并荣获 2004 年何梁何利科技进步奖、2005 年北京市劳动模范、全国五一劳动奖章、全国科技先进工作者、全国高校教学名师、杰出华人榜奖及杰出世界华人医师奖等。发表学术论文 600 余篇，主编（译）著作 30 部，个人专著 20 部。郎大夫重视与推广人文医学，著书立说，已出版"一个医生"的系列丛书 10 部。

前　言
Preface

2003年6月，我们出版了《子宫内膜异位症的基础与临床研究》第一卷。

在第一卷的"前言"里，我写道：我们计划将三部书奉献给同道以及患者：一是关于内异症的现今进展和全面复习，二是我们课题完成后的系统报告，三是写给大众的科普读物。以期推动内异症的基础与临床研究，并将知识交给人民。

这是计划，也是许诺。其一，就是第一卷的内容；其三，早已完成，已经出版了两部小册子。这其二之总结旷日持久，竟过去17年矣。没有忘记，也并非懒惰，而是对内异症的研究越来越多，越来越大，似乎勒不住缰绳，这部"战车"正在迅猛向前！此间，在这一课题下，毕业了70余位博士和博士后，完成了SCI论文70篇，中文论著402篇（我署名的192篇）。还获得了国家科技进步二等奖、北京市科学技术一等奖以及其他奖项。

问题是，挖掘愈深，路漫更远——不断有新的任务在前头。

毕竟要小结一下，就当作长途跋涉中的驿站。这就是我们要奉献的第二卷。

这些论文是2003年之后发表的，是我的团队的工作总结。遴选出173篇，分成11个部分。总论是我撰写的述评、评论或者专论，侧重于宏观的、战略的论述。之后是按发病机制、诊断、处理以及相关问题加以分类，有些则难以界定类别之差异。英文论著没有纳入，是为编撰阅读之便利，有兴趣的读者检索起来并不困难。我一直认为子宫腺肌症就是内异症的一种类型，尽管我把它专列一章。

因为具有论文荟萃性质，也许会有杂乱之感，但并非无章，细心的读者会发现，其内在连贯性十分清晰。在叙述上，亦有简有繁，发病机制虽属基本理论，但十分重要，占据了相当篇幅。特殊部位、特殊年龄的内异症，有不少罕见的、少见的案例，是一般文献里难以觅寻到的，其材料和经验应该说十分宝贵。

最后的诊治共识或指南，则是由我来牵头与组织的全国学组或专家委员会专家们的共同商讨结晶，可以作为临床的遵循和参考。

感谢在编撰过程中李雷教授给予的帮助。

感谢我们团队的全体成员们，他们虽然都是我的学生，现今都已是知名教授和副教授，是内异症的专家了。我们共同研究，克服困难，不忘初心，砥砺前行。我们都记着一句话：

不论我们走出了多远，都没有忘记为什么出发。

郎景和

二〇二〇年三月

目 录
Contents

总　　论

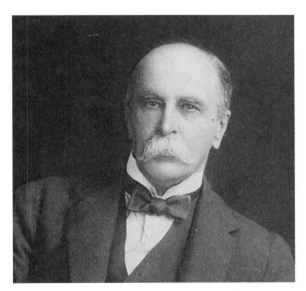

Dr.William Osler
（1849 ～ 1919）

He who knows Endometriosis
Knows Gynecology.
William Osler

题 记

早在100年前，伟大的医学家、医学教育学家威廉·奥斯勒就曾经指出：懂得了子宫内膜异位症，就是懂得了妇科学。对于子宫内膜异位症认识深刻之至，振聋发聩！

子宫内膜异位症是妇科的常见病、多发病。有10%～15%的育龄妇女会患病，且发病率有明显上升趋势，被称为"现代病"。子宫内膜异位症可引起痛经（80%）和不育（50%），严重影响妇女的健康和生活质量，甚至被称为"良性癌"。而且，内异症，特别是卵巢内异症的确可以恶变，可能是卵巢癌发病的重要因素。内异症病变广泛，形态多样，极具侵袭性和复发性，是难治之症。

对于内异症，我们做了不少工作，又面临很多挑战。

"路漫漫其修远兮，吾将上下而求索"。

一、总论

子宫内膜异位症的研究与设想

郎景和

子宫内膜异位症（内异症）是生育年龄妇女的多发病、常见病，发病率呈明显上升趋势，可达10%～15%，占普通妇科手术的30%以上。内异症所引起的痛经、下腹痛和性交痛等，严重地影响妇女的健康和生活质量，也是不育症的主要病因之一。内异症的发病机制不清，病变广泛，形态多样，且有浸润、转移和复发的恶性生物学行为，成为难治之症。内异症的诊治已经成为当代妇科的热点问题，其基础及临床研究在新世纪的开始，进入了一个新的阶段。

一、对内异症发病机制的认识

内异症的发病学说纷纭众多，但仍以内膜细胞随经血逆流种植为主导理论，关键在于科学解释、模型建立和临床循证。经血逆流至盆腔是常见的，甚至是生理现象，但多数人并未罹患内异症。内异症的现代定义是，内膜细胞在异位生长、发育、出血，并引起症状。内膜细胞逆流种植需要具备4个基本条件：①内膜细胞必须通过输卵管进入腹腔；②经血碎片中的细胞必须是活的；③内膜细胞必须有能力移植到盆腔器官组织上；④内异症在盆腔的解剖学分布必须与脱落的内膜细胞的种植原理相一致。如是，内膜细胞将要突破3道"防线"，即：①腹水；②腹腔细胞，主要是巨噬细胞、自然杀伤细胞等；③腹膜细胞外基质（ECM）。因此，内膜细胞就必须完成黏附－侵袭－血管形成这样的"三部曲"。在这一过程中，雌激素、局部环境的多种酶、细胞因子等都起到相当的作用。至今的研究启示我们，内异症患者和非内异症患者的在位内膜的分子及生物学特质就有差异，这些差异之源乃是基因差异。所以，基因差异是内异症患者与非内异症患者在位内膜的根本差异；是异位内膜与在位内膜之间的一种差异；是不同人（即患者与非患者）经血逆流及经血内膜碎片能否在"异地"黏附、侵袭和生长的关键；是解释内异症的家族倾向或遗传性的缘由；是内异症基因治疗的理论基础。

研究子宫在位内膜将是发病机制探索的新靶点。在位内膜的组织病理学、生物化学、分子生物学、遗传学等的特质，将对逆流至异地的内膜的"命运"起决定作用，所谓"在位内膜决定论"。至少，它为我们全面理解、诠释，乃至修正Sampson学说，提出新的思路。

可能Sampson的学说一直无法解释某些部位的内异症，体腔上皮或副中肾管（米勒管）上皮化生假说可以解释诸如子宫腺肌症、阴道直肠内异症以及胸腔等部位的内异症发生。

二、内异症的临床病理分类及诊断

内异症的临床病变为广泛性，病理表现具多形性，部位分布呈弥漫性。其分类未臻统一，多数学者认为：可以将其归纳为4种类型：①腹膜型；②卵巢型；③阴道直肠型；④特殊部位型或盆腔外型。不同种类的组织发生、病理特征，甚至治疗等都有所不同。因此，也可以认为，内异症是一种可以再区分的疾病。

腹膜内异症（PEM）是典型Sampson学说的表象，它表现的从红色病变、黑色病变到白色病变，是内异症病理组织学的完整过程，也是生物活性变化的结果。而卵巢内异症（OEM）则可能是内膜细胞种植与化生共同作用而形成的。阴道直肠内异症（VREM）是米勒管残余化生，在有活性的内膜腺体和间质为核心的基础上，有平滑肌增生包绕或纤维化，成为子宫腺肌症样结节，不主张把它泛称为深部结节，它和腹膜内异症侵犯或累及直肠子宫陷凹是不同的。

美国生育协会内异症分期评分法（r-AFS）分期系统虽然"统一"了对内异症以往的各种分期主张，但一直存在争议，关键是该分期的记分有一定随意性，潜在主观和观察的误差，没有疼痛的指标，对生育的估价有局限。因此，完善分期能对治疗和预后有更大价值，这是一重要问题。

腹腔镜检查，是目前公认的内异症诊断的金标准，但对所有可疑内异症患者均施行腹腔镜检查也非万全之举。寻找特异性和敏感性均佳的标志物，是今后的方向。加拿大对求诊者的血清、子宫内膜进行多种因子的综合检测分析，推出新的诊断试验（metrio test），其阳性预测值为95%，阴性预测值为75%。

根据我国情况，如能将以下5项临床及检验指标加以分析，也可以成为新的诊断模式，即：①症状（痛经、下腹痛、性交痛或统称慢性盆腔疼痛，CPP）；②不育（原发性或继发性不育，特别是继发性不育）；③盆腔检查（附件包块、直肠窝结节、触痛等）；④B型超声扫描（附件区无回声区、内部点状细小增强回声，壁厚、界限不清以及其他部位图像）；⑤血清CA125水平（>35U/ml，一般为50～80U/ml）。

三、内异症的治疗原则及个体化

内异症的治疗原则，是减灭和消除病灶，减轻和消除疼痛，改善和促进生育，减少和避免复发。为达到这一目的，腹腔镜手术是最好的治疗，卵巢抑制是最好的治疗，助孕技术和妊娠是最好的治疗。此外，还要根据患者的年龄、婚育状况、症状轻重、病变程度以及以往的治疗经历，选择不同的治疗对策，即所谓治疗个体化。

应强调手术，特别是腹腔镜手术是第一选择。因为它可以明确诊断，明确病变程度、类型，并进行切除、破坏及减灭病变，分离粘连，恢复解剖，有助于妊娠；可以减轻症状，减少及预防复发。同时，药物治疗也是必要的，因为深部病灶、隐蔽的病变可能被遗留，况且有镜下病变或新生病变。无论是经典的假孕疗法、假绝经疗法，理论基础是建立低雌激素、高孕激素或高雄激素环境。近年来，最流行使用的药物是促性腺激素释放激素类似物（GnRH-a），现今应用的主要是GnRH激动剂（GnRH-agonists），但GnRH激动剂存在3个问题：①短暂地刺激性激素（FSH、LH）升高，即"点火"（flare-up）作用，可使有些症状（如出血）加重；②抑制的不

完善；③被胃肠消化，必须注射用药。所以，新的GnRH拮抗剂（GnRH-antagonists），以及可以口服的GnRH-a将被推出使用。

但是，激素药物均有一定副作用，而且因病变类型不同，反应不一，况且还有受体等因素的影响，更主要的是内异症病灶有"自主的"相对的非激素依赖的特点。我们新近的一项关于孕期子宫内膜与孕激素受体的研究表明，高孕激素对内异症疗效与妊娠过程对内异症疗效的差异，主要在于孕激素受体（PR）亚型分布的不同，妊娠时以PR-B为主，而高孕激素治疗时以PR-A为主，因此，尽管我们将内异症称之为"激素依赖性疾病"，但它毕竟与在位内膜不同，这种依赖并不完善。所以，激素治疗不可能完全根除内异症。

我们在寻求新的治疗措施时，内异症的分子机制研究为治疗提供了新的对策，如抗黏附、抗侵袭、抗血管形成及激素代谢与受体干预；如启用芳香化酶抑制剂、环氧化酶（COX）-2抑制剂等。甚至把这种干预位点放在在位子宫内膜，改变其分子生物学特质及行为，即所谓"源头治疗"，而不仅仅在于盆腹腔已经形成的内异症病灶。这样便形成了"标本兼治"的新思路，即对异位内膜病灶和在位内膜兼治的策略。

四、内异症与不育及慢性盆腔疼痛

不育是内异症的主要问题，内异症是不育的主要原因之一，30%以上的不育症是内异症造成的。严重的是，内异症所致不育的原因多种、机制叠加，有解剖及功能的、内分泌的、免疫的、生物学的、生化学的，以及局部环境的，甚至性交疼痛也是。于是，有的学者将诸因素综合评分为内异症生育指数（endometriosis fertility index，EFI），以评估患者的生育能力及制订对策。手术可以增加受孕的机会，单纯药物治疗难以改善患者的生育状况，复发率高，只能缓解症状。GnRH-a是重症内异症治疗和助孕准备的重要选择。手术加药物治疗可减少复发，并可作为助孕的先期治疗。故而人工辅助生育技术（ART）是内异症不育者的重要治疗手段。也许，我们常要为比较或选择促排卵-人工授精（COH-AIH）抑或体外受精-胚胎移植（IVF-ET）而颇费踌躇，

但这要根据每个患者的年龄、病变程度、治疗情况多因素考虑，或以EFI作为参考。妇科医生和生殖内分泌、助孕技术专家合作非常重要，因为约1/3的IVF-ET求助者是内异症。现今，我们已初步形成了这样一个诊治模式：①首先进行腹腔镜检查，明确诊断，去除病灶，解除解剖学因素；②进行内分泌检查，解除其他不育因素；③对轻、中度内异症，期待半年给予指导；进而行COH-AIH，如不成功，则行IVF-ET；④对重度内异症，或用1～3个月GnRH-a及行IVF-ET，或直接行IVF-ET。总之，要抓紧术后半年这一"黄金时机"，要"速战速决"。

盆腔疼痛是内异症的主要症状，内异症是盆腔疼痛的主要原因。内异症患者中，80%有慢性盆腔疼痛，慢性盆腔疼痛患者中，80%为内异症。当然，引起慢性盆腔疼痛的还有其他许多原因，如炎症、粘连、盆腔淤血、肿瘤、性问题，以及精神心理因素等，应全面分析病史、身体检查及实验室估价，但腹腔镜检查是诊断的金标准。对于中青年妇女，不能解释的慢性盆腔疼痛，可能就是内异症，即使腹腔镜检查未发现病灶，也不能完全除外隐蔽性内异症。药物的选择很多，但多不理想，且缓解疼痛只是暂时的。手术可使80%的疼痛患者得以缓解，其范围可根据病变及婚育等情况，选择保守性、半根治性和根治性手术。可以选择的其他术式是腹腔镜下骶神经切除（laparoscopic uterosacral nerve ablation，LUNA）和骶前神经切除（laparoscopic presacral neurectomy，LPSN）。前者可有71%的缓解率，后者更适合于盆腔中部疼痛的患者或行LUNA失败的患者，91%可得到缓解。实际上，目前我们对内异症疼痛的研究尚少，对其评价和处理均无定式，现今的治疗原则是"治病即治痛"，孰难视为周全。

五、内异症的恶变及不典型内异症

迄今为止，尚未发现内异症在组织形态上和在位内膜有什么不同（至少在光镜下是如此，但进一步观察、分析两者的组织学差异，将是一个值得的、有意思的课题），而内异症的侵袭性、转移性及复发性，却似肿瘤的不良行为。在没有完全找到内异症特异性基因之前，内异症的基因研究也是从癌基因入手的。关于内异症组织学的恶变，早从Sampson时代（1925年）就已经有了描述，到1953年Scott的补充，直到1988年不典型内异症（atypical endometriosis，AEM）概念的提出，即La Grenade和Silverber的3项标准：细胞异型性，核/质比例增大，细胞密集、复层或簇状突。及至近年来大量的临床与病理资料，我们逐渐形成了这样一些认识：①随着内异症发病率的明显增加，其恶变问题应予以高度重视；②一般文献报道的0.7%～1.0%的恶变率，可能是个保守的数字；③恶变主要集中在卵巢，但也可以发生在卵巢外；④内异症患者的乳腺癌、非霍奇金淋巴瘤（NHL）的患病危险增加；⑤恶变发生的机制尚待研究，可能与代谢、遗传等因素有关，或者其本质就是分子事件。

不典型内异症概念的提出，使我们对内异症恶变的认识加深了一步，所谓不典型内异症，系指异位内膜腺上皮的不典型或核异型性病变，但不突破基底膜。不典型内异症恶变的机会明显高于典型内异症，最常见的仍然是转化为卵巢透明细胞癌和子宫内膜样癌。不典型内异症是癌前潜在的危险病变，甚至可以认为是向癌症演进的一个过程，因为：①可以在卵巢内异症的恶变组织中看到这种核异型性与癌的直接连续或不连续；②有DNA非整倍体细胞群；③与周围组织的内异症及卵巢癌有共同的基因异常。因而，无论从形态上抑或分子生物学方面，都支持不典型内异症具有恶变潜能，可能从典型内异症→不典型内异症→癌，是一个恶变过程；从组织化生→组织增生→癌，是一个移行程序。

对于临床上大量遇到的卵巢内异症，判断较低比率发生的恶变当然是困难的，但应始终保持警惕性，比如：①囊肿过大，直径＞10cm或有明显增大趋势；②绝经后又有复发；③疼痛节律改变，痛经进展或呈持续性；④影像学检查有实性或乳头状结构，或病灶血流丰富；⑤血清CA125＞200U/ml。并要于术中常规检查标本，必要时送冷冻切片检查。深部结节（包括切口或皮肤）内异症恶变也非罕见，如系反复复发的结节或包块增大明显，或症状加重，血清雌激素水平不高及药物治疗反应不佳时，也应注意恶变的发生。

内异症是个进展性疾病，年轻患者多为"早

期"或红色病变、典型病变，而随着年龄增大、病变演进，多呈"晚期"或白色病变。年轻患者对治疗反应较好，况且有解决不育及防止恶变问题，所以早诊断、早治疗也是对内异症的最好对策。对内异症的很多研究类似于肿瘤研究，但内异症只是瘤样病变，而不是肿瘤。因此，应该有新的研究思路。遗传与免疫是内异症发生的两大

"基石"，但这恰恰是认识很不够的方面。现今的治疗过于注重局部病变，而轻视整个机体调解；过于侧重于病变轻重的估价，而对疼痛与不育等的研究缺乏深入；过于偏向于异位内膜，而忽略了在位内膜。内异症是对当今妇科医生的新的挑战，还有很多问题需要我们去面对和解决。

子宫内膜异位症的诊断与处理

郎景和

主要讨论内容

1. 子宫内膜异位症的诊断
2. 子宫内膜异位症的术前用药
3. 子宫内膜异位症的术后用药
4. 子宫内膜异位症的痛经治疗
5. 子宫内膜异位症的不孕治疗
6. 子宫内膜异位症的术式选择及腹腔镜手术要点

子宫内膜异位症（endometriosis，EM）是指子宫内膜组织出现在子宫腔以外的身体其他部位，并生长、发生病变，甚至引起症状。EM是常见的妇科疾病之一，它在生育年龄上发病率为10%～15%，且现在有明显的上升趋势。EM形态多样、病变广泛、治疗棘手。EM虽然是一种良性疾病，但其表现的细胞增生、浸润和复发性都是一种恶性生物学行为，EM所引起的慢性盆腔疼痛和不育等可严重影响妇女的健康和生活质量。尽管现今对EM的研究日渐深入，但对其发病机制尚未清楚理解，治疗结果也不理想，下面就一个病例对EM的诊断与处理进行讨论。

病例介绍

患者，34岁，G_2P_0，LMP：2004-05-20。因继发痛经10年，加重3年，继发不孕2年，于2004年5月20日入院。

患者平素月经规律，12岁初潮，6～7/30～32天，量中，10年前开始轻度痛经，每月痛经2天，自经前1天开始下腹坠痛，可以忍受，偶服镇痛药。无肛门下坠痛、性交痛及慢性盆腔疼痛。2001年以来，痛经明显加重，每月痛3天，不能坚持工作，需要卧床休息，必须服用镇痛药。伴肛门下坠感、性交痛。2002年以来未避孕不孕，夫妻生活正常，丈夫精液正常，BBT测定显示双

相体温。外院通液术显示双侧输卵管通畅。近1年，月经周期期间常感下腹隐痛，腰酸。

妇科检查：外阴阴道（－），宫颈：轻度糜烂，宫体：正常大、后位、质中、活动差。双附件：左侧附件可扪及直径5cm囊性包块、壁厚，右侧附件区可扪及直径6cm囊性包块，均与子宫粘连，活动差。三合诊：双侧子宫骶韧带增粗，均可扪及2个直径1.0cm的痛性结节。

辅助检查：B超显示子宫7.2cm×5.3cm×5.1cm，肌层回声均匀，内膜0.5cm。左卵巢6.5cm×5.4cm，内可见无回声区，有散在光点；右侧附件区可见6.4cm×6.8cm无回声区，内见散在光点，卵巢显示欠清。实验室检查：CA125：57.2U/ml。

入院诊断：①子宫内膜异位症，双侧卵巢巧克力囊肿；②继发不孕。

郎景和教授 此病例特点：①年轻；②继发性痛经10年，加重3年；③伴性交痛及慢性盆腔痛；④继发不育5年，非男方不育原因，BBT双相，双输卵管通畅；⑤妇检：子宫正常大，活动差，双侧附件区均可及5～6cm囊性粘连包块，双侧宫骶韧带可及直径约1cm的痛性结节；⑥超声提示双侧附件区囊性包块，内有散在光点；⑦血CA125升高（57.2U/ml）。

入院诊断：①子宫内膜异位症；深部浸润型双侧卵巢巧克力囊肿。②继发不孕。

下一步处理选择应为：①腹腔镜手术；②剖腹手术；③药物治疗；④期待观察。

编者注：参加会议的多数代表选择腹腔镜手术，部分代表选择药物治疗，个别代表选择剖腹手术。

郎景和教授 腹腔镜检是目前诊治子宫内膜异位症最好的方法，它损伤小且视野清晰。此例所行腹腔镜手术包括：①双侧巧克力囊肿剔除术；②腹腔内异症病灶切除术；③输卵管通

液术。

结合本例，对子宫内膜异位症讨论内容如下：

Q1. 对于内异症的发病机制，你最赞成下列何种学说

A. 经血逆流学说

B. 化生学说

C. 免疫学说

D. 在位内膜决定论：内异症发病与否主要决定因素是在位内膜

编者注：30%代表选择A；20%代表选择B；20%代表选择C；30%代表选择D。

郎景和教授　"经血逆流"是一个非常经典的学说，最早在1922年由Sampson提出。但是它不能解释为什么80%～90%的妇女都有经血逆流，却只有10%～15%的妇女发生内异症。在20世纪80年代曾做过调查，根据"经血逆流"学说研究某些可能造成EM的疾病如流产、剖宫产等与EM的关系，结果显示EM的发生跟流产的次数没有关系，剖宫产后EM只占剖宫产妇女的3/10 000。以上都很难用"经血逆流"解释，但却可以用在位内膜决定论说明。

"化生学说"很重要，它可以解释10%的EM即阴道直肠隔内异症的发生，阴道直肠隔子宫内膜异位症不是由经血逆流引起也不由在位内膜决定，而是体腔上皮化生，包括腺肌症等也可用此解释。

"免疫学说"在EM的发生中也起作用，但它只是一个辅助因素，属于起病的外因。

"在位内膜决定论"是一个较新的学说，即指异位子宫内膜能否种植取决于在位内膜本身的生物学特性，甚至基因差异，经过大量实验包括对在位内膜的生物学特性、基因蛋白组学的研究，发现EM主要差异在于在位内膜，其他因素包括免疫因素等都是辅助因素。

Q2. 诊断子宫内膜异位症的金标准是

A. 腹腔镜

B. 痛经、肛门坠痛以及慢性盆腔疼痛

C. 妇科检查，双侧子宫骶韧带有触痛结节

D. 超声波提示：附件囊肿，内有散在光点

E. 血CA125

编者注：大部分代表选A，约占80%；10%代表选B；5%代表选C。

选B的代表发言　我认为B可以作为金标准。根据我们的经验，临床上对经痛经、肛门坠痛以及慢性盆腔疼痛这几点确诊为子宫内膜症的病例，予以GnRH-a两个疗程的治疗后，再用腹腔镜检查，证实为子宫内膜异位症，这类病例我们已治疗77例。

郎景和教授　腹腔镜检确实是EM诊断的金标准，但就目前国内现状还不能要求每个单位、每个病例都用腹腔镜诊断。因而病史、临床检查，包括实验室检查还是很重要的。

Q3. 你院以腹腔镜诊断子宫内膜异位症所占的比例为

A. 76%～100%

B. 51%～75%

C. 25%～50%

D. ＜25%

编者注：选A的代表不到5%；选B的代表占15%；选C的代表占25%；选D的代表超过50%。

郎景和教授　上述结果显示虽然大家都认为腹腔镜是金标准，但目前国内临床上用腹腔镜来诊断尚少。

Q4. 腹腔镜对诊断下列哪种类型的内异症有局限性

A. 腹膜型内异症

B. 卵巢型内异症

C. 阴道直肠型内异症

编者注：选C的代表占85%。

郎景和教授　对此问题大家意见比较一致，选C的占大多数。阴道直肠型内异症结节不是一种简单的深部结节，不同于A、B，它由体腔上皮化生而来，像腺肌症一样，在阴道直肠隔内形成的结节，是一个周围由肌肉包绕的结节，腹腔镜下看不到结节，只见到阴道直肠隔皱缩。现在还有一个认识上的误区，即把腹膜型内异症向阴道直肠隔侵犯当成阴道直肠型内异症，因而腹腔镜对阴道直肠型内异症的诊断有局限性。

Q5. 对于内异症的术前用药的描述哪项不正确？

A. 术前用药可以改善术后症状的复发率

B. 术前用药不能改善术后妊娠率

C. 一般不主张术前用药，但对深部浸润内异症或特殊部位的内异症，术前用药可以降低手

术难度。

　　D．用药时间不宜过长

　　编者注：选择各项答案的都有，均占20%左右。

　　郎景和教授　术前用药后再用腹腔镜可降低术后复发率，使术后总体效果提高，但腹腔镜目前是对EM最好的治疗，既可明确诊断，又可在镜下处理。因而一般不主张术前用药，特别是术前比较长时间用药及术前比较长时间的试验用药，术前用药一定是在诊断比较明确时，而手术是最主要的。

　　Q6．子宫内膜异位症手术的目的，哪些是好的

　　A．减灭和消除病灶

　　B．减轻和解除疼痛

　　C．改善和促进生育

　　D．减少和避免复发

　　编者注：大多数代表都A、B、C、D均选择。

　　郎景和教授　这些都是对的，即常说的"二十八字方针"。

　　Q7．对于卵巢巧克力囊肿的描述，哪项不正确？

　　A．巧克力囊肿是常见的内异症类型

　　B．巧克力囊肿的发病机制复杂，目前认为可能与种植及化生有关

　　C．巧克力囊肿与卵巢癌的关系密切，巧克力囊肿的恶变率约为1%

　　D．巧克力囊肿的分布呈对称性即左右两侧卵巢巧克力囊肿的发生机会均等。

　　编者注：大多数代表选D。

　　选D的代表发言　已有文献报道左侧卵巢发病较右侧卵巢高，最近有资料表明，左侧卵巢巧克力囊肿发病率为60%左右。

　　郎景和教授　左侧卵巢巧克力囊肿发病率在60%左右，右侧卵巢癌的发生率较左侧高。

　　Q8．子宫内膜异位症的疼痛与下列哪一种因素的关系不密切？

　　A．子宫内膜异位症的期别

　　B．腹水中PGE_2升高和盆腔血管的充血

　　C．深部浸润的结节

　　D．粘连牵拉或子宫受到刺激收缩

　　编者注：多数代表选A

　　郎景和教授　我的意见也是选A

　　Q9．治疗子宫内膜异位症痛经的方法是

　　A．手术减灭子宫内膜异位症的病灶

　　B．手术阻断子宫的神经通路

　　C．应用药物治疗

　　D．A、B、C都对

　　编者注：多数与会代表选D

　　郎景和教授　我也选D

　　Q10．下列哪项与子宫内膜异位症不育的关系不密切

　　A．输卵管因素

　　B．内分泌因素

　　C．卵子质量

　　D．子宫内膜的容受性

　　郎景和教授　子宫内膜异位症患者的输卵管是通畅的，输卵管的因素不是主要的，严重的子宫内膜异位症可以造成输卵管粘连变形，但还不至于完全阻塞。

　　关于内分泌因素、卵子的质量以及子宫内膜的容受性。有很多影响生育的因素都与子宫内膜异位症有关，卵子的质量差则受精困难，即便受精以后，也容易流产，着床容受性差，还有不排卵等问题。可以用子宫内膜异位症的生育指数来综合判定子宫内膜异位症的问题。

　　对于以上问题大家都发表了很好的意见，特别是关于腹腔镜是否是子宫内膜异位症诊断的金标准的问题，虽然大家都公认腹腔镜是诊断子宫内膜异位症的金标准，但大家在临床实际上并不用腹腔镜来诊断。

　　郎景和教授　子宫内膜异位症的病因仍是一个困惑的问题，有很多因素、理论提出，可谓百家争鸣，可以简单地概括为"双转"理论。

　　1．转移理论：包括植入和侵入。植入指经血逆流，内膜种植；侵入指从血管、淋巴管转移。

　　2．转化理论：指体腔上皮间皮的化生。如子宫腺肌瘤、阴道直肠内膜异位症。

　　其过程为横式三连过程（三"A"模式），异位内膜：黏附→浸润→血管形成，这样内膜才能生长，最后发生病变。

　　在位内膜决定因素：目前已经证实，不同的子宫内膜的基因表达不同，激素及免疫只是改变子宫内膜命运或异地容受的附加因素，对病变发生起决定作用的是在位内膜。

关于子宫内膜异位症的诊断：

1．腹腔镜是诊断的金标准。

2．临床及实验室检查　包括痛经及慢性盆腔疼痛（CPP），不育，体检，影像学，CA125。

3．不主张"试验性治疗"。

真正的确诊应用腹腔镜，如果临床及实验的5项条件经研究证明与腹腔镜结果一致，那么这5项也可以诊断子宫内膜异位症。不主张"试验性治疗"，因为此刻并不能够确诊子宫内膜异位症。

子宫内膜异位症治疗的规范化（28字方针）

1．减灭和消除病灶

2．减轻和解除疼痛

3．改善和促进生育

4．减少和避免复发

子宫内膜异位症治疗的个体化

1．年龄

2．生育要求

3．症状的轻重

4．病变程度

5．既往治疗

根据以上各项来决定治疗方案。

在经历了"假孕"和"假绝经"的各种药物治疗后，现今最推崇的药物是GnRH-a。

现有药物：GnRH类似物（GnRH-analogues），包括GnRH激动剂（GnRH-agonists），其作用为：①短暂的刺激促性腺激素（FSH及LH）分泌增加，有"点火"（flare up）作用；②垂体GnRH脱敏后，FSH及LH下降；③可被胃肠吸收，不能口服。即将问世的GnRH抑制剂（GnRH-antagonists）克服了这一缺点，除了用于治疗子宫内膜异位症还可应用于其他方面，如肿瘤，它不仅通过垂体作用于性腺，还可直接作用于具有GnRH受体的器官。

关于子宫内膜异位症不孕诊治的初步建议：①应用腹腔镜诊治，解除解剖学因素；②进行内分泌调查，解除其他不育因素；③轻中度的子宫内膜异位症，期待半年，进而COH-AIH，若不成功则IVF-ET；④重度EM，可用GnRH-a 3个月或直接IVF-ET，手术者术后应检测排卵，进行内分泌调查，排除其他不孕因素，利用术后半年时间助孕，否则EM也可能复发。

子宫内膜异位症引起的疼痛与期别并不平行，可应用镇痛药，治疗子宫内膜异位症的药物或施行开腹手术或腹腔镜手术解决。

本人对子宫内膜异位症的理解是在位内膜决定论，源头治疗，标本兼治。

子宫内膜异位症研究的新里程

郎景和

子宫内膜异位症（内异症）日益受到人们的关注，内异症所引起的痛经、慢性盆腔疼痛和不育，严重影响着中青年妇女的健康和生活质量；其发病及诊治依然使妇产科医生陷入困惑。但对其研究的进展令人充满希望和信心，无论从基础理论到临床实验的认识以及实际对策，都有长足进步，值得我们去审慎总结和规划未来。

一、发病机制的认识

可以简要地把内异症的发病机制概括为转移理论（metastatic theory）和转化理论（metaplastic theory）。转移理论包括植入性（implantation）和侵入性（invasion），植入性指经血逆流种植，即Sampson学说；侵入性系内膜细胞经血流及淋巴运送。转化理论是指体腔上皮（coelom-epithelium）或间皮（mesothelium）化生，通常在"原位"（in situ）。但这些观点作为主导理论的经血逆流学说，实际上不能解释为什么多数人都有经血逆流而只有10%～15%的妇女罹患内异症。

现今的研究证明，子宫内膜碎片（腺上皮及间质细胞）必须通过黏附、侵袭和血管形成，方可以生存、生长，并引起病变和症状。这一过程的完成是以不同的在位内膜的不同生物学特性，甚至基因差异为基础的。可以认为是"在位内膜决定论"，修正和完善了Sampson的假说。模型的建立，特别是国内首次成功构建的猕猴内异症模型更佐证了遗传相关性或在位内膜之差异，在内异症形成中的决定性作用。

激素影响、免疫因素以及局部环境当然也起着重要作用，但"内因是根据，外因是条件，外因通过内因而起作用"。他们只是改变内膜的归宿和异地容受的附加因素。

进一步的流行病学研究以及更完善的动物模型试验，将会深入阐明内异症的发病机制，这对预防、治疗内异症都有重要意义。

二、诊断治疗的规范化

内异症病变复杂、形态多样，治疗方法多种，结果却不尽理想。

内异症的临床病理分型尚未完善定型，先前分腹膜型、卵巢型和深部结节型；后来比利时著名内异症专家Donnez和Nisolle提出阴道－直肠型，"这是第3种子宫内膜异位症，请忘掉深部结节"。然而，深部结节不仅可发生于阴道直肠隔，还可发生在泌尿道、消化道等部位，还可以有第4种类型，即其他部位的内异症，包括腹壁及会阴切口处等。

内异症的临床分期一直存有争议。近年来多采用1985年美国生育学会修订的内异症分期标准（r-AFS）进行报告及统计，其不足和局限性突出地表现在：①记分有一定的随意性，不能完全反映事实；②潜在的观察错误；③对生育估价的局限；④难以反映病变的类型和时期；⑤不能准确描述疼痛这一重要症状。因此，一种意见是对r-AFS进行改良，另一种意见是建立新的分期标准，但都非易事。

多中心合作的材料收集和统计分析，是建立和验证分期系统的基础，特别要重视病理学观察，其中关于疼痛和不育作为重要因素应加入分析，这自然是对能获得满意分期的严峻挑战，还有病变特点、CA125水平等都显示了其对预后的影响。分期对处理结果的预示作用也应予以考虑，这些都有赖于大量临床材料，以便提供分期方案的"经验点记分"和"突破点"（breakpoints）。

目前的手术治疗和药物治疗尚欠规范，特别是关于慢性盆腔疼痛和不育的治疗，要有团队或合作精神与工作程式。如关于慢性盆腔疼痛，虽然我们说慢性盆腔疼痛患者80%合并内异症，而内异症患者80%有慢性盆腔疼痛，但毕竟还有其他致痛因素，应予以除外和解决（如开展腹腔镜检查，或与疼痛专家合作处理）。对于内异症引起的不育，更应全方位检查和考虑，如确定内异症生育指数（endometriosis fertility index，EFI）及估价，并与生殖内分泌学和人工助孕专家一起制订方案，或形成序贯治疗措施。

三、研究策略和临床循证

无论是内异症发病机制抑或其他实验研究，旨在和临床密切结合，提供临床解决疾病发展与治疗干预的关键问题。基础研究的深入为临床治疗提供了新思路，如抗黏附、抗侵袭、抗血管形成，以及芳香化酶抑制剂、环氧合酶抑制剂等都为"靶向治疗"带来了生机。

"在位内膜决定论"使我们的治疗目标集中到了对子宫在位内膜的干预，如现今的研究证明，内异症患者在位内膜的芳香化酶表达明显高于非内异症者，因此局部的雌二醇来源途径也对内异症的发生起作用。因而改变在位内膜的生物学特质，为基因治疗提供了可能性，这也可称为"源头治疗"。当然，也要同时治疗或处理盆腹腔及其他部位已经形成的内异症病灶，所谓"标本兼治"，应成为新的治疗对策。

促性腺激素释放激素（GnRH）抑制剂（GnRH-antagonists）是当前最受推崇的内异症治疗药物，其主要作用当然是对垂体促性腺激素分泌的抑制，目前应用的GnRH类似物（GnRH-analogues）基本是GnRH激动剂（GnRH-agonists），而更理想的则是GnRH抑制剂，它可以口服，有更好的依从性。

循证医学研究，是系统、准确评价内异症治疗有效性和安全性的必要工作。我们虽然做了不少临床工作，但尚缺乏循证医学方面的研究。比如，药物治疗主要针对疑似患者、确诊病例、复发病例还是作为手术后的辅助治疗或长期用药等，这些情况的各种药物治疗效果的评价依然缺乏循证医学方面的研究。首先要有规范的治疗方案，并有前瞻性多中心大样本的对照研究，才能有科学的、指导性的证据。同样，长期用药时间的确定、切除子宫是缓解疼痛的唯一出路的疑问、药物治疗对妊娠的负面影响、人工助孕技术的选择等，无论是新问题还是老问题，都需要更多、更好的证据。可见，临床研究大有可作、大有可为，学术研究应克服轻视临床的倾向。

总之，内异症的基础与临床研究都处在一个新的转折点，面对新的挑战，也是新的契机，经过我们的努力，定会创造出一个新的局面。

子宫内膜异位症研究的任务与展望（之一）

郎景和

从1885年Von Recklinghausen首次提出并命名子宫内膜异位症[1]（内异症）至今，恰是1个世纪零10年，而且，内异症作为"现代病"，已成为生育年龄妇女的多发病、常见病。最早的研究认为，内异症是一种"溃疡（ulcer）"，而目前对内异症的研究已发展到分子水平，但对于内异症的诸多问题仍囿于迷茫。于是学者们困惑于我们走了多远？路又在何方？本文意在驻足思忖与举步求索，试分基础研究和临床研究两部分，本期刊出的是基础研究部分。

一、发病机制

内异症的发病机制仍未完全明了，乃以Sampson的经血逆流致内膜异位种植学说为主导理论，但争论不辍，缘因经血逆流几乎是生理现象，却只有10%～15%的妇女罹患内异症。因而甚至于有人质疑Sampson是不是错了？有关内异症病因学的研究关键在于科学诠释、模型建立和临床循证。

新近的研究焦点聚集于子宫在位内膜，有谓"不正常子宫内膜"（abnormal endometrium），国内学者提出"在位内膜决定论"（determinant of uterine eutopic endometrium），即不同人（患者与非患者）经血逆流或经血中的内膜碎片能否在"异地"黏附、侵袭、生长[2]，在位内膜是关键，在位内膜的差异是根本差异，是发生内异症的决定因素。其立论基础是研究子宫内膜中的特殊细胞组成和分子，比较内异症和非内异症患者子宫内膜的基因或蛋白表达的差异；以及体外培养中，内异症和非内异症患者在位内膜对刺激的反应性差别等。在位内膜组织形态及超微结构的研究也表明，内异症患者子宫内膜功能活跃，血管增生及侵袭性强，易于迁徙及种植。在猕猴内异症动物模型建立过程中，也提示个体差异是内膜种植成功的关键[3]，而免疫反应是继发的，是影响"内膜命运"或在"异地容受"的附加因素。

上述理论当然是对最多见的腹膜型内异症发生的解释，卵巢型内异症可能是种植和卵巢上皮化生的"双向"作用结果，而阴道直肠型内异症则是残余米勒管化生和腹膜型内异症深入阴道直肠间隔的两种方式形成的。也许，至今尚没有一种理论可以解释所有内异症的发病，诚如它的多种临床表现和病理特征。所以，内异症的发病更倾向于多种机制、多种因素共同参与的结果。

二、遗传问题

临床观察和流行病学调查发现，内异症具有遗传倾向及明显的家族聚集性，杂合子的丢失可达40%～70%。目前对内异症的基因研究也从肿瘤基因表达到探寻内异症的特异基因。我国新疆维吾尔自治区学者发现了该区域的汉族和维吾尔族患者发病的种族及遗传差异性。因此，在上一世纪末，学者们便提出可以将内异症视为遗传性病症，并以此解释在位内膜不同的黏附、侵袭及生长能力，这也正符合在位内膜的遗传差异是根本差异的论断。全基因组的连续分析是最有意义的，可以发现某些与内异症相关的遗传基因多态性，从而预测发生内异症的风险。

基因分析及蛋白质组学研究是现今疾病探索的重要途径，对内异症基因的差异表达与蛋白质功能的分析，提示内异症在位内膜在细胞骨架、氧化反应、代谢、侵袭和转移及细胞凋亡等过程中存在的异常，可以更多地回答内异症发病和遗传的问题。

三、病理过程

在内异症病灶形成过程中，黏附→侵袭→

血管形成是被多数学者认定的病理生理过程，我们将其称为"3A 程序"（attachment-aggression-angiogenesis）。黏附是异位内膜"入侵"盆腹腔腹膜或其他脏器表面的第 1 步，继而突破细胞外基质，血管形成是其种植后生长的必要条件[4]。在这一过程中，有多种相关因子及酶的参与，有激素、免疫反应以及局部微环境的影响，使这一病理过程颇为复杂多变，并在临床上表现为早期、活动性病变（红色病变）、典型活动性病变（棕色、蓝色或黑色病变）及陈旧、不活动性病变（白色病变），并可解释内异症囊肿、结节、肿块等各种形态[5]。

内异症无论从临床上抑或病理上均表现为一种炎性过程，可以认为是非特异性（如非结核性）炎症，也可以认为是特异性（如内异症某种特征）炎症。涉及的相关因子，如白细胞介素（IL）8、肿瘤坏死因子（TNF）α、正常 T 细胞表达和分泌的细胞因子（RANTES）、内毒素等。在炎症病理过程中，内异症病灶，特别是在位内膜的特质仍起决定作用，炎症反应是继发的，如 RANTES 在内异症患者分泌期在位内膜的表达水平明显升高，其他如 TNF-α、内毒素等均在其腹腔液中呈高水平。

内异症引起的不育和盆腔疼痛是研究的难点，其特点是内异症对生育过程的"全方位"干扰，从排卵、受精，到受精卵着床、发育，因此才提出了"内异症生育指数（endometriosis fertility index，EFI）"的概念及量化表，便于对生育的评估和采取相应的对策。而内异症病变与盆腔疼痛的不一致性，以及疼痛部位和性质的多样性，更使其机制研究和处理遇到困难。这两方面又是内异症影响患者健康和生活质量的基本问题，将是未来研究的主攻方向。

四、诊治策略

当前，内异症的诊断仍是外科观察，即开腹手术及腹腔镜检查，有学者称腹腔镜检查是诊断内异症最有效、准确的手段，但病理证实只达一半，联合症状及检查可有较准确的论断。基础研究为内异症的诊断提供了新的方法，如在位内膜组织或蛋白质谱差异提示，内异症患者存在内异症的特异性蛋白指纹；以血浆蛋白指纹诊断模型，利用生物标记发现软件（biomarker discovery software）建立分类决策树，均是准确、早期、微创或无创性诊断内异症的新技术，这些新技术有可能应用于临床筛查和疾病监测。

内异症的治疗有可能打破原来的模式，即假孕、假绝经等经典疗法。针对细胞黏附、侵袭、血管形成的病理模式，采用抗黏附、抗侵袭、抗血管形成是新的治疗策略。针对在位内膜在内异症发生、发展中的决定作用，治疗靶点将瞄准在位内膜，即改变在位内膜的生物学特质。如现今使用的含孕激素的左炔诺孕酮宫内缓释系统（商品名：曼月乐），可以抑制局部 TNF-α、RANTES 的产生，以降低内膜的炎性及免疫反应，是孕激素治疗内异症的另一条途径。这类的治疗可称为"源头治疗"，甚至是基因治疗的依据。其同时也可处理异位病灶，可谓"标本兼治"。

中医中药用于内异症的治疗是值得重视和开发的，它不止停留在软坚化瘀、消炎镇痛的临床主治上，也应有深入的基础研究。一组中药已被研究证明可以抑制异位内膜基质细胞核因子 NF-κB 的激活，减少 RANTES 的表达和分泌。中药对全身免疫功能的调节更是有其独到之处。

五、发展条件

内异症的基础与临床研究有了长足发展，国际专题学术会议从 1986 年始，每 2～3 年开 1 次，已历经 9 届。目前，国内的研究工作也取得了令人瞩目的成绩。就其发展和应进一步深入研究的任务有以下几个方面：①重视基础研究，并且和临床密切结合，如上述的问题需要有实验和理论的突破；②从事内异症研究的专家，应该有广博的知识（如普通妇科学、生殖内分泌学、妇科肿瘤学、病理学）和熟练的操作技能（如内镜手术技术等）；③内异症的临床诊治需要多学科的合作，如人工助孕、影像学诊断、药物应用、镇痛，以及普通外科、泌尿外科的手术处理等。我们已经初步形成了基础研究和临床工作的队伍，相信在新的世纪里会大有作为。

参 考 文 献

［1］O'Down MJ，Philipp EE．The history of obstetrics and gynecology［M］．New York：The Parthenon Publishing Group．2000，523．

［2］郎景和．子宫内膜异位症研究的新里程［J］．中华妇产科杂志，2005，40：3-4．

［3］宗利丽，李亚里，汪龙霞．子宫内膜异位症猕猴动物模型的建立［J］．第一军医大学学报，2003，23：1056-1059．

［4］Tan XJ，Lang JH，Liu DY，et al．Expression of vascular endothelial growth factor and thrombospondin-1 mRNA in patients with endometriosis［J］．Fertil Steril，2002，27：148-153．

［5］郎景和．子宫内膜异位症的研究与设想［J］．中华妇产科杂志，2003，38：478-480．

子宫内膜异位症研究的任务与展望（之二）

郎景和

子宫内膜异位症（内异症）在临床上有不同的症状、不同的病变、不同的分布和扩散及不同程度的表现，又可谓病变广泛、形态多样，极具侵袭和复发性，成为难治之症，使我们面对诸多的临床问题。

一、诊断问题

迄自腹腔镜技术盛行的近一二十年，内异症的诊断也依靠腹腔镜检查为诊断的"金标准"，应该说"眼见为实"，相对可靠。腹腔镜检查可以较全面地观察病变，根据美国生育学会（AFS）1985年修订的内异症分期法（r-AFS）进行分期，并可取得组织活检。但近年来，学者们又对此提出了质疑：①镜检观察有局限性，如对隐匿或腹膜下器官组织内病变的疏漏；②并不是每个患者、每个医疗单位都可接受或施行腹腔镜检查；③所得组织活检经病理学证实，有内膜腺体和间质者只占40%～70%。因此，镜检阴性结果不能说明没有内异症；所谓腹腔镜检查的阳性病变，也不能说明有确切的病变。镜检的可靠性、确切性和必要性受到了挑战[1]。

改善或提高诊断技术或水平的方法有以下几方面：①应该承认腹腔镜检查的相对准确性和可靠性，其局限性在于内异症病变的多样性和复杂性，有些典型病变（如卵巢子宫内膜异位囊肿），病理学有时也难找到典型的内膜腺体或间质。关键是提高术者的镜检水平和识辨能力（包括辅以荧光染料的回声内镜等）。②通常以组织病理学检查为最终诊断标准的信条，现今也同样遭遇挑战，而分子生物学特质将受到青睐。目前，理想的准确而特异性诊断内异症的分子生物学及生物化学标志物尚未臻成熟。加拿大学者以血清及子宫内膜两种标本做多项分子生物学检测，可达90%以上的阳性预测值，值得研究和开发。③对非手术（或非腹腔镜检查）诊断的再认识，即通过症状、盆腔检查、影像学检查（B超、MRI）及血清标志物CA125等5项临床及实验室指标进行综合研究，也可获得相当的准确性。既符合无创原则，又符合国情，但有待于循证医学的考证。对于有肿块及特殊部位病灶者，仍有必要施行更全面的检查，甚至手术探查，以免贻误病情[2,3]。

二、分型及分期问题

关于内异症的临床病理类型，讨论的文献并不多，也不统一，但却十分重要。一般可以将其分为腹膜型内异症、卵巢型内异症、深部浸润型内异症和其他部位内异症。值得提出的是，深部浸润型内异症包括子宫骶韧带、阴道直肠窝、结肠壁及阴道穹隆等部位的内异症结节。比利时著名学者Donnez等认为，阴道直肠隔内异症结节为残余米勒管化生之腺肌瘤样病变，这一看法可能是不错的。但近年来人们进一步认识到，阴道直肠窝可以深达阴道上1/3，此处发生的腹膜型内异症可被覆盖其上的腹膜反折所"遮掩"。其他部位内异症以消化道、泌尿道、呼吸道以及瘢痕等处多见，其发生、临床表现和治疗均有其特点。

内异症虽属良性病变，但其病变累及广泛，生物学行为与恶性肿瘤很相似，故正确分期很重要。以腹腔镜检查结果为依据，Accosta于1973年首先推出轻、中、重度的分期方法；Ingersoll于1977年又在此基础上细分为0、Ⅰ、Ⅱ、Ⅲ、Ⅳ期5个期别。1979年AFS推出了内异症的分期法，并在1985年进行了修订，即现行的r-AFS分期法。以腹腔镜检查为基础的评分较为细腻，对诊断和治疗的选择也有一定的帮助，但腹腔镜检查的缺陷及术者的经验差异，可造成内异症期别判定的误差，另外r-AFS不能反映和评估疼痛和不育，而这两方面是内异症最主要的临床症状。

所以，有人提出，将疼痛和不育也作为评分内容，或者将现行的Ⅳ期、40分，增加到≥70分、Ⅴ期等[1]。

纵观内异症分期及分型方法的发展和现存的问题，可能更多地注重了病变的程度和分布，而对预后评估重视不够，比如，对疼痛和不育的评估和处理。一个好的分期法应该对不同的病（变）症（状）的不同处理选择加以分型、分期，诚如在内异症的诊断分期中，病变部位和类别的描述应有益于药物或手术的选择，并对预后的良、中、差有所提示。实际上，较理想的分期系统不是单一或少数研究者和单位可以架构的，需要对疾病特征材料、统计材料以及干预措施的最终结果进行观察及比较，采用多中心合作的、大样本资料的总结分析，才可以得出。

三、治疗问题

内异症的治疗原则已经明确，即：减灭和消除病灶、缓解和解除疼痛、改善和促进生育、减少和避免复发。以此制定和推广规范化治疗时，也要考虑患者的年龄、婚姻情况和生育要求、症状的轻重、病变部位和范围以及既往的治疗与患者的意愿，实施个体化处理。

有道是，每个医生都有自己的许多病例，每个患者也可能知道许多关于疾病的情况，每个医生和患者都面临许多选择和建议。因此，对于内异症的处理会有许多种，但却不甚满意。当务之急是推行合理的规范化和个体化治疗。

治疗方法包括手术治疗、药物治疗、介入治疗等，对于盆腔疼痛、不育以及特殊部位的内异症，则应区别对待，采取相应措施，如辅助生育技术等。

在临床中，盆腔包块是主要的处理目标之一，可以是常见的卵巢内膜异位囊肿或者深部浸润结节，经影像学及血清学检查，要除外赘生性肿瘤（如卵巢肿物、肠道肿瘤等），为此，不主张"试验性治疗"，特别是长期试验性治疗，更倾向于腹腔镜检查或剖腹探查术。观察时间要视肿物变化而定，以不长于3个月为宜；行口服避孕药等治疗时，若肿物缩小或消失，可继续观察，若肿物无变化或增大，则应施行手术。手术尤其是腹腔镜手术被认为是这类患者的第一选择，这在1996年的国际内异症大会（加拿大魁北克）上已经取得共识[1]。

药物治疗时可选择的药物种类繁多，也较混乱。其主要作用是卵巢抑制，当然也包括药物对异位内膜的直接作用。药物可以阻止内异症发展，减少内异症病灶的活性及粘连形成，减轻症状和避免复发等，但使肿物缩小的可能性并不大。治疗性药物包括从20世纪60年代的避孕药、70年代的达那唑（danazol）或睾酮衍生物，到80年代后期的促性腺激素释放素类似物（GnRH-a）。GnRH-a疗效最佳，但药物所致绝经反应明显，且价格不菲。药物所致绝经反应可以用"反相添加（add-back）方案"应对之；"退缩方案（draw-back）"也可以减轻症状，并减少用药。GnRH-a的剂型、剂量研究以及国产化将是令人期冀的。

四、疼痛与不育的处理问题

疼痛与不育是内异症患者最主要的主诉，也是治疗的靶点和难点。内异症引起的疼痛包括痛经、非月经期疼痛、性交痛、下腹痛、肛门痛、腰骶部痛等，属于慢性盆腔痛（chronic pelvic pain，CPP）的范畴，CPP是女性的常见病症，病因复杂，而内异症所致疼痛常混杂于CPP中，因此，首先需要诊断和鉴别诊断。尽管我们可以说，发生在生育年龄妇女的CPP，80%可归咎于内异症，内异症患者又有80%合并有CPP，尽管我们可以通过病史、身体检查、实验室及影像学检查诊断引起疼痛的疾患，但腹腔镜检查的确是探寻疼痛来源及诊断的最有效手段。因此，当患者合并不育以及结节或附件包块时，要首先施行腹腔镜手术；若无不育及附件肿物时，可先用药物对症治疗，药物治疗无效时可考虑手术。一般手术处理病灶，可使70%～80%患者的症状得到缓解。腹腔镜子宫骶神经去除术（LUNA）、骶前神经切除术（PSN），适用于中线部位疼痛的治疗。无包块的内异症疼痛患者的治疗可成"三部曲"——①非甾体类镇痛剂或口服避孕药3～6个月，间断或连续；②若无效可用GnRH-a联合反向添加法（add-back）治疗；③腹腔镜手术[4,5]。

内异症引起疼痛的机制不清，与病变的部

位、病灶大小也不平行，无论基础研究与临床研究都有待于加强。

1996年的国际内异症大会指出，对于内异症，妊娠和助孕是最好的治疗。而恰恰内异症引起不育的原因复杂，从排卵障碍、卵子质量不佳、输卵管粘连、拾卵及配子运输不力、子宫内膜容受性差或着床问题，几乎是"全方位"对受孕的干扰。因此，2003年有学者提出应对内异症患者生育能力进行全面评估，即内异症生育指数（endometriosis fertility index，EFI），或结合输卵管功能的评分系统（least function scoring system，LF），这比r-AFS的临床评分更有意义。

简言之，对内异症不育患者应首先试行腹腔镜手术，以明确诊断，同时进行EFI评估和LF评分，并施行子宫内膜检查，输卵管粘连松解、分离处理。如果患者年轻，且为轻至中度病变、EFI较高，术后可短期（3个月左右）观察，并给予生育指导，如仍未妊娠，则应给予助孕治疗。若年龄较大（≥35岁）或有其他"高危因素"（EFI低等），应积极采用辅助生育技术包括促排卵（COH）和/或人工授精（IUI）或体外受精胚胎移植（IVF-ET）。对Ⅲ、Ⅳ期患者，术后应用给予GnRH-a治疗2～3个周期，再行人工助孕（ART）更为合理、有效。ART治疗提倡抓紧术后"黄金时节"（半年左右）速战速决。内异症引起的不育，要从多环节检查和处理，内异症专家和生殖内分泌专家密切合作，采取综合治疗方法[4]。

五、加强循证及多中心合作

内异症关系到中青年妇女的健康和生活质量，是令医患双方都迷惑不解、多变数的问题。它甚至不是一个疾病，而是一组症候群；它不是一般的良性病变或炎症，而可以认为是一种特殊的"肿瘤"。这一观念将对我们临床处理理念的转变有所裨益。

为了提高临床诊治效果，除了深入的基础研究以外，加强循证医学研究和多中心合作至关重要。我国人口众多，内异症患者数量巨大，组织起来，规范诊治，进行大样本的长期临床诊治观察并及时总结，必要且有益。有条件的地方，可以建立内异症研究中心，成立内异症研究协作组或学组，要由多学科、多专业专家组成，使诊治全面有序，确实有效。循证医学和多中心研究，可使我们摆脱认识上的局限，扩展和深入地探索内异症的相关问题。一位医学哲人说得好：很多聪明的医生，治愈了很多患者；也有很多"聪明"的医生，治疗了很多没有病的人。我们应对聪明二字深长思之。

参 考 文 献

［1］郎景和，冷金花，赵栋，等. 第八届国际子宫内膜异位症学术会议纪要［J］. 中华妇产科杂志，2002，37：638-640.

［2］David LO. Endometriosis in clinical practice［M］. NewYork：Taylore Frances Group. 2005：193-200.

［3］Tulandi T，Redwine D. Endometriosis，Advances and controversies［M］. NewYork：Marce Dekker.

2004：210-216.

［4］郎景和. 子宫内膜异位症基础与临床研究的几个问题［J］. 中国实用妇科与产科杂志，2002，18：129-130.

［5］Redwine D. Surgical management of endometriosis［M］. NewYork：Taylore Frances Group. 2004：149-157.

子宫内膜异位症

郎景和　冷金花　周应芳　郁　琦　肖红梅　曹斌融

张震宇　梁志清　刘　彦　谢梅青　王立杰

主要讨论内容

1. 在位内膜在子宫内膜异位症（内异症）发病机制中的地位

2. 内异症的临床病理类型、病变特点与临床症状的关系

3. 内异症手术治疗的进展和争议

4. 内异症药物治疗的现状及前景

5. 内异症不育的相关因素和治疗策略

6. 内异症恶变问题

7. 内异症患者绝经后激素替代的现代观

8. 内异症复发的诊断及治疗

在位内膜在内异症发病机制中的地位

郎景和教授　内异症的发病机制不清。近百年来以Sampson的经血逆流种植学说为主导理论，但经血逆流是妇女月经期常见的现象，可发生于80%～90%的月经周期，但临床上仅10%～15%育龄妇女罹患内异症，这是Sampson学说无法解释之处。研究表明，黏附、侵袭、血管形成（AAA过程）是内膜异位种植发生病变的病理过程。重要的是内异症患者和正常妇女的在位内膜中，某些相关分子/因子的表达有明显差异，MMP-2、MMP-3、MMP-9、MMP-26、Hpa、VEGF以及PGDF表达增高，同时TIMP-1和TSP-1表达下降，且这种变化在内膜细胞离开患者体内环境并多次传代后仍然稳定存在，表明两者在黏附、侵袭和血管形成能力方面存在质的差异。研究还表明，内异症患者在位内膜细胞的增殖活性增强，凋亡能力下降。同时发现，患者的在位内膜细胞对其生理抑制剂孕激素存在一种不敏感或抵抗现象。这是形成"AAA"和"三生"（生根、生长、生病）的关键，而经血逆流只是为这种差异潜能的发挥提供了桥梁和通道作用。

进一步的研究提示，在位内膜的根本差异很可能在于基因表达的差异。利用Fluoro-DDPCR在内异症患者的在位内膜中克隆了32个差异片段，其中有8个是未在GenBank数据库中找到高同源序列的克隆，4个测定了全长，这些可能是有差异表达的新基因；采用578点基因芯片筛选差异基因，获得内异症相关基因9个，其中2个上调表达，7个下调表达，并用多种方法进行了鉴定；应用分析内切酶Pvu Ⅱ、XbaI限制性片段长度多态性的方法，发现了内异症患者在位内膜组织中特异的雌激素受体基因上游TA重复序列；在蛋白质组学方面，应用表面加强激光解析电离飞行时间技术进行蛋白质谱分析，发现了27个差异表达的蛋白质点，并建立了血浆蛋白指纹诊断模型。

此外，对在位内膜的光镜、电镜下的组织形态学及超微结构的研究表明，内异症患者在位内膜细胞功能活跃、血管增生、侵袭性强，易于迁徙、不利于受孕，也与"在位内膜决定论"相符。

上述结果表明，内异症在位内膜基因/蛋白表达谱的改变可能是内异症发生的遗传学基础；所筛选到的差异表达基因/蛋白质可能是逆流经血中的内膜碎片发生黏附、侵袭和生长的关键因素，有望成为内异症非手术诊断治疗的生物学依据。如"源头治疗论"，即通过改变在位内膜的生物学、组织学特征，从而预防和治疗内异症，并应用多种技术，在细胞因子、核酸、蛋白、细胞等多重水平，用多种药物对异常的在位内膜进行"矫治"，即就其在"源头治疗"中的作用进行研究和探索。比如，应用孕激素预处理后，内异症在位内膜细胞合成分泌正常T淋巴细胞表达

和分泌的受激活调节因子（RANTES，一种重要的内异症致病性炎性反应因子）的活性明显降低；孕激素对内异症在位内膜细胞增生活性和分泌VEGF及MMPs能力的抑制强度，均低于对正常妇女子宫内膜细胞的抑制，即内异症在位内膜细胞对孕激素的抑制作用处于一种不敏感或抵抗状态，提示修正在位内膜对孕激素的抵抗状态是改善其疗效的可能途径。

根据"3A程序"理论，除了"假孕疗法""假绝经疗法"以外，可以利用抗黏附、抗侵袭、抗血管形成等制定治疗内异症的新策略、新方法。

内异症的临床病理类型、病变特点与临床症状的关系

王立杰副教授 内异症病变广泛、形态多样，绝大部分（95%）位于盆腔，5%位于盆腔外，其临床病理类型可分为：①腹膜内异症；②卵巢子宫内膜异位囊肿（巧囊）；③深部浸润内异症；④其他部位内异症。腹膜内异症指盆腔腹膜的各种内异症种植灶，主要包括红色病变、蓝色病变以及白色病变。卵巢子宫内膜异位囊肿根据其大小和粘连情况又分为Ⅰ型和Ⅱ型。Ⅰ型：囊肿多小于2cm，囊壁多有粘连、层次不清，手术不易剥离；Ⅱ型：又分为A、B、C3种。Ⅱ$_A$：卵巢表面小的种植内异症病灶合并生理性囊肿，手术易剥离；Ⅱ$_B$：卵巢囊肿壁有轻度浸润，层次较清楚，手术较易剥离；Ⅱ$_C$：囊肿明显浸润或多房，手术不易剥离。深部浸润内异症（DIE）指病灶浸润深度≥5mm的内异症。其中侵及阴道直肠隔包括两种情况，一种为假性阴道直肠隔内异症，即由于直肠窝的粘连封闭，病灶位于粘连下方；另一种为真性阴道直肠隔内异症，即病灶位于腹膜外，在阴道直肠隔内，直肠子宫陷凹无粘连或仅有轻度变形。内异症的临床表现为：①盆腔疼痛：包括痛经、慢性盆腔痛（chronic pelvic pain，CPP）以及性交痛等；②不育：25%～50%的患者合并不育；③盆腔包块：20%～40%的患者合并卵巢内膜异位囊肿；④盆腔检查：双侧子宫骶韧带、直肠子宫陷凹或后穹隆触痛结节。子宫常为后位、活动度差，附件有不活动的囊性包块。主要的辅助检查：①血CA125：对随诊有一定的意义。②影像学检查：B超对卵巢内膜异位囊肿的诊断有价值；CT及MRI对内膜异位囊肿、深部浸润病变的诊断和评估有意义。

冷金花教授 腹腔镜是目前诊断内异症的金标准。但腹腔镜诊断的内异症不一定能得到组织学证实。我们通过对腹腔镜下盆腔内异症病灶的分布特点以及各种不同内异症病变与病理组织学的符合情况进行研究，以进一步认识内异症病变特点并为治疗提供依据。对62例由腹腔镜诊断的内异症患者不同部位、不同颜色的内异症病灶进行切除，并对肉眼观正常的腹膜随机活检。以病理组织学诊断为标准，计算腹腔镜诊断各种类型、不同部位以及不同颜色内异症病灶的阳性预测值（PPV）、敏感性、特异性及阴性预测值（NPV）。取得的标本包括219处各种内异症腹膜病灶标本、54处正常腹膜活检以及55例71个卵巢内膜异位囊肿。内异症病灶分布从部位来看：腹膜内异症病灶以盆腔后半部居多（80.8%）。其中左侧（53.1%）多于右侧（46.9%）。卵巢内膜异位囊肿61.5%位于左侧；从颜色来看，蓝色病灶最常见（39.2%），其次是白色病变（28.3%）、红色病变（26.5%）以及混合病变（6.0%）。与病理组织学诊断比较，腹腔镜诊断腹膜内异症的PPV为67.6%，敏感性93.7%，NPV为81.4%，特异性为38.3%。其中以蓝色病变和左侧子宫骶韧带处病灶病理阳性率最高，分别为94.2%及84.7%。卵巢内膜异位囊肿中，80.3%（57/71）的囊肿经病理检查证实有异位的子宫内膜腺体和间质。随机活检正常腹膜54处，其中10例（18.5%）病理检查阳性。本研究提示，内异症腹膜病变范围广，形态多样，内异症腹膜病灶分布呈不对称性，盆腔后半部多于前半部，左侧多于右侧。左侧卵巢内膜异位囊肿亦明显多于右侧。这一分布特点与文献报道一致，支持Sampson的经血逆流理论。理由是左侧盆腔由于乙状结肠的存在，使得逆流的经血不易到达盆腔液中被稀释和被免疫细胞所清除，易积聚，增加了异位内膜在局部种植的机会。虽然我们的研究发现：腹腔镜诊断腹膜型内异症总的PPV为67.6%，敏感性为93.7%，NPV为81.4%，特异性为38.3%，提示腹腔镜诊断某一特定内异症病灶，并不一定均能被病理证实；但对内异症患者而言，腹腔镜诊

断与病理诊断的符合率可达到100%，即一个患者存在多个病灶，且至少有一个病灶病理有阳性发现。提示手术中如果仅取一处病灶送病理检查，不一定有阳性病理发现，如果多处活检，获得阳性病理发现的机会增加，同时增加了切除病灶的彻底性。另一方面，腹腔镜下观察正常的腹膜，病理检查依然有18.5%的阳性率，提示内异症存在镜下病变，腹腔镜手术有可能遗漏这些病灶。这一发现提示，手术不可能切除所有内异症病灶，从形态学角度阐述了术后药物治疗的必要性。我们的研究显示，不同病灶病理阳性率不同，表明内异症病变的多样性和异质性，提示手术治疗的困难性和多样性。为探讨内异症盆腔病变特点与内异症疼痛的关系，我们从内异症的分布部位、病变的浸润深度，卵巢巧囊的侧别、直径，直肠子宫陷凹的封闭程度以及r-AFS分期这些指标来评估其对疼痛症状的影响。研究对象为110例内异症患者，详细记录痛经、慢性盆腔痛、性交痛及大便痛等资料。以腹腔镜检查为诊断标准，记录术中各个部位病灶的情况，分析各疼痛症状与不同病灶的关系。结果显示：110例患者中84例（76.4%）合并疼痛症状。痛经与子宫骶韧带结节的侧别、直肠子宫陷凹封闭程度、巧囊粘连程度相关。痛经的程度与子宫骶韧带结节的范围及浸润深度呈正相关（$r = 0.302$，$P = 0.001$），与直肠子宫陷凹封闭程度呈正相关（$r = 0.397$，$P = 0.000$）。CPP与子宫骶韧带结节的侧别、深部浸润及直肠阴道隔内异症有关。大便痛与子宫骶韧带结节的侧别、深部浸润型以及直肠阴道隔内异症明显相关。直肠阴道隔内异症是性交痛的独立危险因素。研究提示，痛经、CPP、性交痛以及大便痛与盆腔内异症的部位和浸润深度有关，位于盆腔后部的深部浸润病灶与疼痛的关系密切。其原因可能是位于子宫骶韧带、阴道直肠隔的结节，在月经期充血、水肿致体积增大，压迫该部位的感觉神经导致痛经及大便痛。子宫骶韧带结节侵犯的范围广，如双侧结节以及阴道直肠隔结节的存在，性生活时可以由于外部压力的作用导致神经受刺激而疼痛。直肠子宫陷凹封闭提示盆腔后方的病变较为严重，容易出现疼痛症状。内异症疼痛与盆腔病变的关系对手术有指导意义。

张震宇教授　慢性盆腔疼痛与内异症的关系密切，约80%的CPP由内异症引起，而内异症患者60%～80%引起CPP。由于早期内异症腹腔镜下表现不典型或者为镜下病灶，CPP患者有时常规腹腔镜检查无阳性发现。患者辅助的腹腔镜疼痛定位术（patient assistant laparoscopic pain mapping，PAL）又称为清醒状态下腹腔镜疼痛定位术（laparoscopic conscious pain mapping，CPM），是指在局部麻醉、患者清醒状态下，进行腹腔镜检查，以寻找CPP的原因。术前与患者充分交流，取得配合。手术时用钝头探棒或钳子轻轻触动腹膜，或拨动组织、脏器，寻找痛点。一般由外观正常、非主诉疼痛部位开始，对盆腔进行全面探查。记录痛点的疼痛程度并测定疼痛范围。根据术中诱发痛点疼痛的程度和疼痛特点判断与主诉症状的一致性，即"是否与平素疼痛一样"来评价。PAL的成功率为90%左右，成功的标志是对盆腔所有部位均进行了详细探查，包括直肠子宫陷凹之底部、双侧输卵管、双侧卵巢及其侧窝、所有粘连带。通过PAL可明确CPP病因及病灶部位。不成功的原因有：粘连重无法进入腹腔，患者无法忍受CO_2气腹的刺激，患者不能忍受探查的疼痛，盆腔粘连致使盆腔脏器无法良好暴露。当探棒触动、牵动粘连带以及内异症病灶时可引起疼痛。内异症红色病变较白色病变及蓝色病变更容易引起疼痛；位于子宫骶韧带、子宫阔韧带后叶及圆韧带病变较其他部位病变更容易引起疼痛；PAL可以发现明显病变和隐匿病灶，并可在腹腔镜下行病灶切除或消融。手术如果较复杂，应改全麻手术处理相应病变。

内异症手术治疗的进展和争议

郎景和教授　手术是内异症的基本治疗，手术目的包括：减灭和消除病灶，减轻和解除疼痛，改善和促进生育以及减少和避免复发。手术可分成保守性手术、半保守性手术即保留卵巢的内分泌功能，以及根治性手术即切除子宫和双附件以及肉眼可见的病灶。选择手术方式时要考虑患者的年龄、生育要求、症状的严重程度、既往治疗情况以及患者的意愿做到个体化。手术方式以腹腔镜为首选。由于重度内异症手术难度较大，并发症机会较多，充分的术前评估及准备如内异症对膀胱、输尿管以及肠管侵犯范围的评估，术前肠道准备，普通外科或者泌尿外科的协助等，患者及家属的充分理解、认知和知情同意等，都很重要。

冷金花教授　不同类型内异症的发生机制不同，手术治疗方法以及手术的难度也各异。腹腔镜是首选的术式。腹膜型内异症的发生机制是经血逆流，子宫内膜在腹膜上种植而形成。病灶较表浅，手术比较容易。如果没有症状，这种类型的内异症常在不明原因不育检查中发现。腹腔镜下可以采取病灶切除、电凝、激光或者超声刀烧灼等方法处理。对单纯的腹膜型内异症，选择手术治疗、药物治疗抑或期待治疗尚有不同的看法，但大部分学者认为，手术可有效地缓解疼痛症状。循证医学的证据表明：腹膜内异症激光治疗后1年的疼痛复发率仅为10%，而期待治疗疼痛复发率为89%。对没有盆腔包块或不孕的患者，有学者主张药物治疗以缓解症状，药物效果不好再考虑手术；如合并不育则首选手术治疗。卵巢内膜异位囊肿的发生机制比较复杂，有3种学说，即种植学说、化生学说以及继发于卵巢功能性肿瘤。卵巢内膜异位囊肿对药物反应差且与卵巢癌关系比较密切，故首选腹腔镜手术治疗。手术方式主要有两类：一类为囊肿剥除术，另一类为囊肿穿刺或开窗＋囊内壁烧灼术。囊肿穿刺＋囊内壁烧灼术操作较简单，但常不易完全破坏囊肿壁。研究表明，子宫内膜腺体侵及囊壁的深度可达1～3mm，而激光烧灼的深度仅为0.3mm，故不能达到有效破坏病灶的目的，术后复发率高。如果使用电凝方法破坏囊内壁，烧灼的深度亦难以控制，烧灼不足造成病灶残留，烧灼过度则造成卵巢组织的热损伤。囊肿穿刺＋囊内壁烧灼术的另一个缺点是手术标本少或无标本，故可能遗漏卵巢恶性肿瘤的诊断。囊肿剥除术可以完全剥除囊壁减少了复发的机会，而且由于有术后病理诊断，故不会漏诊恶性肿瘤的诊断。回顾研究表明，比较腹腔镜巧囊剥除术与巧囊穿刺＋囊壁烧灼术后的复发率，随诊42个月，巧囊剥除组疼痛复发率明显低于囊壁烧灼组，分别为23.6%及57.8%。巧囊剥除术后48个月，经超声波诊断的累计复发率为11.7%，再次手术率为8.2%。目前仅有两项前瞻性随机对照研究（RCT），比较以上两种手术方法术后复发及妊娠的差异。一项RCT是1998年Beretta等报道的，

他随机将64例卵巢内膜异位囊肿患者分为囊肿剥除组及囊壁电凝组。主要观察指标为疼痛缓解率及术后妊娠率。随诊24个月，结果显示，囊肿剥除组疼痛复发率明显低于囊壁烧灼组（痛经的复发率：15.8% vs 52.9%；性交痛复发率：20% vs 75%；慢性盆腔疼痛复发率：10% vs 52.9%）。囊肿剥除组手术至疼痛症状复发的间隔时间比囊壁烧灼组明显延长（19个月 vs 9.5个月）。囊肿剥除组累计妊娠率为66.7%，明显高于囊壁烧灼组。另一项RCT是2004年Alborzi报道的上述两种手术方式效果的比较。研究包括100例卵巢内膜异位囊肿患者。主要观察指标为术后2年症状体征的复发率以及再手术率以及术后1年的累计妊娠率。结果显示，囊肿剥除组术后2年疼痛复发率、卵巢囊肿复发率和再手术率均低于囊壁烧灼组（疼痛复发率15.8% vs 56.7%，$P=0.001$；囊肿复发率17.3% vs 31.3%，$P=0.16$；再手术率5.8% vs 22.9%，$P=0.03$）。囊肿剥除组术后1年的累计妊娠率为59.4%，明显高于巧囊壁烧灼组的23.3%。以上两项RCT的研究结果均提示：与腹腔镜下囊肿壁烧灼术比较，卵巢内膜异位囊肿剥除术后疼痛和囊肿复发的机会减少，再手术率降低，妊娠率则更高。所以卵巢内膜异位囊肿剥除术为首选的手术方式。卵巢巧囊剥除术的最大缺点是有可能造成卵巢组织丢失。2002年日本的Hachisuga等对73例手术剥离的卵巢内膜异位囊肿壁进行病理检查，结果手术容易剥离的囊壁上，68.9%有始基卵泡，49.1%的囊壁与卵巢白体相连，提示剥除卵巢内膜异位囊壁可能会造成卵泡丢失和卵巢组织的破坏。同年，意大利的Muzzi对26例剥离的卵巢内膜异位囊肿壁进行组织学检查，结果54%的标本有卵巢组织，但这些卵巢组织均无正常卵泡，故认为囊肿剥除术并不减少卵巢的储备。2005年Muzzi又报道了对不同部位卵巢内膜异位囊肿壁的病理检查结果，取自囊肿与卵巢窝粘连处的标本中，64%的囊壁上有卵巢组织，94%卵巢组织内无卵泡或者仅有始基卵泡；取自囊肿粘连处和卵巢门之间部位的标本中，54%的囊壁上有卵巢组织，88%的卵巢组织内无卵泡或者仅有始基卵泡；而取自卵巢门部位标本中，71%的囊壁上有卵巢组织，且85%的卵巢组织内存在初级或者次级卵泡。研究结果显示：卵巢内膜异位囊肿剥除术不可避免地会造成

部分卵巢组织丢失，但这些卵巢组织多半没有功能，有功能的卵巢组织丢失仅出现在卵巢门部位。提示手术中清楚的解剖界面分离以及邻近卵巢门的手术趋向保守，可减少卵巢组织的丢失。

深部浸润内膜异位症（DIE）是内异症治疗的难点。DIE的发病机制尚有争议，争论的焦点是DIE是逆流经血中内膜细胞种植在阴道直肠窝，继而出现直肠窝封闭以及病灶向深部浸润，还是来源于阴道直肠隔的米勒管化生。Donnez等认为，阴道直肠隔型内异症可能是来源于米勒管遗迹化生的腺肌瘤，理由是：①在DIE病灶中，子宫内膜相关的基因HOX10不表达，而与宫颈和阴道相关的基因HOX11及HOX12表达，故认为DIE来源于宫颈或阴道组织，而非子宫内膜浸润；②DIE病灶对生理水平的孕激素无反应，在黄体期也缺乏相应的分泌期改变；③DIE的镜下形态与子宫腺肌症相似，90%的病灶为增生的平滑肌和纤维组织，内有子宫内膜的腺体和间质，以上皮组织为主，间质较少，这与腹膜型内异症病灶内间质为主不同；④DIE病灶内波纹蛋白和角质蛋白的共同表达提示米勒管来源，但波纹蛋白表达明显低于内异症的蓝色病变或在位子宫内膜；⑤DIE病灶内雌激素受体和孕激素受体表达低，提示DIE对卵巢激素的非依赖性以及激素治疗效果差；⑥DIE子宫内膜细胞有丝分裂少，提示病变进程缓慢，对药物治疗反应差，需要手术治疗；⑦病灶内平滑肌增生可造成周围脏器的炎症反应以及继发性的直肠浆膜皱缩。但有的学者认为，DIE的发生是逆流经血中内膜细胞种植所致，理由有以下几点：①DIE常伴有直肠子宫陷凹明显的纤维粘连；②正常情况下，直肠子宫陷凹的位置可以达到阴道壁中段的2/3，内异症病灶粘连形成"假性"直肠子宫陷凹底部，可误认为病灶位于腹膜外；③如果病灶的发生是米勒管化生所致，有无DIE患者的直肠子宫陷凹的解剖应该相同，但研究表明，DIE患者伴有直肠子宫陷凹部分或者全部封闭。Vercelli研究发现，DIE和非DIE内异症的患者比较，直肠子宫陷凹的深度和体积缩小约33.3%，其原因是直肠前壁的粘连使得直肠窝变浅，出现病灶位于腹膜外的假象。根据郎景和教授提出的在位内膜决定论，有着不同特质的内膜细胞逆流至盆腔中，引起直肠子宫陷凹等部位的继发炎症反应，造成粘

连，位于直肠窝深部的病灶被粘连覆盖，形成假性腹膜外病灶，这些病灶可进一步向阴道穹隆或者直肠壁浸润形成阴道直肠窝结节，出现相应的临床症状和体征。病灶亦可以向侧盆壁浸润压迫输尿管，引起肾盂输尿管积水，甚至肾功能丧失。DIE可以位于盆腔任何部位，但主要位于子宫后方如子宫骶韧带、直肠子宫陷凹、阴道直肠隔、阴道穹隆、直肠或者结肠壁。阴道超声波对DIE诊断的价值有限，经直肠超声波和MRI诊断DIE的敏感性和特异性较高。腹腔镜诊断DIE有一定的限制，但镜下的器械触诊联合阴道检查和直肠检查，可以帮助确定病变的深度和广度，同时可以判断手术切除的彻底性。必要时膀胱镜检查和直肠镜检查可以排除膀胱肿瘤或者直肠肿瘤的可能。DIE常累及重要器官如直肠、输尿管及膀胱，手术的风险较大，需要有熟练的手术技术。对有疼痛症状和不育的患者，应该首先予以手术治疗。手术的方法包括病灶切除＋/-肠切除，子宫切除或子宫＋双附件切除。对年龄较大、无生育要求、症状重或者合并子宫腺肌症、子宫肌瘤、子宫内膜病变或者宫颈病变的患者，可选择子宫切除或子宫＋双附件切除，同时尽量切除子宫后方的病灶；对年轻妇女，不主张切除子宫和卵巢，主张切除DIE病灶。腹腔镜由于比较容易进入腹膜后间隙，加上有放大作用，对辨别病灶具有优势，因此，目前主张腹腔镜下处理DIE。DIE处理的难点是直肠壁内膜异位病灶的合适手术范围，是行病灶减灭术（即尽量切除病灶），还是行根治性手术（即肠切除）。肠切除包括肠壁部分切除和肠段切除两种。根治性手术后症状缓解率高，复发少。但肠切除的手术风险如肠瘘、肠狭窄以及败血症等发生率升高，严重时危及患者生命。因此结合患者的病情及医生的经验选择合适的手术方式，可以减少并发症的发生。对直肠壁病灶较小（小于肠周径的33.3%）、无肠狭窄的患者，可采取较为保守的方法如病灶减灭术，术后辅以药物治疗；如果肠管出现狭窄，则应行肠段切除及肠吻合术。腹腔镜下阴道直肠窝DIE的处理要点：①如果有盆腔粘连和卵巢内膜异位囊肿，应先处理，以保证手术野不被这些病变遮挡；②分离输尿管并向外侧推开。如果侧盆壁有粘连，输尿管走行不清，则在盆腔入口附近髂总动脉处辨认或者术前放置Double-J

管；③分离直肠结肠侧窝，将直肠及结肠推开；④推开输尿管及直肠结肠后，可以切除子宫骶韧带结节；锐性及钝性分离阴道直肠隔，由于界限不清，为避免直肠损伤，可在阴道内放置纱布卷将后穹隆上顶，同时直肠内放入探子将直肠向后推，如果阴道穹隆有病灶则从腹腔镜切入阴道，将病灶切除。然后缝合阴道后壁和宫颈后方。如果直肠壁浸润较浅，可以切除肠壁病灶；如果浸润较深，可行直肠前壁病灶减灭术；肠壁全层浸润又有直肠狭窄者，应切除病变肠段加吻合术。肠道手术最好和外科医生共同完成。手术结束前应该检查阴道及直肠，以判断病灶是否切净。切除阴道直肠隔 DIE 或者直肠壁内异症病灶时，要进行肠道充气或者亚甲蓝试验，以检查肠管的完整性。Kwok 等报道，腹腔镜手术切除阴道直肠隔内异症病灶后，术后平均随诊8.8个月，痛经、CPP、性交痛以及大便痛的缓解率分别为59%、87%、77% 及86%，手术效果明显。

梁志清教授　子宫同时受交感神经及副交感神经的双重支配，而这些神经纤维通过子宫骶韧带进入宫旁，在宫颈的后侧方形成 Frabkenhauser 神经丛。来自盆腔神经丛近心端的纤维在骶岬上方形成腹壁下神经丛及腹壁中神经丛，然后形成腹壁上神经丛，即所谓"骶前神经"。内异症疼痛与盆腔内病变关系密切，而位于子宫后方如子宫骶韧带、直肠子宫陷凹等部位病灶的深度和广度都与疼痛有关。阻断神经通路不失为治疗疼痛的方法，腹腔镜下骶神经切断术（LUNA）以及骶前神经切除术（PSN）适合中线部位的痛经。LUNA 的主要手术步骤是先辨认子宫骶韧带外侧走行的输尿管，两侧子宫骶韧带各切断 1cm 并横行切开子宫颈直肠间的腹膜，深约0.5cm。PSN 的主要手术步骤是先辨认骶骨岬，在输尿管与髂总动脉交叉的平面，于骶前横行切开后腹膜，再沿矢状线向上切开后腹膜直达腹主动脉分叉平面以上 1cm。分离腹膜下含有神经纤维的脂肪组织，在腹主动脉鞘的前面找到髓前神经束并提起游离去除约 2cm 左右的神经组织，送病理检查，冲洗创面并止血，后腹膜不必关闭。PSN 手术难度较大，并发症包括骶前静脉丛损伤、髂总静脉撕伤以及输尿管损伤等。由于内脏神经走行复杂，变异较大，因此，LUNA 和 PSN 用于治疗严重子宫内膜异位症所致的痛经仍有较大的争议。研究表明，对有盆腔内异症病灶的患者，手术切除病灶加上 LUNA 效果并不比单纯子宫内膜异位症的外科手术治疗效果好，仅为72%；加上 PSN 的手术则效果明显优于单纯保守手术治疗者。文献报道，术后2年 PSN 组的疼痛缓解率达83.3%，显著高于单纯手术组的53.3%。但4年后手术效果明显降低为39%，故其长期效果并不乐观。所以，内异症疼痛的手术治疗还是要尽量切除病灶。

刘彦教授　重度内异症所导致的盆腔脏器广泛粘连和正常解剖结构改变，使得手术并发症较正常解剖的盆腔手术明显增多。腹腔镜手术越来越多地用于治疗内异症，引起的并发症有其特点，并发症的预防成为内异症手术治疗的重要内容。内异症手术相关并发症主要包括以下方面。①脏器损伤：主要原因是异位病灶侵犯脏器或盆腔粘连严重，盆腔内器官的解剖关系发生异常，导致脏器损伤。当内异症位于阴道直肠间隔或异位结节深部侵犯膀胱、输尿管及肠管时，进行手术治疗极易导致这些部位损伤。Kaloo 等对腹腔镜治疗的790例内异症病例进行前瞻性多中心研究，结果显示，严重并发症的发生率为0.88%，其中肠道损伤4例，膀胱损伤1例，输尿管损伤1例，深部内异症侵犯膀胱、输尿管或肠道者，损伤的发生率明显升高。其中输尿管损伤率为0.3%，肠穿孔的发生率为3.5%。重度内异症累及脏器时，手术的不彻底意味着遗留病灶，对患者症状改善不利，且日后复发的可能性大。切除过度就容易发生脏器损伤，如肠损伤或是输尿管、膀胱损伤等并发症。为预防这种并发症的发生，最重要的就是应由经验丰富的腹腔镜手术医生来施行这种高难度手术。认识和及时处理并发症非常重要。不正常的术后经过如持续加重的腹痛、腰痛、发热等应警惕脏器的损伤。②术中出血：术中出血的原因多与粘连有关。Kaloo 报道790例腹腔镜治疗内异症患者中，1例重度内异症发生右髂外动脉损伤，立即行开腹手术修补。周应芳总结了98例腹腔镜下内异症手术，手术出血量在 5～2 000ml，其中3例因手术创面出血止血困难而中转开腹，最多1例出血量估计为2 000ml。术中出血量与患者情况、手术方式以及手术者的经验、技术和操作熟练程度等有很大的关系。③残余卵巢综合征：是指双侧卵巢切除术后，仍残留少量有功能的卵巢组织而导致的一种症候群，其最突出的症状是慢性盆腔疼痛，也可表现为肠道或泌尿道症状，一般发生在手术较困难的患者，如重度子宫内膜异位症患者，盆腔内存在广泛粘连，以至术者难以肯定卵巢是否完全切除，而术后的盆腔粘连更是造成残余卵巢综合征的主要原因。残余卵巢综合征在子宫内膜异位症术后的发生率约为18%。Magtibay等总结了1985年至2003年经病理证实的186例残余卵巢综合征患者，其中56.8%与内异症手术治疗有关。有报道，未经治疗的残余卵巢综合征还有进一步发展为卵巢黏液性囊腺癌的可能，因此有必要对有症状的患者进行再次腹腔镜检查以明确诊断，并通过手术切除残余卵巢，术后随访效果满意。④其他并发症：包括腹腔镜手术共同的并发症，如穿刺、气腹以及能量相关的并发症等。还须注意内异症手术过程中异位病灶标本取出过程中种植在盆腔外部位如腹壁切口的可能。并发症最好的治疗是预防，因此，不论是开腹还是腹腔镜手术都应该从患者利益考虑，不要施行超出自己能力范围的手术。

内异症药物治疗的现状及前景

周应芳教授　手术治疗是内异症首选的治疗方法，但手术常难以清除所有病灶，术后复发在所难免，因此，药物治疗仍居重要地位。药物治疗可分为术前用药与术后用药。术前用药以促性腺素释放激素激动剂（GnRH-a）或假绝经类药物较为常用，可缩小病灶、减轻盆腔粘连及充血等，对腹腔镜手术有利。近年来由于对循证医学认识的加深，强调治疗前腹腔镜诊断的重要性，加上腹腔镜技术已广泛用于临床，往往患者在诊断明确的同时进行腹腔镜手术治疗，所以，术前药物治疗应用不多，多为术后用药。术后用药可抑制残余病灶、推迟内异症复发。适合于异位病灶广泛、未能彻底切除者或肉眼所见异位病灶已被清除，但无生育要求、有疼痛症状者。循证医学资料表明，腹腔镜保守性手术后用药疗程以6个月为宜，3个月的疗程不能降低疼痛复发率。对肉眼所见异位病灶已清除，希望近期生育者可鼓励患者尽早怀孕。对重度内异症有生育要求者，术后是否有必要行药物治疗仍有争

议。对经手术明确诊断的内异症患者，多使用达那唑（Danazol）、内美通（Gestrinone）或孕三烯酮（三烯高诺酮）以及GnRH-a；对未经手术明确诊断者多使用口服避孕药物及孕激素类药物等，发达国家则常用GnRH-a。常用的药物包括：①达那唑，为17-a-乙炔睾酮的衍生物，可阻止垂体促性腺激素的释放，从而抑制卵巢功能，血雌孕激素水平显著下降，不利于异位子宫内膜的生长。达那唑与血浆性激素结合球蛋白结合，使游离雄激素水平明显上升，也是其治疗异位症的重要机制之一。达那唑还有直接抑制子宫内膜的作用和抑制抗子宫内膜抗体产生的作用。用药方法：自月经期第1～5天内开始服用，每次200mg，每天2～3次，以闭经为准，最大用量每日800mg，连服6个月。主要不良反应包括体重增加、痤疮、性情急躁、潮热、食欲增加、水肿、乳房缩小、头痛、皮肤油脂增多、阴道干涩、肌肉疼痛、血脂异常和肝功能异常等。也可出现毛发增多、关节疼痛、声音低沉以及阴道淋漓出血等。用药期间应每月检查肝功能。肝酶轻度升高者可加服联苯双脂继续用药。肝酶偶尔过高者，应及时停药并给予保肝治疗。②内美通或孕三烯酮，为19-去甲睾酮的衍生物，其作用机制类似达那唑，包括降血雌孕激素水平，使子宫内膜萎缩；游离雄激素水平上升以及对子宫内膜有直接抑制作用。使用方法：月经期第1～5天内开始服用，每次2.5mg，每周2次，连服6个月。以闭经为准，最大用量为每周10mg。不良反应发生率与达那唑相似，唯程度较轻。③GnRH-a，是目前公认的治疗内异症最有效的药物，疗程为6个月。由于其生物活性约是天然GnRH的100倍，故与垂体内的GnRH受体相结合后，持续占用GnRH受体并移入细胞内，细胞膜GnRH受体缺乏，垂体FSH和LH正常的节律分泌消失，从而抑制卵泡发育和排卵，血雌孕激素水平显著下降至绝经后水平，导致异位子宫内膜萎缩。自月经期第1～5天内开始下腹部皮下注射或肌内注射，每月1次。主要不良反应为低雌激素引起的类似更年期症状，如潮热、出汗、性情急躁、头痛、失眠、阴道干涩、性欲改变、抑郁、乳房缩小等。长期用药可引起骨质丢失。GnRH-a注射后患者血清E_2水平常<20pg/ml。根据内异症治疗所需要的"雌激素窗口"学说，

用药后患者血清 E_2 水平以 30 ～ 50pg/ml 较为理想，因此，现在多主张从用药第 2 ～ 3 个月即开始补充小剂量雌激素和孕激素，即所谓的"反向添加疗法"（add-back therapy），如每天服倍美力（Premarin）0.3 ～ 0.625mg 和醋酸甲羟孕酮 2 ～ 5mg 或替勃龙 1.25 ～ 2.5mg/d，即可在不降低疗效的同时，防止骨质丢失并减少低雌激素的不良反应。用 GnRH-a 超过 3 个月时，必须行"反向添加治疗"。国外已有数篇报道使用 GnRH-a"减量治疗"（draw-back therapy），即将现用 GnRH-a 剂量减半应用，研究表明，接受"减量治疗"患者的血雌激素水平恰好处于内异症治疗所需要的"窗口"内，疗效同全量，低雌激素症状减轻，骨质丢失减少，无需反向添加治疗。④口服避孕药物，新型药物如复方地索高诺酮（妈福隆）等副作用较轻受到推崇，正在逐步取代假孕疗法。可按常规服用或者连续服用 6 个月。⑤孕激素类药物，常用药物有炔诺酮（妇康片）、甲地孕酮（妇宁片）和醋酸甲羟孕酮等。孕激素类药物可反馈性地抑制下丘脑-垂体-卵巢轴，通过抑制排卵降低体内雌激素水平。也可以直接作用于异位的子宫内膜，使之蜕膜变，进而萎缩。自月经期第 1 ～ 5 天内开始服用，每日剂量在 5 ～ 10mg 之间。醋酸甲羟孕酮有长效针剂（Depo-普维拉），每 3 个月注射 1 针（150mg），疗程一般均为 6 个月，病情重者可延长到 9 个月。孕激素的副作用包括突破出血、肝功能异常、消化道症状以及体重增加等。⑥其他药物：米非司酮（Mifepristone）、含药物宫内节育器（LNG-1US，曼月乐）、芳香化酶抑制剂、GnRH 拮抗剂和环氧合酶-2 抑制剂等，均处于研究开发阶段。

郎景和教授　治疗内异症的药物很多，但各种药物的疗效基本相同，症状缓解率在 80% ～ 90%。治疗药物的选择要兼顾效果及副作用两个方面。如果效果相似，则应选择副作用小或者副作用可以控制的药物。目前的药物治疗还不尽如人意，开发新的治疗内异症的药物势在必行。传统治疗内异症药物的主要缺点包括疗效不持久、对生育无促进作用、纤维增生致密的病灶效果差、一定的副作用以及治疗费用问题。今后对治疗子宫内膜异位症药物的研究可能会集中在对 GnRH-a、选择性雌激素受体修饰剂、新

一代孕激素受体拮抗剂以及芳香化酶抑制剂等方面。抗黏附、抗侵袭、抗血管生成药物可能会逐步用于临床，细胞因子调控、受体干预和基因治疗也有望成为新的治疗方法。根据"在位内膜决定论"而设计的"源头治疗"，即对在位子宫内膜进行调控、干预和治疗，以改变其生物学特质和行为，需要进一步的临床循证。

内异症不育的相关因素和治疗策略

郁琦教授　在生育年龄妇女中，内异症的发病率为 5% ～ 15%，而在不育症患者中，其发病率高达 25% ～ 40%。患内异症的妇女不育症的发病率为 30% ～ 50%。据统计，轻度内异症患者自然妊娠率为每月 2% ～ 5%，而正常妇女为 20%。可见内异症与不育关系密切。其发病的机制复杂。①盆腔解剖改变：内异症所产生的炎性反应可损伤盆腔腹膜，导致水肿，纤维素和浆液渗出，形成瘢痕、粘连及包块。严重时可致盆腔内器官解剖异常，干扰输卵管拾卵、受精卵运输，甚至影响排卵。②卵母细胞异常：研究提示，内异症患者卵巢储备下降，卵泡期延长，排卵前雌激素水平低，早黄体期雌激素和黄体激素分泌下降，表明内异症患者卵泡功能存在不足。近来又发现卵母细胞甚至胚胎的质量下降，影响受精和着床。③受精率降低：在自然周期中，内异症患者受精率低。这可能与影响精子的透明带结合能力有关。在体外受精（IVF）周期中，Ⅲ ～ Ⅳ期内异症患者与Ⅰ ～ Ⅱ期比较受精率明显下降。④炎症反应：内异症患者腹腔液中转铁蛋白和 a2-HS 糖蛋白抗体升高，在体外可抑制精子活性。此外，巨噬细胞数量上升，吞精子活性增强。⑤子宫问题：有研究认为，内异症患者着床率低可能与子宫内在缺陷以及外在的合并因素如卵泡液及胚胎本身有关。研究表明，MRI 图像上可见内异症患者黏膜下子宫平滑肌组织的浸润性扩张以及黄体中期与着床有关的基因 HOXA10/HOXA11 表达异常。内异症不育的治疗方法如下。

1. 期待疗法　内异症自然妊娠与病变的严重程度有关。文献报道，重度内异症患者的自然妊娠率几乎为零。Oliver 等报道，内异症患者最终获得妊娠的月妊娠率（monthly fertility

rate，MFR）为4.7%。Berube等研究了168例患者，MFR为2.52/100人月，与263例不明原因的不育者相比，无统计学差异。Hull等随访56例Ⅰ～Ⅱ期内异症患者18个月，发现期待疗法的累积妊娠率为55%。其他研究者报道，MFR在14%～45%之间。另有研究表明，Ⅰ～Ⅱ期内异症观察4年妊娠率为50%，Ⅲ期为25%，Ⅳ期为0%。目前广泛采用改良的美国生育协会评分法（revised American Fertility Score，r-AFS）用以评估内异症的程度，但不育的原因是多方面的，目前看来，子宫内膜异位症不育指数（endometriosis fertility index，EFI）综合了内异症严重程度、病史因素和输卵管功能，可有效评估内异症患者的生育能力，见表1。输卵管最低功能评分系统（least function scoring system，LF）方法是左右两侧输卵管分别评分，总分为两侧分数相加。评分标准：功能正常4分；轻度功能受损3分；中度功能受损2分；重度功能受损1分；功能丧失0分。北京协和医院根据对175例患者腹腔镜手术后的随访发现，EFI为9～10分的患者术后3年的累积妊娠率可达70%，而EFI在4分以下者3年累积妊娠率在10%以下。

虽然与普通人群相比，内异症患者生育力明显下降，但在没有严重解剖异常的情况下，内异症患者是可生育的，随着疾病程度的加重，年龄的增长，不育年限的延长，妊娠率可随之下降。对轻度内异症不育患者，如果经短期观察仍未妊娠，则不应再继续等待；对于评分较低的患者，则应积极处理。

2. 药物疗法　药物治疗对控制内异症症状的效果肯定，但对治疗合并内异症的不育并未获得有力的证据。多项研究表明，药物治疗与安慰剂组或未治疗组相比，并未提高妊娠率。原因可能是：①对于轻微或轻度内异症患者，药物治疗对潜在的病灶有效，但并不提高妊娠率；②内异症不育的发病机制与疼痛机制不同，因而药物无效；③药物治疗使患者恢复排卵需一段时间，而此时很有可能病变已复发。因此，传统的药物治疗方案，在治疗内异症不育时，没有单独应用的价值。

3. 手术疗法　手术治疗可以恢复盆腔正常解剖，改善盆腔环境。手术后妊娠率平均在50%左右，而且绝大多数妊娠是在术后1年之内。有数据表明，每7.7次内异症腹腔镜手术就可增加1次妊娠，而在所有不育患者中，该数字为25.4。Porpora等评估了腹腔镜手术后的妊娠率，47例不育者中，Ⅰ期占11%，Ⅱ期占11%，Ⅲ期占53.3%，Ⅳ期占24.4%。平均随访48.5±18.44个月，总妊娠率为64.4%，其中69%在术后半年内妊娠，23%在术后1年内。手术治疗的效果与疾病程度、手术方式、手术彻底性、辅助治疗等多项因素有关。①疾病程度的影响：对于Ⅰ～Ⅱ期内异症不育患者手术治疗是首选。Marcox在一项多中心实验中将241例Ⅰ～Ⅱ期内异症不育妇女分为两组：A组进行腹腔镜检查，未予干预；B组进行腹腔镜子宫内膜异位囊肿切除或消融术。随访36周，20周以上的妊娠率分别为：17.7%和30.7%，MFR分别为2.4和4.7。因此，内异症不育手术治疗有效，早期病变的成功率更高。一项研究表明：Ⅰ～Ⅱ期手术后妊娠率为45.1%，Ⅲ～Ⅳ期为27.6%。②手术方式的影响：内异症究竟应采取何种手术方式才能更有效地提高术后妊娠率，文献报道有限。Adamson等比较腹腔镜手术及开腹手术治疗内异症的效果，术后随访3年，轻度内异症累积妊娠率分别为（67.8±4.1）%和（74.3±8.1）%，没有统计学差异；而中重度病变，累积妊娠率分别为（62.2±6.2）%和（44.4±5.6）%，腹腔镜手术的妊娠率明显高于开腹手术。2002年日本的Takumu等采取了4种不同手术方式并进行了

表1　子宫内膜异位症不育指数

	病史因子									手术因素			
	年龄≤35岁	年龄36～39岁	年龄≥40岁	不育≤3年	不育>3年	原发不育	继发不育	LF 7～8	LF 4～6	LF 0～3	r-AFS-内异症<16	r-AFS-内异症≥16	r-AFS-总<71	r-AFS-总≥71
评分	2	1	0	2	0	0	1	3	2	0	1	0	1	0

分析，A组腹腔镜下卵巢囊肿切除术，剥离囊肿壁；B组腹腔镜下囊肿开窗术并电凝囊肿壁；C组腹腔镜下卵巢囊肿引流术并用无水乙醇固定15分钟；D组单纯行腹腔镜下卵巢囊肿引流术。随访24个月，未行IVF者的妊娠率为41%，B组明显高于其他3组（A25.8%、B49%、C33.3%、D26.3%）。对接受IVF者随访36个月，总妊娠率为44.3%，C组明显高于其他3组（A50%，B35.3%，C70%，D25%）。从而提出：对不需采用IVF者应行腹腔镜下囊肿开窗术并电凝囊肿壁术；对需采用IVF者腹腔镜下卵巢囊肿引流术并无水乙醇固定是适宜的。但目前仅有的两篇RCT比较了不同术式治疗内异症的效果，结果均提示卵巢内膜异位囊肿剔除术后妊娠率明显高于囊肿开窗术并电凝囊肿壁术。研究的设计，手术者的手术技巧是影响结果的重要因素。③不育患者手术时的注意事项：对不育患者，手术不仅要去除病灶，而且要恢复妊娠相关功能及尽量避免对妊娠相关功能的损伤。因此，手术时应注意以下几点：①尽量恢复输卵管的形态和走向，特别是要保护输卵管伞端，并在手术记录中对此详加描述。②尽量保留尽可能多的卵巢组织，减少对卵巢的烧灼。手术中尽量采用传统冷手术器械对卵巢进行操作。③重度内异症盆腔存在致密粘连，对输卵管的拾卵功能会造成很大影响，手术应尽量分离粘连。④对不育患者，手术时应进行输卵管通液检查。⑤围手术期药物辅助治疗：术前药物治疗可改善AFS评分，减少内膜组织的厚度，有利于手术，减少卵巢组织的损伤；术后药物治疗有利于延缓复发。但是，对治疗与内异症相关的不育，药物辅助治疗的效果怎样？ Napolitano等研究117例Ⅲ～Ⅳ期内异症不育者，术前26例服MPA3个月，64例服达那唑3个月，27例直接手术，随访18个月妊娠率无明显不同。一项包括6项研究的荟萃分析表明，手术后应用GnRH-a、达那唑和MPA与单纯手术相比，妊娠率是相似的。两项随机对照比较了手术后应用3个月和6个月GnRH-a的影响，尽管应用6个月GnRH-a显著延长了疼痛的缓解期，但两组妊娠率无差异。上述围手术期药物治疗的研究只是小样本的独立研究，需在多个大样本随机对照研究结果问世之后再对此进行评估。

肖红梅教授　诱导排卵加宫腔内人工授精

（intrauterine insemination，IUI）是治疗不孕症的一线有效治疗方案。IUI助孕单周期的妊娠率为15%～20%。一些前瞻性研究报道，采用控制性卵巢超刺激（controlled ovarian hyperstimulation，COH）加IUI治疗内异症不孕较男性因素、不明原因不孕妊娠率低。内异症患者接受COH/IUI和未治疗者比较，活婴出生率分别为11%和2%。COH/IUI的失败与内异症的程度有关。因此，对手术治疗无效、重度内异症或高龄妇女，其生育机会已下降，应该尽快予以辅助生殖技术（assisted reproductive technologies，ART），如体外受精－胚胎移植（in vitro fertilization and embryo transfer，IVF-ET）助孕。早期临床研究显示，中到重度内异症患者IVF助孕的成功率较低。Barnhart等通过Meta分析评价ART对内异症的助孕疗效，结果显示，内异症患者特别是重度内异症患者，ART的妊娠率、受精率和着床率均低，卵子回收数量也下降。近年来GnRH-a的应用改善了IVF助孕的结果，特别是超长方案（超过2个月）GnRH-a的抑制，使内异症患者在IVF过程中卵子生长与产量以及妊娠率均明显提高，获得与其他原因不孕IVF助孕同样的成功率。我院27例（27周期）重度内异症和/或腺肌症患者采用超长方案GnRH-a后行IVF，结果24例移植胚胎，12例获得临床妊娠，妊娠率达44.4%，达到同期IVF-ET助孕的平均水平。目前的文献报道结果仍有较大差异，期待有更多大样本、随机对照的研究。

内异症对辅助助孕的影响因素如下。①病情程度：Kuivasaari等研究认为，Ⅲ～Ⅳ期内异症患者经IVF/单精子胞质内注射（ICSI）助孕后的累计妊娠率、出生率均较轻度内异症患者低。Strowitzki综合分析后也认为，内异症患者的妊娠率与病情程度相关。Oehninger等提出Ⅲ～Ⅳ期内异症患者IVF后，较轻度内异症患者有较高的流产率。②与其他原因不孕患者的比较：一些早期研究显示，内异症患者较其他原因不孕患者有较低的受精率、着床率和妊娠率。但亦有相同的超排方案后内异症患者与其他因素不孕患者的卵泡发生率及卵子回收率均无统计学差异的报道。在患内异症的受者接受无内异症者的供卵研究中，其着床率和妊娠率未受影响，且与内异症的程度无关。由此推测，影响着床的结果是由于卵子和/或早期胚胎的潜能改变，而与子宫内膜本身无关。③GnRH-a的应用：GnRH-a的应用可抑制内源性的促黄体生成素峰，降低周期取消率，提高卵泡、卵子发育的同步性和质量，据多位学者报道，使用GnRH-a可明显提高COH患者的临床妊娠率并可改善IVF中卵子生长与产量及提高临床妊娠率。目前的证据表明，对内异症不育，助孕是最好的治疗。

内异症恶变问题

郎景和教授 内异症可以发生恶变，但恶变发生的原因以及发生发展过程却不完全明了。约80%的内异症恶变均发生在卵巢，主要的细胞学类型为透明细胞癌和子宫内膜样癌。卵巢内异症恶变的诊断标准：①在同一卵巢中，内异症和癌并存；②内异症和癌的组织学关系相类似；③除外转移性恶性肿瘤；④有良性内异症向恶性组织过渡的组织形态。越来越多的研究证据显示，内异症与肿瘤在临床病理、分子生物学以及遗传学方面均有明显相似之处，内异症与卵巢癌关系密切，主要表现在以下方面。①流行病资料和临床病理特点：瑞典进行的关于内异症与恶性肿瘤关系的流行病学调查结果显示，20 686例内异症患者平均随诊11.4年，卵巢癌、乳腺癌和非霍奇金淋巴瘤的相对危险性分别是1.9、1.3和1.8。随诊超过10年者，卵巢癌的风险上升2.5倍。Ness报道的病例对照研究包括767例卵巢癌和1 367例对照，结果显示，卵巢癌患者有内异症病史的机会是对照组的1.7倍。内异症在组织病理学上表现与卵巢恶性肿瘤相似，可有不典型内异症，有黏附、侵袭和转移的现象。不典型内异症指异位内膜腺上皮的不典型或核异型性改变，其病理形态特点是"细胞核深染或淡染、苍白，伴有中至重度异型性；核/浆比例增大；细胞密集、复层或簇状突"。卵巢内膜异位囊肿中，不典型内异症可高达12%～35%。60%～80%的卵巢内异症恶变发生在不典型的内异症中，其中25%的病例可以发现不典型内异症向卵巢癌过渡的组织形态。提示内异症与卵巢癌的关系密切。②类固醇激素的影响：雌激素过多以及孕激素相对不足可以增加卵巢癌的发生概率。正常的卵巢上皮存在雌激素受体，卵巢包含囊肿的上皮组织在持续高

浓度的雌激素刺激下，可以发生恶变。卵巢排卵后，卵巢间质中的颗粒细胞和泡沫细胞持续产生雌激素，刺激邻近的卵巢上皮，增加卵巢癌的发生概率。而妊娠分娩、母乳喂养以及口服避孕药可以减少排卵，减少卵巢癌的机会。绝经后妇女长期应用雌激素替代治疗，卵巢癌发生的机会增加2倍。孕激素可以对抗雌激素的作用，抑制卵巢癌的生长。动物实验表明，孕激素可以增加卵巢上皮细胞的凋亡。表达孕激素受体的卵巢肿瘤预后较好。也有证据表明，雄激素可以促进卵巢癌的生长。卵巢类固醇激素对内异症的影响与对卵巢癌相似。雌激素刺激而孕激素抑制内异症的生长。动物实验显示，长期雌激素的暴露可使内异症种植病灶增加9倍。内异症与卵巢癌有许多相同的高危因素如不育、初潮早、月经周期过短或者过长、身材高以及无口服避孕药或者母乳喂养史等，这些因素都与长期雌激素的刺激有关。内异症病灶内的雌激素高于血清中雌激素水平，其原因是内异症病灶中的芳香化酶可将循环中的雄烯二酮转化为雌酮，而雌酮在17羟类固醇脱氢酶（HSD）-1的作用下，转化为比雌激素效应更强的雌二醇。正常子宫内膜存在17β-HSD-2，可将雌二醇转化为雌作用较弱的雌酮。而内异症病灶中17β-HSD-2缺乏。另一方面，内异症对雌激素反应的敏感性增加。雌激素可上调金属蛋白酶（MMP）以及环氧合酶-2（COX-2）的表达，而COX-2可以刺激前列腺素（PGs）的产生，PGs可启动炎症反应，导致内异症的发生和发展。孕激素拮抗雌激素的生物学活性，可以抑制MMP的表达，同时可以促进内膜细胞的凋亡。与内异症密切相关的卵巢透明细胞癌和子宫内膜样癌同样表达芳香化酶，雄激素促进卵巢癌和内异症生长的机制可能是通过芳香化酶的途径完成的。③免疫炎症反应的影响：慢性炎症产生氧化应激反应，破坏DNA、蛋白和脂质，造成细胞坏死和代偿性细胞分裂增生。细胞的快速分裂可导致复制错误和基因突变启动肿瘤的发生。而与炎症相关的细胞因子和生长因子可以促进肿瘤细胞的生长。炎症反应可导致巨噬细胞分泌MMP-9，与肿瘤的侵袭相关。排卵可导致前炎症因子如肿瘤坏死因子-α（TNF-α）、白介素-1（IL-1）和IL-6表达的增加，同时也可导致组织炎症反应如细胞增生、氧化应激、血管通透性

增加以及前列腺素的升高等。子宫内膜能够在异位种植生长有赖于局部免疫监视作用的屏蔽或者破坏，如内异症患者腹水中，自然杀伤细胞（NK）、细胞毒淋巴细胞（CTL）活性降低。巨噬细胞和T淋巴细胞被激活，细胞因子如转化生长因子-β（TGF-β）、MMP-9、血管内皮生长因子（VEGF）等表达增加，促进异位内膜的侵袭和生长。而这些因素亦是卵巢癌发生和转移的重要因素。④细胞增殖及凋亡：细胞的分化依赖于细胞周期素的激活，细胞周期素与细胞周期素依赖的激酶（cdk）启动细胞周期向S期及有丝分裂转化。cdk的抑制剂包括p21及p27Cip/Kip蛋白，抑制cdk的活性。cdk的活性失控是形成肿瘤的重要原因。卵巢癌和内异症均有cdk的抑制物活性的降低。内异症对抗孕激素的不敏感主要是因为抑制型孕激素受体-A（PR-A）过高表达。恶性肿瘤由于基因突变，出现抗凋亡基因Bcl-2的过度表达，凋亡抑制基因Bax的过低表达以及抑癌基因p53的失活。而内异症与恶性肿瘤相似，有凋亡的抑制现象，其机制包括：①Bcl-2高表达，Bax低表达；②Survivin及MMP表达上调；③腹水中可溶性Fas配体和IL-8的水平增加，T淋巴细胞的活性降低；④抑癌基因p53的突变；⑤遗传背景：内异症与肿瘤发生相似的遗传背景，包括单克隆起源、杂合性丢失（LOH）、癌基因激活、抑癌基因失活、DNA错配修复酶的异常即微卫星不稳定等。这些机制的协同作用导致基因组的不稳定和细胞增生，逐渐形成癌前病变最终变成癌。因此，内异症应该被认为是卵巢癌的危险因素，而类固醇激素和免疫炎症因子在内异症恶变中作用的发现和证实，也为探求卵巢癌的预防提供了新思路。

内异症患者绝经后激素替代的现代观

谢梅青教授　激素替代治疗（HRT）能有效地控制围绝经期症状和骨质疏松症。但对手术或自然绝经的内异症患者，如何进行HRT以及对复发的影响，是广泛关注的问题。根据雌激素阈值学说以及内异症的雌激素"窗口理论"，当血清E_2水平介于30～50pg/ml时，内异症病灶不会生长，而潮热、出汗等绝经后症状以及骨质丢失可大大减少。据此，可在治疗中调整雌激素的

剂量，使之既防止内异症复发，又能有效地减少低雌激素症状和预防骨质丢失。有报道内异症患者保守性手术后1年复发率为16%～52%，根治性手术后复发率为3%。复发与雌激素的作用有关。2002年Matorras等报道，115例内异症患者行根治性手术后4周开始接受HRT治疗，平均45个月，持续随访，复发率为3.5%（4/35）。平均年复发率为0.9%。对照组57例术后未接受HRT，无1例复发。复发病例均为深部浸润内异症者或者盆腔有致密粘连者。2003年Rottanachaiyanon等报道，123例内异症患者全子宫加双附件切除术后HRT与复发情况。HRT方案治疗分成3组：单用雌激素组50例，周期性雌孕激素组16例，雌孕激素连续联合组24例，另设17例为对照组，随访少于6个月，结果表明，仅在单用雌激素组出现内异症病灶复发（2%）和疼痛复发（6%），且均无需手术治疗。因此认为，内异症患者绝经后使用HRT是安全的。2004年龚健等报道，内异症患者行全子宫及双附件切除术后不同HRT的效果和复发情况，30例平均分成2组：观察组口服戊酸雌二醇0.5～1mg，每日1次，对照组口服利维爱1.25mg，每日或隔日1次，平均7～11个疗程。结果显示，两组用药后围绝经期症状均明显改善，无内异症复发，血浆E_2水平在50pg/ml以下。在常规的HRT方案中，无子宫者使用HRT时只需单用雌激素，不需使用孕激素保护子宫内膜。但对于Ⅲ～Ⅳ期内异症患者，即使为根治性手术，也可有内异症病灶残留。若单用雌激素，或雌激素应用过量，可刺激残留病灶生长，病变复发。因此，重度内异症患者选择HRT方案应选择雌孕激素周期疗法或雌孕激素连续联合疗法。也可选择雌激素作用较弱，又有孕激素样作用和雄激素样作用的替勃龙（利维爱）。HRT的剂量选择可以根据患者的年龄和围绝经症状的严重程度，并从疼痛、盆腔病灶、血CA125水平等方面严密监测内异症的复发，有条件时可测定血E_2水平，以调整HRT剂量，做到治疗个体化。

内异症复发的诊断及治疗

曹斌融教授　内异症复发和未控两者有时难以区分。一般将内异症的复发定义为经过手术或/

和规则的药物治疗后，症状、体征已消失，但经过一段时间后，症状、体征又重新出现。子宫内膜异位症复发的生物学基础有：①异位内膜细胞残留及存活：手术是内异症基本的治疗方法，但即使是根治性手术也不可能完全切净病灶。原因是：广泛致密粘连，解剖改变；内异灶病理表现多样化，一些无色素改变的病灶未能识别；腹膜后病灶、镜下病灶，术中无法辨认；位于子宫骶韧带、直肠阴道隔型等深部浸润型病变，手术困难而无法彻底切除等。内膜异位病变在药物治疗后仍可持续存在，仅是处于不活动状态。已有内异症经短期激素治疗后，某些内膜异位种植组织仍旧保持其正常的超微结构而没有退变迹象的报道。异位子宫内膜细胞可在种植部位继续存在，甚至在形态上完全消退后依然存活。②卵巢激素存在：内源性或者外源性卵巢激素的存在是导致术后内膜异位种植灶再生长、复发的重要因素之一。

内异症复发的诊断标准尚未完全统一。有学者提出：①术后症状缓解3个月后病变复发并加重；②术后盆腔阳性体征消失后又复出现或加重至术前水平；③术后超声检查发现新的内异症病灶；④血CA125值下降后又复升高，且除外其他疾病。认为②、③、④三项之一，伴或不伴①者即可诊断为复发。内异症的复发率受多种因素影响，如手术方式及手术的彻底性，所用药物种类及用药时间长短、病变范围及病情严重程度、随访时间长短等，故文献报道的复发率各异，总体复发率可高达50%。一般是，保守性手术复发率为20%～28%，根治性手术复发率为0～1%，手术越彻底，复发率越低。Wheeler报道423例保守性手术，3年复发率为14%，5年复发率为40%。Ranney报道根治性手术后不用雌激素者复发率为0，用雌激素者复发率为3%。陈棣仪等报道，内异症保守性手术复发率为28.9%，半根治术复发率为17.3%，根治术复发率为0。按Acosta分期，轻、中、重度复发率分别为11.1%、29%和30%。卵巢内膜异位囊肿剥除术的复发率远低于囊肿穿刺＋囊内壁凝固术。Seed等报道，100例卵巢内膜样囊肿术后随诊结果，剥除组复发率为15.8%，再手术率为5.8%，囊肿穿刺＋囊肿烧灼组复发率为56.7%，再手术率为22.9%。直肠阴道隔型内异症手术切除较困难，不易彻底，术后复发率也高。Fedele等报道术后1年疼痛复发率为28%，临床或超声复发率达34%。药物治疗后复发率较高。据报道，孕激素治疗后复发率高达50%～60%，达那唑治疗后1年复发率23%，以后每年按5%～9%递增，内美通治疗后复发率12%～17%，GnRH-a治疗后复发率亦达10%～30%。复发的高危因素包括：盆腔致密粘连、直肠子宫陷凹封闭、深部浸润病灶等。病变范围越广，病情越严重，复发越迅速，复发率越高。而患者年龄、治疗方式及手术彻底性、用药种类及用药时间、随访时间长短，是影响复发的重要因素。总的来说，药物治疗复发率高于手术治疗，保守性手术复发率高于根治性手术，病情严重者复发率高于病情轻者，用雌激素的复发率高于不用者。对内异症复发的治疗主要针对以下3方面：①疼痛：治疗方法如初治。可用镇痛药、中成药以及其他治疗内异症药物，治疗无效者可考虑手术治疗。②不孕：内异症合并不孕患者首次治疗后复发且仍不孕者，应行助孕治疗。③卵巢内膜异位囊肿：治疗方法取决于囊肿大小、是否希望生育。囊肿2～3cm直径者，可先用GnRH-a治疗；4～5cm直径者，可经阴道囊肿穿刺，充分清洗囊腔，注入无水酒精，保留2～3分钟后吸出，穿刺术后用GnRH-a治疗。也可再次手术行囊肿剥除术或患侧附件切除术，术后辅以药物治疗。希望生育者穿刺后行IVF。复发的内膜异位囊肿尚须与包裹性积液相鉴别。内异症的最好治疗是早期发现、早期治疗。早期内异症治疗后的复发率明显低于晚期者（36% vs 74.4%），合理的首次治疗以及术后辅以药物治疗，有利于延缓复发或减少复发率。

关于子宫内膜异位症的再认识及其意义

郎景和

【摘要】子宫内膜异位症是严重影响育龄妇女健康及生育的常见病、多发病。课题组在该病的基础与临床研究过程中，形成了独到的病因学观点。即认为，内异症是由异常的子宫在位内膜组织随经血逆流至盆腹腔，在异地完成黏附、侵袭、血管形成之病理过程，而形成病灶。致病的关键系子宫在位内膜本身，而在位内膜干/祖细胞或其微环境的改变可能是根本原因。此外，内异症还表现出类肿瘤特质。上述病因学研究结果推进了临床诊疗技术和水平。近年来在位内膜标志物的检测和局部治疗更反映了"源头"诊疗的新观念。对内异症发病机制的再认识和新观念，直接影响了临床问题解决的新方向。

【关键词】子宫内膜异位症；发病机制；诊断；治疗

子宫内膜异位症（以下简称内异症）在育龄妇女中有10%～15%的发病率，且有明显上升趋势，有"现代病"之称。80%内异症患者伴有盆腔疼痛，50%合并不育，是严重影响中青年妇女健康和生活质量的多发病、常见病。但内异症发病机制复杂、病变广泛、形态多样、极具侵袭和复发性，有诸多棘手的问题亟待解决。在过去的二十余年里，课题组对内异症进行了较为深入的基础与临床研究，形成了独到的发病机制观念及普遍推行的临床诊治规范。现就对其的再认识论述如下。

1　对内异症发病机制的再认识

1885年Von Rokitansky首次描述该病。1921年，Sampson提出了经血逆流种植学说，成为主导理论。亦有上皮化生学说、远处转移学说、米勒管残迹学说等，但都未臻完善。特别是经血逆流见于90%的育龄妇女，几乎是生理现象，而罹患内异症的却只有10%～15%，故Sampson学说遭到质疑。对此，学者们又提出遗传、炎症、免疫、激素等因素在发病中的作用，争论不辍。课题组对内异症的病因学研究，在科学诠释、模型建立和临床循证的原则指导下逐步形成新的认识和思路。

1.1　内异症发病的"3A"模式

在内异症病灶的形成过程中，经血逆流种植应达到4个"必须"：①输卵管逆流入盆腔的经血中必须含有子宫内膜组织；②内膜碎片中的腺上皮和间质细胞必须是"活的"；③这些细胞必须有能力种植在盆腔组织器官上；④盆腔内异症病灶的解剖分布与经输卵管播散的方式必须一致（图1）。而且，逆流之内膜需突破"三道防线"：腹水中的炎症因子、腹腔中的免疫细胞和腹膜的细胞外基质。课题组经相关组织病理和分子生物学研究，总结出了内异症形成"三部曲"：黏附、侵袭、血管形成，可将其称为"3A"程序

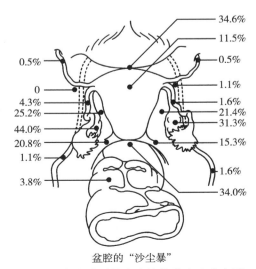

盆腔的"沙尘暴"

图1　子宫内膜异位症病灶的盆腹腔分布图

（attachment-aggrassion-angio-genesis）。黏附是异位内膜"入侵"盆腹腔腹膜或其他脏器表面的第一步，继而突破细胞外基质，血管形成是其种植后生长的必要条件[1]。亦即所谓"生根、生长、生病"的"三生"过程。"3A"程序还可明晰解释及描述内异症临床病理表现，即早期的红色病变、典型黑色病变及后期白色病变。

1.2 在位内膜决定论

在针对内异症病因的研究中，课题组近十年来的基础研究聚焦于子宫在位内膜，并率先明确提出"在位内膜决定论"[2]。即不同人（罹患或不患内异症）逆流经血中的内膜碎片能否在"异地"黏附、侵袭、生长，在位内膜的差异是根本原因，是发生内异症的决定因素。研究结果表明，内异症患者的在位内膜在组织形态和超微结构方面显现出更活跃的功能、更强的血管增生、迁徙和侵袭能力，具体表现在分泌细胞增加、微绒毛明显增多变长、胞质中细胞器明显增多。大量的分子生物学、蛋白组学和动物模型的研究结果也显示，与正常子宫内膜相比，内异症患者的在位内膜在血管生成、细胞侵袭转移，以及凋亡等方面存在诸多基因差异和蛋白表达异常，如血管内皮生长因子（VEGF），血小板反应素（TSP-1），gremlin-1，基质金属蛋白酶（MMP-9）及其抑制剂（TIMP-1），Bax，Fas和Fas-L表达增强或减弱[3-8]。此外，内异症患者在位内膜的腺体、间质和血管内皮细胞ERα表达普遍增强，体外实验中也表现出对雌激素刺激的超敏效应[9,10]。更为有趣的是，内异症患者的在位内膜中某些免疫和炎症反应的趋化因子表达增加，如T淋巴细胞分泌的受激活调节因子（RANTES）、单核趋化蛋白（MCP-1）、TPTC-1和IL-8等[11-14]。这些因子募集并激活巨噬细胞、趋化和激活中性粒细胞并刺激异位内膜细胞增殖，刺激大量细胞因子释放，而这些细胞因子又进一步参与到异位内膜的增殖、黏附、侵袭和血管形成的进程中，形成正反馈的连锁反应循环。可见，异常的在位内膜逆流入盆腹腔后，通过自分泌和旁分泌机制，表现出主动改造周围环境以利其生长的强大能力。

因此证明，具有内在差异的在位子宫内膜是内异症形成中的决定因素，而激素影响、免疫反应和局部微环境是附加因素，抑或是只是继发表现，而决定"内膜命运"的关键系子宫在位内膜本身。

1.3 在位内膜干细胞的作用

随着整个医学及生物学界对干细胞研究的深入，近来对子宫内膜干细胞的研究开始受到关注。作为对"在位内膜论"的发展和补充，课题组新近开始研究在位内膜干细胞在内异症起因中的作用，即在位子宫内膜基底层的干/祖细胞发生改变或异常脱落，进而逆流入盆腔，在局部微环境的刺激诱导下进入增殖、分化程序最终发展成子宫内膜异位病灶[15]。

课题组利用抑制性消减杂交和基因芯片技术的研究发现，gremlin-1mRNA和蛋白在内异症患者在位内膜血管内皮细胞中的表达特异性增强。已知gremlin-1蛋白功能相符，它参与多种组织中干/祖细胞分化的调节，维持干/祖细胞的未分化状态[6,16]。该结果提示异位症发病可能与在位内膜干/祖细胞或其调控因素异常有关。此外，课题组利用激光捕获显微切割技术Nest-PCR和STR分析技术，用HUMAR和PGK1基因的非随机化失活原理，对在位内膜和异位症病灶的单个腺体和周围间质进行克隆性分析发现，子宫内膜的单个腺体来源于一个克隆，在一定范围内的多个子宫内膜腺体源于同一克隆；盆腔腹膜和卵巢内膜异位病灶的单个腺体亦来源于同一个克隆，但不同腺体可以源于不同克隆；而腹壁内膜异位病灶和深部异位结节则常常源于一个克隆。结果显示在位子宫内膜和异位内膜均具有单克隆特性，佐证了内异症的干细胞起源假说。从临床病理的角度，内异症多样的病理类型，抑或恰恰展现了在位内膜干细胞相同起源-差异环境-不同表现的异位生长过程[17]。传统的Sampson经血逆流学说、上皮化生学说、米勒管残迹学说以及远处转移学说，似乎亦能在该理论中得到整合和融通。

关于内异症的在位内膜干细胞起源假说，课题组即行的后续研究主要集中在以下几方面：①对在位内膜干细胞的分离鉴定，寻找特异性标志物，意于通过检测异常脱落的内膜干细胞协助临床诊断；②对内异症患者和非内异症者在位内膜干细胞的分子生物学特性和表型进行比较分析，寻找病因；③对内异症患者在位内膜干细胞所在的微环境进行研究。由此，则可以认为在位内膜干细胞的微环境发生病理改变，最终导致本应锚定于基底层的干细胞发生异常脱落，进而播散、种植、生长。

1.4　内异症的类肿瘤特性

早在1925年，Sampson就最先描述了内异症恶变，并提出判断癌组织是否源于异位内膜组织的依据[18]；1953年，Scott对其进行了补充，共同形成了现在临床上广泛接受的内异症恶变诊断标准[19]。北京协和医院报道1 848例开腹或腹腔镜诊断的内异症患者中有1.1%合并卵巢上皮性癌，主要为子宫内膜样癌（55%）和透明细胞癌（35%）；国外同类文献报道的发病率相当（0.7%～1.2%），恶变的主要病理类型相同[20]。但由于癌组织生长旺盛可能破坏原发的内异症和交界部位病灶组织，病理取材不充分或病理报告不完全都可能导致与癌瘤并发的内异症被遗漏，故实际上内异症恶变率很可能被低估了。

另一方面，人们发现卵巢癌患者中合并内异症的情况亦非少见，卵巢子宫内膜样癌和透明细胞癌患者中合并内异症者更高达20%～40%。由此提出子宫内膜异位症相关卵巢癌（EAOC）的概念。EAOC以子宫内膜样癌和透明细胞癌为主（70%～90%），该类卵巢癌患者通常发病年龄较轻、期别较早、预后较好。与之对应的是卵巢外内异症相关癌瘤（EOEAC），以腺癌为主，也可见肉瘤[21,22]。这类病例尽管非常少见，但通常于内异症根治性手术后发病，恶变与进展均已不再依赖于子宫和雌激素，治疗极为棘手[23]。

1988年，La Grenade和Silverberg首先提出卵巢不典型内异症的概念，并提出了不典型内异症的镜下特点和病理诊断标准[24]。卵巢内异症中，不典型内异症可高达12%～35%；而60%～80%的EAOC可合并不典型内异症。北京协和医院报告显示，不典型内异症无论从组织细胞学形态，还是基因改变的延续性方面，都呈现出更显著的恶变潜能，是典型内异症至癌变过程中的中间过渡状态，或者"癌前状态"[25]。

由此，又可以认为内异症是一种类肿瘤样疾病，可以经历癌前的"不典型"过程，以至最终恶变。

2　对内异症发病机制再认识的意义

内异症的病理类型多样，临床表现复杂多变，极具侵袭和复发性，具有恶变潜能，使临床诊疗时时陷入困顿，成为难治之症。尽管现已初步建立内异症的临床诊疗策略，但时下仍旧面临疼痛与不育治疗效果不佳的问题，内异症术后或停药后复发率高的问题，深部内异症的处理问题，内异症恶变的问题，以及内异症早期诊断的问题[26-28]。这些问题的解决最终有赖于对发病机制的洞悉，而内异症的临床基础研究热点始终是围绕亟待解决的临床问题展开的。

1998年的魁北克国际内异症学术会议提出，内异症是遗传性疾病、炎症性疾病、免疫性疾病、出血引起的疾病、器官（子宫）依赖性疾病、激素（雌激素）依赖性疾病。十年过去，现在更倾向于认为它是一种子宫内膜疾病、干细胞疾病、类肿瘤疾病（图2）。迄今，内异症的诊断和治疗逐渐集中到对于子宫内膜的认识和干预。利用分子生物学、基因芯片、蛋白质组学等技术发现内异症患者在位内膜中发现多种差异基因和蛋白，已开发针对在位内膜的内异症检测标志物，如Jefout等报道在位子宫内膜神经元标志物PGP9.5，其诊断内异症的敏感性和特异性均在90%以上[29]；课题组研究发现的在位内膜差异蛋白和基因也已将用于诊断试剂盒的开发，并已获专利批准[4,6,16,30,31,32]；可称得上是"源头诊断"。此外，课题组对左炔诺孕酮宫内缓释系统的临床观察表明，它能有效控制内异症和子宫腺肌症相关的疼痛症状，并延缓疼痛和病灶复发，可能与其抑制在位内膜增生和促进凋亡的作用有关[33-35]；亦可视作"源头治疗"。与此同时，基于对"3A"发病模式认识的深入，以抗血管形成为目标的"靶向治疗"在课题组的动物模型中已得到初步肯定，相关药物临床试验亦被纳入考虑[36-38]。由于对内异症类肿瘤特性的认识，内异症恶变的问题也日渐得到重视，并已针对其形成相关临床处置原则[28]：不主张长时间的实验性药物治疗，强调腹腔镜诊断和术中常规病理

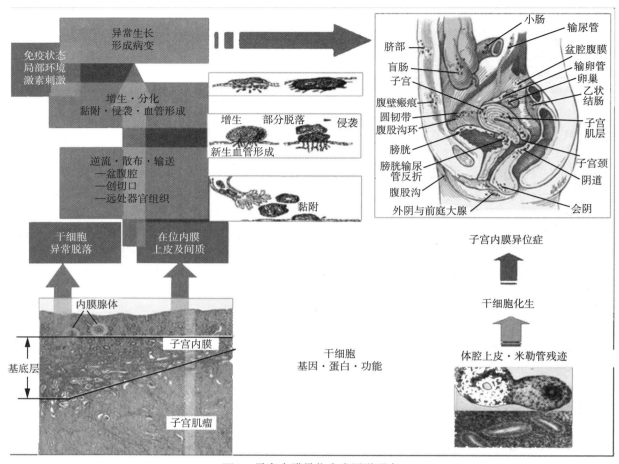

图2　子宫内膜异位症病因学观点
"3A" 模式——在位内膜决定论——在位内膜干细胞起源

组织送检的必要性和重要性，对于内异症应早诊断、早治疗，重视内异症患者的术后或停药后随访，及时发现恶变征象。

3　结语

内异症的基础和临床研究已有长足发展，近年尤著。国际内异症专题学术会议自1986年开始，每2～3年举办一次，至2008年已历十届，我国学者自1998年第六届魁北克会议起参会交流[38-40]。我国于2001年起举办四年一次的全国子宫内膜异位症学术研讨会会议，至今年即将要召开第三次大会[41,42]。中华医学会妇产科分会子宫内膜异位症协作组于2006年成立[43]。迄今，内异症的基础理论研究和临床诊治实践都有了令人欣喜的进展，但仍有诸多问题未能解决，还要应对随着新的诊疗手段和药物使用出现的新问题。是挑战，也是契机，更需要课题组从临床到基础更加深入全面地思索与探究。

参 考 文 献

［1］郎景和. 子宫内膜异位症的基础与临床研究（第一卷）［M］. 北京：中国协和医科大学出版社，2003.

［2］郎景和. 子宫内膜异位症研究的新里程［J］. 中华妇产科杂志，2005，40（1）：3-4.

［3］Tan Xianjie, Lang Jinghe, Liu Dong Yuan, et al.

Expression of vascular endothelial growth factor and thrombospondin-1 mRNA in patients with endometriosis［J］. Fertil Steril, 2002, 78（1）：148-153.

［4］Liu Haiyuan, Lang Jinghe, Wang Xiaorong, et al. Comparative proteomic analysis of human adenomyosis using two-dimensionalgel electrophoresis and mass spectrometry [J]. Fertil Steril, 2008, 89 (6): 1625-1631.

[5] 李艳, 郎景和. 基质金属蛋白酶9及其组织抑制剂1在子宫内膜异位症组织中的表达 [J]. 中华妇产科杂志, 2006, 41 (1): 30-33.

[6] Sha Guihua, Wudong Ying, Zhangliang, et al. Differentially expressed genes in human endometrial endothelial cells derived from eutopic endometrium of patients with endometriosis compared with those from patients without endometriosis [J]. Hum Reprod, 2007, 22 (12): 3159-3169.

[7] 邓姗, 郎景和, 冷金花. 药物治疗对子宫内膜异位症患者在位内膜凋亡的影响 [J]. 中国医学科学院学报, 2007, 29 (2): 252-256.

[8] 李华军, 郎景和, 刘珠凤, 等. 子宫内膜异位症患者在位内膜细胞的异常生物学特性 [J]. 中日友好医学学报, 2007, 21 (6): 323-326.

[9] 郭志荣, 张琚, 柏素霞, 等. 子宫内膜异位症和腺肌症患者子宫内膜雌激素受体的时空表达 [J]. 生殖医学, 2004, 13 (2): 65-70.

[10] 李华军, 郎景和, 刘珠凤, 等. 子宫内膜异位症在位内膜细胞对雌二醇超敏状态的研究 [J]. 现代妇产科进展, 2007, 16 (6): 449-452.

[11] 戴毅, 郎景和, 刘珠凤. T淋巴细胞分泌的受激活调节因子在子宫内膜异位症患者腹水和在位及异位子宫内膜组织中的表达 [J]. 中华妇产科杂志, 2004, 39 (12): 831-832.

[12] 谭先杰, 郎景和, 刘东远, 等. 单核细胞趋化蛋白21在子宫内膜异位症患者子宫内膜组织中的表达 [J]. 中华妇产科杂志, 2001, 36 (2): 89-91.

[13] 王立杰, 冷金花, 郎景和. IL-8在子宫内膜异位症发病中的作用 [J]. 山东大学学报 (医学版), 2004, 42 (4): 456-459.

[14] 王立杰, 郎景和. 子宫内膜异位症疾病相关基因的研究 [J]. 现代妇产科进展, 2004, 13 (3): 190-193.

[15] 王姝, 郎景和. 子宫内膜异位症———一种干细胞疾病 [J]. 现代妇产科进展, 2008, 17 (10): 721-724.

[16] Sha Guihua, Zhang yan, Zhang Cheng Yan, et al. Elevated levels of gremlin-1 in eutopic endometrium and peripheral serum in patients with endometriosis [J]. Fertil Steril, 2009, 91 (2): 350-358.

[17] 郎景和. 子宫内膜异位症的临床病理类型及其对治疗的意义 [J]. 中华妇产科杂志, 2001, 36 (11): 699-702.

[18] Sampan JA. Endometrial carcinoma of the ovary arising in cndometrlal tissue of that organ [J]. Arch surg, 1925, 10: 1.

[19] Scott RB. Malignam change in endometriosis [J]. Obstet Gynecol, 1953, 2: 283-289.

[20] 张蕴玉, 黄惠芳, 连丽娟, 等. 子宫内膜异位症与卵巢上皮性癌的关系 [J]. 中华妇产科杂志, 1999, 34 (9): 544-546.

[21] 冷金花, 郎景和. 子宫内膜异位症恶变的研究进展 [J]. 中华妇产科杂志, 2002, 37 (7): 437-439.

[22] 冷金花, 郎景和. 子宫内膜异位症恶变的研究现状 [J]. 实用肿瘤杂志, 2006, 21 (6): 494-495.

[23] Leng Jinhua, Lang Jinghe, Guo Lina, et al. Carcinosarcoma arising from atypical endometriosis in a cesarean section scar [J]. Int J Gynecol Cancer, 2006, 16 (1): 432-435.

[24] La Grenade A, Silverberg S G. Ovarian tumors associated with atypical endometriosis [J]. Hum Pathol, 1988, 19: 1080-1084.

[25] 郭丽娜, 刘彤华, 郎景和. 卵巢不典型子宫内膜异位症的恶变潜能研究 [J]. 中华病理学杂志, 2001, 30 (3): 169-172.

[26] 郎景和. 进一步加强子宫内膜异位症的基础与临床研究 [J]. 中华妇产科杂志, 2001, 36 (12): 711-713.

[27] 郎景和. 子宫内膜异位症研究的任务与展望 (之一) [J]. 中华妇产科杂志, 2006, 41 (5): 289-290.

[28] 郎景和. 子宫内膜异位症研究的任务与展望 (之二) [J]. 中华妇产科杂志, 2006, 41 (10): 649-651.

[29] Al-Jefout M, Andreadis N, Tokushige N, et al. A pilot study to evaluate the relative efficacy of endometrial biopsy and full curettage in making a diagnosis of endometriosis by the detection of endometrial nerve fibers [J]. Am J Obstet Gynecol, 2007, 197 (6): 578. e1-4.

[30] Liu Haiyuan, Lang Jinghe, Zhou Qunfang, et al. Detection of endometriosis with the use of plasma protein profiling by surface enhanced laser desorption/ionization time-of-flight mass spectrometry [J]. Fertil Steril, 2007, 87 (4): 988-990.

[31] 郎景和, 刘海元. 检测子宫内膜异位症血浆标志蛋白的方法 [P]. 中国: 200610156138.6, 2009.

[32] 郎景和, 沙桂华. 一种检测子宫内膜异位症的方法和试剂盒 [P]. 中国: 200710117960.6, 2009.

［33］邓姗，郎景和，冷金花，等. 左炔诺酮宫内缓释
系统用于防治子宫内膜异位症和子宫腺肌症的临
床观察［J］. 中华妇产科杂志，2006，41（10）：
664-668.

［34］邓姗，郎景和，冷金花，等. 曼月乐对子宫内膜
异位症患者在位内膜增殖与凋亡的影响［J］. 生殖
与避孕，2006，26（10）：589-601.

［35］邓姗，戴毅，郎景和，等. 孕激素对子宫内膜异
位症患者在位内膜T淋巴细胞分泌的受激活调节因
子表达的影响［J］. 中国医学科学院学报，2007，
29（2）：257-260.

［36］王含必，郎景和，冷金花，等. 抗血管内皮细胞
生长因子抑制裸鼠异位子宫内膜生长［J］. 基础医
学与临床，2007，27（12）：1360-1364.

［37］王含必，冷金花，朱兰，等. 抗血管内皮生长因
子抗体对异位子宫内膜鸡胚模型干预的研究［J］.
中华妇产科杂志，2007，42（1）：43-47.

［38］冷金花，马彩虹. 第十届国际子宫内膜异位症学

术会议纪要［J］. 中华妇产科杂志，2008，43（6）：
475-477.

［39］郎景和，谭先杰. 第七届国际子宫内膜异位症学
术会议纪要［J］. 国外医学妇产科学分册，2001，
28（1）：40-43.

［40］郎景和，冷金花，赵栋. 第八届国际子宫内膜异
位症学术会议纪要［J］. 中华妇产科杂志，2002，
37（10）：638-640.

［41］沈铿，冷金花，朱兰. 全国子宫内膜异位症学术
研讨会会议纪要［J］. 中华妇产科杂志，2002，36
（12）：714-716.

［42］朱兰，谭先杰. 第二次全国子宫内膜异位症专题
学术会议纪要［J］. 中华妇产科杂志，2006，41（4）：
652-655.

［43］中华医学会妇产科分会子宫内膜异位症协作组.
子宫内膜异位症的诊断与治疗规范［J］. 中华妇产
科杂志，2007，42（9）：645-648.

重视疑难性子宫内膜异位症的临床与基础研究

郎景和

子宫内膜异位症（内异症）是个较为古老（最早记载在300年前，首次描述与命名分别在1860年和1885年）而又年轻（被称为"现代病"）的颇为复杂令人迷惑不解的特殊疾病。近年，无论在国内外，抑或在基础与临床研究上都有长足的进步。国内学者在内异症发病机制等的基础研究及临床上关于内异症的诊治规范的制订等均可堪圈点。但与临床密切相关的某些问题仍为疑点或难点。

所谓疑难性内异症系指其发生机制不清或复杂难辨，临床表现不易疏理分类，或难以与相关疾病相鉴别，特别是治疗困难或疗效不佳的几类内异症病征，大致可包括：内异症与痛经或慢性盆腔疼痛，内异症与不孕，内异症与肿瘤，特殊类型或部位的内异症以及内异症的复发等问题。这些问题是临床疑难问题，亦是基础研究之重点问题，应重视及研究之。

1　内异症与疼痛

疼痛是最困扰患者的症状，80%以上的内异症患者可遭遇不同部位、不同程度的疼痛，包括痛经、慢性盆腔疼痛（CPP）、性交痛、排便痛等，严重影响患者的身心健康。

问题在于内异症引起的疼痛有诸多不解之处：①机制不清，神经的、介质的、解剖的、心理的，难尽一言以蔽之。②疼痛是一种复杂的心理生物学过程或一种个体主观感受，测量、评估较为困难，或医生评估，或患者评估，或QOL（Quality of Life Instruments），亦难臻完善准确。③疼痛与病灶部位、程度等并不完全一致平行。④内异症之临床分期（r-AFS）并未将疼痛列入评分，不合理不完善。⑤目前的镇痛措施不甚理想，特别是术后或停药后复发性疼痛。

在我们制定的内异症诊治规范中，较明确地提出疼痛诊治的"三部曲"：轻型开始用非甾体抗炎药（NSAIDs），无效者选用口服避孕药（OCs），继而可用促性腺激素释放激素激动剂（GnRH-a）。若仍不满意则行腹腔镜检，以明确诊断，减灭病灶，恢复解剖，必要时阻断盆腔神经通路（LUNA，PSN），从而达到缓解症状的目的。关于疼痛的基础研究已引起众多学者的兴趣和重视，如神经分布、神经纤维数量以及某些介质，如神经生长因子（NGF）等，但疼痛的临床和基础研究尚需有新的思路，包括病理实验、手术和药物以及心理调适，并减少复发，以期达到更理想的效果。

2　内异症和不孕

内异症妇女合并不孕者达50%，不孕妇女合并内异症是生育妇女的6～8倍，表明内异症和生育之密切关系，也说明内异症是不孕的重要问题。

内异症所致不孕和流产可以说是原因多种，机制叠加：解剖的、免疫的、内分泌的、种植着床的、胚胎发育的诸多因素；可以从卵的成熟、卵的质量到排卵，从盆腹腔的微环境到输卵管运输及子宫内膜容受；而各种免疫因子的作用繁复而云谲波诡。所以，从不孕机制方面，这一生殖程序的各个环节均应着力研究，以求从内异症的总体认识到不孕妇女个体探寻上，找出症结，予以解决。从临床诊断上，同样遇到现行临床分期与不孕表现的不一致性，故有学者建议将不孕也列入分期评定中。目前"过渡"的方法是推行两个评分系统：一是子宫内膜异位症生育指数（endometriosis fertility index，EFI），一是输卵管最低功能评分系统（least function scoring system，LF），以此评估患者的生育状态和功能评定，以制定相应对策。

临床上对内异症合并不孕的治疗颇为棘手，对策有四：腹腔镜有助于诊断治疗，助孕技术是最好的治疗，多因素考虑，个体化实施。应行全面的不孕因素检查，排除与解决其他不孕问题，单纯药物多无疗效。年轻，轻中度内异症者，术后可期待自然受孕半年，并给予生育指导；有高危因素者需积极采用辅助生殖技术，可谓抓住术后6个月的"黄金时期""速战速决"。在这一过程中，普通妇科医生和生殖内分泌或助孕医生之紧密配合及序贯治疗（包括手术、巩固治疗、GnRH-a应用及各种人工助孕技术的实施）是非常重要的。

3　内异症和肿瘤

早在1925年Sampson就指出"子宫内膜异位症有时可以发生恶变"。并指出恶变的3条诊断标准。1953年Scott又增加了一条意见。目前，包括2008年的大组报道，内异症的恶变机会是1%左右。已经明确发现内异症合并恶性肿瘤的相对危险性为1:118，其中卵巢癌、乳腺癌和非霍奇金淋巴瘤的相对危险性分别是1:192、1:127和1:179。

内异症恶变多数在卵巢，称为内异症相关的卵巢癌（EAOC），占80%以上；少数为卵巢外的内异症相关的癌瘤（EOEAC），部位依次是肠道、盆腔、阴道直肠隔、阴道、剖宫产皮肤瘢痕、外阴及会阴伤口等。合并内异症的卵巢癌以子宫内膜样癌和透明细胞癌为主，通常比一般卵巢癌年龄较轻、期别较早、预后较好。

问题在于：①如何认识内异症的恶变及其与癌瘤的密切关系，初步研究已显示内异症发展中可能发生的癌基因或抑癌基因的突变。更重要的是，如果说内异症是一种干细胞疾病，那么子宫内膜的单克隆性以及多向分化潜能，显然增加了恶变的危险性，特别在卵巢上皮组织。②1988年已经有人提出了不典型内异症这一概念，即形态上以子宫内膜腺体的异形性为主要特征的内异症，并可以认为是内异症恶变的过渡状态或"交界"病变。③临床上内异症的侵袭、转移和复发性乃是恶性肿瘤之临床特征。④组织形态上，虽然内异症腺体、间质等并不是癌组织，却也有细胞器增多、纤毛细胞增多变长，腺体易于向子宫肌层深入等形态特征。⑤是否可以认为内异症是个类肿瘤疾病，从形态或者分子生物学方面发现其恶变潜能，典型内异症-不典型内异症-癌，可能是个过程，化生-增生-癌，是个移行程序。⑥研究内异症恶变之预测和性质评估。⑦鉴于这些认识，提高临床诊治的警觉性，特别是卵巢内异症。而卵巢外内异症之复发，特别是子宫及双附件切除术后者，应想到EOEAC。

4　特别类型和部位的内异症

关于内异症的临床病理类型并未臻统一，根据全国内异症协作组的讨论，作如下分类：腹膜型内异症、卵巢型内异症、深部浸润型内异症和其他部位内异症。前两类最为多见，后两类则更具特殊性和难治性。

所谓深部浸润型内异症（DIE）是指病灶浸润深度≥5mm，主要在阴道直肠隔。著名比利时学者Donnez曾将阴道直肠隔内异症作为重要的第3种内异症著书加以阐述，并提出此处内异症是由残余米勒管化生而来，类似于腺肌症结节。这一设想是不错的，但并不完全，美国学者Adams研究阴道直肠隔可以深入到阴道上1/3，而这一站立时盆腔之最低处亦是腹膜型内异症易于发生之部位，病灶形成，其上粘连封闭或形成假腹膜，实质上是一种浸润深部的腹膜型内异症。这两种分析对其发病机制及临床处理有一定的参考意义。

DIE是当前处理之棘手问题，甚至是2008年世界内异症大会（WEC）的中心议题。药物治疗的有效性，手术（腹腔镜、开腹经阴道，以及联合）方式及手术彻底性（保守或不惜肠吻合及造瘘）的选择都有很大争论，也需要我们更多实践的经验。

近年关于其他部位内异症的报道愈加增多，一方面由于对某些特殊症状的重视，如经期痛经和出血（尿血、咯血、便血等），应考虑到消化道、呼吸道或泌尿道内异症存在的可能性；另一方面，剖宫产的增加，使剖宫产后皮肤瘢痕内异症的发生亦相应增加，包括会阴切口内异症也不乏遇见。

这些内异症的临床表现有其器官系统或组织部位病灶的特异性，处理应个体化。原则是去除病灶、缓解症状（内异症的疼痛、出血及器官系统症状，如梗阻等）。国人病例资源丰富，应有更好的总结与分析。

5　内异症与复发

众所周知，内异症易于复发，但复发的定义尚不甚了了。一般认为经手术和规范的药物治疗，病灶缩小或消失以及症状缓解后，再次出现临床症状且恢复到治疗前水平或者加重，或再次出现内异症病灶，可视为复发。其中有两个问题值得探究：其一，作为内异症病灶，毋庸说药物治疗，就是手术亦难确保切除殆尽，故难以界定"未控"与"复发"；其二，所谓复发的时间也未明确，通常指半年，或数月。所以复发的概念尚显模糊。

复发的生物学基础显然是治疗的难以彻底性，即通常是原有病灶的再次生长，包括类固醇激素的刺激。当然也会有新生病灶。所以，复发的预防（更准确地说减少复发）重在始初的治疗，即尽可能减少和消除病灶，以及药物的巩固治疗。

复发的诊断和治疗几乎与初识相若，诊断可能更加容易，治疗可能更加困难。更趋于个体化，镇痛的对策、助孕的措施和生育的希望明显无力与渺茫，而最终导致再次手术和根治性切除。

本文旨在评述疑难性子宫内膜异位症的现状和存在问题，后有诸家关于这些问题较详细阐述，将有利于其认识和解决。对于疑难型内异症的认识就是对内异症症结问题的认识，就是临床和基础研究的再提高，会将内异症研究提升到一个新的水平。

子宫内膜异位症研究的深入和发展

郎景和

子宫内膜异位症（内异症）作为育龄妇女的常见病、多发病，日渐引起重视。从1983年吴葆桢教授发表的著名述评至今，关于内异症的研究已经有了深入的发展，其所提出的几个问题有的已较为明确和得到解决，有的当然在认识上还未臻完善。此后，笔者曾于2001年、2003年、2005年及2006年相继发表了5篇述评，可以认为是阶段性总结。现今，又是一个新的里程。

一、我国内异症研究状况的简要回顾

内异症引起的盆腔疼痛和不孕严重影响妇女的健康和生活质量，但在20世纪60年代以前，关于内异症的研究报道凤毛麟角，北京协和医院在20世纪20～40年代的20年间，关于内异症的病例记录只有45份。1953～1966年，《中华妇产科杂志》每年只有1篇内异症和子宫腺肌症的论文报道。至20世纪90年代，我国关于内异症的基础与临床研究开始升温，并在全国形成热潮，而且取得了可喜的成绩。

2001年5月，"第一届全国子宫内膜异位症诊治学术研讨会"在贵阳召开，收到论文230篇，与会代表200余人；2005年12月，"第二届全国子宫内膜异位症诊治新进展学术研讨会"在海南博鳌召开，到会代表300余人。此间，中华医学会妇产科学分会成立了内异症协作组，并历时2年，五易其稿，制定了"子宫内膜异位症诊断与治疗规范"，于2007年在《中华妇产科杂志》第42卷第9期发表。2009年11月，"第三届全国子宫内膜异位症及慢性盆腔痛学术研讨会"在深圳召开，到会代表600余人，盛况空前。此外，全国各地还举办了多次内异症专题学术会议、研讨会和学习班。同道们还积极参加国际会议，自1998年始，参加世界内异症学术会议（world congress on endometriosis，WCE）的学者逐年增多，还加入了国际性讨论。目前，关于内异症的研究论文已发表数百篇，专著10余部。

可见，近10年来关于内异症的研究有了突飞猛进的发展，也表明内异症作为"现代病"已经成为妇产科的重要问题和妇产科医师面临的严峻挑战。

二、对内异症发病及本质的再认识

1885年，Von Rokitansy首次描述此病。1921年，Sampson提出经血逆流种植学说，成为内异症发病的主导理论，此外还有上皮化生、免疫、远处转移及米勒管残迹学说等，但均难尽其善。我国内异症协作组补充和修正了Sampson的理论，提出逆流至盆腹腔的子宫内膜需经黏附、侵袭和血管形成（即3A程序）方可发生病变，而内异症患者的在位子宫内膜具备更强的生物学特质，具有内在差异的子宫内膜是内异症形成的决定因素，而激素影响、免疫反应和局部微环境是附加因素，而决定"内膜命运"或内异症是否发生的关键是子宫在位内膜本身，即"在位内膜决定论"。这一理论已经得到越来越多材料的证实，其直接意义是可以取子宫内膜进行内异症的诊断，以及宫腔内用药预防和治疗，即"源头治疗"。

1998年，在加拿大魁北克召开的第六届WCE指出，内异症是遗传性疾病、炎症性疾病、免疫性疾病、出血性疾病、器官（子宫）依赖性疾病、激素（雌激素）依赖性疾病。10年过去了，我们更倾向于认为它是一种子宫内膜疾病、干细胞疾病和类肿瘤疾病。所谓内膜疾病和干细胞疾病是在位内膜决定论的最好注释。研究已经发现，位于子宫内膜基底层的干细胞有很强的单克隆性、无限增殖潜能和多向分化能力，干细胞的这些特性及其他特性，以及其如何促使异常脱落的内膜在异位生长，都还需要进一步研究。

三、内异症诊断与分期的新观念

一般认为，内异症的诊断并不困难，但实则存在不少问题：①一直认为，腹腔镜检查是内异症诊断的金标准，但并不是每个病例都可以施行此术，况且还有观察者的经验、能力及主观认识等；②即使内镜诊断的内异症病灶，其与病理检查结果的符合率也只有70%或更少；③根据病史、症状、身体检查、B超检查和血清CA125水平检测，或联合检测，也可以有80%的诊断率，但也并不能确诊，而通常我们不主张治疗观察，特别是较长时间的治疗观察；④由于缺乏简易明了的检查方法，内异症的流行病学调查始终是个缺憾。因此，像现代诊断模式的发展一样，内异症也经历了临床诊断、腹腔镜（或开腹）诊断、组织病理诊断、生物学诊断的各个阶段。利用分子生物学、基因芯片、蛋白质组学等技术，发现内异症患者在位内膜中的差异表达基因及蛋白，或者开发在位内膜中的内异症检测标志物，如子宫内膜神经元标志物——神经蛋白基因产物9.5（PGP9.5），其诊断内异症的敏感性和特异性均在90%以上。北京协和医院研制的在位内膜差异表达蛋白和基因诊断试剂盒已获专利，有望应用于临床。

内异症的临床分期，从Scott分期到现今流行的美国生育学会修订的内异症分期标准（r-AFS），虽然有很大进步，但也不尽完善，主要问题是：①腹腔镜下的观察、判定及计分有其主观性；②内异症的重要问题——疼痛和不孕未能在分期中得到体现；③分期对治疗、预后等的指示意义也显不足。所以完善分期标准，使其更能反映病情、更有临床诊断和指导治疗价值，是目前的重要课题。

四、推广诊治规范，重视疑难性内异症的处理

中华医学会妇产科学分会内异症协作组于2007年推出的"子宫内膜异位症诊断与治疗规范"，经过两年多的实践，应该说基本上是合理的、可行的。其特点是：①关于内异症的定义较之现今流行的说法更准确、更严格；②关于临床病理分型与国际通用分型一致，对其他部位内异症单列一类是合适的，因为我国病例较多，各部位内异症均不乏报道；③关于诊断称"腹腔镜检查是目前诊断内异症的通用方法"，这一提法比较符合我国国情；④内异症的治疗以痛经、盆腔包块和不孕作为主线，勾画流程清晰明了，不乏临床规范和指南意义。当前的任务是进一步宣讲及推广内异症诊断与治疗规范，避免诊治的混乱无序，提高治疗效果。这一规范也有不够详尽之处，可以有文字补充和"路线"的细化。

所谓疑难性内异症是指发病机制不清或复杂难辨，临床表现不易梳理分类，或难以与相关疾病鉴别，特别是治疗困难或疗效不佳的几类内异症病例，主要包括：内异症与痛经或慢性盆腔疼痛，内异症与不孕，内异症与肿瘤、深部浸润型内异症、青少年内异症、特殊类型或特殊部位内异症以及内异症的复发等问题。这些问题是临床疑难问题，也是基础研究之重点所在。如2008年在澳大利亚悉尼召开的第10届WCE上，重点讨论的课题就是深部浸润型内异症和青少年内异症，具体到手术的选择和实施。当前，我们应该组织课题组，研究和解决疑难性内异症，形成自己的经验，再推广普及，提高治疗效果。

五、加强合作，促进临床与基础研究的发展

我们曾说，应该想一想不是知道了什么，而是还有什么不知道；不是走过了多少路，而是未来的路还有多长。内异症是个充满困惑而又催人探索的疾病，甚至可以说，它不是一个疾病，而是一组症候群，一个神秘的谜团。内异症的发病机制复杂，病变广泛，形态多样，极具侵袭和复发性，它引起的疼痛、造成的不孕等很多悬而未决的问题需要我们去解决。

首先应该加强临床研究和基础研究的结合，发病机制的研究是基础研究，但可以促进疾病的预防、诊断和治疗。对疼痛全面的临床观察，有助于对其发病机制的理解。内异症病变的病理学基础及生物学检测都可以深化对疾病表现和发生的认识。其次，应该加强妇产科各专业的密切合作，如对内异症合并不孕的诊治，普通妇科专家要和生殖医学、内分泌专家配合，形成手术-药物-手术的"3期"疗法，组成诊断-手术-助

孕的"序贯"流程，提高治疗效果。腹腔镜手术作为现代外科技术，也应成为每个妇科医师的必备技能，只有这样才能很好地完成内异症的诊断和治疗。再者，应该加强妇产科和其他学科医师的紧密联系，如外科、内科、病理科及影像科等，内异症在某种意义上是全身性疾病，其病灶在盆、腹腔的分布也非常广泛，还有各器官系统的内异症病灶，可形成特殊的表现、症状。因此，各学科的共识和协作显然是必要和有益的。最后，应该加强多中心合作及国际交流，我国病源丰富，多中心合作研究将会取得更有意义的循证医学材料，裨益于病患。我们虽然能够较容易地获得国外的信息，但国内学者研究成果之推出则显薄弱和滞后，应予改善。

William Osler曾说，懂得了内异症，就是懂得了妇科学。内异症的基础与临床研究需要广博的知识和技能，它与生殖内分泌、炎症、疼痛、免疫学、遗传学、病理学、肿瘤学、内镜技术、影像知识等都有密切关系，这几乎就是妇科学之全部。

可以有理由说，在近10余年研究的基础上，经过我们的共同努力，一定会在未来的10年里，将对内异症的认识和诊治提升到一个新的水平。

以转化医学的观念促进子宫内膜异位症的研究

郎景和

【摘要】子宫内膜异位症是育龄妇女的常见病，其发病机制不清、治疗结果不满意。在位内膜、干细胞及古子宫的重要作用引起研究者的重视。以此诠释子宫内膜异位症的发生，并对其做出精准的诊断、拓展治疗模式以及探索预防措施均有理论和实际意义。"源头诊断""源头治疗"是子宫内膜异位症诊治的新观念，生物学检测为流行病调查提供了可能，表明转化医学在其中的促进作用。

【关键词】子宫内膜异位症；在位内膜；干细胞；古子宫；转化医学；生物技术；生物转化

Translational medicine in improving endometriosis researches   *Lang Jinghe*

【Abstract】Endometriosis（EM）typically affects women of reproductive age. The underlining mechanisms of EM are not fully disclosed and treatment regimens do not provide satisfactory effects. Eutopic endometrium, stem cells and archimetra have been highly recognized in explaining the development of endometriosis, which also have great contributions to disease diagnosis, therapy development and preventive measures both theoretically and practically. New concepts such as "source of diagnosing" and "source of healing" are introduced into diagnosis and management of EM, epidemiology researches are possible with the help of bioassays, these all suggest an important role of translational medicine in optimizing EM researches.

【Key words】Endometriosis；Eutopic Endometrium；Stem cell；Archimetra；Translational medicine；Biotechnology；Biotransformation

子宫内膜异位症（endometriosis，EM）是妇科常见病、多发病，累及10%～15%的育龄妇女，发病率上升，有"现代病"之称。EM引起痛经或慢性盆腔疼痛及不育，严重影响妇女的健康和生活质量，被视为"良性癌"。EM病变广泛、形态多样，极具侵袭和复发性，成为"难治之症"。尤其是EM发病机制不清、诊断不确切、治疗不满意，成为妇科研究之焦点。如何以转化医学的观念，探讨临床与基础的相互关系及问题，促进转化，提高EM诊治水平成为当今重要课题。

深入发病的研究

20世纪初，Sampson的经血逆流种植学说是EM发病的经典理论，时近百年，亦难尽其善，故又有：EM是遗传性疾病、炎症性疾病、免疫性疾病、出血性疾病、激素依赖性疾病及器官依赖性疾病诸说。新近又考虑EM是一个内膜疾病、干细胞疾病及类肿瘤疾病等，均是力图从各方面挖掘其发病本质。

中国学者提出的"在位内膜决定论"揭示了在位子宫内膜在EM发病中的重要作用，在位内膜的组织病理学、生物化学、分子生物学及遗传学等特质，与EM的发生发展密切相关。其"黏附-侵袭-血管形成"过程，所谓"3A程序"，可以解释EM的病理过程，又可以表达临床所见的不同病变。"在位内膜决定论"还可以把在位内膜病变、干细胞理论、古子宫理论等统领起来，逐步形成EM发病的"理论-实验-临床-理论"的完整体系。依此，进一步完成以下几个关键点：

1. 修正和补充传统经血逆流学说，以诠释经血逆流可以发生在90%以上的妇女，但只有10%～15%的妇女罹患EM。

2．追溯其基因差异、蛋白表达与功能差异，以及遗传学、免疫学特点。

3．解释不同部位、不同类型EM之发病机制及过程。

4．指导建立精准的诊断方法、拓展治疗模式以及预防的可能性。对于提高诊断水平和治愈率，减少复发及进行流行病学调查等均有潜在或实际意义。

精准诊断的方法

对于EM的初步诊断或者考虑诊断也许并不困难，但问题在于不甚确切。

所谓非手术（或非腹腔镜检）诊断，即根据症状（痛经、盆腔痛、子宫异常出血"三联征"）、不育、盆腔检查、影像检查及血清标志物（CA125）5方面综合判断，通常可以达到80%以上的诊断结果。而腹腔镜检甚至被认为是EM诊断的"金标准"，其可以直视观察病变，进行美国生殖医学协会子宫内膜异位症分期（r-AFS分期），并可取得活检。但即使组织学活检可以作为病理证实者也不过70%。腹膜下病变、隐匿病变、被忽视病变及镜检者的经验与识别能力，病理取样及组织状态等都能影响诊断结局。于是，形成这样的状况：阴性结果不能说明没有病变；阳性结果也不能确定有病变。于是开始质疑腹腔镜检这一"金标准"，即腹腔镜的某些不可靠性、不确切性，或者其值得怀疑、不是捷径、并非必要以及也不适用。

如果依据上述理论，利用分子生物学、基因芯片、蛋白质组学等技术，发现在位内膜多种差异基因和蛋白，开发EM的检测标志物，将更有利于诊断，如子宫在位内膜神经元标志物PGP9.5的检测，诊断EM的敏感度和特异度均在90%以上，可谓"源头诊断"。进而通过血清中干细胞标志物（如Oct-4，hTERT，C-Kit等）的表达，对可疑EM患者进行筛选和诊断。对于EM患者在位内膜干细胞及其异常的研究尚待深入，大致分两个方面：一是在位内膜干细胞本身是否发生改变；二是在位内膜干细胞的微环境改变，导致原本锚定于基底层的干细胞脱落，或打破原本静止的状态而启动了增殖及分化程序。

于是，提出一个更为严肃而深刻的话题：临床诊断是依靠病理组织形态学（一向是"最后诊断"）还是分子生物学？抑或是两者的结合？也许，可以从EM的诊断研究开始。

拓展治疗的模式

国际子宫内膜异位症学术会议（WEC）曾总结提出对于EM，腹腔镜、卵巢抑制、"3期疗法"、妊娠、助孕是最好的治疗。中国学者又明确拟定了"28字方针"：减灭和去除病灶、缓解和消除疼痛、改善和促进生育、减少和避免复发，是EM的规范化治疗目标。又要根据患者年龄、症状程度、病变情况、妊娠希望及既往治疗诸方面，实施个体化治疗。但EM的治疗总体而言仍不理想，疼痛的对策有限，不育治疗颇为困难，且有较高的复发率，所以拓展治疗模式、提高疗效、降低复发是当前的主要问题。

1．以"在位内膜决定论"理论施行"源头治疗"，如用左炔诺孕酮宫内缓释系统（LNG-IUS）实施宫内治疗EM及腺肌症，可减轻疼痛、减缩子宫体积及病灶面积、减少出血等，可能与其抑制在位内膜增生和促进凋亡的作用有关。

2．基于EM发生发展的"3A程序"，可行抗黏附、抗侵袭和抗血管形成等治疗，也是一种靶向治疗。

3．EM作为一种内膜病变，更应关注内膜状态、改善内膜环境及预防内膜疾病等，并将其视为EM治疗的一部分。

4．既然干细胞在EM的发生中起重要作用，对干细胞的干预应成为主要的治疗设计。这也许很难改变在位内膜干细胞本身，但或许可改善其微环境，减少异常脱落，预防EM的发生，缓解病情及减少复发。也许也很难阻止干细胞的脱落，但可以尝试干扰其分化过程，趋利避害。

5．"EM是一种古子宫疾病，古子宫全层相互联系共同参与EM发生"也是一种假说。所以，应放宽视野，重视内膜基底层和内膜下肌层，以古子宫的角度，连续地、动态地看待EM的发生发展过程，为治疗提供新的思路。

寻求预防的措施

关于EM预防的研究及论述较少，盖缘于

EM的发病机制不清，难以防范。经血逆流学说的重要缺陷是其似乎可解释任何人的发生、任何治疗的失败；但似乎也只有切除子宫和双附件才能预防和治愈EM。再者就经血逆流而言，如果没有发生黏附和种植，那诊治的时间和花费又当如何评价？

鉴于EM发病的内膜病变、干细胞作用以及古子宫理论，使得对EM的预防考虑有了切入点，即预防和治疗子宫内膜疾病，阻止干细胞的脱落，改善子宫内膜的微环境以及重视内膜基底层和内膜下肌层的状况等。同时，亦应从遗传学、免疫学角度寻求预防措施，如注重高危人群，进行机体调节及微环境免疫耐受。

与EM预防相关的是EM的流行病学调查，这同样也是EM研究的一项缺憾。目前所谓的10%～15%妇女遭遇EM只是一个估计，而非真正的发病率。流行病学调查的困难系由于诊断方法的不精准和不简便，本文的叙述也许有助于便捷确切诊断，而使流行病学调查成为可能，也为预防提供了新措施，不断提高EM的诊断水平和防治效果。

EM毕竟是一个复杂多变的疾病，甚至是一组综合征，对其诊断和预防几乎涉及妇产科的各个方面。给我们展示了如此广阔的空间，要我们去探索和开发，我们应该记住威廉·奥斯勒的名言：懂得了EM，就懂得了妇科学。

子宫内膜异位症研究的理论和实践：
发病、诊断和治疗的"三化"

郎景和

我国关于子宫内膜异位症（内异症）的基础和临床研究在最近10年有了很大进展，诚如"第四届全国子宫内膜异位症及慢性盆腔痛学术研讨会"所展现的。10年来，在《中华妇产科杂志》发表的内异症相关论文有150余篇，4届全国内异症会议的与会代表逐渐增加，讨论的问题日渐深入，临床疗效不断提高，可以说，内异症的研究进入了一个新的阶段。

此时，我们又油然想起两位医学哲人的话："懂得了内异症，就是懂得了妇科学"；"我们要好好想一想，不是我们知道了什么，而是还有什么不知道？"

对于内异症，我们似乎知道得很不少，可不知道的更多。其中不乏一些关键问题，本文试图通过对其发病、诊断和治疗的"三化"论加以阐述，以期引起讨论。

一、内异症发病机制解释的"一元化"

1921年，Sampson提出的经血逆流种植学说，成为内异症发病的主导理论，近百年来，又有上皮化生学说、米勒管残迹学说、免疫学说、经脉管远处转移学说、遗传学说以及有害物质致病学说等，均难臻其善。于是，1998年在加拿大魁北克召开的国际内异症学术会议（WEC）上，提出内异症是遗传性疾病、炎症性疾病、免疫性疾病、出血性疾病、器官（子宫）依赖性疾病、激素（雌激素）依赖性疾病；加之内异症病变分布广泛，形态变化多样，又有腹膜型、卵巢型、深部浸润型以及其他各种部位的内异症，如何解释这些不同部位、不同类型的内异症的发生是复杂而困难的。对经血逆流种植学说的基本质疑是经血逆流见于90%以上的育龄妇女，几乎是生理现象，而罹患内异症者只占10%～15%。在科学实验探索、模型建立诠释和临床实践循证的全面研究基础上，逐渐形成了"在位内膜决定论"的"一元化"理论。

内异症患者在位内膜的生物学特质，使其具备更强的黏附、侵袭和血管生成能力，这一内在差异是内异症发生的决定因素，而激素作用、免疫反应及局部微环境等是附加因素，抑或只是继发表现，或者是影响"内膜命运"的条件，即所谓"内因是根据、外因是条件，外因通过内因而起作用"。近年来，备受关注的子宫内膜干细胞、古子宫（指内膜和内膜下肌层，由副中肾管起源）的研究又可以作为在位内膜决定论"一元化"的发展和补充。以此，不仅可以解释各种部位内异症的发生，还可以解释内异症的临床病理过程。特别应该提出的是，目前已取得的遗传学、细胞生物学、基因组学、蛋白质组学等方面的实验证据支持了"一元化"论的观念；反之，"一元化"论的观念又促进了上述各种实验研究的深入和发展。这也许是该理论的根本意义，并由此推出临床诊断与治疗的崭新思路[1,2]。

二、内异症诊断的"生物学化"

目前，内异症的诊断主要有两方面：一种是无创的或非手术诊断，另一种是有创的或手术（主要是腹腔镜）诊断。依据临床症状，即疼痛（痛经、性交痛、慢性盆腔痛等）、不孕、B超检查以及血清CA125水平检测结果，通常可以做出对内异症的初步判断。腹腔镜检查被认为是内异症诊断的最佳方法，也系微创，它可以直接观察盆腹腔病变，描述病变形态（红色病变、黑色病变及白色病变）及类型（卵巢型、腹腔型、深部浸润型及其他）并行组织学取材；还可以进行临床分期、包括生育指数判定；同时还可以进行治疗和处理。但就诊断而言，上述两者均有明显的不确定性，即使腹腔镜检查仍可误诊或漏诊内异症病变，况且有隐匿的腹膜下病灶，另外，在很大程度上受到检查者的识别能力、观察的全面性及自身经验的影响；尤其是所得组织学材料经病理证实者差别很大，诊断率从40%～70%，既或是腹腔镜检查也并不能得到病理学之"最后诊断"；常常是"符合内异症"或"经验性诊断"，有时会使临床医师颇费踌躇。此外，作为类肿瘤疾病的内异症有1%的恶变率（可能是低估的数字），且有所谓"不典型内异症"可能是从内异症至恶变的过渡状态或交界性瘤，也是目前诊断方法难以预测的。

因此，寻求一个敏感性和特异性均良好的内异症分子标志物乃为必要。现今流行的血清CA125水平检测并不理想，特异性差，意义难以明确，只是与症状、影像学检查相结合时才可为诊断提供参考。有作者荟萃了182篇论著，分析了200种以上的"潜在生物标志物"，难分伯仲，也不尽理想。根据"在位内膜决定论"的理论，现有基于分子生物学、基因芯片及蛋白质组学等技术的内异症检测标志物。取样途径或来源可以是子宫内膜（如神经元标志物PGP9.5，已有实验及临床报告），或者内膜与子宫肌层交界处的干细胞或古子宫相关检测物；也可以是血清中分子生物学或干细胞标志物。作为多基因遗传病的内异症，无论是候选基因，还是全基因组筛查研究，都可以提供诊断和筛查依据。一些原癌基因、抑癌基因等的检测也有望成为内异症恶变的提示[3-5]。

一个简便的、实用的内异症检测方法对流行病学调查、人群筛查及防治均有重要意义。

三、内异症治疗的"源头化"

内异症的治疗当然是去除盆腹腔、卵巢以及各部位的病灶，减轻或消除症状，即便这是必要的，但也许是"治标"之法。内异症毕竟是激素依赖性和器官依赖性疾病，而在位内膜无论在内异症发病、诊断，以及在治疗上均居重要地位。各种作用于子宫，特别是在位内膜的治疗可以称

之为"源头治疗"，"源头治疗"具有根本性，具有预防性。

"源头治疗"包括：①作用于子宫内膜，改善内膜环境及治疗或预防内膜病变，如针对内膜息肉、内膜增生等，因为内异症是一种内膜病变。②通过宫内给予孕激素治疗，典型的例子是使用左炔诺孕酮宫内缓释系统，发挥其孕激素效应，缓解疼痛及出血，减少病变复发，也有抑制在位内膜细胞增生和促进凋亡的作用。研究也提出促性腺激素释放激素（GnRH）的第二信号系统，或称GnRH-Ⅱ，是出现于下丘脑以外的组织和器官，如子宫内膜、卵巢等。应用GnRH激动剂（GnRH-a）和GnRH拮抗剂（GnRHant）都有明显疗效。③宫内源头治疗可改善宫内环境、内膜容受性以及免疫状况，有助于不育的治疗。④既然干细胞在内异症发生中有重要作用，对于干细胞的干预也可作为宫内治疗的主要设计，如改善微环境，减少内膜异常脱落，或者尝试干扰其分化过程等。⑤内异症是一种古子宫疾病，古子宫全层相互联系共同参与内异症的发生。所以，应重视内膜基底层和内膜下肌层，以古子宫的视角看待、干预其发展过程，也为"源头治疗"提供新尝试[6-8]。

"源头治疗"的另一个重要意义在于寻求内异症的预防方法、注重高危人群、进行机体免疫调解及宫内微环境处置。"源头治疗"不排斥对已经形成的内异症病变的处理，正是"标本兼治"、相辅相成，提高防治效果。

内异症是育龄妇女的常见病、多发病，目前其发病率呈上升趋势，内异症所引起的疼痛和不育，严重影响女性的健康和生命质量。内异症病变广泛，形态多样，极具侵袭性和复发性，不仅有恶性行为且有组织学恶变倾向。内异症发病机制不清晰、诊断不确切、治疗不满意，业已成为妇产科临床与基础研究之焦点和难点。针对其中所涉及的诸多理论和实践问题的研究中，有时，我们要把问题复杂化，以探寻其细微；有时，我们要把问题简单化，以提挈其纲领。为此，作者所提出的发病、诊断和治疗的"三化"，其意在举纲张目，促进临床与基础研究，以及相互之转化。但也难免捉襟见肘，以偏概全，唯其如此，企冀催动我们的工作，把内异症研究的理论与实践提升到新的高度。

参 考 文 献

［1］郎景和. 子宫内膜异位症的研究和设想［J］. 中华妇产科杂志，2003，38：129-131.

［2］郎泉和. 关于子宫内膜异位症的再认识及其意义［J］. 中国工程科学，2009，11：137-142.

［3］Liu H，Lang JH. Is abnormal eutopic endometrium the cause of endometriosis? The role of eutopic endometrium in pathogenesis of endometriosis. Med Sci Monit［J］，2011，17：92-99.

［4］李晓川，郎景和. 古子宫与子宫内膜异位症［J］. 中华妇产科杂志，2011，46：216-218.

［5］王妹，郎景和. 子宫内膜异位症：一种干细胞疾病?［J］. 现代妇产科进展，2008，17：721-724.

［6］Liu H，Lang J，Zhou Q，et al. Detection of endometriosis with the use of plasma protein profiling by surface-enhanced laser desorption/ionization time-of-flight mass spectrometry［J］. Fertil Steril，2007，87：988-990.

［7］Carvalho L，Podgaec S，Bellodi-Privato M，et al. Role of eutopic endometrium in pelvic endometriosis［J］. J Minim Invasive Gynecol，2011，18：419-427.

［8］May KE，Villar J，Kirtley S，et al. Endometrial alterations in endometriosis：a systematic review of putative biomarkers［J］. Hum Reprod Update，2011，17：637-653.

重视子宫腺肌症的多元化治疗

郎景和

虽然子宫腺肌症（adenomyosis，AM）从发生、发展、命名、分类等均有诸多不解之惑和未明之争，但人们愈加倾向于AM与子宫内膜异位症（endometriosis，EM）应属于同一种病，只由于"异位病变"之部位不同，而形成了不同的类型。较多的研究表明，EM与AM的发病机制、临床表现是基本相同的。

既然如此，AM的治疗也应遵循"减轻和消除症状，减灭和去除病灶，改善和促进生育，避免和减少复发"这28字的EM治疗的规范化方针，以及根据年龄、症状、病变、生育和既往治疗5项个体化指标施行治疗[1]。治疗的方法亦有多种，即手术、药物、介入、助孕等，目前主张依据基本原则和个体情况，采用多元化联合或序贯疗法。并强调微无创，强调健康保护、器官保护、功能保护、生育保护的"四个保护"，更加体现人性化理念。

和EM一样，AM的治疗也是主要解决"三大问题"：疼痛、包块、不孕。AM的痛经更甚于EM，AM的包块系指子宫增大，AM引起的不孕问题也不亚于EM。因此，AM的治疗虽然类似于EM，却又有自己的特殊性。

AM引起的疼痛更集中于经期，即痛经，更集中于子宫区域，而且比其他部位的EM，其疼痛更加严重，是患者就医的首发问题和主要原因。疼痛的解除，尤为重要，可以施行"三阶梯"镇痛步骤，并略加变通，即先用非甾体类抗炎药（NSAID）、口服避孕药（OC），但应注意血栓形成及肺栓塞等；新近研究的地诺孕酮（dienogest），因其作用之多途径，效果较好。第二阶梯可选用左炔诺孕酮宫内缓释系统（LNG-IUS），LNG-IUS置于子宫局部，更符合"源头治疗"。不少研究报告表明，LNG-IUS的镇痛效果几近注射促性腺激素释放素激动剂（GnRH-a）。由于AM子宫较大，LNG-IUS的脱落和下移较为常见。第三阶梯即为GnRH-a。GnRH-a镇痛效果最好，甚至是"标准疗法"，应用方法成熟；反向添加（add-back）缓解其副作用亦使用得当[2]。

子宫增大是AM的基本体征，也是影响疼痛和不孕的基本原因，同时，也是治疗的基本所在。如果合并有月经过多，年龄较大、无生育要求的AM患者，宫腔镜下子宫内膜切除应是简便、有效之法。

AM的子宫增大，从饱满到＞孕10周不等，伴随疼痛及不孕的情况，以及患者年龄、生育历史和生育要求不同，治疗不一，颇费踌躇。GnRH-a有良好的治疗效果，注射2～3次后常可使子宫缩小30%～50%。但过大的子宫（＞孕10周），往往难以达到理想的治疗效果。子宫动脉栓塞术（UAE）、高强度聚焦超声（HIFU）消融技术是可供选择的方法，符合微无创原则[3]。

应该说，无论何种手术治疗方式都不是AM之首选，乃是上述治疗无效或者效果不佳时的最后选择，特别是子宫切除术。即使是子宫腺肌瘤，病灶切除或者部分切除、楔形切除，都只是使病变减量，难以切除殆尽。创口或创腔缝合困难、愈合欠佳，复发常见，术后再次妊娠子宫破裂时有发生。手术对疼痛和生育能力的改善亦有限。对于症状严重、上述治疗不佳、年龄较大、已有生育、无生育要求或生育无望者，子宫切除术是不得已或者唯一的治疗。

AM引起患者生育能力下降是多种因素造成的，涉及多个环节，包括不孕、流产、早产和胎膜早破，活产率低[4]。辅助生殖技术（ART）应积极、尽早实施，妇科医师和生殖内分泌科医师的合作至关重要。一般应除外或治疗引起不孕的其他病变，如排卵障碍、男方因素等。子宫大小应基本正常后，再施行超促排卵（COH）和体外受精－胚胎移植（IVF-ET）。

最后，仍应强调治疗中的个体化和多元化考虑，形成有计划的处理决策。上述中，疼痛、子宫增大和不孕的处理是"单线"描述的，而临床实际是三者常常合并存在，又相互影响。因此，治疗亦应是"多线"的或"立体"的，如虽有痛经，但子宫增大明显，则应首选GnRH-a；AM病灶切除术后亦应使用GnRH-a，以降低疼痛及复发。用UAE、HIFU消融或GnRH-a待子宫缩小后再施置LNG-IUS，形成序贯，又可减少脱落。

OC也是GnRH-a注射半年后，持续治疗时常用的方法[5]。IVF-ET之前用GnRH-a，无论超长方案（4～6个月）或短方案（≤3个月），都会提高妊娠率。

多元结合，序贯完成，具体病例，具体实施。

参 考 文 献

[1] 郎景和. 子宫内膜异位症研究的深入和发展 [J]. 中华妇产科杂志，2010，45（4）：241-242. DOI：10.3760/cma.j.issn.0529-567x.2010.04.001.

[2] 周应芳. 全面认识子宫腺肌症 [J]. 中华妇产科杂志，2013，48（4）：291-294. DOI：10.3760/cma.j.issn.0529-567x.2013.04.021.

[3] Mindjuk I, Trumm CG, Herzog P, et al. MRI predictors of clinical success in MR-guided focused ultrasound（MRgFUS）treatments of uterine fibroids：results from a single centre [J]. Eur Radiol, 2015, 25（5）：1317-1328. DOI：10.1007/s00330-014-3538-6.

[4] Thalluri V, Tremellen KP. Ultrasound diagnosed adenomyosis has a negative impact on successful implantation following GnRH antagonist IVF treatment [J]. Hum Reprod, 2012, 27（12）：3487-3492. DOI：10.1093/humrep/des305.

[5] Bahamondes L, Valeria BM, Shulman LP. Non-contraceptive benefits of hormonal and intrauterine reversible contraceptive methods [J]. Hum Reprod Update, 2015, 21（5）：640-651. DOI：10.1093/humupd/dmv023.

子宫腺肌症的若干问题

郎景和

子宫内膜异位症（简称内异症）是指子宫内膜腺体和间质出现在子宫腔被覆内膜以外的部位（不包括子宫肌层），生长、浸润、反复出血，继而引发疼痛、不孕及结节或包块等症状的疾病。子宫腺肌症（简称腺肌症）是指子宫肌层内出现子宫内膜腺体和间质，在激素的影响下发生出血、肌纤维结缔组织增生，形成的弥漫性病变或局限性病变，也可局灶形成子宫腺肌瘤病灶。

关于腺肌症，存在很多迷惑和问题，有很多模糊和争论。早在4000多年前的希波克拉底时代，已经有关于内异症或腺肌症症状的描述，时称"子宫溃疡"。1860年，腺肌症和内异症同时被德国病理学家Carl von Rokitansky发现。19世纪末，adenomyoma的说法得到文献确定，1908年Thomas Cullen第1次清楚地描述了子宫腺肌瘤的形态学和临床特点。1921年，人们认识到腺肌症病灶是由于"上皮浸润"子宫肌层造成的，但此时所谓的adenomyoma不仅包含腺肌症，也包含内异症。1925年，adenomyosis从adenomyoma中划分出来，获得正式命名。1927年，Sampson提出内异症的"经血逆流"学说，1972年，Bird对腺肌症作出了现代定义，一直沿用至今。

1　腺肌症的现代概念

尽管Bird对腺肌症进行了定义，但临床发现1/3的腺肌症患者无症状，而出现症状时，组织学特点又是非特异性的，而且由于"经血逆流"学说不能解释腺肌症，于是，很多学者认为腺肌症和内异症是两种完全不同的疾病。内异症的女性多为未产，更加年轻，家族史更明确，多在腹腔镜进行不孕诊断时发现。腺肌症多有引产史，初潮早且月经周期短。但有人认为，观察到的这些差异可能与诊断的方法学有关，因为，此前只能通过子宫标本的组织学得到腺肌症诊断，尽管

后来有了高分辨率超声和磁共振（MRI）检查，但腺肌症的研究依然相当滞后。

相对于内异症，关于腺肌症诊断的争论更多。一般定义腺肌症中的异位内膜应在内膜基底层以下1个低倍视野的深度，其他定义还包括病灶位于内膜基底层以下25%的内膜厚度，或腺体延伸至内膜层以下1～3mm。关于诊断腺肌症时最小的浸润深度至今尚无统一定义，大部分研究都应用基底层以下2.5mm作为界值。由于采用的浸润深度的标准不同，不同研究中腺肌症的发生率也不相同，同时，有学者认为腺肌症症状和浸润深度可能没有关系。

在利用超声和MRI发现结合带异常之后，人们开始探索腺肌症的无创诊断。与腺肌症相关的MRI发现包括：肌层增厚，不规则边界的结合带，出现局灶病灶或结合带与子宫外肌层厚度比率增加。有学者将MRI影像和组织学发现进行比较，结果提示，结合带厚度达到或超过12mm，才能预测内膜组织在肌层内浸润超过2.5mm或更深。

2　腺肌症的病因学

在腺肌症病灶中，子宫肌层中可以见到子宫内膜腺体和间质，通常用子宫基底层内膜内陷学说来解释，认为这是一种特殊形式的"经血逆流"，即子宫内膜通过既往手术造成的损伤部位"侵入迁移"至肌层。研究发现，巨噬细胞数量的增加能够活化T淋巴细胞和B淋巴细胞，产生细胞因子和抗体，破坏内膜结合带的免疫平衡。

内膜"迁移"的具体原因尚不清楚，一些研究发现，腺肌症组织中雌二醇受体水平比在位内膜更高，提示性激素水平的变化可能通过某些细胞信号途径，刺激基底层内膜的侵袭和植入；另外，腺肌症组织还能产生雌激素，刺激异位的内膜腺体和间质在肌层内增生和扩展。

Sampson提出的"经血逆流"致病学说一直是内异症的经典发病理论。月经血中有大量子宫内膜组织，是异位内膜的来源。经血通过输卵管逆流进入盆腔，生根、生长、生病，形成内异症。但近百年来围绕Sampson学说存在很多争议和质疑：为什么大部分异位内膜并不致病？为什么经血到不了的组织也会发病？类似的争议也发生在腺肌症中：为什么很多患者并无有创操作史？为什么很多腺肌症没有症状？于是，关于腺肌症和内异症的病因有了很多其他学说。

2.1 化生学说

是对Sampson学说最普遍的一种"异议"，认为腺肌症是由胚性多能米勒管遗迹移位引起。阴道直肠隔内异症被认为是一种子宫外的腺肌症病灶，它在病理和临床特点上与腺肌症病灶相似，似乎支持这种起病理论。还有研究认为，腺肌症中的异位组织与在位内膜相比，呈现截然不同的增殖和生物学特点；腺肌症中的异位组织对相同激素水平变化的反应不如在位内膜好。

2.2 淋巴及静脉播散学说

该学说认为是淋巴系统的增殖和迁移导致了腺肌症病灶的增生。

经典的"经血逆流"致病学说和前述的两种学说，可以归纳为"双转"或"3I"理论。转移理论（metastatic theory），包括植入性（implatation—经血逆流种植）和侵入性（invasion—内膜细胞经血液及淋巴运送）。转化理论（metaplastic theory）是指体腔上皮或间皮（coelom-epithelium or mesothelium）的化生，多在原位发生（in situ）。

2.3 骨髓干细胞假说

有学者发现在4例接受了人类白细胞抗原（HLA）错配骨髓移植的女性中出现了供体的内膜腺体和实质，于是提出了这一假说。

2.4 异常子宫收缩

在腺肌症的发病中，一个值得关注的解剖

特点是古子宫。在胚胎学上，子宫＝古子宫＋新子宫。古子宫＝内膜＋内膜下肌层。内膜下肌层的胚胎起源与子宫内膜相同，解剖结构与子宫内膜直接相连，故推测其生物学功能可能与内膜相关。非妊娠期的子宫蠕动早已被关注，内膜下肌层是非妊娠期子宫蠕动的唯一起源，可通过经阴道超声和磁共振电影成像（cine MRI）观测到。研究显示，内异症患者子宫收缩的强度、频率和幅度均增加。"应力-生长"学说认为，长期的力学刺激可以作用于血管内皮细胞、平滑肌及心肌细胞、成纤维细胞、软骨细胞、肺泡上皮细胞等，通过力学响应（mechanotransduction）引起细胞增殖、凋亡、分化、炎症和细胞骨架改变等。基于该理论，子宫的长期慢性异常和过度蠕动，可能会导致内膜-肌层交界处的微损伤，并且激活了自我更新的组织修复机制。

2.5 子宫结合带改变

超声、MRI和组织学发现，内异症和腺肌症患者其肌层内侧（或结合带）均发生改变。在腺肌症中可以观察到结合带形态的多种异常，在腺肌症病灶形成的地方结合带部分的厚度更加明显。三维超声检测结合带厚度≥4mm以及结合带浸润及扭曲，对于诊断腺肌症具有较好的敏感度（88%）和准确性（85%）。研究发现，结合带的改变也见于内异症女性，内异症女性后部结合带厚度（而非前部结合带或整个内膜厚度）显著增加，与内异症分期和患者年龄存在相关性。

2.6 子宫内膜干细胞假说

成年女性的子宫内膜中存在极少量的上皮和间质干/祖细胞。内膜干细胞（EmSC）位于子宫内膜基底层，异常脱落后可经输卵管进入盆腔，形成内异症；如果EmSC异常迁移、侵入子宫基层，则形成腺肌症。基于MRI图像，根据病变位置可将腺肌症分为4种：内膜型（Ⅰ型）、浆膜型（Ⅱ型）、中间型（Ⅲ型）和异质型（Ⅳ型），作者推测Ⅰ型源于内膜，Ⅱ层源于浆膜层的内异症，其他类型则源于肌层中的原始内膜残迹。

干细胞是内异症和腺肌症的"种子"细胞，

是逆流的经血中真正有活力的细胞，能保持其"永生性"及单克隆性，具有强大的增殖、多向分化潜能，是内膜上皮及间质细胞之始原，可以逃逸免疫监视，主动削弱局部免疫功能，改造周围环境，以利于自身生长。

还有研究发现，内膜基底层-肌层交界区的细胞基质及间质细胞的细胞因子表达异常，表现为黏附能力下降［E-钙黏附蛋白（E-cadherin）表达阴性］、细胞外基质溶解增加［基质金属蛋白酶（MMP）表达增强］、细胞间桥连减少、细胞极性消失等。

综合前述观点，可以这样认为，腺肌症和内异症患者存在结合带异常和异常子宫收缩，在环境修饰等表观遗传因素的作用下，导致内异症和腺肌症的发生。结合带异常和子宫收缩异常的深层原因是子宫内膜异常，包括干细胞、免疫和激素反应异常等。因此，在位内膜是决定因素，是源头，是根本，是决定致病的潜质。而位于子宫腔以外的异位内膜，受环境因素的影响，是表象，是结果，是致病的特性，这就是我们提出的"在位内膜决定论"。

3　腺肌症和内异症的在位内膜研究

关于内异症患者的在位内膜研究较多，已经发现内异症患者的在位内膜存在异常的基因表达、局部雌激素产物和内膜对孕激素的反应改变、神经纤维密度和氧化应激反应增加等。腺肌症在位内膜代谢和分子异常与内异症在位内膜相似，但是血管生成和细胞增殖增加，凋亡减少，导致局部雌激素水平升高，并引起孕激素抵抗，破坏细胞因子的表达。一些研究显示，内异症和腺肌症的在位内膜在细胞免疫以及体液免疫等方面存在差异。具体到腺肌症的在位内膜研究，近年有以下方面的研究进展。

3.1　免疫和黏附

免疫异常能帮助子宫腔外的内膜碎片存活。内异症和腺肌症增殖期在位内膜$CD3^+$白细胞均较正常对照多，但$CD45^+$和$CD43^+$白细胞仅在内异症患者在位内膜中升高，而腺肌症患者未见这一表现。有学者推测，腺肌症和内异症患者在位内膜中白细胞的类群有所差异，可能与发病和不孕有关。研究表明，HLA-DR在内异症和腺肌症在位内膜表达均升高，可能与这两种病变的异常免疫反应相关。有学者认为，在位和异位内膜HLA-G表达异常可能介导免疫抑制，与保护异位内膜免受清除有关，正常子宫内膜中未发现HLA-G表达，而腺肌症在位内膜和异位病灶均有HLA-G表达。

3.2　细胞增殖与凋亡

B淋巴细胞瘤-2（Bcl-2）有抑制凋亡的功能，其在腺肌症患者在位内膜间质细胞中表达较内异症在位内膜显著增加，且表达水平不随月经周期变化，而内异症在位内膜中Bcl-2在晚分泌期表达增加。热休克蛋白（HSP）在多肽折叠和异位出入细胞膜过程中有重要作用。内异症在位内膜和腺肌症在位内膜中HSP-27、HSP-70表达较正常子宫内膜明显增加，而HSP-60无显著改变。细胞分裂周期蛋白（Cdc42）在内异症在位内膜中表达显著增加，而在腺肌症在位内膜中无显著变化。

3.3　细胞因子和炎症介质

与内异症在位内膜相比，腺肌症在位内膜中血管内皮生长因子（VEGF）表达升高，微血管密度（MVD）表达增加。与正常内膜相比，腺肌症在位内膜中VEGF、MMP-2和MMP-9表达增加。研究显示，与正常内膜相比，内异症在位内膜及腺肌症在位内膜，晚增殖期中环氧化酶-2（COX-2）表达差异有统计学意义，但也有研究认为表达差异无统计学意义。有报道称，深部浸润型子宫内膜异位症（DIE）患者在位内膜间质细胞中COX-2表达显著增加，且其表达水平与患者疼痛程度相关。

细胞核因子kappaB（NF-κB）作为调节基因的转录因子，参与内异症和腺肌症发病过程中的炎症、增殖、凋亡、侵袭、血管形成和其他细胞功能。有报道显示，腺肌症在位内膜中NF-κB的p65和p50亚单位以及NF-κB DNA结合活性均较正常内膜显著升高，给腺肌症小鼠模型应用穿心莲内酯（一种NF-κB抑制剂），病灶的肌层浸润减少、子宫收缩幅度降低、痛觉敏感减少。

3.4 氧化应激和自由基代谢

腺肌症和内异症在位内膜中自由基代谢异常，推测可能与内膜容受性有关。腺肌症在位内膜内皮型一氧化氮合酶（eNOS）表达增加，促性腺激素释放激素激动剂（GnRH-a）治疗后eNOS表达下降。谷胱甘肽过氧化物酶（一种谷胱甘肽合酶，减少过氧化物的生成）在腺肌症在位内膜分泌期腺上皮中表达升高，而内异症在位内膜中表达降低。黄嘌呤氧化酶（XO，产生过氧化物，导致细胞内自由基聚集）在内异症和腺肌症在位内膜中，随月经周期变化的特点消失。研究显示，在正常子宫内膜中过氧化氢的表达随月经周期波动，但在内异症在位内膜和腺肌症在位内膜中明显升高，且无周期性，在腺肌症在位内膜中升高更为明显。

3.5 甾体激素的作用

研究表明，内异症和腺肌症均与局部雌激素产物增加有关。内异症在位内膜和腺肌症在位内膜中P450芳香化酶RNA水平升高，经过GnRH-a或丹那唑治疗后，芳香化酶mRNA水平降低，内膜中芳香化酶或许是内异症或腺肌症的诊断标志物之一。研究发现，正常子宫内膜中有活性的雌二醇比内异症在位内膜和腺肌症在位内膜高，后两者之间差异无统计学意义。动物实验显示，甾体激素在诱发腺肌症过程中有一定作用。

尽管有了这些新的发现，但研究结果尚不一致，"经血逆流"或"迁徙"仍是包括腺肌症在内的内异症病因学的主流学说。腺肌症和内异症的众多病因学假说，几乎都可用"在位内膜决定论"来统摄和解释。在位内膜是根本、是枢纽、是答案；子宫异常收缩和结合带理论是目前腺肌症发病机制的关注重点，内镜手术和影像学的进步推动了组织学等基础研究的发展，反之亦然。

4 腺肌症和内异症的流行病学

腺肌症和内异症高度相关，通常是两者共存。腺肌症患者中内异症的发生率仍不清楚，估计比例高达79%；DIE患者中34.6%合并腺肌症，而对照组仅19.4%；内异症女性中40%出现异常结合带，而对照组仅为22.5%；内异症患者中42.8%合并腺肌症，在腺肌症和预后较差的DIE之间存在特定的相关性，尤其是直肠-乙状结肠内异症；40～50岁因为腺肌症和/或子宫肌瘤进行手术的患者中，40.4%是腺肌症患者、22.7%是子宫肌瘤患者合并内异症，而在腺肌症和子宫肌瘤共存患者中34.1%合并内异症。这些流行病学结果提示，腺肌症和内异症通常是共存的，但这些研究多为回顾性研究，缺少对疾病的统一定义和疾病自然史的了解，用全子宫切除标本诊断也会低估轻度腺肌症的比例。

5 腺肌症、内异症是什么疾病？

1998年的魁北克世界内异症大会曾讨论了内异症到底是什么样的疾病。是遗传性疾病！？出血性疾病！？炎症性疾病！？激素依赖性疾病！？免疫性疾病！？器官依赖性疾病！？似乎什么都是，什么都不是。我们提出，内异症是一种子宫内膜疾病，是干细胞/祖细胞疾病，是瘤样病变（类肿瘤），可以发生不典型病变-恶性病变-肿瘤（特别是卵巢内异症）的移行过程。我们还认为内异症一种慢性病、常见病和多发病，是一种综合征。

6 腺肌症和内异症的临床表现

6.1 疼痛

腺肌症和内异症最重要的共同症状是疼痛。约80%的腺肌症患者年龄在40岁以上，有症状的患者中50%经量过多，30%合并痛经，20%不规则出血。其他不常见的症状包括性交痛和慢性盆腔痛。高达80%的腺肌症患者合并其他盆腔疾病，因此，很难把上述症状完全归咎于腺肌症。还有35%的腺肌症患者是在没有任何症状的女性中随机发现的。遗憾的是，我们对疼痛调节机制的认识不足，对疼痛的判定也需要明确，疼痛的客观指标尚未统一，很难建立理想的动物模型。

6.2 不孕

通常认为，腺肌症相关的不孕是由于内膜容受性破坏，影响了胚胎的种植过程。结合带的破坏引起子宫肌层异常蠕动，从而影响胚胎种植。此外，在位内膜及异位内膜生化和功能发生改变也可能与不孕有关，尽管也有证据不支持这些假说。

7　腺肌症和内异症的诊断

很长一段时间以来，腺肌症的诊断主要通过对全子宫切除后的组织标本的病理检查来确定，近年的研究显示，宫腔镜和腹腔镜下活检同样可以对腺肌症进行组织学诊断。影像学技术对于鉴别诊断和无创诊断十分重要，主要包括经阴道超声和MRI。影像学诊断特征包括：不对称的子宫、肌层内囊肿（1～7mm的圆形无回声区域）；扭曲和异质性的肌层回声，界限不清的病灶高回声；边界不清的肌层异质性以及结合带增生等。结合带增生是指结合带增厚至8～12mm，或者结合带与肌层厚度的比例超过40%。如果腺肌症合并肌瘤，经阴道超声和MRI的诊断准确性会显著降低。如果将超声和MRI联合使用，术前评估时可获得最高的敏感度。

8　腺肌症和内异症的治疗

腺肌症和内异症的治疗都需要规范化和个体化。对内异症而言，需要针对疼痛、不孕和盆腔包块，根据患者的年龄、症状程度、妊娠意愿、病变程度，并结合既往的治疗情况，制定个体化方案。我们在2003年提出了治疗的28字方针：减灭和去除病灶，缓解和消除疼痛，改善和促进生育，减少和避免复发。

什么是腺肌症或内异症的最好治疗？这一问题同样在1998年魁北克会议上进行过讨论。腹腔镜是最好的治疗！？卵巢抑制是最好的治疗！？"3期疗法"是最好的治疗！？妊娠是最好的治疗！？辅助生殖技术是最好的治疗！？没有最好，只有更好！

内异症和腺肌症的治疗包括手术治疗（基本治疗，首选腹腔镜）、药物治疗（抗雌激素、孕激素，口服避孕药，GnRH-a）、辅助生殖技术治疗［促排卵/人工授精（COH/IUI），体外授精-胚胎移植（IVF-ET）］、介入治疗［超声、放射、高强度聚焦超声（HIFU）］和其他治疗等。

既往腺肌症标准的治疗方式是全子宫切除。随着对保留生育和生理功能要求的增加，以及对手术风险和并发症的考虑，越来越多的患者要求保守性的药物和/或手术治疗。药物可用于腺肌症和内异症的治疗；通过使用GnRH-a，改善不孕患者的妊娠率；通过避孕药和孕激素进行症状控制，还可用芳香化酶抑制剂控制症状。

基于对内异症和腺肌症发病机制的新发现，尤其是"在位内膜决定论"的提出，内异症及腺肌症有了新的治疗策略，即"源头治疗论"。即通过在宫腔内放置左炔诺孕酮宫内释放系统（LNG-IUS）和口服避孕药等改变子宫内膜的生物学特性，从而达到治疗和预防腺肌症和内异症的目的，更适合于腺肌症的治疗。

手术干预：根据病变部位的特点制定干预方案。包括全子宫切除、病灶切除、内膜消融和剥脱术、子宫肌层电凝术以及子宫动脉栓塞等。

不孕的治疗：对于内异症和腺肌症相关的不孕，其治疗原则和设计类似。手术治疗对于腺肌症保留生育功能的作用争论很多，在有选择的患者中手术治疗可以改善生育结局。有生育要求的腺肌症患者在保守术后需要考虑积极妊娠和辅助生殖技术的干预。

根据内异症的3大主要问题，即盆腔包块、痛经和不孕，我们制定了内异症的诊治流程并进行了多次修订，对腺肌症也特别制定了诊治流程（图1）。

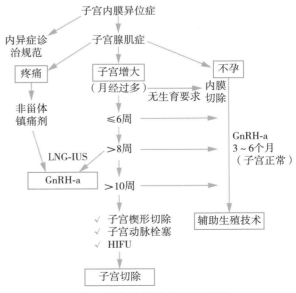

图1　子宫腺肌症的诊治流程

关于腺肌症和内异症还有很多问题，争议仍然存在，可能会一直持续下去。但争议不是论对错、争意气、分派别；争论是对腺肌症和内异症发生机制的深入了解和新型诊疗方法的开发研究；对在位内膜的研究以及疾病自然发生史的认识是解决争议的关键，"在位内膜决定论"的提出为此提供契机，"源头"治疗学说也是支持腺肌症和内异症基础研究的重要证据。越来越多的证据表明，腺肌症是内异症的一种疾病表型而非另一种疾病，即同一种疾病，不同的表型。

子宫内膜异位症和肿瘤

兼论子宫内膜异位症恶变

郎景和

子宫内膜异位症（内异症）业已成为妇科的常见病。内异症累及10%～15%的育龄期妇女，发病率不断上升，有"现代病"之称；内异症引起慢性盆腔痛（80%）、不孕（50%），并形成病变结节或包块，严重影响妇女的健康和生命质量，被称为"良性癌"；内异症病变广泛，形态多样，极具侵袭性和复发性，成为"难治之症"。

值得重视的是，内异症不仅仅是所谓的"良性癌"，具有癌瘤的临床特性，也与肿瘤密切相关，而且还可以发生恶变。

一、内异症是一种类肿瘤疾病

内异症是个复杂的，甚至有些扑朔迷离的疾病。早在1998年世界子宫内膜异位症大会（WEC）上，就提出内异症是个遗传性疾病、炎症性疾病、免疫性疾病、出血性疾病、激素依赖性疾病和器官依赖性疾病，可谓名目繁多、莫衷一是。

还不止于此，进一步研究，还可以认为内异症是一种子宫内膜疾病（因其发生与子宫在位内膜密切相关）、干细胞疾病和类肿瘤疾病。也可以认为，内异症不是一种单纯的疾病，而是一组综合征；其不仅是常见病、多发病，亦是一种慢性病，也应该像对待糖尿病、高血压等疾病一样实施长期管理，不断解决疼痛、包块、不孕和复发等问题。将手术、药物、助孕等治疗方法整合起来，形成联合、序贯、长期的治疗与管理措施，以提高其治疗效果。

应该特别注意内异症的肿瘤特性。

内异症引起广泛的粘连，形成结节、包块，极易播散、转移和复发，是为明显的肿瘤特性。其实，内异症发生、形成的基础就是粘连、侵袭和血管形成，其本身也是肿瘤的分子生物学特质，包括与肿瘤相似的蛋白质表达或功能差异。

这些表现在卵巢子宫内膜异位囊肿尤为突出，通常形成卵巢肿块，早在1973年的卵巢肿瘤分类中，就已将其归属于瘤样病变一类。所谓"卵巢瘤样病变（tumor-like lesion of ovary）"，分类比较复杂，在临床或病理上也常与真性肿瘤相混淆。况且，卵巢内异症可以形成真正的肿瘤，或许是卵巢上皮性肿瘤的一种来源。

二、内异症与肿瘤

从遗传学而论，内异症不仅有遗传倾向，而且有与肿瘤相似的遗传因素、基础和作用。

越来越多的研究证据表明，内异症发病有遗传倾向。内异症的发病在人类和恒河猴中均呈家族聚集现象。单卵双胎者发病有一致性，双胎姐妹中，内异症首次出现症状的年龄相近，重症者也较一般人群高；内异症患者一级亲属的发病率是正常人群的6～9倍。应用MRI检查进行流行病学分析发现，重度内异症患者的姐妹内异症的发病率高达15%。这些都提示，内异症的发病可能有遗传因素的作用或与卵巢癌相似，是由多位点基因和环境因素相互作用导致的一种多因素遗传性疾病。

研究发现，内异症患者及亲属患乳腺癌、卵巢上皮性癌（卵巢癌）、黑色素瘤及淋巴瘤的风险增加，内异症患者罹患恶性肿瘤的相对风险为1.18、罹患乳腺癌为1.27、卵巢癌为1.92、非霍奇金淋巴瘤为1.79。有内异症病史的妇女患子宫内膜样癌及透明细胞癌的风险增加3倍。内异症使内分泌肿瘤、卵巢癌、肾癌、甲状腺癌、脑肿瘤、恶性黑色素瘤及乳腺癌的风险增加，而患子宫颈癌的风险下降。

内异症患者患恶性肿瘤的风险增加同样提示内异症和某些恶性肿瘤可能有共同的病因。日本的研究报告称，日本妇女卵巢癌的发生率为0.03%，而卵巢子宫内膜异位囊肿患者的卵巢癌发生率是0.7%，增加了23倍。

三、内异症与卵巢癌

早在1925年，Sampson就指出"内异症有时可以发生恶变"。随着内异症发病率的增加以及对内异症恶变认识的提高，相关文献也逐渐增多，一般文献报告的0.7%～1.0%的恶变率可能是个保守的数字。

1. 流行病学研究及发生部位　大量针对内异症及卵巢癌的临床流行病学研究明确提示，内异症的存在与卵巢上皮性肿瘤的发生具有密切联系。1项20 686例内异症患者的临床研究发现，内异症患者较之一般人群，具有较高的患恶性肿瘤的风险［标化发病率（SIR）＝1.9，95% CI为1.3～2.8）］，并且随着内异症病程的延长该风险显著增加；1项25 430例卵巢子宫内膜异位囊肿的队列研究也有相似发现，SIR＝1.77（95% CI为1.38～2.24）。对13项病例对照研究和3项队列研究的荟萃分析也证实，内异症为卵巢癌发病的重要危险因素（RR＝1.265，95% CI为1.214～1.318）。卵巢内异症的总体恶变风险为0.2%～2.5%，且大多发生在60岁之前。

另一方面，不同病理类型的卵巢癌与内异症的亲疏关系亦有巨大差异，其中以卵巢透明细胞癌及卵巢子宫内膜样癌较为密切。对29项病例研究的总结发现，内异症相关的浆液性癌占卵巢浆液性癌总数的4.5%，且绝大多数为低级别浆液性癌；黏液性癌占1.4%，而透明细胞癌和子宫内膜样癌分别为35.9%和19.0%。对812例卵巢癌患者的病例对照研究也证实，相比普通人群，内异症患者罹患卵巢透明细胞癌及子宫内膜样癌的风险高出2～3倍，而患其他病理类型卵巢癌的风险则无明显差异。

一个重要的部位概念是：内异症相关的卵巢癌（endometriosis-associated ovarian cancer，EAOC）和卵巢外内异症相关的肿瘤（extraovarian endometriosis-associated cancer，EOEAC），前者占80%以上。

著名的妇科病理学家Mostoufizadch和Scully复习了1925年至20世纪80年代的文献发现，内异症恶变的部位主要在卵巢，EOEAC以腺癌为主。其后的材料也证明，卵巢外累及的部位依次是：肠道（5.2%）、盆腔（3.5%）、阴道直肠隔（3.3%）、阴道（2.1%）、剖宫产术后子宫瘢痕（0.9%）、外阴及会阴切口（0.7%）、膀胱（0.6%）、腹股沟（0.6%）、脐（0.3%）、胸膜（0.9%）、输尿管（0.1%）、闭孔淋巴结（0.1%）。

因此，重点叙述内异症与卵巢癌，或EAOC。

2. 内异症恶变或EAOC的诊断及临床特点　Sampson于1925年首先描述了内异症的恶变，并提出了诊断标准：①在同一卵巢中，内异症与癌组织并存；②两者共存的卵巢为原发灶，且除外转移；③内异症与癌的组织学关系相类似。1953年，Scott认为应在上述基础上又加：④有良性内异症向恶性过渡的组织学形态。该诊断标准近年无新的改变。

多数卵巢内异症恶变的病理类型为透明细胞癌和子宫内膜样癌。偶有肉瘤或多种类型肿瘤共存的报道。

北京协和医院的资料提示，在合并内异症的卵巢癌中，子宫内膜样癌和透明细胞癌所占比例明显高于其他病理类型；而且，两者合并内异症时细胞分化较好，5年生存率高。有研究发现，卵巢内异症恶变的组织学类型61%为透明细胞癌，内异症恶变者预后较同期别卵巢透明细胞癌好。来源于内异症的透明细胞癌患者比其他透明细胞癌患者年轻10岁。合并内异症者多数肿瘤为早期（分别为66%、42%）。合并内异症的透明细胞癌患者平均生存时间明显长于无内异症的患者（分别为196、34个月）。确诊时，肿瘤的期别高和不合并内异症是不良结局的重要预后因素。

3. 内异症恶变的来源与不典型内异症　基于内异症发生经典的"经血逆流"学说，大多数观点认为，EAOC直接起源于经输卵管逆流种植于卵巢表面的异位子宫内膜病灶，在后期反复出血损伤及慢性炎症刺激下发生恶变，并由此提出了"不典型内异症（atapical endometriosis，aEM）"的概念。aEM主要表现为异位子宫内膜样腺体出现异型性，具有：①细胞核出现中～重度异型性，伴有深染或苍白；②核质比增大；③细胞排列密集、复层或呈簇状突；④可伴有腺体形状异型性。

aEM 被认为是 EAOC 的典型癌前病变，可介乎于良性内异症与癌组织间连续存在，而被称作"交界性"或"过渡状态"，抑或单独出现。有学者总结 EAOC，61.1% 有 aEM 检出，而在一般内异症人群中 aEM 的发生率仅为 1.7% ～ 3.0%。

另一种学说则认为，子宫在位内膜本身的异常是导致内异症形成和恶变的根本因素，又称为"在位内膜决定论"。一些研究表明，过去认为的某些异位内膜特有的分子改变于在位内膜中亦有出现。临床病例分析也发现，相较于普通卵巢癌，EAOC 有更高的机会合并子宫内膜病变。而后续的分子水平的研究也证实，同时存在卵巢子宫内膜样癌和 I 型子宫内膜癌的患者，其两种癌组织细胞存在近乎相同的体细胞突变和基因拷贝数改变。以上结果均提示，对于部分 EAOC 而言，"坏的在位内膜"似乎更可能是其真实的起源。

近年来亦有一些新的假说被提出，试图解释部分 EAOC 的组织学起源。例如，Kajihara 等通过分析在位内膜、异位内膜、卵巢表面上皮及癌组织间上皮细胞膜抗原（上皮标志物）、钙网膜蛋白（间皮标志物）及肝细胞核因子 1β（HNF-1β）的表达差异，提出部分 HNF-1β（－）的内异症相关子宫内膜样癌可能来源于体腔间皮化生，继发恶变。有学者提出，部分卵巢透明细胞癌及子宫内膜样癌可能起源于输卵管或"第二米勒系统"。这些新假说的提出，促使我们全面探寻 EAOC 的组织学起源，同时也期待更多相关的基础与临床研究的结果。

四、内异症恶变的分子机制

内异症本身即是由多个因素和环节交叉影响共同作用的，而内异症恶变的机制和过程则更是一个复杂而模糊的领域。随着多层面研究的推进，目前认为其可能与腹腔内环境中的氧化应激状态、性激素代谢、细胞因子调控异常等多环节相关。另一方面，近年来随着新一代高通量测序技术的普及，基于分子生物学水平的研究也揭示了一些在内异症恶变过程中起重要作用的基因和蛋白质通路，帮助我们一笔笔描绘从内异症到卵巢癌这一重大转变的崎岖路径。

氧化应激反应作为一个重要的发病机制已在多个疾病领域被揭示。大部分卵巢子宫内膜异位囊肿患者均存在反复腹腔内出血及吸收机化过程。反复的腹腔内出血所致的亚铁血红素及游离铁在内异症病灶内的积聚促进了病变部位活性氧的大量形成，产生氧化应激反应；内异症细胞由于长期直接暴露所引起的一系列细胞成分损伤，被认为是良性内异症向卵巢癌转变的重要驱动因素。

高雌激素状态被明确认为与部分妇科肿瘤如 I 型子宫内膜癌的发生发展存在直接联系。对于 EAOC 而言，高雌激素状态可参与诱导异位内膜内更多的雌激素的积累，从而促进内异症的恶变。在 EAOC 发生的二元模型假说中，内异症恶变过程中 ER 数量的变化可能直接决定了病理分化方向：高 ER 表达的雌激素依赖性肿瘤如子宫内膜样癌，低 ER 表达的非雌激素依赖性肿瘤如透明细胞癌。

免疫反应在内异症发生发展及恶变中可能起一定的作用。内异症患者腹膜中激活的巨噬细胞减少、自然杀伤细胞和 T 淋巴细胞细胞毒性减弱，而异位内膜微环境中具有免疫抑制作用的调节性 T 淋巴细胞增多，可能导致内异症病灶微环境中细胞免疫减弱、异位子宫内膜细胞清除减少。这在卵巢癌有同样的发现，两者可能存在类似的免疫系统失常，为后续研究内异症恶变机制及治疗提供了新思路。

分子遗传学改变也很值得重视，包括单核苷酸多态性、杂合性丢失（LOH）、长散在重复序列 1（long interspersed nuclear elements，LINE-1）、甲基化减少、ARID1A 基因突变、PTEN 基因失活、K-Ras 基因突变，以及一些信号通路的异常等。

总之，对于内异症恶变机制尚未完全清楚，目前的研究提示，可能与异位内膜微环境中铁离子诱导的氧化与抗氧化失衡、雌孕激素代谢异常、免疫系统异常以及多种遗传相关的信号通路异常有关，是多种因素共同作用的结果。未来针对内异症恶变及 EAOC 的基因进化树分析、表观遗传学研究，以及针对目前现有的分子遗传学研究结果进行深度生物信息学分析，可能成为内异症恶变领域的主要突破方向。对内异症恶变机制的进一步研究还将有助于临床对恶变高危患者的筛查，以及对EAOC的早期诊断和个体化治疗。

五、内异症恶变研究的基础与临床意义

1. 深入对卵巢癌发生的再认识

（1）1项大组流行病学研究共纳入13 226例对照及7 911例卵巢癌患者，发现内异症患者发生卵巢透明细胞癌、低级别浆液性癌及子宫内膜样癌的比值比分别为3.05、2.11和2.04，而不增加高级别浆液性癌及黏液性癌的风险。

口服避孕药可以减低1/3的卵巢癌发病风险。传统观点认为，其原因系口服避孕药抑制排卵，近年认为，口服避孕药减少经血逆流可能是主要原因。与经血逆流有关的输卵管结扎术使罹患卵巢子宫内膜样癌及浆液性癌的风险分别为0.40及0.73。

（2）近年热议的卵巢癌发生的"二元论"表明，Ⅰ期卵巢癌之透明细胞癌、子宫内膜样癌、低级别浆液性癌、移行细胞癌等，与内异症相关。2012年，国际妇产科联盟（FIGO）的"肿瘤报告"也明确表明，卵巢子宫内膜样癌、透明细胞癌（特别是早期）可能的癌前病变和组织来源是内异症。

这些结果使我们深入与拓展了对卵巢癌发生的思考，除了输卵管的作用，从子宫在位内膜到卵巢内异症，可能是又一个生癌因素，至少是发生的一个途径。新近的1项关于子宫内膜癌和卵巢癌"双癌"的研究与既往的报告不同，它们可能不是独自发生在子宫和卵巢的癌，而是一种转移，也以子宫内膜癌发生在先，转移至卵巢在后。

2. 内异症恶变的临床相关因素

（1）年龄：大量研究提示年龄与EAOC发生风险之间有一定的相关性。相较之非EAOC，EAOC患者更为年轻，其平均年龄在40～55岁。内异症发病早或内异症病史长的患者发生卵巢癌的风险增加；文献报道，30～40岁诊断卵巢内异症或病史长达10～15年的患者风险最高，分

别为2.36或2.23倍。有学者提出，EAOC是一个与40～60岁年龄段相关的疾病。北京协和医院对1 038例45岁及以上内异症患者的年龄分层结果显示，45～49、50～54、55～59岁年龄段的患者中EAOC的发生率分别为1.7%、5.6%、10.0%，随着患者年龄的增长EAOC的发生率明显增高。

（2）绝经状态：绝经状态与内异症本身及卵巢癌的风险密切相关。对6 398例卵巢内异症患者的队列研究发现，绝经状态是EAOC的独立影响因素，绝经女性内异症恶变的风险是未绝经女性的3倍；但也有研究没有发现绝经状态具有统计学差异。上述差异可能与内异症的发生及诊断时间有关。内异症诊断存在滞后性，而绝经后诊断内异症的女性，可能具有长期未诊断、未治疗的内异症病史。

（3）雌激素及高雌激素水平：雌激素是否与内异症恶变相关尚不明确。对EAOC与内异症患者的病例对照研究发现，两者在接受外源性雌激素（激素补充治疗）方面无统计学差异，但在无孕激素拮抗的雌激素补充治疗和体质指数 $> 27kg/m^2$ 的患者中发现卵巢癌的风险增加。故临床中仍应注意与高雌激素水平相关的特点及其与恶变风险的关系，包括初潮早、绝经晚、肥胖以及无孕激素拮抗的雌激素补充治疗。

对于早绝经的内异症患者，绝经后进行激素补充治疗是否安全尚缺乏大样本量临床研究的证据。有学者提出对于绝经后内异症患者激素补充治疗的建议：①年龄＜45岁、已进行双侧输卵管卵巢切除且无残留病灶的患者，激素补充治疗的益处大于恶变的风险；②未进行双侧输卵管卵巢切除或存在明显残留病灶，年龄≥45岁或绝经症状轻或没有症状的患者，避免激素补充治疗；③未进行双侧输卵管卵巢切除或存在明显残留病灶，严重的绝经症状或绝经年龄＜45岁的患者，可以考虑激素补充治疗，治疗过程中严密随诊。

（4）包块：在对内异症患者的随诊中，包块是重要的观察指标。近年国外的大样本量研究发现，卵巢包块直径≥9cm、包块具有血流信号丰富的实性部分均是内异症患者发生卵巢癌的独立影响因素，其发生风险分别为5.51、23.72。另外，在卵巢内异症患者的临床随诊中，还需

注意包块是否有明显增大的趋势。有研究发现，90%的EAOC患者在诊断卵巢内异症后的半年内包块增大1倍。北京协和医院的研究显示，包块（直径≥8cm）是内异症恶变的独立影响因素（$OR = 6.566$）。

（5）孕产次：内异症与不孕密切相关，可能与内异症改变了盆腔微环境、解剖结构、免疫、内分泌等方面有关。对内异症患者孕产史与恶变风险的相关分析发现，多次分娩对内异症患者的卵巢癌风险具有一定的保护作用。对不孕原因进行分组比较后发现，内异症相关不孕的女性卵巢癌发生风险最高，其风险是普通人群的2.48倍，内异症相关原发不孕的女性发生卵巢癌的风险甚至是普通人群的4.19倍。

（6）疼痛节律：既往有学者提出，内异症患者疼痛节律的改变是恶变的危险因素之一。北京协和医院的研究结果显示，痛经与内异症恶变负相关（$OR = 0.12$），不规律的慢性腹痛与内异症恶变显著相关（$OR = 3.38$）。这些提示，需要特别重视有慢性盆腔痛的内异症患者的恶变风险，痛经在某种程度上或许是恶变的保护性相关因素。

（7）CA125：仅有50%的早期卵巢癌患者有CA125水平升高，而内异症本身也与CA125水平相关。研究发现，EAOC与内异症患者CA125水平无统计学差异，其风险临界值在43～165U/ml，因此，对内异症恶变的诊断缺乏特异性。人附睾蛋白4（HE4）在正常卵巢不表达，在内异症也不上调，在部分浆液性癌和子宫内膜样癌高表达，在透明细胞癌中度表达，在黏液性癌不表达。对于卵巢癌的诊断，HE4的特异性高于CA125，特别是对于早期卵巢癌的诊断，但HE4的敏感性与绝经状态相关。有学者提出，HE4可以用于未绝经内异症患者恶变的检测，而CA125用于绝经后内异症患者。

3. 内异症恶变的临床警戒　依据文献复习和已有的研究结果，内异症患者具有以下高危因素应加强监测、密切随访，警惕内异症恶变的发生：①内异症发病早或内异症病史长，特别是30～40岁诊断卵巢内异症或病史10～15年；②年龄≥45岁或≥49岁；③诊断内异症时为已绝经状态；④具有高雌激素水平或接受无孕激素拮抗的雌激素补充治疗，特别是肥胖者；⑤包块

直径≥9cm；⑥与内异症相关的不孕女性，特别是内异症相关的原发不孕女性。

另外，当内异症患者出现以下临床表现时，应注意其恶变的可能，积极排查、早期干预：①绝经后复发，疼痛节律改变；②影像学检查提示包块有实性或乳头状结构，血流信号丰富，或表现出明显增大的趋势。

内异症0.7%～1.0%的恶变率可能是个低估了的数字，因为目前尚缺乏内异症恶变的大样本量流行病学调查数据。恶变后癌瘤组织生长迅速，破坏起源组织，找不到内异症的组织学依据，病理取材局限性以及大量保守治疗的内异症者。

所以，仍应强调的是：

（1）手术是内异症的基本和首选治疗，特别是腹腔镜手术。不主张"试验性治疗"，特别是"长期"试验性治疗，特别是绝经期患者。以防贻误病情，漏诊癌瘤。对药物治疗的无效，对手术切除子宫和卵巢后的复发，应倍加注意。

（2）卵巢外的内异症病变，出现与月经有关的症状，应注意鉴别。剖宫产、会阴切口之结节的处理也要积极，以明确其性质。内异症患者虽可用激素补充治疗，但要符合"两高一低"，并加用孕激素，进行严密监测，以防内异症复发和恶变。

（3）现今临床及病理研究表明，内异症之侵袭、转移和复发乃是恶性肿瘤的临床特征；组织形态上，尽管内异症腺体和间质不是癌，但可表现出恶性肿瘤的某些形态学特征，如：细胞器增多、纤毛细胞增多变长、腺体易于向子宫基层深入等，都值得进一步关注。

（4）还应重点研究内异症恶变之预测和性质评价。

（5）"在位内膜决定论"为内异症恶变的研究展开了新的局面。卵巢子宫内膜样癌并发子宫内膜癌者高达20%，约30%的卵巢子宫内膜样癌与内异症有关，而子宫内膜样癌和卵巢癌同时发生的病例中伴有内异症者高达54.5%。在子宫内膜癌和卵巢癌共存患者的组织中，能够同时检测到hMLH1基因的甲基化，可以认为hMLH1基因甲基化是在位内膜及异位内膜恶变的共同致病因素；检测hMLH1基因甲基化诊断内异症恶变的特异度和敏感度分别88.2%和53.3%，可作为重

要的生物标志物。

六、结语

内异症是日趋增多的常见病，恶变不是罕见问题，应重现其恶变及恶变机制的研究。内异症与卵巢透明细胞癌及子宫内膜样癌有明确关系。卵巢癌发生的"二元论"更趋于认为卵巢透明细胞癌及子宫内膜样癌起源于子宫在位内膜或内异症。

内异症恶变有其临床特征，应保持高度警惕。aEM具有恶变的潜能，可以认为是癌前病变。内异症恶变及aEM之术前诊断仍然是困难的，要慎用"试验性治疗"。

内异症的早诊断、早治疗是防治恶变的最好策略。"在位内膜决定论"不仅对内异症的发病，也对内异症恶变、内异症与癌的关系提供了深入研究的途径。以此寻找更特异的生物标志物及差异基因，将对筛查、预测及诊断起重要作用。

二

发病机制

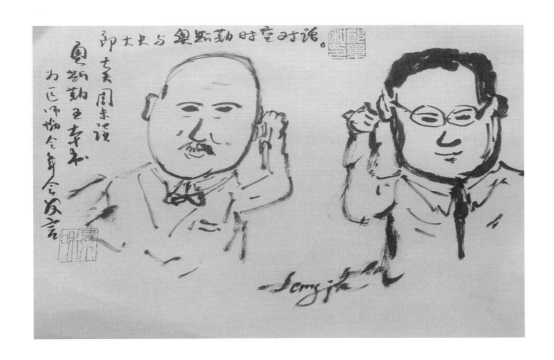

与 Osler 的时空对话

题 记

子宫内膜异位症是个"怪病",编教科书都不好安排它在哪一章节,往往是自成一章。

所以,它是一个什么病?它为何会发生?是个"谜"。

从Sampson的经血逆流种植学说,至今恰值100年!

以后又有了遗传、免疫及至分子机制,仍然未臻完善。

子宫内膜异位症,究其本源,应在子宫在位内膜。基础研究和临床实践均已证明,子宫在位内膜的分子生物学差异,是能否遭遇内异症的决定因素;黏附、侵袭和血管形成是病变的发生过程。

发病机制的深入研究和理解,推动了诊断、治疗的进展,甚至对还没有提到日程上来的预防也有作用。

二、发病机制

盆腔粘连患者腹膜中的表达及其意义 [J]. 中华妇产科杂志, 2011, 46 (11): 826-836. （164）

［21］李晓川, 郎景和. 古子宫与子宫内膜异位症 [J]. 中华妇产科杂志, 2011, 46 (3): 219-221. （170）

［22］朱夏琴, 谭先杰, 郎景和, 等. 雌激素和孕激素对子宫内膜基质细胞血小板反应素-1 表达的影响 [J]. 中国实用妇科与产科杂志, 2011, 27 (4): 280-282. （175）

［23］刘海元, 郎景和, 刘珠凤, 等. 子宫内膜异位症患者在位内膜 Stathmin 的表达研究 [J]. 生殖医学杂志, 2013, 22 (9): 663-667. （179）

［24］赵学英, 郎景和, 周群芳. 子宫内膜异位症细胞雌激素与芳香化酶表达的研究 [J]. 中国病案, 2013, 14 (4): 49-52. （184）

［25］刘玉婷, 王姝, 孙婷婷, 等. 子宫腺肌症相关的表观遗传学研究进展 [J]. 现代妇产科进展, 2018, 27 (12): 945-946＋950. （190）

T淋巴细胞分泌的受激活调节因子在子宫内膜异位症患者腹水和在位及异位子宫内膜组织中的表达

戴　毅　郎景和　刘珠凤　冷金花　孙大为

朱　兰　沈　铿　许秀英　王含必　李华军

子宫内膜异位症（内异症）是一种常见而又棘手的妇科疾病。本研究通过检测内异症患者腹水和内膜组织中，正常T淋巴细胞分泌的受激活调节因子（regulated on activation，normal T cell expressed and secreted，RANTES）的表达，探讨RANTES与内异症发病的关系。

一、资料与方法

1. 研究对象及标本采集　研究对象为2002年11月至2003年3月，在我院妇产科经腹腔镜确诊的28例内异症患者，作为研究组。研究组纳入标准：育龄期妇女，月经规律，周期28～32天，无其他内分泌、免疫和代谢性疾病，术前3个月内未接受过激素治疗。另外选择同期20例卵巢良性肿瘤和浆膜下肌瘤等良性疾病患者为对照组，经手术及病理检查排除内异症病变，子宫内膜正常，其余条件同研究组。研究组患者年龄为（37±8）岁，对照组为（36±8）岁，两组比较，差异无显著性（$P > 0.05$）。研究组患者按美国生育学会1996年修订的内异症分期标准进行分期；采用视觉模拟评分法（visual analogue scale），于术前将痛经程度分为轻、中、重度。研究组共收集了10份腹水及17份在位内膜、13份卵巢异位症囊肿、3份腹膜红色病变、2份子宫骶韧带结节组织，均经病理检查证实为异位内膜组织。对照组共收集了12份子宫内膜组织和10份腹水。

2. 材料及试剂　人RANTES酶联免疫吸附法（ELISA）试剂盒，购于美国R&D System公司。RANTES引物上游序列为：5-CACTGCCCCGTGCCCACATCAA-3，下游序列为：5-GTAGGC

TAATACGACTCACTATAGGGTCCATCTCCATCCTAGCTCATCTCCAAA-3；目的片段为193bp。内参照物磷酸甘油醛脱氢酶（glyceraldehyde phosphate dehydrogenase，GAPDH）引物上游序列为：5-CCATCACCATCTTCCAGGAG-3，下游序列为：5-CCTGCTTCACCACCTTCTTG-3；目的片段为576bp。

3. 方法　①按照ELISA试剂盒要求检测腹水中RANTES的蛋白浓度。本研究的最小可测浓度为8 pg/ml，与其他因子之间无特异性交叉反应；组内变异度为2.5%；组间变异度为6.7%。②子宫内膜组织RNA提取：参照TRIzol试剂说明书，采用一步法提取组织总RNA。③RT：参照试剂盒说明书，将RNA反转录为互补DNA（cDNA）。④PCR：RANTES和GAPDH扩增方案为反应体积50μl，cDNA 1μl。按下述条件将反转录产物cDNA进行PCR扩增。RANTES为94℃5分钟，94℃34秒，57℃10秒，75℃70秒，7个循环；94℃34秒，66℃10秒，75℃70秒，22个循环；72℃10分钟；4℃保存。GAPDH为94℃5分钟，94℃45秒，55℃45秒，72℃45秒，23个循环；72℃5分钟；4℃保存。⑤PCR产物的检测及半定量分析：PCR产物在2%的琼脂糖凝胶中电泳，采用凝胶图像分析系统进行半定量分析。以RANTES条带的吸光度与GAPDH的比值代表RANTES mRNA的相对水平。

4. 统计学方法　本研究采用SPSS 10.0软件，组间RANTES的阳性率采用χ^2检验，各组间半定量结果比较采用One-Way ANOVA检验。

二、结果

1. 两组患者腹水中RANTES蛋白浓度
研究组腹水中RANTES蛋白浓度为（259±299）ng/L，对照组为（10±6）ng/L，两组比较，差异有显著性（$P < 0.017$）。研究组中，无痛经者腹水1份，轻度痛经者腹水6份，中度痛经者腹水3份，RANTES蛋白浓度均值分别为14、（175±207）、（636±345）ng/L，三者比较，差异有显著性（相关系数＝0.757，$P < 0.018$）。

2. 两组患者子宫在位及异位内膜组织中RANTES mRNA的表达
在异位灶及在位子宫内膜中都可检测到RANTES mRNA的表达（表1），表达率无明显差异。卵巢内异症囊肿中，RANTES mRNA的表达强度高于同期在位内膜，两者比较，差异有显著性（$P < 0.001$）；研究组患者在位内膜中，RANTES的表达强度明显高于对照组，差异有显著性（$P < 0.006$）。

表1　两组患者不同病变组织中RANTES mRNA的表达情况

组别	标本数（份）	RANTES表达		RANTES mRNA 表达（$\bar{x}\pm s$）
		份数	百分率（%）	
研究组				
卵巢内异症囊肿	13	10	77	1.24±0.51
腹膜红色病变	3	1	1/3*	1.06**
子宫骶韧带结节	2	1	1/2*	1.75**
在位内膜	17	15	88	0.73±0.31
对照组	12	11	92	0.32±0.20

注：*例数少于10，不计算百分率；**仅1例RANTES mRNA表达

3. RANTES mRNA表达与月经周期的关系
所有增殖期和分泌期在位内膜中，均可检测到RANTES mRNA的表达。研究组在位内膜RANTES mRNA表达，在增殖期和分泌期分别为0.68±0.16、0.82±0.44；对照组分别为0.35±0.21、0.44±0.28。两组各期内膜RANTES mRNA表达比较，差异均无显著性（$P > 0.05$）。

4. 不同期别内异症内膜RANTES mRNA表达
研究组在位内膜RANTES mRNA的表达与内异症的临床期别呈正相关性，内异症Ⅲ期内膜11例，Ⅳ期内膜3例，RANTES mRNA表达强度分别为0.63±0.18、1.14±0.44。各期比较，差异有显著性（相关系数＝0.595，$P < 0.05$）。

三、讨论

1. RANTES是全能趋化因子　RANTES是一种由28个氨基酸组成的小蛋白，属于快速增长趋化因子家族，是单核巨噬细胞系统最强的趋化因子。它也可作用于其他白细胞，如嗜碱性粒细胞、嗜酸性粒细胞、自然杀伤细胞、树突状细胞和肥大细胞，参与大量的炎性病理过程，如同种异体移植排斥反应、动脉硬化、哮喘、肾小球肾炎、子宫内膜异位以及一些神经疾病（如Alzheimer病），是一种全能的趋化因子[1]。有研究发现，内异症患者腹腔内单核巨噬细胞活性增强，数目增加，分泌大量的炎性介质，如白细胞介素（IL）1、IL-6及肿瘤坏死因子α等，为内膜的异位种植创造条件；另一方面，种植的内膜组织也通过旁分泌和自分泌机制与巨噬细胞之间有密切的相互作用[2-3]。本研究结果表明，内膜异位症患者腹腔液中RANTES蛋白浓度，明显高于非内异症患者的腹腔液，差异有显著性，并且与痛经程度呈正相关。说明微环境因素对内异症的发生有重要的作用，腹腔液中RANTES参与内异症患者慢性盆腔疼痛的发生。有研究发现，RANTES热变性和加入抗人类RANTES抗体后，可以中和内异症患者腹腔液的趋化作用[4]。因此，干预RANTES的药物治疗，可能将有效缓解内异症患者的疼痛，改善患者的生活质量。

2. 内异症患者在位、异位内膜与非内异症患者子宫内膜RANTES表达的差异　本研究发现，内异症患者的在位内膜中，RANTES的表达高于非内异症患者内膜，同时在位内膜RANTES的表达与内异症的期别呈正相关性，但与月经周期无关。这说明RANTES与内异症的病理发生机制有密切关系，内异症患者在位内膜RANTES表达比非内异症患者内膜高；内膜异位到盆腔后，更容易激活巨噬细胞，启动盆腔的炎性免疫反应，异位病灶更容易生成。另一方面，本研究中异位的内膜RANTES的表达明显高于同期的在位内膜。有研究证实，肿瘤坏死因子α等细胞因子能够刺激基质细胞分泌RANTES[5]。因此

推论，内异症患者有较高致炎活性的内膜碎片反流入腹腔后形成异位病灶，在腹腔液中的细胞因子的刺激下，异位内膜中RANTES的表达进一步升高，其趋化活性进一步增强，在异位内膜和单核细胞之间，存在着通过RANTES介导的正反馈循环。内异症患者在位内膜特殊的生物学特性，可能是这一链式反应的根源，RANTES可能是其中重要的一环。

参 考 文 献

［1］Appay V，Rowland-Jones SL. RANTES：a versatile and controversial chemokine［J］. Trends Immunol，2001，22：83-87.

［2］郎景和. 子宫内膜异位症基础与临床研究的几个问题［J］. 中华妇产科杂志，2002，37：129-130.

［3］Vinatier D，Orazi G，Cosson M，et al. Theories of endometriosis［J］. Eur J Obstet Gynecol Reprod Biol，2001，96：21-34.

［4］Hornung D，Bentzien F，Wallwiener D，et al. Chemokine bioactivity of RANTES in endometriotic and normal endometrial stromal cells and peritoneal fluid［J］. Mol Hum Reprod，2001，7：163-168.

［5］Witz CA. Pathogenesis of endometriosis［J］. Gynecol Obstet Inves，2002，53 Suppl：52-62.

孕激素与子宫内膜异位症发生机制的研究进展

邓　姗　郎景和

子宫内膜异位症（内异症）是与月经密切相关的疾病，而孕激素是调控月经和治疗内异症的重要药物。本文从新的视角对内异症的发生机制与孕激素的关系，以及孕激素治疗内异症的价值和前景，做一综述。

一、孕激素对正常月经周期的调控

月经是育龄期妇女的标志性生理现象。有研究表明，尽管在月经前期，雌、孕激素同时发生撤退性改变，但只有孕激素下降，才是开始月经的生理信号[1]。Kelly等[2]提出，月经的诱导发生可分为可逆性和不可逆性两期，在黄体期，孕激素通过孕激素受体，诱导 IkB 蛋白水平升高。IkB 蛋白是细胞质转录因子（NF）κB 的抑制剂，使 NFκB 以非活性状态滞留于细胞质内。在月经前期，孕激素撤退后，IkB 蛋白水平下降，NF-κB 转移至细胞核，激活多种细胞因子的转录。细胞因子又间接刺激腺上皮细胞，使环氧和酶2（COX-2）的表达增加，使前列腺素（PG）产物增加。同时，孕激素依赖性 PG 脱氢酶随孕激素的撤退而下降，使 PG 的代谢减少、积聚增加。PG 具有血管收缩活性，使内膜表层小血管痉挛，局部出现缺血性低氧状态。在这种状态下，血管表皮生长因子（VEGF）分泌增加[3]，同时，内膜表层间质细胞的2型 VEGF 受体也上调[4]。另外，孕激素的撤退还可诱导间质细胞内基质金属蛋白酶（MMPs）表达增加，从而破坏细胞外基质，使内膜得以脱落。在上述阶段补充孕激素，可阻断月经来潮。随着各种细胞因子的累积，内膜血管通透性增加，内皮细胞分泌内皮素。同时，由于白细胞浸润，进一步分泌 MMPs 和其他溶酶物质以及细胞因子等，加剧了组织的崩解和内膜脱落。鉴于内膜白细胞、巨噬细胞和内皮细胞无孕激素受体，月经进入孕激素无法逆转的不可逆期，升高的 PG 最终使子宫收缩，将含有多种成分和因子的脱落内膜排出宫腔，即为经血。上述孕激素撤退的级链反应（chain reaction），即月经级链反应，见图1。

此外，螺旋动脉血管周边细胞（孕激素受体阳性）分泌白细胞介素（IL）8和单核细胞趋化蛋白1（MCP-1），在孕激素撤退的级链反应中也起重要作用[5]。同时，血管周边细胞和间质细胞也表达 MMPs，可能通过破坏血管壁的完整性，参与月经出血机制。

二、孕激素与内异症发生的分子机制

1. 孕激素对 MMPs 的调控　体外研究表明，孕激素不仅直接抑制 MMPs 的基因表达和蛋白分泌，还可通过阻断 IL21 和肿瘤坏死因子α（TNF-α）等细胞因子旁分泌途径，抑制 MMPs 的表达[6]。这种在炎症环境中抑制内膜间质和上皮细胞表达 MMPs 的能力，也许是孕激素治疗内异症的关键切入点之一。有关内异症的研究表明，孕激素抑制内膜 MMPs 表达所必需的局部产物是视黄酸（RA）和转化生长因子β（TGF-β）[7,8]。视黄酸是最具活性的维生素 A，由内膜间质细胞特异性分泌，连同其载体蛋白，均受甾体激素的调节[9]，视黄酸可抑制 MMPs 的表达并阻断 MMPs 对炎症因子的反应激活[10]，同时调节转化生长因子β的表达[11]，进而加强甚至成倍增加孕激素对 MMPs 的调节作用。由此推断，联合应用孕激素和细胞因子调节剂，可能增强假孕疗法的疗效。

2. 孕激素对 VEGF 的调控　子宫内膜中的 VEGF 受月经周期变化的甾体激素的影响，孕激素可抑制 VEGF 的表达[3,12]。孕激素无法直接调节 VEGF 基因的表达，但继孕激素撤退而出现局部低氧，使 VEGF 基因启动子内的低氧可诱导因子1α顺式反应元件产生效应，进而 VEGF 的表达反应性增强。另外，在正常的黄体期和妊娠

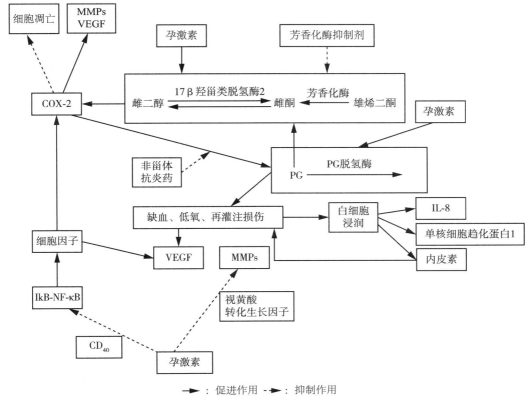

: 促进作用 - ▶ : 抑制作用

图 1 孕激素撤退的级链反应示意图

期（指非低氧环境），也有相当数量的 VEGF 表达，其调节机制可能存在另一种模式，即在孕激素的作用下，内膜血流增加，间质水肿，血管通透性增加，使转移进入间质的凝血因子（Ⅶ/Ⅶa 和 Ⅹa）增多，它们与蜕膜化间质细胞（HESCs）表面的组织因子（TF）相结合，刺激产生凝血酶，凝血酶又以自分泌和旁分泌的方式，通过不同的受体，分别作用于 HESCs 和内膜腺上皮细胞（HEECs），刺激 VEGF 产生和增加血管内皮细胞的通透性[13]。见图 2。

凝血酶还具有诱导蜕膜化间质细胞分泌凝血酶原激活物（PA）和 MMPs 的潜能，由其介导的血管生成是伴有血管支持结构受损的畸形过

程，因而存在血管变形和脆性增加。当血管的脆性程度突破凝血酶介导的稳定状态时，即会发生出血。有研究表明，经单纯孕激素治疗后，不规则出血患者内膜表达的组织因子和 VEGF 均明显高于正常内膜。此类出血发生在内膜表层的微血管，与月经出血时螺旋动脉的断裂完全不同[14]。

对内异症患者在位内膜的体外干预的试验表明，孕激素既可促进 VEGF 的表达，同时也促进内源性血管形成抑制因子——血小板反应素 1（TSP-1）的表达，其对血管形成的调节是双向的，平衡的结果仍以增加血管形成为主。因此推测，以高效孕激素治疗内异症的假孕疗法，并非通过抑制血管形成而达到治疗效应[15]。

3. 孕激素对 COX-2 的调控　内异症患者在位内膜、异位灶和腹腔巨噬细胞中，COX-2 的表达均比正常内膜明显增强，其过度表达伴随着 PG 产物的增加，可导致子宫异常蠕动和干扰受精卵着床等[16]。有关动物和人体乳腺细胞、羊膜上皮细胞、子宫下段或宫颈成纤维细胞，以及内异症患者在位内膜细胞的体外研究提示，甾体激素对 COX-2 的表达具有调节作用，尤其是孕

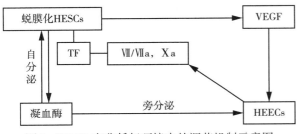

图 2　VEGF 在非低氧环境中的调节机制示意图

激素可以抑制由细胞因子介导的COX-2的表达增强及相应PG产物的增加[17]。对子宫内膜血管周边细胞的研究表明，这些细胞在孕激素撤退后反应产生细胞趋化因子和PG等，促进白细胞等迁移入内膜。血小板作为CD40抗原的配体，移入内膜后激活CD40，从而上调NF-κB，进而增加内膜腺上皮和成纤维细胞对COX-2和IL28的表达，增加的PG又进一步促进趋化反应。孕激素对此反应的调节，体现在提高NF-κB途径反应阈值和阻断CD40激活两个方面[1,18]。

4. 孕激素与雌激素代谢酶的表达　内异症患者的在位内膜与正常内膜相比，具有多种差异[19]，芳香化酶的表达是其重要特征之一。芳香化酶经前列腺素E_2（PGE_2）激活，催化雄烯二酮生成雌酮，雌酮在17β羟甾类脱氢酶1作用下转化为活性较强的雌二醇，雌二醇又通过激活COX-2，增加PGE_2的分泌，形成正反馈循环。尚无资料显示，孕激素可对芳香化酶进行直接调控，但孕激素可通过抑制PG合成的途径，对芳香化酶起间接抑制作用[20]。在位内膜中同时存在17β羟甾类脱氢酶2，可将雌二醇转化为雌酮，起到削弱雌二醇积聚的保护作用。有研究表明，孕激素可直接诱导17β羟甾类脱氢酶2的表达，内异症、子宫腺肌症和/或子宫肌瘤患者的在位内膜中，17β羟甾类脱氢酶2的活性在分泌期和体外孕激素环境培养下反应性增加[21]。因异位症病灶中缺乏17β羟甾类脱氢酶2，孕激素治疗缺乏作用靶点而同时出现局部雌二醇代谢障碍。因此，内异症病灶得以存活且表现为孕激素抵抗现象。

5. 孕激素与细胞凋亡　在正常情况下，细胞凋亡伴随甾体激素的周期性变化而出现，并参与内膜组织的重建[22]。调节细胞凋亡的基因包括起刺激作用的Fas、Bax、P53、c-myc等和起抑制作用的Bcl-2、Bcl-xL、sentrin等。复习文献发现，有关孕激素调控细胞凋亡的研究尚无统一结论。治疗子宫内膜增生的研究提示，孕激素治疗上调Fas/FasL系统的表达，促进细胞凋亡[23]。而在正常内膜周期中，激素撤退后发生的细胞凋亡过程也是由Fas/FasL系统介导的[24]，这也许与生理性孕激素和合成孕激素的生物效应不同有关，确切的机制尚待深入研究。

另外，子宫内膜中的Bcl-2基因在增生期表达升高，进入分泌期后则下降甚至消失，Bax基因虽也在分泌期下降，但不如Bcl-2基因下降明显且能持续存在。Bcl-2基因与Bax基因的比值下降与随之出现的细胞凋亡相符[22]，而拮抗孕激素使内膜持续呈增生期改变，同时Bcl-2基因表达升高。有关试验研究表明，不同种属的动物和不同组织的细胞，对不同孕激素的凋亡反应，常表现出相互矛盾的趋势。有关合成孕激素对人子宫内膜细胞凋亡的作用，还有待进一步研究。

三、用于治疗内异症的孕激素药具

1. 短效口服避孕药　短效口服避孕药以孕激素为主要成分，通过抑制排卵，间接减少月经量并缓解其相关疼痛症状。有研究表明，服药6个月后，内异症疼痛级别和评分，较基础水平明显下降。但由于周期服药不诱导闭经，用药期间与促性腺激素释放激素激动剂（GnRH-a）相比，短效口服避孕药对缓解痛经的疗效较差，而针对性交痛或非经期痛等，则无明显差别[25]。连续用药是否可以弥补疗效的不足，尚需高质量的临床研究予以论证。重要的是，短效口服避孕药药效柔和、安全且无使用期限，对预防青少年原发性痛经发展为内异症，和无明显病灶的疑似或轻症内异症患者的维持治疗，最具有应用前景。

2. 甲羟孕酮　甲羟孕酮是假孕疗法中最具代表性的药物。一般每日用量为30～50mg，共用6个月。可明显改善内异症相关疼痛症状，有效率可达90%。其突出的优点是价格便宜且容易获得。

3. 左炔诺孕酮宫内缓释系统（LNG-IUS）左炔诺孕酮宫内缓释系统（商品名：曼月乐）是一种载有高效孕激素缓释贮库的T型宫内节育器，在宫腔内24小时释放左炔诺孕酮20μg，使用期为5～10年。它能明显减少月经量及相关疼痛症状。Vercellini等[26,27]将其用于预防内异症保守性手术后复发和治疗单纯疼痛症状的复发，均取得良好的效果。左炔诺孕酮宫内缓释系统尤其适用于无生育要求的育龄妇女。作为预防内异症复发的长效药具，尚有待于广泛的临床论证。

参 考 文 献

［1］ Brenner RM，Nayak NR，Slayden OD，et al. Pre-menstrual and menstrual changes in the macaque and human endometrium：relevance to endometriosis［J］. Ann N Y Acad Sci，2002，955：60-74.

［2］ Kelly RW，King AE，Critchley HO. Cytokine control in human endometrium［J］. Reproduction，2001，121：3-19.

［3］ Smith SK. Regulation of angiogenesis in the endome-trium［J］. Trends Endocrino. Metab，2001，12：147-151.

［4］ Nayak NR，Critchley HO，Slayden OD，et al. Pro-gesteron withdrawal up-regulates vascular endothelial growth factor receptor type 2 in the superficial zone stroma of the human and macaque endometrurm：po-tential relevance to menstruation［J］. J Clin Endo-crinol Metab，2000，85：3442-3452.

［5］ Critchley HO，Jones RL，Lea RG，et al. Role of inflammatory mediators in human endometrium during progesterone withdrawal and early pregnancy［J］. J Clin Endocrinol Matab，1999，84：240-248.

［6］ Salamonsen LA，Woolley DE. Menstruation：induc-tion by matrix metalloproteinases and inflammatory cells［J］. J Reprod Immunol，1999，44：1-27.

［7］ Osteen KG，Bruner-Tran KL，Keller NR，et al. Progesterone-mediated endometrial maturation limits matrix metalloproteinase（MMP）expression in an inflammatory-like environment：a regulatory system altered in endometriosis［J］. Ann N Y Acad Sci，2002，955：37-47.

［8］ Osteen KG，Bruner-Tran KL，Ong D，et al. Para-crine mediators of endometrial metrix metalloprotein-ase expression：potential targets for progestin-based treatment of endometriosis［J］. Ann N Y Acad Sci，2002，955：139-146.

［9］ Osteen KG，Keller NR，Feltus FA，et al. Paracrine regulation of matrix metalloproteinase expression in the normal human endometrium［J］. Gynecol Obstet Invest，1999，48 Suppl：2-13.

［10］ Osteen KG，Bruner-Tran KL，Ong DE，et al. Pro-gesterone or retinoic acid treatment of human endo-metrial tissue reduces basal and cytokine-stimulated MMP expression and increases TIMP-1 secretion［J］. Biol Reprod，2000，62：230.

［11］ Bruner-Tran KL，Eisenberg E，Yeaman GR，et al. Steroid and cytokine regulation of matrix metallopro-teinase expression in endometriosis and the establish-ment of experimental endometriosis in nude mice［J］. J Clin Endocrinol Metab，2002，87：4782-4791.

［12］ Kapiteijn K，Koolwijk P，Van Der Weiden RV，et al. Steroids and cytokines in endometrial angiogene-sis［J］. Anticancer Res，2001，21：4231-4242.

［13］ Lockwood CJ，Krikun G，Koo AB，et al. Differ-ential effects of thrombin and hypoxia on endometrial stromal and glandular epithelial cell vascular endothe-lial growth factor expression［J］. J Clin Endocrinol Metab，2002，87：4280-4286.

［14］ Runic R，Schatz F，Wan L，et al. Effects of nor-plant on endometrial tissue factor expression and blood vessel structure［J］. J Clin Endocrinol Metab，2000，85：3853-3859.

［15］ Tan XJ，Lang JH，Liu DY，et al. Expression of vascular endothelial growth factor and thrombospon-din-1 mRNA in patients with endometriosis［J］. Fertil Steril，2002，78：148-153.

［16］ Ota H，Igarashi S，Sasaki M，et al. Distribution of cyclooxygenase-2 in eutopic and ectopic endometrium in endometriosis and adenomyosis［J］. Hum Re-prod，2001，16：561-566.

［17］ Singh-Ranger G，Kirkpatrick KL，Clark GM，et al. Cyclo-oxygenase-2（COX-2）mRNA expression correlates with progesterone receptor positivity in hu-man breast cancer［J］. Curr Med Res Opin，2003，19：131-134.

［18］ Kelly RW，King AE，Critchley HO. Inflammato-ry mediators and endometrial function：focus on the perivascular cell［J］. J Reprod Immunol，2002，57：81-93.

［19］ 江静，吴瑞芳，张以文. 子宫内膜异位症患者在位内膜的研究［J］. 中华妇产科杂志，2000，35：374-375.

［20］ Bulun SE，Yang S，Fang Z，et al. Estrogen pro-duction and metabolism in endometriosis［J］. Ann N Y Acad Sci，2002，955：75-85.

［21］ Kitawaki J，Koshiba H，Ishihara H，et al. Proges-terone induction of 17beta-hydroxysteroid dehydroge-nase type-during the secretary phase occurs in the en-dometrium of estrogen-dependent benign diseases but not in normal endometrium［J］. J Clin Endocrinol

Metab, 2000, 85: 3292-3296.

[22] Vaskivuo TE, Stenback F, Karhumaa P, et al. Apoptosis and apoptosis-related proteins in human endometrium [J]. Mol Cell Endocrinol, 2000, 165: 75-83.

[23] Wang S, Pudney J, Song J, et al. Mechanisms involved in the evolution of progestin resistance in human endometrial hyperplasia: precursor of endometrial cancer [J]. Gynecol Oncol, 2003, 88: 108-117.

[24] Song J, Rutherford T, Naftolin F, et al. Hormonal regulation of apoptosis and the Fas and Fas ligand system in human endometrial cells [J]. Mol Hum Reprod, 2002, 8: 447-455.

[25] Moore J, Kennedy S, Prentice A. Modern combined oral contraceptives for pain associated with endometriosis (Cochrance review) [J]. In the Cochrance Library, Issue 2. 2003.

[26] Vercellin P, Aimi G, Panazza S, et al. A levonorgestrel-releasing intrauterine system for the treatment of dysmenorrhea associated with endometriosis: a pilot study [J]. Fertil Steril, 1999, 72: 505-508.

[27] Vercellini P, Frontino G, De Giorgi O, et al. Comparison of a levonorgestrel-releasing intrauterine device versus expectant management after conservative surgery for symptomatic endometriosis: a pilot study [J]. Fertil Steril, 2003, 80: 305-309.

子宫内膜异位症疾病相关基因的研究

王立杰　郎景和

【摘要】目的：寻找并获得内异症患者差异表达基因，进行功能分析，探讨它与内异症发病的关系。方法：用荧光标记差异显示技术（Fluoro-DDPCR）克隆测序，Northern Blot杂交验证。结果：克隆了33个差异片段，大小介于300～1 500bp之间。根据结果将已测序的差异片段分为3类，第1类有15个差异片段的序列，与已知基因的同源性高于98%，可认为代表着此基因；第2类有10个差异片段的序列，在数据库里有高度同源的EST，其中有的与其同源EST完全相同，但代表基因的全序列尚未找到；第3类有8个未在数据库中找到高同源序列的克隆，可能代表新的基因。在已知基因中，PABP，TPT-1等在内异症组表达显著增强，而HIB-CoA水解酶则低于非内异症组。并鉴定了20号EST的组织表达特征。结论：内异症的发生发展涉及新基因的开启表达或某些已知基因的表达量上调/下降。Fluoro-DDPCR可快速、敏感、经济有效地筛选差异表达基因。

【关键词】子宫内膜异位症；基因表达；病因学；荧光标记

Studies of differential gene expression in endometriosis by fluorescence differential display technique. *Wang LiJie, Lang Jinghe*

【Abstract】Objective：Cloning the genes differentially expressed between endometriotic patients and patients without endometriosis is of great theoretical and practical value by casting light on molecular pathogenesis of endometriosis and helping the treatment of it. Methods：With fluoro-DDPCR the expression pattern change between endometriosis and its control group was analyzed. Bands of interest were retrieved and cloned into PGEM-T vectors. Clones were selected to be sequenced and homology comparison was performed with databases in GenBank utilizing BLAST software. Northern analysis confirmed its differential expression. Results：Of the 32clones sequenced, fourteen represents known genes. Complete homologous ESTS were found for ten sequences while the genes they represent were not available. Meaningful homologous EST could not be found for four clones and these may represent new genes. The increased amount of TPT-1 protein and poly-A binging protein in endometriotic endometrium were reported for the first time. HIB-CoA hydrolase was first detected in ectopic and eutopic endometrium, it was reduced in endometriosis. Conclusions：Fluoro-DDPCR is an useful tool to detect and characterize altered gene expression in endometriosis.

【Key words】Endometriosis；Gene expression；Fluorescence display；Etiology

子宫内膜异位症（内异症）的发病机制尚未阐明。大量病例资料提示[1]，内异症可能是由多位点基因和环境因素相互作用所致的一种多因素遗传性疾病。选用适宜的方法发现和定位与疾病相关基因和致病基因是有待研究的课题。本研究应用荧光标记差异显示技术（Fluoro-DDPCR），从基因表达水平寻找并获得内异症患者差异表达基因，进行功能分析，探讨它们与内异症发病的关系，以冀从基因水平认识此病的发病机制及为探讨防治途径提供更多的信息。

1 资料与方法

1.1 病例采集及标本收集

内异症组15例，（33±6）岁，月经规律，周期（28～32）天，无其他内分泌、免疫和代谢性疾病，术前3个月内未接受激素治疗。所有病例均经腹腔镜手术确诊，术中同时取异位及在位内膜。对照组8例，（32±6）岁。因为卵巢囊肿接受手术，内膜正常，排除内异症，通过刮宫留取内膜。根据异位灶取材的部位，将活检标本分为腹膜红色病灶、卵巢巧克力囊肿及子宫骶韧带结节3种类型。两组患者年龄差异无显著性（$P > 0.05$）。标本均经病理核实。

1.2 主要实验材料

大肠杆菌DH5α（本组保存）α-P^{32}-dCTP（北京亚辉公司），DEPC（GIBCO/BRL，USA），Rnase-free Dnase I（Promega，USA），聚丙烯酰胺（Sigma），多组织杂交膜 I 、IV（Clontech），随机引物标记试剂盒（Promega），SUPER SCRIPTTM First Strand Synthesis System（Invitrogen），QIA quick PCR purification，PGEM-T vector system（Promega）。

1.3 实验方法

1.3.1 组织总RNA的制备

参照TRIzol Reagent试剂盒的说明提取组织总RNA，1%琼脂糖凝胶快速电泳鉴定其完整性，紫外分光光度计检测其浓度。

1.3.2 荧光标记mRNA差异显示

1.3.2.1 反转录反应 选择锚定引物［T7（dT12）AP（anchored primers）］，序列为5′ACGACTCACTATAGGGCTTTTTTTTTTTTMN3′；其中M = A/G/C.N = A/C/G/T，以总RNA为模板进行反转录反应，总反应体系20µl。

1.3.2.2 荧光标记差异显示PCR 选取与反转录引物序列相同的带荧光标记的锚定引物［TMR-T7（dT12）AP］和随机引物，以反转录产物为模板，进行PCR反应。总反应体系10µl。

1.3.2.3 分离、回收差异显示片段 配置5.6%变性聚丙烯酰胺凝胶，将PCR产物加4µl上样缓冲液，95℃变性后上样。3 000V 100W 55℃电泳4.5小时。干胶后置于GenomyxSC扫描，用系统所带的AcquireSCprogram软件分析处理扫描结果。用AcquireSC软件将差异条带定位，用一次性手术刀片切割下所需条带，置于30µl去离子水中，37℃水浴30～60分钟备用。

1.3.2.4 差异条带的再扩增 将经上述处理的回收条带为模板T7启动子22-mer（5′GTAATACGACTCACTATAGGGC3′）反M13（-48）24-mer（5′AGCGGATAACAATTTCACACAGGA3′）为引物，进行再扩增反应；总反应体系20µl。反应条件与差异显示与PCR同。

1.3.3 差异cDNA的克隆和测序

纯化PCR产物，按照pGEM-T Vector System试剂盒说明书进行连接反应；用氯化钙制备大肠杆菌感受态细胞，然后进行质粒DNA化学转化，用碱裂解法小量制备质粒，酶切鉴定重组质粒细菌。用美国应用生物系统公司（ABI）生产的377型DNA测定自动分析仪，应用Taq酶荧光标记引物循环定序法进行反应。将测序结果输入计算机，通过Internet与美国NCBI的GenBank的dbEST和nr数据库进行比较。

1.3.4 Northern杂交进一步鉴定差异片段

参照文献[2]的方法进行RNA的甲醛凝胶电泳、转膜、杂交及洗膜，-70℃放射自显影后观察结果。

1.3.5 多组织Northern

杂交选取Clontech I 和IV多组织杂交膜，Northern杂交方法同前。

2 结果

2.1 差异显示结果

根据mRNA差异显示图谱，从变性聚丙烯酰胺凝胶共切取42条有差异表达特征的条带。其中33条PCR再扩增成功。长度从300bp到1 500bp不等。差异表达基因克隆通过酶切鉴定。

2.2 差异PCR产物（cDNA）的序列分析及同源性比较结果

取在内异症中呈异常表达的39条PCR产物克隆到T-EASY载体并测序获得EST序列。以blast软件将所测的序列与GenBank＋EMBL＋DDBJ＋PDB的非重复序列（nr）数据库和dbEST数据库中的序列做类似比较，申请GenBank注册号。根据结果可将已测序的差异片段分为3类，第1类差异片段的序列与已知基因的同源性高98%，可以认为这是代表此基因，有15个这样的克隆，见表1；第2类差异片段的序列在数据库里有高度同源的EST，其中有的与其同源EST完全相同，但所代表的基因的全序列尚未找到，这类的克隆有10个，见表2；第3类有8个，是未在数据库中找到高同源的序列的克隆，可能代表新的基因，见表3。

表1 序列与已知基因同源的克隆

克隆编码	GenBank接收序列号	片段长度（bp）	代表基因
5	BI430558	800	HIBCH
6	BI430540	850	TCTP-1
8	BI430542	900	Calcium activated chloride channel
10	BI430527	800	TCTP-1
12	BI430529	750	VDUP
13	BI430530	730	VDUP
15	BI430544	650	Hypothetical protein
16	BI430545	650	Hypothetical protein
17	BI430546	700	Libase precursor
18	BI430547	700	Libase precursor
22	BI430550	600	Eukaruotic translation elongation factor 1 alpha 1
26	BI430553	550	Carbamoyl phosphate synthase small subunit
35	BI430554	400	Hypothetical protein
38	BI430537	600	Poly（A）-binding protein
33	BI430532	450	TAT protein

表2 未找到全序列基因与EST同源的克隆

克隆编码	GenBank接收序列号	片段长度（bp）
7	BI430541	900
9	BI430539	950
11	BI430528	750
14	BI430531	700
23	BI430551	600
24	BI430552	550
25	BI430553	520
27	BI430554	500
28	BI430533	500
34	BI430532	400

表3 不知或不与EST同源的克隆

克隆编码	GenBank接收序列号	片段长度（bp）
1	BI430530	300
2	BI430531	400
3	BI430532	450
19	BI430547	350
20	BI430548	650
21	BI430549	600
29	BI430555	450
37	BI430536	350

2.3 20号克隆组织表达特征的鉴定（Northern Blot）

从第3类差异表达序列中挑选在内异症组织中高表达的20号克隆进行组织表达特征的鉴定。

2.3.1 内异症及非内异症患者内膜组织中20号EST表达强度的比较

20号探针在内异症患者的在位及异位内膜中的表达显著高于对照组内膜，见图1。

2.3.2 20号EST组织表达特征的鉴定

在检验的16种成人组织中见此基因只有一个转录本3.1kb。在脾、胸腺、前列腺、睾丸、胰腺、肾、结肠、小肠、子宫呈强表达，在心

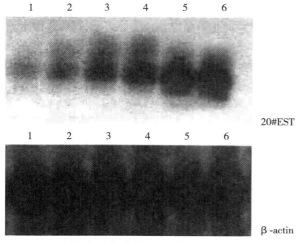

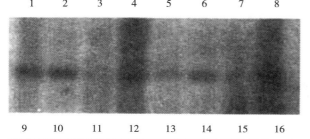

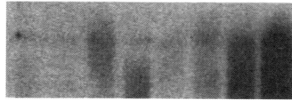

图1　内异症及非内异症患者内膜组织中20号EST的Northern杂交结果

（以β-actin为内参，表达增强65%）

1.正常子宫内膜；2.巧囊；3.红色病变；4、5.异位症在位内膜

图2　多组织Northern杂交鉴定组织表达特征

1.脾　2.胸腺　3.前列腺　4.睾丸　5.子宫　6.小肠　7.结肠　8.外周血白细胞　9.骨骼肌　10.心脏　11.胎盘　12.肺脏　13.脑　14.肾脏　15.肝脏　16.胰脏

脏、脑、胎盘、肺、肝脏表达较弱，在骨骼肌无表达。

3　讨论

3.1　荧光标记差异显示PCR技术研究内异症差异表达基因

1992年报道的真核细胞mRNA差异显示技术[3]为检测未知的表达基因提供了新的途径。

DD技术具有快速、敏感，可同时检测两组以上的组织或细胞，RNA用量，可检测某一表达基因的有无或表达的强弱等优点。然而，此项技术也有缺陷，主要表现为：cDNA产物的质量较低，在序列胶中多呈不清晰状态，所得差异片段的假阳性率高等[4]。我们用荧光标记差异显示技术通过对引物设计、PCR条件、凝胶、电泳条件以及标志物的改进，弥补了上述不足[5]，表明，Fluoro-DDPCR技术是研究基因差异表达有效且可行的方法，将能广泛地应用于各领域。

3.2　本研究获得8个新的EST，选取20号克隆运用Northern Blot鉴定其组织表达特征

此基因在内异症组的表达显著高于对照组。多组织杂交显示，此基因在胸腺、睾丸、前列腺、子宫等内分泌器官呈高表达，在心、脑、肾等表达较弱，骨骼肌中无表达。目前只发现一个转录本，为3.1kb。下一步的主要工作是通过RACE扩增方法，获得全长cDNA，通过氨基酸序列的推导预测其功能，并进行一系列的功能分析。

3.3　差异表达的已知基因及其可能作用机制的探讨

我们得到一个内异症组表达明显增强的差异片段属于TPT-1，又称TPTC-1（tumor protein translationally controlled）基因。TPT-1是一种钙离子结合蛋白，在多种组织中表达。TPT-1在细胞周期中起重要的调节作用[6]。研究表明，TPT-1有诱导小鼠腹腔内中性粒细胞聚集的作用，并可刺激组胺释放，诱发变态反应[7]。细胞免疫功能的调节，尤其是腹膜局部防御系统缺陷是内异症发生的重要原因之一。TPT-1升高可能与内异症异常免疫有关。HIB-CoA hydrolase是缬氨酸代谢过程中重要的水解酶，可及时将缬氨酸代谢过程中产生的具有细胞毒作用的MC-CoA分解成无细胞毒性的32羟异丁酸和游离CoA。本研究首次发现，内异症患者异位内膜HIB-CoA hydrolase水平显著低于非内异症组。HIB-CoA hydrolase水平降低，可导致局部MC-CoA

等细胞毒复合物积聚，造成细胞损伤[8]。差异显示及Northern杂交发现PolyA结合蛋白（polyA binding protein，PABP）在内异症组表达增强，可能与疾病发生或进展过程中某些mRNA的稳定性调节有关。研究表明，PABP在生长活跃的细胞中表达升高，且与这些细胞中蛋白翻译增强有关[9]。

上述已知基因与内异症发病的关系及其在疾病进展过程中所起的作用还有待更多实验数据证实，对它们进一步的研究可能会获得有价值的内异症发病相关基因。内异症的发生发展涉及新基因的开启表达或某些已知基因表达量的上调/下降。Fluoro-DDPCR可快速、敏感、经济有效的筛选差异表达基因。

参 考 文 献

［1］Kennedy S. Genetics of endometriosis：a review of the positional cloning approaches［J］. Semin Reprod Med，2003，21：111-118.

［2］SambroookJ，Fritsch EF，Maniatis T. 分子克隆实验指南［M］. 金冬雁，黎孟枫译. 北京：科学出版社，1992.

［3］Liang P，Pardee AB. Differential display of eukaryotic messenger RNA by means of the polymerase chain reaction［J］. Science，1992，257：967-970.

［4］Reinhardt b，Frank U，Gellner K，et al. High-resolution，fluorescence-based differential display or a DNA sequencer followed by band excision［J］. Biotechniques，1999，27：268-271.

［5］Mandell JW，Manabe R，Horwitz AF，et al. Fluorescence imaging of mobility shifts：an expression cloning method for identification of cell signaling targets［J］. Lab Invest，2002，82：1631-1636.

［6］Bommer UA，Thiele BJ. The translationally controlled tumour protein（TCTP）［J］. Int J Biochem Cell Biol，2004，36：379-385.

［7］Oikawa K，Kosugi Y，Ohbayashi T，et al. Increased expression of IgE-dependent histamine-releasing factor in endometriotic implants［J］. J Pathol，2003，199：318-323.

［8］Ishigure K，Shimomura Y，Murakami T，et al. Human liver disease decreases methacrylyl-CoA hydratase and beta-hydroxyisobutyryl-CoA hydrolase activities in valine catabolism［J］. Clin Chim Acta，2001，312：115-121.

［9］Sullivan E，Santiago C，ParkerE D，et al. Drosophila stem loop binding protein coordinates accumulation of mature histone mRNA with cell cycle progression［J］. Genes Dev，2001，15（15）：173-187.

IL-8在子宫内膜异位症发病中的作用

王立杰　冷金花　郎景和

【摘要】目的：探讨白细胞介素8（IL-8）与子宫内膜异位症（内异症）发病的关系。方法：内异症患者36例作为研究组，非内异症患者20例作为对照组。ELISA方法测定内异症患者血清及腹水中IL-8的表达情况。Northern杂交比较不同类型异位病灶之间以及内异症患者的在位内膜与非内异症的对照子宫内膜之间IL-8 MRNA表达强度的差异。MTT法分析IL-8、anti-IL-8对体外培养的子宫内膜基质细胞增殖的影响。结果：内异症组腹水中IL-8显著高于对照组（$P=0.03$，0.003），并且与疾病的严重程度呈正相关（r分别为0.823, 0.934）。重度内异症组血清中IL-8显著高于轻度组（$P=0.0012$）。血清中IL-8与疾病的严重程度无明显相关（r为0.348，$P>0.05$）；IL-8 mRNA的表达强度：腹膜红色病灶＞在位内膜＞卵巢巧克力囊肿＞子宫骶韧带结节。在分泌期，内异症患者的子宫内膜组织中IL-8mRNA的表达强度明显高于非内异症患者的在位内膜；IL-8刺激内膜基质细胞增殖具有浓度和时间效应，该作用可被anti-IL-8抑制。结论：IL-8在内异症发病的多个环节如腹腔微环境异常及刺激异位细胞增殖等方面起到重要作用。

【关键词】子宫内膜异位症；白细胞介素8；抗白细胞介素8抗体；细胞因子

Role of interleukine-8 in the pathologenesis of endometriosis. *Wang Lijie*, *Leng Jinhua*, *Lang Jinghe*

【Abstract】Objective：To determine the expression of IL-8 in endometriosis. **Methods**：Thirty-six patients with endometriosis（EM）were selected as study group. Twenty patients without endometriosis served as control group. IL-8 concentrations in perito. neal fluid and serum of both groups were detected by enzyme linked immunoabsorbent assay（ELISA）. The differences of IL-8 mRNA expression in eutopic endometrium of patients between with and without endometriosis，and the differences among different endometriotic lesions were further studied by Northern Blotting. IL-8 and anti-IL-8 were used to treat cultured endometrial stromal cells（ES）. **Results**：The peritoneal fluid and serum from patients with EM contained significantly greater amounts of IL-8 than those in controls（$P=0.03$，0.003）. A significant correlation between peritoneal fluid IL-8 content and the severity of disease was noted，but there were no evidences of a relationship between concentrations of serumIL-8 and the severity of disease. It was showed that the expression density of IL-8 mRNA in study group was significantly higher than in the control group. Among the different endometriotic lesions，the IL-8 mRNA expression density was：red peritoneal lesion（RPL）＞ovarian chocolate cyst（OCC）＞uterosacral ligament nodule（ULN）. There was a dose-dependent stimulatory effect of IL-8 on survival of cells，and this function can be inhibited by anti-IL-8. **Conclusions**：IL-8 may play an important role in the pathogenesis of endometriosis by promoting the growth of endometrial cells and change peritoneal circumstance.

【Key words】Endometriosis；Interleukin-8；Anti-interleukin-8；Cytokine

　　子宫内膜异位症（简称内异症）是一种常见的妇科疾病，虽为良性疾病，但具有组织侵袭和血管形成等恶性生物学行为。白细胞介素8（IL-8）是由单核细胞、巨噬细胞、血管内皮细胞及各种肿瘤细胞产生[1]的一种小分子量多肽,可趋化和激活中性粒细胞,并参与调节白细胞与内皮细胞的黏附过程,同时还具有促进血管形成的作用[2,3]。本研究旨在检测IL-8在内异症患者不同病变类型及在位子宫内膜中的表达情况及其差异,并以子宫内膜基质细胞(ES)的分离培养作为内异症的体外培养模型,研究IL-8和其抗体,anti-IL-8对内膜细胞增殖的影响,从而探讨IL-8与内异症发病的关系。

1 资料与方法

1.1 临床资料

选取2002年9月至2003年3月在北京协和医院妇产科经腹腔镜确诊的内异症患者34例为研究组,(32.7±5.6)岁,同期因卵巢良性肿瘤行腹腔镜手术的非内异症患者20例为对照组,(31±6.0)岁。两组患者均月经规律,术前3个月内未行激素治疗。两组年龄无统计学差异。采用修订后的美国生育协会内异症分期评分法(r-AFS)[4]对研究组患者进行分期,12例为Ⅰ~Ⅱ期(轻度内异症组),24例为Ⅲ~Ⅳ期(重度内异症组)。根据末次月经及子宫内膜组织学检查结果确定,研究组中20例患者手术时为增殖期,16例为分泌期;对照组中11例为增殖期,9例为分泌期。

1.2 方法

1.2.1 标本采集

所有标本均在腹腔镜下获取。手术开始前取血5ml,离心留取血清-20℃保存。腹腔镜下通过吸管用20ml空针吸取腹水,置于无菌肝素抗凝管中。尽快离心,3 000r/min,20分钟。取上清-70℃保存。术中同时取异位内膜及在位内膜,异位内膜病灶通过活检取得,根据部位,将活检标本分为腹膜红色病灶、卵巢巧克力囊肿及子宫骶韧带结节三种类型。同期在位内膜通过刮宫获取。每一标本分为两份,小部分用10%福尔马林固定,做常规病理;大部分则置于液氮保存,用来提取总RNA进行Northern杂交。

采用ELISA方法测定腹水和血清中IL-8水平。试剂盒(R&D system USA)。实验操作按说明书进行。所有标本均为复管检测。

1.2.2 Northern杂交比较不同类型异位病灶IL-8mRNA的表达

实验方法参照文献[5,6]进行。参照TRIzol Reagent试剂盒说明书一步法提取组织总RNA。IL-8及β-actin探针(Sigma)、随机引物DNA标记试剂盒(Promeg USA)、a-P^{32}-dCTP(北京亚辉公司)。X线片用Pharmacia公司UltroScan XL密度扫描仪扫描检测曝光强度。

1.2.3 IL-8、anti-IL-8对ES增殖的影响

刺激因子IL-8、anti-IL-8(Sigma)参照Ryan等[7]的方法进行ES的分离和原代培养。第2代细胞用于细胞因子刺激。将细胞分别接种于96孔板,待接近铺满生长时,换用15%csFBS的FD培养基培养24h,以排除血清中不明因子的影响。分别用不同浓度的IL-8(0.1,1,10ng/ml),anti-IL-8(0.1,1,10ng/ml)等刺激上述细胞,并设对照组。待上述因子与ES细胞共培养24小时、48小时、72小时及6天后,MTT比色研究细胞增殖情况。每个96孔板均设4个空白对照,用于统计及作图的各孔光吸收值均为各孔的原始吸光度值减去空白孔的吸光度值的结果,用OD表示。与浓度效应有关的结果均在3例不同来源内膜标本的ES细胞培养中进行重复。

1.3 统计学分析

采用SPSS10.0软件对数据进行统计学分析,主要采用t检验、χ^2分析、相关分析等方法。$P < 0.05$有统计学意义。

2 结果

2.1 不同期别内异症患者腹水IL-8的水平

腹水中IL-8水平:轻度组(37.5±13.4)pg/ml,重度组(537.2±65.1)pg/ml,均显著高于对照组[(14.5±2.6)pg/ml]($P = 0.03$,0.003)。腹水中

IL-8水平与疾病的严重程度呈正相关（r分别为0.823，0.934）。

2.2 不同期别内异症患者血清中IL-8的水平

重度组血清中IL-8水平显著高于对照组（$P = 0.0001$）。轻度组血清中IL-8水平较对照组升高，但无统计学意义（$P = 0.193$）。血清中IL-8水平与疾病的严重程度无明显相关（r为0.348，$P > 0.05$），血清中IL-8水平与腹水中IL-8无明显相关（$r = 0.168$，$P > 0.05$）。

2.3 内异症中IL-8 mRNA表达强度的测定

见图1。由图可见，不同类型内异症病灶之间IL-8 mRNA表达强度：腹膜红色病灶＞在位内膜＞卵巢巧克力囊肿＞子宫骶韧带结节；内异症患者的子宫内膜组织中IL-8 mRNA的表达强度明显高于非内异症患者的在位内膜（图2）。

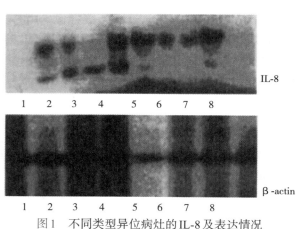

图1　不同类型异位病灶的IL-8及表达情况
4，8：红色病变；2，6：巧克力囊肿；3，7：宫骶结节；1，5：子宫内膜

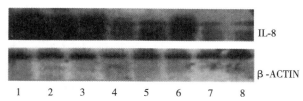

图2　内异症及非内异症患者的子宫内膜组织中IL-8的Northern杂交结果
1～6：内异症在位内膜；7，8：非内异症在位内膜

2.4 IL-8对ES细胞增殖的影响

用不同浓度的IL-8刺激ES细胞72小时后发现，IL-8可显著刺激ES细胞增殖。当IL-8浓度为1 ng/ml时作用最强，其强度可达刺激前的2.2倍。但再进一步增加IL-8浓度，其刺激效应并不随之增加。以1 ng/ml的IL-8刺激ES细胞，对不同时间点的细胞进行MTT分析提示，IL-8刺激ES细胞增殖效应随着刺激时间的延长而增强，呈时间依赖性（$r = 0.949$）。

2.5 Anti-IL-8对ES细胞增殖的影响

用不同浓度anti-IL-8刺激ES细胞后发现，anti-IL-8可抑制ES细胞的增殖，随着抗体浓度的增加，对细胞增殖的抑制作用逐渐增强，呈浓度依赖性（$r = 0.751$，$P < 0.05$）。以1 ng/ml的anti-IL-8刺激ES细胞，对不同时间点的细胞进行MTT分析提示，anti-IL-8抑制ES细胞增殖效应随着刺激时间的延长而增强，呈时间依赖性（$r = 0.843$，$P < 0.05$）。

3 讨论

3.1 IL-8在内异症中的表达

目前认为，内异症患者腹水中升高的IL-8主要来源于巨噬细胞、外周血单核细胞及腹膜间皮细胞[2]。本研究结果显示，内异症患者腹腔液中IL-8的浓度明显高于对照组，而且IL-8的水平与疾病的严重程度呈正相关，提示IL-8可能在内异症疾病的进展和维持中起重要作用。Rana等[8]的研究发现，内异症患者腹腔液中的巨噬细胞经体外培养，其培养液中IL-8的浓度无论是静息的还是经LPS刺激后均显著高于对照组，说明巨噬细胞是IL-8的主要来源之一。有研究发现[2]，内异症组的在位内膜与对照组内膜淋巴细胞分布相似，而异位内膜与在位内膜及对照组内膜之间存在着显著差异，主要表现为T细胞和CD68+细胞增多，增多的免疫细胞可分泌多种细胞因子，如IL-8、VEGF、FGF、PDGF等，促进异位内膜在局部生长，同时造成局部的纤维粘连与增生。本研究发现，IL-8 在子宫内膜中有一定的表达，因此我们认为，子宫内膜及其随经血反流的内膜种植片也是内异症腹水中 IL-8 的主要来源。

内异症可分为腹膜型（腹膜种植灶）、卵巢型（主要是巧克力囊肿）、深部结节型（主要是子宫骶韧带结节）三种不同类型，它们的组织来源可能有所不同：腹膜内异症来源于月经期反流的子宫内膜种植；卵巢子宫内膜异位灶则可能来源于卵巢上皮化生，而子宫骶韧带结节则可能是米勒管的残余。本研究用 Northern 杂交的方法比较了不同异位灶之间 IL-8 的表达情况，发现卵巢巧囊、宫骶结节中的 IL-8 的表达强度均低于同期在位内膜，而腹膜红色病变的 IL-8 表达强度最强。腹膜红色病变是一种活跃的病变类型，代表了内异症发生的早期阶段，其病灶周围常可见丰富的新生血管网形成；卵巢巧囊是内异症的一种晚期病变，尽管由于囊肿中的异位内膜在月经周期中反复出血，可使囊肿进一步长大，但从血管形成方面来说，它可能已经有某种自限趋势。因此，不同类型异位病灶 IL-8 表达程度的不同说明 IL-8 的表达与异位灶的血管化程度密切相关。另外，有研究证实[9]，IL-8 可上调 Gelatinase（MMP-9）的表达，并以浓度依赖的方式促进子宫内膜间质对纤维基质的黏附。

目前认为，内异症患者的子宫内膜可能有不同于正常内膜的特性。我们比较了内异症患者及非内异症患者的在位子宫内膜中 IL-8 的表达情况，发现内异症患者的子宫内膜中 IL-8 mRNA 表达水平明显高于非内异症患者。结果提示，与非内异症者相比较，异位症患者的子宫内膜的血管形成活性增强。这些有较高血管形成活性的内膜返流入腹腔后，有可能比"一般"内膜更容易刺激周围的血管形成，使异位内膜种植成功的可能性增加，可能是对内异症发病来源的一种新解释。

3.2　IL-8 刺激 ES 细胞的增殖

本研究结果显示，IL-8 以浓度依赖性和时间依赖性的方式刺激 ES 细胞的增殖。IL-8 刺激细胞增殖的最大效应出现在 1 ng/ml，此后增加剂量并不能得到更强的刺激作用。值得注意的是，anti-IL-8 可显著抑制 IL-8 及雌孕激素刺激 ES 细胞增殖的效应，而且该抑制作用也呈现浓度及时间依赖性。因此，当内异症患者既有过量表达 IL-8 mRNA 趋向且经培养又可自分泌 IL-8 的子宫内膜返流入腹腔后，必将引起腹腔局部环境中 IL-8 水平的升高，后者反过来又可促进内膜细胞的增殖。增殖的内膜细胞可分泌多种细胞因子，而且在腹腔中 TNF-α、IL-1、雌孕激素等因子作用下，分泌作用进一步增强，从而形成一恶性循环。趋化和活化的腹水巨噬细胞及异位增殖的内膜细胞可分泌多种细胞因子共同参与异位内膜的黏附、侵袭及血管形成，从而促进内异症的形成和发展。

总之，IL-8 与内异症的发生、发展密切相关。是否可将 IL-8 及其抗体作为研究内异症治疗的一个靶位点，应用于内异症的治疗及术后复发的预防，尚有待于更深入的研究。

参 考 文 献

[1] Tuschil A，Lam C，Haslberger A，et al. Interleukine-8 stimulates calcium transient and promotes epidermal cells in culture [J]. Mol Cell Endocrinol，1993，94：195-204.

[2] Song M，Karabina SA，Kavtaradze N，et al. Presence of endometrial epithelial cells in the peritoneal cavity and the mesothelial inflammatory response [J]. Fertil Steril，2003，79（Suppl 1）：789-794.

[3] Barcz E，Rozewska ES，Kaminski P，et al. Angiogenic activity and IL-8 concentrations in peritoneal fluid and sera in endometriosis [J]. Int J Gynaecol Obstet，2002，79（3）：229-235.

[4] American society for reproduction medicine. Revised American Society for Reproductive Medicine classification of Endometriosis 1996 [J]. Fetil Steril，1997，67：817-821.

[5] 卢圣栋. 现代分子生物学实验技术 [M]. 北京：高等教育出版社，1993：240-248.

[6] Sambroook J，Fritsch EF，Maniatis T. 金冬雁，黎孟枫译. 分子克隆实验指南 [M]. 北京：科学出版社，1992：345-357.

[7] Ryan IP，Schriock ED，Taylor RN. Isolation，char-

acterization, and comparison of human endometrial and endometriosis cells *in vitro* [J]. J Clin Endocrinol Metab, 1994: 642-649.

[8] Rana N, Braun DP, House R, et al. Basal and stimulated secretion of cytokines by peritoneal macrophages in women with endometriosis [J]. Fertil Steril,

1996, 65（5）: 925-930.

[9] Mulayim N, Savlu A, Guzeloglu-Kayisli O, et al. Regulation of endometrial stromal cell matrix metalloproteinase activity and invasiveness by interleukin-8 [J]. Fertil Steril, 2004, 81（Suppl 1）: 904-911.

NS-398 与前列腺素 E_2 对子宫内膜异位症子宫内膜细胞环氧合酶-2 mRNA 表达与凋亡的影响

李志刚　郎景和　冷金花　刘东远　刘珠凤　孙大为　朱　兰

【摘要】目的：探讨选择性环氧合酶-2（COX-2）抑制剂 NS-398 与前列腺素 E（PGE_2）对子宫内膜异位症患者子宫内膜细胞 COX-2 mRNA 表达与细胞凋亡的影响。**方法**：以体外培养的子宫内膜细胞为研究对象，分别用 NS-398 与 PGE_2 处理。采用 RT-PCR 法、MTT 法、酶联免疫吸附试验（ELISA）和流式细胞术，检测刺激前后 COX-2 mRNA 表达量、细胞增殖、凋亡与细胞周期分布情况以及上清液中凋亡抑制蛋白 Bcl-2 与 PGE_2 的释放量。**结果**：NS-398 以剂量与时间依赖方式抑制 COX-2 mRNA 的表达以及 PGE_2 与 Bcl-2 的分泌，抑制子宫内膜细胞增殖，诱导细胞凋亡，改变细胞周期分布，增加 G_0/G_1 期细胞的比例。PGE_2 以时间与剂量依赖方式刺激子宫内膜细胞的 COX-2 mRNA 的表达，使 Bcl-2 释放增加。同时，PGE_2 可以逆转 NS-398 对子宫内膜细胞的抑制作用，细胞增殖重新活跃，改变细胞周期分布，减少 G_0/G_1 期细胞的比例，抑制细胞凋亡。**结论**：COX-2 选择性抑制剂 NS-398，促进细胞凋亡，抑制细胞增殖，其机制可能与抑制 COX-2 的表达，降低 PGE_2 以及 Bcl-2 释放，和改变细胞周期有关。PGE_2 在体外能够刺激子宫内膜细胞 COX-2 的表达升高，促进细胞增殖，抑制细胞凋亡。

【关键词】子宫内膜异位症；环氧合酶；前列腺素 E 类；细胞凋亡

Effect of selective cyclooxygenase-2 inhibitor and prostaglandin E_2 on expression of COX-2 and apoptosis in human endometrial cell.

Li Zhigang，Lang Jinghe，Leng Jinhua，Liu Dongyuan，Liu Zhufeng，Sun Dawei，Zhu Lan

【Abstract】Objective：To determine the effects of selective cyclooxygenase-2（COX-2）inhibitor NS-398 and PGE_2 on the expression of COX-2，the releasing of PGE_2 and Bcl-2，and the apoptosis in primary cultured endometrial cells. **Methods**：The cultured endometrial cells（ESCs）were divided into two groups，which were treated with selective COX-2 inhibitor NS-398，and PGE_2 respectively. Total RNA was extracted for RT-PCR used to determine the COX-2 mRNA expression. ELISA was used to detect the PGE_2 and Bcl-2 releases in the culture supernatant. MTT assay was used to determine the proliferation of these cells，and flow cytometry to observe the apoptosis and distribution of cell cycle between with and without treatment. **Results**：NS-398 could inhibit the expression of COX-2 mRNA and then reduced the PGE_2 and Bcl-2 release in a time-and dose-dependent mode，and then inhibited the cell proliferation and induced apoptosis through increasing the ratio of the G_0/G_1 cells. PGE_2 could stimulate the endometrial cells to express COX-2 mRNA and then reduced the Bcl-2 release in a time-and dose-dependent mode，and then promoted the cell proliferation of cell and inhibited apoptosis through changing the ratio of the G_0/G_1 cells. **Conclusions**：NS-398 inhibits the proliferation of endometrial cells through decreasing PGE_2 and Bcl-2，and affecting the distribution of cell cycle and inducing apoptosis，which indicating that selective COX-2 inhibitor may be a new way of the treatment of endometriosis. PGE_2 promotes the proliferation of the cells by inhibiting apoptosis.

【Key words】Endometriosis；Cyclooxygenase；Prostaglandins E；Apoptosis

环氧合酶-2的表达除了与肿瘤发生、发展有关外，在子宫内膜异位症（内异症）发病中，可能起重要的作用[1]。动物模型与临床实验显示，选择性环氧合酶-2（COX-2）抑制剂有抑制肿瘤生长的作用[2]。选择性COX-2抑制剂是否也影响子宫内膜细胞的生长值得探讨。本实验的目的是探讨选择性环氧合酶-2抑制剂（NS-398）与前列腺素 E_2 对体外培养的子宫内膜细胞增殖与凋亡的影响。

1 材料与方法

1.1 材料

无菌条件下获取子宫内膜异位症患者分泌期的子宫内膜，取材对象近3个月无激素治疗史，并经病理学检查证实子宫内膜处于分泌期。

1.2 方法

1.2.1 子宫内膜细胞原代培养方法

参照文献[3]，无菌收集子宫内膜，置入冰浴的FD（F-12/DMEM混合培养基）培养液中。用PBS洗5遍，剔除血块。将组织剪成1mm³大，用PBS及FD各沉降1次，弃上清。先加入一倍以上体积的FD培养液，再加入胶原酶终浓度为1mg/ml，37℃恒温浴摇床中消化1小时。加入DNase I（脱氧核糖核酸酶）使终浓度为15U/ml，继续消化0.5小时。加入FD培养液终止消化，700r/min离心7分钟，弃上清，FD离心洗涤2次。将细胞用FD悬浮后，经100目（150μm）不锈钢滤网过滤，用30mlFD冲洗滤网。将细胞按照 5×10^5/ml的密度接种于含10%小牛血清的FD培养液中。置入37℃，95%空气，5%CO_2孵箱中培养。

1.2.2 实验分组及观察指标

待细胞生长接近铺满时，换用无血清FD培养基培养24小时。将细胞分为3组。NS-398刺激组：分别用 2×10^{-5}、4×10^{-5}、6×10^{-5}、8×10^{-5} 和 10×10^{-5}mol/L浓度的NS-398刺激内膜细胞24小时；PGE_2刺激组：分别用 10^{-10}、10^{-9}、10^{-8}、10^{-7} 和 10^{-6}mol/L浓度的PGE_2刺激内膜细胞24小时；对照组：不加刺激因子。每一浓度刺激8瓶培养皿细胞，分别收获细胞和上清液，观察浓度效应。选择NS-398和PGE_2的最佳作用浓度，分别在不同时间点（0，12，24，48，72小时）收获细胞和上清液，观察它们作用的时间效应。上清液保存前加入吲哚美辛（浓度为10μg/ml）。

1.2.3 RT-PCR方法鉴定COX-2 mRNA的表达

用TRIzol一步法提取细胞总RNA。按每10cm²的培养面积加入0.6mlTRIzol试剂，静置10～20分钟。用经250℃烘烤4小时以上的滴管吹打细胞，收集裂解。分装至新Eppendorf离心管中，加入氯仿进行相分离。用异丙醇沉淀RNA，乙醇洗涤，无RNA酶的水溶解RNA。测OD值定量并电泳检查其完整性。RT-PCR检测COX-2 mRNA。

1.2.4 细胞上清液中PGE_2与Bcl-2的测定

PGE_2与Bcl-2的酶联免疫吸附试验（ELISA）试剂盒系美国R&D公司生产，严格按照试剂盒说明操作。

1.2.5 应用MTT法检测不同浓度或不同时间点刺激后细胞的存活率

采用不同浓度或不同时间点刺激后，每孔加入MTT（噻唑蓝）液（5mg/ml）20μl。37℃孵育4小时后弃上清，每孔加入150μl二甲亚砜，轻轻振荡10分钟，充分溶解结晶物。在570nm波长酶标免疫检测仪上测定各孔光吸收度（OD），求其平均值。实验组按下列公式计算细胞存活率：细胞存活率＝实验组OD值/对照组OD值×100%。

1.2.6 流式细胞仪检测细胞凋亡和细胞周期

用0.25%胰酶/EDTA消化细胞，制成细胞悬液。1 000r/min离心10分钟，弃上清。每管加入4℃预冷的0.01mol/L PBS 5ml，吸管吹匀。1 000r/min离心10分钟，弃上清。每管加入0.01mol/L PBS 0.5ml，吸管吹匀。缓慢加入-20℃预冷的70%乙醇，同时轻轻晃动离心管，用吸管充分吹匀。4℃冰箱固定48小时。1 000r/min离心10分钟，弃上清。用4℃预冷的0.01mol/L PBS 5ml冲洗细胞。吹匀后，1 000r/min离心10分钟，弃上清。每管加入0.01mol/L PBS 0.5ml，吹匀，制成细胞悬液。37℃下将细胞悬液用RnaseA（核糖核酸酶A）（终浓度50mg/ml）消化0.5小时。冰浴5分钟。每管加入PI染液（终浓度50μg/ml），置于4℃避光染色1小时。用360目滤网过滤，成为$1×10^6$个细胞/毫升的单细胞悬液。流式细胞仪分析细胞周期和测定细胞凋亡。每种刺激条件的样本重复测定2次。

1.3 统计学处理

所有数据均以均值表示，应用SPSS 10.0软件行单因素方差分析和配对t检验。以$P < 0.05$为差异有显著性。

2 结果

2.1 NS-398对子宫内膜细胞COX-2 mRNA表达与凋亡的影响

2.1.1 浓度效应

不同浓度NS-398均可抑制COX-2 mRNA表达，PGE_2与Bcl-2产生均下降；在浓度达到$6×10^{-5}$mol/L以上时，对COX-2 mRNA表达的抑制作用最为显著，子宫内膜细胞的生长明显受抑以及细胞的凋亡率明显增加（$P < 0.05$）而$6×10^{-5}$、$8×10^{-5}$和$10×10^{-5}$mol/L 3种浓度之间上述3项指标差异均无显著性（$P > 0.05$）。细胞存活率仅约50%，细胞凋亡率最高约达30%；G_0/G_1期细胞的比例增加，见表1。

2.1.2 时间效应

用$6×10^{-5}$mol/L的NS-398刺激子宫内膜细胞，作用>48小时，COX-2 mRNA表达明显受抑，PGE_2产生明显减少，子宫内膜细胞的生长明显受抑，以及增加G_0/G_1期细胞的比例，细胞的凋亡率明显增加（$P < 0.05$），作用48小时与72小时相比，差异无显著性（$P > 0.05$），见表2。

2.2 PGE_2对子宫内膜细胞COX-2表达及凋亡的影响

不同浓度PGE_2刺激子宫内膜细胞，在浓度

表1 不同浓度NS-398作用24小时子宫内膜细胞的影响

浓度 （mol/L）	培养 皿数	COX-2/β-actin 比值	PGE_2 （ρ/pg·ml⁻¹L）	Bcl-2 （U/ml）	细胞存活率 （%）	凋亡率 （%）	细胞周期		
							G_0-G_1期	S期	G_2-M期
对照	8	0.66	986.45	113.75	91.58	5.75	46.84	21.66	31.25
$2×10^{-5}$	8	0.56	866.54	98.55	87.46	8.45	51.37	22.11	26.49
$4×10^{-5}$	8	0.45	788.69	93.42	76.25	18.79	62.34	20.82	16.29
$6×10^{-5}$	8	0.27	386.42	68.44	51.28	27.79	61.87	15.21	22.86
$8×10^{-5}$	8	0.23	364.50	53.45	53.35	29.35	78.99	8.31	12.43
$10×10^{-5}$	8	0.20	333.83	56.15	56.26	24.87	53.62	18.82	27.43

表2 NS-398（$6×10^{-5}$mol/L）对子宫内膜细胞COX-2 mRNA表达与PGE_2及Bcl-2分泌的影响

时间 （t/h）	培养 皿数	COX-2/β-actin 比值	PGE_2 （ρ/pg·ml⁻¹L）	Bcl-2 （U/ml）	细胞存活率 （%）	凋亡率 （%）	细胞周期		
							G_0-G_1期	S期	G_2-M期
0	8	0.55	189.38	69.35	97.13	2.40	49.34	20.21	30.25
12	8	0.47	750.14	101.59	88.76	9.76	56.12	17.57	26.24
24	8	0.33	618.23	89.24	78.47	28.57	79.49	7.06	13.31
48	8	0.24	315.77	67.47	45.23	25.21	64.37	13.96	21.57
72	8	0.23	389.50	51.67	39.12	23.25	64.84	19.55	15.37

达到 10^{-8} mol/L 时，COX-2 mRNA 的表达最强，可达刺激前的 2.1 倍，显著高于 10^{-9}、10^{-10} mol/L 及 10^{-6} mol/L（$P < 0.05$），而 10^{-8}、10^{-7} mol/L 两浓度之间差异无显著性（$P > 0.05$）。10^{-7} mol/L 时，Bcl-2 释放增加最明显，显著高于其他各组（$P < 0.05$）。用 10^{-8} mol/L PGE$_2$ 刺激子宫内膜细胞，作用 24 小时对 COX-2 mRNA 的促进作用最明显，48 小时 Bcl-2 释放量最多，见表 3。

2.3　PGE$_2$ 对 NS-398 刺激的内膜细胞的凋亡影响

先用 6×10^{-5} mol/L 的 NS-398 与子宫内膜细胞共培养 24 小时，再加入 10^{-8} mol/L 的 PGE$_2$ 培养 24 小时。在这 3 组中，NS-398 刺激组的 Bcl-2 含量及细胞存活率最低，凋亡率最高，差异有显著性（$P < 0.05$）。当再用 PGE$_2$ 培养后，Bcl-2 含量及细胞存活率再次增高，减少 G$_0$/G$_1$ 期细胞的比例，抑制细胞凋亡，凋亡率下降，与对照组比较差异无显著性（$P > 0.05$），见表 4。

3　讨论

3.1　NS-398 对子宫内膜细胞 COX-2 与细胞凋亡的影响

选择性 COX-2 抑制剂特异性抑制 COX-2，从而影响前列腺素的合成。NS-398 即是其中一种，常用于体外研究[4]。以往，环氧合酶抑制剂对环氧合酶影响的研究主要集中于恶性肿瘤。结果多倾向认为，能够抑制 COX-2 的表达，降低 PGE$_2$ 释放，导致多种癌细胞系凋亡细胞增加、增殖减少。凋亡的诸多通路都有可能与选择性 COX-2 抑制剂抑癌的作用机制有关[5]，内异症的发生与环氧合酶-2 也有关[1]。但是，选择性 COX-2 抑制剂对内异症患者子宫内膜细胞 COX-2 表达与细胞凋亡的影响研究尚少。本研究结果表明，NS-398 在体外能够抑制子宫内膜异位症子宫内膜细胞 COX-2 mRNA 的表达，有浓度与时间效应；随着 COX-2 表达的消减，PGE$_2$ 产量下降，Bcl-2 也下降，细胞增殖率逐步降低，

表 3　PGE$_2$ 刺激子宫内膜细胞 COX-2 的表达与 Bcl-2 的释放

浓度（mol·L^{-1}）	培养皿数	COX-2/β-actin 比值	Bcl-2（U/ml）	时间（h）	培养皿数	COX-2/β-actin 比值	Bcl-2（U/ml）
		浓度效应				时间效应	
对照	8	0.50	108.25	0	8	0.57	33.78
10^{-10}	8	0.68	111.53	12	8	0.95	89.54
10^{-9}	8	0.97	143.67	24	8	1.47	152.61
10^{-8}	8	1.36	156.16	48	8	1.21	197.48
10^{-7}	8	1.23	188.74	72	8	0.93	178.91
10^{-6}	8	1.02	153.49				

表 4　PGE$_2$（10^{-8} mol/L）对 NS-398（6×10^{-5} mol/L）刺激的子宫内膜细胞的凋亡率与增殖的影响

组别	培养皿数	Bcl-2 含量（U/ml）	细胞存活率（%）	凋亡率（%）	G$_0$-G$_1$ 期	S 期	G$_2$-M 期
					细胞周期		
对照	8	123.43	98.01	4.50	44.74	22.51	32.45
NS-398	8	78.94	73.98	28.25	74.89	9.36	15.51
NS-398＋PGE$_2$	8	186.52	92.45	9.43	51.52	19.87	28.44

细胞凋亡率却有所增加。NS-398也可在一定程度上抑制COX-2的表达，从而诱导细胞凋亡。已有一些有关肿瘤的临床实验，采用celecoxib等选择性COX-2抑制剂进行化学预防与治疗探讨，初步结果令人振奋[6]，是否也可以考虑对子宫内膜异位症的高危人群进行化学干预，是个有意义的课题。

3.2 前列腺素E$_2$对内异症子宫内膜细胞COX-2表达与内膜细胞凋亡的影响

环氧合酶是前列腺素合成的限速酶。COX-2表达增强，前列腺素合成增加。体外和动物模型研究表明，PGE$_2$有促进细胞增殖、抑制细胞凋亡的作用，其结果有可能是导致癌前病变向癌转化，导致肿瘤的发生与发展[7]。在内异症中，前列腺素产生增加，并且与痛经有关。但是，内异症的异位内膜长时间处于高剂量的PGE$_2$环境，COX-2表达与凋亡的变化探讨极少。本实验结果显示，PGE$_2$有促进COX-2生成的作用，凋亡抑制蛋白的产生逐渐增多，并且存在着浓度与时间效应，从而可能促进细胞生长，减少细胞凋亡。此外，本实验还观察到，PGE$_2$可以逆转NS-398对子宫内膜细胞的抑制作用，细胞增殖重新活跃，细胞凋亡率减少。国外也有学者报道，COX-2在卵巢巧克力囊肿局部组织明显升高，恶变者最高[8]。因此，有理由认为，如能证明COX-2高表达、PGE$_2$高释放以及持续作用，不仅与盆腔疼痛症状有关，而且PGE$_2$还能导致内异症异位内膜发生恶变，那么，对内异症患者使用环氧合酶抑制剂，就可能有预防或者降低内异症病灶发生癌变风险之功效。

参 考 文 献

[1] Chishima F, hayakawa S, Sugita K, et al. Increased expression of cyclooxygenase-2 in local lesions of endometriosis patients [J]. Am J Repro Immunol, 2002, 48: 50-56.

[2] Dogan E, Saygili U, Posaci C, et al. Regression of endometrial explants in rats treated with the cyclooxygenase-2 inhibitor rofecoxib [J]. Fertil Steril, 2004, 82 (Suppl 3): 1115-1120.

[3] Akoum A, Lemay A, Brunet C, et al. Secretion of monocyte chemotactic protein-1 by cytokine-stimulated endometrial cells of women with endometriosis [J]. Fertil Steril, 1995, 63: 322-328.

[4] Uefuji K, Ichikura T, Shinomiya N, et al. Induction of apoptosis by JTE-522, a specific cyclooxygenase-2 inhibitor, in human gastric cancer cell lines [J]. Anticancer Res, 2000, 20: 4279-4284.

[5] Lin MT, Lee RC, Yang PC, et al. Cyclooxygenase-2 inducing Mcl-1-dependent survival mechanism in human lung adenocarcinoma CL1.0 cells. Involvement of phosphatidylinositol 3-kinase/Akt pathway [J]. J Biol Chem, 2001, 276: 48997-49002.

[6] Thun MJ, Henley SJ, Patrono C. Nonsteroidal anti-inflammatory drugs as anticancer agents: mechanistic, pharmacologic, and clinical issues [J]. J Natl Cancer Inst, 2002, 94: 252-266.

[7] Bishop-Bailey D, Calatayud S, Warner TD, et al. Prostaglandins and the regulation of tumor growth [J]. J Environ Pathol Toxicol Oncol, 2002, 21: 93-101.

[8] 郎景和. 第八届国际子宫内膜异位症学术会议纪要 [J]. 中华妇产科杂志, 2002, 37: 638-640.

血管内皮细胞生长因子受体在子宫内膜异位症中表达的研究

王含必　郎景和　冷金花　朱　兰　刘珠凤　孙大为

【摘要】目的：探索血管内皮细胞生长因子（VEGF）受体（Flt-1，KDR）在子宫内膜异位症（简称内异症）患者的异位及在位子宫内膜组织中的定位及表达情况。方法：分别采用免疫组化、Western 印迹法和反转录聚合酶链反应（RT-PCR）检测内异症患者37份在位子宫内膜组织、34份卵巢子宫内膜异位囊肿组织、15份腹膜红色病变组织、4份腹壁子宫内膜异位灶组织，以33例非内异症患者的在位子宫内膜组织作为对照，比较不同组织中 Flt-1、KDR mRNA 及蛋白的阳性表达率和表达强度的差异。结果：Flt-1、KDR 蛋白质除在血管内皮细胞中表达外，还在子宫内膜的腺细胞和间质细胞中表达。Flt-1、KDR 在内异症患者子宫内膜的阳性表达率分别为94.3%，91.4%，高于卵巢巧克力囊肿（分别为74.3%，77.1%）两者比较 $P < 0.05$，与同期非内异症患者在位子宫内膜组织（93.8%，90.6%，$P > 0.05$）的表达率相仿。Flt-1、KDR 在内异症患者在位子宫内膜组织的核酸水平［吸光度（A）比值］分别为2.4±1.2，3.0±1.4；蛋白质水平灰度值分别为31±17，36±24；同期卵巢巧克力囊肿组织中的核酸水平（A）比值分别为1.5±0.9，1.8±1.0；蛋白质水平灰度值分别为17±6，20±11（$P < 0.05$）；对照组子宫内膜组织的核酸水平（A）比值分别为1.9±0.8，2.3±1.3；蛋白水平灰度值为24±18，25±16（$P > 0.05$）。结论：VEGF 可能通过子宫内膜细胞上的相应受体而发挥一定的生物学作用。内异症患者的异位子宫内膜中 Flt-1、KDR 的表达可能与血管形成相关。

【关键词】子宫内膜异位症；内皮；血管；受体；生长因子

Expression of vascular endothelial growth factor receptors in the ectopic and eutopic endometrium of women with endometriosis. *Wang Hanbi*，*Lang Jinghe*，*Leng Jinhua*，*Zhu Lan*，*Liu Zhufeng*，*Sun Dawei*

【Abstract】Objective：To study the localization and expression of the vascular endothelial growth factor receptors（VEGFR）Fms-like tyrosine kinase（Flt-1）and kinase insert domain-containing receptor（KDR）in human ectopic and eutopic endometrium of patients with endometriosis．Methods：Specimens of endometriosis patients，aged（38±8）years，including 37 specimens of entopic endometrium，34 specimens of ovarian chocolate cyst，34 specimens of ovarian chocolate cyst，15 specimens of red peritoneal endometriosis lesions，and 4 abdominal wall endometriosis lesions were collected．Specimens of endometrium of 33 patients with other gynecological diseases，aged（36±8）years，were collected during operation and used as controls．Immunohistochemistry was used to detect the location and expression of Flt-1 and KDR protein in different tissues．Western blotting was used to detect the protein expression of Flt-1 and KDR protein in different tissues．The mRNA expressions of Flt-1 and KDR were detected by RT-PCR．Results：Flt-1 and KDR were expressed in the endometrial glandular epithelium and stromal cells besides the endometrial blood vessels．The positive expression rate of Flt-1 and KDR in the ectopic endometrium of endometriosis patients were 94.3% and 91.4% respectively，both significantly higher than those in the ovarian endometrial cyst（74.3% and 77.1% respectively，both $P < 0.05$），and similar to those in the eutopic endometrium of the endometriosis patients（93.8% and 90.6% respectively，both $P > 0.05$）．In the eutopic endometrium of the endometriosis patients，the Flt-1 mRNA expression level was 2.4±1.2 and the Flt-1 protein expression level was 31±17，and the KDR mRNA expression level was 3.0±1.4

and the KDR protein expression level was 36 ± 24, all significantly higher than those in the ovarian endometrial cyst（1.5 ± 0.9 and 1.8 ± 1.0 for the Flt-1 and KDR mRNA expressions，and 17 ± 6 and 20 ± 11 for the Flt-1 and KDR protein expressions，all $P < 0.05$），and similar to those in the eutopic endometrium of the non-endometriosis patients（1.9 ± 0.8 and 2.3 ± 1.3 for the Flt-1 and KDR mRNA expressions，and 24 ± 18 and 25 ± 16 for the Flt-1 and KDR protein expressions，all $P > 0.05$）**Conclusions**：VEGF may play certain biological role in the development of endometriosis through VEGFR（Flt-1 and KDR）. The expression of Flt-1 and KDR in the endometriotic lesion appears to be associated with neovascualization.

【**Key words**】Endometriosis；Endothelium；vascular；Receptors；growth factor；

越来越多的证据表明，血管内皮细胞生长因子（VEGF）在子宫内膜异位症（简称内异症）患者的在位及异位内膜组织中高表达，这提示其在内异症病灶的形成中可能起了重要作用，同时VEGF必须与其特异性酪氨酸激酶受体（VEGFR）Flt-1和KDR结合才能发挥促血管形成的生物学作用。本试验比较内异症及非内异症患者Flt-1、KDR核酸及蛋白质水平的分布表达情况，探索其在内异症形成及发展中的作用。

对象与方法

一、对象

病例纳入标准为：年龄20～46岁，月经规律，周期28～32天，无其他内分泌、免疫和代谢性疾病，手术前3个月未接受激素治疗的自2002年6月至2003年12月在北京协和医院妇产科住院的患者。对象为两组。①研究组：为内异症患者，共90例。所取标本为在位和同期异位子宫内膜组织，其中内异症患者同期在位子宫内膜研究组37例、卵巢巧克力囊肿34例、腹膜红色病变15例、腹壁子宫内膜异位灶4例。研究组患者同时取在位子宫内膜、卵巢巧克力囊肿、腹膜红色病变的组织共12例。②对照组：为因卵巢良性肿瘤、宫颈病变或浆膜下肌瘤等原因接受手术治疗的患者，子宫内膜正常，同时排除了内异症的患者，共33例。所有内异症病例均经腹腔镜或开腹手术，并按修改后的1985年美国生育协会分期（r-AFS）标准进行分期[1]。所有在位子宫内膜、卵巢巧克力囊肿及腹壁内膜异位结节标本均经病理核实。研究组年龄（38 ± 8）岁，对照组年龄（36 ± 8）岁，两组差异无统计

学意义（$P > 0.05$）。

二、方法

1. Flt-1、KDR蛋白质组织间表达的检测用免疫组化法。主要材料：兔抗人Flt-1、KDR多克隆抗体（Neomarker公司，美国，RB-1527-P0，RB-1526-P0），实验方法：10%甲醛固定标本，常规石蜡包埋，切成5 μm厚的切片。参照Flt-1、KDR抗体试剂说明书进行，染色方法采用3-氨-9-乙基咔唑显色。结果判定根据每高倍视野染色细胞的数量[2]。厂家提供血管瘤标本做阳性对照；磷酸盐缓冲液替代一抗做阴性对照。

Flt-1、KDR蛋白质在内异症患者在位、异位内膜及非内异症患者在位内膜中表达的检测用Western 印迹法：主要试剂：抗Flt-1、KDR抗体（NeoMarkers，美国，RB-1527-P0，RB-1526-P0），主要仪器：垂直式电泳仪（Bio-RAD，美国，Mini Trans-Blot 153BR）。试验方法参照文献[3]方法。蛋白裂解液提取组织中总蛋白，测总蛋白质浓度。不连续蛋白质凝胶电泳分离蛋白，电转膜，丽春红S染料鉴定转移效果，封闭缓冲液封闭，一抗、二抗和辣根过氧化物酶连接的抗生物素抗体孵育膜后，化学发光反应液（LumiGLO）作用于硝酸纤维素膜上进行放射自显影。凝胶图像成像分析仪（Pharmacia公司，美国，GAS7001B）扫描检测色带强度，得到相应条带的积分吸光度值。

2. 内异症患者在位、异位内膜及非内异症患者在位内膜中Flt-1、KDR mRNA的表达检测RT-PCR主要材料：TRIzol试剂（GIBCO/BRL，美国，15596-018），主要仪器：PCR仪（MJ Research INC，美国，PTC-100），紫外分光光度计（Amersham Biosciences，美国）。引物：Flt-1上游序列为5′TT

GCTGAGCATAAAACAGTC 3′，下游序列为5′TC CGCAGTAAAATCCAAGTA 3′，扩增产物为656 bp；KDR上游序列为 5′CGTCATGGATCCAGATG AACTCCC 3′，下游序列为 5′CTTGACGGAATCG TGCCCCTTTGG 3′，扩增产物为431 bp；内参对照物β-肌动蛋白上游序列为 5′ GAATTCATTTTTGA GACCTTCAA 3′，下游序列为5′CCCGGA TCCATC TCTTGCTCGAAGTCCA 3′，扩增产物为326 bp。实验方法：组织总RNA的提取参照TRIzol试剂说明书进行，反转录参照Super Script Ⅱ RT试剂盒说明书进行，按下述条件进行PCR扩增。Flt-1：预变性94℃ 5分钟，变性94℃ 45秒，退火54℃ 1分钟，延伸72℃ 90秒，后延伸72℃ 5分钟，35个循环。KDR：预变性94℃ 5分钟，变性94℃ 1分钟，退火65℃ 1分钟，延伸72℃ 1分钟，后延伸72℃ 5分钟，30个循环。PCR产物进行琼脂糖凝胶电泳，紫外凝胶分光光度计测定吸光度值。以Flt-1、KDR与β-肌动蛋白的吸光度比值示其表达的相对量。

三、统计学方法

组间阳性率差异统计学意义比较用χ^2检验，两组间半定量结果的差异统计学意义检验用t检验，多组间半定量结果差异统计学意义的比较用单因素方差分析检验。

结　果

一、Flt-1和KDR在蛋白质水平的表达

1. Flt-1和KDR蛋白质在内异症及非内异症患者组织中的表达与分布

免疫组化法可检测到Flt-1和KDR的表达。两种受体除在血管内皮细胞中表达外，无论在内异症还是非内异症患者的在位子宫内膜组织中，两种受体均集中均匀分布在腺细胞的胞质和胞膜中；在间质细胞中散在分布，见图1～图6。但在不同组织中的阳性表达率不同，见表1。应用Western印迹法可以发现两种受体在研究组及对照组的在位及异位内膜组织中都有表达，图7和图8为两种受体在不同类型内异灶及在位子宫内膜中的表达情况，Flt-1蛋白质相对分子质量为180 000，KDR蛋白质相对分子质量为220 000。各组间两种受体表达强度的比较见表2，Western

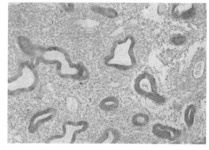
图1　Flt-1蛋白质在内异症患者子宫内膜组织中的表达免疫组化 ×100

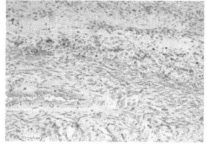
图2　Flt-1蛋白质在卵巢巧克力囊肿中的表达免疫组化 ×200

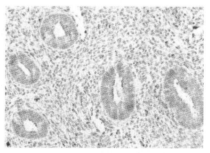
图3　KDR蛋白质在内异症患者子宫内膜组织中的表达免疫组化 ×200

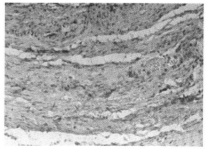
图4　KDR蛋白质在卵巢巧克力囊肿组织中的表达免疫组化 ×200

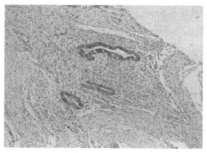
图5　Flt-1在腹膜红色病变中的表达免疫组化 ×100

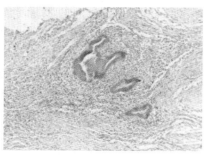
图6　KDR蛋白质在腹膜红色病变中的表达免疫组化 ×100

表1　两组患者不同类型内异病灶中Flt-1和KDR
蛋白质的表达（例数）

组别	总例数	Flt-l蛋白质	KDR蛋白质
研究组			
在位子宫内膜	37	33（94.3）	32（91.4）
卵巢巧克力囊肿	34	26（74.3）*	27（77.1）*
腹膜红色病变#	5	3	3
腹壁内异灶#	4	2	2
对照组在位子宫内膜内膜	33	30（93.8）	29（90.6）

注：括号内为阳性率（%），与对照组子宫内膜比较
*P＜0.05，其余各组间阳性表达率的比较P＞0.05；#例数少
于10例未计算百分率

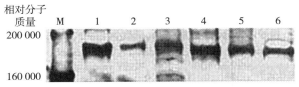

图7　Flt-1蛋白质电泳结果（Western印迹）

M.相对蛋白质分子质量标准；1.内异患者同期在位子宫
内膜组织；2.卵巢巧克力囊肿组织；3.对照组子宫内膜增殖期组
织；4.腹膜红色病变组织；5.腹壁子宫内膜异位病灶组织；6.对
照组子宫内膜分泌期组织

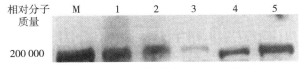

图8　KDR蛋白电泳结果（Western印迹）

M.相对蛋白分子质量标准；1.内异患者同期在位子宫内
膜组织；2.对照组子宫内膜组织；3.卵巢巧克力囊肿组织；4.腹
壁子宫内膜异位病灶组织；5.腹膜红色病变组织

印迹法检测结果表明，内异症患者中卵巢巧克力
囊肿的表达强度低于同期在位子宫内膜及对照
组子宫内膜，差异具有统计学意义（P＜0.05），
而两种受体在研究组与对照组的同期在位子
宫内膜组织中的表达强度差异无统计学意义
（P＞0.05）。

2. Flt-1和KDR蛋白在不同月经周期中的
表达

由表2中可见无论增殖期还是分泌期，Flt-1
与KDR在内异症同期在位子宫内膜中的表达与
对照组相比差异无统计学意义（P＞0.05）。在内
异症及非内异症患者子宫内膜增殖期、分泌期的

表达差异亦无统计学意义，在分泌期较增殖期有
增高的趋势，但差异无统计学意义（P＞0.05）。

二、Flt-1、KDR在mRNA水平的表达

Flt-1及KDR mRNA在不同类型的子宫内膜
异位症病灶与在位子宫内膜的表达见图9和图
10。两种受体mRNA在不同类型内异灶及在位
子宫内膜中的阳性表达率及强度见表3，由表中
可见Flt-1及KDR在内异症患者卵巢巧克力囊肿
的阳性表达率及表达强度都低于在位子宫内膜，
差异具有统计学意义（P＜0.05），而内异症患
者在位子宫内膜和非内异症患者在位子宫内膜的
阳性表达率差异无统计学意义（P＞0.05），在
表达强度方面前者稍高于后者，但差异无统计学
意义（P＞0.05）。

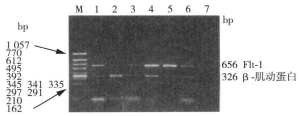

图9　Flt-1 mRNA琼脂糖凝胶电泳结果（RT-PCR）

M.ØX174-HincⅡ相对分子质量标准；1.内异症患者同期在
位子宫内膜增殖期组织；2.卵巢巧克力囊肿组织；3.对照组子宫
内膜组织；4.内异症患者同期在位子宫内膜分泌期组织；5.腹膜
红色病灶组织；6.腹壁子宫内膜异位病灶组织；7.阴性对照组织

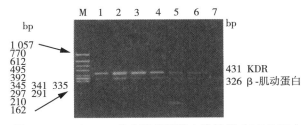

图10　KDR mRNA的琼脂糖凝胶电泳结果（RT-PCR）

M.ØX174-HincⅡ相对分子质量标准；1.卵巢巧克力囊肿组
织；2.内异症患者同期在位子宫内膜分泌期组织；3.对照组子
宫内膜组织；4.腹膜红色病灶组织；5.腹壁子宫内膜异位病灶组
织；6.内异症患者同期在位子宫内膜增殖期组织；7.阴性对照

讨　论

VEGF在内异症中高表达，介导血管形成、
增加血管渗透，并且是维持新生血管存活的必需

表2　两组患者Flt-1及KDR蛋白质在不同类型的内异病灶及在位内膜的表达强度［灰度值（×10³），$\bar{x} \pm s$］

组别	例数	Flt-1蛋白质			KDR蛋白质		
		总表达强度	增殖期表达强度	分泌期表达强度	总表达强度	增殖期表达强度	分泌期表达强度
研究组							
在位子宫内膜	37	31±17	26±15	36±18	36±24	30±20	40±26
卵巢巧克力囊肿	34	17±6*	—	—	20±11*	—	—
腹膜红色病变	10	30±10	—	—	33±9	—	—
腹壁内异灶	4	20±0	—	—	24±0	—	—
对照组在位子宫内膜	33	24±18	21±14	27±21	25±16	23±11	26±19

注：与研究组在位子宫内膜比较*$P < 0.05$，研究组同期在位内膜与对照组子宫内膜比较$P > 0.05$；各组间增殖期与分泌期表达强度的比较$P > 0.05$，—无法进行分期的内异症组织

表3　两组患者Flt-1及KDR mRNA在不同类型的内异病灶及在位内膜阳性的表达

组别	例数	Flt-1 mRNA		KDR mRNA	
		阳性例数	相对表达强度（吸光度比值，$\bar{x} \pm s$）	阳性例数	相对表达强度（吸光度比值，$\bar{x} \pm s$）
研究组					
在位子宫内膜	37	33（89.2）	2.4±1.2	34（91.9）	3.0±1.4
卵巢巧克力囊肿	34	21（65.6）*	1.5±0.9*	23（67.6）*	1.8±1.0*
腹膜红色病变	10	6	2.4±0.8	7	3.1±1.5
腹壁内异灶	4	1	1.6±0.0	2	2.6±0.0
对照组在位子宫内膜	33	28（82.4）	1.9±0.8	28（84.84）	2.3±1.3

注：括号内为阳性表达率（％），例数少于等于10的不计算百分率；与研究组在位子宫内膜比较*$P < 0.05$，其余各组间的比较$P > 0.05$

因子。当VEGFR受到VEGF作用后，通过实现自我磷酸化而成为特异性有丝分裂原[4]，进而激活相关的下游蛋白反应而发挥作用。

本实验证实Flt-1、KDR除了分布在血管内皮细胞外，在位及异位子宫内膜的腺细胞及间质细胞中都有表达，且在不同组织的核酸和蛋白质水平亦都检测到了VEGFR的表达。实验发现与Moller等[5]的检测结果相吻合。提示VEGF的作用可能不仅局限于调控血管形成，还可能作用于子宫内膜的腺细胞和间质细胞，通过调控这两种细胞的生物活性而诱发内异症。

根据VEGF可上调VEGFR的表达[6,7]，Donnez等[8]用免疫组化的方法证实只有在晚分泌期VEGF在内异症与非内异症患者在位内膜的表达才存在统计学差异，本实验未发现两种受体表达差异有统计学意义。分析可能的原因有：①由于取材的差异导致，Donnez发现VEGF的表达差异仅存在于晚分泌期，而本实验未独立分析分泌晚期的表达差异，分泌晚期的例数所占的比例很小；②样本例数相对较少。

本实验中关于VEGFR的表达结果从血管形成的分子机制上提示腹膜红色病变与同期在位子宫内膜的相似性，说明腹膜红色病变极有可能源自异位种植的子宫内膜，这与Matsuzaki等[9]的发现相似，他们证实腹膜红色病变是最早期的内异症表现，其组织成分与患者在位内膜晚分泌期和月经期的特点相似。此发现可佐证Sampson[10]的经血逆流种植学说。通常认为卵巢巧囊是较晚

期的内异症表现，由于囊内反复出血和囊肿扩张延展压迫内膜，完整的内膜结构已不清晰，其血管形成能力大大降低，实验结果与此理论相吻合。

已有学者证实微血管密度在子宫内膜分泌期明显高于增殖期[11]。Flt-1在内皮细胞排列形成管腔时发挥主要作用，而整个分泌期血管形成进入高峰，正是大量血管管腔形成的时期。Krussel等[12]证实Flt-1在早增殖期表达水平最低，此后迅速增加2～3倍，从增殖中期开始即维持一恒定水平，持续到月经来潮。KDR的表达则始终以一恒定水平持续整个月经周期。上述发现均与我们的实验结果相吻合。由此可见，VEGF及其受体在子宫内膜血管网形成中可能发挥着非常重要的作用。Grimwood等[13]甚至提出VEGF是刺激人类子宫内膜蜕膜细胞生长的唯一生长因子。因此，在内异症的血管形成中，VEGF及VEGFR可能起着重要的作用，晚分泌期子宫内膜中血管形成的活跃性以及VEGF及其受体的高表达可能是使内膜易于异位种植的原因之一。

在内异症血管形成中，VEGF和VEGFR的表达可以作为血管形成活跃程度的指征用于发病机制的研究，同时也提示它们可能成为抗血管形成治疗途径的重要靶点。

参 考 文 献

[1] 曹泽毅. 中华妇产科学[M]. 第2版. 北京：人民卫生出版社. 1999. 1277-1278.

[2] Mints M, Blomgren B, Falconer C, et al. Expression of the vascular endothelial growth factor (VEGF) family in human endometrial blood vessels[J]. Scand J Clin Lab Invest, 2002, 62: 167-176.

[3] sambrook J, Russell DW. 分子克隆实验指南[M]. 第3版. 北京：科学出版社, 2001. 1713-1726.

[4] Rosenstein JM, Mani N, Silvemen WF, et al. Pattern of brain angiogenesis after vascular endothelial growth factor administration in vitro and in vivo[J]. Proc Natl Acad Sci USA, 1998, 95: 7086-7091.

[5] Moller B, Rasmussen C, Lindblom B, et al. Expression of the angiogenic growth factors VEGF, FGF-2, EGF and their receptors in normal human endometrium during the menstrual cycle[J]. Mole Hum Reprod, 2001, 7: 65-72.

[6] Takekoshia K, Isobea K, Yashirob T, et al. Expression of vascular endothelial growth factor (VEGF) and its cognate receptors in human pheochromocytomas[J]. Life Sciences, 2004, 74: 863-871.

[7] Waltenberger J, Claessom-Welch L, Siegbahn A, et al. Different signal transduction properties of KDR and Flt-1, two receptors for vascular endothelial growth factor[J]. J Biol Chem, 1994, 269: 26988-26991.

[8] Donnez J, Smoes P, Gillerot S, et al. Vasular endothelial growth factor (VEGF) in endometriosis[J]. Human Reprod, 1998, 13: 1686-1690.

[9] Matsuzaki S, Canis M, Murakami T, et al. Immunohistochemical analysis of the role of angiogenic status in the vasculature of peritoneal endometriosis[J]. Fertil Steril, 2001, 76: 712-716.

[10] Sampson J. Peritoneal endometriosis due to menstrual dissemination of endometrial tissue into the peritoneal cavity[J]. Am J Obstet Gynecol, 1927, 14: 422-429.

[11] Morgan KG, Wilkinson N, Buckley CH. Angiogenesis in normal, hyperplastic, and neoplastic endometrium[J]. J Pathool, 1996, 179: 317-320.

[12] Krussel JS, Casan EM, Raga F, et al. Expression of mRNA for vascular endothelial growth factor transmembraneous receptors Flt-1 and KDR, and the soluble receptor sflt in cycling human endometrium[J]. Mol Hum Reprod, 1999, 5: 452-458.

[13] Grimwood J, Bicknell R, Rees MC. The isolation, characterization and culture of human decidual endothelium[J]. Hum Reprod, 1995, 10: 2142-2148.

基质金属蛋白酶9及其组织抑制剂1在子宫内膜异位症组织中的表达

李　艳　郎景和

【摘要】目的：探讨基质金属蛋白酶9（MMP-9）及其组织抑制剂1（TTMP-1）在子宫内膜异位症（内异症）患者异位内膜及在位内膜中的表达，及其在内异症发病中的作用。方法：选取38例根据美国生育学会修订的内异症分期法，诊断为内异症患者的卵巢内膜异位囊肿标本38份、腹膜红色病变标本16份及同期在位内膜35份组织作为研究组，以及非内异症患者的子宫内膜标本20份作为对照组。采用RT-PCR半定量技术，检测上述不同组织中MMP-9mRNA及TIMP-1mRNA的表达率及表达强度。结果：两组所有标本均有TIMP-1mRNA表达，部分标本有MMP-9mRNA表达。研究组中，卵巢异位囊肿及腹膜红色病变组织MMP-9mRNA表达率分别为45%及56%，表达强度分别为0.46 ± 0.22及0.33 ± 0.12；同期在位内膜MMP-9mRNA表达率为57%，表达强度为0.49 ± 0.28。卵巢异位囊肿、腹膜红色病变及同期在位内膜组织TIMP-1mRNA表达强度分别为1.67 ± 0.79、1.45 ± 0.68及2.31 ± 1.21，前两者与后者比较，差异有统计学意义（$P < 0.05$）。研究组在位内膜及对照组MMP-9的表达率分别为57%及45%；表达强度分别为0.49 ± 0.28及0.29 ± 0.12，两组比较，差异有统计学意义（$P < 0.05$）。研究组在位内膜及对照组TIMP-1mRNA的表达强度分别为2.31 ± 1.21及2.40 ± 0.89。结论：内异症患者在位内膜MMP-9mRNA的表达增强，促进了内膜的异位种植。异位内膜TIMP-1mRNA的表达减弱，可促使内异症病变的发展。

【关键词】子宫内膜异位症；明胶酶B；金属蛋白酶1组织抑制剂

Expressions of matrix metalloproteinase 29 and tissue inhibitor of metalloproteinase21 mRNA in endom etriosis. *Li Yan*, *Lang Jinghe*

【Abstract】Objective：To investigate mRNA expression of matrix metalloproteinase（MMP-9）and tissue inhibitor of metalloproteinase（TIMP-1）in ectopic endometriosis tissue and uterine endometrium from women with and without endometriosis. **Methods**：Thirty-eight women with endometriosis（Revised American Fertility Society classification，RAFS Ⅰ-Ⅳ ）were selected as study group. Thirty-eight specimens of ovarian endometrioma（ovarian chocolate cysts，OCC），16 red peritoneal endometriotic lesions （RPL），and 35 matched ectopic endometrium（Eu）were collected from them simultaneously at the time of surgery. Twenty specimens of endometrium from reproductive women undergoing laparoscopic surgery without endometriosis were obtained as control group. The mRNA expressions of MMP-9 and TIMP-1 were detected by reverse transcription polymerase chain reaction（RT-PCR）. **Results**：Expression of TIMP-1 mRNA was detected in all samples. The level from endometriosis patients and control group was similar （2.31 ± 1.21, 2.40 ± 0.89）. However，ectopic endometrium expressed significantly fewer TIMP-1 mRNA （OCC 1.67 ± 0.79，RPL 1.45 ± 0.68）compared with ectopic endometrium from both endometriosis and en-dometriosis-free patients（$P < 0.05$）. The positive expression rate of MMP-9 mRNA was not distinctively different among all samples. The density of MMP-9 mRNA expression in endometrium（0.49±0.28）from endometriosis patients was similar to that in ectopic endometriosis（OCC 0.46±0.22，RPL 0.33±0.12），but was significantly higher compared with endometrium（0.29±0.12）without endometriosis（P < 0.05）.

Conclusions：An increase of MMP-9 mRNA expression of ectopic endometrium with endometriosis might enhance the endometrial implantation ability，thus facilitate the ectopic implantation of endometrium. Ectopic lesions express significantly less TIMP-1 mRNA，indicating they have increased invasive ability，which might facilitate the development of endometriosis.

【**Key words**】Endometriosis；Gelatinase B；Tissu-inhibitor of metalloproteinase-1

子宫内膜异位症（内异症）发病机制有多种学说，但目前最为广泛接受的是经血逆流种植学说。逆流入腹腔的内膜碎片种植及侵蚀生长，需要细胞外基质（ECM）的破坏和重建，可能受到基质金属蛋白酶（MMP）及其特异的组织抑制剂（TIMP）的影响。MMP-9能降解基底膜的主要成分——Ⅳ型胶原，在肿瘤的侵袭和转移中备受关注。虽然内异症是一种良性疾病，但其具有类似肿瘤侵袭和转移的恶性行为。本研究采用RT-PCR的方法，检测MMP-9及TIMP-1在子宫内膜及异位内膜中的表达，探讨其在内异症发病中的作用。

资料与方法

一、材料来源

1. 研究对象　为2000年1～12月，我院妇产科行手术治疗的内异症患者38例。患者年龄20～44岁，月经规律，无其他内外科疾病，手术前3个月内未接受激素治疗。所有病例均经腹腔镜或开腹手术确诊，并按照1996年美国生育学会修订的内异症分期法（r-AFS）[1]进行分期，其中Ⅰ～Ⅱ期12例，Ⅲ～Ⅳ期26例。手术中同时取异位内膜及同期在位内膜（分别通过活检及刮宫取得），共取得38份卵巢子宫内膜异位囊肿、16份腹膜红色病变及35份在位内膜（增殖期15份，分泌期20份）标本，作为研究组。另选择20例因卵巢囊肿或浆膜下肌瘤等原因行手术、子宫内膜正常及同时排除了内异症的患者，通过刮宫或直接剪切共取得子宫内膜标本20份（增殖期8份，分泌期12份），作为对照组。所有标本均在手术切除后30分钟内进行处理。

每一标本分为2份，1份（小部分）用10%甲醛固定，进行常规病理检查；1份（大部分）则置于Nunc冻存管中以液氮保存，用以提取总RNA进行RT-PCR。临床诊断的16份腹膜红色病变组织中，仅6份切片中可见到腺上皮成分（因多数文献报道对腹膜红色病变的诊断仅为腹腔镜证实，并未经病理检查证实，因此6份标本仍纳入本研究）。研究组患者的年龄为（33±5）岁，对照组为（33±5）岁，两组比较，差异无统计学意义（P > 0.05）。

2. 材料与试剂　从基因库中检索MMP-9、TIMP-1及β肌动蛋白（β-actin）的基因序列，结合文献[2]选取引物序列。MMP-9为370 bp，上游引物为5′-GGCATCCGGCACCTCTATGGTCC-3′，下游引物为5′-GCCACTTGTCGGCGATAAGGAAGG-3′。TIMP-1为107 bp，上游引物为5′-CTGTTGGCTGTGAGGAATG CACAG-3′，下游引物为5′-TTCAGAGCCTTGG AGGAGCTGGTC-3′。β-actin为507 bp，上游引物为5′-GAAATCGTGCGTGACATTAAG-3′，下游引物为5′-CTAGAAGCATTTGCGGTGGACGATGGAGGGGCC-3′。引物自身之间及与β-actin之间不存在互补配对现象。引物均由上海生工生物工程公司合成。Taq DNA聚合酶购自上海生工生物工程公司。TRIzol试剂和Supperscrit Ⅱ H-反转录试剂盒均为美国GIBCO/BRL公司产品。

二、方法

1. 总RNA提取　参照TRIzol试剂盒说明书，采用一步法提取组织总RNA。

2. 反转录（RT）　根据Supperscrit Ⅱ H-反转录试剂盒说明书进行。在20 µl的反应体积中用1 µg总RNA合成cDNA。反应产物置-70℃冰箱保存。

3. 聚合酶链反应（PCR） ①MMP-9、TIMP-1 及β-actin扩增：反应体积25 μl，包括10×PCR Buffer（无 MgCl₂）2.5 μl、5 mmol/L脱氧核苷 三磷酸（dNTP）1 μl、25 mmol/L MgCl₂ 1.5 μl、 2.5 pmol/L β-actin引物2 μl、10 pmol/L MMP-9引 物或TIMP-1引物2.0 μl、Taq酶（5 U/μl）0.5 μl、 RT产物 2 μl，以及用去离子水补足至25 μl，混 匀后离心数秒。②PCR反应条件：94℃初始变性 2分钟，进入循环。94℃变性45秒，58℃退火45 秒，72℃延伸1分钟30秒，35个循环后72℃最 后延伸10分钟，4℃保存。

4. PCR产物的检测及半定量 在2%的琼 脂糖凝胶中电泳（80V，1小时），用凝胶扫描 仪测定有无目的条带及条带吸光度（A）值。以 MMP-9或TIMP-1条带的（A）值与β-actin的比 值代表其表达的相对强度（即强度）。

三、统计学方法

用SPSS软件进行分析，组间MMP-9及 TIMP-1的表达率采用χ^2检验，其半定量结果比 较采用t检验。

结　果

一、MMP-9及TIMP-1mRNA电泳结果

根据所选引物，MMP-9、TIMP-1及β-actin 的扩增产物片段分别为370 bp、107 bp及507 bp， 见图1和图2。

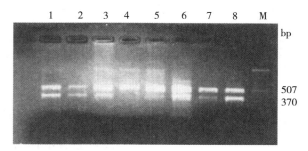

图1　MMP-9 mRNA扩增产物的琼脂糖电泳结果
M：标志物　1～3，5～8：MMP-9 mRNA表达阳性
4：MMP-9 mRNA表达阴性

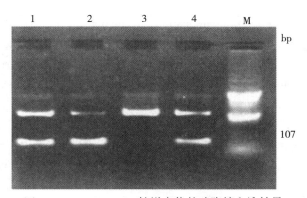

图2　TIM P-1 mRNA扩增产物的琼脂糖电泳结果
M：标志物　1、2、4：TIM P-1mRNA 表达阳性　3：TIM P-1mRNA 表达阴性

二、MMP-9及TIMP-1的mRNA的表达

1. MMP-9 mRNA表达　RT-PCR的结果表 明，研究组中部分异位内膜及在位内膜可检测到 MMP-9 mRNA的表达。MMP-9 mRNA在卵巢异 位囊肿组织中的表达率及表达强度均低于在位内 膜，两者比较，差异无统计学意义（$P > 0.05$）。 MMP-9 mRNA在红色腹膜病变组织中的表达率 与在位内膜相当，MMP-9 mRNA的表达强度 低于在位内膜，两者比较，差异无统计学意义 （$P > 0.05$）。研究组异位内膜MMP-9 mRNA表 达率与对照组比较，无明显差异；MMP-9 mRNA 的表达强度明显高于对照组，两者比较，差异有 统计学意义（$P < 0.05$）。见表1。

2. TIMP-1 mRNA表达　RT-PCR的结果 表明，研究组不同内膜及对照组组织中，均可 检测到TIMP-1 mRNA的表达。腹膜红色病变和 卵巢异位囊肿组织的表达强度均低于在位内膜， 两者比较，差异均有统计学意义（$P > 0.05$）。 研究组在位内膜的TIMP-1 mRNA表达强度稍 低于对照组，两组比较，差异无统计学意义 （$P > 0.05$）。见表2。

讨　论

一、MMPs及TIMPs表达的作用

MMPs为一锌离子依赖的中性蛋白酶家族， 它们共同作用几乎可以降解所有的细胞外基质和 基底膜成分。MMPs以原酶（pro-MMPs）的形

表 1 研究组异位、在位内膜组织及对照组组织中 MMP-9 mRNA 表达情况

组　别	总例数	MMP-9 mRNA 表达[*]		MMP-9 mRNA 强度[#]
		例数	表达率（%）	
研究组				
腹膜红色病变	16	9	56	0.33 ± 0.12
卵巢异位囊肿	38	17	45	0.46 ± 0.22
在位内膜	35	20	57	0.49 ± 0.28
对照组	20	9	45	0.29 ± 0.12

注：* 腹膜红色病变、卵巢异位囊肿与在位内膜比较，研究组与对照组比较，$P > 0.05$；# 腹膜红色病变、卵巢异位囊肿与在位内膜比较，$P > 0.05$；研究组与对照组比较，$P < 0.05$

表 2 研究组异位、在位内膜组织及对照组组织中 TIMP-1 mRNA 表达情况

组　别	总例数	TIMP-1mRNA 表达		TIMP-1 mRNA 强度[*]
		例数	表达率（%）	
研究组				
腹膜红色病变	16	16	100	1.45 ± 0.68
卵巢异位囊肿	38	38	100	1.67 ± 0.79
在位内膜	35	35	100	2.31 ± 1.21
对照组	20	20	100	2.40 ± 0.89

注：* 腹膜红色病变、卵巢异位囊肿与在位内膜比较，$P < 0.05$；研究组与对照组比较，$P > 0.05$

式分泌，并可通过各种蛋白酶的水解或与有机汞的相互作用被激活。其活性可被 TIMPs 和 α- 巨球蛋白所抑制。MMPs 的活性调节在组织重建、炎症，及在肿瘤生长、侵袭及转移等过程中起重要作用。在经期脱落的内膜中，有包括 MMP-9 及 TIMP-1 在内的多种 MMPs 及 TIMPs 表达，即使在内膜培养 24 小时后，仍有 MMPs 及 TIMPs 表达[3]。当选用雏鸡的绒毛膜尿囊膜作为人子宫内膜的受体时，抑制 MMPs 的分泌或阻断 MMPs 的活力，可影响子宫内膜异位病灶的形成[4]。这些研究结果均表明，子宫内膜 MMPs 及 TIMPs 在异位病灶的种植和形成过程中，起重要作用。

二、内异症患者在位内膜 MMPs 及 TMPs 表达的意义

经血逆流对所有有月经的妇女而言，是一种普遍的正常生理现象，但是内异症的发病率仅为 10% 左右。因此，仅经血逆流尚不足以解释内异症的发病机制。本研究采用 RT-PCR 的方法，检测了研究组在位内膜及对照组 MMP-9 和 TIMP-1 mRNA 的表达情况。结果发现，TIMP-1 mRNA 在两组内膜间的表达无明显差别，但是，研究组在位内膜中 MMP-9 mRNA 的表达强度明显高于对照组。结果提示，内异症患者的在位内膜可能因为增加了 MMP 的蛋白水解活性而更具有侵袭能力，从而有利于腹膜种植和侵袭。同样有研究表明，内异症患者在位内膜 MMP-2、膜型 1 （MT1）-MMP mRNA、MMP-3 及尿激酶（u-PA）的蛋白表达强度，明显高于非内异症妇女的子宫内膜[5,6]。内异症患者的在位内膜比非内异症妇女的子宫内膜具有更强的种植侵袭能力，易于发生内异症。这一点可能是内异症患者在位内膜固有的生物学特征。

三、内异症患者异位内膜中 MMP-9 与 TIMP-1 mRNA 表达的意义

由于 MMP-9 可降解基底膜的主要成分，因而其在肿瘤恶性行为中发挥作用。有研究表明，

多数恶性肿瘤过量表达MMP-9或血清MMP-9水平升高，反映了病变的恶性行为[7]。虽然内异症是一种良性疾病，但其在组织学上表现为异位在宫腔以外的部位，具有一定程度的恶性行为。从它最初的种植到以后发展为侵袭，与恶性肿瘤的转移和侵袭类似，都需要细胞外基质的崩溃和重建。国内外诸多学者采用免疫组化的方法，检测出内异症在位内膜及异位内膜均有MMP-9及TIMP-1 表达[8,9]，并提示MMP-9及TIMP-1不仅参与了内异症的发生，同样参与了内异症的发展。

四、内异症患者在位内膜和异位内膜中MMP-9与TIMP-1 mRNA表达的差异

在细胞外基质中，MMPs的活性由TIMPs严格调控，因而活化的MMP与TIMP的比值在调节MMP的活性方面有重要的意义。TIMP-1能和MMP-9非共价结合，形成1:1的复合体，从而调节MMP-9的活性。本研究结果显示，异位症患者的异位内膜和在位内膜组织均可表达MMP-9及TIMP-1 mRNA。虽然两者MMP-9 mRNA的表达率及表达强度没有明显差异，但异位内膜组织中的TIMP-1 mRNA的表达强度明显低于在位内膜。提示异位内膜中的MMP-9与TIMP-1的比值高于在位内膜，异位内膜比在位内膜具有更强的蛋白水解活性，可以侵袭周围组织，促进异位病灶的进展。因此推测，异位内膜在腹腔内微环境的影响下侵袭活性增强。

本研究结果提示，内异症患者的在位内膜，在生物学上与非内异症妇女的内膜有一定差异，具有更强的种植侵袭能力，而这种内膜一旦异位种植，异位的内膜组织即具有了较强的蛋白水解活性，以侵袭周围组织，导致内异症的发展。

参 考 文 献

[1] Revised American Society for reproductive Medicine classification of endometriosis: 1996 [J]. Fertil Steril, 1997, 67: 817-821.

[2] Lichtinghagen R, Huegel O, Seifert T, et al. Expression of matrix metalloproteinase-2 and-9 and their inhibitors in peripheral blood cells of patients with chronic hepatitis C [J]. Clin Chem, 2000, 46: 183-192.

[3] Koks CA, Groothuis PG, Slaats P, et al. Matrix metalloproteinases and their tissue inhibitors in antegradely shed menstruum and peritoneal fluid [J]. Fertil Steril, 2000, 73: 604-612.

[4] Nap AW, Dunselman GA, de Goeij AF, et al. Inhibiting MMP activity prevents the development of endometriosis in the chicken chorioallantoic membrane model [J]. Hum Reprod, 2004, 19: 2180-2187.

[5] Chung HW, Lee JY, Moon HS, et al. Matrix metalloproteinase-2, membranous type 1 matrix metallo-proteinase, and tissue inhibitor of metalloproteinase-2 expression in ectopic and eutopic endometrium [J]. Fertil Steril, 2002, 78: 787-795.

[6] Gilabert-Estelles J, Estelles A, Gilabert J, et al. Expression of several components of the plasminogen activator and matrix metalloproteinase systems in endometriosis [J]. Hum Reprod, 2003, 18: 1516-1522.

[7] 李艳，刘东远，谭先杰，等. 血清基质金属蛋白酶-9测定在诊断卵巢肿瘤和评估预后中的价值 [J]. 现代妇产科进展，2001，10: 181-183.

[8] Mizumoto H, Saito T, Ashihara K, et al. Expression of matrix metalloproteinases in ovarian endometriomas: immunohistochemical study and enzyme immunoassay [J]. Life Sci, 2002, 71: 259-273.

[9] 于云英，郭新华，钱金花等. 基质金属蛋白酶-9及其抑制剂TIMP-3在子宫内膜异位症的表达 [J]. 现代妇产科进展，2003，12: 25-27.

人类雌激素受体基因多态性与子宫内膜异位症关系的研究

山 丹 钟逸锋 郎景和

【摘要】目的：研究妇女的血中雌激素受体（estrogen receptor，ER）基因多态性与子宫内膜异位症的关系，从而了解子宫内膜异位症的发病基础和影响因素，做到更好的针对病因的预防、诊断、治疗，进一步改善和提高患者的生活质量。方法：选取子宫内膜异位症患者40例，平均年龄37.5岁，最终诊断均经腹腔镜或开腹手术病理证实。选取非妇科疾病患者52例作为对照组，平均年龄39.5岁。用分子生物学方法，分析内切酶Pvu Ⅱ、Xba Ⅰ限制性片段长度多态性（restriction fragment length polymorphism，RFLP），观察ER基因多态性在实验组与对照组中的基因型分布。RFLP用Pp（Pvu Ⅱ）和Xx（Xba Ⅰ）来表示。同时以聚合酶链反应扩增，对雌激素受体基因上游高变区二核苷酸（TA）重复序列进行纯化和序列分析，探讨其与子宫内膜异位症发病风险的相关性。结果：实验组与对照组的Pvu Ⅱ、Xba Ⅰ限制性片段长度多态性基因型均呈多态性分布，两组没有差异。而雌激素受体基因上游的TA重复序列实验组以15次重复明显高于对照组，表现为明显差异。结论：特定的雌激素受体基因上游的TA重复序列与子宫内膜异位症的发病风险可能相关。

【关键词】子宫内膜异位症；基因多态性；雌激素；二核苷酸（TA）重复序列

Study on the relationship between polymorphism of the estrogen receptor gene and endometriosis. *Shan Dan，Zhong Yifeng，Lang Jinghe*

【Abstract】Objective：To investigate the relationship between polymorphism of the estrogen receptor （ER）gene and endometriosis. Methods：All the 40 patients，aged 37.15 years in average，were diagnosed by operative-pathological examination. Fifty-two women without gynecologic diseases，aged 39.5 years in average，were recruited in the control group. The women in both groups had never received hormone therapy. The restriction fragment length polymorphism（RFLP）of ER were analysed by digestion with Pvu Ⅱ and Xba Ⅰ following polymerase chain reaction（PCR）. The upstream TA repeated sequence of ER gene was purified and sequenced following PCR. Results：The RFLP of both groups presented no difference. The TA repeats at upstream of ER gene in endometriosis group were more than the control group. Conclusions：TA repeats polymorphisms at upstream of ER gene are associated with the risk of endometriosis.

【Key words】Endometriosis；Gene polymorphism；Estrogen receptor；TA repeats

子宫内膜异位症（简称内异症，endometriosis，EM）是育龄妇女的多发病，影响10%～15%妇女[1]的健康和生活质量。但是其发病机制不清，治疗效果不理想。在诸多病因学说中，Sampson的经血逆流学说是主导理论。但也未能明确说明为什么80%～90%的妇女均有经血逆流，而只有10%～15%的妇女发展为EM的这一现象。近年来，郎景和教授[1]对在位子宫内膜在EM发病中的作用进行了系统的研究，发现EM在位内膜在黏附、侵袭和血管形成等诸多方面有别于正常内膜，这种差异很可能在于基因表达的差异。据此，提出了EM发病的分子机制假说："在位内膜决定论"，即EM发病与否取决于患者在位内膜的特性，经血逆流只是实现这一由潜能到发病的桥梁。这是对Sampson学说的补充，具有一定的理论和实践意义。EM是一种雌激素依赖性疾病，EM 的发生和雌激素作用密切相关。雌激素通过与雌激素受体（Estrogen Receptor，ER）结合，激活靶细胞内调节基因的表达而产生生物学效应。目前已知雌激素受体基因有多种多态性。研究报道 ER 基因多态性与多种雌激素依赖性疾病有关[2-5]。我们用同样的方法研究 ER 基因多态性在我国妇女 EM 患病组与对照组当中的分布情况，从而初步探讨 ER 基因多态性与 EM 关系。

材料与方法

一、一般资料

选取患病组40例，为2003年12月至2004年5月在北京协和医院治疗的子宫内膜异位症患者，年龄为20～50岁，平均37.5岁。选取2003年12月～2004年5月入住北京协和医院的非子宫内膜异位症患者52例作为对照组，年龄21～52岁，平均39.5岁，所有入选者均未服用过激素类药物。两组患者每人均留取静脉抗凝血2～5 ml，并于24小时内提取基因组DNA。

二、实验方法

（一）方法一

1. 应用分子生物学方法　分析内切酶 Pvu Ⅱ、Xba Ⅰ 限制性片段长度多态性（restriction fragment length polymorphism，RFLP），观察ER基因多态性在实验组与对照组当中的分布。RFLP用Pp（Pvu Ⅱ）和Xx（Xba Ⅰ）来表示。

2. 基因组DNA分析　①DNA提取：空腹取外周血分离出白细胞，从白细胞中抽提基因组DNA；②PCR反应：基因组DNA0.1µg。缓冲液：10 mmol PLTris-HCl（pH＝8.0），50 mmol/L KCl，2.5 mmol/LMgCl$_2$，体积分数为1%的 Triton X-100，四种脱氧核苷酸（A、G、C、T）均为200µmol/L，2 UTaq DNA聚合酶（华美公司），0.4µmol/L 低聚核苷酸引物（上游引物：5′-TCTT TCTCTGCCACCCTGGGGTCGATTATCTGA-3，下游引物 5′-TCTTTCTCTGCCACCCTGGCGTCG

ATTATCTG A-3′）。PCR反应条件：A变性，94℃，30秒；B退火，55℃，40秒；C延伸，72℃，90秒。共30个循环（PCR仪型号：Life express）；③酶切：PCR扩增产物包括ER基因的内含子1与外显子2，用限制性内切酶（Pvu Ⅱ 和Xba Ⅰ，华美公司）消化，1%凝胶电泳，在1.3 kb片段中检测Pvu Ⅱ 和Xba Ⅰ 的多态性部位。

3. 统计学分析　应用卡方检验（χ^2）。

（二）方法二

1. PCR反应　基因组DNA 0.1µg。缓冲液：10 mmol/L Tris-HCl（pH＝8.0），50 mmol/L KCl，2.5mmol/LMgCl$_2$，体积分数为1%的 Triton X-100，4种脱氧核苷酸（A、G、C、T）均为200µmol/L，1 UTaqD-NA聚合酶（华美公司），0.4µmol/L低聚核苷酸引物（上游引物：5′-GAC GCATGATATACTTCACC-3′，下游引物：5′ GCA GAATCAAATATCCAGATG 3′）。①预变性，95℃，5分钟；②变性，94℃，1分钟；③退火，58℃，1分钟；④延伸，72℃，1分钟，30个循环。PCR产物的鉴定：取1µl PCR产物经1.2%琼脂糖凝胶电泳鉴定其纯度及完整性，紫外灯下观察并照相。

2. 测序　PCR扩增产物包括ER基因上游包含TA重复序列的一段基因长160～200 bp，分别送两组36、34例样本测序（测序公司上海博亚公司）。

结　　果

一、限制性片段长度多态性结果

RFLP的结果用P或p和X或x表示，限制性酶切位点存在者用小写字母表示，缺失者用大写字母表示。ER基因Pvu Ⅱ 内切酶位点多态性电泳结果为：PP型可见单一条带1.3 kb，Pp型可见1.3、0.45、0.85 kb三条带，pp型可见1.3、0.45 kb两条带（图1）；ER基因Xba Ⅰ 内切酶位点多态性电泳结果为：XX型可见单一条带1.3 kb，Xx型可见1.3、0.4、0.9 kb三条带，xx型可见0.4、0.9 kb两条带（图1）。

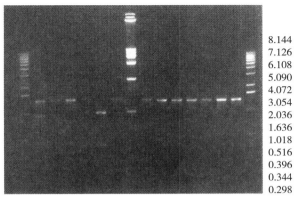

图1　ER gene PCR产物，长约1.3 kb。以及ER gene PCR、酶切产物

二、分析实验组与对照组当中的基因型分布

1. XbaⅠ酶切后X基因型　见表1，经分组合并后，X基因型的比例见表2。

表1　X基因型的分布

基因型	XX	Xx	xx
实验组	3	18	19
对照组	5	18	29

χ^2: 1.035 7　　　　$P = 0.595\ 8$

表2　X基因型的比例

基因型	X	x
实验组	21	19
对照组	23	29

χ^2: 0.619 6　　　　$P = 0.431\ 2$

2. PvuⅡ酶切后P基因型　见表3，经分组合并后，P基因型的比例见表4。

表3　P基因型的分布

基因型	PP	Pp	pp
实验组	9	15	16
对照组	9	24	19

χ^2: 0.752 2　　　　$P = 0.676\ 3$

表4　P基因型的比例

基因型	P	p
实验组	24	16
对照组	33	19

χ^2: 0.114 9　　　　$P = 0.734\ 6$

3. TA重复序列的基因测序结果　图2为雌激素受体基因PCR产物，图右侧为Marker，扩增片段长度为160～200 bp。

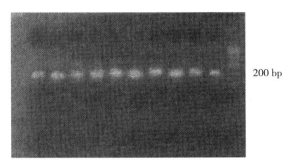

200 bp

图2　ER gene PCR产物

由于实验条件所限，所研究的40例实验组和52例对照组的PCR产物中只有36例实验组和34例对照组进行了基因测序，但结果所反映的趋势已经很明显了，以下对这两组数据反映的ER基因上游TA重复序列多态性进行比较，见图3。

讨　　论

一、子宫内膜异位症的研究现状及遗传倾向

子宫内膜异位症是育龄妇女的一种多发病，发病率高达10%～15%[1]，占妇科手术的30%以上。它所引起的痛经、下腹痛和不孕严重影响妇女的健康和生活质量。但因发病机制不清，对策有限。在EM诸多的发病学说中，Sampson的经血逆流学说是主导理论。子宫内膜组织随经血逆流至腹腔，黏附、种植并增殖，逐渐形成有新生血管和激素分泌以及反应能力的活性病灶。但经血逆流是一常见的生理现象，发生于80%～90%的妇女，何以只有10%～15%形成EM？这是Sampson学说难以解释。近年，郎景

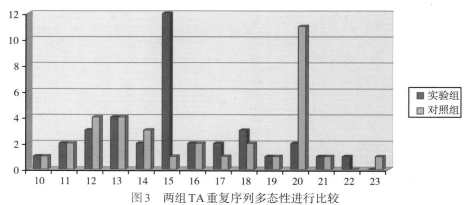

图3　两组TA重复序列多态性进行比较

实验组：10TA repeat1例（占2.8%），11TA repeat2例（占5.6%），12TA repeat3例（占8.3%），13TA repeat4例（占1.12%），14TA repeat2例（占5.6%），15TA repeat12例（占33.3%），16TA repeat2例（占5.6%），17TA repeat2例（占5.6%），18TA repeat3例（占8.3%），19TA repeat1例（占2.8%），20TA repeat2例（占5.6%），21TA repeat1例（占2.8%），22TA repeat1例（占2.8%）

对照组：10TA repeat1例（占2.9%），11TA repeat2例（占5.9%），12TA repeat4例（占11.8%），13TA repeat4例（占11.8%），14TA repeat3例（占8.8%），15TA repeat1例（占2.9%），16TA repeat2例（占5.9%），17TA repeat1例（占2.9%），18TA repeat2例（占5.9%），19TA repeat1例（占2.9%），20TA repeat11例（占32.4%），21TA repeat1例（占2.9%），23TA repeat1例（2.9%）

和教授主持研究的《子宫内膜异位症发病机制研究》课题组，对在位内膜在EM发病中的作用进行了系统的研究，取得了一些突破。如发现EM在位内膜在黏附、侵袭和血管形成等多方面有别于正常内膜，同时研究发现在位内膜的根本差异很可能在于基因表达的差异，差异表达基因可能是逆流经血中的内膜碎片发生黏附、侵袭和生长的关键因素，有望成为EM治疗的生物学依据。据此，提出了EM发病的分子机制假说："在位内膜决定论"，即EM发病与否取决于患者在位内膜的特性，经血逆流只是实现这一由潜能到发病的桥梁。这是对Sampson学说的重大补充，具有重要的理论和实践意义。从20世纪40年代起，一些作者就相继提出了内异症具有家族聚集或遗传倾向的概念[6]。有作者的研究表明，在内膜异位症患者的近亲中，内异症的发病率为10%[7]。1980年Simpson等[8]进行的一项研究证明，内膜异位症患者的一级亲属的内异症发生率是对照组的5～7倍，差异显著。日本学者Kitawaki等[9]和Kennedy等[10]的研究表明，HLA基因共有四种基因型A24、B0702、Cw0702和DRB1-0101与子宫内膜异位症的发病有关。由此推想，内异症可能是多基因或多因素遗传的，是遗传性因素和环境因素的共同作用结果[11,12]。有遗传倾向的疾病又称遗传易感性疾病，一大部分人类疾病都可归为这一类[13]。从发病的倾向和人群中发病分布的分析，可发现这一类疾病往往具有明显的家族性，但是家系分析表明，这类疾病不是简单地按照孟德尔遗传规律遗传的，大多数引起这类疾病的责任基因也尚未确定[14]。

二、雌激素受体基因的多态性和激素依赖性疾病的关系

子宫内膜异位症同时又是一种雌激素依赖的妇科疾病，雌激素和内膜异位症的发生有密切关系。雌激素通过与雌激素受体（ER）结合，激活靶细胞内调节基因的表达而产生生物学效应[15]，可见ER基因在有雌激素发挥效应的生物学行为中扮演重要角色。雌激素受体与子宫内膜异位症的关系一直受到关注。雌激素受体ER的分布范围涵盖了所有在位内膜和异位内膜组织，并在内膜发生种植的生殖器官和盆腔组织上有表达。有研究发现异位内膜组织上有稳定的雌激素受体表达，不受黄体期激素水平的影响，并有可能与异位内膜的生物学行为改变有关。在雌激素受体基因α及其上游有多种多态性位点存在，其中PP基因的多态性分布被证明与子宫内膜异位症的发生有显著相关。基因的多态性与基因突变不同，后者明确指向某种疾病的病因，而前者则在多因素导致的疾病研究中发挥作用，而内异症正是这样一类多因素共同作用导致的妇科疾病。1999年，一位希腊学者[16]研究了雌激素受体基因TA重复序列的变异性与子宫内膜异位症之间的关系，选取了57例Ⅰ～Ⅳ期的子宫内膜异位症患者及57例正常对照同样观察PvuⅡ的酶切位点的多态性及TA重

复序列的变异性，观察发现其变异性与子宫内膜异位症的病理发生机制有关，15次TA重复在实验组显著且与对照组相比有统计学差异，20次TA重复在对照组显著且与实验组比较有统计学差异，故说明雌激素受体基因上游微卫星结构TA重复序列的不稳定性与该病发病间的关系。2003年，有台湾学者同样做了雌激素受体基因TA重复序列的变异性与子宫肌瘤易患性的研究，实验样本量较大，159例子宫肌瘤患者和131例正常对照，设计相应引物，PCR扩增目的基因，测序比较TA重复序列的重复次数，最终发现，雌激素受体基

因多态性与子宫肌瘤的病理发生机制有关，且TA重复序列的长度多态性与子宫肌瘤的易患性相关，TA重复的12次与13次重复状态为子宫肌瘤的高发状态，而16次TA重复则为相对低的发病状态[17]。纵观近年来国内外学者们的研究不难发现，雌激素受体基因的结构功能与疾病相关性逐渐受到关注，尤其是与激素依赖性疾病的关系及与雌激素受体分布较多的靶器官相关的疾病关系也甚为密切。子宫内膜异位症是一种雌激素依赖性疾病及其明显的遗传倾向，从雌激素受体基因入手有可能为内异症的病因学找到新的线索。

参 考 文 献

[1] 郎景和. 子宫内膜异位症的基础与临床研究 [M]. 北京: 中国协和医科大学出版社，2003: 35-50.

[2] Kobayashi S. Inoue S. Hosoi T, et al. Association of bone mineral density with polymorphism of the estrogen receptor gene [J]. J Bone Miner Res, 1996, 11: 306-311.

[3] Taylor JA, Wilcox AJ, Bowes WA, et al. Risk of miscarriage and a common variant of the estrogen receptor gene [J]. Am J Epidemiol, 1993, 137: 1361-1364.

[4] Lauren Yaich William D, Dupont Douglas R, Parl, et al. Analysis of the Pvu II Restraction Fragment-length Polymorphism and Exon Structure of the Estrogen Receptor Gene in Breast Cancer and Peripheral Blood [J]. Cancer Res, 1992, 52: 77-83.

[5] Tone Ikdahl Andersen, Ketil Riddervold Heimdal, Martina Skrede, et al. Oestrogen receptor (ESR) polymorphisms and breast cancer susceptibility [J]. Hum Genet, 1994, 94: 665-670.

[6] Malinak LR, Buttram VC, Elias S, et al. Heritable aspects of endometriosis. II. Clinical characteristics of familial endometriosis [J]. Am J Obstet Gynecol, 1980, 137: 332-337.

[7] O' Connor DT. Endometriosis [M]. New York: Curchill Livingstone, 1987: 7-23.

[8] Simpson JL, Elias S, Malinak LR, et al. Heritable aspects of endometriosis I Genetics studies [J]. Am J Obstet Gynecol, 1980, 137: 327-331.

[9] Kitawaki JO, Obayashi H, Noriko Kado, et al. Association of HLA class I and class II alleles with susceptibility to endometriosis [J]. Human Immunology, 2002, 63: 1033-1038.

[10] Kennedy S, Mardon H, Barlow D. Familial endo-metriosis [J]. J Assist Reprod Genet, 1995, 12: 32-34.

[11] Fang Z, Yang S, Gurates B, et al. Genetic or enzymatic disruption of aromatase inhibits the growth of ectopic uterine tissue [J]. J Clin Endocrinol Metab, 2002, 87: 3460-3466.

[12] Seko M, Takeuchi H, Kinoshita K, et al. Association of bone mineral density with vitamin D and estrogen receptor genepolymorphisms during GnRH agonist treatment [J]. J Obstet Gynaecol Res, 2004, 30: 130-135.

[13] Tempfer CB, Schneeberger C, Huber JC. Applications of polymorphisms and pharmacogenomics in obstetrics and gynecology [J]. Pharmacog-enomics, 2004, 5: 57-65.

[14] Kitawaki J, Kado N, Ishihara H, et al. Endometriosis: the pathophysiology as an estrogen-dependent disease [J]. J Steroid Biochem Mol Biol, 2002, 83: 149-155.

[15] Kitawaki JO, Obayashi H, Ishihara H, et al. Oestrogen receptor-alpha gene polymorphism is associated with endometriosis, adenomyosis and leiomyomata [J]. Hum Reprod, 2001, 16: 51-55.

[16] Ioannis Georgiou, Maria Syrrou, Ioanna Bouba BSc, et al. Association of estrogen receptor gene polymorphisms with endometriosis [J]. Fertility and Sterility, 1999, 72: 164-166.

[17] Yao-Yuan Hsieh, Chi-Chen Chang, Fuu-Jen Tsai, et al. Estrogen receptor thymine-adenine dinucleotide repeat polymorphism is associated with snsceptibility to leiomyoma [J]. Fertility and Sterility, 2003, 79: 96-99.

孕激素对子宫内膜异位症患者在位内膜T淋巴细胞分泌的受激活调节因子表达的影响

邓　姗　戴　毅　郎景和　冷金花　刘珠凤　孙大为　朱　兰　谭先杰

【摘要】目的：探讨正常T淋巴细胞表达和分泌的受激活调节因子（RANTES）与子宫内膜异位症（EM）发病的关系以及孕激素治疗的可行性。方法：采集子宫内膜异位症患者术前以及放置左炔诺孕酮宫内节育系统（LNG-IUS）、口服甲羟孕酮（MPA）或注射促性腺激素释放激素类似物（GnRH-a）后以及对照组的在位内膜，以半定量RT-PCR方法检测内膜组织中RANTES mRNA的表达。以100U/ml肿瘤坏死因子-α（TNF-α）和不同浓度的孕酮（Po）与内膜细胞共孵育24小时，观察Po对TNF-α刺激RANTES分泌效应的影响。以不同浓度Po预处理细胞48小时后，加入TNF-α（100U/ml，16小时），观察Po对TNF-α刺激细胞分泌RANTES的抑制作用。采用ELISA方法检测细胞培养上清中RANTES的分泌量。结果：药物干预前，EM组RANTES mRNA的相对表达量显著高于对照组（28.0 ± 9.0 vs 22.0 ± 5.6，$P<0.05$）。放置LNG-IUS（24.0 ± 4.2 vs 25.9 ± 4.2，$P>0.05$）或注射GnRH-a（23.0 ± 12.9 vs 26.9 ± 5.2，$P>0.05$）后，子宫内膜RANTES mRNA的表达差异无显著性；MPA组RANTES mRNA表达较用药前显著升高（42.6 ± 3.1 vs 24.3 ± 5.7，$P<0.05$）。单纯Po刺激，培养子宫内膜细胞RANTES的分泌量无明显变化；同时以Po和TNF-α刺激细胞，RANTES的分泌显著增加；Po预处理48小时后，RANTES的分泌对TNF-α的反应性显著减弱。结论：EM患者在位内膜本身具有高趋化活性，孕激素防治EM有一定可行性。

【关键词】子宫内膜异位症；在位内膜；孕激素；T淋巴细胞分泌的受激活调节因子

Effects of Progesterone and Progestin on Expression of Regulated on Activation, Normal T Cell Expressed and Secreted in Eutopic Endometrium from Patients with Endometriosis.

Deng Shan, Dai Yi, Lang Jinghe, Leng Jinhua, Liu Zhufeng, Sun Dawei, Zhu Lan, Tan Xianjie

【Abstract】Objective：To investigate the effects of progesterone and progestin on the expressions of regulated on activation, normal T cell expressed and secreted（RANTES）in eutopic endometrium from patients with endometriosis. Methods：We collected the samples of endometrium from patients with endometriosis before operation or after insertion of levenorgestrel releasing intrauterine system（LNG-IUS）, administration of oral medroxyprogesterone（MPA）, or injection of gonadotrophic hormone releasing hormone agonist（GnRH-a）. Reverse transcription-polymerase chain raction was used to assay the expression of RANTES mRNA. On the other hand, progesterone（Po）and tumor necrosis factor-α（TNF-α）of different concentrations and different manners were used to treat cultured cells *in vitro*. RANTES secretion was evaluated in the culture medium using ELISA. In order to evaluate the effect of Po on the secretion of RANTES under stimulation of TNF-α, the cells were cultured in medium containing 100 U/ml TNF-α and Po of different concentrations for 24 hours. After the pretreatment of Po for 48 hours at different concentrations，TNF-α（100 U/ml，16 h）was added to observe whether Po inhibits RANTES or not. **Results**：The expression of RANTES mRNA in eutopic endometrium of patients with endometriosis was significantly higher than in control group（28.0±9.0 *vs* 22.0±5.6，$P < 0.05$）. Following the exposures to LNG-IUS（24.0±4.2 *vs* 25.9±4.2，$P > 0.05$）or GnRH-a（23.0±12.9 *vs* 26.9±5.2，$P > 0.05$），the expression of RANTES mRNA had no change. MPA significantly increased the expression of RANTES mRNA（42.6±3.1 *vs* 24.3±5.7，$P < 0.05$）. Po itself had no significant effect on the secretion of RANTES. Stimulated by Po and TNF-α at the same time，the secretion of RANTES significantly increased. After pretreatment with Po for 48 hours，the reaction of RANTES to the stimulating effect of TNF-α was down-regulated. **Conclusions**：The eutopic endometrium of patients with endometriosis has high chemotactic activity. It may be feasible to prevent and treat endometriosis with progestins.

【**Key words**】endometriosis；eutopic endometrium；progestin；regulated on activation；normal T cell expressed and secreted

子宫内膜异位症（endometriosis，EM）是一种以盆腹膜腔内病态炎症反应为显著特征的病变，大量的炎性细胞积聚，并以旁分泌或自分泌的方式建立正反馈循环[1]。正常T淋巴细胞表达和分泌的受激活调节因子（regulated on activation，normal T cell expressed and secreted，RANTES）是子宫来源的全能趋化因子，可能对EM的发生发展发挥重要的作用[2]。本研究对EM患者在位内膜组织中RANTES的表达、体外干预以及体内使用临床现有孕激素治疗方案后RANTES表达量的变化进行检测，探讨RANTES与EM发病的关系以及孕激素治疗EM的可行性。

对象和方法

对象　从北京协和医院妇产科2003年9月至2004年12月收治的患者中选取研究对象：育龄期妇女，月经规律，周期21～37天，无其他内分泌、免疫和代谢性疾病，手术前3个月内未接受过激素治疗，手术时按末次月经计算处于分泌期。经腹腔镜或开腹手术和术后病理检查确诊，分别纳入EM组（23例）和对照组（21例）。EM组患者按美国生育学会1985年修订的EM分期标准分期，均为Ⅲ～Ⅳ期。对照组疾病种类包括卵巢成熟性囊性畸胎瘤、宫颈上皮内瘤变（cervical intraepithelial neoplasia，CIN）-Ⅱ/Ⅲ或宫颈癌，严格除外同时合并EM、子宫腺肌症和子宫肌瘤的病例。经患者知情同意后行子宫内膜活检，留取术前和用药后在位子宫内膜标本。

治疗方案　根据药物干预方案的不同，将EM组患者分为左炔诺孕酮宫内节育系统（levonorgestrel releasing intrauterine system，LNG-IUS）组（13例）、注射促性腺激素释放激素类似物（gonadotrophic hormone releasing hormone agonist，GnRH-a）组（6例）和甲羟孕酮（medroxyprogesterone，MPA）组（4例）。各组病例在年龄和病变程度方面差异无显著性。LNG-IUS组：中、重度EM行保守性手术，术后即刻放置LNG-IUS，不加用其他辅助用药，于手术后3～4个月采集环后内膜。GnRH-a组：术后第1次月经来潮后第3天开始皮下注射亮丙瑞林（抑那通，天津武田药品有限公司）3.75mg或戈舍瑞林（诺雷得，阿斯利康制药有限公司）3.6mg，每28天重复1次，连续2～3个周期后采集内膜。MPA组：术后第1次月经来潮后第3天开始口服MPA30mg/d，连续2～3个月后采集内膜。

反转录聚合酶链反应　RANTES和内参照物GAPDH的引物序列如下：5'-CACTGCCCCGTGCCCACATCAA-3'，5'-GTAGGCTAATACGACT-CACTATAGG-GTCCATCTCCATCCTAGCT-CATCTCCAAA-3'；5'-CCATCACCATCTTCCAG-GAG-3'，5'-CCTGCTTCACCACCTTCTTG-3'。扩增片断长度分别为193bp和576bp。参照TRIzol试剂盒（Gibco BRL公司，美国）说明，采用一步法提取组织总RNA；采用cDNA第一链扩增系统试剂盒（Invitrogen，加利福尼亚州，美国）将mRNA反转录为cDNA。50μl反应体系如下：2μl cDNA，10×PCR缓冲液5μl，25mmol/L MgCl₂ 3μl，10mmol/L dNTPs 3μl，5U/μl Taq酶0.4μl，上、下游引物各1μl，以及去离子水36.6μl。RANTES

扩增条件如下：94℃ 变性5分钟；94℃ 34秒，57℃ 10秒，72℃ 90秒共8个循环，94℃ 34秒，66℃ 10秒，72℃ 90秒共23个循环；72℃ 延伸10分钟。GAPDH扩增的变性和延伸时间分别为94℃ 5分钟和72℃ 10分钟，循环条件为94℃ 1分钟，57℃ 40秒，72℃ 90秒，共26个循环。PCR产物用1.5%琼脂糖凝胶电泳，采用UVI凝胶扫描仪和图像分析系统进行半定量分析，以RANTES条带光密度与GAPDH条带光密度的比值（以百分位数计）代表其相对表达量。

子宫内膜细胞分离、培养和有限传代 参照Ryan等[3]方法对采集的EM组子宫内膜进行分离、培养和传代。研究用细胞为传代至第3代的细胞。

酶联免疫吸附法（enzyme-linked immuno-sorbent assay，ELISA）检测RANTES的分泌量 采用ELISA法，检测体外培养子宫内膜细胞在不同药物刺激条件下上清液中RANTES的分泌量。试剂盒购自美国R&D System公司，具体操作严格按试剂盒说明书进行。

分别用10、20、50、100、150、200 U/ml浓度梯度的肿瘤坏死因子-α（tumor necrosis factor-α，TNF-α）（美国R&D System公司）刺激培养的子宫内膜细胞24小时，检测RANTES的表达，证实TNF-α有刺激RANTES分泌增加的效应。再用100U/ml TNF-α刺激细胞，分别在1、2、4、8、12、16、20、24、32、40、48小时留取上清液，提示TNF-α于4小时开始出现刺激效应，48小时时效应最强。

分别用$10^{-9} \sim 10^{-4}$mol/L浓度梯度的孕酮（progesterone，Po；Sigma公司，美国）刺激培养子宫内膜细胞，在0.5、1、2、4、8、12、24、48小时留取上清液，检测RANTES的表达。以100U/ml TNF-α和$10^{-9} \sim 10^{-5}$mol/L的P_0与内膜细胞共孵育24小时，观察P_0对TNF-α刺激效应的影响。以100 U/ml TNF-α作为阳性对照。以$10^{-8} \sim 10^{-4}$mol/L P_0预处理细胞48小时后，加入TNF-α（100U/ml，16小时），观察P_0对TNF-α刺激细胞分泌RANTES的抑制作用。

统计学处理 采用SPSS11.0统计软件进行分析，组间目标产物表达阳性率的差异比较采用χ^2检验，表达水平的半定量数值用Mann-Whitney检验。$P < 0.05$表示差异具有显著性。

结　　果

内膜组织中RANTES mRNA的表达 药物干预前，RANTES mRNA在EM组和对照组的表达率分别为90.6%和76.2%，两组间差异无显著性；EM组RANTES mRNA的相对表达量（28.0±9.0）显著高于对照组（22.0±5.6）（$P < 0.05$）。左炔诺孕酮组在位内膜RANTES mRNA表达量（24.0±4.2）与放环前（25.9±4.2）比较差异无显著性（$P > 0.05$）。MPA组RANTES mRNA的表达（42.6±3.1）较用药前（24.3±5.7）显著升高（$P < 0.05$）。GnRH-a组RANTES mRNA表达率（50%）较用药前（91.4%）显著降低（$P < 0.05$），但阳性标本RANTES mRNA的表达量（23.0±12.9）较用药前（26.9±5.2）差异无显著性（$P > 0.05$）。

Po对内膜细胞RANTES分泌的影响 单纯Po刺激后体外培养内膜细胞RNATES的分泌量无显著变化。同时以Po和TNF-α刺激细胞，RANTES的分泌显著增加。当Po的浓度为10^{-5} mol/L时，效应最强，上清液中RANTES的浓度显著高于单纯TNF-α刺激的细胞（$P < 0.05$）（图1）。Po预处理48小时后，内膜细胞经TNF-α刺激分泌RANTES增加的趋势显著减弱，Po浓度为10^{-6} mol/L时效应最强，上清液中RANTES浓度显著低于单纯用TNF-α刺激的细胞（$P < 0.05$）（图2）。

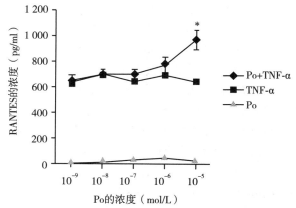

图1　Po和TNF-α对子宫内膜细胞分泌RANTES的刺激效应

Po：孕酮；TNF-α：肿瘤坏死因子-α；RANTES：T淋巴细胞分泌的受激活调节因子与单纯TNF-α组比较，*$P < 0.05$

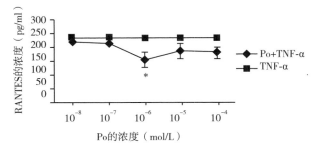

图 2 不同浓度 Po 预处理 48 h 对 TNF-α 刺激子宫内膜细胞分泌 RANTES 的抑制效应

与单纯 TNF-α 组比较，*$P < 0.05$

讨 论

EM 相关的盆腔炎性反应虽然聚积了大量的炎性细胞和免疫细胞，但不仅不能消灭异位内膜，反而通过分泌细胞因子等刺激异位内膜生长，甚至建立相互诱导的正反馈循环。其中最具代表性的是单核细胞-巨噬细胞的功能变化。研究表明，RANTES 是最强的单核细胞-巨噬细胞趋化因子之一，由其募集的单核/巨噬细胞分泌大量细胞因子，如血小板衍生生长因子、白介素 -1β、TNF-α 和免疫反应性纤维结合素 -γ 等，这些细胞因子促进异位灶生长的同时，还诱导其分泌更多的 RANTES，从而形成一个复杂的细胞因子网络[4]。RANTES 是子宫来源的重要趋化因子之一，子宫内膜的上皮和间质细胞均可分泌 RANTES，参与月经、着床和妊娠等重要生理过程，另外还具有促进钙流出，增强细胞溶解活性，促进细胞与细胞外间质（extracellular matrix，ECM）粘连以及刺激细胞生长等功能[5]。

虽然异位灶分泌 RANTES 无明显周期性[1]，但根据盆腔炎症反应及症状随月经周期消长的特点，猜测随经血逆流的内膜碎片中也存在这种强的趋化物质，所以能在经期引发"点火"效应。本研究显示，EM 患者分泌期在位内膜中 RANTES mRNA 的表达显著高于对照组（$P < 0.05$），证实了 EM 患者在位内膜本身具有高趋化活性，为"源头理论"[6]提供了新的证据。因此，如果能削弱 RANTES 在在位内膜中的表达，就有可能减弱或阻断月经期由经血逆流引发的炎性网络反应，从而达到防治 EM 的目的，成为"源头治疗"[6]的靶点之一。

对子宫内膜细胞体外培养的刺激实验表明，单用 Po 对 RANTES 的分泌无显著影响，而用 Po 预处理 48 小时，细胞表现为对 TNF-α 诱导 RANTES 分泌增加的抵抗。体内干预实验证实，左炔诺孕酮对内膜 RANTES mRNA 表达的直接抑制作用亦不显著。但尚不能否定左炔诺孕酮用于抑制"源头"趋化的价值。首先，左炔诺孕酮对内膜的显著抑制作用诱发月经过少或闭经[7]，自然也会减少逆流经血的量。即使 RANTES mRNA 的表达水平无显著降低，但经期随内膜碎片转移的 RANTES 总量还是会显著减少。其次，左炔诺孕酮能够在体内实现对内膜逆流至腹腔前的预处理，也许基础表达量无显著变化，但对腹腔液中刺激因子的反应性可能大打折扣。有关上环后内膜对腹腔液刺激的反应性以及 EM 患者腹腔液中 RANTES 的表达在放置左炔诺孕酮后有无变化等研究工作尚在进行中。第三，异位灶中以雌激素效应为主导，而雌激素可以通过增强 RANTES mRNA 的稳定性并加速其转录，放大白介素 -1β 对 RANTES 分泌的上调作用[8]，从而加剧盆腔局部炎细胞的浸润及其反应。左炔诺孕酮可显著下调内膜组织雌激素受体的表达[9]，有可能藉此削弱雌激素与细胞因子的协同效应。

口服 MPA 是临床上常用的另一孕激素治疗方案。Zhao 等[10]报道，以 MPA 长时间（8 天）处理的体外培养内膜间质细胞可抑制 RANTES 分泌，可能是孕激素治疗 EM 有效的原因之一。而本研究的结果恰与此相反，口服 MPA 组内膜表现为均一的 RANTES mRNA 表达上调。Zhao 等[10]采用的 MPA 体外药物浓度是 10^{-7} mol/L，而要达到这种血浆浓度水平，临床使用的剂量方案为口服 MPA 250～1 000mg（针对乳腺癌或子宫内膜癌）[11]或注射甲羟孕酮（狄波普维拉，Depo-MPA）150mg[12]，远高于本研究的用药剂量（稳态血药浓度相当于 $8.7×10^{-9}$ mol/L）。因此，对于合成孕激素对 RANTES 的调节，以后的研究还应将药代动力学的因素考虑在内。

GnRH-a 对 EM 具有显著的免疫调节作用，包括增加 NK 细胞和 T 淋巴细胞数量和/或活性，降低腹腔液中白介素 -1、TNF-α 等细胞因子的浓度，抑制自身抗体和改善腹腔液胚胎毒性等[1]。本研究对 GnRH-a 作用后内膜 RANTES 的表达进行检测，提示 GnRH-a 对在位内膜 RANTES mRNA 的表达有一定的抑制作用（表达率下降），可能通过这一途径减弱内膜的趋化活性及其相应的炎症反应。有关GnRH-a对在位、异位内膜的直接和间接作用及其差别，有待于进一步研究完善。

参 考 文 献

［1］Seli E，Arici A. Endometriosis：interaction of immune and endocrine systems ［J］. Semi Reprod Med，2003，21：135-144.

［2］戴毅，郎景和. RANTES：一种全能而又颇有争议的细胞因子与子宫内膜异位症［M］. 郎景和. 子宫内膜异位症的基础与临床研究. 北京：中国协和医科大学出版社，2003：149-152.

［3］Ryan IP，Schriock ED，Taylor RN. Isolation，characterization，and comparison of human endometrial and endometriosis cells in vitro ［J］. J Clin Endocrinol Metab，1994，78：642-649.

［4］Khorram O，Taylor RN，Ryan IP，et al. Peritoneal fluid concentrations of the cytokine RANTES correlate with the severity of endometriosis ［J］. Am J Obstet Gynecol，1993，169（6）：1545-1549.

［5］Kayisli UA，Mahutte NG，Arici A. Uterine chemokines in reproductive physiology and pathology ［J］. Am J Reprod Immunol，2002，47（4）：213-221.

［6］郎景和. 子宫内膜异位症的研究与设想［J］. 中华妇产科杂志，2003，38（10）：478-480.

［7］Spuy ZM. The levonorgestrel-releasing intrauterine system ［J］. Gynecol Forum，2003，8（3）：3-5.

［8］Akoum A，Lemay A，Maheux R. Estradiol and interieukin-1 β exert a synergistic stimulatory effect on the expression of the chemokine regulated upon activation，normal T cell expressed and secreted in endometriotic cells ［J］. J Clin Endocrinol Metab，2002，87（12）：5785-5792.

［9］Critchley H. Endometrial effects of progestogens ［J］. Gynecol Forum，2003，8（3）：6-10.

［10］Zhao D，Lebovic DI，Taylor RN. Long-term progestin treatment inhibits RANTES（regulated on activation，normal T cell expressed and secreted）gene expression in human endometrial stromal cells ［J］. J Clin Endocrinol Metab，2002，87（6）：2514-2519.

［11］Johansson EDB，Johansen PB，Rasmussen SN. Medroxyprogesterone acetate pharmaco-kinetics following oral high-dose administration in humans：a bioavailability evalution of a new MPA tablet formulation ［J］. Acta Pharmacol Toxicol，1986，58（5）：311-317.

［12］Ortiz A，Hiroi M，Stanczyk FZ，et al. Serum medroxyprogesterone acetate（MPA）concentrations and ovarian function following intramuscular infection of Depo-MPA ［J］. J Clin Endocrinol Metab，1977，44（1）：32-38.

子宫内膜异位症患者在位内膜细胞的异常生物学特性

李华军　郎景和　刘珠凤　孙大为　冷金花　朱　兰

【摘要】目的：探讨子宫内膜异位症（EM）患者在位子宫内膜细胞在侵袭、新生血管形成、增殖、凋亡诸多方面是否有别于正常内膜细胞。方法：①应用 ELISA 方法对离体培养的人 EM 在位内膜细胞及正常子宫内膜细胞的培养基中血管内皮生长因子（VEGF）、基质金属蛋白酶 -3（MMP-3）、基质金属蛋白酶组织抑制剂 -1（TIMP-1）和细胞间黏附分子 -1（ICAM-1）的浓度进行测定。②应用反转录聚合酶链反应对离体培养的人 EM 在位内膜细胞及正常子宫内膜细胞 VEGF、MMP-9、TIMP-1 和 Bax 的 mRNA 表达进行观察。③应用流式细胞技术对离体培养的人 EM 在位内膜细胞及正常子宫内膜细胞的增殖和凋亡状况进行观察。结果：EM 体外培养的在位内膜细胞分泌的 VEGF 和 MMP-3 均显著高于对照组（$P < 0.01$，$P < 0.05$）；TIMP-1 显著低于对照组（$P < 0.01$）；VEGF mRNA、MMP-9 mRNA 表达显著高于对照组（$P < 0.01$，$P < 0.05$）；TIMP-1 mRNA 和 Bax mRNA 的表达均低于对照组（均 $P < 0.05$）；增殖指数显著高于对照组（$P < 0.05$）；凋亡指数显著低于对照组（$P < 0.05$）。结论：EM 在位内膜细胞在表达分泌 VEGF、MMP-3、MMP-9、TIMP-1、Bax、PI、ApI 等诸多方面均有别于正常对照内膜细胞，进一步支持了"在位内膜决定论"。

【关键词】子宫内膜异位症；内膜细胞；在位；生物学特性；异常的

Abnormal biological characteristics of the cultured eutopic endometrial cells from endometriosis patients. *Li Huajun，Lang Jinghe，Liu Zhufeng，Sun Dawei，Leng Jinhua，Zhu Lan*

【Abstract】Objective：To determine the abnormal biological characteristics of the cultured eutopic endometrial cells of endometriosis（EM）. **Methods**：Vascular endothelial growthfactor（VEGF），matrix metalloproteinase-3（MMP-3），tissue inhibitor of metalloproteinase-1（TIMP-1），soluble intercellular adhesion molecule-1（sICAM-1），VEGF mRNA，MMP-9 mRNA，TIMP-1 mRNA，Bax mRNA，proliferation index（PI）and apoptosis index（ApI）in the culture media of cells and in the cells themselves from EM patients and normal women were detected by ELISA，reverse transcription polymerase chain reaction（RT-PCR）and flow cytometry. **Results**：The levels of VEGF and MMP-3 in the culture media of cells from endometriosis were higher than that of control（$P < 0.01$，$P < 0.05$），however，the level of TIMP-1 of EM was less than that of control（$P < 0.01$）. The expression of VEGF mRNA and MMP-9 mRNA were greater than that of control（$P < 0.01$，$P < 0.05$）. While，the expression of TIMP-1 mRNA and Bax mRNA were less than that of control（both $P < 0.05$）. The PI of cells from endometriosis was bigger than the control（$P < 0.05$），meantime，the ApI of endometriosis cells was lower than that of control（$P < 0.05$）. **Conclusions**：The potential of proliferate，secreting VEGF and MMPs of cultured EM eutopic endometrial cells is increased，comparing with that of normal endometrial cells. The apoptosis，on the contrary，is decreased.

【Key words】endometriosis；eutopic endometrium；biological characteristic；abnormal

　　子宫内膜异位症（endometriosis，EM）是多发病，影响 $10\% \sim 15\%$ 育龄妇女的健康和生活质量。因发病机制不清，对策有限。在诸多的发病学说中，Sampson 的经血逆流学说是主导理论。

但解释不了80%～90%的妇女有经血逆流，而只有10%～15%形成EM这一现象。近年，国内学者郎景和教授等发现EM在位内膜在黏附、侵袭和血管形成等诸多方面有别于正常内膜，这种差异很可能在于基因表达的差异[1-4]。据此，提出了EM发病的分子机制假说："在位内膜决定论"，即EM发病与否取决于患者在位内膜的特性，经血逆流只是实现这一由潜能到发病的桥梁。这是对Sampson学说的重大修正，具有重要的理论和实践意义。但这一学说尚有一些需要进一步完善和论证之处，本研究在同一份标本、同一个实验室中将上述各指标以及增殖和凋亡情况同时研究，将减少数据的系统误差，更准确地反映在位内膜的特性。

1 材料与方法

1.1 组织标本的留取

研究组子宫内膜组织取自18例EM患者，对照组取自8例卵巢良性肿瘤和3例宫颈病变患者。EM病例均经腹腔镜或开腹手术确诊，并按r-AFS标准进行分期。2组患者年龄、孕产次间均具可比性，无其他内分泌、免疫和代谢性疾病，手术前3个月内未接受激素治疗。子宫内膜通过分泌晚期刮宫留取，应用预冷的生理盐水漂洗3次后立即置于盛有预冷的F-12/DMEM（FD）培养液中，1小时内送实验室处理。分泌期内膜均经病理和血孕酮浓度测定证实，1例EM患者内膜病理诊断为增殖期子宫内膜，舍弃不用。

1.2 子宫内膜细胞的原代培养和传代培养

参照Ryan等[5]的方法，略有改动：无菌子宫内膜，磷酸盐缓冲液（phosphate-buffered saline，PBS）洗5遍，剪碎后用PBS及FD各沉降1次，加入1倍以上的FD，然后加入胶原酶成1mg/ml终浓度。37℃恒温水浴摇床中消化1小时，离心洗涤2次，100目滤网过滤，离心洗涤2次，最后，将细胞以5×10^5/ml的密度接种

于含10%FBS的FD培养液中。置37℃，95%空气、5%CO_2温箱培养。当细胞铺满培养瓶时进行传代。

1.3 子宫内膜腺上皮及间质细胞的纯度鉴定

包括以下方面：①倒置显微镜观察细胞形态学差异；②免疫细胞化学鉴定。分别以角化蛋白和波形蛋白抗体进行免疫细胞化学染色鉴定腺上皮细胞及间质细胞。具体方法从略。

1.4 细胞因子的测定

应用ELISA法对在位内膜细胞分泌的血管内皮生长因子（vascular endothelial growth factor，VEGF）、基质金属蛋白酶-3（matrix metalloproteinase-3，MMP-3）、基质金属蛋白酶组织抑制剂-1（tissue inhibitor of metalloproteinase-1，TIMP-1）和可溶性细胞间附分子-1（soluble intercellular adhesion molecule-1，sICAM-1）进行测定。取传代至第3代的子宫内膜细胞，按10×10^5/ml接种于48孔板，72小时后将培养基中FBS浓度换为2%，24小时后收取上清液，按照ELISA试剂盒说明书操作程序测定各指标。同时，计数板计数各孔细胞数，用以换算单位数目细胞分泌目标物质的量。

1.5 观察在位内膜细胞VEGF、MMP-9、TIMP-1和Bax的mRNA表达

应用反转录聚合酶链反应（reverse transcriptation polymerase chain reaction，RT-PCR）方法。引物设计及合成：从Genbank中检索VEGF、MMP-9、TIMP-1、Bax及β-actin的基因序列，结合文献选取引物序列（表1）：细胞培养同上述ELISA方法，之后倾去上清液，参照TRIzol Reagent试剂盒说明书提取总RNA，在20μl反应体积中用4μg的总RNA反转录合成cDNA，并进行PCR扩增。

取8μl PCR反应产物进行电泳，以目标片段条带的光密度与β-actin的比值代表其表达的相对量。

表1 引物序列

	引物序列		目的片段
VEGF	上游：5'-TTG CTG CTG TAC CTC CAC-3'		490bp
	下游：5'-AAT GCT TTC TCC GCT CTG-3'		
MMP-9	上游：5'-GGC ATC CGG CAC CTC TAT GGT CC-3'		370bp
	下游：5'-GCC ACT TGT CGG CGA TAA GGA AGG-3'		
HMP-1	上游：5'-CTG TTG GCT GTG AGG AAT GCA CAG-3'		107bp
	下游：5'-TTC AGA GCC TTG GAG GAG CTG GTC-3'		
Bax	上游：5'-GGA CCC GGT GCC TCA GGA-3'		570bp
	下游：5'-CAA AGA TGG TCA CGG TCT GC-3'		
B-actin	上游：5'-GAA TTC ATT TIT GAG ACC TTC AA-3'		507bp
	下游：5'-CC GGA TCC ATC TCT TGC TCG AAG TCC A-3'		

1.6 对在位内膜细胞的增殖和凋亡状况的观察

细胞培养同上述ELISA方法。按试剂盒说明进行Propidium Iodide染色，用360目网过滤，制成$1×10^6$个细胞/毫升的单细胞悬液，使用流式细胞仪测定，得出每个细胞样本中G_1、G_2、S期细胞的比例，计算细胞样本的增殖指数（proliferation index，PI）和凋亡指数（apoptosis index，ApI）。

1.7 统计学方法

应用SPSS11.0软件进行统计学分析。阳性率比较用χ^2检验，计量资料采用t检验和方差分析。

2 结果

ELISA法未能检测到sICAM-1，但标准曲线正常。其他因子的结果见表2。RT-PCR检测的VEGF、TIMP-1、Bax和MMP-9的mRNA电泳图见图1～图3。

表2示，与对照组相比，EM患者在位内膜体外培养细胞分泌的VEGF、MMP-9增多，TIMP-1减少；表达VEGF、MMP-9的mRNA增多，表达TIMP-1、Bax的mRNA减少；PI增大，ApI减小。各指标的差异均有统计学意义。

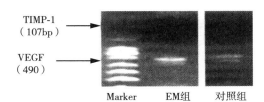

图1 EM和正常子宫内膜细胞VEGF mRNA、TIMP-1 mRNA的表达

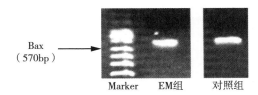

图2 EM和正常子宫内膜细胞Bax mRNA的表达

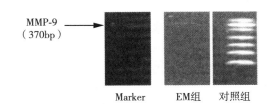

图3 EM和正常子宫内膜细胞MMP-9 mRNA的表达

3 讨论

3.1 观察指标的选择

本研究目的是观察体外培养EM在位内膜细胞的生物学行为是否有别于正常妇女子宫内膜细胞，借以进一步了解其发病机制，为"在位内膜决定论"提供新的佐证，并为"源头治疗学说"

表2　EM在位内膜体外培养细胞和正常内膜细胞的各指标

指标	EM内膜细胞（$\bar{x} \pm s$）	正常内膜细胞（$\bar{x} \pm s$）
ELISA VEGF（pg/ml）	264.1 ± 74.9**	138.0 ± 56.4
ELISA MMP-3（ng/ml）	35.1 ± 4.8*	30.5 ± 4.3
ELISA TIMP-l（ng/ml）	17.2 ± 6.5**	20.7 ± 5.5
VEGF mRNA	1.25 ± 0.14**	0.86 ± 0.08
MMP-9 mRNA	0.54 ± 0.10*	0.40 ± 0.06
TIMP-1 mRNA	0.56 ± 0.09*	0.71 ± 0.11
Bax mRNA	1.02 ± 0.13*	1.85 ± 0.10
PI	29.2 ± 4.3*	24.46 ± 3.8
Apl	3.5 ± 0.37*	7.2 ± 0.41

注：与正常内膜细胞相比，*$P < 0.05$，**$P < 0.01$

提供参考依据。EM发病机制极其复杂，在位内膜可分泌多种激素和细胞因子，如E_2、VEGF、MMPs、TIMPs、IL-1、IL-2、IL-6、IL-8、IL-10、IL-11、TNF、ICAM-1、17β-HSDs、钙黏蛋白、RANTS、COX-2、TGF-β、单核细胞趋化蛋白-1、芳香化酶P450、PGEs、维甲酸、肝细胞生长因子等[6-12]。

根据"在位内膜决定论"和Sampson的经血逆流学说，逆流入盆腹腔的高致病性内膜碎片在形成病灶过程中，与腹膜黏附、侵袭腹膜基底膜和新生血管形成是3个关键步骤。而ICAM-1、MMPs和TIMPs、VEGF分别是这3个步骤中作用最重要的因子，ICAM-1参与细胞间和细胞与配体间的黏附和联接，MMPs侵袭和重建基底膜，TIMPs抑制MMPs功能，VEGF则是新生血管中最重要的因子。增殖与凋亡则是各种致病因素对EM在位内膜细胞的最终效应，两者平衡与相互制约至少部分决定了EM发病的过程，Bax与Bcl-2是一对凋亡相关物质，Bax增多则形成Bax-Bax二聚体，刺激凋亡。

本研究选取sICAM-1、MMPs、TIMP-1、VEGF、PI、ApI、Bax作为反映体外培养EM在位内膜细胞生物学特征的指标，具有一定的代表性。

3.2　在位内膜异常在EM发病中的作用

生育年龄妇女EM的患病率为10%～15%，而经血逆流却可发生于80%～90%的妇女，2个

数据间的巨大差异是Sampson的经血逆流学说无法解释的。学者们对此进行了不同的研究，其中，EM患者在位内膜异常在发病中的作用逐渐成为研究的焦点之一。本文在同一个研究中心，应用同一组标本，在核酸、蛋白质和细胞3个水平对此进行了系统研究，发现EM患者在位内膜细胞潜在的侵袭能力、新生血管形成能力、细胞分化增殖能力均强于正常妇女，而细胞凋亡能力却弱于正常，提示这些异常的细胞逆流入盆腹腔后具有超强的异地生存增殖能力，进而引起内异症的发病。研究结果有力地支持了我国学者提出的EM发病的分子机制假说："在位内膜决定论"。也为进一步探索新的治疗方法提供了理论参考。

3.3　本研究存在的问题和进一步研究

ICAM-1属于免疫球蛋白超家族，存在于细胞膜上，为一种糖蛋白。参与细胞与细胞间、细胞与配体间的黏附。在EM中的免疫反应和炎性反应中起着重要的作用。EM患者血中ICAM水平明显增高[13]。本研究EM在位内膜细胞和正常妇女子宫内膜细胞中均未测到ICAM-1的存在，原因不详。但本文没有加用其他研究方法，如免疫细胞化学等，因此不能认定这些细胞中没有ICAM-1的表达。这是下一步研究应完善之处。

体内细胞间有复杂的联接和信息传递，每一细胞都受周围众多细胞的影响，也影响着周围的细胞。本研究采用的是细胞模型，不能反映这种

细胞间的相互影响，进一步构建和采用人体组织学模型，即器官培养进行相关研究，将会更接近自然状态，更能反映人体的真实情况。

参 考 文 献

［1］Zhao Y，Zhang H，Li YL. Differentially expressed genes in endometriosis identified by suppression subtractive hybridization［J］. Jo Ⅱ mal of Tumor Marker Oncology，2001，16（4）：299.

［2］Tan XJ，Lang JH，Liu DY，et al. Expression of vascular endothelial growth factor and thrombospondin-1 mRNA in patients with endometriosis［J］. Fertil Steril，2002，78：148-153.

［3］Fu Chenwei，Lang Jinghe. Serum soluble E-cadherin level in patients with endometriosis［J］. Chin Med Sci J，2002，17（2），121-123.

［4］郭志荣，柏素霞，张踞，等. 基质金属蛋白酶-26 在正常妇女和子宫内膜异位症患者子宫内膜中的时空变化［J］. 生殖与避孕2003，23（4）：195-199.

［5］Ryan IP，Schriock ED，Taylor RN. Isolation characterization and comparison of human endometrial and endometriosis cells in vitro［J］. J Clin Endocrinol Metab，1994，642-649.

［6］Dheenadayalu K，Mak I，Gordts S，et al. Aromatase P450 messenger RNA expression in eutopic endometrium is not a specific marker for pelvic endometriosis［J］. Fertil Steril，2002，78（4）：825-829.

［7］Kitawaki J，Koshiba H，Ishihara H，et al. Progesterone induction of 17beta-hydroxysteroid dehydrogenase type 2 during the secretory phase occurs in the endometrium of estrogen-dependent benign diseases but not in normalendometrium［J］. J Clin Endocrinol Metab，2000，85（9）：3292-3296.

［8］Sakamoto Y，Harada T，Horie S，et al. Tumor necrosis factoralph induced interleukin-8（IL-8）expression in endometriotic stromal cells，probably through nuclear factor-kappa B ctivation：gonadotropin-releasing hormone agonist treatment reduced IL-8 expression［J］. J Clin Endocrinol Metab，2003，88（2）：730-735.

［9］Akoum A，Lemay A，Maheux R. Estradiol and interteukin-lbeta exert a synergistic stimulatory effect on the expression of the chemokine regulated upon activation，normal T cell expressed，and secreted in endometriotic cells［J］. J Clin Enocrinol Metab，2002，87（12）：5785-5792.

［10］Mahnke JL，Dawood MY，Huang JC. Vascular endothelial growth factor and interleukin-6 in peritoneal fluid of women with endometriosis［J］. Fertil Steril，2000，73（1）：166-170.

［11］Fasciani A，D'Ambrogio G，Bocci G，et al. High concentrations of the vascular endothelial growth factor and interleukin-8 in ovarian endometriomata［J］. Mol Hum Reprod，2000，6（1）：50-54.

［12］Akoum A，Lawson C，McColl S，et al. Ectopic endometrial cells express high concentrations of interleukin（IL）-8 in vivo regardless of the menstrual cycle phase and respond to oestradiol by up-regulating IL-1-induced IL-8 expression in vitro［J］. Mol Hum Reprod，2001，7（9）：859-866.

［13］Barrier BF，Sharpe-Timms KL. Expression of soluble adhesion molecules in sera women with stage Ⅲ and Ⅳ endometriosis［J］. J Soc Gynecol Investing，2002，9：98-101.

子宫内膜异位症在位内膜细胞对雌二醇超敏状态的研究

李华军　郎景和　刘珠凤　孙大为　冷金花　朱　兰

【摘要】目的：观察子宫内膜异位症患者在位内膜细胞对雌二醇的反应性是否有别于正常妇女在位内膜细胞。方法：应用 ELISA 方法、反转录聚合酶链反应和流式细胞术对原代并传代培养的子宫内膜异位症患者和正常妇女的在位内膜细胞在基础状态及在雌二醇刺激后 VEGF、MMP-3、MMP-9、TIMP-1 和 sICAM-1 的分泌和/或 mRNA 表达进行检测，并观察细胞增殖和凋亡状况。结果：雌二醇刺激后，子宫内膜异位症体外培养的在位内膜细胞分泌 VEGF 和 MMP-3、表达 VEGFmRNA 以及细胞的增殖指数均较基础状态上调，上调的倍数分别为（1.63±0.18）、（1.28±0.11）、（1.34±0.14）和（1.29±0.17）倍，均高于对照组的（1.33±0.09）、（1.07±0.13）、（1.12±0.16）和（1.11±0.11）倍，其 P 值分别为 0.039、0.050、0.038 和 0.050；子宫内膜异位症在位内膜细胞分泌 TIMP-1、表达 TIMP-1mRNA、Bax mRNA 和凋亡指数在 E_2 刺激后均下调，下调的倍数分别为（0.51±0.07）、（0.66±0.15）、（0.73±0.08）和（0.76±0.09）倍，均强于对照组的（0.85±0.11）、（0.79±0.09）、（0.91±0.12）和（0.88±0.10）倍，P 值分别为 0.043、0.050、0.038 和 0.029。结论：雌二醇上调内异症在位内膜细胞 VEGF、MMPs 的合成及增殖活性，以及其下调 TIMP-1、凋亡活性的能力均强于正常内膜细胞，即子宫内膜异位症在位内膜细胞对雌二醇的刺激有一种超敏状态。

【关键词】子宫内膜异位症；在位内膜决定论；雌二醇；反应性；过度

Study on the over-sensitizing response of the cultured eutopic endometrial cells from endometriosis patients to estradiol.

Li Huajun，Lang Jinghe，Liu Zhufeng，Sun Dawei，Leng Jinhua，Zhu Lan

【Abstract】Objective：To determine the abnormal response of the cultured eutopic endometrial cells of endometriosis to estradiol. Methods：Vascular endothelial growth factor（VEGF），matrix metalloproteinase-3（MMP-3），tissue inhibitor of metalloproteinase-1（TIMP-1），soluble intercellular adhesion molecule-1（sICAM-1），VEGF mRNA，MMP-9 mRNA，TIMP-1 mRNA，Bax mRNA，proliferation index（PI）and apoptosis index（ApI）in the culture media of cells and in the cells themselves no stimulated or stimulated by estradiol（E_2）were detected by ELISA，reverse transcriptation polymerase chain reaction（RT-PCR）and flow cytometry. Results：The ratio of up-regulation to VEGF，MMP-3 protein，VEGF，MMP-9 mRNA and PI of endometriosis eutopic endometrial cells by E_2 being 1.63±0.18，1.28±0.11，1.34±0.14 and 1.29±0.17 respectively，was stronger than that of control，being 1.33±0.09，1.07±0.13，1.12±0.16 and 1.11±0.11 respectively，the P value was 0.039，0.050，0.038 and 0.050；so did the ratio of down-regulation to TIMP-1 protein and mRNA，Bax mRNA and ApI，0.51±0.07，0.66±0.15，0.73±0.08 and 0.76±0.09 vs 0.85±0.11，0.79±0.09，0.91±0.12 and 0.88±0.10，P value being 0.043，0.050，0.038 and 0.029. Conclusions：The cultured endometrial cells of endometriosis are more over-sensitizied to E_2 stimulation than those cells of normal women.

【Key words】Endometriosis；Eutopic endometrium；Estradiol；Sensitivity，over

育龄妇女子宫内膜异位症（内异症，endometriosis，EM）的患病率为10%～15%。它所引起的痛经、下腹痛和不孕严重影响妇女的健康和生活质量。由于发病机制不清，对策有限。

内异症是一种雌激素依赖性疾病，但患者体内的雌激素水平并不高于正常。为探讨正常水平的雌激素如何导致疾病发生，患者的在位内膜对正常水平的雌激素反应是否有别于正常，即对雌激素处于超敏状态，我们进行了本研究。

1　材料与方法

1.1　研究组和对照组的选择以及组织标本的留取

研究组内膜组织取自18例内异症患者，对照组取自8例卵巢成熟性囊性畸胎瘤和3例宫颈病变患者。内异症病例均经腹腔镜或开腹手术确诊，并按r-AFS标准[1]分期。2组患者年龄、孕产次均有可比性，无其他内分泌、免疫和代谢性疾病，手术前3个月内未接受过激素治疗。刮宫留取分泌晚期的子宫内膜，用预冷的生理盐水漂洗3次后立即置于盛有预冷的F-12/DMEM（FD）培养液中，1小时内送实验室处理。分泌期内膜均经病理和血孕酮浓度测定证实，1例内异症患者内膜病理诊断为增殖期子宫内膜，舍弃不用。患者均书面知情同意。

1.2　子宫内膜细胞的原代培养和传代培养

对Ryan等[2]的方法略有改动，无菌子宫内膜用磷酸缓冲液（phosphate-buffered saline，PBS）洗5遍，剪碎后用PBS及FD各沉降1次，加入1倍以上的FD，然后加入胶原酶使终浓度为1mg/ml。37℃恒温水浴摇床中消化1小时后加入FD终止消化，离心洗涤2次，100目滤网过滤，离心洗涤2次，最后，将细胞以5×10^5/ml的密度接种于含10%FBS的FD培养液。置37℃，95%空气，5%CO_2温箱培养。细胞铺满培养瓶时

传代。

1.3　子宫内膜腺上皮及间质细胞的纯度鉴定

包括以下方面：①倒置显微镜观察细胞形态学的差异；②免疫细胞化学鉴定。分别用角化蛋白和波形蛋白抗体进行免疫细胞化学染色鉴定腺上皮细胞及间质细胞。

1.4　ELISA方法

测定在位内膜细胞的基础状态和雌二醇（estradiol，E_2）刺激后分泌的血管内皮生长因子（vascular endothelial growth factor，VEGF）、基质金属蛋白酶-3（matrix metalloproteinase-3，MMP-3）、基质金属蛋白酶组织抑制剂-1（tissue inhibitor of metalloproteinase-1，TIMP-1）和可溶性细胞间黏附分子-1（soluble intercellular adhesion molecule-1，sICAM-1）。取传代至第3代的子宫内膜细胞，按1×10^5/ml接种于48孔板，72小时后将培养基中FBS浓度换为2%，24小时后，加入E_2，使其浓度为5×10^{-7}mol/L，以不加刺激物为空白对照。刺激24小时后，取上清液，按照ELISA试剂盒说明书操作程序测定各指标。同时，计数各孔细胞数，用以换算单位数细胞分泌目标物质的量。

1.5　RT-PCR测定在位内膜细胞基础状态和E_2刺激后VEGF、MMP-9、TIMP-1和Bax mRNA的表达引物设计及合成

从Genbank中检索VEGF、MMP-9、TIMP-1、Bax及β-actin的基因序列，结合文献选取以下引物序列，见表1。

细胞培养和E_2的刺激同上述ELISA方法，参照TRIzol Reagent试剂盒说明书提取总RNA，在20μl反应体积中用4μg的总RNA反转录合成cDNA。按下述条件进行PCR扩增。VEGF：94℃初始变性5分钟，进入循环，94℃变性30秒，56℃退火30秒，72℃延伸1分钟，32个循环后72℃最后延伸10分钟。MMP-9：94℃初始变性5分钟，进入循环，94℃变性30秒，62℃退火45秒，

表1 引物序列

		引物序列	目的片段
VEGF	上游：	5'-TTGCTGCTGTACCTCCAC-3'	490bp
	下游：	5'-AATGCTTTCTCCGCTCTG-3'	
MMP-9	上游：	5'-GGCATCCGGCACCTCTATGGTCC-3'	370bp
	下游：	5'-GCCACTTGTCGGCGATAAGGAAGG-3'	
TIMP-1	上游：	5'-CTGTTGGCTGTGAGGAATGCACAG-3'	107bp
	下游：	5'-TTCAGAGCCTTGGAGGAGCTGGTC-3'	
Bax	上游：	5'-GGACCCGGTGCCTCAGGA-3'	570bp
	下游：	5'-CAAAGATGGTCACGGTCTGC-3'	
β-actin	上游：	5'-GAATTCATTTTTGAGACCTTCAA-3'	507bp
	下游：	5'-CCGGATCCATCTCTTGCTCGAAGTCCA-3'	

72℃延伸1分钟，35个循环后72℃最后延伸10分钟。TIMP-1：94℃初始变性5分钟，进入循环，94℃变性30秒，56℃退火30秒，72℃延伸1分钟，35个循环后72℃最后延伸10分钟。Bax：94℃初始变性3分钟，进入循环，94℃变性30秒，58℃退火45秒，72℃延伸1分钟，33个循环后72℃最后延伸10分钟。取8μl PCR反应产物电泳，以目标片段条带的光密度与β-actin的比值代表其表达的相对量。

1.6 流式细胞术对在位内膜细胞基础状态和E₂刺激后的增殖和凋亡的观察

细胞培养和E₂的刺激同ELISA方法，只是刺激时间为6天。此后，按照试剂盒说明进行Propidium Iodide染色，用360目网过滤，制成1×10^6个细胞/毫升的单细胞悬液，用流式细胞仪测定，得出每个细胞样本中的G_1、G_2、S期细胞的比例，计算细胞样本的增殖指数（proliferation index，PI）和凋亡指数（apoptosis index，ApI）。PI＝[（S期细胞比例＋G_2期细胞比例）/（S期细胞比例＋G_2期细胞比例＋G_1期细胞比例）]×100%，表示细胞样本中的增殖活性。ApI是指在流式细胞仪DNA含量分布图上，处于G_1期峰之前，位于细胞碎片分布区之后的细胞比例为细胞样本中细胞的凋亡比例。每种刺激条件的样本重复测定5次。

1.7 统计学处理

用SPSS11.0软件进行统计学分析。阳性率比较用χ^2检验，计量资料比较用t检验和方差分析。以双侧$P < 0.05$为差异有统计学意义。

2 结果

2.1 ELISA方法未能在各上清液中检测到sICAM-1，但标准曲线正常。

2.2 RT-PCR在各组细胞中检测的VEGF、TIMP-1、Bax和MMP-9的mRNA电泳图。见图1、2、3。

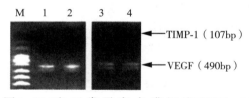

图1 EM和正常子宫内膜细胞VEGF mRNA、TIMP-1mRNA表达

M：标准相对分子质量；1：基础状态正常子宫内膜细胞；2：E₂刺激后正常子宫内膜细胞；3：基础状态EM子宫内膜细胞；4：E₂刺激后EM子宫内膜细胞

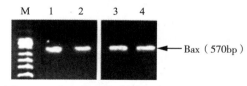

图2 EM和正常子宫内膜细胞Bax mRNA表达

M：标准相对分子质量；1：基础状态正常子宫内膜细胞；2：E₂刺激后正常子宫内膜细胞；3：基础状态EM子宫内膜细胞；4：E₂刺激后EM子宫内膜细胞

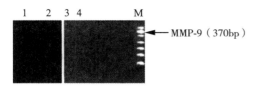

图3　EM和正常子宫内膜细胞MMP-9 mRNA表达

M：标准相对分子质量；1：基础状态正常子宫内膜细胞；2：E₂刺激后正常子宫内膜细胞；3：基础状态EM子宫内膜细胞；4：E₂刺激后EM子宫内膜细胞

2.3　基础状态下，与对照组相比，内异症患者在位内膜体外培养细胞分泌于上清液中VEGF、MMP-9增多，TIMP-1减少；表达VEGF、MMP-9的mRNA增多，表达TIMP-1、Bax的mRNA减少；增殖指数增大，凋亡指数减小。见表2。

2.4　加用雌二醇刺激后E₂上调EM体外培养的在位内膜细胞分泌VEGF和MMP-3、表达

VEGF mRNA和PI的能力及下调其分泌TIMP-1、表达TIMP-1 mRNA、Bax mRNA和ApI的能力，均高于正常妇女子宫内膜细胞；上调表达MMP-9 mRNA能力的差异无统计学意义。见表3。

3　讨论

3.1　观察指标的选择

本研究目的是观察体外培养EM在位内膜细胞对E₂的反应性是否有别于正常妇女子宫内膜细胞，以进一步了解其发病机制，为"在位内膜决定论"提供新的佐证，并为"源头治疗学说"提供参考依据。EM发病机制极其复杂，在位内膜可分泌多种激素和细胞因子，如VEGF、MMPs、TIMPs、IL-1、IL-2、IL-6、IL-8、IL-10、

表2　基础状态下，EM在位内膜体外培养细胞和正常内膜细胞的各表达指标（$\bar{x}\pm s$）

指　　标	EM内膜细胞	正常内膜细胞	P
ELISA VEGF（ρ/pg·ml-1）	264.1±74.9	138.0±56.4	0.009
ELISA MMP-3（ρ/ng·ml-1）	35.1±4.8	30.5±4.3	0.041
ELISA TIMP-1（ρ/ng·ml-1）	17.2±6.5	20.7±5.5	0.000
VEGF mRNA	1.25±0.14	0.86±0.08	0.005
MMP-9 mRNA	0.54±0.10	0.40±0.06	0.047
TIMP-1 mRNA	0.56±0.09	0.71±0.11	0.040
Bax mRNA	1.02±0.13	1.85±0.10	0.024
PI	29.2±4.3	24.46±3.8	0.049
ApI	3.5±0.37	7.2±0.41	0.016

表3　E₂刺激后，EM在位内膜体外培养细胞和正常内膜细胞的各表达指标（$\bar{x}\pm s$）

指　　标	EM内膜细胞	正常内膜细胞	P
ELISA VEGF	1.63±0.18（430.6）	1.33±0.09（193.3）	0.039
ELISA MMP-3	1.28±0.11（44.9）	1.07±0.13（33.1）	0.050
ELISA TIMP-1	0.51±0.07（8.75）	0.85±0.11（17.88）	0.043
VEGF mRNA	1.34±0.14（1.68）	1.12±0.16（0.96）	0.038
MMP-9 mRNA	1.20±0.23（0.65）	1.28±0.25（0.51）	0.367
TIMP-1 mRNA	0.66±0.15（0.37）	0.79±0.09（0.56）	0.050
Bax mRNA	0.73±0.08（0.74）	0.91±0.12（1.68）	0.038
PI	1.29±0.17（37.7）	1.11±0.11（27.15）	0.050
ApI	0.76±0.09（5.4）	0.88±0.10（3.1）	0.029

注：括号内数据为各指标的绝对值

IL-11、TNF、ICAM-1、17β-HSDs、钙黏蛋白、RANTS、COX-2、TGF-β、单核细胞趋化蛋白-1、芳香化酶P450、PGEs、维甲酸、肝细胞生长因子等[3-9]。因此，选择合适的观察指标，使其能代表最根本的特性十分重要。

根据"在位内膜决定论"和Sampson的经血逆流学说，逆流入盆腹腔的内膜碎片在形成病灶过程中，与腹膜黏附、侵袭腹膜基底膜和新生血管形成是3个关键步骤。而ICAM-1、MMPs和TIMPs、VEGF分别是这3个步骤中起作用的最重要因子，ICAM-1参与细胞间和细胞与配体间的黏附和联接，MMPs参与侵袭和重建基底膜，TIMPs抑制MMPs功能，VEGF则是新生血管中最重要的因子。研究表明，EM在位内膜中MMPs、TIMPs、VEGF和血清中sICAM-1水平与正常妇女不同。增殖与凋亡则是各种致病因素对EM在位内膜细胞的最终效应，两者平衡与相互制约至少部分决定了EM的发病过程，Bax与Bcl-2是一对凋亡相关物质，Bax增多则形成Bax-Bax二聚体，刺激凋亡。

因此，本研究选取sICAM-1、MMPs、TIMP-1、VEGF、PI ApI、Bax作为反映体外培养EM在位内膜细胞生物学特征的指标，具有一定的代表性和说服力。

3.2 体外培养EM在位内膜细胞对雌二醇的反应性有别于正常妇女子宫内膜细胞，处于一种超敏状态

EM是一种雌激素依赖性疾病，E_2在EM发病中作用已有大量研究[3]。本研究在EM体外细胞模型上，直接观察到E_2刺激VEGF、MMP-3分泌和促进细胞增殖，抑制TIMP-1分泌、Bax mRNA表达和细胞凋亡的作用。更为重要的是，影响的程度均强于正常妇女的子宫内膜细胞，即EM在位内膜细胞对外源性E_2刺激处于一种超敏状态。Bulun等[4]研究发现，E_2刺激EM在位内膜细胞PGE_2合成，PGE_2又刺激这些细胞中芳香化酶P450的活性，使其合成更多的E_2，形成一个正反馈，外源性E_2触发了这一反馈，而正常妇女子宫内膜没有这种机制。EM在位内膜细胞对外源性E_2刺激的超敏状态，可能至少部分归因于这种正反馈，从而，在一定浓度的E_2作用下，逆流入盆腹腔的内膜碎片便易侵袭、形成新生血管及分裂增殖，最终形成病灶。提示E_2在EM发病中作用可能是通过对在位内膜细胞的直接刺激作用实现的，至少部分可能如此。也提示通过降低在位内膜细胞对E_2的反应性，可能会提高药物治疗的疗效。

3.3 本研究存在的问题和需要进一步的研究内容

ICAM-1属于免疫球蛋白超家族，存在于细胞膜上，为一种糖蛋白，参与细胞与细胞间、细胞与配体间的黏附。在内异症中的免疫反应和炎性反应中起着重要的作用。内异症患者血中ICAM水平明显增高[10]。本研究EM在位内膜细胞和正常妇女子宫内膜细胞中均未测到ICAM-1的存在，原因有待探讨。由于我们没有加用其他研究方法，如免疫细胞化学等，因此，尚不能认为这些细胞中没有ICAM-1表达。这是下一步研究应完善之处。体内细胞间有复杂的联接和信息传递，每一细胞都受周围众多细胞的影响，也影响着周围的细胞。本研究采用的是细胞模型，不能反映这种细胞间的相互影响，进一步构建和采用人体组织学模型，即器官培养进行相关研究，将会更接近自然状态，更能反映人体的真实情况。

参 考 文 献

[1] American society for reproduction medicine. Revised A-merican Society for Reproductive Medicine Classification of Endometriosis 1996 [J]. Fetil Steril, 1997, 67: 817-821.

[2] Ryan IP, Schriock ED, Taylor RN. Isolation, characteriza-tion, and comparison of human endometrial and endome-triosis cells *in vitro* [J]. J Clin Endocrinol Metab, 1994: 642-649.

[3] Bulun SE, Cheng YH, Yin P, et al. Progesterone resistance in endometriosis: link to failure to metabolize estradiol [J]. Mol Cell Endocrinol, 2006, 248: 94-103.

［4］Bulun SE，Gurates B，Fang Z，et al. Mechanisms of exces-sive estrogen formation in endometriosis［J］. J Reprod Im-munol，2002，55：21-33.

［5］Khan KN，Masuzaki H，Fujishita A，et al. Asso-ciation of interleukin-6 and estradiol with hepatocyte growth factor in peritoneal fluid of women with endo-metriosis［J］. Cta Obstet Gynecol Scand，2002，81：764-771.

［6］Wu MY，Ho HN. The role of cytokines in endometri-osis［J］. Am J Reprod Immunol，2003，49：285-296.

［7］Taylor RN，Lebovic DI，Hornung D，et al. Endo-crine and paracrine regulation of endometrial angiogen-esis［J］. Ann N Y Acad Sci，2001，943：109-121.

［8］Mahnke JL，Dawood MY，Huang JC. Vascular en-dothelial growth factor and interleukin-6 in peritoneal fluid of women with endometriosis［J］. Fertil Steril，2000，73：166-170.

［9］Fasciani A，D'Ambrogio G，Bocci G，et al. High concentra-tions of the vascular endothelial growth fac-tor and inter-leukin-8in ovarian endometriomata［J］. Mol Hum Re-prod，2000，6：50-54.

［10］Barrier BF，Sharpe-Timms KL. Expression of solu-ble ad-hesion molecules in sera women with stage Ⅲ and IVen-dometriosis［J］. J Soc Gynecol Investing，2002，9：98-101.

膜联蛋白 I 在子宫内膜异位症患者在位内膜组织中的表达变化及其意义

李　妍　张淑兰　王丹波　郎景和

子宫内膜异位症（内异症）是育龄妇女的常见病，发病率达10%[1]。虽然，内异症是良性病变，但其病理过程表现出浸润、转移等恶性疾病的特征。目前，有关内异症发生的分子机制尚不清楚。我们利用蛋白质组学研究发现，膜联蛋白家族成员——膜联蛋白 I（annexin I）可能为内异症疾病相关蛋白[2]。本研究采用免疫组化、实时定量PCR及蛋白印迹的方法，检测annexin I在非内异症患者子宫内膜和内异症患者在位内膜中的表达情况，旨在探讨annexin I在内异症发病中的作用。

一、资料与方法

1. 资料来源　选择2005年6月至2006年6月，因内异症在中国医科大学附属盛京医院妇产科经开腹或腹腔镜手术行子宫切除术患者的在位子宫内膜（16例，内异症组），术中及术后病理检查均证实为内异症，根据月经同期并结合组织切片HE染色均确定为分泌期内膜。选择同期因宫颈上皮内瘤变（CIN）Ⅲ级行子宫全切除术的7例非内异症患者的分泌期子宫内膜为对照组。内异症组与对照组患者平均年龄分别为42.9岁及40.8岁，两组患者均无子宫肌瘤等与雌激素相关病变，无内科并发症，术前6个月未接受激素类药物治疗。

2. 方法　①免疫组化法检测内膜组织中annexin I的分布：切片常规脱蜡至水，组织抗原进行微波修复。加入annexin I羊多克隆抗体（美国Santa Cruz公司产品），4℃过夜。采用免疫组化试剂盒（福建迈新公司产品），加入生物素标记的第二抗体，孵育30分钟，加入链霉素-亲和素-过氧化物酶复合物孵育30分钟后，

3，3′-二氨基联苯胺（DAB）显色。苏木素复染，中性树胶封片，照相。②实时定量PCR法检测内膜组织中annexin I mRNA表达：TRIzol提取子宫内膜组织总RNA。采用ExScript TMRT-PCR Kit试剂盒（日本TaKaRa公司产品）合成cDNA以3-磷酸甘油醛脱氢酶（GAPDH）为内参照，进行双标准曲线法相对定量。引物和探针序列见表1。构建标准品质粒，并进行引物扩增，PCR产物胶回收纯化后克隆到质粒I，获得阳性克隆，纯化重组质粒，稀释标准质粒为10^{11}、10^{9}、10^{7}、10^{5}、10^{3}拷贝作为标准品质粒。按照试剂盒要求配制反应体系，反应条件为：95 ℃ 10秒，95℃ 15秒，62 ℃ 1分钟，40个循环。进行荧光定量PCR检测。用不同浓度标准品质粒制作扩增曲线，待测样本中mRNA量可根据标准曲线上读取相应的拷贝数。结果以annexin I/GAPDH mRNA比值计算。③蛋白印迹法检测内膜组织中annexin I蛋白表达：用裂解缓冲液［1% NP40A，5%脱氧胆酸钠，0.1%十二烷基磺酸钠（SDS），1‰苯甲基磺酰氟］裂解内膜组织，离心后收集蛋白上清液。12% SDS-聚丙烯酰胺凝胶电泳分离后，采用半干转印技术转印。杂交、洗膜后用增强型化学发光显色。采用图像处理软件进行平均密度值测定，以annexin I/GAPDH灰度比值计算。

3. 统计学方法　用SPSS 12.0软件进行统计学分析处理，annexin I表达水平的组间比较采用t检验。

二、结果

1. 两组患者子宫内膜组织中annexin I mRNA及蛋白的表达　内异症组在位内膜组织

annexin Ⅰ mRNA 表达水平为 0.004±0.002，对照组内膜组织为 0.014±0.005，两组比较，差异有统计学意义（$P < 0.05$）。见图 1。内异症组在位内膜组织蛋白表达水平为 0.15±0.04，对照组内膜组织为 0.44±0.16，两组比较，差异也有统计学意义（$P < 0.05$）。

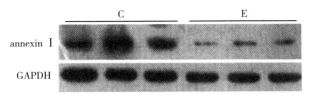

图 1　蛋白印迹法检测 annexin Ⅰ蛋白在两组子宫内膜组织中的表达

C：对照组　E：内异症组

2. 两组患者子宫内膜组织中 annexin Ⅰ 的分布　annexin Ⅰ 在两组子宫内膜组织中的分布特点一致，均主要分布在子宫内膜腺上皮细胞的细胞膜，周围呈棕黄色颗粒状着色，间质细胞无着色，但内异症组较对照组细胞着色程度明显减弱。见图 2。annexin Ⅰ蛋白在内异症组患者在位内膜组织中的表达水平为 10.3±0.8，对照组内膜组织为 20.5±1.9，两组比较，差异有统计学意义（$P < 0.05$）。

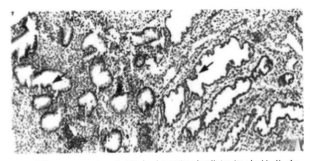

图 2　annexin Ⅰ蛋白在两组内膜组织中的分布。DAB×100

A：对照组内膜组织，annexin Ⅰ蛋白在腺上皮细胞膜上呈深棕色颗粒状着色，间质细胞无着色（↑）B：内异症组在位内膜组织，annexin Ⅰ蛋白在腺上皮细胞膜上呈棕黄色颗粒状着色，间质细胞无着色（↑）

三、讨论

内异症是最常见的妇科疾病之一，发病率约为 10%[1]，其发病机制至今尚未明确。近年来，

有学者提出了内异症的"源头学说"，认为内异症患者在位内膜的基因和/或蛋白表达谱的改变可能是内异症发生的遗传学基础，某些差异表达的蛋白可能是影响内膜细胞黏附、侵袭和生长的重要因子[3]。

有学者利用蛋白质组学技术检测内异症在位内膜与正常内膜组织的蛋白差异表达情况，获得了差异表达蛋白 annexin Ⅰ[2]。本研究采用实时定量 PCR 及免疫印迹方法比较了 annexin Ⅰ 在内异症在位内膜和正常内膜中的蛋白表达情况，发现内异症在位内膜组织中 annexin Ⅰ 的 mRNA 和蛋白表达量均明显低于正常内膜组织，定量分析结果显示其 mRNA 和蛋白表达水平下降的幅度基本一致，说明内异症患者在位内膜组织中 annexin Ⅰ 的表达水平降低是转录调控的结果。annexin Ⅰ 是膜联蛋白超家族成员，曾被称为脂皮素Ⅰ、胞质型磷脂酶 A_2（$cPLA_2$）抑制蛋白。有研究发现，annexin Ⅰ 在头颈部肿瘤、乳腺癌及前列腺癌组织中表达下调，而且与这些疾病的恶性表现有关[4]。笪冀平等[5]研究发现，annexin Ⅰ 在子宫内膜癌前病变组织中过度表达，而在子宫内膜癌组织中表达减少，提示其可能与子宫内膜疾病相关。近年来的研究发现，annexin Ⅰ 是一个重要的炎性因子，可特异性抑制 $cPLA_2$ 和诱导型环氧化酶 2（COX-2）的活性，从而影响许多炎症反应复合物的形成[6]。因此，我们推测，当 annexin Ⅰ 低表达或不表达时，可以负反馈引起 COX-2、$cPLA_2$ 的活性增加，从而促进前列腺素 E_2（PGE_2）以及雌二醇的合成，而这些增多的炎性因子在内异症的发生、发展中发挥着重要的作用。许多证据都表明，COX-2、PGE_2 及其受体这一信号传导系统与内异症发生过程中的血管生成、细胞增殖、黏附及迁移有关[7]，Beliard 等[8]研究表明，PGE_2 能够促进内膜细胞的异位生长和黏附。因此，内异症在位内膜组织中 annexin Ⅰ 表达下调可能通过负反馈途径调节炎症反应复合物的形成，从而影响内异症的发生和发展。此外，还有研究表明，annexin Ⅰ 可以促进中性粒细胞、支气管肺泡上皮细胞以及甲状腺上皮细胞的凋亡，其表达下调可以间接促进内膜细胞的增殖。因此我们推测，annexin Ⅰ 可能通过促进内膜的炎症反应以及内膜细胞的增殖参与了内异症的发生、发展过程。

免疫组化结果显示，两组患者annexin Ⅰ蛋白均主要分布在子宫内膜腺上皮细胞的细胞膜周围，而在间质细胞中未见明显表达。另有研究表明，外源性annexin Ⅰ及内源性annexin Ⅰ外表达与血管细胞黏附分子1竞争性结合整合素$\alpha_4\beta_1$，从而抑制单核细胞与血管内皮细胞的黏附[9]。因此，在位内膜annexin Ⅰ表达的下调可能使内膜腺上皮细胞黏附细胞外基质的能力减弱，而表现出恶性细胞迁移特征。此外，还有文献报道annexin Ⅰ通过调节细胞内Ca^{2+}的浓度，参与细胞膜周骨架蛋白的组装，影响细胞的分化和迁移[10]。因此，腺上皮细胞膜周围的annexin Ⅰ可能通过影响细胞的黏附、迁移能力，参与了内异症的发生、发展过程。

参 考 文 献

[1] 乐杰. 妇产科学 [M]. 6版. 北京：人民卫生出版社，2004：354.

[2] Liu H, Lang J, Zhou Q, et al. Detection of endometriosis with the use of plasna protein profiling by surface-enhanced laser desorption/ionization time-of-flight mass Spectrometry [J]. Fertil Steril, 2007, 87：988-990.

[3] 郎景和. 子宫内膜异位症研究的新里程. 中华妇产科杂志，2005，40：3-4.

[4] Shen D, Chang HR, Chen Z, et al. Loss of annexin AI expression in human breast cancer detected by multiple high-throughput analyses [J]. Biochem Biophys Res Commun, 2005, 326：218-227.

[5] 笪冀平，孟宪华，王萍，等. 钙磷脂结合蛋白Ⅰ及其相关基因蛋白在子宫内膜增殖症、不典型增生和子宫内膜腺癌中的表达和意义 [J]. 中华病理学杂志，2001，30：256-259.

[6] Hannon R, Croxtall JD, Getting SJ, et al. Aberrant inflammation and resistance to glucocorticoids in annexin. 1-/-mouse [J]. FASEB J, 2003, 17：253-255.

[7] Attar E, Bulun SE. Aromatase and other steroidogenic genes in endometriosis: translational aspects [J]. Hum Reprod Update, 2006, 12：49-56.

[8] Beliaid A, Noël A, Goffin F, et al. Role of endocrine status and cell type in adhesion of human endometrial cells to the peritoneum in nude mice [J]. Fertil Steril, 2002, 78：973-978.

[9] Solito E, Romero IA, Marullo S, et al. Annexin 1 binds to U937 monocytic cells and inhibits their adhesion to microvascular endothelium: involvement of the alpha 4 beta 1 integrin [J]. J Immunol, 2000, 165：1573-1581.

[10] Hayes MJ, Rescher U, Gerke V, et al. Annexin-actin interactions [J]. Traffic, 2004, 5：571-576.

抗血管内皮生长因子抑制裸鼠异位子宫内膜生长

王含必　郎景和　冷金花　朱　兰　刘珠凤　孙大为

【摘要】目的：构建子宫内膜异位种植裸鼠模型，在此基础上研究抗血管内皮生长因子（VEGF）抗体在治疗中的作用及机制。方法：将人子宫内膜组织种植到裸鼠体内，抗VEGF抗体作用于种植灶，进行分组对照研究。用TUNEL标记法检测细胞凋亡、PCNA检测细胞增殖和微血管密度（MVD）。结果：实验组细胞凋亡强度明显高于对照组，细胞增殖强度在各组间无明显差异。实验组人源性MVD和鼠源性MVD都明显低于对照组（$P < 0.05$）。结论：抗VEGF抗体可能是通过促进子宫内膜细胞和血管内皮细胞的凋亡、抑制血管生成，继而抑制内膜异位种植生长，而对细胞增殖无明显抑制作用。

【关键词】子宫内膜异位症；小鼠；裸；血管内皮生长因子

Anti-VEGF antibody restrains endometriotic-like lesions growth in the nude mouse model. *Wang Hanbi，Lang Jinghe，Leng Jinhua，Zhu Lan，Liu Zhufeng，Sun Dawei*

【Abstract】Objective：To establish the nude mouse model for *in vivo* research on endometriosis. So to study the mechanism and effect of anti-vascular endothelial growth factor（VEGF）antibody treatment on the growth of established endometriotic-like lesions in the nude mouse model. **Methods**：Human endometrium is implanted into nude mice and used to test the effect of anti-VEGF antibody. The models were seperated into control groups and experimental groups（using anti-VEGF antibody）. The TUNEL，PCNA and MVD were used to evaluate the effects of apoptosis，proliferation and angiogenesis. **Results**：The explants in the control groups develop a rich blood supply that enables them to survive and grow than those in the experimental groups. The apoptosis in experimental groups was significantly higher than those of the control groups. The proliferation didn't show difference in these groups. The MVD in the control groups（human non-endometriosis 12.80 ± 4.60，endometriosis 13.15 ± 5.66；mouse non-endometriosis 29.7 ± 19.6，endometriosis 34.6 ± 16.3）were higher than those in the experimental groups（human non-endometriosis 7.17 ± 2.25；endometriosis 7.32 ± 1.30；mouse non-endometriosis 11.2 ± 6.2；endometriosis 15.6 ± 6.8）. **Conclusions**：Anti-VEGF antibody effectively interfered with the maintenance and growth of endometriotic-like lesions by disrupting the vascular supply. The anti-VEGF antibody may be provided a novel therapeutic approach for the treatment of endometriosis.

【Key words】endometriosis；mice；nude；vascular endothelial growth factor

抗血管形成可抑制肿瘤的生长和转移已是共识，血管内皮生长因子（vascular endothelial growth factor，VEGF）在众多的血管形成调节因子中被认为是最重要的细胞因子。目前所用的抗肿瘤治疗的抗VEGF单克隆抗体已进入临床Ⅲ期药物试验，但它用于子宫内膜异位症（内异症）治疗的研究尚少。已有研究发现，内异症患者的子宫内膜在鼠模型中种植时，其VEGF的表达高于非内异症患者，提示VEGF在内异症形成早期可能发挥了一定的作用[1]。本实验尝试构建子宫内膜异位种植的裸鼠模型，并在此基础上，以内膜异位种植的凋亡、增殖及血管形成情况作为观察指标，研究抗VEGF抗体对内膜组织异位种植的作用机制。

1 材料与方法

1.1 病例及选择标准

收集自2002年8月至2004年8月在北京协和医院住院治疗患者的子宫内膜组织，共45例，其中非内异症内膜20例，年龄（43.5±3.5）岁；内异症内膜25例，年龄（42.4±6.1）岁，两组间无差异。所有患者月经规律，周期28～32天，无其他内分泌、免疫和代谢性疾病，手术前3个月未接受激素治疗。非内异症患者均因卵巢良性肿瘤、宫颈病变或浆膜下肌瘤等原因接受手术治疗，子宫内膜正常，同时排除了内异症；内异症患者均经手术及病理证实。采用刮取内膜的方法，每份内膜组织收集分成2份，小部分组织用10%甲醛固定，做常规病理检测；余大部分无菌收集，30分钟内送至实验室完成组织处理（所有标本均经患者知情同意）。

1.2 主要试剂

抗VEGF抗体（R&D systems Inc.），增殖细胞核抗原（proliferating cell nuclear antigen，PCNA）试剂盒（Zymed Laboratories Inc.），末端脱氧核糖核酸转移酶介导的脱氧尿苷三磷酸标记法（phosphate buffer saline in situ nick-end labeling techniques，TUNEL）试剂盒（Roche公司），抗人CD34抗体（福州迈新生物技术有限公司），抗鼠MECA-32抗体（BD Biosciences公司）。

1.3 实验动物分组

1.3.1 裸鼠的选择及模型构建

45只雌性性成熟裸鼠（中国医学科学院动物所，BalB/c裸鼠系），6周龄，体重14～21g。双盲随机分为空白对照组3只（1例非内异症，2例内异症），非内异症对照组和实验组各9只，内异症对照组11只和实验组13只。参照Zamah方法[2]构建模型，选择裸鼠颈背部、两侧前肢腋下和腹壁皮下及腹腔（下腹中线稍向左或向右0.5 cm）种植人子宫内膜。

1.3.2 抗VEGF抗体治疗

无菌磷酸盐缓冲液稀释抗VEGF抗体成50mg/L[3]，种植24小时后开始抗体治疗实验。空白对照组不使用任何药物，内异症及非内异症对照组隔日注射无菌磷酸盐缓冲液，实验组隔日注射抗VEGF抗体100μl。

1.3.3 标本组织源检测

种植后第10天处死裸鼠，收集标本分别制作石蜡及冷冻切片，所有标本均经苏木精-伊红染色、抗人角蛋白及波形蛋白检测，镜下见腺体及间质细胞的标本纳入研究，否则以种植失败计。

1.3.4 细胞增殖检测

参照PCNA检测试剂盒说明书进行实验。结果判定：以细胞内出现明确的棕黄色颗粒为阳性细胞，胞质显色不计入。随机选择5个高倍视野（400倍）计数细胞总数和阳性细胞个数，得出阳性细胞百分率。计分标准：≤25%为0分，26%～50%为1分，51%～75%为2分，＞75%为3分；着色强度以大多数阳性细胞呈现的染色来计分，淡黄色为1分，浅棕褐色为2分，深棕褐色为3分。两项计分相加得出染色结果：0分为阴性（-），1～2分为弱阳性（＋），3～4分为阳性（＋＋＋），5～6分为强阳性（＋＋＋＋）[4]。试剂盒提供阳性对照片，磷酸盐缓冲液替代一抗为阴性对照。

1.3.5 细胞凋亡检测

参照TUNEL试剂盒说明书进行实验。结果判定：根据阳性细胞数的多少及胞质着色程度分为4级：＞50%的细胞明显阳性（＋＋＋），胞质呈棕黄色（3分）；26%～50%的细胞明显阳性或＞50%的细胞阳性（＋＋），胞质呈黄色（2分）；＞50%的细胞弱阳性（＋），胞质呈浅黄色或伴少数细胞明显阳性（1分）；无阳性反应或＜10%阳性细胞数（-）（0分）[5]。阴性对照用试剂盒中的反应液。

1.3.6 人源性微血管密度（microvessel density，MVD）检测

参照CD34试剂盒说明书进行实验。在100倍视野下选取切片中3个血管最丰富的区域，在400倍视野下计数微血管数，取其平均值。凡呈现棕褐色的单个内皮细胞或内皮细胞者均作为一个血管计数，管腔中有＞8个红细胞的不计数[6]。对照：乳腺癌标本作为阳性对照，磷酸盐缓冲液替代一抗作为阴性对照。

1.3.7 鼠源性MVD检测

MECA-32抗体为鼠IgG2a κ，特异识别鼠扁

平血管内皮细胞。采用冷冻切片，参照试剂说明书进行实验，计数方法同前。磷酸盐缓冲液替代一抗为阴性对照。

1.4　统计学分析

所有数据利用SPSS10.0软件进行统计分析。组间率的比较用χ^2检验，组间值的比较用ANOVA检验。

2　结果

2.1　裸鼠模型的大体观察

非内异症组和内异症组同期病灶形态肉眼所见无差异，无抗体作用的对照组成活的种植灶呈新鲜亮白色，牢固黏附，隆起明显，病灶周围及其表面可见丰富的新生血管网形成。经抗体作用的实验组种植灶呈苍白色，周围无丰富的血管生成，血管数目明显少于对照组（图1）。

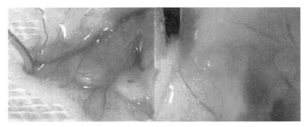

A　　　　　　　　　　B
图1　裸鼠内膜异位种植大体观
A. 对照组；B. 研究组

2.2　裸鼠模型各组间种植成活率的比较

无论非内异症组还是内异症组，实验组的种植成活率都明显低于对照组（$P < 0.05$）（表1）。

2.3　裸鼠模型各组细胞增殖与凋亡的检测

细胞增殖现象在内膜异位种植的裸鼠模型中普遍存在。各组间比较增殖强度无明显差异。细胞凋亡亦普遍存在，无论非内异症或内异症组；实验组凋亡强度都明显高于对照组（$P < 0.05$）。实验组血管内皮细胞及腺细胞的凋亡强度明显高于间质细胞（表2）。

表1　裸鼠模型各组细胞种植成活率的比较

group	n（total）	n	positive rate（%）
control	13	9	69.2
study			
no endometriosis control	40	29	72.5
no endometriosis study	42	21	50.0*
endometriosis control	48	36	75.0
endometriosis study	58	25	43.1△

注：*$P < 0.05$ compared with non-endometriosis control groups；△$P < 0.001$ compared with endometriosis control groups

表2　裸鼠模型各组细胞增殖、凋亡及MVD结果

group	n	PCNA	TUNEL	MVD
control	6	7.50±1.29	4.61±0.65	12.71±2.03
study				
no endometriosis control	15	7.20±1.42	4.80±0.77	12.80±4.60
no endometriosis study	12	6.67＋1.56	5.83±1.03*	7.17±2.25*
endometriosis control	23	7.74±1.39	4.74±0.86	13.15±5.66
endometriosis study	16	6.81±1.38	6.06±0.77△	7.32±1.30△

注：*$P < 0.05$ compared with non-endometriosis control groups；△$P < 0.05$ compared with endometriosis control groups

2.4 裸鼠模型各组人源性和鼠源性 MVD检测

无论内异症还是非内异症实验组人源性MVD都明显低于对照组（$P < 0.05$）（表2）。

鼠血管主要分布于种植灶外周部位，血管数量由种植灶边缘到中心呈递减趋势；无论内异症还是非内异症实验组鼠源性MVD都明显低于对照组（$P < 0.05$）（表3）。

表3 内异症与非内异症实验组与对照组鼠源性MVD（$\bar{x}\pm s$）

group	n	MVD（n）
control	3	30.36
study		
no endometriosis control	14	29.7±19.6
no endometriosis study	9	11.2＋6.2*
endometriosis control	13	34.6±16.3
endometriosis study	9	15.6±6.8△

注：*$P < 0.05$ compared with non-endometriosis control groups；△$P < 0.05$compared with endometriosis control groups

3 讨论

裸鼠遗传背景明确、稳定，缺乏功能性的淋巴细胞，不发生免疫排斥反应，自种植后2～14天内可保持种植物的良好源组织特性[7,8]。本实验设计了内异症及非内异症组，意在研究内异症与非内异症患者的子宫内膜异位种植是否存在差异，内异症患者的子宫内膜是否具备更强的异位种植存活能力。结果发现内异症及非内异症对照组间的成活率无差异，分析其可能的原因：①取材差异，一些相关研究发现两者VEGF表达差异

仅存在于分泌晚期[9]，本实验未针对分泌晚期单独取材进行分析。②样本例数相对较少。而实验组与对照组间存在明显差异，提示抗体治疗可有效抑制内膜异位种植的成活。

实验发现，抗体作用后的细胞凋亡主要表现在腺细胞和血管内皮细胞。已有研究证实，VEGF受体主要集中分布于腺细胞和血管内皮细胞的胞质和胞膜中，在间质细胞中散在分布，VEGF需通过抗体发挥作用，此与我们的实验结果相吻合。抗VEGF抗体主要通过促进细胞凋亡而非抑制增殖达到抑制异位种植灶生长的目的。抗VEGF抗体可能对异位种植的子宫内膜细胞无直接毒性作用，它与细胞表面的VEGF受体特异性结合，阻断了VEGF的信号传导通路，失去了对凋亡蛋白表达的抑制作用，从而促进组织细胞及血管内皮细胞程序性死亡，阻断异位种植灶的血供，达到抑制生长的目的。

VEGF有促进新生血管内皮细胞增殖的作用，而对已成熟的血管内皮细胞主要表现为抗凋亡作用。鼠模型中种植的人子宫内膜组织离开人体环境后无人源性血管形成，血管的减少是由于抗体促进人源性血管内皮细胞凋亡的结果。本实验组人源性MVD明显低于对照组，与文献报道相似[10]。

实验组鼠源性的MVD明显低于对照组，提示抗人VEGF抗体可抑制鼠血管内皮细胞生成。促异位种植灶周围血管形成的VEGF源自异位种植的人子宫内膜细胞，抗鼠VEGF抗体对人子宫内膜异位种植灶的血管生成作用影响非常小，抗人VEGF抗体在抑制病灶形成中起了主要的作用[11]。异位种植的人子宫内膜组织因缺血而上调人源性VEGF的表达，VEGF作用于周围鼠源性细胞，促进种植灶周围鼠内皮细胞向异位灶趋化和固位，进而促进鼠源性血管的生成。

参 考 文 献

[1] Lu Xiu-E，Ning Wei-Xuan，Dong Min-Yue，et al. Vascular endothelial growth factor and matrix metalloproteinase-2 expedite formation of endometriosis in the early stage ICR mouse model［J］. Fertil Steril，2006，86，Suppl 4：1175-1181.

[2] Zamah NM，Dodsin MG，Stephens LC，et al.

Transplantation of normal and ectopic human endometrial tissue into athymic nude mice［J］. Am J Obstet Gynecol，1984，149：591-597.

[3] Kim KJ，Li B，Winer J，et al. Inhibition of vascular endothelial growth factor-induced angiogenesis suppresses tumour growth in vivo［J］. Nature，1993，

362：841-844.

［4］吕卫国，谢幸，叶大风，等. 子宫内膜增殖症诊断性刮宫价值的评价［J］. 中华医学杂志，2001，81（13）：816-818.

［5］程天明，袁爱力，李朝龙，等. 一氧化氮合酶表达与肝癌增殖凋亡的关系研究［J］. 中华消化杂志，2000，20（5）：315-317.

［6］Maeda K，Chung Y，Ogawa Y，et al. Prognostic value of Vascular endothelial growth factor expression ingastric carcinoma［J］. Cancer，1996，77：858-863.

［7］Grummer R，Schwarzer F，Bainczyk K，et al. Peritoneal endometriosis：validation of an *in-vivo* model［J］. Hum Reprod，2001，16：1736-1743.

［8］Wang Dan-bo，Zhang Shu-lan，Niu Hui-yan，et al. A nude mouse model of endometriosis and its biological behaviors［J］. Chin Med J（Engl），2005，118（18）：1564-1567.

［9］金海燕，王自能，卢凤昕，等. 血管内皮生长因子在子宫内膜异位症发病中的作用［J］. 基础医学与临床，2005，25：257-260.

［10］王含必，郎景和，冷金花，等. 血管内皮细胞生长因子受体在子宫内膜异位症中表达的研究［J］. 中华医学杂志，2005，85：1555-1559.

［11］Hull ML，Charnock-Jones DS，Chan CLK，et al. Antiangiogenic agents are effective inhibitors of endometriosis［J］. J Clin Endocri Metab，2003，88：2889-2899.

抗血管内皮生长因子抗体对异位子宫内膜
鸡胚模型干预的研究

王含必　　冷金花　　朱　兰　　刘珠凤　　孙大为　　郎景和

【摘要】目的：尝试构建子宫内膜异位种植的鸡胚模型，并利用此模型探讨抗血管内皮生长因子（VEGF）抗体在子宫内膜异位症（内异症）治疗中的作用机制。方法：将人类的子宫内膜组织种植到鸡胚绒毛尿囊膜（CAM）上，采用分组对照研究，内异症对照组和非内异症对照组为分别种植内异症及非内异症患者的子宫内膜，以磷酸盐缓冲液作为药物对照；内异症实验组和非内异症实验组为分别种植内异症及非内异症患者的子宫内膜，使用抗VEGF抗体作用的鸡胚模型。末端脱氧核苷酸转移酶介导的脱氧尿苷三磷酸标记法（TUNEL）检测细胞凋亡、增殖细胞核抗原（PCNA）检测细胞增殖并检测微血管密度（MVD）。结果：成功构建了子宫内膜异位种植的鸡胚模型。内异症实验组细胞的凋亡强度[（6.9±0.8）分]比内异症对照组[（5.4±1.1）分]明显增高，两组比较，差异有统计学意义（$P < 0.05$）；非内异症实验组细胞的凋亡强度[（6.7±0.9）分]也高于非内异症对照组[（5.0±0.9）分；$P < 0.05$]。内异症实验组的MVD[（4.9±1.2）条]比内异症对照组[（9.1±3.0）条]明显降低，两组比较，差异有统计学意义（$P < 0.05$）；非内异症实验组的MVD[（4.2±1.1）条]也低于非内异症对照组[（6.9±1.6）条；$P < 0.05$]，细胞增殖强度在各组间比较，差异无统计学意义（$P > 0.05$）。结论：异位子宫内膜鸡胚模型可作为研究异位子宫内膜血管形成及抗血管形成的动物模型；抗VEGF抗体可能是通过促进内膜细胞的凋亡，促进血管内皮细胞的凋亡，抑制血管形成从而达到抑制细胞种植、生长的目的，而对细胞的增殖无明显的抑制作用。

【关键词】鸡胚；尿囊；子宫内膜异位症；血管内皮生长因子A；抗体

The chick embryo chorioallantioc membrane as a model for in vivo research on anti-angiogenesis in endometriosis. *Wang Hanbi*, *Leng Jinhua*, *Zhu Lan*, *Liu Zhufeng*, *Sun Dawei*, *Lang Jinghe*

【Abstract】Objective：To establish the chick embryo chorioallantioc membrane（CAM）as a model for in vivo research on endometriosis. The model was used to investigate the mechanism of anti-vascular endothelial growth factor（VEGF）antibody for treatment of endometriosis. **Methods**：Human endometrial fragments were explanted onto the CAM. Then anti-VEGF antibody was used for the endometriosis-like lesions after transplantation of human endometrial fragments. The CAM models were treated respectively as control groups and experimental groups. The terminal deoxynucleotidyl transferase-mediated biotindeoxyuridine triphosphate（dUTP）nick end labeling（TUNEL），proliferating cell nuclear antigen（PCNA）and microvessel density（MVD）were used in vivo for analysis of anti-angiogenesis. **Results**：The apoptosis intensity of anti-VEGF antibody treated groups（6.7±0.9, 6.9±0.8）was significantly higher than that of the control groups（5.0±0.9, 5.4±1.1; $P < 0.05$）. The proliferation intensity was not different in these groups. Lower MVD was observed in experimental groups［（4.2±1.1），（4.9±1.2）vessels］than the control groups〔（6.9±1.6），（9.1±3.0）vessels；$P < 0.05$〕. **Conclusions**：CAM is an extraembryonic membrane that is commonly used in vivo for the study of angiogenesis and anti-angiogenesis. Anti-VEGF antibody can be used to accelerate apoptosis of the endometrial cells and vascular endothelium cells，but it has no effect on the proliferation of these cells.

【**Key words**】Chick embryo；Allantois；Endometriosis；Vascular endothelial growth factor A；Antibodies

血管内皮生长因子（vascular endothelial growth factor，VEGF）在众多的血管形成调节因子中被认为是最重要的细胞因子。鸡胚绒毛尿囊膜（chick embryo chorioallantioc membrane，CAM）模型是研究血管形成的理想的动物体内模型[1]，在肿瘤的病因及治疗研究中，主要用于大分子蛋白对血管形成以及抗血管形成的作用研究。本实验尝试构建子宫内膜异位种植的鸡胚模型，并在此模型的基础上，以异位种植内膜的细胞凋亡、增殖及血管形成情况作为观测指标，研究抗VEGF抗体对内膜组织异位种植的抑制作用机制。

材料与方法

一、材料来源

1. 子宫内膜组织标本的选择与收集 收集子宫内膜异位症（内异症）患者的在位子宫内膜组织标本20份，内异症患者平均年龄（36±8）岁。选择因卵巢良性肿瘤、宫颈病变或浆膜下子宫肌瘤等原因接受手术治疗，子宫内膜正常，同时排除了内异症的非内异症患者作为对照，共收集到符合标准的对照子宫内膜标本15份，非内异症患者平均年龄为（39±8）岁，与内异症患者比较，差异无统计学意义（$P > 0.05$）。上述患者均月经规律，无其他内分泌、免疫和代谢性疾病，手术前3个月未接受激素治疗。每份内膜组织标本采用刮取内膜的方法分成两份收集，小部分组织用4%甲醛溶液固定，做常规病理检查，余大部分无菌收集，半小时内送至实验室完成组织标本的处理。标本的采集均经患者的知情同意。

2. 主要试剂 抗VEGF抗体购自美国R&D公司，增殖细胞核抗原（proliferating cell nuclear antigen，PCNA）试剂盒购自美国Zymed公司，末端脱氧核苷酸转移酶介导的脱氧尿苷三磷酸标记法（TUNEL）试剂盒购自德国Roche公司，抗

人CD34抗体购自福州迈新生物技术有限公司。鸡胚购自北京农业科学院畜牧所。

二、方法

1. 构建子宫内膜异位种植的CAM模型 新鲜的子宫内膜组织剪碎成0.5～1.0 mm³组织块。参照Malik等[1]的实验方法制作CAM模型。用照卵灯选择受精第8天的鸡胚130只，鸡胚的孵化条件：温度37.8℃，相对湿度60%～80%。每个鸡胚种植1块已处理好的子宫内膜组织后，继续孵育至第12天，4%甲醛溶液固定种植的内膜组织，以待测物为中心剪下CAM，继续浸泡于甲醛溶液中，待制作石蜡切片后进行进一步实验。

2. 实验分组 将鸡胚随机分为5组：空白对照组10只，种植内异症及非内异症患者的子宫内膜各5只，实验过程中不加用任何药物；非内异症对照组和内异症对照组各30只，分别种植非内异症及内异症患者子宫内膜组织后，使用磷酸盐缓冲液（phosphate buffer saline，PBS）作用于种植的内膜组织作为对照；非内异症实验组和内异症实验组各30只，分别种植非内异症及内异症患者子宫内膜组织后，使用抗VEGF抗体作用于种植的内膜组织，无菌PBS稀释抗VEGF抗体至50 μg/ml[2]，实验组在种植子宫内膜后同时于种植部位注射一次抗VEGF抗体15μl。

3. 种植的子宫内膜标本的收集验证及组织学来源的检测 大体观，种植的子宫内膜组织在鸡胚模型中有4种转归，即种植存活的子宫内膜组织牢固附着于CAM上，呈现新鲜亮白状，种植灶周围可见血管"辐辏"现象；种植坏死的子宫内膜组织呈黑色，疏松附着于CAM上，周围也无清晰的血管床形成，轻触之即脱落，有的甚至漂浮于鸡胚囊液中；鸡胚模型中种植的内膜组织消失，不能找到；鸡胚在孵化过程中死亡。种植存活的子宫内膜组织按种植成功统计，其余3

种按种植失败统计。

将种植成功的子宫内膜组织制作石蜡切片，经HE染色观察细胞形态；另通过免疫组化方法检测人角蛋白和波形蛋白，阳性染色（细胞呈棕黄色）即证明细胞是人源性的子宫内膜腺体及间质细胞。经上述检测，见形态完好的子宫内膜腺体及间质细胞纳入实验研究，将该石蜡切片继续进行下述检测，种植失败的组织不再进行下述检测。

1. TUNEL法检测细胞凋亡　参照TUNEL试剂盒说明书完成实验。结果判定标准：细胞凋亡的强度依照阳性细胞数的多少及细胞质着色程度分为4级：强阳性（＋＋＋）：＞50%的细胞明显阳性（细胞质呈棕黄色），计3分；阳性（＋＋）：26%～50%的细胞明显阳性或＞50%的细胞阳性（细胞质呈黄色），计2分；弱阳性（＋）：＞50%的细胞弱阳性（细胞质呈浅黄色）或伴少数细胞明显阳性，计1分；阴性（－）：无阳性细胞或阳性细胞数＜10%，计0分[3]。阴性对照使用试剂盒中提供的反应液。

2. PCNA检测细胞增殖　参照PCNA试剂盒说明书完成实验。结果判定标准：以细胞核内出现明确的棕黄色颗粒为PCNA阳性细胞，细胞质显色不计入；随机选择5个高倍视野（400倍）计数细胞总数和PCNA阳性细胞数，得出阳性细胞百分比，计分标准：≤25%为0分，26%～50%为1分，51%～75%为2分，＞75%为3分；着色强度以大多数阳性细胞呈现的染色来计分，淡黄色为1分，浅棕褐色为2分，深棕褐色为3分；两种计分相加得出染色结果（即增殖强度），0分为阴性（－），1～2分为弱阳性（＋），3～4分为阳性（＋＋＋），5～6分为强阳性（＋＋＋＋）[4]。阳性对照使用试剂盒提供的阳性对照片，以PBS替代一抗作为阴性对照。

3. 微血管密度检测　检测CD34标记的人源性血管内皮细胞，并检测微血管密度（microvessel density，MVD），参照抗CD34抗体试剂说明书完成实验。检测MVD参照Maeda等[5]的方法，每张切片先在100倍视野中选取3个血管最丰富的区域，然后在400倍视野下计数微血管数（条），取其平均值作为统计数据。凡呈现棕褐色的单个内皮细胞（CD34标记阳性）或内皮细胞群者均作为一个血管计数，管腔直径＞8个红细胞的血管不计数。以试剂盒提供的

乳腺癌标本作为阳性对照，以PBS替代一抗作为阴性对照。

三、统计学方法

所有数据输入计算机利用SPSS 10.0软件进行统计分析。组间率的比较采用χ^2检验，组间均值的比较采用方差分析。

结　　果

一、子宫内膜异位种植鸡胚模型的建立情况

1. 种植的子宫内膜组织在鸡胚模型中的转归　空白对照组、非内异症对照组和内异症对照组的种植灶周围多见丰富的血管网生成，形成血管"辐辏"现象；非内异症实验组和内异症实验组的种植灶周围血管数量明显少于对照组，有的可见无血管的苍白区。见图1，图2。

2. HE染色和免疫组化检测结果　HE染色观察收集的种植成功子宫内膜组织的细胞形态与正常子宫内膜组织相同，细胞核蓝染，细胞质呈现红色，同时见排列成腺管状的腺细胞及其周围的间质细胞。免疫组化检测，可见人角蛋白染色阳性的腺细胞和人波形蛋白染色阳性的间质细胞。见图3～5。

3. 各组鸡胚模型中子宫内膜组织的种植成功率　各组鸡胚模型间，子宫内膜组织的种植成功率比较，差异无统计学意义（$P > 0.05$）。见表1。

二、各组鸡胚细胞凋亡及增殖的比较

细胞凋亡在内异症对照组、内异症实验组鸡胚模型中普遍存在。内异症实验组细胞的凋亡强度比内异症对照组明显增高，两组比较，差异有统计学意义（$P < 0.05$）；非内异症实验组细胞的凋亡强度也高于非内异症对照组（$P < 0.05$），血管内皮细胞与腺细胞的凋亡强度较间质细胞明显高。空白对照组的凋亡强度与内异症对照组、非内异症对照组分别比较，差异均无统计学意义（$P > 0.05$），细胞增殖强度在各组间比较，差异无统计学意义（$P > 0.05$）。见表2。

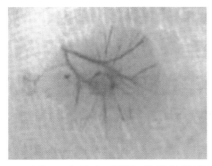

图1 内异症对照组的种植灶大体观。可见种植灶新鲜亮白，周围血管丰富，形成"辐辏"现象

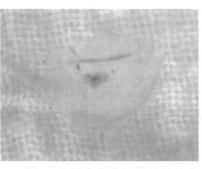

图2 内异症实验组的种植灶大体观。种植灶呈现苍白状，周围无血管网形

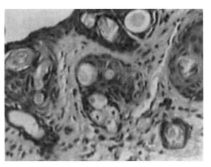

图3 种植成功的子宫内膜组织的镜下观。细胞核蓝染，细胞质红染，见排列成腺管状的腺细胞及其周围的间质细胞。HE×200

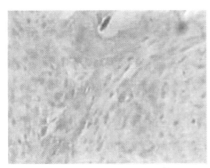

图4 种植成功的子宫内膜组织的人角蛋白检测结果。可见腺细胞胞质及胞膜显示棕黄色。免疫组化×200

图5 种植成功的子宫内膜组织的人波形蛋白检测结果。可见间质细胞的胞质及胞膜显示棕黄色。免疫组化×200

表1 各组鸡胚中子宫内膜组织的种植成功率

组　　别	总标本数（个）	存活标本数（个）	成功率（%）
内异症实验组	30	8	27
内异症对照组	30	11	37
非内异症实验组	30	9	30
非内异症对照组	30	10	33
空白对照组	10	4	40

注：各组间种植成功率比较，$P > 0.05$

表2 各组鸡胚中细胞凋亡、增殖及MVD的比较（$\bar{x} \pm s$）

组　　别	标本数（个）	凋亡强度（分）	增殖强度（分）	MVD（条）
内异症实验组	8	6.9 ± 0.8	6.8 ± 1.7	4.9 ± 1.2
内异症对照组	11	5.4 ± 1.1	6.9 ± 1.2	9.1 ± 3.0
非内异症实验组	9	6.7 ± 0.9	6.1 ± 1.1	4.2 ± 1.1
非内异症对照组	10	5.0 ± 0.9	5.8 ± 1.1	6.9 ± 1.6
空白对照组	4	5.3 ± 1.0	5.8 ± 1.7	7.0 ± 1.5

三、各组鸡胚MVD的比较

内异症实验组的MVD比内异症对照组明显降低，两组比较，差异有统计学意义（$P < 0.05$）；非内异症实验组的MVD也低于非内异症对照组（$P < 0.05$）。内异症对照组、非内异症对照组的MVD与空白对照组分别比较，差异均无统计学意义（$P > 0.05$）。见表2。

讨 论

一、子宫内膜异位种植鸡胚模型用于实验研究的可行性

CAM除作为研究体内血管形成的理想模型[6,7]，更是研究抗血管形成的最佳体内模型之一[8]，曾在肿瘤的研究中发挥了巨大的作用。直至20世纪初，才有个别学者尝试将CAM模型用于内异症病因的研究。鸡胚有4层胚膜（卵黄囊膜、羊膜、浆膜、尿囊膜）和2套血管网（卵黄囊血管网、尿囊膜浆膜血管网），在血管生成早期，孵化至受精第8天时，胚膜和血管网的发育已趋稳定，而机体免疫系统尚未完全建立，此时对各种异物几乎不产生排斥反应，对抑制血管生成的药物较敏感，便于观察各种诱导剂和抑制剂对血管生成的影响。鸡胚的胸腺细胞在受精第11天出现，细胞介导的免疫反应在第13～14天出现，当鸡胚的免疫系统发育完善后，对种植的异物产生排异，使种植物退化萎缩。根据鸡胚的发育特点，选择受精8～12天的鸡胚进行实验研究。鸡胚与人类组织之间存在物种的差异性，人源性的抗体对人类组织的表面抗原存在高亲和性，已经证实在CAM发展的早期，由于鸡胚的自身免疫系统尚未成熟，所以对于异体抗原同样具有较高的亲和性[9]。本研究首先构建了子宫内膜组织异位种植的CAM模型，并经组织学及免疫组化检测证实种植的子宫内膜组织为人源性子宫内膜，与人类的子宫内膜异位种植灶结构十分相似，Maas等[10]与本研究有同样的结果。

文献报道的鸡胚中子宫内膜组织的种植成功率在64%～76%[1,11]，本研究为27%～40%。分析其原因，受精鸡胚的质量是影响种植成功率

的重要因素之一。实验中新鲜受精鸡胚的种植成功率明显高于库存鸡胚，挑选新鲜受精的鸡胚是不可疏忽的实验细节。

二、抗VEGF抗体对子宫内膜异位种植鸡胚模型的影响

在内异症中，新生、活化的血管网是子宫内膜细胞异位种植存活、生长的必要条件[12]，VEGF是其中的重要细胞因子[13,14]，内异症中VEGF的高表达不仅为病因学提供依据，同时也为抗VEGF抗体的治疗打下了理论基础。

1. 抗VEGF抗体对异位种植内膜细胞凋亡与增殖的影响 通过免疫组化的方法证实，VEGF受体集中分布于内膜腺细胞和血管内皮细胞的胞质和胞膜中，在间质细胞中只是散在分布，因此可以认为，抗VEGF抗体对腺细胞及血管内皮细胞的作用大于间质细胞。本研究通过检测细胞凋亡及增殖提示，抗VEGF抗体主要通过促进细胞凋亡，而非抑制细胞增殖达到抑制异位种植灶生长的目的，腺细胞及血管内皮细胞较间质细胞呈现更明显的凋亡现象，与免疫组化证实的受体的分布相吻合。VEGF抑制细胞凋亡的作用机制，是通过增加抗凋亡蛋白基因的表达而发挥作用[15,16]。抗VEGF抗体可能对异位种植的子宫内膜细胞无直接毒性作用，对细胞的有丝分裂也无明显抑制作用，抗VEGF抗体与细胞表面的VEGF特异性受体结合后，阻断了VEGF的信号传导通路，失去了对凋亡蛋白表达的抑制作用，从而促进细胞程序性死亡（凋亡），抑制异位种植内膜细胞的生长。

2. 抗VEGF抗体对异位内膜血管形成的影响 本研究的标本大体观提示，抗VEGF抗体明显抑制了内膜异位种植灶周围的血管形成，通过阻断血管形成达到抑制异位种植灶生长的目的。分析其作用机制是由于VEGF通过促进血管内皮细胞的增殖，刺激血管形成，而对已成熟血管内皮细胞的维持则依赖于VEGF的抗凋亡作用。本研究内膜异位种植的鸡胚模型中，人源性血管形成减少主要是由于抗体抑制了血管内皮细胞中VEGF的抗凋亡作用，进而促进血管内皮细胞的凋亡，使血管数量减少。

三、抗VEGF抗体治疗的应用前景及临床意义

鉴于血管形成在肿瘤和内异症发病过程中的重要作用，抑制血管形成的治疗方法逐渐受到关注。目前，鉴定和克隆的与血管生成有关的因子已达30多种，而抑制血管形成的治疗选择的靶点多是VEGF及其受体[17]，在肿瘤动物模型的实验中，大多显示了较好的预期效果，其中部分已进入临床试验阶段。近年来，人源性抗VEGF单克隆抗体（humAb VEGF）已在鼠体内完成了药物动力学及药效动力学的研究[18]，在猴体内完成了毒副作用的研究，同时证明其能可逆地抑制与正常血管生成过程有关的生理性新生血管的形成[19]，用于对多种癌症的治疗已进入Ⅲ期临床药物试验，为其在内异症治疗中的应用奠定了药理学基础。

参 考 文 献

[1] Malik E，Meyhofer-Malik A，Berg C，et al. Fluorescence diagnosis of endometriosis on the chorioallantoic membrane using 5-aminolaevulinic acid [J]. Hum Reprod，2000，15：584-588.

[2] Kim KJ，Li B，Winer J，et al. Inhibition of vascular endothelial growth factor-induced angiogenesis suppresses tumour growth in vivo [J]. Nature，1993，362：841-844.

[3] 程天明，袁爱力，李朝龙，等. 一氧化氮合酶表达与肝癌增殖凋亡的关系研究 [J]. 中华消化杂志，2000，20：315-317.

[4] 吕卫国，谢幸，叶大风，等. 子宫内膜增殖症诊断性刮宫价值的评价 [J]. 中华医学杂志，2001，81：816-818.

[5] Maeda K，Chung Y，Ogawa Y，et al. Prognostic value of vascular endothelial growth factor expression in gastric carcinoma [J]. Cancer，1996，77：858-863.

[6] Ribatti D，Vacca A，Roncali L，et al. The chick embryo chorioallantoic membrane as a model for in vivo research on angiogenesis [J]. Int J Dev Biol，1996，40：1189-1197.

[7] Drenkhahn M，Gescher DM，Wolber EM，et al. Expression of angiopoietin 1 and 2 in ectopic endometrium on the chicken chorioallantoic membrane [J]. Fertil Steril，2004，81 Supple 1：869-875.

[8] Ribatti D，Vacca A，Roncali L，et al. The chick embryo chorioallantioc membrane as a model for in vivo research on antiangiogenesis [J]. Curr Pharm Biotechnol，2000，1：73-82.

[9] Leene W，Duyzings MJ，van Steeg C. Lymphoid stem cell identification in the developing thymus and bursa of Fabricius of the chick [J]. Z Zellforsch Mikrosk Anat，1973，136：521-533.

[10] Maas JW，Groothuis PG，Dunselman GA，et al. Development of endometriosis-like lesions after transplantation of human endometrial fragments into the chick embryo chorioallantoic membrane [J]. Hum Reprod，2001，16：627-631.

[11] Kressin P，Wolber EM，Wodrich H，et al. Vascular endothelial growth factor mRNA in eutopic and ectopic endometrium [J]. Fertil Steril，2001，76：1220-1224.

[12] Fujishita A，Hasuo A，Khan KN，et al. Immunohistochemical study of angiogenic factors in endometrium and endometriosis [J]. Gynecol Obstet Invest，1999，48 Suppl 1：36-44.

[13] Reynolds LP，Grazul-Bilska AT，Redmer DA. Angiogenesis in the female reproductive organs：pathological implications [J]. Int J Exp Pathol，2002，83：151-163.

[14] Gazvani R，Smith L，Fowler PA. Effect of interleukin-8（IL-8），anti-IL-8，and IL-12 on endometrial cell survival in combined endometrial gland and stromal cell cultures derived from women with and without endometriosis [J]. Fertil Steril，2002，77：62-67.

[15] Tran J，Rak J，Sheehan C，et al. Marked induction of the IAP family antiapoptotic proteins survivin and XIAP by VEGF in vascular endothelial cells [J]. Biochem Biophys Res Commun，1999，264：781-788.

[16] Teruyama K，Abe M，Nakano T，et al. Role of transcription factor Ets-1 in the apoptosis of human vascular endothelial cells [J]. J Cell Physiol，2001，188：243-252.

[17] Carmeliet P，Jain R. Angiogenesis in cancer and other diseases [J]. Nature，2000，407：249-257.

［18］Mordenti J，Thomsen K，Licko V，et al. Efficacy and concentration-response of murine anti-VEGF monoclonal antibody in tumor-bearing mice and extrapolation to humans ［J］. Toxicol Pathol，1999，27：14-21.

［19］Ryan AM，Eppler DB，Hagler KE，et al. Preclinical safety evaluation of rhuMAbVEGF，an antiangiogenic humanized monoclonal antibody ［J］. Toxicol Pathol，1999，27：78-86.

蛋白质组学及其在子宫内膜异位症中的应用

王洪庆　郎景和

【摘要】 子宫内膜异位症（EM）患者的在位、异位内膜与正常妇女的在位内膜有遗传、生化、免疫及分子生物学上的差异，EM患者的在位内膜存在多种有利于经血逆流后存活、黏附、侵袭、血管形成的分子生物学上的异常。EM的确诊仍依靠有创检查及病理结果。后基因组时代的蛋白质组学是在蛋白质分子水平对细胞或组织正常生理生化变化、疾病机制进行阐明探索的科学。其三大支撑技术包括双向凝胶电泳技术、质谱技术及生物信息技术。寻找差异蛋白的表达对于探明EM的发生、发展的分子机制，寻找早期诊断的标志物和治疗的靶点都具有重要意义。

【关键词】 子宫内膜异位症；分子生物学；蛋白质组学；在位内膜

子宫内膜异位症（EM）是常见的良性妇科疾患，但具有侵袭、转移与复发等恶性行为。影响 10%～15% 育龄期妇女的健康和生活质量。其特点是子宫内膜腺体和间质组织出现在子宫之外，临床表现多样，常见的症状包括痛经、性交痛、慢性盆腔痛和不孕，病变广泛，有多种病理表现。

对 EM 的深入研究已经经历了 80 年，但其病因及发病机制仍不清楚，学者提出多种理论，但最常见两种是经血逆流学说和体腔上皮化生学说。EM 患者在位内膜在组织结构、细胞增生及凋亡、免疫因素、黏附分子、蛋白溶酶及其抑制物、类固醇激素和细胞因子及其反应、基因表达和蛋白质产物等方面存在异常[1]。目前腹腔镜仍是诊治 EM 的金标准，但是，腹腔镜仍会漏掉一些肉眼看不见的病灶。而且有创性的诊断方法会增加患者的痛苦及花费。即使经过规范的治疗后，仍可能有 EM 的持续或复发。因此，发展敏感和特异性高的非创性的诊断标志物至关重要。

一、EM 发病的分子机制

从经期子宫内膜碎片逆流入腹腔到其在腹膜建立病灶，必须经历：脱离原始部位与腹膜黏附、侵袭、腺体和间质的增殖、建立血运和诱发炎症反应等步骤。从分子水平需要细胞的存活、黏附、基质破坏、侵袭和修复、血管形成、细胞增殖、分化等。EM 患者内膜异位灶、在位内膜

与正常妇女的在位内膜不仅有形态学上的差异，还有基因表达和蛋白质的差异[2]。

1. 基因与 EM　证据显示，EM 患者一级亲属患病危险为 5%～7%[3]，患病的危险性更高。EM 的病因复杂且为多因素，其中家族遗传倾向起一定作用，已发现多个相关的候选基因。最常用的基因组学和细胞遗传学技术有基因芯片及寡核苷酸微阵列技术、差异表达聚合酶链反应（dd-PCR）技术、利用 cDNA 文库的斑点杂交技术、荧光免疫杂交技术、比较基因组杂交技术等[4]。

2. 细胞凋亡与 EM　凋亡是多细胞生物清除多余细胞而又不会引起炎症反应的有序可控的程序性细胞死亡，实验证明，和正常子宫内膜相比，EM 患者在位内膜细胞凋亡明显减少，而同一患者的异位内膜又比在位内膜的凋亡减少。Meresman 等[5]研究发现，与正常子宫内膜相比，EM 患者在位内膜晚增殖期 Bcl-2 表达升高，而 Bax 表达缺乏，TUNEL 法检测的凋亡细胞的情况和 Bcl-1/Bax 有关，Bcl-1 免疫阳性而 Bax 免疫阴性的组织，凋亡细胞减少。Garcia-Velasco 等[6]发现，与健康妇女相比，中重度 EM 患者血清和腹腔液中有较高水平的可溶性 FasL，其来源可能是脱落逆流入腹腔的内膜组织或腹腔液中的淋巴细胞。Dufournet 等[7]应用免疫组化技术分析增殖期及分泌期正常子宫内膜及腹膜、卵巢、结直肠 EM 病灶凋亡相关蛋白的表达情况，显示细胞凋亡的变化参与了 EM 的病理，而不同

部位 EM 病灶凋亡相关蛋白表达的不同，意味着有不同的凋亡途径参与其中。

3. 细胞因子、激素与 EM　异位病灶分泌的一些细胞因子如单核细胞趋化蛋白（monocyte chemotactic protein-1，MCP-1）及正常 T 细胞表达和分泌的活性调节因子（regulated on activation, normal T expression and secreted，RANTES）等可以招募巨噬细胞和 T 淋巴细胞等免疫细胞进入腹腔中，故 EM 患者腹腔液中含有更多激活的巨噬细胞和细胞因子。巨噬细胞可以分泌炎症和免疫相关的细胞因子，及可促进内膜异位灶生长和血管形成的生长因子，如肿瘤坏死因子 α（TNF-α）、白细胞介素 1β（IL-1β）、白细胞介素 -6 和白细胞介素 -8 等，细胞因子的异常表达是由于细胞内信号传导途径发生了改变。一些细胞因子在月经周期不同时期其表达也有所不同，这使得在体或离体研究细胞因子都有很大的挑战性[8]。对于 EM 病灶的存活和生长，血管形成是必需的，和正常妇女相比，EM 患者的腹腔液具有更强的促进血管形成的潜力，而且内膜种植灶内部和周围都被证明有新生血管的形成。内膜异位灶和腹腔液巨噬细胞产生的血管上皮生长因子（VEGF）是很强的血管增生因子。基质金属蛋白酶（MMPs）及其抑制物（TIMPs）在细胞外基质和基底膜的降解过程中起着重要的作用。和正常妇女相比，EM 患者的在位内膜的 MMP-2 和膜型 MMP-1 升高，而 TIMP-2 降低，EM 患者在位内膜蛋白溶解活性的增加可以解释内膜异位症种植和侵袭的机制。EM 是激素依赖性的，雌激素是子宫内膜细胞非常强的丝裂原，而孕激素的作用则相反。发现与雌激素的合成和代谢有关的如芳香化酶及 17β- 羟类固醇脱氢酶以及孕激素受体（PR-B/-A）在 EM 病灶均是异常的[9]。

二、蛋白质组学（proteomics）及相关技术

1. 蛋白质组（proteome）和蛋白质组学　随着人类基因组大部分测序工作的完成，人类基因组计划已经进入后基因组时代——功能基因组时代，迅速出现的新技术包括高通量的芯片技术、蛋白质组学及生物信息技术将为生物和医学研究带来一场新的革命。蛋白质组这一概念是由 Wilkins 和 Williams 在 1994 年提出，与基因组相对应，指细胞或组织基因组编码的全部蛋白质，是一个在空间和时间上动态变化着的整体。而基因组是静态的。

蛋白质组学是通过对细胞或组织整体水平蛋白质属性的研究（表达水平、转录后修饰、翻译后加工、相互作用等），在蛋白质分子水平对细胞或组织正常生理生化变化、疾病机制、相互作用、功能联系进行阐明探索的科学，研究显示，功能蛋白质的最终表达涉及多点调控，需经转录、翻译及翻译后加工（如磷酸化、糖基化亚基结合等），其活性中心才能形成[10]。

2. 蛋白质组学研究的相关技术　蛋白质组学是技术依赖性的，其发展既受技术的推动也受技术的限制。基本流程包括：①混合标本的制备和分离；②蛋白质图像的差异对比分析；③异常蛋白质斑点肽段的鉴定；④蛋白质数据库的搜索分析。主要的支撑技术有双向凝胶电泳（two-dimensional gel electrophoresis，2-DE）技术和质谱（MS）技术及生物信息技术。

（1）2-DE 技术：其原理是根据蛋白质等电点和 MW 的不同在电场中将不同的蛋白质分开，第一相在高压电场下对蛋白质进行等电聚焦（isoelectric focusing，IEF），然后在第一相垂直的方向上进行第二相 SDS- 聚丙烯酰胺凝胶电泳（SDS-PAGE），可以同时分离和定量成千上万种蛋白质。随着技术的进步，等电聚焦电泳由最初的载体两性电解质管胶电泳发展到目前的固相 pH 梯度凝胶电泳（IPG），这大大提高了上样量和可重复性，也避免了因载体两性电解质引起的聚焦时间延长、pH 梯度不稳定和阴极漂移等现象，使其成为蛋白质分离的核心技术被广泛应用。凝胶内差别电泳（differential in-gel electrophoresis）是在 2-DE 技术基础上发展起来的定量分析凝胶上蛋白质斑点的新方法，在重复性和灵敏度方面优于 2-DE 技术。

（2）MS 技术：蛋白质鉴定方法包括免疫杂交、Edman 多肽测序、氨基酸成分分析等，而基于电离技术发展起来的生物 MS 分析技术虽然在 1996 年才首次用于 2D-PAGE 蛋白质斑点的鉴定，却快速发展为蛋白质鉴定的核心技术[11]。MS 的基本原理是带电粒子在磁场或电场中运动的轨迹和速度依粒子的质量与携带电荷比（质

荷比 M/Z）的不同而变化，从而可以据其来判断粒子的质量和特性[12]。目前运用的质谱仪主要有两大类[11]：基质辅助激光解析飞行时间质谱（matrix-assisted laser-desorption ionization time of flight mass spectrometry）和电喷雾质谱（electrospray ionization fingerprints）。用前者测得的肽指纹谱（peptide mass fingerprints）搜索数据库即可鉴定数百种蛋白，而后者能够进一步分析肽端氨基酸序列，提高鉴定的准确性。

（3）生物信息技术：生物信息已经成为当代生物学和医药学的组成部分，用于巨量生物信息资源的收集、存储、处理、搜索、利用、共享、研究和开发，由数据库、计算机网络和应用软件3大部分组成。蛋白质组数据库是蛋白质组研究水平的标志和基础。生物信息学在蛋白质组研究中的应用将主要围绕双向电泳、蛋白质测序等试验技术进行生物信息的获取、加工等。

（4）其他技术

1）同位素亲和标签技术（isotopecoded affinity tag，ICAT）：是指采用同位素标记多肽或蛋白质的亲和标签技术，此方法敏感度高，能分析低表达的蛋白质，而且准确性高。

2）多维液相分离-MS 分析：2-DE 技术对于极酸或极碱蛋白质、疏水性蛋白质、极大或极小蛋白质以及低丰度蛋白质很难有效分离，而且难于与 MS 联用实现自动化，非凝胶（即在溶液状态）的分析技术得到迅速发展，其能获得各种完整蛋白质的样品，减少逐个蛋白质进行 MS 分析的样品数量，可完整保存全蛋白质图谱信息或完整蛋白质本身，所获得蛋白质组表达谱与 2-DE 相似，但能很容易地获得完整蛋白质直接用于MS 分析。多维液相分离-MS 分析技术主要是利用蛋白质等电点、疏水性和 MW 的特性来对蛋白质进行分离，然后直接结合各种 MS 技术进行鉴定，该方法速度快、自动化程度高，可获得高精确度的完整蛋白质的 MW，所得蛋白质图谱远优 2-DE 图谱，而且通过图谱可以研究蛋白质表达量的变化及详细结构上的变化，甚至包括翻译后修饰的检测[13]。

3）表面增强激光解析电离飞行时间 MS（SELDI-MS）：是用化学或生物的方法将生物制剂或探针固定在载体表面形成的蛋白质芯片来快速检测蛋白质，是在 MALDI 基础上改进后实行表面增强的飞行 MS。蛋白质芯片主要分为两种：一种类似于较早出现的基因芯片，即在固相支持物表面高度密集排列探针蛋白质点阵，最常用的探针蛋白质是抗体；另一种是微型化的凝胶电泳板，样品中的待测蛋白质在电场作用下通过芯片上的微孔道进行分离，然后经喷射进入质谱仪中检测待测蛋白质[14]。

目前还有二维色谱（2D-LC）、二维毛细管电泳（2D-CE）、液相色谱-毛细管电泳（LC-CE）等新型分离技术；在蛋白质的鉴定方面也出现了纳摩尔电喷雾电离 MS（nanoelectrospray ionization mass spectrometry）、MS 鸟枪法（shotgun）毛细管电泳-MS 联用（CE-MS）等先进技术。

三、蛋白质组学在 EM 中的应用

很早的时候，应用 SDS-PAGE 技术来对 EM 患者和正常妇女的血清及腹腔液进行对比研究，寻找影响 EM 患者生殖功能的自身免疫方面的证据，结果两组的血清和腹腔液的蛋白质图谱并没有显著性差异，但是在18/20 的分泌期的腹腔液中发现了以前没有描述过的蛋白质（MW70ku），而在增殖期的标本中则没有，查阅文献亦未发现有关该蛋白质的报道。用外科手术方法诱导形成的 EM 大鼠进行研究，通过 SDS-PAGE 的方法发现，异位的子宫内膜产生的与在位内膜明显不同的蛋白质，这两类蛋白质分别被命名为 ENDO-1（MW 40 ～ 50ku；pI4.0 ～ 5.2） 和 ENDO-2（MW 28 ～ 32 ku；pI7.5 ～ 9.0）。应用氨基酸序列分析技术进一步研究确认 ENDO-2 为 TIMP-1，ENDO-1 为结合珠蛋白样蛋白。研究证明 EM 病变分泌结合珠蛋白与巨噬细胞结合而降低其黏附、吞噬能力，使内膜异位细胞不能被清除，但是结合珠蛋白可以刺激巨噬细胞分泌炎性细胞因子如 IL-1、IL-6 和 TNF 等，而 IL-6 能够上调异位内膜细胞表达结合珠蛋白，在病灶局部形成一个正反馈，从而促进 EM 的进展[15]。在EM 患者的腹腔液和血清中，TIMP-1 的浓度明显降低，因此，TIMP-1 的异常表达可能是EM 发病的原因之一，有可能成为诊断本病的潜在标志物。

Tabibzedeh 等[16] 对 24 例女性患者进行了研究，这 24 例分为 4 组，轻度 EM 组、重度

EM 组、单纯不孕组和正常对照组，各组均为 6 例，取腹腔液应用 2-DE 技术进行蛋白质组分析，结果发现蛋白质的种类和数量有显著性差异。单纯不孕组检测到的蛋白质和正常对照组相比无差别，轻度 EM 组蛋白 MW 在 30 ～ 40ku、pI 在 5.7 ～ 6.0 之间的和正常对照组相比只有轻度的减少，在重度 EM 组同样范围的蛋白质斑点和正常对照组相比却有明显的下降，而许多其他蛋白质却有 2 ～ 4 倍的增加。根据已经发表的文献，这些蛋白质的性质还没有明确，目前还不能成为 EM 的诊断标志物，还需要大量的研究来明确这些蛋白质。

Demir 等[17] 发现，逆流经血可以诱导腹膜间皮细胞向间质转化（EMT），这可以导致细胞收缩和细胞外基质的暴露；内膜组织首先是和细胞外基质黏附，然后是和整个腹膜黏附而形成内膜异位灶。应用放射性同位素示踪和蛋白质组学技术（2-DE 和 MALDI-TOF-MS）检测在 EMT 过程中间皮细胞蛋白质表达的改变及磷酸化，共检测分析 324 个蛋白质斑点，确认 73 种蛋白质，其中 35 种蛋白质的表达发生改变，涉及细胞骨架、信号传导、氧化还原状态的调节以及 ATP 的产生等；4 种蛋白质发生异常磷酸化：分别为膜连蛋白 -1、原肌球蛋白 -α、延长因子 -1δ、ATP 合成酶 β 链。

Zhang 等[18] 应用 2-DE、免疫印迹和 MS 技术进行筛选 EM 标志物的研究，获得 EM 和对照组在位内膜总蛋白分辨率高、重复性好的双向电泳图谱，并分析出 11 个差异点，利用蛋白质印迹法比较正常人血清和患者血清与 EM 总蛋白的杂交点，取其中 3 个差异点测 MS 分别为波形蛋白、β-肌动蛋白、ATP 合成酶 β 亚单位。

鉴于 EM 的发生可能是由于在位内膜本身的异常造成的，Fowler 等[19] 应用 2-DE 及肽 MS 技术确认与 EM 发病相关的蛋白质，尽管子宫内膜组织的异质性，试验还是获得稳定而一致的结果。实验分为 4 个部分：试验 1，分泌期 EM 和非 EM 在位内膜蛋白表达谱的对比；试验 2，增殖期和分泌期在位内膜 EM 相关蛋白质表达谱的对比；试验 3，增殖期 EM 和非 EM 在位内膜蛋白质表达谱的对比；试验 4，子宫内膜裂解产物汇总标本和独立标本 EM 相关蛋白质表达谱分析结果对比。确认几种失调节的蛋白质：①分子伴侣和钙结合蛋白包括热休克蛋白 90（HSP90）和膜连蛋白（annexin）等；②细胞氧化还原状态相关蛋白，如过氧化还原酶（peroxiredoxin）和硫氧还原蛋白还原酶 -1、硫氧还原蛋白还原酶 -2（thioredoxin reductase-1，thioredoxin reductase-2）；③与蛋白质 /DNA 合成 / 分解相关的蛋白，如双磷酸核苷还原酶、prohibitin 和脯氨酸 -4- 羟化酶；④分泌蛋白，如载脂蛋白 A1；⑤结构蛋白如波动蛋白（vimentin）和肌动蛋白（actin）等，这些蛋白质的功能表明其在 EM 的发病过程中发挥一定的作用。同时认为无论是汇总的还是单独的子宫内膜的裂解产物，产生的差异表达蛋白质点是一致的。还采用了免疫组化、蛋白质印迹与生物学效应法对差异蛋白进行了验证并取得了理想的结果。

四、应用和展望

一旦一种或几种蛋白质在 EM 有差异表达，下一步要做的就是应用这些信息来发展一种非创伤性的 EM 诊断试验，这个诊断试验应该有理想的灵敏性、特异性和满意的阳性和阴性预测值，而且价格便宜，容易获得。发展一种确实可靠的试验需要克服人群中个体间的自然差异，还要考虑到月经周期不同时期性激素水平的改变对组织和体液中蛋白质的影响。随着蛋白质组学研究技术的进步和发展，多种技术可以联合应用于 EM 的研究，高通量、高灵敏度和高精确度地筛查相关蛋白质的表达图谱，对于探明 EM 的发生、发展的分子机制，寻找早期诊断的标志物和治疗的靶点都具有重要意义。

参 考 文 献

[1] Sharpe-Timms KL. Endometrial anomalies in women with endometriosis [J]. Ann N Y Acad Sci, 2001, 943: 131-147.

[2] Redwine DB. Was Sampson wrong？[J]. Fertil Steril, 2002, 78（4）: 686-693.

[3] Di Blasio AM, Di Francesco S, Abbiati A, et al.

Genetics of endometriosis [J]. Minerva Ginecol, 2005, 57 (3): 225−236.

[4] Taylor RN. The future of endometriosis research: genomics and proteomics? [J]. Gynecol Obstet Invest, 2004, 57 (1): 47−49.

[5] Meresman GF, Vighi S, Buquet RA, et al. Apoptosis and expression of Bcl-2 and Bax in eutopic endometrium from women with endometriosis [J]. Fertil Steril, 2000, 74 (4): 760−766.

[6] Garcia-Velasco JA, Mulayirn N, Kayiali UA, et al. Elevated soluble Fas ligand levels may suggest a role for apoptosis in women with endometriosis [J]. Fertil Steril, 2002, 78 (4): 855−859.

[7] Dufournet C, Uzan C, Fauvet R, et al. Expression of apoptosis-related proteins in peritoneal, ovarian and colorectal endometriosis [J]. J Reprod Immunol, 2006, 70 (1−2): 151−162.

[8] Calhaz-Jorge C, Costa AP, Santos MC, et al. Peritoneal fluid concentrations of interleukin-8 in patients with endometriosis depend on the severity of the disorder and are higher in the luteal phase [J]. Hum Reprod, 2003, 18 (3): 593−597.

[9] Gurates B, Bulun SE. Endometriosis: the ultimate hormonal disease [J]. Semin Reprod Med, 2003, 21 (2): 125−134.

[10] Hill JM, Freed AL, Watzig H, et al. Possibilities to improve automation, speed and precision of proteome analysis: a comparison of two-dimensional electrophoresis and alternatives [J]. Electrophoresis, 2001, 22 (19): 4035−4052.

[11] Andersen JS, Mann M. Functional genomics by mass spectrometry [J]. FEBS Lett, 2000, 480 (1): 25−31.

[12] Kuster B, Mortensem P, Andersen JS, et al. Mass spectrometry allows direct identification of proteins in large genomes [J]. Proteomics, 2001, 1 (5):

641−650.

[13] Wall DB, Kachman MT, Gong SS, et al. Isoelectric focusing nonporous ailica reversed-phase high-performance liquid chromatography/electrospray ionization time-of flight mass spectrometry: a three-dimensional liquid-phase protein separation method as applied to the human erythroleukemia cell-line [J]. Rapid Commun Mass Spectrom, 2001, 15 (18): 1649−1661.

[14] Mouradian S. Lab-on-a-chip: applications in proteomics [J]. Curr Opin Chem Biol, 2002, 6 (1): 51−56.

[15] Sharpe-Timms KL, Zimmer RL, Ricke EA, et al. Endometriotic haptoglobin binds to peritoneal macrophages and alters their function in women with endometriosis [J]. Fertil Steril, 2002, 78 (4): 810−819.

[16] Tabibzedeh S, Becker JL, Parsons AK, et al. Endometriosis is associated with alterations in the relative abundance of proteins and IL-10 in the peritoneal fluid [J]. Front Biosci, 2003, 8: a70−78.

[17] Demir AY, Demol H, Puype M, et al. Proteome analysis of human mesothelial cells during epithelial to mesenchymal transitions induced by ahed menstrual effluent [J]. Proteomics, 2004, 4 (9): 2608−2623.

[18] Zhang H, Niu Y, Feng J, et al. Use of proteomic analysis of endometriosis to identify different protein expression in patients with endometriosis versus normal control [J]. Fertil Steril, 2006, 86 (2): 274−282.

[19] Fowler PA, Tatturm J, Bhattacharya S, et al. An investigation of the effects fo endometriosis on the proteome of human eutopic endometrium: a heterogeneous tissue with a complex disease [J]. Proteomics, 2007, 7 (1): 130−142.

子宫内膜异位症——一种干细胞疾病？

王　姝　郎景和

【摘要】子宫内膜异位症发病机制的学说众多，最近临床基础研究提示，在位子宫内膜干细胞可能是内异症发生的重要因素：在位子宫内膜基底层的干/祖细胞异常脱落进而逆流入盆腔，在局部微环境的刺激诱导下进入增殖、分化程序最终发展为子宫内膜异位病灶，即内异症根本上起源于在位内膜干细胞。

【关键词】子宫内膜异位症；干细胞；病因学

近年，随着大量子宫内膜异位症（endometriosis，EM）相关临床基础研究的开展，人们对此病认识不断深入，内异症的临床诊治逐渐规范，但该病的彻底治疗及预防复发依然是临床上的棘手问题，而 EM 的发生发展过程仍是未解之谜。内异症的发病机制，在 Sampson 的经血逆流学说之后，又相继出现了体腔上皮化生学说、米勒管残迹学说等；近年的基础研究在组织细胞和分子水平对异位症激素代谢、黏附侵袭、血管生成、神经组织生长及免疫系统清除异常等方面进行了大量研究，对传统理论进行了重要的论证、补充和发展。总体来讲，一部分学者着重研究异位病灶及其周围的微环境；另一部分学者则更关注异位症患者的在位内膜，提出"在位内膜决定论"。最近关于子宫内膜干细胞的研究又为 EM 的发病机制提供了新的思路：在位子宫内膜基底层的干/祖细胞异常脱落进而逆流入盆腔，在局部微环境的刺激诱导下进入增殖、分化程序最终发展为子宫内膜异位病灶，即 EM 起源于在位内膜干细胞。

1 EM 病灶与在位内膜基底层组织的相似之处

1.1 EM 病灶与子宫内膜基底层的组织学构成近似

EM 病灶与内膜基底层在组织学上有令人惊讶的联系。1989 年 Cunha 等[1]发现，位于子宫内膜与肌层交界的基底层细胞可以向上皮、间质或平滑肌细胞分化；2000 年 Anaf 等[2]证明，无论是盆腔腹膜异位灶、卵巢异位囊肿、深部异位结节或子宫腺肌症，都包含腺体、间质和平滑肌细胞。尽管不同异位病灶包含各组织成分的比例及其排列方式不同，但这些异位生长的内膜细胞和基底层细胞一样，表现出重建与内膜-肌层交界处组织类似结构的能力，强烈提示 EM 与基底层内膜之间的联系。遗憾的是 Anaf 认为，"由于异位子宫内膜不包含平滑肌成分，故异位内膜应是自残存于盆腹腔间皮组织内的'第二米勒管系统'分化而来"。事实上该实验很可能忽视了内膜基底层细胞以及它的间充质-平滑肌分化能力，其结果恰恰为我们提供了最有力的组织学依据。

1.2 EM 病灶与子宫内膜基底层 ER、PR、P450A 表达方式一致

分泌晚期和月经期，只有子宫内膜的基底层存在有丝分裂和增殖能力，功能层和海绵层则表现为细胞分裂静止，此差异可能与功能层和基底层内膜雌孕激素受体水平的差异有关。Leyendecker 等[3]发现，功能层 ER、PR 和 P450A 在增殖期表达，分泌期进行性下降，至分泌晚期呈阴性，腺体和间质细胞 ER 和 P450A 表达趋势基本一致，PR 在分泌期主要在间质表达；而在基底层 ER、PR 和 P450A 持续阳性表达，无明显周期性变化，异位症和子宫腺肌症（adenomyosis，AM）病灶的腺体和间质细胞亦呈持续阳性表达。更为有趣的是，以往研究认为异位病灶在激素受体表达上不同于在位内膜，如

前者分泌期间质 PR 以 PRA 为主，后者以 PRB 为主或不表达。而 Leyendecker 等[3]证明，当分泌期功能层内膜 PR 下降近无时，基底层内膜、内异症和腺肌症的间质细胞持续 PR 阳性，且以 PRA 为主；Mote 等[4]也证明，分泌期内膜深部的基底层以 PRA 为主而 PRB 相对缺乏。诸如此类，EM 在 P450 表达、PRA 优势、17 类固醇脱氢酶 2（17-SD）缺失等有别于所谓"在位内膜"的特性，恰与基底层内膜一致[5-7]。Leyendecker 等[3]对正常女性和 EM 患者经血内膜碎片形态学和免疫组化特性研究发现，前者经血中内膜碎片的 ER、PR 和 P450A 的表达与分泌晚期功能层内膜相同，而 EM 患者经血内膜碎片 ER、PR 和 P450A 的表达类型及组织形态学特征与基底层内膜更一致，故正常情况下不随经血剥脱的基底层内膜很可能是内异症的真正"祸首"。

1.3 EM 病灶与子宫内膜腺体的单克隆起源学说

此前多篇报道证明了 EM 的单克隆性。最早人们用 X-染色体连锁基因缺失技术研究卵巢 EM 时发现，单个异位囊肿表现为单克隆，更有文献报道一侧卵巢的多个异位囊肿均来源于同一个克隆[8-11]；其后又有报道证明，盆腔腹膜异位症的单个病灶为单克隆，但不同异位结节源于不同克隆[12]。Tanaka 等[13]的体外实验也证实了 EM 细胞的克隆增殖特性，他们将卵巢内膜异位囊肿和子宫腺肌症的单个细胞在体外培养 6 个月后，分别有 5.0% 和 0.8% 的细胞能形成具有持续增殖能力的克隆，而这些克隆能继续保持增殖 24 个月。基于癌组织的单克隆特性，早期报道多以此来说明异位症是一种癌前病变，但 Mayer 等[14]认为 EM 组织单克隆表型与癌变并不相关，也无预测癌变的价值。新近有几个实验证明，子宫内膜腺体也是单克隆起源。Mutter 等[15]发现，近半数的正常增生期子宫内膜组织中，有个别腺体呈现 PTEN 缺如，即整个腺体的上皮细胞统一不表达 PTEN，而这种 PTEN 缺如腺体在下个月经周期仍会出现，提示它可能是由基底层发生 PTEN 基因突变或缺失的细胞增殖形成的单克隆腺体。此外，Tanaka 等[16]对单个内膜腺体用 PCR 技术检测 X 染色体连锁 HUMAR 基因的非随机失活特性，结

果表明子宫内膜腺体的单克隆性不仅局限于单个腺体，在一个区域内（如 1mm^2）的若干腺体都源于同一克隆或同一干细胞。以上结果促使我们形成如下印象：某些具有克隆形成能力的"干细胞样"内膜细胞逆流入盆腔，在局部环境诱导下呈单克隆增殖而形成异位病灶。

2 子宫内膜组织存在干细胞且定位于基底层的基础实验依据

2.1 子宫内膜中少数细胞具有强大的增殖潜能和克隆形成能力

子宫内膜是具有高度更新能力的组织，在每个月经周期中都能由 0.5 ～ 1mm 增厚到 5 ～ 7mm；绝经后萎缩的子宫内膜仍有完整的激素反应能力和增生活力，且内膜腺体密度并不下降[17]；子宫内膜切除术后的少数患者内膜能完全再生而且再次妊娠[18]。根据这些临床现象，很早人们就认为子宫内膜存在干/祖细胞驱动它进行不可思议的快速增生和重建[19]，但直到近年，才有验证子宫内膜干细胞的实验报道。Chan 等[20]将纯化的子宫内膜单个上皮或间质细胞进行体外培养，（0.22±0.07）% 的上皮细胞和（1.25±0.18）% 的间质细胞能形成 > 50 个细胞的克隆，其中少数细胞能形成含 4 000 个细胞以上的大克隆；Gargett[21] 报道分别有 0.09% 和 0.02% 上皮和间质细胞能形成大克隆，这些细胞进行 30 ～ 32 次群体倍增后才静止或向成熟细胞分化；Schwab 等[22]随后又证实，增生期、分泌期和非活动性（萎缩、发育不良或孕激素治疗后）子宫内膜细胞的克隆形成比率无显著差异。以上实验结果强烈提示，子宫内膜组织中确有极少数细胞拥有强大的增殖潜能。

2.2 子宫内膜中少数细胞能分化成多种成熟组织细胞

Chan 等[20]在子宫内膜细胞克隆形成实验中发现，大克隆细胞体积小、排列紧密、核/浆比例大；与之对应的小克隆细胞体积较大、排列松散、核/质比例较小。在形态学上大克隆细胞更倾向于未分化的早期干/祖细胞，小克隆细胞

则类似于它的子代 TA 细胞（transit amp lifying cell）；两种细胞克隆在表型上也有差别，通过观察上皮细胞标志物 BerEP4、EMA、CK 和 CD49f，成纤维细胞标志物 5B5、间质细胞标志物 CD90 和 Ⅰ 型胶原蛋白在上皮和间质细胞克隆的表达，以及细胞因子 EGF、PDGF-BB、TGF 诱导间质细胞克隆表达平滑肌细胞标志物 SMA 后发现，上皮细胞大克隆在表型上更原始，而小克隆则有更多分化细胞的标志物表达；间质细胞克隆能被生长因子诱导向成熟细胞分化。Kato 等[23] 的研究也支持以上结论，从子宫内膜组织中分离 SP（side population）细胞（一类具有 Heochst33 342 染料泵出特征的组织干细胞亚群，经荧光活化细胞分选技术获得），体外培养形成克隆的 SP 细胞在特殊介质中被诱导分化，一类聚集形成腺体样结构，并出现成熟上皮细胞表型，如 CD9$^+$/E-cadherin$^+$；另一类则簇集呈梭形，出现成熟间质细胞表型，如 CD13$^+$/vimentin$^+$；表明子宫内膜中的原始细胞具有向成熟组织细胞分化的潜质。

随后，Schwab 等[24] 在体外不同培养介质中，成功地将分选的 CD146$^+$/PDGF-R$^+$ 子宫内膜间质细胞诱导成具有脂肪细胞、平滑肌细胞、软骨细胞或成骨细胞形态学特点、并表达组织特异标志物的分化成熟细胞，表现出类似于骨髓干细胞的多能分化能力。至此，我们重新审视临床上一种罕见的内膜变性－子宫内膜骨化现象，但早期学者提出病灶中的软骨或骨组织可能系子宫内膜间质细胞化生而来[25]，现在看来，似乎恰好契合了子宫内膜间质干细胞的多能分化现象。

上述大量实验结果表明，子宫内膜中确有表型原始、颇具增殖潜能的细胞，并能分化为多种成熟组织细胞，这些特征提示子宫内膜干细胞的存在以及它们在子宫内膜重建中的作用。

2.3 子宫内膜干细胞位于基底层的临床基础依据

基于子宫内膜的生理特点和诸多临床基础研究结果，基底层可能是内膜干细胞的主要处所。迄今为数不多的子宫内膜干细胞研究中，作者们都强调取材应包括内膜－肌层交界及黏膜下 5～10mm 肌层组织，以保证获得内膜基底层组织细胞[20-24]。尽管子宫内膜干细胞的定位还缺乏直接依据，但已有实验结果间接支持以上推论。Schwab 和 Gargett[24] 发现，具有间充质干细胞特征的 CD146$^+$/PDGF-R$^+$ 细胞位于基底层小血管旁；Cho 等[26] 报道，造血干细胞标志物 CD34 和 c-kit/CD117 在基底层腺体和/或间质细胞表达，表达水平不受激素水平和内膜增殖状态的影响。此外，与人类子宫内膜结构和生理功能类似的小鼠子宫内膜中也发现存在具有干细胞特征的 LRC（label retaining cell），且位于小鼠子宫内膜－肌层交界处，该结构类似人子宫内膜基底层[27]。至此，对"子宫在位内膜干细胞起源"模型的描述已初现轮廓。尽管还有很多细节尚待探讨，还有很多推论尚待验证，但从这一全新的视角审视以往的传统理论，则可发现二者并不矛盾。

3 从"子宫在位内膜干细胞起源"看 EM 发病机制

2002 年 Fertility and Sterility 有一篇文章题为"Was Sampson wrong？"，作者回顾了大量文献说明异位内膜和在位内膜的性激素受体、组织形态学、生化特性等方面都存在差异，故认为 Sampson 的经血逆流学说无法得到循证医学的支持[28]。但我们对提及的部分文献分析后发现，大部分研究中的在位内膜源于经血、诊刮或简单刮除切除子宫标本的内膜，实验取材本身遗漏了基底层内膜，或者分析结果时对基底层的表达未予重视。此外，Leyendecker 等[29] 研究子宫内膜下浅肌层的蠕动功能后发现，EM 患者子宫蠕动强度增加，节律紊乱，宫腔压力增大，其结果一方面可能促进脱落内膜逆行进入输卵管，另一方面，更可能导致内膜－肌层交界处组织形成微损伤，促使基底层细胞异常脱落或侵入深肌层[30,31]。由此可见，Sampson 学说中的"逆流"部分是有依据的，关键在于经血中是否含"有活力"的内膜细胞；Leyendecker 的研究还提示，非月经期也可能有少量基底层内膜剥脱逆流，若适逢围排卵期盆腔腹水中的高雌激素环境更会促其生长[29,30]，当然此猜想尚无实验证明。

既往人们认为，盆腔腹膜异位病灶、卵巢异位囊肿、深部异位结节是 3 种不同的病变，因为它们表现出了不同的组织结构，如腹膜内异症主要由腺体、间质和少量平滑肌细胞组成，卵巢异位囊肿则罕见平滑肌组织，深部异位结节由大量平滑肌包绕腺体而少见间质成分；它们对激素的反应、分子生物学表型不尽相同；发病机制也分别归入经血逆流学说、体腔上皮化生学说、米勒管残迹学说。但 Leyendecker 认为，EM 是具有多种表现形式的同一种疾病[32]，很贴近本文引入的 EM 干细胞概念。事实上，后者与传统理论并不矛盾，而像是它们互相融通和整合的结果。

研究发现，干细胞被黏附分子及支持细胞锚定在其周围的特殊微环境中受其调控，保持其"永生性"和相对分裂静止；若脱离原有微环境，将启动增殖并进入分化程序，而不同环境中不同因素诱导下，干细胞的分化程度和方向可能不尽相同。但各类异位病灶所含组织成分相似说明它们可能起源相同。1998 年 Koninckx[33] 在一篇关于盆腹腔液在异位症发病及进展中作用的综述中提到，盆腔腹水微环境主要作用于漂浮其中或附于腹膜表面的异位病灶，卵巢局部微环境调节卵巢内膜异位囊肿，而病灶深入至腹膜表面下 5～6mm，如深部异位结节，则主要受各种血浆因子的影响，故在不同微环境下它们表现形式不同。于是，EM 相同起源-不同环境-差异表现的发生发展路线似乎与干细胞理论不谋而合。

最终，我们关心的问题是异位症患者有别于正常人群而致病的根本原因，从干细胞起源的角度主要有以下几种可能：①类似于肿瘤干细胞，内异症患者的在位内膜干细胞本身异常，但异位症的良性表型和自限性方面与肿瘤有根本差别；②在位内膜干细胞微环境异常导致它容易脱落，离开既定微环境后被迫进入增殖分化程序。已有研究证明内异症患者在位内膜细胞外基质 MMP、TIMP、E-cad（E-cadherin）、integrin、ICAM（intercelular adhesion molecular）等表达异常，提示异常微环境可能是参与致病的重要因素；③盆腔局部微环境异常，免疫是主要因素之一。研究发现，患者盆腔局部免疫系统不能清除异位内膜反而助其生长，但它究竟孰因孰果说法不一，但有证据证明，异位的子宫内膜能削弱 NK 细胞杀伤力，降低巨噬细胞毒性，诱导巨噬细胞介导 T 淋巴细胞凋亡。它不仅能逃逸免疫监视，更能主动削弱局部免疫系统功能，故异位内膜细胞似乎具有主动改造周围环境以利其自身生长的能力[33,34]。基于以上考虑，在未来的 EM 病因研究中，我们可以尝试把焦点由异位病灶转向子宫本身，由内膜功能层转向基底层，由笼统的内膜细胞转向具有干细胞特征的上皮或间质细胞。本文提出的子宫在位内膜干细胞起源假说有待大量基础研究验证，希望为我们揭开 EM 之谜提供新的线索和思路。

参 考 文 献

［1］Cunha GR，Young P，Brody JR．Role of uterine epithelium in the development of myometrial smooth muscle cells［J］．Biol Reprod，1989，40：861-871.

［2］Anaf V，Simon P，Fayt I，et al．Smooth muscles are frequent components of endometriotic lesions［J］．Hum Reprod，2000，15：767-771.

［3］Leyendecker G，Herbertz M，Kunz G，et al．Endometriosis results from the dislocation of basal endometrium［J］．Hum Reprod，2002，17：2725-2736.

［4］Mote PA，Balleine RL，McGowan EM，et al．Heterogeneity of progesterone receptors A and B in human endometrial glands and stroma［J］．Hum Reprod，2000，15：48-56.

［5］Kitawaki J，Kusuki I，Koshiba H，et al．Detection of aromatase cytochrome P-450 in endometrial biopsy specimens as a diagnostic test for endometriosis［J］．Fertil Steril，1999，72：1100-1106.

［6］Attia GR，Zeitoun K，Edwards D，et al．Progesterone receptor isoform A but not B is expressed in endometriosis［J］．J Clin Endocrinol Metab，2000，85：2897-2902.

［7］Zeitoun K，Takayama K，Sasano H，et al．Deficient 17-hydroxysteroid dehydrogenase type 2 expression in endometriosis：failure to metabolize 17 estradiol［J］．J Clin Endocrinol Metab，1998，83：4474-4480.

［8］Nilbert M，Pejovic T，Mandahl N，et al．Monclonal origin of endometriotic cysts［J］．Int J Gynecol Cancer，1995，5：61-63.

［9］Tamura M，Fukaya T，Murakami T，et al．Analysis of clonality in human endometriotic cysts based on evaluation of X chromosome inactivation in archival form alinfixed，paraffin-embedded tissue［J］．Lab

Invest, 1998, 78: 213-218.

[10] Yano T, Jimbo H, Yoshikawa H, et al. Molecular analysis of clonality in ovarian endometrial cysts [J]. Gynecol Obstet Invest, 1999, 47: 41-51.

[11] Jimbo H, Hitomi Y, Yjoshikawa H, et al. Evidence for monoclonal expansion of epithelial cells in ovarian endometrial cysts [J]. Am J Pathol, 1997, 150: 1173-1178.

[12] Yan W, Zainab B, Andre KB, et al. Resolution of clonal origins for endometriotic lesions using laser capture microdissection and the human androgen receptor (HUMARA) assay [J]. Fertil Steril, 2003, 79: 710-717.

[13] Tanaka T, Nakajima S, Umesaki N. Cellular heterogeneity in long-term surviving cells isolated form eutopic endometrial, ovarian endometrioma and adenomyosis tissues [J]. Oncol Rep, 2003, 10: 1155-1160.

[14] Mayer D, Amann G, Siefert C, et al. Does endometriosis really have premalignant potential？A clonal analysis of laser micro-dissected tissue [J]. FASEB J, 2003, 17: 693-695.

[15] Mutter GL, Ince TA, Baak JP, et al. Molecular identification of latent precancers in histologically normal endometrium [J]. Cancer Res, 2001, 61: 4311-4314.

[16] Tanaka M, Kyo S, Kanaya T, et al. Evidence of the monoclonal composition of human endometrial epithelial glands and mosaic pattern of clonal distribution in luminal epithelium [J]. Am J Pathol, 2003, 163: 295-301.

[17] Toki T, Horiuchi A, Li SF, et al. Proliferative activity of postmenopausal endometriosis: a histopathologic and immunocytochemical study [J]. Int J Gynecol Pathol, 1996, 15: 45-53.

[18] Wood C, Rogers PAW. Pregnancy after planned partial endometrial resection [J]. Aust NZ J Obstet Gynecol, 1993, 33: 316-318.

[19] Padykula HA. Regenratin of primate uterus: the role of stem cells [J]. Ann N Y Acad Sci, 2004, 622: 47-56.

[20] Chan RW, Schwab KE, Gargett CE. Clonogenicity of human endometrial epithelial and stromal cells [J]. Biol Reprod, 2004, 70: 1738-1750.

[21] Gargett CE. Identification and characterization of human endometrial stem/progenitor cell [J]. Aust NZ J Obstet Gynecol, 2006, 46: 250-253.

[22] Schwab KE, Chan RW, Gargett CE. Putative stem cell activity of human endometrial epithelial and stromal cells during the menstrual cycle [J]. Fertil Steril, 2005, 84: 1124-1130.

[23] Kato K, Yoshimoto M, Kato K, et al. Characterization of side-population cells in human normal endometrium [J]. Hum Reprod, 2007, 22: 1214-1223.

[24] Schwab KE, Gargett CE. Co-expression of two perivascular cell markers isolates mesenchymal stem-like cells from human endometrium [J]. Hum Reprod, 2007, 22: 2903-2911.

[25] Biervliet FP, Maguiness SD, Robinson J, et al. A successful cycle of IVF-ET after treatment of endometrial ossification: case report and review [J]. J Obstet Gynecol, 2004, 24: 472-473.

[26] Cho NH, Park YK, Kim YT, et al. Lifetime expression of stem cell markers in the uterine endometrium [J]. Fertil Steril, 2004, 70: 403-407.

[27] Szotek PP, Chang HL, Zhang L, et al. Adult mouse myometrial label-retaining cells divide in response to gonadotropin stimulation [J]. Stem Cells, 2007, 25: 1317-1325.

[28] David BR. Was sampson wrong？ [J]. Fertil Steril, 2002, 78: 686-693.

[29] Leyendecker G, Kunz G, Wildt L, et al. Uterine hyperperistalsis and dysperistalsis as dysfunctions of the mechanism of rapid sperm transport in patients with endometriosis and infertility [J]. Hum Reprod, 1996, 11: 1542-1551.

[30] Leyendecker G, Kunz G, Noe M, et al. Endometriosis: a dysfunction and disease of the archimetra [J]. Hum Reprod, 1998, 4: 752-762.

[31] Kathryn MC, Susan DH, Polly AM, et al. Disruption of the endometrial-myometrial border during pregnancy as a risk factor for adenomyosis [J]. Am J Obstet Gynecol, 2002, 187: 543-544.

[32] Leyendecker G. Endometriosis is an entity with extreme pleiomorphism [J]. Hum Reprod, 2000, 15: 4-7.

[33] Koninckx PR, Kennedy SHK, Barlow DH. Endometriotic disease: the role of peritoneal fluid [J]. Hum Reprod Update, 1998, 4: 741-751.

[34] Harada T, Taniguchi F, Izawa M, et al. Apoptosis and endometriosis [J]. Front Biosci, 2007, 12: 3140-3151.

子宫内膜功能相关分子生物学研究进展及其应用

史精华　冷金花　郎景和

子宫内膜是人体最为活跃的器官之一，具有丰富的血液供应，包括功能层和基底层。功能层为胚胎植入的部位，受性激素的影响而呈周期性增殖、分泌和脱落性改变；基底层则在经期后修复内膜创面并形成新的功能层。子宫内膜周期性的修复增长及剥脱受体内各种甾体类激素（尤其是雌、孕激素）和多种生长因子的调节，这是一系列连续动态改变的信号传递过程，任何调控因子的改变都可能导致子宫内膜的异常再生，从而引起流产和其他子宫内膜疾病，如功能失调性子宫出血、子宫内膜异位症和子宫内膜癌等。近年来，对子宫内膜的研究已经深入到分子生物学领域，本文主要就近年来关于子宫内膜功能异常机制的研究及其在临床诊治中的应用加以综述。

一、子宫内膜干细胞在内膜修复中的作用

1. 子宫内膜干细胞存在的依据　早在1978年，Prianishniko就提出，可能存在子宫内膜干细胞，并认为，在激素的调节下，干细胞周期性进入稳定期（壁龛细胞传递信号至干细胞，使其缓慢增殖，控制其无限增殖并维持其未分化的状态）、增殖期（干细胞进入扩增阶段，经过数轮的增殖成为终末分化细胞并表达不同的标志物）和分化期（终末干细胞定向分化为子宫腺体及上皮细胞等）[1]，从而认为，子宫内膜干细胞是子宫内膜增生、修复的原动力。Chan等[2]首次发现，约0.22%的子宫内膜上皮和1.25%的基质细胞具有集落形成能力，从而证实了人子宫内膜干细胞的存在。这些细胞经培养均可形成大、小两种集落。小集落含大且疏松排列的细胞，核质比率低，增殖潜能有限，来源于短暂扩充细胞；组成大集落的细胞小且密集，核质比率高，具有高度的增殖潜能，认为其来源于子宫内膜干细胞。目前尚未发现有子宫内膜干细胞的特异性标志物。动物实验证实，存在标记滞留细胞（label-retaining cell，LRC），并将子宫内膜干细胞定位于子宫内膜和肌层交界部位。也有学者分离出具有分化为子宫内膜上皮和间质细胞潜能的侧群（side population，SP）细胞，并被认为有可能是子宫内膜干细胞。究其来源，Du和Taylor[3]将子宫内膜异位症鼠模型进行异体骨髓移植，发现受体子宫内膜腺体和间质细胞中含有供体来源的细胞，认为其干细胞可能来源于骨髓。但是也有学者认为，子宫内膜干细胞是由部分残存的胚胎干细胞发育而来的[4]。

2. 子宫内膜干细胞多向分化潜能和增殖分化的调节　随着对子宫内膜干细胞分离提纯的成功，对其多向分化潜能和增殖分化调节的研究也逐渐深入。Schwab和Gargett[5]将分离的子宫内膜干细胞分别置于含诱导脂肪形成的、成骨性的、肌源性的和软骨形成的培养基中4周，发现分别形成了成脂肪性、成骨性、肌源性的和软骨形成细胞系。Wolff等[6]也成功地培养出了成软骨细胞。对于子宫内膜干细胞增殖生长调节的研究目前仍局限于动物实验。有研究分离鼠的子宫内膜细胞，发现成熟上皮和基质细胞中均有雌激素受体1（estrogen receptor 1，ESR1）表达，而LRC阳性表达的子宫内膜上皮干细胞中并未发现ESR1的表达；16%的基质LRC细胞中有ESR1的表达。以上结果提示，基质干细胞可能在子宫内膜细胞修复过程中起主导作用，雌激素可能通过基质壁龛细胞传递增殖信号，间接刺激上皮干细胞的增殖[7]。

3. 子宫内膜干细胞相关细胞因子　在体外培养中发现，子宫内膜上皮和基质干细胞生长均主要依赖于以下3种生长因子：表皮生长因子（epidermal growth factor，EGF）、转化生长因子α（transforming growth factor-α，TGF-α）和血小板衍化生长因子-BB（platelet-derived growth factor-BB，PDGF-BB）；此外，上皮干细胞的生长尚需要成纤维细胞滋养层和胰岛素样生长因子

1（insulin-like growth factor-1，IGF-1）、白血病抑制因子（leukemia inhibitory factor，LIF）、干细胞因子（stem cell factor，SCF）和肝细胞生长因子（hepatocyte growth factor，HGF），这也提示其增殖分化需要壁龛细胞传递信号；此外，基质干细胞培养基中需要碱性成纤维细胞生长因子（basic fibroblast growth factor，bFGF）。这些生长因子同时也是子宫内膜增殖过程的重要参与者，受雌、孕激素的精密调节，其中TGF-α、EGF、IGF-1参与了囊胚植入后蜕膜形成的过程；HGF、bFGF、PDGF通过旁分泌的作用促进子宫内膜增殖；LIF维持着植入期子宫内膜和胚胎发育的动态平衡，在胚胎植入的整个过程中起重要作用。这些生长因子与雌、孕激素协同，精密调节子宫内膜的修复[8]。

4. 子宫内膜干细胞与常见妇科疾病的关系

在临床上，子宫内膜干细胞的数量、功能、调控和定位机制的改变均有可能引发子宫内膜疾病。子宫内膜过薄会阻碍受精卵在子宫内膜的着床和发育，是导致妇女不孕的常见原因之一，其机制可能与子宫内膜干细胞受损、失去其组织修复的功能有关。子宫内膜干细胞随经血逆流，离开其正常位置，植入腹膜或盆腔脏器表面，可形成异位病灶，这也是近来发展的子宫内膜异位症病因的干细胞学说。而子宫内膜癌干细胞也被认为是正常子宫内膜干细胞在内、外因的作用下发生突变，失去了对壁龛细胞抑制增殖的反应能力，而表现出的无限增殖伴浸润转移的特征，即癌变[9]。

二、微小RNA在子宫内膜功能调节中的作用

非蛋白编码的微小RNA（miRNA）是一类内源性的非编码单链RNA，通常含19～22个核苷酸，可与目的mRNA特异性结合，导致目的mRNA降解或抑制其翻译，从而对基因进行转录和调控。正常子宫内膜功能的维持与月经周期中多种基因产物的稳定而有序的表达密不可分，这些基因产物包括许多炎性和免疫因子、纤溶酶和蛋白水解酶、细胞周期和凋亡调节因子、细胞外基质、黏附分子、血管生成因子及其受体等，它们在月经周期中对子宫内膜的生长和剥脱起着不同的调节作用。这些内源性分子是由浸润性子宫内膜上皮、基质和血内皮细胞活化的血小板、炎症和免疫相关细胞所分泌的。这些分子表达的异常导致组织的异常再生，从而最终引起异常子宫出血、胚胎种植失败等其他子宫内膜疾病。

1. 子宫内膜miRNA表达　在已被鉴定的287个人类miRNA中，有65种在子宫内膜中表达，其中miR-20a、miR-21、miR-23、miR-26a、miR-18a、miR-181a、miR-206和miR-142-5p被认为与TGF-β、TGF-β受体、雌激素受体、孕激素受体和CYP-19A1这些基因的表达有关，而这些因子受性激素水平的调节，并在子宫内膜周期性修复和胚胎种植中起重要作用[10]。此外，sa-miR-101、hsa-miR-144和hsa-miR-199a的靶基因为环氧化酶2（cyclooxygenase-2，COX-2）基因，参与小鼠植入前期子宫内膜的准备和胚胎植入的过程[10]。在黄体早期和中期还发现有下列miRNA的表达，包括let-7b、miR-19a、miR-20a、miR-199b、miR-101、miR-17-3p、miR-181b、miR-125、miR-155、miR-26a和miR-26b[11]，但其具体调节作用及相关影响因素尚未知。

2. 子宫内膜miRNA对炎症反应的调节　miRNA对炎症反应的调节以细胞免疫为主。研究表明，let-7、miR-17-5p、miR-20a、miR-106a、miR-125b、miR-146和miR-155在维持多种炎性和免疫应答相关因子基因表达的稳定性中发挥重要作用[4]。此外，miR-125b和miR-155对于T淋巴细胞、B淋巴细胞和树突细胞的成熟具有重要作用[12]，而miR-17-5p、miR-20a和miR-106a具有抑制单核细胞的分化和成熟的作用[13]。不仅miRNA对基因转录有调节作用，多种细胞因子反之对miRNA也有调节作用。实验证实，暴露于内毒素、促炎性细胞因子如肿瘤坏死因子α（tumor necrosis factor-α，TNF-α）的巨噬细胞，其核因子κB（NF-κB，为免疫应答中的重要元素）活性增加。据报道，免疫活化的单核细胞可以改变NF-κB介导miR-146表达的改变，最终抑制TNF-α受体相关因6（TNF-α receptor associated factor 6，TRAF6）和白细胞介素（IL）1受体相关激酶1（interleukin-1 receptor associated kinase 1，IRAK1）的表达，而两者恰为细胞膜表面Toll样受体（Toll-like receptor，TLR）在细胞内的作用底物。各种细胞因子与miRNA的关系密切，互

为调解，共同维护内环境的稳定。

3. miRNA 对血管生成和增殖凋亡的调节及其应用 miRNA 对血管生成和增殖凋亡的调节与子宫内膜癌等多种疾病密切相关，也是近年来研究的热点之一。导致凋亡的 miRNA 主要有miR-10a，miR-28，miR-196a 和 miR-337，以及 miR-96，iR-145，miR-150，miR-155 和 miR-188，这些 miRNA 通过其各自的途径调节 caspase-3 的活化[4]。此外，miR-15a 和 miR-16-1 的表达与 Bcl-2 呈负相关关系[14]，miR-221 和 miR-222 的异常表达可以抑制 p27，从而促进细胞增殖[15]，研究发现，这些调节凋亡和细胞周期的 miRNA 在子宫内膜异位症患者在位和异位内膜中的表达量均降低[10]，然而，尚没有证据表明子宫内膜癌表达不同的 miRNA。因此推测，肿瘤可能具有其独特的 miRNA 表达谱，对血管生成的调节主要是通过沉默 Dicer 蛋白（为 RNA 干扰机制的关键组分，调节 siRNA 和 miRNA 的产生）实现的。研究发现，Dicer 蛋白表达沉默后，miR-221 和 miR-222 主管调节内皮一氧化氮合酶的表达[16]；同时沉默 Dicer 和 Drosha 蛋白可抑制 let-7f 和 miR-27b 的表达，减少血管内皮细胞的出芽和管状结构的生成，这表明，let-7f 和 miR-27b 可能通过作用于抗血管生成基因来实现对血管生成的调节[17]。此外，miR-130a 调节血管内皮细胞的血管生成表型主要是通过调节生长终止特异性同源盒基因（growth arrest homeobox，GAX）和同源盒基因 A5（HOXA5），使 miR-378 的表达延长细胞的生存，减少 caspase-3 活性，从而促进血管生成来实现的[18]。

三、其他子宫内膜功能相关因子在子宫内膜容受性中的研究

随着辅助生殖技术的不断进步，控制性超促排卵、体外受精-胚胎移植技术（IVF-ET）都有了较大的改进，然而，胚胎的着床率仍然处于较低水平，子宫内膜容受性是制约辅助生殖技术的瓶颈之一。近年来，较多学者相继研究其相关的分子生物学机制。Wang 等[18]对 56 例行 IVF-ET 患者分泌早期的子宫内膜研究发现，其 L-选择素配体蛋白的表达在妊娠组明显高于非妊娠组，L-选择素配体蛋白高表达组的临床妊娠率和种植率分别为 53.6% 和 27.1%，而低表达组的临床妊娠率和种植率分别为 25.0% 和 12.1%，差异有统计学意义（$P < 0.05$）。在一项分子生物学与超声学结合的研究中，学者们发现，IL-18、IL-15 在 IVF 失败患者分泌中期血清中的表达与正常女性有显著差异，且 IL-18、IL-18 结合蛋白（IL-18BP）水平与子宫螺旋动脉血流呈负相关关系，而 IL-15 水平与其呈正相关关系[19]。国内学者研究表明，IVF-ET 种植窗口期子宫内膜腔上皮及腺体中孕激素受体（PR）的表达水平在妊娠组较非妊娠组明显减弱，而血管内皮生长因子（VEGF）则明显增强[20]，因而认为，子宫内膜腺体中的 PR 水平与子宫内膜容受性密切相关。PR 下调失败可能是导致子宫内膜容受性下降的原因之一。子宫内膜中 PR 和 VEGF 水平可以作为预测子宫内膜容受性的指标。

总之，子宫内膜自我修复的特性是其实现生殖价值的保证，异常修复可以导致各种内膜病变，严重影响女性的生命质量。对其修复机制的研究特别是 miRNA 和干细胞的研究是新兴的热点。子宫内膜相关分子生物学的改变对反映子宫内膜功能及其在辅助生殖领域的应用前景广阔，目前，已经有越来越多的生物学标志物用于临床疾病的检测。在对子宫内膜的探索中仍存在许多问题，我们期待这些问题在临床医师和科研工作人员的共同努力下逐一攻破。

参 考 文 献

[1] Cervello I，Simon C. Somatic stem cells in the endometrium [J]. Reprod Sci，2009，16：200-205.

[2] Chan RW，Schwab KE，Gargett CE. Clonogenicity of human endometrial epithelial and stromal cells [J]. Biol Reprod，2004，70：1738-1750.

[3] Du H，Taylor HS. Contribution of bone marrow-de-rived stem cells to endometrium and endometriosis[J]. Stem Cells，2007，25：2082-2086.

[4] Pan Q，Chegini N. MicroRNA signature and regulatory functions in the endometrium during normal and disease states [J]. Semin Reprod Med，2008，26：479-493.

[5] Schwab KE, Gargett CE. Co-expression of two perivascular cell markers isolates mesenchymal stem-like cells from human endometrium [J]. Hum Reprod, 2007, 22: 2903-2911.

[6] Hongling Du, Taylor HS. Demonstration of multipotent stem cells in the adult human endometrium by in vitro chondrogenesis [J]. Reprod Sci, 2007, 14: 524-533.

[7] Chan RW, Gargett CE. Identification of label-retaining cells in mouse endometrium. Stem Cells, 2006, 24: 1529-1538.

[8] Gargett CE, Chan RW, Schwab KE. Hormone and growth factor signaling in endometrial renewal: role of stem/progenitor cells [J]. Mol Cell Endocrinol, 2008, 288: 22-29.

[9] Scadden DT. The stem-cell niche as an entity of action [J]. Nature, 2006, 441: 1075-1079.

[10] Pan Q, Luo X, Toloubeydokhti T, et al. The expression profile of micro-RNA in endometrium and endometriosis and the influence of ovarian steroids on their expression [J]. Mol Hum Reprod, 2007, 13: 797-806.

[11] Fanchin R, Gallot V, Rouas-Freiss N, et al. Implication of HLA-G in human embryo implantation [J]. Hum Immunol, 2007, 68: 259-263.

[12] Costinean S, Zanesi N, Pekarsky Y, et al. Pre-B cell proliferation and lymphoblastic leukemia/high-grade lymphoma in E (mu) -miR155 transgenic mice [J]. Proc Natl Acad Sci USA, 2006, 103: 7024-7029.

[13] Fontana L, Pelosi E, Greco P, et al. MicroRNAs 17-5p-20a-106a control monocytopoiesis through AML1 targeting and M-CSF receptor upregulation [J]. Nat Cell Biol, 2007, 9: 775-787.

[14] Cimmino A, Calin GA, Fabbri M, et al. miR-15 and miR-16 induce apoptosis by targeting BCL2 [J]. Proc Natl Acad Sci USA, 2005, 102: 13944-13949.

[15] le Sage C, Nagel R, Egan DA, et al. Regulation of the p27 (Kipl) tumor suppressor by miR-221 and miR-222 promotes cancer cell proliferation [J]. EMBO J, 2007, 26: 3699-3708.

[16] Suarez Y, Femandez-Hernando C, Pober JS, et al. Dicer dependent microRNAs regulate gene expression and functions in human endothelial cells [J]. Circ Res, 2007, 100: 1164-1173.

[17] Kuehbacher A, Urbich C, Dimmeler S. Targeting micro-RNA expression to regulate angiogenesis [J]. Trends Pharmacol Sci, 2008, 29: 12-15.

[18] Wang B, Sheng JZ, He RH, et al. High expression of L-selectin ligand in secretory endometrium is associated with better endometrial receptivity and facilitates embryo implantation in human being [J]. Am J Reprod Immunol, 2008, 60: 127-134.

[19] Lédée N, Chaouat G, Serazin V, et al. Endometrial vascularity by three-dimensional power Doppler ultrasound and cytokines: a complementary approach to assess uterine receptivity [J]. J Reprod Immunol, 2008, 77: 57-62.

[20] 谭丽, 董方莉, 郑英, 等. 种植窗期预测体外受精-胚胎移植结局指标的研究 [J]. 中国实用妇科与产科杂志, 2006, 12: 918-920.

子宫内膜异位症的在位内膜病变研究进展

仝佳丽　　郎景和

【摘要】子宫内膜异位症是子宫在位内膜的异位生长、浸润、周期性出血所致的多种临床病理表现。"在位内膜决定论"提出了在位内膜是子宫内膜异位症发生的源头，启发我们进一步探讨子宫内膜异位症的在位内膜病变，子宫内膜异位症与子宫内膜疾病的相关性。

【关键词】子宫内膜异位症；子宫内膜；综述文献

子宫内膜异位症（endometriosis，EM）简称内异症，是育龄妇女的常见病，其发病率呈上升趋势，可达10%～15%。Sampson的经血逆流学说是EM发病学说的主导理论，随后EM发生机制的基础和临床研究多集中于异位病灶的特性和盆腔微环境的异常上，对传统理论进行补充和论证。近年研究提出的"在位内膜决定论"指出在位内膜在EM发生发展中起重要作用，在位内膜是EM发病的源头，为我们研究在位内膜与EM发生的相关性提供了新的思路。

1　从Sampson经血逆流学说到"3A"发病模式的"在位内膜决定论"

1.1　Sampson经血逆流的发病学说

1921年Sampson提出经血中间质内膜细胞和腺内膜细胞可经输卵管进入盆腹腔，种植于卵巢和邻近的盆腔腹膜器官，并在该处继续生长和蔓延，形成盆腔子宫内膜异位症。70年代后，腹腔镜技术的开展证实了腹腔中有经血逆流，同时在内异症病灶中发现了逆流的经血内膜成分。月经期行腹腔镜检查的妇女约70%盆腔有月经血，在证实了Sampson学说的同时却无法解释经血逆流至盆腔是常见的甚至是生理现象，但多数妇女并未罹患内异症。

1.2　在位内膜决定论

内异症的现代定义是，内膜细胞在异位生长、发育、出血并引起症状。内膜细胞必须通过

腹水、腹腔细胞和腹膜细胞外基质3道防线，完成黏附、侵袭、血管形成（attachment-aggression-angiogensis）"三部曲"，即"3A"发病模式。内异症患者和非内异症患者的在位内膜的分子及生物学特质就存在差异，这些差异之源乃是基因差异，是内异症患者与非内异症患者在位内膜的根本差异[1]。基因质谱表达分析已经证实，内异症患者和非内异症患者在位子宫内膜组织和内膜内皮细胞基因表达的差异[2-4]。在位内膜本质的差异决定内异症患者在位内膜的"3A"能力明显增强[1]，临床易感性增强。

2　子宫内膜异位症的在位内膜病变

2.1　在位内膜细胞的持续增殖

子宫内膜细胞直接受基因调控和间接卵巢甾体激素的调节，发生炎性反应、细胞增殖、凋亡、分化和血管形成、组织重建，表现为子宫内膜随月经周期出现周期性的形态学和生化改变。在位内膜细胞生长调控基因的异常表达及激素调节失衡均可导致在位内膜细胞增殖分化状态的改变，从而细胞功能发生异常。

2.1.1　基因调控异常

内异症患者的在位内膜细胞于月经分泌期仍处于增殖状态，同增殖期子宫内膜。表现为细胞增殖标志物如核仁蛋白、细胞核抗原在内异症患者分泌期内膜腺细胞和间质细胞均高表达，代表DNA复制寿命的端粒长度显著增长，端粒酶活性增强[5]。在位内膜端粒酶异常表达导致内膜细胞生长调节的异常，促进内膜细胞增殖，成

为内异症的发病因素[6]。所以，内异症患者分泌期内膜的持续增生不是单纯的增生期内膜的延续，是调节细胞周期的基因异常表达，无法启动DNA降解应答。此外，细胞凋亡调节基因异常也是促进在位内膜细胞增生的一个因素。子宫内膜细胞凋亡调节基因表达的定量测定表明，内异症在位内膜细胞抗凋亡基因DAD-1、BclxS、P53、PCN基因表达显著升高，而促凋亡基因Bcl-2、Bcl-xl显著下降，与内异症在位内膜细胞的持续增殖、凋亡抑制相关[7]。由HOXA10转录产物调节的目的基因Calpains5也促进细胞的凋亡。子宫内膜的间质细胞和腺细胞于整个月经期均表达Calpain5。内异症患者内膜细胞HOXA10低水平表达，导致Calpain5蛋白表达降低，通过HOXA10、Calpain5酶联途径抑制内膜细胞凋亡，促进内异症的发生发展[8]。在基因表达调控方面，小RNA是基因表达的关键调节因子，其对基因转录产物mRNA呈负向调节，小RNA异常表达导致多种疾病发生发展，包括肿瘤形成。子宫内膜小RNA异常表达，其抑制功能改变，从而调节内膜细胞周期的基因产物异常表达，促进细胞增殖而减少细胞凋亡，导致多种子宫内膜疾病，例如，子宫内膜异位症、功能性子宫出血、子宫内膜癌。明确基因稳定表达过程中小RNA的关键调节功能，可通过调节内膜疾病的靶基因达到预防和治疗的目的[9]。

2.1.2　激素水平的调节

子宫内膜异位症是激素依赖性疾病。动物实验已证实单一雌激素在引起罗猴子宫内膜增生的同时，也可引起子宫内膜息肉、子宫腺肌症和子宫内膜异位症等内膜病变，为无拮抗雌激素刺激影响内膜形态结构提供动物模型，同时提示在位内膜的改变与内异症发病的相关性[10]。雌孕激素通过细胞外信号调节激酶（ERK1/2）刺激内膜间质细胞（ESC）增殖、抑制细胞凋亡。ERK1/2是刺激细胞增生和分化的重要细胞内因子，与非内异症患者在位内膜相比，内异症患者分泌早、中期内膜间质细胞（ESC）ERK水平显著升高，体外培养ESC对雌激素刺激有明显的反应，雌孕激素联合显著增高ERK1/2磷酸化。所以内异症患者在位内膜分泌期内膜细胞持续保持增殖状态[11]。此外，卵巢甾体激素对内异症患者和非内异症患者ESC的迁移作用不同。孕激素

明显刺激内异症患者ESC的迁移聚集，17β-雌二醇激活内异症患者和非内异症患者ESC动力，其对内异症ESC的作用尤为明显。细胞形态学和细胞骨架动力学研究证实，甾体激素对ESC迁移的作用是通过细胞骨架重构发生的[12]。

2.2　在位内膜的炎性反应

在位内膜自身免疫调节的异常，与内异症的发生发展互为因果。内异症动物模型的在位内膜免疫调节基因表达与正常内膜有差异，异常的内膜免疫环境抑制内膜细胞凋亡、改变内膜功能基因的表达[13]。巨噬细胞在免疫应答中发挥重要作用，内异症患者腹腔液和异位内膜中的巨噬细胞聚集且活性增加，同时在位内膜的免疫细胞和免疫因子的数量也发生了显著改变，是内异症在位内膜免疫异常的主要表现。在位内膜的炎性反应是否是原发性的还有待进一步研究证实[14]。树突细胞是抗原提呈细胞，是启动免疫反应的关键。内异症患者增殖期在位内膜基底层CD1a+DC细胞显著高于正常内膜，增殖期和分泌期的在位内膜CD83＋DC细胞表达均显著低于正常内膜。免疫细胞的改变在免疫应答及调节上发挥重要作用，与子宫内膜异位症发病及异位内膜的异常免疫反应相关[15]。

2.3　在位内膜蜕膜化的异常

不孕是内异症的主要问题，内异症所致不孕的因素很多，相互叠加，涉及解剖、内分泌、免疫异常等。妊娠是最好的治疗，但是良好的宫腔内环境对胚胎的成功种植至关重要，所以内异症患者在位内膜的蜕膜化异常不可忽视。

2.3.1　内膜腺细胞的内分泌功能异常

种植窗口期的子宫内膜腺细胞受孕激素调节，达到蜕膜化，分泌大量黏性蛋白与蛋白聚糖，以有利于胚胎种植。内异症患者于月经黄体期行在位内膜活检，病理提示内膜腺体不成熟，且不表达多聚糖，表明内异症患者内膜形态学异常与生化功能改变的相关性，可以解释部分不孕患者的内膜异常影响了囊胚的黏附[16]。胰岛素样生长因子结合受体1（IGFBP-1）受HOXA10基因产物的反向调控，调节胰岛素样生长因子（IGF）活性，维持子宫内膜的蜕膜化。内异症患

者在位内膜的IGFBP-1过度表达，导致其与IGF作用失衡，同时异常升高的IGFBP-1通过整联蛋白受体干扰正常的细胞信号传导途径，影响内膜腺细胞的分泌功能[17]。其他维持子宫内膜蜕膜化的蛋白，如β-3整联蛋白（IGT）、EMX2蛋白等也因受异常HOXA10转录产物的调节，蛋白功能降低。

2.3.2 内膜血管生长因子的异常表达

在位内膜血管生成因子的表达异常，既是异位内膜侵袭生长的因素，也是在位内膜自身的病变，影响在位内膜分泌期的生化改变，从而干扰胚胎着床，是内异症合并不孕的原因之一。血管素在月经分泌期子宫内膜及蜕膜组织中表达显著升高，是维持正常妊娠的重要因子[18]。而内异症患者的在位内膜分泌期血管素表达缺失影响着胚胎着床[19]。新近发现的血管生长因子受体PROK1，是着床期及早孕期子宫内膜重要的血管形成因子，内异症患者在位内膜PROK1 mRNA表达下调改变了内膜的生化环境[20]。

2.3.3 内膜细胞激素代谢的异常

子宫内膜间质细胞中的孕激素受体通过旁分泌途径调节，增强转录因子Sp1蛋白与编码17β-羟基脱氢酶基因启动子结合，将内膜上皮内有生物活性的雌二醇转化为雌酮。但是，内异症患者在位内膜间质细胞的缺陷抑制这一生化过程，从而抑制上皮内雌激素的正常代谢，干扰在位内膜细胞正常的生理生化过程[21]。内异症动物模型证实在位内膜细胞中雌孕激素受体分布异常，表明内膜间质细胞和腺细胞的旁分泌调节异常，降低了孕激素受体的反应性，所致内膜容受性降低，不适合胚胎种植[22]。

3 子宫内膜异位症合并子宫内膜病变

3.1 分子生物学依据

3.1.1 子宫内膜的干细胞起源

Gargeet等[23,24]的研究发现人子宫内膜是高度增生、周期性再生的组织，子宫内膜含有的少部分上皮细胞（0.22%）和间质细胞（1.25%），在体外培养具有干细胞行为，即具有定向诱导和无限增殖、分化的潜能。提出子宫内膜异位症、子宫腺肌症、子宫内膜过度增生和子宫内膜癌等

疾病所表现的内膜细胞的异常增殖都起源于在位内膜干细胞的异常分化与增殖，即内膜细胞异常增殖相关疾病发生的干细胞学说，表明了内异症患者的在位内膜异常与其他子宫内膜病变的同源性。增生的子宫内膜、子宫内膜异位症及EEC的子宫内膜干细胞均表达Musashi-1，是神经及上皮干细胞分化的RNA结合蛋白，进一步证实子宫内膜异位症和子宫内膜腺癌等子宫内膜病变的子宫内膜干细胞来源[25]。

3.1.2 子宫内膜的免疫体系

TL受体（toll-like receptors，TLRs）是重要的免疫调节受体，通过激活并诱导对病原体的免疫应答而在免疫系统中发挥重要作用。人类子宫内膜表达TLRs，其中TLR3和TLR4蛋白于子宫内膜腺上皮细胞表达，TLR4蛋白还于内膜的树突细胞、单核细胞和巨噬细胞等免疫细胞表达。子宫内膜增生、子宫内膜腺癌，尤其是低分化腺癌、子宫内膜异位症在位内膜中TLR3、TLR4蛋白表达均降低，是原发内膜病变与子宫内膜异位症所共有的免疫系统异常[26]。

3.2 临床病理学依据

子宫内膜病变主要包括子宫内膜息肉、子宫内膜增生和子宫内膜癌，传统观念认为子宫内膜息肉的发生与炎症有关，现多认为内膜息肉是一种良性的子宫内膜肿瘤，与其他子宫内膜病变的发生均系卵巢激素调节失衡所致。Kim等[27]报道，46.7%的子宫内膜异位症患者同时合并子宫内膜息肉。国内的186例病例分析报道，因子宫腺肌症、子宫内膜异位症行全子宫切除术，术后子宫内膜病理证实80例合并子宫内膜增生过长，63例合并子宫内膜息肉，3例子宫内膜癌，而正常的子宫内膜例数为40例。表明子宫内膜异位症、子宫腺肌症与内膜病变发生的相关性[28]，尤其是45岁以上的内异症妇女同时合并子宫内膜增生、子宫内膜癌的概率更高[29]。

子宫内膜异位症追根溯源是异位的内膜成分发生病理生理变化，引起一系列的临床特征，所以不可否认内膜与内异症发病的相关性，内异症与内膜病变的相关性。关注内膜病变、改善内膜环境、预防内膜疾病是否可以成为今后内异症诊治的一部分。

参 考 文 献

［1］郎景和. 子宫内膜异位症的研究与设想［J］. 中华妇产科杂志，2003，38：478-450.

［2］Guo SW，Wu Y，Strawn E，et al. Genomic altera-tions in endometrium may be a proximate cause for en-dometriosis［J］. Eur J Obstet Gynecol Reprod Biol，2004，116：89-99.

［3］Meola J，Rosa E，Silva JC，et al. Differentially expressed genes in eutopic and ectopic endometrium of women with endometriosis［J］. Fertil Steril，2010，93：1750-1773.

［4］Sha G，Wu D，Zhang L，et al. Differentially ex-pressed genes in human endometrial endothelial cells derived from eutopic endometrium of patients with endometriosis compared with those from patients with-out endometriosis［J］. Human Reprod，2007，22：3159-3169.

［5］Hapangama K，Turner MA，Drury JA，et al. Sus-tained replication in endometrium of women with endometriosis occurs without evoking a DNA damage response［J］. Hum Reprod，2009，24：687-696.

［6］Hapangama K，Turner MA，Drury JA，et al. En-dometriosis is associated with aberrant endometrial expression of telomerase and increased telomere length［J］. Hum Reprod，2008，23：1511-1519.

［7］Braun P，Ding J，Shaheen F. Quantitative expres-sion of apoptosis-regulating genes in endometrium from women with and without endometriosis［J］. Fertil Steril，2007，87：263-268.

［8］Penna I，Du H，Ferriani R，et al. Calpain5 ex-pression in-creased in endometriosis and regulated by HoxA10 in endometrial cells［J］. Mol Hum Reprod，2008，14：613-618.

［9］Pan Q，Chegini N. MicroRNA signature and reg-ulatory functions in endometrium during normal and disease states［J］. Semin Reprod Med，2008，26：479-493.

［10］Baskin GB，Smith SM，Marx PA. Endometrial hyperplasia，polys and adenomyosis associated with unopposed extrogen in rhesus monkeys（Macaca mu-latta）［J］. VetPathol，2002，39：572-575.

［11］Murk W，Atabekoglu CS，Cakmak H，et al. Ex-tracellularly signal-regulated kinase activity in the human endometrium：possible roles in the pathogene-ses of endometriosis［J］. J Clin Endocrinol Matab，

2008，93：3532-3540.

［12］Gentilini D，Viqano P，Somiqliana E. Endometrial stromal cells from women with endometriosis reveal peculiar migratory behavior in response to ovarian steroids［J］. Fertil Steril，2010，93：706-715.

［13］Hastings JM，Jackson KS，Mavroqianis PA，et al. The early response gene FOS is altered in a baboon of endometriosis［J］. Biol Reprod，2006，75：176-182.

［14］Berbic M，Schulke L，Markham R，et al. Mac-rophage expression in endometrium of women with and without endometriosis［J］. Hum Reprod，2009，24：325-332.

［15］Schulke L，Berbic M，Manconi F，et al. Dendritic cell populations in the eutopic and ectopic endometri-um of women with endometriosis［J］. Hum Reprod，2009，24，1695-1703.

［16］Jones CJ，Innwa I，Nardo L，et al. Eutopic endo-metrium from women with endometriosis shows al-tered ultrastructure and glycosylation compared to that from healthy controls：A pilot observation study［J］. Reprod Sci，2009，16：559-572.

［17］Kim JJ，Taylor HS，Lu Z，et al. Altered expres-sion of HOXA10 in endometriosis：potential role in decidualization［J］. Mol Hum Reprod，2007，13：323-332.

［18］Koga K，Osuga Y，Tsutsumi O，et al. Demonstra-tion of angiogenin in human endometrium and its en-hanced expression in endometrial tissues in the secre-tory phase and the deciduas［J］. J Clin Endocrinol Metab，2001，86：5609-5614.

［19］Kim SH，Chi YM，Chae HD，et al. Decreased expression of angiogenin in the eutopic endometrium from women with advanced stage endometriosis［J］. J Korean Med Sci，2008，23：802-807.

［20］Tiberi F，Tropea A，Apa R，et al. Prokinecticin 1 mRNA expression in the endometrium of healthy women and in the eutopic endometrium of women with endometriosis［J］. Fertil Steril，2010，93：2145-2149.

［21］Cheng YH，Imir A，Fekci V，et al. Stromal cells of endometriosis fail to produce paracrine factors that induce epithelial 17 beta-hydroxysteroid dehydroge-nase type 2 gene and its transcriptional regulator Sp1：

a mechanism for defective estradiol metabolism［J］. Am J Obstet Gynecol，2007，196：391. e1−8.

［22］Jackson KS，Brudney A，Hastings JM，et al. The altered distribution of the steroid hormone receptors and the chaperone immunophilin FKBP52 in a baboon model of endometriosis is associated with progesterone resistance during the window of uterine receptivity［J］. Reprod Sci，2007，14：137−150.

［23］Gargeet CE. Stem cells in gynaecology［J］. Aust N Z JObstet Gynaecol，2004，44：380−386.

［24］Gargeet CE，Chan W. Endometrial stem/progenitor cells and proliferative disorders of the endometrium［J］. Minerva Ginecol，2006，58：511−526.

［25］G tte M，Wolf M，Staebler A，et al. Increased expression of the adult stem cell marker Musashi-1 in endometriosis and endometrial carcinoma［J］. J Pathol，2008，215：317−329.

［26］Allhorn S，Bing C，Koch AA，et al. TLR3 and TLR4 expression in healthy and diseased human endometrium［J］. Reprod Biol Endocrinol，2008，6：1−11.

［27］Kim MR，Kim YA，Jo MY，et al. High frequency of endometrial polyps in endometriosis［J］. J Am Assoc Gynecol Laparosc，2003，10：46−48.

［28］杨柳，马刚，陈昌益. 子宫腺肌症患者的子宫内膜病理特征分析［J］. 广西医学杂志，2008，30：1168−1170.

［29］冯凤芝，郎景和，朱兰，等. 45岁以上子宫内膜异位症患者的临床特点及分析［J］. 实用妇产科杂志，2006，22：568−570.

人类雄激素受体基因检测子宫内膜异位症病灶克隆性

王　姝　郎景和　章蓉娅

【摘要】目的：通过检测X染色体连锁的人类雄激素受体基因（HUMARA）多态性，研究各种病理类型子宫内膜异位症（内异症）病灶的克隆性特征。**方法**：收集2008年12月至2009年6月在北京协和医院因内异症接受腹腔镜或开腹手术治疗的6例患者的8份冷冻组织标本，利用激光捕获显微切割（LCM）技术在异位内膜中采集50个单个腺体的上皮细胞，以HUMARA作为基因标志物，采用巢式PCR技术、Hha I和Hpa II双酶切反应及全自动激光荧光测序进行等位基因片段长度多态性检测，以此判定组织的克隆性特征。**结果**：50个内异症腺体中，34个腺体标本符合克隆性分析要求，均为单克隆性。3例卵巢内异症病灶标本中，有2例符合克隆性分析要求，1例标本的4个腺体克隆性模式一致，另1例的7个腺体克隆性模式一致。2例盆腔内异症病灶标本中，1例仅有1个腺体可供克隆性分析，另1例的5个腺体克隆性模式不一致。2例腹壁内异症病灶标本中，1例的7个腺体克隆性模式不一致；另1例的6个腺体克隆性模式不一致。1例深部浸润型内异症标本的4个腺体克隆性模式一致。同一患者不同病理类型的内异症病灶腺体克隆模式均不相同。**结论**：内异症病灶中的单个腺体为单克隆，但同一病灶中的不同腺体克隆模式可能不尽相同。

【关键词】子宫内膜异位症；克隆，分子；受体，雄激素；显微切割

Clonal analysis of endometriotic lesions using human androgen receptor gene. *Wang Shu*, *Lang Jinghe*, *Zhang Rongya*

【Abstract】**Objective**：To investigate characteristics of endometriotic lesions clone with various pathological subtypes by analyzing the polymorphism of X chromosome linked human androgen receptor allele（HUMARA）. **Methods**：Eight frozen tissues of endometriotic lesions were collected from 6 patients who received laparotomy or laparoscopy surgery in Peking Union Medical College Hospital from Nov. 2008 to Jun. 2009. Fifty specimens of epithelial cells from single endometrial glands were isolated and collected from endometriotic lesions by using laser capture microdissection. HUMARA was applied as the gene marker of clonal analysis. Nested polymerase chain reaction, double-enzyme digestion reaction with two methylation-sensitive restriction endonuclease（*Hha* I and *Hpa* II）, and the automated gene sequencing technique were utilized in this study to evaluate the characteristics of endometriotic lesions clone. **Results**：Of 50 specimens of isolated glands, 34 were informative for clonal analysis, and all of which showed monoclonality. Of 3 ovarian endometriotic tissues, one tissue of HUMARA showed unuseful information, the other 2 ovarian endometriotic tissues respectively had 4 and 7 informative specimens of gland epithelial cells, and all of the glands from each tissue showed uniform clonal pattern. Two peritoneal endometriotic tissues had 1 and 5 informative specimens from individual glands, respectively; and the clonal patterns in 5 glands from the single lesion were divergent. Two abdominal wall endometriotic tissues had 7 and 6 informative specimens, respectively; and variable clonal patterns were seen in different glands from each lesion. One deep infiltrating endometriotic lesion had 4 informative specimens of isolated glands, and all of them showed unique clonal pattern. The disparate clonal patterns were found in endometriotic lesions with variable pathological subtypes, even arising from the same patient. **Conclusions**：The epithelial cells from individual endometriotic gland showed monoclonality, and different glands from the same endometriotic lesion might show divergent patterns.

【Key words】Endometriosis；Cloning，molecular；Receptors，androgen；Microdissection

子宫内膜异位症（内异症）是子宫内膜在子宫腔以外的部位生长导致的疾病，在育龄妇女中的发病率为 10%～15%[1]。内异症的发病机制，除传统的经血逆流学说、上皮化生学说、远处转移学说、米勒管残迹学说等以外，遗传、炎症、免疫、激素等因素也被认为可能参与其发病，但均不能完全解释内异症在临床表现和病理类型上的多样性。最近，有学者开始关注子宫内膜干细胞与内异症发病的关系。既往有少数关于内异症病灶的克隆性研究[1,2]，结果尚有分歧，究其原因，可能与病灶类型、收集组织细胞的方式、是否有其他细胞成分污染以及对所用基因标志物检测的准确性有关。基于以上考虑，本研究根据 X 染色体失活原理，以 X 染色体连锁的人类雄激素受体基因（human androgen receptor gene allele，HUMARA）为检测标志物，使用 Hha Ⅰ 和 Hpa Ⅱ 同时进行限制性酶切分析，利用激光捕获显微切割（laser capture microdissection，LCM）技术精确收集内异症病灶中的腺上皮细胞，利用荧光标记基因测序片段分析技术分析等位基因失活模式，从而进一步研究内异症腺上皮细胞的克隆性。

资料与方法

一、材料来源

收集 2008 年 12 月至 2009 年 6 月在北京协和医院因内异症接受腹腔镜或开腹手术治疗的 6 例患者的 8 份冷冻组织标本。患者年龄、病灶部位及病理类型见表 1。标本的收集经本院医学伦理

委员会审查批准。

二、方法

1. LCM 收集内异症病灶腺上皮细胞 ①LCM 切片的制备与内异症组织的病理类型判定：使用 LCM 专用乙烯乙酸烯酯覆膜切片，将液氮保存、组织包埋剂固定的冷冻内异症病灶组织制成厚度为 15μm 的冷冻切片，每块组织连续切 3～5 张。HE 染色后，立即上机切割，或置于 −20℃ 保存。制备好的 LCM 切片在光镜下放大 100～200 倍观察组织学结构，确定病理类型，以镜下正常组织中可见子宫内膜腺体和间质细胞为符合内异症病理特点。②LCM 收集目的细胞：将上述冷冻组织切片置于激光显微切割系统（德国 Leica 公司产品）载物台上，以直径为 7.5μm、强度为 50mW 的激光束对组织切片进行切割，收集目的细胞至 200μl PCR 管帽中。由于切割的每张切片上细胞数量过少，故收集 3～5 张连续切片同一位置的组织细胞，以保证用于提取基因组 DNA 的细胞数 > 200 个。对镜下内异症病灶中单个子宫内膜腺体分别进行收集。见图 1。以同一张切片上病灶周围的正常组织作为对照。从每份冷冻组织中切割 4～10 个腺体的上皮细胞，共 50 个腺体。

表1　6例患者的年龄、病灶部位及病理类型

病例序号	年龄（岁）	组织标本序号	病理类型	病灶部位
1	28	1	卵巢内异症	左侧卵巢内异症囊肿
		2	盆腔腹膜内异症	右侧子宫骶韧带
2	34	3	深部浸润型内异症	阴道直肠隔内异症结节
		4	盆腔腹膜内异症	右侧子宫骶韧带
3	35	5	卵巢内异症	右侧卵巢内异症囊肿
4	22	6	卵巢内异症	右侧卵巢内异症囊肿
5	44	7	腹壁内异症	剖宫产瘢痕
6	37	8	腹壁内异症	剖宫产瘢痕

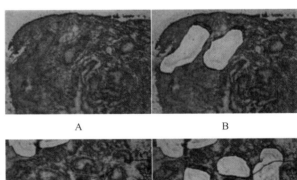
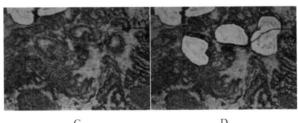

A　　　　　　　　　B

C　　　　　　　　　D

图1　采用LCM技术切割冷冻卵巢内异症病灶
HE×100

　　A.相邻腺体切割前（红色圈示切割范围）；B.相邻腺体切割后；C.多个相邻腺体切割前（绿色圈示切割范围）；D.多个相邻腺体切割后

2. 微量DNA的提取 采用微量DNA提取试剂盒（美国Omega公司产品），依照说明提取LCM切割收集的微量DNA，置于1.5ml EP管内，pH值8.0的蛋白酶K（美国Omega公司产品）55℃孵育过夜，70℃恒温加热10分钟灭活蛋白酶K，将DNA提取液置于−20℃保存。

3. 酶切消化DNA 取上述DNA提取液1μl置于200μl EP管中，分别加入10U甲基化限制性内切酶Hha Ⅰ、Hpa Ⅱ（日本Takara公司产品），制成总体积20μl的反应液，37℃消化过夜，95℃加热10分钟灭活酶活性，−20℃保存。以非甲基化敏感内切酶Rsa Ⅰ和无酶DNA产物同法处理的DNA作为对照。

4. 巢式PCR技术扩增HUMARA基因及等位基因多态性的分析 分别用酶切前及Hha Ⅰ、Hpa Ⅱ酶切后的DNA产物作PCR模板。第1轮PCR引物：正向5′-TGTGGGGCCTCTACGATG-3′，反向5′-TCCAAGACCTACCGA-3′；第2轮PCR引物：正向5′-CCGAGGAGCTTTCCAGAATC-3′，反向6-FAM标记5′-TACGATGGGCTTGGGGAGAA-3′。PCR反应体系共50μl，包括酶切或未酶切的DNA模板5μl，正、反向引物各1μl，PCR预混试剂（北京盛旭百川生物公司提供），用去离子水补齐总体积。反应时间：95℃预变性5分钟，95℃ 30秒，60℃ 30秒，72℃ 30秒，30个循环，72℃延伸5分钟。第2轮PCR采用第1轮PCR产物5μl，同样条件下进行扩增。

将第2轮有荧光标记的PCR产物上样至4.25%聚丙烯酰胺凝胶，用ABI 377全自动激光荧光测序仪（美国Applied Biosystems公司产品）进行电泳。电泳结果峰图用基因扫描分析软件Genotyper（美国Applied Biosystems公司产品）进行克隆性分析。

5. PCR结果的判定 PCR产物中荧光标记的HUMARA扩增片段经上述软件分析显示为两个不同的吸光度峰，与DNA标准品对比得出基因片段长度。若两条等位基因上该基因内部CAG短片段重复序列重复数目不同，两条等位基因片段长度不同，则显示为两个吸收峰，为杂合子，适合作为X染色体失活分析的指标，见图2A；若恰好两条基因CAG片段重复数目相同，则显示为1个吸收峰，为纯合子，不适合做克隆性分析，需在分析样本中剔除，见图2B。

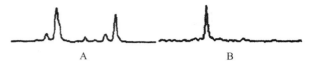

图2 未经酶切消化的HUMARA扩增产物片段分析结果

A.显示为两个吸收峰，即为杂合子；B.显示为1个吸收峰，即为纯合子

HUMARA基因甲基化随机分布在两条等位基因上的任意1条，采用Hha Ⅰ和Hpa Ⅱ酶切杂合子基因后，若PCR产物两峰均保留，则说明酶切反应后保留的等位基因在不同细胞中来自父源或母源，提示该组织为多克隆来源；若仅存1个峰，则说明酶切反应后保留的等位基因均来自父源（或均来自母源），提示该组织为单克隆来源。见图3。根据酶切后保留的片段长度判断该组织的克隆模式，若各腺体保留的均为长片段（即失活长片段HUMARA等位基因）或短片段（即失活短片段HUMARA等位基因），则表示该组织多个腺体的克隆性模式一致；若不同腺体酶切后保留的片段长度不一致，则表示该组织中不同腺体的克隆性模式不同。

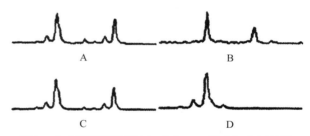

图3 杂合子基因采用Hha Ⅰ和Hpa Ⅱ酶切分析结果

A.多克隆来源组织酶切前；B.单克隆组织酶切前；C.多克隆组织酶切后仍显示为2个峰；D.单克隆组织酶切后仅剩1个峰

结　果

一、8份内异症病灶标本的克隆性特征

PCR分析结果显示，该8份标本均为HUMARA杂合子，符合克隆性分析要求。LCM技术采集的50个单个腺体中，6个显示HUMARA基因PCR结果阴性，考虑由于提取DNA含量过低导致，予以剔除；剩余44个中，

10个经 *Hha* Ⅰ和 *Hpa* Ⅱ酶切后PCR结果均为阴性，电泳条带消失，予以剔除，其余34个符合克隆性分析要求，PCR结果显示，34个腺体均为单克隆来源。见表2。所有病灶周围的正常组织均显示为多克隆来源。

表2　8份内异症组织标本的LCM切割结果及
克隆性分析结果（个）

组织标本序号	病理类型	LCM切割的腺体	可供克隆性分析的腺体	酶切后保留的片段	
				短片段	长片段
1	卵巢内异症	4	4	0	4
2	盆腔腹膜内异症	4	1	1	0
3	深部浸润型内异症	4	4	4	0
4	盆腔腹膜内异症	7	5	3	2
5	卵巢内异症	6	0	0	0
6	卵巢内异症	10	7	0	7
7	腹壁内异症	9	7	2	5
8	腹壁内异症	6	6	1	5

二、不同病理类型内异症病灶组织克隆性特点

3例卵巢内异症病灶标本中，5号标本的HUMARA基因分析无有效信息；其他2例病灶内所有腺体酶切后均保留长片段等位基因，说明其克隆模式一致。2例盆腔内异症病灶标本中，2号标本仅1个腺体可供克隆性分析，表现为单克隆性；4号标本切割的5个腺体酶切后的等位基因片段长度不同，说明其克隆模式不同。2例腹壁内异症病灶标本分别有7和6个可供克隆性分析的腺体，其中7号标本5个腺体酶切后均保留长片段等位基因，2个腺体保留短片段等位基因，说明该病灶中腺体之间的克隆模式不尽相同；8号标本酶切后5个腺体保留长片段等位基因，1个腺体保留短片段等位基因，说明该病灶中多个腺体克隆模式不完全相同。1例深部浸润型内异症标本切割的4个腺体酶切后均保留长片段等位

基因，说明这些腺体的克隆模式一致。见表2。

三、同一患者合并多种类型内异症病灶的克隆性特点

本研究中，1、2号标本（分别为卵巢内异症和盆腔腹膜内异症病灶）均来自病例1，克隆性分析结果显示，该患者卵巢内异症病灶的克隆模式与腹膜内异症病灶不同；3、4号标本（分别为阴道直肠隔内异症和盆腔腹膜内异症病灶）均来自病例2，但两份标本的克隆模式也不相同。

讨　　论

内异症的发生和发展过程至今仍不甚清楚。最近有学者提出，内异症是一种在位内膜疾病、子宫内膜干细胞疾病[1-3]。这种全新观点的提出是基于对内异症临床病理特征的进一步认识。研究发现，内异症病灶与在位内膜基底层的组织学构成和性激素受体表达分布情况相似，而子宫内膜干细胞被认为锚定于内膜基底层，基底层内膜也能分离出具有干细胞潜能和特质的先祖细胞，因此推测，内异症的发病可能与基底层干细胞的异常脱落与种植有密切联系[4-7]。本研究从研究内异症病灶克隆性的角度，对内异症干细胞来源假说加以验证，利用X染色体连锁的HUMARA和PGK基因多态性和LCM技术，对内异症腺体上皮细胞的克隆性特征进行探索。

一、内异症克隆性研究的不足及解决对策

正常女性细胞中有两条X染色体，位于两条X染色体上的1对等位基因中的1个出现随机失活，从而实现剂量补偿。由于这种X连锁的基因随机失活发生在胚胎发育早期，基因随机失活可以发生在父源或母源染色体，故在正常组织形成嵌合特征。脱氧核苷酸的甲基化是导致基因失活的重要方式之一。作为X染色体失活检测的标志物基因，HUMARA基因具备以下条件：①两条等位基因上由于CAG短片段重复序列多态性，该等位基因片段长度表现为杂合性；②该基因上游具有甲基化敏感的限制性酶（ *Hha* Ⅰ和 *Hpa* Ⅱ）的酶切位点；③失活的X染色体上

的该酶切位点也发生甲基化修饰，由此，*Hha* I 和 *Hpa* II 酶切后的 HUMARA 基因扩增产物仅为甲基化保护的父源或母源基因片段，即为 X 连锁的失活片段，由此来判断组织为单克隆或多克隆[8]。

既往有少数学者对内异症病灶的克隆性进行了报道，但所用研究方法不甚相同，其结果也不一致[9-15]，原因可能在于：①其中多数研究对内异症病灶腺上皮细胞缺乏良好的纯化过程，正常组织或病灶中其他成分对内异症腺体细胞的污染使结果可能存在偏倚。在本研究中，采用了 LCM 技术精确收集异位病灶中单个腺体的上皮细胞，大大减少了因上述其他组织混杂对结果的干扰。②既往研究多采用石蜡标本，石蜡保存标本是该领域研究最常用也最易于获得的研究对象，但由于保存方式对 DNA 结构的影响、DNA 提取量少等原因常造成扩增失败，导致标本基因信息的丢失。本研究中使用冷冻内异症标本，提高了 DNA 提取的质量，采用的巢式 PCR 也增加了微量 DNA 基因扩增的效率。③多数研究通过凝胶电泳观察目的基因条带在酶切前后的变化情况，难以精确判定等位基因的扩增情况。本研究采用全自动激光荧光测序技术，能提供两条等位基因的准确长度，对于低浓度的片段也有较高的分辨率，可减少阴性结果和假单克隆结果的出现。④多数研究仅采用 *Hha* I 或 *Hpa* II 限制性内切酶中的 1 种，由于失活 X 染色体上酶切位点甲基化不完全，可能会导致酶切后基因信息丢失，该因素在以往研究中均未被考虑。本研究发现，联合两种酶切结果进行分析，能减少单酶切后基因信息的丢失率。综上所述，既往的相关研究由于方法学上的若干缺陷，可能会造成结果有所偏差。本研究对诸多关键实验环节进行了改进，实现了对内异症克隆性方案的优化，有助于提高结果的准确性。

二、内异症病灶的克隆性特征

本研究结果表明，单个异位内膜腺体的上皮细胞为单克隆来源，但不同腺体可能来源于不同克隆，与此前的研究发现一致[13-15]，提示单个腺体的所有上皮细胞来源于同一个先祖细胞，但不同腺体的上皮细胞可能源于不同先祖细胞。

Tanaka 等[16]分离单个子宫内膜腺体发现，子宫内膜单个腺体为单克隆，大约 $1mm^2$ 范围内的邻近腺体源于同一克隆，而该范围以外的腺体可能源自不同克隆，提示子宫内膜具有干细胞特性，以及一个干细胞增生形成内膜组织的大致范围。结合本研究结果，异位内膜与在位内膜的克隆性特征相似，一方面提示两者均显示了干细胞起源的特性，另一方面也提示两者之间存在密切联系，这可能是内异症起源在位内膜干细胞的证据之一。

此外，通过对不同病理类型的内异症病灶分析发现，不同病理类型的内异症病灶表现出的克隆性特征有所差别。卵巢内异症和深部浸润型内异症病灶中，多个腺体的克隆来源模式相同（同为父源或母源），提示病灶可能起源于同一个先祖细胞。而盆腔腹膜内异症、腹壁内异症病灶中腺体的克隆模式比较混杂，可能源于不同先祖细胞。该结果提示，卵巢内异症和深部浸润型内异症病灶源于同一干细胞的范围更大，其先祖细胞更具增殖潜能。当然，由于 LCM 选取的内异症腺体在位置上比较邻近，对于远隔部位腺体的克隆模式缺乏观察，因此，关于卵巢内异症和深部浸润型内异症病灶中更大范围内的腺体是否源于同一个干细胞或祖细胞，值得进一步研究。

与之相似的是，同一患者不同类型的内异症病灶之间，所表现的克隆模式也有所差异，提示共存的不同类型内异症病灶可能源于不同先祖细胞。对于不同病理类型内异症病灶的克隆性特征目前鲜有报道。该现象可能提示，内异症与恶性肿瘤在发病上存在差别。同一患者各处病灶的病理组织构成相似，提示均来源于在位内膜。但各病灶更可能是独立发生的，而并非是从一处病灶主动迁移、转移至另一处，除非有外力促使其播散，如内异症囊肿破裂。这可能也佐证了"内异症的器官依赖性"，即多数内异症病灶直接来源于在位子宫内膜，而并非由其他内异症病灶迁移、播散、转移而来。当然，该观点需要更为深入且直接的临床基础研究证据给予支持。

综上所述，本研究对内异症病灶的克隆特征进行了较为深入细致的检测分析，结果显示，内异症病灶的腺上皮细胞具有单克隆性，从组织克隆性的角度佐证了内异症是一种干细胞疾病的假说。

参 考 文 献

[1] 郎景和. 子宫内膜异位症研究的新里程 [J]. 中华妇产科杂志，2005，40：3-4.

[2] 郎景和. 关于子宫内膜异位症的再认识及其意义 [J]. 中国工程科学，2009，11：137-142.

[3] 王姝，郎景和. 子宫内膜异位症：一种干细胞疾病 [J]. 现代妇产科进展，2008，17：721-724.

[4] Sasson IE, Taylor HS. Stem cells and the pathogenesis of endometriosis [J]. Ann N Y Acad Sci, 2008, 1127: 106-115.

[5] Forte A, Schettino MT, Finicelli M, et al. Expression pattern of sternness-related genes in human endometrial and endometriotic tissues [J]. Mol Med, 2009, 15: 392-401.

[6] Kato K, Yoshimoto M, Kato K, et al. Characterization of side population cells in human normal endometrium [J]. Hum Reprod, 2007, 22: 1214-1223.

[7] Szotek PP, Chang HL, Zhang L, et al. Adult mouse myometrial label-retaining cells divide in response to gonadotropin stimulation [J]. Stem Cells, 2007, 25: 1317-1325.

[8] Chen GL, Prchal JT. X-linked clonality testing: interpretation and limitations [J]. Blood, 2007, 110: 1411-1419.

[9] Jimbo H, Hitomi Y, Yoshikawa H, et al. Clonality analysis of bilateral ovarian endometrial cysts [J]. Fertil Steril, 1999, 72: 1142-1143.

[10] Yano T, Jimbo H, Yoshikawa H, et al. Molecular analysis of clonality in ovarian endometrial cysts [J].

Gynecol Obstet Invest, 1999, 47 Suppl 1: 41-51.

[11] Prowse AH, Fakis G, Manek S, et al. Allelic loss studies do not provide evidence for the "endometriosis-as-tumor" theory [J]. Fertil Steril, 2005, 83 Suppl 1: 1134-1143.

[12] Fujimoto J, hirose R, Sakaguchi H, et al. Expression of size-polymorphic androgen receptor (AR) gene in ovarian endometriosis according to the number of cytosine, adenine and guanine (CAG) repeats in AR alleles [J]. Steriods, 1999, 64: 526-529.

[13] Mayr D, Amann G, Siefert C, et al. Does endometriosis really have premalignant potential ? A clonal analysis of laser-microdissected tissue [J]. FASEB J, 2003, 17: 693-695.

[14] Wu Y, Basir Z, Kajdacsy-Balla A, et al. Resolution of clonal origins for endometriotic lesions using laser capture microdissection and the human androgen receptor (HUMARA) assay [J]. Fertil Steril, 2003, 79 Suppl 1: 710-717.

[15] Nabeshima H, Murakami T, Yoshinaga K, et al. Analysis of the clonality of ectopic glands in peritoneal endometriosis using laser microdissection [J]. Fertil Steril, 2003, 80: 1144-1150.

[16] Tanaka M, Kyo S, Kanaya T, et al. Evidence of the monoclonal composition of human endometrial epithelial glands and mosaic pattern of clonal distribution in luminal epithelium [J]. Am J Pathol, 2003, 163: 295-301.

转化生长因子 β/Smad 信号传导系统在子宫内膜异位症盆腔粘连患者腹膜中的表达及其意义

李成龙　冷金花　李孟慧　史精华　贾双征　郎景和

【摘要】目的：探讨转化生长因子（TGF）β/Smad 信号传导系统在子宫内膜异位症（内异症）盆腔粘连患者腹膜中的表达变化及其意义。方法：选择 2009 年 12 月至 2010 年 3 月就诊于北京协和医院、由同一妇科医师行腹腔镜手术的育龄妇女 20 例，其中内异症患者 11 例［内异症组，其中 3 例曾经接受过促性腺激素释放激素激动剂（GnRH-a）治疗］，非内异症且无盆腔粘连的卵巢良性肿瘤患者 9 例为对照组。术中留取患者侧盆壁、远离病灶、肉眼观察形态基本正常的腹膜组织。应用 HE 染色、Masson 染色法观察两组患者腹膜显微结构；应用免疫组化、实时定量（RT）PCR 技术检测 TGF-β1、TGF-β3 和 Smad3、Smad7 在两组患者腹膜中的表达情况；分析 GnRH-a 对 TGF-β1、TGF-β3 和 Smad3、Smad7 蛋白表达的影响。结果：①腹膜显微结构：与对照组比较，内异症组患者腹膜间皮细胞核增大、细胞下结缔组织层明显增厚、纤维分布紊乱、成纤维细胞及炎性细胞数量明显增多；②TGF-β1、3 表达水平：内异症组患者腹膜 TGF-β1、3 的表达水平分别为 0.170±0.020、0.110±0.010，高于对照组的 0.070±0.010、0.050±0.020；GnRH-a 下调 TGF-β1 表达水平（0.130±0.030），而上调 TGF-β3 表达水平（0.490±0.090）；③Smad3、7 表达水平：内异症组患者腹膜 Smad3、7 的表达水平分别为 0.140±0.020、0.110±0.020，高于对照组的 0.024±0.004 和 0.014±0.007；GnRH-a 显著升高 Smad7（0.040±0.020）水平，但调节 Smad3 水平的效果不明显。结论：内异症患者腹膜显微结构发生了改变，腹膜 TGF-β、Smad 蛋白及基因表达水平升高，GnRH-a 能够调节 TGF-β、Smad 蛋白表达。

【关键词】子宫内膜异位症；腹膜；转化生长因子β；Smad3 蛋白质；Smad7 蛋白质

Expressions and roles of TGF-β/Smad signal pathway in peritoneum of endometriosis

Li Chenglong, Leng Jinhua, Li Menghui, Shi Jinghua, Jia Shuangzheng, Lang Jinghe

【Abstract】Objective：To investigate the expression of transforming growth factor（TGF）-β and Smad pathway expressed in adhesion peritoneums in patients with endometriosis（EM）. Methods：From Dec. 2009 to Mar. 2010, 11 patients with EM［including 3 patients treated by gonadotropin releasing hormone agonist（GnRH-a）treatment］underwent laparoscopy surgery in Peking Union Medical College Hospital. In the meantime, 9 patients with benign ovarian tumor without EM and peritoneum adhesion were chosen as control. Peritoneum from lateral peritoneal cavity, adjacent from lesion and grossly normal was obtained during surgery. Microstructure of peritoneums was observed by HE staining and Masson staining. The expression of TGF-β1, TGF-β3, Smad 3 and Smad 7 in peritoneums were measured by immunohistochemistry staining and real-time PCR. The effect of GnRH-a on expressions of these markers were also analyzed. Results：①Microstructures of peritoneum：enlargement of nucleus of peritoneal mesothelial cells, thickening of connective tissue, distributive disorder of fiber, increasing numbers of fibroblast and inflammatory cells in EM were significantly different from those in control group. ②The expression of TGF-β1 and 3 in peritoneum were 0.170±0.020 and 0.110±0.010 in EM group, which were significantly higher than 0.070±0.010 and 0.050±0.020 in control group. TGF-β1 was downregulated to 0.130±0.030 and TGF-β3 was upregulated to 0.490±0.090 by GnRH-a. ③The expression of Smad 3 and 7 were 0.140±0.020 and 0.110±0.020 in peritoneum in EM group, which were significantly higher than 0.024±0.004 and 0.014±0.007 in control group. GnRH-a could upgualted the expression of Smad7（0.040±0.020）, however, but no significant effect was observed on regulating Smad3 expression. **Conclusions**：The changes of microstructure and the alteration of TGF-β/Smad expression in peritoneum of endometriosis were observed. GnRH-a could regulate the expression of TGF-β and Smad.

【**Key words**】Endometriosis；Peritoneum；Transforming growth factor beta；Smad3 protein；Smad7 protein

子宫内膜异位症（内异症）是育龄妇女的常见病，以子宫内膜腺体和间质细胞出现在子宫腔以外的部位为特征，患病率为10%～15%，占妇科良性疾病手术患者的50%[1]。腹膜粘连是内异症的重要特征[2]，有研究发现，内异症患者盆腔粘连与患者疼痛症状、术后复发及远期预后有关，且与其他因素引起的腹膜粘连不同的是，80%以上的内异症患者在初次手术时就发现有盆腔粘连[3]。明确内异症患者盆腔粘连的分子调控机制可以为减轻内异症患者术后粘连、改善症状和预后、降低复发率提供新的治疗靶点。目前认为，有多种细胞因子参与腹膜损伤修复和粘连形成过程，而其中最重要的因子是转化生长因子（transforming growth factor，TGF）β家族。TGF-β经过活化后与其特异性的细胞表面受体结合，通过细胞内信号途径的逐级磷酸化过程启动多种Smad成分，参与组织的纤维化形成。为探讨内异症患者盆腔粘连的机制，本研究观察了内异症盆腹腔粘连患者和良性卵巢肿瘤无盆、腹腔粘连患者的腹膜组织结构，并采用免疫组化和实时定量（RT）PCR技术检测腹膜中TGF-β1、TGF-β3和Smad3、Smad7的表达变化，现将结果报道如下。

资料与方法

一、资料来源

选择2009年12月至2010年3月就诊于北京协和医院、由同一妇科医师行腹腔镜手术的育龄妇女20例，其中内异症患者11例（内异症组），经腹腔镜下确诊为内异症、并证实存在盆腔粘连，伴或不伴不同程度的痛经、慢性盆腔痛、性交痛或大便痛等症状；11例患者均除外子宫腺肌症（腺肌症），其中从未使用促性腺激素释放激素激动剂（gonadotropin releasing honnone agonist，GnRH-a）类药物治疗的患者8例；曾经使用GnRH-a类药物治疗的患者3例。以腹腔镜除外内异症和腺肌症，且无盆、腹腔粘连的子宫或卵巢良性肿瘤患者9例为对照组。术中留取患者侧盆壁、远离病灶、肉眼观察形态基本正常的腹膜组织。

所有患者均除外绝经妇女、1年内有腹部手术史者、有临床或实验室证据提示存在盆腔炎性疾病、胃肠道或泌尿系统感染或发热、交界性肿瘤及恶性肿瘤的患者。

二、方法

1. **标本采集方法** 在取得患者的知情同意后，留取侧盆壁、无粘连、肉眼观察无病变的腹膜组织。每份组织块分为两部分，一部分置于10%中性甲醛溶液中固定，另一部分用磷酸盐缓冲液（PBS）漂洗血迹后迅速置于液氮内保存待检。

2. **腹膜组织显微结构观察** 腹膜组织固定24小时后，常规石蜡包埋，连续切片，厚度为4μm，贴片后烘干，60℃过夜，在德国生产的Leica自动染色机上进行二甲苯固定，梯度乙醇脱蜡。常规HE染色，光镜下观察并拍照。同时采用Masson三色试剂盒（福州迈新生物技术开发有限公司产品）将制备好的石蜡切片进行染色。光镜下观察并拍照。

3. **免疫组化法检测TGF-β、Smad蛋白表达** ①检测方法：按照上述方法制备石蜡切片，并进行SP法检测。兔抗人TGF-β1、TGF-β3多克隆抗体及兔抗人Smad3、Smad7多克隆抗体等均购自北京博奥森生物技术有限公司，二氨基联苯胺（DAB）显色试剂等购自北京中杉金桥生物技术有限公司，镜下观察，拍摄400倍光镜下包含典型细胞的染色区域。②结果判定：光镜下观察以细胞质中出现棕黄色颗粒为阳性，阳性强弱依染色深浅来判断，光镜下每张切片任取5个视野进行。使用Image-Pro Plus6.0软件对400倍光镜下所拍照片进行图像分析，通过测量细胞胞质区域的积分吸光度（integrated absorbancy，IA）值，除以测量面积，得到该区域的平均吸光度（absorbancy，A）值。计算公式[4]如下：$A=IA/a$（a：测量面积）。以A值代表TGF-β1、TGF-β3和Smad3、Smad7的蛋白表达水平。

4. RT-PCR技术检测TGF-β1、TGF-β3和Smad3、Smad7 mRNA表达水平 采用TRIzol一步法提取总RNA，紫外分光光度仪检测RNA浓度及纯度。采用宝生物工程（大连）有限公司生产的PrimeScript™RT试剂盒合成cDNA，反应产物行PCR扩增，在RT-PCR仪（美国Applied Biosystems公司产品）上进行TGF-β1、TGF-β3和Smad3、Smad7基因扩增，扩增条件为：预变性95℃ 10秒，然后进入95℃ 5秒，60℃ 34秒，共40个循环，收集荧光信号，进行熔解曲线分析。反应结束后由GeneAmp PCR System 7 500SDS（美国Applied Biosystems公司产品）软件自动计算定量结果。RT-PCR引物序列见表1。TGF-β1、TGF-β3和Smad3、Smad7 mRNA的表达量与该样本内参照——磷酸甘油醛脱氢酶

表1　RT-PCR引物序列及产物大小

引物	引物序列（5′→3′）	产物大小（bp）
GAPDH	F: TGCACCACCAACTGCTTAGC	87
	R: GGCATGGACTGTGGTCATGAG	
TGF-β1	F: AGCGACTCGCCAGAGTGGTTA	130
	R: GCAGTGTGTTATCCCTGCTGTCA	
TGF-β3	F: AAATCAGCATTCACTGTCCATGTCA	119
	R: ACGGCCATGGTCATCCTCA	
Smad3	F: AGGCGTGCGGCTCTACTACATC	173
	R: CAGCGAACTCCTGGTTGTTGAA	
Smad7	F: TGCTGTGCAAAGTGTTCAGGTG	177
	R: CCATCGGGTATCTGGAGTAAGGA	

（GAPDH）的比值代表该样本中相应mRNA的表达水平，每样本重复检测3次，以均值代表该样本最终结果。

三、统计学方法

所有数据采用SPSS14.0软件进行统计学分析。计量资料采用$\bar{x}\pm s$表示，采用单因素方差分析进行各组结果比较，两两比较采用SNK法及LSD法，必要时采用非参数检验（Wilcoxon检验）。

结　果

一、两组腹膜组织显微结构比较

两组患者腹膜间皮细胞均呈单层分布，内异症组腹膜间皮细胞核明显增大，间皮细胞下的结缔组织层明显增厚，纤维分布紊乱，成纤维细胞及炎性细胞数量均明显增多。见图1。

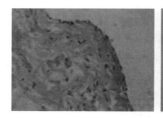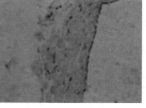

A　　　　　　　　B

图1　两组患者腹膜组织结构。HE×400

A.内异症组患者腹膜表面欠光滑，腹膜间皮细胞呈单层分布，部分细胞核明显增大，呈柱状膨出；其下结缔组织层明显增厚，肝纤维明显增多，排列不规整，分布紊乱，可见团块状聚集，以致腹膜表面不平；成纤维细胞明显增多；可见较多炎性细胞浸润，以分叶核白细胞为主；B.对照组患者腹膜表面光滑平整，腹膜间皮细胞单层分布，形态均匀，细胞核不大；其下结缔组织内纤维排列大致整齐，成纤维细胞数量极少，炎性细胞浸润少，结缔组织层无增厚

二、两组患者腹膜组织中TGF-β1、TGF-β3和Smad3、Smad7的蛋白表达水平比较

内异症组患者TGF-β1、TGF-β3和Smad3、Smad7的蛋白表达水平明显高于对照组，差异有统计学意义（$P<0.01$）（图2～图5）。内异症

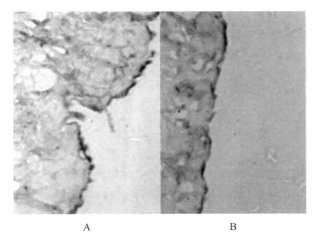

图2　免疫组化SP法检测两组患者腹膜组织中 TGF-β1蛋白的表达。SP×400

A.内异症组；B.对照组

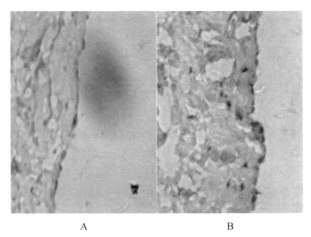

图5　免疫组化法检测两组患者腹膜组织中Smad7 蛋白的表达。SP×400

A.内异症组；B.对照组

组患者Smad7蛋白的表达水平是对照组的7.86 倍，两组比较，差异有统计学意义（$P < 0.01$）。 在内异症组中，应用过CnRH-a治疗的患者TGF- β1、Smad7的蛋白表达水平降低、TGF-β3表达 水平升高，与未用过GnRH-a治疗的患者比较， 差异有统计学意义（$P < 0.05$）；而两组患者 Smad3的蛋白表达水平比较，差异无统计学意义 （$P > 0.01$）。见表2。

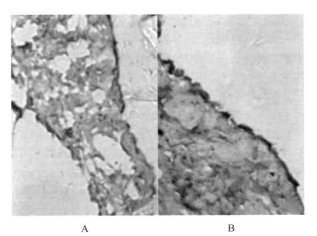

图3　免疫组化法检测两组患者腹膜组织中 TGF-β3 蛋白的表达。SP×400

A.内异症组；B.对照组

三、两组患者腹膜组织中TGF-β1、TGF-β3和Smad3、Smad7的mRNA表达水平

内异症组中应用GnRH-a者TGF-β1 mRNA的表 达水平是对照组的2.61倍，两组比较，差异有统计 学意义（$P < 0.05$）；是内异症组中未用GnRH-a 者4.14倍，两者比较，差异也有统计学意义 （$P < 0.01$）；但内异症组中未用GnRH-a者的TGF- β1 mRNA表达水平低于对照组，两者比较，差异无 统计学意义（$P > 0.01$）。见表2。内异症组患者腹 膜中Smad7 mRNA表达水平是对照组的4.75倍，两 组比较，差异有统计学意义（$P < 0.05$）；内异症 组中应用GnRH-a者Smad7 mRNA的表达水平是内 异症组中未用GnRH-a者的3.00倍，两者比较，差 异也有统计学意义（$P < 0.01$）。

内异症组患者腹膜中TGF-β3、Smad3 mRNA 的表达水平虽高于对照组，但差异无统计学意义 （$P > 0.05$）。见表2。

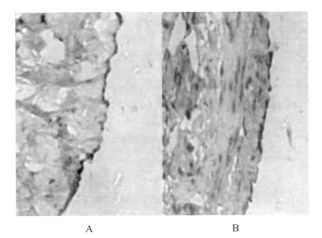

图4　免疫组化法检测两组患者腹膜组织中Smad3 蛋白的表达。SP×400

A.内异症组；B.对照组

表2 两组患者腹膜组织中TGF-β1、TGF-β3和Smad3、Smad7的蛋白及mRNA表达水平（$\bar{x}\pm s$）

组别	例数	蛋白				mRNA			
		TGF-β1	TGF-β3	Smad3	Smad7	TGF-β1	TGF-β3	Smad3	Smad7
内异症组	11								
使用GnRH-a	3	0.170±0.020	0.110±0.010	0.140±0.020	0.110±0.020	14.9±3.5	2.4±1.2	4.6±2.2	11.4±2.3
未用GnRH-a	8	0.130±0.030	0.490±0.090	0.160±0.020	0.040±0.020	3.6±1.4	1.9±1.1	6.9±3.0	3.8±0.4
对照组	9	0.070±0.010	0.050±0.020	0.024±0.004	0.014±0.007	5.7±1.8	2.1±1.1	3.6±2.2	2.4±1.1

讨 论

一、腹膜粘连发生的机制

本研究从形态学上证实了内异症患者与非内异症患者腹膜组织在显微结构上存在显著差异。首先，内异症患者腹膜间皮细胞的细胞核明显增大，增殖活跃，这与腹膜受到刺激（包括炎症、缺血、创伤等）后，表面的间皮细胞坏死脱落，间皮细胞加速分裂、增殖有关。其次，内异症组与对照组患者腹膜间皮细胞下结缔组织层的差异更为明显，包括厚度增加、纤维分布紊乱、成纤维细胞数量及炎性细胞浸润增多，这一变化对于盆腹腔粘连形成具有明显的作用[5]。目前的大量研究证实，间皮细胞增殖及细胞外基质过表达、聚集对粘连形成具有重要意义[6,7]。因此，在尚未形成粘连的内异症患者腹膜组织，从间皮细胞到结缔组织层所发生的这一系列变化，已经为将来腹膜粘连的形成创造了前提条件。

二、TGF-β及Smad的特性及其与腹膜粘连发生的关系

TGF-β家族作为重要的细胞因子，参与腹膜损伤修复和粘连形成过程，其中TGF-β1作为最常见的亚型，对细胞增殖调节、细胞外基质聚集、炎性细胞浸润等具有重要作用[8]，对全身多器官、组织纤维化形成有重要作用[9]，同样，对TGF-β3的纤维化作用具有诱导、调节作用。TGF-β1主要参与粘连的形成，而TGF-β3可以下调TGF-β1的表达，从而具有调节TGF-β1的功能。在诸多粘连组织中，盆腔粘连器官表面腹膜TGF-β1、3呈高水平的表达[10]。本研究结果显示，TGF-β1、3在内异症组患者腹膜中的表达水平均显著高于对照组，也证实通过阻断TGF-β1受体作用、抑制其激活，能够缓解纤维化形成[9]，这一结果提示，TGF-β1、3在内异症患者腹膜组织的高表达，在粘连形成过程中发挥重要的促纤维化作用。

Smad蛋白作为TGF-β信号传导系统重要的下游调控蛋白，对TGF-β信号传导并使其在细胞中的表达增加具有重要的传递作用[11]。Smad蛋白包括受体活化型Smad（1、2、3等）、共同通路型Smads（4）和抑制型Smad（6、7），其中Smad7具有抑制Smad2、3磷酸化从而阻断TGF-β信号系统的作用[12]，同样，Smad7也受其他刺激因素（如TGF-β、干扰素γ、肿瘤坏死因子α等）的影响，并对TGF-β及其他信号系统具有调节作用；而Smad3则是TGF-β信号系统发挥促粘连作用的主要信号传递蛋白。本研究结果中内异症组患者腹膜Smad3表达水平高于对照组，且高表达的Smad3伴Smad7表达水平升高。TGF-β/Smad信号传导系统的调控机制目前尚不清楚，但大量研究均发现TGF-β与Smad的表达存在相关性。

内异症患者腹膜组织显微结构的变化及TGF-β1、TGF-β3和Smad3、Smad7表达水平的升高，均有利于腹膜粘连的形成。

三、GnRH-a在防止粘连中的作用

GnRH-a在内异症治疗中的作用已经被广泛认可，特别是术前用药可以发挥降低手术难度、增加手术安全性和术后用药以降低术后粘连的作用，但其具体作用机制尚不清楚。GnRH-a能够抑制某些生长因子的表达。本研究也观察到，术前应用GnRH-a治疗能够降低腹膜TGF-β1表

达水平、升高TGF-β3和Smad7的表达水平，从而有利于减轻腹膜粘连形成。目前的研究发现，GnRH-a对纤溶系统的纤溶因子也有重要的调节作用[14]，提示，GnRH-a对腹膜粘连的抑制可能为多种机制共同作用的结果，因此有必要对此进一步研究。

综上所述，内异症患者腹膜间皮细胞下结缔组织增厚、炎性细胞及成纤维细胞浸润增加，TGF-β、Smad在内异症患者腹膜组织中的表达变化，均提示TGF-β/Smad信号传导系统在内异症腹膜粘连形成中具有重要作用。另外，GnRH-a治疗能够改变TGF-β、Smad蛋白的表达水平，有利于抑制腹膜粘连的形成。

参 考 文 献

［1］李雷，冷金花，郎景和，等. 1983～2009年北京协和医院子宫内膜异位症手术治疗的特点及发展趋势［J］. 中华妇产科杂志，2010，45：588-592.

［2］郎景和. 子宫内膜异位症的基础与临床研究［M］. 北京：中国协和医科大学出版社，2003：35-50.

［3］李晓燕，冷金花，郎景和，等. 卵巢子宫内膜异位囊肿粘连程度及相关因素分析［J］. 中华妇产科杂志，2009，44：328-332.

［4］孙莹，张丹，王成方，等. TGF-β₁及其受体在不孕患者粘连、闭锁输卵管伞部的表达及意义［J］. 四川大学学报（医学版），2009，40：435-438.

［5］Herington JL，Crispens MA，Carvalho-Macedo AC，et al. Development and prevention of postsurgical adhesions in a chimeric mouse model of experimental endometriosis［J］. Fertil Steril，2011，95：1295-1301.

［6］Chegini N. TGF-beta system：the principal profibrotic mediator of peritoneal adhesion formation［J］. Semin Reprod Med，2008，26：298-312.

［7］Chegini N. Peritoneal molecular environment，adhesion formation and clinical implication［J］. Front Biosci，2002，7：91-115.

［8］Gordon KJ，Blobe GC. Role of transforming growth factor-beta superfamily signaling pathways in human disease［J］. Biochim Biophys Acta，2008 1782：197-228.

［9］Lian R，Chen Y，Xu Z，et al. Soluble transforming growth factor-beta1 receptor Ⅱ might inhibit transforming growth factor-beta-induced myofibroblast differentiation and improve ischemic cardiac function after myocardial infarction in rats［J］. Coron Artery Dis，2010，21：369-377.

［10］Freeman ML，Saed GM，Elhammady EF，et al. Expression of transforming growth factor beta isoform mRNA in injured peritoneum that healed with adhesions and without adhesions and in uninjured peritoneum［J］. Fertil Steril，2003，80：708-713.

［11］Sugama R，Koike T，Imai Y，et al. Bone morphogenetic protein activities are enhanced by 3′，5′-cyclic adenosine monophosphate through suppression of Smad6 expression in osteoprogenitor cells［J］. Bone，2006，38：206-214.

［12］Yan X，Liu Z，Chen Y. Regulation of TGF-beta signaling by Smad7［J］. Acta Biochim Biophys Sin（Shanghai），2009，41：263-272.

［13］Javelaud D，Delmas V，Möller M，et al. Stable overexpression of Smad7 in human melanoma cells inhibits their tumorigenicity in vitro and in vivo［J］. Oncogene，2005，24：7624-7629.

［14］Suzuki N，Yamamoto A，Furui T，et al. GnRH receptor and peritoneal plasmin activity［J］. Gynecol Endocrinol，2010，26：669-672.

古子宫与子宫内膜异位症

李晓川　郎景和

子宫内膜异位症（内异症）是子宫内膜组织在子宫腔外异位种植、生长的一种疾病，是生育期女性的常见病[1]。近年来多数学者认为，内异症是包含子宫腺肌症的一组疾病，临床上表现为痛经、慢性盆腔痛、性交痛、月经异常和不孕等，严重影响女性的健康和生活。自1885年，内异症被首次报道[2]，至今120多年过去了，人们仍不能很好地解释内异症发生的原因。本文以"经血逆流"学说和"在位内膜决定论"为基础，结合近几年来对子宫内膜和肌层研究的新发现，从古子宫的角度综述内异症的发病机制。

一、古子宫的定义

1898年，德国的Werth和Grusdew[3]发现，子宫肌层由胚胎来源不同的两层组织构成，内膜下肌层与内膜均为副中肾管起源，外肌层为非副中肾管起源。他们将内膜下肌层定义为古肌层（archimyometrium），并提出其在功能上与外肌层不同，在物种进化中保守。但是，普通光镜下子宫内膜下肌层的形态与外肌层大体一致，两者间也没有明显界限，因而古肌层的概念被束之高阁。1983年，Hricak等[4]首次利用MRI在T_2加权像观察到子宫肌层由两部分影像学特点不同的组织构成：紧贴内膜的肌层显著低信号为内膜下肌层，外层中高信号为血管肌层和浆膜下肌层，之后该现象被高分辨率超声证实[5]。至此，古肌层的存在被证实，古子宫（archimetra）的概念被提出。

古子宫是指子宫在个体发育和物种进化中保守的一个结构功能单位，包括子宫内膜和内膜下肌层。与之对应的，内膜下肌层之外的非副中肾管起源的平滑肌层构成了新子宫（neometra）。从卵生动物鸟类到胎生动物啮齿类、人类，都具备古子宫的结构，而新子宫是卵生动物不具备、胎生动物才具备的结构[6]。从进化的保守性和胚胎来源的一致性上，形成了一个初步印象——古子宫，作为一个结构和功能单位的整体，与生殖活动密切相关。

二、古子宫的结构和功能

从组织形态学特点和既往研究的习惯来看，倾向于将古子宫分为3层：内膜功能层、内膜基底层和内膜下肌层。有关内膜功能层的结构和功能研究较多，但对内膜基底层和内膜下肌层特点的研究相对较少。

1. 内膜基底层　内膜基底层较功能层薄，腺体密集排列不规则，血管呈网状排列，其厚度、腺体形态和分布等在月经周期中几乎无改变，月经期不脱落[7]。基底层的细胞类型和功能层相同，但对卵巢激素的反应和功能层不同，基底层的腺上皮细胞、基质细胞在分泌期存在孕激素抵抗[8]，尤其是基质细胞，在整个月经周期中持续高表达Bcl-2蛋白，保持着较强的抗凋亡特点[9]。从功能上来看，内膜基底层与内膜再生密切相关。

2. 内膜下肌层　与外肌层相比，内膜下肌层细胞环形排列，肌细胞和血管密集，细胞外基质相对较少[10,11]。内膜下肌层表达的ER和PR在月经周期中呈周期性变化，与内膜相似而明显异于外肌层。在卵巢激素的调节下，内膜下肌层在非孕期存在周期性蠕动，这种蠕动在月经的不同时期，其方向、频率和强度不同。例如，卵泡期以宫颈指向宫底的蠕动为主，在排卵前后蠕动的频率和幅度明显增加；分泌期蠕动频率减慢、幅度降低，呈现双向蠕动；月经期则以宫底指向宫颈方向和双向蠕动为主。内膜下肌层正常的周期性蠕动在精子运送、宫腔内微生物清除及月经期脱落子宫内膜的排出等生理过程中有重要作用[12]。此外，内膜下肌层内分布着众多免疫细胞，是产生细胞因子的主要部位，这些细胞因子参与内膜及内膜下肌层网络微环境的调控，与内膜极化分布的维持、内膜细胞生长分化的调控、滋养细胞的浸润及胎盘形成的调节等生殖生理活动密切相关[13,14]。

三、古子宫与子宫内膜异位症

"在位内膜决定论"提出之后，已有大量的研究证明，内异症患者在位内膜功能层在形态结构、细胞的增殖与凋亡、黏附与侵袭、免疫状态、基因表达等方面都存在异常[15]。从古子宫的角度看，功能层只是古子宫3层结构中最浅表的1层。胚胎来源相同的组织结构功能应该是相关的，在位内膜功能层异常是内异症发生的原因还是原因中的一个环节？什么原因导致了功能层的异常？古子宫的内膜基底层和内膜下肌层与内异症的发生是否有关等问题引起广泛关注。

（一）内异症是古子宫全层的疾病

2007年，Tokushige等[16]发现，内异症患者蛋白基因产物9.5（PGP9.5）和神经微丝蛋白（NF）在内膜功能层、基底层和内膜下肌层中均明显增加。2009年，Schulke等[17]对内膜树突状细胞的研究发现，内异症患者增殖期基底层不成熟的CD1a+树突状细胞明显多于正常对照组；月经周期各阶段，内异症患者成熟的CD83+树突状细胞在基底层和功能层分布均明显减少，提示内异症患者的子宫内膜基底层和功能层存在树突状细胞功能异常和成熟障碍。上述两项研究均未提到古肌层的概念，但其研究结果却直接证实了内异症患者存在古子宫全层结构或功能异常的假说。

1996年，Leyendecker等[18]对111例腹腔镜病理证实内异症合并不孕的患者进行经阴道超声及宫腔测压，发现内异症患者内膜下肌层蠕动频率在卵泡期及黄体中期明显增加，接近正常对照组的2倍；在整个月经周期中，内异症患者内膜下肌层存在更多的宫颈指向宫底方向的蠕动，晚卵泡期出现无节律，甚至强直蠕动，结果导致精子运送障碍，可能与内异症相关的不孕有关。2000年，Kunz等[19]通过高分辨超声及MRI对41例腹腔镜病理确诊内异症合并不孕的患者和33例健康妇女的研究发现，内异症患者内膜下肌层厚度明显增加，伴有回声不均匀、点状高回声

等，有的患者甚至出现回声中断；随后又发现内异症患者不但内膜下肌层增厚，而且内膜基底层增厚为正常女性的2倍[20]。上述研究结果提示，内异症患者古子宫全层存在结构或功能异常，因而内异症是古子宫疾病。

（二）古子宫各层结构与内异症发病的关系

1. 内膜下肌层功能障碍与在位内膜异常　内膜下肌层功能障碍可能导致在位内膜异常。首先，内膜下肌层的蠕动障碍增加了内膜基底层细胞异常脱落和种植的可能。内异症病灶ER、PR和芳香酶P450的表达方式与内膜基底层相似，均为持续表达无明显周期性改变。内异症患者经血中脱落的内膜腺上皮细胞和基质细胞ER、PR和芳香酶P450阳性表达率明显高于健康妇女，而内膜功能层中细胞ER、PR和芳香酶P450在分泌期中的表达是进行性下降的，在分泌期晚期甚至为阴性，由此提示，内异症患者可能存在异常增多的基底层细胞脱落[20]。此外，异位病灶中腺上皮细胞Bcl-2持续表达，且不随卵巢激素周期性变化而变化，体现出较强的抗凋亡特点[21]，这与内膜功能层不同，而恰好与内膜基底层相似[9]，也从另一个侧面提示，内膜基底层在异位病灶形成中的"主干"作用。内异症患者存在内膜下肌层蠕动亢进甚至强直[18]，可导致黏膜肌层交界部损伤，增加了基底层细胞脱落的可能，同时，蠕动亢进及节律紊乱增加了脱落的内膜逆流入腹腔的可能[22]。其次，内膜下肌层的蠕动可以通过生化小分子参与内膜生理和病理过程的调控。2005年，Harada等[23]进行了一个有趣的实验，他们对体外培养的内膜基质细胞周期性地施加25%的拉伸力，发现随拉伸力作用时间的延长，基质细胞白细胞介素（IL）8 mRNA的表达增加，当作用时间＞8小时，施加拉伸力组细胞与静止组相比，IL-8 mRNA表达明显增加；作用24小时后，施加拉伸力组基质细胞分泌的IL-8水平是静止组的4.4倍。与此同时，Ulukus等[24]还发现：内异症患者在位内膜腺上皮细胞IL-8受体1（CXCR1）在增殖期和分泌期均明显升高，CXCR2在增殖期明显升高；随后Ulukus等[25]又发现，内异症患者不但IL-8受体表达增加，其在位内膜增殖期IL-8表达也升高，提示内异症患者在位内膜存在IL-8活性升高。IL-8是重要的细胞因子，参与月经的发生，与血管形成、

细胞黏附、内膜局部免疫及基质细胞增殖分化相关[26,27]。Harada等[23]和Ulukus等[24,25]的研究提示：内膜下肌层蠕动亢进可能通过增强内膜IL-8活性，影响了内膜细胞网络微环境的调控，造成了在位内膜的差异，促进了内异症的发生。

IL-8只是内膜细胞网络微环境中众多细胞因子之一，IL-8途径可能只是内膜下肌层蠕动功能障碍通过小分子参与内膜生理病理调控过程中的一方面。近年来，子宫内膜基底层存在干/祖细胞的众多证据[28,29]和内异症患者内膜树突状细胞存在成熟障碍的现象[17]值得我们深思，内膜下肌层蠕动功能障碍导致内膜细胞网络微环境异常，从而使内膜干/祖细胞成熟障碍或分化不良，仍保持较强的多分化潜能，可能是内异症患者脱落的子宫内膜具有较强的抗凋亡和异位种植能力、内异症病灶病理类型多样、存在恶变及高复发率的原因之一。

2. 内膜下肌层结构和功能障碍致在位内膜异常的可能机制　首先，异常的激素环境可能导致内膜下肌层蠕动障碍。2006年，有学者以非孕期猪子宫为研究对象，发现缩宫素联合雌激素宫腔灌注时，子宫峡部压力较宫底显著增加，80%的蠕动为宫颈指向宫底方向，子宫蠕动增强且随灌注雌激素的剂量增加而增强，提示局部雌激素水平对非孕期子宫蠕动的影响[30-32]。内异症患者在位内膜芳香酶P450和雌激素依赖基因Cyr61表达变化的研究[33]提示，内异症患者在位内膜存在局部雌激素升高为主的激素异常。将上述研究结论结合起来看，内异症局部以雌激素升高

为主的激素异常可能通过缩宫素系统及其他分子共同导致了内膜下肌层的蠕动障碍。其次，在位内膜异常可能导致内膜下肌层结构异常。子宫内膜无黏膜下肌层，正常的内膜细胞排列有一定的极性，内膜从基底层向功能层生长。子宫腺肌症患者存在内膜腺体和基质细胞向内膜下肌层及外肌层的浸润，这种浸润在高分辨超声下表现为回声不均匀、回声中断等[19]。结构是功能的基础，内膜细胞肌层浸润可导致内膜下肌层结构的异常，进而导致其蠕动功能障碍。

内异症的发生是一个多途径、相互联系的网络即某些遗传、损伤、激素紊乱等致病因素的累加，不同致病因素在时间和空间上的关联、交汇与逐级放大，就像所谓的"蝴蝶效应"，最终导致了疾病不可逆的发生。从古子宫的角度看内异症的发生，是"在位内膜决定论"的深化，内膜下肌层的结构和功能障碍可能从多个角度影响内膜的状态，而内膜基底层因其特殊的解剖位置和功能特点，在内异症的发病中可能发挥着重要作用。在这里，我们重温古子宫这一100多年前就已被提出但未被重视的概念，综述目前为数不多的有关古子宫和内异症发生相关性的实验证据，提出"内异症是一种古子宫疾病、古子宫全层相互联系共同参与了内异症发生"这一假说，而更多的，需要我们未来的研究去证实和探讨。放宽视野，重视内膜基底层和内膜下肌层，以古子宫的角度连续、动态地看待内异症的发生，可能会给我们认识和治疗内异症带来新的思路。

参 考 文 献

[1] Wills H, Demetriou C, May K, et al. 2010 Annual Evidence Update on Endometriosis [EB/OL]. (2010-3-1) [2010-6-29]. http://www.library,nhs.uk/WOMENSHEALTH/ViewResource.aspx？ resID=343639&tabID=289&catID=] 1472.

[2] 郎景和. 子宫内膜异位症研究的深入和发展 [J]. 中华妇产科杂志, 2010, 45: 241-242.

[3] Werth R, Grusdew W. Untersuchungen über die entwicklung und morphologie der menschlichen uterusmuskulalur [J/OL]. Arch Gynecol Obstet, 1898, 55（2）: 325-413 [2010-6-29]. http://www.springerlink,com/content/g51 qu4610357241 q/.

[4] Hricak H, Alpers C, Crooks LE, et al. Magnetic resonance imaging of the female pelvis: initial experience [J]. AJR Am J Roentgenol, 1983, 141: 1119-1128.

[5] Mitchell DG, Schonholz L. Hilpert PL, et al. Zones of the uterus: discrepancy between US and MR images [J]. Radiology, 1990, 174: 827-831.

[6] Noe M, Kunz G, Herbertz M, et al. The cyclic pattern of the immunocytochemical expression of oestrogen and progesterone receptors in human myometrial and endometrial layers: characterization of the endometrial-subendometrial unit [J]. Hum Reprod,

1999，14：190-197.

[7] Stacey E，Mills M. Histology for pathologists [M]. 3rd ed. Philadelphia：Lippincott Williams & Wilkins，2006：1027-1030.

[8] Padykula HA，Coles LG，Okulicz WC，et al. The basalis of the primate endometrium：a bifunctional genninal compartment [J]. Biol Reprod，1989，40：681-690.

[9] Mertens HJ，Heineman MJ，Evers JL. The expression of apoptosis-related proteins Bel-2 and Ki67 in endometrium of ovulatory menstrual cycles [J]. Gynecol Obstet Invest，2002，53：224-230.

[10] Fusi L，Cloke B，Brosens JJ. The uterine junctional zone [J]. Best Pract Res Clin Obstet Gynecol，2006，20：479-491.

[11] Tetlow RL，Richmond I，Manton DJ. et al. Histological analysis of the uterine junctional zone as seen by transvaginal ultrasound [J]. Ultrasound Obstet Gynecol，1999，14：188-193.

[12] van Gestel I，IJL and MM. Hoogland HJ，et al. Endometrial wavelike activity in the non-pregnant uterus [J]. Hum Reprod Update，2003，9：131-138.

[13] 张颖. 子宫内膜-肌层交界区的生理功能与相关疾病 [J]. 中华妇产科杂志，2009，44：876-878.

[14] Brosens I，Derwig I，Brosens J，et al. The enigmatic uterine junctional zone：the missing link between reproductive disorders and major obstetrical disorders [J]？ Hum Reprod，2010，25：569-574.

[15] Ulukus M，Cakmak H，Arici A. The role of endometrium in endometriosis [J]. J Soc Gynecol Investig，2006，13：467-476.

[16] Tokushige N，Markham R. Russell P，et al. Different types of small nerve fibers in eutopic endometrium and myometrium in women with endometriosis [J]. Fertil Steril，2007，88：795-803.

[17] Schulke L，Berbic M，Manconi F，et al. Dendritic cell populations in the eutopic and ectopic endometrium of women with endometriosis [J]. Hum Reprod，2009，24；1695-1703.

[18] Leyendecker G，Kunz G，Wildt L，et al. Uterine hyperperistalsis and dysperistalsis as dysfunctions of the mechanism of rapid sperm transport in patients with endometriosis and infertility [J]. Hum Reprod，1996，11：1542-1551.

[19] Kunz G，Beil D，Huppert P，et al. Structural abnormalities of the uterine wall in women with endometriosis and infertility visualized by vaginal sonography and magnetic resonance imaging [J]. Hum Reprod，2000，15：76-82.

[20] Leyendecker G，Herbertz M，Kunz G，et al. Endometriosis results from the dislocation of basal endometrium [J]. Hum Reprod，2002，17：2725-2736.

[21] Watanabe H，Kanzaki H，Narukawa S，et al. Bcl-2 and Fas expression in eutopic and ectopic human endometrium during the menstrual cycle in relation to endometrial cell apoptosis [J]. Am J Obstet Gynecol，1997，176：360-368.

[22] Leyendecker G，Wildt L，Mall G. The pathophysiology of endometriosis and adenomyosis：tissue injury and repair [J]. Arch Gynecol Obstet，2009，280：529-538.

[23] Harada M. Osuga Y. Hirota Y，et al. Mechanical stretch stimulates interleukin-8 production in endometrial stromal cells：possible implications in endometrium-related events [J]. J Clin Endocrinol Metab，2005，90：1144-1148.

[24] Ulukus M，Ulukus EC，Seval Y，et al. Expression of interleukin-8 receptors in endometriosis [J]. Hum Reprod，2005，20：794-801.

[25] Ulukus M，Ulukus EC，Tavmergen Goker EN，et al. Expression of interleukin-8 and monocyte chemotactic protein 1 in women with endometriosis [J]. Fertil Steril，2009，91：687-693.

[26] Arici A. Local cytokines in endometrial tissue：the role of interleukin-8 in the pathogenesis of endometriosis [J]. Ann N Y Acad Sci，2002，955：101-109.

[27] Arici A，Seli E，Zeyneloglu HB，et al. Interleukin-8 induces proliferation of endometrial stromal cells：a potential autocrine growth factor [J]. J Clin Endocrinol Metab，1998，83：1201-1205.

[28] Masuda H，Matsuzaki Y，Hiratsu E，et al. Stem cell-like properties of the endometrial side population：implication in endometrial regeneration [J]. PLoS One，2010，5：el0387.

[29] Gargett CE，Schwab KE，Zillwood RM，et al. Isolation and culture of epithelial progenitors and mesenchymal stem cells from human endometrium [J]. Biol Reprod，2009，80：1136-1145.

[30] Mueller A，Siemer J，Schreiner S，et al. Role of estrogen and progesterone in the regulation of uterine

peristalsis: results from perfused non-pregnant swine uteri [J]. Hum Reprod, 2006, 21: 1863-1868.

[31] Müller A, Siemer J, Renner S, et al. Modulation of uterine contractility and peristalsis by oxytocin in estrogen-primed nonpregnant swine uteri [J]. Eur J Med Res, 2006, 11: 157-162.

[32] Mueller A, Siemer J, Renner S, et al. Perfused non-pregnant swine uteri: a model for evaluating transport mechanisms to the side bearing the dominant follicle in humans [J]. J Reprod Dev, 2006, 52: 617-624.

[33] Gashaw I, Hastings JM, Jackson KS. et al. Induced endometriosis in the baboon (Papio anubis) increases the expression of the proangiogenic factor CYR61 (CCN1) in eutopic and ectopic endometria [J]. Biol Reprod, 2006, 74: 1060-1066.

雌激素和孕激素对子宫内膜基质细胞血小板反应素-1表达的影响

朱夏琴　谭先杰　郎景和　冷金花　朱　兰　许秀英

【摘要】目的：探讨雌二醇（E_2）和孕酮（P_4）对体外培养的人子宫内膜基质细胞（ES细胞）血小板反应素-1（TSP-1）表达的影响。方法：2007年12月至2008年10月在北京协和医院用不同浓度的E_2及P_4处理体外培养的ES细胞一定时间（研究组），提取细胞RNA和蛋白，分别用Northern blot和Western blot方法比较研究组和未用激素刺激的对照组之间TSP-1 mRNA和蛋白水平的差异。结果：E_2能抑制ES细胞TSP-1的表达，与对照组相比，用10nmol/L的E_2处理ES细胞后，其TSP-1 mRNA和蛋白水平分别下降（47.6±6.5）%（$P < 0.05$）和（49.0±8.6）%（$P < 0.05$）；高浓度P_4（10μmol/L）能诱导ES细胞表达TSP-1，与对照组相比，10μmol/L的P_4处理ES细胞后，其TSP-1 mRNA和蛋白水平分别是对照组的（2.1±0.4）倍（$P < 0.05$）和（2.3±0.6）倍（$P < 0.05$）；低浓度（10nmol/L）P_4能增强E_2对TSP-1蛋白表达的抑制作用，但对其mRNA的表达无明显影响。结论：雌激素和孕激素能有差别地调节ES细胞TSP-1的表达，这一发现为子宫内膜异位症的雌激素依赖提供了证据，同时也部分解释了孕激素治疗子宫内膜异位症的机制。

【关键词】雌激素；孕酮；血小板反应素-1；子宫内膜异位症；血管形成

Estrogen and progesterone regulate thrombospondin-1 expression in cultured endometrial stromal cells

Zhu Xiaqin，Tan Xianjie，Lang Jinghe，Leng Jinhua，Zhu Lan，Xu Xiuying

【Abstract】Objective：To evaluate the effects of estrogen（E_2）and progesterone（P_4）on the expression of thromobospondin-1（TSP-1）in cultured human endometrial stromal cells（ESCs）. Methods：ESCs were isolated，cultured in Peking Union medical college hospital between December，2008 and October 2009. ESCs were treated with different concentrations of E_2 and P_4 for designed hours，then total RNA and protein were extracted for analysis of TSP-1 expression with Northern blot and Western blot respectively. Results：E_2 inhibited TSP-1 expression in ESCs. Compared with untreated cells，TSP-1 mRNA and protein levels in ESCs treated with E_2（10nmol/L）were reduced by（47.6±6.5）%（$P < 0.05$）and（49.0±8.6）%（$P < 0.05$）respectively. Progesterone at a high concentration（10μmol/L）induced TSP-1 expression. TSP-1 mRNA and protein in ESCs treated with P_4（10μmol/L）was as（2.1±0.4）times（$P < 0.05$）and（2.3±0.6）times（$P < 0.05$）higher than those in untreated cells（$P < 0.05$）. P_4 at a low concentration（10nmol/L）enhanced the inhibitory effect of E_2 on TSP-1 protein but not mRNA expression. Conclusions：The findings that estrogen and progesterone differentially regulate the expression of TSP-1 in ESCs not only provide evidence for the estrogen dependence of endometriosis，but also partly explain the mechanisms by which progesterone exert their therapeutic activities in endometriosis.

【Key words】Estrogen；Progesterone；Thrombospondin-1；Endometriosis；Angiogenesis

子宫内膜异位症（内异症）主要发生于育龄妇女，在很大程度上是一种卵巢激素依赖性疾病。新生血管形成是内异症发病过程的关键环节，后者受到多种正性和负性调节因子的调控。血小板反应素-1（thrombospondin-1，TSP-1）是近年备受关注的负性血管形成调控分子，但它在内异症中的作用以及卵巢激素对其表达的影响尚不清楚[1]。本研究以体外培养的子宫内膜基质细胞（ES细胞）为研究对象，从核酸水平和蛋白水平观察雌激素和孕激素对TSP-1表达的影响，探讨雌、孕激素在内异症血管形成中的作用。

1 资料与方法

1.1 材料来源

子宫内膜组织标本取自2007年12月至2008年10月因内异症在我院行开腹全子宫切除术及一侧或双侧附件切除的15例患者，内异症的诊断经病理证实。所有患者均签署知情同意书。患者的月经规律，术后病理证实无子宫内膜病变，术前3个月内均未接受激素治疗。

1.2 主要试剂

雌二醇（E_2）、孕酮（P_4）购自美国Sigma公司，无酚红的RPMI1640培养基、胶原酶等为美国GIBCO/BRL公司产品。含TSP-1全长cDNA的质粒由美国哈佛大学Lawler教授惠赠。随机引物同位素标记试剂盒为美国Promega公司产品，HybondH⁺尼龙膜购自美国Amersham公司。

1.3 方法

1.3.1 ES细胞的分离及培养

通过在切除后的子宫中直接搔刮取得子宫内膜组织标本，采用文献[2]建立的方法分离培养ES细胞。取第3～5代细胞用作雌激素和孕激素刺激实验。

1.3.2 细胞处理与分组

将ES细胞分为若干组，待细胞接近铺满生长时，换用无血清RPMI1640培养基（无酚红）培养24小时，然后加入不同浓度E_2和P_4。参照文献[3-6]，E_2终浓度设定为1nmol/L和10nmol/L，P_4终浓度设定为100nmol/L，1μmol/L，10μmol/L。分别在处理后2、4、8和24小时收获ES细胞进行后述检测。

1.3.3 TSP-1 mRNA和蛋白的检测

用Trizol试剂提取细胞总RNA，根据文献[7]，用Northern blot方法检测ES细胞中TSP-1 mRNA水平。根据文献[5]，用Western blot方法检测ES细胞TSP-1蛋白水平。

1.4 统计学处理

每一组实验至少用3份取自不同患者的标本进行，结果以均数±标准差表示。实验组和对照组均数差异用t检验分析，$P < 0.05$差异有统计学意义，所有统计分析均用Windows SPSS 11.5软件进行。

2 结果

2.1 E_2对ES细胞TSP-1 mRNA和蛋白表达的影响

2.1.1 Northern blot分析发现，E_2能明显抑制ES细胞TSP-1 mRNA的表达，其抑制程度与E_2浓度平行。与对照组相比，经10nmol/L的E_2作用4小时后，ES细胞中TSP-1 mRNA的水平降低了（47.6±6.5）%（$P < 0.05$），该作用持续至少24小时（图1）。

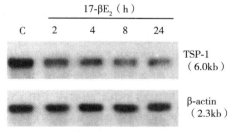

β-actin mRNA和蛋白为内参对照

图1 E_2处理ES细胞不同时间后对TSP-1 mRNA表达影响的Northern blot图

2.1.2 Western blot分析发现，E_2能降低ES细胞TSP-1蛋白的表达。E_2作用ES细胞4小时后即可检测到TSP-1蛋白降低，作用8小时后效应

最明显，持续至少24小时。与对照组相比，经10nmol/L的E_2作用8小时后，ES细胞的TSP-1蛋白水平降低（49.0±8.6）%（$P < 0.05$）（图2）。

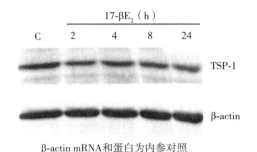

β-actin mRNA和蛋白为内参对照

图2　E_2处理ES细胞不同时间后对TSP-1蛋白表达影响的Western blot图

2.2 高浓度P_4对ES细胞TSP-1 mRNA和蛋白表达的影响

2.2.1　在ES细胞的培养液中分别加入终浓度为100nmol/L、1μmol/L和10μmol/L的P_4，培养不同时间后提取细胞总RNA和蛋白进行分析，结果显示，低浓度P_4（100nmol/L）对TSP-1 mRNA和蛋白的表达无明显影响。然而，高浓度P_4（1μmol/L和10μmol/L）则明显增加TSP-1 mRNA的表达，与对照组相比，经10μmol/L的P_4处理后，ES细胞中TSP-1 mRNA的表达明显上调（图3）。在P_4作用2小时后，TSP-1 mRNA的表达即开始增加，作用4小时后TSP-1 mRNA的表达量最高，是对照组的（2.1±0.4）倍（$P < 0.05$）。此后逐渐下降，24小时后降至基线水平。

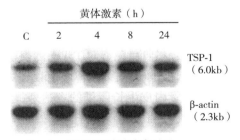

β-actin mRNA和蛋白为内参对照

图3　P_4处理ES细胞不同时间后对TSP-1 mRNA表达影响的Northern blot图

2.2.2　与核酸水平的结果一致，Western blot分析发现高浓度P_4（1μmol/L和10μmol/L）能

显著增加ES细胞TSP-1蛋白的表达。用P_4处理ES细胞4小时后即可观察到TSP-1水平升高，处理8小时后其TSP-1蛋白水平最高，是对照组的（2.3±0.6）倍（$P < 0.05$）（图4），24小时后该诱导作用基本消失。

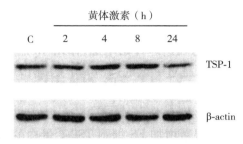

β-actin mRNA和蛋白为内参对照

图4　P_4处理ES细胞不同时间后对TSP-1蛋白表达影响的Western blot图

2.3 低浓度P_4和E_2对TSP-1蛋白表达抑制的影响

鉴于低浓度P_4对TSP-1的表达没有刺激作用，进一步观察P_4是否能与E_2共同作用影响TSP-1的表达。用10nmol/L的E_2和100nmol/L的P_4处理ES细胞4小时和8小时，Northern blot分析显示，即使存在E_2，低浓度（100nmol/L）的P_4仍不影响TSP-1 mRNA的表达，而Western blot分析显示，同一浓度的P_4（100nmol/L）能增强E_2对TSP-1蛋白表达的抑制作用。与单独使用E_2（10nmol/L）处理的ES细胞相比，同时用E_2（10nmol/L）和P_4（100nmol/L）处理ES细胞后，其TSP-1蛋白水平降低了（37.9±5.9）%（$P < 0.05$）。

3　讨论

卵巢激素对在位子宫内膜和内异症病灶的生长和血管形成的影响是通过各种生长因子来实现的[3,8]。本研究显示，雌激素能抑制ES细胞中负性血管形成调节因子TSP-1的mRNA和蛋白的表达。目前雌激素对TSP-1表达的影响一直存在争议，Mirkin等[4]发现，E_2对子宫内膜癌细胞系Ishikawa细胞TSP-1的表达无明确刺激或抑制作用，Sengupta等[5]则发现E_2可以显著抑制血管内皮细胞TSP-1 mRNA和蛋白的表达，而且他们发现该作用是由雌激素受体α介导，并通过有丝分裂原激活的蛋白激酶信号通路而实现的。与Sengupta等[5]及本研究的体外研究结果一致，Sarkar等[6]在体内实验中发现，在雌激素诱导的垂体瘤模型中，使用雌激素2～4周后，其内皮细胞中TSP-1蛋白免疫染色明显降低。尽管雌激素对TSP-1的表达的影响似乎具有组织依赖性，但本研究提示，除了可以促进某些正性血管形成因子如血管内皮生长因子的表达外，雌激素还可能通过抑制某些负性血管形成因子如TSP-1的表达而起作用。

资料显示，孕激素在内异症血管形成中同样具有重要作用。尽管有研究通过PCR分析发现，低浓度的孕激素可以增加子宫内膜癌细胞系Ishikawa细胞中TSP-1 mRNA的表达，但本研究在原代培养的ES细胞中，用Northern blot的方法未能发现低浓度孕激素对TSP-1的表达有明

显影响。除了检测方法的差异外，另一种原因可能仍然是孕激素的作用具有组织依赖性。本研究发现，在有雌激素存在的情况下，低浓度（10nmol/L）P_4可以增强E_2对TSP-1蛋白表达的抑制作用，但对mRNA的表达没有影响。这一结果提示，雌激素和孕激素可以通过协同作用改变TSP-1的表达而调节子宫内膜和内异症的血管形成。低浓度孕激素能间接调节TSP-1的表达，后者可能是通过某些转录后机制实现的。

目前孕激素类药物在内异症治疗中的作用重新受到重视，尤其是对于需要长期用药的患者，然而孕激素的治疗作用机制一直存在争议。本研究发现高浓度P_4（10nmol/L）可以明显地增加ES细胞TSP-1 mRNA和蛋白的表达。上述结果提示，孕激素治疗内异症的作用有可能部分是通过诱导TSP-1的表达，从而抑制了内异症病灶的血管形成而实现的。

参 考 文 献

[1] Kazerounian S, Yee KO, Lawler J. Thrombospondins in cancer [J]. Cell Mol Life Sci, 2008, 65 (5): 700-712.

[2] 谭先杰，刘东远，郎景和，等. 子宫内膜腺上皮及基质细胞分离、培养作为子宫内膜异位症体外细胞模型的探索 [J]. 现代妇产科进展，2002，11（1）: 30-32.

[3] Girling JE, Rogers PA. Recent advances in endometrial angiogenesis research [J]. Angiogenesis, 2005, 8 (2): 89-99.

[4] Mirkin S, Archer DF. Effects of levonorgestrel, medroxyprogesterone acetate, norethindrone, progesterone, and17 beta-estradiol on thrombospondin-1 mRNA in Ishikawa cells [J]. Fertil Steril, 2004, 82 (1): 220-222.

[5] Sengupta K, Banerjee S, Saxena NK, et al. Thrombospondin-1 disrupts estrogen-induced endothelial cell proliferation and migration and its expression is suppressed by estradiol [J]. Mol Cancer Res, 2004, 2 (3): 150-158.

[6] Sarkar AJ, Chaturvedi K, Chen CP, et al. Changes in thrombospondin-1 levels in the endothelial cells of the anterior pituitary during estrogen-induced prolactin-secreting pituitary tumors [J]. J Endocrinol, 2007, 192 (2): 395-403.

[7] Tan XJ, Lang JH, Liu DY, et al. Expression of vascular endothelial growth factor and thrombospondin-1 mRNA in patients with endometriosis [J]. Fertil Steril, 2002, 78 (1): 148-153.

[8] Groothius PG, Nap AW, Winterhageer E, et al. Vascular development in endometriosis [J]. Angiogenesis, 2005, 8 (2): 147-156.

子宫内膜异位症患者在位内膜Stathmin的表达研究

刘海元　郎景和　刘珠凤　朱　兰　冷金花　孙大为　樊庆泊

【摘要】目的：探讨Stathmin在子宫内膜异位症在位内膜及正常妇女子宫内膜中的表达。方法：收集子宫内膜异位症患者在位子宫内膜36例和对照妇女的子宫内膜组织20例。通过免疫组化和免疫蛋白印迹法（Western-blotting）检测Stathmin的表达。结果：Stathmin在子宫内膜的腺体和基质中均有表达，且在增殖期和分泌期的表达无显著性差异（$P > 0.05$）。Stathmin在子宫内膜异位症在位内膜的表达明显高于在对照组妇女子宫内膜中的表达（$P < 0.05$）。结论：Stathmin在子宫内膜异位症在位内膜的表达增高，可能参与子宫内膜异位症的发病。

【关键词】Stathmin；子宫内膜异位症；免疫组织化学；免疫印迹法

Study on expression of stathmin in eutopic endometrium of patients with endometriosis

Liu Haiyuan，Lang Jinghe，Liu Zhufeng，Zhu Lan，Leng Jinhua

【Abstract】**Objective**：To investigate the expression of stathmin in eutopic endometrium of women with or without endometriosis．**Methods**：Eutopic endometrium samples of thirty-six women with endometriosis and twenty age-matched women without endometriosis were collected in this study．The expression of stathmin protein was detected by immunohistochemistry and Western-blotting．**Results**：Stathmin was expressed in both endometrial glandular and stromal cells throughout the menstrual cycle，without significant difference between proliferative and secretory phase．Stathmin was overexpressed in eutopic endometrium of women with endometriosis compared to those without endometriosis．**Conclusions**：Stathmin is overexpressed in endometrium of patients with endometriosis and may play a role in the pathogenesis of endometriosis．

【**Key words**】Stathmin；Endometriosis；Immunohistochemistry；Western-blotting

　　子宫内膜异位症（内异症）是育龄妇女的一种良性妇科疾病，表现为各种盆腔痛和不育。内异症的发病机制尚不清楚。有研究表明，有活性的内膜组织通过逆流的经血种植于盆腔引起内异症[1]。播散的内膜细胞在异位存活和种植，必须要先黏附于腹膜、侵袭间质、建立血供和增殖[2]。在此过程中，参与诱导细胞增殖、血管形成的细胞因子和生长因子能够促进异位内膜的种植和生长，从而在内异症发病过程中发挥重要作用。在我们的前期研究中，通过双向电泳和基质辅助激光解析离子化飞行时间质谱，比较子宫腺肌症和正常子宫组织的蛋白质表达差异，发现了一些疾病相关蛋白质。其中，Stathmin是一种19kD的高度保守的磷酸化蛋白质，在子宫腺肌症组织中有异常表达[3,4]。

　　最近的研究表明，Stathmin是一种细胞微管蛋白解聚因子，通过促进解聚微管，在细胞周期转化、细胞运动以及增殖和分化中发挥重要作用[5]。Stathmin在多种肿瘤中表达增加，如白血病、肺癌、卵巢癌和乳腺癌等[6-9]，并与肿瘤的转移和预后关系密切。在恶性肿瘤细胞中，抑制Stathmin的表达，可以抑制细胞增殖并提高药物治疗的敏感性[10]。Stathmin还参与了新生血管的形成，通过抗Stathmin治疗可以改变微管动力平衡，达到抑制血管形成的作用[11]。

　　尽管内异症是一种妇科良性疾病，但是病变的病理生理与恶性肿瘤的行为相似，异位内膜细胞可以侵袭周围组织，并在局部种植、生长和新生血管形成从而引起盆腔痛和不育等症状。然而，目前关于Stathmin在内异症的表达尚知之甚少，因此本研究旨在探讨Stathmin蛋白及其mRNA在内异症妇女及正常妇女在位内膜的表达。

资料与方法

一、研究对象

研究组为2011年3月至2012年6月就诊于本院妇产科的内异症患者，共36例。患者年龄26～46岁，平均（35.62±5.77）岁。所有病例的诊断均经手术和病理确诊。对照组为同期就诊于北京协和医院妇产科，因妇科良性疾病行腹腔镜和开腹手术的患者，共20例。患者年龄24～52岁，平均（36.63±7.63）岁，其中卵巢良性肿瘤8例，输卵管炎及因不育行腹腔镜检查为正常盆腔的患者7例，宫颈上皮内瘤变3例和子宫肌瘤2例，所有患者均术中和病理除外内异症。本研究项目得到了中国医学科学院北京协和医院伦理审查委员会批准，所有患者签署了知情同意书。所有人组患者在术前6个月内均未服激素类药物。术中留取标本后置−80℃保存。

月经周期的确定是根据患者的月经史，并由病理组织学证实。所有内膜组织分为增殖期和分泌期。内异症组中16例为增殖期，20例分泌期；对照组中10例为增殖期，10例分泌期。

二、研究方法

1. 主要试剂　Stathmin兔抗人单克隆抗体（Cell Signal，美国），SP免疫组织化学试剂盒、辣根过氧化物酶（HRP）标记的山羊抗兔IgG抗体及免疫印迹（Western-blotting）检测试剂盒（北京中杉金桥生物技术有限公司），其余均为分析纯试剂。

2. 免疫组化　子宫内膜经10%甲醛固定后，石蜡包埋，5μm切片，贴附于多聚赖氨酸预处理的载玻片。免疫组织化学染色按SP免疫组织化学试剂盒说明进行。包括如下步骤：常规脱蜡水化，3%$H_2O_2$10分钟，PBS洗涤3次；枸橼酸盐缓冲液微波修复抗原，PBS洗涤3次；抗原封闭5分钟，倾去；加Stathmin兔抗人单克隆抗体，工作稀释度1:200，室温孵育30分钟，PBS洗涤3次；再加HRP标记的山羊抗兔IgG抗体，室温孵育30分钟，PBS洗涤3次；DAB染色，去离子水冲洗，苏木素复染，淡氨水冲洗返蓝后自来水冲洗；梯度乙醇脱水，二甲苯透明，中性树胶封片。免疫组化的结果由两个技术员在不知道分组信息的条件下独立评判。

3. Western-blotting　取40μg总蛋白进行10%聚丙烯酰胺凝胶电泳（SDS-PAGE）分离，蛋白电转移至PVDF膜上，印迹膜用5%脱脂牛奶室温封闭1小时；用1:2 000稀释的Stathmin兔抗人单克隆抗体室温孵育2小时，TBS-T缓冲液洗膜后，HRP标记的山羊抗兔IgG抗体室温孵育1.5小时。在增强化学发光系统中孵育1分钟，然后曝光1～2分钟。实验重复3次。

三、统计学分析

应用SPSS 13.0软件，蛋白水平的表达采用灰度值表示，组间差异采用非参数校验，以$P < 0.05$为差异有统计学意义。

结　　果

一、免疫组化检测Stathmin在内膜中的表达

在整个月经周期中，Stathmin在内膜细胞和基质细胞中均有表达，且在增殖期和分泌期无显著差异（图1）。Stathmin在内膜腺体中表达高于基质细胞中的表达。

二、Western blotting检测Stathmin的表达

在Western blotting中，Stathmin表现为分子量19kD的单一条带（图2）。Stathmin在内异症组在位内膜中的表达明显高于对照组（$P < 0.05$），Stathmin在内膜的增殖期和分泌期表达无显著差异（$P > 0.05$）（图3）。

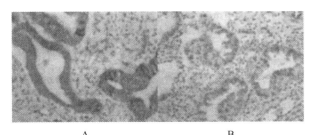

A   B

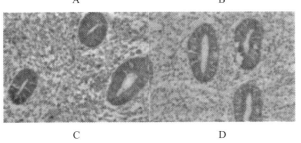

C   D

图1　Stathmin 在子宫内膜腺体和基质细胞中的表达（SP 免疫组织化学法染色，×200）

内异症在位子宫内膜（A.分泌期；C.增殖期）；对照组子宫内膜（B.分泌期；D.增殖期）

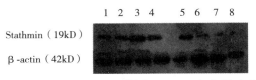

图2　Western-blotting 检测 Stathmin 在内异症组和对照组内膜中的表达

1、2为内异症组增殖期；3、4为内异症组分泌期；5、6为对照组增殖期；7、8为对照组分泌期

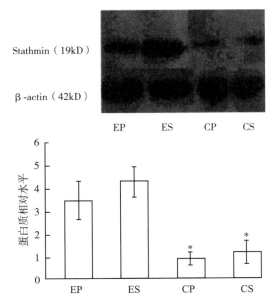

图3　内异症组和对照组内膜中 Stathmin 表达的相对量比较

内异症组增殖期（EP）与对照组增殖期（CP）及内异症组分泌期（ES）与对照组分泌期（CS）比较，*$P < 0.05$；EP 与 ES 及 CP 与 CS 比较，$P > 0.05$

讨　论

研究表明，内异症在位内膜与正常的子宫内膜之间存在差异，包括超微结构、增殖能力、免疫成分、黏附能力、侵袭能力、对性激素调节的反应、细胞因子的分泌以及基因和蛋白质表达等，并认为在位内膜的生物学行为异常在内异症发生中发挥重要作用[12]。而免疫、内分泌和盆腔微环境等因素，可能通过改变内异症在位内膜在盆腔局部的种植和生长而促进内异症的发生和发展。目前认为内异症的发生需要具备以下几个基本条件：①子宫内膜经过输卵管进入盆腔；②经血逆流的碎片必须是有活性的；③子宫内膜细胞有能力种植在盆腔器官表面；④内异症病变的分布要与脱落细胞的种植部位一致。经过上述步骤，子宫内膜腺体和间质细胞完成了种植、侵袭和血管形成这"三部曲"，在盆腔局部得以生存、生长，并引起病变和临床症状[12]。

本课题组在前期通过比较蛋白质组学研究，发现内异症患者的在位内膜中 Stathmin 的表达显著增高[3]。Stathmin 是细胞内广泛存在的高度保守的细胞质蛋白，其分子量是 19kD。Stathmin 由 149 个氨基酸组成，分为 2 个区域。一个是 N 端的"磷酸化"区域，其含有 4 个丝氨酸磷酸化位点[13]。Stathmin 是细胞内多个信号通路的中继分子，如 Skp2/p27/p21 和 STAT，并通过调节微管的解聚，调控细胞周期和运动，从而参与细胞的增殖、分化、侵袭等多种病理生理过程[14-16]。研究表明 Stathmin 在多种恶性肿瘤细胞中都过表达[17-22]。基础研究表明，Stathmin 过表达的肿瘤细胞，其增殖能力、迁移能力和侵袭能力均明显增强，通过 RNA 干扰技术（RNAi）沉默 Stathmin 基因，可以抑制肿瘤细胞的增殖、侵袭和转移[23,24]。

内异症患者的在位内膜细胞增殖能力明显增强，内膜异位病灶黏附于盆腹腔腹膜表面，通过侵袭和转移累及多个器官，通过形成新生血管促进病灶生根和生长。Miyashita 等[25]的研究提示血管内皮锌指蛋白-1（Vezf-1）可能通过影响 Stathmin 的表达调节血管形成。抑制 Stathmin 可以抑制内皮细胞增殖、迁移及其向毛细血管样结构分化，且具有剂量依赖性[26]。这表明了

Stathmin在血管形成中发挥重要作用。还有研究报道，大鼠、小鼠和人类在内膜种植和蜕膜化过程中，Stathmin在内膜中表达增高[19]。应用RNAi抑制Stathmin的表达，可以抑制子宫内膜间质细胞的增殖[20]。这些研究表明，Stathmin是子宫内膜增殖的重要调节因子。综合我们的研究结果和文献中关于Stathmin的功能研究，我们推测Stathmin可能通过增强内膜细胞的增殖、黏附和侵袭能力以及促进新生血管形成参与内异症发病的各个环节。

本研究还表明，Stathmin在内异症组和对照组的增殖期和分泌期的表达均无明显的差异，即Stathmin的表达水平不随月经周期的不同而发生改变，提示体内的性激素水平变化对Stathmin的表达可能无显著影响。但是性激素对于其表达的调控或功能影响尚需要更深入的研究。

总之，本研究提示Stathmin在内异症在位内膜表达增加，并可能在内异症发病中发挥重要作用。Stathmin可能通过促进增殖、黏附、侵袭和局部血管形成，利于异位内膜细胞和基质细胞在盆腔局部存活和生长。Stathmin在内异症发病中的作用有待于进一步深入研究。

参 考 文 献

[1] Bartosik D，Jacobs SL，Kelly LJ．Endometrial tissue in peritoneal fluid［J］．Fertil Steril，1986，46：796-800．

[2] Koks CA，Groothuis PG，Dunselman GA，et al．Adhension of shed menstrual tissue in an in-vitro model using amnion and peritoneum：a light and electron microscopic study［J］．Hum Reprod，1999，14：816-822．

[3] Liu H，Lang J，Wang X，et al．Comparative proteornic analysis of human adenomyosis using two-dimensional gel electrophoresis and mass spectrometry［J］．Fertil Steril，2008，89：1625-1631．

[4] 刘海元，冷金花，孙大为，等．子宫腺肌症的比较蛋白质组学研究［J］．中华妇产科杂志，2008，43：514-517．

[5] Marklund U，Larsson N，Gradin HM，et al．Oncoprotein 18 is a phosphorylation-responsive regulator of microtubule dynamics［J］．EMBO J，1996，15：5290-5298．

[6] Roos G，Brattsand G，Landberg G，et al．Expression of oncoprotein 18 in human leukemias and lymphomas［J］．Leukemia，1993，7：1538-1546．

[7] Chen G，Wang H，Gharib TG，et al．Overexpression of oncoprotein 18 correlates with poor differentiation in lung adenocareinomas［J］．Mol Cell Proteomics，2003，2：107-116．

[8] Price DK．Ball JR，Bahrani-Mostafavi Z，et al．The phosphoprotein Opl8/stathmin is differentially expressed in ovarian cancer［J］．Cancer Invest，2000，18：722—730．

[9] Curmi PA，Noguès C，Lachkar S，et al．Overexpression of stathmin in breast carcinomas points out to highly proliferative tumours［J］．Br J Cancer，2000，82：142-150．

[10] Wang R，Dong K，Lin F，et al．Inhibiting proliferation and enhancing chemosensitivity to taxanes in osteosarcoma cells by RNA interference-mediated downregulation of stathmin expression［J］．Mol Med，2007，13：567-575．

[11] Miyashita H，Kanemura M，Yamazaki T，et al．Vascular endothelial zinc finger 1 is involved in the regulation of angiogenesis：possible contribution of stathmin/OPl8 as a downstream target gene［J］．Arterioscler Thromb Vase Biol，2004，24：878-884．

[12] 郎景和．子宫内膜异位症研究的新里程［J］．中华妇产科杂志，2005，40：3-4．

[13] Charbaut E，Curmi PA，Ozon S，et al．Stathmin family proteins display specific molecular and tubulin binding properties［J］．J Biol Chem，2001，276：16146-16154．

[14] Wei Z，Jiang X，Qiao H，et al．STAT3 interacts with Skp2/p27/p21 pathway to regulate the motility and invasion of gastric cancer cells［J］．Cell Signal，2013，25：931-938．

[15] Wang XQ，Lui EL，Cai Q，et al．p27Kipl promotes migration of metastatic hepatocellular carcinoma cells［J］．Tumour Biol，2008，29：217-223．

[16] Wang X，Ren JH，Lin F，et al．Stathmin is involved in arsenic trioxide-induced apoptosis in human cervical cancer cell lines via PI3K linked signal pathway［J］．Cancer Biol Ther，2010，10：632-643．

[17] Singer S，Malz M，Herpel E，et al．Coordinated

expression of stathmin family members by far up-stream sequence elementbinding protein-1 increases motility in non-small cell lung cancer [J]. Cancer Res, 2009, 69: 2234-2243.

[18] Xi W, Rui W, Fang L, et al. Expression of stathmin/opl8 as asignificant prognostic factor for cervical carcinoma patients [J]. J Cancer Res Clin Oncol, 2009, 135: 837-846.

[19] Hsieh SY, Huang SF, Yu MC, et al. Stathminl overexpression associated with polyploidy, tumor-cell invasion, early recurrence, and poor prognosis in human hepatoma [J]. Mol Carcinog, 2010, 49: 476-487.

[20] Su D, Smith SM, Preti M, et al. Stathmin and tubulin expression and survival of ovarian cancer patients receiving platinum treatment with and without paclitaxel [J]. Cancer, 2009, 11 5: 2453-2463.

[21] Wei SH. Lin F, Wang X. et al. Prognostic significance of stathmin expression in correlation with metastasis and clinicopathological characteristics in human ovarian carcinoma [J]. Acta Histochem,

2008, 110: 59-65.

[22] Baquero MT, Hanna JA, Neumeister V, et al. Stathmin expression and its relationship to microtubule-associated protein tau and outcome in breast cancer [J]. Cancer, 2012, 118: 4660-4669.

[23] Jeha S. Luo XN, Beran M, et al. Antisense RNA inhibition of phosphoprotein p18 expression abrogates the transformed phenotype of leukemic cells [J]. Cancer Res, 1996, 56: 1445-1450.

[24] Iancu C, Mistry SJ, Arkin S, et al. Effects of stathmin inhibition on the mitotic spindle [J]. J Cell Sci, 2001, 114: 909-916.

[25] Miyashita H, Kanemura M, Yamazaki T, et al. Vascular endothelial zinc finger 1 is involved in the regulation of angiogenesis: possible contribution of stathmin/OP18 as a downstream target gene [J]. Arterioscler Thromb Vasc Biol, 2004, 24: 878-884.

[26] Mistry SJ, Bank A, Atweh GF. Synergistic antiangiogenic effects of stathmin inhibition and taxol exposure [J]. Mol Cancer Res, 2007, 5: 773-782.

子宫内膜异位症细胞雌激素与芳香化酶表达的研究

赵学英　郎景和　周群芳

【摘要】目的：检测芳香化酶与雌激素在子宫内膜异位症（简称内异症）细胞中的表达及其作用。方法：建立体外原代培养内异症子宫内膜细胞系 13 份，异位病灶基质细胞系 5 份，非内异症内膜细胞系 6 份。采用化学发光法检测细胞上清液中雌二醇的表达水平，应用蛋白印迹法和 RT-PCR 的方法观察在原代培养子宫内膜异位症内膜细胞、异位病灶细胞以及对照组内膜细胞中的芳香化酶表达情况，以及生理药物浓度的雌二醇刺激原代培养子宫内膜异位症子宫内膜细胞、异位病灶细胞时芳香化酶的表达。结果：统计分析显示三组培养细胞上清液的雌二醇表达无显著差异。内异症子宫内膜与异位基质细胞全部表达芳香化酶，而非内异症子宫内膜细胞很少或极低水平表达（$P < 0.001$）。芳香化酶 mRNA 的表达在培养内异症子宫内膜低于异位基质细胞，但显著高于非内异症子宫内膜细胞（$P < 0.001$）。雌二醇可以显著增加培养内异症细胞芳香化酶及其转录刺激因子 SF-1 蛋白与 mRNA 表达。结论：子宫内膜细胞异常表达芳香化酶可以认为是内异症发生、发展的根源之一；雌激素能促进体外培养内异症内膜细胞与异位基质细胞芳香化酶的表达。

【关键词】子宫内膜异位症；芳香化酶；雌激素

Research on the expression of aromatase and estrogen in cultured cells of endometriosis. *Zhao Xueying，Lang Jinghe，Zhou Qunfang*

【Abstract】Objective：To detect the expression and function of aramatase and estradiol in primary cultured cells from endometriosis. **Methods**：Thirteen endometrial cells from endometriosis patients（EM），six from non-endometriosis patients（nonEM），and five stromal cells from ectopic endometriotic implants（EC）were primarily cultured in vitro successfully. The estradiol expressions in culture-supernatants were investigated by chemical luminescence method. The expression of aromatase and its messenger RNA（mRNA）in those cultured cells were tested by semi-quantitative western blotting and reverse transcription polymerase chain reaction（RT-PCR）. Furthermore，Cell were stimulated with estradiol and blank respectively. The expression of aromatase and its messenger RNA（mRNA）in those cultured cells were detected. **Results**：There were no statistical differences in the expression of estradiol among those culture-supernatants. In groups of EM and EC cells，the positive rate for aromatase were 100%，but seldom detectable in cells of nonEM. There were remarkable differences among the relative levels of aromatase of three groups（$P < 0.001$）. EM cells and EC cells stimulated by Estradiol can express aromatase mRNA and release aromatase in a dose-dependent fashion. **Conclusions**：The expression of aromatase was stronger in ectopic stromal cells of endometriosis. It may be the crux for the implantation and growth of endometriotic lesions. Estradiol can increase the expression o f aromatase in cultured endometrial cells from endometriosis patients.

【Key words】Endometriosis；Aromatase；Estrogen

　　子宫内膜异位症（以下简称内异症）是一种激素依赖性疾病，雌激素的局部表达以及其合成酶调节在内异症疾病的发生和发展起重要的作用。芳香化酶是雌激素合成过程的关键酶[1,2]。近年报道提示内异症组织中有异常增高表达的芳香化酶[3,4]，然而报道结果不一[5]。本研究先建立原代培养内异症细胞系，采用蛋白印迹法和 RT-PCR 的方法从蛋白与核酸水平研究内异症细胞中芳香化酶的表达水平，并应用化学发光法检测培养细胞上清液中雌二醇的表达情况，进一步分别采用接近生理药物浓度的雌激素刺激培养的原代内异症内膜细胞系与异位基质细胞系，并检测细胞中芳香化酶的表达，探讨雌激素及其合成酶对内异症细胞的作用。

1 材料与方法

1.1 研究对象

采集接受妇科手术的年龄 20～44 岁，月经周期 28～32 天，无内分泌、免疫或代谢性疾病史，近 3 个月内未采用过激素治疗的患者。手术病理证实为内异症者纳入内异症组，因宫颈病变或卵巢非内分泌性肿瘤等原因手术同时病理证实排除了内异症以及子宫肌瘤、子宫内膜息肉、子宫内膜癌等良、恶性疾病的患者为对照组。内异症组平均年龄为 34.9±5.6 岁，对照组为 37.2±6.0 岁。

1.2 标本采集与细胞培养

①标本采集：手术或刮宫无菌留取内异症组与对照组子宫内膜及内异症组卵巢巧克力囊肿囊皮（以下简称巧囊囊皮），置于冰浴的 FD 液（F-12 培养基与 DMEM 培养基 1∶1 混合配置，均为美国 GIBCO 公司产品）中，24 小时内进行原代培养处理。②内膜细胞的分离与原代培养：采用细胞原代消化培养法，内膜组织块剪碎成 1mm³ 大小，加入胶原酶与 DNase I（美国 Sigma 公司产品）消化，再离心洗涤过滤，将活细胞接种于含 10% 胎牛血清的 FD 培养液中。置 37 ℃，含 5%CO₂ 空气的温箱中培养[6]。③异位内膜基质细胞原代培养：采用组织块培养法，将前述巧囊囊皮或异位病灶剪成 1mm³ 大小，沉降后用培养液离心洗涤，重悬并黏附于培养液瓶底，置于 37℃，含 5%CO₂ 空气的温箱中，24 小时后翻转放平补足培养液培养。④细胞传代：培养细胞铺满整个培养瓶底面时采用 0.25% 新鲜胰酶（美国 Sigma 公司产品）进行传代培养。共获得 3～5 代稳定培养内异症内膜细胞 13 份，内异症异位

基质细胞 5 份，对照组内膜细胞 6 份。

1.3 测定细胞上清液中雌二醇表达

采用化学发光法测定细胞上清液中雌二醇水平（美国 Bye 公司产品），批内变异系数 < 5.0%，批间变异系数 < 10%。将细胞以每孔 2×10⁴/ml 的密度接种于 24 孔细胞培养板中，置于 37℃，5% CO₂ 温箱中培养。取第三次细胞培养液（72 小时）进行雌二醇检测。

1.4 雌激素对内异症细胞的刺激情况

将细胞以 2 × 10⁵/ml 的密度接种于培养瓶或培养板中[6]。置 37 ℃、含 5% CO₂ 空气的温箱中培养。待细胞接近铺满瓶底时，更换新鲜培养液培养 24 小时后，采用生理药物浓度范围的雌二醇（以下简称 E₂，美国 Sigma 公司产品）刺激细胞。每 24 小时更换含雌二醇的新鲜培养液，同时设立不加刺激的空白对照组。待刺激 72 小时终止培养。采用 E₂（10⁻⁹M）刺激细胞进行芳香化酶蛋白表达水平的测定；采用 E₂（10⁻⁷M、10⁻⁸M、10⁻⁹M）刺激细胞进行芳香化酶 mRNA 水平测定。

1.5 半定量蛋白免疫印迹法测定芳香化酶表达

①蛋白提取：0.25% 胰酶消化贴壁生长的细胞，离心洗涤沉淀 3 次后，超声波裂解细胞 45 秒，离心 20 分钟提取上清即为细胞蛋白提取液，置于 -70℃ 保存；②用 BCA 蛋白质定量试剂盒（美国 Pierce 公司产品）进行蛋白质定量；③制备聚丙烯酰胺凝胶（12% 聚丙烯酰胺分离胶、5% 聚丙烯酰胺积层胶），提取蛋白 80μg，蛋白质分子量标准（Marker，美国 Invitrogen 公司产品）10μg 上样，蛋白分离电泳并半干法转膜后封闭。杂交一抗芳香化酶（兔抗人芳香化酶抗体，由日本 Fujita Health University 的 Nobuhiro Harada 教授赠送，1∶2 000）β-actin（美国 Sigma 公司产品，1∶5 000）4℃ 过夜。TBST 洗膜 3 次，杂交二抗（1∶2 000 山羊抗兔、1∶5 000 山羊抗小鼠）1 小时，洗膜 3 次。辣根过氧化物酶催化化学发光试剂盒增强发光，曝光并冲洗，X 线胶片图像扫描，测定各条带强

度。以芳香化酶（57.88kD）与β-actin（41.74kD）的比值作为相对表达量。

1.6 半定量RT-PCR法测定芳香化酶mRNA表达

细胞总RNA的提取应用TRIzol法（美国Invitrogen公司产品），严格按照说明书操作。采用半定量反转录－聚合酶链反应（RT-PCR）技术使用SuperScriptTM第一链合成试剂盒（美国Invitrogen公司产品）与Tag DNA聚合酶（大连宝生物工程公司）特异性扩增与定量检测细胞内芳香化酶mRNA表达水平。芳香化酶上游引物5'-CTCCTCACTGGCCTTTTTCTC-3'，下游引物5'-GCCGAATCGAGAGCTGTAAT-3'，目的片断碱基长度264bp[3,4]。检测其相对表达水平，以GAPDH为内参照，上游引物5'-CCATCAC TATCTTCCAGGAG-3'，下游引物5'-CCTGCTA CACCACCTTCTTG-3'，目的片断碱基长度576bp。扩增产物在琼脂糖凝胶上电泳，应用UV凝胶扫描仪扫描并测定光带的强度，计算芳香化酶条带的光密度与GAPDH的比值作为芳香化酶mRNA的相对表达量。

1.7 统计分析

数据以$\bar{x}\pm s$表示，应用SPSS16.0统计软件，采用方差分析进行比较分析。

2 结果

2.1 三种原代培养细胞上清液中雌二醇、细胞中芳香化酶与芳香化酶mRNA的表达情况

13例内异症患者子宫内膜细胞（简称EM）、6例非内异症患者子宫内膜细胞（简称nonEM）及5例内异症患者异位病灶基质细胞（简称EC）中雌二醇表达水平，见表1。方差分析显示差异无显著性（$P=0.12$）。

芳香化酶的表达阳性数及芳香化酶相对表达水平进行方差分析显示三组间具有显著性差异（$P<0.001$），两两组间比较亦具有显著性差异

（EM组与nonEM组比较$P=0.023$，EC组与EM组或nonEM组比较$P<0.001$）。芳香化酶mRNA的表达阳性数及其相对表达水平进行方差分析也显示三组间具有显著性差异（$P<0.001$），两两组间比较亦具有显著性差异（EM组与nonEM组比较$P=0.001$，EC组与nonEM组比较$P<0.001$，EM组与EC组比较$P=0.007$），见图1。

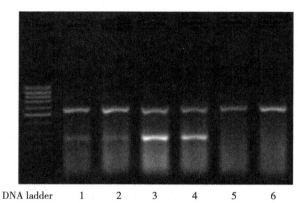

DNA ladder   1   2   3   4   5   6

图1　RT-PCR检测三种原代培养细胞中Aromatase mRNA的表达

　1，2：内异症子宫内膜细胞；3，4：内异症异位基质细胞；5，6：非内异症内膜细胞

2.2 内异症子宫内膜细胞与异位基质细胞受雌激素刺激后芳香化酶的表达情况

Western Blotting检测E_2刺激内异症子宫内膜细胞及异位基质细胞72小时后芳香化酶的表达情况，结果显示空白组芳香化酶相对表达量（Aromatase/β-actin）为0.205±0.082，E_2刺激组为0.365±0.129，统计比较具有显著差异（$P<0.001$）。内异症异位基质细胞的刺激结果显示，空白组芳香化酶相对表达量（Aromatase/β-actin）为0.986±0.085，E_2刺激组为1.464±0.468，统计比较有显著性差异（$P=0.002$）。

2.3 内异症子宫内膜细胞与异位基质细胞受雌激素刺激后芳香化酶mRNA的表达情况

RT-PCR检测接近生理血药浓度的E_2刺激内异症在位子宫内膜细胞与异位基质细胞72小时后芳香化酶mRNA的表达情况，见表2。统计比

表1　雌二醇与细胞中芳香化酶及其mRNA的表达情况（*组内比较 *P* < 0.05）

组　　别	EM	nonEM	EC
E_2表达	15.00±5.7lpg/ml	8.00±2.12pg/ml	14.00±7.62pg/ml
芳香化酶表达蛋白表达阳性*	13/13	1/6	5/5
强阳性	9	0	5
弱阳性	4	1	0
相对表达水平*	0.352±0.146	0.137±0.034	0.859±0.020
mRNA表达阳性*	13/13	1/6	5/5
强阳性	10	0	5
弱阳性	3	1	0
相对表达水平*	0.380±0.144	0.109±0.085	0.564±0.178

较显示无论子宫内膜细胞抑或是异位基质细胞中组间具有显著差异（*P* < 0.05）。比较不同浓度E_2刺激下芳香化酶mRNA的表达情况，异位基质细胞组内差异不显著，在位子宫内膜细胞各组间有显著性差异（*P* < 0.05）（图2，图3）。

表2　RT-PCR检测E_2对内异症内膜细胞芳香化酶mRNA相对表达水平的影响（组内比较 *P* < 0.05）

组别	药物浓度（mol/L）	子宫内膜细胞	异位基质细胞
空白组		0.335±0.088	0.569±0.162
E_2组	10^{-7}	0.985±0.062	1.153±0.286
	10^{-8}	0.547±0.092	0.905±0.110
	10^{-9}	0.383±0.030	0.833±0.156

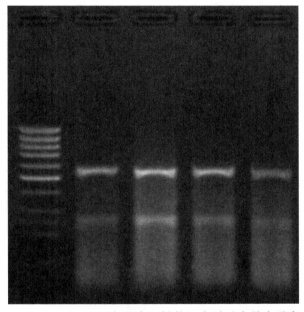

图2　RT-PCR检测受E_2刺激72小时后内异症子宫内膜细胞中GAPDH与Aromatase mRNA的表达

从左至右1：空白对照组；2：10^{-7}mol/L组；3：10^{-8}mol/L组；4：10^{-9}mol/L组

3　讨论

内异症是一种雌激素依赖性疾病，已有不少激素类药物治疗方法。芳香化酶是雌二醇合成过程中的关键酶，因而近来倍受瞩目[7,8]。本文研究了雌激素与芳香化酶在内异症子宫内膜细胞与异位基质细胞中的表达与雌激素对细胞的作用。

3.1　芳香化酶与细胞上清液雌激素在内膜异位症细胞中的表达情况及意义

芳香化酶在人类的卵巢颗粒细胞、胎盘合胞体滋养层细胞、脂肪细胞、皮肤成纤维细胞以及

脑组织中表达，又称为细胞色素酶P450。研究显示所有内异症患者的在位子宫内膜与异位内膜都表达芳香化酶，而在正常内膜与腹膜中没有其表达[2,9]。本研究显示内异症异位基质细胞中的芳香化酶表达水平为最高，内异症子宫内膜细胞中也出现异常增高，而非内异症子宫内膜芳香化酶很少或极低水平表达，说明内异症患者的异位基质细胞能自身高水平合成芳香化酶，提示局部细胞内存在的雌激素合成正反馈作用可能是异位病灶的增殖、浸润与发展的原因。

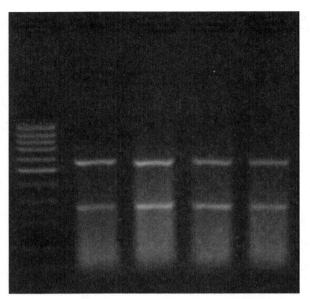

图3　RT-PCR检测受E_2刺激72小时后内异症异位基质细胞中GAPDH与Aromatase mRNA的表达

从左至右1：空白对照组；2：10^{-7}mol/L组；3：10^{-8}mol/L组；4：10^{-9}mol/L组

本研究着重明确芳香化酶高表达后的继发作用机理，首次检测了培养内异症细胞上清液中雌二醇的表达水平，结果显示培养内异症细胞与非内异症内膜细胞的上清液中雌二醇含量无显著差异。由于研究的原代细胞数有限且培养时间较短暂可能会局限研究效果，但此结果仍可看出，内异症患者的子宫内膜细胞与异位病灶基质细胞上清液中雌二醇表达水平均有高于非内异症患者子宫内膜细胞上清液的趋势。

3.2　不同浓度雌激素对三组培养细胞的刺激作用

许多研究报道提示内异症异位内膜基质细胞具有自身合成雌激素的作用，但目前尚没有E_2对培养内异症细胞芳香化酶表达影响的相关报道。根据正常育龄妇女的雌激素波动在2.9×10^{-10}mol/L至1.7×10^{-9}mol/L之间，而绝经后妇女的雌激素水平一般低于10^{-10}mol/L，本研究选取了相应的雌激素刺激浓度。结果显示生理浓度（10^{-9}mol/L）的雌激素就可明显增强培养的内异症患者子宫内膜或异位病灶基质细胞中的芳香化酶表达，且其表达随药物浓度增加而逐渐增强。说明了内异症患者的基质细胞中存在有雌激素与芳香化酶相互促进的正反馈循环，进而说明内异症患者的基质细胞可不依赖于细胞外雌激素刺激而仅靠自身合成的雌二醇刺激就可实现基质细胞的自主增殖。本研究结果还显示内异症子宫内膜细胞的芳香化酶表达可随雌激素浓度增加而增强，而异位病灶的基质细胞其表达水平更高。这说明内异症异位病灶基质细胞比在位子宫内膜细胞对雌激素更敏感。这也可以解释临床上一些患者表现为激素类药物不敏感，提示我们对这类顽固性患者应该采用根治性手术（子宫与卵巢切除）或者更为强效的抑制雌激素合成的药物。

子宫内膜异位症是一种激素依赖性疾病，其发生与发展需要雌二醇的作用。研究显示病灶细胞不仅是受细胞外环境中雌二醇水平影响，还存在患者基质细胞自身的雌二醇合成，促进细胞的生长与增殖，存在雌激素的"细胞内分泌作用"。芳香化酶是雌二醇合成过程的关键酶，具有重要的作用，本文结果也提示其可作为治疗内异症的新靶点，为芳香化酶抑制剂的临床应用提供了理论依据。本文结果显示异位基质细胞芳香化酶表达水平高于其在位子宫内膜细胞，我们认为是局部雌激素浓度升高、炎性反应刺激因子增加以及低孕激素状态影响的结果。可以认为，内异症患者子宫内膜芳香化酶的异常表达是其细胞学基础，这样的细胞在经血逆流等条件存在时发生异位，并继而高表达芳香化酶，导致局部雌二醇浓度增加，进而促进细胞增生。从细胞学角度支持了在位子宫内膜决定论[10]，即内异症患者异常的子宫内膜基质细胞能异常表达芳香化酶，是内异症发生、发展的根源之一，揭示内异症患者的子宫内膜具有与正常人子宫内膜的不同生物学特性，可以自身合成雌激素来促进患者自身内膜细胞的生长与增殖。

参 考 文 献

[1] Dassen H，Punyadeera C，Kamps R，et al. Estrogen metabolizing enzymes in endometrium and endome- triosis [J]. Hum Reprod，2007，22（12）：3148-3158.

［2］Hudelist G，Czerwenka K，Keckstein J，et al. Expression of aromatase and estrogen sulfotransferase in eutopic and ectopic endometrium：evidence for unbalanced estradiol production in endometriosis［J］. Reprod Sci 2007；14：798-805.

［3］Bulun SE. Endometriosis［J］. N Engl J Med，2009，360：268-279.

［4］Acién P，Velasco I，Gutiérrez M，et al. Aromatase expression in endometriotic tissues and its relationship to clinical and analytical findings［J］. Fertil Steril，2007，88（1）：32-38.

［5］Colette S，Lousse JC，Defrère S，et al. Absence of aromatase protein and mRNA expression in endometriosis［J］. Hum Reprod 2009，24：2133-2141.

［6］Pino M，Galleguillos C，Torres M，et al. Association between MMP 1 and MMP 9 activities and ICAM 1 cleavage induced by tumor necrosis factor in stromal cell cultures from eutopic endometria of women with endometriosis［J］. Reprod 2009，138（5）：837-847.

［7］Amsterdam LL，Gentry W，Jobanputra S，et al. Anastrozole and oral contraceptives：a novel treatment for endometriosis［J］. Fertil Steril 2005，84：300-304.

［8］Verma A，Konje JC. Successful treatment of refractory endometriosis related chronic pelvic pain with aromatase inhibitors in premenopausal patients［J］. Eur J Obstet Gynecol Reprod Biol 2009，143：112-115.

［9］Velasco I，Rueda J，Acién P. Aromatase expression in endometriotic tissue and cell cultures of patients with endometriosis［J］. Human Reprod 2006，12：377-381.

［10］郎景和. 子宫内膜异位症的基础与临床研究［M］. 北京：中国协和医科大学出版社，2003：35.

子宫腺肌症相关的表观遗传学研究进展

刘玉婷　王　姝　孙婷婷　史宏晖　郎景和

【摘要】子宫腺肌症是一种常见的良性妇科疾病，由子宫内膜腺体和间质在子宫肌层中异位生长引起，临床表现主要为月经过多、痛经和慢性盆腔痛，影响女性健康和生活质量。子宫腺肌症的发病机制尚不明确，越来越多的研究发现其可能与表观遗传学有关。本文就表观遗传学在子宫腺肌症发病中的作用机制做一综述，以期对子宫腺肌症有新认识，为治疗提供新对策。

【关键词】子宫腺肌症；表观遗传；发病机制

子宫腺肌症（Adenomyosis，AM）是由子宫内膜腺体和间质在肌层中异位生长引起，异位的子宫内膜组织造成周围子宫肌层的增生和肥大，导致子宫弥漫性增大[1]。子宫腺肌症是一种常见的良性妇科疾病，发病率为5%～70%[2]。临床表现主要为月经过多、痛经和慢性盆腔痛[3]，影响女性的健康和生活质量。目前疗效确定的标准治疗方法是子宫切除术[4]，但对于年轻有生育要求的女性，由于病灶弥漫生长，与正常肌层之间无明显界限，局部手术切除和缝合困难。药物治疗可暂时缓解和改善症状[5]，但停止治疗后常出现症状复发。因此，进一步研究子宫腺肌症的发病机制，从而辅助临床进行早期诊断和治疗具有重要意义。

目前子宫腺肌症的发病机制尚不明确，主要认为子宫内膜向肌层内陷侵袭和生长是发病基础，也有学者认为可能与米勒管残余化生有关[6]。近年来，随着分子生物学的不断进展，其发病机制在基因水平、免疫因素等方面有了越来越多的发现。表观遗传学是指基于非基因序列（DNA）改变所致的基因表达水平变化[7]，主要包括DNA甲基化、组蛋白修饰、非编码RNA调控等。目前越来越多研究显示，子宫内膜异位症是一个表观遗传相关的疾病，涉及甾体激素合成代谢、雌孕激素受体表达、细胞增殖、凋亡、侵袭等方面相关基因的异常表观遗传改变[8-10]。表观遗传相关药物，如组蛋白去乙酰化酶抑制剂（histone deacetylase inhibitor，HDACI）治疗子宫内膜异位症也在研究中[11,12]。子宫腺肌症曾被认为是一种特殊类型的子宫内膜异位症，两者有

很多相似之处，近来研究发现子宫腺肌症的发病可能与表观遗传学有关。

1　子宫腺肌症相关的DNA甲基化

DNA甲基化是常见的人类基因组表观遗传学事件[13]，由DNA甲基转移酶（DNMTS）催化完成，以S腺苷甲硫氨酸为甲基供体，将甲基添加至特定DNA分子，主要影响转录过程。启动子和增强子区域的高度甲基化可导致基因转录活性降低、蛋白表达水平下调。研究显示，DNA异常甲基化参与子宫腺肌症的发病机制。Liu等[14]研究显示，与正常子宫内膜比较，DNMT1、DNMT3B在子宫腺肌症患者异位内膜中表达量增加，且DNMT3B表达量与痛经严重程度相关；研究还发现，DNMT3A在子宫腺肌症患者在位及异位子宫内膜中表达量减少。DNMTs异常表达支持子宫腺肌症可能是表观遗传疾病的观点，同时提出应用表观遗传相关药物治疗腺肌症的设想。Yang等[15]研究显示，子宫腺肌症患者异位内膜及间质组织中DNMT3A表达量低于对照组正常内膜组织，异位内膜组织中低于在位内膜组织。该研究通过在异位内膜间质细胞中过表达DNMT3A，发现细胞的增殖和侵袭受到抑制，而去表达DNMT3A能促进细胞增殖和侵袭。该研究认为，DNMT3A表达量下调与子宫腺肌症异位内膜间质细胞的增殖及侵袭性增加相关，提示其可能为发病机制之一，DNMT3A有望成为子宫腺肌症的新治疗靶点。

在生理情况下，孕激素能限制子宫内膜增生，使子宫内膜腺上皮细胞进入分泌期，使间质细胞转化为蜕膜细胞。孕激素需与其配体孕激素受体（progesterone receptor，PR）结合才能发挥正常生理功能。PR是一种核转录因子，有多种亚型，其中对PR-A和PR-B的研究较多。Nie等[16,17]通过免疫组化染色发现，子宫腺肌症患者异位及在位内膜组织中PR-B表达下调，子宫腺肌症患者异位内膜间质细胞中PR-B基因启动子区域存在过甲基化现象，而在正常对照组子宫内膜间质细胞中未发现PR-B基因启动子区域的甲基化。通过曲古抑菌素A［Trichostatin A，TSA（组蛋白去乙酰化酶抑制剂）］和5-氮杂-2'-脱氧胞嘧啶核苷［（5-aza-2'-deoxycytidine，ADC（去甲基化试剂）］作用于异位子宫内膜间质细胞，能使PR-B基因及蛋白表达上调，同时抑制细胞活性及细胞周期进程。该研究为子宫腺肌症是一种表观遗传疾病提供了依据。PR-B基因启动子区域的过甲基化可能是子宫腺肌症患者孕激素抵抗的机制之一，该研究为治疗提供了新的分子基础。

2 子宫腺肌症相关的组蛋白修饰

组蛋白是真核细胞染色体基本结构蛋白，与DNA共同组成核小体，共有5种（H1-H5）。组蛋白修饰包括组蛋白的乙酰化和去乙酰化、甲基化和去甲基化、磷酸化和泛素化，通过这些修饰因素调节基因表达。组蛋白乙酰化与基因活化有关，去乙酰化则与基因表达失活有关[18]。组蛋白去乙酰化酶（histone deacetylases，HDACs）是维持组蛋白乙酰化平衡的关键酶类之一，催化组蛋白的去乙酰化作用与基因转录抑制密切相关，分为4类：第一类：HDAC1-3、8，第二类：HDAC4-7、9、10，第三类：沉默调节因子，第四类：HDAC11。

2012年Liu等[19]通过免疫组化染色发现，子宫腺肌症患者在位及异位内膜中HDAC1和HDAC3表达量较正常子宫内膜明显增加，HDAC2在异位子宫内膜中的高表达与痛经严重程度相关。HDAC1-3属于Ⅰ类HDACs，已知Ⅰ类HDACs在类固醇激素相关基因的表达中起重要作用[20]，HDACs还潜在参与子宫内膜的分化

及植入[21,22]。推测HDACs异常表达与子宫腺肌症的发病相关，认为表观遗传学异常在子宫腺肌症中并不少见，但通过何种机制仍需进一步研究。

3 子宫腺肌症相关的非编码RNA调控

非编码RNA指不编码蛋白质的RNA，其中包括微小RNA（microRNA，miRNA）、小干扰RNA（small interferingRNA，siRNA）、长链非编码RNA（long non-coding RNA，lncRNA）等。它们通过不同的作用方式参与遗传调控过程。

miRNA是核苷酸长度约为22的非编码小RNA，通过与靶基因mRNA的3'非编码区（3'UTR）结合，能使mRNA降解或翻译抑制，从而在转录后水平上负调控基因的表达[23]。Hu等[24]研究显示，子宫腺肌症患者在位内膜中miRNA-17表达量较正常内膜中增加。miRNA-17可直接结合到PTEN基因转录的mRNA的3'UTR端，从而使PTEN表达下调。PTEN为抑癌基因，编码的蛋白在细胞生长信号通路中起重要作用，过表达该基因可使细胞生长减速及凋亡加快[25]。此外，该研究在细胞实验中发现，下调miRNA-17表达时，相比对照组，子宫腺肌症患者内膜间质细胞中细胞凋亡相关Bcl-2蛋白表达量明显减少、Bax蛋白表达量明显增加，细胞周期蛋白E1和D1表达量明显减少。提示miRNA-17在子宫腺肌症中高表达使PTEN表达下调，同时影响其相关蛋白表达，认为异常表达的miRNA-17通过促进细胞活力、增强侵袭及转移能力，参与子宫腺肌症的发生和发展。

LncRNA是一类长度大于200个核苷酸的非编码RNA，在调控基因表达、染色体修饰、调控细胞生长和凋亡等方面发挥重要作用[26]。2016年Zhou等[27]首次在lncRNA水平上，报道了子宫腺肌症患者异位内膜组织较在位内膜组织中有388个lncRNA的上调和188个下调、586个mRNA的表达增加和305个表达减少，通过生物信息学方法预测这些异常表达与子宫腺肌症发病机制中甾体激素代谢、上皮-间质细胞转化（epithelial-mesenchymal transition，EMT）、细胞增殖、子宫平滑肌收缩等相关。Jiang等[28]对20例子宫腺肌症患者在位内膜组织进行RNA测序，对比正常对照组子宫内膜组

织，发现有 165 个 lncRNA 及 612 个 mRNA 异常表达。通路富集分析显示，lncRNA 通过对相关基因的调控参与到 P13KAkt、VEGF 等信号通路中，结合已有研究，P13K-Akt 信号通路与子宫腺肌症发病机制中细胞增殖、迁移等相关[29]，VEGF 信号通路在子宫腺肌症血管生成发病机制中起重要作用[30]。

4　总结和展望

综上所述，越来越多的研究显示表观遗传

学参与到子宫腺肌症的发病机制中，通过对相关基因的调控，作用到甾体激素代谢及其受体表达、细胞增殖、凋亡、侵袭、EMT、血管生成等过程中，促进子宫腺肌症的发生发展。应用表观遗传相关药物有望治疗子宫腺肌症，如组蛋白去乙酰化酶抑制剂。表观遗传学在子宫腺肌症发病中的作用机制有待进一步研究，以期寻找新靶点，为子宫腺肌症的早期诊断和治疗提供新对策。

参 考 文 献

［1］Bird CC, McElin TW, Manalo-Estrella P. The elusive adenomyosis of the uterus revisited［J］. Am J Obstet Gynecol, 1972, 112（5）: 583-593.

［2］Azziz R. Adenomyosis: current perspectives［J］. Obstet Gynecol Clin North Am, 1989, 16（1）: 221-235.

［3］Struble J, Reid S, Bedaiwy MA. Adenomyosis: A Clinical Review of a Challenging Gynecologic Condition［J］. J Minim Invasive Gynecol, 2016, 23（2）: 164-185.

［4］Tsui KH, Lee WL, Chen CY, et al. Medical treatment for adenomyosis and/or adenomyoma［J］. Taiwan J Obstet Gynecol, 2014, 53（4）: 459-465.

［5］Pontis A, D'Alterio MN, Pirarba S, et al. Adenomyosis: a systematic review of medical treatment［J］. Gynecol Endocrinol, 2016, 32（9）: 696-700.

［6］Ferenczy A. Pathophysiology of adenomyosis［J］. Hum Reprod Update, 1998, 4（4）: 312-322.

［7］Bonasio R, Tu S, Reinberg D. Molecular signals of epigenetic states［J］. Science, 2010, 330（6004）: 612-616.

［8］Guo SW. Epigenetics of endometriosis［J］. Mol Hum Reprod, 2009, 15（10）: 587-607.

［9］Hsiao KY, Wu MH, Tsai SJ. Epigenetic regulation of the pathological process in endometriosis［J］. Reprod Med Biol, 2017, 16（4）: 314-319.

［10］Grimstad FW, Decherney A. A Review of the Epigenetic Contributions to Endometriosis［J］. Clin Obstet Gynecol, 2017, 60（3）: 467-476.

［11］Barra F, Ferrero S. Epigenetic Drugs in the Treatment of Endometriosis［J］. Reprod Sci, 2018, 1: 1933719118765987.

［12］Kawano Y, Nasu K, Li H, et al. Application of the histone deacetylase inhibitors for the treatment of endometriosis: histone modifications as pathogenesis and novel therapeutic target［J］. Hum Reprod, 2011, 26（9）: 2486-2498.

［13］Iyer LM, Abhiman S, Aravind L. Natural history of eukaryotic DNA methylation systems［J］. Prog Mol Biol Transl Sci, 2011, 101: 25-104.

［14］Liu X, Guo SW. Aberrant immunoreactivity of deoxyribonucleic acid methyltransferases in adenomyosis［J］. Gynecol Obstet Invest, 2012, 74（2）: 100-108.

［15］Zou Y, Liu FY, Wang LQ, et al. Downregulation of DNA methyltransferase 3 alpha promotes cell proliferation and invasion of ectopic endometrial stromal cells in adenomyosis［J］. Gene, 2017, 604: 41-47.

［16］Nie J, Lu Y, Liu X, et al. Immunoreactivity of progesterone receptor isoform B, nuclear factor kappaB, and IkappaBalpha in adenomyosis［J］. Fertil Steril, 2009, 92（3）: 886-889.

［17］Nie JC, Liu XS, Guo SW. Promoter hypermethylation of progesterone receptor isoform B（PR-B）in adenomyosis and its rectification by a histone deacetylase inhibitor and a demethylation agent［J］. Reprod Sci, 2010, 17（11）: 995-1005.

［18］Hassig CA, Schreiber SL. Nuclear histone acetylases and deacetylases and transcriptional regulation: HATs off to HDACs［J］. Curr Opin Chem Biol, 1997, 1（3）: 300-308.

［19］Liu X, Nie J, Guo SW. Elevated immunoreactivity against class I histone deacetylases in adenomyosis［J］. Gynecol Obstet Invest，2012，74（2）：50-55.

［20］Liu XF，Bagchi MK. Recruitment of distinct chromatin-modifying complexes by tamoxifen-complexed estrogen receptor at natural target gene promoters in vivo［J］. J Biol Chem，2004，279（15）：15050-15058.

［21］Uchida H，Maruyama T，Nagashima T，et al. Human endometrial cytodifferentiation by histone deacetylase inhibitors［J］. Hum Cell，2006，19（1）：38-42.

［22］Uchida H，Maruyama T，Ohta K，et al. Histone deacetylase inhibitor-induced glycodelin enhances the initial step of implantation［J］. Hum Reprod，2007，22（10）：2615-2622.

［23］Bartel DP. MicroRNAs：genomics，biogenesis，mechanism，and function［J］. Cell，2004，116（2）：281-297.

［24］Hu H，Li H，He Y. MicroRNA-17 downregulates expression of the PTEN gene to promote the occurrence and development of adenomyosis［J］. Exp Ther Med，2017，14（4）：3805-3811.

［25］McLoughlin NM，Mueller C，Grossmann TN. The Therapeutic Potential of PTEN Modulation：Targeting Strategies from Gene to Protein［J］. Cell Chem Biol，2018，25（1）：19-29.

［26］Wapinski O，Chang HY. Long noncoding RNAs and human disease［J］. Trends Cell Biol，2011，21（6）：354-361.

［27］Zhou C，Zhang T，Liu F，et al. The differential expression of mRNAs and long noncoding RNAs between ectopic and eutopic endometria provides new insights into adenomyosis［J］. Mol Biosyst，2016，12（2）：362-370.

［28］Jiang JF，Sun AJ，Xue W，et al. Aberrantly expressed long noncoding RNAs in the eutopic endometria of patients with uterine adenomyosis［J］. Eur J Obstet Gynecol Reprod Biol，2016，199：32-37.

［29］Guo J，Gao J，Yu X，et al. Expression of DJ-1 and mTOR in eutopic and ectopic endometria of patients with endometriosis and adenomyosis［J］. Gynecol Obstet Invest，2015，79（3）：195-200.

［30］Benagiano G，Brosens I. The endometrium in adenomyosis［J］. Womens Health（Lond Engl），2012，8（3）：301-312.

三

病理、影像学检查、临床检验与诊断

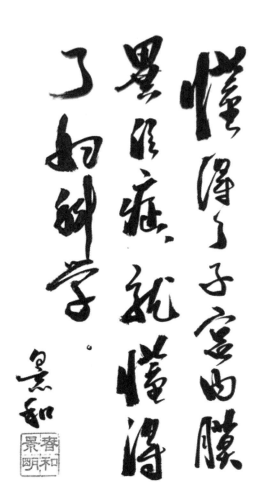

懂得子宫内膜异位症，就懂得了妇科学

景和

题 记

我们通常说，组织学是诊断的金标准。

在Sampson时代，他就说，相当多数的"巧囊"并没有得到病理证实。我上台做手术的时候，曾送给著名妇科病理学家唐敏一大夫一卵巢巧囊组织，电话问我："郎大夫，组织看不清上皮或者间质，囊内液是'巧克力汁'还是'铁锈水'？"

1989年WEC明确指出，腹腔镜检是内异症的可靠诊断方法。但我们又不能一律做腹腔镜。后来，又有CA125、HE4等标志物可资参考，影像学检查也是诊断和鉴别诊断的佐证之一。

于是，寻求非手术或无创的临床诊断方法是近年的一个目标。将上述几种临床检验、影像学检查等结合起来，再加上临床症状和体检，诊断的准确性也可达到80%以上。

更好的敏感性、特异性检查指标，特别是在位内膜、经血等的检测诊断方法值得研究。

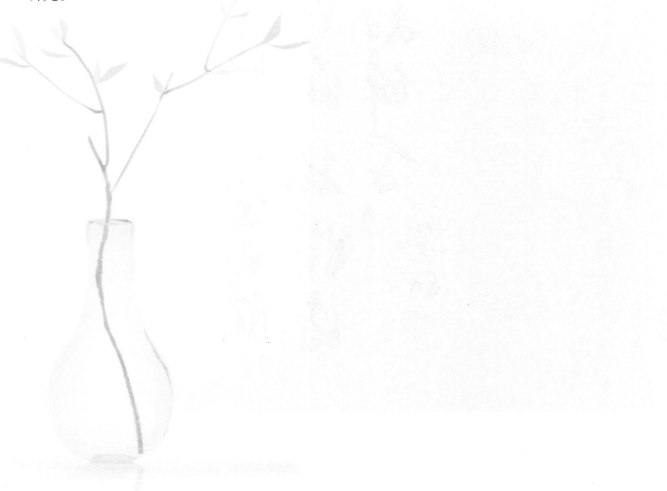

三、病理、影像学检查、临床检验与诊断

（一）病理

子宫内膜异位症腹膜红色病变组织块细胞培养法

王含必　郎景和　冷金花　魏　薇　刘珠凤　孙大为　朱　兰

【摘要】目的：探索组织块细胞培养方法构建子宫内膜异位症（内异症）腹膜红色病变的细胞体外模型。方法：采用组织块培养法共培养12例腹膜红色病灶，同时以酶消化共培养法对2例在位子宫内膜进行细胞培养作为实验对照。进行抗角蛋白和波形蛋白以及抗Flt-1、KDR抗体的细胞免疫化学检测。结果：12份标本中8份培养成功，每75ml体积的培养瓶可得到（2～5）×10^6个腺细胞及间质细胞，与酶消化培养法子宫内膜组织细胞的形态相似，经细胞免疫化学验证细胞成分并进行了初步细胞学实验研究。结论：腹膜红色病变组织的组织块培养法可作为内异症早期病变的细胞体外模型之一。

【关键词】子宫内膜异位症；腹膜红色病变；组织块培养法；细胞体外模型

Establishment of the cell model of endometriosis by tissue mass cell culture of peritoneal red lesions in vitro. *Wang Hanbi，Lang Jinghe，Leng Jinhua，Wei Wei，Liu Zhufeng，Sun Dawei，Zhu Lan*

【**Abstract**】**Objective**：To explore the tissue mass cell culture of peritoneal red lesions as in vitro cell model of endometriosis. **Methods**：The tissue mass cell culture was used in the twelve samples of peritoneal red lesions with the endometriosis. The enzymolysis cell culture was used to the 2 samples of endometrium with endometriosis for the control group. The immunocyto chemistry of anti-cytokeratin antibody，anti-vimentin antibody，anti-Flt-1 receptor antibody and anti-KDR receptor antibody were used for the cells. **Results**：The cell culture was successfully established in 8 of 12 peritoneal red lesions. From one 75ml cell culture bottle，the yield of primary culture of stroma cells and glandular epithelial cells were about（2～5）×10^6. The morphology of the red lesions cell was the same as the endometrium of endometriosis and confirmed by immunocytochemistry. The cells used for the primary cell investigation. **Conclusions**：The tissue mass cell culture of peritoneal red lesions can be used as in vitro cell model of early stage endometriosis.

【**Key words**】Endometriosis；Peritoneal red lesions；Tissue mass cell culture；In vitro cell model

细胞体外模型是疾病研究的重要组成部分。子宫内膜细胞需经黏附、浸润、生长的过程方可形成子宫内膜异位灶[1-3]，组织来源丰富的异位子宫内膜细胞体外培养的技术已趋成熟，而早期种植的腹膜红色病变组织却受限于组织取材少，尚未构建理想的体外细胞模型。本研究尝试用组织块培养法对内异症腹膜红色病变进行体外细胞培养，并用细胞免疫化学方法验证其来源，在培养细胞中检测血管内皮细胞生长因子受体（VEGFR）的表达，初步验证用此方法培养细胞进行实验研究的可行性。

1　资料与方法

1.1　临床资料及腹膜红色病变组织标本的获取

留取2003年2月到2003年5月在我院接受手术治疗患者的标本，年龄20～46岁，月经规律，周期28～32天，无内分泌、免疫和代谢性疾病，手术前3个月未接受过激素治疗。所有内异症病例均经腹腔镜或开腹手术确诊，并按r-AFs标准（1996年）[4]分期。手术中同时取腹膜红色病变组织和同期在位子宫内膜。每份标本分成2份，小部分用10%甲醛固定，做常规病理检测，其余组织即刻置入冰浴的F-12/DMEM培养基进行细胞培养。

1.2 主要试剂及仪器

主要试剂：F-12、DMEM培养基、胶原酶购自美国Gibco/brl公司，胎牛血清购自天津血研所，DNaseI购自美国Sigma公司，鼠抗人波形蛋白（vimentin）抗体、鼠抗人角蛋白（cytokeratin）抗体，VP6 000通用型免疫组化试剂盒购自北京中杉生物技术公司。兔抗人Flt-1（VEGFR1）和KDR（VEGFR2）多克隆抗体，UltraVision检测系统购自美国NeoMarkers公司，AEC显色底物购自福州迈新生物技术开发有限公司。主要仪器：超净工作台为北京半导体设备一厂产，CO_2培养箱系美国Reveco公司产，倒置相差显微镜及普通光学显微镜系日本Olympus公司产。

1.3 方法

参照文献中的组织块培养法进行细胞培养[5]。

1.3.1 内异症腹膜红色病变的细胞组织块培养

经PBS洗涤剔除血块后将组织块剪成约1mm×1mm×1mm的小块，在培养瓶中摆放均匀，每小块间距约0.5cm，轻轻翻转培养瓶，向瓶内注入适量培养液后放于CO_2孵箱。2～4小时后，将培养瓶慢慢翻转平放，静置培养。待细胞爬满培养瓶传代后，进行细胞免疫化学检测。

1.3.2 内异症在位子宫内膜细胞的消化共培养

无菌取在位子宫内膜组织，置冰浴FD培养液中，用PBS洗涤以剔除血块。将组织剪成1mm×1mm×1mm大，FD沉降。按比例加入

适量胶原酶成1mg/ml终浓度，37℃恒温水浴摇床消化。后加入DNaseI成15U/ml终浓度，继续消化30分钟。离心洗涤。经100目不锈钢滤网过滤，滤液经1 000r/min离心7分钟，洗涤2次，FD悬浮沉淀块，轻缓吹匀。以$5×10^5$/ml的细胞密度接种于添加10%FBS的FD培养液中，置CO_2孵箱中静置培养。

1.3.3 培养细胞的形态及纯度鉴定

①倒置显微镜观察细胞，比较腺细胞与间质细胞的形态差异。②免疫细胞化学鉴定：分别用上皮细胞特异的细胞骨架蛋白角蛋白和间质细胞特异的细胞骨架蛋白波形蛋白的抗体染色。按照试剂说明书操作。角蛋白的工作浓度1：800，波形蛋白的工作浓度1：400。③细胞传代。

1.3.4 VEGF受体的免疫细胞化学检测

用Flt-1和KDR的抗体检测培养的腺细胞及间质细胞，操作方法参照试剂说明书。

2 结果

2.1 内异症腹膜红色病变组织块培养法的成功率

共收集培养12份内异症腹膜红色病变组织，其中8份培养成功。失败的原因为真菌污染1例，组织块附壁失败3例。以每组织块间隔0.5cm的密度种植，爬满整个培养瓶需5～7天。每个75ml体积的培养瓶可以得到（2～5）$×10^6$个细胞。

2.2 内异症腹膜红色病变组织块培养细胞的生长特点

组织块种植2小时后附着于壁上，此时尚不牢固，加入培养液后漂浮起来的组织块预示培养失败。12小时后，在倒置相差显微镜下观察可见附壁存活的组织块周围有少量细胞爬出，见图1A，此时细胞尚未延展，形态不清。24小时后组织块附着牢固，可见细胞伸展，多角形的腺细胞和梭形间质细胞共存，在组织块周围可见放射状细胞爬行的生长带，见图1B。腺细胞最初

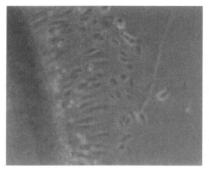
A．正在向外生长的细胞

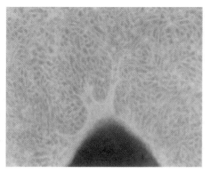
B．放射状生长的细胞

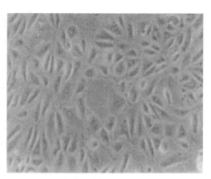
C．呈腺管状结构生长的腺细胞

图1　组织块培养法培养的腹膜红色病变细胞

向外爬行较快，团簇状生长，并可形成腺管状结构，见图1C。随着种植时间的延长，团簇状生长的腺细胞数量逐渐减少。随着与组织块距离的增加，腺细胞数量逐渐减少。随着细胞渐爬出组织块，组织块体积渐缩小，当细胞完全爬出后，组织块消失。随着传代次数的增加，腺细胞的数量明显减少。

2.3　腺细胞及间质细胞形态学特点

观察倒置相差显微镜下观察细胞生长情况及形态，发现两种不同组织来源的细胞：腺细胞和间质细胞，2例原代培养的子宫内膜和腹膜红色病变的腺细胞与间质细胞的比例没有统计学差异，外观特征相同。腺细胞呈插入状生长，类似星形、多角形，呈漩涡状、团簇状紧密排列，胞质呈颗粒状，核圆且大，核仁明显，胞质伸出分叉状伪足，细胞间借胞质突起相互连接；间质细胞呈伸展、挺直状，呈现中间稍宽、两端尖的形状，似纺锤形、成纤维细胞样梭形生长，胞核卵圆形居中，细胞与细胞间平行排列。5～7天细胞融合后，细胞生长处于相对静止状态，边界不清。传代后，呈团簇状生长的腺细胞数量减少；间质细胞呈梭形、起伏状生长，易传代，生存期长，长期培养后细胞延伸为长梭形，相互平行排列成束，见图1。

2.4　腺细胞及间质细胞的免疫化学鉴定

免疫细胞化学检测腺细胞角蛋白染色阳性，波形蛋白染色阴性；而间质细胞角蛋白染色阴性，波形蛋白染色阳性，见图2。

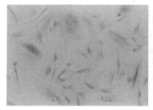
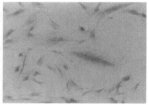

图2　腹膜红色病变组织块培养法的角蛋白和波形蛋白染色

2.5　内异症腹膜红色病变细胞培养Flt-1、KDR的检测

Flt-1、KDR主要位于成团簇状生长的腺细胞胞质中，中到强阳性表达，而在间质细胞中呈弥漫弱阳性表达。与月经周期无明显相关性。两受体在表达强度上无明显差异，见图3。

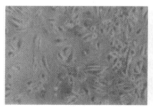
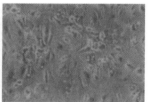

图3　腹膜红色病变Flt-1、KDR蛋白的细胞组化检测

3　讨论

3.1　内异症腹膜红色病变组织块培养法的意义

现已证明，腹膜红色病灶中，VEGF的含量明显高于黑色病灶，是最活跃的病变[6]。由于

其病灶组织小，常规的酶消化培养法的酶解、系统过滤和沉降等步骤对细胞的破坏较大，得到的细胞数量少到无法满足后续实验的需要。本研究尝试采用组织块培养法对腹膜红色病灶进行细胞体外培养，并检测红色病变VEGFR的表达。

3.2　腹膜红色病变组织块培养法的细胞鉴定及生长特点

抗人角蛋白及波形蛋白的检测验证了培养细胞的来源，有别于中胚层源性的腹膜间皮细胞。腺细胞必需依附于间质细胞生长，提示子宫内膜腺细胞的分化以及对激素的反应依赖于间质细胞维持的合适的生长环境，我们的发现与文献报道的结果相一致[7,8]。由于原代培养的在位及异位内膜细胞无肿瘤细胞系稳定的生物学特性，随着传代次数的增加，不仅腺细胞数量锐减，而且不能维持间质细胞稳定的生物学特性，失去了研究的应用价值。所以建议使用成熟的原代或第二代培养的细胞进行实验研究。

3.3　提高内异症腹膜红色病灶组织块培养法成功率的体会

3.3.1　标本的采集
在腹腔镜直视下采集标本，减少了经阴道及宫腔等的污染环节，在标本运送及处理过程中也要注意预防污染。此外，最好用冷刀钳取标本，使用电刀采集标本的成活率明显降低。

3.3.2　细胞培养瓶的预处理
组织块种植前，先在培养瓶底覆盖薄层的胎牛血清以增加组织块黏附力，减少加入培养液后组织块脱落的概率。

3.3.3　适当延长组织块的附壁时间
种植后2小时，组织块尚不能牢固附着于培养瓶底，加入培养液极易使组织块浮起，导致种植失败。可在倒置的培养瓶中加入适量培养液，将倒置培养瓶的时间延长到10小时，既不会使组织块变干，又可使附着的更牢固。

3.3.4　病灶的活跃程度与成功率密切相关
收集组织块时，要选择含较丰富血管的病灶，组织块中如含有小血管，则其存活率明显高于无小血管的组织块。

3.3.5　实验步骤的简化
不同于消化培养法，组织块培养法无须经过酶解、过滤等对细胞损伤较大的步骤，使来之不易的少量组织得到充分的利用，最大限度地确保细胞存活率。

3.3.6　原代生长的时间与种植密度相关
组织块的种植密度应适宜。过密会使细胞过早失去生长空间，过早融合；过稀会减小细胞间相互作用，细胞生长缓慢，明显延长了细胞的生长时间。理想的种植密度是各组织块间保持0.5cm的距离。

3.4　免疫细胞化学检测VEGFR在培养的腹膜红色病变细胞中的表达

对腹膜红色病变体外培养的细胞进行Flt-1、KDR的免疫细胞化学检测发现在位及异位培养的细胞中，Flt-1和KDR都主要在腺细胞中表达，间质细胞中表达较少，这与免疫组织化学的检测结果相吻合。同时初步证实，组织块培养法培养的腹膜红色病变细胞保持了细胞的生物学特性，用这种方法培养的细胞可用于对内异症腹膜红色病变细胞的体外研究。

参　考　文　献

［1］Lucidi RS，W itz CA，Schenken RS．Modeling endom etrio-sis［J］．Fertil Steril，2005，84：39．

［2］O steen KG，B runer-Tran KL，Eisenberg E．Endometrial biology and the etiology of endom etriosis［J］．Fertil Steril，2005，84：33-34．

［3］Sharpe-Timm s KL．Defining endometrial cells：the need for improved identification at ectopic sites and character-ization in eutopicsites for developing novel methods of management for endometriosis［J］．Fertil Steril，2005，84：35-37．

［4］曹泽毅．中华妇产科学［M］．北京：人民卫生出版社，1999．1277．

［5］司徒镇强，吴军正．细胞培养［M］．北京：世界图书出版公司，1996．69-71．

［6］Donnez J，Smoes P，Gillerot S，et al．Vasular endothelial growth factor（VEGF）in endometriosis［J］．

Human Reprod，1998，13：1686-1690.

［7］Akoum A，Jolicoeur C，Boucher A. Estradiol amplifies in terleukin-1-induced monocyte chemotactic protein-1 expression by ectopic endometrial cells of women with endometriosis ［J］. J Clin Endocrin Metab，2003，85：896-904.

［8］Evers JLH，Gerard A，Dunselman GAJ，et al. Now you see them，now you don't ［J］. Fertil Steril，2005，84：31-32.

136例腹膜型子宫内膜异位症病变特点分析

艾星子·艾里　丁　岩　郎景和　Peter Maher　Jim Tsaltas

【摘要】目的：分析腹腔镜下腹膜型子宫内膜异位症的病变特点，评价腹腔镜配合病理诊断子宫内膜异位症的价值。方法：对136例临床考虑子宫内膜异位症的患者进行腹腔镜手术，切除异位的病变组织常规送病理检查确实。结果：①136例白色病变为82例，黑色病变为34例，红色病变为20例。其中病理确实为子宫内膜异位症的有115例（84.6%），但有21例没有内异症的证据（15.4%），其中100%的红色病变、92%的黑色病变和31%的白色病变病理证实为子宫内膜异位症。②最常见的病变部位是子宫骶韧带和阔韧带后叶，依次为侧盆壁腹膜、卵巢窝、卵巢表面、子宫膀胱反折腹膜、输尿管和肠管浆膜面。③在取检的236处异位病变中，210处（89%）病变经组织学证实。腹腔镜和病理的符合率在子宫骶韧带是88.2%，阔韧带是94.9%，侧盆壁是91.4%，卵巢窝是100%，膀胱反折腹膜是54.5%，输尿管是70%，肠管浆膜面是33.3%。结论：子宫内膜异位症病灶可以形形色色，以白色病变多见，而红色病变的病理符合率最高，不是所有腹腔镜下可疑异位病灶均为子宫内膜异位症；常见的发病部位主要位于子宫骶韧带和阔韧带后叶，精确的病理检查配合腹腔镜诊断治疗子宫内膜异位症是必要的。

【关键词】子宫内膜异位症；腹腔镜；病理

The characteristics of endometriotic lesions in 136 women with peritoneal endometirosis. *AILI AiXingzi, Ding Yan, Lang Jinghe, Peter Maher, Jim Tsaltas*

【Abstract】Objective：Laparoscopy is the standard method to visually identify endometriotic lesions under magnification within and outside the pelvis. The aim of this study was to analyze the accuracy of laparoscopic diagnosis of various endometriotic lesions. Methods：Endometriosis was clinical suspected in 136 women，who underwent laparoscopy and endometriotic sites diagnosed under endoscope were obtained biopsies，followed by pathologic examination. The laparoscopic diagnosis and pathology were compared. Results：The pathology confirmed endometriosis in 115 patients（84.6%），no evidence of endometriosis in 21 patients（15.4%）. 100% of "red" lesions，92% of "black" lesions，and 31% of "white" lesions of endometriosis under laparoscope were confirmed pathologically. Of the 236 various suspected endometriotic lesions observed，210（89%）were confirmed pathologically. The accuracy of laparoscopic diagnosis in lesions at the ovarian fossa was 12/12（100%），uterosacral ligaments 97/110（88.2%），posterior surface of the broad ligaments 94/99（94.9%），pelvic lateral walls 22/25（88.4%），vesicouterine fold of the peritoneum 54.5%；ureters 70% and bowel serosa，33.3%. Conclusions：Endometriosis appears as vary lesions，which may be confused with nonendometriotic lesions. Non-pathology-based diagnosis may lead to unnecessary treatment and surgery，preventing from proper therapy. Therefore，a carefully pathology confirmed diagnosis should still be the first step in diagnosis and treatment of endometriosis.

【Key words】endometriosis；laparoscopy；pathology

子宫内膜异位症（endometriosis，EM）是一种令人苦恼的进展性疾病，生育年龄妇女发病率为10%～15%[1,2]，成为一种"现代病"、多发病。在妇科疾病中，子宫内膜异位症发病率仅次于子宫肌瘤[3]。80%的患者有明显的痛经，50%合并不育，严重地影响青中年妇女的健康和生活质量，尽管现今的研究日渐深入，但对其发病机制尚未清楚解释，治疗结果亦不理想。早期准确地诊断子宫内膜异位症可以改善患者的生活质量并保证有效长期的治疗。目前认为腹腔镜检查仍是诊断子宫内膜异位症的金标准[4]。有学者认为腹腔镜下的异位病变需做病理确实[2-4]，本文对在澳大利亚学习腹腔镜期间收集的病例进行总结，分析了腹膜型子宫内膜异位症的病变特点及评价腹腔镜配合病理诊断子宫内膜异位症的价值。

材料与方法

一、资料来源

收集2004年1月至2005年4月澳大利亚两所医疗中心Mercy Hospital for Women及Monash Medical Centre的136例有症状的子宫内膜异位症患者的临床资料，所有患者均采用全麻下的腹腔镜手术并进行r-AFS分期；分别对红色病变、黑色病变和白色病变取检处，对各种异位病灶进行病理活检。

二、病理诊断

依据为在显微镜下有子宫内膜腺体、子宫内膜间质、纤维素和含铁血黄素巨噬细胞（hemosiderin-carrying macrophages）。数据的收集来自患者病历档案及病理报告。

结　果

一、EM病变类型

136例中白色病变为82例（60.3%），黑色病变为34例（25%），红色病变为20例（14.7%）。其中病理确实为子宫内膜异位症的有115例（84.6%），但有21例没有内异症的证据（15.4%），其中100%的红色病变，92%的黑色病变和31%的白色病变病理证实为子宫内膜异位症（表1）。

表1　EM病变类型与病理诊断符合率

病变类型	例数（n）	病理符合率（%）
白色病变	82	26/82（31.7%）
黑色病变	34	30/34（91.2%）
红色病变	20	20/20（100%）

二、EM病变部位

病变常见部位见表2。136个病例子宫内膜异位病灶有236处（包括多发病灶），子宫骶韧带病变为110处，经病理证实的有97例（88.2%）；阔韧带后叶的病变为64处，经病理证实的有60例（93.8%）；侧盆壁病变为25处，经病理证实的有22例（88%）；卵巢窝异位病灶为12处，经病理证实符合率为100%（12/12）；另外膀胱反折腹膜和输尿管分别为11处及10处，病理符合率分别为54.5%和70%；肠管浆膜面为3例，病理符合率为33.3%。

表2　EM病变部位与病理诊断符合率

病变类型	例数（n）	病理符合率（%）
子宫骶韧带	110	97/110（88.2%）
阔韧带后叶	99	94/99（94.9%）
侧盆壁	25	22/25（88%）
卵巢窝	12	12/12（100%）
膀胱反折腹膜	11	6/11（54.5%）
输尿管	10	7/10（70%）
肠管浆膜面	3	1/3（33.3%）

讨　论

子宫内膜异位症在生育年龄妇女中有10%的发病率且有明显上升的趋势，成为一种"现代病"、多发病[5]。它所引起的痛经、下腹痛和不孕严重影响妇女的健康和生活质量。自1860年Von Rokitansky在一例尸体检查中首次发现该病以来已经有140余年的历史，但由于人们对其发病机制尚未清楚理解，治疗结果一直不理想。在EM诸多的发病学说中，Sampson的经血逆流学说是主导理论，子宫内膜组织随经血逆流至腹腔、黏附、种植并增殖，逐渐形成有新生血管和激素分泌以及反应能力的活性病灶。但经血逆流是一常见的生理现象，发生于80%～90%的妇女，何以只有10%～15%形成EM？这是Sampson学说难以解释的。近年来，郎景和教授主持研究的《子宫内膜异位症发病机制研究》课题组，对在位内膜在EM发病中的作用进行了系统的研究，如发现EM在位内膜在黏附、侵袭和血管形成等多方面有别于正常内膜，同时研究发现在位内膜的根本差异很可能在于基因表达的差异，差异表达基因可能是经血逆流中的内膜碎片发生黏附、侵袭和生长的关键因素，有望成为EM治疗的生物学依据。据此，提出了EM发病的分子机制学说："在位内膜决定论"，即EM发病与否取决于患者在位内膜的特性，经血逆流只是实现这一由潜能到发病的桥梁[6]。

　　子宫内膜异位症的诊断多不困难，根据其痛经、不孕的临床症状及子宫骶韧带结节、触痛或附件增厚、压痛等体检发现以及现代诊断技术如CA125的检查及特殊影像学检查；直接活检宫颈、阴道、外阴及后穹隆结节；ER、PR受体检测等均可以对子宫内膜异位症作出初步诊断，但目前认为腹腔镜检查仍是诊断子宫内膜异位症的金标准[7]，腹腔镜下腹膜型子宫内膜异位症的外观形态各异，病变具有广泛性和多态性的特点，在身体内几乎无所不及，依次是卵巢、直肠子宫陷凹、盆腔腹膜、腹壁切口、膀胱壁、子宫颈、输卵管、肠壁、外阴阴道及其他。而腹膜型子宫内膜异位症有报道最常见的部位是子宫骶韧带和阔韧带后叶，15%的可出现腹膜袋即环形腹膜缺损，其形成可能是子宫内膜异位病灶对腹膜的刺激或侵入的腹膜反应[8]。腹腔镜的应用使研究者有机会观察患者的异位病灶的颜色等大体外观，在腹腔镜下其多形性表现在颜色和形态的

各种变化，至今不同的学者对病变类型有不同的分类方法，但常见的有红色病变、黑色病变和白色病变[9]。①红色病变表明血管丰富，病变活跃，表现为一个或多个增生的腺体因分泌活动性较强而扩张，由增生的网状血管所包绕，其充满浆液性、粉状或血性液体，约1/3的病灶与子宫内膜同步[10]，前列腺素含量高，常呈红色火焰状、腺体性，腺体细胞在间皮细胞下形成囊腺或息肉为早期活动型病变。活检约95%可找到内膜组织，本研究20例红色病变病理符合率为100%。②黑色病变属于晚期活性病变，是红色病变进一步发展，反复出血、坏死、组织水肿，出现不同程度的纤维化和色素沉着，此类病变血供较差，腺体细胞活性差，常呈增生反应或退化，多数与子宫内膜不同步。活检中50%～60%可见到内膜组织。③白色病变为愈合型病变，血管减少，腺体、间质纤维化形成瘢痕粘连，在未行组织学检查前不能确定这些病变是否具有活性。有研究[11]指出，腹膜表面的白色病变中只有43%被证实为子宫内膜异位症，黑色病变中有79%被证实，而红色病变的检出率大于85%[12,13]，而本研究腹腔镜和病理符合率白色病变仅为31%，黑色病变为92%，红色病变是100%，初步认为根据腹膜型子宫内膜异位症的病程演变过程，早期活动型即红色病变的腹腔镜和病理符合率最高，其次是黑色病变、白色病变。因此，腹腔镜诊断腹膜型子宫内膜异位症能得到病理证实的视病灶的不同类型而有差别，即使最有经验的手术医生肉眼诊断的准确率也只有81%，而普通医生的肉眼确诊率只有41%[14]，不是所有腹腔镜下可疑异位病灶均为子宫内膜异位症，正确的诊断可避免患者精神负担和不必要的药物治疗，精确的病理检查配合腹腔镜诊断、治疗子宫内膜异位症是必要的。

参考文献

[1] Giudice LC，Kao LC．Endometriosis［J］．Lancet，2004，13：1789-1799．

[2] Story L，Kennedy S．Ani mal studies in endometriosis：a review［J］．ILARJ，2004，45：132-138．

[3] Gianetto-Berrutti A，Feyles V．Endometriosis related to infertility［J］．Minerva Ginecol，2003，55：407-416．

[4] Yap C，Furness S，Farquhar C．Pre and post operative medical therapy for endometriosis surgery［J］．Cochrane Database Syst Rev，2004：CD003678．

[5] Eskenazi B，Warner ML．Epidemiology of endometriosis［J］．Obstet Gynecol Clin Norht Am，1997，24：235-258．

［6］郎景和. 子宫内膜异位症的基础与临床研究［M］. 北京：中国协和医科大学出版社，2003. 35-50.

［7］子宫内膜异位症协作组. 1553 例子宫内膜异位症综合分析［J］. 中华妇产科杂志，1993，18：67-70.

［8］Kunz G，Beil D，Huppert P，et al. Structural abnormolities of the uterine wall in women with endometriosis and infertility visualized by vaginal sonograph and magnetic resonance imaging［J］. Hum Repord，2000，15：76-82.

［9］Tomas E，Martin A，Garfia C，et al. Abodominal wall endometriosis in absence of previous surgery［J］. J Ultrasound Med，1999，15：373-378.

［10］Hugh K，Barbara S，Santo V，et al. Uterine junctional zone：Correlation beween histologic findings and MR imaging［J］. Radiaology，1991，5：409-413.

［11］Kistner RW，Siegler AM，Berhman SJ. Suggested classification for endometriosis relationship to infertility［J］. Fertil Steril，1977，28：1008-1010.

［12］陈忠年，杜心谷，刘伯宁. 妇产科病理学［M］. 3版. 上海：上海医科大学出版社，1996. 235-265.

［13］彭杰青. 子宫内膜异位症. 见：董郡，主编. 病理学［M］. 2版. 北京：人民卫生出版社，1996. 690-691.

［14］Atri M，Reinhold C，Mehio AR，et al. US features with histologic correlationin an in-vitro study［J］. Radiology，2000，215：783-790.

子宫内膜异位症体外组织学模型的构建

阳艳军　冷金花　董　喆　沙桂华　郎景和

【摘要】目的：分析子宫内膜与腹膜黏附的细胞学行为及分子生物学表现，探索子宫内膜组织培养条件及子宫内膜组织与腹膜组织黏附的培养条件。方法：对比观察气液面培养和培养基中培养对于子宫内膜组织及子宫内膜组织黏附腹膜的影响，子宫内膜黏附腹膜后分别于1小时、6小时、12小时、24小时、1小时至6天收集标本用光镜观察子宫内膜与腹膜黏附发生的时间，黏附部位的细胞学行为。结果：子宫内膜组织气液平面培养较培养基中培养组织结构维持好，离体培养时间长；子宫内膜组织接种腹膜组织离体培养3天后能观察到子宫内膜基质细胞明显侵袭腹膜间皮层，黏附处大部分腹膜间皮层缺损，可以通过腺体和基质细胞与腹膜间皮面黏附。结论：子宫内膜组织与腹膜组织共培养于气液平面培养效果好。

【关键词】子宫内膜；腹膜；子宫内膜异位症；组织学模型

Establishment of a novel in vitro histological model for human endometriosis.

Yang Yanjun，Leng Jinhua，Dong Zhe，Sha Guihua，Lang Jinghe

【Abstract】Objective：To investigate cultural environment for endometrium and its adhesion to peritoneum and analyze the cellular and molecular feature of the adhesion. Methods：We observed and compared the effects of gas-liquid surface culture and in-medium culture on the growth of endometrium and the adhesion of endometrium to peritoneum. Collect specimens at 1h，6h，12h，24h，1h ～ 6d for observation under light microscope and electron microscope to learn the timing of adhesion and the cellular features at adhesion sites. Results：Gas-liquid surface culture was superior to in-medium culture in maintaining tissue structure and survival. Faster adhesion and invasion of endometrium to peritoneum is demonstrated in gas-liquid surface culture. Peritoneal mesothelium defects were found after adhesion by gland cells and stromal cells of endometrium and disappeared gradually as the cultivation continued. Apparent invasion of endometrium into peritoneum was observed in culture 3 days after inoculation. Conclusions：Gas-liquid surface culture is a suitable model for research on human endometrium culture and its adhesion to peritoneum.

【Key words】Endometrium；Peritoneum；Endometriosis；Histological model

子宫内膜异位症是育龄期妇女的多发病，该病引起的痛经、下腹痛和不孕等症状严重影响妇女的健康和生活质量。目前发病机制不清，治疗对策有限。最近的研究提示，造成这一现象的原因是，与正常人相比，子宫内膜异位症的在位内膜具有超微结构、基因表达产物和功能状态等方面的差异。

构建体外模型是研究子宫内膜异位症的重要手段。子宫内膜异位症人体组织学模型是近10年来出现的一种新型模型。其构建方法是用人子宫内膜组织体外分离成组织碎片后接种于腹膜组织间皮面共培养以探索子宫内膜异位症的发病机制。关于此模型的研究均为定性研究，且各家培养条件不一，结果差异也较大；尚未有研究涉及定量分析。本研究拟进一步探索子宫内膜异位症人体组织学模型的最佳而稳定的培养条件，为进一步开展广泛而深入的研究奠定基础。

1 材料和方法

1.1 子宫内膜组织块培养条件

①标本获取：选取3例腹腔镜手术患者，分别为2例卵巢巧克力囊肿（巧囊），1例畸胎瘤；月经周期均为分泌期，3个月内未接受激素治疗。刮宫获取足够数量的子宫内膜，再至4℃保存的装有DMEM的小瓶中低温保温桶半小时内送至实验室。②试验方法：内膜、滤膜分剪成1cm×1cm大的小片。6孔培养板注入含有10%胎牛血清的DMEM培养液，每份标本准备14孔，其中7孔内膜滴于滤膜上，使内膜2/3高度浸没入培养液中（架上培养）；另外7孔直接将内膜滴入培养液中（无架培养），每48小时换液。培养后1～7天每天收取架上培养和无架培养标本各一份，福尔马林固定送病理。

1.2 子宫内膜组织块与腹膜黏附培养条件

①标本获取：6例腹腔镜手术患者，分别为3例巧囊，2例畸胎瘤，1例卵巢单纯囊肿；月经周期均为分泌期，3个月内未接受激素治疗。内膜获取同上。腹膜由腹腔镜经验丰富的医师剪取右侧盆壁处表面光滑、无异常表现的腹膜2cm×3cm～3cm×4cm大小，转运同上。②内膜剪碎至0.5～1mm大小，滤膜反面贴于腹膜间皮下层，每块腹膜连同贴附的滤膜再分剪成1cm×1cm，6孔培养板，注入10%胎牛血清DMEM培养液。选择其中1例巧囊和1例畸胎瘤的子宫内膜接种腹膜进行多天培养并同时行第一天内多点培养，即将标本培养1小时、6小时、12小时、24小时、2天、3天、4天、5天、6天，每份标本准备11孔，其中9孔放入组织培养架。另外4例子宫内膜标本培养1小时、6小时、12小时、24小时，每例准备6孔，其中4孔放入组织培养架。1～24小时培养需6块1cm×1cm腹膜，其中4块分铺于4个组织培养架上，另2块平铺于培养孔底部；进行1小时至6天培养需腹膜11块，其中9块分铺于9个组织培养架上，另2块平铺于培养孔底部。架上培养使内膜

1/2～2/3高度浸没入培养液中；架下培养的内膜一般一滴入即分散于腹膜上。每组架上培养的标本分别于1小时、6小时、12小时、24小时收集，进行1小时至6天实验的标本还需收集第2～6天标本。10%福尔马林固定12小时，架上培养收集的所有标本及无架培养收集的腹膜固定后送病理科脱水，石蜡包埋，组织切片，部分作HE染色。③将上述培养黏附成功的石蜡标本共34份，免疫荧光方法检测子宫内膜腺体和腹膜间皮层Cytokeratin 8（CK8）表达，免疫组化方法检测子宫内膜基质细胞CD10表达。

2 结果

2.1 子宫内膜组织块培养条件

架上培养24小时子宫内膜腺体和间质形态结构良好；72小时腺体结构基本正常，偶有间质细胞坏死；168小时后腺体结构变形，但结构维持，腺细胞极性存在，大部分基质细胞或游出或坏死（图1）。架下培养24小时子宫内膜腺体和间质形态结构良好；48小时腺体结构开始变形，紧密的腺上皮结构开始松散；72小时部分腺体变形崩解，偶有间质细胞坏死；168小时后大部分腺细胞和基质细胞消失或游出或坏死。

2.2 子宫内膜与腹膜黏附

共收集1小时至6天架上培养34例样本，其中1～24小时24例，2～6天10例标本。PBS漂洗时1小时组有2例有小片内膜脱落，余标本均未脱落；10%福尔马林固定12小时，振荡器上振荡2小时后，1例小部分脱落。观察架下培养的12例标本，24小时内自身黏附成絮状团块，浅浮于腹膜表面，肉眼观察至第7天仍无明显内膜与腹膜发生黏附，第7天收集标本，5块表面有浅黏附的内膜，PBS漂洗时脱落。

HE染色显示架上培养标本，仅1小时组2片内膜离腹膜尚有一段距离，余内膜均与腹膜连续接触，接触面腹膜间皮层大部分不完整或缺失（图2）。24小时内有小部分能见到完整的腹膜间

皮层，24小时以后黏附处基本见不到腹膜间皮层；子宫内膜碎片大部分以间质细胞黏附腹膜，少部分能同时见到腺体黏附。培养至第7天的无架培养标本腹膜组织部分间皮层缺失，部分尚存在，表面未见黏附之内膜。

2.3 检测组织中CK8和CD10表达观察子宫内膜与腹膜的黏附

CK8特异性表达于子宫内膜腺上皮和腹膜间皮细胞的胞质中，子宫内膜间质细胞表达阴性。CK8免疫荧光清楚地显示子宫内膜可以和间皮层完整或缺损的腹膜黏附，子宫内膜腺体和间质均可以介导黏附（图3）。1～12小时内在子宫内膜与腹膜黏附处可以看到完整或残缺的腹膜间皮层，但24小时之后黏附处很难见到腹膜间皮层，而未黏附处的腹膜间皮层培养6天仍表达CK8。子宫内膜与腹膜黏附培养至3天后，子宫内膜部分腺细胞呈单层分布覆盖于子宫内膜组织表面，

并与周围的腹膜间皮细胞线状连接，使整个子宫内膜组织位于上皮层内。培养至6天的子宫内膜腺体仍表达CK8。

2.4 免疫组化法检测子宫内膜基质细胞CD10表达以鉴别基质细胞的黏附及微小侵袭

CD10特异性表达于子宫内膜基质细胞胞膜（图4），子宫内膜腺细胞、腹膜间皮细胞和成纤维细胞基本不表达CD10。大部分子宫内膜黏附腹膜以基质细胞介导，小部分同时可见腺体和腹膜黏附，24小时可见微小浸润，培养至3天时可见明显的腹膜浸润，侵袭处主要为CD10阳性的间质细胞，也可见子宫内膜整个腺体侵袭入其中（图5），子宫内膜异位症患者内膜似乎更早发生侵袭并形成发散状表现，非内膜异位症组未见到间质细胞发散状侵袭（图6）。

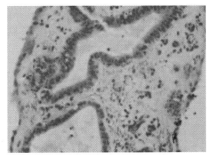

图1 架上培养7天（HE×100）

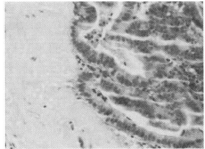

图2 子宫内膜与腹膜共培养6小时（HE×400）

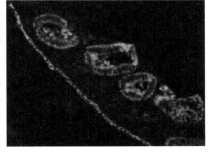

图3 CK8在子宫内膜黏附连续的腹膜间皮层、子宫内膜腺体和腹膜间皮细胞均呈阳性表达，在子宫内膜间质细胞不表达（×100）

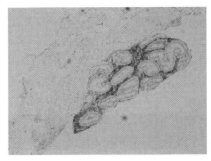

图4 CD10在子宫内膜基质细胞特异性表达，在子宫内膜腺体和腹膜间皮层不表达（×100）

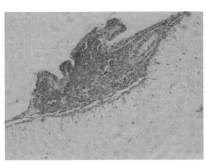

图5 子宫内膜异位症患者内膜的CD10染色（×200）

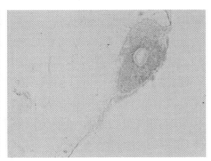

图6 非子宫内膜异位症患者内膜的CD10染色（×100）

3 讨论

迄今为止，国内外几家机构报道的子宫内膜体外培养条件均不相同，结果的差别也较大。王自能等[3]将增殖晚期子宫内膜组织切成$1mm^3$小块，将组织块置于培养皿内的微孔滤纸上，加培养液DMEM＋5%胎牛血清至液体淹没组织块，在CO_2孵育箱内培养100小时电镜观察出现分泌期改变。谭冬梅等[2]将小鼠子宫内膜切成2mm的小条置于不锈钢架上的擦镜纸上，使组织块位于气液平面培养。Osteen等将增殖期和分泌期的子宫内膜切成1mm×2mm大的碎片，培养于细胞培养小室的气液交界面处，小室底部为微孔滤膜，培养液能自由流通，每室置8～10块组织块，成功培养30小时[3]。此后多位学者成功模仿他的培养方法对子宫内膜组织的多种特性进行了研究。也有直接将内膜置于培养基中存活5天的报道[4]。此后还有子宫内膜组织的凝胶培养和鸡胚培养的报道。

本研究将子宫内膜剪至$1mm^3$大小的组织块，分组进行架上培养和无架培养。实验结果显示，位于气液平面培养的子宫内膜组织块组织形态维持要优于置于培养液中培养的组织块，且维持时间要延长。实验结果与器官培养的理论解释相符，因为离体组织没有血液系统供给养分，要维持组织细胞的生长需要，营养和氧气仅能靠自然渗透来维持，为使器官组织生长正常，中心不发生营养缺乏性坏死，组织的厚度或直径不宜超过1mm，器官组织内部细胞需要有足够的氧气渗入，而子宫内膜组织块置放在培养基气液面，使其气体交换更容易。本研究还发现子宫内膜腺体维持存活时间较间质细胞要长，分析其原因可能与不同的组织来源其营养物质代谢方式不同有关，此结果与Debrock等的实验结果相符[5]。另外，需要注意的是，子宫内膜组织培养时间最长不要超过1周，时间过长组织结构尽失，失去研究意义；最佳研究时间为离体培养2～3天之内，这个时期内组织结构和细胞形态和体内近似，能体现在体的生理特点。

子宫内膜和腹膜组织共培养于气液平面能很快发生黏附，黏附率1小时可达90%～100%，认为子宫内膜组织块与腹膜的接触是黏附发生的前提，培养液面过高，使子宫内膜组织块产生的浮力增加，阻碍其与腹膜的接触。而且将组织块培养于气液面与内异症发生的盆腹腔生理环境也类似，盆腹腔一般并无明显的液体积聚，只是浆膜面湿润。腹膜培养时的平整状态也很重要。因为盆腔内腹膜生理状态即为光滑、平整、有张力，腹膜不平整干扰内膜的黏附。本研究首次选用了滤膜贴于腹膜下使腹膜牵张、平整，接近体内腹膜光滑、平整、有张力的生理状态，这在国内外的文献中均无报道。

子宫内膜异位症人体组织学模型自建立以来，完整的腹膜间皮层是否是妨碍子宫内膜组织黏附腹膜的屏障这个问题一直是讨论的热点。本研究沿用了Jonecko等[6]和Witz等[7]区分子宫内膜腺上皮、基质细胞和腹膜间皮细胞的方法，即用免疫荧光CK8染色标记子宫内膜腺上皮和腹膜间皮细胞，用免疫组化CD10染色标记子宫内膜基质细胞。结果显示，大多数黏附部位腹膜间皮层缺损或断裂；少数标本黏附处能见到完整的腹膜间皮层。

正常腹膜间皮细胞表面由糖蛋白和氨基葡聚糖形成一层阴性电荷界面，防止细胞和组织粘连，而当腹膜间皮层破损时有纤维素沉积，对子宫内膜有非特异性捕获功能。Sha等[8]的研究显示，与正常人来源的微血管内皮不同的是，子宫内膜异位症患者来源的微血管内皮细胞分泌细胞外基质成分的明显增多，和过量表达量的灶性黏附成分共同导致了患者来源的子宫内膜碎片黏附能力增强。

但是，子宫内膜异位症来源的腹膜间皮层黏附能力是否增强，腹膜间皮层缺损究竟是黏附发生的原因还是结果，至今还没有定论。Groothuis等[9]将子宫内膜接种腹膜培养16小时发现子宫内膜碎片侵袭入间皮层缺损的腹膜。本研究发现共培养1小时出现了Witz等[7]所说的间皮层侵袭现象，即子宫内膜黏附处间皮层缺失，而周边间皮层存在；随培养时间增加，子宫内膜逐渐下陷至腹膜纤维层内，培养48小时以后在黏附处基本见不到腹膜间皮细胞，培养72小时子宫内膜基质细胞开始发散状向周围侵袭生长，同时子宫内膜腺上皮部分外移，覆盖于组织块表层，并与周围腹膜间皮层连续，使子宫内膜移植体上皮化，这与Debrock等[5]的研究结果一致。Nair

等[10]的研究显示，与腹膜间皮层的共培养能够改变内膜基质细胞的基因表达，并能够提高其侵袭能力。但是，子宫内膜基质细胞和腹膜间皮层之间的相互作用仍有许多未解之谜，值得借助我们报道的模型深入探讨。

本研究探索了子宫内膜组织的培养技术，表明子宫内膜组织置于气液界面培养，组织存活状态较好；子宫内膜组织与腹膜组织共培养于气液平面，用滤膜维持腹膜的平整牵张状态，可以提高子宫内膜组织与腹膜的黏附成功率。子宫内膜接种于腹膜离体培养后黏附发生时间很早，1小时即可形成牢固黏附。子宫内膜可以通过腺体和基质细胞介导与腹膜黏附，可以和间皮层完整或不完整的腹膜黏附，并发生侵袭；随培养时间延长，黏附处腹膜间皮层逐渐缺失。本研究成功地构建了子宫内膜异位症的人体组织学模型，为进一步研究子宫内膜异位症建立了良好的模型基础。

参 考 文 献

[1] 王自能，黄丹，郑佩俄. 米非司酮对体外培养人子宫内膜的损伤作用[J]. 解剖学研究，2002，24：169-171.

[2] 谭冬梅，谭毅，赵劼，等. 小鼠子宫内膜的组织培养[J]. 第四军医大学学报，2005，26：584-587.

[3] Osteen KG，Rodgers WH，Gaire M，et al. Stromal-epithelial interaction mediates steroidal regulation of metalloproteinase expression in human endometrium[J]. Proc Natl Acad Sci U S A，1994，91：10129-10133.

[4] Koks CA，Dunselman GA，de Goeij AF，et al. Evaluation of a menstrual cup to collect shed endometrium for in vitro studies[J]. Fertil Steril，1997，68：560-564.

[5] Debrock S，Vander Perre S，Meuleman C，et al. In-vitro adhesion of endometrium to autologous peritoneal membranes：effect of the cycle phase and the stage of endometriosis[J]. Hum Reprod，2002，17：2523-2528.

[6] Jonecko A. The human peritoneum and human peritonitis in ultrastructural and immunohistochemical studies[J]. Z Mikrosk Anat Forsch，1990；104：907-943.

[7] Witz CA，Thomas MR，Montoya-Rodriguez IA，et al. Shortterm culture of peritoneum explants confirms attachment of endometrium to intact peritoneal mesothelium[J]. Fertil Steril，2001，75：385-390.

[8] Sha G，Wu D，Zhang L，et al. Differentially expressed genes in human endometrial endothelial cells derived from eutopic endometrium of patients with endometriosis compared with those from patients without endometriosis[J]. Hum Reprod，2007，22：3159-3169.

[9] Groothuis PG，Koks CA，de Goeij AF，et al. Adhesion of human endometrial fragments to peritoneum in vitro[J]. Fertil Steril，1999，71：1119-1124.

[10] Nair AS，Nair HB，Lucidi RS，et al. Modeling the early endometriotic lesion：mesothelium-endometrial cell coculture increases endometrial invasion and alters mesothelial and endometrial gene transcription[J]. Fertil Steril，2008，90：1487-1495.

后盆腔深部浸润型子宫内膜异位症的临床病理特点及腹腔镜手术治疗效果

戴　毅　冷金花　郎景和　刘珠凤　李晓燕　王艳艳

【摘要】目的：探讨后盆腔深部浸润型子宫内膜异位症（PDIE）疼痛症状的特点、临床分型和腹腔镜手术治疗效果。方法：以2003年2月至2008年2月在北京协和医院就诊、经腹腔镜手术和病理检查证实为PDIE的176例患者为研究对象，以179例非PDIE的内异症患者为对照，PDIE患者按照是否侵犯阴道穹隆或直肠分为单纯型（144例）、穹隆型（18例）和直肠型（14例）；分析患者的临床病理资料。结果：PDIE患者91.5%（161/176）有不同程度的痛经，中度痛经（36.4%，64/176）、重度痛经的比例（42.0%，74/176）均高于非PDIE患者，痛经风险的 OR 值为6.73（95% CI为3.66～12.40）。PDIE患者中，慢性盆腔痛的发生率（33.0%，58/176）、性交痛的发生率（45.5%，80/176）、肛门坠胀的发生率（58.0%，102/176）及大便痛的发生率（22.7%，40/176）均高于非PDIE患者，其 OR 值分别为1.90、3.09、3.11和4.90（95% CI分别为1.17～3.05、1.94～4.92、2.10～4.81和2.07～8.11）。3种类型PDIE患者中，直肠型患者大便痛的发生率（50.0%）增加；穹隆型患者发生性交痛（72.2%）和肛门坠胀（88.9%）的比率也高于另外两种类型；分别比较，差异均有统计学意义（ $P < 0.05$ ）。直肠型PDIE患者腹腔镜手术时间[（82±31）分钟]、术后住院时间[（7.7±2.1）天]明显延长；穹隆型患者术中出血量增加[（99±24）ml]；分别比较，差异均有统计学意义（ $P < 0.01$ ）。3种类型PDIE患者中，直肠型腹腔镜手术完全切净率（28.6%）最低，其次为穹隆型（83.3%），单纯型达到了95.1%。3种类型PDIE的手术有效率分别为99.3%、94.4%、100.0%，分别比较，差异无统计学意义（ $P > 0.05$ ）。手术切净程度是影响术后疼痛缓解时间的主要因素（ $P < 0.05$ ）。结论：PDIE与各种子宫内膜异位症疼痛症状的关系密切，不同类型的PDIE腹腔镜保守性手术后能获得较满意的疼痛缓解，术后疼痛缓解时间与手术切净程度相关。

【关键词】子宫内膜异位症；疼痛；腹腔镜检查

Clinico-pathologic characteristics of posterior deeply infiltrating endometriosis lesions, pain symptoms and its treatment using laparoscopic surgery.

Dai Yi, Leng Jinhua, Lang Jinghe, Liu Zhufeng, Li Xiaoyan, Wang Yanyan

【Abstract】Objective: To investigate the characteristics of the anatomical distribution of posterior deeply infiltrating endometriosis（PDIE）lesions, pain symptoms and effects of laparoscopic surgery. Methods: Clinical data of 176 PDIE patients with laparescopically diagnosed and histologically confirmed were analyzed and compared with data of 179 cases with non-PDIE. According to the invasion of rectum or vaginal fomix, 176 PDIE cases were divided into three groups: simple（144 cases）, fornix（18 cases）or rectum group（14 cases）. Results: Compared with the non-PDIE patients, the risk of pain symptoms in PDIE patients were significantly increased, OR for dysmenorrhea, chronic pelvic pain, deep dyspareunia, dyschezia were 6.73（95% CI, 3.66 ～ 12.40）, 1.90（95% CI, 1.17 ～ 3.05）, 3.09（95% CI,

1.94 ～ 4.92）and 4.90（95% CI，2.07 ～ 8.11），respectively（all $P < 0.05$）. The highest incidence of dyschezia was observed in rectum group（50.0%，$P < 0.05$），while deep dyspareunia in fornix group（72.2%，$P < 0.05$）. The longest operative duration（82±31）minutes and the postoperative hospitalization（7.7±2.1）days were observed in rectum group（$P < 0.01$）. The median pain relief time was 56 months in the patients with complete excision of PDIE lesions，which was significantly longer than that in patients with incomplete excision（25 months，$P < 0.01$）. Multivariate analysis demonstrated that only incomplete excision of PDIE lesions was the risk factor for shorter pain relief time（$P < 0.05$）.

Conclusions：Conservative laparoscopic surgery may effectively relieve pelvic pain symptoms in patients with PDIE，while incomplete excision of PDIE lesions was the only significant predictor of shorter pain relief time.

【**Key words**】Endometriosis；Pain；Laparoscopy

子宫内膜异位症（内异症）是育龄期妇女的常见病，发病率高达10% ～ 15%，占良性妇科疾病手术的30% ～ 40%[1]。疼痛和不孕是其最突出的临床症状，严重影响患者的生活质量，但药物和保守性手术治疗效果尚不能令人满意。目前，将内异症分为腹膜型、卵巢囊肿型和深部浸润型。深部浸润型内异症（deeply infiltrating endometriosis，DIE）病灶浸润深，疼痛症状重，保守治疗效果差，手术困难，盆腔粘连重，手术副损伤的风险大，一直是内异症临床治疗和妇科腹腔镜手术的难点，至今尚无统一的临床分型和治疗规范[2,3]。北京协和医院从2003年开始对DIE进行腹腔镜治疗的临床研究，本研究旨在分析总结后盆腔DIE（posterior DIE，PDIE）的病灶解剖分布特点及与疼痛症状的关系，并探讨腹腔镜手术治疗的效果。

资料与方法

一、研究对象

2003年2月至2008年2月在北京协和医院就诊、行腹腔镜并经病理检查证实为PDIE且完成了至少10个月的术后随诊的生育期患者176例，并以同期因疼痛、卵巢囊肿行腹腔镜手术并经病理检查证实的腹膜型和/或卵巢囊肿型内异症患者179例为对照。所有患者均除外内分泌、免疫、代谢性疾病以及恶性肿瘤，月经规律，术前3个月没有接受过激素治疗。

二、方法

1. 术前临床资料的采集　所有患者术前均详细记录年龄、孕产次、病程、病史、血CA125水平以及各种内异症疼痛症状。疼痛资料包括痛经、慢性盆腔痛（chronic pelvic pain，CPP；指间断或者持续的盆腔痛，与月经周期无关，病程≥ 6个月）、性交痛、肛门坠胀和大便痛（指排便时下腹痛）；疼痛的量化采用视觉模拟评分法（visual analogue scoring，VAS）[4]，其中，痛经的VAS评分1 ～ 3分定义为轻度痛经，4 ～ 6分为中度痛经，7 ～ 10分为重度痛经。

每例患者术前均行盆腔检查；对有双侧卵巢子宫内膜异位囊肿、阴道隔深部结节的患者术前行双肾双输尿管超声检查，对术前不能除外累及直肠的患者行盆腔MRI检查；对术前提示直肠结节突向黏膜的患者，行结肠镜检查，明确病灶部位、浸润深度、直肠黏膜受累情况，有黏膜病灶时结肠镜下取活检。

2. 术中资料的采集　所有PDIE和非PDIE对照患者的手术均在腹腔镜下完成。为减少不同术者之间的偏倚，均由本论文的通信作者为术者。术中由专人记录盆腔异位病灶分布情况，包括每个病灶的解剖位置、大小、腹膜下浸润深度、颜色、与周围组织粘连及腹腔镜切除情况。术中评分和分期按照美国生育学会1985年修订的内异症分期标准（r-AFS）[5]。

DIE的定义：腹膜下异位子宫内膜浸润深度≥ 0.5 cm，患者可以合并或者不合并卵巢的子宫内膜异位囊肿。由于同一患者可以存在多个部位的深部异位病灶，而且可以同时侵犯阴道穹隆或者直肠，本研究中将PDIE分成3型：单纯型（指病灶未累及穹隆或直肠，144例）、穹隆型（指累及阴道后穹隆，而不伴直肠肌层浸润，18例）、直肠型（指累及直肠肌层伴或不伴有穹隆受累，14例）。

3. 手术方式　所有患者均在腹腔镜下行内异症的保守性手术。手术方式包括卵巢囊肿的剥除、盆腔粘连松解、异位病灶的切除和烧灼（包括深部浸润异位病灶的切除）；合并不孕的患者在月经干净后3～7天手术，术中同时行宫腔镜检查和通液术；对子宫骶韧带结节大、周围瘢痕粘连重、输尿管可能牵拉移位的患者，术中为减少输尿管损伤行输尿管解剖，辨清输尿管走形后再切除病灶；对于穹隆型PDIE患者均在腹腔镜下切除阴道直肠隔病灶并打开阴道穹隆，以求完全切除病灶；直肠型PDIE患者术前行严格的肠道准备，术中行保守性手术，本研究中无患者行部分肠道切除吻合术。侵犯阴道穹隆或直肠的PDIE患者以腹腔镜的器械触诊联合阴道检查和直肠检查，以帮助确定病变的深部和广度，判断手术切除的彻底性。腹腔镜下未见残留异位病灶、触诊未触及结节为完全切净；腹腔镜下残留病灶或者腹腔镜未见但三合诊仍可触及结节为未切净。

术前三合诊、MRI或盆腔超声检查提示深部结节可能累及肠道者，或者盆腔粘连重者，术前给予促性腺激素释放激素激动剂（GnRH-a）治疗，3.75 mg皮下注射，每28天1次，共2～3次。1例术前泌尿系统超声检查提示输尿管积水的患者，术前行输尿管插管。

4. 术后随诊　所有患者术后严格随诊，术后4周随诊第1次，此后每3个月随诊1次，每次随诊包括各种疼痛症状的VAS评分、盆腔检查、CA125和盆腔超声复查。

手术有效性评估：术后患者各种疼痛症状评分较术前下降 > 50%为有效；疼痛缓解时间：指达到术后疼痛有效缓解的患者，术后各种疼痛症状评分均低于术前50%所持续的时间；疼痛复发：定义为达到术后疼痛缓解的患者，任何1种疼痛达到或者超过术前的强度[6]。

三、统计学方法

所有数据的统计分析均采用SPSS 11.5软件完成。采用Pearson χ^2检验或者Fisher确切概率法进行计数资料率的比较；采用非配对Student t检验或者单因素方差分析（one-way ANOVA）对计量资料进行统计分析；采用生命表生存分析（life table survival）对术后疼痛缓解进行分析。

结　果

一、患者的一般情况比较

176例PDIE患者与179例非PDIE患者在年龄、孕产次、不孕率、既往治疗史方面均无差异（$P > 0.05$）；但PDIE患者的病程长于非PDIE患者，其血CA125水平也增高，分别比较，差异均有统计学意义（$P < 0.05$）。PDIE及非PDIE患者的r-AFS评分和分期等见表1。

二、PDIE患者中各种内异症疼痛症状的发生情况

176例PDIE患者中161例（91.5%）有不同程度的痛经，其中，中、重度痛经比例（78.4%，138/176）明显高于非PDIE患者（35.2%，63/179），痛经风险明显增高（$P < 0.05$），OR值达到6.73（95% CI为3.66～12.40）。与非PDIE患者比较，PDIE患者CPP的发生率［分别为20.1%（36/179）、33.0%（58/176）］、性交痛的发生率［分别为21.2%（38/179）、45.5%（80/176）］、肛门坠胀的发生率［分别为30.7%（55/179）、58.0%（102/176）］及大便痛的发生率［分别为6.7%（12/179）、22.7%（40/176）］均增高（$P < 0.05$），其OR值和95% CI分别为1.90（1.17～3.05）、3.09（1.94～4.92）、3.11（2.10～4.81）和4.90（2.07～8.11）。

三、PDIE患者的盆腔异位病灶解剖分布和不同类型PDIE的临床特点

176例PDIE患者经腹腔镜共取得571份异位病灶标本，其中535份病理检查见异位的子宫内膜腺体，阳性率达93.7%。有子宫骶韧带深部结节者144例（81.8%，144/176），其中单、双侧子宫骶韧带深部结节者分别为69例（39.2%）和75

表1 患者的一般情况比较

类别	总例数	年龄（岁，$\bar{x}\pm s$）	病程（年，$\bar{x}\pm s$）	不孕例，百分率数（%）		CA125（U/ml，$\bar{x}\pm s$）	既往有手术治疗史例，百分率数（%）		r-AFS评分（分，$\bar{x}\pm s$）	r-AFS分期 I 例数	百分比（%）	II 例数	百分比（%）	III 例数	百分比（%）	IV 例数	百分比（%）
PDIE	176	34±5	7±6	37	21.0	59±4	11	6.3	46±28	22	12.5	10	5.7	37	21.0	107	60.8
非PDIE	179	33±6	5±5	42	23.5	43±3	17	9.5	34±26	34	19.0	1	0.6	76	42.5	68	38.0
P值		>0.05	0.001	>0.05		0.047	>0.05		0.034	<0.01							

例（42.6%）；77例（43.8%）有直肠子宫陷凹或阴道直肠隔深部结节；37例（21.0%）有直肠侵犯，其中23例累及浆膜层，14例累及直肠肌层或黏膜下层；26例（14.8%）累及阴道后穹隆，其中8例患者同时累及直肠。80.7%（142/176）的PDIE患者同时有卵巢子宫内膜异位囊肿，46.6%（82/176）PDIE患者直肠子宫陷凹呈完全封闭；12例（6.8%）PDIE患者存在输尿管旁异位病灶，28例（15.9%）PDIE患者同时合并子宫腺肌症。

单纯型、穹隆型、直肠型3种类型的PDIE患者中，直肠型PDIE患者的平均年龄大于另外两种类型（$P<0.01$），其病程、血CA125水平均无差异（$P>0.05$）；r-AFS评分单纯型高于穹隆型和直肠型患者，其IV期的比例（63.2%）也较其他两种类型增加，分别比较，差异均有统计学意义（$P<0.01$）。见表2。

比较3种类型PDIE患者的各种疼痛症状，结果发现，3种类型患者在痛经的发生率、痛经的程度均无差异（$P>0.05$）；直肠型PDIE患者大便痛症状的发生率（50.0%）增加，穹隆型患者发生性交痛（72.2%）和肛门坠胀（88.9%）的比率也高于另外两种类型，分别比较，差异均有统计学意义（P值分别为0.046、0.010、0.030）。见表3。

表2 3种类型PDIE患者的一般情况比较

类别	总例数	年龄（岁，$\bar{x}\pm s$）	病程（年，$\bar{x}\pm s$）	CA125（U/ml，$\bar{x}\pm s$）	r-AFS评分（分，$\bar{x}\pm s$）	r-AFS分期 I 例数	百分比（%）	II 例数	百分比（%）	III 例数	百分比（%）	IV 例数	百分比（%）
单纯型	144	33±5	7±6	64±61	49±27	11	7.6	5	3.5	37	25.7	91	63.2
穹隆型	18	34±5	7±5	37±47	45±36	4	22.2	3	16.7	0	0	11	61.1
直肠型	14	38±6	8±8	46±32	25±27	7	50.0	2	14.3	0	0	5	35.7

表3 3种类型PDIE患者疼痛症状的比较

类别	总例数	痛经 轻度 例数	百分率（%）	中度 例数	百分率（%）	重度 例数	百分率（%）	VAS评分（分，$\bar{x}\pm s$）	CPP 例数	百分率（%）	性交痛 例数	百分率（%）	肛门坠胀 例数	百分率（%）	大便痛 例数	百分率（%）
单纯型	144	20	13.9	55	38.2	56	38.9	6.0±2.8	48	33.3	60	41.7	77	53.5	28	19.4
穹隆型	18	2	11.1	4	22.2	11	61.1	6.8±2.7	5	27.8	13	72.2	16	88.9	5	27.8
直肠型	14	1	7.1	5	35.7	7	50.0	7.0±2.8	5	35.7	7	50.0	9	64.3	7	50.0

四、3种类型PDIE患者的腹腔镜手术治疗情况

1. 术前用药 27.8%的穹隆型和28.6%的直肠型PDIE患者术前因病灶大、深或者浸润直肠、粘连较重，考虑手术困难，接受了GnRH-a 2～3个月的治疗，比例明显高于单纯型患者，三者比较，差异有统计学意义（$P = 0.010$）。见表4。

2. 腹腔镜手术情况 3种类型PDIE患者比较，直肠型患者的平均手术时间、术后住院时间较单纯型和穹隆型明显延长，而穹隆型患者术中出血量明显增加，分别比较，差异均有统计学意义（$P < 0.01$）。3种类型患者中，直肠型完全切净率最低，为28.6%，累及直肠黏膜下时保守性手术无法完全切净异位病灶；其次为穹隆型，完全切净率为83.3%；单纯型完全切净率达到了95.1%；三者比较，差异有统计学意义（$P < 0.01$）。见表4。

3. 手术并发症 144例单纯型PDIE患者无并发症发生；18例穹隆型患者中有1例术后阴道穹隆缝合处出血，行子宫切除术；14例直肠型患者行保守性腹腔镜手术，肌层浸润深的患者未行部分肠道切除，28.6%的患者达到异位病灶完全切净，但无一例肠道损伤。见表4。

4. 术后用药 82.6%的单纯型患者、55.6%的穹隆型患者、71.4%的直肠型PDIE患者术后予GnRH-a辅助治疗2～3个月，三者比较，差异有统计学意义（$P = 0.020$）。3种类型PDIE患者的手术有效率、术后1年、2年、3年的疼痛缓解率均无差异，分别比较，差异均无统计学意义（$P > 0.05$）。见表4。

五、影响PDIE患者术后疼痛缓解的因素

将疼痛缓解时间与术前GnRH-a治疗、手术切净程度、深部结节部位以及病灶大小、术后GnRH-a辅助治疗等进行分析，结果显示，只有腹腔镜手术切净程度是影响术后疼痛缓解时间的因素（$P < 0.05$）。达到完全切净的PDIE患者中位疼痛缓解时间为56个月，未达到完全切净的患者为25个月，两者比较，差异有统计学意义（$P < 0.01$）。

讨　　论

一、PDIE的临床病理特点

疼痛是内异症突出的临床特征。在本研究中，PDIE患者痛经的发生率及程度、CPP、性交痛、肛门坠胀以及大便痛的发生率均显著高于非PDIE内异症患者。PDIE患者发生痛经、CPP、性交痛和大便痛的风险明显增加。本课题组前期

表4　3种类型PDIE患者腹腔镜手术治疗及术后疼痛缓解情况的比较

类别	总例数	手术时间（min, $\bar{x}\pm s$）	术中出血量（ml, $\bar{x}\pm s$）	住院时间 d, $\bar{x}\pm s$	完全切净		未切净		术后并发症（例数）	术前用药		术后用药	
					例数	百分比（%）	例数	百分比（%）		例数	百分率（%）	例数	百分率（%）
单纯型	144	59±22	56±6	3.0±0.7	137	95.1	7	4.9	0	10	6.9	119	82.6
穹隆型	18	69±31	99±24	4.1±0.5	15	83.3	3	16.7	1	5	27.8	10	55.6
直肠型	14	82±31	69±15	7.7±2.1	4	28.6	10	71.4	0	4	28.6	10	71.4

类别	总例数	术后随诊时间（月, $\bar{x}\pm s$）	手术有效		术后疼痛缓解率（%）				复发	
			例数	百分率（%）	0.5年	1年	2年	3年	例数	百分率（%）
单纯型	144	24±12	143	99.3	99.3	94.9	77.9	72.4	8	5.6
穹隆型	18	20±11	17	94.4	94.4	88.2	71.4	66.7	1	5.6
直肠型	14	20±10	14	100.0	100.0	92.3	83.3	100.0	1	7.1

的研究[7]和 Chapron 等[8]的研究均证实，DIE 异位病灶，特别是位于后盆腔的 PDIE 异位病灶，如子宫骶韧带深部结节、阴道直肠隔结节、直肠子宫陷凹病灶等与痛经、CPP、性交痛及大便痛都有密切的关系，甚至疼痛的程度与异位病灶浸润的深度存在相关性[9]。内异症疼痛的发生与神经解剖机制有关[10]。Anaf 等[4]发现，在阴道直肠隔异位结节中神经纤维的分布增加，基质细胞神经束膜浸润以及神经内膜浸润均增加。Tokushige 等[11]发现，腹膜型内异症病灶中神经纤维分布明显增加，并且由 Aδ、C 感觉神经以及胆碱能和肾上腺素能神经纤维支配，在异位腺体周围神经生长因子（nerve growth factor，NGF）免疫反应增强，异位腺体和微血管周围可见 NGF 受体阳性的神经纤维；Berkley 等[2]在内异症动物模型中同样观察到了异位病灶中神经纤维的形成。Berkley 等[2]2005 年在 Science 撰文认为，内异症的疼痛以及对雌激素敏感的机制之一就是异位子宫内膜灶中神经支配的形成，从而对中枢神经元的活性产生了广泛和多种的影响。目前，神经解剖机制是内异症疼痛发病机制中最热门的学说，也成为内异症疼痛的临床和基础研究的热点。

虽然 PDIE 患者症状重，但病程却长于非 PDIE 患者。许多内异症患者因诊断的延迟造成生理、心理和社会因素的痛苦。有学者分析了 115 例 DIE 患者，发现这些侵及膀胱、直肠、输尿管的 DIE 患者从出现症状到明确诊断平均的时间为 5.2 年，明显长于非 PDIE 的内异症患者（3.9 年）[13]。腹腔镜仍然是内异症诊断的"金标准"。然而在边远地区，腹腔镜检查和手术的开展受到经济因素的限制，同时 DIE 的腹腔镜手术难度大，副损伤的风险高，这些因素都与 DIE 诊断延迟有关。鉴于 DIE 明显的疼痛症状，因此，对 DIE 患者进行以疼痛症状和妇科检查为基础的非手术诊断，目前也成为 DIE 临床研究的热点之一。

二、PDIE 的临床分型探讨

DIE 目前无统一的分型标准。r-AFS 由于主要权重于卵巢子宫内膜异位囊肿，不适合 DIE 的分型。Koninckx 和 Martin[14]是最先定义 DIE 的学者，他们将直肠子宫陷凹和阴道直肠隔的深部异位病灶分为 3 型：Ⅰ型（圆锥形浸润病灶）、Ⅱ型（深部病灶，表面有广泛粘连，可能为肠道受牵引而形成）、Ⅲ型（大部位病灶位于腹膜下方，侵犯阴道直肠隔）。2001 年，Martin 和 Batt[15]又将 DIE 分为宫颈后、阴道直肠凹陷以及阴道直肠隔 3 种；宫颈后 DIE 包括阴道直肠凹陷前部、阴道后穹隆、宫颈后方的后腹膜区；阴道直肠凹陷 DIE 包括阴道壁、直肠壁、直肠子宫陷凹；而阴道直肠隔 DIE 指腹膜内无明显病灶，病灶位于腹膜外的孤立病灶。这一分型定义界定较模糊，腹腔镜手术中很难清晰和准确地区分宫颈后方、直肠子宫陷凹和阴道直肠隔。Chapron 等[16]将盆腔部位的 DIE 分为前部和后部（P），前部包括膀胱腹膜反折和膀胱病变，P 又分为 P1（子宫骶韧带病灶）、P2（阴道病灶）和 P3（肠道病灶）；P3 又分为无阴道浸润、有阴道浸润及多发肠道病灶。由于 DIE 多位于后盆腔，且病灶多样，所以 DIE 的分型实际就是 PDIE 的分型。本研究中，根据病灶是否累及阴道穹隆或直肠将 PDIE 分为 3 型：未累及穹隆或直肠的为单纯型，包括子宫骶韧带、直肠子宫陷凹和阴道直肠隔的病灶；仅累及穹隆的后盆腔深部病灶为穹隆型；累及直肠伴或不伴穹隆受累的后盆腔深部病灶为直肠型。这样的分型定义较清晰，腹腔镜手术中易界定，临床操作性较好。本研究结果发现，3 种类型 PDIE 临床症状之间各有一定的特征性，穹隆型患者性交痛、肛门坠胀的发生率高，而直肠型患者大便痛的发生率增加，且病程最长。在腹腔镜手术治疗中，直肠型 PDIE 手术时间最长、完全切净率最低，穹隆型术中出血量最多，这两种类型手术的难度均明显高于单纯型的患者。3 种类型 PDIE 术后随诊疼痛缓解率没有明显的差异，除了与本研究中大多数患者术后接受了 GnRH-a 治疗有关，也有本研究中直肠型患者术后随诊的时间较短、术后两年随诊的病例数不多的因素，还需要继续延长临床观察的时间以获得更全面、真实的数据。理想的临床分期方法应该基于疾病的自然史、病变浸润的深度、症状的严重性以及受累器官的最终结局，可以反映病变的严重性、指导临床治疗、预测患者预后。病变的分期要反映疾病的进展情况、严重程度的递增以及相互的关联。因此，PDIE 的分型要达到上述标准需要进一步的设计研究。

三、PDIE的腹腔镜手术治疗效果

本研究中，手术切净程度是唯一明确的影响PDIE患者术后疼痛缓解时间的因素，完全切净的患者中位疼痛缓解时间为56个月，明显长于未切净的PDIE患者。但PDIE腹腔镜手术风险大，最主要的手术并发症是直肠穿孔或肠切除、直肠阴道瘘，此外还可以出现出血、输尿管损伤、术后吻合口狭窄以及泌尿系统和肠道症状。长期以来对于PDIE，特别是直肠受累PDIE的手术治疗一直存在争议，一些学者主张积极的手术切除，甚至包括病变肠道的切除和吻合术，而近年来保守性手术的作用逐渐受到重视，但目前还缺乏大样本量的前瞻性研究。有学者报道，30岁以下的DIE患者，5年的再手术率可以高达74%[17]。1项对比性研究显示，手术切除PDIE病灶与保守性治疗比较，随诊1年和2年，中度以下痛经患者的比例分别是59.8%和34.6%、38.9%和24.5%，均有统计学差异；同时PDIE手术风险大，即使是腹腔镜技术娴熟的医师，手术并发症仍可高达10%[18]。

因此，PDIE的腹腔镜手术疗效与术者个人技术存在依赖性。本研究中直肠受累的PDIE患者没有肠道狭窄、梗阻、便血的临床症状，本研究采取保守性腹腔镜手术，未行病变肠段的切除和吻合术，但术后辅助GnRH-a治疗，综合治疗的结果显示，手术有效率、疼痛缓解率与单纯型和穹隆型没有明显差异。因此，对于PDIE，即使有直肠的浸润，只要没有肠梗阻或者明显便血，采取保守性手术加上术后辅助药物治疗，也可以获得较满意的疼痛缓解效果，与行有并发症可能的肠道修补、切除的积极手术相比，其卫生经济学价值值得进一步探讨。

PDIE与各种内异症疼痛症状的关系密切，手术治疗难度大，其中直肠受累最为困难，腹腔镜保守性手术加术后辅助药物治疗能获得较满意的疼痛缓解，术后疼痛缓解时间与手术切净程度相关。其腹腔镜手术治疗效果和临床分型还需要进一步大样本量的前瞻性临床研究评价。

参 考 文 献

[1] 郎景和. 子宫内膜异位症的基础与临床研究 [J]. 北京：中国协和医科大学出版社，2003：35-50.

[2] Berkley KJ, Rapkin AJ, Papka RE. The pains of endometriosis [J]. Science, 2005, 308: 1587-1589.

[3] Valle RF, Sciarra JJ. Endometriosis: treatment strategies [J]. Ann N Y Acad Sci, 2003, 997; 229-239.

[4] Anaf V, Simon P, El Nakadi I, et al. Relationship between endometriotic foci and nerve in rectovaginal endometriotic nodules [J]. Hum Reprod, 2000, 15: 1744-1750.

[5] Revised American Fertility Society classification of endometriosis: 1985 [J]. Fertil Steril, 1985, 43: 351-352.

[6] Vincent K, Kennedy S, Stratton P. Pain Scoring in endometriosis: entry criteria and outcome measures for clinical trials [J]. Report from the Art and Science of Endometriosis meeting. Fertil Steril, 2010, 93: 62-67.

[7] 冷金花，郎景和，戴毅，等. 子宫内膜异位症患者疼痛与盆腔病灶解剖分布的关系 [J]. 中华妇产科杂志，2007，42：165-168.

[8] Chapron C, Fauconnier A, Dubuisson JB, et al. Deeply infiltrating endometriosis: relation between severity of dysmenorrheal and extent of the disease [J]. Hum Reprod, 2003, 18: 760-766.

[9] Chapron C, Chopin N, Borghese B, et al. Deeply infiltrating endometriosis: pathogenetic implications of the anatomical distribution [J]. Hum Reprod, 2006, 21: 1839-1845.

[10] Lamvu Steege JF. The anatomy and neurophysiology of pelvic pain [J]. J Minim Invasive Gynecol, 2006, 13: 516-522.

[11] Tokushige N, Markham R, Russell P, et al. Nerve fibres in peritoneal endometriosis [J]. Hum Reprod, 2006, 21: 3001-3007.

[12] Berkley KJ, Dmitrieva N, Curtic KS, et al. Innervation of ectopic endometrium in a rat model of endometriosis [J]. Proc Nall Acad Sci U S A, 2004, 101: 11094-11098.

[13] Dias JA Jr, Podgaec S, Averbach M, et al. Time elapsed between the onset of symptoms and the diagnosis of deeply infiltrating endometriosis [EB/OL]. [2009-11-03]. http://www.endometriosis.ca/WES%

20e-Joumal% 202008% 20WCE% 20Issue.pdf.

［14］Koninckx PR，Martin DC. Deep endometriosis：a consequence of infiltration or retraction or possibly adenomyosis externa［J］？ Fertil Steril，1992，58：924-928.

［15］Martin DC，Batt RE. Retrocervical，rectovaginal pouchy，and rectovaginal septum endometriosis［J］. J Am Assoc Gynecol Laparosc，2001，8：12-17.

［16］Chapron C，Fauconnier A，Vieria M，et al. Anatomical distribution of deeply infiltrating endometrio-sis：surgical implications and proposition for a classifi-cation［J］. Hum Reprod，2003，18：157-161.

［17］Vercellini P，Crosignani PG，Abbiati A，et al. The effect of surgery for symptomatic endometriosig：the other side of the story［J］. Hum Reprod Update，2009，15：177-188.

［18］Vercellini P，Pietropaolo G，De Giorgi O，et al. Reproductive performance in fertile women with rec-tovaginal endometriosis：is surgery worthwhile［J］？ Am J Obstet Gynecol，2006，195：1303-1310.

卵巢子宫内膜异位囊肿术后复发患者的临床病理特点和手术疗效分析

邓　姗　冷金花　郎景和　戴　毅　李晓燕

【摘要】目的：分析卵巢子宫内膜异位症（内异症）囊肿术后复发的临床病理特点和手术疗效。方法：回顾性分析2003年1月至2008年12月北京协和医院收治的69例卵巢内异症囊肿术后复发患者的临床资料，分析总结其复发特点及临床结局。前次手术双侧卵巢内异症囊肿29例（42%，29/69）；单侧40例（58%，40/69），其中左侧19例（48%，19/40），右侧21例（52%，21/40）。术后包块复发57例，单纯疼痛复发12例。结果：69例患者中位复发间隔时间38个月（1～144个月）。57例包块复发患者中，双侧卵巢内异症囊肿术后复发24例，中位复发间隔时间31个月；单侧复发33例，中位复发间隔时间39个月；两者比较，差异无统计学意义（ $P=0.452$ ）。左侧复发37例，复发率77%（37/48）；右侧复发34例，复发率68%（34/50）；两者比较，差异无统计学意义（ $P=0.396$ ）。12例单纯疼痛复发患者中10例合并子宫腺肌症（AM），4例合并深部浸润型内异症（DIE）。29例合并AM和/或DIE平均手术时间75.1分钟，平均术中失血量114.9 ml；40例单纯内异症囊肿则分别为49.9分钟和38.4 ml；两者分别比较，差异均具有统计学意义（ P 均＜0.05）。69例患者术后均获随访，平均随访时间32个月（3个月至8年）。6例患者内异症囊肿再次复发，中位复发间隔时间为3年（6个月至6年）；38例患者有生育要求，仅4例完成生育。结论：临床诊断内异症复发确诊率高，疼痛主要与AM相关，内异症囊肿合并DIE和/或AM是导致手术难度增大的主要原因；二次术后患者整体预后差。

【关键词】子宫内膜异位症；复发；预后

Clinicopathological characteristics of recurrent endometriosis and the outcomes of secondary surgery. *Deng Shan, Leng Jinhua, Lang Jinghe, Dai Yi, Li Xiaoyan*

【Abstract】Objective：To investigate clinicopathological characteristics of recurrent endometriosis and outcomes of secondary surgery. Methods：From Jan. 2003 to Dec. 2008, 69 cases with recurrent endometriosis operated by the same senior gynecologist in Peking Union Medical College Hospital were studied retrospectively in order to summarize clinicopathological characteristics and clinical outcomes. In prior surgery, both ovaries were involved in 29 cases（42%, 29/69）, and unilateral ovarian endometriomas were found in 40 cases（58%, 40/69）, including 19 cases（48%, 19/40）with left lesions and 21 cases（52%, 21/40）with right lesions. After first surgery, 57 cases presented recurrent pelvic cystic masses and 12 cases presented moderate to severe pain without pelvic mass. Results：The median recurrence interval was 38（1 ～ 144）months. Among 57 cases with recurrent pelvic masses, bilateral ovarian endometriomas recurred in 24 cases at median recurrence interval of 31 months. Unilateral ovarian endometrioma recurred in 33 cases at recurrence interval of 39 months. There was no significant different recurrence period between bilateral and unilateral recurrent ovarian mass（ $P=0.452$ ）. The recurrent rate of left and right side ovarian lesion was 77% (37/48) and 68% (34/50 cases), respectively, which did not reach statistical difference (P = 0.396). Among 12 recurrent cases with pure pelvic pain, 10 cases were founded combined with adenomyosis (AM), of which 4 cases had deep infiltrated endometriosis (DIE). Compared with the 40 cases of simple ovarian endometriomas, 29 cases complicated by DIE and (or) AM had longer operation time (75.1 min vs. 49.9 min, P = 0.017) and more blood loss (114.9 ml vs. 38.4 ml, P < 0.05). In those 69 recurrent endometriosis patients, the median period of following-up was 32 months (3 months to 8 years). Six cases showed recurrent disease again at median recurrence interval of 3 years (6 months-6 years). Thirty-eight cases had expecting childbearing, however, only 4 women underwent childbirth.

Conclusions: The rate of clinical diagnosis of recurrent endometriosis is quite high. Pain is mostly associated with AM. The major difficulty and challenge of secondary surgery was ovarian endometrioma combined with DIE or AM. Prognosis of recurrent endometriosis is not optimistic after secondary surgery.

【 **Key words** 】Endometriosis; Recurrence; Prognosis

子宫内膜异位症（内异症）是育龄妇女的多发病，可导致经期疼痛和不孕。保留子宫和附件的保守性手术治疗和药物治疗后，卵巢内异症囊肿和深部浸润型内异症（DIE）病灶仍可复发。本文对北京协和医院妇产科2003年1月至2008年12月收治的卵巢内异症囊肿术后复发患者的临床资料进行回顾性分析，旨在总结其临床病理特点和手术治疗效果，现将结果报道如下。

资料与方法

一、资料来源

1. 研究对象　经前次卵巢内异症囊肿剥除或切除术后，再次出现盆腔囊性包块或盆腔疼痛的患者75例，临床考虑为内异症复发，患者平均年龄（35±6）岁。经手术病理确诊，排除假性囊肿6例，69例具备卵巢内异症囊肿或盆腔内异症病理证据（92%，69/75）。

2. 一般资料　69例患者中，57例为包块复发，21例合并中度以上疼痛［视觉模拟评分法（VAS）≥4分］，7例合并不孕；12例为单纯疼痛复发，术前超声检查无明确附件包块，中位VAS 8分（4～10），因明显疼痛和/或合并不孕（6例）决定手术治疗。术前血清CA125水平平均93.7 U/ml（5.5～365.6 U/ml），＞35 U/ml者40例（40/69，58%）。

3. 前次手术情况　前次手术指征均为卵巢内异症囊肿，其中腹腔镜手37例（54%），开腹手术32例（46%）。双侧卵巢内异症囊肿29例（42%，29/69）；单侧40例（58%，40/69），其中左侧19例（48%，19/40），右侧21例（52%，21/40）。合并子宫腺肌症（AM）5例，合并子宫肌瘤5例。术后辅助用药患者36例，其中促性腺激素释放激素类似物（GnRH-a）15例，孕三烯酮11例，大剂量醋酸甲羟孕酮3例，短效口服避孕药2例，其他药物等5例。

4. 本次手术方法　除1例患者既往子宫部分切除，此次行开腹手术外，余68例行腹腔镜手术。手术均为全身麻醉，术中先分离盆腔粘连，恢复正常解剖，随后卵巢囊肿剥除术、DIE切除术和/或AM病灶切除术，卵巢破坏严重而对侧尚好者行一侧附件切除。无生育要求而疼痛症状重者行全子宫切除术。手术切除的病灶组织均送病理诊断。

5. 随访　术后4～6周，以后每3～6个月门诊随访。术后随访内容包括妇科检查、B超检查及外周血CA125水平检测。

二、方法

回顾性分析内异症囊肿复发患者术中情况和临床病理特点，包括复发时间、复发侧别及间隔时间、合并DIE和/或AM等，并进行相应比较。

三、统计学方法

采用统计学软件SPSS 11.5进行数据分析和检验。百分率比较采用χ^2检验；各组平均值或中位数分别采用独立样本的 t 检验和非参数检验（Mann-Whitney U 检验）。

结　　果

一、复发时间

距前次手术症状或体征复发中位间隔时间为38个月（1～144个月）；48例在临床诊断复发后短期内即接受再次手术，另21例曾接受药物治疗，临床诊断复发至手术中位间隔时间为18个月（3～103个月）。

二、手术情况及辅助用药

卵巢囊肿剥除术53例，附件切除术8例，全子宫及附件切除术6例，腺肌症楔切或腺肌瘤剥除术7例，DIE切除术9例。全部病例盆腔内均有不同程度的粘连，美国生育学会修订的（revised American Fertility Society，r-AFS）内异症分期标准评分为（53±24）分（4～116分），r-AFS Ⅳ期患者占74%（51/69）。中位手术时间60分钟（20～180分钟），中位出血量为50 ml（10～800 ml）。术后64例患者辅助药物治疗，其中51例辅助应用GnRH-a 3个月，无生育要求者继续应用口服避孕药6个月，5例放置左炔诺孕酮宫内缓释系统（德国拜耳医药保健有限公司曼月乐），其他药物治疗8例。

三、临床病理特点

1. 双侧与单侧卵巢内异症囊肿复发间隔时间比较　57例包块复发患者中，双侧卵巢内异症囊肿剥除术后复发24例，中位复发间隔时间31个月（4～120个月）；单侧复发33例，中位复发间隔时间39个月（1～120个月）；两者比较，差异无统计学意义（$P = 0.452$）。

2. 左侧与右侧卵巢内异症囊肿复发率比较　左侧复发37例，复发率77%（37/48）；右侧复发34例，复发率68%（34/50）；两者比较，差异无统计学意义（$P = 0.396$）。

3. 同侧与对侧卵巢内异症囊肿复发间隔时间比较　单侧内异症囊肿剥除术后同侧复发17例，中位复发间隔时间20个月（1～96个月）；对侧复发16例，中位复发间隔时间38个月（12～120个月）；两者比较，差异有统计学意义（$P = 0.042$）。同侧复发患者中9例左侧复发，中位复发间隔时间18个（1～96个月）；8例右侧复发，中位复发间隔时间30个月（1～72个月）；两者比较，差异无统计学意义（$P = 0.346$）。

4. 单侧与双侧卵巢内异症复发合并AM比较　前次手术单侧内异症囊肿40例患者中，13例复发时合并AM（33%，13/40）；双侧29例患者中，14例复发合并AM（48%，14/29）；两组比较，差异无统计意义（$P = 0.314$）。

5. 合并DIE和/或AM与单纯内异症囊肿情况比较　单纯内异症囊肿复发40例，术前CA125平均值54.4 U/ml（5.5～118.1 U/ml），中位VAS 3分（0～6分），手术平均时间49.9分钟（20～110分钟），术中平均失血量38.4 ml（10～100 ml）；合并DIE和/或AM 29例，术前CA125平均值111.0 U/ml（27.3～365.6 U/ml），中位VAS 7分（2～10分），手术平均时间75.1分钟（45～180分钟），术中平均失血量114.9 ml（50～800 ml）；以上各项与单纯内异症囊肿患者比较，差异均有统计学意义（P 均 < 0.05）。12例单纯疼痛复发患者中，10例合并AM，4例合并DIE。VAS ≥ 4分患者中合并AM者占49%（16/33），VAS < 4分患者中合并AM占22%（8/36例），两者比较，差异具有统计学意义（$P = 0.032$）。

四、术后随访

69例患者均获得随访，平均随访时间为32个月（3个月～8年）。1年内疼痛缓解率为61%（28/46），其中6例于本次复发手术中接受全子宫切除。至末次随访时6例内异症囊肿复发，平均复发间隔为3年（6个月～6年）。术后疼痛缓解率61%（42/69）。术后假性囊肿形成5例，表现为无症状多分隔囊性包块，发现时间平均9个月（5～11个月）。

38例患者有生育要求，平均年龄（32±5）岁，仅4例完成生育（年龄为30～33岁）。1例为双侧卵巢内异症囊肿术后单侧复发合并AM，术后1年余经体外受精-胚胎移植（IVF-ET），妊娠双胎，足月后行剖宫产术。其余3例分别为单侧卵巢内异症囊肿同侧复发合并AM、双侧卵巢内异症囊肿单侧复发和单侧卵巢内异症囊肿同侧复发，于术后6个月、2年和3年自然受孕并足月顺产。

讨　论

一、复发性内异症的诊断

据国外报道，保守性手术治疗卵巢内异症后仍有2%～47%的患者复发[1,2]，国内报道复发率约为17.5%[3]，仍有33%的患者会接受二次腹腔镜手术[4,5]。

根据病史及相关检查，复发的诊断并不困难。疼痛对复发诊断的敏感性为79.6%，特异性为70%。B超检查可作为囊肿复发较为可靠的诊断依据，但需要与术后粘连形成的包裹性积液相鉴别。腹腔镜探查仍为目前公认的诊断复发的可靠手段[6]。本研究中手术诊断符合率为92%（69/75），术前包块为内异症囊肿的阳性预测值为90.5%（57/63），6例经手术病理证实为单纯假性囊肿；而VAS≥4分的患者的阳性预测值可达100%，均证实内异症或合并AM。

二、复发性内异症的特点

1. 卵巢内异症囊肿　根据以往的临床研究，内异症囊肿易发于左侧卵巢，结合乙状结肠的解剖特点，这一现象支持内异症发病理论中的"经血逆流学说"[7]。但本研究中，根据前次手术卵巢内异症囊肿的侧别统计其复发率，左侧同侧复发率为77.1%，右侧同侧复发率为68.0%，差异无统计学意义（P = 0.396）；对于同侧复发的内异症囊肿，左侧（18个月）较右侧（30个月）中位复发间隔时间短，但差异无统计学意义（P = 0.364）。这可能与样本量少有关，需进一步积累资料加以验证。复发性内异症囊肿既包括前次囊肿剔除侧的再发囊肿，也包括对侧的新发囊肿。

本研究数据表明，对侧囊肿中位复发间隔时间为38个月，同侧为20个月，两者比较，差异有统计学意义（P = 0.042），符合临床推理。

2. 合并DIE和/或AM　复发性内异症通常盆腔粘连较重，常合并AM和/或DIE。单纯内异症囊肿复发患者疼痛VAS并不高，平均为3分，而一旦合并AM和/或深部内异症，平均VAS升至7分，且术前CA125水平明显增高，手术时间显著延长，出血量增多。目前认为，内异症和AM发病机制不同，但本研究发现，前次手术中单、双侧内异症囊肿患者合并AM差异并不十分明显，而当复发时，约48.3%的原双侧内异症囊肿患者合并明显AM。此类患者不仅手术困难，而且术后疼痛复发率高，非根治性手术难以达到长期缓解疼痛的目的。

三、复发性内异症囊肿的手术指征

复发性内异症手术难度大，对腹腔镜手术技术要求更高，但对于有经验的医师来说仍为首选，根据生育要求选择囊肿剔除或附件切除术。再次囊肿剔除术与初次手术相比，疼痛与囊肿的复发率相似，均为20%左右[8]。关于复发病例的手术时机，复发囊肿的直径并不重要，药物治疗无效的疼痛或DIE程度是更重要的手术指征[5]。对于不孕患者来说，再次囊肿剔除术可能进一步造成卵巢功能的损伤，减少卵泡储备，使IVF中卵泡发育及取卵数目减少[9,10]。

四、复发性内异症的预后

复发性内异症再次手术后仍存在复发风险[11]，生育结局也不乐观，自然受孕率比第一次手术后更低[12-14]。在我们的临床观察中，不乏因疼痛复发最终放弃生育要求的病例，即使对于辅助生殖技术而言，AM也是棘手的指征之一，建议对有生育要求的内异症复发患者，尤其是合并AM的患者积极助孕。

总之，虽然内异症是一种良性疾病，但易复发是临床处理的难点之一。由于内异症的发病机制尚未完全明了，目前治疗的原则基本与初次治疗相同。促进和改善生育应是重中之重，完成生育后，即使病变再复发也可以较轻松地考虑根治性手术方式。

参 考 文 献

［1］Kikuchi I，Takeuchi H，Kitade M，et al. Recurrence rate of endometriomas following a laparoscopic cystectomy［J］. Acta Obstet Gynecol Scand，2006，85：1120-1124.

［2］冷金花，马彩虹. 第十届国际子宫内膜会议纪要［J］. 中华妇产科杂志，2008，43：475-477.

［3］赵轩，刘俊丽，陈世荣，等. 子宫内膜异位症手术治疗后复发相关因素分析［J］. 中华妇产科杂志，2006，41：669-671.

［4］Abbott，JA，Hawe J，Clayton RD，et al. The effects and effectiveness of laparoscopic excision of endometriosis：a prospective study with 2 ～ 5 year follow-up［J］. Hum Reprod，2003，18：1922-1927.

［5］Exacoustos C，Zupi E，Amadio A，et al. Recurrence of endometriomas after laparoscopic removal：sonographic and clinical follow-up and indication for secondary surgery［J］. J Minim Invasive Gynecol.2006，13：281-288.

［6］董喆，冷金花. 复发性子宫内膜异位症的诊治进展［J］. 中国妇产科临床杂志，2009，10：391-393.

［7］Vercellini P，Aimi G，De Giorgi O，et al. Is cystic ovarian endometriosis an asymmetric disease［J］？Br J Obstet Gynaecol，1998，105：1018-1021.

［8］Fedele L，Bianchi S，Zanconato G，et al. Laparoscopic excision of recurrent endometriomas：long term outcome and comparison with primary surgery［J］. Fertil Steril，2006，85：694-699.

［9］Practice Committee of the American Society for Reproductive Medicine. Endometriosis and infertility［J］. Fertil Steril，2006，86（5 Suppl 1）：S156-160.

［10］Vercellini P，Barbara G，Abbiati A，et al. Repetitive surgery for recurrent symptomatic endometriosis：what to do［J］？ Eur J Obstet Gynecol Reprod Biol，2009，146：15-21.

［11］Benaglia L，Somigliana E，Vighi V，et al. Rate of severe ovarian damage following surgery for endometriomas［J］. Hum Reprod，2010，25：678-682.

［12］Vercellini P，Somigliana E，Daguati R，et al. Hie second time around：reproductive performance after repetitive versus primary surgery for endometriosis［J］. Fertil Steril，2009，92：1253-1255.

［13］Vercellini P. Somigliana E，Viganò P，et al. The effect of second line surgery on reproductive performance of women with recurrent endometriosis：A systematic review［J］. Acta Obstet Gynecol Scand，2009，88：1074-1082.

［14］Berlanda N，Vercillini P，Fedele L. The outcomes of repeat surgery for recurrent symptomatic endometriosis［J］. Curr Opin Obstet Gynecol，2010，22：320-325.

内异症患者在位内膜病理特征分析

仝佳丽　郎景和　朱　兰　冯瑞娥　崔全才

【摘要】目的：分析内异症患者在位内膜病理特征。方法：回顾性分析2007年1月至2008年12月在北京协和医院经手术治疗、病理证实为盆腔内异症的176例患者的在位内膜病理特征。结果：72.2%（127/176）患者的在位内膜处于增殖期。35例（19.9%，35/176）为子宫内膜息肉，其中32例为单纯子宫内膜息肉，3例为子宫内膜异常增生合并子宫内膜息肉；子宫内膜异常增生者7例（4.0%，7/176）；在位内膜病变发生率为22.2%（39/176）。53例合并不孕症者在位内膜病变发生率为35.9%（19/53），高于无不孕症者的16.3%（20/123），两者比较，差异有统计学意义（$\chi^2 = 8.24$，$P = 0.004$）。65例合并月经异常者，子宫内膜息肉和子宫内膜异常增生的发生率分别为20.0%（13/65）、10.8%（7/65），均分别高于月经正常者17.1%（19/111）和0，两者比较，差异有统计学意义（$\chi^2 = 13.839$，$P = 0.003$）。结论：内异症患者在位内膜细胞处于持续增殖状态，内异症合并不孕症患者以及月经异常者在位内膜病变的发生率显著增高。

Study on pathological characteristics of eutopic endometrium in endometriosis. *Tong Jiali，Lang Jinghe，Zhu Lan，Feng Rui-e，Cui Quancai*

【Abstract】Objective：To study the pathologic characteristics of eutopic endometrium in patients with endometriosis. Methods：Pathologic characteristics of eutopic endometrium were studied in 176 patients with endometriosis in Peking Union Medical College Hospital from January 2007 to December 2008 retrospectively. Results：About 72.2%（127/176）of eutopic endometrium were in proliferative phase，19.9%（35/176）of were observed as endometrial polyp，including 32 cases with simple endometrial polyp and 3 cases with abnormal hyperplasia combined with endometrial polyp. And 4.0%（7/176）showed abnormal hyperplasia. The incidence of pathologic changes in eutopic endometrium was 22.2%（39/176）. Among 53 endometriosis patients combined with infertility，the incidence of pathologic changes of eutopic endometrium was 35.9%（19/53），which was significantly higher than 16.3% in non-infertile patients（$\chi^2 = 8.24$，$P = 0.004$）. Among 65 cases with irregular menstruation，the incidence of endometrial polypus and endometrial hyperplasia were 20.0%（13/65）and 10.8%（7/65）which were significantly higher than 17.1%（19/111）and 0 in normal menstruation patients（$\chi^2 = 13.839$，$P = 0.003$）. Conclusions：The eutopic endometrium of endometriosis were in proliferative phase state. The pathologic changes of eutopic endometrium were more in patients combined with infertility and irregular menstruation.

【Key words】Endometriosis；Hyperplasia；Polyps

内异症是指子宫内膜组织（腺体和间质）在子宫内膜以外的部位出现、生长、浸润、反复出血，可形成结节和包块，引起疼痛和不育等[1]，是育龄妇女的常见病，发病率可达10%～15%。Sampson的经血逆流学说是内异症发病学说的主导理论，近年来的研究提出的"在位内膜决定论"指出了在位内膜在内异症发生、发展中的重要作用，在位内膜的组织病理学、生物化学、分子生物学、遗传学等的特质。与内异症的发生、发展密切相关[2]。本研究回顾性分析内异症患者在位子宫内膜的病理特征，旨在发现在位内膜病变与内异症的相关性。

资料与方法

一、一般资料

2007年1月至2008年12月在北京协和医院妇产科因内异症行手术治疗，且术中腹腔镜检查形态学结合病理学检查均证实为盆腔内异症患者共176例，患者平均年龄（39±8）岁。合并不孕者53例，其中原发不孕34例，继发不孕19例，绝经后6例。

二、方法

子宫全切除术或诊刮术中对176例内异症患者的在位内膜组织进行采集，进行病理学切片检查，由北京协和医院病理科医师阅片、核片，对在位内膜病理学特征进行分析。并按照育龄期、围绝经期及绝经期分组，分为≤40岁组，40～56岁组和≥56岁组；并对是否合并不孕、子宫腺肌症、子宫肌瘤患者，以及不同年龄组患者在位内膜病理特征进行分析。

三、统计学方法

采用SPSS 15.0统计软件对数据进行分析，组间计量资料比较采用t检验；计数资料采用χ^2检验，不适合χ^2检验条件的数据采用Fisher精确概率法。

结　果

一、内异症患者在位内膜病理类型

176例盆腔内异症患者病理分型：腹膜型内异症44例，卵巢子宫内膜异位囊肿124例，深部浸润型内异症8例。其中85例合并子宫腺肌症，64例合并子宫肌瘤。176例子宫内膜病理片中，39例发生子宫内膜病变（22.2%，39/176）；7例子宫内膜异常增生（4.0%，7/176），其中表现为腺体异常增生的单纯性增生2例，复杂性增生2例，单纯性增生合并细胞异型性的不典型增生1例，仅表现为细胞异型性的不典型增生者2例；

32例单纯子宫内膜息肉。7例异常增生的子宫内膜病理片中3例合并子宫内膜息肉。共35例病理片提示子宫内膜息肉（19.9%，35/176）。正常子宫内膜中，增殖期子宫内膜95例，分泌期子宫内膜36例，绝经后萎缩性子宫内膜6例；病变子宫内膜中，增殖期子宫内膜32例，分泌期子宫内膜7例；增殖期子宫内膜总计127例（72.2%，127/176），分泌期43例（23.4%，43/176），萎缩性子宫内膜6例（3.4%，6/176）。

二、不同年龄组在位内膜病理特征

不同年龄组病变在位内膜发生率分别比较，差异均无统计学意义（$P>0.05$），见表1。不同年龄组内异症患者在位内膜病理分型见表1。

三、内异症患者临床表现与子宫内膜病理特征改变

合并不孕症患者中子宫内膜病变发生率35.9%（19/53），均为子宫内膜息肉，其中2例子宫内膜呈复杂性增生，1例表现为不典型增生；无不孕症患者子宫内膜病变发生率为16.3%（20/123），两者比较，差异有统计学意义（$\chi^2=8.24$，$P=0.004$）。合并不孕症患者中29例正常在位内膜处于增殖期（54.7%，29/53），仅5例处于分泌期（9.4%，5/53）；子宫内膜息肉和子宫内膜异常增生的发生率分别为35.9%（19/53）和5.7%（3/53）。合并与未合并不孕症患者内膜病理类型构成比比较，差异有统计学意义（$\chi^2=13.649$，$P=0.009$），见表2。176例内异症患者中以月经量多、不规则阴道出血为主诉者65例，其中子宫内膜息肉发生率20.0%（13/65），子宫内膜异常增生发生率为10.8%（7/65），均高于月经无异常者［分别为17.1%（19/111），0］，两者分别比较，差异均有统计学意义（$\chi^2=13.839$，$P=0.003$）。

四、合并子宫腺肌症及子宫肌瘤患者子宫内膜病理特征

176例盆腔内异症患者中，单纯盆腔内异症者64例，112例合并子宫腺肌症和/或子宫肌瘤。两者间子宫内膜病理类型构成比比较，差异无统

表1　不同年龄组内异症患者子宫内膜病理类型

组别	总例数	正常子宫内膜								病变子宫内膜					
		增殖期		分泌期		萎缩性		合计		单纯内膜息肉		异常增生		合计	
		例数	百分比（%）	例数	百分比（%）	例数	百分比（%）	例数	百分比（%）	例数	百分比（%）	例数	百分比（%）	例数	百分比（%）
≤40岁组	99	54	54.5	23	23.2	0	0.0	77	77.8	18	18.2	4	4.0	22	22.2
40～56岁组	72	41	56.9	13	18.1	2	2.8	56	77.8	13	18.1	3	4.2	16	22.2
≥56岁组	5	0	0	0	0	4	4/5*	4	4/5*	1	1/5*	0	0	1	1/5*

注："*"表示例数少于20，不计百分比

表2　是否合并不孕症的内异症患者在位内膜病理类型

类别	总例数	正常子宫内膜						病变子宫内膜			
		增殖期		分泌期		萎缩性		单纯内膜息肉		异常增生	
		例数	百分比（%）	例数	百分比（%）	例数	百分比（%）	例数	百分比（%）	例数	百分比（%）
无不孕症	123	66	53.7	31	25.2	6	4.9	16	13.0	4	3.3
合并不孕症	53	29	54.7	5	9.4	0	0	16	30.2	3	5.7

表3　是否合并子宫腺肌症和/或子宫肌瘤的内异症患者在位内膜病理类型

类别	总例数	正常子宫内膜						病变子宫内膜			
		增殖期		分泌期		萎缩性		单纯内膜息肉		异常增生	
		例数	百分比（%）	例数	百分比（%）	例数	百分比（%）	例数	百分比（%）	例数	百分比（%）
单纯盆腔内异症	64	34	53.1	9	14.1	5	7.8	14	21.9	2	3.1
合并腺肌症或子宫肌瘤	112	61	54.5	27	24.1	1	0.9	18	16.1	5	4.5

计学意义（$\chi^2 = 1.118$，$P = 0.773$）。见表3。

讨　论

一、内异症患者在位内膜病理特征

子宫内膜细胞直接受基因调控和间接卵巢甾体激素的调节，发生炎性反应、细胞增殖、凋亡、分化和血管形成、组织重建，表现为子宫内膜随月经周期出现周期性的形态学和生化改变。在位内膜细胞生长调控基因的异常表达，卵巢激素调节失衡均可导致在位内膜细胞增殖分化状态的改变，主要表现为在位内膜的持续增殖状态[3,4]。本研究中，176例内异症患者子宫内膜组织中127例（72.2%，127/176）处于增殖期，同时合并子宫内膜息肉28例，子宫内膜异常增生者7例；仅43例（23.4%，43/176）分泌期子宫内膜，合并子宫内膜息肉7例。子宫内膜息肉总的发生率为19.9%（35/176）。本研究中在位内膜病理均因手术指征行子宫全切除术或诊断性刮宫术而获得，经病理医师阅片报告。手术时间与手术患者月经周期无明确相关性，但是处于年龄＞40岁的围绝经期患者77例，另53例内异症患者合并不规则阴道出血，内膜处于增殖期者为127例，仍占72.2%，提示在位内膜细胞增殖的潜能。子宫内膜息肉的发生涉及激素水平、基因突变、炎性刺激等多方面因素，而内异症的在位内膜细胞的代谢调节[5,6]、基因调控[7]、炎性反应[8]均不同于正常内膜细胞，此外子宫内膜细胞的干细胞学说也提出了内异症在位内膜病变与内膜疾病发生的同源性[9]。按照育龄期、围绝经期和绝经期的年龄段比较各年龄组子宫内膜病变发生率，病变子宫内膜在各年龄组中所占比率为20.0%～22.2%，子宫内膜病变总发生率为22.2%，未发现在位内膜病变与年龄段的相关性。以上分析均提示，内异症患者在位内膜的病变特性及内膜细胞的异常调控。

二、内异症的临床表现与在位内膜病理变化的相关性

不孕症是内异症的主要临床表现之一，也是部分患者就诊的主诉，约50%的内异症患者合并不孕。53例合并不孕症患者的子宫内膜病理结果表明，正常增殖期子宫内膜的比例与无不孕症患者的相近[分别为54.7%（29/53）、53.7%（66/123）]，但是正常分泌期子宫内膜的比例低于无不孕症患者[分别为9.4%（5/53）、25.2%（31/123）]，子宫内膜息肉和子宫内膜异常增生的发生率高于无不孕症患者[分别为35.9%（19/53）、16.3%（20/123），$\chi^2 = 8.24$，$P = 0.004$]。内异症所致不孕症的因素很多，涉及盆腔解剖、免疫和内分泌等异常，但是子宫在位内膜的正常蜕膜化是胚胎成功种植的关键。内异症患者子宫在位内膜蜕膜化异常[10,12]，且临床文献报道内异症不孕症患者子宫内膜息肉的发生率显著高于无内异症的不孕症患者（46.7% vs.16.5%）[13]。本研究结果进一步证实了内异症不孕症患者在位内膜病变的高发生率，提示不孕症患者盆腔手术中应同时行子宫内膜病理检查，排除子宫内膜病变的同时积极改善子宫内膜状态，提高种植期子宫内膜的容受性。

受卵巢子宫内膜异位囊肿影响所致卵巢分泌功能失调，合并子宫腺肌症、子宫肌瘤等使子宫增大则子宫内膜表面积增加，子宫肌层病变收缩力下降，月经异常是内异症患者的另一主要临床表现，主要表现为月经量多和不规则阴道出血。比较分析月经异常的内异症患者子宫内膜病理结果发现，其子宫内膜息肉和子宫内膜异常增生的发生率均显著高于月经正常者。但是子宫在位内膜病变的发生率在单纯盆腔内异症患者和合并子宫腺肌症、子宫肌瘤内异症患者间差异无统计学意义。分析内异症患者月经异常发生的原因，在位内膜原发病变也是主要因素，必要时行诊断性刮宫有助于临床排除子宫内膜的潜在病变，以防漏诊。

三、在位内膜在内异症发展中的作用

内异症的现代定义是，内膜细胞在异位生长、发育、出血并引起症状。内膜细胞必须通过腹水、腹腔细胞和腹膜细胞外基质3道防线，完成黏附、侵袭、血管形成(attachment-aggression-angiogensis)"三部曲"，即"3A"发病模式。内异症患者和非内异症患者在位内膜的分子及生物学特质存在差异，这些差异之源乃是基因差异，是内异症患者与非内异症患者在位内膜的根本差异。在位内膜本质的差异决定内异症患者在位内膜的"3A"能力明显增强[2]，临床易感性增强。

本研究分析比较了176例盆腔内异症患者子宫内膜病理特征，72.2%的在位内膜处于增殖状态，证明内异症在位内膜细胞的持续增殖特性。22.2%的在位内膜发生病变，尤以内异症合并不孕症患者及月经异常者内膜病变的发生率显著高于以上临床症状阴性者。内异症的在位内膜病变不可忽视。大量的基础研究已证实，内异症在位内膜与正常子宫内膜不同的特质，结合临床，"在位内膜决定论"的提出表明进一步探讨在位内膜病变在内异症发生、发展过程中的作用，关注内膜病变、改善内膜环境、预防内膜疾病是否可成为今后内异症诊治中的一部分。

参 考 文 献

［1］中华医学会妇产科学分会子宫内膜异位症协作组. 子宫内膜异位症的诊断与治疗规范［J］. 中华妇产科杂志，2007，42：645-648.

［2］郎景和. 子宫内膜异位症的研究与设想［J］. 中华妇产科杂志，2003，38：78-450.

［3］Hapangama DK，Turner MA，Drury JA，et al.

Sustained replication in endometrium of women with endometriosis occurs without evoking a DNA damage response [J]. Hum Reprod, 2009, 24: 687−696.

[4] Hapangama DK, Turner MA, Drury JA, et al. Endometriosis is associated with aberrant endometrial expression of telomerase and increased telomere length [J]. Hum Reprod, 2008, 23: 1511−1519.

[5] Murk W, Atabekoglu CS, Cakmak H, et al. Extracellularly signal-regulated kinase activity in the human endometrium: possible roles in the pathogeneses of endometriosis [J]. J Clin Endocrinol Matab, 2008, 93: 3532−3540.

[6] Gentilini D, Viqano P, Somiqliana E. Endometrial stromal cells from women with endometriosis reveal peculiar migratory behavior in response to ovarian steroids [J]. Fertil Steril, 2010, 93: 706−715.

[7] Hapangama DK, Turner MA, Drury JA, et al. Endometriosis is associated with aberrant endometrial expression of telomerase and increased telomere length [J]. Hum Reprod, 2008, 23: 1511−1519.

[8] Hastings JM, Jackson KS, Mavroqianis PA, et al. The early response gene FOS is altered in a baboon of endometriosis [J]. Biol Reprod, 2006, 75: 176−182.

[9] Gargeet CE, Chan W. Endometrial stem/progenitor cells and proliferative disorders of the endometrium [J]. Minerva Ginecol, 2006, 58: 511−526.

[10] Jones CJ, Innwa I, Nardo L, et al. Eutopic endometrium from women with endometriosis shows altered ultrastructure and Glycosylation compared to that from healthy controls: A pilot observation study [J]. Reprod Sci, 2009, 16: 559−572.

[11] Kim SH, Chi YM, Chae HD, et al. Decreased expression of angiogenin in the eutopic endometrium from women with advanced stage endometriosis [J]. J Korean Med Sci, 2008, 23: 802−807.

[12] Jackson KS, Brudney A, Hastings JM, et al. The altered distribution of the steroid hormone receptors and the chaperone immunophilin FKBP52 in a baboon model of endometriosis is associated with progesterone resistance during the window of uterine receptivity [J]. Reprod Sci, 2007, 14: 390−394.

[13] Kim MR, Kim YA, Jo MY, et al. High frequency of endometrial polyps in endometriosis [J]. J Am Assoc Gynecol Laparosc, 2003, 10: 46−48.

卵巢内异症囊肿患者盆腔病灶的解剖特征及其与疼痛的关系

戴　毅　　冷金花　　郎景和　　张俊吉　　李晓燕　　史精华　　李孟慧

【摘要】目的：探讨卵巢内异症囊肿患者盆腔内异症病灶的解剖特征及其与疼痛症状的关系。方法：详细记录2005年2月至2009年2月在北京协和医院就诊的416例盆腔内异症患者的临床症状、腹腔镜检查和病理检查结果，以有无卵巢内异症囊肿分为两组，伴有卵巢内异症囊肿338例为卵巢囊肿组，不伴有卵巢内异症囊肿的78例为非卵巢囊肿组。分析比较卵巢内异症囊肿患者盆腔不同部位以及不同类型内异症病灶的特征及其与疼痛症状的关系。结果：① CA125水平：卵巢囊肿组为（61±39）U/ml，非卵巢囊肿组为（28±24）U/ml，两组比较，差异有统计学意义（$P < 0.01$）。②病灶类型：卵巢囊肿组338例患者中，115例囊肿位于左侧（34.0%），89例位于右侧（26.3%），134例位于双侧（39.6%）。卵巢囊肿组患者中95.8%（324/338）合并盆腔其他类型的内异症病灶，其中，48.5%（164/338）合并腹膜型内异症，47.3%（160/338）合并深部浸润型内异症。卵巢囊肿组患者中子宫表面病灶发生率13.9%（47/338）、直肠子宫陷凹完全封闭率38.5%（130/338）、骶韧带深部浸润结节发生率40.5%（137/338），均高于非卵巢囊肿组的5.1%（4/78）、9.0%（7/78）、28.2%（22/78），差异均有统计学意义（$P < 0.05$）。③疼痛症状：两组患者痛经、大便痛等疼痛症状发生率及程度比较，差异均无统计学意义（$P > 0.05$），但卵巢囊肿组慢性盆腔痛（CPP）的发生率24.6%（83/338）及性交痛的发生率29.9%（101/338）均低于非卵巢囊肿组的35.9%（28/78）、44.9%（35/78），差异具有统计学的意义（$P < 0.05$）。双侧卵巢内异症囊肿患者痛经的发生率（85.1%，114/134）高于单侧囊肿患者（74.0%，151/204），卵巢囊肿组伴中重度粘连患者的痛经发生率（89.0%，138/155）、大便痛发生率（18.7%，29/155）均明显高于卵巢囊肿组无粘连及轻度粘连的患者（分别为68.8%，126/183和8.2%，15/183）。卵巢囊肿组患者同时合并深部浸润型内异症时痛经、CPP、性交痛、肛门坠胀的发生风险均明显增加（OR 值分别为5.17、3.01、3.05、2.75）。结论：卵巢内异症囊肿常合并其他不同类型的盆腔内异症；卵巢内异症囊肿与内异症患者子宫表面病灶、直肠子宫陷凹封闭骶韧带内异症结节关系密切；卵巢内异症囊肿同时合并深部浸润型内异症时各种疼痛发生风险明显增加。

【关键词】子宫内膜异位症；疼痛；骨盆；腹腔镜检查

Relationship of pelvic clinic-pathological features and the pain symptoms in ovarian endometrioma. *Dai Yi，Leng Jinhua，Lang Jinghe，Zhang Junji，Li Xiaoyan，Shi Jinghua，Li MengHui*

【Abstract】Objective：To study the relationship between the clinic-pathological features and pain symptoms in patients with endometriotic cyst（EM）. **Methods：** The medical data of symptoms，laparoscopy and pathology examination in 416 patients with endometriosis were studied retrospectively. All cases were divided into two groups on the existence of ovarian endometrioma，including 338 patients in cyst group and 78 cases in non-cyst group. The relationship between clinical symptoms and location and type of endometrioma was studied. **Results：** ①Serum CA125 level：the level of CA125 were（61±39）U/ml in cyst group（28±24）U/ml in non-cyst group，which reached statistical difference（$P < 0.01$）. ②Pathological features：among 338 cases，34.0% of cyst were on left side（115/338），26.3% were right side（89/338），and 39.6% were on both side（134/338）. And 95.8%（324/338）of cases were combined with the other type of endometriosis, which were 48.5% (164/338) with peritoneal endometriosis, 47.3% (160/338) with deep infiltrating endometriosis (DIE). In cystic patients, the incidences of endometriosis lesion were 13.9% (47/338) on the uterine surface, 38.5% (130/338) on obstruction of cul-de-sac, 40.5% (137/338) on utero-sacral ligament of DIE, which were significantly higher than 5.1%, (4/78), 9.0% (7/78) and 28.2% (22/78) in noncyst group. ③Pain symptom: the incidence and degree of dysmenorrhea and dyschezia had no statistical difference between two groups (P > 0.05), and the incidence of chronic pelvic pain (CPP) of 24.6% (83/338) and dyspareunia of 29.9% (101/338) in the cyst group were significantly lower than 35.9% (28/78) and 44.9% (35/78) in non-cyst group (P < 0.05). The incidence of dysmenorrheal was 85.1% (114/134) in cases with bilateral cyst, which was higher than 74.0% (151/204) in cases with single cyst. The incidence of dysmenorrheal and dyschezia in moderate severe adhesion was 89.0% (138/155) and 18.7% (29/155), which was significantly higher than 68.8% (126/183) and 8.2% (15/183) in mild adhesion. In the patients cyst existed with DIE, the risk of dysmenorrheal, CPP, dyspareunia, and dyschezia were obviously raised (OR respectively was 5.17, 3.01, 3.05, 2.75). **Conclusions**: The endometriotic cyst often co-exists with other type of endometriotic lesions. Ovarian endometrioma was associated with lesion localized on uterine surface, cul-de-sac, sacrumligament. The risk of all the pain symptoms would be raised when the endometriotic cyst co-exist with the DIE lesions. So the treatment for DIE lesions was as same important as the endometriotic lesions in order to relieve pain symptoms and delay the relapse.

【**Key words**】Endometriosis; Pain; Pelvis; Laparoscopy

内异症是生育年龄妇女的常见病，在生育年龄妇女中发病率高达10%～15%，目前，内异症手术已占妇科良性病变手术的30%～40%[1]。疼痛和不孕是内异症最突出的临床表现，严重影响患者的生命质量。内异症的发病原因至今不明，药物和保守性手术治疗效果尚不令人满意[2,3]。目前，临床常用的分型标准是将盆腔内异症分为腹膜型、卵巢型和深部浸润型[1]。卵巢内异症囊肿往往是患者就诊的首要原因。但目前对卵巢内异症囊肿的临床病理特征、与其他类型内异症病灶的关系、与疼痛症状的关系等认识仍不充分，手术治疗往往局限于对卵巢内异症囊肿本身的处理，患者术后复发率高、疼痛症状缓解不满意。本研究通过分析卵巢内异症囊肿与盆腔内异症病灶及疼痛症状的关系，以进一步探讨内异症的临床特点，为临床治疗提供依据。

资料与方法

一、资料来源

2005年2月至2009年2月，选择在北京协和医院妇科因疼痛、不孕、卵巢囊肿就诊，进行腹腔镜手术，病理确诊为内异症的生育年龄妇女共416例，以有无卵巢内异症囊肿分为卵巢囊肿组（338例）和非卵巢囊肿组（78例）。所有患者均除外内分泌、免疫、代谢以及恶性肿瘤等疾病，月经规律，术前3个月未接受过激素治疗。两组患者年龄、孕产次、不孕发生率、既往治疗史等比较，差异均无统计学意义（P > 0.05）。见表1。

二、方法

1. 术前临床资料的采集 所有患者术前均详细记录年龄、病程、孕产次、血清CA125水平以及内异症相关疼痛症状。

内异症相关疼痛包括痛经、慢性盆腔痛（CPP）、性交痛、肛门坠胀和大便痛。痛经程度的量化标准采用视觉模拟评分法（visual analogue scoring, VAS）[4,5]。VAS 1～3分定义为轻度痛经；4～6分为中度痛经；7～10分为重度痛经。其他疼痛则以症状的有无进行记录。

2. 术中资料的采集 两组患者均在腹腔镜下完成手术，为减少不同术者之间的技术偏倚，手术均由同一术者完成。术中由专人记录盆腔病灶分布情况，包括：每个病灶的解剖位置、大小、腹膜下浸润深度、颜色、与周围组织粘连以及腹腔镜切除情况。术中内异症病灶评分和分期按照1985年美国生育学会修订的内异症分期法（american fertility society，r-AFS）[6]。

深部浸润型内异症（DIE）的定义为：盆腔内腹膜下异位内膜浸润深度≥0.5cm，患者可以合并或者不合并卵巢内异症囊肿。卵巢内异症囊肿的粘连情况按照r-AFS分期法的定义，无粘连：囊肿活动与周围组织无粘连；轻度粘连：卵巢囊肿与周围组织粘连的面积＜1/3；中度粘连：卵巢囊肿与周围组织粘连的面积≥1/3，但＜2/3；重度粘连：卵巢囊肿与周围组织粘连的面积≥2/3，且呈致密粘连[6]。

三、统计学方法

所有数据的分析均在 SPSS 11.5 软件下完成。计数资料的统计采用列联表χ^2检验或者Fisher检验；计量资料的统计采用非配对Student's检验或者单因素方差分析；用生命表法对术后疼痛缓解进行分析。

结　果

一、两组患者临床指标比较

卵巢囊肿组患者血清CA125水平明显高于非卵巢囊肿组患者，r-AFS分期以Ⅲ、Ⅳ期为主，也明显多于非卵巢囊肿组。见表1。

二、两组患者内异症病灶解剖特征

1. 卵巢内异症囊肿　卵巢囊肿组338例患者中，经病理证实的卵巢内异症囊肿位于左侧115例（34.0%）、右侧89例（26.3%），双侧134例（39.6%）。囊肿平均直径（5.8±1.8）cm。腹腔镜术中见卵巢内异症囊肿与周围组织的粘连情况：无粘连26例（7.7%），轻度粘连157例（46.4%），中重度粘连155例（45.9%）。

2. 卵巢内异症囊肿合并盆腔其他部位内异症病灶情况　416例患者腹腔镜术中共观察记录了1 373处盆腔不同部位的内异症病灶，其中卵巢囊肿组平均每例患者有（3.5±1.4）处病灶，多于非卵巢囊肿组患者的（2.6±1.4）处。416例患者腹腔镜术中除卵巢内异症囊肿外，共取得1 143份的腹膜型或者DIE病灶，其中946份标本病理检查见异位子宫内膜腺体。卵巢囊肿组患者经腹腔镜下共取得961份内异症病灶标本，其中790份标本病理证实阳性，阳性率达到82.2%，平均每例患者阳性病灶数为（26±1.3）份；非卵巢囊肿组患者腹腔镜下共取得182份内异症病灶标本，病理证实阳性156份，阳性率为85.7%，平均每例患者阳性病灶（2.1±0.2）份。

三、两组患者疼痛症状比较

1. 卵巢内异症囊肿与疼痛的关系　卵巢囊肿组患者中，264例（78.1%）有不同程度的痛经，卵巢囊肿组患者中重度痛经比例（57.1%）与非卵巢囊肿组（60.2%）比较，差异无统计学意义（$P > 0.05$）。两组患者肛门坠胀的发生率（40.5%∶44.9%）比较，差异也无统计学意义（$P > 0.05$）。而卵巢囊肿组患者CPP的发生率（24.6%）、性交痛的发生率（29.9%）均明显低

表1　两组患者一般情况比较

组别	例数	年龄（岁，$\bar{x}\pm s$）	病程（年，$\bar{x}\pm s$）	不孕		CA125（U/ml，$\bar{x}\pm s$）	r-AFS评分（分，$\bar{x}\pm s$）	r-AFS分期（例数）			
				病例	百分率（%）			I	II	III	IV
卵巢囊肿组	338	34±5	7.8±1.5	37	10.9	61±39	48±28	0	7	134	197
非卵巢囊肿组	78	33±6	10.3±4.2	42	53.8	28±24	10±2	64	6	1	7
P值		＞0.05	＞0.05		＞0.05	＜0.01	＜0.01	＜0.01			

注：r-AFS为美国生育学会修订的内异症分期法

表2　腹腔镜下盆腔内异症病灶解剖特征在
两组患者中的比较

类别	卵巢囊肿组 (n=338)	非卵巢囊肿组 (n=78)	P值
病灶数（个）	3.5±1.4	2.6±1.4	0.00
取病灶数（个）	2.9±1.4	2.4±1.4	0.00
病理证实阳性病灶数（个）	2.6±1.3	2.1±1.2	0.00
合并子宫腺肌症（例）	41	4	>0.05
骶韧带内异症（例）			>0.05
左侧结节	44	5	
右侧结节	42	13	
双侧结节	169	43	
DIE（例）	137	22	0.04
阔韧带内异症（例）			>0.05
左侧	29	12	
右侧	19	4	
双侧	34	9	
子宫表明内异症（例）	47	4	0.02
膀胱腹膜反折内异症（例）	52	9	>0.05
子宫直肠凹陷封闭（例）			0.00
无	114	54	
部分封闭	94	17	
完全封闭	130	7	
直肠阴道隔DIE（例）	28	22	0.00
阴道穹隆内异症（例）	15	16	0.00
输卵管内异症（例）	14	3	>0.05
输尿管内异症（例）	11	2	>0.05

注：DIE为深部浸润型内异症

于非卵巢囊肿组（35.9%、44.9%），OR 值分别为 0.58（0.34～0.98）、0.52（0.32～0.87）。见表3。

双侧卵巢内异症囊肿患者痛经的发生率（85.1%，114/134）较单侧囊肿增加（74.0%，151/204），OR 值为1.87，95%CI，为1.07～3.28（$P=0.03$）。囊肿伴中重度粘连时痛经发生率为89.0%（138/155）明显高于无或轻度粘连的患者的68.8%（126/183），OR 值为3.83，95% CI为2.10～7.03；并且大便痛的发生率也明显增加［18.7%（29/155）：8.2%（15/183）］，OR 值 为2.58，95% CI

为1.33～5.02（$P=0.00$）。

2. 卵巢内异症囊肿合并DIE与疼痛的关系

非卵巢囊肿组中腹膜型和DIE患者CPP和性交痛的发生率明显高于卵巢囊肿组患者。进一步将卵巢囊肿组338例患者以是否合并DIE进行分层，其中160例合并DIE，178例不合并DIE或仅合并腹膜型内异症。结果发现，合并DIE的患者中，痛经、CPP、性交痛、肛门坠胀的发生风险均显著增加，OR 值及95% CI分别为5。17、2.75～9.72；3.01、1.79～5.08；3.05、1.87～4.97；2.75、1.75～4.30。见表4。同时血清CA125水平在合并DIE的卵巢内异症囊肿患者中也明显升高。

讨　论

一、卵巢内异症囊肿与盆腔其他内异症病灶的关系

卵巢内异症囊肿是内异症患者最常见的就诊原因及手术指征之一。本研究结果显示，卵巢内异症囊肿患者仅4.2%为单纯的卵巢内异症囊肿，95.8%的患者合并腹膜型或DIE，可见卵巢内异症囊肿通常合并其他类型的内异症，其中约47.3%合并的是DIE，骶韧带DIE占40.5%。单侧卵巢囊肿中，左侧多于右侧，卵巢内异症囊肿存在时，子宫表面内异症病灶、后盆腔骶韧带病灶、直肠子宫陷凹封闭的发生率均相应增加，提示，内异症病灶后盆腔重于前盆腔。用经血逆流学说解释，经血逆流至盆腔更容易积于后盆腔；同时由于盆腔左侧乙状结肠的阻挡，经血更容易淤积于盆腔左侧，故而左侧卵巢内异症囊肿多于右侧。本研究结果还显示，卵巢内异症囊肿患者中仅8.3%合并阴道直肠隔DIE，4.4%阴道穹隆受累，其发生率不仅远低于合并宫骶韧带DIE的比（40.5%），也低于非卵巢囊肿组患者阴道直肠隔DIE的发生率（28.2%）。这也提示阴道直肠隔DIE可能是一类特殊的DIE，其组织发生学与腹膜型内异症病灶可能具有不同的机制。因此，有学者提出，阴道直肠隔DIE的化生学说，即残余的米勒管发生化生形成内膜和腺体样组织，最终形成腺肌瘤样结节，成为阴道直肠隔DIE[7]。

表3　两组患者不同临床症状发生率的比较

组别	总例数	痛经									CPP		性交痛	
		轻度		中度		重度		VAS（分，$\bar{x}\pm s$）						
		例数	百分率（%）	例数	百分率（%）	例数	百分率（%）		例数	百分率（%）	例数	百分率（%）
卵巢囊肿组	338	71	21.0	103	30.5	90	26.6	6.0±2.8	83	24.6	101	29.9
非卵巢囊肿组	78	9	11.5	24	30.8	23	29.5	6.8±2.7	28	35.9	35	44.9
P值		＞0.05		＞0.05		＞0.05		＞0.05		003		0.01

组别	总例数	肛门坠胀		大便痛		尿频尿痛	
		例数	百分率（%）	例数	百分率（%）	例数	百分率（%）
卵巢囊肿组	338	137	41	44	13	1	0
非卵巢囊肿组	78	35	44.9	14	17.9	4	5.1
P值		＞0.05		＞0.05		0	

注：CPP为慢性盆腔痛；VAS为视觉模拟评分法

表4　卵巢囊肿组是否合并DIE患者不同临床症状发生率的比较

类别	总例数	痛经						CPP	
		轻度		中度		重度			
		例数	百分率（%）	例数	百分率（%）	例数	百分率（%）	例数	百分率（%）
合并DIE	160	23	14.4	55	34.4	68	42.5	56	35.0
未合并DIE	178	48	27.0	48	27.0	22	12.4	27	15.2
P值		0.00		0.00		0.00		0.00	

类别	总例数	性交痛		肛门坠胀		CA125（k/L）
		例数	百分率（%）	例数	百分率（%）	
合并DIE	160	67	41.9	85	53.1	70±65
未合并DIE	178	34	19.1	52	29.2	54±45
P值		0.00		0.00		0.01

注：DIE为深部浸润型内异症；CPP为慢性盆腔痛

对于DIE，目前没有很好的标志物用于术前诊断。术前的妇科查体、阴式B超检查、盆腔MRI具有一定的特异性和敏感性。本研究中合并DIE的卵巢内异症囊肿患者的CA125水平明显升高，同样的结果也见于Patrelli等[8]的研究中，这提示对于术前CA125水平较高的卵巢内异症囊肿患者要警惕合并DIE的可能。

二、卵巢内异症囊肿与疼痛的关系

本研究结果显示，卵巢囊肿组患者痛经的发生率、痛经的程度、肛门坠胀发生率与非卵巢囊肿组患者比较，差异均无统计学意义，相反，CPP和性交痛的发生率却低于非卵巢囊肿组。只有当双侧囊肿、囊肿与周围组织中重度粘连时，痛经和/或大便痛的发生风险才增加。提示，卵巢内异症囊肿与疼痛症状的关系有限。当卵巢内异症囊肿合并DIE时，各种疼痛的发生风险均显著提高。可见，DIE与内异症患者各种疼痛症状的关系更为密切。有研究证实，DIE特别是深部子宫骶韧带结节、阴道直肠隔结节、直肠子宫陷凹的病灶等与痛经、CPP、性交痛以及大便痛都有密切的关系，甚至疼痛的程度与内异症病灶浸润的深度存在相关性[8-10]。因此，对于卵巢内异症囊肿的腹腔镜治疗，仅仅处理囊肿对控制患者的疼痛症状和延缓复发是远远不够的，积极地处理同时合并的深部浸润型病灶十分重要[8-10]。

DIE产生疼痛的机制与神经解剖有关[11,12]。王艳艳等[4]的研究发现，在不同类型的内异症病灶中，神经纤维的分布、神经纤维内膜浸润增加，并且与患者的疼痛症状相关。另有学者发现，腹膜型病灶中神经纤维分布明显增加，并且由A8、C感觉神经纤维以及胆碱能和肾上腺素能神经纤维支配，在异位腺体周围神经生长因子（NGF）免疫反应增强，异位腺体和微血管周围可见NGF受体阳性的神经纤维[13]。Karen等[2]认为，内异症疼痛以及对雌激素敏感的机制之一就是异位内膜病灶中神经支配的形成，从而对中枢神经元的活性产生广泛和多种的影响。目前，

神经解剖机制是内异症疼痛发病机制中最热门的研究领域，也成为内异症疼痛的临床和基础研究的热点。

现行的内异症临床分期方法及r-AFS分期系统中，对卵巢内异症囊肿所给予的分值过高、权重过大。只要合并了卵巢内异症囊肿，患者的r-AFS的评分和分期就可能较高，但是与疼痛症状关系更为密切的DIE在该系统中却权重较小[14]。因此，该系统不能很好地反映内异症患者的临床疼痛症状。理想的临床分期方法应该基于疾病的自然史、病变浸润的深度、症状的严重性以及受累器官的最终结局，并可以反映病变的严重性、指导临床治疗、预测患者的预后。病变的分期要反映疾病的进展情况、严重程度的递增以及相互的关联。因此，内异症的临床分期还需要更多的研究和修正。

参 考 文 献

[1] 郎景和. 内异症的基础与临床研究 [M]. 北京: 中国协和医科大学出版社. 2003: 35-50.

[2] Karen JB, Andrea JR, Raymond EP. The pains of endometriosis [J]. Science, 2005, 308: 1587-1589.

[3] Dai Y, Leng JH, Lang JH, et al. Anatomical distribution of pelvic deep infiltrating endometriosis and its relationship with pain symptoms [J]. Chin Med J (Endl), 2012, 125: 209-213.

[4] 王艳艳, 冷金花, 史精华, 等. 子宫内膜异位症患者不同部位病灶中神经纤维分布及其与疼痛症状的关系 [J]. 中华妇产科杂志, 2010, 45: 260-263.

[5] Vincent K, Kennedy S, Stratlon P. Pain scoring in endometriosis: entry criteria and outcome measures for clinical trials. Report from the art and science of endometfiosis meeting [J]. Fertil Steril. 2010, 93: 62-67.

[6] Revised American Fertility Society classification of endometriosis: 1985 [J]. Fertil Steril, 1985, 43: 351-352.

[7] Koninckx PR, Martin DC, Deep endometriosis: a consequence of infiltration or retraction or possibly adenomyosis extema [J] Fertil Steril, 1992, 58: 924-928.

[8] PatreUi TS, Berretta R, Gizzo S, et al. CA125 se-

rum values in suigically treated endometrinsis patients and its relationships withanatomic sites of endometriosis and pregnancy rate [J]. Fertil Steril, 2011, 95: 393-396.

[9] 冷金花, 郎景和, 戴毅, 等. 子宫内膜异位症患者疼痛与盆腔病灶解剖分布的关系 [J]. 中华妇产科杂志, 2007, 42: 165-168.

[10] 戴毅, 冷金花, 郎景和, 等. 后盆腔深部浸润型子宫内膜异位症的临床病理特点及腹腔镜手术治疗效果 [J]. 中华妇产科杂志, 2010, 45: 93-98.

[11] Chapron C, Chopin N, Borghese B, et al. Deeply infiltrating endometriosis: pathogenefic implications of the anatomical distrihution [J]. Hum Repred, 2006, 21: 1839-1845.

[12] Vereellini P. C, msignani PG, Abbiati A, et al. The effect of surgery for symptomatic endometriosis: the other side of tIle story [J]. Hum Repred Update, 2009, 15: 177-188.

[13] IJaxnvn G, Steege JF. The anatomy and neurophysiology of pelvic pain [J]. J Minim Invasive Gynec01, 2006, 13: 516-522.

[14] Toknshige N, Markham R, Russell P, et al. Nerve fibers in peritoneal endometriosis [J]. Hum Reprod, 2006, 21: 3001-3007.

月经血子宫内膜作为无创取材组织来源的研究

舒　珊　樊庆泊　郎景和

【摘要】目的：研究无创收集月经血、过滤获取子宫内膜的取材方式，以进一步用于月经相关疾病研究的可行性。方法：选择2017年12月至2018年6月在中国医学科学院北京协和医院就诊的内异症患者7例（内异症组）及健康体检妇女5例（正常对照组），月经自然来潮第2天使用月经杯收集月经血共4小时，取出后过滤获取月经血中的子宫内膜，称重、冻存、免疫组化染色、直接进行细胞培养。结果：月经血收集过程无创无痛，正常对照组4小时的月经量为（9.1±0.7）ml，子宫内膜量为（91.0±14.7）g；内异症组月经量为（9.6±1.9）ml，子宫内膜量为（134.7±43.9）g；两组月经量比较，差异有统计学意义（$P=0.022$）；两组子宫内膜量比较，差异无统计学意义（$P=0.057$）。所有的子宫内膜细胞原代培养均成功，其不易被污染；生长曲线显示细胞为有限细胞系。月经血子宫内膜组织、子宫内膜细胞的细胞角蛋白19及波形蛋白的表达均为阳性。结论：通过收集月经血、过滤获取子宫内膜的取材方式是一种理想的无创取材组织来源，结合目前的实验室技术，可进一步用于子宫内膜异位症、子宫内膜病变等相关疾病的研究。

【关键词】月经；子宫内膜；标本制备

Investigation on endometrium from menstrual blood as a source of non-invasive tissue.
Shu Shan，*Fan Qingbo*，*Lang Jinghe*

【Abstract】Objective：To investigate the feasibility of a non-invasive sampling method by collecting menstrual blood and obtaining endometrium for further research in menstruation. related diseases. **Methods**：On the second day of menstruation，menstrual blood was collected with menstrual cups for 4 hours，and the menstrual endometrium was filtered through a metal screen for weighing，cryopreserved，immunohistochemical staining and cell culture. **Results**：The collection process was painless and non-invasive. In the control group，the menstrual volume was （9.1±0.7）ml，and the endometrial tissue weight was （91.0±14.7）g. In the endometriosis group，the menstrual volume was （9.6±1.9）ml （$P=0.022$），and the endometrial tissue weight was （134.7±43.9）g （$P=0.057$）. Endometrial cell culture was successful in all patients and should not be contaminated. The growth curve was a finite cell line type. The expression of cytokeratin 19 and vimentin in menstrual endometrium and cells were positive. **Conclusions**：By collecting menstrual blood and filtering endometrial tissue. It is an ideal non-invasive sampling method. In combination with advanced experimental technology，menstrual endometrium make further researches of endometriosis，endometrial lesions or other menstruation-related diseases possible.

【Key words】Menstruation；Endometrium；Specimen handling

　　月经是人类进化的标志之一，人类在进化中逐渐形成独特的生理周期，如女性的月经周期。《黄帝内经》称月经为"月事"（"天人相应"，女性胞宫周期性出血与月之周期一致，故称"月事"）[1]，其中关于月经的认识与现代医学描述的月经的产生及其与下丘脑、垂体、卵巢、子宫的密切关系相吻合。月经期的子宫内膜常处于炎症及缺氧的状态，细胞再生、上皮-间质细胞转化参与月经子宫内膜的无瘢痕修复，此过程中出现异常可能导致疾病的发生，如月经过多、经期延长、不孕（种植失败）、痛经、子宫内膜异位症（内异症）、Asherman综合征等[2]。异常的月经常常是一些疾病的早期表现，换言之，月经是了解某些疾病的重要窗口。然而，月经血作为月经的主体，通常被视作"垃圾"而被弃去，其中所含的液体、固体成分等并没有足够地被关注或利用。月经血是否可以成为继外周血、尿液、唾液之后疾病诊断的标本来源？是否可以通过收集月经血、在体外过滤获得其中的子宫内膜这种无创（非侵入）取材方式，进一步用于月经相关疾病的研究。本研究以此为目的开展月经血中的子宫内膜作为无创取材组织来源的研究。月经血中的子宫内膜是在位内膜，而"在位内膜决定论"在经血逆流理论基础之上丰富了内异症的发病机制[3-8]，本研究以内异症为例进行月经相关疾病的初步对比研究。现将结果报道如下。

资料与方法

一、资料来源

选择2017年12月至2018年6月在中国医学科学院北京协和医院就诊的内异症患者7例（内异症组）及健康体检妇女5例（正常对照组），共12例。内异症组7例患者的年龄为（35.7±1.4）岁，内异症组的纳入标准为：①痛经视觉模拟评分（VAS）＞7分；②有不孕史且因生育要求就诊，并排除输卵管及排卵因素；③伴不同程度的卵巢子宫内膜异位囊肿、深部内异症结节或子宫腺肌症且有手术指征；④伴或不伴血CA125水平升高；⑤半年内无避孕药或促性腺激素释放激素激动剂治疗；⑥术后病理检查证实为内异症，美国生育学会修订的内异症分期标准（r-AFS）为Ⅱ～Ⅳ期。正常对照组5例妇女中的2例各取2次月经血，有4例已生育；正常对照组妇女的年龄为（34.1＋1.9）岁，纳入标准为：有或无痛经（VAS＜6分），无不孕史，半年内无避孕药等服药史，妇科检查、B超检查均无异常发现。两组妇女均已婚有性生活史，有生育要求或已生育，半年内无避孕药或激素等服药史，月经规律，液基薄层细胞学检查（TCT）、

HPV检测均正常。12例妇女均于月经自然来潮第2天来院留取月经血。

二、方法

1. 月经血的收集、月经血中子宫内膜的处理及储存 ①留取月经血：a.置月经杯于阴道内：充分告知后，预约月经自然来潮第2天来院，取膀胱截石位平卧于检查床上，消毒外阴，放置窥器暴露子宫颈，用血管钳将消毒的硅胶月经杯杯口卷曲成"C"形，钳夹并放置阴道内，将杯口放置于子宫颈外口下缘，松开血管钳、杯口自然弹开，血管钳固定、上推月经杯下缘，至杯口贴近穹隆部，血管钳固定月经杯并退出窥器。b.观察对象自由活动后4小时返回诊室取出月经杯：平卧于检查床上，消毒外阴，戴消毒手套，示指中指沿阴道后壁摸至杯口，稍挤压杯口致其松动、消除负压，缓慢牵拉出月经杯，取出过程中杯口向上以防月经血翻撒。将月经血倒入消毒的45 ml离心管、计量血量，盖紧管盖及制冰桶，送至实验室。②过滤、获取月经血子宫内膜：向装有月经血的离心管内按1∶1加入磷酸盐缓冲液（PBS）混匀，将月经血倒入100目（165μm）带柄金属滤网，滤掉月经血，漂洗、观察，并留取疏松、呈网状或片状、半透明的子宫内膜碎片，用滤纸吸去游离的液体（多余的水分），称重后置入冻存管（美国Corning公司产品），迅速放入液氮罐，30分钟后转至−80℃冰箱长期存放。

2. 月经血子宫内膜组织的免疫组化染色 子宫内膜组织解冻、固定制成石蜡切片后进行免疫组化染色，采用EnVision二步法（抗体染色＋二氨基联苯胺显色），免疫组化所用的抗体为细胞角蛋白19（CK19；标记腺上皮细胞）和波形蛋白（vimentin，Vim；标记成纤维细胞），由美国Abcam公司提供。如组织中有腺上皮细胞，则CK19表达阳性（呈棕黄色）；如组织中含有成纤维细胞成分，则Vim染色阳性（呈棕黄色）。

3. 月经血子宫内膜细胞的原代培养 收集月经血，之后按照以下步骤进行原代培养。①稀释：用含1%双抗（青霉素＋链霉素）的PBS按1∶1加入装有月经血的离心管；②分离、过滤：

取出培养皿，将100μm细胞滤网（美国BD公司的Falcon尼龙滤网）置其上，将稀释的月经血倒在滤网上，过滤掉月经血；③组织消化：将滤网上剩余的血块及子宫内膜冲洗、转移至45 ml离心管，加入20 ml PBS＋1% Ⅰ型胶原酶、封口，置恒温振荡仪（37.0 ℃，140次/分）振荡90分钟；④离心：组织消化后，1 000μl移液枪吹打松散的子宫内膜组织至均匀分散，经100μm细胞滤网过滤至另一离心管，1 000 r/min离心5分钟（离心半径为18.85 cm），弃去上清液，离心2～3次，直至上清液变清；⑤留沉淀：弃去上清液，吸出血性沉积液至另一培养皿；⑥温箱孵育培养：两个培养皿分别加入8 ml培养基置于CO_2温箱培养，24小时后第1次换液，以后2～3天换液1次。每日倒置显微镜观察、拍照，至长满80%～90%时进行细胞传代；⑦传代：细胞消化时使用0.25%胰蛋白酶，细胞传代的具体方法同其他原代细胞的传代方法[10]。

4. 绘制生长曲线 采用活细胞计数法（cell counting kit-8，CCK-8）检测细胞生长情况并绘制细胞的生长曲线。取5例（2例正常对照组、3例内异症组）培养的子宫内膜细胞，以不同的起始细胞数进行CCK-8法实验，其中，1例正常对照组的起始细胞数分别为$2×10^2$个/孔、$1×10^4$个/孔，其余4例的起始细胞均为$2×10^3$个/孔，实验进行7天，测量吸光度值并绘制出生长曲线。

5. 子宫内膜细胞的免疫组化染色 培养的子宫内膜细胞经过爬片、固定制片后进行免疫组化染色，染色用的抗体为CK19（腺上皮细胞表达，阳性为呈棕黄色）和Vim（成纤维细胞表达，阳性为呈棕黄色）。

月经血收集、子宫内膜获取及原代细胞培养的方法步骤已申请专利，专利号为201811280537.2。

三、统计学方法

月经血收集时的人口学指标、月经量、子宫内膜量的统计学分析，生长曲线绘制，数据处理，均使用GraphPad Prism 7.0软件；计量资料符合正态分布者以$\bar{x}±s$表示，其比较采用t检验。以$P < 0.05$为差异有统计学意义。

结 果

一、两组妇女年龄、收集的月经量、子宫内膜量、子宫内膜量在月经血中的占比

收集的月经量（留取4小时）内异症组为（9.6±1.9）ml、正常对照组为（9.1±0.7）ml，两组比较，差异有统计学意义（$P < 0.05$）；年龄、获取的子宫内膜量、子宫内膜量在月经血中的占比两组分别比较，差异均无统计学意义（均$P > 0.05$）。见表1。

二、月经血子宫内膜的大体观

月经血中获取的子宫内膜常隐藏在月经血的凝血团或小血块中，经PBS漂洗后渐浮于液体中，呈鲜红或暗红色，组织轻薄松散、呈云雾网片状，附着大量红细胞等血液成分，漂洗不易脱落。见图1。

三、月经血子宫内膜细胞培养的结果

所有的月经血子宫内膜细胞原代培养均成功，其不易被污染。

1. 细胞培养的情况 细胞培养第2天零星

表1 两组妇女年龄、收集的月经量、子宫内膜量、子宫内膜量在月经血中的占比比较（$\bar{x}±s$）

组别	样本数	年龄（岁）	月经量（ml）	子宫内膜量（g）	子宫内膜量在月经血中的占比（g/ml）
内异症组	7	35.7±1.4	9.6±1.9	134.7±43.9	13.9±6.5
正常对照组	7	34.1±1.9	9.1±0.7	91.0±14.7	9.1±1.5
P值		0.326	0.022	0.057	0.334

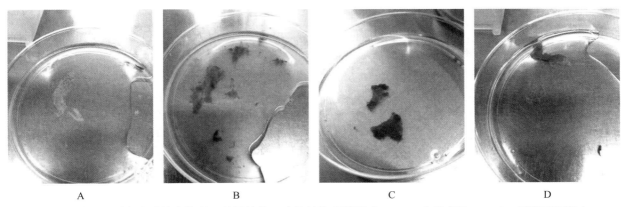

图1　月经血子宫内膜的大体观，呈网片状、疏松结构半透明（A、D：内异症组；B、C：正常对照组）

出现细胞集落，在倒置显微镜下观察，细胞集落逐渐出现、增大，逐渐融合；多种（≥5种）细胞成分并存，其中有多角形的上皮细胞、螺旋状生长的成纤维细胞、巨型细胞等。见图2。细胞间可见颗粒样物，不同观察对象的子宫内膜细胞中常见一些大小、形状各异的密集颗粒样物，这可能与子宫内膜腺上皮细胞的分泌特性有关，有待未来的实验进一步研究。见图3。

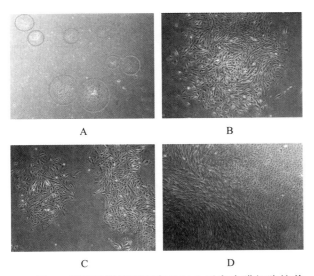

图2　倒置显微镜下观察月经血子宫内膜细胞培养中的细胞集落×40（A：培养第2天细胞集落形成；B：细胞集落增大；C：两个相邻的集落；D：不同的细胞集落逐渐增大融合）

2. 细胞生长曲线　子宫内膜细胞生长曲线显示细胞为有限细胞系，子宫内膜细胞在培养第1～3天呈缓慢上升趋势，第4～6天生长加速，第7天生长呈下降趋势。见图4。

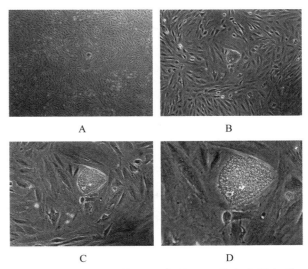

图3　倒置显微镜下观察月经血子宫内膜细胞，细胞可见颗粒样物、大小、形态各异（A：×40；B：×100；C：×200；D：×400）

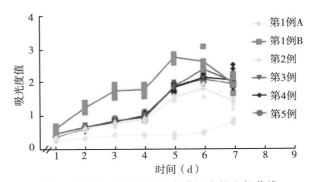

图4　培养的月经血子宫内膜细胞的生长曲线

第1例：A.正常对照组且细胞浓度$2×10^2$个/孔；第1例B.正常对照组（同一妇女）且细胞浓度$1×10^4$个/孔。第2例：正常对照组且细胞浓度$2×10^3$个/孔。第3～5例：内异症且细胞浓度$2×10^3$个/孔

四、月经血子宫内膜的免疫组化染色结果

1. 月经血子宫内膜组织免疫组化染色结果

月经血子宫内膜组织中CK19和Vim的表达均呈阳性。在大体标本中可见月经血子宫内膜组织完整；在高倍镜下均可见散在、呈环形走向的子宫内膜腺体，内膜中可见黏液样杂质，CK19、Vim在月经血子宫内膜组织中均有阳性表达（呈棕色）。见图5。

讨　　论

子宫内膜既是许多疾病的起源组织，又是生物标志物的重要来源[11,12]。本研究通过探索子宫内膜的非侵入性取材方式，以期为月经相关疾病的研究提供无创的标本来源。

本研究面临的问题有：①收集到的自宫腔流出的月经血中，子宫内膜已脱落4小时或更长时间，这样的子宫内膜是否会因组织坏死而无法使用，子宫内膜中的细胞是否可以存活？②月经血中的子宫内膜因月经血、剥脱程度而不同，4小时收集到的月经量和子宫内膜量足够用于技术操作、提取蛋白质吗？③月经血因通过阴道与外界相通，子宫内膜原代细胞培养会不会更容易污染？对此，本课题组进行了探索性的实验。

一、子宫内膜标本的取材方式

目前，临床中应用的获得在位内膜的方式有：诊刮[13-15]、毛刷刷取、吸引管抽吸[16-18]。严格意义上讲，这些方式属于侵入性或半侵入性操作[19]；取得的子宫内膜是功能层、基底层甚

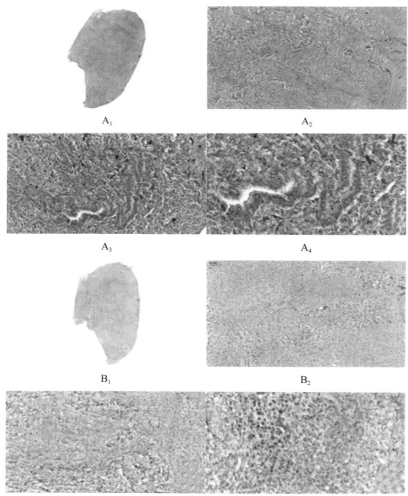

A₁　　　　　A₂

A₃　　　　　A₄

B₁　　　　　B₂

B₃　　　　　B₄

图5　月经血子宫内膜组织的免疫组化染色结果

细胞角蛋白19（CK19）和波形蛋白（Vim）均呈阳性表达（呈棕色）。EnVision二步法　A₁: CK19表达阳性×10；A₂: CK19表达阳性×100；A₃: CK19表达阳性×200；A₄: CK19表达阳性×400；B₁: Vim表达阳性×10；B₂: Vim表达阳性×100；B₃: Vim表达阳性×200；B₄: Vim表达阳性×400

至肌层组织的混合成分，亦或组织量极少只能进行细胞病理学检查；采集的过程常伴疼痛及人为的损伤，不能反复，且一定程度上会增加感染的风险，因而不易被患者接受。由此，本课题组提出使用月经杯收集月经血这种非侵入性的获取子宫内膜的方式。常用的子宫内膜取材方式的对比见表2。

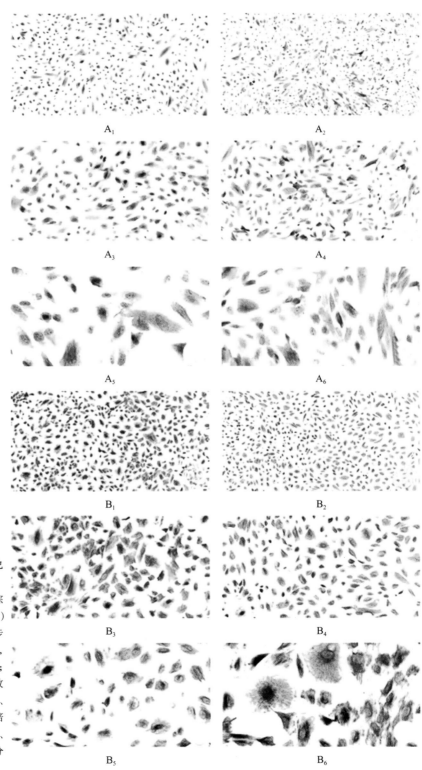

A₁ A₂

A₃ A₄

A₅ A₆

B₁ B₂

B₃ B₄

B₅ B₆

图6 月经血子宫内膜细胞的免疫组化染色结果

可见内膜细胞胞质中均为阳性（呈棕色）表达的细胞角蛋白19（CK19，图A）和波形蛋白（Vim，图B）。EnVision二步法 A₁、A₃、A₅：为同一正常对照组妇女，放大倍数分别为×100、×200、×400；A₂、A₄、A₆：为同一内异症组患者，放大倍数分别为×100、×200、×400；B₁、B₃、B₅：为同一内异症组患者，放大倍数分别为×100、×200、×400；B₂、B₄、B₆：为同一正常对照组妇女，放大倍数分别为×100、×200、×400

表2　常用的子宫内膜取材方式的比较

方式	工具	月经周期	疼痛	侵入性	患者接受度	内膜亚结构
诊刮	刮匙	全周期	有	侵入性	难	功能层和/或基底层
刷取	毛刷	全周期	有	侵入性	易	功能层和/或基底层
抽吸	吸引管	全周期	有	侵入性	易	功能层和/或基底层
流出	月经杯	月经期	无	非侵入性	易	功能层和/或基底层

二、标本的采集过程

通过月经杯收集月经血获取子宫内膜的方式是非侵入性的、无创的。月经杯，与卫生巾、卫生棉条、卫生带一样，是月经期的生活用品，最早由 Leona W.Chalmers 于1937年申请发明专利并生产出售[20]，其材料历经橡胶到硅胶，目前国内外的月经杯以食品级硅胶材料制作、安全可靠。妇女可自行放置月经杯至阴道内，可留置长达10小时或更长，可盛放15～30 ml月经血，清洗后可反复使用。使用月经杯收集月经血早在20世纪90年代开始陆续有文献报道，如1995年女性对月经杯（上海新亚医用橡胶厂产品）的耐受性研究[21]，1997年月经杯留取月经血获取子宫内膜、培养细胞的文献报道[21]。

月经杯收集月经血获取子宫内膜作为组织标本的来源有以下优势：①能完整获取功能层子宫内膜：这与诊刮等侵入性方式取得的混杂内膜（功能层、基底层甚至子宫肌层）不同；②与逆流至盆腔的月经血及子宫内膜同源，可作为内异症研究在位内膜的天然来源；③取材方式为非侵入性，已有相关文献报道这种取材方式无创、无痛、易接受；④所有有月经的患者可在月经期多次反复取材，可动态观察子宫内膜的变化，个体化精确计算月经量。

三、标本的处理

为尽量减少子宫内膜中蛋白质的降解，收集月经血后应立即送实验室进行冲洗、过滤、冻存，整个实验室操作约需30分钟，从子宫内膜标本取出到标本冻存的时间尽量在4小时内完成。如果预计4小时内无法完成，考虑先放置在0～4℃的冰盒中过渡，但不应超过24小时。收集月经血的时间尽量不要超过4小时，本课题组也曾收集超过4小时的月经血，获取的子宫内膜出现了组织氧化、颜色暗淡的改变。收集过程中不同患者的月经血量、子宫内膜重量、子宫内膜厚度、子宫内膜颜色、血红蛋白含量、组织降解时间、速度均因人而异，限于技术等原因，本研究将月经量、子宫内膜量予以统计学比较，发现两组的月经量有差异，内异症组的月经量显著多于对照组，这可能与内异症组合并子宫腺肌症、子宫偏大、部分患者伴有子宫内膜增厚而导致月经量多有关；同时，也存在内异症组月经量偏少的病例，当然考虑到本研究样本少需进一步扩大样本量验证。两组妇女在月经量最多的第2天4小时的月经量为9～10 ml，以此数值预估的月经总量不超过经量过多的标准（整个月经期月经总量＞80 ml）。

四、子宫内膜细胞的培养

在月经血子宫内膜的原代细胞培养及传代过程中，每例观察对象的细胞培养均有个性化表现，这与特定细胞系的培养不同，但也发现了一些共性的表现，例如，月经血子宫内膜组织疏松，原代培养时无需剪碎，直接用胶原酶消化即可。其他特性整理如下。

1. 月经血子宫内膜细胞的多样性　子宫内膜是一种复杂的组织，有着周期性变化，由腔上皮、腺上皮细胞与细胞外基质、间质成分紧密结合，包含血管成分及多种细胞类型，如内膜间质细胞、腺上皮细胞、血管周细胞、内皮细胞、祖细胞[23]。月经期子宫内膜呈新鲜红色、蓬松、网膜状；本研究培养的细胞中发现了≥5种外观的细胞成分，未来的实验将进一步纯化、鉴定细胞。

2. 培养的污染问题　宫腔中的月经血经子宫颈、阴道与外界相通，容易受到病原体的污染；本研究使用常规细胞培养的方案、流程及器械消毒方法，并无额外的特殊处理。本研究中为防止消毒液对结果的影响，放置月经杯时也未对阴道内或子宫颈外口进行冲洗、消毒，培养基中仅使用常规浓度的双抗（1%青霉素+链霉素），并未添加两性霉素或氧氟沙星等特殊抗生素，实验中未出现担心的污染现象。因此，为避免附加因素的影响，月经血子宫内膜细胞培养时不需要再增加额外的抗生素。

3. 细胞传代时胰蛋白酶的消化时间　细胞培养中的子宫内膜细胞是贴壁细胞，细胞传代时需要胰蛋白酶的消化[24]。本研究意外地发现其消化时间明显长于实验室中的其他细胞，本研究消化子宫内膜细胞使用的是0.25%胰蛋白酶，平均消化时间为15～20分钟，原代细胞第1次传代时的消化时间更是有的长达60分钟；发现消化时间长的现象后尝试更换不同厂家、不同生产批次的胰蛋白酶后发现消化时间并没有变化。胰蛋白酶消化时间长是否意味着子宫内膜细胞的黏附能力强？在未来的研究中将继续探索子宫内膜细胞消化时间长的原因。

4. 细胞生长曲线　子宫内膜细胞生长曲线提示细胞符合有限细胞系[25]的生长特点。①所有的子宫内膜细胞在培养第1～3天呈缓慢上升趋势，第4～6天生长加速，第7天生长呈下降趋势，这与肿瘤细胞的快速生长曲线不同；②内异症组与正常对照组之间的细胞生长曲线并无差异；③当细胞数量少时，细胞生长缓慢；细胞量多时的生长曲线与正常细胞数量的生长状态类似，这提示子宫内膜细胞的生长速度在细胞数量上可能存在阈值。

五、子宫内膜组织的免疫组化染色

月经血子宫内膜组织的免疫组化染色的结果中，腺上皮标志物CK19以及间质的标志物Vim表达均阳性。此结果与诊刮获取的子宫内膜组织的免疫组化染色结果[26]一致。因此，月经血中的子宫内膜兼具上皮及间质来源的组织，采用"无创收集月经血"获取的子宫内膜可作为组织标本以进一步用于相关疾病的研究。

同时本研究中发现，月经血子宫内膜组织免疫组化切片的外观与诊刮子宫内膜组织的免疫组化切片外观有所不同，分析可能的原因有：月经血中的子宫内膜组织疏松，其间混杂黏液、血液等成分，导致切片中的组织结构层次并不规整、表达阴性区域似乎有黏液样物质覆盖；另外，月经血子宫内膜组织呈薄膜片状，固定后切片很难切割在同一个平面，与传统的子宫内膜切片外观不同，但其与逆流至盆腔的月经血及子宫内膜的组织同源性是其他取材方式无法比拟的。

综上，收集月经血过滤获取子宫内膜是一种理想的无创取材方式。通过月经杯收集月经血、过滤获得子宫内膜结合当前的实验室技术，可进行内异症、子宫内膜病变等相关疾病的研究。

参 考 文 献

［1］刘舒，鞠宝兆. "月事"与"不月"探微［J］. 实用中医内科杂志，2018，32（4）：7-9. DOI：10.13729/j.issn.1671-7813.Z20180092.

［2］Maybin JA，Critchley HO. Menstrual physiology：implications for endometrial pathology and beyondc［J］. Hum Reprod Update，2015，21（6）：748-761. DOI：10.1093/humupd/dmv038.

［3］郎景和. 进一步加强子宫内膜异位症的基础与临床研究［J］. 中华妇产科杂志，2001，36（12）：711-713.

［4］郎景和. 子宫内膜异位症的研究与设想［J］. 中华妇产科杂志，2003，38（8）：478-480.

［5］郎景和. 子宫内膜异位症研究的新里程［J］. 中华妇产科杂志，2005，40（1）：3-4.

［6］郎景和. 子宫内膜异位症研究的任务与展望（之一）［J］. 中华妇产科杂志，2006，41（5）：289-290.

［7］郎景和. 关于子宫内膜异位症的再认识及其意义［J］. 中国工程科学，2009，11（101）：137-142.

［8］郎景和. 子宫内膜异位症研究的深入和发展［J］. 中华妇产科杂志，2010，45（4）：241-242. DOI：10.3760/cma.j.issn.0529-567x.2010.04.001.

［9］李青，周晓军，苏敏. 临床病理学［M］. 北京：人民卫生出版社. 2008.

［10］刘艳平. 细胞生物学实验指导［M］. 北京：人民卫生出版社，2015.

［11］May KE，Villar J，Kinley S，et al．Endometrial alterations in endometriosis：a systematic review of putative biomarkers［J］．Hum Reprod Update，2011，17（5）：637-653．DOh 10.1093，

［12］Agrawal S，Tapmeier T，Rahmioglu N，et al．The miRNA mirage：how close are we to finding a non-invasive diagnostic biomarker in endometriosis？A systematic review［J］．Int J Mol Sci，2018，19（2）：p Ⅱ：E599．DOI：10.3390/ijmsl9020599．

［13］谭先杰，刘东远，郎景和，等．子宫内膜腺上皮及基质细胞分离、培养作为子宫内膜异位症体外细胞模型的探索［J］．现代妇产科进展，2002，11（1）：30-32．

［14］陆雯，瞿俊杰，万小平．人正常子宫内膜原代腺上皮细胞的优化分离和培养［J］．同济大学学报：医学版，2016，37（3）：28-31．DOI：10.16118/j.1008-0392.2016.03.005．

［15］张天婵，丛慧芳．人子宫内膜和子宫内膜异位症患者在位内膜细胞培养及形态［J］．细胞与分子免疫学杂志，2016，32（1）：96-98，102．

［16］Knudtson JF，McLaughlin JE，Santos MT，et al．The hyaluronic acid system is intact in menstrual endometrial cells in women with and without endometriosis［J］．Reprod Sci，2019，26（1）：109-113．DOh 10.1177/1933719118766257．

［17］Kim MK，Seong SJ，Lee TS，et al．Comparison of diagnostic accuracy between endometrial curettage and pipelle aspiration biopsy in patients treated with progestin for endometrial hyperplasia：a Korean Gynecologic Oncology Group Study（KGOG 2019）［J］．Jpn J Clin Oncol，2015，45（10）：980-982．

DOI：10.1093/jjco/hyvl06．

［18］Song SJ，McGrath CM，Yu GH．Fine-needle aspiration cytology of endometriosis［J］．Diagn Cytopathol，2017，45（4）：359-363．DOI：10.1002/de.23670．

［19］Fassbender A，Vodolazkaia A，Saunders P，et al．Biomarkers of endometriosis［J］．Fertil Stefil，2013，99（4）：1135-1145．DOI：10.10160.fertnstert.2013.01.097．

［20］Chalmem LW．The menstrual cup in the intimate side of a woman's life［M］．New York：Pioneer Publications，1937．

［21］Cheng M，Kung R，Hannah M，et al．Menses cup evaluation study［J］．Fertil Steril，1995，64（3）：661-663．

［22］Koks CA，Dunselman GA，de Goeij AF，et al．Evaluation of a menstrual cup to collect shed endometrium for in vitro studies［J］．Fertil Steril，1997，68（3）：560-564．DOI：10.1016，s0015-0282（97）00250·1．

［23］DF，Flores I，Waelkens E，et al．Noninvasive diagnosis of endometriosis：review of current peripheral blood and endometrial biomarkers［J］．Best Pract Res Clin Obstet Gynaecol，2018，50：72-83．DOI：10.1016/j.bpobgyn.2018.04.001．

［24］章静波，黄东阳，方瑾．细胞生物学实验技术［M］．2版．北京：化学工业出版社，2011．

［25］汪谦．现代医学实验方法［M］．2版．北京：人民卫生出版社，2008．

［26］魏于全，赫捷．肿瘤学［M］．北京：人民卫生出版社，2015．

（二）生物标志物

MMP-9及TIMP-1在子宫内膜异位症患者腹水及血清中的表达

李　艳　郎景和　王立杰　许秀英

【摘要】目的：从蛋白水平检测内异症患者血清和腹水中MMP-9及TIMP-1浓度，探讨MMP-9、TIMP-1及腹水微环境在内异症发病中的作用。方法：收集47例r-AFS Ⅰ～Ⅳ期内异症患者的腹水，30例非内异症患者的腹水；从血清库中获取，27例内异症患者血清，并收集26例正常妇女的血清作为对照。用ELISA法检测血清及腹水MMP-9及TIMP-1水平。结果：内异症患者腹水TIMP-1与非内异症对照组无明显差异，但MMP-9的水平明显高于对照组；内异症患者血清中MMP-9的浓度与正常对照组差异有显著性，血清TIMP-1的水平与对照组无明显差异，血清中MMP-9/TIMP-1的比值明显高于对照组；内异症患者血清MMP-9浓度明显比腹水高，而TIMP-1浓度明显比腹水低，血清中MMP-9/TIMP-1的比值是腹水的700倍左右。结论：MMP-9及TIMP-1参与内异症的发病，MMP-9/TIMP-1比值的测定具有临床意义；腹水微环境和内异症发生发展相互影响；血清的蛋白水解潜能远远大于腹水，其意义和解释需要进一步研究。

Expressions of MMP-9 and TIMP-1 in peritoneal fluid and sera of patients with endometrosis. *Li Yan，Lang Jinghe，Wang Lijie，Xu Xiuying*

【Abstract】Objective：To detect concentrations of MMP-9，TIMP-1 in sera and peritoneal fluid of women with endometriosis and compare them to disease-free controls. Methods：Seventy-seven specimens of peritoneal fluid（PF）from patients（47 with endometriosis and 30 without endometriosis）were collected at the time of laparoscopic surgery. Sera specimens of 27 patients with endometriosis（EM）were obtained from sera bank. 26 normal women were selected as control group，and their sera were collected. MMP-9 and TIMP-1 concentrations of PF and sera were measured by the method of ELISA. Results：Concentrations of MMP-9 and ratio of MMP-9/TIMP-1 of PF from patients with endometriosis were significantly higher than those with patients without this disease. MMP-9 concentrations of sera from patients with EM were significantly higher than those from the control group. MMP-9 concentration of sera was much higher than that of PF，while TIMP-1 level of sera was much lower than that of PF，therefore，the ratio of MMP-9/TIMP-1 in sera was about 700 times of that in PF. Conclusions：MMP-9 and TIMP-1 participate in the onset of EM，may play a role in the development of EM. The results also indicate the relevance between PF microenvironment and EM. The proteolytic capacity in sera is much higher than that in PF，but the significance and explanation need to be further investigated.

【Key words】Endometriosis；Matrix metalloproteinase；Tissue-inhibitor of metalloproteinase：Ascites：Sera

研究表明，子宫内膜异位症（内异症）的发生发展可能与基质金属蛋白酶（MMPs）及金属蛋白酶组织抑制剂（TIMPs）有关。其中MMP-9能降解基底膜（BM）的主要成分（Ⅳ型胶原），在肿瘤的侵袭和转移中倍受关注。虽然内异症是一种良性疾病，但具有类似肿瘤侵袭和转移的恶性行为，因此研究MMP-9及其抑制剂TIMP-1在内异症中的作用，对认识内异症的发病机制有重要意义，并可能从抑制MMPs着手探索新的治疗内异症的方法。本研究用ELISA法检测内异症患者腹腔液和血清中MMP-9和TIMP-1的蛋白含量，并和对照组比较，探讨它在内异症发病中的意义。

1 资料与方法

1.1 腹水留取

纳入标准：年龄20～44岁，月经规律，周期28～32天，无内分泌、免疫和代谢性或炎症性疾病，手术前3个月内未接受激素治疗。所有内异症病例均经腹腔镜手术确诊，并按r-AFS（1996年）标准分期。对照组为卵巢囊肿或浆膜下肌瘤等原因行腹腔镜手术的患者，无盆腔炎症，同时排除了内异症。共获取47份内异症患者及30例对照组妇女的腹水标本。研究组年龄为（32.6±4.6）岁，对照组年龄为（33±4.9）岁，两组差异无显著性。所有标本均在腹腔镜下获取。手术开始前，腹腔镜下用20ml空针吸取腹水，置于无菌肝素抗凝管中，尽快离心，离心条件为3 000r/min，20分钟。吸取上清液，分装于Eppendorf管，置入−70℃冰箱保存。

1.2 血清标本的获取

内异症患者的纳入标准同前。27例已取腹水的内异症患者术前曾查血CA125，从本院妇科肿瘤免疫实验室的血清库中获取这些血清。26名正常对照妇女来源于志愿者，纳入标准同内异症病例的标准。无继发性痛经、性交痛及不孕，查体结果（包括体检、盆腔B超检查、血清CA125检测）均排除盆腔肿瘤和内异症的可能。

血清均为取血后立即离心，−20℃保存。内异症组年龄为（33.1±6.0）岁，正常对照组年龄为（31.7±6.3）岁，两组差异无显著性。

1.3 方法

1.3.1 主要材料和试剂

Human MMP-9（total）Immunoassay（Catalog Number DMP900）和Human TIMP-1 Immunoassay（Catalog Number DTM100）试剂盒均购自美国R & D system。

1.3.2 ELISA法检测腹水和血清MMP-9及TIMP-1的含量

Human MMP-9（total）Immunoassay Kit及Human TIMP-1 Immunoassay Kit使用前置于室温。腹水和血清标本使用前置于室温缓慢融化，并用Vertex混匀。实验操作按说明书进行。所有标本均为复管检测。由于唾液及汗液中含有MMP和TIMP-1，故实验时配戴口罩和手套。

1.3.3 结果计算

①标准曲线：记录每个标准孔在450nm及570nm下的吸光度，计算同一标准浓度的吸光度的平均值，在Excel中画出吸光度的LOG值（纵坐标）对浓度（ng/ml）的LOG值（横坐标）的折线图，基本上为一直线；②样品：记录每一样品孔在450nm及570nm下的吸光度，计算同一样品孔的吸光度的平均值，在Excel中利用回归法求出样品浓度的LOG值，继而求出样品浓度。

1.4 统计学处理

利用SPSS软件对数据进行t检验。

2 结果

2.1 内异症患者腹水MMP-9和TIMP-1水平

2.1.1 内异症患者腹水MMP-9及TIMP-1的水平与对照组比较

见表1。由表1可见，内异症组腹水中MMP-9的含量明显高于对照组，差异有显著性。两者TIMP-1的水平无明显差异，MMP-9与TIMP-1的比值亦无明显差异。

2.1.2 各期内异症患者腹水MMP-9及TIMP-1的水平比较

内异症Ⅲ、Ⅳ期患者腹水中MMP-9的含量较Ⅰ、Ⅱ期患者高，但无统计学意义。TIMP-1含量及其与MMP-9的比值也无明显差异，见表1。

2.2 内异症患者血清中MMP-9和TIMP-1水平

2.2.1 内异症患者血清MMP-9和TIMP-1与对照组的比较

见表2。由表2可见，内异症患者血清中的MMP-9含量远高于正常对照妇女，MMP-9和TIMP-1的比值亦高于对照组，两项均有显著差异。两组血清中的TIMP-1水平无显著性差异。

2.2.2 各期内异症患者血清中MMP-9和TIMP-1含量的比较

见表2。由表2可见，Ⅲ、Ⅳ期内异症患者血清中的MMP-9含量高于Ⅰ、Ⅱ期患者，前者血清中MMP-9和TIMP-1的比值亦高于后者，但两项均无统计学意义。两组血清中的TIMP-1的含量相当。

2.3 内异症患者血清和腹水中MMP-9和TIMP-1的比较

见表3。由表3可见，内异症患者血清中浓度是腹水中浓度的100倍左右，而腹水中TIMP-1的浓度是血清浓度的10倍左右，而腹水

表1 子宫内异症患者组腹水中MMP-9和TIMP-1水平与对照组的比较

分组		例数（n）	MMP-9含量（ρ/ng.ml^{-1}）		TIMP-1含量（ρ/ng.ml^{-1}）		MMP-9/TIMP-1（E-02）	
			均值	范围	均值	范围	均值	范围
分组	内异症组	47	2.54*	0.34～8.02	1 339.5	386.4～2 654.5	0.24	0.023～1.88
	对照组	30	1.26	0.29～3.7	13 430	729.3～2 744.1	0.26	0.025～2.44
分期	Ⅰ、Ⅱ期	20	2.06	0.34～8.01	1 385.2	386.4～2 654.5	0.28	0.02～1.89
	Ⅲ、Ⅳ期	27	2.91	0.514～5.96	1 410.1	499.8～2 421.0	0.21	0.03～0.76

注：*$\rho < 0.05$ vs 对照组

表2 内膜异位症患者与对照组及各期内异症患者血清MMP-9和TIMP-1水平的比较

分组		例数（n）	MMP-9含量（ρ/ng.ml^{-1}）		TIMP-1含量（ρ/ng.ml^{-1}）		MMP-9/TIMP-1（E-02）	
			均值	范围	均值	范围	均值	范围
分组	内异症组	27	276.8*	77.9～501.5	164.9	99.7～227.0	1.69*	0.65～3.76
	对照组	26	164.1	38.7～338.6	173.7	124.4～254.5	0.97	0.24～1.66
分期	Ⅰ、Ⅱ期	11	239.1	77.9～338.6	167.8	120.8～227.0	1.41	0.65～2.60
	Ⅲ、Ⅳ期	16	302.8	114.6～501.6	168.6	99.7～226.2	1.89	0.81～3.51

注：*$\rho < 0.05$ vs 对照组

表3 内异症患者血清和腹水中MMP-9及TIMP-1的比较

分组	例数（n）	MMP-9含量（ρ/ng.ml^{-1}）		TIMP-1含量（ρ/ng.ml^{-1}）		MMP-9/TIMP-1（E-02）	
		均值	范围	均值	范围	均值	范围
血清	27	276.8*	77.9～501.5	164.9*	99.7～227.0	1.69*	0.65～3.76
腹水	47	2.54	0.34～8.02	1 339.5	386.4～2 654.5	0.24	0.023～1.88

注：*$\rho < 0.05$ vs 腹水

中 MMP-9 和 TIMP-1 的比值仅为血清中的 700 分之一左右。

3 讨论

3.1 血清 MMP-9 水平和子宫内膜异位症的侵袭性

内异症在组织学上表现为子宫内膜样组织出现在宫腔以外的部位,虽然是良性疾病,但具有某种程度的恶性行为。它最初的种植、以后的侵袭发展与恶性肿瘤的转移和侵袭过程类似,都需要细胞外基质的崩溃和重建。MMPs 为锌离子依赖的中性蛋白酶家族,它们共同作用几乎可以降解所有的细胞外基质和基底膜成分。其活性可被特异的组织抑制剂(TIMPs)抑制。MMPs 的活性调节在组织重建、炎症、肿瘤生长、侵袭和转移等过程中起重要作用。经期脱落的内膜组织分泌多种 MMPs[1];抑制 MMPs 的活性可抑制人子宫内膜在小鸡绒毛膜尿囊膜(CMA)上内异症样病灶的形成[2];异位病灶中表达数种 MMPs 和 TIMPs[3],这些研究结果均提示 MMPs 参与了内异症的发生发展。

明胶酶 B(MMP-9)能降解基底膜(BM)的主要成分(Ⅳ型胶原),因而在肿瘤恶性行为中发挥重要作用。研究表明,多数恶性肿瘤过量表达 MMP-9,且常伴有血清水平增加。血清 MMP-9 的浓度反映了肿瘤的侵袭程度[4]。我们用 RT-PCR 的方法检测出异位症表达 MMP-9 和 TIMP-1 mRNA;国内外的学者用免疫组化的方法检测出在位内膜和异位病灶表达 MMP-9 和 TIMP-1[5,6];Colette 等用酶谱分析及 Western blotting 法研究发现内异症患者在位内膜的蛋白水解活性增加,可能是 MMP-9 和 TIMP-1 的分泌失衡所致[7]。这些发现提示,MMP-9 参与了内异症的发生发展。

在本研究中,我们联合检测了内异症患者的血清 MMP-9 和 TIMP-1 浓度。结果表明,内异症患者血清 MMP-9 水平高于正常对照,两者差异有显著性;两者血清中 TIMP-1 的浓度虽然无显著差异,但内异症患者血清中 MMP-9 和 TIMP-1 的浓度比值明显高于正常对照妇女,此差异有显著性。这些结果表明,MMP-9 和 TIMP-1 参与了内异症的发生发展。由于血清检测方便易行,因而 MMP-9 和 TIMP-1 为内异症的临床诊断和治疗监测提供了新的指标。

本研究还表明,Ⅰ、Ⅱ期内异症患者的血清 MMP-9 浓度及 MMP-9 和 TIMP-1 的比值均低于Ⅲ、Ⅳ期,但差异无显著性;未发现血清中 MMP-9 和 TIMP-1 水平与月经周期有明显关系。但这些结果可能需要扩大样本进一步证实。

3.2 内异症患者腹水中 MMP-9 和 TIMP-1 水平

不论是内异症的种植学说还是化生理论,都只解释了内异症发病之初异位症的建立。这些学说没有解释最初的异位病灶如何生长发展成严重的疾病以及异位症的各种不同的临床表现。为此,人们对各种可能性进行了探索,也注意到了腹水这个微环境。腹水是一种特殊的微环境,它可通过细胞因子、生长因子和其他的因素来调节异位病灶的生长和进展。在本研究中,我们联合检测了内异症患者腹水中 MMP-9 和 TIMP-1 的水平,并和非内异症患者腹水中水平进行了比较。结果表明,内异症患者腹水中 MMP-9 的水平高于非内异症患者,且差异有显著性。两者的 TIMP-1 的水平无明显差异,与我们的结果相似,Sharpe-Timms 等在大鼠的内异症和黏附模型中发现,当人为手术操作造成大鼠腹腔内异位病灶和黏附时,大鼠腹腔液 MMPs 的活性增加,而 TIMP-1 的活性未变[8]。

比较不同期别的内异症患者腹水中 MMP-9 和 TIMP-1 水平,同样未发现有显著差异。这可能是因为腹水微环境仅能反映腹膜表浅的状况,或者说腹水微环境仅能影响腹膜表浅的病灶。而现有的 r-AFS 分期各期均混杂有不同程度和深度的病灶,不能区分表浅和典型病灶。通过深部病灶形态学差异[9]和其渗透至某种深度时的双向分布频率的研究[10],估计异位病灶从受腹腔液的影响转为受血浆的影响的深度为 5 ~ 6mm。反过来,可能只有深度小于 5 ~ 6mm 的病灶才会对腹水产生影响。

3.3 内异症患者血清和腹水 MMP-9 和 TIMP-1 水平的比较

我们首次同时比较了内异症患者血清和腹水中 MMP-9 和 TIMP-1 水平，结果表明：血清中 MMP-9 的浓度是其腹水中浓度的 100 倍左右，而腹水中 TIMP-1 的水平是血清的 10 倍左右，这样，血清中 MMP-9 和 TIMP-1 的比值几乎是腹水中的 700 倍。也就是说，内异症患者腹水中拥有的蛋白水解活性可能只有血清中 1/700。这种结果可能的意义是：①腹水中 MMP-9 可能不是来源于内异症患者腹腔内增加的巨噬细胞，而是来源于异位病灶，因而浓度比血清中要低得多；②腹腔内低蛋白酶情况可能有助于内异症的发展。如果腹腔内蛋白水解活性过高，则有可能降解逆流入腹腔的子宫内膜碎片至单个细胞，并减少黏附因子的表达，从而阻止内膜组织的黏附和种植。而且腹腔液中高浓度 TIMP-1 可能不仅抑制 MMPs 活性。有研究表明，TIMP-1 可抑制 B 细胞的凋亡，提示它可通过多种途径支持细胞的生存和生长。不能除外腹腔内过高的 MMP-1 可能有助于异位病灶的生存和生长。当然，这些均需要进一步证实。

参 考 文 献

[1] Koks GAM，Groothuis PG，Slaats P，et al. Matrix metalloproteinase and their tissue inhibitors in antegradely shed menstruum and peritoneal fluid [J]. Fertil Steril，2000，73：604-612.

[2] Nap AW，Dunselman GA，de Goeij AF，et al. Inhibiting MMP activity prevents the development of endometriosis in the chicken chorioallantoic membrane model [J]. Hum Reprod，2004，19：2180-2187.

[3] Osteen KG，Bruner KL，Sharpe-Timms KL. Steroid and growth factors，regulation of matrix metalloproteinase expression and endometriosis [J]. Sem Rep Endocr，1996，14：247-255.

[4] 李艳，刘东远，谭先杰，等. 血清基质蛋白酶-9 测定在诊断卵巢肿瘤和评估预后中的价值 [J]. 现代妇产科进展，2001，10：181-183.

[5] Mizumoto H，Saito T，Ashihara K. Expression of matrix metalloproteinases in ovarian endometriomas：immunohistochemical study and enzyme immunoassay [J]. Life Sci，2002，71：259-273.

[6] 于云英，郭新华，钱金花，等. 基质金属蛋白酶-9 及其抑制剂 TIMP-3 在子宫内膜异位症的表达 [J]. 现代妇产科进展，2003，12：25-27.

[7] Collette T，Bellehumeur C，Kats R，et al. Evidence for an increased release of proteolytic activity by the eutopic endometrial tissue in women with endometriosis and for involvement of matrix metalloproteinase-9 [J]. Huxn Reprod，2004，19：1257-1264.

[8] Sharpe-Timms KL，Zimmer RL，Jolliff WJ，et al. Gonadotropin releasing hormone agonist（GnRH-a）therapy alters activity of plasminogen activators，matrix metalloproteinases，and their inhibitors in rat models for adhesion formation and endometriosis：potential GnRH-a-regulated mechanisms reducing adhesion formations [J]. Fertil Ster 11，1998，69：916-923.

[9] Cornillie FJ，Oosterlynck D，Lauweryns JM，et al. Deeply infiltrating pelvic endometriosis：Histology and clinical significance [J]. Fertil Steril，1990，53：978-983

[10] Koninckx PR，Meuleman C，Demeyere S，et al. Suggestive evidence that pelvic endometriosis is a progressive disease whereas deeply infiltrating endometriosis is associated pelvic pain [J]. Fertil Steri1，1991，55：759-765.

子宫内膜异位症患者腹腔液及血清中前列腺素E$_2$与Bcl-2蛋白的含量变化及意义

李志刚　郎景和　冷金花　刘东远

【摘要】目的：探讨子宫内膜异位症（内异症）患者腹腔液及血清中，前列腺素E$_2$（PGE$_2$）和Bcl-2蛋白的含量变化及其与内异症发病的关系。方法：采用酶联免疫吸附法ELISA检测36例内异症患者（内异症组，其中Ⅰ、Ⅱ期患者16例，Ⅲ、Ⅳ期患者20例）和30例因卵巢囊肿或浆膜下子宫肌瘤手术患者（对照组）腹腔液及血清PGE$_2$与Bcl-2含量。结果：内异症组患者腹腔液中PGE$_2$、Bcl-2蛋白的含量分别为（1 987±532）ng/L、（177±53）U/L，对照组为（386±215）ng/L、（86±21）U/L，两组比较，差异均有统计学意义（$P < 0.01$）。Ⅲ、Ⅳ期内异症患者腹腔液中PGE$_2$的含量［（2 221±1 352）ng/L］较Ⅰ、Ⅱ期患者［（1 694±381）ng/L］明显升高，差异也有统计学意义（$P < 0.01$）。Ⅲ、Ⅳ期内异症患者腹腔液中Bcl-2的含量［（190±63）U/L］较Ⅰ、Ⅱ期患者［（162±49）U/L］升高，差异有统计学意义（$P < 0.05$）。内异症组血清中的PGE$_2$与Bcl-2含量［（3 787±514）ng/L，（96±44）U/L］均高于对照组［（129±97）ng/L，（53±40）U/L］，差异均有统计学意义（$P < 0.01$）。Ⅲ、Ⅳ期内异症患者血清中的PGE$_2$含量［（964±290）ng/L］也高于Ⅰ、Ⅱ期患者［（590±362）ng/L］，差异也有统计学意义（$P < 0.01$）；内异症患者腹腔液中PGE$_2$及Bcl-2的含量均高于血清。结论：内异症患者腹腔中高含量的PGE$_2$与Bcl-2，可能对内异症发病有影响；内异症患者腹腔液与血清中PGE$_2$和Bcl-2含量与病变的范围有一定关系。

【关键词】子宫内膜异位症；腹腔液；地诺前列醇；原癌基因蛋白质c-Bcl-2

Increased levels prostaglandin E$_2$ and Bcl-2 in peritoneal fluid and serum of patients with endometriosis.

Li Zhigang，Lang Jinghe，Leng Jinhua，Liu Dongyuam

【Abstract】Objective：To detect the concentrations of prostaglandin E$_2$（PGE$_2$）and Bcl-2 in sera and peritoneal fluid of women with endometriosis. Methods：The study group included 36 samples of peritoneal fluid and serum respectively from patients with endometriosis，and control group included 30 samples of peritoneal fluid and serum respectively from patients without endometriosis（either ovary cyst or uterine myoma）. The peritoneal fluids were collected at the time of laparoscopic operation and the sera were collected before surgery. Concentrations of PGE$_2$ and Bcl-2 were determined by enzyme linked immunosorbent assay（ELISA）. Results：The peritoneal fluid concentrations of PGE$_2$ and Bcl-2 in study group were significantly higher than that of control group，（1 987±532）ng/L vs（386±215）ng/L，（177±53）U/L vs（86±21）U/L，（$P < 0.05$）；and the PGE$_2$ levels of severe endometriosis were significantly higher than that of mild endometriosis，（2 221±1 352）ng/L vs（1 694±381）ng/L，（$P < 0.01$）The serum concentrations of PGE$_2$ and Bcl-2 in study group were significantly higher than that of control group，（3 787±514）ng/L vs（129±97）ng/L，（96±44）U/L vs（53±40）U/L，（$P < 0.01$）Serum PGE$_2$ concentrations of severe endometriosis were significantly higher than that of mild endometriosis，（964±290）ng/L vs（590±362） ng/L，（$P < 0.01$）。**Conclusions**：The concentrations of PGE$_2$ and Bcl-2 in peritoneal fluid are increased in endometriosis. The concentrations of PGE$_2$ and Bcl-2 are associated with the extent of endometriosis lesions.

【**Key words**】Endometriosis；Ascitic fluid；Dinoprostone；Proto-oncogene protein c-Bcl-2

前列腺素 E$_2$（PGE$_2$）对肿瘤细胞的凋亡有明显的抑制作用，可促进肿瘤的发生、发展[1]。子宫内膜异位症（内异症）患者的在位内膜以及异位内膜组织中，前列腺素的含量升高，且其升高程度与痛经症状有一定的关联[2]。为探讨 PGE$_2$ 含量变化与内异症发病的关系，我们检测了内异症患者血清及腹腔液中 PGE$_2$，Bcl-2 蛋白的含量，现将结果报道如下。

资料与方法

一、研究对象及分组

选择 2002 年 4 月至 2003 年 2 月北京协和医院妇产科收治的子宫内膜异位症患者 36 例（内异症组），平均年龄（32±4）岁，其中无痛经者 13 例，痛经者 23 例。采用美国生育学会修订的内异症分期标准（r-AFS）进行分期，Ⅰ、Ⅱ期患者 16 例，Ⅲ、Ⅳ期患者 20 例；术前 3 个月无激素治疗史。对照组为同期因卵巢囊肿或浆膜下子宫肌瘤住院手术的患者，平均年龄（34±4）岁，内膜病理检查排除内异症，无痛经症状。两组患者均在麻醉前取血，取血后离心，吸取血清，分装，于 −20℃ 保存。手术中腹腔镜进腹后，先用带有空针的吸管抽取腹腔液，置于无菌肝素抗凝管中离心，或先置于 4℃ 冰箱。离心条件为 3 000 r/min，20 分钟。吸取上清液，分装，置于 −70℃ 冰箱保存，待测。腹腔液保存前加入吲哚美辛（其他名称：消炎痛，浓度为 10 μg/ml）。

二、方法

1. 腹腔液与血清中 PGE$_2$ 及 Bcl-2 的含量测定　采用酶联免疫吸附法（ELISA）测定腹腔液与血清中 PGE$_2$ 及 Bcl-2 的含量，PGE$_2$ 检测试剂盒购自美国 R&D 公司，Bcl-2 检测试剂盒为美国 Promega 公司产品。所有标本均为双管检测，操作按说明书进行。

2. 结果计算　①标准曲线绘制：记录每标准孔在波长 450 nm 时的吸光度，计算同一标准含量吸光度的平均值。取 PGE$_2$ 吸光度值（纵坐标）对含量（ng/L）的 LOG 值（横坐标）的折线图，建立函数方程。②样品：记录每孔在波长 450 nm 时的吸光度，计算同一样品孔吸光度的平均值。利用函数方程求出 PGE$_2$ 含量的 LOG 值，继而求出样品含量利用函数直接求出 Bcl-2 含量。

三、统计学方法

数据分析采用 t 检验；结果以 $\bar{x}±s$ 表示。

结　果

一、两组患者腹腔液及血清中 PGE$_2$、Bcl-2 含量

内异症组腹腔液及血清中 PGE$_2$、Bcl-2 的含量均高于对照组，两组比较，差异均有统计学意义（$P < 0.01$），见表 1。

表 1　两组患者腹腔液及血清中 PGE$_2$、Bcl-2 含量变化（$\bar{x}±s$）

组别	例数	腹腔液		血　清	
		PGE$_2$（ng/L）	Bcl-2（U/L）	PGE$_2$（ng/L）	Bcl-2（U/L）
内异症组	36	1 987±532	177±53	3 787±514	96±44
对照组	30	386±215	86±21	129±97	53±40
P 值		< 0.01	< 0.01	< 0.01	< 0.01

二、内异症组患者腹腔液及血清中 PGE$_2$，Bcl-2 含量与内异症期别的关系

Ⅲ、Ⅳ期患者腹腔液及血清中 PGE$_2$ 的含量较Ⅰ、Ⅱ期患者高，两者比较，差异有统计学意义（$P < 0.01$）。Ⅲ、Ⅳ期患者腹腔液及血清中 Bcl-2 的含量也较Ⅰ、Ⅱ期患者高，但差异无统计学意义（$P < 0.05$）。见表2。

三、内异症组血清及腹腔液中 PGE$_2$ 与 Bcl-2 含量的相关性及其与痛经的关系

内异症组患者腹腔液中 PGE$_2$ 含量为血清含量的 2.5 倍，而腹腔液中 Bcl-2 的含量为血清含量的 1.9 倍，PGE$_2$ 和 Bcl-2 在腹腔液中的含量均高于血清。内异症组患者中，无痛经者腹腔液与血清中 PGE$_2$ 及 Bcl-2 的含量均低于痛经者，差异有统计学意义（$P < 0.01$）。

讨　论

一、内异症组患者腹腔液及血清中 PGE$_2$ 含量的变化及意义

前列腺素可促进正常细胞的 DNA 合成与细胞增殖，过量的前列腺素也可促进肿瘤细胞的增殖[1]。在内异症患者中，不论是在位还是异位内膜 PGE$_2$ 的分泌均增加。本研究结果显示，内异症患者腹腔液和血清中 PGE$_2$ 的含量均高于对照组无痛经内异症患者。PGE$_2$ 与 Bcl-2 的含量，明显低于痛经患者。因此，痛经症状的出现与严重程度，有可能与 PGE$_2$ 有一定关系，但 PGE$_2$ 可能也仅仅是导致疼痛的部分原因。有无痛经还与内异症病灶的部位、血管壁的神经受压情况及患者痛阈值的高低、经血流出刺激腹膜表面产生尖锐的烧灼痛等有关[3]。另外，内异症患者盆腹腔内 PGE$_2$ 可能诱导血管内皮生长因子的表达和细胞侵袭性的增加[4]，有利于子宫内膜细胞发生黏附、血管形成和种植等。PGE$_2$ 升高，还可能引发未受到调控的雌激素生成，因此，在内异症的发展中起到重要的作用。

至于腹腔液中 PGE$_2$ 生成增加的原因，最多的解释是异位与在位内膜产生 PGE$_2$ 增多，通过细胞旁分泌或自分泌进入腹腔的结果。最近，也有文献报道，内异症患者的腹腔内巨噬细胞激活，环氧合酶2的过度表达，也是导致腹腔液中 PGE$_2$ 与 PGF$_2$ 含量升高的主要原因之一[5]。

内异症组患者腹腔液中 PGE$_2$ 的含量随着内异症期别升高而逐渐升高。Ⅲ、Ⅳ期内异症患者病灶广泛，与病变局限者相比，存在大量的异位内膜以及未凋亡的子宫内膜细胞，而且，病变越重，越将激活更多的巨噬细胞，使 PGE$_2$ 的释放明显增加。腹腔巨噬细胞环氧合酶2上调的机制，正如内异症复杂的病因与发病机理一样，尚未清楚，需要进一步长期研究。

二、内异症组患者腹腔液及血清中 Bcl-2 含量的变化及意义

正常的子宫内膜细胞从增殖期开始就出现凋亡，分泌期内膜细胞凋亡现象非常显著。而内异症患者的内膜，即使到了分泌晚期，凋亡依然少见；即使是在体外培养一段时间后，与正常人的内膜相比，其增殖能力依然很旺盛，抗凋亡的能力依然很强。Bcl-2 是重要的抑制凋亡蛋白之一，与其他促进细胞凋亡蛋白如 Bax 等，对促进和抑制子宫内膜细胞的正常凋亡起着决定性作用，因此，尽管有子宫内膜逆流入盆腔，也不至于形成

表2　不同期别内异症患者腹腔液及血清中 PGE$_2$、Bcl-2 含量变化（$\bar{x} \pm s$）

组别	例数	腹腔液		血　清	
		PGE$_2$（ng/L）	Bcl-2（U/L）	PGE$_2$（ng/L）	Bcl-2（U/L）
Ⅰ、Ⅱ期	16	1 694±381	162±49	590±362	79±36
Ⅲ、Ⅳ期	20	2 221±1 362	190±63	964±290	110±26
P值		< 0.01	> 0.05	< 0.01	> 0.05

内异症病灶[6]。本研究结果显示，内异症患者腹腔液和血清中Bcl-2的含量均高于对照组，这可能是内异症患者子宫内膜细胞凋亡的易感性降低、细胞凋亡的速率减缓的根源之一。有不少学者通过免疫组化的方法研究发现，内异症患者的内膜腺上皮细胞和间质细胞中，Bcl-2的表达明显增强[6]，因此，推测腹腔液中其含量升高有可能是这些细胞分泌增加的结果。

三、内异症患者血清及腹腔液中PGE$_2$及Bcl-2的相关性

最近的研究发现，PGE$_2$具有激活Bcl-2的作用。体外实验证实，外源性PGE$_2$可以逆转药物诱导的结肠癌细胞凋亡，同时，还观察到Bcl-2蛋白含量升高4～5倍[7]。我们推测，PGE$_2$与重要的凋亡抑制蛋白Bcl-2之间也有一定的关系。Bcl-2抑制了在位与异位内膜细胞凋亡，子宫内膜细胞数量增多，PGE$_2$生成也随之增加，增加的PGE$_2$又可激活更多的Bcl-2，形成恶性循环，导致盆腹腔微环境不断恶化。两者之间确切的关系，有待于深入研究。

此外，腹腔液中PGE$_2$与Bcl-2的含量都比血清高，血清中PGE$_2$的升高有可能是腹腔液参与体循环所致。正常情况下，腹膜无粘连、血运好，局部产生的PGE$_2$与Bcl-2可迅速吸收进入血液循环，被代谢失活；而异位的子宫内膜包裹在致密的纤维组织中，导致生成的PGE$_2$等堆积，局部含量明显升高，产生症状。

参 考 文 献

[1] Fosslien E. Biochemistry of cyclooxygenase(COX)-2 inhibitors and molecular pathology of COX-2 in neoplasia [J]. Crit Rev Clin Lab Sci, 2000, 37: 431-502.

[2] 张人捷，韩美玲. 子宫内膜异位症的子宫在位内膜和异位内膜结节的前列腺素测定. 见：郎景和，主编. 卵巢肿瘤的基础与临床研究 [M]. 北京：北京医科大学中国协和医科大学联合出版社，1995：565-569.

[3] 李志刚，冷金花，郎景和. 子宫内膜异位症与疼痛. 见：郎景和，主编. 子宫内膜异位症的基础与临床研究 [M]. 北京：中国协和医科大学出版社，2003：180-186.

[4] Brenner RM, Navak NR, Slavden OD, et al. Premenstrual and menstrual changes in the macaque and human endometrium: relevance to endometriosis [J]. Ann N Y Acad Sci, 2002, 955: 60-74.

[5] Meng-hsing W, Hsunny S, Chen-chung L, et al. Distinct mechanisms regulate cyclooxygenase-1 and-2 in perltoneal macrophages of women with and without endometriosis [J]. Mol Hum Repro, 2002, 8: 1103-1110.

[6] Beliard A, Noel A, Foidart JM. Reduction of apoptosis and proliferation in endometriosis [J]. Fertil Steril, 2004, 82: 80-85.

[7] Liu XH, Yao S, Kirschenbaum A, et al. NS398, a selective cyclooxygenase-2 inhibitor, induces apoptosis and down-regulates Bcl-2 expression in LNCaP cells [J]. Cancer Res, 1998, 58: 4245-4249.

子宫内膜异位症患者血浆蛋白质指纹图谱诊断分类树模型的初步建立

刘海元　郑艳华　张建中　冷金花　孙大为　刘珠凤　朱　兰　郎景和

【摘要】目的：应用表面增强激光解吸电离飞行时间质谱（SELDI-TOF-MS）技术结合生物信息学方法筛选子宫内膜异位症（内异症）患者的血浆生物学标志物，并初步建立内异症患者血浆蛋白质指纹图谱诊断分类树模型。方法：收集2007年1～10月北京协和医院妇产科收治的因内异症而行腹腔镜手术的内异症患者36例（内异症组）及因卵巢良性肿瘤和不孕行腹腔镜手术的非内异症患者35例（对照组）。采用SELDI-TOF-MS技术及其配套蛋白质芯片检测两组患者的血浆蛋白质指纹图谱，比较两组蛋白质峰的差异。采用分类与回归树（CART）软件建立内异症诊断分类树模型，并对该模型诊断内异症的敏感度和特异度进行验证。结果：与对照组比较，内异症组患者血浆中有14个异常表达的蛋白质峰（$P < 0.01$）。采用相对分子质量分别为3 956 000、11 710 000和6 986 000的3个蛋白质峰构成的内异症诊断模型，其敏感度为92%，特异度为83%；验证后其敏感度为88%，特异度为80%。结论：SELDI-TOF-MS技术对于筛选内异症的生物标志物提供了一条新的途径，其临床应用价值值得进一步研究。

【关键词】子宫内膜异位症；血蛋白质类；肽谱；光谱法；质量；基质辅助激光解吸电离；蛋白质组学

Establishment of endometriosis diagnostic model using plasma protein profiling.

Liu Haiyuan，Zheng Yanhua，Zhang Jianzhong，Leng Jinhua，Sun Dawei，Liu Zhufeng，Zhu Lan，Lang Jinghe

【Abstract】Objective：To establish the diagnostic model for endometriosis by screening the plasma biomarkers of endometriosis using surface enhanced laser desorption/ionization time of flight mass spectrometry（SELDI-TOF-MS）coupled with bioinformatics. Methods：Plasma samples from 36 patientswith endometriosis（endometriosis group）matched with 35 patients with infertility or benign ovarian tumor（control group）before laparoscopy were collected at Peking Union Medical College Hospital from January to October 2007. Plasma protein profiling were detected using SELDI-TOF-MS and protein chip and peak intensities were compared between the two groups. Biomarker Discovery Software was used for data analysis and model was built by classification and regression tree software（CART），sensitivity and specificity of the diagnostic model were verified. Results：There were 14 protein peaks abnormally expressed in endometriosis group compared with those of control group（$P < 0.01$），The diagnostic model composed of three proteinpeaks with the molecular weight of 3 956 000，11 710 000 and 6 986 000 showed a sensitivity of 92% and specificity of 83%. In the blind test the model showed a sensitivity of 88% and specificity of 80%. Conclusions：SELDI-TOF-MS is a new approach for screening markers of endometriosis. Its clinical value deserves further investigation.

【Key words】Endometriosis；Blood proteins；Peptide mapping；Spectrometry mass；Matrix assisted laser desorption-ionization；Proteomics

子宫内膜异位症（内异症）是指有分泌功能的子宫内膜出现于子宫腔以外的区域。常引发痛经和不育。内异症的发病机制不清，其诊断需要依靠腹腔镜等有创性检查获得病理结果才能确诊[1]。血清CA125是被临床广泛应用于内异症诊断的标志物，但其敏感度和特异度均不理想。在临床和基础研究方面都迫切希望建立无创性、操作简便的内异症诊断方法。

子宫内膜表面增强激光解吸电离飞行时间质谱（surface enhanced laser desorption/ionization time of flight mass spectrometry，SELDI-TOF-MS）技术是最近发展起来的一种崭新的蛋白质组学研究方法。该技术通过经特殊处理的固相支持物或层析表面，选择性地从样品中捕捉蛋白质，置入质谱仪进行分析。由于不同质量电荷比（M/z）的蛋白质在电场中的飞行时间不同，接收装置可以据此将蛋白质的相对分子质量用位置不同、强弱不等的图谱表现出来，用以进一步分析[2]。本研究应用SELDI技术检测健康妇女及内异症患者的血浆蛋白质指纹图谱，以建立基于分类树的诊断模型，现报道如下。

材料与方法

一、资料来源

选择2007年1～10月于北京协和医院妇产科经腹腔镜诊断为内异症患者的术前血浆标本52份（内异症组），选择同期于本院妇科因卵巢良性肿瘤和不孕症行腹腔镜手术的非内异症患者血浆标本50份（对照组）。随机选择内异症组36例患者与对照组35例患者构成训练集，用于建立诊断模型；其余31例患者作为检测集，用于检测模型的诊断效率。根据美国生育学会（AFS）修订的内异症分期法（r-AFS），内异症组训练集的36例患者中，17例为Ⅰ～Ⅱ期，19例为Ⅲ～Ⅳ期；检测集16例患者中，6例为Ⅰ～Ⅱ期，10例为Ⅲ～Ⅳ期。两组患者的平均年龄，内异症组训练集患者为（33.6±4.7）岁，检测集

患者为（34.2±3.6）岁；对照组训练集患者为（32.5±3.2）岁，检测集为（33.0±2.8）岁，两组患者组内及组间分别比较，差异均无统计学意义（$P > 0.05$）。本研究经医院伦理委员会批准，术前所有患者均签署知情同意书。

二、方法

1. 血浆标本的处理　自外周血采集后，待自然凝血，室温下4 000 r/min离心8分钟，分装后置于−80℃冰箱保存。实验前，自冰箱中取出血浆标本，室温下融化，4℃、10 000 r/min离心10分钟，然后将10μl血浆与20μl U9缓冲液［含9 mol/L尿素和2% 3-3胆胺丙基，二甲基铵-1-丙基磺酸盐（CHAPS）］混合，振荡混匀，冰浴30分钟，随后加入360μl结合缓冲液Ⅰ（50 mmoL/L乙酸钠），振荡混匀。

2. 血浆与蛋白质芯片结合　将蛋白质芯片正确安装于Bioprocessor蛋白质芯片阅读器（美国Ciphergen公司产品）中，在每孔中加入200μl结合缓冲液Ⅰ，摇床孵育5分钟，重复1次，随后于每孔中加入100μl稀释血浆样品，摇床孵育1小时；弃去血浆样品，每孔中加入200μl结合缓冲液Ⅰ，摇床孵育5分钟；弃去结合缓冲液Ⅰ，重复缓冲液孵育2次；弃去结合缓冲液Ⅰ，每孔中加入200μl高压液相离子交换（HPLC）水（瑞典Amersham Bioseienee公司产品），摇床孵育5分钟；弃去HPLC水，重复上述步骤1次；弃去HPLC水，自然干燥。于每点上加0.5μl SPA（为50%乙腈与0.5%三氟乙酸的混合液），重复1次；取出芯片，放入ProteinChip Biology System质谱仪（PBS-Ⅱ，美国Ciphergen公司产品）中进行检测分析。

3. 参数设置　经过3次预实验，将PBS-Ⅱ阅读芯片时的参数优化为如下设置：相对分子质量检测范围为2 000 000～20 000 000，最高相对分子质量50 000 000；激光强度为195；检测器灵敏度为8；数据读取方式为定量读取；芯片上每个点采集150次。采用ProteinChip Software3.0数据采集软件从PBS-Ⅱ上采集数据，同时采用

加有肽相对分子质量标准的All-In-One校正阅读器进行校正。

4. 生物信息学分析 所有原始数据先用ProteinChip Software 3.1.1进行校正。对每个图谱的蛋白质峰做相应的调整,以减少不同芯片、仪器状态等因素引起的误差。应用Biomarker Wizard软件对检测范围内的蛋白质峰进行噪声过滤。选择信号噪声比>8和在所有图谱中出现频率超过10%的蛋白质峰为有效蛋白质峰。用Student t检验比较内异症组与对照组蛋白质峰的差异。内异症患者血浆中存在特异的标志性蛋白质峰,它们之间相互关联,构成了内异症血浆特殊的蛋白质指纹图谱。应用Biomarker Pattern Software软件对这些标志性蛋白质峰进行数据挖掘,自动选择效率最高的分类条件,从而对训练集患者建立分类与回归树(classification and regression tree,CART)模型,在该模型每一个树结中,判别条件要使得其下方的树结或终止结包含尽量多的内异症组患者和尽量少的对照组患者。为此目的引入基尼系数(Gini index),公式为:

$$基尼系数 = \sum_{i=1}^{k} p\char`^mk \times (1 - p\char`^mk)$$

在此公式中k为分组数;p^mk为树结中对照组患者占该树结全部患者的比例。该软件计算出整个模型全部树结的基尼系数之和最低时,所得到的判别条件(不同相对分子质量的蛋白质峰及其相对丰度)即为该模型分离内异症患者效率最高的判别条件。以该决策树作为内异症的诊断模型,然后用检测集对此模型进行双盲检测,根据分析结果评价该模型的敏感度和特异度。

结　果

一、两组患者血浆蛋白质峰的差异在相对分子质量为0～300 000 000范围内,两组71例患者中均检测到86个有效的蛋白质峰,其中14个蛋白质峰的相对丰度两组之间比较,差异有统计学意义(P<0.01)。见表1。两组的蛋白质指纹图谱见图1。

二、诊断分类树模型的建立

两组的训练集共71例样本中血浆蛋白质指纹诊断的分类树模型见图2。该模型中,最上方的树结中由36例内异症组和35例对照组组成的71例训练集患者进入模型;以相对分子质量为3 956 000蛋白质峰的相对丰度≤1.64为判别条件(判别条件是Biomarker Pattern Software软件通过数据挖掘后自动选择的效率最高的分类条

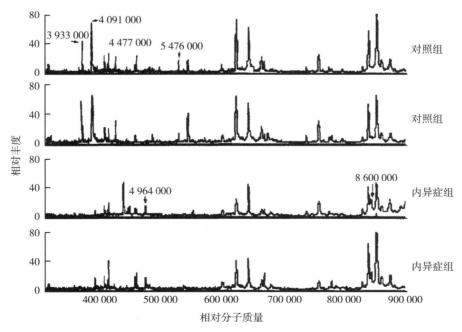

图1　两组患者血浆蛋白质指纹图谱

相对分子质量为3 933 000、4 091 000、4 477 000、5 476 000的蛋白质峰在对照组表达增加;相对分子质量为4 964 000、8 600 000的蛋白质峰在内异症组表达增加

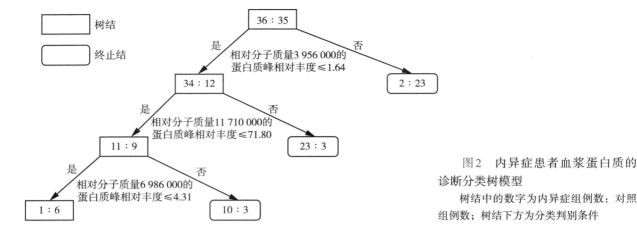

图2　内异症患者血浆蛋白质的诊断分类树模型

树结中的数字为内异症组例数：对照组例数；树结下方为分类判别条件

件），符合条件的患者进入左下方的树结，包括34例内异症组和12例对照组患者；不符合条件的进入右下方的树结，包括2例内异症组和23例对照组患者，所有归到此结的患者被诊断为非内异症，其中2例内异症患者被漏诊。依此逐层类推，将每1个树结的病例通过不同相对分子质量的蛋白质峰的丰度为判别条件，将全部训练集的71例病例分类，分别诊断为内异症和非内异症。结果显示，36例内异症患者中，33例被本方法正确诊断归类；35例对照组患者中，29例被正确诊断，其敏感度、特异度、阳性预测值和

阴性预测值分别为92%、83%、85%和91%。用16例内异组和15例对照组患者构成的检测集进行盲法验证，该模型诊断的敏感度、特异度、阳性预测值和阴性预测值分别为88%、80%、82%和86%。

讨　论

目前，对于内异症的筛查缺乏有效的方法，而内异症的诊断很困难。在临床上，早期的患者可以有严重的痛经和不孕，而病变严重的患者却可以没有症状。这种疾病的严重程度与临床症状的不一致使得诊断需要通过手术来明确，并需要病理组织学确诊。常用的手术方式为腹腔镜手术，费用昂贵，需要专业的训练，并可能引起并发症。因此，目前临床上迫切需要敏感的血清学标志物来诊断该病，并对患者进行随诊。文献中有些学者借用其他疾病的血清学标志物来进行内异症的诊断，如CA125[3,4]、胎盘蛋白14[5]、碳酸酐酶抗体[6]和白细胞介素6[7]，但即使将这些标志物联合应用进行诊断，也缺乏敏感度和特异度[8,9]。

SELDI技术作为临床蛋白质组学的核心技术，提供了一种新的研究内异症的方法。该技术主要由蛋白质芯片、芯片阅读器和生物信息学3大部分组成，其表面为可结合蛋白质的固体点表面，检测的灵敏度高，可把传统方法检测不到的蛋白质和多肽检测出来，可直接分析患者血液、淋巴液、脑脊液、尿液等样品而无需复杂的样品制备过程，用TOF-MS来分析，得到蛋白质指纹图谱。该技术有很多优势，如高通量、需要样品

表1　14个差异表达的蛋白质在两组患者中的相对丰度比较

相对分子质量	内异症组	对照组	P值
3 956 000	0.910 6	10.429 7	0.000
5 476 000	1.384 6	8.144 6	0.000
4 477 000	2.205 6	11.365 7	0.000
8 600 000	22.338 4	13.708 0	0.000
4 964 000	8.336 7	4.487 5	0.000
4 091 000	1.117 9	32.241 9	0.000
3 932 000	1.341 5	16.729 4	0.001
4 282 000	11.825 0	19.671 9	0.001
4 133 000	7.195 2	9.485 1	0.002
4 818 000	14.361 1	7.253 9	0.004
1 006 000	28.012 7	34.912 9	0.006
5 633 000	2.497 6	14.477 2	0.006
1 072 000	8.371 8	10.345 4	0.008
1 135 000	6.338 9	8.450 5	0.009

量极少、能够检测到相对分子质量很低的蛋白质和多肽、可以得到由多种蛋白质峰构成的图谱、与生物信息学软件联合使用可以构建诊断分类树模型等。SELDI-TOF-MS技术广泛用于卵巢上皮性癌、前列腺癌、肝癌、食管癌、结直肠癌等多种肿瘤的诊断研究，已成为临床蛋白质组学研究的主要技术平台之一[10]。

本研究应用SELDI-TOF-MS技术检测了经腹腔镜确诊的内异症和对照组患者的血浆蛋白质指纹图谱，并在内异症患者血浆内检测到14个异常表达的蛋白质峰，这些蛋白质可能成为内异症潜在的标志物。本研究建立了1个分类树作为内异症诊断模型，取得了很好的分离效果。分类树由3个蛋白质峰构成，相对分子质量分别为3 956 000、11 710 000和6 986 000。在训练集该模型诊断内异症的敏感度为92%，特异度为83%。对于检测集的病例，该模型诊断的敏感度为88%，特异度为80%。该结果表明，应用血浆

蛋白质指纹图谱诊断内异症有良好的前景，进一步研究有可能应用于人群筛查。

本研究将蛋白质指纹技术用于内异症研究，但样本量偏小，若增加样本量的检测有可能在内异症患者中发现更多异常表达的蛋白质峰，由此构建的诊断模型的效率有可能进一步提高；另外，因为血浆含有高丰度的蛋白质，并不是SELDI-TOF-MS分析的最佳标本。蛋白质芯片可以和这些高丰度的蛋白质结合，而将一些低丰度却有异常表达的标志蛋白质洗脱丢失。

总之，本研究采用SELDI-TOF-MS技术对内异症患者的血浆进行了比较蛋白质组学研究，并发现了内异症患者血浆内存在异常的蛋白质表达谱。SELDI-TOF-MS技术联合生物信息学方法可以将人群中的内异症患者鉴别，并具有很高的敏感度和特异度。这些异常表达的蛋白质在内异症发病中作用和临床诊断的意义仍有待进一步研究。

参 考 文 献

[1] The American Fertility Society. Reused American Fertility Society classification of endometriosis：1985 [J]. Fertil Steril, 1985，43：351-352.

[2] Seibert V, Ebert MP, Buschmarm T. Advances in clinical cancer proteomics：SELDI-TOF-mass spectrometry and biomarker discovery. Brief Funct Genomic Proteomic [J]. 2005，4：16-26.

[3] Abrao MS, Podgae S. Filho BM, et al. The use of biochemical marker in the diagnosis of pelvic endometriosis [J]. Hum Reprod, 1997，12：2523-2527.

[4] Bedaiwy MA, Faleone T. Laboratory testing for endometriosis [J]. Clin Chim Aeta, 2004，340：41-56.

[5] Telimaa S, Kauppila A, RSnnberg L, et al. Elevated serum levels of endometrial secretory protein PP14 in patients with advanced endometriosis. Suppression by treatment with danazol and hish-dose medmxyprogesterone acetate [J]. Am J Obstet Gynecol, 1989，161：866-871.

[6] Gupta S, Agaswal A, Sekhon L. et al. Serum and

peritoneal abnormalities in endometriosis：potential use as diagnostic marker [J]. Minerva Ginec01.2006，58：527-551.

[7] Bedaiwy MA, Falcone T, Shanna RK, et al. Prediction of endometriosis with serum and peritoneal fluid markers：a prospective controlled trial [J]. Hum Reprod, 2002，17：426-431.

[8] Abrao MS, Podgaec S, Pinotti JA, et al. Tumor markers in endometriosis [J]. Int J Gynaecol Obstet, 1999，66：19-22.

[9] Somigliana E, Vigano P, Tirelli AS, et al. Use of the concomitant serum dosage of CA125, CA19-9 and interleukin-6 to detect the presence of endometriosis results from a series of reproductive age women undergoing laparoscopic surgery for benign gynecological conditions [J]. Hum Reprod, 2004，19：1871-1876.

[10] 范乃军，高春芳，王秀丽，等. 应用SELDI-TOF-MS技术初步建立结直肠癌分类树模型[J]. 世界华人消化杂志，2009，17：53-58.

应用 Clinprot 筛选子宫内膜异位症患者腹腔液中的诊断标志物

王　琳　刘海元　郎景和

【摘要】目的：采用 Clinprot 技术建立子宫内膜异位症（内异症）患者腹腔液中的蛋白表达图谱，初步建立内异症的诊断模型。方法：内异症组39例，对照组34例，采用 Clinprot 技术及相关分析软件分析上述73份腹腔液样本，获得差异表达蛋白峰。采用遗传算法（GA）等生物统计学及生物信息学建立诊断模型，选取诊断效率最优的算法并反向验证其诊断效率。结果：相对分子量 800～10 000Da 范围内，提取了信噪比＞5的蛋白峰107个，其中18个蛋白峰差异有统计学意义（$P < 0.01$），差异最显著的两个蛋白峰 m/z 为 5 583.61Da 和 5 552.46Da。GA 为最优算法，利用5个信号峰组成的模型（m/z＝4 458.23，2 379.3，8 519.94，6 376.99，6 190.27）反向验证，敏感性和特异性分别为88.5%和88.5%。结论：Clinprot 技术分析内异症患者腹腔液中的蛋白图谱，建立的诊断模型效率较高，为研究内异症发病机制及筛选诊断标志物提供了线索。

【关键词】子宫内膜异位症；腹腔液；Clinprot；蛋白质类；阳离子

Clinprot in screening biomarkers in peritoneal fluid of endometriosis. *Wang Lin*, *Liu Haiyuan*, *Lang Jinghe*

【Abstract】Objective：To establish the proteomic profiling in the peritoneal fluid ofwomen with endometriosis and the normal controls and build the diagnostic model of endometriosis. Methods：There were 39 endometriosis and 34 controls. 73 peritoneal fluid samples were analyzed with Clinprot technology and related software, and the discriminatory proteins were detected. The diagnostic model was built with biostatistics and bioinformatics such as genetic algorithm（GA）. Then the algorithm of optimal diagnostic efficiency was selected and reversely verified its diagnostic efficiency. Results：In the working mass range of 800～10 000Da, 107 peakswith S/N（signal to noise ratio）＞5 were obtained. 18 protein peaks had statistical significance（$P < 0.01$）, of which the two protein peaks（m/z for 5 583.61Da and 5 552.46Da）had the most significant difference. The GA selected as the optimal algorithm and a model combined with a cluster of 5 signal peaks（m/z＝4 458.23, 2 379.3, 8 519.94, 6 376.99, 6 190.27）were used for reverse validation. Sensitivity and specificity were 88.5% and 88.5%, respectively. Conclusions：Clinprot is used to analyse the differential protein expressions in peritoneal fluid ofwomen with endometriosis. One model is built with a high diagnostic efficiency. That provide avaluable clue to the pathophysiology and screening diagnostic biomarkers of endometriosis.

【Key words】Endometriosis；Peritoneal fluid；Clinprot；Proteins；Cationsjing

子宫内膜异位症（endometriosis，EM）简称内异症，是常见的妇科疾病，育龄期妇女发病率为10%～22%，呈逐年上升趋势[1]。内异症有多种表现形式，如痛经、卵巢子宫内膜异位囊肿、慢性盆腔痛、不孕等。内异症严重程度与临床表现无相关性。腹腔镜是诊断内异症的金标准，镜下可观察盆腔情况，同时得到病理学诊断[2]。但腹腔镜检查有侵袭性且价格昂贵。因此，通过无创或微创寻找敏感性和特异性高的诊断标志物，更适用于临床的辅助诊断、术后随诊及流行病学调查。CA125是临床最常用的诊断标志物，但在其他疾病中也会升高（如卵巢肿瘤、胰腺炎等）。Meta分析示，CA125对内异症的诊断效率不理想[3]。本文以腹腔液作为研究样本，利用Clinprot技术，建立内异症患者腹腔液的蛋白表达图谱，以寻找内异症的特异性诊断标志物。

1 资料与方法

1.1 研究对象

选取2009年12月至2010年5月因卵巢肿物或不孕症在北京协和医院妇产科接受腹腔镜检查或治疗的育龄期妇女73例。入组排除标准：①卵巢恶性肿瘤，具有内分泌功能的卵巢肿物，子宫肌瘤；②近6个月行GnRH-a或激素治疗，近2个月行子宫输卵管造影；③妊娠或哺乳期；④系统性免疫性疾病、肝肾功能异常；⑤既往盆腔手术史。

1.2 分组

内异症组39例，患者平均年龄（31.5±12.5）岁；非内异症组（对照组）34例，平均年龄（36.5±10.5）岁。根据美国生育学会（AFS）修订的内异症分期法（r-AFS），内异症组Ⅰ～Ⅱ期3例（腹膜型），Ⅲ～Ⅳ期36例（单纯卵巢子宫内膜异位囊肿27例，卵巢子宫内膜异位囊肿合并腺肌症9例）。根据月经周期推算和子宫内膜病理：卵泡期29例，黄体期10例。对照组34例中畸胎瘤17例、不孕症6例、单纯囊肿4例、囊腺瘤6例、宫颈良性病变1例。卵泡期26例，黄体期8例。本实验经医院伦理委员会批准，术前患者均签署知情同意书。

1.3 腹腔液收集及处理

全身麻醉下行腹腔镜手术，成功进腹后，用腹腔穿刺针吸取直肠子宫陷凹或膀胱子宫陷凹的腹腔液1～2ml。如穿刺过程中，血液流入腹腔或盆腔囊肿破裂，则弃去标本。室温3 000r/min离心10分钟，吸取上清50～100μl分装在0.5ml EP管，−80℃保存备用[4-7]。

1.4 实验材料

蛋白质芯片时间飞行质谱仪（Autoflex Ⅱ）（Bruker Dlotonic），芯片，离心机，移液器，磁架。

1.5 样品收集

1.5.1 芯片选择
用不同化学表面芯片（弱阳离子芯片、铜离子螯合芯片）检测分析样品。根据采集信号峰的分布及丰度，选择弱阳离子交换（WCX）芯片。

1.5.2 样本处理
取出样本，冰上溶化待用。

1.5.3 磁珠处理
取出4℃冷藏储存的WCX免疫磁珠悬浮液，完全混匀1分钟。10μl磁珠＋10μl磁珠结合缓冲液加至200μl样品管，吹打5次，加入5μl样本，吹打5次，混匀，室温静置5分钟。将样品管放入磁珠分离器，磁珠贴壁1分钟，取下样品管后，加入5μl磁珠，洗脱缓冲液，混匀贴壁磁珠，反复吸打10次（吹打过程中应避免起泡）。常温放置5分钟，再将样品管放入磁珠分离器，磁珠贴壁2分钟，磁珠与悬浮液体充分分离后，将上清液移至0.5ml干净样品管，加入5μl稳定缓冲液，吹打混匀。

1.5.4 点样
新鲜配制基质（3mg/ml CHCA、50% ACN，2% TFA），质谱靶点靶，每个样本点1μl，重复点4次，点基质1μl，室温干燥。

1.5.5 标准品校正机器
将多肽混合物（1pmol/μl）和蛋白混合物（4pmol/μl）按1:5混匀后，取1μl点靶，待干燥后点1μl基质。

1.5.6 上机检测
激光频率50Hz，每个靶位轰击100下，轰击4个不同区域，获得质谱图，分析不同质荷比

（masscharge ratio，m/z）的蛋白峰。

1.6 数据处理

采用 Clinprotool2.2 软件，将质谱仪采集到的数据进行基线处理和滤波处理，对数据进行校正和归一化处理，应用峰面积作为量化指标，得到蛋白图谱。将获取的蛋白峰数据进行统计学分析，采用 Anderson-Darling 检验、两两比较 t 检验和 Wilcoxon 检验，按照两两比较 t 检验（PTTA）P 值从小到大排列，排在前面的提示在两组间差异明显，单个峰区分能力越强。采用基因遗传算法（genetic algorithm，GA）、神经网络算法（supervised neural network algorithm，SNN）和快速分类算法（quickclassifier algorithm，QC）分别建立模型，计算其识别率和交叉验证能力，选取最优模型。

2 结果

2.1 差异蛋白分析

在相对分子量800～10 000Da范围内，通过 peak statistic 分析，提取信噪比＞5的多肽峰107个，其中18个蛋白峰有统计学差异（$P < 0.01$），见表1。选取差异最显著的2个蛋白峰进行分析（m/z为5 583.61Da，5 552.46Da），结果显示，m/z为5 583.61Da及5 552.46Da的蛋白质在内异症组的表达显著上调（图1），绘制ROC曲线，得到曲线下面积（AUC）分别为0.708及0.710。上述2个蛋白峰的display 2D 图显示，两组样本数据分散，其中内异症组分散更明显，且两组数据交叉较多，不能很好地区分内异症组和对照组。见图2。

表1　两组中差异显著的18个蛋白峰的相关参数

Mass	Dave	PTTA	PWKW	PAD	Ave1	Ave2	StdDev1	StdDev2	CV1	CV2
5 583.61	1.06	< 0.000 001	< 0.000 001	< 0.000 001	2.64	1.58	1.68	0.78	63.92	49.29
5 552.46	0.21	< 0.000 001	< 0.000 001	0.000 001 43	1.33	1.12	0.32	0.22	23.76	19.51
2 942.92	0.62	< 0.000 001	< 0.000 001	< 0.000 001	3.22	2.6	1.02	0.59	31.74	22.56
5 568.23	0.37	< 0.000 001	0.000 002 87	< 0.000 001	1.51	1.14	0.66	0.34	43.54	30.03
4 458.23	0.32	< 0.000 001	< 0.000 001	< 0.000 001	1.87	1.55	0.49	0.4	26.44	25.78
5 597.88	0.41	< 0.000 001	0.000 025 4	< 0.000 001	1.45	1.04	0.78	0.44	53.77	42.26
4 251.56	0.33	0.000 093 5	0.000 276	< 0.000 001	2.79	2.46	0.66	0.59	23.74	23.94
4 267.95	0.24	0.000 093 5	0.000 182	< 0.000 001	2.11	1.87	0.53	0.36	24.96	19.06
1 112.49	0.19	0.000 575	0.000 276	< 0.000 001	1.16	1.35	0.37	0.41	31.5	30.54
4 937.92	0.93	0.000 821	0.007 94	< 0.000 001	3.71	2.78	2.59	1.18	69.92	42.64
2 423.4	0.96	0.005 6	0.038 3	< 0.000 001	4.81	3.85	2.94	1.77	61.11	45.91
2 379.3	0.91	0.005 6	0.001 83	< 0.000 001	5.71	4.8	2.24	2.3	39.2	47.89
8 562.92	0.44	0.005 6	0.096 8	< 0.000 001	2.07	1.63	1.35	0.83	65.13	50.68
4 575.46	0.69	0.007 15	0.024 4	< 0.000 001	2.72	3.41	1.4	2.03	51.63	59.66
3 257.28	0.79	0.007 34	0.002 57	< 0.000 001	3.88	4.67	1.59	2.39	40.9	51.09
7 445.34	0.38	0.007 52	0.058 1	< 0.000 001	1.89	1.5	1.23	0.74	65.45	49.25
6 803.26	0.34	0.007 52	0.000 632	< 0.000 001	1.58	1.24	1	0.8	63.46	64.62
1 038.36	0.11	0.007 52	0.024 7	< 0.000 001	0.78	0.9	0.23	0.34	29.23	38.38

注：Mass：质量数；Dave：均值最大值与最小值之差；PTTA：两两比较 t 检验 P 值；PWKW：Wilcoxon 检验 P 值；PAD：Anderson-Darling 检验 P 值；Ave1、Ave2：第1、2类峰面积或强度平均值；stdDev1、stdDev2：第1、2类峰面积或强度标准差；CV：变异系数

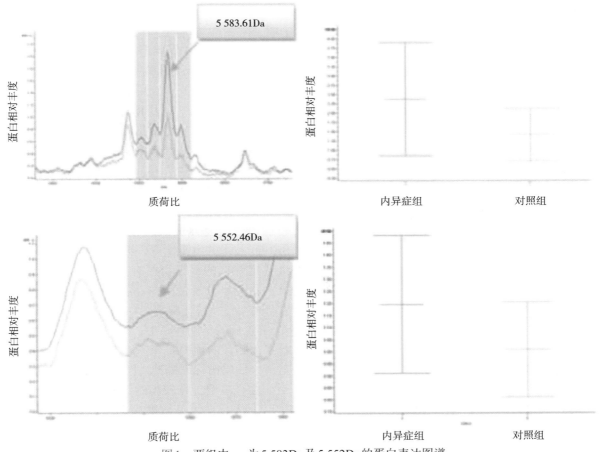

图1 两组中mz为5 583Da及5 552Da的蛋白表达图谱

红色：内异症组；绿色：对照组

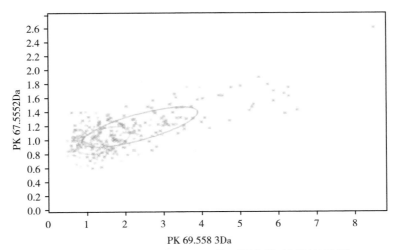

图2 mz为5 583Da及5 552Da的两蛋白峰对两组的鉴别

X、Y轴分别代表5 552Da和5 583Da蛋白峰丰度红色：内异症组；绿色：对照组

2.2 建立诊断模型

利用基因遗传算法（GA）、神经网络算法（SNN）和快速分类算法（QC）分别建立模型，模型的识别率和交叉验证能力分别为：GA 88.48%和63.19%，SNN 67.35%和73.92%，QC 62.87%和66.09%。结果显示，GA算法诊断效率最优。通过GA算法，用5个信号峰组成的模型（m/z = 4 458.23，2 379.3，8 519.94，6 376.99，6 190.27）反向验证模型，敏感性和特异性分别为88.5%和88.5%。

3 讨论

本实验基于 Clinprot 技术平台，期望借助异位病灶的内环境找到内异症的特异性标志物。本实验首次建立腹水中的蛋白质图谱，其中差异显著的蛋白峰18个，推测其可能在内异症的发病机制中发挥作用。根据生物信息学，GA 模式下建立了诊断效率较高的最佳诊断模型。

内异症最经典的学说是 sampson 经血逆流学说，但几乎女性都存在经血逆流现象。内异症的蛋白组学研究，包括对血清、在位内膜及异位内膜的标本进行差异蛋白分析，但未发现可重复性高及理想敏感性、特异性蛋白或蛋白质组[8]。腹腔液为内异症的微环境，其成分在内异症发生发展中起重要作用，其中一些成分参与了内异症形成[9]。Ferrero 等[10] 采用了 2-DGE 结合银染技术，发现 haptoglobin（Hp-β 链的一个亚型 Hp βE 在内异症患者中升高。Ferrero 等[11] 利用 2D-PAGE 联合 LC-MS 技术，发现重度内异症患者腹腔液中 α1-antitrypsin 与 S100-A8 蛋白表达显著升高，α-1b-glycoprotein 表达下降。与其他样本比较，腹腔液成分简单，随月经周期变化相对较少，受全身疾病影响较小。腹腔镜下留取腹腔液，可明确疾病诊断，并能准确分期，降低假阴性率。综上所述，本实验选取腹腔液作为研究样本，希冀寻找腹腔液差异蛋白，从内异症病灶的内环境角度，研究其在疾病发生发展中的作用机制。

内异症蛋白质组学研究方面，传统双向电泳及表面加强激光解吸离子化飞行时间质谱（SELDITOF-MS）的应用起到了巨大推动作用。但双向电泳技术主要用于研究高分子量段多肽及蛋白。小分子蛋白特别是分子量低于 3 000Da 小肽段，活性更高，很难被全蛋白组胰蛋白酶消化物的高通量液相色谱/固相色谱（MS/MS）分析检出。有学者用血清作标本，利用 SELDI-TOF-MS 技术建立了诊断模型，诊断效率较高，但他们研究的差异蛋白没有一致性[12,14]，考虑与 SELDI 技术的重复性差、灵敏度欠佳及其不能直接鉴定筛选的差异蛋白有关。本实验用 Cinprot 技术检测小分子量蛋白在腹腔液中的差异表达。在卵巢癌[15]、乳腺癌[16]、前列腺癌和膀胱癌[17]等疾病的早期诊断中，已采用 Cinprot 技术进行了前瞻性的预警研究，初步建立了它们各自的血清多肽质谱标准模型谱图，小范围盲性预测表明，这些模型具有较高的诊断效率。Clinprot 具有以下优点：①灵敏度高，球形磁珠与样本接触量大，俘获的低分子蛋白种类多；②高通量，可快速一次处理样本量达上百至上千；③使用 MALDI-TOF 技术可高效分离蛋白，包括低丰度蛋白；④实验结果采用 Clinprotool 软件分析，结果可视化、系统化。本实验采用 Clinprot 技术，找到了18个差异蛋白峰值，为寻找内异症的诊断标志物提供了新的方法。

结果显示，两组样本中 CV 值均波动大，其中内异症组变异更明显，即使采用差异最明显蛋白峰（m/z 为 5 583.61Da，2 942.96Da）建立的图谱也未明显区分两组。考虑与内异症发病机制复杂及不同分型有关。同时盆腔可能受到粘连、炎症、免疫异常等因素干扰，这些都影响了组内数据分布。本实验第一次建立了腹腔液低分子量范围内的蛋白峰图，模型诊断效率较高，为今后子宫内膜异位症腹腔液的蛋白质组学研究提供了经验和借鉴意义。

参 考 文 献

［1］Guo SW，Wang Y．Sources of heterogeneities in estimating the prevalence of endometriosis in infertile and previouslyfertile women［J］．Fertil Steril，2006，86（6）：1584-1595.

［2］Kennedy S，Bergqvist A，Chapron C，et al. ESHRE guideline for the diagnosis and treatment of endometriosis［J］. Hum Reprod，2005，20（10）：2698-2704.

［3］Mol BW，Bayram N，Lijmer JG，et al. The performance of CA-125 measurement in the detection of endometriosis：a meta-analysis［J］. Fertil Steril，1998，70（6）：1101-1108.

［4］Remorgida V Ragni N，Ferrero S，et al. The involvement of the interstitial Cajal cells and the enteric nervous system in bowel endometriosis［J］. Hum Reprod，2005，20（1）：264-271.

［5］Ferrero S，Abbamonte LH，Giordano M，et al. Deep dyspareunia and sex life after laparoscopic excision of endometriosis［J］. Hum Reprod，2007，22（4）：1142-1148.

［6］Alessandri F，Lijoi D，Mistrangelo E，et al. Ureteral suspension facilitates surgery for deep pelvic endometriosis［J］. Fertil Steril，2007，87（5）：1222-1224.

［7］Valenzano Menada M，Remorgida V，Abbamonte LH，et al. Does transvaginal ultrasonography combined with water-contrast in the rectum aid in the diagnosis of rectovaginal endometriosis infiltrating the bowel［J］. Hum Reprod，2008，23（5）：1069-1075.

［8］Brosens J，Timmerman D，Starzinski-Powitz A，et al. Noninvasive diagnosis of endometriosis：the role of imaging and markers［J］. Obstet Gynecol Clin North Am，2003，30（1）：95-114.

［9］Gazvani R，Templeton A. Peritoneal environment，cytokines and angiogenesis in the pathophysiology of endometriosis［J］. Reproduction，2002，123（2）：217-226.

［10］Ferrero S，Gillott DJ，Remorgida V，et al. Haptoglobin beta chain isoforms in the plasma and peritoneal fluid of women with endometriosis［J］. Fertil Steril，2005，83（5）：1536-1543.

［11］Ferrero S，Gillott DJ，Remorgida V，et al. Proteomic analysis of peritoneal fluid in women with endometriosis［J］. Proteome Res，2007，6（9）：3402-3411.

［12］Zhang H，Feng J，Chang XH，et al. Effect of surface-enhanced laser desorption/ionization time-of-flightmassspectrometry on identifing biomarkers of endometriosis［J］. Chin Med J，2009，122（4）：373-376.

［13］Wang L，Zheng W，Mu L，et al. Identifying biomarkers of endometriosis：using serum protein fingerprinting and artificial neural networks［J］. Int J Gynecol and Obstet，2008，101（3）：253-258.

［14］刘海元，郑艳华，张建中，等. 子宫内膜异位症患者血浆蛋白质指纹图谱诊断分类树模型的初步建立［J］. 中华妇产科杂志，2009，44（8）：601-604.

［15］Petricion EF，Ardekani AM，Hitt BA，et al. Use of proteomic pattens in serum to identify ovarian cancer［J］. Lancet，2002，359（9306）：572-577.

［16］Dekker LJ，Boogerd W，Stockhammer G，et al. MALDITOF mass spectrometry analysis of cerebrospinal fluid tryptic peptide profiles to diagnose leptomeningeal metastases in patients with breast cancer［J］. Mol Cell Proteomics，2005，4（9）：1341-1349.

［17］Villanueva J，Shaffer DR，Philip J，et al. Differential exoprotease activities confer tumor-specific serum peptidome patterns［J］. J Clin Invest，2006，116（1）：271-284.

子宫内膜异位症尿蛋白标志物研究进展

陈　欣　刘海元　郎景和

子宫内膜异位症（内异症）大约影响4%的生育年龄女性，青少年及绝经后女性少见[1]；是一系列盆腔症状的常见原因，如月经紊乱、慢性盆腔痛、性交痛及不孕。尽管在疾病发展和激素机制上取得了进展，但内异症的治疗流程及早期诊断仍然知之甚少。目前，诊断内异症主要是基于临床症状、影像学检查及手术；诊断"金标准"是腹腔镜检查，但其不仅价格高，而且需全身麻醉，还可能造成粘连的形成，同时，没有组织病理学确诊的肉眼诊断是不可靠的[2,3]。盆腔痛（pelvic pain）不是区分是否患有内异症的有效诊断指标[4]。CA125是最常用的预测内异症的指标[5]，但并非诊断的可靠工具[6-8]。由于缺少特异性症状及无创性检测手段，内异症常被漏诊，或者诊断延迟[9-11]。

内异症是造成女性生育功能损害、社会功能受损的重要原因，因此迫切需要兼具高特异性和高敏感性的无创性内异症诊断标志物。一项荟萃分析探讨了200个有文献报道的内异症在位内膜的标志物，结果发现，全部标志物并无临床应用意义[12]；另外一项针对内异症患者外周血标志物的系统综述也发现，100多个血清学标志物的诊断效果并不满意，无法应用于临床[13]。尽管有大量关于内异症生物标志物的研究，但没有一个单独的标志物或一组标志物有足够的特异性和敏感性可以用于内异症的无创性诊断[14,15]。目前，关于内异症标志物的研究多集中于子宫内膜和血清，只有11%的内异症标志物的研究与尿液有关[16]。尿液检测的优点是无创、简便；与手术相比，可以提供快速的结果而且花费较少。尿液可以反映绝大部分的血浆蛋白质，尤其是小分子多肽和蛋白质组分[17,18]。相比于血清，尿蛋白的变化范围较小，更适合蛋白质组学或质谱分析[19]。本文对文献报道的内异症的尿蛋白标志物进行综述。

一、可溶性血管内皮生长因子受体1

可溶性血管内皮生长因子受体1（sFlt-1）被认为是与血管内皮生长因子（VEGF）有特定高亲和力的负性调节因子，可以抑制血管内皮细胞的有丝分裂及增殖，因此起着抗血管生成的作用[20]。

Cho等[21]纳入了70例患者，其中内异症组46例、对照组24例，使用ELISA方法研究VEGF、肿瘤坏死因子α（TNF-α）、sFlt-1在两组患者血清和尿液中的水平，结果发现，尿肌酐校正后的sFlt-1水平在内异症组明显升高。尿sFlt-1水平在内异症组和对照组患者中均不受月经周期的影响。同时，研究还发现Ⅰ～Ⅱ期内异症患者血清和尿液中的sFlt-1水平较Ⅲ～Ⅳ期患者明显升高，指出内异症的不同阶段可能存在不同的发病机制。但该研究未构建诊断模型。

二、细胞角蛋白19

细胞角蛋白（CK）19是研究最多的内异症尿蛋白标志物。CK分为两种类型：酸性角蛋白（CK-9～CK-20，相对分子质量为40 000～56 000）和基础角蛋白（CK-1～CK-8，相对分子质量为53 000～67 000）。CK-19是最小的人类角蛋白，相对分子质量为40 000，是酸性角蛋白家族成员。CK-19是构成细胞骨架的中间微丝，在绝大部分上皮细胞和多种肿瘤细胞中有表达，是检测循环肿瘤细胞的敏感标志物[22]。

尿液中的CK-19最早是由Tokushige等[23]于2011年发现。Tokushige等[23]共纳入了17例患者，其中内异症组11例、对照组6例，使用二维聚丙烯酰胺凝胶电泳及基质辅助激光解吸/电离飞行时间质谱（MALDI-TOF-MS）技术分离及鉴定差异蛋白质，然后以蛋白印迹法（western blot）验证，结果发现，CK-19在内异症组明显上调。但该研究并未构建诊断模型。该研究在处理尿液样品中采用了过多的纯化步骤，如丙酮沉淀、过滤膜等，可能导致低丰度蛋白质的丢失，而这些蛋白质可能是内异症中有异常表达的蛋白质。另外，作者只对1种异常表达的蛋白质进行了鉴定，没有对其他差异显著的蛋白质进行鉴定，这会导致一些有异常表达的蛋白质标志物被遗漏；该研究仅分离了相对分子质量＞10 000的蛋白质，而并未对更有意义的小分子多肽标志物进行分离和鉴定。

之后，Kuessel等[24]扩大样本量验证了Tokushige等[23]的结果，共纳入76例患者，其中内异症组44例，对照组32例，采用ELISA方法检测CK-19的可溶性片段CYFRA21-1在两组中的水平，结果显示，两组无差异；进一步行亚组分析，按排卵期及黄体期进行分析，结果仍无统计学差异。最终得出结论，尿CK-19作为内异症的标志物价值有限。

随着技术的发展，化学发光微粒免疫测定（chemiluminescence microparticle immunoassay，CMIA）技术出现，是继放免分析、酶免分析、荧光免疫分析之后最新的免疫测定技术。2015年，Lessey等[25]纳入了68例患者，其中内异症组32例、对照组36例，使用CMIA技术研究尿液中CK-19的水平，结果显示，尿CK-19水平在两组中无差异；并进一步构建了诊断模型，曲线下面积（AUC）为0.53，进行尿肌酐校正或尿蛋白校正后为AUC为0.54或0.57；当阈值为5.3 μg/L时，使用尿CK-19诊断内异症的特异度为94.3%，敏感度为11.1%，阳性预测值为77.8%，阴性预测值为37.1%，该诊断模型的临床价值有限。另外，Gjavotchanoff[26]纳入了37例患者（内异症组27例、对照组10例），其中20例患者同时采集了排卵期和黄体期的尿液，使用CMIA技术比较尿液中CYFRA21-1的水平，为避免昼夜波动，使用尿肌酐作为参照和校正；结果显示，尿液中的CYFRA21-1水平随月经周期变化，黄体期水平下降；内异症组在卵泡期CYFRA21-1水平（肌酐校正后）较对照组明显升高。作者认为，尿液中周期性变化的CYFRA21-1是无创性诊断内异症的有效工具。

CYFRA21-1易于降解，故标本及时冷藏和检验很重要；非冷藏保存时间过长会导致其水平

明显减少。细菌、白细胞、红细胞和上皮细胞都会加速CTFRA21-1的降解[26]。尿液离心后，CYFRA21-1积聚在沉淀物中，以至于上清液中的水平降低，可使CYFRA21-1水平下降90%。Tokushige等[23]的研究中标本准备环节有尿液离心，这可能会导致CYFRA21-1水平明显下降。Kuessel等[24]的研究中尿液CK-19水平未使用肌酐进行校正，而Lessey等[25]的研究未考虑月经周期的影响。

三、尿多肽表达谱

2011年，El-Kasti等[19]首次使用MALDI-TOF-MS技术分析内异症患者的尿液标本，得到了尿多肽表达谱。该研究共纳入了53例患者，其中内异症组23例、对照组30例，通过比较对照组患者与中重度内异症患者发现了6个有差异的多肽（排卵期4个、黄体期2个），其中差异最明显的两个多肽是：排卵期多肽（相对分子质量为1 767.1），诊断敏感度75%、特异度85%；黄体期多肽（相对分子质量为1 824.3），诊断敏感度75%、特异度71%。通过比较轻中度内异症与中重度内异症，发现了7个多肽标志物（排卵期2个、黄体期5个），其中差异最明显的两个多肽是：排卵期多肽（相对分子质量为3 280.9），诊断敏感度82%、特异度88%；黄体期多肽（相对分子质量为1 933.8），诊断敏感度75%、特异度75%。作者认为，尿蛋白质组的分析可以提供内异症诊断和分期的新方法。该研究入组的病例数较少，发现内异症组与对照组差异的多肽也较少，而且未通过生物信息学分析建立多个多肽标志物构成的诊断模型，因此诊断效率不高。

Wang等[27]同样使用MALDI-TOF-MS技术分析内异症及非内异症患者的尿液，获得了内异症尿多肽表达谱，并建立了诊断模型，并使用液相色谱串联质谱（LC-MS/MS）鉴定多肽，共纳入122例患者，其中内异症组60例、对照组62例；共筛选出36个差异多肽，其中2个下调的多肽差异最显著：相对分子质量为2 052.3的多肽，AUC为85.5，诊断敏感度83.2%、特异度68.9%；相对分子质量为3 393.9的多肽，AUC为84.1，诊断敏感度84.6%、特异度71.3%。另外，使用3种算法建立了诊断模型，其中基因遗传算法

（GA 算法）的诊断效率最优。GA 算法纳入了 5 个多肽，诊断敏感度 90.9%，特异度 92.9%；但最终只鉴定出 2 个多肽，而且不属于诊断模型。

四、基质金属蛋白酶

基质金属蛋白酶（MMP）是细胞外的肽链内切酶，在生长发育及创伤愈合等过程中起关键作用。MMP 降解和重塑细胞外基质是细胞迁移和侵袭的关键步骤。研究表明，内异症细胞中 MMP 的差异表达是内异症病灶具有侵袭性的原因[28]。既往的研究显示，MMP-2 和 MMP-9 在内异症患者的在位内膜中表达上调，MMP-2 在患者血清和腹腔冲洗液中的水平升高[29,30]。因此，尿液 MMP 水平可能有助于诊断内异症或监测内异症患者的治疗效果。

Becker 等[31]的前瞻性纵向研究发现，MMP 在内异症患者尿液中的水平升高，同时随着症状缓解而改变。该研究共纳入了 107 例患者，收集了 266 份尿液标本，使用 western blot 方法检测 MMP-2、MMP-9 及基质金属蛋白酶 9/ 中性粒细胞明胶酶相关载脂蛋白（MMP-9/NGAL）在尿液中的水平，结果发现，MMP-9 可能是诊断内异症最佳的 MMP 家族标志物。受试者工作特征（ROC）曲线提示上述 3 个标志物单独诊断内异症的效率一般，三者联合的 AUC 为 0.755。

五、维生素 D 结合蛋白

维生素 D 结合蛋白（VDBP）在免疫系统中扮演着重要角色，作为趋化因子募集中性粒细胞、单核细胞和成纤维细胞[32]。

Cho 等[32]纳入了 95 例患者，其中内异症组 57 例、对照组 38 例，采用蛋白质组学和质谱技术检测及鉴定内异症组与对照组的差异蛋白质，并以 western blot 和 ELISA 方法进行定量分析，结果共发现 22 个蛋白质差异表达（上调），其中差异最大的蛋白质是 VDBP。肌酐校正后，VDBP 虽然在内异症组显著表达，但只在黄体期有统计学差异；同时，作为内异症的诊断标志物价值有限（AUC 为 0.678，敏感度 57.9%，特异度 76.3%）。

六、α- 烯醇化酶

烯醇化酶是糖类代谢中的关键酶之一，存在 3 种亚型：α- 烯醇化酶（enolase 1，ENO1）、β- 烯醇化酶（enolase 3）、γ- 烯醇化酶。ENO1 存在于大多数的组织中，可催化 2- 磷酸甘油酸转变为磷酸烯醇式丙酮酸，还与多种肿瘤的发生、发展、侵袭和转移有关[33]。

Cho 等[32]研究发现，ENO1 在内异症患者中水平升高，但未继续分析、也未构建诊断模型。2014 年，该研究团队[34]纳入了 59 例患者（内异症组 39 例、对照组 20 例），使用 western blot 和 ELISA 方法研究尿液中的 ENO1 的水平，结果显示，尿 ENO1 水平在两组间无差异，但肌酐校正后的 ENO1 水平在内异症组明显升高；AUC 为 0.621，当阈值为 0.96 μg/g 时，诊断敏感度为 56%，特异度 72%。尿 ENO1 水平（肌酐校正后）和血 CA125 水平联合诊断模型的 AUC 为 0.821，诊断敏感度 77%，特异度 85%。

七、VEGF 或 VEGF-A

检索文献共有两个研究分析内异症患者尿液中 VEGF 的水平。Potlog-Nahari 等[35]纳入 62 例患者，其中内异症组 40 例、对照组 22 例，采用 ELISA 方法检测尿液中 VEGF-A 的水平，结果显示，尿肌酐校正后的 VEGF-A 水平在内异症组与对照组间无差异。Cho 等[21]纳入了 70 例患者，其中内异症组 46 例、对照组 24 例，使用 ELISA 方法分析 VEGF、TNF-α、sFlt-1 在两组患者血清和尿液中的水平，结果显示，尿 VEGF 水平（肌酐校正后）和血清 VEGF 水平在两组间无差异。

内异症的标志物研究仍然缺少兼具高特异性和高敏感性的重复性研究结果[14,15]。结合已发表的研究，在后续的研究设计中需注意的是：①注意尿蛋白的昼夜变化，尽可能使用尿肌酐进行校正。②注意月经周期对目标尿蛋白的影响。收集尿液标本时需记录患者处于排卵期或黄体期，统计分析时需进行亚组分析。③对照组应尽量为正常人群。文献中绝大部分研究的对照组为不合并内异症的妇科良性疾病患者（如子宫肌瘤、畸胎瘤），异质性明显，可能是研究结果重复性差的原因之一。

内异症严重影响患者的生活。早期发现及治疗内异症无疑具有重大意义。尿蛋白标志物是一个快速发展的全新的领域，虽然目前的研究成果有限，但随着技术的不断发展，必将发现兼具高特异性和高敏感性的尿蛋白标志物。

参 考 文 献

[1] 中华医学会妇产科学分会子宫内膜异位症协作组. 子宫内膜异位症的诊治指南 [J]. 中华妇产科杂志, 2015, 50 (3): 161-169. DOI: 10.3760/cma. j.issn.0529-567x.2015.03.001.

[2] Walter AJ, Hentz JG, Magtibay PM, et al. Endometriosis: correlation between histologic and visual findings at laparoscopy [J]. Am J Obstet Gynecol, 2001, 184 (7): 1407-1411.

[3] Wykes CB, Clark TJ, Khan KS. Accuracy of laparoscopy in the diagnosis of endometriosis: a systematic quantitative review [J]. BJOG, 2004, 111 (11): 1204-1212. DOI: 10.1111/j.1471-0528.2004.00433.x.

[4] Ballard K, Lane H, Hudelist G, et al. Can specific pain symptoms help in the diagnosis of endometriosis? A cohort study of women with chronic pelvic pain [J]. Fertil Steril, 2010, 94 (1): 20-27. DOI: 10.1016/j.fertnstert.2009.01.164.

[5] Audebert A. Endometriosis coaching [J]. Gynecol Obstet Fertil, 2006, 34 (4): 329-336. DOI: 10.1016/j.gyobfe.2006.01.038.

[6] 颜景杏, 翁梅英, 赵雅男, 等. 175例子宫内膜异位症患者血清CA125水平的回顾性分析 [J]. 现代妇产科进展, 2012, 21 (8): 621-623.

[7] Chen FP, Soong YK, Lee N, et al. The use of serum CA-125 as a marker for endometriosis in patients with dysmenorrhea for monitoring therapy and for recurrence of endometriosis [J]. Acta Obstet Gynecol Scand, 1998, 77 (6): 665-670.

[8] Hirsch M, Duffy JMN, Deguara CS, et al. Diagnostic accuracy of Cancer Antigen 125 (CA125) for endometriosis in symptomatic women: a multi-center study [J]. Eur J Obstet Gynecol Reprod Biol, 2017, 210: 102-107. DOI: 10.1016/j.ejogrb.2016.12.002.

[9] Hadfield R, Mardon H, Barlow D, et al. Delay in the diagnosis of endometriosis: a survey of women from the USA and the UK [J]. Hum Reprod, 1996, 11 (4): 878-880.

[10] Ahn SH, Singh V, Tayade C. Biomarkers in endometriosis: challenges and opportunities [J]. Fertil Steril, 2017, 107 (3): 523-532. DOI: 10.1016/j.fertnstert.2017.01.009.

[11] Greene R, Stratton P, Cleary SD, et al. Diagnostic experience among 4, 334 women reporting surgically diagnosed endometriosis [J]. Fertil Steril, 2009, 91 (1): 32-39. DOI: 10.1016/j.fertnstert.2007.11.020.

[12] May KE, Villar J, Kirtley S, et al. Endometrial alterations in endometriosis: a systematic review of putative biomarkers [J]. Hum Reprod Update, 2011, 17 (5): 637-653. DOI: 10.1093/humupd/dmr013.

[13] Nisenblat V, Bossuyt PM, Shaikh R, et al. Blood biomarkers for the non-invasive diagnosis of endometriosis [J]. Cochrane Database Syst Rev, 2016 (5): CD012179. DOI: 10.1002/14651858. CD012179.

[14] Liu E, Nisenblat V, Farquhar C, et al. Urinary biomarkers for the non-invasive diagnosis of endometriosis [J]. Cochrane Database Syst Rev, 2015 (12): CD012019. DOI: 10.1002/14651858.CD012019.

[15] Fassbender A, Burney RO, O DF, et al. Update on Biomarkers for the Detection of Endometriosis [J]. Biomed Res Int, 2015, 2015: 130854. DOI: 10.1155/2015/130854.

[16] Rižner TL. Noninvasive biomarkers of endometriosis: myth or reality? [J]. Expert Rev Mol Diagn, 2014, 14 (3): 365-385. DOI: 10.1586/14737159.2014.899905.

[17] Fiedler GM, Baumann S, Leichtle A, et al. Standardized peptidome profiling of human urine by magnetic bead separation and matrix-assisted laser desorption/ionization time-of-flight mass spectrometry [J]. Clin Chem, 2007, 53 (3): 421-428. DOI: 10.1373/clinchem.2006.077834.

[18] Menzel C, Guillou V, Kellmann M, et al. High-throughput biomarker discovery and identification by mass spectrometry [J]. Comb Chem High Throughput Screen, 2005, 8 (8): 743-755.

[19] El-Kasti MM, Wright C, Fye HK, et al. Urinary peptide profiling identifies a panel of putative biomarkers for diagnosing and staging endometriosis [J]. Fertil Steril, 2011, 95 (4): 1261-1266.

e1-6. DOI: 10.1016/j.fertnstert.2010.11.066.

［20］Kendall RL, Thomas KA. Inhibition of vascular endothelial cell growth factor activity by an endogenously encoded soluble receptor［J］. Proc Natl Acad Sci U S A, 1993, 90（22）: 10705-10709.

［21］Cho SH, Oh YJ, Nam A, et al. Evaluation of serum and urinary angiogenic factors in patients with endometriosis［J］. Am J Reprod Immunol, 2007, 58（6）: 497-504. DOI: 10.1111/j.1600-0897.2007.00535.x.

［22］Chu PG, Weiss LM. Keratin expression in human tissues and neoplasms［J］. Histopathology, 2002, 40（5）: 403-439.

［23］Tokushige N, Markham R, Crossett B, et al. Discovery of a novel biomarker in the urine in women with endometriosis［J］. Fertil Steril, 2011, 95（1）: 46-49. DOI: 10.1016/j.fertnstert.2010.05.016.

［24］Kuessel L, Jaeger-Lansky A, Pateisky P, et al. Cytokeratin-19 as a biomarker in urine and in serum for the diagnosis of endometriosis-a prospective study［J］. Gynecol Endocrinol, 2014, 30（1）: 38-41. DOI: 10.3109/09513590.2013.856409.

［25］Lessey BA, Savaris RF, Ali S, et al. Diagnostic accuracy of urinary cytokeratin 19 fragment for endometriosis［J］. Reprod Sci, 2015, 22（5）: 551-555. DOI: 10.1177/1933719114553064.

［26］Gjavotchanoff R. CYFRA 21-1 in urine: a diagnostic marker for endometriosis?［J］. Int J Womens Health, 2015, 7: 205-211. DOI: 10.2147/IJWH.S75288.

［27］Wang L, Liu HY, Shi HH, et al. Urine peptide patterns for non-invasive diagnosis of endometriosis: a preliminary prospective study［J］. Eur J Obstet Gynecol Reprod Biol, 2014, 177: 23-28. DOI: 10.1016/j.ejogrb.2014.03.011.

［28］Bruner KL, Matrisian LM, Rodgers WH, et al. Suppression of matrix metalloproteinases inhibits establishment of ectopic lesions by human endometrium in nude mice［J］. J Clin Invest, 1997, 99（12）: 2851-2857. DOI: 10.1172/JCI119478.

［29］Collette T, Maheux R, Mailloux J, et al. Increased expression of matrix metalloproteinase-9 in the eutopic endometrial tissue of women with endometriosis［J］. Hum Reprod, 2006, 21（12）: 3059-3067. DOI: 10.1093/humrep/del297.

［30］Chung HW, Lee JY, Moon HS, et al. Matrix metalloproteinase-2, membranous type 1 matrix metalloproteinase, and tissue inhibitor of metalloproteinase-2 expression in ectopic and eutopic endometrium［J］. Fertil Steril, 2002, 78（4）: 787-795.

［31］Becker CM, Louis G, Exarhopoulos A, et al. Matrix metalloproteinases are elevated in the urine of patients with endometriosis［J］. Fertil Steril, 2010, 94（6）: 2343-2346. DOI: 10.1016/j.fertnstert.2010.02.040.

［32］Cho S, Choi YS, Yim SY, et al. Urinary vitamin D-binding protein is elevated in patients with endometriosis［J］. Hum Reprod, 2012, 27（2）: 515-522. DOI: 10.1093/humrep/der345.

［33］Subramanian A, Miller DM. Structural analysis of alpha-enolase. Mapping the functional domains involved in down-regulation of the c-myc protooncogene［J］. J Biol Chem, 2000, 275（8）: 5958-5965.

［34］Yun BH, Lee YS, Chon SJ, et al. Evaluation of elevated urinary enolase I levels in patients with endometriosis［J］. Biomarkers, 2014, 19（1）: 16-21. DOI: 10.3109/1354750X.2013.863973.

［35］Potlog-Nahari C, Stratton P, Winkel C, et al. Urine vascular endothelial growth factor-A is not a useful marker for endometriosis［J］. Fertil Steril, 2004, 81（6）: 1507-1512. DOI: 10.1016/j.fertnstert.2003.10.040.

（三）影像学检查

［1］冷金花, 郎景和, 李华军, 等. 子宫内膜异位症非手术诊断方法探讨 [J]. 现代妇产科进展, 2007, 16 (11): 846-852. （272）

［2］陆菁菁, 金征宇, 郎景和. 子宫内膜异位症的MRI诊断 [J]. 中华放射学杂志, 2008, 42 (5): 555-556. （277）

［3］梁文华, 陆菁菁, 冯逢, 等. 深部浸润型子宫内膜异位症MRI表现 [J]. 临床放射学杂志, 2014, 33 (1): 63-67. （280）

子宫内膜异位症非手术诊断方法探讨

冷金花　郎景和　李华军　刘珠凤　孙大为　朱　兰　赵学英　李晓燕

【摘要】目的：评价子宫内膜异位症常见临床指标用于非手术诊断的价值。方法：因痛经、不育或盆腔包块住院行腹腔镜手术的育龄患者331例，术前纪录患者年龄、病程、初潮年龄、月经周期、月经期天数、结婚年龄或第一次性交年龄、孕产次、剖宫产史、继发性痛经、慢性盆腔疼痛、性交痛以及不育，阳性体征（子宫骶韧带触痛结节、直肠子宫陷凹触痛结节或附件包块，具有三者之一者即为阳性），超声波检查（包块内部为无回声区并有散在或密集的光点为阳性），血清CA125值。计算各项临床指标单独及联合应用包括平行试验、系列试验诊断内异症的敏感性、特异性、阳性预测率及阴性预测率，并用Logistic回归方法计算诊断卵巢型及腹膜型内异症的公式。结果：单独应用各项临床指标诊断内异症的敏感性较低。超声波、血清CA125以及性交痛对内异症的预测率达90%以上，其他临床指标预测内异症的准确性较差。临床各项指标联合平行试验可明显提高诊断的敏感性（89%），各项指标联合系列试验则可明显提高诊断的特异性。任何3项临床指标联合，诊断内异症的预测率基本达到100%。卵巢型内异症的诊断公式为：$1/[1+e^{-(-2.270+1.304\times盆腔痛性结节+1.158\times继发痛经+2.168\times B超囊内光点+2.580*CA125异常)}]$。腹膜型内异症的诊断公式为：$1/[1+e^{-(-1.631+1.788\times盆腔痛性结节+0.789\times继发痛经+2.234\times CA125异常)}]$。以结果＞0.5为异常，此公式诊断卵巢型及腹膜型内异症的准确性分别为85.9%和84.5%。结论：疼痛症状、不育、盆腔体征、超声波以及血清CA125联合应用是内异症较准确的非手术诊断方法。

【关键词】子宫内膜异位症；诊断；非手术

Non-operative diagnosis of endometriosis. *Leng Jinhua，Lang Jinghe，Li Huajun，Liu Zhufeng，Sun Dawei，Zhu Lan，Zhao Xueying，Li Xiaoyan*

【Abstract】Objective：To investigate the diagnostic value of endometriosis using clinical indexes including pain symptoms，signs，ultrasound findings and serum CA125. **Methods**：Three hundred and thirty-one patients scheduled to perform laparoscopy because of adnexal mass and/or pelvic pain or infertility were studied prospectively. All patients were interviewed before laparoscopy about age period of disease，menarche，cycle of menses，period of menses，age of first coitus，history of CS，secondary dysmenorrhea，chronic pelvic pain，dyspareunia and sterility positive sign，positive ultrasonic image，CA125. The sensitivity，specificity，positive predictive value（PPV），and negative predictive value（NPV）either in each clinical index or combined clinical indexes were calculated by clinical epidemiological methods. A binary logistic regression was used to develop a diagnostic formula for ovarian or peritoneal endometriosis and the validation of these formulas were evaluated. **Results**：Any single use of clinical indexes achieved poor sensitivity，and as high as 90% of PPV were reached by ultrasound，serum CA125 and dyspareunia for the diagnosis of endometriosis. Higher sensitivity of 89% or specificity of about 100% was found when combined clinical indexes were used earlier by parallel test or serial test of combination with any three clinical indexes. The formula for the diagnosis of ovarian endometriosis was：$1/[1+e^{-(-2.270+1.304\times pelvic\ painful\ nodularity+1.158\times dysmenorrhea+2.168\times ultrasound（cyst\ with\ homogeneous\ low\ echogenicity\ of\ fluid）+2.580\times CA125>35)}]$，and the peritoneal endometriosis：$1/[1+e^{-(-1.631+1.788\times pelvic\ painful\ nodularity+0.789\times dysmenorrhea+2.234\times CA125>35\ yes/no)}]$. The accuracy of this formula for the diagnosis were 85.9% and 84.5% respectively at cutof of ＞0.5. **Conclusions**：Combined use of clinical indexes may be a reliable non-surgical diagnostic method for endometriosis.

【Key words】Endometriosis；diagnosis；non-operative

腹腔镜检查是目前诊断子宫内膜异位症（内异症）最准确的手段，但这是有创检查，技术设备要求高，有出现并发症的可能且费用昂贵[1-3]。由于我国各地经济、医疗水平发展不平衡，特别是在经济欠发达地区，对所有内异症患者均经腹腔镜确诊是不可行的。研究安全有效、经济实用的非手术诊断方法，不仅有助于内异症的规范化治疗，而且可为内异症的流行病学调查研究提供重要手段。

1 资料与方法

1.1 研究对象

2003年5月至2004年6月于北京协和医院妇科住院行腹腔镜手术的育龄患者共331例。手术指征为痛经、不育或盆腔包块。剔除指标包括：急腹症患者、恶性肿瘤或疑为恶性肿瘤患者以及合并子宫腺肌症及子宫肌瘤患者。以腹腔镜诊断为金标准，将患者分为内异症组及非内异症组，前者215例，后者116例。

1.2 资料收集

所有入选患者在知情同意下采集病史、妇科检查、超声检查以及测定血CA125，由专人记录所有数据。病史采集及妇科检查距手术时间在3天内，超声检查距离手术中位时间为20天（7～60天），血CA125测定距离手术时间为30天内。收集的指标有年龄、病程、初潮年龄、月经周期、月经期天数、结婚年龄或第一次性交年龄、孕产次、剖宫产史、继发性痛经、慢性盆腔

疼痛（chronic pelvic pain，CPP）、性交痛以及不育，阳性体征（子宫骶韧带触痛结节、直肠子宫陷凹触痛结节或附件包块，具有三者之一即为阳性），超声检查（包块内部为无回声区并有散在或密集光点为阳性），血清CA125值。

1.3 手术分组

手术均在腹腔镜下完成。如术中发现盆腹腔腹膜及器官表面有典型内异症红色病灶、蓝色病灶、白色病灶，或卵巢囊肿内有黏稠的巧克力样液体则诊断为内异症，纳入内异症组，无以上表现者即列入非内异症组。

1.4 统计学处理

用SPSS10.0软件进行统计学处理。计算各指标诊断内异症的敏感性（sensitivity，Sen）、特异性（specificity，Spe）、阳性预测值（positive predictive value，PPV）、阴性预测值（negative predictive value，NPV）。多因素二分类Logistic回归分析，计算各变量OR值和β值，列出筛查子宫内膜异位症的公式。组间指标差异比较用χ^2检验、t检验，以双侧$P \leqslant 0.05$为差异有统计学意义。

2 结果

2.1 两组间各指标的差异

两组间年龄、病程、初潮年龄、月经周期、月经期天数、结婚年龄或第一次性交年龄、孕产次、剖宫产史的差异无统计学意义，其他指标内异症组阳性率均高于非内异症组，见表1。

表1 内异症及非内异症各临床指标异常情况（%）

组别	痛经	CPP	不育	体征阳性	B超阳性	CA125 ≥35U/L
内异症	60.5	25.8	19.8	65.1	75.7	49.0
非内异症	18.0	13.8	9.7	38.8	8.2	4.0
P	0.000	0.011	0.026	0.000	0.000	0.000

2.2 各临床指标诊断内异症的敏感性、特异性、PPV、NPV

见表2。单项指标诊断内异症的敏感性均较低，最高者超声波阳性也仅为75.7%，而特异性及PPV较高，以超声波检查、性交痛及CA125较高，均在90%以上。

2.3 各指标联合应用诊断内异症的价值

为了提高诊断的敏感性和特异性，将上述指标进行联合实验。①平行试验：将症状、体征和B超各指标进行平行试验，其诊断内异症的敏感性提高到了89.0%。②两两临床指标的系列试验：为提高诊断的特异性，将任何两项临床指标进行系列实验。同时，为了使系列实验有较高的敏感性，将痛经、CPP及性交痛3项指标首先进行平行合并，即有3种症状之一者即为阳性。系列实验对内异症的诊断价值见表3。由表3可见，系列试验中，Spe及PPV有所升高，分别在88%及76%以上，其中以疼痛＋CA125以及不育＋CA125的Spe最高，达到100%。

2.4 双变量多元回归方法计算筛查子宫内膜异位症的公式

按照卵巢型及腹膜型内异症将患者分为两组，将单因素分析有统计学意义的指标〔继发痛经、不孕、性交痛、CPP、卵巢囊性粘连包块、骶韧带或者后穹隆进行二分类 Logistic 回归分析，分别有4个因素（骶韧带结节、继发痛经、超声

表2　各临床指标诊断内异症的敏感性、特异性、PPV、NPV（％）

	Sen	Spe	PPV	NPV
痛经	60.5	82.0	85.5	54.2
CPP	25.8	86.2	77.1	39.2
性交痛	31.4	94.8	91.6	43.7
不育	19.8	90.3	76.7	41.0
PE*	65.1	61.2	75.7	48.6
超声波	75.7	91.8	95.7	60.9
血 CA125	49.0	96.0	96.0	48.0

注：*PE为盆腔检查（pelvic examination，PE）

表3　任何两项临床指标联合应用诊断内异症的价值（％）

	Sen	Spe	PPV	NPV
疼痛＋不育	28.3	96.40	93.3	43.0
疼痛＋PE	44.3	87.93	86.9	46.6
不育＋PE	15.8	90.52	75.6	36.7
疼痛＋B超	55.3	88.29	89.8	51.3
不育＋B超	39.0	90.77	91.4	37.1
疼痛＋CA125	34.6	100.00	100.0	45.8
不育＋CA125	16.5	100.00	100.0	39.0
PE＋CA125	30.9	99.10	98.5	43.5
B超＋CA125	40.8	98.13	97.7	46.3
PE＋B超	54.9	81.03	84.3	49.2

囊肿内有细小光点、CA125 ≥ 35U/L ）和3个因素（骶韧带结节、继发痛经、CA125 ≥ 35U/L ）进入最后方程。卵巢型内异症的诊断公式为：$1/[1+e^{-(-2.270+1.304×后穹隆痛性结节+1.158×继发痛经+2.168×B超囊内光点+2.580×CA125异常)}]$。腹膜型内异症的诊断公式为：$1/[1+e^{(-1.631+1.788×后穹隆痛性结节+0.789×继发痛经+2.234×CA125异常)}]$。上述指标阳性者即为1，阴性即为0，算出得分。以结果 > 0.5为异常，用此公式诊断卵巢型及腹膜型内异症的准确性分别为85.9%和84.5%。

3 讨论

3.1 探讨内异症非手术诊断方法的临床意义

子宫内膜异位症是常见病，患病率占育龄妇女的10% ～ 15%，且有逐渐增多的趋势。在我国，估计约有3 000万患者，每年新发病例近200万，但较少患者得到恰当诊治，多数患者甚至没有经过1次规范化的诊治。究其原因是多方面的，如社会经济地位低下、传统文化习俗忌医讳药、当地医疗卫生水平较低、医生的观念等，但诊治费昂贵是最重要原因之一。迄今腹腔镜检查仍是诊断内异症最准确的方法，但腹腔镜设备昂贵，技术要求高，导致费用居高不下，大大超出了国民可接受的程度，对所有内异症患者均经腹腔镜确诊是不可行的[4]。本研究探讨非腹腔镜手术诊断方法安全有效、经济实用，准确性达85%，费用仅为50 ～ 200元人民币，约为腹腔镜检查费用的1%，不但患者可以负担，而且所有妇产科医生都能掌握，不仅有助于内异症的规范化治疗，而且为内异症的流行病学调查研究提供了重要手段。

3.2 内异症非手术诊断方法的临床应用

本研究结果提示，内异症临床诊断各项指标（疼痛、不育、盆腔体征、超声波及血CA125 ）单独应用敏感性均不高，漏诊率高。诊断指标联合应用的平行试验表明可提高敏感性近90%，降低了漏诊率，而且内异症临床诊断指标联合应用的系列试验能明显提高诊断的特异性及阳性预测值，减少了误诊率，特别是3项以上的指标联合试验阳性，误诊率几乎是零。

由于内异症的临床表现复杂，患者就诊的原因不同。治疗内异症要遵循减灭和消除病灶，减轻和消除疼痛，改善和促进生育，减少和避免复发的原则。具体的治疗方案要根据患者的年龄、婚育状况、症状、病变程度及治疗经历，选择不同的治疗对策，即治疗个体化[5]。因此，临床应根据患者的情况，选择不同敏感性及特异性的诊断试验方法。内异症与不育的关系已被大家认识，目前已有循证医学的证据显示，早期内异症手术治疗，可明显改善不育妇女的预后[6-9]。而延误内异症的早期诊断对患者生育会有不利的影响。故对有生育要求的患者，应提高诊断的敏感性以减少漏诊率，可应用平行试验筛选内异症，阳性者应视为高危人群，积极处理包括指导妊娠甚至手术等。无腹腔镜条件或未经腹腔镜确诊需用药物治疗的患者，应经系列试验作出诊断，以减少误诊率。

3.3 内异症筛选公式的价值

平行实验提高了诊断的敏感性，但降低了特异性，序列实验则相反，但结果均是诊断准确率不太高。其重要的原因是它们对各个参加平行或序列实验的单项指标均平等对待，没有对其贡献大小量化。对各单项指标进行回归分析，量化它对诊断的意义，可为术前作出内异症诊断的可能性定量评估，提高诊断准确率。本研究在一较大样本中首次以量化方式得到了我国内异症无创诊断公式，并根据我国内异症患者的临床特点和按照国际惯例，分为腹膜型和卵巢型分别进行回归总结。又在另一样本中，由另一名研究者对两个公式的准确性进行验证，结果提示均有较高的准确率。为我国无创诊断内异症提供了参考和初步的依据。结合平行试验及序列试验，可进一步提高内异症非手术诊断的可靠性。由于本研究样本量，特别是用于检验诊断公式准确率的样本量较小，其临床应用价值，尚需要进一步验证，公式本身也需要在临床应用过程中进一步完善和修改。

动物卵巢组织冻存移植乃至开展人类辅助生

育研究方面具有良好的应用前景。

参 考 文 献

[1] Gosden RG, Bainl DT, Wade JC, et al. Restoration fertility to oophorectomized sheep by ovarian autografts stored at −196℃ [J]. Hum Reprod, 1994, 9: 597-603.

[2] Wallace WH, Pritchard J. Livebirth after cryopreserved ovarian tissue autotransplantation [J]. Lancet, 2004, 364: 2093-2094.

[3] Smitz J, Cortvrindt R. First childbirth from tnuuplanted ciyopteserved ovarian tissue brings hope for cancer survivora [J]. Lancet, 2004, 364: 1379-4380.

[4] SalehniA MrAbbaEian ME, Rezazadeh VM. Ultraatmcture of follicles after vitrifica Ⅱ on of mouse ovarian tissue [J]. Fertil Steril, 2002, 78: 644-645.

[5] Migishima F. Suzuki MR, Song SY, et al. Successful cryo presenration of mouse ovaries by vitrification. [J]. Biol Reprod, 2003, 68: 881-887.

[6] Yeoman RR, Wolf DP, Lee DM. Coculture of monkey ovarion tissue increases sunrival after vitrification and slow rate freezing [J]. Fertil Sleril 2005, 83: 1248-1254.

[7] Hasegawa A, Mochida N, Ogasawara T, et al. Pup birth from moude oocytes in preantral follicles derived from vitrified und warmed ovaries followed by in vitro growth, in vitro maturation, and in vitro fertilization [J]. Fertil Ster-il, 2006, 86: 1182-1192.

[8] Kall WF, Fahy GM. Ice-fee cryopreservation of mouseembryos at −196 degrees C by vitrification [J]. Nature) 1985, 313: 573-575.

[9] Son WY, Lee SY, CHang MJ, et al. Pregnancy resulting finm transfer of repeat vitrified blastocysts produced by in vitro matured oocytes in patient with polycystic ovary syndrome [J]. Reprod Biomed On-line, 2005, 10: 398-401.

[10] Kyono K, Fuchinoue K, Yagi Afet al. Successful pregnancy and delivery after transfer of a single blastocyst derived from a vitrified maiure human oocyte [J]. Fertil Steril, 2005, 84: 1017.

[11] Kasai M, Mukaida T. Cryopreservation of animal and human embryos by vitrification [J]. Reprod Biomed On-Ene, 2004, 9: 164-170.

[12] Migishima F, Suzuki-Migishima R, Song SY. et al Successful cryopreservation of mouse ovaries by vitrification [J]. Biol Reprod, 2003, 68: 881-887.

[13] Hasegawa A, Hamada Y, Mehandjiew T, et al. In vitro growth and maturation as well as fertilization of mouse preantral oocytes from vitrified ovaries [J]. Fertil Steril, 2004, 81; 824-830.

[14] Baird DT, Webb R. Campbell BK. et al. Long-term ovarian function in sheep after ovariectomy and transplantation of autografts stored at −196℃ [J]. Endocrinology, 1999, 140: 462-471.

[15] Demirci B, Salle B, Frappart L, et al. Morphological alterations and DNA fragmentation in occytes from primordial and primary fblliclea after freezing-thawing of ovarian cortex in sheep [J], Fertil Steril, 2002, 77: 595-600.

子宫内膜异位症的MRI诊断

陆菁菁　金征宇　郎景和

子宫内膜异位症（endometriosis，简称内异症）定义为在子宫腔以外存在有功能的子宫内膜腺体和基质，即相对于在位内膜（eutopic endometrium）存在的异位内膜（ectopic endometrium），子宫腺肌症特指异位内膜组织位于子宫肌层，而内异症一般指除子宫腺肌症以外的内异症。两者发病机制、流行病学及临床症状不同，笔者主要探讨内异症的MR诊断。

一、概述

1. 临床特点　内异症的主要临床症状为不育和疼痛，多发生于育龄妇女，平均诊断年龄为25～29岁，80%合并慢性盆腔疼痛，59%合并不孕。该病患病率为5%～10%，仅5%发生于绝经后妇女，不典型症状与病变部位相关[1]。体检常有子宫骶韧带和直肠子宫陷凹触痛，有时可扪及韧带增厚或结节状改变及直肠阴道隔的肿块。如卵巢受累，可有附件区的触痛或肿块。盆腔粘连时，盆腔内器官被固定，子宫常被固定为后倾位，但很多患者体检无异常[1]。

2. 病理特征　病理上既可以表现为显微镜下才能观察到的病灶，又可表现为大体可见的异位内膜病灶，大体病理表现取决于病程和病变穿透深度。种植的异位内膜可以是点状的病灶，也可以是小星芒状的斑块，一般直径<2 cm。色素的含量随病灶病程而增加，最初是白色、黄色或红色的病灶，而后逐渐发展为更成熟的蓝色或褐色，褐色的瘀斑样改变被称为"火药斑"[2]。种植内膜随月经周期肿胀、充血，甚至出血。成熟的异位内膜启动炎症反应，导致血肿机化、纤维化及形成粘连，广泛的粘连会扭曲盆腔正常解剖，甚至闭合直肠子宫陷凹。最常受累部位是卵巢，但盆腔所有器官均可被累及。镜下内异症由内膜腺体、基质组成，偶含有平滑肌纤维。与在位内膜相同，异位内膜病灶对循环中的激素也有

反应，在月经周期的后半期产生分泌期变化，在孕期出现蜕膜反应。这些病灶的出血会造成炎症反应、组织细胞浸润，而后含铁血黄素沉积。

3. 分期　腹腔镜是诊断内异症的标准方法，典型表现包括种植内膜、异位内膜囊肿及粘连，可根据腹腔镜表现进行分期。内异症有多种分期方法，以1985年美国生育协会的修正分期法（r-AFS）最具代表性[1]。它以腹腔镜表现为基础，根据卵巢、腹膜病变大小、粘连程度及直肠子宫陷凹的封闭情况进行评分。但这种分期方法未能考虑病变的多形性和功能状况，即活动性（红色病变）与非活动性（白色病变），特别是它不能表达疼痛和不孕这2项重要临床事实[3]。并且相当多单位未开展腹腔镜，因此，今后还需要进行修正。

二、MR技术

目前超声检查是用于内异症患者最常用的影像检查方法[4]，但仅对内膜异位囊肿的诊断有价值，并不能检查内膜种植和粘连。MR成像与其他无创影像手段相比，已被证明具有更高的特异性[5]。它可提供比超声检查更大的视野，并且病变与周围解剖结构的粘连显示更清晰，是评价附件区占位很有价值的辅助检查。

MR成像检查应使用盆腔专用线圈。表面的阵列线圈可以提供高信噪比，从而提高空间分辨率以及对解剖细节进行显示。成像平面可以包括冠状面、矢状面和轴面3个标准平面，其中矢状面对评价直肠子宫陷凹和直肠尤其有用[6]。

盆腔MR成像除了常规T_1WI和T_2WI外，通常还要进行抑脂T_1WI。抑脂技术可缩小信号范围，从而突出组织信号对比。在T_1WI上，异位内膜囊肿可表现为相对均匀的高信号（与脂肪相同或更高）。当周围脂肪的高信号被抑制时，病变就可以显示得更清晰。抑脂T_1WI在内异症的

评价上很有价值，它能提高MR成像在小病变定性诊断中的敏感性，并由此除外含脂肪的病变（如皮样囊肿）[7]。

增强扫描在内异症的评价方面价值有限。增强扫描时，内异症囊壁增强形式多样，与其他良性或恶性病变不能区分[8]。并且，正常增强的子宫旁组织可能会被误认为内异症病灶，导致假阳性诊断。但当患者怀疑为卵巢癌时，增强扫描对诊断有意义。

三、基本病变的MRI表现

内异症3种基本病变包括腹腔异位内膜种植、异位内膜囊肿和粘连[9]。

1. 种植内膜病灶　是在腹腔浆膜内种植了子宫内膜表皮和基质，启动炎症反应并反复出血。腹腔受累部位包括卵巢、子宫韧带、直肠子宫陷凹、子宫上方的腹膜反折、输卵管、直肠和膀胱等。种植内膜随出血时程的长短、血液成分及产物的降解程度不同而表现各异。病灶常较小，信号变异大。病灶信号常接近于正常子宫内膜，即长T_1、长T_2信号，但在T_1和T_2像上也可表现为低或高信号。小的种植内膜病灶一般较难显示，这是MR成像应用的局限所在。

2. 卵巢异位内膜囊肿（巧克力囊肿）　含有棕褐色胶胨状物质，由不同厚度的纤维壁包绕。常为多发性，双侧均可发生。MRI特征性表现是在T_2WI上出现"阴影"（即病变内部的信号丢失）[6,9]，这种"阴影"反映了异位内膜囊肿的慢性本质，可以与其他含血病变鉴别。在这些囊内的血液成分，是成年累月周期性出血的结果。这些慢性病变内容物黏稠，含有血降解产物，包括极高浓度的铁和蛋白质。在高浓度情况下，蛋白之间发生互联，因此，T_2像时间下降，这些都是"阴影"产生的因素。"阴影"在T_2像上表现为模糊的分层改变，也可表现为完全信号丢失，随着血液成分浓度的不同而表现不同，变化也可很大；而在T_1WI上常为均匀的高信号。当有急性出血时，可表现为T_1和T_2像上低信号，而陈旧出血可表现为在T_1和T_2像上高信号。异位内膜囊肿周围的低信号环是纤维化的囊壁和含有含铁血黄素的巨噬细胞结合所致[5]，在T_1WI和T_2WI上都表现为低信号。

尽管异位内膜囊肿形态、信号多样，但当囊肿在T_1像上为高信号，而在T_2像上可见"阴影"时，基本可以确定异位内膜囊肿的诊断；而当T_1WI上出现多发高信号囊肿时，无论T_2像上表现何种信号，异位内膜囊肿的诊断也可以基本确定，MRI诊断内异症的敏感性、特异性和准确性分别达到90%、98%和96%[4]。这些囊肿含血液成分的产生时间和浓度不同，因此表现也不同，在T_1像上不表现为高信号的病变常较难与其他附件肿块鉴别。在T_1像上表现为高信号的病变还有皮样囊肿、黏液性囊腺瘤和出血性肿块等。皮样囊肿存在化学位移伪影，在抑脂图像上信号可被抑制，由此可以与异位内膜囊肿区别。含黏液的病变在T_1像上可以表现为高信号，但其信号强度远不及脂肪或血液。最难鉴别的是卵巢黄体出血，其MRI表现与内异症相似，鉴别点包括：出血性囊肿常为单房，而异位内膜囊肿多为多房且双侧发生；且出血性囊肿在T_2像上无阴影，随时间推移而渐消减[10]；MR或超声随诊复查可确定诊断。卵巢癌偶有内部出血，肿块含实体成分、内部有分隔、体积常较大提示恶性可能。

3. 粘连　是内异症最常见也是最主要的并发症，这也是影像检查着重解决的问题。在MR检查时，粘连有时可以显示为针状的低信号条带，使器官边界模糊。子宫和卵巢的后倾、肠管的成角、阴道后穹隆的升高、盆腔积液的分房、输卵管积水及卵巢和周围解剖结构之间界面的消失，都是提示粘连存在的征象[1,5]。但影像检查常较难了解粘连的范围和严重程度，明确诊断还需要行腹腔镜检查。

四、MR成像诊断深部内异症的价值

深部内异症定义为盆腔腹膜下异位内膜病灶，其穿透腹膜的深度超过5 mm[11,12]。其中宫骶韧带是最常受累的部位，其次是直肠和膀胱。深部内异症的术前诊断对于手术方案的确定非常重要，但体检、超声或腹腔镜检查由于范围所及的限制，常不能满足诊断要求。

MR成像对于深部内异症病灶显示有帮助，尤其是位于子宫骶韧带及阴道直肠隔的病灶。Kinkel等[12]报道T_2WI可以100%地探测到内异症对子宫骶韧带的侵犯，他们采用的诊断策略是子宫骶韧带近端出现结节状改变，且厚度超过9 mm[12]。但Bazot等[13]通过一项大规模前瞻性研究发现，子宫骶韧带上厚度小于9 mm的局限性增厚、双侧不对称以及形态不规整作为诊断的依据，与单独的厚度测量相比具有更高的诊断特异性。

MR成像也可有效探及直肠子宫陷凹和膀胱处病变，尤其当直肠子宫陷凹被病变闭合时，更显示出其优越性[14]，但对直肠受累显示不佳。有研究者推荐检查前清水灌肠、静脉注射抑制肠道蠕动的药物和使用直肠内线圈等方法来提高成像效果[11,12]。随着技术进步，尤其是腔内线圈和阵列线圈的采用，MR成像评价深部内异症的可靠性也不断提高。此外，MR成像还可以监测内异症对治疗的反应，以及在治疗前预测疗效。并且，MR成像还可以显示内异症侵犯神经（如坐骨神经内异症）和腹壁病变[5]。

综上所述，MR检查在内异症，尤其是卵巢异位内膜囊肿、深部内异症的诊断上有着很高的应用价值，并且对操作者依赖低，可产生直观的影像资料，从而在内异症的诊断中，尤其是在术前评估方面起着越来越重要的作用。

参 考 文 献

[1] Woodward PJ, Sohaey R, Mezzetti TP. Endometriosis: radiologic-pathologic correlation (Review) [J]. Radiographics, 2001, 21: 193-216.

[2] Clement PB. Diseases of the peritoneum//Kurman RJ. Blaustein's pathology of the female genital tract [M]. 4th ed. New York: Springer Verlag, 1994: 660-680.

[3] 郎景和. 子宫内膜异位症基础与临床研究的几个问题 [J]. 中国实用妇科与产科杂志, 2002, 18: 129-130.

[4] Olive DL, Schwartz LB. Endometriosis (Review) [J]. NEJM, 1993, 328: 1759-1769.

[5] Spaczynski RZ, Duleba AJ. Diagnosis of endometriosis (Review) [J]. Semin Reprod Med, 2003, 21: 193-207.

[6] Togashi K, Nishimura K, Kimura I, et al. Endometrial cysts: diagnosis with MR imaging [J]. Radiology, 1991, 180: 73-78.

[7] Sugimura K, Okizuka H, Imaoka I, et al. Pelvic endometriosis: detection and diagnosis with chemical shift MR imaging [J]. Radiology, 1993, 188: 435-438.

[8] Ascher SM, Agrawal R, Bis KG, et al. Endometriosis: appearance and detection with conventional and contrast-enhanced fatsuppressed spin-echo techniques [J]. J Magn Reson Imaging, 1995, 5: 251-257.

[9] Gougoutas CA, Evan S, Siegel man ES, et al. Pelvic endometriosis: various manifestations and MR imaging findings [J]. AJR, 2000, 175: 353-358.

[10] Siegelman ES, Outwater EK. Tissue characterization in the female pelvis by means of MR imaging [J]. Radiology, 1999, 212: 5-18.

[11] Cornillie FJ, Oosterlynck D, Lauweryns JM, et al. Deeply infiltrating pelvic endometriosis: histology and clinical significance [J]. Fertil Steril, 1990, 53: 978-983.

[12] Kinkel K, Chapron C, Balleyguier C, et al. Magnetic resonance imaging characteristics of deep endometriosis [J]. Hum Reprod, 1999, 14: 1080-1086.

[13] Bazot M, Darai E, Hourani R, et al. Deep pelvic endometriosis: MR imaging for diagnosis and prediction of extension of disease [J]. Radiology, 2004, 232: 379-389.

[14] Kataoka ML, Togashi K, Yamaoka T, et al. Posterior cul-de-sac obliteration associated with endometriosis: MR imaging evaluation [J]. Radiology, 2005, 234: 815-823.

深部浸润型子宫内膜异位症MRI表现

梁文华　陆菁菁　冯　逢　金征宇　史宏晖　郎景和

【摘要】目的：探讨深部浸润型子宫内膜异位症的MRI表现特点。方法：回顾性分析15例深部浸润型子宫内膜异位症患者的临床资料和MRI检查结果。结果：深部浸润型子宫内膜异位症主要累及子宫骶韧带、阴道、子宫直肠凹、直肠，输尿管等亦可受累，其MRI主要表现为信号和结构紊乱、受累部位不规则增厚或结节形成、相邻组织和器官的变形牵拉。本研究中9例累及子宫骶韧带，12例累及阴道，3例位于子宫直肠凹，6例侵犯直肠，2例位于输尿管。结论：对于深部浸润型子宫内膜异位症，MRI不但能准确定位，还能显示病变范围，是术前检查及术后随访的重要方法。

【关键词】子宫内膜异位症；深部浸润型子宫内膜异位症；磁共振成像

MRI features of deep infiltrating endometriosis. *Liang Wenhua*，*Lu Jingjing*，*Feng Feng*，*Jin Zhengyu*，*Shi Honghui*，*Lang Jinghe*

【Abstract】Objective：To explore the characteristics of deep infiltrating endometriosis on MRI(magnetic resonance imaging). Methods：The clinical and MRI data of 15 patients with deep infiltrating endometriosis were retrospectively collected and analyzed. Results：On MRI，deep infiltrating endometriosis mainly affected uterosacral ligaments，vagina，pouch of Douglas，and rectum. Ureter was also involved sometimes. The main manifestations include the abnormalities of signal intensity and morphology，the deformation and tethering of surrounding organs and tissues as well as the irregular thickening of involved lesions or the formation of solid nodules. In this study，the uterosacral ligaments were involved in 9 cases，12 cases infiltrated vagina，lesions of 3 cases were located in pouch of Douglas，rectum were invaded in 6 cases and ureter involvement was present in 2 cases. Conclusions：MRI manifestations of deep infiltrating endometriosis can provide information of the anatomic locations and the lesion extension，which is an important method for examination before surgery and follow-up after surgery.

【Key words】Endometriosis；Deep infiltrating endometriosis；Magnetic resonance imaging

子宫内膜异位症是妇科最常见的疾病之一，目前按其组织发生学、临床表现及处理的不同分为腹膜型、卵巢型及深部浸润型3种类型[1]。深部浸润型子宫内膜异位症（deep infiltrating endometriosis，DIE）是子宫内膜异位症的一种特殊类型，是指子宫内膜异位病灶在腹膜下浸润深度超过5 mm，大多数分布于盆腔后部。DIE主要症状是疼痛，严重影响患者的健康及生活质量。临床症状及妇科检查对DIE有一定的提示作用，但准确率较低。超声检查易受到操作者经验限制，不能对所有患者进行全面分析。MRI具有软组织分辨率高、多平面成像、无电离辐射等优点，且能在一次检查中完全显示盆腔内情况，现被用于DIE的诊断中。但目前国内文献对MRI应用于DIE尚未见报道，本研究回顾性分析15例经手术病理证实的DIE患者的临床及MRI资料，旨在提高对本病的认识。

1 资料与方法

1.1 临床资料

搜集北京协和医院2008年1月至2012年5月经手术病理证实且行MRI检查的15例DIE患

者资料。患者平均年龄39岁（31～52岁）。临床表现包括：周期性痛经11例，肛门坠痛8例，慢性盆腔痛4例，性交痛4例，排便痛3例，周期性下腹痛1例，经期延长、经量增多1例。CA125升高者10例，正常者5例。

1.2 MR扫描及结果分析

应用GE Signa Excite Twin Speed HD 1.5 T、Toshiba Vantage Atlas 1.5T，使用体部线圈。磁共振扫描序列包括横轴位自旋回波T_1WI（SE T_1WI），TR 400～600 ms，TE 10～20 ms；横轴位、矢状位、冠状位或斜冠状位快速自旋回波T_2WI（FSE T_2WI），TR 2 500～4 000 ms，TE 60～100 ms。视野（FOV）25～30 cm，矩阵256×256，激励次数（NEX）2，层厚3～7 mm，间隔1 mm，必要时加做T2抑脂像。对扫描图像

进行分析，总结不同部位DIE的特征性MR表现。

2 结果

DIE患者多合并有其他类型的子宫内膜异位症病灶。15例DIE患者中，有13例合并卵巢子宫内膜异位囊肿，阔韧带子宫内膜异位症或子宫腺肌症，另2例患者仅存在DIE的阴道受累。该15例患者的临床特点及合并受累情况如表1所示。

15例DIE患者中，有9例DIE病灶累及子宫骶韧带，12例累及阴道，3例累及子宫直肠凹，6例累及直肠，2例累及输尿管。以下按部位分别描述其表现：①子宫骶韧带受累：共9例，其中，双侧受累6例，仅左侧受累2例，仅右侧受累1例，表现为子宫骶韧带的增厚、双侧不对称或者韧带内的结节。T_1WI上大部分呈等低信号，部分（1例）其内可见点状高信号，

表1 15例DIE患者的临床表现及MRI所示受累部位

编号	年龄（岁）	主 诉	子宫骶韧带	阴道	子宫直肠凹	直肠	输尿管	合并其他情况
			DIE病灶累及部位					
1	35	发现阴道后穹隆包块半年		＋				
2	43	开腹子宫肌瘤剔除术1年伴肛门周刺痛		＋				卵巢子宫内膜异位囊肿；子宫肌瘤
3	36	痛经2年，发现盆腔肿物1年	＋	＋		＋		阔韧带子宫内膜异位症；子宫腺肌症
4	31	左肾输尿管积水1年，肛门坠胀感伴大便变细4个月		＋		＋	＋	卵巢子宫内膜异位囊肿
5	40	经期肛门坠胀3年余	＋			＋		
6	34	痛经进行性加重2年余，发现左附件包块2个月	＋		＋	＋		卵巢子宫内膜异位囊肿；阔韧带子宫内膜异位症；子宫内膜异位症；子宫腺肌症
7	41	性接触后阴道出血1年，经期腹痛、便秘半年		＋				
8	38	痛经进行性加重3年，经期大便痛2年	＋		＋	＋		卵巢子宫内膜异位囊肿；阔韧带子宫内膜异位症；子宫肌瘤
9	33	继发性痛经进行性加重8年	＋	＋				卵巢子宫内膜异位囊肿；子宫腺肌症；子宫肌瘤
10	41	体检发现一侧肾积水4个月	＋	＋			＋	卵巢子宫内膜异位囊肿；双角子宫
11	40	发现左侧卵巢囊肿半年	＋	＋				卵巢子宫内膜异位囊肿
12	36	右卵巢巧克力囊肿复发7年余			＋			卵巢子宫内膜异位囊肿
13	52	下腹痛5年余，加重2年余		＋				卵巢子宫内膜异位囊肿；子宫腺肌症
14	31	经期延长、经量增多2年余，加重1年余	＋	＋		＋		
15	50	体检发现子宫肌瘤、子宫腺肌症3年，月经量增多6年	＋	＋				子宫腺肌症；子宫肌瘤

注："＋"表示存在该部位的受累，空白格表示未见受累

T_2WI上大部分呈低信号，部分（1例）可见混杂信号（图1）。本研究中6例子宫骶韧带受累患者合并直肠或阴道后穹隆的受累。②阴道受累：12例病变位于阴道，多见于阴道后穹隆（6例），表现为在宫颈后方增厚或肿块，3例位于阴道直肠隔，呈阴道与直肠壁间分界不清的实性区域，3例病变较大，由阴道向直肠前壁肌层侵犯，信号改变类似于子宫直肠凹病灶。T_1WI上以等低信号为主，8例见斑点状高信号，T_2WI上以低信号为主，8例可见斑点状高信号（图2）。4例伴发子宫直肠凹封闭，表现为子宫反屈，阴道后穹隆抬高，直肠向子宫方向牵拉，子宫与直肠间模糊的纤维索条，子宫表面的纤维斑块或结节。③子宫直肠凹受累：3例病变位于子宫直肠凹，T_1WI以等或稍低信号为主，1例其内可见斑点状高信号；T_2WI上2例病变呈低信号，1例呈混杂信号（图3），3例均伴发子宫直肠凹的封闭或半封闭。④直肠受累：本组患者中直肠受累6例，其中浆膜面受累5例，肌层受累2例。浆膜面受累常表现为直肠表面的不规则斑块，肌层受累表现为肌层的增厚，T_1WI上呈等信号，T_2WI上呈低信号（图4）。6例患者均合并子宫直肠凹或阴道受累。⑤输尿管受累：有2例，左右侧各1例，位于输尿管盆段，表现为局部输尿管狭窄，呈鸟嘴状改变，其上方输尿管扩张，输尿管管壁未见增厚，盆段输尿管与子宫后缘分界不清，子宫与输尿管间脂肪间隙中可见不规则条带，T_2WI上呈低信号，T_1WI上呈等信号。1例合并阴道、直肠及卵巢受累，1例合并阴道、双侧子宫骶韧带及卵巢受累（图5）。

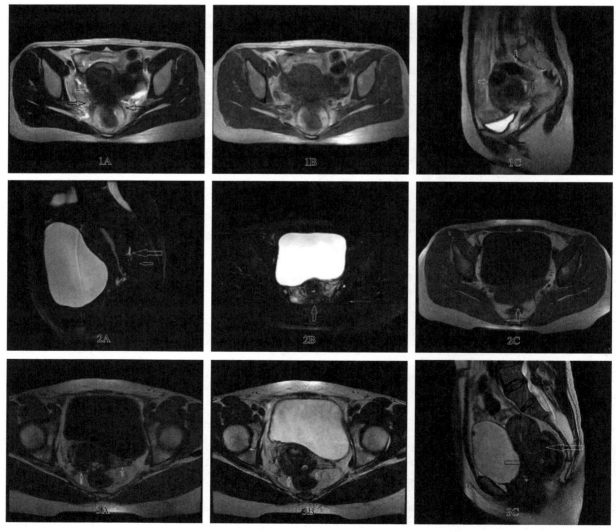

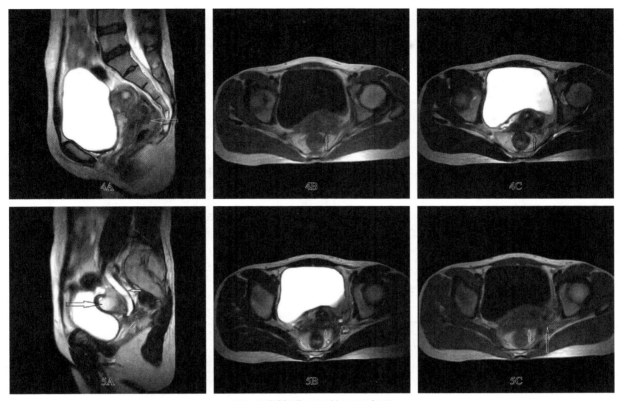

图　不同部位 DIE 的 MRI 表现

图1A～C 女，33岁。继发性痛经进行性加重8年，CA125 350.7U/ml。轴位 T_2WI（A）及轴位 T_1WI（B）示双侧子宫骶韧带不对称，呈结节样增厚，右侧近端为著，子宫直肠凹完全封闭。T_2WI 上双侧子宫骶韧带以低信号为主，右侧散在点状高信号。T_1WI 上双侧子宫骶韧带以等信号为主，右侧可见点状高信号（黑箭）。矢状位 T_2WI（C）示右侧子宫骶韧带不规则增厚，信号不均匀，子宫肌层可见多发低信号，病理为子宫肌瘤（白箭）

图2A～C 女，35岁。发现阴道后穹隆包块半年。CA125 79.0U/ml，超声提示阴道后穹隆顶端可见蜂窝状物。抑脂像矢状位 T_2WI（A）及轴位 T_2WI（B）上阴道后穹隆可见多发点状混杂信号（小白箭），并可见积液（大白箭）。轴位 T_1WI（C）上阴道后穹隆区呈等信号，散在点状高信号（小白箭）。腹腔镜示阴道后穹隆子宫内膜异位症

图3A～C 女，41岁。痛经进行性加重1个月余伴经期大便坠痛及轻度性交痛，CA125 23.7 U/ml。轴位 T_1WI（A）、轴位 T_2WI（B）及矢状位 T_2WI（C）示宫颈后方肿块（黑箭），轴位 T_1WI 上其内可见多发斑点状高信号，轴位及矢状位 T_2WI 上亦可见斑点状高信号。双侧子宫骶韧带（小白箭）不对称，略增厚。子宫反屈，子宫与直肠间模糊的纤维索条（大白箭），手术证实阴道、双侧子宫骶韧带受累，子宫直肠凹完全封闭

图4A～C 女，31岁。肛门坠胀感伴大便变细4个月，排便困难3个月。CA125 49.7 U/ml，直肠超声内镜肌层内低回声增厚，范围约2.54 cm×0.87 cm，考虑为子宫内膜异位症。矢状位 T_2WI（A）示直肠肌层呈"平底锅"形增厚（白箭），轴位 T_1WI（B）上呈低信号，矢状位 T_2WI 及轴位 T2WI（C）上呈低信号。轴位 T_2WI 及轴位 T_1WI 上子宫与直肠间可见不规则结节影（黑箭），均呈低信号。手术示子宫直肠凹及直肠受累

图5A～C 女，31岁。体检发现左肾输尿管积水1年，左腰部酸胀半年。CA125 49.7 U/ml，超声提示左肾积水。矢状位 T_2WI(A) 示左侧输尿管局部狭窄，呈鸟嘴状改变，其上方输尿管扩张（小黑箭），轴位 T_2WI（B）及轴位 T_1WI（C）示输尿管管壁未见增厚，子宫后方、左侧盆段输尿管周围脂肪中不规则状与毛刺样低信号（大白箭），T_2WI 上呈低信号，T_1WI 上呈等信号；子宫与直肠间可见不规则结节（小白箭），T_1WI 及 T_2WI 均呈低信号。矢状位 T_2WI 示输尿管前方可见斑片状高信号（大黑箭），手术示左侧卵巢子宫内膜异位囊肿

DIE患者的其他合并表现包括：卵巢子宫内膜异位囊肿9例；子宫内膜异位症累及阔韧带受累3例，累及子宫表面受累1例；子宫腺肌症5例；子宫肌瘤4例；双角子宫1例；肾脏输尿管积水2例。

3　讨论

3.1　DIE 的临床表现与病理基础

DIE可以表现为严重的痛经、性交痛、慢性

盆腔痛、排便痛及与泌尿系统和消化道系统相关的疼痛。显微镜下盆腔腹膜深部浸润的病灶主要特征是异位灶周围纤维肌组织的过度增生，浸润的子宫内膜腺体、间质和周围纤维肌组织导致实性结节形成[1]，其中异位的子宫内膜在激素的作用下反复周期性出血。按解剖部位分型，目前临床上 DIE 多采用 Chapron 分型，即前部和后部。对手术证实的患者病灶进行分布研究，DIE 病灶后部多于前部，多发多于单发，DIE 可发生于盆腔内纤维肌性结构，比如子宫骶韧带（69.2%）、阴道（30.1%）、消化道（12%）、泌尿道（6.4%）等。最容易受累的肠道是直肠及乙状结肠[2]。

3.2 不同部位 DIE 的 MRI 表现特点

子宫骶韧带受累：信号改变常不能帮助诊断位于子宫骶韧带的子宫内膜异位症，本研究中仅有 1 例患者在 T_1WI 上见到特征性的斑点状高信号，子宫骶韧带的增厚、双侧不对称或者韧带内的结节更有意义[3]。本研究中 1 例患者 T_2WI 上可见点状高信号，可能与较多扩张的腺体有关。因为子宫骶韧带与一些结构毗邻，如直肠的前壁与侧壁和阴道穹隆的侧壁，所以常可合并受累。

阴道受累：多见于阴道后穹隆，表现为 T_2WI 上宫颈后方的低信号增厚或肿块，常引起阴道后穹隆抬高，同时可引起子宫直肠凹的粘连封闭。也可累及阴道直肠隔，表现为 T_2WI 上阴道后部中 1/3 以下可见低信号结节，形态较规则，边缘较清晰，但对于解剖部位的精确定位可能会造成 MRI 与手术发现不完全一致。病灶向后延伸如果超过脂肪间隙累及直肠浆膜层，引起局部肠管牵拉，呈锐角改变。本研究中 4 例患者合并子宫直肠凹封闭，腹腔镜可能会遗漏病灶，术前 MRI 的重要性更加突出。

子宫直肠凹受累：通常子宫直肠凹的深部实性结节含有大量纤维成分，T_2WI 上表现为边界欠清的低信号组织增厚区，然而在一些病例中此区域的异位子宫内膜病灶也可含有大量腺体成分和少量纤维成分，在 T_1WI 上呈高信号，在 T_2WI 上呈多样的信号。本研究中 1 例患者 T_2WI 上子宫直肠凹可见点状高信号，可能与病灶含有的腺体较多有关。本研究中 3 例患者均伴有子宫直肠凹的封闭与半封闭，可表现为子宫反屈，阴道后穹隆抬高，直肠向子宫方向牵拉，子宫与直肠间模糊的纤维索条，子宫表面的纤维斑块或结节[4,5]，这些特征性征象的识别有助于提高 DIE 的诊断准确率。

直肠受累：直肠是常见的肠道受累区域，种植灶通常侵犯浆膜，但最终可侵犯浆膜下层并导致其显著增厚和固有肌层的纤维化。种植灶很少侵犯黏膜。MRI 可以预测直肠受累的深度，为临床制定手术方案提供指导意义。本研究中 1 例患者肌层呈"平底锅"形增厚，T_2WI 上信号与肌肉等信号或略高，此征象是累及肌层的 DIE 的特征性表现[6]，有助于提高诊断的准确率。

输尿管受累：输尿管的发病率< 1%，几乎不超过盆腔上缘水平[7]。输尿管的子宫内膜异位症通常表现为 T_2WI 上不规则的低信号。当异位内膜病灶与输尿管间的脂肪间隙消失时，就有可能存在外在性受累，它是输尿管受累最常见的形式。受破坏结构上方的输尿管扩张也很常见。输尿管受累常伴有宫旁组织病变[8]。本研究中 1 例患者表现为 T_2WI 上子宫后方、左侧盆段输尿管周围的脂肪中不规则状与毛刺样低信号，其中可见扩张的输尿管穿行，提示 DIE 累及输尿管及宫旁组织。由于输尿管 DIE 常无症状，部分病例会发展为肾积水、肾功能丧失，需要切除肾脏，因此早期发现对于患者意义重大。

膀胱受累：据文献报道，盆腔前部最常受累的器官是膀胱，发病率约为 6%[2]。本研究中未见膀胱受累患者，可能与研究对象较少有关。当有膀胱侵犯时，异位子宫内膜病灶常局限于浆膜面（外在性受累），然而它们也可浸润肌层，表现为突向腔内的黏膜肿瘤（内在性受累），外在性受累较内在性受累更常见。膀胱子宫内膜异位病灶在 MRI 上表现为形态改变（包括局灶性或弥漫性膀胱壁增厚）和 T_2WI 上的低信号或混杂信号[3]。

3.3 DIE 的诊断与鉴别诊断

典型的临床症状包括如与月经周期有关的疼痛，T_1WI 出现特征性的小斑点状高信号，尤其是在脂肪抑制序列，诊断常较易，但对有膀胱或者结直肠受累的DIE，应与这些部位的恶性肿瘤鉴别，增强扫描有一定的帮助，必要时还要进行膀胱镜检查和直肠镜检查。若患者伴有子宫腺肌症，则较支持DIE的诊断。

总之，DIE作为一种严重影响患者生活质量的疾病，其诊治较其他类型内膜异位症困难，主要是因为对病变可能存在的特征及部位缺乏了解，是内膜异位症研究的热点。MRI不但能准确定位，还能显示病变范围，包括子宫骶骨韧带、阴道、直肠、膀胱、输尿管等部位DIE，对外科手术方式的确定具有指导意义，是术前检查及术后随访的重要方法。

参 考 文 献

[1] Vercellini P，Frontino G，Pietropaolo G，et al. Deep endometriosis：definition，pathogenesis，and clinical management［J］. J Am Assoc Gynecol Laparosc，2004，11：153.

[2] Bazot M，Darai E，Hourani R，et al. Deep pelvic endometriosis：MR imaging for diagnosis and prediction of extension of disease［J］. Radiology，2004，232：379.

[3] Del FC，Girometti R，Pittino M，et al. Deep retroperitoneal pelvic endometriosis：MR imaging appearance with laparoscopic correlation［J］. RadioGraphics，2006，26：1705.

[4] Kataoka ML，Togashi K，Yamaoka T，et al. Posterior cul-de-sac obliteration associated with endometriosis：MR imaging evaluation［J］. Radiology，2005，234：815.

[5] 王芳，陆菁菁，金征宇. 子宫内膜异位症的磁共振表现［J］. 中国医学科学院学报，2009，31：374.

[6] Busard MP，van der Houwen LE，Bleeker MC，et al. Deep infiltrating endometriosis of the bowel：MR imaging as a method to predict muscular invasion［J］. Abdom Imaging，2012，37：549.

[7] Coutinho AJ，Bittencourt LK，Pires CE，et al. MR imaging in deep pelvic endometriosis：a pictorial essay［J］. RadioGraphics，2011，31：549.

[8] Bazot M，Jarboui L，Ballester M，et al. The value of MRI in assessing parametrial involvement in endometriosis［J］. Hum Reprod，2012，27：2352.

（四）诊断

卵巢良性肿块伴腹水和血清CA125升高的临床分析
——附三例报告

李华军　沈　铿　郎景和　吴　鸣　黄惠芳　潘凌亚

【摘要】目的：探讨卵巢良性肿瘤伴腹水和血清CA125升高的临床特征。方法：对我院收治的3例患者进行临床分析并复习相关文献。结果：3例患者术前均误诊为卵巢癌而手术治疗，并均于手术中确诊；术前均无恶性肿瘤的诊断证据，如病理学和/或细胞学阳性发现，也无特征性超声表现。该类疾病以盆腔结核性肿块、卵巢子宫内膜异位囊肿和卵巢纤维瘤最常见，其他的有卵巢泡膜纤维瘤、腺纤维瘤、卵巢甲状腺肿、卵巢泡膜细胞瘤、卵巢良性Brenner瘤、卵巢成熟畸胎瘤、卵巢水肿和卵巢纤维瘤样变。结论：盆腔肿块伴腹水和血清CA125升高，并不能立即诊断卵巢癌。病理学和细胞学检查是唯一确诊的方法；对可疑病例腹腔镜检查是简便、可靠的方法。

【关键词】卵巢肿瘤；腹水；CA125抗原

Benign ovarian tumor with ascites and high serum levels of CA125: report of 3 cases.
Li Huajun，Shen Keng，Lang Jinghe，Wu Ming，Huang Huifang，Pan Lingya

【Abstract】Objective：To describe the clinical characteristics of benign ovarian tumor/mass which manifest as pelvic mass，ascites and high serum levels of CA125. Methods：Clinical data of 3 cases of such disease in Peking Union Medical College Hospital were analyzed and relevant literatures were reviewed. Results：The patients all were misdiagnosed as ovarian carcinoma，and operations designed for malignant ovarian tumor were performed on all of them. There was no definite proof of malignant tumor，such as positive findings of pathology and/or cytology，in any patients before operation. Among these diseases，pelvic tuberculosis，ovarian endometrioid cyst and ovarian fibroma are the three most common ones，others are：fibrothecoma，thecoma，struma ovar Ⅱ，adenofibroma，benign Brenner tumor，mature theratoma，ovarian edema and fibromatosis. Conclusions：Pelvic mass，ascites and high serum level of CA125 can't always result of a diagnosis of ovarian carcinoma. Positive findings of pathology and/or cytology is the only definite proof of a diagnosis of ovarian malignant tumor. On the susceptible case，laparoscopy is a useful and reliable method.

【Key words】Ovarian neoplasms；Ascites；CA125 antigen

卵巢良性肿块伴腹水和血清CA125升高临床少见，极易与晚期卵巢恶性肿瘤相混淆。我院2001年9～11月收治该类患者3例，现将该3例的临床资料及复习相关文献报道如下，以期引起对这一类少见疾病的注意。

临床资料

例1　患者，30岁，孕2产1。因腹胀1个月，发现下腹部肿物4天，于2001年12月11日入院。患者入院前1个月出现轻微腹胀，未诊治。患者入院前4天触及下腹部有一手拳大小肿物，可活动，无压痛。CT检查提示为盆腔囊实性肿物并大量腹水。入院检查：一般情况好，腹部略膨隆，移动性浊音阳性。下腹部正中可触及一约15cm×15cm×10cm大小囊实性肿物，边界清楚，活动好，光滑，无压痛。外阴、阴道、宫颈、宫体（－）；子宫右上方可触及上述肿物，实性为主，左侧附件（－），骶韧带及子宫直肠窝光滑。血清CA125为437.3U/ml，甲胎蛋白（α-FP）、β-人绒毛膜促性腺激素（hCG）、乳酸脱氢酶（LDH）、促黄体生成素（LH）、促卵泡激素（FSH）、雌二醇（E_2）、胎盘泌乳素（PRL）、孕酮（P）、睾酮（T）均正常。考虑为右侧卵巢癌，于2001年12月17日行剖腹探查术（拟行肿瘤细胞减灭术）。术中见腹腔内有淡黄色腹水约2 500ml，子宫、左侧附件正常；右侧卵巢15cm×10cm×10cm大，苍白色，表面光滑，囊实性，以实性为主；盆腹腔腹膜、肠管、肠系膜、横膈、肝脾及大网膜表面未见异常。切除右侧附件。标本剖视可见切面囊实性，囊壁光滑无乳头，无出血坏死，内为胶冻状物；实性部分淡红色，水肿。术中冷冻病理和术后病理报告均为巨大卵巢水肿。术后2个月随诊，腹水消失，血清CA125正常。

例2　患者24岁，未生育。因腹部增大、发现腹水5个月，于2001年11月15日入我院内科。患者入院前5个月自觉腹围增大，在当地医院行B超检查发现有大量腹水，腹部穿刺抽出淡黄色腹水2 100ml，为渗出液，细胞学检查未见瘤细胞，抗结核抗体及多项自身免疫抗体（－）；胃镜和结肠镜检查未见异常。考虑为结核性腹膜炎行抗结核治疗，治疗3个月无效转入我院内科。内科行消化、呼吸、内分泌系统等多项检查，未发现异常。妇科会诊：子宫左后方触及一6cm×8cm大囊实性肿物，活动，无压痛，骶韧带及直肠子宫陷凹光滑。B超检查：子宫（－），右侧卵巢3.6cm×1.5cm；子宫左后方见7.8cm×3.1cm无回声区，内见分割，延至子宫右后方，血流指数检查未见异常血流。血清CA125为65.3 U/ml，α-FP、β-hCG、LH、FSH、E_2、PRL、P、T均正常。腹水细胞学检查，可见大量蜕变的间皮细胞和淋巴细胞，未见瘤细胞。考虑为卵巢癌可能性大而转入妇科。于2002年1月4日行腹腔镜下探查术，术中见子宫正常大小，左侧卵巢内侧突出一6cm×3cm×3cm大囊肿，表面光滑；右侧卵巢4cm×3cm×3cm大小，表面满布水泡及乳头样突起。剔除左侧卵巢囊肿和右侧卵巢水泡及乳头样组织。左侧卵巢囊肿壁薄，表面光滑，无乳头；右侧卵巢组织质脆。行组织冷冻病理学检查，结果为少许卵巢组织，间质增生。术后病理诊断：左侧卵巢单纯囊肿，右侧卵巢纤维瘤。术后1个月复查仅有极少量腹水，血清CA125正常。

例3　患者65岁，孕2产2。因乏力2个月，检查发现盆腔肿物伴腹水25天，于2001年10月15日入院。2个月前无明显诱因出现乏力，无恶心、呕吐、食欲差、黑便及腹痛。2001年9月19日，B超检查发现"盆腔较大囊实性肿块伴腹水"。发病以来体重下降3 kg。既往15年前因胆囊炎行腹腔镜下胆囊切除术。患者母亲已故，死因不详，其父亲死于膀胱癌，叔父死于肝癌，姑母死于肺癌。检查：一般情况好，全身浅表淋巴结不肿大，腹软，无压痛、反跳痛和肌紧张，移动性浊音阴性。外阴、阴道、宫颈、宫体（－）。子宫左侧触及一直径12 cm囊实性肿块，活动，边界清楚，无压痛。B超检查显示：子宫5.8cm×5.8cm×3.1cm，回声均匀；左侧附件区见9.9cm×7.7cm无回声区，内见分割及强回声光团约5.3cm×4.2cm，右侧附件（－），腹水6cm。血清CA125为49.6U/ml。考虑卵巢癌可能性大，于2001年10月16日行剖腹探查术（拟行肿瘤细胞减灭术）。术中见子宫、右侧附件（－），左侧卵巢直径为10cm，囊实性，包膜破裂与盆壁粘连，囊内为毛发和油脂，盆腹腔大量胶冻状腹水，并在腹膜表面形成粉红色膜状物。切除左侧附件行冷冻组织病理学检查，结果为卵巢成熟囊性畸胎瘤，表面有多量黏液，未见上皮成分。行全子宫、双侧附件、大网膜和阑尾切除术。术后病理学检查为，卵巢成熟囊性畸胎瘤，腹膜组织呈慢性炎症，水肿明显。术后1个月行B超检查，腹水消失，盆、腹腔未见异常；患者未按要求复查血清CA125。术后4个月随诊，血清CA125为5.4U/ml，癌胚抗原为2.3μg/L。

讨　论

一、类似晚期卵巢癌的卵巢良性肿块

盆腔肿块、血清CA125增高和腹水，一般

提示为晚期卵巢癌特别是上皮性癌。但一些卵巢良性肿块也可出现上述表现，术前诊断极其困难。这些良性疾病的种类除我们报道的3类外，根据文献尚有其他几种类型，见表1。这些良性肿块中，以盆腔结核最为常见。我国是结核病高发地区，将盆腔结核误诊为卵巢癌的病例不为少数，应引起注意。其次为子宫内膜异位症，也是近年来发病率逐渐增高的一种疾病。而卵巢赘生性肿瘤中，以卵巢纤维瘤最为常见。

二、盆腔良性肿块伴腹水和血清CA125升高的原因

目前，尚无对这一问题的确切解释。Frigerio等[3,10]认为，腹膜的炎症、肿瘤压迫对腹膜的刺激、淋巴管阻塞和通透性增加及腹膜间质水肿，是腹水产生的原因，而子宫内膜异位症患者腹腔内出血对腹膜的刺激，也可能是腹水产生的原因之一[9]。一般认为，血清CA125的升高与腹水的产生有关。有学者发现，外周血清中CA125水平与腹水量呈正相关关系[12]。Sevinc等[13]将39例长期进行血液透析的患者，按有无浆膜腔积液分为两组发现，有腹水者血清CA125为106.24U/ml，而无腹水者仅为12.13U/ml。至

于血清CA125产生的部位，多数学者认为为腹膜、大网膜和肠系膜的间皮细胞[10,14]，小林浩等[15]则认为，异位的子宫内膜组织也会产生血清CA125。

三、提高对"假卵巢癌"的术前诊断

本文报道的3例和文献报道的共数十例盆腔良性肿块，术前几乎均被诊断为晚期卵巢癌而行剖腹探查术，增加了患者不必要的身体、经济特别是精神负担。分析这些病例我们发现，尽管它们都具有卵巢癌的表现，但均没有确诊的证据，如腹水细胞学检查和/或针刺活组织检查，均未见到癌细胞；多普勒超声检查也均未见到乳头和瘤内异常血流。Aslam等[16]的研究表明，肿瘤内异常高速度的血流信号，为鉴别卵巢良恶性肿瘤的独立相关指标。

近年来，由于一些盆腔良性疾病，如子宫内膜异位症和卵巢囊肿，越来越多地采用微创手术，如腹腔镜下手术；又由于晚期卵巢癌患者术前应用化学药物治疗不断增多，使得术前对这些疾病的确诊要求越来越高。我们建议，对拟诊晚期卵巢癌而没有确诊证据的病例，应想到盆腔良性疾病的可能性。对可疑病例，可采用简便、可靠的腹腔镜下检查方法。

表1　文献报道的伴腹水和血清CA125升高的各类型盆腔良性肿块

文献作者	年代	肿块类型	例数	腹水	血清CA125
Leung，Hammond[1]	1993	卵巢甲状腺肿	2	有，大量	>正常
Fujiwara等[2]	1994	卵巢腺纤维瘤	1	有，大量	>正常
Frigerio等[3]	1997	卵巢纤维瘤样变	1	有，5 000 ml	95U/ml
Rouzier等[4]	1998	卵巢泡膜细胞瘤、卵巢纤维瘤	1	有，大量	>正常
			1	有，大量	577U/ml
Abad等[5]	1999	卵巢纤维瘤	1	有，大量	411U/ml
Spinelli等[6]	1999	卵巢纤维瘤	1	有，大量	>正常
Bretelle等[7]	2000	卵巢泡膜纤维瘤	1	有，大量	>正常
Takemori等[8]	2000	卵巢泡膜细胞瘤	1	有，大量	895U/ml
Dias等[9]	2000	卵巢子宫内膜异位囊肿	31*	有，大量	>正常
Buttin等[10]	2001	卵巢良性Brenner瘤	1	有，大量	759U/ml
Bilgin等[11]	2001	盆腔结核性包块	10*	有，大量	平均331U/ml

注：*报道1例，复习文献30例

参 考 文 献

[1] Leung YC，Hammond IG．Limitations of CA125 in the preoperative evaluation of a pelvic mass：struma ovar Ⅱ and ascites [J]．Aust N Z Obstet Gynaecol，1993，33：216-217．

[2] Fujiwara K，Moriya T，Mikami Y，et al．Significant increases in serum CA125 and CA19-9 following torsion from an adenofibroma of the ovary：a case report [J]．Jpn J Clin Oncol，1994，24：116-119．

[3] Frigerio L，Taccagni GL，Mariani A，et al．Idiopathic sclerosing peritonitis associated with florid mesothelial hyperplasia，ovarian fibromatosis，and endometriosis：a new disorder of abdominal mass [J]．Am J Obstet Gynecol，1997，176：721-722．

[4] Rouzier R，Berger A，Cugnenc PH，Meigs'syndrome：is it possible to make a preoperative diagnosis [J]．J Gynecol Obstet Biol Reprod，1998，27：517-522．

[5] Abad A，Cazorla E，Ruiz F，et al．Meigs'syndrome with elevated CA125：case report and review of the literature [J]．Eur J Obstet Gynecol Reprod Biol，1999，82：97-99．

[6] Spinelli C，Gadducci A，Bonadio AG，et al．Benign ovarian fibroma associated with free peritoneal fluid and elevated serum CA125 levels [J]．Minerva Ginecol，1999，51：403-407．

[7] Bretelle F，Portier MP，Boubli L，et al．Syndrome de Demons-Meigs recidive．：a propos d'un cas [J]．Ann Chir，2000，125：269-272．

[8] Takemori M，Nishimura R，Hasegawa K．Ovarian thecoma with ascites and high serum levels of CA125 [J]．Arch Gynecol Obstet，2000，264：42-44．

[9] Dias CC，Andrade JM，Ferriani RA，et al．Hemorrhagic ascites associated with endometriosis：a case report [J]．J Reprod Med，2000，45：688-690．

[10] Buttin BM，Cohn DE，Herzog TJ．Meigs'syndrome with an elevated CA125 from benign Brenner tumors：in process citation [J]．Obstet Gynecol，2001，98（5 Pt2）：980-982．

[11] Bilgin T，Karabay A，Dolar E，et al．Peritoneal tuberculosis with pelvic abdominal mass，ascites and elevated CA125 mimicking advanced ovarian carcinoma：a series of 10 cases [J]．Int J Gynecol Cancer，2001，11：290-294．

[12] Pastsner B．Meigs'syndrome and false positive preoperative serum CA125 levels：analysis of ten cases [J]．Eur J Gynecol Oncol，2000，21：362-366．

[13] Sevinc A，Buyukberber S，Sari R，et al．Elevated serum CA125 levels in hemodialysis patients with peritoneal，pleural，or pericardial fluids [J]．Gynecol Oncol，2000，7：254-257．

[14] Lin JY，Angel C，Sickel JZ．Meigs'syndrome with elevated serum CA125 [J]．Obstet Gynecol，1992，80：563-566．

[15] 小林浩，三宅若叶，山下美和，他．子宫内膜症における血中血清 CA125 上升机序に关する临床的考察 [J]．日本产科妇人科学会杂志，1988，40：467-472．

[16] Aslam N，Tailor A，Lawton F，et al．Prospective evaluation of three different models for the pre-operative diagnosis of ovarian cancer [J]．Br J Obstet Gynecol，2000，107：1347-1353．

盆腔子宫内膜异位症病灶分布特点及其腹腔镜
诊断准确性的评价

冷金花　郎景和　赵学英　李华军　郭丽娜　崔全才

【摘要】目的：探讨盆腔子宫内膜异位症（内异症）病灶的分布特点以及腹腔镜用于诊断不同部位、不同类型内异症病灶的准确率及其与病理诊断的符合率。方法：对62例腹腔镜诊断的内异症病灶行切除术，对肉眼正常的腹膜随机进行活检，并均送病理检查。以病理诊断为标准，计算腹腔镜诊断不同类型、不同部位以及不同颜色内异症病灶的阳性预测值、阴性预测值及敏感度、特异度。结果：62例患者中，55例有卵巢子宫内膜异位囊肿。取得219份内异症腹膜病灶组织、54份肉眼正常腹膜组织以及71个卵巢子宫内膜异位囊肿；盆腔后半部腹膜内异症病灶占80.8%（177/219），左侧（58.0%，127/219）多于右侧（42.0%，92/219）。盆腔腹膜内异症病灶中蓝色病灶最常见，占39.3%（86/219）。腹腔镜诊断腹膜内异症与病理诊断比较，阳性预测值为67.6%，敏感度为93.7%，阴性预测值为81.4%，特异度为38.3%。其中以蓝色病灶和左侧子宫骶韧带处病灶的病理诊断阳性率最高，分别为94.2%及84.7%。卵巢子宫内膜异位囊肿中，左侧占43.6%（24/55），右侧占27.3%（15/55），双侧占29.1%（16/55），其中80.3%（57/71）的卵巢子宫内膜异位囊肿被病理诊断证实。肉眼正常腹膜活检54份标本中，10例（18.5%）病理检查阳性。结论：盆腔内异症病灶的分布呈非对称性，盆腔后部多于前部，左侧多于右侧；腹腔镜下所见的蓝色病灶及子宫骶韧带病灶的病理诊断阳性率较高。

【关键词】子宫内膜异位症；诊断；腹腔镜检查；评价研究

Visual and histologic analysis of laparoscopic diagnosis of endometriosis.
Leng Jinhua，Lang Jinghe，Zhao Xueying，Li Huajun，Guo Lina，Cui Quancai

【Abstract】Objective：To determine the characteristics of anatomical distribution of pelvic endometriosis and the correlation between visual and histologic findings of endometriosis at laparoscopy. Methods：A prospective study of 62 patients undergoing laparoscopy for the pelvic pain，infertility and/or pelvic masses was carried out. All lesions with the diagnosis of endometriosis laparoscopically were excised and examined pathologically. Normal-appearing peritoneal biopsies were obtained randomly. All lesions were identified by anatomical site and color of the foci. The positive predictive value（PPV），sensitivity，negative predictive value（NPV），and specificity were determined for visually identified endometriosis versus the histologic findings. Results：Totally，219 peritoneal endometriotic lesions，54 normal peritoneal biopsies，and 71 ovarian endometriotic cysts were obtained. Peritoneal lesions tended to locate in posterior part of the pelvis（80.8%，177/219）and in left（58.0%，127/219）with most in black（39.2%）. The PPV was 67.6%；sensitivity，93.7%；NPV，81.4%；and specificity，38.3% for visual versus histologic diagnosis of peritoneal endometriosis. Lesions in black or from sacral ligaments were confirmed histologically in 94.2% and 84.7% respectively，and 80.3%（57/71）of ovarian endometriotic cysts diagnosed by laparoscopy were confirmed histologically with 43.6% in the left，27.3% in the right；and 29.1%（16/55）in both sides of the ovary. In addition，18.5%（10/54）of normal-appearing perito-neal biopsy were identified as endometriosis by pathological examination. Laparoscopy was confirmed to be in 100% diagnostic accordance with pathology for patients with endometriosis. **Conclusions**：Our study showed asymmetrical distribution of pelvic endometriosis. Peritoneal lesions in black or from sacral liga-ment are more likely to be histologically confirmed，and microscopic lesions are not a rare phenomenon of endometriosis.

【**Key words**】Endometriosis；Diagnosis；Laparoscopy；Evaluation studies

目前，腹腔镜诊断被公认为诊断子宫内膜异位症（内异症）的最佳手段，但文献报道，腹腔镜诊断为内异症而经病理检查证实的仅为18%～60%[1]。尽管如此，多数妇科医师在烧灼或破坏内异症病灶之前，并不常规进行病灶的活检。为探讨盆腔内异症病灶的分布特点以及腹腔镜用于诊断不同部位、不同类型内异症的准确性及其与病理诊断的符合率，我们对62例腹腔镜诊断的不同部位、不同颜色的内异症病灶与病理检查结果进行了比较，旨在探讨腹腔镜诊断内异症的准确性，并为内异症的治疗提供依据。

资料与方法

一、资料来源

2003年7月至2004年7月，选择因痛经、不育和/或盆腔包块在北京协和医院住院行腹腔镜手术且经病理检查证实为内异症的患者62例。患者平均年龄（32±6）岁，其中未产妇38例。所有患者术前3个月内均未接受过激素类药物治疗。

二、方法

腹腔镜手术均在全身麻醉下完成，脐部进气针，气腹压力维持在15mmHg（1mmHg＝0.133kPa）以下。脐部插入第一穿刺套管（Trocar，直径10mm），左右下腹分别置辅助Trocar。首先探查盆腹腔，记录腹膜型内异症病灶的位置及颜色、卵巢子宫内膜异位囊肿侧别以及直肠子宫陷凹封闭情况，根据美国生育学会1996年

修订的内异症分期标准（r-AFS）[2]，分为Ⅰ期10例，Ⅱ期1例，Ⅲ期27例，Ⅳ期24例。62例患者中55例有一侧或者双侧卵巢子宫内膜异位囊肿。

内异症病灶的部位分为子宫表面、膀胱腹膜反折、子宫骶韧带及阔韧带。对镜下诊断的不同部位及不同类型的内异症病灶进行切除，并尽量完全破坏病灶，以达到病灶减灭的目的。对镜下正常的腹膜进行随机活检。如合并卵巢子宫内膜异位囊肿，则进行囊肿剥除术。所有腹腔镜下操作均由第一作者完成，手术顺利，无一例发生围手术期并发症。

三、诊断标准

1. 腹腔镜诊断标准　①腹膜型内异症：分为4种病灶。红色病灶：呈丘疹、息肉状病变，为红色或透明的囊泡，周围腹膜上有明显的血管形成；蓝色病灶：呈蓝色或黑色皱缩斑块状；白色病灶：呈纤维化挛缩斑块或者结节；混合病灶：有两种以上颜色的病灶。②卵巢型内异症：即卵巢子宫内膜异位囊肿。

2. 病理诊断标准　显微镜下发现子宫内膜的腺体和间质。

四、统计学方法

以病理诊断结果为标准，计算腹腔镜诊断内异症的准确性，包括敏感度（SEN）、特异度（SPE）、阳性预测值（PPV）、阴性预测值（NPV），并计算各指标的95%可信区间（CI）采用SPSS 10.0统计软件包进行统计，率的比较采用卡方检验，计算资料采用t检验。

结　果

腹腔镜下共取得内异症病灶219个以及肉眼观察正常的腹膜活检标本54份。取自盆腔左侧的异位病灶127个（58.0%），右侧92个（42.0%），盆腔后半部177个（80.8%）。55例有单侧或者双侧卵巢子宫内膜异位囊肿者共摘除囊肿71个，其中取自左侧24例，右侧15例，双侧16例。

219个腹膜内异症病灶中，148个病灶病理检查发现内膜腺体或间质。与病理诊断比较，腹腔镜诊断腹膜型内异症的PPV为67.6%（148/219），SEN为93.7%（148/158），NPV为81.4%，SPE为38.3%。如果以每例患者作为研究个体，有一处病灶病理检查发现内膜腺体或间质者为阳性，则腹腔镜诊断与病理诊断的符合率为100%。腹腔镜诊断不同部位及不同颜色腹膜型内异症的PPV见表1、表2。

54份肉眼正常腹膜标本中，病理检查证实为内异症10份，阳性率为18.5%。内异症病灶位于膀胱腹膜反折5例，阔韧带3例，子宫骶韧带2例。71个卵巢子宫内膜异位囊肿中，57个

被病理检查证实，腹腔镜与病理诊断符合率为80.3%。

讨　论

一、盆腔内异症病灶的分布特点

内异症时腹膜病变范围广，形态多样，因而正确认识各种病灶对于术中处理很重要。本研究结果显示，80.8%的腹膜型内异症病灶位于盆腔后半部分，且左侧多于右侧，左侧卵巢发生的子宫内膜异位囊肿也明显多于右侧。这一分布特点与文献报道[3]一致。由于左侧盆腔中乙状结肠的存在，使倒流的经血不易到达盆腔液中被稀释和被免疫细胞所清除，易于积聚在局部，增加异位内膜种植的机会。盆腔内异症病灶的非对称性分布特点，提示手术中应注意这些部位的探查，以达到病灶完全清除的目的。

二、腹腔镜与病理诊断内异症的符合情况

本研究结果显示，腹腔镜诊断腹膜型内异症

表1　不同部位腹膜型内异症病灶病理与腹腔镜诊断的PPV比较

部位	腹腔镜诊断病灶术（个）	病理诊断病灶术（个）	PPV（%）	95% CI（%）
左侧子宫骶韧带	59	50	84.7	75.6～93.9
右侧子宫骶韧带	56	46	82.1	72.1～92.2
左侧阔韧带	35	20	57.1	40.7～73.5
右侧阔韧带	27	11	40.7	22.2～59.2
膀胱腹膜反折	25	15	60.0	40.8～79.2
子宫表面	17	6	35.3	12.6～58.0
合计	219	148	67.6	61.4～73.8

表2　不同颜色腹膜型内异症病灶病理与腹腔镜诊断的PPV比较

病灶类别	腹腔镜诊断病灶术（个）	病理诊断病灶术（个）	PPV（%）	95% CI（%）
红色病灶	58	19	32.8	20.7～44.8
蓝色病灶	86	81	94.2	89.3～99.1
白色病灶	62	44	71.0	59.7～82.3
混合病灶	13	4	30.8	5.7～55.9
合计	219	148	67.6	61.4～73.8

的 PPV 为 67.6%，SEN 为 93.7%，NPV 为 81.4%，SPE 为 38.3%，提示腹腔镜诊断某一特定类型的内异症病灶，并不一定均能被病理检查证实。但对内异症患者，腹腔镜诊断与病理诊断的符合率达到 100%。对这一现象的合理解释是，内异症病灶分布多为散发型，取 1 处病灶行病理检查不一定有阳性结果发现，但如果多处活检，获得阳性病理发现的机会将增加。如果以患者为研究主体而非单个病灶，腹腔镜对内异症的诊断是非常准确的。故在腹腔镜手术时，进行内异症病灶多处活检、切除，既提高了病理诊断的阳性率，又增加了切除病灶的彻底性。另外，腹腔镜下观察正常的腹膜，病理检查时内异症的检出率仍有 18.5%，提示内异症存在镜下病变，腹腔镜手术时有可能遗漏这些病灶。这一发现提示，手术不可能切除所有内异症病灶，从形态学角度阐述了术后药物治疗的必要性，也为手术联合药物治疗效果优于单纯手术提供了病理学依据[4]。本研究中腹腔镜诊断内异症的 PPV 明显高于文献报道，可能与本组病例多为 Ⅲ～Ⅳ 期内异症患者，而文献报道中多为 Ⅰ～Ⅱ 期内异症患者有关[1,5]。

三、不同颜色、不同部位内异症病灶病理诊断阳性率差异及其临床意义

本研究结果显示，蓝色病灶病理检查阳性率最高，其次为白色病灶，而红色病灶及混合病灶阳性率较低，与文献报道[1]略有差异。一般认为，蓝色病灶为典型的腹膜型内异症病灶，最易辨认，活检阳性率较高；红色病灶虽然较易辨认，但易与内异症引起的炎性反应性病变相混淆。本组患者多为重度内异症患者，盆腔粘连较严重，炎性反应也较明显，镜下表现为腹膜充血、水肿，病灶中内膜腺体与间质较少，病理阳性率较低。由于内异症的症状与盆腔炎性反应有关[6]，术中切除盆腔内炎性病灶对症状的缓解也很重要。白色病灶既往被认为是无活性的病灶，但本研究结果表明，白色病灶病理检查阳性率高达 76%，提示白色病灶中有较多的病变组织，忽视白色病灶的处理，将导致内异症病灶的残留，可能是术后复发的原因之一。

本研究结果显示，子宫骶韧带内异症病灶诊断的阳性率最高，达 84%，而文献报道其阳性率仅为 26%～62%，主要因为本组病例中子宫骶韧带病灶以蓝色或者白色病灶为主，而蓝色或白色病灶阳性率高于其他病变。子宫骶韧带是腹膜型内异症最常见的部位。手术中应注意盆腔各个部位特别是病灶多发部位，切除或者烧灼所有肉眼所见的病灶，以达到最大程度减灭内异症病灶的目的。本研究结果同时也提示，如果需要留取组织标本进行科研工作，应尽量取蓝色病灶或者位于子宫骶韧带的结节。

参 考 文 献

[1] Walter AJ, Hentz JG, Magtibay PM, et al. Endometriosis: correlation between histologic and visual findings at laparoscopy [J]. Am J Obstet Gynecol, 2001, 184: 1407-1411.

[2] Vercellini P, Pisacreta A, Vicentini S, et al. Lateral distribution of nonendometriotic benign ovarian cysts [J]. BJOG, 2000, 107: 556-558.

[3] American Society for Reproduction Medicine. Revised american society for reproductive medicine classification of endometriosis 1996 [J]. Fetil Steril, 1997, 67: 817-821.

[4] Winkel CA. Evaluation and management of women with endometriosis [J]. Obstet Gynecol, 2003, 102: 397-408.

[5] Balasch J, Creus M, Fabregues F, et al. Visible and non-visible endometriosis at laparoscopy in fertile and infertile women and in patients with chronic pelvic pain: a prospective study [J]. Hum Reprod, 1996, 11: 387-391.

[6] Chishima F, Hayakawa S, Sugita K, et al. Increased expression of cyclooxygenase-2 in local lesions of endometriosis patients [J]. Am J Reprod Immunol, 2002, 48: 50-56.

盆腔炎性疾病误诊为子宫内膜异位症29例临床分析

李华军　杨轶洁　郎景和　冷金花　魏守红　刘珠凤　孙大为　朱　兰

【摘要】目的：探讨不同临床指标在鉴别盆腔炎性疾病（PID）后遗症与盆腔子宫内膜异位症（EM）中的作用。方法：回顾性分析29例临床误诊为子宫内膜异位症的盆腔炎性疾病后遗症患者的临床资料，并以同期72例子宫内膜异位症患者为对照，单变量和多变量分析不同临床指标在鉴别诊断中的作用。结果：无继发痛经、无性交痛、无子宫骶韧带痛性结节、慢性腹痛和初潮年龄≥14岁诊断PID的敏感性分别为72.4%、96.6%、86.2%、65.5%和69.0%，特异性分别为58.3%、20.8%、59.7%、62.5%和54.2%。组合指标中，敏感性较高的为无继发痛经或无性交痛、无子宫骶韧带痛性结节或无性交痛、慢性腹痛或无性交痛、初潮年龄≥14岁或无性交痛、慢性腹痛或无子宫骶韧带痛性结节，其敏感性分别为100%、100%、96.6%、96.6%和96.3%；特异性较高的组合指标有慢性腹痛和无子宫骶韧带痛性结节、慢性腹痛和无继发痛经、慢性腹痛和初潮年龄≥14岁，其特异性为88.9%、86.1%和83.3%。多变量分析慢性盆腔痛、初潮年龄和子宫骶韧带痛性结节3项指标选入了最终方程，回归方程式为：子宫内膜异位症的可能性＝$1/[1+e^{-(5.591-1.75\times慢性盆腔痛有/无-0.355\times初潮年龄+2.482\times子宫骶韧带痛性结节有/无)}]$，以0.5为判别分界点，公式的准确率为82.3%。结论：规范的临床检查有助于减少子宫内膜异位症的误诊。

【关键词】子宫内膜异位症；盆腔炎性疾病；鉴别诊断；慢性盆腔痛

Clinical analysis of 29 cases of misdiagnosed endometriosis. *Li Huajun，Yang Yijie，Lang Jinghe，Leng Jinhua，Wei Shouhong，Liu Zhufeng，Sun Dawei，Zhu Lan*

【Abstract】Objective：To investigate the clinical methods of differential diagnosis between pelvic inflammatory disease（PID）and endometriosis（EM）. Methods：The clinical data of 29 cases of PID who were misdiagnosed as EM and 72 cases of EM were analyzed retrospectively. Results：The sensitivity for symptoms such as non-secondum dysmenorrhea，non-dyspareunia，non-tenderness nodules at uterosacral ligament，chronic pelvic pain and menarche age older than 14 years to diagnose PID were 72.4%，96.6%，86.2%，65.5% and 69.0%，respectively，and the specificity for that were 58.3%，20.8%，59.7%，62.5% and 54.2%. Among the factor-combinations，the ones having higher sensitivity were non-secondum dysmenorrhea or non-dyspareunia，non-dyspareunia or non-tenderness nodules at uterosacral ligament，chronic pelvic pain or non-dyspareunia，menarche age older than 14 years or non-dyspareunia，chronic pelvic pain or non-tenderness nodules at uterosacral ligament，with the sensitivity of 100%，100%，96.6%，96.6% and 96.3%，respectively；the ones having higher specificity were chronic pelvic pain and non-tenderness nodules at uterosacral ligament，chronic pelvic pain and non-secondum dysmenorrhea，chronic pelvic pain and menarche age older than 14 years，with the specificity of 88.9%、86.1%、83.3%，respectively. From the multivariate analysis，three factors entered the final formula，they were menarche age，tenderness nodules at uterosacral ligament and chronic pelvic pain. The formula for the potentiality of EM was；$1/[1+e^{-(5.591-1.75\times chronic\ pelvic\ pain\ yes/no-0.355\times menarche\ age+2.482\times tenderness\ nodules\ at\ uterosacral\ ligament\ yes/no)}]$. With the cut value of 0.5，the accuracy of this formula was 82.3%. Conclusions：Correct clinical examination will reduce the misdiagnosis rate of endometriosis.

【Key words】Endometriosis；Pelvic inflammatory disease；Differential diagnosis；Chronic pelvic pain

尽管有认识的普及和深入，但子宫内膜异位症（endometriosis，EM）的漏诊和误诊仍时有发生，特别是易与盆腔炎性疾病（pelvic inflammatory disease，PID）后遗症相互误诊，二者的发病、转归，特别是治疗相去甚远。误诊增加了患者生理、心理和经济负担。本文总结了近期北京协和医院收治的29例误诊为EM的PID患者的临床资料，分析各临床指标对鉴别诊断的意义。

资料与方法

一、研究对象

2002年1月1日至2002年12月31日北京协和医院收治的误诊为EM而手术治疗的PID患者29例进入研究组。入选标准：①入院记录中入院诊断为EM或入院第一诊断为EM或入院诊断未写明具体疾病但术前讨论中第一可能诊断为EM；②术后病理诊断为PID或术中发现为PID或出院记录诊断为PID，如3处诊断不符，则决定最终诊断的优先顺序依次为术后病理诊断、术中诊断、出院记录诊断。以1:3比例随机选取与研究组入院时间匹配的未误诊的EM患者93例为对照组，术前和术后诊断判定如研究组。21例患者的病案资料未能获取，最终对照组共72例。两组患者的年龄、孕产次比较，差异无统计学意义（P > 0.05）。

二、方法和观察指标

回顾性记录所有病例的以下病案资料：术前诊断、术后诊断、手术时年龄、孕次、产次，有

无继发性痛经、性交痛、不明原因发热、慢性腹痛、阴道分泌物增多；初潮年龄、月经经期、月经周期、有无原发性痛经；有无腹部炎性疾病史、性病史、阴道炎性疾病史、药物过敏史；有无直肠子宫陷凹痛性结节、有无盆腔包块及包块侧别和大小、有无子宫骶韧带痛性结节等20余项指标。

三、统计学方法

应用SPSS10.0软件，计量资料采用t检验，计数资料采用卡方检验精确概率法。以双侧$P < 0.05$为有统计学意义。计算各有统计学差异的指标对鉴别诊断PID的敏感性、特异性、阳性预测值、阴预测值和准确性。为提高敏感性和特异性，将各指标进行了两两组合。多变量回归方程的确立采用二分类logistic回归分析，将单因素分析有统计学意义的指标进行统计。

结　　果

一、临床表现各项指标的单因素分析

研究组初潮年龄 ≥ 14岁、慢性腹痛发生率高于对照组，而继发痛经、性交痛和子宫骶韧带痛性结节的发生率低于对照组（$P < 0.05$），见表1。

二、初潮年龄 ≥ 14岁、慢性腹痛、继发痛经、性交痛和子宫骶韧带痛性结节5项指标对PID鉴别诊断的临床意义

初潮年龄 ≥ 14岁等5项指标的敏感性尚好，

表1　两组患者初潮年龄 ≥ 14岁、慢性腹痛、继发痛经、性交痛和子宫骶韧带痛性结节的发生情况

组别	总例数	继发痛经		性交痛		子宫骶韧带痛性结节		初潮年龄 ≥ 14岁		慢性腹痛	
		例数	百分率（%）	例数	百分率（%）	例数	百分率（%）	例数	百分率（%）	例数	百分率（%）
PID	29	8	27.6	1	3.4	4	13.8	20	69.0	19	65.5
EM	72	42	58.3	15	20.8	43	59.7	33	45.8	27	37.5
OR值		3.674		7.365		9.267		0.532		0.877	
P值		0.008		0.035		0.000		0.047		0.015	

以无性交痛和无子宫骶韧带痛性结节最高，分别为 96.6% 和 86.2%。但特异性和准确性均不太高，特异性最高的指标为慢性腹痛的 62.5%，准确性最高的指标为无子宫骶韧带痛性结节的 67.3%，见表2。

三、组合指标的临床意义

为提高特异性和准确性，将初潮年龄 ≥ 14 岁、慢性腹痛、继发痛经、性交痛和子宫骶韧带痛性结节5项指标进行了两两系列试验和平行试验。

系列试验中，特异性明显提高，较高的组合指标有慢性腹痛和无子宫骶韧带痛性结节、慢性腹痛和无继发性痛经、慢性腹痛和初潮年龄 ≥ 14 岁，其特异性分别为 88.9%、86.1% 和 83.3%。

平行试验中，诊断PID的敏感性进一步提高，较高的指标为：无继发性痛经或无性交痛、无子宫骶韧带痛性结节或无性交痛、慢性腹痛或无性交痛、初潮年龄 ≥ 14 岁或无性交痛、慢性腹痛、无子宫骶韧带痛性结节，敏感性分别为

100%、100%、96.6%、96.6% 和 96.3%。

联合试验中的准确性也得到了相应的提高，特别是系列试验。其中，慢性腹痛和无继发性痛经、慢性腹痛和无子宫骶韧带痛性结节的准确性分别为 75.8% 和 79.0%。联合试验的鉴别意义见表3。

四、多变量回归方程的确立

采用二分类logistic回归分析，将单因素分析有统计学意义的5项指标进行了多变量分析，慢性盆腔痛、初潮年龄和子宫骶韧带痛性结节3项指标选入了最终方程，慢性盆腔痛和初潮年龄大为子宫内膜异位症的保护性相关因素，而子宫骶韧带痛性结节为危险性相关因素，其 OR 值分别为：0.174、0.701 和 11.971。回归方程式为：子宫内膜异位症的可能性 = $1/[1+e^{-(5.591-1.75×慢性盆腔痛有/无-0.355×初潮年龄+2.482×子宫骶韧带痛性结节有/无)}]$，以 0.5 为判别分界点，公式的准确率为82.3%。公式中有慢性盆腔痛、子宫骶韧带痛性结节为1，无为0。

表2　各指标鉴别诊断PID的敏感性、特异性、阳性预测值、阴性预测值和准确性比较（%）

指标	敏感性	特异性	阳性预测值	阴性预测值	准确性
无继发痛经	72.4	58.3	41.2	84	62.4
无性交痛	96.6	20.8	32.9	93.8	42.6
无子宫骶韧带痛性结节	86.2	59.7	46.3	91.5	67.3
慢性腹痛	65.5	62.5	41.3	81.8	63.4
初潮年龄 ≥ 14 岁	69.0	54.2	37.7	81.3	58.4

表3　各组合指标对诊断PID的临床意义（%）

指标	敏感性	特异性	阳性预测值	阴性预测值	准确性
无继发痛经或无性交痛经	100	16.7	32.6	100	40.6
无继发痛经和慢性腹痛	48.3	86.1	58.3	80.5	75.8
无性交痛或慢性腹痛	96.6	11.1	30.4	88.9	35.6
无性交痛或无子宫骶韧带痛性结节	100	15.5	32.6	100	40.0
无性交痛或初潮年龄 ≥ 14 岁	96.6	9.7	30.1	87.5	34.6
慢性腹痛和无子宫骶韧带痛性结节	53.6	88.9	65.2	83.1	79.0
慢性腹痛或无子宫骶韧带痛性结节	96.3	34.3	36.1	96	51.6
慢性腹痛和初潮年龄 ≥ 14 岁	41.4	83.3	50.0	77.9	71.3

讨　论

一、规范临床检查，减少临床误诊

随着我国综合国力的增强及和谐社会的建设与发展，我国国民的卫生保健已取得了长足的进步，国民的疾病谱也已经发生了很大的变化[1]。一方面盆腔炎性疾病仍然是妇产科的一个常见病和多发病，特别是盆腔炎性疾病后遗症；另一方面，子宫内膜异位症也因其发病率的逐年增高和所引起的痛经和不孕严重影响妇女的生活质量，正越来越引起人们重视，并且也已经成为一种常见病和多发病。

由于盆腔炎性疾病和子宫内膜异位症两种疾病具有许多相似之处，如均多发于生育期妇女，均可有下腹疼痛，附件区可触及界限不清的痛性包块等，因此，临床上容易混淆造成误诊。但两者发病机制迥异，治疗方法不同，临床转归也相差甚远。误诊不但延误了病情，也增加了患者不必要的经济和心理负担。

详细的病史和查体是主要的鉴别诊断方法，超声检查和血CA125测定也有所帮助，对于不典型病例，目前诊断的金标准仍然是腹腔镜检查[2]。但腹腔镜检查价格昂贵，设备和操作复杂，在我国的许多地方目前还不可能推广应用，甚至超声检查和血CA125测定也不是每个患者均能接受，也不是每个医疗单位均能提供的，尤其是广大的农村基层卫生院。因此，探索一种简便易行、操作性强的"门诊"实时鉴别诊断方法，在我国当前具有一定的现实意义。

本文全部选择通过病史采集和妇科查体即能得到的指标进行分析，发现其中5项指标可以用于该疾病的鉴别诊断，其中无性交痛和无子宫骶韧带痛性结节两项指标的敏感性都在80%以上，组合指标中无继发性痛经或无性交痛、无继发性痛经或无子宫骶韧带痛性结节、无继发性痛经或初潮年龄 ≥ 14岁、无性交痛或慢性腹痛、无性交痛或无子宫骶韧带痛性结节、无性交痛或初潮年龄 ≥ 14岁、慢性腹痛或初潮年龄 ≥ 14岁、无子宫骶韧带痛性结节或初潮年龄 ≥ 14岁8种组合的敏感性都达90%以上。单项指标的特异性均较

低，但组合指标中，无继发性痛经和慢性腹痛、无子宫骶韧带痛性结节和慢性腹痛、慢性腹痛和初潮年龄 ≥ 14岁3种组合的特异性在80%以上。

多变量分析时，慢性盆腔痛、初潮年龄和子宫骶韧带痛性结节3项指标选入了最终方程，其准确率为82.3%。临床上，根据目的不同，可选择不同的指标或指标组合进行分析，如用于初诊筛查以便于选择合适的进一步检查，可选用敏感性高的方法，对于没有条件进一步检查而必须实时提供治疗方案的情况，可选用特异性高的方法。本文结果的应用，对提高临床诊断准确率，降低医疗成本，提高疗效具有一定的实际意义。

二、盆腔炎性疾病后遗症与子宫内膜异位囊肿的鉴别

单变量分析中，5种指标有助于疾病的鉴别。初潮年龄大是诊断盆腔炎性疾病后遗症的危险因素，反之，初潮年龄小是子宫内膜异位症的危险性因素，与其他作者的研究相似[3,4]。究其原因，可能与子宫内膜异位症的发病机制有关。在子宫内膜异位症众多发病学说中，Sampson的经血逆流学说仍然是主流学说，初潮年龄越早，则盆腹腔暴露于逆流经血的时间和总负荷就越多，越容易罹患该病。另外，初潮年龄早也提示患者可能存在一种下丘脑–垂体–卵巢轴相关激素和/或子宫内膜对雌激素的高敏状态（作者尚未发表的研究资料），这种异常的子宫内膜是子宫内膜异位症发病的重要因素，佐证了我国学者提出的"在位内膜决定论"学说[5]。

慢性盆腔痛是诊断盆腔炎性疾病后遗症的另一个危险性因素。尽管子宫内膜异位症也常常会有慢性腹痛，但发生率仅为37.5%，明显低于慢性盆腔炎的65.5%。另外，子宫内膜异位症患者的腹痛一般以痛经为甚，可能部分掩盖了对慢性盆腔痛的注意力。因此，在其他表现不能判断盆腔包块是子宫内膜异位症还是炎性包块时，如果患者初潮年龄大于14岁，和/或以慢性下腹痛为主要症状时，应倾向诊断盆腔炎性疾病后遗症。

子宫骶韧带痛性结节是诊断子宫内膜异位症包块的危险性因素。这是由子宫内膜异位症病变分布特点决定的，子宫骶韧带和后穹隆是其最常见的发病部位[6]。而盆腔炎性疾病后遗症常常

是以输卵管为中心，由粘连带、肠管、大网膜、阔韧带包裹而成，不常累及子宫骶韧带。继发痛经和性交痛是诊断子宫内膜异位症包块的另两个危险性因素。如前所述，痛经是子宫内膜异位症的最典型主述，且多逐渐加重，而盆腔炎性疾病的痛经多表现为慢性腹痛在经期的疼痛程度加重。性交痛多为阴道直肠隔深部浸润型异位病灶所引起，而盆腔炎性疾病由于多不累及后穹隆，性交痛不常见或不明显。因此，当盆腔包块需要在慢性炎症和子宫内膜异位症间进行鉴别时，若患者有子宫骶韧带的痛性结节，伴有继发性痛经或性交痛时，则子宫内膜异位症包块可能性较大。

三、进一步研究的设想

本文的目的是探索一种简便易行、操作性强的实时鉴别诊断方法，便于门诊和基层卫生单位应用，所以，全部选择通过病史采集和妇科查体即能得到的指标进行分析，其优点是简便快捷，但却有准确性降低的缺点，因此，较适宜用于门诊患者进一步诊治的分流选择，而用于决定治疗则稍显粗糙。而且，随着我国整体国民经济的发展，一些略显费时和费用高的辅助检查的可接受性和可应用性正逐渐提高，如超声检查和血CA125、CA19-9测定、核素扫描等[7,8]，进一步研究将这些指标纳入分析，将会提高诊断的准确性。

参 考 文 献

[1] 伍晓玲，饶克勤. 80年代以来我国卫生资源发展简况 [J]. 中国卫生经济，2001，20：38-41.

[2] 冷金花，郎景和，杨佳欣. 子宫内膜异位症的诊治进展 [J]. 中华妇产科杂志，2000，35：53-54.

[3] Cramer DW, Wilson E, Stillman RJ, et al. The relationship of endometriosis to menstrual characteristics, smoking and exercise [J]. JAMA, 1986, 255: 1904-1408.

[4] 潘凌亚，韩美龄，吴葆桢，等. 月经状况与子宫内膜异位症发病的关系 [J]. 中华妇产科杂志，1993，28：147-149.

[5] 郎景和. 子宫内膜异位症研究的新里程 [J]. 中华妇产科杂志，2005，40：3-4.

[6] 冷金花，郎景和，赵学英，等. 盆腔子宫内膜异位症病灶分布特点及其腹腔镜诊断准确性的评价 [J]. 中华妇产科杂志，2006，41：111-113.

[7] 余进进，万卫星，张亚男，等. 核素[99m]Tc标记的红细胞扫描诊断子宫内膜异位症的价值 [J]. 中国妇幼保健，2008，23：386-388.

[8] 刘爱民. 血清CA125和CA19-9水平对子宫内膜子宫异位症诊断价值的探讨 [J]. 放射免疫学杂志，2008，20：11-13.

腹腔镜窄带成像诊断腹膜型子宫内膜异位症的价值

张俊吉　李晓燕　冷金花　郎景和

【摘要】目的：比较窄谱成像腹腔镜（NBL）和普通白光腹腔镜诊断腹膜型子宫内膜异位症的价值。方法：2008年6月至2008年9月就诊于北京协和医院行腹腔镜手术并经病理确诊为子宫内膜异位患者15例，平均（35±6）岁，术中首选在普通白光腹腔镜探查盆腔，再用NBI探查。记录所有内异症病灶并照相。以病理诊断为金标准，比较普通白光和NBI腹腔镜对腹膜内异症诊断的准确性。结果：腹膜病灶和正常腹膜活检标本共53份，包括普通白光和NBI腹腔镜下发现的内异症病灶38份及NBI腹腔镜下正常的腹膜随机活检15份，均送病理检查。所有病灶取活检后均以电凝烧灼破坏。①38份腹膜内异症的标本中，25份病灶标本病理检查发现内膜腺体或间质，病理阳性率65.8%。15份肉眼观察为正常腹膜标本中，仅1份标本病理检查发现内膜腺体或间质（6.6%）。②与病理诊断比较，普通白光和NBI腹腔镜诊断腹膜型内异症的敏感度（SEN）分别为69.2%（18/26）和92.3%（24/26）；特异度（SPE）为63.0%（17/27）和55.6%（15/27）；阳性预测值（PV）为64.3%（18/28）和66.7%（24/36），阴性预测值（NPV）为68.0%（17/25）和88.2%（15/17）。NBI腹腔镜诊断腹膜内异症的敏感性明显高于普通白光腹腔镜，差异有统计学意义（$P = 0.038$），NPV也有增高，但无统计学差异。结论：NBI腹腔镜能提高腹膜型内异症诊断的敏感性，减少漏诊率。但需扩大样本进一步研究。

【关键词】子宫内膜异位症；窄带成像技术；腹腔镜检查；诊断技术；妇产科

诊断子宫内膜异位症（内异症）的金标准是腹腔镜检查，但此症的特点是盆腔粘连重、病变表现多样，一些早期病灶或表现不典型的病灶可能被忽略或遗漏，造成假阴性结果。因此，进一步提高腹腔镜腹膜型内异症的早期诊断率，成为提高手术效果，降低术后复发的重要因素。2007年Olympus推出了利用窄带影像技术（narow band imaging，NBI）完成影像处理的电子内镜系统，主要用于早期发现恶性肿瘤，国外已有用于诊断早期腹膜型内异症的报道，国内尚未见报道。

传统的妇科腹腔镜使用氙灯作为照明光，这种被称为"白光"的宽带光谱由红、绿、蓝3种光组成。在NBI系统中通过滤光器将红、绿、蓝3色光谱中的宽带光波进行过滤，仅留下415nm波长和540nm波长的蓝、绿窄带光波。由于黏膜血管内血液中血红蛋白的光学特性对蓝、绿光吸收较强（峰值415nm），因此使用难以扩散并能被血液吸收的光波，能够增加黏膜上皮和黏膜下血管模式的对比度和清晰度，提高了诊断的精确性。窄带光波穿透黏膜的深度不同，蓝色波段

（415nm）穿透较浅，被黏膜表面的毛细血管反射，绿色波段（540nm）则能较好地显示更深层的血管。迄今为止，NBI主要用于消化系统疾病的诊断，提高了食管上皮内癌、Barret食管、胃结肠早期癌、炎性肠疾病等的早期诊断率。由于内异症为血管增生性疾病[1]，应用NBI腹腔镜能否提高内异症的诊断率是令人关注的话题。

为对NBI腹腔镜和普通腹腔镜发现的腹膜型子宫内膜异位症病灶，与病理检查结果比较，我们在国内首次探讨了NBI早期诊断腹膜型内异症的价值。

1　资料和方法

1.1　资料来源

2008年6月至2008年9月选择因痛经、不育和/或盆腔包块在北京协和医院住院行腹腔镜手术且经病理检查证实为内异症患者14例。患者平均（35±6）岁。患者术前3个月内均未接受

过激素类药物治疗。

1.2 方法

术中使用的腹腔镜及NBI相关设备包括：冷光源、NBI滤光器、能随意从白光模式转换为NBI模式的腹腔镜镜头（Olympus EXERA Ⅱ video；Medical Systems Coperation，Tokyo，Japan），所有患者均行常规腹腔镜手术。先探查盆腹腔，用白光腹腔镜下拍照记录腹膜内异症病灶，然后用NBI腹腔镜探查1次，拍照记录可疑内异症病灶，包括新发现的病灶。将所有发现的病灶用剪刀切除送病理检查，对白光和NBI均未发现病变的腹膜随机进行活检。术中用双极电凝止血。合并卵巢子宫内膜异位囊肿者同时剔除卵巢囊肿。术中详细记录各标本在不同光线下的内异症病灶和正常腹膜活检，标记后送病理检查，病理标本仅用连续数字表示（如1，2，3），不标记部位和病灶特点，由病理医师镜下诊断，收集诊断结果。

1.3 统计学处理

以病理诊断结果为金标准，计算腹腔镜下白光及NBI下诊断内异症的准确性，包括敏感度（sensitivity，SEN）、特异度（specificity，SPE）、阳性预测值（positive predictive value，PPV）、阴性预测值（negative predictive value，NPV）。用SPSS 13.0软件包进行统计学分析。$P < 0.05$为差异有统计学意义。

2 结果

所有腹腔镜操作均由通讯作者完成，手术顺利，无一例发生围手术期并发症。根据美国生育学会1996年修订的内异症分期标准（r-AFS）[2]，

14例患者中Ⅰ期2例，Ⅲ期8例，Ⅳ期4例。用腹腔镜共取得53份标本，包括白光下或NBI光线下内异症病灶38份以及NBI观察均正常的腹膜15份。白光腹腔镜下阳性病灶28个，病理证实18个为内异症，PPV 64.3%；NBI腹腔镜下阳性病灶36个，病理证实24个为内异症，PPV 66.7%。白光腹腔镜下检查正常，而NBI腹腔镜下发现的阳性病灶为10个，其中7个病理证实为内异症（70%）。NBI下正常腹膜活检15份标本，仅1份病理阳性（6.6%）。以患者为计算单位，15例患者中，9例患者（60%）在白光腹腔镜下未诊断内异症，而NBI下诊断为内异症，其中6例得到病理证实（66.7%）。

腹腔镜白光和NBI诊断腹膜内异症的准确性见表1。由表1可见，与普通白光腹腔镜比较，NBI腹腔镜诊断腹膜内异症的阳性预测率和特异性无差异，但诊断敏感性由69.2%提高至92.3%，差异有统计学意义。NPV由68.0%提高至88.2%，但差异无统计学意义。不同颜色的腹膜内异症在NBI下的表现不同：红色和蓝色病变在NBI下表现为蓝色或黑色斑块，而白色病变表现为白色斑块，周围有明显的蓝色血管网，病变边缘清晰。见图1、图2。

3 讨论

3.1 NBI对早期腹膜型内异症的诊断价值

普通腹腔镜白光下，腹膜型内异症表现形式多样。红色病灶呈丘疹、息肉状病变，为红色或透明的囊泡，周围腹膜上有明显的血管形成；蓝色病灶呈蓝色或黑色皱缩斑块状；白色病灶呈纤维化挛缩斑块或者结节；水泡病灶呈透明或半透明水泡状；混合病灶有两种以上颜色的病灶。内异症病理诊断标准：显微镜下发现子宫

表1　腹腔镜白光和NBI诊断腹膜内异症的准确性［%（n/N）］

腹腔镜检查	n/N	SEN	SPE	PPV	NPV
白光	18/28	69.2（18/26）	63.0（17/27）	64.3（18/28）	68.0（17/25）
NBI	24/36	92.3（24/26）	55.6（15/27）	66.7（24/36）	88.2（15/17）
P		0.038	> 0.05	> 0.05	> 0.05
	> 0.05				

注：n为病理阳性病灶，N为总病灶

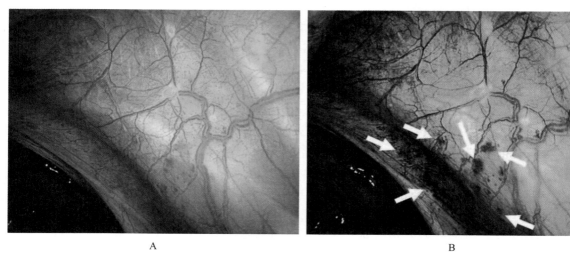

图1　腹腔镜白光和NBI下的早期腹膜内异症

A.白光下可隐约见到几处红色斑片状影，易漏诊；B. NBI下则可见明显病灶（白色箭头所指）

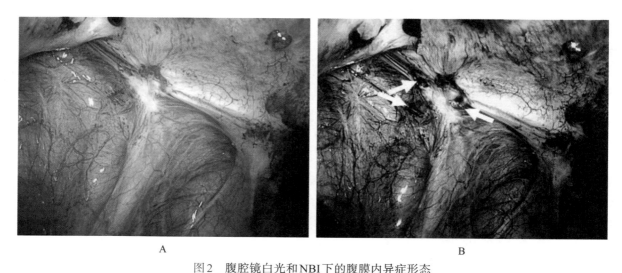

图2　腹腔镜白光和NBI下的腹膜内异症形态

A.白光下可见红色与白色病灶；B. NBI下，红色病灶表现为边界清楚的黑色病灶，白色病灶周围清晰的血管网，使白色病灶边界更清晰（白色箭头所指）

内膜的腺体和间质。本研究结果显示，以病理诊断为金标准，腹腔镜白光下诊断腹膜型内异症的PPV为64.3%，与文献报道一致，NBI诊断腹膜型内异症的PPV为66.7%，高于文献报道的53%[3]。NBI腹腔镜诊断腹膜型内异症的PPV、SPE未明显高于普通白光腹腔镜，但大大提高了诊断的SEN、NPV，误诊率明显下降。我们之前的研究显示，腹腔镜对正常腹膜活检，病理检查时内异症检出率仍有18.5%；本研究中，NBI下取正常腹膜活检，病理内异症检出率6.6%，与此前的研究比较明显下降[4]。NBI发现的10个

病灶中，70%病理证实为内异症。这些结果都进一步提示：NBI能发现更加早期的腹膜病灶，减少普通腹腔镜诊断内异症的假阴性率。内异症早期诊断，可以得到早期治疗，减少了复发机会。特别是内异症不育患者，如能早期确诊并得到合理治疗，就可能改变不育的预后。

3.2　不同颜色腹膜病变在NBI的表现及其意义

红色病灶在白光下漏诊率较高，与周围的

结缔组织不易清晰辨别，文献报道，红色病灶的PPV约为40%[4,5]，红色病灶中血管增生密集，在NBI腹腔镜下，窄带光波能被血液吸收，吸收光波越多病灶越易辨别。蓝色病灶中还有较多的陈旧血液，因此病变比较明显。红色和蓝色病灶在NBI腹腔镜下均表现为蓝黑色病灶，边缘清晰。白色病灶中由于主要为纤维结缔组织，血管较少，NBI腹腔镜下颜色无变化，依然为白色病灶，但由于其周围增生的血管网表现为蓝色，使得白色病变边界清晰可辨。普通白光下可见的腹膜内异症病灶在NBI下更加明显，使手术切除更加彻底。

研究报道，内异症手术后疼痛复发率高达50%以上[6]。在普通腹腔镜下，有部分内异症病灶难以发现和切除，这是术后疼痛缓解不佳的原因之一，影响了临床治疗的效果，增加了复发机会和再次手术的概率。本研究结果表明，使用NBI可以发现白光下不易发现的早期病变，提高腹腔镜诊断的敏感性和阴性预测率，大大降低了漏诊率，有利于早期发现病灶，可以作为辅助手段在内异症的早期诊断上发挥作用。而且NBI下能更清晰地看清病灶的边界，明确病灶的大小和范围，从而可以指导术中切净病灶，理论上可减少复发的机会。经NBI腹腔镜诊断和治疗的内异症复发率是否低于普通腹腔镜手术尚有待进一步研究。

参 考 文 献

[1] GroothiusPG，NapAW，WinterhagerE，et al. Vascular development in endometriosis [J]. Angiogenesis，2005，8：147-156.

[2] VercelliniP，PisacretaA，VicentiniS，et al. Lateral distribution of nonendometriotic benign ovarian cysts [J]. BJOG，2000，107：556-558.

[3] BaruetoFF，AudlinKM. The use of narow band imaging for identification of endometriosis [J]. J Minim Invasive Gynecol，2008，15：636-639.

[4] 冷金花，郎景和，赵学英，等. 盆腔子宫内膜异位症病灶分布特点及其腹腔镜诊断准确性的评价 [J]. 中华妇产科杂志，2006，41：111-113.

[5] MarchinoG，GennarelliG，EnriaR，et al. Diagnosis of pel vic endometriosis with use of macroscopic vs histologic findings [J]. FertilSteril，2005，84：12-15.

[6] MirkinD，Murphy-BaronC，IwasakiK. Actuarial analysis of private payer administrative claims data for women with endometriosis [J]. J Manag Care Pharm，2007，13：262-272.

子宫内膜异位症类型及相关因素对血清CA125水平的影响

李孟慧　冷金花　史精华　贾双征　郎景和

子宫内膜异位症（内异症）是育龄期妇女的常见病，具有分布广泛，形态多样的临床病理特点[1]。研究发现，内异症患者血清CA125水平升高[2]，且其水平变化与内异症的临床期别有关[3]。但目前对不同类型内异症患者血清CA125水平变化的报道较少。本研究对不同类型内异症及相关因素对血清CA125水平的影响进行归纳分析，现将结果报道如下。

一、资料与方法

1. 资料来源　2003年7月至2010年7月中国医学科学院北京协和医院妇产科共收治1 011例经手术病理证实的内异症患者，所有患者均由同一医师对术前临床资料、术中情况进行评估。本组患者除外合并盆腔感染、卵巢子宫内膜异位囊肿破裂、妊娠或异位妊娠、产褥期、卵巢过度刺激综合征、腹膜炎。

2. 观察指标　术前资料包括年龄、痛经程度、有无性交痛、有无慢性盆腔痛·（chronic pelvic pain，CPP）、有无大便痛及程度、术前1个月非经期测定血清CA125水平。术中情况包括是否合并子宫腺肌症（adenomyosis，AM）、子宫肌瘤、卵巢囊肿大小及侧别、直肠子宫陷凹封闭程度、附件粘连程度及粘连评分。

3. 评价标准　①痛经程度评估指标采用视觉模拟评分法[4]，以0～10分连续变量为指标评价痛经程度，1～3分为轻度痛经，4～6分为中度痛经，7～10分为重度痛经；②CPP为间断或持续盆腔痛，与月经周期无关，且病程持续时间≥6个月；③血清CA125水平＞35 U/ml为升高[5]；④AM诊断依据包括妇科检查、彩色多普勒超声或MRI、宫腔镜、腹腔镜、病理检查等；⑤按照1985年修订的内异症分期标准（r-AFS）[6]将内异症分为Ⅰ～Ⅳ期；⑥盆腔粘连程度分为：无粘连，轻度（1～4分），中度

（5～16分），重度＞16分。

4. 分组　内异症根据病变部位及浸润深度分为3型[7]：腹膜型内异症（peritoneal endometriosis，PEM）、卵巢型内异症（ovarian endometrioma，OEM）及深部浸润型内异症（deeply infiltrating endometriosis，DIE）。根据以上分型，将患者分为4组。①单纯PEM组：包括红色病灶（呈丘疹、息肉状病变，为红色或透明的囊泡，周围腹膜上有明显的血管形成）、蓝色病灶（呈蓝色或黑色皱缩斑块状）、白色病灶（呈纤维化挛缩斑块或者结节）、混合病灶（有两种以上颜色的病灶），不合并OEM或者DIE；②OEM组：卵巢子宫内膜异位囊肿，合并或不合并PEM，但不合并DIE；③DIE组：合并或不合并PEM，但不合并OEM；④OEM合并DIE组：OEM与DIE同时存在，合并或者不合并PEM。

5. 统计学方法　采用SPSS11.5软件进行统计学分析。计量资料以中位数及四分位数表示，非正态分布数据应用非参数检验。计数资料采用百分率表示，进行列联表分析法中的多个率比较的R×C χ^2 检验，对于分组多且有序的行列表，采用Mantel-Haenszel χ^2 检验。采用logistic多元回归分析法分析CA125升高的危险因素。

二、结果

1. 不同类型、年龄、r-AFS期别内异症的分布　1 011例内异症患者中，单纯PEM组47例（4.65%），OEM组610例（60.34%），DIE组64例（6.33%），DIE合并OEM组290例（28.68%）；合并AM 227例，未合并AM 784例。90例存在OEM的患者中，单侧520例（57.8%），其中左侧309例（59.4%，309/520）、右侧211例（40.6%，211/520）；双侧380例（42.2%）。不同年龄患者中，≤20岁9例（0.89%，9/1 011），21～25岁63例

（6.23%），26～30岁298例（29.48%），31～35岁286例（28.29%），36～40岁214例（21.17%），41～45岁106例（10.48%），46～50岁28例（2.77%），≥51岁7例（0.69%）。不同r-AFS期别患者中，Ⅰ期94例（9.30%，94/1 011），Ⅱ期21例（2.08%），Ⅲ期386例（38.18%），Ⅳ期510例（50.45%）。

2. 4组患者血清CA125水平　各组患者血清CA125水平见表1，OEM并DIE组较其他各组血清CA125水平明显升高（$P < 0.01$）。

3. 影响血清CA125水平的因素结果　①单因素分析结果：年龄、痛经程度、有无CPP、附件粘连程度、r-AFS分期、直肠子宫陷凹封闭程度、是否合并AM、卵巢囊肿侧别，这些因素的不同患者CA125水平不同，差异均有统计学意义（P均 < 0.05）。见表2。②多因素分析结果：将以上影响因素纳入多元回归模型分析结果提示，年龄（$OR = 0.527$，$P = 0.002\,0$，95% CI：$0.354 \sim 0.761$）、痛经程度（$OR = 2.110$，$P = 0.000\,3$，95% CI：$1.404 \sim 3.171$）、r-AFS分期（$OR = 0.180$，$P = 0.000\,6$，95% CI：$0.086 \sim 0.381$），是否合并AM（$OR = 0.373$，$P = 0.000\,3$，95% CI：$0.255 \sim 0.546$）是影响血清CA125水平的主要因素。

表1　各组内异症患者血清CA125水平比较

| 组别 | 总例数 | CA125水平（U/ml） | | P值[a] | CA125水平升高 | | P值[a] |
		中位数	四分位数		例数	百分率（%）	
单纯PEM组	47	13.6	7.8～22.5	—	7	14.9	—
OEM组	610	44.0	25.6～74.9	0.000 3	374	61.3	0.005 0
DIE组	64	26.9	11.7～42.2	0.104 0	22	34.4	0.021 0
OEM并DIE组	290	55.2	30.8～97.2	0.000 8	204	70.3	0.000 3

注："a"表示均与单纯PEM组比较；"—"表示无此项

表2　影响内异症患者血清CA125水平的单因素分析结果

| 影响因素 | 总例数 | CA125水平（U/ml） | | OR值 | P值 | CA125水平升高 | | OR值 | P值 |
		中位数	四分位数			例数	百分率（%）		
年龄（岁）				0.823	0.02l0			0.823	0.013
≤20	9	69.1	30.1～142.9			7	7/9[b]		—
21～25	63	50.7	26.5～83.3			44	69.8		
26～30	298	50.0	27.9～87.1			192	64.4		
31～35	286	37.2	19.0～71.6			147	51.4		
36～40	214	45.7	26.3～75.9			139	65.0		
41～45	106	43.1	23.9～69.9			60	56.6		
46～50	28	34.0	22.2～59.5			14	50.0		
≥51	7	41.1	11.8～81.9			4	4/7[b]		—
痛经程度				1.406	0.000 2			1.406	0.000 2
无	256	33.9	18.3～63.3			125	48.8		
轻度	123	38.5	20.7～65.2			71	57.7		
中度	308	47.3	28.4～84.5			184	59.7		
重度	324	56.9	32.2～89.8			227	70.1		
CPP				1.453	0.002 0			1.453	0.002 0

续　表

影响因素	总例数	CA125水平（U/ml）		OR值	P值	CA125水平升高		OR值	P值
		中位数	四分位数			例数	百分率（%）		
无	773	42.3	23.8～74.9			451	58.3		
有	238	53.2	24.8～84.7			156	65.5		
附件粘连程度				1.681	0.000 5			1.681	0.000 5
无	137	32.9	17.0～59.3			63	46.0		
轻度	593	42.2	23.0～72.4			339	57.2		
中度	221	53.3	33.1～99.5			160	72.4		
重度	60	63.4	34.5～106.7			45	75.0		
r-AFS分期				2.501	0.000 1			2.501	0.000 4
Ⅰ期	94	14.3	8.0～25.0			19	20.2		
Ⅱ期	21	23.9	16.4～47.0			5	23.8		
Ⅲ期	386	37.5	21.5～63.3			207	53.6		
Ⅳ期	510	58.8	34.2～97.9			376	73.7		
子宫直肠陷凹情况				2.002	0.000 2			2.002	0.000 8
无封闭	382	15.9	9.1～30.9			173	45.3		
部分封闭	276	27.7	17.9～43.8			169	61.2		
完全封闭	353	35.5	20.8～62.5			265	75.1		
合并AM				0.327	0.000 6			0.327	0.000 1
无	784	38.7	21.2～68.1			429	54.7		
有	227	65.0	39.1～114.0			178	78.4		
卵巢囊肿侧别[a]				2.320	0.000 2			2.320	0.000 2
单侧	520	39.2	21.9～69.0			292	56.2		
双侧	380	59.5	34.5～98.7			286	75.3		

注：a表示存在OEM者共900例；b表示例数少于20，不计算百分率；—表示未纳入统计学分析

三、讨论

1. 不同年龄、类型、r-AFS期别内异症的分布　本研究中26～40岁年龄段内异症患者达到78.94%，随着年龄增加，患者比例逐渐降低；同时，对于不同类型内异症的比较，OEM患者比例明显高于DIE和PEM患者；内异症r-AFS Ⅲ、Ⅳ期患者所占比例明显高于Ⅰ、Ⅱ期患者。

2. 不同类型内异症患者血清CA125水平变化及其意义　研究证实，血清CA125的产生和分泌来源于内膜和腹膜[5]。而不同类型内异症对腹膜产生不同程度的影响，如PEM、卵巢囊肿及周边粘连均可刺激腹膜，从而引起血清CA125水平升高。OEM组，特别是OEM并DIE组血清CA125水平升高程度较其他类型内异症组明显。单纯PEM组血清CA125升高患者比例低于DIE组。DIE常常发生在腹膜外组织或器官，对腹膜产生的影响相对较小，所以DIE组血清CA125水平升高程度低于OEM组。提示不同类型内异症对CA125水平的影响不同，认为可能与疾病的不同阶段或不同病理、生理背景有关。

临床上盆腔内异症常常多种类型同时存在[8]。本研究结果显示，OEM并DIE组患者所占比例为28.68%，且该组血清CA125水平明显高于其他各组，说明内异症形式复杂多样，也部分解释了内异症临床表现多样性的原因。

3. 血清CA125水平与内异症临床病理特征的相关性　本研究采用统一的内异症分期标

准进行评价，证实内异症患者血清CA125水平与r-AFS分期相关。Fraser等[9]报道，CA125水平与内异症r-AFS期别呈明显正比关系（$P < 0.01$）。随后的研究也提示，血清CA125水平与r-AFS期别相关，能够反映疾病程度[10]。Socolov等[11]最新的随机对照研究证实，血清CA125水平与r-AFS期别呈线性正相关。本研究中，内异症r-AFS期别与患者血清CA125水平及CA125升高患者所占比例均呈显著正相关。

直肠子宫陷凹的封闭程度直接影响r-AFS期别，且血清CA125水平与子宫直肠间隙封闭程度呈明显正相关（$P = 0.0002$）。痛经严重影响患者的生命质量，痛经程度不同，血清CA125水平不同，且随着痛经程度加重，血清CA125水平升高者所占比例也增加。

本研究提示，年龄对血清CA125水平有显著影响，血清CA125水平随着年龄增加而降低，特别是年龄 > 40岁的患者血清CA125水平明显降低，年龄与血清CA125水平呈显著负相关。可能的原因为，年龄增加，异位内膜活性降低，CA125产生及分泌减少。特别是40岁以后，随着卵巢功能降低，血清CA125水平明显降低。这一点提示我们，对于内异症的诊治，应注意结合个体特点，特别是年龄及临床特点。

参 考 文 献

[1] 冷金花，郎景和，戴毅，等. 子宫内膜异位症患者疼痛与盆腔病灶解剖分布的关系 [J]. 中华妇产科杂志，2007，42：165−168.

[2] Giudice LC, Jacobs A, Pineda J, et al. Serum levels of CA125 in patients with endometriosis: a preliminary report [J]. Fertil Steril, 1986, 45: 876−878.

[3] Harada T, Kubota T, Aso T. Usefulness of CA19-9 versus CA125. for the diagnosis of endometriosis[J]. Fertil Steril, 2002, 78: 733−739.

[4] Seracchioli R, Mabrouk M, Frasea C, et al. Long-term oral contraceptive pills and postoperative pain management after laparoscopic excision of ovarian endometrioma: a randomized controlled trial [J]. Fertil Steril, 2010, 94: 464−471.

[5] Kobayashi H, Kanayama N, Hayala T, et al. Usefulness of measurement of serum CA125 levels in diagnosing and treating endometriosis [J]. Nihon Sanka Fujinka Gakkai Zasshi, 1987, 39: 1054−1060.

[6] Kitawaki J. Maintenance therapy for endometriosis [J]. Nihon Rinsho, 2010, 68: 163−167.

[7] 中华医学会妇产科学分会子宫内膜异位症协作组. 子宫内膜异位症的诊断和治疗规范 [J]. 中华妇产科杂志，2007，42：645−648.

[8] 戴毅，冷金花，郎景和，等. 后盆腔深部浸润型子宫内膜异位症的临床病理特点及腹腔镜手术治疗效果 [J]. 中华妇产科杂志，2010，45：93−98.

[9] Fraser IS, McCarron G, Markham R [J]. Serum CA-125 levels in women with endometriosis [J]. Aust N Z J Obstet Gynaecol, 1989, 29: 416−420.

[10] Maiorana A, Cicerone C, Niceta M, et al. Evaluation of serum CA125 levels in patients with pelvic pain related to endometriosis [J]. Int J Biol Markers, 2007, 22: 200−202.

[11] Socolov R, Butureanu S, Angioni S, et al. The value of serological markers in the diagnosis and prognosis of endometriosis: a prospective case-control study [J]. Eur J Obstet Gynecol Reprod Biol, 2011, 154: 215−217.

应用表面增强基质辅助激光解析离子化－飞行时间质谱技术筛选子宫内膜异位症血清学标志物

李春艳　丁　建　刘海元　郎景和

【摘要】目的：应用表面增强基质辅助激光解析离子化－飞行时间质谱（SELDI-TOF-MS）技术比较子宫内膜异位症（内异症）血清差异蛋白质，建立内异症血清差异蛋白质指纹图谱，筛选内异症血清学标志物。方法：选择在我院接受手术治疗的内异症患者73例，体检结果正常妇女48例，进行血清SELDI-TOF-MS检测，统计学分析检测差异蛋白质峰，构建诊断模型，并用盲法验证诊断模型。结果：内异症组与健康妇女血清差异蛋白质峰有26个，其中内异症组表达上调的13个，下调的13个。应用M/Z为5 632 Da、8 135 Da的两个蛋白质峰建立内异症诊断模型，诊断内异症的敏感性为98.00%，特异性为85.00%，阳性预测值为89.09%，阴性预测值97.14%，盲法验证敏感性为91.30%，特异性为92.86%。结论：应用SELDI-TOF-MS技术建立内异症血清蛋白质指纹图谱，建立诊断模型，对于内异症的诊断具有很高的价值。M/Z为5 632 Da、8 135 Da两个蛋白质峰有望成为内异症诊断的血清学标志物。

【关键词】子宫内膜异位症；蛋白质组学；SELDI-TOF-MS；血清学标志物

Identification of new serum biomarkers in women with endometriosis by surface enhanced laser desorption ionization-time of flight-mass spectrometry. *Li Chunyan，Ding Jian，Liu Haiyuan，Lang Jinghe*

【Abstract】**Objective**：To set up protein expression profiling and identify the differently expressed proteins in serum of patients with endometriosis by surface enhanced laser desorption ionization-time of flight-mass spectrometry and screen new biomarkers for the diagnosis of endometriosis. **Methods**：Serum samples from 73 patients with endometriosis and those with 48 healthy women were analyzed by SELDI-TOF-MS. The differently expressed proteins in serum between two groups were identified，by which the diagnostic model of endometriosis were established. Sensitivity and specificity of this diagnostic model were determined. **Results**：There were 26 protein peaks abnormally expressed in serum of patients with endometriosis compared with those of healthy women. The diagnostic model composed of protein M/Z 5 632 Da and M/Z 8 235 Da showed a sensitivity of 98.00% and specificity of 85.00% have ideal sensitivity and specificity for the diagnosis of endometriosis. In the blind test the model showed a sensitivity of 91.30% and specificity of 92.86%. **Conclusions**：The differently expressed proteins in serum of patients with endometriosis could be identified by SELDI-TOF-MS and the diagnostic model has an ideal sensitivity and specificity. The protein M/Z 5 632 Da and M/Z 8 235 Da may be promising serum biomarkers for endometriosis.

【Key words】Endometriosis；Proteomics；SELDI-TOF-MS；Biomarkers

子宫内膜异位症（endometriosis，内异症）是育龄妇女的常见病、多发病，发病率呈明显上升趋势，可达10%～15%，占普通妇科手术的30%以上。80%的内异症患者伴有盆腔疼痛，

50%合并不育，严重影响妇女的生活质量[1]。内异症病变广泛、形态多样，极具侵袭和复发性，对脏器结构和功能的破坏与恶性肿瘤相当，具有"良性癌"之称。但是，目前内异症的发病机制尚不清楚，缺乏有效的临床诊断和治疗方法，缺乏特异性的生物学标志物。对内异症血清标志物的研究，不仅可以提高内异症的诊断准确率，更好地检测病情发展，还可以发现反映内异症病理改变、与内异症病情发展相关分子的变化，深入了解内异症的发病机制，为内异症的靶向治疗提供证据。因此，寻找无创、客观、特异性和敏感性更高的血清学标志物，用于内异症筛查、诊断以及预后评估，是目前亟待解决的问题。

蛋白质组学技术作为生命科学的前沿技术，具有敏感、准确、高通量、快速的优点，已广泛应用于肿瘤标志物的研究。表面增强基质辅助激光解析离子化–飞行时间质谱（surface enhanced laser desorption ionization-time of flight-mass spectrometry，SELDI-TOF-MS）技术的出现，弥补了传统双向电泳技术的不足，如膜蛋白分离、强极性蛋白、低分子量和低丰度蛋白难以检测等问题[2-4]。SELDI-TOF-MS技术一经推出就受到了临床研究工作者的高度青睐和关注，国内外学者已利用该技术诊断多种疾病，建立了敏感性和特异性均较高的诊断模型。鉴于SELDI-TOF-MS技术的优点及其应用价值，我们将该技术应用于内异症的研究。本研究通过SELDI-TOF-MS技术筛选内异症患者中差异表达的蛋白质，建立内异症的诊断模型，探讨该技术在内异症诊断中的价值。

1 材料与方法

1.1 病例分组

1.1.1 内异症组

在北京协和医院接受开腹或腹腔镜手术治疗的内异症患者73例，所有患者术中按照r-AFS标准进行分期，其中Ⅱ期11例，Ⅲ期28例，Ⅳ期32例。患者年龄17～49岁，平均（34.68±6.91）岁，月经规律，无其他内分泌、免疫和代谢性疾病，术前3个月未接受激素及抗炎治疗。内异症

的诊断标准：开腹或腹腔镜下盆腹腔腹膜及器官表面有典型的内异症红色病灶、蓝色病灶或卵巢囊肿内有巧克力样液体，且组织学提示在异位的病灶部位，如卵巢、腹膜或骶韧带等见到典型的子宫内膜腺体或间质。

1.1.2 正常对照组（健康人）

在北京协和医院健康查体中心进行体检的健康妇女48例，所有患者均否认有痛经、性交痛或慢性盆腔痛，否认有不孕病史，盆腔检查无阳性体征，血清CA125均在正常范围，超声检查子宫双附件无明显异常。无其他内分泌、免疫和代谢性疾病，术前3个月未接受激素及抗炎治疗。年龄24～51岁，平均（35.27±6.29）岁。

1.2 标本采集

所有患者术前1天采血，4℃静置1小时，4℃离心1 000r/min×10分钟，取血清，分装后−70℃保存备用。

1.3 实验步骤

根据预实验结果，选择可捕获蛋白质峰最多的WCX（弱阳离子交换型）纳米磁珠（北京赛尔迪公司）。血清样品处理：5μl血清加10μl Lysis Buffer混合孵育30分钟后，稀释至200μl；加入50μl WCX Magnetic Beads磁珠孵育，去除上清液；洗脱，磁铁上孵育，重复1次。加入100μl处理好的血清样品，室温孵育30分钟，磁铁上孵育1分钟，去除上清液，洗脱，磁铁上孵育1分钟，去除上清液，重复1次；再加入10μl Elution Buffer洗脱、磁铁上孵育1分钟。取5μl上清液移至另一个PCR Tube中，加入5μl SPA饱和溶液充分混匀，取1μl混合溶液加样到Au/Steel芯片上，风干；上机读取芯片，收集数据。

1.4 数据分析

所有原始数据先用Ciphergen Protein Chip Software 3.1校正。得到初筛结果后，依照蛋白质峰比较两组数据，采用t检验，得到P值。采用Ciphergen Protein Chip Software 3.1归一化分析组间数据。

1.5 诊断模型的建立和验证

用Biomarker Pattern Software对两组相同的蛋白质峰做线性分类分析，经过进一步优化实验参数，确定最佳分类模型为诊断模型。该模型对去除噪声后的训练集建立分类决策树，在判断某一荷质比（M/Z）峰强度与另一临界点关系时，把数据收集分为两个结点，这两个结点再分别用新的荷质比峰作为判断，产生新的结点，如此反复直到结点不能再分为止，就建立一个稳定的决策树。然后扩大样本量，用此诊断模型进行双盲分析，根据分析结果评价该模型的准确性。

2 结果

2.1 实验的重复性检验

同一血清样品同时做8点重复实验，所有峰值的变异系数（CV）均＜10%，显示了很好的重复性。

2.2 内异症组与正常对照组（健康人）血清差异表达的蛋白质

本研究共对73例内异症、48例正常健康人、6例子宫肌瘤以及32例术后随访患者进行了血清蛋白质指纹图谱检测。内异症组73例，正常对照组48例，采用Ciphergen Protein Chip Software 3.1将两组蛋白质指纹图谱进行归一化处理，经Biomarker Wizard软件分析，发现两组之间差异蛋白质峰共26个，其中内异症组表达上调的13个，内异症组下调的13个。M/Z为5 632 Da的蛋白在内异症中表达上调，见图1。

2.3 建立诊断模型

选取内异症组50例，正常对照组40例，建立诊断模型。该模型诊断应用M/Z为5 632Da、

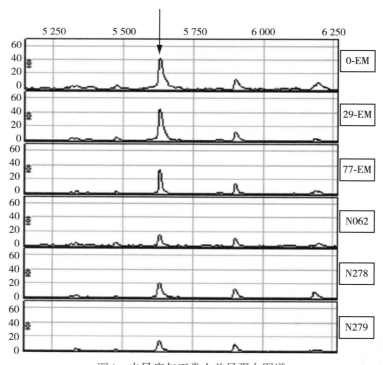

图1 内异症与正常人差异蛋白图谱

箭头示M/Z 5 632 Da的蛋白质峰；EM：内异症；N：正常健康人

8 135Da 的两个蛋白质峰，其中 8 135Da 是内异症中表达下调的蛋白。诊断内异症的敏感性为 98.00%，特异性为 85.00%，阳性预测值为89.09%，阴性预测值 97.14%。见图 2 和表 1。

2.4 盲法验证该诊断模型的特异性与敏感性

2.4.1 内异症与健康对照

对未参与建模的内异症 23 例（其中包括症状、体征、超声、CA125 均无明显异常的腹膜型内异症 7 例），正常对照 8 例、子宫肌瘤 6 例，进行盲法验证，内异症 21 例诊断正确，正常对照 7 例诊断正确，子宫肌瘤全部诊断为正常人。盲法验证该诊断模型诊断内异症的敏感性为 91.30%，特异性为 92.86%。

2.4.2 CA125 阴性内异症患者的诊断价值

选择 CA125 阴性的内异症组患者 20 例、正常对照 8 例，采用该模型诊断，并进行盲法验证。CA125 阴性的内异症组患者 20 例中 18 例诊断为内异症，2 例诊断为正常，正常对照组 8 例中 7 例诊断为正常，1 例诊断为内异症，敏感性为 90.00%，特异性为 87.50%。

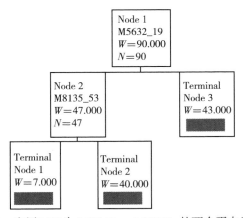

图 2　应用 M/Z 为 5 632 Da、8 135 Da 的两个蛋白质峰建立内异症的诊断模型（结点示意图）

表 1　上述诊断模型诊断内异症的符合率（n）

分组	阳性	阴性	合计
内异症组	49	1	50
正常对照组	6	34	40
合计	55	35	71

3　讨论

3.1　内异症的诊断现状

内异症是育龄妇女的常见病、多发病，但是，目前缺乏有效的临床诊断方法。欧洲子宫内膜异位症联盟（European Endometriosis Alliance）2006 年对 7 025 例内异症病例分析显示：65% 的内异症患者最初被误诊为其他疾病，45% 的患者在获得正确诊断前看过 5 位以上的医生[5]。另有研究显示，内异症从出现症状到获得诊断平均需要 8 年时间[6]。腹腔镜是目前诊断内异症的金标准，诊断内异症的准确性较高[1]。但腹腔镜毕竟是有创性检查，对术者的手术技巧及仪器设备的要求较高，可能发生手术并发症[7]。而且，腹腔镜手术费用高，最新的研究资料显示，美国用于诊断内异症的腹腔镜手术，人均花费 4 000 多美元[8]。因此，对所有可疑内异症患者均施行腹腔镜检查是不可行的。临床上通常应用的非手术诊断方法，包括症状、体征、CA125 及 B 超检查，虽经济、安全、准确性较高，但通常受检查者水平的限制，有一定的主观性。

3.2　SELDI-TOF-MS 技术的特点

SELDI-TOF-MS 是在质谱分析的基础上发展起来的定量蛋白质组学技术，其通过把蛋白质结合在芯片或磁珠上直接进行 TOF-MS 分析，避免了复杂的样品处理过程以及由此引起的蛋白质降解和丢失，样品无需纯化，直接用人体的血液、尿液、脑脊液、胸腔积液、细胞裂解液分析。同时，SELDI-TOF-MS 技术还具有样品用量小、操作简便、高灵敏度、高通量的优点，可检测到飞摩尔（fmol）（10^{-15}mol）数量级的微量蛋白，捕获低丰度、小分子量的蛋白质，可以同时、快速获得样品中成千上百万个蛋白质数据。SELDI-TOF-MS 已被广泛应用于筛选疾病特异性标志物。

WCX 蛋白芯片或纳米磁珠，其表面为弱阴离子羧基，主要和蛋白表面的正电荷基团相互作用（如赖氨酸、精氨酸和组氨酸），进而捕获蛋白质，常用于检测中、高等电点的蛋白质和生物标志分子。本研究应用WCX弱阳离子交换型纳米磁珠，检测的是在样品缓冲体系中带正电荷的蛋白质，由于样品缓冲体系为pH 4.0的NaAc缓冲溶液，故PI > 4.0的蛋白理论上都能检测。

3.3 SELDI-TOF-MS在内异症诊断中的应用及意义

目前内异症的发病机制不清，通常认为与经血逆流有关，但是，经血逆流存在于80% ～ 90%的妇女，却只有10% ～ 15%的妇女发生内异症。大量基础与临床研究发现，内异症患者在位内膜在黏附、侵袭及血管形成方面有别于正常内膜[9,10]。而内异症与健康妇女在位内膜的差异，最终必然体现在蛋白质水平上，这些蛋白质水平的差异也会反映到患者的体液中。因此，本实验应用SELDI-TOF-MS技术检测内异症患者血清中的差异蛋白，以期发现与内异症发生有关或与病情发展有关的蛋白质。

本实验比较了73例内异症、48例健康人的血清蛋白质指纹图谱，筛选出26个差异蛋白峰，其中在内异症组表达上调的13个，下调的13个。应用内异症与正常人的血清差异蛋白建立诊断模型，该诊断模型选用了内异症中上调的5 632 Da蛋白和下调的8 135 Da蛋白，诊断内异症的敏感性为98.00%，特异性为85.00%，阳性预测值为89.09%，阴性预测值97.14%。提示该诊断模型对内异症的诊断价值很高，是理想的诊断指标。为进一步盲法验证5 632 Da、8 135 Da两个蛋白质峰建立的诊断模型，本研究选取未参与建模的内异症23例，正常对照8例、子宫肌瘤例6例，进行盲法验证，内异症21例诊断正确，正常对照7例诊断正确，子宫肌瘤全部诊断为正

常人，盲法验证的敏感性为91.30%，特异性为92.86%。

目前，CA125是临床上诊断内异症最常用的标志物，对于内异症的临床诊断和跟踪复发有一定的诊断价值，但其诊断的敏感性和特异性并不理想。研究显示，血清CA125单独诊断内异症的敏感性为27%，特异性为97%，而与CA19-9、IL-6联合筛查诊断内异症的敏感性为42%，特异性为71%[11]。一项纳入23项研究的荟萃分析显示，CA125诊断内异症的价值有限[12]。本研究选择CA125阴性的内异症组患者20例、正常对照8例，盲法验证该模型的诊断价值，CA125阴性的内异症组患者20例中18例诊断为内异症，2例诊断为正常，正常对照组8例中7例诊断为正常，1例诊断为内异症，敏感性为90.00%，特异性为87.50%。可见，该诊断模型对于诊断CA125阴性的内异症准确性高，与CA125联合可能会成为内异症诊断的理想指标。

SELDI技术虽然可以同时检测到血清大量低丰度、小分子量的蛋白质，具有高灵敏度、高通量的优点，但该技术提供的只是某些对疾病诊断有意义的蛋白质的质荷比，不能确定是哪种蛋白质，阻碍了对这些蛋白性质与功能的研究，限制了这些可能对疾病诊断有重要意义的标志物的临床应用。目前，对SELDI筛选的有意义的蛋白质进行后续鉴定，已有成功的报道。本实验中5 632Da、8 135Da的蛋白对于内异症诊断及术后复发的诊断准确性很高，对这些蛋白的进行后续鉴定，明确这些蛋白的性质及功能，对于发现有意义的内异症血清学标志物，建立无创、安全、经济的内异症诊断方法，进一步探讨内异症的发生机制具有重要的意义。

参 考 文 献

[1] 中华医学会妇产科分会子宫内膜异位症协作组. 子宫内膜异位症的诊断与治疗规范 [J]. 中华妇产科杂志，2007，42（9）：645-648.

[2] Merchant M，Weinberger SR. Recent advancements in surface-enhanced laser desorption/ionization-time of flight mass spectrometry [J]. Electrophoresis，2000，21（6）：1164-1177.

[3] Issaq HJ，Veenstra TD，Conrads TP，et al. The

SELDI-TOF MS approach to proteomics：protein profiling and biomarker identification [J]. Biochem Biophys Res Commun，2002，292（3）：587-592.

[4] Weinberger SR，Morris TS，Pawlak M. Recent trends in protein biochip technology [J]. Pharmacogenomics，2000，1（4）：395-416.

[5] Matsuzaki S，Canis M，Pouly JL，et al. Relationship between delay of surgical diagnosis and severity of

disease in patients with symptomatic deep infiltrating endometriosis [J]. Fertil Steril, 2006, 86（5）: 1314-1316.

[6] Hadfield R, Mardon H, Barlow D, et al. Delay in the diagnosis of endometriosis: a survey of women from the USA and the UK [J]. Hum Reprod, 1996, 11（4）: 878-880.

[7] Parker WH. Understanding errors during laparoscopic surgery [J]. Obstet Gynecol Clin North Am, 2010, 37（3）: 437-449.

[8] Fuldeore M, Chwalisz K, Marx S, et al. Surgical procedures and their cost estimates among women with newly diagnosed endometriosis: a US database study [J]. J Med Econ, 2011, 14（1）: 115-123.

[9] Liu H, Lang JH. Is abnormal eutopic endometrium the cause of endometriosis? The role of eutopic endo-metrium in pathogenesis of endometriosis [J]. Med Sci Monit, 2011, 17（4）: RA92-RA99.

[10] Ulukus M, Cakmak H, Arici A. The role of endo-metrium in endometriosis [J]. J Soc Gynecol Inves-tig, 2006, 13（7）: 467-476.

[11] Somigliana E, Vigano P, Tirelli AS, et al. Use of the concomitant serum dosage of CA 125, CA 19-9 and interleu-kin-6 to detect the presence of endometri-osis. Results from a series of reproductive age women undergoing laparoscopic surgery for benign gynaeco-logical conditions [J]. Hum Reprod, 2004, 19（8）: 1871-1876.

[12] Mol BW, Bayram N, Lijmer JG, et al. The per-formance of CA-125 measurement in the detection of endometriosis: a meta-analysis [J]. Fertil Steril, 1998, 70（6）: 1101-1108.

临床症状和妇科检查对术前诊断深部浸润型
子宫内膜异位症的意义

张俊吉　冷金花　戴　毅　郎景和

【摘要】目的：评价临床症状和妇科检查对深部浸润型子宫内膜异位症（DIE）术前诊断的意义。方法：选择2009年1月至2012年12月在北京协和医院就诊，因疼痛、卵巢囊肿行腹腔镜手术并确诊为子宫内膜异位症的生育年龄患者共500例。术前详细记录每例患者的各种临床症状、妇科检查和辅助检查结果；对腹腔镜手术中所有可疑的内异症病灶均行手术切除并行病理检查，记录病灶浸润部位、浸润深度等。将患者分为DIE组（253例）和非DIE组（247例），评价临床症状、妇科检查、辅助检查对DIE术前诊断的敏感度、特异度、阳性预测值、阴性预测值及OR值。结果：①临床症状对DIE术前诊断的价值：痛经对DIE术前诊断的敏感度、特异度、阳性预测值、阴性预测值、OR值、95% CI分别为90.5%、37.2%、59.6%、79.3%、5.66%、3.46%～9.28%。慢性盆腔痛对DIE术前诊断的敏感度、特异度、阳性预测值、阴性预测值、OR值、95% CI分别为35.2%、82.6%、67.4%、55.4%、2.58%、1.70%～3.91%；性交痛分别为46.2%、80.6%、70.7%、59.6%、3.56%、2.39%～5.32%；肛门坠胀分别为51.0%、73.7%、66.5%、59.5%、2.91%、2.00%～4.24%。②妇科检查对术前诊断DIE的价值：子宫固定不活动对DIE术前诊断的敏感度、特异度、阳性预测值、阴性预测值、OR值、95% CI分别为73.6%、71.2%、79.5%、64.0%、2.21%、1.65%～2.96%；附件囊肿粘连固定分别为94.1%、20.3%、63.3%、＞70.0%、4.03%、1.46%～11.09%；子宫骶韧带触痛分别为81.7%、75.0%、83.1%、73.2%、13.36%、6.73%～26.52%。子宫骶韧带结节对DIE术前诊断的敏感度、特异度、阳性预测值、阴性预测值分别为47.1%、97.5%、96.6%、54.9%；阴道直肠隔结节分别为32.2%、100.0%、100.0%、49.4%；阴道直肠隔结节触痛分别为32.2%、100.0%、100.0%、49.4%；后穹隆蓝色结节分别为14.9%、100.0%、100.0%、43.7%。③进一步采用二项分类logistic回归分析上述因素对DIE术前诊断的相关性，得出诊断DIE的回归预测方程。结论：内异症患者术前的各种疼痛症状在诊断DIE中：痛经敏感度最高、阴性预测值最高，慢性盆腔痛的特异度最高，性交痛的阳性预测值最高。术前妇科检查的体征中，子宫固定不活动、附件囊肿粘连固定、子宫骶韧带触痛、阴道直肠隔触痛结节、后穹隆蓝色结节对诊断DIE都具有重要的意义。术前详尽的病史收集、仔细的妇科检查，尤其是盆腔三合诊检查能够明显提高DIE的术前诊断率。

【关键词】子宫内膜异位症；诊断技术；妇产科；骨盆痛；体征和症状

Significance of symptom and physical sign to diagnosis of deeply infiltrating endometriosis. *Zhang Junji，Leng Jinhua，Dai Yi，Lang Jinghe*

【Abstract】Objective：To study the significance of pain symptoms and physical signs to diagnosis of deeply infiltrating endometriosis（DIE）. Methods：Totally 500 patients with laparoscopic diagnosis of endometriosis were studied retrospectively and divided into two groups depending on the exitance of DIE. The pain symptoms and gynecological physical signs were recorded detail，and the correlation with diagnose of DIE were analyzed. Results：①The significance of pain symptoms：the sensitivity，specificity，positive predictive value（PPV）， negative predictive value（NPV）and *OR*，95% CI of each pain symptom were：dysmenorrhea（90.5%，37.2%，59.6%，79.3%，5.66，3.46 ～ 9.28），chronic pelvic pain（35.2%，82.6%，67.4%，55.4%，2.58，1.70 ～ 3.91），dyspareunia（46.2%，80.6%，70.7%，59.6%，3.56，2.39 ～ 5.32），dysphasia（51.0%，73.7%，66.5%，59.5%，2.91，2.00 ～ 4.24），respectively．②Pelvic physical examination：the sensitivity，specificity，PPV and NPV of each physical sign were：fixed uterine：73.6%，71.2%，79.5%，64.0%；fixed ovarian cyst：94.1%，20.3%，63.3%，70.0%；uterosacral ligaments nodule：47.1%，97.5%，96.6%，54.9%；uterosacral ligaments nodule with tenderness：81.7%，75.0%，83.1%，73.2%；rectovaginal septum nodule：32.2%，100.0%，100.0%，49.4%；rectovaginal septum nodule with tenderness：32.2%，100.0%，100.0%，49.4%；blue nodule in posterior vaginal forni：14.9%，100.0%，100.0%，43.7%．**Conclusions**：In the symptoms，the dysmenorrheal has the highest sensitivity and NPV for the diagnosis．And chronic pelvic pain has the highest specificity，and dyspareunia has the highest PPV for the diagnosis．In pelvic vaginal examination，fixed uterine，fixed ovarian cyst and the nodule on uterosacral ligament and rectovaginal septum with tenderness，the blue lesion on posterior fornix have the strong significance for DIE．So record the symptom detail and careful digital vaginal examination，especially the vaginal-recto-abdominal examination could improve the diagnosis DIE obviously before procedure．

【**Key words**】Endometriosis；Diagnostic techniques，obstetrical and gynecological；Pelvic pain；Signs and symptoms

子宫内膜异位症（内异症）是生育年龄妇女的常见病，在生育年龄妇女中发病率高达10% ～ 15%。目前，内异症手术已占妇科良性病变手术的30% ～ 40%。疼痛和不孕是内异症最突出的临床表现，严重影响患者的生命质量[1,2]，且发病原因至今不明，药物和保守性手术治疗的效果尚不令人满意。目前，临床常用的分型标准是将盆腔内异症分为腹膜型、卵巢囊肿型和深部浸润型[3,4]。深部浸润型内异症（deeply infiltrating endometriosis，DIE）与疼痛的关系最为密切[5]。常累及肠道、输尿管、膀胱等重要器官[6]，手术副损伤的发生风险大[7]，并且，文献报道，DIE的诊断往往存在延迟[8]。诊断的延迟导致治疗的延迟，术前DIE诊断不足导致术前准备不充分以及医患之间对手术风险沟通的不足。本研究旨在通过较大样本量的临床资料分析每一项临床症状和体征对DIE诊断的意义，以探讨DIE的非手术诊断，提高DIE的诊治水平，降低手术风险。

资料与方法

一、资料来源

2010年1月至2012年12月在北京协和医院因疼痛、不孕、卵巢囊肿就诊、进行腹腔镜手术、病理确诊为内异症的生育年龄患者共纳入500例，以手术病理诊断分为DIE组（253例）和非DIE组（247例）。所有患者均除外内分泌、免疫、代谢及恶性肿瘤等疾病，月经规律，术前3个月未接受过激素治疗。两组患者的年龄、孕产次、不孕发生率、既往治疗史等比较，差异均无统计学意义（*P* > 0.05）。见表1。

二、方法

1. 术前临床资料的采集　所有患者术前均详细记录年龄、孕产次、病程、病史、血CA125水平及内异症的各种疼痛症状。疼痛症状包括痛经、慢性盆腔痛、性交痛、肛门坠胀，疼痛的量化采用视觉模拟评分法（visual analogue scoring，VAS）[9]。其中痛经VAS评分为1 ～ 3分定义为轻度痛经，4 ～ 6分为中度痛经，7 ～ 10分为重度痛经。

术前对所有患者均由两名妇科主任医师（包括通信作者）对患者进行盆腔三合诊检查，窥器暴露子宫颈时特别注意观察后穹隆有无蓝色结节。详细记录子宫大小（正常或增大），子宫活动度（活动或固定不活动），查体触及附件囊肿，囊肿活动度（活动或粘连固定不活动），触及子

表1　两组患者的一般情况比较

组别	总例数	年龄（岁 $\bar{x}\pm s$）	病程（年 $\bar{x}\pm s$）	不孕		CA125（U/ml $\bar{x}\pm s$）	r-AFS评分（分 $\bar{x}\pm s$）	r-AFS分期（例）			
				例数	百分率（%）			I	II	III	IV
DIE组	253	33.9±5.5	6.1±0.4	58	22.9	58.3±39.1	48.1±27.8	28	13	52	160
非DIE组	247	34.2±6.1	4.5±0.4	55	22.3	60.5±34.2	33.1±25.3	46	4	105	92
P值		＞0.05	＜0.01		＞0.05	＞0.05	＜0.01	＜0.01			

注：r-AFS为美国生育学会修订的子宫内膜异位症分期标准

宫骶韧带（正常、子宫骶韧带增粗或可触及结节），子宫骶韧带触痛阳性（＋），触及阴道直肠隔结节，阴道直肠隔结节触痛（＋），后穹隆蓝色结节等体征。

2. 术中资料的采集　两组患者的手术均在腹腔镜下完成，为减少不同术者手术技术的偏倚，均由同一术者完成手术。对腹腔镜手术中所有可疑的内异症病灶均行手术切除并行病理检查；术中由专人记录盆腔内异症病灶分布情况，包括：每个病灶的解剖位置、大小、腹膜下浸润深度、颜色、与周围组织粘连程度以及腹腔镜下病灶的切除情况。

以腹腔镜和病理检查结果为最后的诊断标准。DIE的定义为：腹膜下异位内膜浸润深度≥0.5 cm，可以合并或者不合并卵巢的子宫内膜异位囊肿。

三、统计学方法

所有数据均采用SPSS 11.5软件完成统计学分析。采用Pearson χ^2 检验或者Fisher确切概率法进行计数资料的统计学分析，得出每一症状、体征对DIE诊断的敏感度、特异度、阳性预测值、阴性预测值、OR值；非配对Student检验或者单因素方差分析对计量资料进行统计学分析。采用二项分类logistic回归分析，以DIE为应变量，分析多个协变量对DIE术前诊断的意义，得出logistic回归预测方程。

结　果

一、两组患者的临床指标比较

DIE组患者的病程明显长于非DIE组患者，

两组比较，差异有统计学意义（ $P<0.01$ ）；美国生育学会修订的子宫内膜异位症分期标准（r-AFS）评分高，两组比较，差异有统计学意义（ $P<0.01$ ）；r-AFS分期中IV期的比例也明显多于非DIE组（ $P<0.01$ ）。CA125水平在两组患者间比较，差异无统计学意义（ $P>0.05$ ）。见表1。

二、两组患者术前症状的比较

DIE组患者的疼痛症状的发生率明显增加，程度明显加重。术前诊断DIE，在所有疼痛症状中敏感度最高者是痛经（90.5%），特异度较好的是慢性盆腔痛（82.6%）和性交痛（80.6%），阳性预测值最高的是性交痛（70.7%），阴性预测值最高的是痛经（79.3%），OR值最高的也是痛经（5.66）。以上所有结果在两组间比较，差异均有统计学意义（ $P<0.01$ ）。见表2。

三、两组患者术前妇科检查体征的比较

DIE组患者盆腔粘连重，在术前诊断DIE中，子宫固定不活动、附件囊肿粘连固定这些体征都具有良好的敏感度（分别为73.6%、94.1%）和阳性预测值（分别为79.5%、63.3%），其中子宫固定不活动同时还有良好的特异度（71.2%）；子宫骶韧带结节具有良好的特异度（97.5%）；子宫骶韧带触痛（＋）也具有良好的敏感度（高达81.7%），同时其阳性预测值为83.1%；阴道直肠隔结节、阴道直肠隔结节触痛（＋）和后穹隆蓝色结节有高达100.0%的特异度和100.0%的阳性预测值。以上这些在两组间比较，差异均有统计学意义（ $P<0.05$ ）。见表3。

表2　术前临床症状诊断DIE的价值

组别	痛经			慢性盆腔痛	性交痛	肛门坠胀
	轻度	中度	重度			
DIE组（例）	31	84	114	89	116	129
非DIE组（例）	59	63	33	43	48	65
敏感度（%）	90.5			35.2	46.2	51.0
特异度（%）	37.2			82.6	80.6	73.7
阳性预测值（%）	59.6			67.4	70.7	66.5
阴性预测值（%）	79.3			55.4	59.6	59.5
OR值	5.66			2.58	3.56	2.91
95% CI	3.46～9.28			1.70～3.91	2.39～5.32	2.00～4.24
P值	< 0.01			< 0.01	< 0.01	< 0.01
χ^2值	54.06			20.31	40.43	32.04

注：DIE为深部浸润性子宫内膜异位症

表3　妇科检查体征诊断DIE的价值

组别	子宫固定不活动	附件囊肿粘连固定	子宫骶韧带结节	子宫骶韧带触痛（＋）	阴道直肠隔结节	阴道直肠隔结节触痛（＋）	后穹隆蓝色结节
DIE组（例）	186	238	119	207	81	81	38
非DIE组（例）	71	197	6	62	0	0	0
敏感度（%）	73.6	94.1	47.1	81.7	32.2	32.2	14.9
特异度（%）	71.2	20.3	97.5	75.0	100.0	100.0	100.0
阳性预测值（%）	79.5	63.3	96.6	83.1	100.0	100.0	100.0
阴性预测值（%）	64.0	70.0	54.9	73.2	49.4	49.4	43.7
OR值	2.21	4.03	—	13.36	—	—	—
95% CI	1.65～2.96	1.46～11.09	—	6.73～26.52	—	—	—
P值	< 0.01	0.01	< 0.01	< 0.01	< 0.01	< 0.01	< 0.01
卡方值	39.18	8.13	62.2	63.7	31.99	31.99	13.07

注：—无此项；DIE：深部浸润型子宫内膜异位症

四、临床症状和体征对DIE诊断的二项分类logistic回归分析结果

将上述统计学分析中对DIE诊断有统计学意义的各项纳入二项分类logistic回归分析中，以DIE为应变量，将痛经、痛经VAS、慢性盆腔痛、性交痛、肛门坠胀、子宫活动程度、子宫骶韧带结节、子宫骶韧带触痛、阴道直肠隔结节、阴道直肠隔触痛结节、后穹隆蓝色结节纳入协变量，采用向后删除法筛选协变量，最终保留在回归模型中的协变量为：痛经VAS、子宫固定不活动、子宫骶韧带结节、子宫骶韧带触痛、阴道直肠隔结节，其OR值分别为：1.20、0.35、6.70、3.73、43 685.13；痛经VAS、子宫骶韧带结节、子宫骶韧带触痛、阴道直肠隔结节是DIE的危险因素。最终得出诊断DIE的logistic回归预测方程为：P（1）＝1/［1＋$e^{-(-3.31+a)}$］，a表示"0.184痛经VAS－1.045子宫活动程度＋1.901子宫骶韧带结节＋1.316子宫骶韧带触痛＋19.895阴道直肠隔结节"。

讨　论

内异症是生育年龄妇女中的常见病、现代病[10]，其造成的疼痛和不孕严重影响妇女的身心健康和生命质量。由此带来的诊治费用和误工的经济损失超乎想象。有研究显示，在美国每例内异症患者每年的医疗费用和误工损失高达2 801和1 023美元；2002年，美国全国内异症患者的医疗费用高达220亿美元[11]。因此，郎景和院士又称内异症为世界性的健康问题[10]。

一、临床症状对DIE术前诊断的意义

对于内异症这样一个世界性的健康问题、现代病、常见病其诊治水平却不尽如人意。由于目前腹腔镜和病理检查结果仍然是内异症诊断的"金标准"，这使得内异症的诊断受到经济水平、医疗水平和医师经验的制约。有研究显示，内异症的诊断从出现症状至腹腔镜确诊平均为6.7年[12]，奥地利和德国则平均高达10.4年[13]。而且，DIE术前诊断的延迟则更为严重[14]。本研究结果显示，DIE组患者的病程明显长于非DIE组［分别为（6.1±0.4）、（4.5±0.4）年］，这反映了DIE诊断延迟的普遍性。DIE易侵犯盆腔的重要器官，包括输尿管、肠道、膀胱等，因此，术前诊断的延迟可能导致疾病的进展和加重，而且，术前诊断的不足会导致术前准备和医患沟通的不足，这些都会增加手术的难度和风险。在世界范围内，内异症的早期诊断、DIE的非手术诊断都是亟待解决的难题[15]。

本研究从临床症状和体征着手，分析每一症状和体征对诊断DIE的意义。本研究的结果发现，内异症的疼痛症状对DIE术前诊断有着十分重要的意义。DIE患者的疼痛症状明显增加，程度明显加重。在所有疼痛症状中，痛经是内异症和DIE患者最常见的症状，其对DIE诊断的敏感度最高（90.5%），同时也有满意的阴性预测值，OR值为5.66。提示如果详细的问诊发现患者没有明显的痛经，预示DIE的风险低。慢性盆腔痛和性交痛对DIE诊断的特异度最高（分别为82.6%、80.6%），OR值分别为2.58、3.56，同时，性交痛的阳性预测值最高（70.7%）。这提示，如果患者有明显的慢性盆腔痛和性交痛，术前需要

高度警惕DIE的可能。本课题组先前的研究[3]和Chapron等[16]的研究都发现，DIE显著增加了内异症患者各种疼痛症状发生的风险，并且，疼痛的程度与病变的范围有相关性。Chapron等[17]探讨了术前基于临床症状的问卷调查对预测DIE的意义，结果同样发现，痛经和性交痛是有意义的两大症状。

二、临床体征对DIE术前诊断的意义

术前的妇科检查同样对预测DIE有重要意义。本研究结果发现，子宫固定不活动、附件囊肿固定这些提示盆腔粘连的体征对预测DIE的意义较大，对诊断DIE有良好的敏感度（分别为73.6%、94.1%）和阳性预测值（分别为79.5%、63.3%），其中子宫固定同时还有良好的特异度（71.2%），这符合DIE患者盆腔粘连严重这一特点。本研究和国外学者的研究都显示，90%的盆腔DIE病灶集中在后盆腔[1,18]。在本研究中，子宫骶韧带结节、子宫骶韧带触痛、阴道直肠隔结节、后穹隆蓝色结节这些位于后盆腔的阳性体征显示出对DIE诊断的意义。其中子宫骶韧带结节有良好的特异度（97.5%），子宫骶韧带触痛也具有良好的敏感度（高达81.7%），同时其阳性预测值为83.1%；阴道直肠隔结节、阴道直肠隔触痛结节和后穹隆蓝色结节有高达100.0%的特异度和100.0%的阳性预测值。这提示，通过术前仔细的妇科检查、仔细辨别这些体征，一旦呈阳性需要高度警惕DIE。

对于DIE的诊断辅助检查有经阴道超声（transvaginal sonography，TVS）、MRI、CA125等。文献报道，TVS诊断膀胱DIE的敏感度和特异度分别为61%和99%，对于阴道直肠隔DIE分别为52%和96%，对于直肠DIE分别为65%和99%，对于乙状结肠DIE分别为69%和98%[19]。而经直肠超声对直肠受累的DIE的诊断敏感度、特异度、阳性预测值和阴性预测值分别为97.1%、89.4%、86.8%和97.7%，MRI检查分别为76.5%、97.9%、96.3%、85.2%[20]。由此可见，无论是TVS还是经直肠超声、MRI检查对诊断DIE均是特异性好，敏感性较差，并且，对于子宫骶韧带结节这些直径不大的病灶则有局限性。同时，MRI检查价格昂贵，不利于在我国经

济落后地区作为常规检查推行。CA125是内异症的特异性标志物，在本研究中发现，DIE患者和非DIE的内异症患者血清CA125水平比较无统计学差异，可见其对于DIE诊断的意义有限。

本研究中妇科检查的体征能够获得与TVS、MRI检查等相似的敏感度、特异度、阳性预测值和阴性预测值，再次提示，术前详细问诊收集病史、仔细的妇科检查，尤其是重视后盆腔体征、重视三合诊可以大大提高DIE的术前诊断率，并且更符合卫生经济学原则。今后应更进一步扩大样本量，建立DIE的非手术诊断模型，并开展前瞻性研究进行验证，进一步提高DIE的非手术诊断水平。

参 考 文 献

［1］戴毅，冷金花，郎景和，等. 后盆腔深部浸润型子宫内膜异位症的临床病理特点及腹腔镜手术治疗效果［J］. 中华妇产科杂志，2010，45：93-98.

［2］Berkley KJ，Rapkin AJ，Papka RE. The pains of endometriosis［J］. Science，2005，308：1587-1589.

［3］Dai Y，Leng JH，Lang JH，et al. Anatomical distribution of pelvic deep infiltrating endometriosis and its relationship with pain svmptoms［J］. Chin Med J（Engl），2012，125：209-213.

［4］戴毅，冷金花，郎景和，等. 卵巢内异症囊肿患者盆腔病灶的解剖特征及其与疼痛的关系［J］. 中华妇产科杂志，2013，48：118-122.

［5］Vercellini P，Frontino G，Pietropaolo G，et al. Deep endometriosis：definition，pathogenesis，and clinical management［J］. J Am Assoc Gynecol Laparosc，2004，11：153-161.

［6］Kondo W，Bourdel N，Tamburro S，et al. Complications after surgery for deeply infiltrating pelvic endometriosis［J］. BJOG，2011，118：292-298.

［7］Chapron C，Chopin N，Borghese B，et al. Surgical management of deeply infiltrating endometriosis：an update［J］. Ann N Y Acad Sci，2004，1034：326-337.

［8］Halis G，Mechsner S，Ebert AD. The diagnosis and treatment of deep infiltrating endometriosis［J］. Dtsch ArztebI Int，2010，107：446-455.

［9］Chapman CR，Casey KL，Dubner R，et al. Pain measurement：an overview［J］. Pain，1985，22：1-31.

［10］郎景和. 子宫内膜异位症研究的深入和发展［J］. 中华妇产科杂志，2010，45：241-242.

［11］Simoens S，Hummelshoj L，D'Hooghe T. Endometriosis：cost estimates and methodological perspective［J］. Hum Reprod Update，2007，13：395-404.

［12］Husby GK，Haugen RS，Moen MH. Diagnostic delay in women with pain and endometriosis［J］. Acta Obstet Gynecol Scand，2003，82：649-653.

［13］Hudelist G，Fritzer N，Thomas A，et al. Diagnostic delay for endometriosis in Austria and Germany：causes and possible consequences［J］. Hum Reprod，2012，27：3412-3416.

［14］Matsuzaki S，Canis M，Pouly JL，et al. Relationship between delay of surgical diagnosis and severity of disease in patients with symptomatic deep infiltrating endometriosis［J］. Fertil Steril，2006，86：1314-1316.

［15］戴毅，李雷，冷金花. 第十一届国际内异症会议纪要［J］. 中华妇产科杂志，2012，47：237-240.

［16］Chapron C，Fauconnier A，Dubuisson JB，et al. Deep infiltrating endometriosis：relation between severity of dysmenorrhoea and extent of disease［J］. Hum Reprod，2003，18：760-766.

［17］Chapron C，Barakat H，Fritel X，et al. Presurgical diagnosis of posterior deep infiltrating endometriosis based on a standardized questionnaire［J］. Hum Reprod，2005，20：507-513.

［18］Chapron C，Chopin N，Borghese B，et al. Deeply in Ⅱ ltrating endometriosis：pathogenetic implications of the anatomical distribution［J］. Hum Reprod，2006，21：1839-1845.

［19］Fratelli N，Scioscia M，Bassi E，et al. Transvaginal sonography for preoperative assessment of deep endometriosis［J］. J Clin Ultrasound，2013，41：69-75.

［20］Chapron C，Vieira M，Chopin N，et al. Accuracy of rectal endoscopic ultrasonography and magnetic resonance imaging in the diagnosis of rectal involvement for patients presenting with deeply infiltrating endometriosis［J］. Ultrasound Obstet Gynecol，2004，24：175-179.

112例妇科良性疾病盆腔积液相关因素分析

郑婷萍　郎景和　孙爱军　蒋宇林　陈　蓉　田秦杰　王　涛　蒋建发　薛　薇

【摘要】目的：初步分析影响妇科良性疾病盆腔积液的相关因素。方法：选择2012年5～10月于北京协和医院接受腹腔镜检查和/或治疗的育龄期患者，术中留取游离的盆腔积液，测量盆腔积液量并记录临床资料。结果：入组112例患者，平均年龄为（31.74±6.85）岁，收集的盆腔积液量平均为（7.39±6.72）ml，范围为0.3～44.0 ml。主要临床问题包括不育、盆腔粘连、子宫内膜异位症、子宫肌瘤、输卵管积水、畸胎瘤、子宫内膜息肉、子宫腺肌症。与腹腔镜下未发现子宫内膜异位病灶的患者相比，子宫内膜异位症患者的盆腔积液量增加（$P < 0.05$）。与无相应疾病的患者相比，输卵管积水、盆腔粘连患者的盆腔积液量有减少的趋势，子宫内膜息肉、子宫腺肌症患者的盆腔积液量有增加的趋势，但差异均无统计学意义（$P > 0.05$）。不育患者与生育力无异常的患者相比，盆腔积液量［（7.27±6.71）ml vs（7.83±6.90 ml）］差异无统计学意义（$P > 0.05$）。多因素线性回归分析提示：体重指数增加，盆腔积液量减少；年龄增加，盆腔积液量增加；子宫腺肌症患者盆腔积液量增加；输卵管积水患者盆腔积液量减少。结论：子宫内膜异位症患者的盆腔积液量增加，其他妇科良性疾病及不育患者中未发现盆腔积液量的明显变化。临床中诊断和处理盆腔积液时，应结合疾病及患者的年龄、体重指数进行综合评价。

【关键词】盆腔积液；妇科良性疾病；子宫内膜异位症；年龄；体重指数

Analysis of the related factors on volume of pelvic fluid in 112 cases of benign gynecological diseases. *Zheng Tingping，Lang Jinghe，Sun Aijun，Jiang Yulin，Chen Rong，Tian Qinjie，Wang Tao，Jiang Jianfa，Xue Wei*

【Abstract】Objective：To preliminarily analyze the related factors on the volume of pelvic fluid in benign gynecological diseases. Methods：Reproductive patients receiving Laparoscopy and/or Laparoscopic surgery were recruited from May 2012 to October 2012 at the department of Gynecologic endocrinology of Peking Union Medical College Hospital. The free pelvic fluid was collected during the surgery and the volume was measured. The clinical data were recorded. Results：112 patients were included. Mean age was（31.74±6.85）years old. The mean volume of peritoneal fluid was（7.39±6.72）ml，ranging from 0.3 to 44.0 ml. The major clinical problems contained infertility，pelvic adhesion，endometriosis，fibroid，hydrosalpinx，teratoma，endometrial polyp，and adenomyosis. Patients with endometriosis diagnosed in laparoscopy had significantly more pelvic fluid than patients without endometriosis（$P < 0.05$）. The volume of pelvic fluid showed decreasing tendency in patients with hydrosalpinx and in patients with pelvic adhesion，increasing tendency in patients with endometrial polyp and in patients with adenomyosis，but did not show significant difference，with all $P > 0.05$. Infertile patients had similar volume of peritoneal fluid with fertile patients，［（7.27±6.71）ml vs（7.83±6.90）］ml，with $P > 0.05$. Multi-factor linear regression prompted that the volume of fluid may decrease with the body mass index increasing，the volume may increase with the age increasing，the patients with adenomyosis may had more pelvic fluid，and the patients with hydrosalpinx may had less pelvic free fluid. Conclusions：Patients with endometriosis have more pelvic free fluid. The volume of pelvic fluid may not reflect or influence the fertility of patients with common benign gynecologic diseases. When diagnosing and dealing with pelvic fluid in clinical, gynecologists might as well consider comprehensive assessment of diseases, age, and body mass index.

【Key words】Pelvic fluid; Benign gynecologic diseases; Endometriosis; Age; Body mass index

直肠子宫陷凹（Douglas陷凹）是女性盆腔的最低部位，当盆腔内有积液时最易积聚于此，是最早出现盆腔积液的部位，也是超声检查游离盆腔积液的常见部位。由于判定标准差异及人群不同，超声检查在体检或疾病普查中发现的盆腔积液率差异较大，报道为4.8% ～ 14.33%[1-3]。盆腔积液中很小一部分为病理性积液，常与炎症（包括结核性）、癌症、腹部钝性伤、异位妊娠等有关；大部分为生理性积液，临床上因对疾病不了解可能造成无谓的恐惧和医疗资源的浪费。正确诊断及处理盆腔积液一直是医患双方的困惑。临床中除了症状本身，积液的量是判断盆腔积液为生理性还是病理性的重要依据之一。本研究收集妇科良性疾病患者的游离盆腔积液，寻找影响盆腔积液量的相关因素，以期达到帮助进一步认识盆腔积液，从而正确对待盆腔积液的目的。

1 资料与方法

1.1 研究对象

选择2012年5月11日至2012年10月12日于北京协和医院妇科内分泌病房接受腹腔镜检查和/或治疗的育龄期患者，术中直肠子宫陷凹和/或膀胱子宫陷凹可见液体积聚者纳入本研究，记录临床资料，并留取盆腔积液。

1.2 盆腔积液收集

腹腔镜下抽取直肠子宫陷凹及膀胱子宫陷凹的游离盆腔积液，记录积液量。手术一开始即取盆腔积液，此前不进行可能激惹盆腔的操作。

1.3 临床资料收集

记录患者的年龄、身高、体重等一般资料；根据术前检查、术中所见及术后病理检查结果，记录入组患者所患疾病；患者于月经干净后

3 ～ 7天接受腹腔镜检查和/或治疗，均排除妊娠状态。

1.4 统计学方法

SPSS 13.0软件进行统计分析，采用双侧检验，当$P < 0.05$时为差异有统计学意义。计量资料数据以（$\bar{x}\pm s$）描述，盆腔积液量分两组比较时采用独立样本秩和检验（Mann-Whitney U检验）。采用多因素线性回归方法分析影响盆腔积液量的可能因素，逐步回归，取最后一个模型作为结果。

2 结果

2.1 入组患者一般情况

一共入组112例患者，均在月经干净3 ～ 7天接受腹腔镜手术检查和/或治疗，即卵泡期。入组患者的平均年龄为（31.74±6.85）岁，收集的盆腔积液量平均为（7.39±6.72）ml，范围为0.3 ～ 44.0 ml。

2.2 入组患者疾病分布情况

112例中不育患者88例，占总人数的78.6%。所有患者的疾病分布见表1。其中子宫内膜异位症48例（包括盆腔子宫内膜异位症、卵巢子宫内膜异位症或深部子宫内膜异位症），其他妇科良性疾病64例（指未发现任一种类型的子宫内膜异位症患者）。

2.3 不同疾病患者盆腔积液量的变化

按疾病分类，分别比较患某种疾病与未患该病患者的盆腔积液量（未患病例数为112减去患该病患者例数），结果见表2。与腹腔镜下未见子宫内膜异位症病灶的患者相比，子宫内膜异位症患者的盆腔积液量增加（$P < 0.05$），

表1　112例入组患者疾病分布情况

疾病名称	n	构成比（%）	疾病名称	n	构成比（%）
盆腔粘连	65	58.0	卵巢子宫内膜异位症	20	17.9
子宫内膜异位症	48	42.9	畸胎瘤	9	8.0
原发不育	45	40.2	子宫内膜息肉	7	6.3
继发不育	43	38.4	子宫腺肌症	6	5.4
盆腔子宫内膜异位症	41	36.6	深部子宫内膜异位症	1	0.9
子宫肌瘤	34	30.4	黏液性囊腺瘤	1	0.9
输卵管积水	26	23.2			

表2　患病与未患病患者盆腔积液量的比较

疾病名称	患该病者盆腔积液量（ml）	未患该病者盆腔积液量（ml）	P
不育	7.27±6.71	7.83±6.90	0.678
原发不育	7.06±5.75	7.60±7.34	0.686
继发不育	7.49±7.64	7.33±6.14	0.955
子宫内膜异位症	9.17±8.15	6.06±5.09	0.033
盆腔子宫内膜异位症	9.53±8.41	6.15±5.19	0.031
卵巢子宫内膜异位症	10.53±7.56	6.71±6.37	0.013
子宫肌瘤	7.47±6.34	7.35±6.92	0.899
盆腔粘连	6.89±7.30	8.08±5.84	0.127
输卵管积水	4.96±3.87	8.12±7.23	0.055
畸胎瘤	8.11±5.76	7.33±6.75	0.772
子宫内膜息肉	9.33±7.04	7.26±6.72	0.324
子宫腺肌症	15.43±17.49	6.93±5.41	0.352

进一步分析盆腔子宫内膜异位症与卵巢子宫内膜异位症，均发现其盆腔积液量增加（$P < 0.05$）。输卵管积水、盆腔粘连患者的盆腔积液量有减少的趋势，但与未患该病患者比较，差异无统计学意义（$P > 0.05$）；子宫肌瘤、畸胎瘤、子宫内膜息肉、子宫腺肌症患者的盆腔积液量有增加的趋势，但与未患该病患者比较，差异无统计学意义（$P > 0.05$）。不育患者与生育力无异常的患者相比，盆腔积液量差异无统计学意义（$P > 0.05$）。

2.4　多因素线性回归分析影响盆腔积液量的相关因素

将子宫内膜异位症、盆腔子宫内膜异位症、卵巢子宫内膜异位症、输卵管积水、盆腔粘连、子宫内膜息肉、子宫腺肌症、患者年龄、体重指数作为自变量，收集到的盆腔积液的量作为因变量，采用多因素线性回归分析盆腔积液量的可能影响因素。得到的方程提示：随着体重指数增加，盆腔积液量减少；随着年龄增长，盆腔积液量增加；子宫腺肌症患者盆腔积液量增加；输卵管积水患者盆腔积液量减少。见表3。

表3　多因素线性回归的偏回归系数的假设检验

	β	标准误	t	P
常数项	21.255	4.704	4.519	0.000
体重指数	−0.888	0.194	−4.588	0.000
子宫腺肌症	8.118	2.442	3.324	0.001
输卵管积水	−3.090	1.297	−2.382	0.019
年龄	0.167	0.081	2.071	0.041

3　讨论

早在1986年，Davis等[4]就描述了女性月经周期中出现盆腔积液的规律。研究纳入40例健康的育龄期女性，一共进行了254例次的盆腔超声检查。发现在月经的任一时相均可能观察到盆腔积液，月经前5天内出现的比例最大，其中用口服避孕药（oral contraception，OC）的患者出现盆腔积液的概率为26%，未用OC的患者为30%。未用OC的患者出现盆腔积液第二常见的时间为月经第13～21天，排卵后发生率为26%。总的来说，用OC的患者在整个月经周期中36%在超声检查中可发现盆腔积液，未用OC的患者为38%。对于无妇科疾病、无症状的女性来说，超声检查发现盆腔游离液体可属于正常现象。但并不是说，所有的盆腔积液都属于生理现象。

国内的研究发现[5]，在月经周期的4个分期中子宫内膜异位症患者的盆腔积液量均高于正常对照组，但仅在卵泡期差异有统计学意义，黄体期差异无统计学意义；子宫内膜异位症患者与正常对照组妇女的盆腔积液量在月经周期中有一个渐增的趋势，到黄体早期（排卵后）达高峰，而后有一缓降；卵泡期的子宫内膜异位症患者的盆腔积液量低于黄体期。本研究的结果支持子宫内膜异位症患者盆腔积液量增加的观点，与腹腔镜下未见子宫内膜异位症病灶的患者相比，子宫内膜异位症患者的盆腔积液量增加，进一步分析盆腔子宫内膜异位症与卵巢子宫内膜异位症，均得出相似的结论。

有研究发现，子宫内膜异位症患者中未孕者的盆腔积液量大于已孕者[5]。梁雪飞等[3]的研究并非针对子宫内膜异位症患者，也发现有盆腔积液患者妊娠率明显低于无积液者。但本研究中，不育患者与无生育力异常的患者的盆腔积液量差异无统计学意义，进一步划分为原发性不育和继发性不育分别进行比较，差异亦无统计学意

义。可能与本研究获取盆腔积液的时间为卵泡期有关，也可能是由于本研究收集的是良性妇科疾病患者的盆腔积液，液体量较少，平均为7.39 ml，盆腔积液属于生理性的，因此可能对生育无影响。

此外，本研究结果提示，年龄越大，盆腔积液量越多；体重指数越大，盆腔积液量越少；子宫腺肌症患者盆腔积液量增加；输卵管积水患者盆腔积液量减少。临床中诊断和处理盆腔积液时，应结合疾病及患者的年龄、体重指数进行综合评价。

正确认识及对待盆腔积液，尚有待临床及基础研究的进一步开展。希望可以进行更大样本量的、包括月经各个时相的、囊括更多疾病种类的研究。

参 考 文 献

［1］林云. 经阴道超声检查在妇科病普查中的应用价值［J］. 中国当代医药，2012，19（34）：32-33.

［2］黄枢，闰建平. 超声检查在女性体检中的应用价值［J］. 第四军医大学学报，2006，27（7）：661.

［3］梁雪飞，王书佳，柳雪琴. 129例双侧输卵管通畅伴盆腔积液不孕患者的临床分析［J］. 中国医师进修杂志，2010，33（30）：3-5.

［4］Davis JA，Gosink BB. Fluid in the female pelvis：cyclic patterns［J］. J Ultrasound Med，1986，5（2）：75-79.

［5］祝育德，杨燕生，王原，等. 子宫内膜异位症腹腔液容积变化与不孕关系的分析［J］. 生殖与避孕，1998，18（3）：181-182.

子宫切除术后盆腔包块的临床特点及高危因素分析

徐晓璇　李　婷　戴　毅　张俊吉　郎景和　冷金花

【摘要】目的：分析子宫切除术后盆腔包块的发生情况以及不同病理类型盆腔包块的临床特点及高危因素。方法：回顾性分析2011年1月至2016年6月因子宫良性病变行子宫切除术，术后发现盆腔包块就诊于北京协和医院并接受再次手术的85例患者的临床病理资料。结果：子宫切除术后74%（63/85）的盆腔包块为良性病变，19%（16/85）为恶性，7%（7%，6/85）为卵巢交界性肿瘤。子宫切除术后盆腔包块最常见的病理类型为卵巢子宫内膜异位囊肿，占24%（20/85），多发生于子宫切除术后的5年内（16例）；其次是卵巢黏液性囊腺瘤（14%，12/85）；而恶性肿瘤的病理类型以卵巢乳头状浆液性囊腺癌（8%，7/85）居多，且卵巢肿瘤更多发生在子宫切除术后10年及以后（18例）。子宫切除术后卵巢子宫内膜异位囊肿的发生特点主要包括年龄较小［（47±5）岁］、子宫切除术后病理结果为子宫内膜异位症或子宫腺肌症的比例高（65%，13/20）、子宫切除术至发现盆腔包块的时间间隔较短［（3±3）年］，而这些与卵巢肿瘤（包括良性、交界性、恶性）比较存在明显差异（P均<0.01）。既往多次腹部手术史将明显增加子宫切除术后卵巢瘤样病变（包括卵巢子宫内膜异位囊肿及其他瘤样病变）的发生风险（$RR=9.410$，95% CI为1.099～80.564，$P=0.041$）。结论：子宫切除术后盆腔包块的发生与子宫切除术时的组织病理学类型密切相关，尤其是卵巢子宫内膜异位囊肿，并且既往多次腹部手术将明显增加该风险。针对高危因素进行处理可有效预防子宫切除术后盆腔包块的发生。

【关键词】子宫切除术；危险因素；卵巢肿瘤；子宫内膜异位症；盆腔包块

Clinical characteristics and risk factors of pelvic mass in women after hysterectomy for benign disease.

Xu Xiaoxuan，Li Ting，Dai Yi，Zhang Junji，Lang Jinghe，Leng Jinhua

【Abstract】Objective：To explore how to reduce the incidence of pelvic mass after hysterectomy，and to evaluate clinical characteristics and the risks. Methods：A retrospective study was carried out in 85 patients who returned for surgery due to a pelvic mass after prior hysterectomy for benign disease at Peking Union Medical College Hospital from January 2011 to June 2016. Results：The majority of pelvic masses arising after hysterectomy and requiring surgery were benign（74%，63/85），while 19%（16/85）were malignant and 7%（6/85）were borderline. The most common type was ovarian endometrioma（24%，20/85）which usually occurs within the 5 years（16 cases），however，ovarian tumors（18 cases）were more likely to occur ≥ 10 years after hysterectomy. Characteristics associated with significantly increased likelihood of ovarian endometrioma were mainly ascribed to younger age［（47±5）years old］，prior presence of endometriosis or adenomyosis（65%，13/20）and shorter time to pelvic mass onset［（3±3）years］，as opposed to ovarian tumors（all $P < 0.01$）. Additionally，higher number of prior abdominal surgeries significantly intensified the risk（$RR=9.410$，95% CI：1.099-80.564，$P=0.041$）. Conclusions：The occurrence of pelvic mass after hysterectomy is tightly related to prior histologic findings，and particularly for ovarian endometrioma. Higher number of prior abdominal surgery will exacerbated the risk.

It is effective to prevent the pelvic mass in women after hysterectomy if treat patients for the purpose of the risk factors.

【 Key words 】 Hysterectomy；Risk factors；Ovarian neoplasms；Endometrosis；Pelvic mass

子宫切除术是最常见的妇科手术[1,2]，常用于子宫良性疾病的手术治疗，并受到广泛认可[3]。然而，子宫切除术后出现盆腔包块需要再次手术干预的患者也不在少数。研究发现，子宫切除术后盆腔包块的发生率高达50.7%，而需要接受再次手术的患者占2.7%～5.5%[4,5]。此外，再次手术可作为一类危险因素，不仅术中并发症发生率升高，而且更易导致盆腔粘连。2008年，美国妇产科医师协会（ACOG）更新的指南中指出，绝经前的妇女在接受子宫切除术时应当保留正常的卵巢组织[6]。而且值得注意的是，子宫切除术后盆腔包块的诊断更具挑战性。因此，明确子宫切除术后盆腔包块的预测指标至关重要。在现有的文献中，盆腔包块的高危因素已逐渐被人们所认识，如卵巢上皮性癌（卵巢癌）相关的盆腔包块的预测指标包括人附睾分泌蛋白4（HE4）、CA125卵巢恶性肿瘤风险算法（ROMA）、恶性肿瘤指数（RMI）等[7]；月经初潮较晚及多次妊娠史与子宫内膜异位症（内异症）相关的盆腔包块之间存在负相关关系，而不孕与其的发生存在明显的相关性[8]。然而这些报道并没有关注子宫切除术后的人群，对于子宫切除术后盆腔包块的临床特点和高危因素也较少研究。基于以上内容，可以推测子宫切除术后盆腔包块的发生具有特定的临床特征，并能够作为区分不同病理类型盆腔包块发生风险的依据。本研究旨在分析子宫切除术后不同病理类型盆腔包块的临床特点和高危因素，为预防子宫切除术后盆腔包块的发生提供依据。

资料与方法

一、资料来源及研究设计

本研究为回顾性研究。入选标准：①既往有子宫全切除术或子宫次全切除术史，且病理检查结果为子宫良性病变；②2011年1月1日至2016年6月1日期间因盆腔包块在北京协和医院接受手术治疗的患者。排除标准：①因恶性疾病接受子宫切除术的患者；②术后病理检查结果无法明确的患者；③手术记录无法获取的患者。最终本研究共纳入符合标准的85例患者，年龄范围34～77岁，平均年龄51岁。子宫全切除术后70例（82%，70/85）、次全切除术后15例（18%，15/85）；开腹手术68例（80%，68/85）、腹腔镜手术13例（15%，13/85）、阴式手术4例（5%，4/85）。子宫切除术的指征：子宫肌瘤53例（62%，53/85）、子宫腺肌症20例（24%，20/85）、子宫肌瘤合并子宫腺肌症10例（12%，10/85）、异常子宫出血2例（2%，2/85）。子宫切除术时探查双侧附件，同时合并卵巢囊肿者共20例（24%，20/85），病理检查显示19例为卵巢子宫内膜异位囊肿、1例为卵巢黏液性囊腺瘤。子宫切除术至发现盆腔包块的时间间隔为（8±7）年。

根据盆腔包块的病理类型[9]将85例患者分成4组：卵巢子宫内膜异位囊肿组20例（24%，20/85）；其他瘤样病变组18例（21%，18/85），包括卵巢单纯囊肿10例、滤泡囊肿4例、黄体囊肿2例、炎性囊肿1例、卵巢冠囊肿1例；卵巢良性肿瘤组25例（29%，25/85），包括卵巢黏液性囊腺瘤12例、浆液性囊腺瘤6例、浆液性黏液性囊腺瘤1例、卵泡膜细胞瘤1例、Brenner瘤1例、皮样囊肿1例、纤维瘤3例；卵巢交界性及恶性肿瘤组22例（26%，22/85），其中交界性6例（7%，6/85）、恶性16例（19%，16/85），交界性肿瘤包括交界性黏液性囊腺瘤4例、交界性乳头状浆液性囊腺瘤1例、交界性浆液性囊腺瘤1例，恶性包括卵巢浆液性囊腺癌3例、乳头状浆液性囊腺癌7例、透明细胞癌3例、子宫内膜样腺癌2例、子宫内膜间质肉瘤1例。所有病理结果均由北京协和医院病理科专家证实。

二、方法

详细记录患者的一般情况，包括年龄、孕次、产次、体质指数（BMI）、既往腹部手术次数、并发症（包括糖尿病、高血压、心脏病、哮喘、甲状腺疾病）、恶性肿瘤家族史及血型；子宫切除术的相关信息，包括手术指征、术前CA125水平、超声表现、手术路径、术中附件探查的结果、手术方式及术后病理结果；因盆腔包块再次手术的相关信息，包括子宫切除术至发现盆腔包块的时间间隔、术前CA125水平、超声表现、有无超声引导下穿刺史、发现盆腔包块至再次手术的时间间隔。每项研究数据均来自患者的住院病历。

三、统计学方法

采用SPSS 18.0软件进行统计学分析。定性变量以百分数表示，定量变量以$\bar{x}\pm s$表示。应用χ^2检验列联表分析定性变量；符合正态分布和方差齐性的定量变量应用方差分析，不符合的定量变量应用多个独立样本非参数检验分析。应用多因素二分类logistic回归分析患者的相对风险因素。以$P < 0.05$为差异有统计学意义。

结　　果

一、不同病理类型盆腔包块患者的一般情况

在既往因良性病变行子宫切除术的患者中，2011年1月至2016年6月期间发现盆腔包块而再次手术的患者共85例，结果显示，子宫切除术后74%（63/85）的盆腔包块为良性，19%（16/85）为恶性，7%（6/85）为卵巢交界性肿瘤。

子宫切除术后盆腔包块最常见的病理类型为

卵巢子宫内膜异位囊肿（24%，20/85），其次是卵巢黏液性囊腺瘤（14%，12/85）；而恶性肿瘤的病理类型则以卵巢乳头状浆液性囊腺癌（8%，7/85）居多，其次为浆液性囊腺癌（4%，3/85）及透明细胞癌（4%，3/85）。

4组患者比较，卵巢子宫内膜异位囊肿组及其他瘤样病变组的平均年龄明显小于卵巢良性肿瘤组、卵巢交界性及恶性肿瘤组（$P < 0.01$），而既往腹部手术次数却显著增高，差异有统计学意义（$P < 0.05$）。虽然孕次、BMI在卵巢交界性及恶性肿瘤组患者中均小于其他3组，但差异均无统计学意义（P均> 0.05）。与卵巢子宫内膜异位囊肿组患者相比，其他3组合并症的比例增加（$P < 0.05$）。产次、恶性肿瘤家族史、血型等在4组间比较，差异均无统计学意义（$P > 0.05$）。见表1和表2。

二、不同病理类型盆腔包块与子宫切除术的关系

子宫切除术的相关信息分析发现，45%的卵巢子宫内膜异位囊肿组患者因子宫腺肌症切除子宫，并且65%的卵巢子宫内膜异位囊肿组患者术后病理证实有内异症或子宫腺肌症，比例均明显高于其他3组（P均< 0.01）。而子宫切除术前CA125水平［4组分别为（67±30）、（50±14）、（34±18）、（54±36）U/ml，$P = 0.083$］，合并包块的超声表现（位置及性质）、手术路径、术中附件探查的结果、手术方式等在4组间比较，差异均无统计学意义（$P > 0.05$）。见表3。在子宫切除术时合并卵巢子宫内膜异位囊肿的19例患者中，术后促性腺激素释放激素激动剂（GnRH-a）治疗者（6例）与未予GnRH-a者相

表1　4组不同病理类型盆腔包块患者的一般情况（$\bar{x}\pm s$）

组别	例数	年龄（岁）	孕次	产次	BMI（kg/m²）	既往腹部手术次数
卵巢子宫内膜异位囊肿组	20	47±5	2.6±1.8	0.8±0.4	24.2±4.2	1.9±0.7
其他瘤样病变组	18	51±5	3.3±1.4	1.0±0.4	23.2±1.0	1.6±0.7
卵巢良性肿瘤组	25	56±8	3.5±1.6	1.2±0.4	25.2±3.0	1.2±0.4
卵巢交界性及恶性肿瘤组	22	55±8	1.9±0.6	0.9±0.5	22.9±2.9	1.3±0.5
P值		< 0.01	0.054	0.154	0.052	0.023

注：BMI：体质指数

表2　不同病理类型盆腔包块患者的一般情况

类别	卵巢子宫内膜异位囊肿组（n=20）		其他瘤样病变组（n=18）		卵巢良性肿瘤组（n=25）		卵巢交界性及恶性肿瘤组（n=22）		P值
	例数	百分率（%）	例数	百分率（%）	例数	百分率（%）	例数	百分率（%）	
并发症	3	15	9	9/18[a]	15	60	9	41	0.023
恶性肿瘤家族史	5	25	2	2/18[a]	4	16	6	27	0.555
血型									0.316
A	5	25	4	4/18[a]	7	28	5	23	
AB	1	5	3	3/18[a]	1	4	5	23	
B	8	40	7	7/18[a]	14	56	5	23	
O	6	30	4	4/18[a]	3	12	7	32	

注：a例数少于20，不计算百分率

表3　子宫切除术相关指标在4组不同病理类型盆腔包块患者中的比较

类别	卵巢子宫内膜异位囊肿组（n=20）		其他瘤样病变组（n=18）		卵巢良性肿瘤组（n=25）		卵巢交界性及恶性肿瘤组（n=22）		P值
	例数	百分率（%）	例数	百分率（%）	例数	百分率（%）	例数	百分率（%）	
手术指征									0.007
子宫肌瘤	7	35	10	10/18[c]	21	84	15	68	
子宫腺肌症	9	45	4	4/18[c]	4	16	3	14	
子宫肌瘤合并子宫腺肌症	3	15	3	3/18[c]	0	0	4	18	
异常子宫出血	1	5	1	1/18[c]	0	0	0	0	
超声下包块的位置	1	5	2	2/18[c]	2	8	12	55	0.599
单侧卵巢	4	20	3	3/18[c]	4	16	3	14	
双侧卵巢	2	10	0	0	1	4	0	0	
超声下合并包块性质									0.494
囊性	6	30	3	3/18[c]	4	16	3	14	
囊实性	0	0	0	0	1	4	0	0	
手术路径									0.811
开腹手术	16	80	15	15/18[c]	18	72	19	86	
腹腔镜手术	4	20	2	2/18[c]	5	20	2	9	
阴式手术	0	0	1	1/8[c]	2	8	1	5	
术中附件探查的结果									0.122
卵巢子宫内膜异位囊肿	8	40	2	2/18[c]	3	12	6	27	
卵巢黏液性囊腺瘤	0	0	0	0	1	4	0	0	
无病变	12	60	16	16/18[c]	21	84	16	73	
手术方式									0.571
子宫全切除术	15	75	11	11/18[c]	18	72	14	64	
子宫次全切除术	1	5	4	4/18[c]	4	16	4	18	

续　表

类别	卵巢子宫内膜异位囊肿组（$n=20$）		其他瘤样病变组（$n=18$）		卵巢良性肿瘤组（$n=25$）		卵巢交界性及恶性肿瘤组（$n=22$）		P值
	例数	百分率（%）	例数	百分率（%）	例数	百分率（%）	例数	百分率（%）	
同时行USO[a]	2	10	3[a]	3/18[c]	2	8	1	5	
同时行BS	1	5	0	0	1	4	1	5	
同时行US[b]	1	5	0	0	0	0	2[b]	9	
术后子宫病理结果									< 0.01
单纯子宫肌瘤	7	35	11	11/18[c]	21	84	14	64	
内异症或子宫腺肌症	13	65	7	7/18[c]	4	16	8	36	

注：a其他瘤样病变组中有1例为子宫次全切除＋USO，其余均为子宫全切除＋USO；b卵巢交界性及恶性肿瘤组中有1例为子宫次全切除＋US，其余均为子宫全切除＋US；c例数少于20，不计算百分率；内异症：子宫内膜异位症；USO：单侧输卵管卵巢切除术；BS：双侧输卵管切除术；US：单侧输卵管切除术

比，子宫内膜异位囊肿的复发间隔延长（分别为6.25、3.04 年，$P=0.292$）。

三、不同病理类型盆腔包块患者再次手术前的临床特点

盆腔包块再次手术的相关信息分析显示，4组患者再次手术前血红蛋白含量、超声引导下穿刺史、超声表现中的盆腔包块的位置比较，差异均无统计学意义（$P>0.05$）。子宫切除术至发现盆腔包块的时间间隔有明显差异（$P<0.01$），卵巢良性肿瘤组、卵巢交界性及恶性肿瘤组患者的平均时间间隔是卵巢子宫内膜异位囊肿组的3倍左右。卵巢交界性及恶性肿瘤组患者的再次手术前CA125水平异常升高（$P<0.01$），囊实性盆腔包块的比例显著增加（$P<0.01$），盆腔包块的平均径线明显增大（$P<0.01$），而且该组

患者从发现盆腔包块至接受再次手术所经历的时间间隔最短（$P<0.01$）。见表4和表5。

四、不同病理类型盆腔包块与子宫切除术至发现盆腔包块的时间间隔的关系

为研究子宫切除术至发现盆腔包块的时间间隔与盆腔包块病理类型的关系，根据时间间隔长短分成：5.5～10年、≥10年，结果发现，盆腔包块在不同的时间间隔内分布不同（$P<0.01$）；随着时间间隔的延长，瘤样病变的发生比例（即卵巢子宫内膜异位囊肿组及其他瘤样病变组的分布比例）逐渐下降，相反，卵巢肿瘤的发生比例（即卵巢良性肿瘤组、卵巢交界性及恶性肿瘤组的分布比例）却明显升高。在子宫切除术后5年内多发生卵巢子宫内膜异位囊肿（16例，43%，16/37），而发生于子宫切除术后10年及以上的盆

表4　4组盆腔包块患者再次手术前的临床特点（$\bar{x}\pm s$）

组别	例数	子宫切除术至发现盆腔包块的时间间隔（年）	CA125（U/ml）	血红蛋白（g/L）	盆腔包块最大径线[a]	盆腔包块的平均径线[b]	发现盆腔包块至再次手术的时间间隔（月）
卵巢子宫内膜异位囊肿组	20	3±3	32±34	135±11	6.6±1.8	4.7±1.8	17±20
其他瘤样病变组	18	4±5	13±9	132±12	6.2±2.4	4.8±2.0	21±32
卵巢良性肿瘤组	25	9±8	21±17	132±15	8.8±7.4	7.5±6.4	15±18
卵巢交界性及恶性肿瘤组	22	10±8	919±146 9	129±20	8.3±5	6.7±3.8	9±19
P值		< 0.01	< 0.01	0.887	0.020	0.009	0.001

注：a超声检查确定盆腔包块3个径线最大值；b根据超声检查计算盆腔包块的3个径线的平均值

表5 不同病理类型盆腔包块患者再次手术前的临床特点

类别	卵巢子宫内膜异位囊肿组（n＝20）		其他瘤样病变组（n＝18）		卵巢良性肿瘤组（n＝25）		卵巢交界性及恶性肿瘤组（n＝22）		P值
	例数	百分率（%）	例数	百分率（%）	例数	百分率（%）	例数	百分率（%）	
超声下盆腔包块的位置									0.140
单侧卵巢	14	70	15	15/18[a]	23	92	15	68	
双侧卵巢	6	30	3	3/18[a]	2	8	7	32	
超声下盆腔包块的性质									＜0.01
囊性	19	95	16	16/18[a]	20	80	8	36	
囊实性	1	5	2	2/18[a]	2	8	12	55	
实性	0	0	00	0	3	12	2	9	
超声引导下穿刺	2	10	2	2/18[a]	3	12	1	5	0.854

注：a例数少于20，不计算百分率

腔包块多为卵巢肿瘤（18例，86%，18/21）。见表6。

五、不同病理类型盆腔包块高危因素的多因素 logistic 回归分析结果

根据《妇产科诊断病理学》[9]，卵巢子宫内膜异位囊肿属于卵巢瘤样病变范畴；通过单因素分析发现卵巢良性肿瘤组与卵巢交界性及恶性肿瘤组之间存在着相似性；因此，本研究将4组合并为两类：瘤样病变和卵巢肿瘤。结果发现，子宫切除术后发生瘤样病变的风险因素包括年龄小（$RR＝0.697$，$P＝0.042$），多次腹部手术史（$RR＝9.410$，$P＝0.041$），盆腔包块平均径线小（$RR＝0.257$，$P＝0.027$）；相反，年龄较大、既往腹部手术次数较少、盆腔包块平均径线较大的患者在子宫切除术后发生卵巢肿瘤的风险增加。见表7。

讨 论

一、预防子宫切除术后盆腔包块的发生仍是重要的临床问题

患者通常认为子宫切除术是妇科疾病的"根治性"性手术，切除子宫后不会因妇科疾病而再次手术。然而，本研究发现，既往有子宫切除术史、近5年余又发现盆腔包块而再次手术的患者共85例。而对于子宫切除术后发生的盆腔包块，诊断较困难，不仅需要敏捷的诊断思维，而且还需要明确再次手术的时机和手术方式。因此，子宫切除术后盆腔包块的风险评估能够指导妇科医师在子宫切除术时做出准确的干预，从而降低再次手术的可能及额外的花费。

2015年，ACOG推荐，子宫切除术时同时行

表6 4组盆腔包块患者子宫切除术至发现盆腔包块的时间间隔分布

组别	总例数	＜5年		5～10年		≥10年	
		例数	百分比（%）	例数	百分比（%）	例数	百分比（%）
卵巢子宫内膜异位囊肿组	20	16	43	4	15	0	0
其他瘤样病变组	18	9	24	6	22	3	14
卵巢良性肿瘤组	25	8	22	8	30	9	43
卵巢交界性及恶性肿瘤组	22	4	11	9	33	9	43
合计		37	100	27	100	21	100

表7　子宫切除术后发生盆腔包块相关危险因素的多因素logistic回归分析结果

危险因素	RR值	95% CI	P值
年龄	0.697	0.493～0.986	0.042
既往腹部手术次数	9.410	1.099～80.564	0.041
盆腔包块再次手术前CA125水平	0.962	0.916～1.011	0.130
子宫切除术后病理结果为内异症或子宫腺肌症	3.117	0.335-29.013	0.318
子宫切除术至发现盆腔包块的时间间隔	1.024	0.800～1.313	0.848
盆腔包块的最大径线	2.670	0.954～7.474	0.061
盆腔包块的平均径线	0.257	0.206～0.051	0.027
超声下盆腔包块的性质为含有实性成分[a]	0.006	0.000～69.728	0.287

注：a包块囊实性和实性；内异症：子宫内膜异位症

保留卵巢的双侧输卵管切除术是预防卵巢癌的最佳选择[10]。新的研究数据表明，在预防卵巢癌方面，双侧输卵管切除术的确发挥了至关重要的作用，特别是对浆液性卵巢癌的预防[10,11]。本研究发现，同时行子宫切除及双侧输卵管切除术的患者仅有3例，其中2例是良性病变、1例是恶性，后者来源于卵巢内异症恶变，具体的病理类型为子宫内膜间质肉瘤，而非卵巢上皮性来源的肿瘤；相比于仅行子宫切除术的71例患者中有18例发生卵巢上皮性肿瘤，子宫切除加双侧输卵管切除术可降低卵巢上皮性肿瘤的发生风险。但对于内异症患者，保留卵巢的子宫切除术一直是疾病复发和再次手术的危险因素[12]。而在预防内异症复发方面，术后GnRH-a治疗组明显优于安慰剂组[13]，并且本研究也证实了术后予GnRH-a治疗预防内异症复发的效果。因此，充分评估风险因素对预防子宫切除术后不同病理类型盆腔包块的发生有突出作用。

二、子宫切除术后不同病理类型盆腔包块的风险评估

迄今为止，关于子宫切除术后盆腔包块风险评估的研究较少。先前1项研究表明，卵巢子宫内膜异位囊肿的复发与年龄呈负相关[14]，而且，卵巢子宫内膜异位囊肿及卵巢癌患者均有较低的妊娠率及分娩率[12,15]。此外，Shiber等[16]、Yanaranop等[17]发现，囊实性盆腔包块、高水平CA125以及子宫切除术至发现盆腔包块的时间间隔较长是卵巢恶性肿瘤发生的主要危险因

素。本研究在这些研究的基础上，描述了子宫切除术后盆腔包块的基本临床特点，并进一步按病理学分类，探索了不同病理类型盆腔包块的高危因素，结果表明，子宫切除术后74%的盆腔包块为良性，仅19%为恶性，这与Shiber等[16]的报道相符；而且，最常见的子宫切除术后的盆腔包块是卵巢子宫内膜异位囊肿。另外，风险评估不仅证实了卵巢子宫内膜异位囊肿和卵巢恶性肿瘤的前述相关危险因素，而且还发现，盆腔包块的发生与子宫切除术时的组织病理学类型密切相关，尤其是既往有内异症或子宫腺肌症病史的患者，65%子宫切除术后再次发生卵巢内异症。因此，既往有内异症或子宫腺肌症病史的患者在子宫切除术后更易发生卵巢子宫内膜异位囊肿。此外，既往多次腹部手术史也是瘤样病变的主要危险因素，腹部手术次数越多，子宫切除术后发生瘤样病变的风险越高，这可能由于腹部手术引起的局部粘连和炎症反应造成。

三、本研究的局限性和不足

由于回顾性研究的特点，本研究尚存在一些不足。首先，近年来子宫切除术的手术路径已得到改进，腹腔镜和机器人技术正在替代传统的开腹手术。而本研究中部分患者的子宫切除术史已有几十年，手术路径以开腹手术为主，腹腔镜手术则相对较少。其次，同时接受子宫切除和双侧输卵管切除的患者较少。因为保留卵巢的双侧输卵管切除术于2015年由ACOG推荐用于子宫切除术后卵巢癌的预防。但本研究中的患者接

受子宫切除术时，保留卵巢的双侧输卵管切除术尚未推广。最后，部分患者或在外院接受子宫切除术，或是子宫切除术后已有几十年，这可能会导致手术技术和医疗水平的差异；随着技术的发展，近期接受子宫切除术的患者可能获得更好的医疗技术。

综上所述，由于盆腔包块的发生与子宫切除术时的组织病理学类型密切相关，尤其是卵巢子宫内膜异位囊肿，并且既往多次腹部手术将明显增加该风险，所以，因内异症或子宫腺肌症接受子宫切除术的患者，术中应积极探查双侧附件，手术结束时应充分冲洗盆腹腔，术后要规律的药物治疗。目前，GnRH-a治疗后长期口服避孕药控制内异症的效果最佳、复发率最低。另外，子宫切除术时同时行保留正常卵巢的双侧输卵管切除术可有效预防卵巢癌的发生。但今后仍需开展前瞻性研究以明确相关危险因素导致子宫切除术后盆腔包块的潜在意义。

参 考 文 献

[1] Cardenas-Goicoechea J, Soto E, Chuang L, et al. Integration of robotics into two established programs of minimally invasive surgery for endometrial cancer appears to decrease surgical complications [J]. J Gynecol Oncol, 2013, 24 (1): 21-28. DOI: 10.3802/jgo.2013.24.1.21.

[2] Wilcox LS, Koonin LM, Pokras R, et al. Hysterectomy in the United States, 1988-1990 [J]. Obstet Gynecol, 1994, 83 (4): 549-555.

[3] Xu X, Desai VB. Hospital Variation in the Practice of Bilateral Salpingectomy with Ovarian Conservation in 2012 [J]. Obstet Gynecol, 2016, 127 (2): 297-305. DOI: 10.1097/AOG.0000000000001203.

[4] Holub Z, Jandourek M, Jabor A, et al. Does hysterectomy without salpingo-oophorectomy influence the reoperation rate for adnexal pathology? A retrospective study [J]. Clin Exp Obstet Gynecol, 2000, 27 (2): 109-112.

[5] Zalel Y, Lurie S, Beyth Y, et al. Is it necessary to perform a prophylactic oophorectomy during hysterectomy? [J]. Eur J Obstet Gynecol Reprod Biol, 1997, 73 (1): 67-70.

[6] American College of Obstetricians and Gynecologists. ACOG Practice Bulletin No. 89. Elective and risk-reducing salpingo-oophorectomy [J]. Obstet Gynecol, 2008, 111 (1): 231-241. DOI: 10.1097/01.AOG.0000291580.39618.cb.

[7] Al Musalhi K, Al Kindi M, Al Aisary F, et al. Evaluation of HE4, CA-125, Risk of Ovarian Malignancy Algorithm (ROMA) and Risk of Malignancy Index (RMI) in the Preoperative Assessment of Patients with Adnexal Mass [J]. Oman Med J, 2016, 31 (5): 336-344. DOI: 10.5001/omj.2016.68.

[8] Saha R, Kuja-Halkola R, Torn vail P, et al. Reproductive and Lifestyle Factors Associated with Endometriosis in a Large Cross-Sectional Population Sample [J]. J Womens Health (Larchmt), 2017, 26 (2): 152-158. DOI: 10.1089/jwh.2016.5795.

[9] 陈乐真. 妇产科诊断病理学 [M]. 2版. 北京: 人民军医出版社, 2010.

[10] Committee on Gynecologic Practice. Committee opinion no. 620: Salpingectomy for ovarian cancer prevention [J]. Obstet Gynecol, 2015, 125 (1): 279-281. DOI: 10.1097/01.AQG.0000459871.88564.09.

[11] Erickson BK, Conner MG, Landen CN. The role of the fallopian tube in the origin of ovarian cancer [J]. Am J Obstet Gynecol, 2013, 209 (5): 409-414. DOI: 10.1016/j.ajog.2013.04.019.

[12] Rizk B, Fischer AS, Lotfy HA, et al. Recurrence of endometriosis after hysterectomy [J]. Facts Views Vis Obgyn, 2014, 6 (4): 219-227.

[13] Zheng Q, Mao H, Xu Y, et al. Can postoperative GnRH agonist treatment prevent endometriosis recurrence? A meta-analysis [J]. Arch Gynecol Obstet, 2016, 294 (1): 201-207. DOI: 10.1007/s00404-016-4085-y.

[14] Yuan M, Wang WW, Li Y, et al. Risk factors for recurrence of ovarian endometriomas after surgical excision [J]. J Huazhong Univ Sci Technolog Med Sci, 2014, 34 (2): 213-219. DOI: 10.1007/sl1596-014-1261-9.

[15] Gay GM, Lim JS, Chay WY, et al. Reproductive factors, adiposity, breastfeeding and their associations with ovarian cancer in an Asian cohort [J]. Cancer Causes Control, 2015, 26 (11): 1561-1573. DOI: 10.1007/sl0552-015-0649-6.

[16] Shiber LD, Gregory EJ, Gaskins JT, et al. Adnex-

al masses requiring reoperation in women with previous hysterectomy with or without adnexectomy [J]. Eur J Obstet Gynecol Reprod Biol, 2016, 200: 123-127. DOI: 10.1016/j.ejogrb.2016.02.043.

[17] Yanaranop M, Tiyayon J, Siricharoenthai S, et al. Rajavithi-ovarian cancer predictive score (R-OPS): A new scoring system for predicting ovarian malignancy in women presenting with a pelvic mass [J]. Gynecol Oncol, 2016, 141 (3): 479-484. DOI: 10.1016/j.ygyno.2016.03.019.

手术治疗

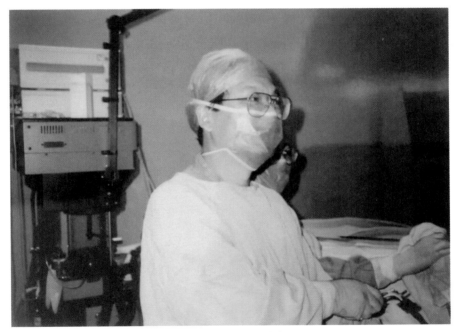

内异症的腹腔镜手术

题 记

1998年在加拿大魁北克举行的世界子宫内膜异位症大会（WEC）上明确指出了对子宫内膜异位症治疗的"5个最好"，即腹腔镜手术、卵巢抑制、三期疗法、妊娠以及助孕。

当然，没有最好，只有更好。

手术治疗是内异症的基本处理方法，因为它可以达到"28字方针"的要求：减灭和消除病灶，减轻和消除疼痛，改善和促进生育，减少和避免复发。手术治疗更提倡微创，所以腹腔镜手术在内异症手术中居主导地位，这不排除开腹手术或阴道手术，以及它们的联合，是为之具体情况、具体分析、具体选择、具体实施。

内异症病变广泛，常累及各种器官组织，在切除病灶时亦应注意保护器官、保护组织、保护生理、保护心理、保护功能。审慎地选择手术，审慎地实施手术，甚至提出：在治疗内异症过程中，只做一次手术（Just only one in the endometriosis life）。

第四篇 手术治疗

腹腔镜手术治疗子宫内膜异位症

冷金花　郎景和

子宫内膜异位症（内异症）是生育年龄妇女的常见病，发病率可高达10%～15%，它所引起的疼痛及不孕严重影响患者的生活质量。卵巢巧克力囊肿（巧囊）也是生育年龄妇女常见的附件包块。手术是内异症最基本的治疗方法，手术的同时亦可明确诊断。手术的目的是减灭和消除病灶，减轻和消除疼痛，改善和促进生育，减少和延迟复发。内异症可分为腹膜型、卵巢型、阴道直肠隔型及盆腔外型四种。腹腔镜以其手术效果好、术后恢复快等优点，不仅是内异症诊断的金标准，而且成为腹膜型及卵巢型内异症手术治疗的首选方式。内异症手术的指征包括：巧囊、不孕以及疼痛，疼痛包括痛经及慢性盆腔痛（CPP）。治疗应根据患者的年龄、生育要求、症状的轻重、病变严重程度以及既往治疗情况而定，实施个体化。手术方式包括保守性手术如内异症病灶减灭术、卵巢巧囊剔除术或烧灼术、盆腔神经阻断术，根治性手术即全子宫双附件切除术以及半保守手术即子宫切除术（保留卵巢功能）。

1　内异症腹腔镜的手术方式及其适应证

1.1　腹膜内异症的减灭术

内异症的临床病理形态颇为复杂，其临床病理类型目前可基本分为腹膜内异症、卵巢内异症及直肠阴道隔内异症。腹膜型内异症最为常见，广泛分布在盆腹腔腹膜，主要在接近附件的盆腔腹膜、子宫骶韧带和直肠子宫陷窝的腹膜表面上，可分为红色、黑色及白色3大类。其中红色病变为活跃病变。腹腔镜下可应用电烧灼、激光或剪刀，破坏或切除内异症病灶，达到减灭病灶的目的。

1.2　巧囊的手术

直径≥3cm的巧囊应手术治疗[1]。保守性手术的目的既要切除病灶，又要保留卵巢功能。主要的腹腔镜手术方式有囊肿抽吸＋囊壁烧灼术及巧囊剔除术。内异症囊壁烧灼术是将巧囊液穿刺抽吸冲洗后，再应用激光或电凝将囊肿内壁破坏，术中注意保护卵泡，减少损伤。如果电凝过度，可引起热损伤。由于术中常常不易完全破坏囊肿壁，故术后复发率高。且手术标本少或无标本，可能遗漏恶性肿瘤的诊断。卵巢内异症的恶变率约为1.0%。卵巢癌特别是透明细胞癌及子宫内膜样癌合并内异症的发生率约为14.1%[2]。巧囊剔除术可将囊壁完全切除进行病理检查，可除外恶性病变且术后复发率减少，但对卵巢损伤较大，卵泡破坏较多，术后易形成粘连。Hachisuga[3]的研究发现：即使巧囊壁无明显粘连容易剥离，术后病理仍显示所有剔除的巧囊壁镜下均有正常卵巢组织残留，而且卵巢白体残留发现率为49.2%（30/61）；始基卵泡的发现率为68.9%（42/61），平均6.6个（1～25个）。目前的研究表明，与腹腔镜下囊肿壁烧灼术比较，腹腔镜囊肿剔除术术后疼痛缓解率明显提高，复发率明显降低[4,5]。但两组术式对妊娠的影响尚无定论。多数作者认为巧囊的处理以剔除为首选，但术中应注意保护卵巢功能。

1.3　阻断盆腔神经通路的手术

包括腹腔镜骶前神经切除术（LPSN）及子宫骶神经切除术（LUNA）。手术的指征主要为盆腔中部疼痛，药物治疗效果差，且希望保留生育功能者。理想的神经切除术仅阻断盆腔器官的感觉神经，而其他神经不受影响。子宫体主要受交感神经支配，子宫颈主要受副交感神经支配，盆腔的痛觉传入神经与之相伴而行。交感神经纤维与子宫动脉、髂动脉及肠系膜下动脉伴行，通过骶内脏神经丛进入骶前神经干形成骶前神经。而副交感神经与子宫骶动脉伴行，通过骶内脏神经丛进入骶前神经干形成骶前神经。副交感神经通过位于子宫骶韧带近端的Lee-Franken-hause神经丛及盆腔内脏神经丛进入位于骶棘的神经节。LPSN及LUNA通过切除盆腔神经的通路而达到镇痛的目的。但这种手术并不能解除两侧下腹痛，因为来自附件的痛觉传入神经纤维通过卵巢丛，经过骨盆漏斗韧带，进入胸主动脉和肾丛[6]。Perez[7]在1990年首次描述了LSPN。手术一般选择4个切口，分别为脐周、左右侧下腹及耻骨上。手术时患者处于较深的头低足高位。首先进行粘连分离或者处理内异症，向左侧牵拉乙状结肠以暴露骶前的解剖部位。可用电刀、激光或剪刀，在骶岬上方做横向切口，然后钝性解剖进入疏松的网眼状组织。切除的界限向右到输尿管，向左到肠系膜下动脉、痔上动脉和乙状结肠。向上垂直扩大腹膜窗一直到腹主动脉。手术时应注意骶神经后方的骶中血管。分离骶前神经束后，分别在近端和远端切断之，切除长度2～3cm，进行病理检查。腹膜不必关闭。LUNA自20世纪80年代初开始应用，术时首先看清输尿管走行，如粘连重，则应解剖输尿管。手术时电凝双侧子宫骶韧带近宫颈端再切断之，称为Doyle手术，如果同时切开子宫直肠反折，则称为AT（arcus taurinus）术或"水牛角"术[8]。手术时应注意子宫骶韧带外侧的血管。

1.4 腹腔镜子宫切除术

对年龄较大、无生育要求以及保守治疗无效者应考虑切除子宫，同时切除一侧或双侧卵巢。可根据术者的经验进行腹腔镜辅助的阴式子宫切除（LAVH）或完全的腹腔镜子宫切除术（TLH），但不主张进行部分子宫切除术，理由是大部分内异症的直肠子宫陷窝及子宫骶韧带均有病灶。保留卵巢有保留内分泌功能的优点，但复发机会增加，且有恶变可能。有研究表明，保留卵巢可以使内异症复发的危险性增加6倍，再次手术的危险性增加8.1倍[9]。

2 腹腔镜手术对痛经及慢性盆腔疼痛的治疗效果

内异症的疼痛与下列因素有关：①腹腔液中前列腺素的增高，诱发局部炎性反应，产生激肽，导致局部痛觉敏感而引起痛经。②盆腔血管充血时，血管膨胀，血管壁的神经受到压迫及撕裂性刺激。③痛阈降低。④逆流经血刺激腹膜表面产生尖锐的烧灼痛。⑤子宫周围病变刺激子宫收缩，产生痉挛性下腹痛。⑥子宫周围的粘连及病变受子宫肌纤维收缩的牵引而产生撕裂样疼痛。⑦经前或经期反复出血导致巧囊内压力增高，导致破裂，内容物溢出，刺激腹膜引起剧烈腹痛。⑧疼痛与病灶的浸润深度有关，位于子宫骶韧带及子宫直肠陷窝的深部浸润内异症（DIE）刺激感觉神经末梢引起疼痛。腹腔镜切除内异症病灶，可有效缓解疼痛。文献报道腹腔镜手术疼痛的缓解率为60%～80%[10,11]。但这些报道均为无对照的、非双盲法研究，而疼痛为主观感觉，受人为影响因素较多，故存在选择的偏倚。Sutton[12]1994年报道激光治疗轻中度内异症的前瞻性、随机双盲对照研究，发现治疗组及对照组术后3个月的疼痛缓解率相似，分别为56%及48%；术后6个月两组疼痛的缓解率差异才有统计学意义，分别为62.5%及22.6%。研究提示腹腔镜手术的安慰剂效果可持续3个月，此后安慰剂效果逐渐消失，手术治疗效果在3个月才逐渐出现。LUNA及LPSN可有效缓解中下腹疼痛，尤其对无明显盆腔内异症的原发性痛经，有效率可达75%～80%[13,14]。最近研究表明对有明显盆腔痛的内异症患者，在切病灶的同时行LUNA，对疼痛无进一步缓解作用[15]。

3 腹腔镜手术对不孕的治疗效果

腹腔镜手术是内异症合并不孕的基本治疗。手术不仅可以切除病灶、分离粘连、恢复解剖，而且术中使用大量生理盐水冲洗，可去除盆腔局部对精子、卵巢及受精卵有毒性作用的免疫因素及自由基等，有助于生育。研究结果表明，腹腔镜可明显提高轻中度内异症不孕患者的妊娠率[16,17]。

4 腹腔镜巧囊剔除术对体外受精（IVF）效果的影响

不论是巧囊剔除术还是巧囊内壁烧灼术，手术的机械性损伤以及能量器械的热损伤，有可能影响卵巢的功能，因而术后是否影响生育已引起人们关注。Geber[18]报道腹腔镜巧囊剔除术后，小于35岁的患者IVF卵巢的反应性包括药物用量、卵泡发育数目、受精率以及妊娠率均与对照组差异无显著性，但取出的卵子数目较少；而35岁以上的患者，卵巢的反应性及妊娠率均明显低于对照组。Marconi的研究结果表明腹腔镜巧囊剔除术对IVF的结果无影响。由于巧囊剔除术对IVF的影响目前尚无大样本前瞻性随机对照研究面世，故需要进一步研究。

5 腹腔镜在DIE治疗中的应用价值

DIE指内异症病灶浸润的深度达到5mm以上，主要位于阴道直肠隔和子宫骶韧带。Koninckx及Martin[19]将其分成3种类型。Ⅰ型：最为常见，为重度盆腔内异症，有明显的粘连及子宫骶韧带纤维增生。Ⅱ型：内异症病灶与肠道粘连，造成直肠的牵拉及变形，有时腹腔镜下并无明显病灶，而三合诊检查病灶明显。Ⅲ型：病灶全部位于腹膜的表层以下，有时可穿透阴道黏膜，此型的腹腔镜诊断最为困难。Donnez等[20]认为阴道直肠隔内异症是完全不同的病理类型，可能是来源于米勒管遗迹化生的腺肌症。手术的目的是尽可能将深层的病灶切除，以开腹手术为主。由于病灶位置深、缺乏触觉，故腹腔镜操作比较困难，而且不易将病灶切除干净，需要娴熟的手术技术。腹腔镜手术一般选择4个切口，术中要结合直肠、阴道触诊检查，确定病灶的位置，再仔细解剖并尽可能地将病灶切除干净。手术通常需要游离直肠、阴道、输尿管等脏器，有时甚至需要切除部分直肠壁或阴道壁以去除病灶，浆膜的缺损面通过间断缝合关闭。在完成操作后，要检查直肠壁的完整性，可在Douglas窝内注入生理盐水，在直肠内注入100ml空气或亚甲蓝。如DIE侵及侧盆壁，应注意输尿管损伤的可能，可在静脉注入亚甲蓝或靛胭脂后行膀胱镜检查[21]。

6 巧囊腹腔镜术后复发

腹腔镜是卵巢巧囊首选的治疗方法。术后巧囊的复发率与随诊时间有关。Busacca等[22]报道366例行腹腔镜巧囊剔除术后复发情况。手术后或术后停药后随诊至少6个月，于术后3、6、12个月进行阴道超声检查，以后每年检查1次。超声波检查巧囊复发的标准[23]：①卵巢内见均质光点回声；②卵巢内1个或多个无回声区；③早卵泡期复查囊肿不消失。术后48个月累计囊肿复发率为11.7%。临床Ⅳ期以及既往手术史为不良的预后因素，而与年龄、囊肿大小以及术后妊娠与否无关。Beretta等[5]对腹腔镜巧囊剔除与巧囊壁烧灼术进行对比，结果显示术后24个月累计复发率前者明显低于后者，同时平均复发时间分别为19个月及9.5个月。妊娠率分别为66.7%及23.5%。提示巧囊剔除术明显优于巧囊壁烧灼术。

7 内异症腹腔镜手术后的粘连形成及预防

内异症常常引起腹膜损伤及粘连。内异症腹腔局部环境因素如转移生长因子-β（TGF-β）与粘连的形成密切相关[24]。内异症粘连的特点：①分布广泛，可位于盆腔各个器官表面，但多位于直肠子宫陷窝；②内异症粘连的两侧腹膜面均受影响，故粘连致密，无明显界限；③内异症常伴有血管增生，分离粘连时出血较多；④深部粘连纤维挛缩可使器官牵拉变形，解剖结构不清。以上特点使内异症手术较为困难。腹腔镜为微创手术，术后粘连发生率比开腹手术低[25]。但手术技巧很重要，如果腹腔镜技术差，新粘连形成的机会明显增加，再粘连的机会可达80%以上[26]。腹腔镜应遵循微创外科的手术原则：减少组织损伤，止血完全，避免组织坏死及异物残留（如缝线），完全切除病变组织，于正确的解剖界面分离组织或剥出囊肿以及保持组织的湿润等。要减少手术造成的新粘连（如手术部位的粘连以及腹膜创口的粘连），除了精细的手术操作以及完全的止血外，还应尽可能减少腹壁穿刺切口的直径及数目。内异症术前应用GnRH-a是否可以减少粘连形成目前尚无定论。有研究表明术中应用林格液代替盐水冲洗腹腔可减少粘连的形成[27]。近年来有研究表明，CO_2气腹对腹膜有损害，而且与充气的速度、压力及作用时间有关[28,29]。因此，腹腔镜手术中充气速度不能过快，压力不能过高，而且应该尽量缩短手术时间。手术中应用防粘连屏障如interceed或防粘连制剂如intergel，可有效防止粘连的形成[30]。

8 腹腔镜手术的局限性及并发症

与传统的开腹手术相比，腹腔镜手术有以下特点：①手术不是在直视下进行，而是在二维影像下的操作。②手术的体位不同，常需要头低脚高位。③手术时需要气腹以暴露手术视野。④手术器械常为电手术器械或其他有能量的器械。⑤一些手术并发症手术中不易发现或容易忽略，而且腹腔镜处理并发症有一定困难，常需要开腹完成。因此腹腔镜手术本身有一定的局限性。腹腔镜手术的并发症与手术的难度以及术者的经验相关[31]，而重度或深部内异症腹腔镜手术难度通常较大，术中出血、损伤的机会较多，因此，应努力提高手术技术，以减少并发症的发生。

参 考 文 献

[1] Canis M，Pouly JL，Tamburro S，et al. Ovarian response during IVF-embryo transfer cycles after laparoscopic ovarian cystectomy for endometriotic cysts of ＞3cm in diameter [J]. Hum. Reprod, 2001, 16（11）：2583.

[2] 冷金花，郎景和. 子宫内膜异位症恶变的研究进展 [J]. 中华妇产科杂志，2002，37（7）：437.

[3] Hachisuga T，Kawarabayashi T. Histopathological analysis of laparoscopically treated ovarian endometriotic cysts with special reference to loss of follicles [J]. Hum Reprod，2002，17（2）：432.

[4] Saleh A，Tulandi T. Reoperation after laparoscopic treatment of ovarian endometriomas by excision and fenestration [J]. Fertil Steril，1999，72（3）：322.

[5] Beretta P，Franchi M，Ghezzi F，et al. Randomized clinical trial of two laparoscopic treatments of endometriomas：cystectomy versus drainage and coaguation [J]. FertilSteril，1998，70（11）：1176.

[6] Kwok R，Lam R，Ford R. Laparoscopic presacral neurectomy：a review [J]. Obstet Gynecol Suvey，2001，56（1）：99.

[7] Peez JJ. Lapaoscopic pesacal neuectomy：results of the first 25 cases [J]. J Reprod Med，1990，35（7）：625.

[8] Jones KD，Sutton CJG. Arcus taurinus：the "mother and father" of all LUNAs [J]. Gynecol Endos，2001，10（1）：83.

[9] Clayton RD，Hawe JR，Love JC，et al. Recurence pain after hysterectomy and bilateral salping-oophorectomy for endometriosis：e valuation of laparoscopic excision of residual endometriosis BJOG [J]. 1999, 106（4）：740.

[10] Wood AJJ. Treatment of endometriosis [J]. N Engl J Med，2001，345（2）：266.

[11] Suton CJG，Hill D. Laser laparoscopy in the treatment of endometriosis：5-year study [J]. BJOG，1990，97（2）：181.

[12] Sutton CJG，Ewen SP，Whitelaw N，et al. Prospective，randomized，double blind，controll ed trial of laser laparoscopy in the treatment of pelvic pain associated with minimal，mild，and moderate endometriosis Fertil [J]. Steril，1994，62（7）：696.

[13] DaniellJF，KurtzRR，Gurley LD，et al. Laparoscopic presacral neurectomy vs neurotomy：use of the argon beam coagulator compared to conventional technique [J]. J Gynecol Surg，1993，9（2）：169.

[14] Chen FP，Chang SD，Chu KK. et al. Comparison of laparoscopic presacral neu rectomy and laparoscopic uterine nerve ablation for primary dysmenorrhea [J]. J Reprod Med，1996，41（5）：463.

[15] Sutton C，Pooley AS，Jones KD，et al. A prospective，randomized，double-blind controlled trial of laparoscopic uterine nerve ablation in the treatment of pelvic pain associated with endometriosis [J]. Gynecol Endosc，2001，10（2）：217.

[16] Marcoux S，Maheux R，Berube S. Laparoscopic surgery in infertile women with minimal or mild endometriosis [J]. N Engl J Med，1997，337（2）：217.

［17］Jacoson TZ，Barlow DH，Koninckx PR，et al. Laparoscopic surgery for subfertility associated with endometriosis Cochrane Database Syst［J］. Rev，2002，（4）：CD001398.

［18］Geber S，Fereira DP，Spyer Prates LF，et al. Effects of previous ovarian surgery for endometriosis on the outcome of assisted reproduction treatment［J］. Reprod Biomed Online，2002，5（1）：162.

［19］Koninckx PR，Martin DC. Deep endometriosis：a consequence of infiltration or retraction or possibly adenomyosis extema［J］? Fertil Steil，1992，58（10）：924.

［20］Donnez J，Nisolle M，Gillerot S，et al. Rectovaginal septum adenomyotic nodules：a seies of 500 casers. Br J Obstet Gynaecol，1997，104（6）：1014.

［21］Kwok A，Lam A，Ford R. Deeply infiltrating endometriosis：implictions，dignosis，and management［J］. Obstet Gynecol Survey，2001，56（3）：168.

［22］Busacca M，Marana R，Caruana P，et al. Recurence of ovarian endometriomas after laparoscopic excision［J］. Am J Obstet Gynecol，1999，180（3）：519.

［23］Kupfer MC，Schiwimer RS，Lebovic J. Transvaginl sonogrphic appearance of endometriomata：spectrum of finding［J］. J Ultrsound Med，1992，11（1）：129.

［24］Chegini N. The role of growth factors in peritonel heling：transforming growth factors-β（TGF-β）［J］. Eur J Surg，1997，577（Suppl）：17.

［25］Wiseman D，Trout JR，Diamond MP. The rates of adhesion devel opment and effects of crystalloid solution on adhesion development in pelvic surgery［J］. Fertil Steril，1998，70（7）：702.

［26］Canis M，Mage G，Watiez A，et al. Second-look laparoscopy after laparoscopic cystectomy of large endometrioma［J］. Fertil Steril，1992，3（7）：617.

［27］Sahakian V，Rogers RG，Halme J，et al. Effects of carbon dioxide saturated normal saline and Ringer's lactate on postsurgical adhesion formation in the rabbits［J］. Obstet Gynecol，1993，82（6）：851.

［28］Yesildagar N，Ordonnez JL，Laermans I et al. The mouse as a model to study adhesion formation following endoscopic surgery：a preliminary report［J］. Hum Reprod，1999，14（1）：55.

［29］Yesildagar N，Konninckx PR. Adhesion formation in intubated rabbts increase with high insufflation pressure during endoscopic surgery［J］. Hum Reprod，2000，15（3）：687.

［30］Canis M，Botchorishvil R，Tamburro S，et al. Adhesion prevention in the surgical treatment of pelvic endometriosis［J］. Gynecol Endosc，2001，10（1）：99.

［31］冷金花，郎景和，刘珠凤，等. 腹腔镜手术并发症相关因素分析［J］. 现代妇产科进展，2002，11（8）：430.

妇科腹腔镜手术中输尿管损伤的临床特点及处理

高劲松　冷金花　郎景和　刘珠凤　沈　铿　孙大为　朱　兰

【摘要】目的：探讨妇科腹腔镜手术中输尿管损伤的主要原因及诊断、治疗和预防的方法。方法：回顾性分析我院13年间，妇科腹腔镜手术中发生输尿管损伤患者的临床资料、疾病类型、盆腔情况、手术类型、损伤特点、诊治情况及预后。结果：5 541例妇科腹腔镜手术中，共发生输尿管损伤8例，发生率为0.14%，其中腹腔镜辅助阴式子宫切除术（LAVH）发生输尿管损伤6例，腹腔镜下全子宫切除术（TLH）1例，盆腔侧壁粘连松解手术1例。主要妇科疾病为：子宫腺肌症、子宫内膜异位症、子宫肌瘤；8例均有盆腔粘连，4例有盆腹腔手术史，7例子宫手术者，子宫均有增大（6～10周）。输卵管损伤症状出现于术后0～13天，包括引流量增多、腹痛或腹胀、腰痛、恶心呕吐、发热、尿量减少、阴道流水、腹部皮下水肿、腹膜炎等。诊断时间在术后0～17天，主要确诊方法为静脉肾盂造影。损伤位于输尿管下段6例，入盆腔段2例。2例早期发现者均行开腹手术修补；晚期发现者，2例输尿管置管成功，3例置管当时失败，1例置管后又出现尿瘘行开腹修补。预后均较好。结论：输尿管损伤是妇科腹腔镜手术少见而严重的并发症。术后引流量的异常增多以及出现发热、腰腹痛、急腹症、阴道流水等症状时，应警惕输尿管损伤的可能。治疗以手术为主。

【关键词】腹腔镜检查；输尿管；手术中并发症

Ureteral injury in gynecologic laparoscopies.

Gao Jinsong，*Leng Jinhua*，*Lang Jinghe*，*Liu Zhufeng*，*Shen Keng*，*Sun Dawei*，*Zhu Lan*

【Abstract】Objective：To investigate the ureteral injury in gynecological laparoscopies and discuss its diagnosis，treatment and prevention. Methods：Ureteral injury in gynecological laparoscopies during the past 13 years was reviewed retrospectively. The clinical features of initial operations including the types of disease，uterine size，pelvic adhesion，operative procedures and the methods of diagnosis，treatment and prognosis of ureteral injury were studied. Results：There were 8 ureteral injuries（0.14%）in 5 541 gynecological laparoscopies with seven in laparoscopically assisted vaginal hysterectomy（LAVH）/total laparoscopic hysterectomy（TLH）（0.45%）and one in non-LAVH（0.03%）. The main gynecological disorders included adenomyosis，endometriosis and leiomyoma. All patients had pelvic adhesions and 4 had previous pelvic operations. Uterine enlargement was found in 7. Patients presented increased vaginal drainage，flank pain，increased volumes of vaginal discharge，nausea and vomiting，fever，edema，or peritonitis from 0 to 13 days postoperatively. Ureteral injuries were mainly diagnosed via excretory urogram（IVP）. The sites of injury were near the inferior margin of the sacroiliac joint in two women and at the inferior part of ureter（near the uterine vessel，uterosacral ligament and ureterovesical junction）in 6. Two patients whose injuries were found soon after operation received ureteral repair by laparotomy successfully. Two of the six patients whose injuries were found several days later were treated with internal ureteral stenting successfully，the other four failed with ureteral stenting and received ureteral repair by laparotomy. Outcomes were good in all cases. Conclusions：Ureteral injury is an uncommon and severe complication in gynecological laparoscopies. Symptoms like abnormally increased drainage，fever，flank pain，abnormal vaginal discharge and peritonitis after operation should be paid attention to and ureteral injury be considered. Surgical repair is the primary treatment.

【Key words】Laparoscopy；Ureter；Intraoperative complications

妇科手术是造成输尿管损伤的原因之一。随着腹腔镜手术的日益开展，输尿管损伤也有增多的趋势[1]。为了尽量避免该严重并发症的发生，并能及时发现、诊治、改善预后，本研究回顾性分析了我院妇科腹腔镜手术中8例输尿管损伤患者的临床资料，现报道如下。

临床资料与分析

一、发生率

1990年1月1日 至2002年11月30日13年间，北京协和医院共行妇科腹腔镜手术5 541例，子宫切除术1 448例，非子宫切除手术4 093例。发生输尿管损伤8例。其中腹腔镜辅助阴式子宫切除术（LAVH）6例，腹腔镜下全子宫切除术（TLH）1例，非子宫切除手术1例。

二、患者基本情况及手术情况

8例输尿管损伤患者的平均年龄为40.6岁（28～51岁），均为绝经前妇女，其中子宫腺肌症5例、子宫内膜异位症（内异症）3例、子宫肌瘤3例、子宫内膜癌1例、原发不孕1例；8例均有不同程度的盆腔粘连，其中4例粘连严重；4例既往有盆、腹腔手术史。除1例原发不孕行侧盆壁粘连松解术者子宫大小正常外，其余7例子宫均有不同程度的增大（6～10周）。

LAVH、TLH的手术操作见文献[2]。所有行子宫手术的患者术后均留置阴道引流管，术后引流每日＜20ml后拔除引流管。3例因引流增多发现尿瘘，另5例尿瘘者发生在引流管拔除后。

三、症状及诊断

症状出现的时间为术后数小时至13天，3例于手术当日及次日出现引流液增多症状，2例术后2天出现症状，另3例于手术1周后出现症状。主要症状依次为：腹痛（4例）、腹胀（4例）、引流液增多（3例）、腰痛（2例）、恶心伴呕吐（2例）、尿量减少（2例）、阴道流水（1例）、尿频及尿失禁（1例）、腹部皮下水肿（1例）、发热（1例）。其中1例出现急性肾功能不全，1例并发腹膜炎、腹腔脓肿。

确诊时间为术后0～17天，距症状开始出现时间0～6天，平均3.1天，2例于手术当日诊断，6例于术后5～17天诊断。主要检查手段包括：引流液肌酐、尿素氮及电解质的测定，其水平与同期血液及尿液相比，更接近于尿液；双肾、输尿管及盆腹腔B超可见腹水、肾盂积水、输尿管扩张等改变；静脉肾盂造影可见输尿管梗阻（3例）、扩张（4例）、造影剂中断（2例）或外溢（5例），其中1例同时行MRI定位诊断，1例静脉亚甲蓝试验（＋）。最后确诊多采用静脉肾盂造影（7例）。根据影像学诊断或术中所见，6例损伤部位位于子宫动脉、子宫骶韧带附近或进膀胱处（均为LAVH者），2例位于输尿管入盆腔段（均为行侧盆壁粘连松解术者）。左、右侧输尿管各4例。

四、治疗及随诊情况

手术当日诊断的2例，直接开腹行修补术，1例术中见输尿管子宫动脉水平处基本断裂，断裂呈电凝后改变，行输尿管吻合术＋输尿管置管（D-J管，下同），术后因反复出现肾盂肾炎，并于拔管后出现输尿管不全梗阻等表现，4个月后再次开腹行输尿管周围粘连松解术＋输尿管置管，2个月后因D-J管下移而拔除，随访3个月，基本恢复正常。另1例术中见左侧入盆腔段输尿管2/3横断，行端端吻合＋输尿管置管，拔管后恢复好。

6例晚期诊断的患者，均首先采用膀胱镜下输尿管置管，2例成功，3个月后拔管无明显异常。3例当时置管失败，改行开腹输尿管膀胱再植术；输尿管置管，术中见输尿管末端严重粘连，有缺血、坏死，其中1例输尿管周围见内异症病灶；2例术后2～3个月拔管，无异常，另1

例随访不满2个月,尚在观察中。1例当时成功置管,后因并发腹膜炎、脓肿形成,行开腹粘连松解术,3个月后拔管,出现阴道漏尿,再次置管失败,行开腹手术,术中见输尿管下段粘连严重,行输尿管膀胱再植术+输尿管置管,术后3个月拔管,无异常。

讨 论

一、腹腔镜手术输尿管损伤的发生率

妇科手术导致的输尿管损伤是少见但严重的并发症。文献报道,妇科手术中输尿管损伤的发生率约0.16%[3]。妇科腹腔镜手术输尿管损伤发生率为0.27%[4]。我院妇科手术输尿管损伤的发生率为0.09%[5],腹腔镜手术输尿管损伤的发生率为0.14%,略低于文献报道。本研究结果显示,腹腔镜手术输尿管损伤主要发生在子宫手术中,其损伤发生率明显高于非子宫手术。

二、腹腔镜手术输尿管损伤的部位及原因

本研究结果显示,腹腔镜手术造成输尿管损伤的部位多位于输尿管骨盆入口段和子宫动脉、子宫骶韧带、膀胱入口附近,与文献报道[6]一致。造成输尿管损伤的原因主要如下。①输尿管在盆腔的特殊走行:输尿管与盆腔脏器的关系密切,尤其在处理骨盆漏斗韧带、子宫动脉、子宫骶韧带以及分离侧盆壁粘连时容易损伤输尿管。②输尿管走行的变异:盆腔粘连、内异症、大子宫、既往盆腔和/或腹腔手术史等病理情况,可能造成输尿管解剖位置的变异,或影响视野的暴露,从而增加输尿管损伤的机会。尤其是内异症患者,往往合并输尿管、子宫骶韧带中线移位的情况[7],也容易造成损伤。③热损伤[8]:由于手术常采取电凝和电切的方法处理血管及组织,除了机械损伤外还可能造成热损伤,热传导的范围和程度与电凝和/或电切时间的长短、功率的大小及手术钳的宽窄等有关,尤其是单极电凝、电切,其热效应可传导到周围2cm的范围,造成输尿管缺血坏死,这种血液供应的改变,在术中往往难以发现,而是在术后一段时间才发生

输尿管瘘,出现相应的症状和体征。另外,在处理子宫动脉时,由于需要反复电凝、电切,也容易造成输尿管热损伤,导致局部缺血坏死。④手术技术:腹腔镜手术野是二维空间,需要较高的经验和技巧,如果手术复杂而困难,则增加了损伤机会。留置引流管可以及时发现输尿管损伤的存在。

三、腹腔镜手术输尿管损伤的诊断和处理原则

输尿管损伤可表现为输尿管狭窄、输尿管瘘和断裂,造成相应的临床症状。包括:腹腔引流液增多、腰腹疼痛、尿少、腹水、腹膜刺激征、恶心呕吐等,严重的可造成腹膜炎和急性肾功能不全。

症状出现的早晚与损伤的类型及大小有关。术后短期内出现症状者,损伤较大,且多为横断伤,可能为机械性损伤或合并热损伤,由于引流管尚未拔除,因此易于发现。而晚期出现症状者,损伤较小或为缺血坏死引起,由于此时引流管多已拔除,尿液刺激腹膜导致腹膜刺激症状,由于症状不典型,易与术后感染、肠道损伤等混淆,如果不注意观察相关症状及体征并及时行相应的辅助检查,往往容易误诊。因此,一旦出现上述症状,应警惕输尿管损伤的发生,并积极进行相应的辅助检查:①腹腔引流液肌酐、尿素氮、电解质水平测定,并与血液、尿液中上述指标的水平比较,如果接近尿液,提示为尿瘘[5]。②静脉亚甲蓝试验:静脉注射亚甲蓝,引流液中如果出现蓝染,则证明存在尿瘘。③静脉肾盂造影:可作为确诊手段,并能发现输尿管损伤的存在及部位。④膀胱镜下逆行肾盂造影:有助于除外膀胱瘘。逆行肾盂造影明确输尿管瘘或狭窄时,还可以直接置管,但有可能在插管时加重输尿管损伤。⑤B超[9]:可以发现腹水、肾盂或输尿管扩张、有无输尿管喷尿现象。如有上述征象则提示存在输尿管瘘或损伤。⑥MRI:可以明确损伤的部位,对治疗有一定的指导意义。

一旦诊断输尿管损伤,应及时处理,防止肾功能受损及严重干扰。以上诊断方法可根据情况选择使用,对于发病急、明确有泌尿系统损伤

者，不必等待复杂的检查，而应及时开腹探查。

四、腹腔镜手术输尿管损伤的治疗及预后

早期发现者，说明输尿管断裂或瘘口较大，以手术修补（输尿管膀胱再植术或输尿管端端吻合术）为宜。本组2例早期发病者，均直接开腹行手术修补，取得较好的结果。晚期发病者，多为输尿管缺血、坏死引起，可根据病情采用手术修补或膀胱镜下输尿管置管。膀胱镜下置管是常用的保守治疗方法，期待输尿管瘘自行愈合，但有置管失败、输尿管损伤进一步加重的可能，尤其是损伤较大者，输尿管置管成功率低。本组6例较晚发病者，开始均采用输尿管置管的方法，2例成功；3例失败，改开腹手术；另有1例置管3个月未愈合，最终采取手术治疗。因此，输尿管置管应由有经验的医师进行，如果置管困难、失败，说明损伤可能较重，应及时手术，不宜反复置管，避免加重输尿管的损伤[9]。及时发现并治疗输尿管损伤，是防止并发症以及改善预后的关键。早期诊断、积极治疗者预后较好。

五、预防

为了防止输尿管损伤，应熟练掌握盆、腹腔解剖知识及手术技巧[10]，防止过多的电凝止血，尽量少用单极电凝，可考虑在双极电凝后采用"冷"剪刀的方法。应严格掌握腹腔镜手术的指征，对于既往有盆腔手术史、盆腔粘连严重、严重的内异症、大子宫者，选择手术方式应慎重，并警惕这些患者输尿管解剖位置的变异。

术中在近输尿管的部位应辨认输尿管的走行，必要时解剖输尿管防止损伤。如果解剖困难，可于术前或术中行输尿管置管，以帮助确认输尿管的走行，同时有效地防止输尿管损伤的发生[10,11]。

参 考 文 献

[1] Saidi MH，Sadler RK，Vancaillie TG，et al. Diagnosis and management of serious urinary complications after major operative laparoscopy [J]. Obstet Gynecol，1996，87：272-276.

[2] 黄荣丽，冷金花，郎景和，等. 腹腔镜子宫切除术 [J]. 中国现代手术学杂志，1997，1：167-169.

[3] Gilmour DT，Dwyer PL，Carey MP. Lower urinary tract injury during gynecologic surgery and its detection by intraoperative cystoscopy [J]. Obstet Gynecol，1999，94：883-889.

[4] Wu MP，Lin YS，Chou CY. Major complications of operative gynecologic laparoscopy in southern Taiwan [J]. J Am Assoc Gynecol Laparosc，2001，8：61-67.

[5] 彭萍，沈铿，郎景和，等. 妇科手术泌尿系统损伤42例临床分析 [J]. 中华妇产科杂志，2002，37：595-597.

[6] Oh BR，Kwon DD，Park KS，et al. Late presentation of ureteral injury after laparoscopic surgery [J]. Obstet Gynecol，2000，95：337-339.

[7] Nackley AC，Yeko TR. Ureteral displacement associated with pelvic peritoneal defects and endometriosis [J]. J Am Assoc Gynecol Laparosc，2000，7：131-133.

[8] Tulikangas PK，Smith T，Falcone T，et al. Gross and histologic characteristics of laparoscopic injuries with four different energy sources [J]. Fertil Steril，2001，75：806-810.

[9] Hung MJ，Huang CH，Chou MM，et al. Ultrasonic diagnosis of ureteral injury after laparoscopically-assisted vaginal hysterectomy [J]. Ultrasound Obstet Gynecol，2000，16：279-283.

[10] Watterson JD，Mahoney JE，Futter NG，et al. Iatrogenic ureteric injuries：approaches to etiology and management [J]. Can J Surg，1998，41：379-382.

[11] Lee CL，Soong YK. Laparoscopic hysterectomy：is dissecting the ureter necessary [J]. Int Surg，1995，80：167-169.

子宫内膜异位症手术治疗的现状

冷金花　郎景和

子宫内膜异位症（内异症）是生育年龄妇女的常见病。其发病率呈上升趋势，且发病机制不清。目前，内异症的治疗方法主要为手术治疗和药物治疗，现就其手术治疗现状及疗效作一综述。

一、手术治疗的合理性及治疗时机

手术可以切除病灶，分离粘连，恢复盆腔解剖结构，从而达到缓解症状，促进生育以及减少复发的目的。因此，手术治疗是内异症的基本治疗。内异症为第三位妇科住院指征的疾病以及子宫切除的主要原因[1]。有统计表明，美国1992年仅支付内异症住院治疗费用就高达5亿余美元[2]。因此，合理选择手术时机和方法，可更加有效地利用有限的社会资源。由于部分内异症为自限性疾病[3]，因此，症状不明显或者可用药物控制的腹膜型内异症，可暂时不用手术治疗。有作者建议对肠道、输尿管以及阴道直肠隔内异症进行期待治疗，很多情况下可避免盆腔手术所带来的并发症以及由此支付的昂贵的手术费用[4]。如果内异症出现盆腔包块、不育或盆腔疼痛经药物治疗无效，则应考虑手术治疗。

二、手术方式

手术的范围根据患者的年龄、生育要求、既往治疗史、病变的范围以及患者的意愿所决定。一般可以分成保守性手术、半保守性手术以及根治性手术。其中保守性手术是保留患者的生育功能；半保守性手术则切除子宫，但保留卵巢的内分泌功能；而根治性手术则是切除全子宫及双侧附件以及所有肉眼可见的病灶。值得注意的是，根治性手术后如果患者接受激素替代治疗，则复发的概率可高达5%～10%[5]。目前，保守性手术一般通过腹腔镜完成[6]。许多回顾性的

研究对比腹腔镜及开腹手术的效果，结果提示，两种术式的治疗效果相当，但腹腔镜手术有微创、住院时间短、术后恢复快等优点[7]。各种不同的腹腔镜术式的效果受许多因素的影响，如腹腔镜诊断的内异症与病理结果的符合率仅为43%～45%[8,9]；另外，内异症病变与症状的严重性不成比例。

三、不同部位内异症的治疗

1. *腹膜内异症的治疗*　由于腹膜浸润性（直径＞5mm）的内异症病灶易引起疼痛，而表浅病灶症状不明显甚至无症状[10]，故对深部浸润的病灶应切除，而烧灼不易完全破坏病灶，且易引起周围组织、器官的损伤。对较小或表浅的病灶，则可以进行烧灼或汽化[4]。但腹腔镜下切除深部浸润病灶需要良好的手术技术。一项包括359例患者的回顾性研究结果显示，腹腔镜下内异症病灶切除术后5年，复发而再次手术率仅为19%[11]。一项以疼痛复发为终点观察指标的随机对照研究显示，腹腔镜下内异症病灶烧灼后，患者因疼痛复发需要进行药物治疗的时间为11.9个月，随诊2年，57%的患者均需要再次治疗[12]。表明内异症病灶切除或烧灼后效果较好。

2. *卵巢内异症的治疗*　卵巢是内异症最常见的部位，占17%～44%，卵巢内异（巧克力囊肿）约占盆腔良性肿瘤的35%[13]。根据临床表现以及影像学检查，不能完全鉴别巧克力囊肿及其他肿瘤，包括恶性肿瘤，而且药物治疗不能有效缩小巧克力囊肿的体积。因此，巧克力囊肿应行手术治疗。腹腔镜手术因微创、术后粘连少而成为治疗巧克力囊肿的首选手术方式。最近英国妇科专家对651例患者的调查结果显示，仍有42.3%的巧克力囊肿患者的手术经开腹完成[14]，其主要原因是腹腔镜技术不熟练。巧克力囊肿的手术方式主要有两类：一类为囊肿剥除

术，另一类为囊肿穿刺＋囊壁烧灼术。囊肿剥除术清除病灶较为彻底，可减少术后复发，且手术标本完整。但如果剥离层次掌握不好，可造成卵巢组织的损伤或丢失；而囊壁烧灼术操作较简单，但常不易完全破坏囊肿壁，术后复发率高，且手术标本少，可能会遗漏恶性肿瘤的诊断。一项回顾性的研究比较了腹腔镜巧克力囊肿剥除术与囊肿穿刺＋囊壁烧灼术后的复发率，随诊42个月，巧克力囊肿剥除组复发率明显低于囊壁烧灼组，分别为23.6%及57.8%[15]。最近的一项前瞻性对照研究比较了两种手术方法术后复发及妊娠率的差异，随诊24个月，结果显示，巧克力囊肿剥除组及囊壁烧灼组复发率分别为6.2%及18.8%，但巧克力囊肿剥除组术后妊娠率明显升高[16]，Muzii等[17]对26例剥离的巧克力囊肿标本进行组织学检查，结果54%的标本有卵巢组织，但这些卵巢组织均无正常卵泡，故认为巧克力囊肿剥除术并不减少卵巢的储备。囊肿剥除术中正确的剥离界面以及低功率的电凝，可减少卵巢组织的丢失及热损伤。综合目前的证据，显示囊肿穿刺＋囊壁烧灼术后复发率为18.4%，比囊肿剥除术的6.4%高3倍，且术后妊娠率也较低，故认为巧克力囊肿剥除术的效果较好[18]。

3. 其他部位内异症的治疗　其他部位内异症主要包括阴道直肠内异症及膀胱输尿管内异症。手术的目的是尽可能将深层的病灶切除，是否需要切除部分直肠或膀胱尚无一致看法。病灶的切除率与疼痛的缓解程度直接相关。开腹手术的病灶切除率最高[19]。深部内异症病灶，腹腔镜操作困难，不易将病灶切除干净，需要熟练的手术技术。腹腔镜术中要结合直肠、阴道检查，确定病灶的位置，再仔细分离，尽可能地将病灶切除干净。完成操作后，在直肠子宫陷凹内注入生理盐水，然后于直肠内注入100ml空气以检查直肠壁的完整性。如内异症侵及侧盆壁，应注意输尿管损伤的可能。膀胱表面内异症种植灶如果直径小于5mm，可按腹膜内异症处理；深肌层浸润或者直径超过2cm的病灶，应行病灶切除[4]。输尿管内异症的症状主要为盆腔疼痛、包块以及输尿管梗阻，常引起肾积水，故治疗原则主要是要同时治疗盆腔内异症及泌尿系统梗阻。解除输尿管梗阻的手术，主要为松解输尿管的粘连甚至切除受累的输尿管段并行断端吻合

术[20]。瘢痕内异症包括腹壁切口以及会阴切口内异症，其治疗方法以手术切除为主。

四、内异症所致疼痛的手术治疗效果

痛经是评价内异症最常用的终点指标。对疼痛的评价至少要考虑三个方面的因素：有效的疼痛评价方法、时间相关性评估以及安慰剂的效应[21]。内异症所致疼痛的手术指征为中度以上的疼痛经药物治疗无效，或者合并盆腔包块和/或不育。一项随机对照研究将74例盆腔疼痛的内异症患者，随机分成保守性手术组（即切除或烧灼内异症病灶、分离粘连并同时切除子宫神经）以及诊断性腹腔镜组，术后6个月保守性手术组及诊断性腹腔镜组患者的疼痛缓解率分别为62.5%及22.6%，保守性手术组90%的患者疼痛缓解持续到术后12个月[22]。Vercellini等[23]对180例内异症患者进行随机双盲对照研究，比较内异症保守性腹腔镜手术同时切除子宫神经与否对盆腔疼痛以及患者生活质量的影响。结果显示，切除子宫神经组与未切除子宫神经组术后1年疼痛的复发率分别为29%及27%。两组3年的随诊率分别为36%及32%。疼痛复发时间、对生活质量的影响以及性生活满意度两组比较，差异均无统计学意义。提示内异症保守手术同时切除子宫神经，对内异症所致疼痛无进一步改善的作用，其原因可能是子宫神经切除的不完全。另一种子宫神经切除术为骶前神经切除术。另有研究结果表明：与腹腔镜下单纯异位病灶切除术比较，同时行骶前神经切除术不能提高疼痛的缓解率。2003年Zullo等[24]报道了一项内异症痛经治疗的随机双盲研究，比较内异症腹腔镜保守手术＋骶前神经切除术（治疗组）与单纯保守性手术（对照组）的效果。结果表明，治疗组术后6个月及12个月的痛经治愈率分别为87.3%和60.3%，稍高于对照组的85.7%和57.1%。两组术后的痛经、性交痛以及慢性盆腔痛的程度以及频率均低于术前，治疗组手术前后比较，差异更为明显。作者认为，骶前神经切除术可进一步提高保守性腹腔镜手术治疗内异症痛经的效果。全子宫＋双侧附件切除术对痛经的影响目前还缺乏对照研究。有一项队列研究结果[25]表明，子宫切除术后保留卵巢，术后疼痛再手术率增加8

倍。切除双侧附件的患者术后疼痛的复发或持续存在仍占10%。因此，对年轻的内异症患者，切除卵巢需慎重考虑。

五、内异症不育的手术治疗效果

不育也是评价内异症治疗效果的指标，但不育的混杂因素较多，妊娠有时间依赖性，而且内异症的患者并非绝对不育，故以对照组的妊娠率作为基础进行比较很重要[26]。晚期内异症（Ⅲ、Ⅳ期）患者，由于盆腔粘连较重，盆腔解剖结构被破坏，影响输卵管拾卵及卵子运送而引起不育。解剖结构的恢复必须依赖手术完成。尽管手术对晚期内异症患者妊娠率的影响缺乏随机对照研究，但非对照性研究结果已经证明了手术对妊娠的益处。一项大样本的随机对照研究[27]包括了341例20～39岁、Ⅰ～Ⅱ期的内异症患者，分别采用治疗性腹腔镜（治疗组）和诊断学腹腔镜（对照组）。术后随诊36周，一旦妊娠则随诊至妊娠20周，结果妊娠超过20周者治疗组为30.7%，对照组为17.7%，提示手术对不育的治疗有利。Jacobson等[28]综合分析了目前所有的证据，提出手术对早期内异症不育有治疗作用，故内异症不育应及早手术治疗。

参考文献

[1] Eskenazi B, Warner ML. Epidemiology of endometriosis [J]. Obstet Gynecol Clin North Am, 1997, 24: 235-258.

[2] Zhao SZ, Wong JM, Davis MB, et al. The cost of inpatient endometriosis reatment: an analysis based on the Healthcare Cost and Utilization Project Nationwide Inpatient Sample [J]. Am J Manag Care, 1998, 4: 1127-1134.

[3] Sutton CJ, Pooley AS, Ewen SP, et al. Follow-up report on a randomized controlled trial of laser laparoscopy in the treatment of pelvic pain associated with minimal to moderate endometriosis [J]. Fertil Steril, 1997, 68: 1070-1074.

[4] Martin DC, O'Conner DT. Surgical management of endometriosis-associated pain [J]. Obstet Gynecol Clin North Am, 2003, 30: 151-162.

[5] Winkel CA. Evaluation and management of women with endometriosis [J]. Obstet Gynecol, 2003, 102: 397-408.

[6] 冷金花，郎景和. 腹腔镜治疗子宫内膜异位症 [J]. 中国实用妇科与产科杂志, 2003, 11: 660-663.

[7] Busacca M, Fedele L, Bianchi S, et al. Surgical treatment of recurrent endometriosis: laparotomy versus laparoscopy [J]. Hum Reprod, 1998, 13: 2271-2274.

[8] Walter AJ, Hentz JG, Magtibay PM, et al. Endometriosis: correlation between histologic and visual findings at laparoscopy [J]. Am J Obstet Gynecol, 2001, 184: 1407-1411.

[9] Stratton P, Winkel CA, Sina Ⅱ N, et al. Location, color, size, depth, and volume may predict endometriosis in lesions resected at surgery [J]. Fertil Steril, 2002, 78: 743-749.

[10] Koninckx PR, Meuleman C, Demeyere S, et al. Suggestive evidence that pelvic endometriosis is a progressive disease, whereas deeply infiltrating endometriosis is associated with pelvic pain [J]. Fertil Steril, 1991, 55: 759-765.

[11] Redwine DB. Conservative laparoscopic excision of endometriosis by sharp dissection: life table analysis of reoperation and persistent or recurrent disease [J]. Fertil Steril, 1991, 56: 628-634.

[12] Hornstein MD, Hemmings R, Yuzpe AA, et al. Use of nafarelin versus placebo after reductive laparoscopic surgery for endometriosis [J]. Fertil Steril, 1997, 68: 860-864.

[13] Busacca M, Vignali M. Ovarian endometriosis: from pathogenesis to surgical treatment [J]. Curr Opin Obstet Gynecol, 2003, 15: 321-326.

[14] Jones KD, Fan A, Sutton CJ. The ovarian endometrioma: why is it so poorly managed? Indicators from an anonymous survey [J]. Hum Reprod, 2002, 17: 845-849.

[15] Brosens IA, Van Ballaer P, Puttemans P, et al. Reconstruction of the ovary containing large endometriomas by an extraovarian endosurgical technique [J]. Fertil Steril, 1996, 66: 517-521.

[16] Beretta P, Franchi M, Ghezzi F, et al. Randomized clinical trial of two laparoscopic treatments of endometriomas: cystectomy versus drainage and

coagulation [J]. Fertil Steril, 1998, 70: 1176-1180.

[17] Muzii L, Bianchi A, Croce C, et al. Laparoscopic excision of ovarian cysts: is the stripping technique a tissue-sparing procedure [J]. Fertil Steril, 2002, 77: 609-614.

[18] Vercellini P, Chapron C, De Giorgi O, et al. Coagulation or excision of ovarian endometriomas [J]. Am J Obstet Gynecol, 2003, 188: 606-610.

[19] 王含必，郎景和，冷金花. 阴道直肠隔子宫内膜异位症的诊断及治疗 [J]. 中华妇产科杂志，2003, 38: 277-279.

[20] Zanetta G, Webb MJ, Segura JW. Ureteral endometriosis diagnosed at ureteroscopy [J]. Obstet Gynecol, 1998, 91: 857-859.

[21] Olive DL, Pritts EA. What is evidence-based medicine [J]. J Am Assoc Gynecol Laparosc, 1997, 4: 615-621.

[22] Sutton CJ, Ewen SP, Whitwlaw N, et al. Prospective, randomized, double-blind, controlled trial of laser laparoscopy in the treatment of pelvic pain associated with minimal, mild and moderate endometriosis [J]. Fertil Steril, 1994, 68: 1070-1074.

[23] Vercellini P, Aimi G, Busacca M, et al. Laparoscopic uterosacral ligament resection for dysmenorrhea associated with endometriosis: results of a randomized, controlled trial [J]. Fertil Steril, 2003, 80: 310-319.

[24] Zullo F, Palomba S, Zupi E, et al. Effectiveness of presacral neurectomy in women with severe dysmenorrhea caused by endometriosis who were treated with laparoscopic conservative surgery: a 1-year prospective randomized double-blind controlled trial [J]. Am J Obstet Gynecol, 2003, 189: 5-10.

[25] Namnoum AB, Hickman TN, Goodman SB, et al. Incidence of symptom recurrence after hysterectomy for endometriosis [J]. Fertil Steril, 1995, 64: 898-902.

[26] Olive DL. Analysis of clinical fertility trials: a methodologic review [J]. Fertil Steril, 1986, 45: 157-171.

[27] Marcoux S, Maheux R, Berube S. Laparoscopic surgery in infertile women with minimal or mild endometriosis. Canadian Collaborative Group on Endometriosis [J]. N Engl J Med, 1997, 337: 217-222.

[28] Jacobson TZ, Barlow DH, Koninckx PR, et al. Laparoscopic surgery for subfertility associated with endometriosis [J]. Cochrane Database Syst Rev. 2002, 1398.

子宫内膜异位症保守性手术后复发的相关因素分析

李华军　冷金花　郎景和　王惠兰　刘珠凤　孙大为　朱　兰　丁小曼

【摘要】目的：确定与子宫内膜异位症（内异症）保守性手术后病变复发的相关因素。方法：对285例保守性手术治疗并经病理证实的内异症患者观察并随访36个月，观察患者年龄、发病年龄、术前孕次、术前产次、后穹隆痛性结节、子宫活动度、血清CA125、既往内异症手术史、腹腔镜手术史、内异症病变侧别、术中和术后美国生育学会修订的内异症分期标准（r-AFS，1985）评分、术后孕激素治疗6个月、术后枸橼酸氯米芬（其他名称：克罗米酚）促排卵治疗、术后孕次、术后产次等31项指标，随访中记录病变复发情况及复发时间。应用SPSS软件行COX回归风险分析筛查复发的相关因素。结果：共有83例（29.1%，83/285）患者复发，每年复发例数、复发率和累积复发率为，第1年41例，14.4%（41/285）和14.4%（41/285）；第2年30例，10.5%（30/285）和24.9%（71/285）；第3年12例，4.2%（12/285）和29.1%（83/285）。经单变量分析，危险性相关因素为既往有内异症手术史（OR值为13.630，$P < 0.01$）、后穹隆有痛性结节（OR值6.133，$P < 0.01$）、术后应用枸橼酸氯米芬促排卵治疗（OR值5.173，$P < 0.01$）、左侧盆腔病变（OR值4.503，$P < 0.01$）、双侧盆腔病变（OR值3.709，$P < 0.05$）和术后r-AFS评分高（OR值1.831，$P < 0.01$）；保护性相关因素为术后孕次（OR值0.392，$P < 0.05$）、术后应用孕激素治疗6个月（OR值0.472，$P < 0.01$）、有腹腔镜手术史（OR值0.567，$P < 0.05$）、术前产次（OR值0.640，$P < 0.05$）、术前孕次（OR值0.759，$P < 0.05$）、发病年龄（OR值0.912，$P < 0.01$）和年龄（OR值0.1932，$P < 0.01$）。多变量COX风险回归分析，危险性相关因素为既往有内异症手术史（OR值8.219，$P < 0.01$）、双侧盆腔病变（OR值61.369，$P < 0.01$）、左侧盆腔病变（OR值2.682，$P < 0.05$）、后穹隆有痛性结节（OR值2.154，$P < 0.05$）、术后应用枸橼酸氯米芬促排卵治疗（OR值1.860，$P < 0.05$）和术后r-AFS评分高（OR值1.188，$P < 0.01$）；保护性相关因素为术后孕次（OR值0.253，$P < 0.01$）、术后应用孕激素治疗6个月（OR值0.518，$P < 0.05$）、年龄（OR值0.937，$P < 0.01$）。结论：术后应用枸橼酸氯米芬促排卵治疗、既往有内异症手术史、左侧盆腔病变、双侧盆腔病变、后穹隆有痛性结节、术后r-AFS评分高为内异症保守性手术后复发的危险性相关因素，术后孕次、术后应用孕激素治疗6个月、术前孕产次和年龄则为保护性相关因素。既往有内异症手术史、术前孕次和术后孕次可能为内异症保守性手术后不易复发的提示性因素，而非确定性因素。

【关键词】子宫内膜异位症；妇科外科手术；复发相关因素

Correlative factors analysis of recurrence of endometriosis after conservative surgery.

Li Huajun，Leng Jinhua，Lang Jinghe，Wang Huilan，Liu Zhufeng，Sun Dawei，Zhu Lan，Ding Xiaoman

【Abstract】Objective：To determine the correlative factors with recurrence of endometriosis after conservative surgery. Methods：A cohort study was performed on 285 patients who had a minimum of 36 months of follow-up after conservative surgery for endometriosis. All patients underwent clinical interview，physical examination and ultrasonography. The factors measured included：age at surgery，age at onset of disease，gravidity，parity，tenderness nodule at cul-de-sac（yes/no），uterus mobility（movable/

fixed）, serum CA$_{125}$ level, type of operation（laparoscopy/laparotomy）, history of operation for endometriosis（yes/no）, side of endometrioma（left/right/bilateral）, intraoperative revised classification American Fertility Society（r-AFS）scores, post-operative r-AFS scores, highest post-operative temperature, post-operative adjuvant therapy, post-operative gravidity and parity. The recurrent rate and its predictive factors were evaluated and the univariate, multivariate COX regression and Kaplan-Meier analyses were performed to determine the predictive factors for recurrence of endometriosis. **Results**: The related factors and their odds ratio（OR）by univariate analysis were as follows: history of endometriosis surgery, 13.630（$P < 0.01$）; nodules with tenderness at cul-de-sac, 6.133（$P < 0.01$）; post-operative administration of clomiphene, 5.173（$P < 0.01$）; left endometrioma, 4.503（$P < 0.01$）; bilateral endometrioma, 3.709（$P < 0.01$）; post-operative r-AFS scores, 1.831（$P < 0.01$）; post-operative gravidity, 0.392（$P < 0.05$）; post-operative administration of progesterone for 6 months, 0.472（$P < 0.01$）; laparoscopic surgery, 0.567（$P < 0.05$）; pre-operative parity, 0.640（$P < 0.05$）; pre-operative gravidity, 0.759（$P < 0.05$）; age at onset of disease, 0.912（$P < 0.01$）and age at surgery, 0.932（$P < 0.05$）. Meanwhile, the related factors and their odds ratio（OR）by multivariate COX analysis were as follows: history of endometriosis surgery, 8.219（$P < 0.01$）; bilateral endometrioma, 6.369（$P < 0.01$）; left endometrioma, 2.682（$P < 0.05$）; tenderness nodules at cul-de-sac, 2.154（$P < 0.05$）; post-operative administration of clomiphene, 1.860（$P < 0.05$）; post-operative r-AFS scores, 1.188（$P < 0.01$）; post-operative gravidity, 0.253（$P < 0.01$）; post-operative administration of progesterone for 6 months, 0.518（$P < 0.05$）; age at surgery, 0.937（$P < 0.01$）. **Conclusions**: The risk factors for recurrence of endometriosis include a history of endometriosis surgery, bilateral endometrioma, left endometrioma, tenderness nodules at cul-de-sac, post-operative administration of clomiphene, post-operative r-AFS scores, whereas the protective factors include the post-operative gravidity, post-operative adjuvant therapy and age at surgery.

【Key words】Endometriosis; Gynecologic surgical procedures; Recurrence relative factors

子宫内膜异位症（内异症）多发生于生育期妇女，因而保守性手术已成为其最主要的治疗方法。但术后病变的高复发率一直是困扰妇科医师的问题。有关保守性手术后在一定时期内病变复发的危险性因素的研究，目前仅见少数小样本、单因素、回顾性的报道。有关文献报道，术后病变复发率从18个月内的6.1%到2年内的36.5%不等[1,2]，造成复发率差异的原因，可能与研究对象的入选标准、观察期限、分析方法等的不同有关。本研究的目的，是确定我国内异症保守性手术后病变复发的相关因素。

资料与方法

一、研究对象及标准

本研究的对象选自1998年7月至1999年6月，北京协和医院和河北医科大学第二临床医学院妇产科住院手术的患者。入选标准：①术后经病理学检查证实为内异症；②手术为保守性手术（即子宫内膜异位囊肿剔除、异位病灶烧灼等），保留子宫和双侧卵巢；③术后定期随访36个月。本研究入选患者共285例（其中北京协和医院232例，河北医科大学第二临床医学院53例），最终纳入研究。

二、研究设计

1. 调查及记录一般临床资料　所有患者入选本研究时，由专人详细记录下列资料：一般人口学资料、主诉、现病史、内科和妇科检查情况、辅助检查资料、月经史、婚育史和既往史。术后4～6周均在各自医院接受第1次随诊，之后每1～6个月随诊1次。如果患者有任何不适，则随时就诊。随诊内容包括：病史、盆腔检查、血清 CA125 和术后辅助治疗情况，必要时行盆腹腔 B 超检查。

2. 复发诊断标准　①术后症状缓解 3 个月后病变复发并加重；②术后盆腔阳性体征消失后又复出现或加重至术前水平；③术后超声检查发现新的内异症病灶；④血清 CA125 下降后又复升高，且除外其他疾病。符合上述②、③、④ 3 项标准之一且伴或不伴有①项标准者诊断为复发。将复发的患者列为研究组，未复发的患者列为对照组。

三、观察指标

1. 临床变量　年龄、发病年龄、病程、主诉病变类型（继发痛经/附件包块/不孕）、过敏史（有/无）、既往内异症手术史（有/无）、月经初潮年龄、月经经期、月经周期、手术时所处月经时期（卵泡期/黄体期）、痛经史（有/无）、初次性交年龄、术前孕次、术前产次、体重指数、后穹隆痛性结节（有/无）、子宫活动度（活动/固定）、腹腔镜手术（有/无）、囊肿直径、内异症病变侧别（左侧/右侧/双侧）、术中美国生育学会修订的内异症分期标准（r-AFS，1985）评分、术后 r-AFS 评分（高/低）、手术时间、术后最高体温、术后孕激素治疗 6 个月（应用/无应用）、术后枸橼酸氯米芬（其他名称：克罗米酚）促排卵治疗（应用/无应用）、术后孕次（如果复发，指复发前）、术后产次（如果复发，指复发前），共 28 项指标。

2. 实验室变量　外周血淋巴细胞计数和百分比、血型、血清 CA125，共 3 项指标。

四、统计学方法

应用 SPSS 软件行 χ^2 检验、t 检验、单变量、多变量 COX 风险回归分析。

结　果

一、术后复发率

本研究 285 例患者随访 36 个月，共有 83

例（29.1%）患者病变复发（研究组），每年复发例数、复发率和累积复发率为，第 1 年 41 例、14.4%（41/285）和 14.4%（41/285）；第 2 年 30 例、10.5%（30/285）和 24.9%（71/285）；第 3 年 12 例、4.2%（12/285）和 29.1%（83/285）。未复发患者 202 例（对照组）。

二、复发相关因素的单变量分析

复发的危险性相关因素共有 6 项指标（即单变量），即有既往有内异症手术史（即该次手术为二次手术）、后穹隆有痛性结节、术后应用枸橼酸氯米芬促排卵治疗、病变为左侧和双侧盆腔病变、术后 r-AFS 评分高（即手术彻底性差）。复发的保护性相关因素共有 7 项指标，即术后孕次、术后应用孕激素治疗 6 个月、有腹腔镜手术史、术前产次、术前孕次、发病年龄和年龄。13 项单变量分析结果见表 1。

表 1　内异症患者手术后病变复发相关因素的单变量分析

指标	研究组	对照组	OR值	P 值
既往内异症手术史（例数）	10/83	2/201	13.63	< 0.01
后穹隆有痛性结节（例数）	69/83	90/202	6.133	< 0.01
术后应用枸橼酸氯米芬促排卵治疗（例数）	13/83	7/202	5.173	< 0.01
双侧盆腔病变（例数）	37/83	36/202	3.709	< 0.01
左侧盆腔病变（例数）	70/83	110/202	4.503	< 0.01
术后 r-AFS 评分高（分，$\bar{x}\pm s$）	1.9±1.7	5.0±3.9	1.831	< 0.01
术后孕次（次，$\bar{x}\pm s$）	0.2±0.4	0.1±0.2	0.392	< 0.05
术后应用孕激素治疗 6 个月（例数）	11/83	64/202	0.472	< 0.01
有腹腔镜手术史（例数）	32/83	53/202	0.567	< 0.05
术前产次（次，$\bar{x}\pm s$）	0.6±0.6	0.4±0.5	0.64	< 0.05
术前孕次（次，$\bar{x}\pm s$）	1.5±1.3	1.1±1.1	0.759	< 0.05
发病年龄（岁，$\bar{x}\pm s$）	32±6	29±6	0.912	< 0.01
年龄（岁，$\bar{x}\pm s$）	35±6	32±6	0.932	< 0.05

注：斜线左侧数字为复发例数，斜线右侧数字为总例数

三、复发相关因素的多变量COX风险回归分析

共有9项指标（即单变量）进入最后回归模式分析。4项单变量分析与复发有关的指标没有进入最后模式，提示某些变量间存在相关性，这4个变量为术前产次、术前孕次、有腹腔镜手术史和发病年龄。复发的危险性相关因素有既往有内异症手术史、左侧盆腔病变、双侧盆腔病变、后穹隆有痛性结节、术后应用枸橼酸氯米芬促排卵治疗、术后r-AFS评分高；复发的保护性相关因素有术后孕次、术后应用孕激素治疗6个月和年龄。9项复发相关因素的多变量COX风险回归分析结果见表2。

表2 内异症患者手术后病变复发相关因素的多变量COX风险回归分析

指标	β值	OR值（95%可信限）	P值
既往有内异症手术史	2.106	8.219（3.848，17.554）	<0.01
双侧盆腔病变	1.851	6.369（2.506，16.186）	<0.01
左侧盆腔病变	0.986	2.682（1.184，6.072）	<0.05
后穹隆有痛性结节	0.762	2.154（1.171，3.961）	<0.05
术后应用枸橼酸氯米芬促排卵治疗	0.621	1.860（1.027，3.372）	<0.05
术后r-AFS评分高	0.172	1.188（1.133，1.245）	<0.05
术后孕次	-1.373	0.253（0.091，0.702）	<0.01
术后应用孕激素治疗6个月	-0.658	0.518（0.286，0.990）	<0.05
年龄	-0.065	0.937（0.894，0.981）	<0.01

讨 论

本研究的目的是为确定我国内异症患者保守性手术后有关复发的相关因素、确定性因素。本研究的结果说明，多变量COX风险回归模式中，9个变量为复发的独立相关因素（表2）。在一项只有285个样本的研究中，就有9个变量有统计学意义，提示这些因素与复发具有极强的相关性。

一、内异症保守性手术后变复发的标志

在这9个复发相关变量中，既往有内异症手术史应该是1个表示疾病进展或患者合并有其他尚不清楚的易复发因素的提示性因素，而不是复发的确定性因素。单变量分析中该因素的OR值为13.630，多变量分析的OR值为8.219，显示相关性极强。Busacca等[3]的一项非随机对照研究，也有类似的结论。提示临床中对术后复发病例再治疗方法的选择要谨慎，是选择再次保守性手术，还是选择创伤更小的治疗方法（如穿刺治疗[3-5]、药物治疗），或者是选择保守性、半根治性或根治性手术。妊娠后如果行流产，对机体产生的影响是一个很短暂的过程。因而，将术后有孕次而无产次，也认为是表明病情较轻而不易复发的指示性因素，似乎更为合理。

二、复发的确定性因素

1. 危险性相关因素 ①异位症病变侧别：有研究认为，左侧卵巢发生病变者多于右侧，治疗后也易复发，妊娠率也较低，可能与双侧盆腔血管结构不同和左侧盆腔有乙状结肠，因而更易发生组织粘连有关。同时，由于双侧盆腔存在的上述不同，使得自左侧输卵管逆流入腹腔的内膜碎片，不易随腹腔液进行循环而分散，容易聚集在局部而引起病变[6]。本研究结果与此相一致，并且还发现，双侧卵巢病变也易复发，这可能因双侧盆腔发生病变，多表明病变发生了进展，已由一侧发展到双侧；也可能因双侧病变多见阴道直肠隔型，而该型病变切除不易彻底，手术有一定困难。当然，也不排除该型病变易被盆腔检查发现，因而更易被诊断为复发。②术后枸橼酸氯米芬治疗：内异症为一雌激素依赖性疾病，而枸橼酸氯米芬为抗雌激素药物，但本研究结果发现，术后应用枸橼酸氯米芬促排卵治疗2个疗程以上，可促使内异症复发，其原因不详。现在对有生育要求的内异症患者多主张术后应积极促排卵助孕，循证医学证据也支持枸橼酸氯米芬的应用。但治疗过程中，应密切观察内异症的复发情况。③术后r-AFS评分：术后r-AFS评分代表手术的彻底性，不彻底的手术必然留下更多的活性

病灶和更多的致病因子，使机体不容易将残留的病灶清除，因而更易复发[7]。因此，对内异症的保守性手术，在不损伤正常脏器的前提下，还是应该更彻底地清除病灶，而不要过多地依靠术后辅助性药物治疗，因为术后药物治疗对复发的预防作用目前尚不肯定。④后穹隆有痛性结节：后穹隆有痛性结节多为阴道直肠隔型，或多合并阴道直肠隔，病变浸润较深，不易彻底切除，也易复发。

2. 保护性相关因素 ①年龄：随患者的年龄增大，卵巢功能逐渐衰退，雌激素分泌渐少。因而不难理解年龄对内异症保守性手术后复发的保护作用。由于随年龄增长，内异症患者中有再生育要求者逐渐减少。因此，目前临床上更倾向于对年龄较大的患者，采取半根治性或根治性手术，即对那些较不易复发的患者，采取更积极的破坏性更大的治疗措施。本研究中，大于45岁患者保守性手术后的复发率为0。因此，对于大于45岁的内异症患者，如无其他复发的高危因素，是否施行根治性或半根治性手术，值得进一步研究。②术后孕激素治疗：内异症保守性手术后，辅助治疗多为抑制卵巢功能和子宫内膜增生，因而也抑制异位内膜的生长。本研究结果发现，术后孕激素治疗6个月确实可以减少其复发，但3月治疗组则不降低复发率。提示，内异症患者保守性手术后孕激素治疗时，对疗程选择时要考虑对复发的影响。现在，促性腺激素释放激素激动剂已成为治疗内异症的首选药物，其对复发的影响已有报道，但各家结果并不一致[2,8]，应进一步研究。

本研究的结果，将有利于对内异症预后的了解及解答患者的咨询，有利于设计临床干预实验及对内异症的处理。

参 考 文 献

[1] Saleh A, Tulandi T. Reoperation after laparoscopic treatment of ovarian endometriomas by excision and by fenestration [J]. Fertil Steri, 1999, 72: 3222-3241.

[2] Vercellini P, Crosignani PG, Fadini R, et al. A gonadotrophin-releasing hormone agonist compared with expectant management after conservative surgery for symptomatic endometriosis [J]. Br J Obstet Gynaecol, 1999, 106: 6722-6771.

[3] Busacca M, Marana R, Caruana P, et al. Recurrence of ovarian endometrioma after laparoscopic excision [J]. Am J Obstet Gynecol, 1999, 180 (3 Pt 1): 5192-5231.

[4] Chang CC, Lee HF, Tsai HD, et al. Sclerotherapy: an adjuvant therapy to endometriosis [J]. Int J Gynaecol Obstet, 1997, 59: 31-34.

[5] Mittal S, Kumar S, Kumar A, et al. Ultrasound guided aspiration of endometrioma: a new therapeutic modality to improve reproductive outcome [J]. Int J Gynaecol Obstet, 1999, 65: 17-23.

[6] Ghezzi F, Beretta P, Franchi M, et al. Recurrence of ovarian endometriosis and anatomical location of the primary lesion [J]. Fertil Steril, 2001, 75: 136-140.

[7] Schindler AE, Foertig P, Kienle E, et al. Early treatment of endometriosis with GnRH-agonists: impact on time to recurrence [J]. Eur J Obstet Gynecol Reprod Biol, 2000, 93: 1232-1251.

[8] Hurst BS, Gardner SC, Tucker KE, et al. Delayed oral estradiol combined with leuprolide increases endometriosis-related pain [J]. J SLS, 2000, 4: 97-101.

腹部手术后盆腹腔粘连发生及相关因素分析

李晓燕　冷金花　郎景和　刘珠凤　孙大为　朱　兰　戴　毅

【摘要】目的：分析前次腹部手术后盆腹腔粘连的发生及相关因素。方法：2002年1月至2005年4月就诊于北京协和医院、有腹部手术史及因各种妇科疾病需行腹腔镜手术的患者170例。记录既往的手术相关情况以及腹腔镜手术中盆腹腔的粘连情况，对粘连进行分级并分析其相关因素。结果：腹壁切口下方粘连总的发生率为40.6%（69/170）。腹腔镜切口粘连发生率为8.7%（2/23）较横切口的46.4%（13/28）、纵切口的42%（34/81）、其他类型切口的52.6%（20/38）相比较低，其差异有显著性（$P=0.003$，$P=0.003$，$P<0.001$）。多次手术是切口下粘连的危险因素（$\chi^2=8.699$，$P=0.013$）。手术野粘连率为77%（131/170）。有不孕史、PID史以及子宫内膜异位症（EM）史者粘连的发生率分别为96.3%、100%及94.4%。与无上述病史的手术者比较，手术野严重粘连的发生率显著增高（$P<0.001$，$P=0.008$，$P<0.001$）。结论：有腹部手术史的患者，切口下方及手术野粘连发生率较高。切口下方粘连与手术方式及手术次数相关。腹腔镜手术切口下方的粘连发生率最低。多次手术史切口下方的粘连尤其是肠粘连发生率较高。手术野粘连与腹壁切口种类无关，与手术种类有关，其中EM、不孕及PID手术史是手术野粘连的危险因素。

【关键词】术后粘连；腹部手术史；腹腔镜外科手术

The incidence and the associated factors of intra-abdominal and pelvic adhesion after previous abdominal surgery. *Li Xiaoyan，Leng Jinhua，Lang Jinghe，Liu Zhufeng，Sun Dawei，Zhu Lan，Dai Yi*

【Abstract】Objective：To analyze the incidence and the risk factors of intra-abdominal postoperative adhesion. Methods：Adhesion in one hundred and seventy patients with previous abdominal surgery between January 2002 and April 2005 were evaluated. The information concerning previous surgeries，the adhesions both in the incision site and the operative site，as well as the adhesion degree were assessed. The associated factors of adhesions were also analyzed. Results：The incidence of adhesion in the incision site was 40.6%（69/70）. The rate of adhesion in laparoscopic incision of 40.6% is lower than that in transverse incision（46.4%，$P=0.003$）or longitudinal incision（42%，$P=0.003$）and the other incision（52.6%，$P \leqslant 0.001$）. Patients who had multiple previous operations had a higher risk of anterior abdominal wall adhesion especially adhesion involved by bowel. The incidence of operative field adhesion with the higher adhesion incidence of 96.3%，100% and 94.4% was observed in patients with history of infertility PID or endometriosis compared with that in other patients（$P<0.001$，0.008，<0.001 respectively）. Conclusions：Adhesions in abdominal incision or the operative site are the common consequence of previous surgery. The incidence of incision site is associated with incision type with the lowest in laparoscopic incision. Multiple previous operations are associated with higher and more severe incision site adhesions. The incidence of operative adhesion is associated with previous operative type，operative adhesion is often observed in patients with previous operation dealing with endometriosis，PID，or infertility.

【Key words】Postoperative adhesions；Previous abdominal surgery；Laparoscopic surgical procedures

盆腹腔粘连是妇科医师关注的一个经典且棘手的问题。近年，术后粘连也越来越受到重视。腹部手术后的粘连可引起诸多并发症，如慢性盆腔疼痛、不孕症及肠梗阻等。而有腹部手术史的患者，盆腹腔粘连可造成手术时间延长及并发症发生率增加等问题。美国1988年因术后盆腹腔粘连消耗的费用为12亿美元，1994年的费用为13亿美元[1,2]。可见术后盆腹腔粘连不仅给患者，也给社会带来沉重的负担。本研究的目的是分析腹部手术后盆腹腔粘连的发生及相关因素。

1 资料与方法

1.1 研究对象

选择2002年1月至2005年4月就诊于北京协和医院妇科有腹部手术史，因各种妇科疾病需要进行腹腔镜手术的患者170例。记录患者的临床资料包括：年龄、孕次、产次、前次手术距离本次手术的时间、既往手术情况以及本次手术指征。既往手术分类按科室分为妇科、产科和外科手术。切口种类分为腹壁横切口、腹壁纵切口、腹腔镜手术切口以及其他切口。手术方式分为附件手术（卵巢囊肿剥除术、附件切除术、宫外孕手术）、子宫内膜异位症（EM）及子宫腺肌症手术、剖宫产术、子宫手术（肌瘤切除术、全子宫切除术）以及其他（包括阑尾切除、剖腹探查及结肠手术等外科手术）。按手术次数分为单次和多次。

1.2 手术情况及围手术期观察

腹腔镜均在全麻下进行，术中监护心电、血氧、气道内压，放置尿管及举宫器。脐部进气针，气腹压力维持在15mmHg以下。脐部插入第1 Trocar（10mm），左右下腹分别置5～10mm Trocar。术中使用剪刀或单极电刀切割，止血多应用双极电凝及缝合，粘连分级判断由同一研究者完成。记录腹腔镜手术情况包括粘连的部位、粘连的分级、手术时间、出血量、并发症及术后最高体温。粘连部位分为两种：切口下方粘连和手术野粘连。切口下方粘连的程度分为无粘连、

轻度（大网膜粘连带较局限、易分离）、重度粘连（大网膜粘连较广泛、不易分离或有肠粘连）。切口下粘连有肠管参与的均归为肠粘连，其余为大网膜粘连。手术野粘连的判断：既往手术野与腹壁、大网膜或者肠管之一有粘连者即判断为粘连，粘连程度按照Hobson等评分法，分为1～5级，Ⅰ级：无粘连；Ⅱ级：1～2处局限小粘连；Ⅲ级：弥漫粘连，但不广泛；Ⅳ级：弥漫、广泛粘连，但容易分离；Ⅴ级：弥漫、广泛、致密粘连，分离困难。本研究中，分无粘连（Ⅰ级）、轻度粘连（Ⅱ～Ⅳ级）、重度粘连（Ⅴ级）[3]。

1.3 统计学处理

运用SPSS11.5统计学软件进行统计处理，采用χ^2检验方法进行单因素分析，采用独立样本的t检验进行计量资料统计分析。

2 结果

2.1 患者一般情况

年龄20～66岁，平均36.9±7.5岁。本次手术时间为3～210分钟，平均（63.44±30.82）分钟，术中出血量5～300ml，平均（45.56±44.34）ml，术后最高体温为36.8～39.9℃，平均（37.7±0.44）℃。术后使用抗生素时间为1～7天，平均（2.8±1.19）天。住院时间为1～15天，平均（5±2.23）天。再次进行腹腔镜的手术指征分4类：①附件包块，包括单纯性囊肿、畸胎瘤、异位妊娠和卵巢冠囊肿，占29.4%（50/170）；②子宫肌瘤，占13.5%（23/170）；③子宫内膜异位症和子宫腺肌症，占44.1%（75/170）；④其他：包括盆腔炎性包块、因不孕症或慢性盆腔痛（CPP）等行腹腔镜检查或粘连分解，占12.9%（22/170）。

2.2 既往手术情况

既往单次手术128/170例（75.3%），多次手术42/170例（24.7%）。单次手术中妇科手术59/128例，占46%，包括附件手术29例（22.7%），子宫内膜异位症及子宫腺肌症手术

23例（19%），子宫手术9例（7%）。产科手术（剖宫产）54/128例（42.2%），其他手术12/128（9.4%）。既往手术横切口26/170例（15.3%），纵切口69/170例（40.6%），腹腔镜切口23/170例（13.5%），其他切口54/170例（31.8%）。

2.3 盆腹腔内粘连情况

腹腔镜手术中见170例患者中，切口下方总的粘连发生率为40.6%（69/170），其中轻度粘连17.6%（30/170），重度粘连22.9%（39/170），切口下方无粘连为59.4%（101/170）。粘连发生率腹腔镜切口为8.7%（2/23）、横切口46.4%（13/28）、纵切口42%（34/81）、其他切口52.6%（20/38）。切口下方为大网膜粘连者59.4%（41/69），肠管粘连40.6%（28/69）。手术野总的粘连发生率为77%（131/170），其中轻度粘连53.5%（91/170）、重度粘连23.5%（40/170）、无粘连23.0%（39/170）。有不孕症史15.9%（27/170）、盆腔炎（PID）史4.1%（7/170）以及EM史21.2%（36/170）的患者，手术野粘连的发生率明显增高，发生率分别为96.3%、100%及94.4%，且多为粘连致密、不易分离的重度粘连。既往手术与盆腔粘连的发生情况，见表1。

2.4 腹部手术后粘连的相关因素分析

2.4.1 切口下方粘连

腹腔镜切口粘连与横切口、纵切口其他切口粘连发生率比较，差异有显著性（$\chi^2 = 10.275$，$P = 0.006$；$\chi^2 = 9.572$，$P = 0.008$；$\chi^2 = 12.640$，$P = 0.002$）。除腹腔镜外的其余切口下方粘连无明显差异。多次手术是切口下粘连的危险因素（$\chi^2 = 8.699$，$P = 0.013$）。单次手术史患者妇科手术发生肠管粘连概率较产科手术大（$OR = 0.163$，$P = 0.028$），其他科较产科概率大（$OR = 30$，$P = 0.015$），妇科与其他科手术之间粘连无差异（$P = 0.368$）。与大网膜粘连比较，更多肠管粘连患者有慢性盆腔痛的主诉（$OR = 6.240$，$P = 0.001$）。

2.4.2 手术野粘连

有不孕症史、PID史以及EM史的患者，手术野粘连的发生率明显增高，发生率分别为96.3%、100%及94.4%，与其他患者比较差异有显著性（$P < 0.001$，$P = 0.008$，$P < 0.001$）。手术野的粘连与手术部位、术式、次数以及是否为妇科或产科手术等其他因素无明显相关性。单次手术史患者产科手术术野粘连较妇科手术轻（$\chi^2 = 7.393$，$P = 0.025$）。

3 讨论

3.1 术后盆腹腔粘连发生率及形成因素

有腹部手术史的患者易在盆腹腔形成粘连。本研究中显示切口下方粘连的发生率为40.6%，

表1 既往手术情况与粘连发生关系 [n（%）]

手术史与切口种类			n	切口下粘连			手术野粘连		
				无	轻	重	无	轻	重
单次手术史	切口种类	横切口	28	15（53.6）	4（14.3）	9（32.1）	3（10.7）	20（71.4）	5（17.9）
		纵切口	81	47（58）	14（17.3）	20（24.7）	21（25.9）	42（51.9）	18（22.2）
		腹腔镜切口	23	21（91.3）	2（8.7）	0	4（17.4）	12（52.2）	7（30.4）
		其他	38	18（47.4）	10（26.3）	10（26.3）	11（28.9）	17（44.7）	10（26.3）
	手术种类	妇科	60	40（66.7）	7（11.7）	13（21.7）	8（13.3）	36（60）	16（26.7）
		产科	53	36（67.9）	6（11.3）	11（20.8）	18（34）	27（50.9）	8（15.1）
		其他	15	8（53.5）	5（33.3）	2（13.3）	5（33.3）	7（46.7）	3（20）
多次手术史			42	17（40.5）	12（28.5）	13（31）	8（19）	21（50）	13（31）

与 Andrewi 等报道的 36% 近似[4]。文献报道，切口下方粘连 80% 为大网膜粘连，20% 为肠管粘连，本组患者腹壁切口下大网膜粘连占 59.4%，肠管粘连占 40.6%，可能与入选的病例有关。本研究表明腹腔镜切口较其他腹壁切口粘连形成的概率低，多次手术切口下方粘连的概率多，与文献报道一致[5,6]。Weibel 等报道，单次手术史患者中腹壁切口粘连发生率为 60%，而多次手术史发生率为 93%[6]。提示开腹手术、特别是多次开腹手术是引起腹壁切口下粘连的高危因素。然而本研究发现，粘连发生率在腹壁横纵切口之间无明显差异，与 Brill 等的结论不同。他们的研究中，纵切口粘连发生率比横切口要高（$P < 0.01$）。这可能与本研究中患者既往手术医院以及术者水平参差不齐等混杂因素有关[4]。

3.2 粘连的发生机制

粘连的形成与纤维蛋白溶解系统失衡，细胞增生包括炎性细胞、间皮细胞、成纤维细胞（Fb）和细胞间质的合成和沉积以及生长因子和细胞因子反应失调有关。腹膜内纤维蛋白原由腹膜间皮细胞和成纤维细胞分泌，生理状态下，纤维蛋白原的释放和溶解处于一种动态平衡。术中存在的缺血、异物或机械刺激甚至感染等致壁层腹膜或脏层腹膜损伤，创面由于炎症反应出现细胞增生，不同形态的 Fb 产生纤维蛋白激活凝血系统使纤维蛋白沉积和凝固，从而形成粘连[7]。粘连的形成还与多种生长因子的单独和/或相互作用有关。这些因子由腹腔液和切口中的活化巨噬细胞或其他细胞合成和释放，以旁分泌和自分泌的方式作用于创面，调节纤维增生及胶原合成，其抑制、中断或过度表达都可造成不愈合或粘连[8]。这些因子包括血小板源性生长因子、转移生长因子 β、成纤维细胞生长因子、表皮生长因子、IL-1、肿瘤坏死因子 α 以及前列腺素 E_2。其中血小板源性生长因子及转移生长因子 β 可促进胶原纤维的合成，而成纤维细胞生长因子及

表皮生长因子在体外腹膜修复组织中表达活跃。IL-1 和肿瘤坏死因子 α 通过在第二次细胞分裂或花生四烯酸旁路中起间接作用参与粘连形成。腹腔镜手术由于对腹膜的创伤较小，手术引起腹膜局部的炎性反应较小，故粘连发生率低。相反，多次手术的患者，腹膜创伤的概率较高，术后粘连的概率亦较高。

3.3 预防切口下方及手术野粘连的措施

包括以下方面。①减少手术次数。多次手术增加了腹膜损伤的次数，使其纤维蛋白溶解系统失衡次数及与粘连形成有关的生长因子分泌量远远多于单次手术，手术次数越多，腹膜血供越差，加上异物及感染等因素，即使在第二次手术中分解了前次术后粘连，但松解后约 85% 又再次形成粘连，而且再形成的粘连较以前粘连更致密，更严重[9]。因此，多次手术形成的粘连较单次手术严重。②尽量进行腹腔镜手术。随着手术技术的不断发展与成熟，腹腔镜以患者创伤小、康复快等优点被广泛运用。我们的研究也证明，腹腔镜手术史患者切口下粘连的程度较开腹手术史者轻，微创减少了腹膜损伤面，关键是减少了腹膜及组织缺血，相对封闭的术野减少了异物及感染，使粘连形成率低于开腹手术。

本研究表明，有 EM 史患者手术野粘连较重，除了手术本身形成的粘连以外，EM 粘连的形成是腹腔内炎性内环境、各种黏附因子、基质金属蛋白酶以及腹膜细胞外基质相互作用的结果，由于粘连的两侧腹膜均受累，故粘连厚且缺乏明确的界面。开腹手术的损伤可加重疾病本身对腹膜的创伤，所以 EM 患者应尽量避免开腹手术，如果估计腹腔镜手术非常困难，可先用促性腺激素释放素激动剂（GnRH-a）治疗 3 个月。研究表明，使用 GnRH-a 类药物能减轻盆腹腔粘连程度[10]。

参 考 文 献

[1] Ray NF，Larsen JW，Stillman RJ，et al. Economic impact of hospitalizations for lower abdominal adhesi-olysis in the United States in 1988［J］. Surg Gynecol Obstet，1993，176：271-276.

[2] Ray NF, Denton WG, Thamer M, et al. Abdominal adhesiolysis: inpatient care and expenditures in the United States in 1994 [J]. J Am Coll Surg, 1998, 186: 1-9.

[3] Hobson KG, Dewing M, Ho HS, et al. Expression of TGF-β in patient with and without previous abdominal surgery [J]. Arch Surg, 2003, 138: 1249-1252.

[4] Brill ALNezhat F, Nezhat CH. The incidence of adhesions after prior laparotomy: A laparoscopic appraisal [J]. Obstet Gynecol, 1995, 85: 269-272.

[5] Kavic SM. Adhesions and adhesiolysis: the role of laparoscopy [J]. JSLS, 2002, 6: 99-109.

[6] Weibel MA, Majno G. Peritoneal adhesions and their relation to abdominal surgery [J]. Am J Surg, 1973, 126: 345-353.

[7] Vipond MN, Whawell SA, Thompson JN, et al. Peritoneal fibrinolytic activity and intra-abdominal adhesions [J]. Lancet, 1990, 335: 1120-1122.

[8] Chegini N. The role of growth factors in peritoneal healing: transforming growth factor beta [J]. Eur J Surg, 1997: 17-23.

[9] Vander Krabben AA, Dijkstra FR, Nieuwenhuijzen M, et al. Morbidity and mortality of inadvertent enterotomy during adhesiotomy [J]. Br J Surg, 2000, 87: 467-471.

[10] Schindler AE. Gonadotropin-releasing hormone agonists for prevention of postoperative adhesions: an overview [J]. Gynecol Endocrinol, 2004, 19: 51-55.

腹腔镜下卵巢子宫内膜异位囊肿剔除术相关并发症分析

邓　姗　冷金花　郎景和　刘珠凤　孙大为　朱　兰　黄荣丽

【摘要】目的：研究腹腔镜下卵巢子宫内膜异位囊肿剔除术相关并发症的发生情况。方法：回顾性分析北京协和医院1994年1月至2006年1月收治的2 867例腹腔镜下卵巢子宫内膜异位囊肿剔除术患者的近、远期并发症的发生情况。结果：总计并发症9例，发生率为0.3%。其中近期并发症包括术中髂血管损伤2例、肠损伤3例、术后盆腔脓肿1例；远期并发症有输尿管梗阻导致单侧肾积水进而肾功能丧失1例和卵巢功能早衰2例。结论：卵巢子宫内膜异位囊肿腹腔镜手术存在肠道、输尿管与腹膜后血管损伤的风险，远期可发生卵巢功能早衰这种罕见并发症。

【关键词】腹腔镜；并发症；子宫内膜异位症；卵巢功能早衰

The analysls of complications assoclated with laparoscopic enucleation of the ovarian endometriosis. *Deng Shan，Leng Jinhua，Lang jinghe，Liu Zhufeng，Sun Dawei，Zhu Lan，Huang Rongli*

【Abstract】Objective：To investigate the complications and the relative risk factors of laparoscopic enucleation of the ovarian cysts in endometriosis. **Methods**：Retrospectively analyze 2 867 cases of laparoscopic enucleation of endometrial cysts of ovary performed in the Peking Union Hospital from January 1994 to January 2006，including the early and the late complications. **Results**：Complications occurred in 9 cases，with an incidence of 0.3%. The early complications included 2 cases of iliac vessel injury，3 cases of intestine injury，and 1 case of postoperative pelvic abscess. The late complications included 1 case of renal function loss because of unilateral hydronephrosis resulting from chronic ureter obstruction，and 2 cases of premature ovarian failure. **Conclusions**：There are risks of injuries to intestine，ureter and retroperitoneal vessels during laparoscopic enucleation of endometrial cysts of ovary. The rare complication such as premature ovary failure may occur lately.

【Key words】Laparoscopy；Complications；Endometriosis；Premature ovary failure

盆腔子宫内膜异位症分成腹膜型、卵巢型和深部浸润型3类，其中卵巢子宫内膜异位囊肿是最常见的子宫内膜异位症类型。随着腹腔镜技术的推广，以明确诊断、减灭病变、分离粘连、减轻症状和促进生育为目的保守性腹腔镜手术，已成为处理子宫内膜异位症的首选手术方式。囊肿剔除术是卵巢子宫内膜异位囊肿的首选术式[1,2]。但由于子宫内膜异位症病变广泛、粘连严重、病灶周围血管丰富等特点，使得子宫内膜异位症手术难度加大，并发症的机会增多。本文回顾分析我院近12年来腹腔镜下卵巢子宫内膜异位囊肿剔除术的近、远期并发症谱，旨在分析其手术并发症的临床特点。

1　资料与方法

1.1　研究对象

1994年1月至2006年1月我科共进行腹腔镜下卵巢子宫内膜异位囊肿剔除术2 867例。患者年龄13～70（34.5±7.8）岁。

1.2　方法

手术均在全麻下进行，术中进行心电图、血

氧、气道内压监护，放置尿管及举宫器。脐部进气针，气腹压力维持在15mmHg（1mmHg＝0.133kPa）以下。脐部插入第1套管针（trocar，10mm），左右下腹分别置5～10mm的辅助trocar。术中切割使用剪刀或单极电刀，止血则多应用双极电凝。

术前常规口服硫酸镁或甘油灌肠剂灌肠1次作为肠道准备；术前15～30分钟静脉冲击1次抗生素；术后继续给予预防性抗生素1～2天，手术当日或次日拔除尿管，术后第1～2天恢复饮食，2～4天出院，并于术后6周门诊随诊。

并发症是指术中需要进行额外特别处理或术后需要行保守治疗、手术干预或者延长住院时间加以观察的情况，分为与穿刺及气腹有关的并发症、手术相关并发症及术后并发症3大类。

1.3 统计学方法

采用统计学软件SPSS 10.0进行卡方检验。

2 结果

2.1 手术并发症发生率及种类

并发症总计9例，发生率为0.3%。其中术中髂血管损伤2例，肠管损伤3例；术后盆腔脓肿1例；卵巢功能早衰2例；输尿管损伤1例。

2.2 手术并发症的处理和结局

2.2.1 髂血管损伤

2例发生髂血管损伤的病例，分别为右侧和双侧卵巢子宫内膜异位囊肿，均系分离右附件粘连时，损伤右侧髂外动脉，破口分别为0.2cm和0.3cm。保持气腹压力下，迅速改行开腹手术，找到出血部位，压迫髂总动脉，以显微血管缝线修复血管成功止血。2例因损伤术中失血分别约400ml和600ml，均未输血，术后恢复好。

2.2.2 输尿管损伤

有1例，该例因右卵巢子宫内膜异位囊肿行右附件切除术，术中和术后院内恢复期均未发现异常。术后1个月门诊随诊时发现右肾盂轻度积水，宽1.5cm，未特殊处理。后患者失随访，术

后3年复诊时已发生右肾萎缩。

2.2.3 肠道损伤

1例行卵巢子宫内膜异位囊肿剥除并直肠子宫陷凹粘连分离术。术后3天，患者发热，腹腔引流管中流出肠内容物，予禁食水、全胃肠外营养、抗感染治疗，逐渐好转未行手术。另2例既往有腹部手术史，手术中发现盆腹腔粘连重，有部分小肠及结肠与子宫和附件紧密粘连，解剖结构不清。术中剪刀分离粘连，双极电凝止血。术后1周内出现发热、腹胀，进而表现出典型的腹膜刺激征，经开腹探查术证实为小肠损伤，切除部分受累小肠并行修补，术后恢复良好。

2.2.4 卵巢功能早衰

2例患者均未生育。1例37岁，因双侧卵巢子宫内膜异位囊肿剥除术后2年囊肿复发并重度痛经再次行双侧卵巢囊肿剥除术，术中见双侧子宫内膜异位囊肿直径约5cm，均与子宫骶韧带、子宫后壁及结肠紧密粘连，直肠子宫陷凹完全封闭，手术剥除时，发现囊肿壁与卵巢皮质粘连，层次不清，正常卵巢组织较少。术后予注射促性腺激素释放激素类似物（GnRH-a）3个周期，停药8个月月经未恢复，无明显症状。查激素水平符合绝经后改变，随诊半年无改善，超声提示子宫内膜0.2～0.24cm，予激素替代治疗（HRT）。另1例30岁，双卵巢子宫内膜异位囊肿，直径均为6cm，盆腔粘连重，直肠子宫陷凹封闭。卵巢子宫内膜异位囊肿为多房，囊肿壁与卵巢皮质粘连，层次不清。手术剥除双侧卵巢囊肿，并进行粘连分离及异位灶烧灼术。术后应用GnRH-a 3个周期。停药后3个月余感骨痛，间隔40余天阴道出血2次，量少，基础体温（BBT）提示无排卵。停药6个月时血激素测定符合绝经后改变，超声提示子宫变小，内膜0.14cm，即用HRT。

3 讨论

腹腔镜是施行附件手术的最佳方式，其快捷、微创的特点为妇科医生和患者广泛接受和推崇。附件手术占我院妇科腹腔镜总数70%左右，手术类别主要包括输卵管妊娠的输卵管开窗术或输卵管切除术、卵巢囊肿剥除术、附件切除术、子宫内膜异位症和盆腔炎性病变的处理等。其中因卵巢子宫内膜异位囊肿为主症行腹腔镜病

损切除的病例占全部附件手术的半数左右。根据 Chapron 等[3] 对腹腔镜手术难度的分类：A：诊断性腹腔镜及输卵管通液；B：轻度粘连分离、早期子宫内膜异位症的处理、卵巢囊肿穿刺、输卵管绝育等；C：输卵管开窗，宫外孕、卵巢囊肿、子宫内膜异位症的处理，盆腔炎症等；D：腹腔镜辅助阴式子宫切除术（LAVH）、子宫肌瘤切除以及恶性肿瘤手术等，本文涉及的病例均属于 C 类手术。如果这类微创手术造成巨创或是对患者的脏器功能造成不可逆影响的并发症则违背了医患的初衷，需要高度重视。

卵巢子宫内膜异位囊肿手术的血管损伤表现为髂血管损伤，与子宫内膜异位症固有的粘连特性有关，卵巢子宫内膜异位囊肿通常与阔韧带后叶和子宫骶韧带处紧密粘连，而髂血管在其下外方走行，由于手术难度的加大和腹腔镜二维图像的局限性，增加了血管损伤的可能性。子宫内膜异位症的粘连主要表现为盆腔组织脏器间的致密粘连，与盆腔手术史和炎性病变造成的继发粘连不同，大网膜与腹壁粘连的情况并不多见。加上由于术前评估即考虑手术难度较大，通常由年资高的医师完成，因此在穿刺和气腹过程中损伤血管的情况少见，而主要表现为病变区域的盆腔血管损伤[4]。小血管的损伤可尝试采用电凝或缝合等技术止血，但一旦发现髂血管损伤而活跃出血，不宜迟疑，应迅速改开腹，请血管外科协助行血管缝合方能止血。改开腹过程中维持腹腔内充气有利于压迫血管破口减少出血[5]。

附件手术肠道损伤的危险也与粘连密切相关，由于子宫内膜异位症的病变特点，低位肠道损伤的危险性增加，因此术中在分离粘连过程中务必谨慎小心。小的破口如术中发现可考虑一期缝合。如术中未发现，术后出现肠瘘表现，也可视情况而采取保守治疗或手术修补[6]。

总体而言，腹腔镜附件手术的泌尿系损伤率极低，仅为 0.05%，与文献报道的情况相符，主要为输尿管损伤[7,8]。由于输尿管容易损伤的部位包括进入盆腔处（近骨盆漏斗韧带处）、侧盆壁、子宫动脉下方、进入子宫骶韧带处以及膀胱入口处，而子宫内膜异位症的粘连病变又与这些部位密切相关，理论上的损伤概率应较高，但由于施行子宫内膜异位症腹腔镜手术医师的通常年资较高、经验丰富、重视预防输尿管损伤的意识强，实际的损伤率并不高。为避免输尿管损伤，剥离和切除病灶前额外进行的辨别输尿管的解剖操作是十分有益的。本组病例中唯一 1 例输尿管损伤病例，并未表现为典型的术后尿瘘，而表现为渐进性发展的输尿管梗阻和肾盂积水，由于处理未及时导致患侧肾萎缩而功能丧失。回顾性分析讨论，尽管术中损伤继发瘢痕挛缩导致梗阻的可能性大，但也不能除外术前即有输尿管受累而术后加重的可能。对检查提示粘连重的子宫内膜异位症患者术前就应该评估输尿管的情况，如有输尿管、肾盂扩张可考虑放置输尿管支架或 D-J 管，既可术中做指示用，也有利于保障术后尿液的引流而维护肾功能。即使术后才发现有梗阻征象，如果密切随诊并及时处理，该侧肾脏也是能够挽救的。

卵巢功能早衰是 2003 ～ 2005 年间发现的特殊的巧克力囊肿剔除术后的远期并发症。分析卵巢早衰的原因，可能与卵巢子宫内膜异位囊肿较大、囊肿多房、囊肿壁与卵巢组织粘连、层次不清，正常卵巢组织明显减少，造成手术剔除囊肿较困难；且病灶粘连、血管丰富，出血和电凝止血的机会增多，有一定热损伤有关。有研究报道卵巢子宫内膜异位囊肿剔除术可以导致卵巢组织的丢失，虽然其中多半卵巢组织无功能，但卵巢门附近由于卵泡储备丰富，手术时可能导致功能组织的丢失[9]。鉴于上述原因，强调提高保护卵巢的意识，尤其是对尚未生育的子宫内膜异位症患者，术中尽量减少对卵巢的电凝，尤其是近卵巢门部位；尽量保留肉眼正常的卵巢皮质；局部留置蛋白凝胶或防粘连膜，既有利于止血又预防粘连，可最大限度地为术后卵巢功能恢复创造条件[10]。

参 考 文 献

[1] Beretta P，Franchi M，Ghezzi F，et al. Randomized clinical trial of two laparoscopic treatments of endome-triomas：cystectomy versus drainage and coagulation [J]. Fertil Steril，1998，70：1176.

［2］Alborzi S，Momtahan M，Parsanezhad ME，et al. A prospective，randomized study comparing laparoscopic ovarian cystectomy versus fenestration and coagulation in patients with endometriomas［J］. Fertil Steril，2004，82：1633-1637.

［3］Chapron C，Querleu D，Mage G，et al. Complications of gynecologic laparoscopy：multicentre study of about 7604 procedures［J］. J Gynecol Obstet Biol Reprod，1992，21：207-213.

［4］Jacobson TZ，Davis CJ. Safe Laparoscopy：is it possible？ Editorial review［J］. Curr Opin Obstet Gynecol，2004，16（4）：283-288.

［5］赵学英，冷金花，郎景和，等. 妇科腹腔镜术中血管损伤的临床病例分析［J］. 中国微创外科杂志，2005，5（3）：178-180.

［6］冷金花，郎景和. 腹腔镜手术并发症的诊断与治疗［J］. 中国现代手术学杂志，2001，5（1）：69-72.

［7］Wang PH，Lee WL，Yuan CC，et al. Major complications of opearive and diagnostic laparoscopy for gynecologic disease［J］. J Am Assoc Gynecol Laparos，2001，8（1）：68-73.

［8］Jansen FW，Kapiteyn K，Trimbos-Kemper T，et al. Complication of laparoscopy：a prospective multicenter observational study［J］. Br J Obstet Gynecol，1997，104：595-600.

［9］Alborzi S，Momtahan M，Parsanezhad ME，et al. A prospective，randomized study comparing laparoscopic ovarian cystectomy versus fenestration and coagulation in patients with endometriomas［J］. Fertil Steril，2004，82（6）：1633-1637.

［10］布洁. 现代放射治疗新技术在妇科肿瘤治疗中的应用［J］. 中国实用妇科与产科杂志，2006，22（8）：632-633.

不同类型卵巢子宫内膜异位囊肿临床特点及疗效分析

李晓燕　冷金花　郎景和　戴　毅　王艳艳

【摘要】目的：探讨不同类型的卵巢子宫内膜异位囊肿的临床病理特点、手术治疗效果以及术后随诊等方面的差异。方法：将2003年3月至2008年3月就诊于北京协和医院进行腹腔镜手术的600例子宫内膜异位囊肿患者分为四组：单纯子宫内膜异位囊肿组（单纯组）、合并深部浸润型内异症组（DIE组）、合并子宫腺肌症组（AM组）；同时合并子宫腺肌症、深部浸润型内异症组（复合组）。比较各组间症状、手术效果以及术后随诊等情况。结果：①AM组35岁以上的患者比例为64.2%，明显高于单纯组（35.0%）及DIE组（26.8%）。②与单纯组（51.7%）比较，DIE组（69.0%）、AM组（79.2%）及复合组（83.3%）中度以上痛经率较高，病程较长（$P=0.000$）。③DIE组、AM组及复合组手术时间均较单纯组长，出血量较多。④有AM者合并不孕率大于无AM者（30.2% vs 16.9%，$OR=2.187$，95% CI $1.181\sim4.051$，$P=0.011$）；前者术后妊娠率低（0 vs 39.0%，$OR=0.116$，$P=0.02$，95% CI $0.014\sim0.947$）。⑤有AM使用GnRH-a者较无AM使用GnRH-a者疼痛缓解程度低［17.9%（10/56）vs 8.8%（23/261），$OR=2.250$，95% CI $1.004\sim5.040$，$P=0.044$］。⑥多因素logistic回归分析：与合并AM或DIE相关的因素包括年龄、痛经程度以及手术时间。结论：子宫内膜异位囊肿合并子宫腺肌症和/或深部浸润型内膜异位症临床症状更重、手术难度更大，术后疼痛缓解率和妊娠率较低。

【关键词】子宫内膜异位囊肿；子宫腺肌症；深部内膜异位症

To compare the clinical characteristics and treatment of different kinds of endometrioma. *Li Xiaoyan，Leng Jinhua，Lang Jinghe，Dai yi，Wang Yanyan*

【Abstract】Objective：To investigate the clinical characteristics，surgical effectiveness and postoperative recurrence rate among different kinds of endometrioma. Methods：A total of 600 patients undergoing laparoscopic ovarian endometrioma excision between March 2003 and March 2008 were studied retrospectively. All patients were classified into four groups according to the combined disease：none（simple group），adenomyosis（AM group），deep infiltrating endometriosis（DIE group），combined with two kinds of disease mentioned above（mixed group）. The associated factors of different groups of endometrioma were analyzed. Results：①The patient rate above 35 years of AM group was 64.2%，which was significantly higher than simple group（36.0%）and DIE group（26.8%）. ②Different groups of endometrioma were associated with severity of pain symptoms and duration of dysmenorrhea. Moderate-to-severe dysmenorrhea rate among DIE group，AM group and mixed group were 69.0%，79.2%，83.3%，respectively，which was higher than simple group（51.7%）. Compared with simple group，longer dysmenorrhea duration was observed in other groups. ③Endometrioma combined with other diseases resulted in longer operation time and more blood loss（$P<0.05$）. ④Infertility rate was higher in AM group than in other groups（$OR=2.187$，$P=0.011$，30.2% vs 16.9%）. Postoperative pregnant rate of AM group was lower than other groups（$OR=0.116$，$P=0.02$，0 vs 39.0%）. ⑤Pain relief rate of AM group was lower than the other groups（$OR=2.250$，$P=0.044$，17.9% vs 8.8%）. ⑥Multivariate logistic regression analysis：the associated multi-factors of endometrioma with adenomyosis or deep infiltrating endometriosis were：age，dysmenorrhea，and operation time．**Conclusions**：Endometrioma patients combined with adenomyosis or deep infiltrating endometriosis have more severe pelvic pain symptoms，less surgical effectiveness and lower post-operative pain relief rate．

【**Key words**】endometrioma；adenomyosis；deep infiltrating endometriosis

子宫内膜异位囊肿合并深部浸润型内异症（deeply infiltrating endometriosis，DIE）的发生率为35%，而DIE患者合并其他部位内异症的发生率为30%～95%不等[1,2]。子宫腺肌症（adenomyosis，AM）也是一种常见的可引起盆腔疼痛疾病，子宫切除患者中8%～40%诊断为AM[3]。内异症和AM均为子宫内膜腺体和间质异位，两者合并存在的机会为40%[4]。前期的很多研究在分析子宫内膜异位囊肿时，未将其他类型的内异症病灶或者是否合并其他相关疾病区别开来。本研究将子宫内膜异位囊肿分为单纯子宫内膜异位囊肿、合并DIE和/或AM的子宫内膜异位囊肿，分析对比各组之间在疼痛症状、不孕情况、手术治疗效果以及术后随访情况方面存在的差异。

1 资料与方法

1.1 一般资料

将2003年3月至2008年3月就诊于北京协和医院手术确诊为子宫内膜异位囊肿，且由同一术者进行腹腔镜手术的600例患者，分为四组。单纯组：单纯囊肿组381例（63.5%）；DIE组：子宫内膜异位囊肿合并DIE共142例（23.6%），DIE指病灶浸润深度≥5 mm且病灶都经病理证实；AM组：子宫内膜异位囊肿合并AM组共53例（8.8%），病理检查是诊断的金标准。根据术前检查及术中发现，约有80%患者经术后病理证实；复合组：子宫内膜异位囊肿同时合并DIE和AM共24例（4.0%）。600例中有AM者共77例（12.8%），无AM者523例；有DIE者166例（27.7%），无DIE者434例。

1.2 术前评估

术前详细记录患者年龄、是否不孕、痛经时间、疼痛程度、CA125等。所有患者在治疗前进行问卷调查，使用视觉模拟评分方法（10-point linear visual analog scale，VAS）评估。并按VAS评分将疼痛程度分为四级。无疼痛：0分；轻度疼痛：1～4分；中度疼痛：5～7分；重度疼痛：8～10分。患者年龄为（33.7±6.1）岁（17～52岁），35岁以上患者共216例，占36.2%。所有患者痛经中位时间为24个月（1～480个月），中度以上痛经患者共357例（59.5%）。CA125异常患者为339例（56.5%）。

1.3 手术方式及术后处理

手术方式包括，腹腔镜子宫内膜异位囊肿剔除术或同时进行内异症病灶烧灼术、深部浸润型内异症病灶切除术（术中尽量切净病灶）、子宫腺肌症病灶切除术（腺肌瘤切除术或病灶活检术）。由专人详细记录术中所见，包括是否合并DIE或AM、手术时间、出血量等。术后对于中重度痛经患者以及术中粘连较重、病变广泛患者使用GnRH-a治疗3～6个月或孕三烯酮治疗6个月。所有患者手术时间为（51.3±21.3）分钟，出血量30ml（10～600ml）。术后未用药患者179例（29.8%），使用GnRH-a患者371例（61.8%），其中使用时间3个月患者共576例（96.0%），使用时间为6个月患者共24例（4.0%），使用孕三烯酮患者共50例（8.3%）。

1.4 随访方法

术后进行门诊随诊和疼痛症状问卷调查。即时记录术后症状改善情况、B超结果、血清学CA125指标、术后用药、妊娠情况、复发时间。疼痛缓解定义为：术后疼痛评分下降50%以上。内异症复发定义为：手术后再次出现临床症状且恢复至治疗前水平或加重，或再次出现子宫内膜异位囊肿。疼痛复发诊断标准：为术后痛经得到缓解后又出现疼痛达到或超过术前程度。囊肿复发诊断标准：术后2次或以上月经后超声检查结果提示卵巢囊肿，边界欠清，内有散在光点。

对所有患者的随诊时间为（30.6±15.6）个月（3～60个月，术后症状缓解患者共371例（61.8%）。疼痛复发率6.2%（28/450），囊肿复发率5.2%（31/600）。72例不孕患者中，术后自然妊娠患者共20例（27.8%）。

1.5 统计学方法

计数资料样本率及构成比对比均采用χ^2检验，计算各变量OR值。计量资料均数之间的显著性检验采用方差分析以及独立样本的t检验。

2 结果

2.1 不同类型子宫内膜异位囊肿患者的临床特点

AM组35岁以上患者比例（64.2%）明显高于单纯组（35.0%）及DIE组（26.8%）。DIE组患者35岁以下比例较单纯组高［73.2%（104/142）vs 64.0%（244/381），OR＝1.344，95% CI 0.992～1.820，P＝0.047］。其他组较单纯组中度以上痛经率高，病程长。有AM患者术前合并不孕率大于无AM患者。术前AM组CA125升高（＞35U/ml）比例较单纯组及DIE组高。见表1。

2.2 不同类型子宫内膜异位囊肿患者

的手术效果

DIE组、AM组及复合组手术时间均较单纯组长。有AM者较无AM者手术时间长，出血量多（P＝0.000）。有DIE者较无DIE者手术时间长。见表2。

2.3 不同类型的子宫内膜异位囊肿患者术后随诊情况

使用GnRH-a 3个月或6个月患者在各组间所占比例比较差异无统计学意义。各组间在复发类型、复发时间以及手术前后疼痛缓解率比较差异无统计学意义。有AM使用GnRH-a者较无AM使用GnRH-a者疼痛缓解程度低［17.9%（10/56）vs 8.8%（23/261），OR＝2.250，95% CI 1.004～5.040，P＝0.044］。术前不孕患者中，有AM者较无AM者术后妊娠率低。见表3。

2.4 不同类型的子宫内膜异位囊肿多因素logistic回归分析

是否合并AM相关的因素包括年龄（r＝0.069，P＝0.005），痛经程度（r＝0.480，P＝0.002），不孕率（r＝0.956，P＝0.008）以及手术时间（r＝0.035，P＝0.000）。

是否合并DIE相关的因素包括年龄（r＝−0.059，P＝0.001），痛经程度（r＝0.272，P＝0.010），

表1 不同类型子宫内膜异位囊肿患者的临床特点

	年龄（岁）	中度以上痛经（%）	病程＞12月（%）	合并不孕（%）	CA125升高（%）
单纯组	33.70±6.1	51.7（197/381）	44.2（140/317）	10.2（39/381）	55.6（199/358）
DIE组	32.58±5.9	69.0（98/142）	63.7（72/113）	12.0（17/142）	619（83/134）
AM组	36.60±5.7	79.2（42/53）	76.2（32/42）	17.0（9/53）	79.6（39/49）
复合组	32.67±61	83.3（20/24）	89.5（17/19）	29.2（7/24）	8L8（18/22）
P值	0.001	0.000	0.000	0.028	0.002
有AM	35.47±61	80.5（62/77）	88.5（54/61）	20.8（16/77）	77.0（57/74）
无AM	33.40±6.0	56.4（295/523）	55.2（238/431）	10.7（56/523）	56.5（282/499）
P值	0.005	0.000	0.000	0.011	0.001
有DIE	32.64±5.9	71.1（118/166）	72.0（95/132）	11.1（48/434）	63.5（101/159）
无DIE	34.06±6.1	55.1（239/434）	54.7（197/360）	14.5（24/166）	57.5（238/414）
P值	0.01	0.000	0.001	0.252	0.188

表2　不同类型子宫内膜异位囊肿患者的手术效果

	手术时间（分钟）	出血量≥200ml（%）
单纯组	46.65±19.3	1.1（4/378）
DIE组	55.96±21.2	0.7（1/141）
AM组	63.75±21.9	7.7（4/52）
复合组	71.09±23.8	12.5（2/24）
P值	0.000	0.001
有AM	66.00±22.6	11.7（9/77）
无AM	49.18±20.2	3.1（16/523）
P值	0.000	0.000
有DIE	58.10±22.2	6.6（11/166）
无DIE	48.74±20.4	3.2（14/434）
P值	0.000	0.062

表3　不同类型的子宫内膜异位囊肿术后复发率（%）

	症状复发率（%）	囊肿复发率（%）	术后妊娠率（%）
单纯组	5.6（13/324）	5.9（20/340）	30.6（11/36）
DIE组	7.7（9/117）	5.2（7/135）	500（8/16）
AM组	4.9（2/41）	8.9（4/45）	11.1（1/9）
复合组	15.0（3/20）	0（0/21）	0（0/7）
P值	0.428	0.330	0.054
有AM	82（5/61）	61（4/66）	0（0/15）
无AM	6.3（22/351）	5.7（27/475）	39.0（16/41）
P值	0.574	0.902	0.020
有DIE	8.8（12/137）	4.5（7/156）	34.8（8/23）
无DIE	5.5（15/275）	6.2（24/385）	26.7（12/45）
P值	0.202	0.428	0.487

直肠窝封闭程度（$r=0.575$，$P=0.000$）以及手术时间（$r=0.014$，$P=0.016$）。

3　讨论

3.1　不同类型子宫内膜异位囊肿患者一般情况分析

本文结果显示35岁以上内异症患者合并AM比例大，与文献报道相符，同时也提示35岁以

上内异症患者术中应该警惕合并存在AM[5]。而AM亦可引起不孕、CA125升高，且随着患病时间延长，病灶侵入越深，范围越广，子宫内膜侵入子宫肌层形成的AM病灶越严重[6]。因此，合并AM的子宫内膜异位患者不孕率及CA125也相应升高。另外，本研究显示DIE组患者35岁以下比例较单纯组高，但病程却明显长于单纯组。提示内异症是进展型疾病，经血逆流使带有活性的子宫内膜随着月经周期反复作用，在形成表浅种植灶如子宫内膜异位囊肿的同时，可侵入种植形成DIE[7,8]。

3.2　不同临床类型的子宫内膜异位囊肿的疼痛特点

本研究结果显示单纯的卵巢内异症囊肿疼痛症状较单一，且疼痛程度较轻，而合并DIE和/或AM的卵巢内异症患者疼痛症状较重。这与子宫内膜异位囊肿的神经纤维有关，病灶是否引起疼痛，取决于它与周围感觉神经纤维之间的距离[9]。侵入DIE病灶中的神经纤维较多，而子宫内膜异位囊肿的神经纤维则较少[9,10]。同时，AM病灶以及DIE内异症病灶中表达的神经生长因子较腹膜病灶及卵巢病灶多[11]。这使合并AM和DIE的囊肿患者疼痛程度较单纯的子宫内膜异位囊肿重。我们的研究与文献报道结果相符[12,13]。

3.3　不同临床类型的子宫内膜异位囊肿的手术效果分析

由于DIE病灶发生出血及纤维化，破坏局部解剖，形成粘连一般牵涉到组织器官较多，使粘连程度也更重。而AM病灶则与正常子宫肌层无明确边界，因此，手术出血量和手术时间相对较长，手术难度相对较大。本研究结果也证实了这一点。

3.4　不同临床类型的子宫内膜异位囊肿症状缓解程度以及术后随访分析

病灶的切净程度关系到患者术后症状缓解情况。本研究结果显示，合并AM患者术后疼痛缓

解程度少，且术后妊娠率低，这与AM病灶为弥漫性分布病灶，单纯的病灶切除术不能完全切净有关，术后残余的病灶仍存在子宫肌层内，随着月经周期出血引起疼痛，并持续成为影响妊娠的不利因素[14]。文献[15]报道，对于53例内异症患者术前术后进行MRI检查子宫肌壁厚度发现，合并AM的内异症患者术后疼痛持续存在的概率大。

由于临床中很大部分子宫内膜异位囊肿患者均合并DIE或AM，本研究首次将内异症及其是否合并AM和/或DIE进行分层分析。而我们的研究也证实了这样的分组有一定的临床意义。术前诊断为子宫内膜异位囊肿，并以囊肿为主要手术指征的患者术中不应忽略其他病变，如AM及DIE。

参 考 文 献

[1] Busacca M, Chiaffarino F, Candiani M, et al. Determinants of long-term clinically detected recurrence rates of deep, ovarian, and pelvic endometriosis [J]. Am J Obstet Gynecol, 2006, 195: 426-432.

[2] Somigliana E, Infantino M, Candiani M, et al. Association rate between deep peritoneal endometriosis and other forms of the disease: pathogenetic implications [J]. Hum Reprod, 2004, 19: 168-171.

[3] Atri M, Reinhold C, Mehio AR, et al. Adenomyosis: US features with histologic correlation in an in-vitro study [J]. Radiology, 2000, 215: 783-790.

[4] Berek J, Hillard P. Novak's gynecology [M]. 13th ed. Baltimore: Lippincott Williams & Wilkins, 2002: 712.

[5] Bergholt T, Eriksen L, Berendt N, et al. Prevalans and risk fac-tors of adenomyosis at hysterectomy [J]. Hum Reprod, 2001, 16: 2418.

[6] Cirpan T, Yeniel O, Ulukus M, et al. Clinical symptoms and histopathological findings in subjects with adenomyosis uteri [J]. Clin Exp Obstet Gynecol, 2008, 35 (1): 48-53.

[7] Chapron C, Fauconnier A, Ubuisson JB, et al. Deep infiltrating endometriosis: relation between severity of dysmenorrhoea and extent of disease [J]. Hum Reprod, 2003, 18: 760-766.

[8] Brosens IA. Endometriosis—a disease because it if characterized by bleeding [J]. Am J Obstet Gynecol, 1997, 176: 263-267.

[9] Anaf V, Simon P, El Nakadi I, et al. Relationship between endometriotic foci and nerves in rectovaginal endometriotic nodules [J]. Hum Reprod, 2000, 15: 1744-1750.

[10] Al-Fozan H, Bakare S, Chen MF, et al. Nerve fibers in ovarian dermoid cysts and endometriomas [J]. Fertil Steril, 2004, 82: 230-231.

[11] Anaf V, Simon P, El Nakadi I, et al. Hyperalgesia, nerve infiltration and nerve growth factor expression in deep adenomyotic nodules, peritoneal and ovarian endometriosis [J]. HumReprod, 2002, 17: 1895-1900.

[12] Vercellini P, Trespidi L, De Giorgi O, et al. Endometriosis and pelvic pain: relation to disease stage and localization [J]. Fertil Steril, 1996, 65: 299-304.

[13] Vercellini P, Cortesi I, Crosignani PG. Progestins for symptomatic endometriosis: a critical analysis of the evidence [J]. Fertil Steril, 2000, 68: 393-401.

[14] Devlieger R, D'Hooge T, Timmerman D. Uterine adenomyosis in the infertility clinic [J]. Hum Reprod Update, 2003, 9 (2): 139-147.

[15] Jason D, Parker D, Leondires, M, et al. Persistence of dysmenorrhea and nonmenstrual pain after optimal endometriosis surgery may indicate adenomyosis [J]. Fertil Steril, 2006, 86 (3): 711-715.

卵巢子宫内膜异位囊肿粘连程度及相关因素分析

李晓燕　冷金花　郎景和　戴　毅　王艳艳

【摘要】目的：探讨卵巢子宫内膜异位囊肿（内异症囊肿）粘连程度与患者的临床特点、手术情况及术后复发的关系。方法：对2003年1月至2008年3月就诊于北京协和医院并进行了腹腔镜手术的662例卵巢内异症囊肿患者的临床资料及手术情况进行分析，按术中所见卵巢内异症囊肿与周围组织的粘连情况分为无粘连组31例，轻度粘连（卵巢周围膜状透明粘连，可钝性分离，无血管）组123例，中度粘连（卵巢内异症囊肿被包裹的范围＜1/2，粘连致密，需锐性分离，或者卵巢内异症囊肿被包裹的范围＞1/2，周围疏松粘连，可钝性分离）组310例，重度粘连（卵巢内异症囊肿被包裹的范围＞1/2，多累及卵巢周围脏器和组织，并且粘连致密，需锐性分离，可见血管生成）组198例。比较各组患者疼痛程度、疼痛性质、疼痛时间等临床特点及实验室检查结果、手术情况和术后复发情况，并进行相关危险度和多因素分析。结果：①临床特点：中、重度粘连组患者痛经、性交痛、肛门坠胀感、慢性盆腔痛以及CA125异常（＞35 U/ml）比例较无粘连、轻度粘连组高，差异有统计学意义（$P=0.000$、0.000、0.001、0.006、0.000）；重度粘连组中不孕患者占15.7%（31/198），高于无粘连组的3.2%（1/31）、轻度粘连组的11.4%（14/123）和中度粘连组的9.7%（30/310），分别比较，差异均有统计学意义（$OR=1.728$，$P<0.05$）。②手术时间及出血量：手术时间无粘连组为（37±15）分钟，轻度粘连组为（42±19）分钟，中度粘连组为（50±20）分钟，重度粘连组为（63±22）分钟；术中出血量无粘连组为（23±12）ml，轻度粘连组为（31±27）ml，中度粘连组为（40±32）ml，重度粘连组为（70±67）ml。③合并其他部位内异症及腺肌症：中、重度粘连组患者中合并子宫腺肌症和/或深部浸润型内异症患者比例更高（$OR=3.466$，$P=0.000$）。④术后复发：我们将术后复发分为痛经复发和囊肿复发，粘连程度与卵巢内异症囊肿术后复发无明显相关性，但痛经的复发与粘连程度有关（$OR=1.685$，$P=0.046$）。结论：卵巢内异症囊肿粘连程度越重，疼痛症状越明显，手术时间越长，出血量越多；中、重度粘连患者术后疼痛症状复发率高；粘连程度与囊肿复发率无关。

【关键词】子宫内膜异位症；粘连；骨盆痛

Study on incidence and associated factors of different degree endometrioma adhesions. *Li Xiaoyan, Leng Jinhua, Lang Jinghe, Dai Yi, Wang Yanyan*

【Abstract】Objective：To investigate the relationship between degree of endometrioma adhesions and clinical feature, surgical treatment and postoperative recurrence. Methods：From Jan. 2003 to Mar. 2008, 662 patients with endometrioma undergoing laparoscopic ovarian endometrioma excision in Peking Union Medical College Hospital were studied retrospectively. All patients were classified into four groups according to the extent of adhesions：31 cases in none adhesions group, 123 cases in mild adhesions group（filmy thickness, avascular, easily separated adhesions）, 310 cases in moderate adhesions group（less than a half of ovary was adjacent to dense thickness adhesions which was difficult to separate, or above a half of ovary were adjacent to filmy thickness adhesions）and 198 cases in severe adhesions group（above a half of ovary was adjacent to dense thickness, well vascularized adhesions which was difficult to separate, and always involved the other pelvic organs, observed angiogenesis）. The comparison of degree, characteristics, period of pain, lab test, surgical management and postoperative recurrence was performed among those above groups. In the meantime, risk factors and multinomial logistic regression were analyzed. **Results:** ①Clinical characteristics: The incidence of patients with dysmenorrhea, dyspareunia, straining feeling in anus, chronic pelvic pain and the level of CA125 (> 35 U/ml) was remarkably higher in moderate-to-severe adhesion groups than in none-to-mild adhesions groups ($P = 0.000$, 0.000, 0.001, 0.006 and 0.000, respectively). Infertility rate were significantly higher in severe adhesions group (15.7%, 31/198) than none adhesions group (3.2%, 1/31), mild adhesion group (11.4%, 14/123) and moderate adhesions group (9.7%, 30/310, $OR = 1.728$, $P < 0.05$). ②Operating time and blood loss: Operating time of each groups was as followed: (37±15) min in none adhesions group, (42±19) min in mild adhesions group, (50±20) min in moderate adhesions group and (63±22) min in severe adhesion group. Blood loss was (23±12) ml in none adhesion group, (31±27) ml in mild adhesion group, (40±32) ml in moderate adhesion group and (70±67) ml in severe adhesions group. Thicker adhesions result in longer operation time and more blood loss. ③Combined with other disease: The ratio of patients who combined with adenomyosis or deeply infiltrating endometriosis in moderate-to-severer adhesion groups was higher than patients in none-to-mild adhesions groups ($OR = 3.466$, $P = 0.000$). ④Postoperative recurrence: It was categorized into recurrence of pain and cyst Moderate-to-severe adhesions was related to higher recurrence rate of pain ($OR = 1.685$, $P = 0.046$), but was irrelevant to recurrence of cyst. **Conclusions:** The more extent of endometrioma adhesions was related to severer pelvic pain symptoms, longer operating time and more blood loss. Postoperative pain recurrence rate was observed in moderate-to-severe adhesion group. Extent of adhesions was irrelevant to cyst recurrence.

【 Key words 】 Endometriosis; Adhesions; Pelvic pain

子宫内膜异位症（内异症）是一种常见的妇科良性疾病，而卵巢子宫内膜异位囊肿（内异症囊肿）患者占所有内异症患者的17%～44%，是最常见的内异症类型，并且常常形成粘连[1]。与手术引起的粘连不同，内异症病灶周围粘连、纤维增生，造成组织挛缩，导致局部解剖结构的改变，使手术过程中分离粘连、恢复解剖困难[2]。因此，了解卵巢内异症囊肿粘连的相关因素，对内异症的治疗十分重要。

资料与方法

一、资料来源

收集2003年1月至2008年3月就诊于北京协和医院妇科的卵巢内异症囊肿患者共662例，所有患者均有腹腔镜保守手术指征，所有手术均由同一手术医师完成。所有进入研究的患者手术切除组织均得到术后病理证实。

术前由专人详细记录患者一般资料，包括年龄、孕次、产次、是否不孕、痛经时间、疼痛类型［痛经、性交痛、肛门坠胀感、排便痛、慢性盆腔痛（CPP）］、疼痛程度、CA125水平（ > 35 U/ml为异常）、盆腔B超结果。对于疼痛的评价，所有患者在治疗前均进行问卷填写，使用视觉模拟评分（visual analog scale, VAS）[3]对其疼痛及痛经程度进行评估。并按VAS法定义患者疼痛程度：无疼痛（0分）；轻度（1～4分）；中度（5～7分）；重度（8～10分）。

二、方法

手术方式包括腹腔镜卵巢内异症囊肿剔除术或同时进行内异症病灶烧灼术、深部浸润型内异症（DIE）病灶切除术（术中尽量切净病灶）、子宫腺肌症（AM）病灶切除术（腺肌瘤切除术或病灶活检术）。由专人详细记录术中所见，包括是否合并子宫肌瘤、DIE和/或AM、手术时间、出血量等。根据术中记录的卵巢内异症囊肿周围的粘连情况，将患者分为无粘连组31例；轻度粘连组123例：卵巢周围膜状透明粘连，可钝性分离，无血管；中度粘连组310例：卵巢内异症囊肿被包裹的范围＜1/2，粘连致密，需锐性分离，或者卵巢内异症囊肿被包裹的范围 > 1/2，周围疏松粘连，可钝性分离；重度粘连组198例：卵巢内异症囊肿被包裹的范围 > 1/2，多累及卵巢周围脏器和组织，并且粘连致密，需锐性分离，可见血管生成。术后对于中、重度痛经患者以及术中发现粘连较重、病变广泛的患者使用促性腺激素释放激素激动剂（GnRH-a）治疗3个月。

三、判定标准

术后进行门诊随诊和疼痛症状问卷调查。及时记录门诊复诊情况，包括术后症状改善情况、B超结果、血清CA125水平、术后用药及妊娠情况、复发时间等。疼痛缓解定义为：术后VAS下降50%以上。内异症复发定义为：术后再次出现临床症状且恢复至治疗前水平或加重，或再次出现卵巢内异症囊肿。复发可分为痛经复发和囊肿复发：①痛经复发诊断标准：术后痛经得到缓解后又出现，且达到或超过术前程度。②囊肿复发诊断标准：术后两次或以上月经后B超结果提示卵巢囊肿，边界欠清，内有散在光点。以首先出现的复发种类为准（文中未具体说明的复发，均包括两种复发形式）。

四、统计学方法

采用SPSS 11.5软件进行统计学分析，所有计数资料样本率及构成比比较均采用χ^2检验，计算各变量相对危险度（以OR值表示）。计量资料均数之间的显著性检验采用方差分析以及独立样本的t检验。非正态分布资料采用秩和检验。

结　果

一、各组患者临床特点

根据VAS的评分，662例患者中，中、重度痛经390例（58.9%，390/662），痛经中位时间为24个月（0～96个月）；性交痛187例（28.2%，187/662），CPP 138例（20.8%，138/662），肛门坠胀感233例（35.2%，233/662），排便痛60例（9.1%，60/662）；在未合并DIE及AM的患者中，单侧囊肿288例（70.0%，288/430），双侧囊肿142例（33.0%，142/430）；单纯合并AM55例（8.3%，55/662），单纯合并DIE 153例（23.1%，153/662），同时合并AM及DIE 24例（3.6%，24/662）；不孕患者共76例（11.5%，76/662）。CA125中位数值为44.50U/ml（24.11～74.89 U/ml），中位手术时间45分钟（40～60分钟），中位出血量30 ml（20～50 ml）。对532例患者进行了随访，共有130例患者由于术后未来门诊随访或更改联系方式而失访。随访时间为（27±14）个月，随访患者中术前有痛经者为409例，术后痛经缓解患者370例（90.5%，370/409）；术后痛经复发者28例（7.6%，28/370）。囊肿复发者31例（5.8%，31/532），本研究中所有复发患者术后均曾使用GnRH-a治疗，术后复发时间为停用GnRH-a后（16±9）个月。随访者中术前不孕的42例患者，术后妊娠20例（47.6%，20/42），均曾于术后使用GnRH-a，术后受孕中位时间为停用GnRH-a后10个月（3～17个月）。无手术并发症发生。

二、各组患者粘连程度及其相关因素

将无粘连组与轻度粘连组患者合计，其发生痛经、性交痛、肛门坠胀感及CPP的比例分别为62.3%（96/154）、16.9%（26/154）、24.0%（37/154）及13.0%（20/154）中度粘连及重度粘连组患者合计，其发生以上症状的比例分别为78.1%（397/508）、31.7%（161/508）、38.6%（196/508）及23.2%（118/508），后者明显高于前者，差异有统计学意义（OR = 2.161，P = 0.000；OR = 2.284，P = 0.000；OR = 1.986，P = 0.001及OR = 2.021，P = 0.006）。轻、中、重度粘连组患者中位痛经时间分别为12、24及36个月，三者分别比较，差异也均有统计学意义（P < 0.05）。比较无粘连、轻度粘连及中度粘连3组间CA125异常的比例，差异无统计学意义（P > 0.05）；无粘连组与轻度粘连组比较，术后痛经缓解率、痛经复发率、囊肿复发率和复发时间比较，差异均无统计学意义（P > 0.05）。见表1～表3。

表1 不同临床特点在各组患者间的比较

临床特点	无粘连组（n=31）		轻度粘连组（n=123）		中度粘连组（n=310）		重度粘连组（n=198）	
	例数	百分率（%）	例数	百分率（%）	例数	百分率（%）	例数	百分率（%）
痛经								
无	18	58.1	40	32.5	89	28.7	22	11.1
轻度	3	9.7	22	17.9	44	14.2	34	17.2
中度	6	19.4	46	37.4	110	35.55	81	40.9
重度	4	12.9	15	12.2	67	21.6	61	30.8
性交痛	4	12.9	22	17.9	99	31.9	62	31.3
肛门坠胀感	3	9.7	34	27.6	118	38.1	78	39.4
排便痛	0	0	9	7.3	28	9.0	23	11.6
CPP	1	3.2	19	15.4	70	22.6	48	24.2
未合并AM及DIE								
单侧囊肿	28	90.3	87	70.7	127	41.0	46	23.2
双侧囊肿	3	9.7	14	11.4	71	22.9	54	27.3
合并AM	0	0	6	4.9	21	6.8	28	14.1
合并DIE	0	0	16	13.0	81	26.1	56	28.3
合并AM+DIE	0	0	0	0	10	3.2	14	7.1
内异症囊肿术（包括合并DIE及AM者）								
1个	29	93.5	109	88.6	190	61.3	86	43.4
≥2个	2	6.5	14	11.4	120	38.7	112	56.6
不孕	1	3.2	14	11.4	30	9.7	31	15.7
CA125水平异常	8	28.6	61	52.6	166	57.4	140	75.3

注：部分患者术前未查CA125水平

将中、重度粘连组患者合并，其伴AM和/或DIE的概率为41.3%（210/508）；将无粘连及轻度粘连组合并，其伴AM和/或DIE的概率为14.3%（22/154）。两者比较，差异有统计学意义（$OR=4.228$，$P=0.000$）。中、重度粘连组卵巢内异症囊肿数≥2个的患者比例为45.7%（232/508），而无粘连和轻度粘连组囊肿数≥2个的患者比例为10.4%（16/154），前者明显高于后者（$OR=7.250$，$P=0.000$）。中度粘连组与重度粘连组患者痛经程度、痛经时间及性交痛发生率比较，差异均无统计学意义（$P>0.05$）。见表1。

中、重度粘连组的卵巢内异症囊肿患者CA125水平异常比例为64.4%（306/475，有一部分患者术前未查CA125水平，下同），较无粘连和轻度粘连组高（47.9%，69/144，$OR=1.968$，$P=$0.000）。重度粘连组患者不孕的发生率为15.7%（31/198），明显高于其他三组合计不孕的发生率（9.7%，45/464），差异有统计学意义（$OR=1.728$，$P=0.028$）。卵巢内异症囊肿粘连程度越重，手术时间越长，术中出血量越多，见表2。

痛经复发患者术后均使用了3个月GnRH-a。

表2 各组患者手术时间和术中出血量比较（$\bar{x}\pm s$）

组别	总例数	手术时间（分钟）	术中出血量（ml）
无粘连组	31	37±15	23±12
轻度粘连组	123	42±19	31±27
中度粘连组	310	50±20	40±32
重度粘连组	198	63±22	71±67
P值		0.000	0.000

表3 各组痛经患者随诊结果比较

组别	痛经随访总例数	痛经缓解		痛经复发		囊肿随访总例数	囊肿复发	
		例数	百分率（%）	例数	百分率（%）		例数	百分率（%）
无粘连组	9	9	9/9[a]	1	1/9[a]	23	0	0
轻度粘连组	68	61	88.4	2	3.3	96	10	10.4
中度粘连组	169	155	91.2	17	11.0	230	10	4.3
重度粘连组	163	145	89.0	8	5.5	183	11	6.0
P值			> 0.05		> 0.05			> 0.05

注：a表示例数小于10，不计算百分率

在所有复发患者中，中、重度粘连组痛经复发率为54.3%（25/46），高于无粘连和轻度粘连组（23.1%，3/13），差异有统计学意义（$P = 0.046, OR = 1.685$）。分别对术后未用GnRH-a的患者进行分析，在囊肿复发率、复发时间、痛经缓解率以及术后受孕率方面，中、重度粘连组与无粘连、轻度粘连组比较，差异无统计学意义（$P > 0.05$）。见表3。

卵巢内异症囊肿粘连程度与年龄、孕次、产次、是否合并子宫肌瘤、是否为多房囊肿及囊肿大小等无关（$P > 0.05$）。

三、粘连及其多因素分析

将中、重度粘连作为结局变量进行多因素logistic回归分析，得到与中、重度粘连相关的因素为痛经程度（$P = 0.044, OR = 1.208$）、合并AM和/或D1E（$P = 0.000, OR = 1.740$）以及手术时间（$P = 0.000, OR = 1.039$）。

进一步将重度粘连作为结局变量进行多因素分析，发现有统计学意义的因素包括痛经程度（$P = 0.007, OR = 1.295$）、合并AM和/或DIE（$P = 0.000, OR = 1.211$），CA125水平异常（$P = 0.032, OR = 1.003$），手术时间（$P = 0.000, OR = 1.021$），术中出血量（$P = 0.012, OR = 1.006$）。

讨 论

一、卵巢内异症囊肿粘连与疼痛、不孕的关系

国外文献报道，约28.8%盆腔粘连能引起CPP，对这些患者进行粘连分解术后，80%的患者疼痛缓解[4]。有一项对570例患者进行的内异症粘连和疼痛的21个中心的横断面研究[5]结果显示，Ⅰ～Ⅱ期内异症或卵巢内异症囊肿的粘连程度与疼痛程度的关系有统计学意义，粘连程度越重，疼痛越重。但在其他部位的内异症或是Ⅲ～Ⅳ期内异症，这种关系则无意义。卵巢内异症囊肿伴或不伴有粘连者的平均VAS分别是8.1和7.3（$P < 0.05$）。合并多处粘连的患者较一处粘连患者平均VAS高（$P < 0.05$），卵巢内异症囊肿粘连较腹膜粘连或其他部位的粘连平均VAS高（$P < 0.05$）。研究还显示，在所有有疼痛症状的内异症患者中，合并多个部位内异症及Ⅲ～Ⅳ期内异症患者粘连的发生率较高。而在所有有粘连的患者中，卵巢内异症囊肿患者，多部位内异症患者及Ⅰ～Ⅱ期内异症患者平均VAS较高。但研究并未提及囊肿患者是否合并AM或DIE。内异症合并AM的比例可高达40%[6]。本研究结果显示，中、重度粘连一旦合并AM和/或DIE，疼痛程度差异则不显著，而在中、重度粘连患者中，AM及DIE患者的所占比例比较无差异，由此可以解释，中、重度粘连的患者疼痛的主要原因可能是合并AM或DIE。

内异症本身会引起不孕，不孕率随着分期升高而增加，而内异症伴附件区重度粘连以及输卵管粘连情况下，引起不孕的概率显著升高[7]。粘连组织分泌的各种细胞因子如肿瘤坏死因子（TNF）α、白细胞介素（IL）6、IL10能改变腹腔液等局部环境而引起不孕[8]。本研究中，伴重度粘连的卵巢内异症囊肿通常伴有附件区及输卵管等周围脏器的粘连，因此，不孕率较其他3

组高。

二、卵巢内异症囊肿粘连程度与手术情况、术后复发的关系

在本研究中，中、重度粘连的卵巢内异症囊肿手术时间长、出血量多与卵巢内异症囊肿周围的中、重度粘连多致密并伴血管增生有关，在手术过程中分离粘连，可延长手术时间并增加手术出血量。

中、重度粘连的卵巢内异症囊肿合并AM和/或DIE的患者所占比例较高，而对于AM及DIE病灶，保守手术无法完全切净病灶，尤其是未生育的AM患者或是累及肠道的内异症病灶，术后残留的病灶可能造成术后疼痛的复发。另外，根据我们既往的研究结果，内异症术后约94.4%患者再次形成粘连[9]。内异症粘连分解术后再次形成的粘连中也存在感觉神经纤维，从而引起疼痛[10]。本研究中，粘连程度与术后疼痛复发率关系密切，提示粘连再次形成是除内异症病灶复发外，引起术后疼痛复发的另一重要因素。

本研究中，对术后使用GnRH-a以及术后未使用GnRH-a患者分别进行分析，得到卵巢内异症囊肿粘连程度与术后的疼痛缓解率以及不孕患者术后受孕率无关。原因可能为：本研究中所有的患者均由同一医师完成手术，术中已经尽可能切除所有病灶，而术后残留病灶对短期疼痛缓解率以及受孕率无明显影响。

总之，与卵巢内异症囊肿粘连相关的因素较多，粘连的程度与患者症状、手术效果关系密切，对于卵巢内异症囊肿引起的粘连及术后粘连再形成的预防和处理，除了尽量采用微创手术、术中谨慎止血以及使用各种防粘连制剂以外，内异症患者术前、术后均使用GnRH-a进行治疗，也可以减少术后粘连形成的概率和程度[11]。目前，内异症粘连的处理仍然是大多数临床医师面临的棘手难题，而我们也正在准备进行更多的基础实验、动物实验和前瞻性研究，旨在寻求一种较理想的预防、减轻甚至解决卵巢内异症囊肿粘连的方法。

参 考 文 献

[1] Busacca M，Vignali M. Ovarian endometriosis：from pathogenesis to surgical treatment Curr [J]. Opin Obstet Gynecol，2003，15：321-326.

[2] Klemmt PA，Carver JG，Koninckx P，et al. Endometrial cells from women with endometriosis have increased adhesion and proliferative capacity in response to extracellular matrix components：towans a mechanistic model for endometriosis progression [J]. Hum Reprod，2007，22：3139-3147.

[3] Breivik EK，Björnsson GA，Skovlund E. A comparison of pain rating scales by sampling from clinical trial data [J]. Clin J Pain，2000，16：22-28.

[4] Swanton A，lyer L，Reginald PW. Diagnosis，treatment and follow up of women undergoing conscious pain mapping for chronic pelvic pain：a prospective cohort study [J]. BJOG，2006，113：792-796.

[5] Parazzini F，Mais V，Cipriani S，et al. Adhesions and pain in women with first diagnosis of endometriosis：results from a crosa sectional study [J]. J Minim Invasive Gynecol，2006，13：49-54.

[6] A tri M，Reinhold C，Mehio AR，et al. Adenomyosis：US features with histologic correlation in an in-vit-ro study [J]. Radiology，2000，215：783-790.

[7] Porpora MG，Pultrone DC，Bellavia M，et al. Reproductive outcome after laparoscopic treatment of endometriosis [J]. Clin Exp Obstet Gynecol，2002，29：271-273.

[8] Wunder DM，Mueller MD，Birkhauser MH，et al. Increased ENA-78 in the follicular fluid of patients with endometriosis [J]. Acta Obstet Gynecol Scand，2006，6：67-74.

[9] 李晓燕，冷金花，郎景和. 腹部手术后盆腹腔粘连发生及相关因素分析 [J]. 现代妇产科进展，2006，15：446-419.

[10] Sulaiman H，Gabella G，Davis MC，et al. Presence and distribution of sensory nerve fibers in human peritoneal adhesions [J]. Ann Surg，2001，234：256-261.

[11] Imai A，Sugiyama M，Fun II T，et al. Gonadotrophin-releasing hormones agonist therapy increases peritoneal fibrinolytic activity and prevents adhesion formation after myomectomy [J]. J Obstet Gynecol，2003，23：660-663.

1983～2009年北京协和医院子宫内膜异位症手术治疗的特点及发展趋势

李　雷　冷金花　郎景和　刘珠凤　孙大为　朱　兰　樊庆泊

【摘要】目的：探讨1983～2009年北京协和医院子宫内膜异位症（内异症）手术治疗的特点及发展趋势。方法：通过查阅1983年1月至2009年6月于本院就诊、经手术证实为内异症的病例，比较不同手术方式（开腹手术和腹腔镜手术）、不同手术类型（保守性手术、根治或半根治性手术）的例数及构成差异，分析手术方式及手术类型的变化趋势。结果：资料完整的内异症手术病例共13 972例，占同期所有妇科手术的24.974%（13 972/55 945）。其中，腹腔镜手术占内异症手术的59.490%（8 312/13 972），显著高于腹腔镜手术在其他疾病相关手术中所占比例［37.700%（15 824/41 973），$P < 0.01$］；2005～2009年，内异症腹腔镜手术所占比例上升至68.23%（947/1 388），显著高于2000～2004年［56.04%（510/910），$P < 0.01$］。盆腔内异症手术中，保留子宫及卵巢的保守性手术占64.014%（8 663/13 533）；2005～2009年，保守性手术所占的比例上升至66.24%（4 176/6 304）。在盆腔内异症保守性手术及根治或半根治性手术中，腹腔镜手术所占的比例存在显著差异［分别为81.10%（7 026/8 663）和26.30%（1 281/4 870），$P < 0.01$］。与1983～1999年及2000～2004年比较，2005～2009年内异症手术的年平均手术例数、腹腔镜手术的年平均手术例数及其在内异症手术中所占比例、保守性手术的年平均手术例数及其在盆腔内异症手术中所占比例均显著升高（P均 < 0.01）。内异症相关手术的严重并发症发生率为0.351%（49/13 972）。结论：内异症手术治疗是本院妇科手术的重要构成，保守性手术是内异症主要的手术类型，而腹腔镜是主要的手术方式。

【关键词】子宫内膜异位症；腹腔镜检查；妇科外科手术

Characteristics and trends of surgical management on endometriosis: a review of cases from Peking Union Medical College Hospital from 1983 to 2009.

Li Lei, Leng Jinhua, Lang Jinghe, Liu Zhufeng, Sun Dawei, Zhu Lan, Fan Qingbo

【Abstract】Objective: To investigate the characteristics and trends of surgical management on endometriosis in Peking Union Medical College Hospital From 1983 to 2009. Methods: The medical documents of patients with endometriosis diagnosed by surgical pathology were studied retrospectively in Peking Union Medical College Hospital (PUMCH). The ratio of different surgical approaches (laparoscopic and laparotomic surgery) and surgical categories (conservative, semi-radical or radical surgery) were compared in all the cases with endometriosis to investigated alterations trends of approaches and methods of surgery. Results: Totally integrated records of 13 972 patients underwent surgeries on endometriosis were reviewed and consisted of 24.974% (13 972/55 945) of all gynecologic surgeries. 59.490% of cases (8 312/13 972) were treated by laparoscopic approach, which were significantly higher than the rate of 37.700% (15 824/41 973) of laparoscopic approaches in the other gynecologic diseases ($P < 0.01$). The proportion of laparoscopic surgeries in all endometriosis surgery was 67.31% (947/1 407) between 2005 and 2009，which were significantly higher than 55.98%（510/911）of laparoscopic surgeries between 2000 and 2004（*P* ＜ 0.01），Conservative surgery（with uterus and ovaries intact）consisted of 64.014%（8 663/13 533）of endometriosis surgeries. The proportion of conservative surgeries was 66.24%（4 176/6 304）between 2005 and 2009. The proportion of laparoscopic approaches consisted of 81.10%（7 026/8 663）of conservative surgeries and 26.30%（1 281/4 870）of semi-radical or radical surgeries（*P* ＜ 0.01）. The average number of annual surgeries，the average number of annual laparoscopic surgeries and its com proportion in endometriosis，and the average number of annual conservative surgeries and its proportion in pelvic endometriosis between 2005-2009 were all increased significantly than those at range of 1983 to 1999 and 2000 to 2004. The rate of severe complication 0.351%（49/13 972）was observed in all endometriosis surgeries. **Conclusions**：Surgery was the major treatment of endometriosis in PUMCH，laparoscopic surgery was the major approach and conservative surgery was the major surgery type.

【**Key words**】Endometriosis；Laparoscopy；Gynecologic surgical procedures

子宫内膜异位症（内异症）累及10%～15%的育龄妇女，可引起盆腔疼痛、不育及盆腔包块等，严重影响妇女的健康和生命质量。其发病率呈上升趋势，是现代妇产科最重要的疾病类型之一。北京协和医院妇产科于1980年在国内首次报道腹腔镜手术在盆腔内异症等妇科疾病诊断中的应用[1]，于1983年系统总结了内异症手术治疗的问题[2]。27年来，内异症手术始终是北京协和医院妇产科重要的手术内容。本研究通过分析27年来本院内异症手术在妇产科手术中的构成及手术模式的变化趋势，探讨内异症手术治疗的特点和发展趋势。

资料与方法

一、资料来源

从北京协和医院病案科数据库系统（包含有1982年10月以来入院患者的病历号、姓名、年龄、主要诊断、入院及出院诊断和手术方式、术者等详细资料）中检索出1983年1月1日至2009年6月30日登记出院的妇产科手术病例作为初步资料，从中排除产科、计划生育、辅助生殖等相关手术操作，得到妇科手术病例。排除的手术操作包括：电吸人工流产术，剖宫取胎术及相关操作，阴道分娩及相关操作，中期引产术（包括药物引产、羊膜腔内注射药物引产），诊断性刮宫术，清宫术，宫内节育器放置术［包括左炔诺孕酮宫内缓释系统（其他名称：曼月乐）］及取出

术，子宫输卵管通液和/或造影术，辅助生殖技术相关操作，各种形式的化疗（动脉介入化疗除外），腹腔穿刺、胸腔穿刺、腰椎穿刺等有创操作，与妇科疾病无关的手术操作等。

从上述妇科手术病例中，以"内异症"为主要诊断或出院诊断，再次检索并逐一复习病历中的手术资料和病理结果，排除与内异症无关的病例，得到内异症手术病例。排除标准为：手术方式不详；与内异症无关和/或无病理证据的手术操作；有病理证据但主要诊断并非内异症的手术操作等。

内异症的诊断标准参考中华医学会妇产科学分会制订的内异症诊断与治疗规范[3]，即子宫内膜组织（腺体和间质）在宫腔被覆内膜及子宫肌层以外的部位出现、生长、浸润、反复出血形成的疾病病灶，病理类型分为腹膜型、卵巢型、深部浸润型和其他部位的内异症。本研究中所称盆腔内异症即为前3种类型的内异症。

内异症相关手术即针对内异症病灶，以去除病灶、恢复解剖为目的的手术操作。方式以手术入路分类，包括开腹手术、腹腔镜手术、经阴道手术和其他类型的手术（包括腹壁内异症病灶切除、会阴内异症病灶切除等）。盆腔内异症手术类型分为保守性手术及根治或半根治性手术。①盆腔内异症保守性手术：定义为针对盆腔内异症病灶施行的保留子宫及双侧卵巢的手术治疗，如卵巢子宫内膜异位囊肿剔除等；②盆腔内异症根治或半根治性手术：定义为针对盆腔内异症病灶施行的切除子宫和/或卵巢的手术治疗，如全子宫和/或双附件切除等。根治性手术指切除子

宫及双侧卵巢，而半根治性手术指切除子宫，保留卵巢。

手术并发症包括：①穿刺及气腹形成的损伤；②手术操作相关的损伤；③术后并发症等。

二、方法

逐年总结内异症手术病例的手术方式及手术类型，比较不同手术方式及盆腔内异症不同手术类型的差异，分析手术并发症发生率。以Microsoft Office Excel 2003软件作为病例报告表收集病例资料，建立内异症病例数据库。病例报告表收集的病例资料与病案科的数据库进行逐年对照，其手术资料和病理资料得到两位以上医师的检查核对，在前述排除标准下对入选病例进行质量控制。

三、统计学方法

采用SPSS 11.5软件进行统计学分析。研究中两组或多组样本间计数资料及构成比的显著性差异比较应用χ^2检验；多组样本间计量资料的显著性差异比较应用单因素方差分析；两组样本间计量资料的显著性差异比较应用独立样本的t检验。

结　果

一、内异症手术的构成特点

1. 内异症手术的总体分布　1983～2009年，本院妇产科出院约20万人次，其中行手术治疗约15万人次。根据上述标准得到妇科手术病例共55 945例，其中腹腔镜手术24 136例（43.142%）。同期经手术确诊的内异症病例共13 972例，占所有妇科手术病例的24.974%，其中腹腔镜手术8 312例，占内异症手术病例的59.490%。见表1。

2. 内异症手术方式的构成　13 972例内异症手术中，腹腔镜手术8 312例（59.490%），开腹手术5 163例（36.952%），经阴道手术112例（0.802%），其他类型的手术385例（2.756%）。腹腔镜手术在内异症手术中所

表1　北京协和医院不同手术方式及类型的妇科手术在1983～2009年不同时间段的例数比较（例/年）

类别	1983～1999年	2000～2004年	2005～2009年	P值
手术途径	189	910	1 388	< 0.01
腹腔镜手术	88	510	947	< 0.01
开腹手术	95	375	373	< 0.01
阴道手术	2	7	14	< 0.01
其他手术	4	18	54	< 0.01
盆腔内异症手术				
保守性手术	106	537	928	< 0.01
腹腔镜手术	72	438	803	< 0.01
根治或半根治性手术	72	354	417	< 0.01
腹腔镜手术	16	72	144	< 0.01
全年所有妇科手术	790	3 495	5 603	< 0.01
全年所有腹腔镜手术	217	1 528	2 868	< 0.01

占比例高于在其他疾病相关手术中所占比例［37.7%（15 824/41 973）］，差异有统计学意义（$P < 0.01$）。2005～2009年腹腔镜手术在内异症手术中所占比例上升至68.23%（947/1 388），高于2000～2004年［56.04%（510/910）］，差异也有统计学意义（$P < 0.01$）。

3. 盆腔内异症手术类型的构成　13 972例内异症手术中，盆腔内异症手术共13 533例，占96.858%。其中，保守性手术8 663例，根治或半根治性手术4 870例，分别占盆腔内异症手术的64.014%和35.986%。保守性手术中，腹腔镜手术占81.10%（7 026/8 663），而根治或半根治性手术中，腹腔镜手术占26.30%（1 281/4 870），两者比较，差异有统计学意义（$P < 0.01$）。2005～2009年，保守性手术在盆腔内异症手术中的比例上升至66.24%（4 176/6 304），其中腹腔镜手术的比例上升至86.49%（3 612/4 176）。

二、内异症手术的变化趋势

将本院内异症手术例数的变化分为3个时期，其中1983～1995年为低水平稳定期，年平均手

术例数＜200例；1996～2004为缓慢增长期，年平均手术例数逐渐增至900例以上；2005～2009年为快速增长期，年平均手术例数接近1 500例。三者比较，经各种途径的内异症手术（腹腔镜手术、开腹手术、经阴道手术等）的年平均手术例数比较，差异均有统计学意义（*P*＜0.01）；腹腔镜手术在内异症手术中所占比例明显上升，差异也有统计学意义（*P*＜0.01）；盆腔内异症各种手术类型（保守性手术、根治或半根治性手术等）的年手术例数均显著增加（*P*均＜0.01）；保守性手术所占比例明显上升（*P*＜0.01）；盆腔内异症手术中，腹腔镜手术（包括保守性手术及根治或半根治性手术）的年手术例数也明显增加（*P*均＜0.01），其所占比例也均明显升高（*P*均＜0.01）。见表1，图1和图2。

三、内异症手术的并发症及合并症情况

13 972例内异症手术中，发生严重的手术并发症或合并症49例（0.351%），包括穿刺及气腹形成的损伤14例，如血管损伤、皮下气肿等；手术操作相关的损伤25例，如术中出血、泌尿系统损伤、肠道损伤、神经麻痹等；术后合并症10例，如阴道残端出血、败血症等。腹腔镜及开腹内异症手术的并发症发生率分别为0.28%（23/8 312）及0.46%（24/5 163），两者比较，差异无统计学意义（*P*＝0.103）。盆腔内异症手术中，保守性手术及根治或半根治性手术的并发症发生率分别为0.21%（18/8 663）和0.64%（31/4 870），两者比较，差异有统计学意义（*P*＜0.01）。不同时间段腹腔镜与开腹手术的并发症发生率比较，

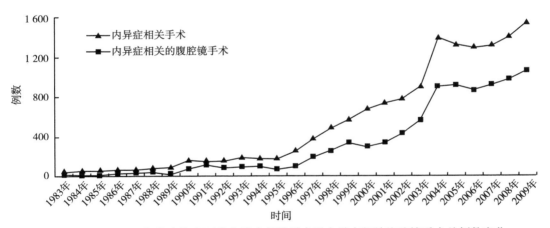

图1　1983～2009年北京协和医院内异症相关手术及内异症相关腹腔镜手术总例数变化

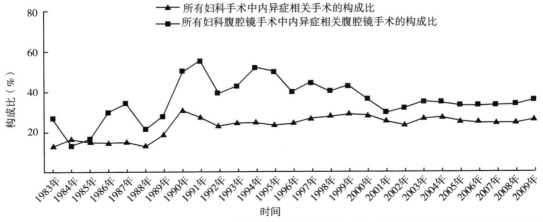

图2　1983～2009年北京协和医院内异症相关手术及内异症相关腹腔镜手术分别在妇科手术及妇科腹腔镜手术中构成比的变化

差异均无统计学意义（$P > 0.05$）。

讨 论

一、本院内异症手术总量及构成的变化

本研究结果显示，1983～2009年，本院妇产科内异症手术病例数逐渐增长，尤其近5年来，手术病例数增长迅速，占妇科手术的25%～30%。

各种手术方式和各种手术类型的年平均手术例数及其比例在近5年、近10年都有显著性增加。进一步的分析显示，近10年和近5年的开腹手术及非保守性手术的年平均手术例数比较，并没有显著差异，数量增加基本持平，所占比例有所下降；而近5年的腹腔镜手术和盆腔内异症保守性手术的年平均手术例数却增加至5年前的2倍，其在相应总体年均手术例数中的比例由5年前的59%～61%上升至近70%（P均 < 0.01），提示近10年和近5年内异症手术总量的增加主要来自腹腔镜手术及保守性手术总量及比例的增加。近3年逐年的分析显示，内异症腹腔镜手术、盆腔内异症保守性手术的年平均手术例数及其比例仍在明显上升（P均 < 0.01）。对手术总量及其构成的比较结果说明，内异症的手术类型有逐渐保守化的趋势，而微创的腹腔镜手术也逐渐成为内异症的主要手术方式。

二、腹腔镜手术成为内异症最主要的手术方式

腹腔镜手术的微创特点，使其成为内异症最重要的检查工具和治疗手段[4-6]，其原因包括如下。①腹腔镜手术逐渐普及：经过20世纪70年代末至今30年的发展和规范化建设，本院妇产科的所有主治医师都能够独立进行腹腔镜手术操作；内镜手术在妇科手术中占60%以上。循序渐进的手术技能培训、设备器械的改进和升级，大大推动了腹腔镜在妇科手术尤其是内异症手术中的应用。②腹腔镜手术研究日益深入：随着技术和设备的普及，手术医师的经验技能也在不断进步，这不仅反映在腹腔镜手术总量的上升，还体现在手术难度的不断升高的同时，手术的安全性得到保证[7-11]。③对保留患者生育功能、减少手术损伤的人性化要求，使得腹腔镜手术的地位日益突出，尤其是在盆腔内异症保守性手术中。27年来，本院内异症腹腔镜手术例数及所占比例的增加，说明腹腔镜手术在内异症诊治尤其是保守性手术中的主导作用。

三、保守性手术是盆腔内异症最主要的手术类型

内异症的临床病理特点以及治疗目的决定了保守性手术是最主要的手术类型。首先，内异症多发生于育龄妇女，绝大部分患者都有保留生育功能的要求，而且治疗内异症引起的临床问题如疼痛，除手术外还有药物可以选择，因此，在内异症手术治疗决策时，往往趋向于保守；对少部分无生育要求、年龄较大、症状重或多种治疗无效者，半根治或根治性手术也有其指征。其次，腹腔镜手术的广泛开展，使得内异症手术微创化，本研究中近5年的资料显示，近90%的保守性手术由腹腔镜手术完成，其中约60%是卵巢内异症囊肿剔除手术。最后，保守性手术数量的增加反映了诊治思路的变化，手术难度也有明显增加。本研究发现，特殊类型、深部浸润型内异症的手术开展时间早、实施数量多，如实施了首例腹腔镜阴道直肠隔内异症病灶切除术等，而从2003年广泛开展腹腔镜深部浸润型内异症手术起，至2009年6月，已行该类手术300余例；第1例腹腔镜膀胱内异症病灶切除施行于2002年，至2009年6月已行5例[9]。本研究也发现，根治或半根治性手术的手术并发症发生率约为保守性手术的3倍，提示手术复杂程度与并发症发生率增加相关。

四、影响内异症腹腔镜手术选择的因素

影响内异症腹腔镜手术选择的因素包括如下。①经济因素：腹腔镜手术可能降低治疗费用。在美国，每个内异症的患者每年的花费为3 824美元，估计造成的总体年度经济损失达220亿美元，而在内异症各种手术方式中，开腹子宫切除术的费用最高[12]。②技术因素：术者的经验和技术也是限制腹腔镜发展的关键。内异症手术困难程度高、手术风险大，内镜医师经过严格的训练才能熟练进行相关操作、减少手术并发症。特殊类型的内异症手术，尤其是深部浸润型内异症手术，

可能需要更高的手术技巧和更丰富的经验。③风险因素：本研究中未能发现腹腔镜手术与开腹手术在并发症和合并症发生率方面有明显差别，可能与其发生率均较低有关。越来越多的腹腔镜医师倾向于用腹腔镜施行复杂的内异症手术或开展新的术式，也可能增加腹腔镜手术相关风险。但随着手术技术的提高，并发症的风险将逐渐降低。

五、内异症手术并发症的分析

手术总量的上升、手术难度的提高，并未增加手术并发症的发生率。本研究中，内异症手术严重并发症的发生率（0.351%）远低于文献报道[13-16]，这得益于临床医师手术技巧的掌握和手术器械及设备的改良，也与保守性手术比例上升相关。而实行内镜规范化治疗及培训制度、规范手术操作、严格手术指征并及时总结手术经验及并发症防治经验，是保证手术安全的重要举措。

此外，本研究未能就手术疗效作进一步总结，尤其是保守性手术后的复发情况和处理。对于不同方式、不同类型手术的疗效及卫生经济学的研究[17-19]，可以进一步指导临床实践。

参 考 文 献

[1] 郎景和. 腹腔镜在妇科临床诊断上的应用 [J]. 中华妇产科杂志，1980，15：239-241.

[2] 吴葆桢，子宫内膜异位症有待解决的几个问题 [J]. 中华妇产科杂志，1983，18：65-66.

[3] 中华医学会妇产科学分会子宫内膜异位症协作组. 子宫内膜异位症的诊断与治疗规范 [J]. 中华妇产科杂志，2007，42：645-648.

[4] 冷金花，郎景和. 子宫内膜异位症手术治疗的现状 [J]. 中华妇产科杂志，2005，40：58-59.

[5] 冷金花，郎景和. 腹腔镜手术治疗子宫内膜异位症 [J]. 中国实用妇科与产科杂志，2003，19：660-663.

[6] 冷金花，郎景和. 腹腔镜在子宫内膜异位症诊断中价值评价的研究. 第八次全国妇产科学学术会议论文汇编 [J]. 中华医学会妇产科学分会，南京，2004.

[7] 张羽，冷金花，郎景和，等. 腹腔镜治疗累及阴道后穹隆的深部浸润型子宫内膜异位症（附14例报告）[J]. 现代妇产科进展，2009，18：286-292.

[8] 张俊吉，李晓燕，冷金花，等. 腹腔镜窄带成像诊断腹膜型子宫内膜异位症的价值 [J]. 现代妇产科进展，2009，18：359-362.

[9] 王艳艳，冷金花，李汉忠，等. 腹腔镜下膀胱部分切除术治疗膀胱子宫内膜异位症5例分析 [J]. 中国实用妇科与产科杂志，2009，25：131-132.

[10] 冷金花，郎景和，赵学英，等. 盆腔子宫内膜异位症病灶分布特点及其腹腔镜诊断准确性的评价 [J]. 中华妇产科杂志，2006，41：111-113.

[11] 冷金花，郎景和，李华军，等. 腹腔镜下子宫腺肌症病灶切除术联合子宫动脉阻断术治疗痛经的临床观察 [J]. 中华妇产科杂志，2006，41：424-425.

[12] Simoens S, Hummelshoj L, D'Hooghe T. Endometriosis: cost estimates and methodological perspective [J]. Hum Reprod Update，2007，13：395-404.

[13] Maytham G, Dowson H, Levy B, et al. Laparoscopic Excision of Rectovaginal Endometriosis: Report of a prospective study and review of the literature [J]. Colorectal Dis. 2009 Jul 3. [Epub ahead of print].

[14] Bracale U, Azioni G, Rosati M, et al. Deep pelvic endometriosis（Adamyan IV stage）: multidisciplinary laproscopic treatments [J]. Acta Chir lugosl，2009，56：41-46.

[15] Di Prospero F, Micucci G. Is operative laparoscopy safe in ovarian endometriosis [J]? Reprod Biomed Online，2009，18：167.

[16] Johnston K, Rosen D, Cario G, et al. Major complications arising from 1265 operative laparoscopic cases: a prospective review from a single center [J]. J Minim Invasive Gynecol，2007，14：339-344.

[17] 郎景和. 子宫内膜异位症研究的任务与展望（之一）[J]. 中华妇产科杂志，2006，41. 289-290.

[18] 郎景和. 子宫内膜异位症研究的任务与展望（之二）[J]. 中华妇产科杂志，2006，41：649-651.

[19] 郎景和. 子宫内膜异位症基础与临床研究的几个问题 [J]. 中国实用妇科与产科杂志，2002，18：129-130.

盆腔子宫内膜异位症手术患者不同年龄阶段的特点和趋势

李　雷　冷金花　戴　毅　张　羽　李晓燕　郎景和

【摘要】目的：研究盆腔子宫内膜异位症（盆腔内异症）在不同年龄患者中的分布特点及趋势。方法：通过查阅2000年1月至2009年12月间北京协和医院登记的且经手术证实为盆腔内异症的病例，比较不同年龄阶段（＜30岁，30～40岁，40～50岁，＞50岁）患者的平均住院费用、平均住院时间和平均术后住院时间，比较不同年龄阶段在不同时期（2000～2004年及2005～2009年）、不同病理类型（腹膜型、卵巢型、深部浸润型内异症和子宫腺肌症）、不同手术路径（腹腔镜手术及开腹手术）和不同手术方式（保守手术、半根治手术、根治手术）中的分布。结果：总计10 597例盆腔内异症患者进入研究，年龄平均（37.4±8.1）岁（16～81岁）。30～40岁年龄组患者所占比例最大（41.1%），＞50岁组最少（4.6%）。从2000～2009年，＜30岁年龄组增长最快（20.1% vs. 24.4%，$P < 0.001$）。在不同年龄组之间，随着年龄增加，平均住院费用、平均住院时间和平均术后住院时间均持续增加（P均＜0.001）。随着年龄增加，腹膜型、卵巢型和深部浸润型内异症所占比例以及腹腔镜手术、保守手术所占比例均持续降低，而腺肌症所占比例和开腹手术、根治或半根治手术所占比例均持续增加（P均＜0.001）。在＜30岁年龄组，卵巢型内异症、腹腔镜手术和保守手术分别达74.6%、91.3%和98.0%。结论：年龄是影响盆腔内异症手术治疗特点和趋势的重要因素。

【关键词】盆腔子宫内膜异位症；年龄；腹腔镜手术；保守手术；病理类型

Characteristics and trends of surgical management of pelvic endometriosis in different ages. *Li Lei，Leng Jinhua，Dai Yi，Zhang Yu，Li Xiaoyan，Lang Jinghe*

【Abstract】Objective：To study the characteristics and trends of surgical management on pelvic endometriosis of different ages. **Methods**：The average hospital expenses and average hospital stay were compared in all pelvic endometriosis cases registered in Peking Union Medical College Hospital（PUMCH）confirmed by surgery between January 2000 and December 2009 in different age groups（＜30 years，30～40 years，40～50 years，and ＞50 years）. The distributions of different age groups were described in different eras（2000～2004 years，2005～2009 years），in different pathologic types（peritoneal，ovarian，deep infiltrating endometriosis and adenomyosis），in different surgical approaches（laparoscopy and laparotomy）and in different surgical categories（conservative，semi-radical and radical surgery）. **Results**：Totally 10 579 patients with integrated records received surgeries on pelvic endometriosis with average age（37.4±8.1）year（16～81 years）. The 30～40 years group had most cases（41.1%），while the ＞50 years group had the least（4.6%）. From 2000 to 2009 ＜ 30 years group increased in a significant way（20.1% vs 24.4%，$P < 0.001$）. With increasing ages，average hospital expenses，average hospital stay and average post-postoperative stay were increasing significantly（all $P < 0.001$）. With increasing ages，the incidence of peritoneal，ovarian，deep infiltrating endometriosis，laparoscopic surgeries and conservative surgeries were decreasing significantly（all $P < 0.001$），while the incidence of adenomyosis，laparotomic surgeries and radical/semi-radical surgeries were increasing significantly（all $P < 0.001$）. In ＜ 30 years group，ovarian endometriosis，laparoscopic surgeries and conservative surgeries made up of 74.6%，

91.3% and 98.0% case respectively. **Conclusions**: Age is a significant affecting factor of surgeries on pelvic endometriosis.

【**Key words**】pelvic endometriosis；age；laparoscopic surgery；conservative surgey；pathologic type

子宫内膜异位症（内异症）是育龄妇女的多发病，近年发病率明显上升，生育年龄妇女中高达10%～15%，占妇科手术的30%～40%以上[1-3]。但是内异症年龄相关的分布特点和变化趋势在国内外文献中罕有研究。本文旨在通过对北京协和医院近10年盆腔内异症手术患者年龄构成以及不同手术方式、病理类型的分析，说明年龄在盆腔内异症手术治疗特点和趋势的重要地位。

1 资料与方法

1.1 资料来源

从北京协和医院病案科数据库系统检索2000年1月1日至2009年12月31日登记出院的妇产科手术病例作为初步资料，从中排除产科、计划生育、辅助生育等相关手术操作，得到妇科手术病例。从上述妇科手术病例中以"子宫内膜异位症"和"子宫腺肌症"为主要诊断再次检索并逐一复习病历中的手术资料和病理结果，排除与内异症无关的病例，排除标准为：手术方式不详；与子宫内膜异位症无关和/或无病理证据的手术操作；有病理证据但主要诊断并非子宫内膜异位症的手术操作等；盆腔外内异症（如会阴、皮肤瘢痕、胸腔等部位内异症）；泌尿系内异症作为特殊的深部浸润型内异症也排除在统计之外；排除再次手术的病例。

1.2 诊断标准和定义

子宫内膜异位症和子宫腺肌症的诊断标准，以及内异症的病理类型（腹膜型、卵巢型、深部浸润型内异症等）均参考中华医学会妇产科分会《子宫内膜异位症的诊断和治疗规范》[2]。子宫内膜异位症手术路径包括开腹手术和腹腔镜手术。手术方式分为保守手术、根治或半根治性手术及辅助性手术。保守手术指切除内异症病

灶，剔除卵巢内膜异位囊肿，保留子宫及双卵巢的手术治疗；根治或半根治性手术指切除子宫，同时切除或者保留卵巢的手术；辅助手术指子宫神经去除术（LUNA）或者骶前神经切除术（PSN）等。

1.3 住院时间和住院费用的记录

所有妇科手术和内异症手术的住院时间和住院费用的记录来自北京协和医院病案科数据库系统。对于子宫内膜异位症患者，根据北京协和医院住院部和经营管理办公室提供的资料逐一核对患者的住院费用。对于不一致的情况，以病例记录和住院部资料为准；如果病案科数据库资料缺失，则该病例剔除。

1.4 研究方法及统计学软件

将内异症患者按年龄分为四个年龄阶段（＜30岁，30～40岁，40～50岁，＞50岁）。将出院日期分为两个阶段（2000～2004年，2005～2009年）。分析不同年龄组在不同时期的分布。分析不同年龄组的平均住院费用、平均住院时间和术后平均住院时间的差异。分析不同病理类型、不同手术路径和不同手术方式在不同年龄组间的分布。

以Microsoft Office Excel 2003（1993—2000，Microsoft Corporation）作为病例报告表收集病例资料，建立内异症病例数据库。病例报告表收集的病例资料与病案科的数据库进行逐年对照，其手术资料和病理资料得到两位以上作者的检查核对，在前述排除标准下入选病例行质量控制。

统计学使用SPSS 11.5.0（SPSS Inc., 1989—2002）软件。不同年龄组在不同时期的分布以及不同病理类型、不同手术路径和不同手术方式在不同年龄组间的分布比较应用卡方检验。不同年龄组的平均住院费用、平均住院时间和术后平均住院时间的差别比较应用独立样本的 *t* 检验。

2 结果

2.1 盆腔内异症患者年龄构成的变化

2000～2009年总计10 597例盆腔内异症患者进入研究，年龄平均（37.4±8.1）岁（16～81岁）。＜20岁者仅27例（16～19岁），归入＜30岁年龄组。30～40岁年龄组患者所占比例最大（41.1%），其次是40～50岁组（31.5%）、＜30岁（22.7%）和＞50岁（4.6%）。从2000～2009年，＜30岁年龄组增长最快（20.1% vs 24.4%，$P < 0.001$），＞50岁年龄组也有所增加（3.8% vs 5.1%，$P = 0.001$）。30～40岁、40～50岁等年龄组所占比例均有所下降。详见表1。

2.2 不同年龄组平均住院费用、住院时间和术后住院时间比较

在不同年龄组之间，随着年龄增加，平均住院费用、住院时间和术后住院时间均持续增加（P均 < 0.001）。见表2。

2.3 不同病理类型在不同年龄组间的分布

不同病理类型在不同年龄组间的分布差异有统计学意义（$P < 0.001$），见表3。随着年龄增长，腹膜型、卵巢型和深部浸润型内异症所占比例持续降低，腺肌症所占比例持续增加。卵巢型内异症在＜30岁年龄组达74.6%（1 797/2 409），腺肌症在＞50岁年龄组达70.8%（347/490）。

2.4 不同手术路径在不同年龄组间的分布

不同手术路径在不同年龄组间的分布差异有统计学意义（$P < 0.001$）。见表3。随着年龄增长，开腹手术所占比例持续增加。腹腔镜手术在＜30岁年龄组达91.3%（2 199/2 409），开腹手术在＞50岁年龄组达61.2%（300/490）。

2.5 不同手术方式在不同年龄组间的分布

不同手术方式在不同年龄组间的分布差异有统计学意义（$P < 0.001$）。见表3。随着年龄增长，保守手术所占比例持续降低，半根治、根治手术所占比例持续增加。保守手术在＜30岁年

表1 盆腔内异症患者年龄构成的变化 [例（%）]

年龄（岁）	2000～2004年	2005～2009年	合计
＜30	837（20.1）	1 572（24.4）	2 409（22.7）
30～40	1 757（42.2）	2 601（40.4）	4 358（41.1）
40～50	1 412（33.9）	1 928（30.0）	3 340（31.5）
＞50	159（3.8）	331（5.1）	490（4.6）
合计	4 165（100）	6 432（100）	10 597（100）

注：表中百分比为不同年龄组病例数在同一时期内所占比例

表2 不同年龄组平均住院费用、住院时间和术后住院时间比较（mean±s）

年龄（岁）	平均住院费用（元）	平均住院时间（天）	术后平均住院时间（天）
＜30	7 195±3 664	5.2±2.5	3.3±1.8
30～40	7 812±4 152	5.9±3.0	3.8±2.3
40～50	7 978±4 781	7.3±3.3	5.2±2.6
＞50	8 160±4 618	8.5±4.7	5.9±3.5
P值	＜0.001	＜0.001	＜0.001

表3 不同病理类型、手术路径和手术方式在各年龄组内异症患者中的分布［例（%）］

	＜30岁	30～40岁	40～50岁	＞50岁	P值
病理类型					＜0.001
腹膜型	284（11.8）	606（13.9）	180（5.4）	13（2.7）	
卵巢型	1 797（74.6）	2 470（56.7）	1 299（38.9）	127（25.9）	
深部浸润型	196（8.1）	307（7.0）	109（3.3）	3（0.6）	
腺肌症	132（5.5）	975（22.4）	1 752（52.5）	347（70.8）	
手术路径					＜0.001
腹腔镜手术	2 199（91.3）	3 369（77.3）	1 397（41.8）	190（38.8）	
开腹手术	210（8.7）	989（22.7）	1 943（58.2）	300（61.2）	
手术方式					＜0.001
保守手术	2 360（98.0）	3 554（81.6）	869（26.0）	22（4.5）	
半根治手术	47（2.0）	799（18.3）	2 437（73.0）	460（93.9）	
根治手术	2（0.1）	5（0.1）	34（1.0）	8（1.6）	

注：百分比在同一年龄组内所占比例

龄组达98.0%（2 360/2 409），半根治手术在＞50岁年龄组达93.9%（460/490）。

3　讨论

一般认为，内异症的发病率在上升，患者人群日趋年轻化[2,3]。但是很少有研究说明内异症流行病学的变化，也没有文献说明患者年轻化的趋势[4-8]。现在已经明确，内异症是导致不育的重要原因，而年轻人群有更加突出的生育要求[2]。因此，明确内异症患者的年龄趋势，并根据其特点制定恰当的卫生政策以及临床路线，具有重要的社会意义和经济学价值[8]。我们的研究发现，在过去10年中，不仅盆腔内异症的手术例数明显增加（近5年是前5年的1.5倍，6 432/4 165），年轻患者的手术例数显著增加（近5年是前5年的1.9倍，1 572/837），所占比例也显著上升（20.1% vs 24.4%，P＜0.001）。进一步的分析显示，无论哪一个时期，年轻患者手术治疗的住院费用和住院时间总是最少，说明加强青少年和育龄期女性内异症的早期诊断和早期治疗具有重要意义。本研究单中心的回顾性研究虽然不能完全反映内异症治疗的全貌，但毕竟为后续研究创造开端。

目前已有证据表明腹腔镜手术和保守手术是内异症最主要的手术治疗方式[9]。我们的研究同样发现腹腔镜手术和保守手术在年轻患者中占据绝对地位。对此可能的解释包括：①腹腔镜手术逐渐普及；②腹腔镜手术研究日益深入，手术难度的不断升高的同时，手术安全性得到保证[10-13]；③对保留患者生育功能、减少手术损伤的人性化要求，使得腹腔镜手术的地位日益突出，尤其是在盆腔内异症保守手术中；④内异症的临床病理特点以及治疗目的也决定了保守手术是最主要的手术类型：减灭和消除病灶，缓解和解除疼痛，改善和促进生育，减少和避免复发[2]。

近期内异症年轻患者总量及其比例的增加主要是由于腹腔镜手术和保守手术总量及其比例的增加。针对≤30岁年龄组的进一步分层分析显示，2000～2004年与2005～2009年间，病理类型的分布没有明显变化（P＞0.05），而腹腔镜手术所占比例和保守手术所占比例均显著上升（P均＜0.001）。对＞50岁年龄组的分层分析也显示腹腔镜手术在该年龄组所占比例于近5年显著上升（P＜0.001）。即使在超过平均绝经年龄的患者中，根治手术也并非主流。我们的研究中，即使是在＞50岁年龄组，根治手术仅有1.6%，绝大部分情况仍是半根治性手术（93.9%）。

目前没有文献对年龄相关的内异症病理有所描述。我们发现内异症各种病理类型的比例随着年龄增长而显著降低，腺肌症的比例则随年龄增长而明显上升。内异症手术在 30 ～ 40 岁年龄组的患者最为多见，而腺肌症手术则最多见于在 40 ～ 50 岁年龄组中。这样的发现不仅与手术路径和手术方式的变化明确相关，也对内异症和腺肌症的病理生理机制和辅助治疗方案有所提示。因为＜ 40 岁年龄组的患者对生育要求最为强烈，保留生育功能的保守手术手术所占比例最高；而腺肌症患者随着年龄增长，症状和体征进行性进展，对生育的要求逐渐降低，保留生育功能手术的重要性日益淡化，而以改善生活质量的半根治甚至根治手术为重点。

我们的研究存在一定的不足。首先，内异症和腺肌症很少以单一的病理类型出现，在我们的研究中以主要病理类型进行分类，没有将合并其他病理类型的内异症情况考虑在内。今后的研究中将加入这一影响因素，进行更加细致的分析。其次，患者手术的年龄并不等于确诊内异症或开始治疗内异症的年龄，如果就此得出内异症流行病学的结论，并不准确，也不能反映内异症治疗的全貌。进一步的流行病学调查和卫生经济学分析应该在更大时间尺度内随诊追踪患者的治疗，以症状缓解、生育等为最终目标进行深入研究。最后，我们的研究中已排除再次手术的病例，因此关于内异症复发的研究及其年龄分布尚属未知。由于影响因素多、治疗方案复杂，内异症复发的年龄研究应该在同质性较好的手术类型或病理类型中开展以减少混杂因素或选择偏倚的干扰。内异症合并恶变或不典型内异症研究的重要性日益突出。这一类患者的长期随访和调查将是更加艰巨和富有成果的研究。

参 考 文 献

［1］冷金花，郎景和，李华军，等. 子宫内膜异位症非手术诊断［J］. 现代妇产科进展，2007，16（11）：846-852.

［2］中华医学会妇产科学分会子宫内膜异位症协作组. 子宫内膜异位症的诊断和治疗规范［J］. 中华妇产科杂志，2007，42（9）：645-648.

［3］郎景和. 宫内膜异位症的基础与临床研究［M］. 北京：中国协和医科大学出版社，2003：3-4.

［4］Gao X，Outley J，Botteman M，et al. Economic burden of endo-metriosis［J］. Fertil Steril，2006，86（6）：1561-1572.

［5］Solnik MJ. Chronic pelvic pain and endometriosis in adolescents［J］. Curr Opin Obstet Gynecol，2006，18（5）：511-518.

［6］Templeman C. Adolescent endometriosis［J］. Obstet Gynecol Clin North Am，2009，36（1）：177-185.

［7］Vercellini P，Vigano P，Somigliana E，et al. Adenomyosis：epi-demiological factors［J］. Best Pract Res Clin Obstet Gynaecol，2006，20（4）：465-477.

［8］张庆霞，冷金花，郎景和，等. 青少年子宫内膜异位症29例临床分析［J］. 现代妇产科进展，2007，16（12）：923-926.

［9］李雷，冷金花，郎景和，等. 1983 ～ 2009 年北京协和医院子宫内膜异位症手术治疗的特点及发展趋势［J］. 中华妇产科杂志，2010，45（8）：588-592.

［10］冷金花，郎景和. 子宫内膜异位症手术治疗的现状［J］. 中华妇产科杂志，2005，40（1）：58-59.

［11］冷金花，郎景和. 子宫腺肌症的手术治疗［J］. 实用妇产科杂志，2006，22（1）：10-12.

［12］冷金花，郎景和，张俊吉，等. 腹腔镜在附件包块治疗中的价值和安全性（附2083例报道）［J］. 现代妇产科进展，2006，（15）：173-176.

［13］冷金花，王艳艳. 子宫内膜异位症所致盆腔解剖改变与手术并发症的防治［J］. 中国实用妇科与产科杂志，2009，25（3）：172-175.

深部浸润型子宫内膜异位症手术患者的卫生经济学分析

李　雷　冷金花　戴　毅　张　羽　李晓燕　郎景和

【摘要】目的：研究深部浸润型子宫内膜异位症手术治疗的住院费用、住院时间、术后住院时间及其影响因素。方法：通过查阅2000年1月至2009年12月在北京协和医院登记且经手术证实为深部浸润型子宫内膜异位症的病例，比较不同年龄（≤30岁，31～40岁，>40岁）、不同时期（2000～2004年，2005～2009年）、不同病理分型（单纯型、穹隆型和直肠型）、不同手术路径（开腹手术和腹腔镜手术）、不同手术方式（保守和根治/半根治手术）、合并其他类型内异症等不同因素类别的平均住院费用、平均住院时间和平均术后住院时间，分析这些因素对住院费用和住院时间的影响。结果：总计615例深部浸润型内异症患者纳入研究。深部浸润型内异症患者的平均住院费用显著高于其他内异症病例（8181元 vs 7713元，$P=0.009$），但是平均年龄、平均住院时间和平均术后住院时间却显著小于其他内异症病例（分别为34.3岁 vs 37.6，5.7天 vs 6.3天以及3.7天 vs 4.3天，P均<0.001）。在众多影响因素中，仅不同手术方式之间的平均住院费用有显著统计学差异（$P<0.001$），保守手术费用最低，根治性手术费用最高。平均住院时间和平均术后住院时间受到多种因素影响，多因素分析显示，手术路径、手术方式和病理分型的影响最大（P均<0.001），腹腔镜手术、保守手术和单纯型的平均住院时间最短，开腹手术、根治手术和直肠型的平均住院时间最长。结论：手术路径、手术方式和病理分型是影响深部浸润型内异症手术治疗所需住院费用和住院时间的最重要的因素。

【关键词】深部浸润型内异症；腹腔镜手术；保守手术；病理分型

Economic analysis on the surgery of deep infiltrating endometriosis: a review of cases from Peking Union Medical College Hospital in recent ten years.

Li Lei，*Leng Jinhua*，*Dai Yi*，*Zhang Yu*，*Li Xiaoyan*，*Lang Jinghe*

【Abstract】Objective: To study hospital expenses, hospital stay and post-operative stay of surgical management on deep infiltrating endometriosis (DIE). Methods: The average hospital expenses and average hospital stay were compared in all the DIE cases registered in Peking Union Medical College Hospital (PUMCH) and confirmed by surgery from Jan. 2000 to Dec. 2009 between all kinds of possible affecting factors: different ages (≤ 30 years, 31 ～ 40 years, and > 40 years), different eras (2000 ～ 2004 years, 2005 ～ 2009 years), pathologic types (simple DIE, vaginal DIE and rectal DIE), surgical approaches (laparoscopy and laparotomy), surgical categories (conservative, semi-radical and radical surgery), complication of other variety of endometriosis (peritoneal, ovarian endometriosis and adenomyosis). Factors affecting on surgical economics were analyzed. Results: A total of 615 patients with integrated records received surgeries on DIE. The average hospital expenses of DIE patients were significantly higher than other variety of endometriosis (RMB 8 181 vs 7 713, $P=0.009$), while the average age, hospital stay and post-operative stay of DIE patients were significantly lower than other variety of endometriosis (34.3 vs 37.6 years, 5.7 vs 6.3 days, and 3.7 vs 4.3 days respectively, all $P < 0.001$). There was significant difference of hospital expenses only among different surgical categories ($P < 0.001$): conservative surgery had the lowest cost, while radical surgery had the highest one. There were many factors affecting hospital stay and post-operative stay. In multi-factor analysis model，surgical approaches，surgical categories and pathologic types were the most influential factors（all $P < 0.001$）：laparoscopic，conservative surgery and simple DIE had the shortest hospital stay and post-operative stay，while the laparotomic，radical surgery and rectal DIE and the longest ones. **Conclusions**：Surgical approaches，surgical categories and pathologic types affected the hospital expenses，hospital stay and postoperative stay significantly.

【**Key words**】Deep infiltrating endometriosis；Laparoscopic surgery；Conservative surgery；Pathologic types

深部浸润型子宫内膜异位症是内异症治疗的重点和难点，其病理生理机制、解剖分布、临床表现都有特殊之处[1-3]。而且深部浸润型内异症是与痛经、慢性盆腔痛、性交痛关系最为密切的内异症类型，目前为止治疗效果最不令患者满意，是内异症治疗的瓶颈。本文通过大样本深部浸润型内异症病例住院费用、住院时间等影响因素的讨论，探索这一热点内异症类型的卫生经济学特点，为临床决策和咨询提供客观材料。

1 材料与方法

1.1 资料来源

检索北京协和医院病案科数据库系统2000年1月1日至2009年12月31日登记出院的妇产科手术病例作为初步资料，排除产科、计划生育、辅助生育等相关手术操作，得到妇科手术病例。排除标准为：电吸人流术，剖宫取子术及相关操作，阴道分娩及相关操作，中期引产术，诊断性刮宫术，清宫术，上环术，取环术，子宫输卵管通液或造影，辅助生育技术的相关操作，各种形式的化疗，腹腔穿刺、胸腔穿刺、腰椎穿刺等有创操作，与妇科疾病无关的手术操作等。从上述妇科手术病例中以"子宫内膜异位症"和"子宫腺肌症"为主要诊断再次检索并逐一复习病历中的手术资料和病理结果，排除与深部浸润型内异症无关的病例。排除标准为：手术方式不详，与浸润型子宫内膜异位症无关和/或无病理证据的手术操作，泌尿系内异症作为特殊的深部浸润型内异症也排除在统计之外，排除再次手术的病例。子宫内膜异位症和子宫腺肌症的诊断标准，以及内异症的病理类型（腹膜型、卵巢型、深部浸润型内异症等）均参考中华医学会妇产科

分会《子宫内膜异位症的诊断和治疗规范》[4]。深部浸润型内异症的病理分型参考冷金花等[3,5]对深部浸润型内异症的病理分型：单纯型（病灶未累及穹隆和直肠）、穹隆型（病灶累及阴道后穹隆，而不伴直肠肌层浸润）和直肠型（病灶累及直肠肌层伴或不伴有穹隆受累）。

子宫内膜异位症手术路径包括开腹手术和腹腔镜手术。手术方式分为保守手术、根治/半根治性手术。保守手术指切除内异症病灶，剔除卵巢子宫内膜异位囊肿，保留子宫及双卵巢的手术治疗；根治/半根治性手术指切除子宫，同时切除或者保留卵巢的手术。所有妇科手术和内异症手术的住院时间和住院费用的记录来自北京协和医院病案科数据库系统。对于子宫内膜异位症患者，根据北京协和医院住院部和经营管理办公室提供的资料逐一核对患者的住院费用。对于不一致的情况，以病历记录和住院部资料为准；如果病案科数据库资料缺失，则该病例剔除。

1.2 研究方法

将内异症患者按年龄分为3个年龄阶段（≤30岁，31～40岁，>40岁）。将出院日期分为两个阶段（2000～2004年、2005～2009年）。分析不同年龄组、不同手术时期、不同病理分型、不同手术路径、不同手术方式、合并不同内异症类型等病例在平均住院费用、平均住院时间和术后平均住院时间的差别。分析上述因素对于住院费用、住院时间和术后住院时间的影响。

以Microsoft Office Excel 2003（1993～2000，Microsoft Corporation）作为病例报告表收集病例资料，建立内异症病例数据库。病例报告表收集的病例资料与病案科的数据库进行逐年对照，其手术资料和病理资料得到两位以上作者的检查核对，在前述排除标准下对入选病例行质量控制。

1.3 统计学处理

用SPSS11.5.0软件。平均住院费用、平均住院时间和术后平均住院时间的比较应用单因素方差分析。分析不同年龄组、不同手术时期、不同病理分型、不同手术路径、不同手术方式、合并不同内异症类型等对于住院费用和住院时间的影响应用多因素的方差分析。

2 结果

2.1 总体结果

2000～2009年总计10 597例盆腔内异症患者纳入研究。其中深部浸润型内异症患者615例，年龄19～53岁，平均（34.3±6.4）岁；住院时间2～32天，平均（5.7±2.9）天；术后住院时间1～28天，平均（3.7±2.3）天；住院费用2 048～46 175元，平均（8 181±4 425）元。＜20岁的仅1例（19岁），＞50岁的仅3例（均为53岁），分别归入≤30岁年龄组和＞40岁年龄组。同期其他类型盆腔内异症手术病例（9 972例）的平均年龄（37.6±8.1）岁、平均住院时间（6.3±3.2）天、平均术后住院时间（4.3±2.6）天、平均住院费用（7 713±4 282）元，和深部浸润型内异症相比，差异均有统计学意义（P分别为＜0.001、＜0.001、＜0.001、0.009）。

2.2 单因素分析

2.2.1 平均住院费用的单因素分析

众多影响因素中，仅不同手术方式之间的平均住院费用有显著统计学差异（$P < 0.001$），保守手术费用最低，根治性手术费用最高。见表1和表2。

表1 不同分组的病例分布以及平均住院费用、平均住院时间和平均术后住院时间

	病例数	平均住院费用	平均住院时间	平均术后住院时间
	[n（%）]	（元，$\bar{x}\pm s$）	（天，$\bar{x}\pm s$）	（天，$\bar{x}\pm s$）
总体	615（100.0）	8 181±4 425	5.7±2.9	3.7±2.3
不同年龄组				
≤30岁	196（31.9）	7 979±3 859	5.4±2.5	3.4±1.7
31～40岁	307（49.9）	8 310±4 784	5.6±3.0	3.5±2.5
＞40岁	112（18.2）	8 182±4 351	6.8±3.0	4.6±2.5
不同手术时期				
2000～2004年	143（23.3）	7 787±4 448	5.1±2.6	3.4±2.2
2005～2009年	472（76.7）	8 301±4 416	5.9±3.0	3.8±2.4
不同病理分型				
单纯型	489（79.5）	8 077±4 091	5.3±2.4	3.4±1.8
穹隆型	72（11.7）	7 933±3 040	7.2±2.6	4.8±2.4
直肠型	54（8.8）	9 452±7 651	7.4±5.5	4.9±4.8
不同手术路径				
腹腔镜手术	529（86.0）	8 131±4 085	5.2±2.3	3.2±1.5
开腹手术	86（14.0）	8 491±6 137	8.8±4.2	6.6±3.8
不同手术方式				
保守手术	532（86.5）	7 993±4 016	5.2±2.3	3.2±1.6
半根治性手术	72（11.7）	8 724±4 233	8.6±2.1	6.5±1.8
根治性手术	11（1.8）	13 742±13 440	11.0±10.0	8.1±9.2
合并其他内异症				
未合并	90（14.6）	7 253±4 346	5.3±2.6	3.1±1.9
合并腹膜型内异症	11（1.8）	7 800±3 201	6.2±3.2	3.9±2.8
合并卵巢型内异症	399（64.9）	8 382±4 767	5.4±2.9	3.4±2.3
合并腺肌症	115（18.7）	8 245±3 104	7.1±2.6	5.1±2.3

表2　不同分组间平均住院费用的差异（单因素分析）及影响（多因素分析）

	平均住院费用			
	单因素分析		多因素分析	
	P	F	P	F
不同年龄组	0.717	0.333	—	—
不同手术时期	0.224	1.479	—	—
不同病理分型	0.084	2.488	—	—
不同手术路径	0.485	0.489	—	—
不同手术方式	< 0.001	9.996	< 0.001	9.996
合并其他内异症	0.18	1.635	—	—

2.2.2　平均住院时间的单因素分析

不同年龄组、不同手术时期、不同病理类型、不同手术路径、不同手术方式和合并不同类型内异症等平均住院时间均有显著统计学差异。平均住院时间最短的情况包括：≤ 30 岁，2000 ～ 2004 年出院患者，病理分型为单纯型，腹腔镜手术，保守手术，未合并其他内异症等。平均住院时间最长的情况包括 > 40 岁，2005 ～ 2009 年出院患者，病理分型为直肠型，开腹手术，根治性手术，合并腺肌症等。见表1和表3。

2.2.3　平均术后住院时间的单因素分析

不同年龄组、不同病理类型、不同手术路径、不同手术方式和合并不同类型内异症等平均术后住院时间均存在显著差异。平均术后住院时间最短的情况包括：≤ 30 岁，病理分型为单纯型，腹腔镜手术，保守手术，未合并其他内异症等。平均术后住院时间最长的情况包括：> 40

表3　不同分组间平均住院时间的差异（单因素分析）及影响（多因素分析）

	平均住院时间			
	单因素分析		多因素分析	
	P	F	P	F
不同年龄组	< 0.001	9.988	—	—
不同手术时期	0.002	9.423	—	—
不同病理分型	< 0.001	23.232	< 0.001	8.299
不同手术路径	< 0.001	136.87	< 0.001	25.758
不同手术方式	< 0.001	74.182	< 0.001	22.315
合并其他内异症	< 0.001	11.991	—	—

岁，病理分型为直肠型，开腹手术，根治性手术，合并腺肌症等。见表1和表4。

表4　不同分组间平均术后住院时间的差异（单因素分析）及影响（多因素分析）

	平均术后住院时间			
	单因素分析		多因素分析	
	P	F	P	F
不同年龄组	< 0.001	11.327	0.004	5.657
不同手术时期	0.135	2.242	—	—
不同病理分型	< 0.001	20.346	< 0.001	8.339
不同手术路径	< 0.001	210.499	< 0.001	46.913
不同手术方式	< 0.001	118.263	< 0.001	32.102
合并其他内异症	< 0.001	20.243	0.028	3.054

2.3　多因素分析

2.3.1　平均住院费用的多因素分析

多因素分析显示，仅不同手术方式对平均住院费用有显著统计学差异（$P < 0.001$，$F = 9.996$）。见表2。

2.3.2　平均住院时间的多因素分析

多因素分析分析显示，对平均住院时间有显著影响的因素从大到小依次为不同手术路径（$P < 0.001$，$F = 25.758$）、不同手术方式（$P < 0.001$，$F = 22.315$）和不同病理类型（$P < 0.001$，$F = 8.299$）。见表3。

2.3.3　平均术后住院时间的多因素分析

多因素分析分析显示，对平均术后住院时间有显著影响的因素从大到小依次为不同手术路径（$P < 0.001$，$F = 46.913$）、不同手术方式（$P < 0.001$，$F = 32.102$）、不同病理类型（$P < 0.001$，$F = 8.239$）、不同年龄组（$P = 0.004$，$F = 5.567$）和合并其他内异症（$P = 0.028$，$F = 3.054$）。见表4。

3　讨论

3.1　腹腔镜手术和保守手术在深部浸润型内异症手术中具有重要的经济学价值

随着内异症患病率上升及患病人群年轻化，

内异症和子宫腺肌症的治疗已成为重要的经济学负担。另一方面慢性盆腔痛的治疗费用已达到惊人地步[6,7]。深部浸润型内异症与疼痛关系密切,病灶位于腹膜下深部位置,比较隐匿,手术难以发现和切除,这是术后疼痛缓解不佳的原因之一。同时这些病灶浸润深,与直肠、输尿管等重要器官关系极为密切,是腹腔镜手术并发症风险最高的一类内异症[8-12]。因此其卫生经济学特点应该得到更多关注。

我们研究发现,腹腔镜手术和保守手术在深部浸润型内异症的治疗中分别达到 86.0% 和 86.5%(表1),而且是影响住院费用和住院时间的最重要的因素(表2、表3)。另一方面,在戴毅等[3]研究中,即使是直肠型深部内异症,采取保守性手术并在术后辅助促性腺激素释放激素激动剂(GnRH-a)治疗,手术有效率、疼痛缓解率和缓解时间与单纯型和穹隆型没有明显统计学差异。这些证据均说明腹腔镜手术和保守手术在深部浸润型内异症手术中具有重要的经济学价值。我们对此的分析考虑:①深部浸润型内异症解剖和病理生理机制的不断明确,提高了腹腔镜手术的有效性和安全性[13,14];②手术技巧和经验的不断增加,保证了复杂重症的深部浸润型内异症也完全可以经由腹腔镜完成[15,16];③虽然有器械设备等因素影响,但是由于微创化、人性化的手术治疗方式,腹腔镜手术并不增加手术费用,反而能大大缩短住院时间和术后住院时间。

我们还发现,虽然 DIE 的平均住院费用高于其他病理类型的内异症,但是平均住院时间和平均术后住院时间均显著小于其他类型,提示虽然DIE手术困难、消耗更多,但是由于腹腔镜手术和保守手术的介入,患者的恢复时间显著缩短。

3.2 深部浸润型内异症病理分型与手术的卫生经济学密切相关

深部浸润型内异症尚无统一分型。病理分型对于指导手术路径和手术方式、决定辅助治疗和防治策略、判断预后和复发等具有重要意义[13,17]。冷金花等[3,5]提出的病理分型定义清晰,容易界定,临床操作性较好,而且病理类型与临床症状之间有一定的相关性。他们的研究发现,单纯型完全切净率最高(95.8%),穹隆型患者术中出血明显增加,而直肠型患者平均手术时间明显延长,术后住院时间延长[3]。这样的发现不仅支持我们研究的结果,而且说明从单纯型到直肠型平均住院天数均有明显增加。我们注意到,单纯型和穹隆型的平均住院费用无明显差异,但是与直肠型的平均住院费用有显著统计学差异($P < 0.001$)。我们对此原因的考虑:①直肠型术前准备多,术后肠道恢复慢,住院时间长,增加住院费用;②直肠型单纯侵犯直肠的情况罕见,多合并单纯型和/或穹隆型病灶,手术更加困难,手术时间延长,相关手术费用也会增加;③虽然穹隆型出血有所增加[3],但并不影响术后恢复和术后住院时间;④单纯型往往累及子宫骶韧带远端,输尿管受累等情况并不少见,即使没有累及穹隆,手术也十分困难[13,16],因此二者的总体住院费用并无统计学差异。

3.3 重视青年女性的深部浸润型内异症手术治疗

由于深部浸润型内异症的特殊病理类型,不同年龄的手术困难程度相差不多,因此年龄并不是影响治疗费用的重要因素。我们的研究中≤30岁、31~40岁及>40岁年龄组患者所占比例分别为31.9%、49.9%和18.2%(表1)。也就是说,绝大部分深部浸润型内异症手术发生在≤40岁的患者群中。而且,分析显示,各年龄组平均住院费用并没有显著差异,31~40岁组略多一些(8 310元),≤30岁最少(7 979元)。但是单因素和多因素分析均提示年轻患者的术后住院时间明显缩短(表4),我们考虑这与青年女性一般情况良好、术后恢复快密切相关,但也不能排除青年女性病情相对较轻的可能。对青年女性尤其是青少年女性内异症尚需深入研究。

3.4 研究的不足和未来展望

我们的研究揭示了影响深部浸润型内异症经济学的部分因素,但是统计研究发现,这些因素并不能完全解释住院费用和住院时间的差别,尚需考虑更多方面的影响,如手术医师的经验、病灶大小、手术并发症等。我们未能对所有患者完成随访工作，因此术后症状（主要是疼痛）的缓解率、复发率及其生育情况均没有详尽的资料。只有在完成这些随访资料后，才能得到完整的卫生经济学分析，对于临床处理的指导意义将更加显著。因此，未来的工作需要继续完善临床资料

的处理分析并完成随访工作。如果可能，一项多中心更大样本的研究将更好地消除研究的偏倚和混杂因素，得到更为明晰和准确的经济学结论，有助于临床决策和患者咨询。

参 考 文 献

［1］冷金花. 深部浸润型子宫内膜异位症的诊治进展［J］. 中国实用妇科与产科杂志，2008，24（1）：12-15.

［2］冷金花，郎景和，戴毅，等. 子宫内膜异位症患者疼痛症状与盆腔病灶解剖分布特点的研究［J］. 中华妇产科杂志，2007，42（3）：165-168.

［3］戴毅，冷金花，郎景和，等. 盆腔深部浸润型子宫内膜异位症临床病理特点及手术治疗效果的关系［J］. 中华妇产科杂志，2010，45（2）：93-98.

［4］郎景和. 子宫内膜异位症的诊断和治疗规范［J］. 中国妇产科杂志，2007，42（9）：645-648.

［5］冷金花. 深部子宫内膜异位症基础及临床研究现状［J］. 中国妇产科临床杂志，2009，10（5）：323-325.

［6］Mathias SD，Kuppermann M，Liberman RF，et al. Chronic pelvic pain：prevalence，health-related quality of life，and economic correlates［J］. Obstet Gynecol，1996，87（3）：321-327.

［7］Winkel CA. Modeling of medical and surgical treatment costs of chronic pelvic pain：new paradigms for making clinical decisions［J］. Am J Manag Care，1999，5：S276-S290.

［8］Chapron C，Chopin N，Borghese B，et al. Deeply infiltrating endometriosis：pathogenetic implications of the anatomical distribution［J］. Hum Reprod，2006，21（7）：1839-1845.

［9］Proctor ML，Latthe PM，Farquhar CM，et al. Surgical interruption of pelvic nerve pathways for primary and secondary dysmenorrhoea［J］. Cochrane Database Syst Rev，2005（4）：CD001896.

［10］Possover M，Diebolder H，Plaul K，et al. Laparascopically assisted vaginal resection of rectovaginal endometriosis［J］. Obstet Gynecol，2000，96（2）：304-307.

［11］Jerby BL，Kessler H，Falcone T，et al. Laparoscopic management of colorectal endometriosis［J］. Surg Endosc，1999，13（11）：1125-1128.

［12］Jacobson TZ，Duffy JM，Barlow D，et al. Laparoscopic surgery for subfertility associated with endometriosis［J］. Cochrane Database Syst Rev，2010（1）：CD001398.

［13］冷金花，董喆. 盆腔后部深部浸润型子宫内膜异位症的处理策略［J］. 中国实用妇科与产科杂志，2009，25（9）：660-662.

［14］冷金花，王艳艳. 子宫内膜异位症引起的解剖改变与手术并发症的防治［J］. 中国实用妇科与产科杂志，2009，25（3）：172-175.

［15］张羽，冷金花，郎景和，等. 腹腔镜治疗累及阴道后穹隆的深部浸润型子宫内膜异位症（附14例报告）［J］. 现代妇产科进展，2009，18（4）：286-292.

［16］冷金花，王艳艳. 膀胱子宫内膜异位症的诊治［J］. 中华临床医师杂志（电子版），2009，1：4-6.

［17］冷金花，戴毅. 腹腔镜在输卵管不育诊治中的作用［J］. 实用妇产科杂志，2006，22（12）：707-709.

子宫内膜异位症和子宫腺肌症手术治疗的经济学指标分析

李　雷　冷金花　郎景和

【摘要】目的：研究子宫内膜异位症（内异症）和子宫腺肌症（腺肌症）手术治疗的住院费用和住院时间。方法：对1994年1月至2008年12月间在北京协和医院登记，且经手术证实为内膜症和腺肌症的病例，分析影响住院费用和住院时间的因素。这些因素包括：不同时期、不同病理类型、不同手术类型、不同手术入路、不同年龄分组和不同手术操作。结果：记录完整的内异症和腺肌症手术病例共12 003例，与所有妇科手术的平均水平相比，前者的平均住院费用更多（7 073元比6 847元，$P < 0.01$）、平均住院时间更短（6.8天比8.6天，$P < 0.01$）。2006～2008年内异症的平均住院费用是1994～1996年的2.3倍（7 853元比3 382元，$P < 0.01$），但平均住院时间缩短了1/3（6.4天比9.5天，$P < 0.01$）。多因素分析显示，年龄是影响盆腔内异症和腺肌症手术住院费用最重要的因素（$P < 0.01$），其次是病理类型和手术类型。手术入路是影响盆腔内异症和子宫腺肌症手术住院时间最重要的因素（$P < 0.01$）。结论：各种病理类型中腺肌症手术费用最高，而年轻患者手术治疗的经济负担最小。腹腔镜手术和盆腔内异症保守手术可以降低内异症和腺肌症手术的经济学负担。

【关键词】子宫内膜异位症；腹腔镜手术；保守手术；住院费用；住院时间

Economics analysis of endometriosis and adenomyosis surgeries. *Li Lei，Leng Jinhua，Lang Jinghe*

【Abstract】**Objective**：To explore the hospital expenses and hospital stay of surgical management for endometriosis and adenomyosis. **Methods**：The average hospital expenses and average hospital stay were compared for a total of 12 003 patients of endometriosis and adenomyosis confirmed operatively at our hospital from January 1994 to December 2008. And the relevant factors consisted of surgical phases，pathological types，surgical approaches，surgical routes，definite procedures and age groups. **Results**：The average hospital expenses were significantly higher than average gynecologic surgical expenses（RMB 7 073 vs RMB 6 847，$P < 0.01$）while and the average hospital stays significantly shorter than the latter（6.8 vs 8.6 days，$P < 0.01$）. The periods of 2006～2008 and 1994～1996 had significantly different average hospital expenses（RMB 7 853 vs RMB 3 382，$P < 0.01$）and average hospital stay（6.4 vs 9.5 days，$P < 0.01$）. Multivariate analysis showed age was the most important correlated factor for the hospital expenses of endometriosis and adenomyosis surgeries（all $P < 0.01$）. And surgical approach was one of the most important factors for hospital stay（all $P < 0.01$）. **Conclusions**：Adenomyosis has the highest cost and younger endometriosis patients carry the lowest economic burden. Laparoscopy and conservative surgery may reduce the economic burden of endometriosis and adenomyosis operations.

【Key words】Endometriosis；Laparoscopic surgery；Conservative surgery；Hospital expenses；Hospital stay

　　子宫内膜异位症（简称内异症）和子宫腺肌症（简称腺肌症）是生育年龄妇女的多发病，发病率10%～15%，内异症手术占妇科手术30%～40%以上。内异症治疗给患者带来了沉重的经济负担。本文旨在通过对北京协和医院妇产科近15年不同类型内异症手术住院费用和住院时间的分析，探讨内异症手术卫生经济学的影响因素。

对象与方法

1. 对象　从北京协和医院病案科数据库系统检索1994年1月1日至2008年12月31日登记出院的妇产科手术病例作为初步资料，从中排除产科、计划生育、辅助生育等相关手术操作，得到妇科手术病例。排除标准为：电吸人流术，剖宫取子术及相关操作，阴道分娩及相关操作，中期引产术，诊断性刮宫术，清宫术，上环术，取环术，子宫输卵管通液或造影，辅助生育技术的相关操作，各种形式的化疗，腹腔穿刺、胸腔穿刺、腰椎穿刺等有创操作，与妇科疾病无关的手术操作等。从上述妇科手术病例中以"子宫内膜异位症"和"子宫腺肌症"为主要诊断再次检索并逐一复习病历中的手术资料和病理结果，排除与内异症无关的病例，排除标准为：手术方式不详；与内异症无关和/或无病理证据的手术操作；有病理证据但主要诊断并非内异症的手术操作等。内异症和腺肌症的诊断标准，以及内异症的病理类型（腹膜型、卵巢型、深部浸润型内异症等）均参考文献[1]。盆腔内异症指病灶局限于盆腔内的卵巢型、腹膜型和深部浸润型内异症。内异症手术入路包括开腹手术、腹腔镜手术、阴道手术和其他类型的手术（如腹壁内异症病灶切除、会阴内异症病灶切除等）；手术类型分为保守手术、根治/半根治性手术及辅助性手术。保守手术指切除内异症病灶，剔除卵巢内膜异位囊肿，保留子宫及双卵巢的手术治疗；根治/半根治性手术指切除子宫，同时切除或者保留卵巢的手术；辅助手术指子宫神经去除术（LUNA）或者骶前神经切除术（PSN）等。手术具体操作参见文献[2]。

所有妇科手术和内异症手术的住院时间和住院费用的记录来自北京协和医院病案科数据库系统。对于内异症患者，根据北京协和医院住院部和经营管理办公室提供的资料逐一核对患者的住院费用。对于不一致的情况，以病历记录和住院部资料为准；如果病案科数据库资料缺失，则该病病例剔除。住院费用包括患者住院期间所有的花费，包括药物、手术、护理等。同一时期所有患者所有收费标准统一。

2. 方法　以3年为一阶段，将1994～2008年计15年分为5个不同时期，分析不同时期内异症手术的平均住院费用和平均住院时间。将分析内异症患者按年龄分为5个年龄阶段（≤18岁，～29岁，～39岁，～49岁，≥50）。分析内异症不同病理类型、不同手术类型、不同手术入路、不同手术操作、不同年龄阶段的平均住院费用及平均住院时间。以Microsoft Office Excel 2003作为病例报告表收集病例资料，建立内异症病例数据库。病例报告表收集的病例资料与病案科的数据库进行逐年对照，其手术资料和病理资料得到两位以上作者的检查核对，在前述排除标准下对入选病例行质量控制。

3. 统计学方法　统计学使用SPSS 11.5.0软件。平均住院费用、平均住院时间的比较应用单因素方差分析。不同年龄组、不同病理分型、不同手术路径、不同手术方式等对于盆腔内异症手术住院费用和住院时间的影响，以及不同年龄组、不同手术路径、不同手术方式等对于腺肌症手术住院费用和住院时间的影响均应用多因素的方差分析。

结　果

一、总体结果

根据上述病例标准，1994～2008年北京协和医院记录完整的妇科手术共45 759例，住院费用平均为（6 847±8 488）元，住院时间平均为（9±14）天。同期记录完整的经手术确诊的内异症共12 003例，占所有妇科手术病例26.2%，住院费用平均为（7 073±6 812）元，住院时间平均（7±5）天。妇科所有手术与内异症手术的平均住院费用和平均住院时间差异均有统计学意义（均P＜0.01）。2006～2008年内异症的平均住院费用是1994～1996年的2.3倍（7 853元比3 382元，P＜0.01），但是平均住院时间缩短了1/3（6.4天比9.5天，P＜0.01）。

二、单因素分析（表1）

1. 病理类型的比较　腹膜型、卵巢型、深部浸润型、其他部位内异症和腺肌症等病理类型

表1　子宫内膜异位症和子宫腺肌症患者手术住院费用与住院时间的情况

项目	例数（%）	住院费用（元）	住院时间（天）
年份			
1994～1996年	605（5.1）	3 382±2 931	9.5±7.2
1997～1999年	1 466（12.0）	5 153±2 924	8.2±5.2
2000～2002年	2 202（18.3）	6 749±12 990	6.8±6.4
2003～2005年	3 673（30.5）	7 771±4 297	6.3±3.8
2006～2008年	4 073（33.9）	7 853±4 491	6.4±3.5
病理类型			
腹膜型	1 446（12.0）	6 568±3 788	5.0±3.6
卵巢型	4 863（40.5）	6 772±3 731	5.2±3.2
深部浸润型	305（2.5）	4 404±4 308	3.4±4.1
其他部位	255（2.1）	5 184±3 831	8.5±7.0
子宫腺肌症	5 134（42.8）	7 752±9 394	9.0±5.2
手术类型			
保守手术	7 067（58.9）	6 758±4 064	5.3±3.5
半根治手术	4 424（36.6）	7 635±9 827	9.3±5.3
根治手术	274（2.3）	8 148±5 880	6.9±5.1
手术入路			
腹腔镜手术	7 278（60.6）	6 905±3 687	5.1±3.0
开腹手术	4 352（36.3）	7 483±10 171	9.6±5.6
经阴道手术	94（0.8）	6 729±5 303	7.9±5.2
其他手术入路	279（2.3）	5 190±3 497	7.5±6.2
年龄（岁）			
≤18	24（0.2）	6 204±3 808	8.2±6.2
19～29	2 028（16.9）	6 219±4 361	5.1±3.7
30～39	5 149（42.9）	6 642±4 225	6.0±4.1
40～49	4 010（33.4）	7 578±10 108	8.0±6.0
≥	792（6.6）	8 898±7 765	9.8±6.6
主要手术操作			
腹腔镜子宫切除	751（6.2）	8 583±3 656	7.5±3.5
开腹子宫切除	3 420（28.5）	7 379±10 994	9.8±5.6
腹腔镜卵巢囊肿剔除	4 092（34.1）	6 790±3 528	4.9±2.7
开腹卵巢囊肿剔除	367（3.0）	5 881±3 611	8.1±5.1
腹腔镜卵巢切除	186（1.5）	7 440±4 082	5.4±3.4
开腹卵巢切除	89（0.7）	9 619±8 316	10.1±6.4
腹腔镜腺肌瘤剔除	343（2.8）	8 481±3 876	5.7±2.6
开腹腺肌瘤剔除	330（2.7）	8 848±7 974	8.8±5.4
腹腔镜盆腔粘连松解	753（6.3）	7 471±3 199	5.4±2.8

注：百分比是具体内容在改项目中所占比例

的住院时间和住院费用差异均有统计学意义（均 $P < 0.01$）。其中腺肌症的手术费用最高、住院时间最长，而深部浸润型的手术费用最低、住院时间最短。与所有妇科手术住院费用和住院时间的比较结果是类似的。

2. 不同手术类型之间的比较　共31例 LUNA和PSN，但均在相应保守手术中施行。保守手术、半根治手术和根治手术等不同手术类型的住院时间和住院费用差异均有统计学意义（均 $P < 0.01$）。其中根治手术住院费用最高，保守手术住院费用最低；保守的住院时间最短，半根治手术的住院时间最长。

3. 不同手术入路之间的比较　腹腔镜手术、开腹手术、经阴道手术和其他方式手术等不同手术入路的住院时间和住院费用差异均有统计学意义（均 $P < 0.01$）。其中开腹手术的住院费用最高、住院时间最长，其他手术入路的住院费用最低，腹腔镜手术的住院时间最短。

4. 不同年龄分组之间的比较　不同年龄组的住院时间和住院费用差异均有统计学意义（均 $P < 0.01$）。其中 ≥ 50 岁组的住院费用最高、住院时间最长；而 ≤ 18 岁组和 $19 \sim 29$ 岁组的住院费用最低，$19 \sim 29$ 岁组的住院时间最短。

5. 不同手术操作之间的比较　腹腔镜子宫切除、开腹子宫切除、腹腔镜卵巢囊肿剔除、开腹卵巢囊肿剔除、腹腔镜卵巢切除、开腹卵巢切除、腹腔镜腺肌瘤剔除、开腹腺肌瘤剔除及腹腔镜盆腔粘连松解等不同手术操作的住院时间和住院费用差异均有统计学意义（均 $P < 0.01$）。其中开腹卵巢切除住院费用最高，开腹卵巢囊肿剔除和腹腔镜卵巢囊肿剔除住院费用最低；开腹子宫切除住院时间最长，而腹腔镜卵巢囊肿剔除住院时间最短。

三、多因素分析

1. 盆腔内异症　多因素分析显示，与盆腔内异症手术住院费用显著相关的因素包括：年龄（$F = 11.035$，$P < 0.01$），病理类型（$F = 6.521$，$P < 0.01$）和手术类型（$F = 6.182$，$P < 0.01$）。手术入路与住院费用无显著相关（$P > 0.05$）。多因素分析显示，与盆腔内异症手术住院时间显著相关的因素包括：手术入路（$F = 1\,120.234$，

$P < 0.01$），手术类型（$F = 63.149$，$P < 0.01$），病理类型（$F = 8.671$，$P < 0.01$）和年龄（$F = 4.743$，$P < 0.01$）。

2. 腺肌症　多因素分析显示，与腺肌症手术住院费用显著相关的因素仅包括年龄（$F = 26.258$，$P < 0.01$）。而手术类型和手术入路与均住院费用无显著相关（$P > 0.05$）。多因素分析显示，与腺肌症手术住院时间显著相关的因素包括：手术入路（$F = 1\,382.460$，$P < 0.01$），手术类型（$F = 95.526$，$P < 0.01$），年龄（$F = 9.486$，$P < 0.01$）。

讨　论

一、内异症的卫生经济学研究日益重要

目前内异症的卫生经济学评价研究非常有限且存在偏倚。在美国，2002年如果以内异症的发病率为很保守的10%来估算，美国每年为内异症治疗花费220亿美元[2]。1999年美国因为疾病治疗而造成的社会生产力损失已达147亿美元[3]。因为慢性盆腔痛每一例患者年支付的现金（即保险外支出）达193美元，每年消费达18亿美元[3,4]。HCUP项目2002年数据显示，住院手术患者的平均费用可达12 644美元，而这些住院患者年度花费达11亿美元。其他研究发现，在过去10年，内异症患者的平均住院时间总体上在下降，但平均住院费用增加了50%以上[5]。国内尚无内异症卫生经济学的研究。在中国知识资源总库——CNKI系列数据库和万方数据知识服务平台中均未能找到相关的中文文献。

二、腹腔镜手术和保守手术具有重要的卫生经济学价值

我们在先前的研究中已经指出，从手术量的变化及构成比例分析，腹腔镜手术和保守手术已经成为内异症最主要、最重要的手术类型和手术入路[6]。由于腹腔镜手术和保守手术住院时间均为最短，而保守手术的住院费用最低，因此腹腔镜手术可能具有十分突出的卫生经济学价值。尤其是腹腔镜保守手术在住院费用和时间上较同类手术有明显优势。在北京协和医院腹腔

镜卵巢囊肿剥除术，不仅手术总量第一（占总体34.0%），而且总手术费用占所有费用的34.7%（2 700万元/8 000万元），已经成为卫生经济总量最大的手术入路[6]。另一方面开腹卵巢囊肿剥除、开腹卵巢切除等开腹及非保守手术由于手术困难、风险增加、恢复缓慢，而显著增加平均住院费用和住院天数，造成严重的经济学负担，因此手术总量已趋于萎缩，可能对统计结论有所影响。我们先前的研究也证明开腹手术和根治/半根治手术构成比例则有显著下降[7,8]。本研究的经济学分析进一步支持上述手术类型的更替变化。

我们注意到腹腔镜手术的平均住院费用低于开腹手术，但是多因素分析显示，手术路径与住院费用并没有显著相关性。但另一方面，开腹手术的住院时间几乎是腹腔镜手术的两倍（9.6天比5.1天），住院时间延长造成的间接经济损失并未计入住院费用内，这是值得研究者注意的地方。可能由于需要开腹的患者病情较重、病灶复杂，多在腹腔镜不能完成时才实施，但这一点上尚没有文献支持。

三、年龄是影响手术住院费用最重要的因素

本研究发现，年龄是影响手术住院费用最重要的因素。应该强调内异症的早期诊断和早期治疗具有非常重要的卫生经济学价值：①年轻患者多有生育要求，患者本人不愿且不能接受根治性手术，复发病例较少，腹腔镜手术和保守手术治疗效果好；②年轻患者不育治疗效果相对满意；③随着年龄增长，并发症增加，复发率增加，治疗更加困难。

四、深部浸润型内异症的经济学值得深入研究

深部浸润型内异症一直是内异症治疗的难点[7-8]。在本研究中，不同病理类型的内异症中，深部浸润型内异症的住院费用最低、住院时间最短。这一点与深部浸润型内异症手术困难程度形成对比[8,9]。这种情况可能原因：①深部浸润型内异症多合并其他部位和类型的内异症和/或腺肌症[7,10]，在分类时往往归入其他诊断，造成了研究的观察偏倚；②目前的收费标准，手术困难程度与手术费用并没有完全一致；③深部内异症手术多由经验相对丰富的医生完成，手术风险的相对降低可相应地减少治疗费用，减少住院时间[9]。

五、子宫腺肌症的费用显著高于内异症

本研究发现，子宫腺肌症的治疗费用和住院天数均高于单纯的内异症手术相关指标。对此可能的原因包括：①子宫腺肌症发病较晚，见于30～50岁的女性，治疗困难；②腺肌症病变广泛且与子宫肌层无明显界限，保守手术、腹腔镜手术需要很高技巧，一般术者都会选择根治性手术或开腹手术；③保守手术难以切净或消除病灶，手术失败率或复发率较高，手术出血多、并发症发生率高；④子宫腺肌症多合并内异症，甚至复杂困难的内异症。

六、研究的不足之处

内异症经济学混杂因素多，研究开展困难。本文从手术量、病理类型、手术入路和方式等角度进行分析，偏倚多，推广受限。在15年的时间区段中，还有很多因素尚未考虑，如内异症的临床分期、麻醉方式及费用、床位和医师的数量增加、手术技巧和经验的进步、设备器械的改善革新、物价因素影响等。即使是进入研究的多种因素，重复和相互作用的关系也十分复杂，限制了多因素回归分析。由于居民生活指数在过去10余年中资料不全，无法对住院费用进行校正和修订，是本研究最大的缺憾。另外，10余年间医疗保险制度发生了巨大的变化，这一因素在今后的深入研究中需要予以重视。

参 考 文 献

[1]中华医学会妇产科学分会子宫内膜异位症协作组. 子宫内膜异位症的诊断和治疗规范[J]. 中国妇产

科杂志，2007，42：645-648.

［2］董景五. 疾病和有关健康问题的国际统计分类
［M］. 2版. 北京：人民卫生出版社，2008：467-
468.

［3］Simoens S, Hummelshoj L, D'Hooghe T. Endome-
triosis：cost estimates and methodological perspective
［J］. Hum Reprod Update, 2007, 13：395-404.

［4］Winkel CA. Modeling of medical and surgical treat-
ment costs of chronic pelvic pain；new paradigms for
making clinical decisions［J］. Am J Manag Care,
1999, 5 Suppl：276-290.

［5］Mathias SD, Kuppermann M, Liberman RF, et al.
Chronic pelvic pain：prevalence, health-related quali-
ty of life, and economic correlates［J］. Obstet Gyne-
col, 1996, 87：321-327.

［6］Gao X, Outley J, Botteman M, et al. Economic
burden of endometriosis［J］. Fertil Steril, 2006,
86：1561-1572.

［7］李雷，冷金花，郎景和，等. 北京协和医院27年子
宫内膜异位症手术治疗的特点及趋势［J］. 中华妇
产科杂志，2010，45：588-592.

［8］冷金花. 深部浸润型子宫内膜异位症的诊治进展
［J］. 中国实用妇科与产科杂志，2008，24J2-15.

［9］冷金花，王艳艳. 子宫内膜异位症所致盆腔解剖改
变与手术并发症的防治［J］. 中国实用妇科与产科
杂志，2009，25：172-175.

［10］冷金花，董喆. 盆腔后部深部浸润型产宫内膜异
位症的处理策略［J］. 中国实用妇科与产科杂志，
2009，25：660-662.

北京协和医院1986～2005年妇科手术疾病谱和手术方式构成的变迁

周慧梅　朱　兰　刘爱民　郎景和

【摘要】目的：了解1986～2005年20年间北京协和医院妇科手术疾病及术式的构成变迁趋势。方法：选自北京协和医院病案管理系统，检索并调用1986年1月至2005年12月在本院接受妇科手术的患者的病历首页资料，共36 582例，按疾病诊断、手术名称ICD-10标准进行分类，以第一诊断和第一术式为研究指标。结果：①20年间，我院妇科手术排名前3位的疾病仍然是子宫肌瘤、子宫内膜异位症和卵巢良性肿瘤；②手术路径方面，开腹手术构成比呈下降趋势（构成比从67.48%降为32.27%），腹腔镜手术及阴式手术的构成比逐渐升高（腹腔镜手术升高至50.07%，阴式手术升高至11.17%）；③子宫肌瘤剔除术中经开腹手术剔除的构成比逐渐下降（从96.55%降至64.13%），但仍是主要的手术方式；子宫内膜异位症中腹腔镜手术占据绝对主导地位，构成比稳中有升（从61.15%升至82.39%）；卵巢良性肿瘤中腹腔镜手术的比例呈升高趋势（从25.56%升至76.13%），并逐渐成为首选手术方式。结论：20年间，妇科最常见的手术疾病谱变化不大。子宫内膜异位症和卵巢良性肿瘤等妇科手术的微创途径逐步代替传统的开腹手术而成为主流的手术方式。

【关键词】妇科手术疾病；妇科手术方式；变迁

Constituent Changes of Gynecological Operative Diseases and Operative Approaches in PUMCH from 1986 to 2005. *Zhou Huimei，Zhu Lan，Liu Aimin，Lang Jinghe*

【Abstract】Objective：To investigate the changing trend of gynecological operative diseases and operative approachesin PUMCH from 1986 to 2005. Methods：PUMCH inpatient Discharge Database was searched and 36 582 medical records were analyzed from 1986 to 2005. Results：①The leading three types of gynecological operative diseases were still uterus myoma，benign ovarian tumors and endometriosis. ②The constituent ratio of laparotomy approach declined from 67.48% to 32.27%. while the constituent ratios of laparoscopic and transvaginal approaches gradually increased to 50.07% and 11.17%. ③The constituent ratio laparotomy myomectomy dropped from 96.55% to 64.13%. but still was the main procedure. While laparoscopic surgeries were dominant inendometriosis. constituent ratio increased from 61.15% to 82.39%. The same was for benign ovarian tumors with the ratio increased from 25.56% to 76.13%. Conclusions：Them is no big change of gynecologic operative diseases during the past 20 years. The minimally invasive surgery has become the mainstream procedure compared with traditional laparotomy approach，especially for leiomyoma and benign ovarian tumor.

【Key words】Gynecological operation diseases；Operative approach；Trends

近年，随着经济的迅速发展，人们就医观念的改变，妇科查体的普及，妇科手术疾病的结构随之发生改变。随着微创外科概念的引入，腹腔镜手术的发展已近百年，近二十年尤为迅速；阴式手术重新受到重视，适应证扩展。这些导致了妇科手术术式结构的改变。现通过观察1986～2005年北京协和医院妇科手术疾病及术式的构成变迁，以及前10位手术疾病的顺位变化，了解手术疾病谱的构成特点，探索变化规律，分析变化的原因，以期为临床患者提供更个体化、更安全同时更微创的治疗方式。

1 资料与方法

资料选自北京协和医院病案管理系统，检索并调用1986年1月至2005年12月在本院接受妇科手术患者的病历首页资料，共36 582例，按疾病诊断、手术名称ICD-10标准进行分类，以第一诊断和第一术式为研究指标，将病例按照每5年时间段（1986～1990年、1991～1995年、1996～2000年、2001～2005年）进行统计，以Excel 2003进行率、构成比等方面数据的整理分析，对妇科手术疾病构成比及顺位的变化、手术方式的变迁趋势等进行分析。

2 结果

2.1 妇科手术疾病构成比及顺位的变化

20年间排名前3位的手术疾病是子宫肌瘤、子宫内膜异位症和卵巢良性肿瘤。子宫肌瘤构成比稳定（21.67%～23.66%），顺位一直位于首位。子宫内膜异位症从1991年开始顺位即升至第2位，子宫腺肌症的顺位从1996～2000年上升至第7位，2001～2005又上升至第6位。2001～2005年，宫颈原位癌出现在前10位，居第7位。

2.2 妇科手术术式的构成比变化

20年间，开腹手术构成比逐渐降低（67.48%降为32.27%），腹腔镜手术及阴式手术的构成比逐渐升高，腹腔镜手术从原来的22.50%升高至50.07%；阴式手术的构成比从原来的6.26%升高至11.17%。见表2。就最常见的子宫切除术而言，开腹手术的构成比逐年降低（从97.26%降为68.40%），但仍为主流手术方式，经腹腔镜和阴式的子宫切除的比例逐年呈上

表1　1986～2005年妇科手术疾病构成比及顺位的变化

	1986～1990年 n=2 635		1991～1995年 n=3 734		1906～2000年 n=9 745		2001～2005年 n=20 468	
	顺位	n（%）	顺位	n（%）	顺位	n（%）	顺位	n（%）
子宫肌瘤	1	580（22.01）	1	809（21.67）	1	2 299（23.59）	1	4 842（23.66）
卵巢良性肿瘤	2	293（11.12）	3	356（9.53）	3	799（8.20）	3	1 642（8.02）
子宫内膜异位症	3	260（9.87）	2	587（15.72）	2	1 260（12.93）	2	2 323（11.35）
输卵管妊娠	4	186（7.06）	4	232（6.21）	4	474（4.86）	4	840（4.10）
卵巢恶性肿瘤	5	176（6.68）	5	217（5.81）	6	424（4.35）	8	719（3.51）
不育	6	141（5.35）	7	128（3.43）	5	428（4.39）	5	1 373（6.71）
卵巢囊肿	7	101（3.83）	6	177（4.74）	8	327（3.36）	—	0
盆腔器官脱垂	8	61（2.31）	8	108（2.89）	9	320（3.28）	9	528（2.58）
输卵管绝育术后成形	9	59（2.24）	—	0	—	0	—	0
子宫腺肌症	10	59（2.24）	9	97（2.60）	7	396（4.06）	6	930（4.54）
子宫内膜恶性肿瘤	—	0	10	89（2.38）	10	216（2.22）	10	464（2.27）
宫颈原位癌	—	0	—	0	—	0	7	865（4.23）

表2　1986～2005年妇科手术术式的构成比变化　　n（%）

	1986～1990年 n=2 635	1991～1995年 n=3 734	1906～2000年 n=9 745	2001～2005年 n=20 468
开腹手术	1 778（67.48）	1 955（52.36）	4 473（45.90）	6 605（32.27）
腹腔镜手术	593（22.50）	990（26.51）	2 983（30.61）	10 248（50.07）
阴式手术	165（6.26）	219（5.87）	656（6.73）	2 287（11.17）

升趋势，见图1。对于附件的手术，开腹手术从63.16%降至24.62%，而腹腔镜手术则从36.84%升至75.38%，成为附件手术的主要手术方式，见图2。

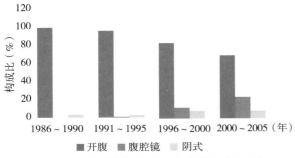

图1　20年间子宫切除手术术式的构成比变化

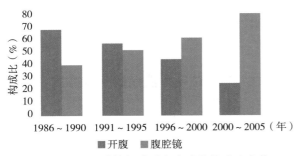

图2　20年间附件切除手术术式的构成比变化

2.3　妇科最常见的前3位手术疾病的手术方式变化

20年间，子宫肌瘤剔除术中经开腹手术剔除的构成比逐渐下降，但仍是主要的手术方式，腹腔镜手术和阴式手术剔除肌瘤的构成比例逐渐上升。对于子宫内膜异位症，腹腔镜手术占据绝对指导地位，并且稳中有升。卵巢良性肿瘤的手术中腹腔镜手术的比例呈升高趋势，并逐渐成为首选手术方式，到2001～2005年已经升为76.13%。见表3。

3　讨论

3.1　妇科手术疾病的变迁趋势

目前最常见的妇科手术疾病为子宫肌瘤、卵巢良性肿瘤和子宫内膜异位症。子宫肌瘤是子宫切除术最常见的疾病，一个患者数据逾3万的研究中提到，20岁及以上的妇女中，因子宫肌瘤切除子宫占所有子宫切除术的近1/2（48.3%），是切除子宫的主要手术指征[1]。Viswanathan系统分析了2000～2006年107个关于子宫肌瘤的研究发现，50岁女性子宫肌瘤累积发病率为70%～80%[2]。本组资料回顾性分析了1986～2005年的资料发现，最常见的妇科手术疾病仍然是子宫肌瘤、卵巢良性肿瘤和子宫内膜异位症，其中子宫肌瘤在妇科手术疾病中的构成比稳定（21.67%～23.66%），始终位居第一，这也反映了中国首都三甲医院的妇科手术疾病变化趋势。

本研究发现子宫内膜异位症、子宫腺肌症的顺位呈逐年上升趋势，子宫内膜异位症其顺位从1991年阶段开始即升至第2位。子宫腺肌症其顺位从1996～2000年上升至第7位，2001～2005年又上升至第6位。文献报道的子宫腺肌症的发生率差异很大，占全部子宫手术标本的5%～70%，国内有报道子宫腺肌症占同期妇科住院人数的6.8%，占妇科手术子宫切除标本的21.3%[3]，发生率数据的不同，可能是由于子宫腺肌症的确诊需根据病理诊断，而妇女人群中的发生率尚不知有关。这与我院妇科是子宫内膜异位症和子宫腺肌症的基础与临床重点研究中心有关。

2001～2005年的5年中，宫颈原位癌出现在前十位疾病中，位居第7位，这也说明21世纪

表3　1986～2005年子宫肌瘤、子宫内膜异位症和卵巢良性肿瘤手术术式的构成比变化

	1986～1990年	1991～1995年	1906～2000年	2001～2005年
子宫肌瘤（n）	580	809	2 299	4 842
开腹手术n（%）	560（96.55）	766（94.68）	1 984（86.30）	3 105（64.13）
腹腔镜手术n（%）	17（2.93）	33（4.08）	267（11.61）	1 601（33.06）
阴式手术n（%）	3（0.52）	10（1.24）	48（2.09）	133（2.75）
卵巢良性肿瘤（n）	260	587	1 260	2 323
开腹手术n（%）	100（38.46）	171（29.13）	380（30.16）	396（17.05）
腹腔镜手术n（%）	159（61.15）	414（70.53）	800（69.84）	1 914（82.39）
阴式手术n（%）	1（0.38）	2（0.34）	0	5（0.22）
卵巢良性肿瘤（n）	293	356	799	1 642
开腹手术n（%）	159（54.27）	265（74.44）	407（50.94）	392（23.87）
腹腔镜手术n（%）	134（45.73）	91（25.56）	392（49.06）	1 250（76.13）

宫颈疾病高发，也与宫颈细胞学的开展和筛查，宫颈病变"三阶梯"诊断程序（即宫颈细胞学、阴道镜活检、宫颈锥切术）的实施，使得宫颈病变发现更为早期，并得到足够的重视有关[4]。

3.2　妇科手术方式的变迁趋势

我们的资料显示，20年间开腹手术构成比逐渐降低（67.48%降为32.27%），腹腔镜手术及阴式手术的构成比逐渐升高，腹腔镜手术从原来的22.50%升高至50.07%；阴式手术的构成比从原来的6.26%升高至11.17%。由此可见，开腹手术仍然是妇科手术的传统术式，有操作空间大、开展时间长、术者操作经验丰富等优点，也是某些疾病如妇科恶性肿瘤的唯一术式，占主流位置，但近年来因微创手术的发展，开腹手术因创伤较大而比例有所降低；腹腔镜手术比例增高，成为21世纪的主流手术，优点突出，适应证不断扩大，有广阔的应用前景，现在亦是妇科医师必备的手术技能；阴式手术由于近年来手术技术的成熟、手术适应证的扩展，构成比例逐渐增高。

本组资料显示，子宫切除术中腹腔镜手术及阴式手术比例呈逐年上升，而开腹手术比例降低，但仍占主流，这与我科是疑难疾病诊治中心有关。有文献报道认为，子宫切除术无其他手术禁忌证时，应首选经阴式手术，其次是腹腔镜切除子宫，最后选择是开腹手术[5]。我们认为，子宫切除具体选择何种手术路径，应该根据手术

疾病、术者的经验以及患者的意愿而定，应该个体化。

在附件切除的手术中，本组资料显示，开腹手术从63.16%降至24.62%，而腹腔镜手术则从36.84%升至75.38%，成为附件手术的主要手术方式。因此，对于卵巢良性肿瘤，选择腹腔镜手术有手术时间短、恢复快、微创、美观的优点；附件恶性肿瘤也可以依靠腹腔镜来明确诊断、鉴别诊断，避免漏诊及误诊。

3.3　前3位手术疾病的手术方式变化

本研究的资料显示，20年间位居前3位的是子宫肌瘤、子宫内膜异位症和卵巢良性肿瘤。对于子宫肌瘤而言，子宫肌瘤剔除术中经开腹剔除的构成比逐渐下降，但仍是主要的手术方式，腹腔镜下肌瘤剔除的构成比例与之相反，逐渐上升；虽经适应证限制，阴式子宫肌瘤剔除的构成比亦有所上升。目前，开腹子宫肌瘤剔除术应用仍最为广泛，尤其在子宫肌瘤体积大、多发、盆腔粘连严重等情况时，开腹手术由于视野暴露好、操作更主动，仍为减少手术并发症的最佳选择。进入20世纪80年代，由于腹腔镜技术和设备的不断发展与改进，腹腔镜手术治疗子宫肌瘤渐渐取代了许多开腹手术。一项系统回顾证实腹腔镜肌瘤剔除相比较于开腹手术而言，出血减少，恢复较快[6]。而在我院，开腹子宫肌瘤手术比例高的原因可能还包括我院诊治的肌瘤多为

复杂的、特殊部位的肌瘤，并且有多次手术史。

对于子宫内膜异位症，腹腔镜手术占据绝对指导地位，稳中有升。腹腔镜仍然是诊断和治疗的金标准术式，也是子宫内膜异位症最好的治疗方法[7]。各期子宫内膜异位症均适合做腹腔镜手术，腹腔镜手术在子宫内膜异位症方面几乎没有手术禁忌证。国外曾有文献报道肠道子宫内膜异位症经腹腔镜手术亦能良好地治疗[8]。

随着打结缝合技术与电外科技术的应用，卵巢良性肿瘤已成为腹腔镜手术的适应证。过去此手术主要关心的问题是术中发现意料之外的附件恶性病变，但随着术前超声和肿瘤标志物的完善，加之目前腹腔镜手术亦可以用于卵巢恶性肿瘤的诊断甚至分期，这个问题将迎刃而解[9]。卵巢良性肿瘤的手术趋势是腹腔镜可以逐渐成为主导、首选的手术方式。我们的研究显示，我院现近3/4的卵巢良性肿瘤为腹腔镜手术方式，已然成为主流术式。

参 考 文 献

［1］Jacobson GF，Shaber RE，Armstrong MA，et al. Hysterectomy rates for benign indications［J］. Obstet Gynecol，2006，107（6）：1278-1283.

［2］Viswanathan M，Hartmann K，McKoy N，et al. Management of uterine fibroids：an update of the evidence［J］. Evid Rep Technol Assess，2007，154：1-122.

［3］周应芳，麦永嫣，郑淑蓉，等. 子宫腺肌症的发病原因和诊治研究进展［J］. 中华妇产科杂志，1995，30（8）：502-505.

［4］郎景和. 子宫颈上皮内瘤变的诊断与治疗［J］. 中华妇产科杂志，2001，36（5）：261-263.

［5］Johnson N，Barlow D，Lethaby A，et al. Surgical approach to hysterectomy for benign gynaecological disease［J］. Cochrane Database SystRev，2005，（1）：CD003677.

［6］Jin C，Hu Y，Chen XC，et al. Laparoscopic versus open myomectomy：a meta-analysis of randomized controlled trials［J］. Eur J Obstet Gynecol Repmd Biol，2009，145（1）：14-21.

［7］Jones KD，Sutton CJ. Laparoscopic management of ovarian endometriomas：a critical review of current practice［J］. Curr Opin Obstet Gynecol，2000，12（4）：309-315.

［8］Meuleman C，Tomassetti C，D'Hooghe TM. Clinical outcome after laparoscopic radical excision of endometriosis and laparoscopic segmental bowel resection［J］. Curr Opin Obstet Gynecol，2012，24（4）：245-252.

［9］Whiteside JL，Keup HL. Laparoscopic management of the ovarian mass：a practical approach［J］. Clin Obstet Gynecol，2009，52（3）：327-334.

五

药物／药具研究

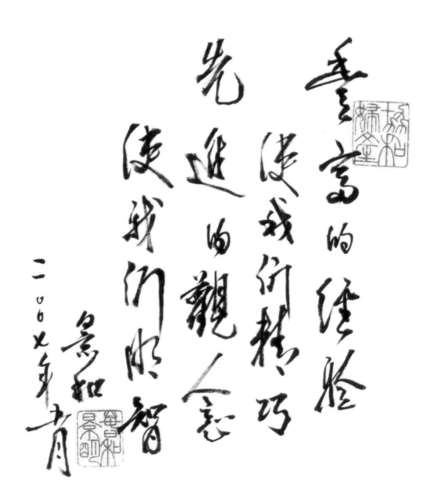

丰富的经验
使我们精巧
先进的观念
使我们明智

二〇〇七年十月 景和

题 记

药物和药具也是子宫内膜异位症的主要治疗方法和措施，特别是针对疼痛、术后维持治疗以及减少或避免复发。

虽然我们常常把GnRH-a、芳香化酶抑制剂纳入不育或不孕的程序中来。但是，单纯的药物治疗对不育和肿块的作用有限。

对于内异症的治疗药物，一类是镇痛药，乃属于对症；一类是对抗雌激素药，从垂体到卵巢，从孕激素到雄激素。当前GnRH-a是最受青睐的药物。

药物、手术、助孕，三者之巧妙结合，宛如"重唱"与"合唱"或"三部曲"，是内异症治疗的美好交响。

曼月乐是有孕激素药性的宫内避孕器，是治疗内异症符合作用在位内膜的"源头治疗"新途径。

五、药物/药具研究

左炔诺孕酮宫内缓释系统的临床功用及相关基础研究

邓　姗　郎景和

【摘要】左炔诺孕酮宫内缓释系统（LNG-IUS）（商品名：曼月乐），以20μg/d的剂量释放高效孕激素，使子宫内膜腺体萎缩，间质蜕膜样变，黏膜变薄，公认的临床用途包括避孕、治疗月经过多和针对HRT的内膜保护。近年来，曼月乐用于缓解子宫内膜异位症疼痛和防止复发的研究取得初步效果。带器后的点滴或不规则出血甚至闭经是影响续用率的主要问题，其发病机制和防治措施亟待解决，加强事前咨询可有效改善续用率和患者满意度。

【关键词】LNG-IUS宫内节育器（IUD）；曼月乐（Mirena）；避孕；月经过多；子宫内膜异位症

左炔诺孕酮宫内缓释系统（LNG-IUS）是一种新型的避孕药具，将宫内节育器（IUD）作用时间长且使用方便的特点和口服避孕药（OCP）高效的特点结合，局部强有力的孕激素效应可获得与绝育术媲美的避孕效果，同时还能减少月经血量、缓解月经相关疼痛等不适，是一专多能、具有广泛应用潜质的高科技产品。曼月乐（Mirena，商品名）是LNG-IUS的一种具体产品，综述以其为研究对象的相关研究。

药具特点

一、结构和作用机制

曼月乐的主体为小的T型塑料支架（长32mm），纵臂载有长19mm，内含总量为52mg左炔诺孕酮（LNG）的储库（占重量的50%），外表面被覆聚二甲基硅氧烷膜，是调节LNG微量释放的关键部位。曼月乐放入宫腔后，以20μg/d的剂量释放，推荐使用时限为5年。T型支架浸透有硫酸钡，可在X线下显影，纵臂带有尾丝，取出方便。

其作用机制为：①LNG使子宫内膜腺体萎缩，间质水肿和蜕膜样变，黏膜变薄，上皮失去活性，无分裂象，血管受抑，炎症细胞浸润等。3个月内上述改变达到均匀一致，而后无进一步改变[1]。②宫颈黏液变稠。③抑制精子在子宫和输卵管内的活动和功能，阻止受精。④对卵巢功能影响小[2]。

临床观察，放置曼月乐的第1年内，部分妇女的排卵受抑制，到1年后则绝大多数的周期是排卵的，其排卵周期的发生率与放置母体乐铜250无差别（85%）。5%～15%的无排卵周期通常与血浆LNG水平较高相关。应用曼月乐期间，血清雌二醇（E_2）水平较稳定，维持在卵泡中期水平，孕酮的浓度维持在正常卵泡－黄体期的范围内。月经本身不能反映卵巢功能，放置曼月乐后有无月经的两组妇女间排卵的发生率一样。

二、药代动力学和血流动力学

LNG经内膜基底层毛细血管网快速吸收入血液循环，其血浆浓度较之Norplant、OCP及单纯孕激素OCP均低，但使用5年的浓度水平足以维持有效的避孕作用。内膜局部的LNG浓度比循环浓度高1 000倍之多。放置后的几周内，内膜内LNG浓度便可达到470～1 500mg/g组织湿重。随时间延长，内膜组织中的浓度逐渐减少，但6年或更长时间其浓度仍足以占据局部孕酮受体。

利用超声多普勒检测放置曼月乐前后子宫血流动力学的研究结果表明，子宫内管的搏动指数（PI）无明显变化，子宫动脉（宫颈支）的血流速度在放置曼月乐和含铜IUD两组间无明显差异，而曼月乐组的子宫内膜厚度明显变薄（从

7.3mm 到 4.1mm，$P < 0.0001$），内膜下螺旋动脉的血流明显减少（75%）[3]。

三、突出的优点

1. 全身不良反应轻微　曼月乐不造成循环低雌激素状态，亦不对抗激素替代疗法（HRT）中雌激素对绝经后妇女血脂和脂蛋白的有利影响。

2. 可逆性　取出曼月乐后12个月的累计妊娠率可达79% ～ 96%[4]，与 Norplant 和 TCu380A 无明显差别，尚无异常胎儿的报道。

3. 长效且经济　尽管曼月乐目前的商品价格为1 344元，与普通 IUD 相比简直不能同日而语，但鉴于使用期限为5年以上，而且具有减少经量，改善和预防贫血，缓解疼痛，保护内膜及针对性治疗某些特殊病症的非避孕功效，从整体和长远的角度来看不仅消费不高，还具有节省医疗开支的潜能。

四、不良反应、安全性和耐受性

放置曼月乐后最初3 ～ 6个月，点滴出血或不规则出血是普遍现象，往往是影响续用率的主要问题。事前充分的咨询可提高续用率和患者的满意度[5]，1年时的续用率为93%，5年时为65%，不比其他类型的 IUD 低。70%以上的妇女对曼月乐比以前使用过的避孕方法（包括不含激素的 IUD，激素器具，OCP 或屏障方法）更满意。中国妇女对带器后闭经的顾虑相对较大，提前告之这只是孕激素对子宫内膜的局部作用，对全身无不良反应，有助于消除思想负担而更好的使用。

曼月乐对血压、体重、血脂、碳水化合物、肝酶或凝血系统无明显影响，使用更长时间（12 ～ 13年）仍维持同样好的安全纪录。

曼月乐可能对盆腔炎（PID）有保护作用。与 Nova-T IUD 相比，放置36个月时 PID 的妊娠概率明显比后者低（曼月乐0.5，Nova-T 2.0，$P < 0.013$）。其保护机制可能与宫颈液变稠（防止逆行感染）和内膜受抑、出血减少有关。

在所有宫内避孕方法中，曼月乐组异位妊娠的发生率最低，5年发生率（0.02每百妇女年）低于 Nova-T IUD（0.25每百妇女年）。

临床功用

一、避孕

涉及12 000妇女年以上的曼月乐使用报告显示其避孕的总比尔指数为0.14。多中心比较研究显示，曼月乐第1年的妊娠概率是0 ～ 0.2%，5年的累积妊娠率为0.5% ～ 1.1%，效果优于除绝育外的其他避孕方法，且不受患者依从性的影响。与绝育手术相比，具有可逆性，对卵巢功能的影响更小，异位妊娠的发生率可能更低，还可额外减少月经血量，缓解痛经，避免手术相关风险，节省医疗费用等，几乎满足了所有"理想药具"的标准[6,7]。尽管曼月乐也可选择性的用于未育的妇女，但更适合于经产妇。

二、治疗月经过多

放置曼月乐后3个月，经量减少约85%，1年时减少约95%。对照性研究表明，曼月乐减少经量的效果明显优于止血环酸和氟比洛芬两种口服药，而且能缩减出血天数，不良反应亦小。与炔诺酮治疗功血相比，效果相似，而曼月乐对血脂和性激素结合球蛋白（SHBG）的影响小，可能是更适宜的治疗月经过多的方法。针对功血的不同药物疗效比较显示，应用曼月乐使经血平均减少90%，超过非甾类抗炎药 NSAIDs（25% ～ 35%）、丹那唑（60%）、止血环酸（50%）、口服孕激素（12%）和复方 OCP（50%）[8,9]。与手术相比，曼月乐在效果上可替代内膜剥除和经宫颈内膜切除（TCRE），并且表现出更好的耐受性、低创伤性，还可为妇女保留生育功能，有可能成为治疗月经过多的一线治疗[10,11]。曼月乐与手术切除子宫相比，同样可改善健康和生活质量，但花费明显低于手术切除子宫[12]。

三、HRT 中的内膜保护

序贯口服孕酮100mg/d 或阴道放置孕酮100 ～ 200mg/d 的方法相似，曼月乐可持续诱导上皮萎缩，有效对抗雌激素诱发内膜增殖的作用。非比较性随访研究显示，曼月乐联合口服或外用E_2，使76%～97%的内膜显示中或强的孕激素效应[13]。对照性研究表明，曼月乐完全可替代口服用药，且系统性不良反应更小。最近，有报道提出，HRT中的孕激素使用可增加体重指数≤24.4kg/m^2的瘦弱妇女发生乳腺癌的危险[14]，而曼月乐的局部作用的机制则可以免去这份顾虑。

另外，有小样本的随机对照研究提示，曼月乐用于乳腺癌术后辅用他莫昔芬（TAM）的患者，也能起到保护子宫内膜的作用。

四、治疗子宫内膜异位症（EM）

Vercellini先后将曼月乐用于20例经保守性手术后复发中-重度痛经的EM患者[15]与保守性腹腔镜手术同时放置该系统的观察研究[16]，1年后，与期待组对比，平均月经血量减少，疼痛评分下降，复发率低且满意度高。

Fedele和Fong先后报道2例子宫腺肌症合并月经过多使用曼月乐的情况，不仅血红蛋白、血细胞容积和血清铁水平均明显上升，超声亦证实子宫体积明显缩小，同时脂代谢和凝血功能无明显变化，还提示大子宫（16周）不一定是选用曼月乐的限制因素。

Fedele尝试用曼月乐治疗直肠阴道隔EM，11例的前瞻性、非随机、自身对照研究显示，放置曼月乐3个月后，中-重度痛经全部消失，深部性交痛也有所缓解。经直肠超声检测，病灶在12个月时有轻微但无统计学差异的缩小[17]。

五、治疗子宫肌瘤

2003年，Grigorieva完成了一项将曼月乐用于子宫肌瘤合并月经过多的前瞻性自身对照研究[18]。其中涉及67例受试对象，入选标准为子宫体积不超过如妊娠12周大小，且至少有1个肌瘤直径≥2.5cm或多发肌瘤中至少1个肌瘤直径≥1.5cm。结果表明，放置曼月乐后，经量明显减少，血红蛋白和血清铁水平升高，肌瘤和子宫的体积均明显缩小，其间亦无妊娠发生。

基础研究

一、组织形态学

曼月乐使子宫内膜发生的形态学变化，以腺体萎缩和间质蜕膜化为特征。尽管IUD直接接触部位的内膜变化最为典型，但内膜的变化并不限于此。内膜的表层形成一层水肿性的、纺锤形细胞构成的、假蜕膜化的间质"垫"，偶尔可见微乳头。表层腺体极度狭窄，围以扁平的立方上皮，而底层腺体则略宽，围以立方柱状上皮。血管变化包括动脉管壁增厚，螺旋小动脉被抑制及毛细血管血栓形成。另外还呈现中性粒细胞、淋巴细胞、浆细胞和巨噬细胞增加等炎症反应和局灶性间质坏死[19]。

免疫组化研究显示，曼月乐作用下的内膜间质中，尤其是大的蜕膜化血管周边细胞的颗粒细胞-巨噬细胞集落刺激因子（GM-CSF）活性明显升高，而正常妊娠早期蜕膜中的GM-CSF免疫活性只在腺体中明显增加，间质中的水平与分泌期内膜相似。泌乳素受体在曼月乐组内膜的腺体和间质中均明显表达增加，与妊娠早期蜕膜相似。伴随着上述两种白细胞功能免疫调节剂的变化，观察到$CD56^+$大颗粒淋巴细胞和$CD68^+$巨噬细胞的浸润。由上述资料可知，尽管曼月乐作用下的内膜类似于妊娠早期蜕膜，却不完全相同，这些"假蜕膜化细胞"可能产生某些因子，对血管造成损伤，进而导致异常出血。

二、甾体激素受体

放置曼月乐6个月后，内膜上皮和间质中ER和PR的免疫活性均明显下降，12个月时无进一步改变，而且在是否伴有月经过多或突破性出血的组间无明显差别例。PR-B亚型的表达下降更为明显，而PR-A在6～12个月期间有明显回升，结合文献资料，PR-A是分泌期、月经前内膜和妊娠早期蜕膜中主要表达的PR亚型，提示PR-A可能是介导LNG长期作用的主要受体类型。AR在放置曼月乐的最初几个月内也受到抑制[21]。

三、细胞增殖与凋亡

放置曼月乐后，内膜Ki-67的免疫组化活性明显降低，定位于腺体和间质的增生细胞核抗原（PC-NA）亦明显下降，而Fas抗原，放置前仅存在于内膜腺体，放置后则在腺体和间质内均明显增加，存在于腺体细胞质内的Bcl-2蛋白有明显减少[22]。

四、其他功能改变

包括：①孕激素依赖性前列腺素代谢的关键酶—前列腺素脱氢酶（PGDH）的免疫活性在放置6个月内随PR水平下降而减低，12个月时又随PR-A水平升高而增强，从而推断高发于放环6个月内的突破性出血可能与PR-前列腺素-白细胞浸润等系列变化有关；②LNG抑制IGF-1mRNA，而刺激IGF-2和IGFBP-1 mRNA表达，从而抑制促生长作用；③放置曼月乐后，内膜组织中MMP-9高表达，多种血管形成因子表达变化，肾上腺髓质素升高以及17β-HSD2受抑而使细胞内E_2减低等，可能参与突破性出血；④LNG诱导纤溶酶原激活物的抑制物-1（PAI-1）mRNA的表达，可能是治疗月经过多的机制之一；⑤转化生长因子-β家族中的抑制素（inhibin）和激动素（activin）可能通过旁分泌机制参与LNG-IUS的内膜功能改变等。

综上所述，曼月乐的临床应用范畴已逐步拓展，但其药效机制和引起突破性出血的机制尚不清楚。希望更多的医生和患者了解、使用、关注并研究这种药具，使其发挥更大的功效并更趋完善。

参 考 文 献

［1］ Rutanen EM. Endometrial response to intrauterine release of levonorgestrel [J]. Gynecol Forum, 1998, 3（1）: 11-14.

［2］ Luukkainen T, Pakarinen P, Toivonen J. Progestin-releasing intrauterine system [J]. Semi Reprod Med, 2001, 19（4）: 355-363.

［3］ Zalel Y, Shulman A, Lidor A, et al. The local progestational efffect of the levonorgestrel-releasing intrauterine system: a sonographic and Doppler flow study [J]. Hum Reprod, 2002, 17（11）: 2878-2880.

［4］ Guillebaud J. The levnorgestrel intrauterine systemL: a clinical perspective from the UK [J]. Ann N Y Aead Sci, 2003, 997（2）: 185-193.

［5］ Backman T, HuhtaIa S, Luoto R, et al. Advance information improves improves user satisfaction with the levonorgestrel intrauterine system [J]. Obstet Gynecol, 2002, 99（4）: 608-613.

［6］ French R, Cowan F, Mflnsour D. et al. Hormonally impregnated intrauterine systems（IUSs）versus other forms of reversible contraceptives as effective methods of preventing pregnancy [J]. Cochrane Database Syst Rev. 2001.（2）: CD001776.

［7］ Backman T, Rauramo I, Huhtala S, et al. Pregancy during the use of levonorgestrel intrauterine system [J]. Am J Obstet Gynecol, 2004, 190（1）: 50-54.

［8］ Roy SN, Bhattaeharya S. Benefits and risks of pharmacological agents used for the treatment of menorrhagia [J]. Drug Saf, 2004. 27（2）: 75-90.

［9］ Xiao BL Wh SC, Chong J, et al. Therapeutic effects of the lenonorgestrel-relesing intrauterina system in the treatment of idiopathic menorrhagia [J]. Fertil Steril, 2003, 79（4）: 963-969.

［10］ Barrington JW, Amnkalivanan AS, Avdek-Fanah M. Compariso between the levonorgestrel intrauterine system（LNG-IUS）and thermal balloon ablation in the treatment of menorrhagia [J]. Eur J Obstet Gynecol Reprod Biol, 2003, 108（1）: 72-74.

［11］ "Marioribanks J, Lethaby A, Farquhar C. Surgery versus medical therapy for heavy menstrual bleeding [J]. Cochrane Database Syst Rev, 2003,（2）: CD003855.

［12］ Hurskainen R, Teperi J, Rissanen P, et al. JAMA. Clinical outcomes and costs with the levonorgestrel-relesing intrauterine system or hysterectomy for treatment of menorrhagia: randomized trial 5-year follow-up [J]. JAMA, 2004, 291（12）: 1456-1463.

［13］ Varila E. Wahlstrom T. Rauramo I. A 5-year follow-up study on the use of a levonorgestrel intrauterine system in women receiving hormone replacement therapy [J]. Fertil Steril, 2001, 76（5）: 969-

973.

[14] Pike MC, Ross RK. Progestins and menopause: epidemiological studies of risks of endometrial and breast cancer [J]. Steroids, 2000, 65 (4): 659-664.

[15] Vercellini P, Aimi G, Panazza S, et al. A levonorgestrel-releasing in-tranterine system for the treatmem of dysmenorrhea associated with endometriosis: a pilot study [J]. Fertil Steril, 1999. 72 (3): 505-508.

[16] Vercellini P, Frontino G, De Giorgl O, et al. Comparison of a levonorgestrel-relesing intrauterine device versus expectant management after conservative surgery for symptomatic endometriosis: apilot study [J]. Fertil Steril, 2003, 80 (2): 305-309.

[17] Fedele L, Bianchi S'Zanconato G, et al. Use of a levonorgestrel-releasing intrauterine device in the treatment of rectovaginal endometriosis [J]. Fertil Steril, 2001, 75 (3): 485-488.

[18] Grigoriev V, Chen-Mok M, Tarasova M, et al. Use of a levonorgestrel-releaesing intrauterine system to treat bleeding related to uterine leiomyomas [J]. Fertil Steril, 2003, 79 (5): 1194-1198.

[19] Critchley HO, Wang H, Jones RL'et al. Morphological and functional features of endomertrial decidudlization following long-term intrauterine levonorgestrel delivery [J]. Hum Reprod, 1998, 13 (5): 1218-1224.

[20] Hurskainen R, Salmi A, Panvonen J, et al. Expression of sex steroid receptors and Ki-67 in the endomertria of menorrhagic women; effects of intrauterine levonorgestrel [J]. Mol Hum Reprod, 2000, 6 (11): 1013-1018.

[21] Burton KA, Henderson TA, Hillier SG, et al. Local levonorgestrel regulation of androgen receptor and 17beta-hydroxysteruid dehydrogenase type 2 expression in human endometrium [J]. Hum Reprod, 2003, 18 (121): 2610. 2617.

[22] Maruo T, Laoag-Ferandez JB, Pakarinen P, et al. Effects of the levonorgestrel-releasing intrauterine system on proliferafion and apoptosis in the endometriam [J]. Hum Reprod, 2001, 16 (10): 2103-2108.

药物治疗对子宫内膜异位症患者在位内膜凋亡的影响

邓 姗 郎景和 冷金花 刘珠凤 孙大为 朱 兰 谭先杰

【摘要】目的：探讨药物治疗，包括左炔诺孕酮宫内节育系统（LNG-IUS）、口服甲羟孕酮（MPA）或注射促性腺激素释放激素类似物（GnRH-a）对子宫内膜异位症患者在位内膜凋亡的影响。方法：采集中、重度子宫内膜异位症患者术前以及放置 LNG-IUS、口服 MPA 或注射 GnRH-a 后的在位内膜，以末端转移酶介导的缺口末端标记法（TUNEL）检测细胞凋亡率，透射电镜观察细胞形态，RT-PCR 检测内膜中凋亡相关蛋白 Bax、Fas 和 Fas-L mRNA 的表达。结果：放置 LNG-IUS 后，在位内膜腺体细胞凋亡率由（2 414±3 510）% 升高至（5 110±3 718）%（$P=0.027$），间质细胞凋亡率由（3 513±3 012）% 升高至（7 614±1 112）%（$P=0.008$）。电镜下的凋亡状况，按程度由强至弱依次为：注射 GnRH-a、放置 LNG-IUS、口服 MPA。子宫内膜异位症患者在位内膜中 Fas-L mRNA 的表达率显著高于正常对照（$P<0.05$），但药物治疗前后 3 种凋亡相关蛋白 mRNA 的表达差异均无显著性。结论：药物治疗可促进在位内膜凋亡，其诱导内膜细胞凋亡的作用由强至弱依次为：注射 GnRH-a、放置 LNG-IUS、口服 MPA。

【关键词】子宫内膜异位症；在位内膜；左炔诺孕酮宫内节育系统；甲羟孕酮；促性腺激素释放激素类似物；凋亡

Effects of Medical Treatment on Apoptosis in Eutopic Endometrium of Patients with Endometriosis.

Deng Shan，*Lang Jinghe*，*Leng Jinhua*，*Liu Zhufeng*，*Sun Dawei*，*Zhu Lan*，*Tan Xianjie*

【Abstract】Objective：To investigate the apoptosis related mechanisms of levenorgestrel-releasing intrauterine system（LNG-IUS），oral medroxy progesterone（MPA），and injective gonadotrophic hormone releasing hormone agonist（GnRH-a）on eutopic endometrium of patients with endometriosis. Methods：We collected the samples of endometrium from patients with endometriosis before operation and after insertion of LNG-IUS，administration of oral MPA，or injection of GnRH-a. The ultrastructure of endometria was observed and compared by electron microscopy. Apoptotic cells were assessed by the terminal-deoxynucleoitidyl transferase mediated deoxy-UTP nick end labeling（TUNEL）assay，and the expressions of Bax，Fas，and Fas-L mRNA were determined by semi-quantitative reverse transcription-polymerase chain raction. Results：After have been exposed to LNG-IUS，the apoptotic rate of endometrial epithelial cells and stromal cells increased from（2 414±3 510）% to（5 110±3 718）%（$P=0.27$）and（3 513±3 012）% to（7 614±1 112）%（$P=0.008$），respectively. The degree of apoptosis under transmission electron microscopy was in an order of GnRH-a ＞ LNG-IUS ＞ MPA. The expression of Fas-L mRNA in eutopic endometrium of patients with endometriosis was significantly higher than that of the normal control（$P<0.05$）. The expressions of three apoptosis-related proteinshad no significant difference. Conclusions：Medical treatments can increase the apoptosis of eutopic endometrial cells，and such effect was strongest in GnRH-a and relatively weaker in LNG-IUS and MPA.

【Key words】endometriosis；eutopic endometrium；levonorgestrel-releasing intrauterine system；medroxyprogesterone；gonadotrophic hormone releasing hormone agonist；apoptosis

围绕Sampson经血逆流种植学说，越来越多的证据提示子宫内膜异位症（endometriosis，EM）患者的在位内膜具有区别于正常内膜而有利于异位种植的病理特征。其中，凋亡的减弱可能在发病机制中发挥重要的作用[1]。本研究对EM在位内膜经放置左炔诺孕酮宫内节育系统（levonorgestrel releasing intrauterinesystem，LNG-IUS）、口服甲羟孕酮（medroxyprogesterone，MPA）或注射促性腺激素释放激素类似物（gonadotrophic hormone releasing hormone agonist，GnRH-a）等药物治疗后的凋亡及其相关蛋白mRNA表达进行检测，探讨"在位内膜源头干预"的理论依据。

对象和方法

对象 自北京协和医院妇产科2003年9月至2004年12月收治的患者中选取入选对象：育龄期妇女，月经规律，周期21～37天，无其他内分泌、免疫和代谢性疾病，术前3个月内未接受过激素治疗，手术时按末次月经计算处于分泌期，并根据手术当日所取静脉血的激素测定和内膜活检组织学分期，证实为分泌期改变。经腹腔镜或开腹手术和术后病理检查确诊后，分别纳入研究组（19例）和对照组（11例）。对照组疾病种类包括卵巢成熟性囊性畸胎瘤、宫颈上皮内瘤变（cervical intraep ithelial neoplasia，CIN）Ⅱ/Ⅲ或宫颈癌，严格除外同时合并EM、子宫腺肌症和子宫肌瘤的病例。研究组根据药物干预方案不同，分为LNG-IUS组（11例）、GnRH-a组（4例）和MPA组（4例）。各组病例在年龄和病变程度方面差异无显著性。知情同意情况下行内膜活检，留取术前和用药后在位内膜标本。

治疗方案 LNG-IUS组：中、重度EM行保守性手术，术后即刻放置LNG-IUS，不加用其他辅助药物，于手术3～4个月后采集环后内膜；GnRH-a组：术后月经来潮第3天开始皮下注射亮丙瑞林（抑那通，天津武田药品有限公司）3 175 mg或醋酸戈舍瑞林（诺雷德，阿斯利康制药有限公司）316 mg，每28天重复1次，连续2～3个周期后采集内膜；MPA组：术后月经来潮后第3天开始每日口服MPA 30mg，连续2～3个月后采集内膜。

末端转移酶介导的缺口末端标记法（terminal deoxynucleotidyl transferasemediated deoxy-UTP nickend labeling，TUNEL）检测内膜凋亡 石蜡包埋，切片至5μm；脱蜡，至水，洗片；蛋白酶K行组织通透；3% H_2O_2阻断内源性过氧化物酶；TdT平衡缓冲液室温孵育20分钟；滴加TdT酶和反应混合液，37℃孵育115小时，滴加终止液室温孵育5分钟；滴加阻断缓冲液室温孵育10分钟；滴加转化液放入湿盒，室温孵育30分钟；DAB显色；甲基绿复染；脱水，透明，封片。160倍镜下计数10个视野内阳性细胞（胞核呈黄褐色）率。阳性细胞率（%）＝凋亡细胞数/总细胞数×100。

透射电镜观察 漂洗、脱水、浸透、包埋、聚和、超薄切片、电子染色系列过程后，在CX100型透射电子显微镜下观察。

RT-PCR 参照TRIzol试剂说明书，采用一步法提取内膜组织总RNA；采用cDNA第一条链扩增系统试剂盒（TdT-FragEL试剂盒，购自德国CalBio-Chem公司）将RNA反转录为cDNA；在50μl反应体系中用2μl的cDNA扩增产物，Bax、Fas和Fas-L以及内参照物GAPDH的引物序列及反应条件见表1；PCR产物在2%琼脂糖凝胶中电泳，采用UV I凝胶扫描仪和图像分析系统进行半定量分析，以目标产物条带光密度与GAPDH条带光密度的比值（以百分位数计）代表其相对表达量。

统计学处理 应用SPSS11.0统计软件分析，组间目标产物的表达阳性率采用χ^2检验，表达水平的半定量数值采用Mann-Whitney检验。$P < 0.05$表示差异具有显著性。

结　果

内膜凋亡情况 EM分泌期在位内膜的腺体细胞（$P = 0.036$）和间质细胞（$P = 0.029$）凋亡均显著低于同期正常子宫内膜。放置LNG-IUS后，内膜腺体细胞（$P = 0.027$）和间质细胞（$P = 0.008$）凋亡均显著升高。GnRH-a和MPA对在位内膜的细胞凋亡无影响（表2，图1）。

透射电镜观察结果 药物干预后，内膜细胞的凋亡明显增加，按程度由强至弱依次为：注射GnRH-a、放置LNG-IUS、口服MPA（图2）。

表1　Bax、Fas和Fas-L的RT-PCR引物序列及反应条件

目标产物	引物序列	基因编码	片段长度（bp）	反应条件			
				起始变性	循环条件	循环数	延长延伸
Bax	5'-GCGTGAAATGGCGTGATCTG-3'	NM_138764	69	94℃ 5分钟	94℃ 1分钟，60.5℃	31	72℃ 10分钟
	5'-TGAGGCAGGTGAATCGCTTG-3'				45秒，72℃ 30秒		
Fas	5'-ATTGCTCAACAACCATGCTG-3'	NM_000043.3	300	94℃ 5分钟	94℃ 1分钟，58℃	32	72℃ 10分钟
	5'-GGGCTTTGTCTGTGTACTCCTT-3'				45秒，72℃ 1分钟		
Fas-L	5'-TCAATGAAACTGGGCTGTACTTT-3'	AY 225406.1	101	94℃ 5分钟	94℃ 1分钟，59℃	32	72℃ 10分钟
	5'-AGAGTTCCTCATGTAGACCTTGT-3'				1分钟，72℃ 50秒		
GAPDH	5'-CCATCACCATCTTCCAGGAG-3'	BT 006893.1	576	94℃ 5分钟	94℃ 1分钟，57℃	26	72℃ 10分钟
	5'-CCTGCTTCACCACCTTCTTG-3'	gi 30582624			40秒，72℃ 1分钟 30秒		

表2　TUNEL检测子宫内膜细胞的凋亡率

组别	例数	TUNEL阳性细胞率	
		腺体	间质
对照组	11	5 316±3 315	6 118±1 616
研究组			
用药前	19	2 414±3 510#	3 513±3 012##
LNG-IUS组	11	5 110±3 718#	7 614±1 112##
MPA组	4	3 215±3 519	6 010±1 813
GnRH-a组	4	1 510±1 911	4 510±3 312

注：TUNEL为末端转移酶介导的缺口末端标记法；LNG-IUS为左炔诺孕酮宫内节育系统；MPA为甲羟孕酮；GnRH-a为促性腺激素释放激素类似物；与对照组比较，$\#P = 0.103\ 6$，$\#\#P = 0.102\ 9$；与研究组用药前比较，$\#P = 0.102\ 7$，$\#\#P = 0.100\ 8$

Bax和Fas/Fas-L在子宫内膜的表达RT-PCR结果显示，Bax和Fas在各组样本中的表达率均为100%，Fas-L在对照组的表达率（64.3%）低于其他各组（研究组用药前95.2%，LNG-IUS组90%，GnRH-a组和MPA组100%）（$P < 0.05$）。就表达强度而言，无论是EM与对照组的在位内膜比较，还是放置LNG-IUS、注射GnRH-a或口服MPA与用药前相比，3种凋亡相关基因mRNA的表达，差异均无显著性（图3）。

讨　　论

本研究选用将分子生物学和组织形态学相结合、在细胞个体水平评价凋亡状况的TUNEL方法，结果显示EM患者分泌期在位内膜较同期正常内膜相比凋亡细胞显著减少，这与大多数文献结论一致[2-4]。根据内膜凋亡的周期变化规律，分泌期的凋亡活动明显比增殖期活跃，是比较差异的合适时期，而且其变化与孕激素的调节关系密切[5,6]。结合对同期样本组织学发育周期认定以及血清孕酮的检测，提示存在孕激素分泌和反应不足的现象，笔者认为凋亡的减弱可能是孕激素调节不良的结果之一，使含有更多存活细胞的经血碎片逆流至腹腔，则更有机会形成病灶。

目前有关LNG-IUS对子宫内膜细胞凋亡影响的研究较少。有报道子宫腺肌症合并月经过多的病例，放置LNG-IUS 3个月后取内膜与放环前自身增殖期内膜比较，腺体和间质的细胞凋亡率显著上升[7]。本研究以子宫内膜异位症患者分泌期在位内膜为研究对象，TUNEL法和电镜观察均证实这一变化趋势，表明LNG-IUS可以通过促进内膜凋亡的途径起到防治EM的作用。复方口服避孕药、MPA、丹那唑和GnRH-a均具有诱导凋亡的作用[6, 8-10]。本研究用TUNEL法

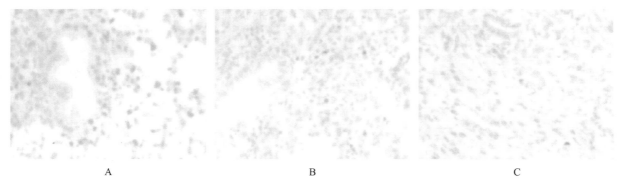

图1 在位内膜中经TUNEL法标记的凋亡细胞（×160）

A. 正常分泌晚期内膜; B. 子宫内膜异位症患者分泌晚期内膜; C. 子宫内膜异位症患者放置LNG-IUS 4个月后子宫内膜

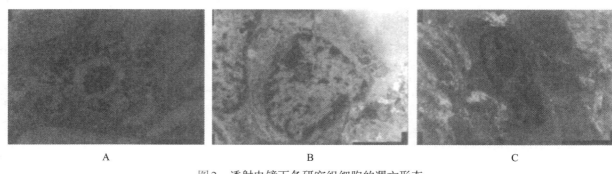

图2 透射电镜下各研究组细胞的凋亡形态

A. LNG-IUS 组（×290 000）; B. MPA 组（×10 000）; C. GnRH-a组（×10 000）

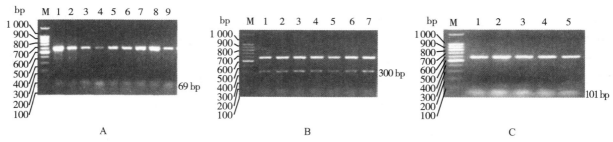

图3 RT-PCR检测 Bax、Fas 和 Fas-L mRNA 的表达

A. Bax（69 bp）; B. Fas（300 bp）; C. Fas-L（101 bp）

M1 100 bp DNA marker; A1～A91 Bax样本; B1～B71 Fas样本; C1～C51 Fas-L样本

检测GnRH-a和 MPA 对在位内膜细胞凋亡的影响，差异无显著性，但电镜下观察到显著的凋亡现象，提示TUNEL法不仅具有众所周知的"假阳性"问题，也会出现"假阴性"结果。相对而言，电镜观察的结果更确切，但也存在观察细胞少的局限性。电镜下凋亡程度，与预期的药效强度相符，GnRH-a最强，LNG-IUS局部孕激素效应强于口服 MPA 而居中。Bcl-2和Bax是一对作用相互拮抗的凋亡调节因子，其相互比例决定着细胞对某一凋亡刺激（如激素、生长因子和

药物等）的敏感性及变化趋势。对于 EM 在位内膜中Bcl-2和Bax的表达是否与正常内膜有所差异，多数研究以免疫组织化学方法进行检测，两组内膜差异无显著性[1,11]。Meresman等[4]的研究提示，Bcl-2在EM增殖期内膜中高于对照组，而Bax在分泌期显著低于正常内膜。本研究拟用RT-PCR方法检测两种蛋白的mRNA表达，对Bcl-2扩增未能成功，可能与基因序列的特殊性有关。Bax mRNA较正常对照有下降趋势，但无统计学差异，不除外样本量小的限制。

Fas是一种死亡受体，Fas-L是其配体。近期发现Fas-L表达于某些非免疫细胞，参与免疫逃逸的机制。目前认为，EM在位内膜可能表达高水平的Fas-L，进入腹腔后与携带Fas受体的免疫细胞结合并诱导对方发生凋亡，从而逃避免疫对自身的杀伤作用[6]。另外，Fas/Fas-L系统也参与甾体激素对内膜自身凋亡的调控。本研究显示，Fas和Fas-L mRNA的表达强度在两组间差异无显著性，但Fas-L在EM组内膜的表达率显著高于对照组，提示病例组内膜确有可能具备对抗免疫杀伤的能力。同时，从表达强度角度来看，EM在位内膜本身尚不表现Fas/Fas-L系统介导的凋亡易感性，但极有可能在进入腹腔后，通过与腹膜细胞及其细胞外基质的相互作用，或伴随强的免疫趋化和炎症诱导而募集的大量免疫细胞释放活性因子（如白介素-8、血小板来源生长因子和转化生长因子-β1等）的过程，后期诱导

Fas-L表达增加。对EM腹腔液的研究表明，上述因子确实高于正常组[6]。有关LNG-IUS对内膜凋亡调节蛋白的调节作用，有文献表明放环使Bcl-2减低和Fas增加的效应[7]。对于前者本研究未加以印证，对Fas和Fas-L mRNA扩增的结果表明，LNG-IUS诱导内膜Fas上调和Fas-L下调的效应趋势均未达到统计学差异，有待于扩大样本进一步验证。另外，根据复方口服避孕药上调内膜Bax表达[8]以及大鼠模型中内膜蜕膜样变诱导Bax mRNA上调[12]的提示，推测LNG-IUS强大的局部孕激素效应可使内膜Bax表达增加，但本研究未得出相应结果。

本研究GnRH-a和MPA对在位内膜Bax、Fas/Fas-L mRNA的表达无影响，与Ueki等[9]的研究结果一致，表明在此特定的药理机制中，它们可能不起关键性的作用。

参 考 文 献

[1] Sharpe-Timm KL. Endometrial anomalies in women with endometriosis [J]. Ann N Y Acad Sci, 2002, 955: 131-147.

[2] Ding J, Shen J, Braun DP, et al. Apoptosis in endometrial glandular and stromal cells in women with and without endometriosis [J]. Fertil Steril, 1999, 72（suppl.）: 79.

[3] 王云霞，李亚里，黄靖香. 凋亡调节基因bcl-2、Bax和fas在子宫内膜异位症中的表达 [J]. 解放军医学杂志，2001，26（1）: 69-70.

[4] Meresman GF, V ighi S, Buquet RA, et al. Apoptosis andexpression of Bcl-2 and Bax in eutopic endometrium from women with endometriosis [J]. FertilSteril, 2000, 74（4）: 760-766.

[5] Dahmoun M, Boman K, Cajander S, et al. Apoptosis, proliferation, and sex hormone receptors in superficial parts of human endometrium at the end of the secretory phase [J]. J Clin Endocrinol Metab, 1999, 84（5）: 1737-1743.

[6] Garcia-Velasco JA, A rici A. Apoptosis and the pathogenesis of endometriosis [J]. Semi Rep rod Med, 2003, 21（2）: 165-172.

[7] Maruo T, Laoag-Fernandez JB, Pakarinen P, et al. Effects of the levonorgestrel-releasing intrauterine system on proliferation and apoptosis in the endometrium [J]. Hum Rep rod, 2001, 16（10）: 2103-2108.

[8] Meresman GF, Auge L, Baranao R I, et al. Oral contraceptives suppress cell proliferation and enhance apoptosis of eutopic endometrial tissue from patients with endometriosis [J]. Fertil Steril, 2002, 77（6）: 1141-1147.

[9] Ueki K, Kumagai K, Yamashita H, et al. Expression of apoptosis-related proteins in adenomyotic uteri treated with Danazol and GnRH agonists [J]. Int J Gynecol Obstet, 2004, 23（3）: 248-258.

[10] Meresman GF, B ilotas MA, Lombardi E, et al. Effect of GnRH analogues on apoptosis and release of interleukin-1βand vascular endothelial growth factor in endometrial cell cultures from patients with endometriosis [J]. Hum Reprod, 2003, 18（9）: 1767-1771.

[11] 黄凤英，林秋华，方小玲，等. Bcl-2和Bax蛋白在子宫内膜异位症的表达 [J]. 湖南医科大学学报，2003，28（2）: 102-106.

[12] Akcali KC, Khan SA, Moulton BC. Effect of decidualization on the expression of Bax and Bcl-2 in the rat uterine endometrium [J]. Endocrinology, 1996, 137（7）: 3123-3130.

体内外孕激素和GnRH-a对子宫内膜异位症患者在位内膜血管内皮生长因子表达影响的差异

邓　姗　李华军　郎景和　冷金花　刘珠凤　孙大为　朱　兰

【摘要】目的：探讨孕激素和促性腺激素释放激素激动剂（GnRH-a）对内异症患者在位内膜VEGFs表达的影响。方法：子宫内膜细胞体外培养并行药物刺激，体内研究采集放置曼月乐，口服MPA或注射GnRH-a后的患者内膜，以半定量RT-PCR方法检测内膜组织中VEGFs mRNA的表达。结果：体外研究显示，孕酮和GnRH-a均抑制内膜VEGFs mRNA的表达，病例组下降的幅度小于对照组。放置曼月乐和注射GnRH-a均使在位内膜VEGFs mRNA表达明显升高，口服MPA组的VEGFs升高未达显著性差异。VEGFs mRNA的表达与MMP-9 mRNA呈正相关。结论：孕激素和GnRH-a体内用药对内异症患者在位内膜VEGFs表达的影响不能用体外干预的效应简单推论。VEGFs升高不一定引发突破性出血。

【关键词】子宫内膜异位症；在位内膜；孕激素；GnRH-a；血管内皮生长因子

Effects of progestin and/or GnRH-a on mRNA expression of VEGFs in eutopic endometrium with endometriosis. *Deng Shan，Li Huajun，Lang Jinghe，Leng Jinhua，Liu Zhufeng，Sun Dawei，Zhu Lan*

【Abstract】Objective：To investigate the effects of progestin and/or GnRH-a on the expression of VEGFs in eutopic endometrium of women with endometriosis. Methods：we collected the samples of endometrium from patients with endometriosis before operation，after insertion of Mirena，oral-taken MPA or injectio of GnRH-a. Cultured endometrial cells were also incubated with progesterone or buserelin in vitro. the mRNA expression of VEGFs was determined by semi-quantitative RT-PCR. Results：The mRNA expression of VEGFs was decreased significantly under progesterone（5×10^{-5}mol/l）or buserelin（5×10^{-9}g/ml）in vitro. The extent of reduction was less in patient group than control group. Following exposure to levenorgestrel or GnRH-a in vivo，the mRNA expression of VEGFs was increased. The mRNA expression of VEGFs was positively related to the mRNA expression of MMP-9. Conclusions：The effects of progestins and/or GnRH-a on eutopic endometrium were different in vitro and in vivo. The increment of VEGFs may not be sure to induce breakthrough bleeding.

【key words】endometriosis；eutopic endometrium；progestin；GnRH-a；VEGFs

血管形成在子宫内膜异位症（EM）的发病机制中发挥重要的作用。血管内皮生长因子（VEGF）是其中最关键的一种血管形成刺激因子。除异位灶和腹腔液中VEGFs诱导升高与病灶生长密切相关外，子宫在位内膜中VEGFs的异常表达也逐渐为人们所关注。前期研究表明，EM患者的在位内膜在脱离宫腔之前即已具有较正常内膜强的血管生成活性，有利于其逆流至腹腔后种植生长[1]。从"源头治疗"[2]的角度考虑，能否通过药物干预抑制在位内膜的血管生成活性，从而阻断或减弱异位种植的倾向。本研究通过体内和体外实验，探讨孕激素和促性腺激素释放激素激动剂（GnRH-a）对在位内膜VEGFs表达的影响。

资料和方法

一、研究对象及标本采集

育龄期妇女，月经规律，周期21～37天，无其他内分泌、免疫和代谢性疾病，手术前3个月内未接受过激素治疗，手术时按末次月经计算处于分泌期。经腹腔镜或开腹手术和术后病理检查确诊，分别纳入病例组（18＋24）例和对照组（11＋16）例。病例组按照美国生育学会1985年修订的EM分期标准，均为Ⅲ～Ⅳ期。对照组疾病种类包括卵巢成熟性囊性畸胎瘤、CIN-Ⅱ/Ⅲ或宫颈癌，严格除外同时合并内异症、子宫腺肌症和子宫肌瘤的患者。病例组根据药物干预方案不同，分为曼月乐组（13例）、GnRH-a组（6例）和MPA（口服醋酸甲羟孕酮）组（4例）。各组患者在年龄和病变程度方面差异无显著性。知情同意情况下行内膜活检，留取术前和用药后在位内膜标本。

二、方法

1. 子宫内膜细胞原代培养和传代　参照Ryan等[3]及中国科学院动物研究所生殖生物学国家重点实验室方法，略有改动。

2. 对离体培养的人　在位内膜细胞行孕酮（P_0）和布舍瑞林（buserelin）刺激，药物浓度分别为$5×10^{-5}$mol/l和$5×10^{-9}$g/ml。

3. 临床治疗方案　①曼月乐组：中、重度行保守性手术，术后即刻放环，不加用其他辅助用药，于手术3～4个月后采集环后内膜；②GnRH-a组：皮下注射抑那通（亮丙瑞林，leuprorelin）3.75mg或肌内注射达菲林（曲普瑞林，tryptorelin）3.6mg 2～3周期；③MPA组：连续每日口服MPA 30mg 2～3个月。

4. 反转录聚合酶链反应（RT-PCR）　检测内膜细胞或组织中VEGFs mRNA的表达：VEGFs和内参照物磷酸甘油醛脱氢酶（GAPDH）的引物序列见表1。

参照TRIzol试剂说明书，采用一步法提取内膜细胞或组织总RNA；采用互补DNA（cDNA）第一条链扩增系统试剂盒将RNA反转录为cDNA；在50μl反应体系中用2μl的cDNA扩增产物，起始变性均为94℃ 5分钟。VEGFs在94℃ 1分钟→59℃ 1分钟→72℃ 50秒的条件下循环反应30周期，GAPDH在94℃ 1分钟→57℃ 40秒→72℃ 1分钟30秒的条件下循环反应26周期。两种产物的延长延伸条件均为72℃ 10分钟；PCR产物在1.5%琼脂糖凝胶中电泳，采用UVI凝胶扫描仪和图像分析系统进行半定量分析，以目标产物条带光密度与GAPDH条带光密度的比值（以百分位数计）代表其相对表达量（图1）。另外，将体外实验中药物刺激后VEGFs的表达量与未刺激时的基础值相比，得出代表对药物反应性的比值，再将这一比值与对照组内膜的相应比值进行比较，以判断VEGFs受药物诱导后变化的程度在两组间有无差异。

5. 酶联免疫吸附法（ELISA）　检测体外培养内膜细胞上清液中VEGFs的分泌量；试剂盒购自美国ONCOGENE公司，严格按说明书操作。

表1　RT-PCR中VEGFs及其内参照物的引物序列

目标产物	引物序列	基因编码	片段长度
VEGFs	5-CCA GCA CAC ATT CCT TTG AA-3	BC 58855.1	300bp
	5-TCG ACT AGA GAC AAA GAC GTG A-3	gi 37589047	
GAPDH	5-CCA TCA CCA TCT TCC AGG AG-3	BT 006893.1	576bp
	5-CCT GCT TCA CCA CCT TCT TG-3	gi 30582624	

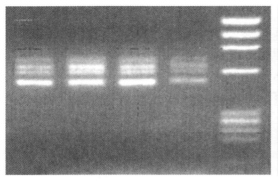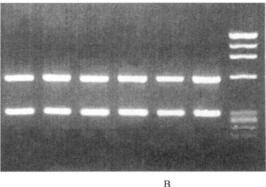

					1 353 bp
					1 078 bp
					872 bp
					603 bp
					310 bp
					271 ~ 281 bp
					234 bp
					194 bp

A   B

图1　VEGF RT-PCR产物凝胶电泳

A.包含4中减切异构体，分别为206、189、165、145aa的肽链；B.将引物设置于各切异构体编码基因的共有区域，扩增出308bp的单一条带，内参为GAPDH = 576bp。Marker 为 ΦX174 Hinc Ⅱ digest

三、统计学分析

应用SPSS 11.0统计软件分析，组间目标产物的表达阳性率用χ^2检验，表达水平的半定量数值Mann-Whitney检验。

结　果

一、药物干预前

1. 体外　EM在位内膜细胞VEGFs mRNA表达（55.6±12.3）明显高于对照组（46.2±7.4），$P = 0.005$（图2A）；上清液中VEGFs的浓度为（264.1±74.9）pg/ml，明显高于正常内膜（138.0±56.4）pg/ml（$P = 0.009$）。

2. 体内　EM患者活检的在位内膜组织中VEGFsmRNA表达为（40.6±5.0），明显高于对照组（32.7±11.7）（$P = 0.002$）（图2B）。

二、药物干预后

1. 体外　P_0抑制EM在位内膜VEGFs mRNA的表达（48.7±5.1）和上清液中蛋白的分泌（229.8±23.8）pg/ml，与基础水平相比下降幅度分别为24%和13%，明显低于正常内膜组（37%和31%），P值均为0.03。布舍瑞林亦抑制EM在位内膜VEGFs mRNA的表达（50.2±5.0）和上清液中蛋白的分泌（235.0±34.3）pg/ml，与基础水平相比下降幅度分别为19%和11%，也明显低于正常内膜组（31%和25%），P值分别为0.045和0.040（图2A）。

2. 体内　VEGFs mRNA在口服MPA、放置曼月乐和注射GnRH-a三组内膜中的表达分别为

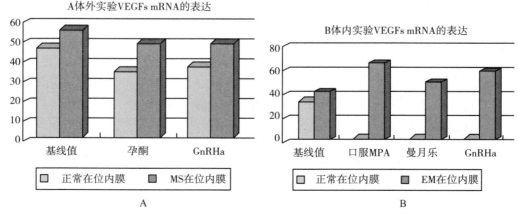

A   B

图2　VEGFs mRNA在各组内膜中的表达

A.体外实验显示EM在位内膜中VEGFs mRNA的表达显著高于正常内膜；应用孕酮或GnRH-a后VEGFs mRNA表达下降，但幅度显著小于正常内膜。B.体内研究亦证实EM在位内膜中VEGFs mRNA的表达显著高于正常内膜；使用不同用药方案后VEGFs mRNA表达呈不同程度升高，与体外的抑制效应相反

（65.7±22.5）（$P = 0.078$）、（50.8±12.9）（$P = 0.028$）和（59.4±32.7）（$P = 0.013$），除MPA组上升趋势未达统计学差异外，后两组差异均有显著性（图2B）。VEGFs mRNA表达与MMP-9 mRNA（$r = 0.391$，$P = 0.004$）以及MMP-9/TIMP-1比值（$r = 0.349$，$P = 0.014$）呈正相关。

讨 论

研究表明EM是以血管生成过度为特征之一的病理过程[4,5]。本研究无论体内或体外实验均再次印证VEGFs的表达在分泌期在位内膜中明显高于对照组[1,6,7]，则提示EM患者的在位内膜具有利于异位种植生长的先决条件。

孕激素是治疗EM最经典的药物之一，由于其具有副作用小、经济且可长期使用等优点，近年来重新获得关注[8]。以在位内膜局部作用为核心的宫内缓释系统——曼月乐，就是一种以左炔诺孕酮为成分的孕激素制剂，尽管VEGFs基因上存在甾体激素反应元件，但雌、孕激素对其直接的调控占很小比例，绝大多数是通过调节邻近内皮和间质细胞分泌PGs和生长因子等的旁分泌效应间接参与血管生成[9]。从生理角度而言，VEGFs在分泌期表达最高，提示孕激素促进其表达，多数体外和动物实验的结果也提示孕激素刺激VEGFs mRNA和蛋白的表达[10,11]，尤其在低氧环境下，上调作用更明显[12]。但对子宫内膜癌细胞的体外研究提示，孕激素（包括P_0和合成孕激素制剂）（抑制雌激素对VEGFs的刺激作用，此差别可能与细胞类型和孕激素剂量不同有关[13]。

GNRH-a无疑是90年代后兴起并最受瞩目的治疗EM的药物，它不仅可以通过下丘脑—垂体—卵巢轴诱导低雌激素血症，还可以通过特有的受体作用于异位病灶，近年来还发现，GnRH-a对EM患者的在位内膜细胞也有直接作用，可以抑制其增殖而促进其凋亡，并减少VEGFs的表达[14,15]。

本研究先行的体外实验结果表明，高剂量P_0和临床药用剂量GnRH-a刺激对在位内膜VEGFs的表达均呈抑制效应，提示两种药物用于抑制源头血管形成的可行性，值得关注的是，EM患者的内膜对药物的反应明显小于正常内膜，说明患者内膜对P_0的调控呈不敏感或抵抗状态，一方

面提示孕激素在生理情况下通过调节诸多细胞因子和代谢酶对内膜的转化作用可能在EM患者体内无法达到全效，可能就是造成内膜分子特征异常的原因；另一方面也可部分解释为何药物治疗只能暂时控制病情却难以防止复发。另外，GnRH-a对内膜的抑制作用不如孕激素强烈，提示将其用于在位内膜的干预意义不明显。

后期的体内干预实验结果出乎我们的意料，与体外实验的趋势完全相反。无论是经口服MPA治疗，还是以曼月乐直接作用内膜，甚至注射GnRH-a后内膜表达的VEGFs均明显升高。结合文献所报道LNG可上调哺乳动物内膜VEGF的表达[16]，Norplant（LNG皮下埋植剂）以及曼月乐上调或下调VEGFs免疫组化表达的矛盾结果[17-19]，本研究的结论不无可能。总的印象是，体内药物干预的效应原比预期的复杂，很难用体外实验的结果简单推论。诚然，限于实验试剂的可获得性和临床用药的惯例性，体内和体外实验所应用的GnRH-a不完全相同，其可比性可能受到一定影响，但根据不同剂型GnRH-a药理学资料以及临床疗效的观察结果来看，不同GnRH-a的效应是相似的，其相关趋势性结果仍是有提示性意义的。

对放置曼月乐后内膜VEGFs mRNA表达增强的解释，除了LNG直接的作用外，结合同期内膜急速萎缩，动脉管壁增厚和毛细血管血栓形成等形态特征[20]，推测低氧状态对诱导体内内膜VEGFs升高的重要性。相比之下，口服MPA对内膜的诱导相对缓和，除GMPA对VEGFs的上调作用[5]外，内膜缺氧程度弱，则整体效果为VEGFs mRNA表达升高的程度未达统计学意义。GnRH-a同样诱导内膜快速萎缩，故也表现为VEGFs表达显著升高。文献中通常把VEGFs升高考虑为孕激素相关突破性出血的原因之一[21]，而本研究所呈现的GnRH-a组内膜VEGFs表达升高的现象从侧面支持VEGFs可能不是突破性出血的致病因子的推测。因为同样存在VEGFs表达升高，但GnRH-a作用后内膜不出现像曼月乐作用后内膜的表层血管畸形、脆性增加等结构变化特征，并不构成出血倾向。根据有关研究，EM腹膜红色病灶中，VEGF浓度与MMP-1存在相关性[22]，本研究对相关数据的相关性分析表明，在位内膜中VEGFs与MMP-9 mRNA的表达也密切关联。而MMP-9升高正是造成内膜血管形态异常

的重要原因之一[23]。那么，VEGFs增高是否可能只是MMPs对内膜间质（包括血管间质）破坏性增加后的代偿性反应呢？有待于深入研究。

有关孕激素抑制血管形成的最佳用量和途径以及GnRH-a对子宫内膜，包括血管形成的直接和间接作用，都有待我们进一步研究。

参 考 文 献

[1] Tan XJ，Lang JH，Liu DY，et al. Expression of vascular endothelial growth factor and thrombospondin-1 mRNA in patients with endometriosis [J]. Fertil Steril，2002，78：148-153.

[2] 郎景和. 子宫内膜异位症的研究与设想 [J]. 中华妇产科杂志，2003，38：478-480.

[3] Ryan IP，Schriock ED，Taylor RN. Isolation，characterization，and comparison of human endometrial and endometriosis cells in vitro [J]. J Clin Endocrinol Metab，1004，78：642-649.

[4] Taylor RN，Lebovic DI，Mueller MD. Angiogenic factors in endometriosis [J]. Ann N Y Acad Sci，2002，955：89-100.

[5] 张新艳，曹积功，戴淑真. 血管生成在子宫内膜异位症发生发展中作用的研究现状 [J]. 实用妇产科杂志，2001，7：135-136.

[6] Donnez J，Somoes P，Gilleort S，et al. Vascular endothelial growth factor（VEGF）in endometriosis [J]. Hum Reprod，1998，13：1686-1690.

[7] Vinatier D，Cosson M，Dufour P. Is endometriosis an endometrial disease [J]？ Eur J Obstet Gynecol Reprod Biol，2000，91：113-125.

[8] Vercellini P，Fedele L，Pietropaolo G，et al. Progestogens for endometriosis：forward to the past [J]. Hum Reprod Update，2003，9：387-396.

[9] Taylor RN，Lebovic DI，Hornung D，et al. Endocrine and paracrine regulation of endometrial angiogenesis [J]. Ann N Y Acad Sci，2001，943：109-201.

[10] Perrot-Applanat M，Ancelin M，Buteau-Lozano H，et al. Ovarian steroids in endometrial angiogenesis [J]. Steroids，2000，65：599-603.

[11] Lebovic DI，Shifren JL，Ryan IP，et al. Ovarian steroid and cytokine modulation of human endometrial angiogenesis [J]. Hum Reprod，2000，15：57-77.

[12] Sharkey AM，Day K，McPherson A，et al. Vascular endothelial growth factor expression in human endometrium is regulated bu hypoxia [J]. J Clin Endocrinol Metab，2000，85：402-409.

[13] Fujimoto J，Sakaguchi H，Hirose R，et al. Progestins suppress estrogen—induced expression of vascular endothelial growth factor（VEGF）subtypes in uterine endometrial cancer cells [J]. Cancer Let，1999，141：63-71.

[14] Meresman GF，Bilotas M，Buquet RA，et al. Gonadotropin-releasing hormone agonist induces apoptosis and reduces cell proliferation in eutopic endometrial cultures from women with endometriosis [J]. FertilSetril，2003，90（Suppl 2）：702-707.

[15] Meresman GF，Bilotas MA，Lombardi E，et al. Effect of GnRH analogues on apoptosis and release of interleukin-1β and vascular endothelial growth factor in endometrial cell cultures rom patients with endometriosis [J]. Hum Reprod，2003，18：1767-1771.

[16] Greb RR，HeikinheimoO，Williams RF，et al. Vascular endothelial growth factor in primate endometrium is regulated by oestrogen-receptor and progesterone-receptor ligands in vivo [J]. Hum Reprod，1997，12：1280-1292.

[17] Lau TM，Affandi B，Rogers PAW. The effect of levonorgestrel implants on vascular endothelial growth facotr expression in the endometrium [J]. Mol Hum REprod，1998，5：57-63.

[18] 翁静，韩学军，史小林，等. Norplant使用者子宫内膜血管内皮生长因子、碱性成纤维细胞生长因子及转移生长因子β1的研究 [J]. 中国计划生育学杂志，1999，5：439-422.

[19] Roopa BA，Loganath A，Singh K. The effect of a levonorgestrel-releasing intrauterine system on angiogenic growth factors in the endometrium [J]. Hum Reprod，2003，18：1809-1819.

[20] Critchley H. Endometrial effects of progestogens [J]. Gynecol Forum，2003，8：6-10.

[21] Roopa BA，Loganath A，Singh K. The effect of a levonorgestrel-releasing intrauterine system on angiogenic growth factors in the endometrium [J]. Hum Reprod，2003，18：1809-1819.

[22] Kokorin I，EeckhoutY，Nisolle M，et al. Expression of interstial collagenase（matrix metalloproteinase-1）is related to the activity of human endometriotic lesion [J]. FertilSteril，1997，68：246-251.

[23] Skinner JL，Riley SF，Gebbie AE，et al. Regulation of matrix metalloproteinase-9 in endometrium during the menstrual cycle and following administration of intrauterine levonorgetrel [J]. Hum Reprod，1999，14：793-799.

子宫内膜异位症的血管形成及抗血管形成治疗的研究进展

谭先杰　郎景和

子宫内膜异位症（内异症）是好发于生育年龄妇女的常见疾病。近年来，对其发病机制的研究表明，内异症病灶的存活和生长依赖于足够的血液供应，血管形成是发病过程的关键环节之一。这一发现不仅为探索内异症发病机制提供了新线索，也为抗血管形成治疗提供了新思路。本文对近年来有关内异症血管形成及抗血管形成治疗的研究综述如下。

一、血管形成在内异症发病中的作用

目前认为，新生血管形成是内异症发病过程中重要的病理过程[1]。腹腔镜检查发现，与卵巢单纯性囊肿或畸胎瘤等比较，内异症患者的盆壁腹膜血管更为丰富。活跃的内异症病灶的腹腔镜下表现即为病灶及其周围腹膜有丰富的新生血管[2]。将人子宫内膜移植入裸鼠腹腔，5天后移植灶周围出现鼠血管内皮细胞，并向病灶中心生长，而人源性血管内皮细胞减少，最后完全被鼠血管内皮细胞替代，这一实验模拟了逆流经血携带的子宫内膜在女性腹腔的血管形成过程[3]。

内异症病灶的血管不同于正常组织，为病灶提供血液供应的血管多不成熟，缺乏周围细胞[4]。不同类型内异症病灶其血管特点不同。腹膜红色病变的微血管密度高于褐色或白色病变，有平滑肌细胞保护成熟血管数目较少。当红色病变进展为褐色病变和出血性病灶后，病灶血管成熟度增加，有平滑肌细胞保护的血管数目增多。腹腔液是逆流经血携带的子宫内膜致病的微环境，其中含有多种与血管形成有关的细胞和生化组分。研究表明，与非内异症妇女比较，内异症患者腹腔液的血管形成活性分子增加，其腹水巨噬细胞高度活化，后者通过分泌以血管内皮生长因子（VEGF）为主的多种细胞因子而促进病灶血管的形成。

二、血管形成活性分子在内异症患者血液或组织中的表达

新生血管形成涉及多种细胞和分子，很大程度上取决于血管形成促进分子和抑制分子之间的平衡。研究最多的血管形成促进分子为VEGF，其他分子包括细胞外基质分子、内源性血管形成抑制分子［如内抑素（endostatin）、血管抑素（angiostatin）和血小板反应素（TSP）］等。

1. VEGF　研究证实，内异症患者腹水中VEGF含量明显高于非内异症妇女，其含量变化与疾病严重程度平行；内异症病灶的腺上皮细胞、基质细胞和活化巨噬细胞均有VEGF表达。活跃的早期病灶中，VEGF含量高于不活跃的晚期病灶[8]。最近，Bourlev[9]等报道，增殖活性高的内异症病灶组织VEGF受体（VEGFR）2的表达高于增殖活性低的病灶。还有研究发现，卵巢内异症囊肿的腺上皮细胞和包膜成纤维细胞中VEGF的表达与囊肿的大小有关[10,11]。

2. 血管生成素　血管生成素（angiogenin）是一种内源性血管形成促进分子。Suzumori等[12]发现，与卵巢囊腺瘤患者比较，内异症患者腹水中血管生成素含量明显升高，其升高程度与疾病严重程度相关。

3. 促性腺激素　促性腺激素除通过调节卵巢激素控制内异症的生长外，可能是一种组织特异性血管形成促进分子[13]。研究表明，促性腺激素不仅影响VEGF及VEGFR-1和VEGFR-2的表达，还可调节促血管生成素（angiopoietins）及其受体Tie-2、碱性成纤维生长因子和血小板来源生长因子的表达。而且，促性腺激素还可能直接对血管内皮细胞发挥作用[13]。

4. TSP-1　TSP-1是一种三聚体细胞外基质糖蛋白，参与了细胞的很多功能，目前认为，它是一种内源性血管形成抑制因子。Tan等[14]发现，相对于卵巢内异症囊肿，腹膜红色病变中

TSP-1 mRNA的阳性表达率和表达强度均下降，这与红色病变的活跃程度是一致的。

5. 血管抑素和内抑素　血管抑素和内抑素[15]是两种活性较强的血管抑制剂。资料显示，在内异症患者的腹腔液中，VEGF/内抑素的比值升高，提示血管形成调控因素的失衡可能是内异症发生、发展的关键。

三、内异症患者和非内异症妇女的在位子宫内膜组织中血管形成活性物质表达的差异

目前认为，在位子宫内膜的生物学特性在内异症发病中具有重要作用，患者在位子宫内膜的血管形成能力不同于非内异症妇女[1]。研究发现，内异症患者在位子宫内膜的微血管密度高于非内异症妇女的子宫内膜[9,16]。早先，Donnez等[8]报道，内异症患者分泌期晚期子宫内膜中的VEGF蛋白表达水平明显高于非内异症妇女；而后，Takehara等[11]报道，在整个月经周期中，内异症患者在位内膜组织中VEGF mRNA的表达水平均高于非内异症妇女。最近的研究显示，内异症患者分泌期子宫内膜组织中VEGFR-2的表达水平高于非内异症妇女[9]。此外，还有资料显示，与非内异症妇女的子宫内膜比较，内异症患者子宫内膜组织中促血管生成素1表达水平增加[17]。

尽管多数研究显示，内异症患者子宫内膜血管形成活性分子表达异常，其血管形成活性增强，但也有不同结果。Gescher等[18]在鸡胚绒毛膜血管形成模型中发现，内异症患者和非内异症妇女的子宫内膜碎片均可诱导血管形成，两者比较无明显差异。在相同条件的体外培养中，两者VEGF表达也无差异。提示，在位子宫内膜的血管形成能力值得进一步研究。

四、内异症血管形成模型及内异症抗血管形成治疗的实验研究

学者们借鉴肿瘤血管形成研究经验，利用人或其他动物的子宫内膜作为刺激物，在多种介质中建立了内异症血管形成模型。①鸡胚绒毛膜血管模型（CAM）[19]：将人子宫内膜碎片移植入CAM后，能诱导强烈的血管形成反应，并形成内异症样病灶，该模型经济而且直观；②仓鼠背脊皮皱腔血管形成模型[20-21]：将人子宫内膜碎片或者仓鼠自体子宫组织碎片种植于仓鼠背脊皮皱腔后，可诱导血管形成，观察较为方便；③裸鼠或小鼠内异症模型[4,22]：将人子宫内膜碎片种植于裸鼠或小鼠的皮下或腹腔中，观察内异症病灶的生长，检测血管密度以及血管形成活性物质的表达情况；④通过荧光监测的非侵袭性内异症模型：最近，Becker等[23]构建了一种表达荧光素酶的转基因小鼠。给小鼠注射荧光素后，其全身组织具有生物荧光。将这种转基因小鼠的子宫内膜组织移植到无荧光素酶的受体鼠中，移植的子宫内膜在受体鼠中的生长可以通过荧光强度而进行监测。应用上述血管形成模型，开展了多项用抗血管形成方法治疗内异症的尝试，包括阻断VEGF通路、使用环氧合酶2（COX-2）抑制剂、内抑素、血管抑素、烟曲霉素衍生物——TNP470等。

1. VEGF及其受体抑制剂　在CAM、裸鼠皮下和腹腔内异症模型均发现，VEGF中和抗体可以抑制内异症的血管形成[4,19,22]。在裸鼠和猕猴的内异症模型中发现，用可溶性VEGFR-1和免疫纯化的抗VEGFR-2抗体阻断VEGFR后，也可抑制内异症病灶的形成[4,24]。最近Laschke等[20]在仓鼠背脊皮皱腔血管形成模型中发现，使用VEGF抑制剂，仅使微血管密度轻微减少；如果使用VEGF、成纤维生长因子和血小板来源生长因子的联合抑制剂，则明显抑制内膜移植灶的血管形成。提示，内异症的血管形成过程并非仅由VEGF介导，生长因子之间存在串话（crosstalk）效应。

2. COX-2抑制剂　COX-2抑制剂具有抗炎、抗血管形成和抗细胞增殖的作用。Ozawa等[25]报道，在小鼠内异症模型中，口服选择性COX-2抑制剂——NS398治疗56天后，移植病灶体积、微血管密度、VEGF含量均明显低于对照组。最近，Laschke等[21]在仓鼠背脊皮皱腔模型中也发现，NS398可以显著缩小内膜移植病灶，其作用是通过抑制血管形成而实现的。与对照组比较，使用NS398后移植灶微血管密度减少，VEGF表达降低。然而，Hull等[26]报道，在裸鼠内异症模型中，选择性COX-2抑制剂不能缩小内异症病灶的体积，对病灶的血管形成也无

明显影响。但该项研究中的用药时间仅为 10 天，是否存在用药时间不足值得考虑。

3. 内抑素　在 CAM、小鼠和裸鼠的内异症血管形成模型中发现，内抑素可以抑制病灶的血管形成[19,22,27]。Becker 等[27]发现，在小鼠和裸鼠内异症模型中，相对于未用药对照组，内抑素对内异症病灶生长的抑制率达 47%。最近发现，人工合成的内抑素短肽也可抑制内异症病灶的生长[28]。

4. 血管抑素　血管抑素是一种具有较强抗血管形成活性的凝血酶原肽段。Dabrosin 等[29]在小鼠内异症模型中发现，在进行血管抑素基因治疗的小鼠中，病灶不同程度地被清除，血管化受到明显抑制，血管数目下降，管径缩小。

5. TNP470　TNP470 是一种活性较高的抗肿瘤血管形成药物。近年在 CAM、裸鼠皮下和腹腔内异症模型中发现，TNP470 可以抑制内异症病灶的生长和血管形成[19,21]。

6. 雷博霉素　雷博霉素（rapamycin）是一种广泛应用的抗真菌药物，具有免疫抑制和抗血管形成作用。Laschke 等[30]报道，在体外实验中，雷博霉素可以抑制 VEGF 介导的牛主动脉环内皮细胞出芽，在仓鼠背脊皮皱腔血管形成模型中，可以降低移植病灶的血管密度，并缩小移植病灶。

综上所述，内异症患者存在血管形成调控机制异常，动物实验发现，抗血管形成治疗有一定效果。尽管对于已有明显解剖结构改变（如内异症囊肿或结节）的患者，手术和内分泌治疗仍是主要措施，但未来或可将抗血管形成治疗作为术后的辅助治疗，以达到减少复发的目的。

参 考 文 献

［1］郎景和. 子宫内膜异位症的研究与设想［J］. 中华妇产科杂志，2003. 3 8：478-480.

［2］McLaren J. Vascular endothelial growth factor and endometriotic angiogenesis［J］. Hum Reprod Update，2000，6：45-55.

［3］Eggerrnont J，Donnez J，Casanas-Roux F，et al. Time course of pelvic en-dometriotic lesion revascularization in a nude mouse model［J］. Fertil Stefil，2005，84：4 92-499.

［4］Hull ML，Charnock-Jones DS，Chan CL，et al. Antiangiogenic agents are effective inhibitors of endometriosis［J］. J Clin Endocrinol Metab，2003，88：2889-2899.

［5］Nisolle M，Casanas-Roux F，Anal V，et al. Morphometric study of the stromal vascularization in peritoneal endometriosis［J］. Fertil Steril. 1993. 59：681-684.

［6］Matsuzaki S. Canis M，Murakami T，et al. Immunohistochemical analysis of the role of angiogenic status in the vasculature of peritoneal endometriosis［J］. Fertil Steril，2001. 7 6：712-726.

［7］Oosterlynck D J，Meuleman C，Sobis H，et al. Angiogenic activity of peritoneal fluid from women with endometriosis［J］. Fertil Steril，1993. 59：778-782.

［8］Donnez J，Smoes P，Gilerot S，et al. Vascular en-dothelial growth factor（VEGF）in endometriosis. Hum Reprod［J］. 1998，13：1686-1690.

［9］Bourlev V，Volkov N，Pavlovitch S，et al. The relationship between micro-vessel density，proliferative activity and expression of vascular endothelial growth factor-A and its receptors in eutopic endometrium and endometriotic lesions［J］. Reprod uction，2006，132：501-509.

［10］Goteri G. Lucarini G，Filosa A，et al. Immunohistochemical analysis of vascular endothelial growth factor cellular expression in ovarian endometriomata［J］. Fertil Steril，2004，81：1528-1533.

［11］Takehara M，Ueda M，Yamashita Y. et al. Vascular endothelial growth factor A and C gene expression in endometriosis［J］. Hum Pathol，2004，35：1369-1375.

［12］Suzumori N，Zhao XX，Suzumori K. Elevated angiogenin levels in the peritoneal fluid of women with endometriosis correlate with the extent of the disorder［J］. Fertil Steril，2004，82：93-96.

［13］Reisinger K，Baal N，McKinnon T，et al. The gonadotropins：tissue-specifican angiogenic factors［J］？ Mol Cell Endecrinol，2007，269：65-80.

［14］Tan XJ，Lang JH，Liu DY，et al. Expression of vascular endothelial growth factor and thrombospondin-1 mRNA in patients with endometriosis［J］.

Fertil Steril，2002，78：148-153．

［15］张新艳，刘彦．子宫内膜异位症的血管生成与抗血管生成治疗［J］．生殖与避孕，2007，27：133-136．

［16］Kim SH，Choi YM，Chae HD，et al．In creased expression of endoglin in the eutopic endometrium of women with endometriosis［J］．Fertil Steril，200l，76：918-922．

［17］Hur SE，Lee JY，Moon HS，et al．Angiopoietin-l，angiopoietin-2 and Tie-2 expression in eutopic endometrium in advanced endometriosis［J］．Mol Hum Reprod，2006，12：421-426．

［18］Gescher D M，Siggelkow W，Meyhoefer-Malik A，et al．A priori implantation potential does not difer in eutopic endometrium of patients with and without endometriosis［J］．Arch Gynecol Obstet，2005，272：117-123．

［19］Nap A w，Dunselman G A，Griffioen A w，et al．Angiostatic agents prevent the development of endometriosis-like lesions in the chicken chorioallantoic membrane［J］．Fertil Steril，2005，83：793-795．

［20］Laschke MW，Elitzseh A，Vollmar B，et al．Combined inhibition of vascular endothelial growth factor（VEGF），fibroblast growth factor and platelet-derived growth factor，but not inhibition of VEGF alone，effectively suppresses angiogenesis and vessel maturation in endometriotic lesions［J］．Hum Reprod，2006，21：262-268．

［21］Laschke M W，E litzsch A，Scheuer C，et al．Selective cycto-oxygenase-2 inhibition induces regression of autologous endometrial grafts by down—regulation of vascular endothelial growth factor mediated angiogenesis and stimulation of caspase-3-dependent apoptosis［J］．Fertil Steril，2007，87：163-171．

［22］Nap A w，Grifioen A w，Dunselman G A，et al．Antiangiogenesis therapy for endometriosis［J］．J Clin Endocrinol Metab，2004，89：1089-1095．

［23］Becker C M，wright R D，Satchi-Fainaro R，et al．A novel noninvasive model of endometriosis for monitoring the efficacy of antiangiogenic therapy［J］．Am J Pathol，2006，168：2074-2084．

［24］Park A，Chang P，Ferin M，et al．Inhibition of endometriosis development in Rhesus monkeys by blocking VEGF receptor：a novel treatment for endometriosis［J］．Fertil Steril，2004，82：71．

［25］Ozawa Y，Murakami T，Tamura M．et al．A selective cyclooxygenase-2 inhibitor suppresses the growth of endometriosis xenografts via antiangiogenic activity in severe combined immunodeficiency mice［J］．Fertil Ste ril，2006，86：1146-1151．

［26］Hull M L，Prentice A，Wang D Y，et al．Nimesulide，a COX-2 inhibitor，does not reduce lesion size or number in a nude mouse model of endometriosisl．Hum Reprod，2005，20：350-358．

［27］Becker C M，Sampson D A，Rupnick M A，et al．Endostatin inhibits the growth of endometriotic lesions but does not affect fertility［J］．Fertil Steril，2005，84：1144-1155．

［28］Becker C M，Sampson D A，Short SM，et al．Short synthetic endostatin peptides inhibit endothelial migration in vitro and endometriosis in a mouse model［J］．Fertil Steril，2006，85：71-77．

［29］Dabresin C，Gyoify S，Margetts P，et al．Therapeutic effect of angiostatin gene transfer in a murine model of endometriosis［J］．Am J Pathol，2002，161：909-918．

［30］Lasehke M W，Elitzsch A，Scheuer C，et al．Rapamycin induces regression of endometriotic lesions by inhibiting neovascularization and cell proliferation［J］．Br J Pharmacol，2006，149：137-144．

促性腺激素释放激素类似物治疗子宫内膜异位症
是否需要个体化

孙爱军　肖　琳　周远征　李　杰　丁西来　田秦杰　郁　琦　何方方　郎景和

【摘要】目的：探讨子宫内膜异位症（EM）手术后补充治疗和预防复发用药的个体化治疗问题。方法：回顾性分析腹腔镜手术后的EM患者应用GnRH-a引起的不良反应、随访月经恢复时间、恢复月经后痛经改善等情况。结果：共收集病例资料80例，应用GnRH-a 3～6个月。80例中30例因不良反应反向添加雌、孕激素类药物，不良反应主要表现为阴道出血（52例，65.0%）、潮热（62例，77.5%）、出汗（60例，75.0%）、阴道干燥（42例，52.5%）、性欲下降（32例，40.0%）、情绪改变（17例，21.2%）、骨痛（16例，20%）、乏力（7例，8.7%）、停用GnRH-a 1～3个月后月经恢复；月经恢复后痛经缓解率为73.6%（35/59）。结论：①因应用GnRH-a引起的雌激素低落导致的不良反应存在明显的个体差异，常规反向添加剂量并不能缓解所有患者的症状；②不良反应发生情况与疗效相关，建议对患者进行个体化治疗，对于阴道出血持续时间长者建议增加GnRH-a剂量，对于不良反应显著者可在第2个月时减低GnRH-a剂量。

【关键词】子宫内膜异位症（EM）；GnRH-a；副作用；月经

　　子宫内膜异位症（EM）是妇产科的常见病和多发病[1]。目前腹腔镜术后常应用促性腺激素释放激素类似物（GnRH-a）进行治疗，通常临床医生习惯于采用同一剂量治疗不同严重程度的EM患者，其副作用日益受到重视。很多学者对药物预防副作用的发生进行了研究，但其副作用究竟有何表现，与绝经后的更年期患者症状是否相似，患者是否可以耐受，反向添加对其缓解的情况、应用GnRH-a后痛经、性交痛等症状的缓解与副作用之间的关系等尚无研究。本文通过回顾性分析80例腹腔镜手术后应用GnRH-a引起的不良反应和使用方法的资料，讨论个体化治疗问题。

1　资料与方法

1.1　研究对象

　　2005年1～12月期间在我院住院行腹腔镜手术的EM患者80例，平均（32.7±4.3）（24～45）岁，其中24例CA125＞35 IU/ml；64例不孕，其中原发不孕40例、继发不孕24例，不孕年限1～15年，平均3.2年；术前痛经59例，其中轻度痛经41例，中度痛经14例，重度痛经4例（根据患者自我评价判定）；性交痛17例。腹腔镜下行子宫内膜异位灶烧灼术、粘连松解术、卵巢巧克力囊肿剔除术、子宫腺肌瘤剔除术。术后有明确病理诊断者75例，其中巧克力囊肿45例、子宫腺肌症14例及其他部位的内膜异位症16例（直肠子宫陷凹、子宫骶韧带、腹膜等部位）。r-AFS子宫内膜异位症评分：Ⅰ期10例、Ⅱ期31例、Ⅲ期16例、Ⅳ期23例。术后均使用GnRH-a进一步补充治疗，并预防复发，定期随诊。

1.2　给药方法

　　术后2～5天常规给予GnRH-a（达菲林，博福－益普生制药有限公司，天津）3.75 mg/次，肌内注射，每28天1次，用药3～6个月。对于有自觉潮热、盗汗等症状的部分患者出现症状后常规加服雌激素进行反向添加，反向添加药物的剂量从最低有效剂量开始，持续 1～8 周。

1.3 分析指标

分析用药后 3 个月的阴道出血时间、潮热次数、出汗、阴道干燥、性欲下降、盆腔疼痛、乏力、情绪改变等情况；停药后月经恢复时间、痛经缓解情况。

1.4 统计学处理

采用 SPSS10.0 软件包，数据均用 χ^2 检验。$P < 0.05$ 为差异有统计学意义。

2 结果

2.1 不良反应

本资料中 59 例应用 GnRH-a 3 个月，21 例应用 GnRH-a 4～6 个月。用药后的不良反应有：阴道出血、潮热、出汗、阴道干燥、性欲下降、情绪改变、骨痛、盆腔痛、乏力，详见表1。

2.2 停药后月经恢复情况

停药后 4 例在第 1 个月恢复月经，占 5.0%；55 例在第 2 个月恢复月经，占 68.75%；15 例在第 3 个月恢复月经，占 18.75%；3 例未恢复月经即受孕，占 3.75%；3 例失访。

2.3 痛经缓解

GnRH-a 用药后，恢复月经者中无痛经 57 例（81.1%），轻度痛经 11 例（14.9%），中度痛经 5 例（6.8%），重度痛经 1 例（1%）。治疗前的 25 例轻度、8 例中度、4 例重度治疗后痛经完全缓解，3 例中度缓解为轻度；治疗前后痛经缓解率为 74.0%。与治疗前比较，有显著差异，$P < 0.05$。

2.4 反向添加雌孕激素

患者有自觉潮热、盗汗、出血等症状予以反向添加，反向添加 30 例：利维爱（荷兰欧加农公司）22 例，其中 18 例给予 1.25 mg/d，4 例 2.5 mg/d；补佳乐（德国拜耳先灵公司）5 例，其中 2 例 0.5 mg/d，3 例 1 mg/d；倍美力（惠氏－百宫制药有限公司）3 例均为 0.625 mg/d。30 例反向添加者中 3 例用药 4 周，7 例用药 5～8 周，20 例用药 9 周；未反向添加 50 例。表2 显示在出现潮热、出汗的 70 例患者中，有 30 例应用反向添加治疗，21 例（70.0%）得到症状缓解，9 例未缓解；而未反向添加的患者有 5 例（12.5%）自行缓解。29 例出现性欲下降的患者中，有 19 例得到缓解。阴道干燥反向添加的 20 例中，症状缓解不理想，仅 11 例症状缓解。反向添加对于骨痛症状缓解

表1 应用 GnRH-a 后的不良反应发生情况

不良反应	n（%）	第1针 n（%）	第2针 n（%）	第3针 n（%）
阴道出血	52（65.00）	52（65.00）	3（3.75）	1（1.25）
潮热	69（86.25）	45（56.25）	62（77.50）	46（57.50）
出汗	70（87.50）	48（60.00）	60（75.00）	47（58.75）
阴道干燥	46（57.50）	19（23.75）	42（52.50）	36（45.00）
性欲下降	52（65.00）	18（22.50）	32（40.00）	31（38.75）
情绪改变	20（25.00）	6（7.5）	16（20.00）	17（21.25）
骨痛	20（25.00）	9（11.25）	15（18.75）	16（20.00）
盆腔痛	0	0	1（1.25）	1（1.25）
乏力	8（10.00）	1（1.25）	6（7.50）	7（8.75）

表2　反向添加者症状缓解情况

不良反应	反向添加(n)	第1个月			第2个月			第3个月		
		反向添加	缓解	未缓解	反向添加	缓解	未缓解	反向添加	缓解	未缓解
潮热	29	3	2	1	23	16	7	3	2	1
出汗	30	3	2	1	24	17	7	3	2	1
阴道干燥	20	2	1	1	16	10	6	2	0	2
性欲下降	29	3	2	1	24	17	7	2	0	2
情绪改变	3	1	1	0	3	2	1	0	0	0
骨痛	11	3	1	2	7	1	6	1	0	1
乏力	3	1	1	0	3	2	1	0	0	0

并不显著，用药后有9例（81.82%）患者未缓解，仅2例（18.18%）缓解。

3　讨论

目前EM的治疗原则是：有手术指征者首选手术，切除病灶、分解粘连，以达到缓解痛经及辅助妊娠的目的。由于深部病灶被遗留、不典型病灶被忽略、镜下病变被遗漏、新病变的产生，所以手术后辅以药物治疗可巩固疗效。EM为雌激素依赖性疾病，药物治疗EM的主要机制都是通过抑制卵巢功能，进而抑制内膜病灶的生长。

目前常用药物包括以下疗法。①孕激素疗法：可以使部分早期、轻度内膜异位症患者免去一次手术，但其只能使病灶缩小，症状缓解，并不能根治，对较大的内膜异位囊肿效果差，且治疗后受孕率低[1]。②雌激素疗法：因副作用重，效果不可靠，已经少用。③雄激素疗法：雄激素在安全剂量内，副作用少，但是作用不强且不持久，停药后常易复发，不适用于较重的患者。④达那唑疗法：是一种很有前途的治疗EM的药物，有效率较高，疗效出现快，不刺激子宫增大，但兼有高雄激素和低雌激素副作用，且存在远期疗效、复发率不清、对大病灶疗效不确定等诸多问题。⑤孕三烯酮：具有抗孕激素、抗雌激素和抗性腺效应，副作用与达那唑相似。⑥促性腺激素释放激素类似物（GnRH-a）：是目前经常使用的药物，主要是通过改变GnRH第6位和第9位氨基酸而得到的中高效GnRH-a[2]，其生物学效应较天然GnRH高数十倍。GnRH-a在首次给药后可刺激FSH及LH短暂升高，即点火效应（flare-up），随后，FSH和LH大幅下降，卵巢性激素明显下降至近似于绝经期，即低雌激素水平。因此，多数患者在应用GnRH-a后出现低雌激素血症，如潮热、盗汗等症状。

本组采用GnRH-a作为术后的补充药物治疗方法，通过分析可以看出：①药物引起的年轻患者短期内雌激素的降低并非与绝经后的典型更年期症状类似，文献报道中国更年期妇女的乏力发生率为50%～60%[3]，而我们的资料显示仅8例（10%）有乏力，远低于更年期妇女的发生率。提示应用GnRH-a治疗，其症状发生与绝经相关症状有区别，只是潮热、出汗的发生率类似，而阴道干燥、性欲降低、乏力均低于更年期妇女的发生率。情绪改变发生率（25%）远低于更年期妇女的发生率（61%[3]），同样说明与绝经相关症状有区别。②本组病例中的潮热、出汗、阴道干燥、性欲下降、情绪改变等症状基本相伴出现，说明用药后患者处于低雌激素状态，卵巢功能得到抑制。阴道干燥在反向添加的患者中，症状缓解不理想（$P > 0.05$），说明缓解阴道干燥可能需要较高的雌激素剂量。在出现潮热、出汗的70例患者中，有30例应用反向添加治疗，21例（70.0%）得到症状缓解，9例未缓解，说明患者有明显潮热症状出现时适时反向添加对缓解症状是有效的。而未反向添加的患者仅有5例（12.5%，5/40）自行缓解，是否和患者的耐受有关，有待进一步证实。反向添加者中并非所有患者完全缓解相关症状，尤其是骨痛、阴道干燥、性欲下降缓解效果不佳，是否在缓解上述不良反应时需加大剂量，有待进一步研究。

因利维爱并非单纯雌激素，还有明显的孕激素活性，故反向添加多数加用利维爱；少数用单纯雌激素——倍美力或补佳乐。

阴道出血基本发生在GnRH-a第1次用药后，从理论上推测，任何时间用药皆可抑制卵巢功能，只是在阴道出血的发生上可能有差异，本组资料显示，在术后早期（一般处于月经中期）用药阴道出血发生率与文献报道的常规用药时间的发生率相似[5,6]。本组资料在手术后尽快用药的目的是为尽早抑制残留的EM病灶，同时为年轻未孕患者的妊娠和治愈争取时间，而不是在月经的第2～4天开始用药，Olive也认为GnRH-a从黄体期中期开始给药比从月经初期开始给药起效要快[4]。但本组有1例患者连续3个月有淋漓不尽的阴道出血，该例患者在阴道出血干净即第3次用药后才出现潮热、出汗、性欲下降的表现，共用药6个月，停药后1个多月恢复月经，痛经缓解明显，说明前3个月的阴道出血可能与卵巢功能抑制不完全有关，有待进一步的相关研究来探讨和证实是否此类患者需要加大药物剂量。本组病例停药后均在3个月内恢复月经，其中4例在1个月内恢复（2例作反向添加：1例痛经比以前加重，1例无改变；未添加者2例痛经缓解，且其中1例性交痛缓解），与文献报道基本相符[5]。性欲下降有2例单独出现，其余都与潮热、出汗、阴道干燥同时出现。GnRH-a第2、3次用药后缓解率不高，其中不良反应缓解者并非为反向添加造成，需要进一步探讨其治疗方法。本组资料骨痛发生率为25%，与文献

报道的相符[6]。骨量丢失与骨代谢率加快是造成骨丢失的主要原因，虽然采用通常文献报道的反向添加剂量，但对于骨痛症状缓解并不显著，用药后有9例（45%）患者未缓解。治疗前后的痛经缓解有显著差异（$P < 0.01$），提示对痛经的缓解可能来自于手术与GnRH-a两者的共同作用。用药后患者盆腔疼痛得到很好缓解，也说明GnRH-a对痛经的缓解有效。

综上所述：①不良反应的发生率与绝经后妇女有明显的差异，其中乏力、阴道干燥、性欲下降远低于绝经期发生率。故药物引起的年轻患者短期内雌激素的降低并非与绝经后的典型更年期症状类似。②常规反向添加剂量并不能缓解所有患者症状，对于潮热、出汗的缓解有效；而对于阴道干燥、性欲降低、骨痛缓解不明显，对这些症状的缓解是否需加大剂量有待研究。③月经恢复时间与文献报道相符，通常3个月内恢复，但个体差异较大。④不良反应发生情况与疗效有相关性，建议今后在反向添加剂量方面作进一步的观察。⑤Tahara等提出单用GnRH-a的反减方法（"draw-back" therapy），认为选择适当的GnRH-a治疗方案，单用GnRH-a也可有效防止其不良反应发生[5]。从本组资料看，我们建议对于阴道出血持续时间长者增加GnRH-a剂量，对于低雌激素症状显著者可在GnRH-a第2次用药时减少剂量，使其既有治疗作用又减少不良反应的发生。EM患者进行个体化的GnRH-a治疗，才能达到最佳治疗效果。但如何更合理地给药，还有待积累更多资料作进一步分析。

参 考 文 献

[1] 连利娟. 林巧稚妇科肿瘤学 [M]. 北京：人民卫生出版社，2006：837-838.

[2] 郎景和. 子宫内膜异位症的诊断与处理 [J]. 现代妇产科进展，2005，14（1）：5-8.

[3] 孙爱军，刘春梅，孙智晶，等. 门诊更年期妇女相关症状、行为和知识状况的调查 [J]. 中华全科医师杂志，2005，4（7）：415-417.

[4] Olive DL. Optimizing gonadotropin-releasing hormone agonist therapy in women with endometriosis [J]. Treat Endocrinol，2004，3（2）：83-89.

[5] Tahara M，Matsuoka T，Yokoi T，et al. Treatment of endometriosis with a decreasing dosage of a gonadotropin-releasing hormone agonist（nafarelin）：a pilot study with low-dose agonist therapy（draw-back therapy）[J]. FertilSteril，2000，73（4）：799-804.

[6] Palomba S，Morelli M，Di Carlo C，et al. Bone metabolism in postmenopausal women who were treated with a gonadot-ropin-releasing hormone agonist and tibolone [J]. FertilSteril，2002，78（1）：63-68.

GnRH-a对子宫内膜异位症腹膜纤溶相关因子tPA/PAI-1表达影响的研究

李孟慧　冷金花　李成龙　史精华　贾双征　郎景和

【摘要】目的：探讨子宫内膜异位症（EM）腹膜组织纤溶相关因子表达水平及使用促性腺激素释放激素激动剂（GnRH-a）后表达的变化。方法：应用免疫组织化学方法检测组织型纤溶酶原激活物（tPA）、纤溶酶原激活物抑制剂（PAI）-1、尿激酶纤溶酶原激活物（uPA）在内异症和正常对照组腹膜组织中的表达。分析GnRH-a对各种纤溶相关因子表达的影响。结果：内异症腹膜组织中纤溶相关因子tPA、PAI-1、uPA表达均高于对照组腹膜组织的相应表达，差异有统计学意义（$P < 0.01$）。应用GnRH-a的EM组tPA表达水平明显升高，且PAI-1表达水平降低，差异有统计学意义（$P < 0.05$），GnRH-a应用对uPA表达无明显影响。结论：与正常腹膜相比内异症腹膜组织纤溶相关因子tPA、PAI-1、uPA表达水平发生变化，纤溶活性的变化可能是腹膜对损伤发生的反应。GnRH-a应用使tPA表达升高、PAI-1表达降低，发挥促进纤溶作用，从而抑制腹膜粘连形成。

【关键词】子宫内膜异位症；腹膜；纤溶因子；促性腺激素释放激素激动剂

Study on the expression of tPA and PAI-1 in endometriosis peritoneum treated by GnRH-a

Li Menghui，Leng Jinhua，Li Chenglong，Shi Jinghua，Jia Shuangzheng，Lang Jinghe

【Abstract】Objective：To investigate the expression levels of fibrinolytic factors in the endometriosis（EM）peritoneum and the different expressions after treated by GnRH-a. Methods：Detect the expression levels of tPA，PAI-1 and uPA of peritoneum from EM group and control group by immunohistochemistry methods. Investigate the effect of gonadotropin-releasing hormone agorist（GnRH-a）on the expression of those fibrinolytic factors. Results：The levels of tPA，PAI-1 and uPA from peritoneum of EM group were higher than those in the control group and there was statistically significant differences（$P < 0.01$）. GnRH-a could up-regulate tPA levels，down-regulate PAI-1 and the difference was statistically significant（$P < 0.05$），but GnRH-a had no effect on uPA. Conclusions：Compared to the control group，EM group have the up-regulating of tPA，PAI-1，uPA，which may be the response of peritoneum to injuries；GnRH-a may promote fibrinolysis by regulating fibrinolytic factors，such as increasing tPA and decreasing PAI-1，and then inhibit the peritoneal adhesion formation.

【Key words】Endometriosis；Peritoneum；Fibrinolytic factors；Gonadotropin-releasing hormone agorist

子宫内膜异位症（endometriosis，EM，内异症）是育龄女性常见妇科良性疾病。腹膜粘连形成是EM的重要特征[1]。区别于其他因素（如创伤、手术等）引起的腹膜粘连，80%以上的EM患者在初次手术时就发现粘连形成。而粘连常与患者盆腹腔疼痛、不育和肠梗阻等症状相关[2]。

目前认为，腹膜因各种因素发生损伤时，局部纤溶活性的改变是腹膜粘连形成的主要原因。

腹膜组织局部的纤溶活性系统包括：组织型纤溶酶原激活物（tissue-type plasminogen activator，tPA）、尿激酶纤溶酶原激活物（urokinase type plasminogen activator，uPA）及纤溶酶原激活物抑制剂-1（plasminogen activator inhibitor，PAI-1），在维持腹膜纤维素沉积和降解上具有重要作用，尽管内异症常常合并腹膜粘连，但目前内异症腹膜粘连发生的机制仍不完全清楚。本研究旨在探讨内异症腹膜组织纤溶因子表达水平及应用促性腺激素释放激素激动剂（gonadotropin-releasing hormone agonist，GnRH-a）后表达的变化，为进一步研究内异症腹膜粘连的治疗提供新方向。

1 资料与方法

1.1 研究对象及分组

2009年12月至2010年3月就诊于北京协和医院由同一妇科医师行开腹或腹腔镜手术的育龄期妇女27例，其中内异症病例组18例。病例组纳入标准：腹腔镜下确诊内异症、并证实存在盆腔粘连，伴或不伴不同程度的痛经、慢性盆腔痛、性交痛或大便痛症状的患者。根据既往药物治疗及是否合并子宫腺肌症（adenomyosis，AM）情况将病例组分为四个亚组。EM组：除外子宫腺肌症诊断，从未使用GnRH-a类药物治疗的患者8例；（EM＋AM）组：支持子宫腺肌症诊断，从未使用GnRH-a类药物治疗的患者3例；（EM＋GnRH-a）组：除外子宫腺肌症诊断，曾经使用GnRH-a类药物治疗的患者3例；（EM＋AM＋GnRH-a）组：支持子宫腺肌症诊断，曾经使用GnRH-a药物治疗的患者4例。对照组：腹腔镜排除内异症和子宫腺肌症及盆腹腔粘连的子宫或卵巢良性肿瘤患者9例。所有纳入研究对象排除标准为：除外绝经女性、腹部手术1年内、有临床或实验室证据提示存在盆腔炎性疾病、胃肠道或泌尿系统感染或发热、交界性肿瘤、恶性肿瘤患者。诊断子宫腺肌症的依据包括妇科检查、彩超、磁共振、宫腔镜、腹腔镜、病理等，并由同一妇科医师综合以上资料作出诊断。

1.2 标本采集及试验方法

1.2.1 标本采集方法

经医院伦理委员会同意并取得患者知情同意后，由同一医师手术，留取侧盆壁、远离病灶、肉眼观无病变的腹膜组织。每一份组织块置于10%中性福尔马林溶液中固定。

1.2.2 免疫组织化学方法

标本固定24小时后，常规石蜡包埋，在石蜡切片机上连续切片，厚度4μm，贴片后烘干，60℃过夜，在Leica自动染色机（STAINER，Leica，Germany）上用二甲苯固定，梯度酒精脱蜡。并用免疫组织化学法（SP法）检测。兔抗人tPA多克隆抗体、兔抗人uPA多克隆抗体、兔抗人PAI-1多克隆抗体等均购自北京博奥森生物技术公司，封闭、DAB显色试剂等购自北京中杉金桥生物技术公司，镜下观察，拍摄400倍镜下包含典型细胞着色区域。

1.2.3 结果判断

光学显微镜下观察细胞着色，以胞质出现棕黄色颗粒反应产物为阳性，依染色深浅判断阳性强弱，光镜下每张切片随机连续选取不重叠的5个视野（×400）分析图像，计算单位面积染色区域平均光密度（mean optical density，mean OD），取平均值代表蛋白的相对表达水平。

1.3 统计学处理

用SPSS14.0软件统计分析数据，计量数据描述采用（$\bar{x} \pm s$）表示，采用单因素方差分析比较各组结果，必要时采用非参数检验（Wilcoxon检验），$P \leq 0.05$为差异有统计学意义。

2 结果

2.1 内异症组与对照组tPA、PAI-1、uPA的表达

内异症组和对照组腹膜组织表达tPA，见图1A、1B；内异症各亚组tPA表达水平高于对照组。（EM＋GnRH-a）组tPA表达水平明显

高于EM组（$P < 0.05$）；同时，（EM＋AM＋GnRH-a）组tPA表达亦高于（EM＋AM）组，差异均有显著统计学意义（$P < 0.05$）。分析PAI-1表达水平，内异症组和对照组腹膜组织表达PAI-1，见图1E、1F；EM和（EM＋AM）组PAI-1表达水平显著高于对照组PAI-1的表达水平，差异有显著统计学意义（$P < 0.01$）；（EM＋GnRH-a）的PAI-1表达水平低于EM组，但差异无统计学意义（$P > 0.05$）；（EM＋AM＋GnRH-a）组的PAI-1表达水平低于（EM＋AM）组，差异有显著统计学意义（$P < 0.01$）。内异

症组和对照组腹膜组织表达uPA，见图1C、1D；内异症各亚组的uPA表达水平较对照组的uPA表达水平明显升高，但内异症各组间差异无统计学意义。见表1。

2.2 内异症各组与对照组tPA/PAI-1的变化

进一步分析tPA/PAI-1的比值，（EM＋GnRH-a）组和（EM＋AM＋GnRH-a）组tPA/PAI-1水平均高于EM组相应水平和（EM＋

表1　半定量分析内异症各组和对照组腹膜组织tPA、uPA、PAI-1的表达水平

组别	平均光密度		
	tPA	uPA	PAI-1
EM	$0.17\pm0.02^*$	$0.27\pm0.01^*$	$0.13\pm0.03^*$
EM＋AM	$0.18\pm0.03^*$	$0.46\pm0.05^*$	$0.21\pm0.01^*$
EM＋GnRH-a	$0.31\pm0.04^*$	$0.26\pm0.06^*$	$0.08\pm0.03^*$
EM＋AM＋GnRH-a	$0.28\pm0.04^*$	$0.41\pm0.07^*$	$0.06\pm0.02^*$
对照组	0.012 ± 0.005	0.010 ± 0.007	0.011 ± 0.004

注：$*P < 0.01$ vs对照组

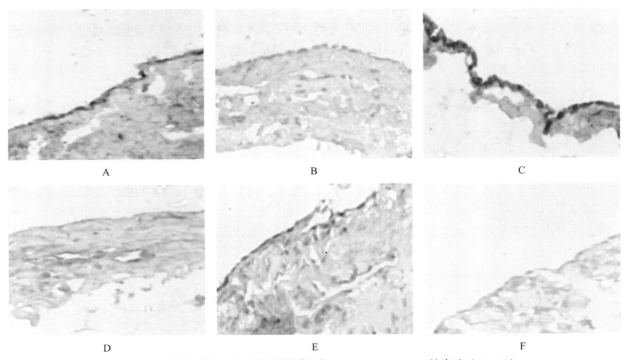

图1　内异症腹膜组织和对照组腹膜组织tPA、uPA、PAI-1的表达（×400）
A.内异症腹膜组织tPA；C.内异症腹膜组织uPA；E.内异症腹膜组织PAI-1
B.对照组腹膜组织tPA；D.对照组腹膜组织uPA；F.对照组腹膜组织PAI-1

AM）组相应水平，亦高于对照组水平。

3 讨论

3.1 内异症各组患者腹膜组织纤溶因子的表达及意义

免疫组织化学结果显示，内异症腹膜组织tPA、PAI-1、uPA表达水平明显升高，且应用GnRH-a治疗明显增加tPA表达、降低PAI-1表达，而uPA表达水平无明显差异。腹膜粘连形成是子宫内膜异位症的重要特征，EM腹膜粘连与其他因素引起的腹膜粘连的区别是：内异症患者大多在术前即合并腹膜粘连，且术后粘连形成机会更多。腹膜粘连不仅与内异症患者疼痛、不孕等相关，而且与患者预后、术后复发明显相关[3]。正常腹膜未受伤害时，纤溶相关因子tPA，PAI-1，uPA均维持在较低的表达水平；反流至盆腔的子宫内膜细胞作为始动因素引起腹膜间皮细胞改变。内异症患者腹膜受损后，激发间皮细胞与成纤维细胞合成纤维素加以修复，纤溶系统亦得以激活，相关纤溶因子tPA，uPA，PAI-1表达水平改变，形成腹膜受损后修复过程中的一种自我调节。纤溶系统这种调节功能的发挥是否得当，其表达水平与内异症腹腔粘连程度的相关性有待进一步研究。

研究证实，腹膜组织纤溶活性变化与粘连形成相关，特别是一些因素（包括手术创伤、外源物质、缺血、低氧等）造成纤溶活性降低。首先，严重粘连组织中PAI-1表达升高、tPA表达降低[4]，动物实验亦表明，升高局部tPA水平或降低PAI-1水平，有利于减轻粘连形成。其次，敲除tPA基因小鼠与uPA基因缺陷小鼠或正常小鼠相比，术后形成粘连。因此腹膜纤溶活性变化

与腹膜粘连形成有相关性。且内异症患者腹膜组织形成粘连之前，其局部tPA/PAI-1的表达亦出现异常，更易发生粘连。

3.2 GnRH-a改变腹膜组织纤溶因子的表达

本研究亦证实，单纯内异症或者内异症合并子宫腺肌症，术前使用GnRH-a类药物，均能提高腹膜组织的tPA表达水平及不同程度地降低PAI-1的表达水平，uPA的表达水平则无明显影响。Suzuki等[5]的研究亦证实，GnRH-a降低腹膜纤溶因子PAI-1的作用。tPA高表达，PAI-1低表达更能促进纤溶酶原向纤溶酶转化，促进纤溶，这对减轻粘连具有重要意义。目前，预防粘连的诸多措施的主要作用机制亦是通过改变腹膜纤溶活性，增高tPA、降低PAI-1或增加tPA/PAI-1比率，以减轻粘连[6]。本研究亦发现，GnRH-a提高腹膜tPA的表达，降低PAI-1表达水平，从而减轻腹膜粘连形成。

目前研究证实，GnRH-a能够直接作用于子宫内膜细胞，促进细胞凋亡和抑制血管生成而抑制子宫内膜细胞增长和增殖[7,8]。结合本研究结果，我们认为，GnRH-a不仅能降低反流至盆腔的子宫内膜细胞的活性，而且能通过提高腹膜组织局部纤溶活性而减轻腹膜粘连形成，同时提示，GnRH-a抑制腹膜粘连可能为多种作用机制共同作用的结果。

本研究证实，内异症腹膜局部纤溶活性和纤溶介质（包括tPA、PAI-1）表达发生改变，局部纤溶活性降低，利于腹膜粘连形成；应用GnRH-a提高腹膜tPA表达水平、降低PAI-1表达水平，有利于抑制、降低腹膜粘连形成，但其作用机制是否与GnRH-a引起的低雌激素有关，有待进一步研究。

参 考 文 献

[1] 郎景和. 子宫内膜异位症的基础与临床研究[M]. 第1版. 北京：中国协和医科大学出版社，2003：35-50.

[2] Imudia AN, Kumar S, Saed GM, et al. Pathogenesis of intra-abdominal and pelvic adhesion development [J]. Semin Reprod Med, 2008, 26（4）：289-297.

[3] 李晓燕，冷金花，郎景和，等. 卵巢子宫内膜异位囊肿粘连程度及相关因素分析[J]. 中华妇产科杂志，2009，44（5）：328-332.

[4] Sulaiman H, Dawson L, Laurent GJ, et al. Role of plasminogen activators in peritoneal adhesion formation [J]. Biochem Soc Trans, 2002, 30（2）：126-

131.

[5] Suzuki N, Yamamoto A, Furui T, et al. GnRH receptor and peritoneal plasmin activity [J]. Gynecol Endocrinol, 2010 26 (9): 669-672.

[6] Irkorucu O, Ferahkose Z, Memis L, et al. Reduction of postsurgical adhesions in a rat model: a comparative study [J]. Clinics (Sao Paulo), 2009, 64 (2): 143-148.

[7] Meresman GF, Bilotas M, Buquet RA, et al. Gonadotropin-releasing hormone agonist induces apoptosis and reducescell proliferation in eutopic endometrial cultures from women with endometriosis [J]. FertilSteril, 2003, 80 (Suppl 2): 702-707.

[8] Bilotas M, Baranao RI, Buquet R, et al. Effect of GnRH analogues on apoptosis and expression of Bcl-2, Bax, Fasand FasL proteins in endometrial epithelial cell cultures from patients with endometriosis and controls [J]. Hum Reprod, 2007, 22 (3): 644-653.

直肠阴道隔子宫内膜异位症部分切除联合药物治疗的效果及对生命质量的影响

李　婷　徐晓璇　戴　毅　张俊吉　郎景和　冷金花

【摘要】目的：评价经阴道直肠阴道隔子宫内膜异位症（RVE）病灶部分切除术联合药物长期维持治疗的效果。方法：分析2007年1月至2016年9月于北京协和医院门诊随访的、行经阴道RVE病灶部分切除术且术后药物维持治疗的102例患者的临床病理资料，分别采用视觉模拟评分（VAS）、女性性功能指数（FSFI）及健康调查简表（SF-36）评估患者术前及术后药物维持期间内异症相关疼痛、性功能及生命质量变化情况，并记录药物的不良反应和患者的总体满意度。结果：共纳入102例患者，其中48例（47.1%，48/102）术后放置左炔诺孕酮宫内缓释系统（LNG-IUS），54例（52.9%，54/102）术后口服屈螺酮炔雌醇（DRSP/EE）。术后3个月与术前比较，痛经的VAS：LNG-IUS组分别为（2.5±0.8）、（7.6±1.3）分（$P < 0.01$），DRSP/EE组分别为（2.7±0.6）、（7.7±1.4）分（$P < 0.01$）；FSFI总分：LNG-IUS组分别为（23.5±2.0）、（21.0±2.7）分（$P < 0.01$），DRSP/EE组分别为（23.4±1.2）、（21.5±2.2）分（$P < 0.01$）；SF-36评分：两组患者躯体健康和精神健康的评分均较术前显著提高，LNG-IUS组分别为（74±13）、（56±19）分，（75±13）、（55±17）分，DRSP/EE组分别为（73±11）、（59±15）分，（75±9）、（54±14）分（$P < 0.01$）。这些改善作用在术后6、12、24个月均得到稳定维持。术后用药期间，两组患者的总体满意度均在90%以上；点滴出血是LNG-IUS组患者最常见的不良反应，DRSP/EE组患者的不良反应相对较少。结论：经阴道RVE病灶部分切除术后联合药物长期维持治疗，对患者创伤小、手术并发症风险低，术后用药期间维持效果好，能提高生命质量，不良反应少，是1种安全有效的联合治疗长期管理模式。

【关键词】子宫内膜异位症；妇科外科手术；药物疗法；治疗结果

Efficacy and impact on quality of life of different drug treatments after partial resection of rectovaginal endometriosis

Li Ting，*Xu Xiaoxuan*，*Dai Yi*，*Zhang Junji*，*Lang Jinghe*，*Leng Jinhua*

【Abstract】Objective：To evaluate different postoperative medications as maintenance treatment for rectovaginal endometriosis（RVE）patients after conservative surgery. Methods：RVE patients who underwent transvaginal partial excision from January 2007 to September 2016 with regular outpatient follow-up were retrospectively screened. Those followed by a levonorgestrel-releasing intrauterine system（LNG-IUS）insertion or oral contraceptive drospirenone/ethinylestradiol（DRSP/EE）3 mg/30 μg administration were enrolled. Variations in endometriosis-related pain，sexual function and quality of life were measured by visual analogue scale（VAS），female sexual function index（FSFI）and short form 36-item health survey（SF-36）respectively. Results：There were a total of 102 RVE patients with 48（47.1%，48/102）in LNG-IUS group and 54（52.9%，54/102）in DRSP/EE group included. A rapid and marked improvement was observed after 3 months postoperative medical treatment compared to preoperative in both groups（$P < 0.01$）. In dysmenorrhea，for LNG-IUS group（2.5±0.8）versus（7.6±1.3；$P < 0.01$）， for DRSP/EE group（2.7±0.6）versus（7.7±1.4；*P* < 0.01）；in FSFI，for LNG-IUS group（23.5±2.0）versus（21.0±2.7；*P* < 0.01），for DRSP/EE group（23.4±1.2）versus（21.5±2.2；*P* < 0.01）；in SF-36，both groups had obvious improvements in physical component summary and mental component summary（*P* < 0.01），for LNG-IUS group（74±13）versus（56±19），（75±13）versus（55±17），for DRSP/EE group（73±11）versus（59±15），（75±9）versus（54±14）. These effects were maintained stably and progressively during postoperative medication at 6-month，12-mouth，24-mouth follow up. **Conclusions**：Transvaginal partial excision combined postoperative LNG-IUS or DRSP/EE treatment is a safe and viable technique to alleviate pain，improve sexual function and quality of life.

【**Key words**】Endometriosis；Gynecologic surgical procedures；Drug therapy；Treatment outcome

子宫内膜异位症（内异症）是生育年龄妇女常见的疾病，发病率为10%～15%，主要包括腹膜型内异症、卵巢子宫内膜异位囊肿和深部浸润型内异症（deep infiltrating endometriosis，DIE）。DIE是指浸润深度≥5 mm的内异症病灶，绝大多数位于后盆腔，可累及子宫骶韧带、直肠、膀胱、输尿管、阴道、直肠子宫陷凹、直肠阴道隔等部位[1]。疼痛是内异症最主要的临床特征，研究发现，后盆腔DIE（posterior DIE）患者痛经的发生率及程度、慢性盆腔痛、性交痛、肛门坠胀及大便痛的发生率均显著高于非DIE内异症患者[2]，这给患者的生命质量及身心健康造成严重影响。DIE单纯药物治疗的效果不佳，复发机会多，手术切除病灶能明显缓解疼痛，改善生命质量和不孕症状[3]，但手术相关的并发症如腹腔内出血、盆腔脓肿、肠管损伤和狭窄、吻合口瘘、直肠阴道瘘、输尿管穿孔及尿潴留等的发生风险也增加[4]，因此，其成为内异症治疗的难点问题，尤其是侵及直肠和阴道的内异症手术难度更大，并发症风险更高，如何以最小的代价达到最优的治疗效果是临床亟须解决的问题。本研究旨在评价经阴道直肠阴道隔内异症（rectovaginal endometriosis，RVE）病灶部分切除术后联合不同药物维持治疗的效果，探索新的以缓解症状、改善患者生命质量为目的的联合治疗长期管理模式。

资料与方法

一、资料来源

选择2007年1月至2016年9月因疼痛症状于北京协和医院就诊的RVE患者，对其临床病理资料进行分析。纳入标准：有痛经、盆腔痛、性交痛、大便痛等内异症相关疼痛；查体可见阴道后穹隆紫蓝色结节或三合诊扪及直肠阴道隔触痛结节；超声或MRI检查提示病变侵及阴道穹隆、浸润及直肠壁，无子宫腺肌症和盆腔包块；肠镜检查病变未累及直肠黏膜；暂无生育要求。排除标准：既往有内异症手术史或已行子宫切除术；有严重盆腔内异症、出现尿路梗阻或肠管狭窄；有直径>3cm的附件包块或卵巢子宫内膜异位囊肿。本研究经本院医学伦理委员会批准（编号：ZS-876），所有患者均知情同意。共102例行经阴道RVE病灶部分切除术的RVE患者纳入本研究，其中48例（47.1%，48/102）术后放置左炔诺孕酮宫内缓释系统（LNG-IUS），54例（52.9%，54/102）术后口服屈螺酮/炔雌醇（DRSP/EE）。两组患者年龄、体重指数、孕产次等基线资料无明显差异（*P* > 0.05），见表1；均有中度以上疼痛症状，手术指征均为疼痛。术前评估102例患者，其中痛经占79.4%（81/102），性交痛占37.3%（38/102），慢性盆腔痛占20.6%（21/102），大便困难占55.9%（57/102），排尿困难占8.8%（9/102）。

二、治疗方法

所有患者术前予促性腺激素释放激素激动剂（GnRH-a）预处理（共3个月），并于最后1针注射后1个月内手术。患者取膀胱截石位，常规消毒铺巾。金属导尿管导尿后，阴道拉钩充分暴露阴道后穹隆。稀释的肾上腺素盐水注射于结节周边，左手示指置直肠内做指示，Allis钳钳夹结节，切除结节，尽量避免切入肠道，保持直肠完整性。检查无损伤，连续缝合阴道创面。稀释络

表1 两组患者术前一般临床资料的比较$\bar{x} \pm s$

组别	列数	年龄（岁）	体重指数（kg/m²）	初潮年龄（岁）	经期（天）	周期（天）	孕次	产次
LNG-IUS组	48	37±5	21.4±1.9	13.8±1.5	6.7±3.1	28.0±2.3	2.3±1.6	1.0±0.5
DRSP-EE组	54	36±5	20.9±1.8	13.7±1.3	6.7±1.2	28.6±2.0	2.1±1.0	1.1±0.5

注：LNG-IUS：左炔诺孕酮宫内缓释系统；DRSP/EE：屈螺酮炔雌醇

合碘水冲洗，查无渗血，阴道后穹隆创面置碘仿纱条1根，油纱卷填塞阴道，24小时后取出。术后预防性应用抗生素。

据术后用药情况分为LNG-IUS组和DRSP/EE组。LNG-IUS组，术中放置LNG-IUS；DRSP/EE组，术后第1次月经周期开始"21/7方案"口服DRSP/EE，具体为自然月经周期的第5天开始服药，每天1片，连服21天，停药7天后开始服用下一盒药。

三、数据采集

所有患者门诊规律随访，术后半年每3个月随访，之后每6个月随访。随访时间12～84个月，中位随访时间48个月。临床评估包括询问症状及相关量表的填写、阴道直肠查体及影像学检查，记录药物不良反应和患者满意度。采用视觉模拟评分（visual analogue scale，VAS）评估内异症相关疼痛包括痛经、慢性盆腔痛、性交痛、大便困难的严重程度。性功能的评估采用女性性功能指数（female sexual function index，FSFI），FSFI是包含19项条目的自评量表，包括性欲、性唤起、阴道润滑、性高潮、满意度及疼痛6个方面的内容；总分为2～36分，分数越高表明性功能越好[5]。

健康调查简表（short form 36-item health survey，SF-36）用于评估健康相关的生命质量，由36个条目组成，分8个维度：生理功能（PF）、生理职能（RP）、躯体疼痛（BP）、总体健康（GH）、生命活力（VT）、社会功能（SF）、情感职能（RE）和心理健康（MH）；每个维度的评分在0～100分，分数越高表明生命质量越好[6]。随访期间根据患者报告记录药物的不良反应，并在随访结束时记录患者对治疗的总体满意度，分5个等级：非常满意、满意、不确定、不满意、非常不满意。

四、统计学方法

采用SPSS 17.0软件进行统计学分析，计量资料的结果以（$\bar{x} \pm s$）表示，计数资料以频数及百分率表示。组内比较采用Wilcoxon符号秩检验，组间比较采用Mann-Whintey U检验。以$P < 0.05$为差异有统计学意义。

结　果

一、两组RVE患者术前的评分情况及手术情况

102例患者中，LNG-IUS组48例，DRSP/EE组54例，两组患者术前的VAS评分、FSFI总分、SF-36总分分别比较，差异均无统计学意义

表2 两组患者术前的评分比较$\bar{x} \pm s$

组别	例数	VAS				FSFI总分	SF-36总分
		痛经	慢性盆腔痛	性交痛	大便困难		
LNG-IUS组	48	7.6±1.3	5.4±3.1	5.6±1.9	4.4±2.8	21.0±2.7	56±18
DRSP/EE组	54	7.7±1.4	4.8±2.0	6.5±1.9	4.8±2.1	21.5±2.2	56±13

注：LNG-IUS：左炔诺孕酮宫内缓释系统；DRSP/EE：屈螺酮/炔雌醇；VAS：视觉模拟评分；FSFI：女性性功能指数；SF-36：健康调查简表

（$P > 0.05$）。见表2。本研究所有患者切除的结节平均直径（1.8 ± 0.6）cm，残留病灶约50%（为直肠壁结节），平均手术时间（17 ± 6）分钟，总出血量（6.2 ± 2.8）ml，平均住院时间（3.0 ± 0.6）天，无严重并发症发生。

二、两组RVE患者疼痛的变化情况

术后3个月随访发现，两组患者的痛经、慢性盆腔痛、性交痛及排便困难的程度（VAS）均较术前明显下降（$P < 0.01$）；LNG-IUS组痛经的VAS评分由术前的（7.6 ± 1.3）分降至术后3个月的（2.5 ± 0.8）分（$P < 0.01$），DRSP/EE组痛经的VAS评分由术前的（7.7 ± 1.4）分降至术后3个月的（2.7 ± 0.6）分（$P < 0.01$）。两组患者痛经的评分在术后6、12及24个月表现为持续下降，且LNG-IUS组较DRSP/EE组更低（$P < 0.05$）；性交痛和大便困难的评分也有类似现象；但对于慢性盆腔痛的缓解，两组无明显差异（术后6个月$P = 0.085$，术后12个月$P = 0.114$，术后24个月$P = 0.114$）。见表3。

三、两组RVE患者性功能的变化情况

FSFI评分分析显示，两组患者性欲、性唤起、性高潮、满意度和疼痛较术前明显改善（$P < 0.01$），但阴道润滑改善不明显（$P > 0.05$）。术后3个月随访时，FSFI总分LNG-IUS组从术前的（21.0 ± 2.7）分增加到（23.5 ± 2.0）分（$P < 0.01$），DRSP/EE组从术前（21.5 ± 2.2）分增加到（23.4 ± 1.2）分（$P < 0.01$）；对性功能的改善（性欲、性唤起、性高潮、满意度和疼痛）持续到术后6、12和24个月。组间比较，术后用药期间LNG-IUS组性欲、疼痛的改善明显好于DRSP/EE组（$P < 0.05$）；但DRSP/EE组对阴道润滑的改善作用较LNG-IUS更大（术后12个月$P = 0.101$，术后24个月$P = 0.048$）。见表4。

四、两组RVE患者生命质量的变化情况

术后3个月，两组患者躯体健康（包括生理功能、生理职能、躯体疼痛、总体健康）和精神健康（包括情感职能、社会功能、心理健康、生命活力）的评分均较术前显著提高（$P < 0.01$）；LNG-IUS组躯体健康、精神健康的评分术后3个月、术前分别为（74 ± 13）、（56 ± 19）分，（75 ± 13）、（55 ± 17）分，DRSP/EE组躯体健康、精神健康的评分术后3个月、术

表3　两组患者疼痛的评分变化情况（$\bar{x} \pm s$）

类别	例数	术前	术后3个月	术后6个月	术后12个月	术后24个月
痛经						
LNG-IUS组	39	7.6 ± 1.3	2.5 ± 0.8	2.0 ± 1.2	1.9 ± 0.9	1.6 ± 1.0
DRSP/EE组	42	7.7 ± 1.4	2.7 ± 0.6	2.6 ± 0.6	2.3 ± 0.6	2.1 ± 0.7
慢性盆腔痛						
LNG-IUS组	10	5.4 ± 3.1	2.3 ± 1.2	1.8 ± 0.6	1.6 ± 0.7	1.4 ± 0.7
DRSP/EE组	11	4.8 ± 2.0	2.5 ± 0.5	2.4 ± 0.5	2.2 ± 0.6	1.9 ± 0.3
性交痛						
LNG-IUS组	18	5.6 ± 1.9	2.6 ± 1.1	2.2 ± 0.9	2.0 ± 0.8	1.7 ± 1.0
DRSP/EE组	20	6.5 ± 1.9	3.0 ± 0.6	2.9 ± 0.6	2.7 ± 0.7	2.4 ± 1.9
大便困难						
LNG-IUS组	27	4.4 ± 2.8	2.0 ± 1.1	1.7 ± 0.9	1.6 ± 0.9	1.3 ± 0.9
DRSP/EE组	30	4.8 ± 2.1	2.5 ± 0.6	2.2 ± 0.7	2.1 ± 0.4	1.8 ± 0.7

注：LNG-IUS：左炔诺孕酮宫内缓释系统；DRSP/EE：屈螺酮/炔雌醇

表4　两组患者FSFI评分的变化情况$\bar{x} \pm s$

类别	例数	术前	术后3个月	术后6个月	术后12个月	术后24个月
性欲						
LNG-IUS组	48	2.9±0.5	3.5±0.6	3.7±0.3	3.7±0.4	3.7±0.5
DRSP/EE组	54	3.0±0.5	3.4±0.2	3.5±0.4	3.6±0.3	3.6±0.3
性唤起						
LNG-IUS组	48	3.3±0.6	3.9±0.6	4.0±0.7	4.0±0.6	4.0±0.7
DRSP/EE组	54	3.4±0.4	3.8±0.3	3.9±0.4	3.9±0.3	3.9±0.3
阴道润滑						
LNG-IUS组	48	3.7±1.3	3.8±0.5	3.7±0.6	3.7±0.8	3.7±0.6
DRSP/EE组	54	3.8±0.8	3.8±0.8	3.8±0.4	3.9±0.4	3.9±0.4
性高潮						
LNG-IUS组	48	3.5±1.0	3.8±0.6	4.0±0.8	4.0±1.0	4.1±0.4
DRSP/EE组	54	3.5±0.7	3.9±0.4	4.1±0.4	4.2±0.5	4.2±0.4
满意度						
LNG-IUS组	48	3.6±0.9	4.4±0.8	4.3±0.8	4.4±0.7	4.4±0.5
DRSP/EE组	54	3.5±0.7	4.4±0.3	4.5±0.4	4.6±0.3	4.6±0.3
疼痛						
LNG-IUS组	48	3.3±0.5	3.8±0.9	4.2±0.8	4.4±0.6	4.5±0.6
DRSP/EE组	54	3.5±0.5	3.7±0.4	3.9±0.3	4.1±0.3	4.2±0.3

注：FSFI：女性性功能指数；LNG-IUS：左炔诺孕酮宫内缓释系统；DRSP/EE：屈螺酮/炔雌醇

前分别为（73±11）、（59±15）分，（75±9）、（54±14）分（$P < 0.01$）。术后6个月，躯体疼痛的评分LNG-IUS组较DRSP/EE组高［分别为（81±13）、（75±12）分，$P = 0.005$］；同样的，术后12个月，LNG-IUS组在生理功能（$P = 0.02$）和社会功能（$P = 0.027$）方面较DRSP/EE组有明显进步。见表5。

五、两组RVE患者术后用药的总体满意度和不良反应

术后用药期间，两组患者的总体满意度均在90%以上，DRSP/EE组略高于LNG-IUS组［分别为96%（52/54）、92%（44/48）］。点滴出血是LNG-IUS组最常见的不良反应，特别是放置LNG-IUS的前6个月，其他不良反应包括头痛、乳房胀痛、痤疮、体质量增加等。DRSP/EE组患者的月经模式更规律，不良反应相对较少，表现出更好的耐受性。

讨　论

一、RVE的临床相关问题

RVE是一种特殊类型的深部内异症，病灶位于直肠阴道隔深部，常突向阴道壁和直肠壁生长。RVE患者常表现为盆腔痛、性交痛、肛门坠痛等，月经期加重。阴道检查可见后穹隆息肉状结节，可呈紫蓝色，三合诊可触及直肠阴道隔处单发或多发触痛结节，质硬、边界不清、表面不平，与周围组织粘连固定，可侵及肠壁。超声或MRI检查可提示直肠阴道隔有病变包块，经结肠镜检查排除直肠病变后，结合临床表现，术前能够获得诊断。由于RVE病灶位置深，范围广，且侵及肠壁和阴道，并有周围韧带和腹膜增

表5　两组患者SF-36评分的变化情况$\bar{x} \pm s$

类别	例数	术前	P值	术后3个月	P值	术后6个月	P值	术后12个月	P值	术后24个月	P值
生理功能											
LNG-IUS组	48	84±23	0.142	91±8	0.163	93±8	0.070	97±7	0.020	93±14	0.491
DRSP/EE组	54	82±19		87±11		91±7		93±8		94±6	
生理职能											
LNG-IUS组	48	49±42	0.887	70±31	0.552	78±23	0.527	80±30	0.055	78±29	0.262
DRSP/EE组	54	52±32		68±28		75±23		77±20		78±19	
躯体疼痛											
LNG-IUS组	48	51±30	0.954	74±16	0.698	81±13	0.005	79±15	0.333	78±13	0.664
DRSP/EE组	54	53±21		73±14		75±12		77±12		79±11	
总体健康											
LNG-IUS组	48	48±26	0.978	65±18	0.698	67±19	0.906	69±18	0.771	69±16	0.516
DRSP/EE组	54	48±14		66±14		67±17		68±12		72±11	
情感职能											
LNG-IUS组	48	46±37	0.702	76±29	0.404	79±29	0.654	83±22	0.324	82±19	0.238
DRSP/EE组	54	47±29		75±21		78±27		81±18		83±18	
社会功能											
LNG-IUS组	48	58±20	0.687	77±20	0.797	80±22	0.423	84±20	0.027	82±19	0.238
DRSP/EE组	54	59±18		76±15		78±20		80±13		82±11	
心理健康											
LNG-IUS组	48	62±17	0.869	82±13	0.562	85±12	0.229	88±12	0.012	87±11	0.194
DRSP/EE组	54	60±14		81±6		83±11		85±4		85±4	
生命活力											
LNG-IUS组	48	53±14	0.589	64±8	0.719	68±11	0.425	73±13	0.465	71±13	0.396
DRSP/EE组	54	51±13		66±13		67±9		71±11		73±9	
躯体健康											
LNG-IUS组	48	56±19	0.394	74±13	0.486	79±11	0.187	81±13	0.098	79±12	0.992
DRSP/EE组	54	59±15		73±11		77±11		79±8		81±7	
精神健康											
LNG-IUS组	48	55±17	0.885	75±13	0.475	78±14	0.316	82±13	0.032	80±12	0.431
DRSP/EE组	54	54±14		75±9		77±13		79±7		81±6	

注：SF-36：健康调查简表；LNG-IUS：左炔诺孕酮宫内缓释系统；DRSP/EE：屈螺酮/炔雌醇

厚，常致解剖结构不清楚，手术操作难度大，如若切净，不仅手术时间长，出血多，且发生肠管损伤和狭窄、吻合口瘘、直肠阴道瘘等并发症的机会多。单纯药物治疗虽有效，但停药后容易复发，且无病理诊断，容易遗漏肠道病变。因此，寻求更加安全有效的方式治疗RVE十分必要。

二、困难的RVE手术部分切除联合药物治疗的可行性和必要性

内异症是以疼痛为主要症状的非肿瘤性疾病，可严重影响患者的健康和生命质量，手术是最主要的治疗方式，可以通过手术确诊疾病、切除病灶、缓解疼痛等，但是，内异症不是单纯通过手术就能治愈的疾病。既往的研究发现，54份腹腔镜下肉眼观察正常的腹膜，病理检查证实为内异症者10份，阳性率为18.5%[7]。这提示，内异症存在镜下病变，手术时（包括腹腔镜手术时）可能遗漏这些病灶[8]；进一步说明了手术不可能切除所有的内异症病灶，同时，根治性的手术切除可带来更多的并发症风险。

另一方面，手术既不能阻止内异症的发展，也不能防止新病灶的形成，所以内异症术后容易复发。因此，如何以最小的手术风险缩减病灶、缓解症状、防止复发是目前治疗内异症的关键问题。

美国生殖医学学会（ASRM）实践委员会于2014年发布了内异症相关性盆腔疼痛的治疗共识[9]，指出了内异症应被视为一种慢性疾病，需要制定终身的管理方案，以最大化地应用药物治疗、避免反复的手术操作。因此，理念上，需要从治疗病变转化为治疗症状，重视手术后的药物治疗和长期管理[10]。药物治疗能够有效地抑制残留的或重新生长的内异症病灶的活性[11]，对防止术后复发，缓解疼痛是非常必要的，应该推荐规律和长期的药物治疗直至患者有妊娠意愿。本研究发现，经阴道RVE病灶部分切除术后联合LNG-IUS或DRSP/EE，不仅能获得病理诊断，还能延长手术治疗的效果，缓解内异症相关疼痛，改善性功能及生命质量。提示内异症病灶部分切除联合药物治疗可能是长期有效管理内异症的方向。

三、RVE相关的术后用药的作用机制

LNG-IUS的优势在于没有低雌激素相关性血管舒缩症状及骨质丢失的副作用，可长期应用而不需反复给药[12]。已有的研究表明，LNG-IUS能有效减轻内异症相关疼痛，降低术后复发风险，降低内异症分期并改善生命质量[13,14]。其可能的机制为：减少月经量及经血反流；抑制ER-α、ER-β、PRA的表达，增加Fas基因的表达，使子宫内膜发生假蜕膜样变，细胞增殖减少、凋亡增加[15-17]；减少在位内膜和异位内膜中的肥大细胞数量，使白三烯和前列腺素的释放减少，改变腹腔炎性环境；减少局部血管生成，减少盆腔充血，使腹腔液巨噬细胞活性减弱，减少疼痛相关性细胞因子的产生[18,19]。Taniguchi等[20]发现，DRSP/EE能有效缓解痛经，降低卵巢子宫内膜异位囊肿的复发率，同时有避孕、调整月经周期的作用[11]。其作用机制可能为：抑制排卵和子宫内膜生长，减少月经量和前列腺素的产生[21]；抑制在位内膜的细胞增殖并促进其凋亡[22]。本研究中，治疗效果总体上，LNG-IUS略优于DRSP/EE，但服用DRSP/EE的患者表现出更好的耐受性和总体满意度，因此具体选择哪种术后用药应根据个体的适应证和禁忌证，权衡利弊而定。

总之，对于有疼痛或直肠肛门刺激症状的穹隆型RVE患者，经阴道部分病灶切除术后辅助药物长期维持治疗，对患者创伤小、手术并发症风险低，药物不良反应少，能有效缓解症状、改善性功能、提高生命质量，是一种安全、有效的联合治疗长期管理模式。

参 考 文 献

[1] Koninckx PR, Ussia A, Adamyan L, et al. Deep endometriosis: definition, diagnosis, and treatment [J]. Fertil Steril, 2012, 98 (3): 564-571. DOI: 10.1016/j.fertnstert.2012.07.1061.

[2] 戴毅, 冷金花, 郎景和, 等. 后盆腔深部浸润型子宫内膜异位症的临床病理特点及腹腔镜手术治疗效果 [J]. 中华妇产科杂志, 2010, 45 (2): 93-98. DOI: 10.3760/cma.j.issn.0529-567x.2010.02.004.

[3] Zanetti-Dällenbach R, Bartley J, Müller C, et al. Combinedvaginal-laparoscopic-abdominal approach for the surgical treatment of rectovaginal endometriosis with bowel resection: a comparison of this new tech-

nique with various establishedapproaches by laparoscopy and laparotomy [J]. Surg Endosc, 2008, 22（4）: 995-1001. DOI: 10.1007/s00464-007-9560-x.

[4] Ford J, English J, Miles WA, et al. Pain, quality of life and complications following the radical resection of rectovaginal endometriosis [J]. BJOG, 2004, 111（4）: 353-356. DOI: 10.1111/j.1471-0528.2004.00093.x.

[5] Sun X, Li C, Jin L, et al. Development and validation of Chinese version of female sexual function index in a Chinese population: a pilot study [J]. J Sex Med, 2011, 8（4）: 1101-1111. DOI: 10.1111/j.1743-6109.2010.02171.x.

[6] Lam CL, Tse EY, Gandek B, et al. The SF-36 summary scales were valid, reliable, and equivalent in a Chinese population [J]. J Clin Epidemiol, 2005, 58（8）: 815-822. DOI: 10.1016/j.jclinepi.2004.12.008.

[7] 冷金花, 郎景和, 赵学英, 等. 盆腔子宫内膜异位症病灶分布特点及其腹腔镜诊断准确性的评价 [J]. 中华妇产科杂志, 2006, 41（2）: 111-113. DOI: 10.3760/J.issn: 0529-567x.2006.02.011.

[8] Redwine DB. 'Invisible' microscopic endometriosis: a review [J]. Gynecol Obstet Invest, 2003, 55（2）: 63-67. DOI: 10.1159/000070176.

[9] Practice Committee of the American Society for Reproductive Medicine. Treatment of pelvic pain associated with endometriosis: a committee opinion [J]. Fertil Steril, 2014, 101（4）: 927-935. DOI: 10.1016/j.fertnstert.2014.02.012.

[10] Somigliana E, Vercellini P, Vigano P, et al. Postoperative medical therapy after surgical treatment of endometriosis: from adjuvant therapy to tertiary prevention [J]. J Minim Invasive Gynecol, 2014, 21（3）: 328-334. DOI: 10.1016/j.jmig.2013.10.007.

[11] Vercellini P, Crosignani P, Somigliana E, et al. 'Waiting for Godot': a commonsense approach to the medical treatment of endometriosis [J]. Hum Reprod, 2011, 26（1）: 3-13. DOI: 10.1093/humrep/deq302.

[12] Lan S, Ling L, Jianhong Z, et al. Analysis of the levonorgestrel-releasing intrauterine system in women with endometriosis [J]. J Int Med Res, 2013, 41（3）: 548-558. DOI: 10.1177/0300060513479865.

[13] Bayoglu TY, Dilbaz B, Altinbas SK, et al. Postoperative medical treatment of chronic pelvic pain related to severe endometriosis: levonorgestrel-releas-

ing intrauterine system versus gonadotropin-releasing hormone analogue [J]. Fertil Steril, 2011, 95（2）: 492-496. DOI: 10.1016/j.fertnstert.2010.08.042.

[14] Tanmahasamut P, Rattanachaiyanont M, Angsuwathana S, et al. Postoperative levonorgestrel-releasing intrauterine system for pelvic endometriosis-related pain: a randomized controlled trial [J]. Obstet Gynecol, 2012, 119（3）: 519-526. DOI: 10.1097/AOG.0b013e31824264c3.

[15] Vercellini P, Viganò P, Somigliana E. The role of the levonorgestrel-releasing intrauterine device in the management of symptomatic endometriosis [J]. Curr Opin Obstet Gynecol, 2005, 17（4）: 359-365.

[16] Engemise SL, Willets JM, Taylor AH, et al. Changes in glandular and stromal estrogen and progesterone receptor isoform expression in eutopic and ectopic endometrium following treatment with the levonorgestrel-releasing intrauterine system [J]. Eur J Obstet Gynecol Reprod Biol, 2011, 157（1）: 101-106. DOI: 10.1016/j.ejogrb.2011.02.013.

[17] Gomes MK, Rosa-e-Silva JC, Garcia SB, et al. Effects of the levonorgestrel-releasing intrauterine system on cell proliferation, Fas expression and steroid receptors in endometriosis lesions and normal endometrium [J]. Hum Reprod, 2009, 24（11）: 2736-2745. DOI: 10.1093/humrep/dep288.

[18] Bahamondes L, Petta CA, Fernandes A, et al. Use of the levonorgestrel-releasing intrauterine system in women with endometriosis, chronic pelvic pain and dysmenorrhea [J]. Contraception, 2007, 75（6 Suppl）: S134-139. DOI: 10.1016/j.contraception.2006.12.008.

[19] Engemise SL, Willets JM, Emembolu JO, et al. The effect of the levonorgestrel-releasing intrauterine system, Mirena® on mast cell numbers in women with endometriosis undergoing symptomatic treatment [J]. Eur J Obstet Gynecol Reprod Biol, 2011, 159（2）: 439-442. DOI: 10.1016/j.ejogrb.2011.09.007.

[20] Taniguchi F, Enatsu A, Ota I, et al. Effects of low dose oral contraceptive pill containing drospirenone/ethinylestradiol in patients with endometrioma [J]. Eur J Obstet Gynecol Reprod Biol, 2015, 191（8）: 116-120. DOI: 10.1016/j.ejogrb.2015.06.006.

[21] Crosignani P, Olive D, Bergqvist A, et al. Advances in the management of endometriosis: an update for clinicians [J]. Hum Reprod Update, 2006,

12（2）：179-189. DOI：10.1093/humupd/dmi049.

［22］Meresman GF，Augé L，Barañao RI，et al. Oral contraceptives suppress cell proliferation and enhance apoptosis of eutopic endometrial tissue from patients with endometriosis［J］. Fertil Steril，2002，77（6）：1141-1147. DOI：10.1016/S0015-0282（02）03099-6.

六

内异症和疼痛

医学是不确定的科学，和可能性的艺术。

与敬勤共勉

吴熙瑞 书

题 记

疼痛是内异症患者的主要症状和问题。内异症的疼痛不完全是痛经，是个复杂、多相的疼痛综合征，亦可归为"慢性盆腔疼痛（CPP）"。

80%的内异症患者有CPP，CPP中80%是内异症。

疼痛作为一种感觉症状，其发病机制和度量都颇为困难，而在内异症尤为突出。遗憾的是关于内异症的r-ASRM分期中，疼痛都没有占项领分。

内异症的CPP与病变程度并不平行，深部浸润型内异症，特别是直肠阴道隔型更容易遭致疼痛。

内异症的疼痛治疗颇为棘手，镇痛药—GnRH-a—手术，又是一个尚未改弦易张的"三部曲"。

六、内异症和疼痛

子宫内膜异位症慢性盆腔痛与盆腔病变特点分析

王　巍　冷金花　郎景和　刘珠凤　孙大为　朱　兰　樊庆泊

【摘要】目的：探讨子宫内膜异位症（内异症）患者的慢性盆腔痛（chronic pelvic pain，CPP）是否与病变期别、病灶部位和病灶的形态学特点相关。方法：选择1999年7月至2005年7月于北京协和医院经腹腔镜手术诊断为内异症且有CPP症状的患者114例为研究组，无CPP症状的107例为对照组。回顾性分析CPP组患者与对照组患者临床指标和病变特点的差别。结果：CPP组中，肛门坠痛及性交痛、合并子宫腺肌症、存在腹膜病变的比例均高于对照组，与病变部位无关，但与病灶浸润深度有关；存在卵巢内膜异位囊肿的比例低于对照组。CPP与内异症r-AFS分期呈负相关。结论：CPP的发生可能与腹膜深部浸润病灶及合并子宫腺肌症有关，与病变期别呈负相关。

【关键词】子宫内膜异位症；慢性盆腔痛；腹腔镜；分期

Analysis of the relationship between characteristic of pelvic endometriosis and chronic pelvic pain

Wang Wei，Leng Jinhua，Lang Jinghe，Liu Zhufeng，Sun Dawei，Zhu Lan，Fan Qingbo

【Abstract】Objective：To assess whether the symptom of chronic pelvic pain（CPP）in the patients with endometriosis is related to the stage，site and morphological characteristics of the disease．Methods：From July 1999 to July 2005，A total 114 patients with laparoscopically diagnosed endometriosis and CPP were evaluated together with another 107 patients without CPP as controls in Beijing Union Hospital．A retrospective study was performed to assess the difference between these two groups considering the clinical data and the characteristics of pelvic lesion．Results：In study group，there were more pain of anus and dyspareunia，more concomitant adenomyosis and more peritoneal endometriosis；however，there was less ovary endometriosis than that of the control group．The CPP symptom had no correlation with the site of peritoneal endometriosis，but was related to the depth．There was a negative correlation between the r-AFS stage and CPP．Conclusions：In patients who underwent laparoscopic operations for endometriosis，concomitant adenomyosis and deeply infiltrating peritoneal endometriosis are both related to CPP symptom．the r-AFS stage has a negative correlation with CPP．

【Key words】Endometriosis；Chronic pelvic pain；Laparoscope；Staging

慢性盆腔痛（chronic pelvic pain，CPP）严重影响生育年龄妇女生存质量，文献报道，CPP在15～73岁人群中的发病率为3.8%[1]，在妇科门诊患者中占10%，在进行妇科诊断性腹腔镜的患者中超过40%[2]。CPP的病因学复杂，可由生殖系统、胃肠系统、泌尿系统、肌肉骨骼系统以及精神神经系统等多种疾病引起。其中能引起CPP的妇科疾病主要有子宫内膜异位症（内异症）、盆腹腔粘连和慢性盆腔炎等。在不明原因的CPP行腹腔镜检查的患者中，32%存在内异症[3]。同时，CPP也是内异症患者的疼痛症状之一。由于内异症病变多样且广泛，其导致CPP的机制尚不清楚。本研究的目的在于探讨内异症患者CPP症状是否与病变期别、病灶部位和病灶的形态学特点相关。

1 资料与方法

1.1 研究对象及分组

1.1.1 内异症组选择

自1999年7月至2005年7月在北京协和医院行腹腔镜手术，术前存在 ≥ 6个月的CPP症状，术后病理证实为内异症，排除慢性盆腔炎以及内异症术后复发的患者共114例。年龄24 ~ 50岁，平均34岁，10.5%（12/114）的患者有腹部手术史。

1.1.2 对照组随机选择

同期行腹腔镜手术的内异症患者107例，除术前无CPP症状外，其他入选条件同CPP组。年龄20 ~ 47岁，平均37岁，9.4%（10/107）的患者有腹部手术史。

1.2 研究方法

根据病历记录资料，考察CPP组患者与对照组患者在年龄、体重指数、孕次、产次、既往腹部手术史、痛经、肛门坠痛、性交痛、血清CA125水平、腹腔镜下所见腹膜型内异症病变类型、病变浸润深度（浅表型：病灶深度 < 5mm，深部型：病灶深度 ≥ 5mm）、腹膜病变部位（子宫表面、膀胱子宫陷凹、子宫阔韧带、子宫骶韧带及直肠子宫陷凹）、卵巢子宫内膜异位囊肿的直径（以最大直径计算）、侧别、盆腔粘连情况（附件粘连、直肠子宫陷凹封闭、肠粘连）、合并子宫腺肌症以及病变期别等方面有无差别。内异症分期及评分采用修订的美国生育协会（revised American Fertility society，r-AFS，1985）标准。腹膜病变类型按形态学特点划分为典型病变，即蓝色结节、棕黄色斑块；非典型病变，即透明囊泡、透明或红色丘疹以及红色息肉状病灶。

1.3 统计学方法

采用SAS统计学软件进行统计处理，计量资料间的比较采用Student t检验和wilcoxon非参检验，计数资料间的比较采用χ^2分析，同时进行多因素logistic回归分析。以$P < 0.05$为差异有统计学意义。

2 结果

2.1 患者术前临床指标的比较

CPP组在平均年龄、体重指数、孕次、产次及有腹部手术史的患者比例方面与对照组差异均无显著性。CPP组的血清CA125水平（41.8U/ml）与对照组（45.5 U/ml）相比差异无统计学意义（$P > 0.05$）。CPP组中，81.9%（93/114）的患者有痛经症状，与对照组（73.8%，79/107）相比差异无统计学意义（$P > 0.05$）；但肛门坠痛的出现率（57.9%，66/114）及性交痛的出现率（52.6%，60/114）均高于对照组（分别为33.6%，36/107；22.4%，24/107）（$P < 0.01$）。

2.2 内异症CPP的盆腔病变特点

比较两组盆腔病变特点，CPP组患者合并子宫腺肌症的比例（40.3%，46/114）高于对照组（19.6%，21/107）（$P < 0.01$）；存在卵巢内膜异位囊肿的比例（66.7%，76/114）低于对照组（90.7%，97/107）（$P < 0.01$），在有卵巢内膜异位囊肿的患者中，CPP症状与囊肿的侧别及大小无关（$P > 0.05$）。CPP组患者中93.9%（107/114）存在腹膜病变，高于对照组（70.1%，75/107）（$P < 0.01$）。在有腹膜病变的患者中CPP症状与病变的部位（子宫表面、膀胱子宫陷凹、子宫阔韧带、子宫骶韧带及直肠子宫陷凹）无关（$P > 0.05$），但与病灶类型（CPP组典型病变占85.1%，91/107；对照组占64.0%，48/75）及病灶浸润深度（CPP组深部型病灶占56.1%，60/107；对照组占25.3%，19/75）有关（$P < 0.01$）。

CPP组与对照组在直肠子宫陷凹封闭与肠粘连方面差异均无统计学意义（$P > 0.05$），CPP组的附件粘连比例（68.4%，78/114）低于对照组（86.9%，93/107）（$P < 0.01$）。Ⅰ期与Ⅱ期病变在CPP组分别占21.9%（25/114）和14.0%（16/114），均高于对照组（6.5%，7/107；1.9%，2/107）（$P < 0.01$）；而Ⅲ期病变在CPP组（24.6%，28/114）低于对照组（45.8%，49/107）（$P < 0.01$），Ⅳ期病变在两组间差异无显著性意义（$P > 0.05$）。显示CPP症状与内异症r-AFS分

期呈负相关。

2.3 多因素 logistic 回归分析

对年龄、体重指数、孕次、产次、腹部手术史、是否合并子宫腺肌症、有无卵巢内膜异位囊肿、卵巢内膜异位囊肿侧别、有无腹膜病变、腹膜病变部位、腹膜病灶类型、腹膜病灶浸润深度、盆腔粘连及内异症 r-AFS 分期等变量进行多因素 logistic 回归分析，显示合并子宫腺肌症、肠粘连、腹膜深浸润病灶为危险因素，而内异症高 r-AFS 分期为 CPP 的保护性因素（表 1）。

表 1　内异症患者 CPP 相关因素的多因素 logistic 回归分析

指标	β 值	OR 值（95% 可信区间）	P 值
合并子宫腺肌症	0.894 4	2.446（1.057，1.625）	< 0.01
肠粘连	1.307 1	3.696（1.204，11.341）	< 0.05
腹膜深浸润病灶	3.166 3	23.719（9.118，61.700）	< 0.01
r-AFS 分期	−0.399 6	0.671（0.462，0.974）	< 0.05

3　讨论

本研究目的是探讨经腹腔镜诊断的内异症患者中，与 CPP 相关的临床指标和病变特点。本研究选择初次行内异症手术的患者以利于准确的病变分期，排除了慢性盆腔炎导致 CPP 症状的可能，并且既往有手术史的患者比例在研究组与对照组间均衡，故两组具有可比性。

3.1 研究 CPP 与内异症病变特点相关性的意义

CPP 的定义有一定争论，目前大多数研究者认同的定义为非月经期的盆腔痛持续 6 个月以上，产生功能障碍或需要药物或手术治疗[2]。本研究病例的选择基于此项定义。内异症是子宫内膜的腺体和间质异位到子宫腔以外的部位，这些异位的子宫内膜如何种植并生长，其自然病程如何是长期以来一直在探讨的问题。同时这一尚未解决的问题也阻碍了内异症病灶导致盆腔疼痛的机制的研究[4]。内异症相关的盆腔痛主要有痛经、深部性交痛以及 CPP。随着腹腔镜技术的发展，借助其清晰的视野和放大作用，妇产科医师逐渐识别了许多以前认为不存在的内异症病灶。因此探讨内异症 CPP 与盆腔病灶范围、种植部位以及临床期别是否相关，可以为 CPP 的手术治疗提供依据。

3.2 CPP 与内异症病灶特点的关系

本研究中，CPP 组患者存在卵巢内膜异位囊肿的比例低于对照组，而存在腹膜病变的比例高于对照组，与 Vercellini 等[5]得到的结论相似，即仅有卵巢内膜异位囊肿的内异症患者发生盆腔痛的频率和程度均低于同时存在其他病变的患者。本研究中 CPP 组腹膜病变比例高达 93.9%，说明内异症导致盆腔痛的原因可能与腹膜病变而并非卵巢的内膜异位囊肿有关。也有学者认为卵巢内膜异位囊肿周围的粘连也是导致疼痛的原因，但本研究却发现 CPP 组的附件粘连比例低于对照组[6]。

目前，大多数学者认为腹膜病变，尤其是深部浸润的腹膜病变是导致 CPP 的原因。本研究单因素分析显示存在腹膜病变的患者中，CPP 组的深部浸润病灶（≥ 5mm）比例远高于对照组，并经多因素 logistic 回归证实其为 CPP 发生的独立影响因素。Lopes 等[7]的研究显示浸润深度大于 6mm 的病灶与盆腔痛相关，而 Cornillie 等[8]则在大于 10mm 的病灶中发现了相同规律。Porpora 等[9]在 90 例因 CPP、不孕或超声可疑卵巢内膜异位囊肿而行腹腔镜手术的患者中，观察到 55 例（61.1%）有 CPP 症状，其严重程度与子宫骶韧带部位的深部浸润内异症病灶明显相关。同时还提出深部性交痛也与此种类型病灶有关，而痛经则与盆腔粘连相关。本研究亦发现 CPP 组患者的性交痛和肛门坠痛的比例均高于对照组，提示了这几种疼痛形式的相关性，可能均与深部浸润病灶有关。但痛经的出现率在 CPP 组和对照组中相似，可能是由于不同的疼痛机制。对于腹膜病变的类型是否与 CPP 相关，研究者们的结论存在争议。Vercellini 等[9]的研究发现，典型病变或混合型病变较仅有非典型病变的患者深部性交痛概率及严重程度增加，但与痛经及 CPP 无关。Redwine[10]在个体病例纵向观察了内异症病灶随年龄增加的自然进程，提出内异症腹膜病变由非典型病变发展至典型病变，伴随的临床症状也由早期前列腺素增加导致的痛经症状发展为晚期与典型病变相关的CPP和性交痛。本研究在单因素分析中得到了相似结果，但经多因素logistic回归分析消除了混杂因素后，病变类型这一因素并未进入回归模型，提示可能与病变深浅存在相关性，并非CPP的独立影响因素。

另外，本研究中CPP组患者合并子宫腺肌症的比例高于对照组，并且是独立影响因素，说明CPP组患者子宫内膜的生物学特性可能较对照组更具侵袭性，更倾向于产生深部浸润的腹膜种植灶而导致CPP。本研究单因素分析中肠粘连这一因素与CPP症状并无相关性，但多因素logistic回归分析却显示其为影响CPP的独立因素，与Fauconnier等[11]得到的结论，即非周期性的盆腔痛与内异症肠道受累有关相似。

3.3 CPP与内异症病变期别的关系

大多数研究者认为CPP症状的出现及程度与病变分期无明显相关性[12]。也有报道认为高级别病变与术后疼痛持续相关。本研究结果显示CPP症状与病变的r-AFS分期呈负相关。Vercellini等[5]报道了深部性交痛与内异症r-AFS分期呈负相关，但CPP及痛经的程度与期别无明显相关性。

本研究中的样本是行腹腔镜手术的内异症患者，CPP组与对照组Ⅲ、Ⅳ期病例远多于Ⅰ、Ⅱ期病例，故不能完全代表人群中内异症患者病变期别的分布，不能排除有CPP症状者倾向于在病变早期就诊，而无此症状的患者直到发生盆腔包块才行腹腔镜手术治疗。同时，本研究也无法考察到仅有内异症腹膜病变，因CPP症状而行药物治疗患者的病变特点。另外，回顾性研究，对于CPP症状的VAS（visual analog scale）评分资料不完整，故为避免信息偏倚，未加入CPP程度这一因素。

内异症患者CPP症状的治疗是妇科常见又棘手的问题，因其与多系统多因素相关。对于症状与病变之间相关性的研究将使疼痛的治疗，特别是手术治疗更加有的放矢。

参 考 文 献

[1] Zondervan KT，Yudkin PL，Vessey MP，et al. Prevalence and incidence in primary care of chronic pelvic pain in women：evidence from a national general practice database［J］. Br J Obstet Gynecol，1999，106（11）：1149-1155.

[2] Howard FM. The role of laparoscopy in chronic pelvic pain：promise and pitfalls［J］. Obstet Gynecol Surv，1993，48（6）：357-387.

[3] Kresh AJ，seifer DB，sachs LB. et al. Laparoscopy in 100 women with chronic pelvic pain［J］. Obstet Gynecol，1984，64（5）：672-674.

[4] Whiteside JL，Falcone T. Endometriosis-relelated pelvic pain：what is the evidence？［J］. Clin Obstet Gynecol，2003，46，（4）：824-830.

[5] Vercellini P，Trespidi L，De Giordi O，et al. Endometriosis and pelvic pain：relation to disease stage and localization［J］. Fertil Steril，1996，65（2）：299-304.

[6] Porpora MG，Koninckx PR，Piazze J，et al. correlation between endometriosis and pelvic pain［J］. J Am Assoc Gynecol Laparosc，1999. 6（4）：429-434.

[7] Lopes P，Mensier A，Laurent Fx，et al. Pelvic pain and endometriosis［J］. Rev Fr GynecoI Obstet，1995，90（2）：77. 83.

[8] Cornillie FJ，Oosterlynck D，Lauweryns JM，et al. Deeply infiltrating pelvic endometriosis：histology and clinical significance［J］. Fertil Steril，1990，53（6）：978-983.

[9] Vercellini P，Bocciolone L. Vendola N，et al. Peritoneal endometriosis：morphologic appearance in women with chronic pelvic pain［J］. J Reprod Med，1991，36（7）：533-536.

[10] Redwine DB. Age-related evolution in color appearance of endometriosis［J］. Fertil Steril，1987，48（6）：1062-1063.

[11] Fauconnier A，Chapron C，Dubuisson JB，et al. Relation between pain symptoms and the anatomic location of deep infiltrating endometriosis［J］. Fertil Steril，2002，78（4）：719-726.

[12] Szendei G，Hernadi z，Devenyi N，et al. Is there any correlation between stages of endometriosis and severity of chronic pelvic pain？ Possibilities of treatment［J］. Gynecol Endocrinol，2005，21（2）：93-100.

子宫内膜异位症患者疼痛与盆腔病灶解剖分布的关系

冷金花　郎景和　戴　毅　李华军　李晓燕

【摘要】目的：研究子宫内膜异位症（内异症）患者疼痛症状与盆腔病灶解剖分布特点的关系。方法：详细记录130例内异症患者痛经、慢性盆腔痛（CPP）、性交痛及排便痛的发生情况。以腹腔镜检查为诊断标准。评价疼痛症状包括痛经、CPP、性交痛及排便痛与盆腔内不同部位内异症病灶的关系。结果：130例内异症患者中，痛经100例（76.9%），无痛经30例（23.1%）。轻、中度和重度痛经者分别为27例（20.8%）、41例（31.5%）、32例（24.6%），性交46例（35.4%），CPP 45例（34.6%），排便痛67例（51.5%）。痛经者深部子宫骶韧带结节、直肠阴道隔结节发生率分别为45.0%、16.0%，无痛经者深部子宫骶韧带结节、直肠阴道隔结节发生率为13.3%、0，两者分别比较，差异均有统计学意义（$P=0.00$、$P=0.01$）；痛经者与无痛经者比较，直肠子宫陷凹封闭的比例增加（分别为41.0%、10.0%，$P=0.00$），深部浸润型内异症（DIE）比例增加（分别为51.0%、16.7%，$P=0.00$）。痛经程度与子宫骶韧带结节的数目（$P=0.005$，$r=0.302$）、子宫骶韧带结节浸润深度（$P=0.017$，$r=0.227$）呈线性相关。痛经伴卵巢内异症囊肿患者中，发生中、重度盆腔粘连的比例增加（分别为29.1%、8.3%，$P=0.029$）。与无CPP的患者比较，CPP患者深部子宫骶韧带结节（分别为51.1%、30.6%，$P=0.018$）以及DIE（分别为57.8%、35.3%，$P=0.011$）比例明显升高。与无排便痛的患者比较，排便痛患者深部子宫骶韧带结节（分别为46.3%、28.6%，$P=0.028$）、直肠阴道隔结节（分别为19.4%、4.8%，$P=0.01$）、直肠子宫陷凹封闭（分别为44.8%、22.2%，$P=0.005$）以及DIE（分别为53.7%、31.7%，$P=0.01$）的比例升高。直肠阴道隔结节是性交痛的独立危险因素（$OR=3.61$）。结论：痛经、CPP、性交痛以及排便痛与盆腔内异症病灶的部位和浸润深度有关，位于盆腔后部的深部浸润病灶以及直肠子宫陷凹封闭与疼痛症状关系密切。

【关键词】子宫内膜异位症；疼痛；骨盆痛；腹腔镜检查

Relationship between pain symptoms and clinico-pathological features of pelvic endometriosis

Leng Jinhua, Lang Jinghe, Dai Yi, Li Huajun, Li Xiaoyan

【Abstract】Objective：To study the relationship between pain symptoms and the clinico-pathological features of pelvic endometriosis（EM）. Methods：One hundred and thirty patients with laparoscopic diagnosis of EM were studied retrospectively and the relationship between pain including dysmenorrhea, chronic pelvic pain（CPP）, dyspareunia and dyschezia and the anatomical features of pelvic endometriosis were evaluated. Results：One hundred（76.9%）patients with pain symptoms and 30（23.1%）without were included in this study. The number of patients with mild, moderate and severe dysmenorrhea was 27（20.8%）, 41（31.5%）, and 32（24.6%）, respectively. The number of patients with dyspareunia, CPP and dyschezia were 46（35.4%）, 45（34.6%）and 67（51.5%）, respectively. Compared with patients without dysmenorrhea, the proportion of utero-sacral nodules（45.0% vs 13.3%, $P=0.00$）, recto-vaginal nodules（16.0% vs 0, $P=0.01$）, complete obliteration of cul-de sac（41.0% vs 10.0%, $P=0.00$）, and lesions of DIE（51.0% vs 16.7%, $P=0.00$）was significantly increased in patients with dysmenorrhea The severity of dysmenorrhea was positively correlated with nodules in uterosacral ligaments（$P=0.005$, $r=0.302$）, and invasive depth of uterosacral ligaments（$P=0.016$, $OR=5.085$）. Among patients with endometrioma, significantly more moderate to severe adhesions were found in patients with dysmenorrhea, compared with those patients without dysmenorrhea（29.1% vs 8.3%，$P = 0.029$）. Patients with CPP had more nodules in the utero-sacral ligaments（51.1% vs 30.6%，$P = 0.018$）and DIE lesions（57.% vs 35.3%，$P = 0.011$），compared with those without. More nodules in the utero-sacral ligaments（46.3% vs 28.6%，$P = 0.028$），recto-vaginal nodules（19.4% vs 4.8%，$P = 0.01$），complete obliteration of cul-de sac（44.8% vs 22.2%，$P = 0.005$）and DIE lesions（53.1% vs 31.79%，$P = 0.01$）were found in patients with dyschezia，compared with those without. Nodules in the recto-vaginal pouch were an independent risk factor of dyspareunia. **Conclusions**：Pain symptoms including dysmenorrhea，dyspareunia，chronic pelvic pain，and dyschezia are remarkably related to endometriotic nodules at the posterior part of the pelvic or those with deep invasions.

【**Key words**】Endometriosis；Pain；Pelvic pain；Laparoscopy

子宫内膜异位症（内异症）是生育年龄妇女的常见病，其发病率高达10% ～ 15%[1]。疼痛是内异症的主要症状，痛经、性交痛、慢性盆腔疼痛（CPP）及排便痛等，严重影响妇女的生活质量。内异症病变广泛、形态多样，其疼痛的发病机制尚未明了，与病变部位、病灶大小以及浸润深度等关系不清[2]。我们的前期研究发现，盆腔内异症病灶的分布呈非对称性，盆腔后部多于前部，左侧多于右侧[3]。本研究进一步分析了内异症患者疼痛症状与盆腔病灶解剖分布特点的关系，以探讨影响内异症疼痛症状的相关因素，为手术治疗提供依据。

资料与方法

一、研究对象

1. 资料来源 选择2003年7月至2005年7月，就诊于北京协和医院普通妇科，因盆腔包块或者盆腔疼痛行腹腔镜手术并证实为内异症的患者130例。病史询问包括痛经、CPP、性交痛及排便痛等症状的发生情况，盆腔检查包括子宫体积、活动度、附件包块情况、子宫骶韧带以及直肠阴道隔结节等。

2. 疼痛评估指标 采用视觉模拟评分（VAS）[4]，以0 ～ 10分连续变量为指标评价疼痛程度。1 ～ 4分为轻度疼痛，5 ～ 7分为中度疼痛，8 ～ 10分为重度疼痛。

二、手术方法及术中观察

所有手术均为全身麻醉下的腹腔镜手术，由同一术者完成。术中首先探查盆腹腔，专人记录各内异症病灶的位置、颜色、侧别、病变浸润深度、直肠子宫陷凹封闭程度、卵巢内异症囊肿的侧别、大小及盆腔粘连程度，以及直肠子宫陷凹封闭情况，并按照美国生育学会1987年修订的内异症分期标准（r-AFS）[5]评分和分期，Ⅰ期20例（15.4%），Ⅱ期4例（3.1%），Ⅲ期48例（36.9%），Ⅳ期58例（44.6%）。深部浸润型内异症指浸润深度≥ 5 mm的病灶，病灶浸润深度的估计方法主要是对切除的病灶进行直接测量。术中切除或烧灼镜下发现的内异症病灶，剔除卵巢内异症囊肿，手术尽量切除和/或破坏内异症病灶。中线部位疼痛严重者，根据情况同时进行腹腔镜下子宫神经切断术（LUNA）或腹腔镜下骶前神经切除术（LPSN）。130例内异症患者平均年龄34±6岁，平均病程5.5±6.4年；其中104例（80.0%）伴有卵巢内异症囊肿，16例（12.3%）为直肠阴道隔内异症，24例同时行LUNA或LPSN。130例手术过程均顺利，无1例发生围术期并发症。

三、统计学方法

采用SPSS 11.5统计软件，率的比较采用χ^2检验，计量资料统计采用t检验，以二项分类logistic回归分析，计算各变量OR值，以$P < 0.05$为差异有统计学意义。

结　果

一、内异症患者盆腔疼痛发生情况

130例患者中，100例（76.9%）有痛经，其中原发痛经患者25例，继发痛经75例。痛经程度：轻度27例，中度41例，重度32例。性交痛46例，CPP 45例，排便痛67例。

二、盆腔病灶的解剖分布

130例内异症患者中，腹膜内异症98例（75.4%）、卵巢内异症囊肿103例（79.2%）、深部浸润型内异症（DIE）56例（43.1%）。其中115例（88.5%）有两种以上病灶。病灶部位：前盆腔病灶（膀胱腹膜反折）19例（14.6%）；中盆腔病灶（子宫表面病灶）17例（13.3%）；后盆腔病灶（子宫骶韧带结节）104例（80.0%）；子宫阔韧带病灶37例（28.7%），直肠阴道隔结节16例（12.3%），侵及直肠浆膜或浅肌层者23例（17.7%）。103例卵巢内异症囊肿，位于左侧43例（42.3%），右侧27例（30.0%），双侧33例（31.7%）。

三、疼痛症状与盆腔病变特点的相关性

1. 痛经与盆腔病灶的关系　痛经与膀胱腹膜反折、子宫表面、子宫阔韧带等部位的病灶以及卵巢内异症囊肿的存在与否无相关性。痛经症状与子宫骶韧带结节关系密切，见表1。100例痛经患者中，60例为双侧宫骶韧带结节；45例为深部浸润型子宫骶韧带结节；41例直肠子宫陷凹封闭；16例为直肠阴道隔深部结节。有深部子宫骶韧带结节和直肠阴道隔结节者，痛经症状的 OR 值分别为 [5.31（95% CI：1.73～16.36），$P=0.001$] 和 [1.19（95% CI：1.09～1.29），$P=0.019$]。痛经的程度与子宫骶韧带结节的数量（$P=0.005$，$r=0.302$）、子宫骶韧带结节浸润深度（$P=0.017$，$r=0.227$）呈线性关系。痛经患者DIE的发生率为51.0%，明显高于无痛经者的16.7%（5/30），DIE与痛经关系密切 [$OR=5.20$（1.85～14.68），$P=0.001$]。79例伴痛经的卵巢内异症囊肿患者中，29.1%（23/79）发生盆腔中、重度粘连，而24例无痛经的卵巢内异症囊肿患者中，仅8.3%（2/24）发生盆腔中、重度粘连，两者比较，差异有统计学意义（$P=0.029$）。痛经症状与卵巢内异症囊肿直径无相关性。分类logistic回归分析显示，患者深部子宫骶韧带结节、直肠子宫陷凹封闭为痛经的独立相关因素，其 OR 值分别为50.1及6.25。

2. CPP与盆腔病灶的关系　CPP与膀胱腹膜反折、子宫表面、子宫阔韧带等部位的病灶以及卵巢内异症囊肿存在与否、病灶直径以及盆腔粘连程度无相关性。CPP与子宫骶韧带结节明显相关，见表1。CPP患者中，双侧子宫骶韧带结节发生比例明显高于无CPP患者，差异有统计学意义（$P=0.03$）；深部子宫骶韧带

表1　疼痛与盆腔病灶解剖分布的关系

类别	总例数	子宫骶韧带深部结节		直肠阴道隔结节		直肠子宫陷凹封闭	
		例数	百分率（%）	例数	百分率（%）	例数	百分率（%）
痛经							
有	100	45	45.0	16	16.0	41	41.0
无	30	4	13.3	0	0	3	10.0
CPP							
有	45	23	51.1	8	17.8	17	37.8
无	85	26	30.6	8	9.4	27	31.8
排便痛							
有	67	31	46.3	13	19.4	30	44.8
无	63	18	28.6	3	4.8	14	22.2
性交痛							
有	46	19	41.3	10	21.7	18	39.1
无	84	30	35.7	6	7.1	26	31.0

结节发生的比例也明显高于无CPP患者，差异也有统计学意义（$P=0.018$）。57.8%（26/45）的CPP患者存在DIE病灶，明显高于无CPP者（35.3%，30/85），[$OR=2.51$（1.20 ～ 5.26），$P=0.011$]。分类logistic回归分析显示，深部子宫骶韧带结节是CPP的独立危险因素，OR值为2.26（1.219 ～ 4.199）。

3. 排便痛与盆腔病灶的关系　排便痛与子宫骶韧带结节、直肠阴道隔结节和直肠子宫陷凹封闭有关。排便痛患者中，65.7%有双侧子宫骶韧带结节，并且46.3%（31/67）的患者有深部子宫骶韧带结节；直肠阴道隔结节占19.4%（13/67）；直肠子宫陷凹封闭占44.8%（30/67）；DIE患者占53.7%。深部子宫骶韧带结节、直肠阴道隔结节、DIE引起排便痛症状的OR值分别为：2.15（1.04 ～ 4.46）、4.82（1.30 ～ 17.81）、2.50（1.22 ～ 5.10）。分类logistic回归分析显示，深部子宫骶韧带结节为排便痛独立的危险因素，OR值为1.955（1.070 ～ 3.575）。

4. 性交痛与盆腔病灶的关系　性交痛与直肠阴道隔结节有关，与盆腔其他部位病灶关系不明显。性交痛患者中，直肠阴道隔结节发生率为21.7%（10/46），高于无性交痛者（6/84，7.1%），其OR值为3.61（1.22 ～ 10.70）。分类logistic回归分析显示，直肠阴道隔结节为性交痛的独立危险因素，其OR值为38.868（2.363 ～ 630.254）。

讨　　论

一、内异症疼痛的原因

引起内异症患者疼痛的因素很多，包括血清及腹腔液中前列腺素增高，诱发局部炎性反应，导致局部痛觉敏感；盆腔血管充血，血管壁神经受压；经血逆流刺激腹膜；子宫受周围病灶刺激收缩；子宫周围的粘连及病灶受子宫收缩时肌纤维的牵引；内异症囊肿引起剧烈腹痛；深层的病灶浸润到肌纤维组织，刺激感觉神经末梢以及痛阈降低等[6,7]。本研究结果显示，深部子宫骶韧带结节、直肠阴道隔结节是痛经、CPP、性交痛的危险因素，而直肠子宫陷凹封闭则与痛经及排便痛相关。本研究结果还显示，痛经程度与子宫骶韧带结节浸润深度呈线性相关，DIE是内异症患者疼痛症状的危险因素。疼痛症状与盆腔其他部位病灶包括卵巢内异症囊肿无明显关系。提示我们，内异症的各种疼痛症状与位于盆腔后半部的内异症病灶及其浸润深度有关。

二、盆腔后半部内异症病灶引起疼痛的机制

盆腔神经丛主要由交感神经及副交感神经所组成。盆腔神经是一对多边形的神经丛，位于贴近子宫骶韧带下1/3处。由盆腔神经丛延至子宫颈旁神经丛而出来的神经进入子宫颈的双侧[6]。子宫骶韧带结节，特别是深部子宫骶韧带结节、直肠阴道隔结节，在月经期充血水肿而体积增大，压迫位于该部位的感觉神经而导致痛经及排便痛。宫骶韧带结节以及直肠阴道隔结节的存在，在性生活时可以由于外部压力的作用，导致神经受刺激而产生疼痛。直肠子宫陷凹封闭提示盆腔后方的病变较为严重，容易出现疼痛症状。临床实践中已经证明，阻断子宫神经的痛觉传递通路如LUNA及IPSN可以缓解疼痛；切除盆腔后半部的内异症结节，可以明显缓解痛经，说明神经传导是内异症疼痛机制之一[5,8]。本研究结果显示，内异症疼痛症状与盆腔后半部病灶特别是深部浸润的病灶关系密切，提示在手术过程中，仅仅剔除卵巢内异症囊肿以及破坏浅表的内异症病灶对缓解疼痛可能是不够的，应尽量切除盆腔所有病灶尤其是深部内异症病灶。对于手术切除深部内异症病灶对缓解疼痛的作用目前仍在研究中。

参 考 文 献

[1] 郎景和. 子宫内膜异位症基础与临床研究的几个问题 [J]. 中国实用妇科与产科杂志, 2002, 18（3）: 129-130.

[2] 郎景和. 子宫内膜异位症研究的任务与展望（之二）[J]. 中华妇产科杂志, 2006, 41（10）: 649-651.

［3］冷金花，郎景和，赵学英，等. 盆腔子宫内膜异位症病灶分布特点及其腹腔镜诊断准确性的评价［J］. 中华妇产科杂志，2006，41（2）：111-113.

［4］Anaf V，Simon P，EI Nakadi I，el al. Relationship between endometriotic foci and nerves in rectovaginal endometriotic nodules［J］. Hum Reprod，2000，15（8）：1744-1750.

［5］Zullo F，Palomba S，Zupi E，et al. Effectiveness of presacral neurectomy in women with severe dysmenorrhea caused by endometriosis who were treated with laparoscopic conservative surgery；a l-year prospective randomized double-blind controlled trial［J］. Am J Obstet Gynecol，2003，189（1）：5-10.

［6］Lamvu G，Sleeve JF. The anatomy and neurophysiology of pelvic pain［J］. J Minim invasive Gynecol，2006，13（6）：516-522.

［7］Varna R，Sinha D，Gupta JK. Non-contraceptive uses of levonorgetrel-releasing hormone system（LNG-IUS）-A systemic enquiry and overview［J］. Eur J Obstet Gynecol Reprod Biol，2006，125（1）：9-28.

［8］Vercellini P，Aimi G，Busacca M，et al. Laparoscopic uterosacral ligament resection for dysmenorrhea associated with endometriosis：results of a randomized，controlled trial［J］. Fertil Steril，2003，80（2）：310-319.

重度子宫内膜异位症腹腔镜术后联合GnRH-a
治疗效果及反加疗法的影响

仝佳丽　郎景和　冷金花　刘珠凤　孙大为　朱　兰　樊庆泊

【摘要】目的：分析重度子宫内膜异位症患者腹腔镜术后联合GnRH-a治疗中，应用反加疗法与否对临床疗效及不良反应的影响，探讨短期应用GnRH-a联合反加治疗的必要性和时机。方法：回顾分析2003年3月至2006年6月行保守性腹腔镜手术且手术证实为盆腔子宫内膜异位症，部分合并子宫腺肌症、术后应用GnRH-a治疗3个月87例患者的临床资料，包括患者疼痛症状、不孕情况、体征、血清CA125、临床病理类型、手术过程、术后用药及随诊情况，根据是否应用反加疗法分成两组。统计分析用药疗效、月经恢复状态、不良反应及复发情况。停药后定期随诊，随诊时间为12～28个月，平均18.25个月。结果：34例患者出现明显低雌症状，予以反加治疗（结合雌激素0.3mg＋醋酸甲羟孕酮2mg）/d。两组治疗后疼痛VAS、体征改善、血清CA125均较治疗前有统计学差异（$P < 0.05$）；治疗后两组疗效及月经恢复间隔比较，差异无统计学意义（$P > 0.05$）。49例不孕患者手术用药后自然妊娠12例，辅助生殖妊娠6例，妊娠率36.74%；自然妊娠时间为停药后2～22个月，平均9.5±5.5个月，自然妊娠率为24.48%。复发平均时间为末次GnRH-a用药后12.81±5.5个月；复发23例，1年内复发13例（14.94%），2年累计复发率26.43%。疼痛复发率8/87（9.2%），体征复发率20/87（22.99%）。两组复发率，复发类型及复发间隔比较，差异无统计学意义（13.8% vs 12.6%，$P = 0.133$；12.13±6.15个月 vs 12.75±5.60个月，$P = 0.881$）。结论：腹腔镜术后辅以GnRH-a治疗重度子宫内膜异位症提高了手术成功率，有效抑制了疼痛复发。适时反向添加治疗可缓解用药不良反应，不影响疗效及复发。

【关键词】反加疗法；子宫内膜异位症；促性腺激素释放激素

Effect of addback therapy on Gonadotropin-releasing hormone analogues treatment for severe endometriosis after laparoscopic surgery

Tong Jiali, *Lang Jinghe*, *Leng Jinhua*, *Liu Zhufeng*, *Sun Dawei*, *Zhu Lan*, *Fan Qingbo*

【Abstract】Objective：To explore the clinical valuation of short-term GnRH-a combined with addback therapy by analyzing the efficacy and side-effect of GnRH-a treatment for severe endometriosis after laparoscopic surgery. Methods：Clinical data of severe endometriosis patients who underwent GnRH-a treatment after laparoscopic surgery in Perking Union Medical College Hospital from 2003 to 2006 were retrospectively analyzed. According to whether receiving addback therapy two groups were divided and the clinical data were compared. Results：Thirty four patients occurred severe low estrogen symptoms when 2nd GnRH-a injection, and received conjugated estrogen 0.3mg＋MPA 2mg/d. VAS, physical sign and CA125 were significantly different between pretherapy and post-therapy in both groups（$P < 0.05$）；however, there were no significant differences between two groups after treatments（$P > 0.05$）. 18 out of 49 infertility patients were pregnant after treatments（36.74%）. The recurrence rate was 26.43% within 2 years after treatments, the mean recurrence time was 12.81±5.5 months after GnRH-a withdraw. There were no significant differences between two groups in recurrence rates, clinical recurrence types and recurrence interval（13.8%

vs 12.6%，$P=0.133$；12.13 ± 6.15 months vs 12.75 ± 5.60 months，$P=0.881$）。**Conclusions**：GnRH-a treatment for severe endometriosis after laparoscopic surgery can inhibit pelvic pain recurrence effectively，low-dose conjugated estrogens add-back therapy can relieve the side-effect of GnRH-a and has no effect on treatment results and recurrence.

【**Key words**】Addback therapy；Endometriosis；Gonadotropin-releasing hormone

近年来子宫内膜异位症（内异症）的发病率逐年升高，普通人群的发病率高达10%～15%，不孕或慢性盆腔痛患者中发生率可达30%以上[1]。尽管对内异症的研究日渐深入，但其发病机制尚未清楚，治疗效果也不理想。手术治疗尤其是腹腔镜手术是治疗内异症的首选手段。但是，手术不易切净内异症病灶，疗效有赖于医生的手术经验，不能阻止新病灶形成，也存在手术风险和并发症等问题，由此决定了药物在治疗内异症中的地位。目前最受推荐的药物是促性腺激素释放激素激动剂（GnRH-a），其机制是降低血雌激素，达到药物去势，其副作用主要是低雌激素血症所致的更年期症状和骨质丢失。反加疗法是减少此副作用的重要策略，目前普遍认为，长期应用（≥6个月）GnRH-a应该反向添加，短期应用（3个月）是否应反向添加尚无一致认识[2]。

1 资料与方法

1.1 一般资料

研究对象为2003年3月至2006年3月在北京协和医院行腹腔镜手术，并经病理证实为盆腔子宫内膜异位症的87例患者，其中12例合并子宫腺肌症，根据美国生育协会修正的标准分期（r-AFS）均为Ⅲ期以上，患者均获随访至2007年5月。患者年龄20～43岁，平均32.33 ± 5.39岁，均否认高血压、糖尿病及肿瘤病史，无服用激素类药物史。术前肝、肾功能均正常。

1.2 术前情况

①症状：盆腔疼痛，以月经周期性痛经和或性交痛为主要症状。用视觉模拟评分（VAS）评价痛经程度[3]，平均5.53 ± 3.00分。0～4分28例，为轻度疼痛，不需处理；5～7分29例，为中度疼痛，影响生活，不需服镇痛药；8～10分30例，疼痛难忍，需服镇痛药。②体征：一侧包块12例；双侧包块4例；触痛结节7例；一侧包块＋触痛结节33例；双侧包块＋触痛结节30例。③血清CA125：4.8～237.3U/ml，平均58.05 ± 49.36U/ml。血清CA125＞35U/ml为异常，其中异常升高48例，正常39例。④不孕情况：49例（56.32%）合并不孕，其中原发性不孕24例；继发性不孕25例，不孕病程平均3.15 ± 0.75年。

1.3 方法

所有研究对象均行保守性腹腔镜手术，手术方式为腹腔镜卵巢内膜异位囊肿剥除，腹膜内异症切除或烧灼、深部内异症病灶切除以及腺肌症活检。术后月经1～5天内开始注射GnRH-a，28天1次，共注射3针，醋酸亮丙瑞林（抑那通）3.75mg、醋酸曲普瑞林（达菲林）3.75mg、醋酸戈舍瑞林（诺雷德）3.6mg，每月门诊随诊，详细记录患者主诉并行妇科检查，如患者无明显更年期症状不予以反加治疗，症状明显者予以反加治疗，治疗方案为结合雌激素（倍美力）0.3mg＋醋酸甲羟孕酮2mg/d。停药后定期门诊随诊，随诊时间12～28个月，平均18.25个月。记录月经恢复时间，妊娠时间和症状体征复发时间。观察指标：①疼痛症状：用VAS为疼痛评估指标；②体征；③用药3个月后血清CA125水平；④复发情况：复发定义为经手术和规范治疗，病灶缩小或消失以及症状缓解后，再次出现临床症状且恢复至治疗前水平或加重，或再次出现内异症病灶[2,4]。

1.4 统计学处理

用SPSS12.0统计学软件分析，计量资料用

配对 t 检验，计数资料用 χ^2 检验。

2　结果

2.1　临床病理类型

单纯卵巢型27例；单纯深部浸润内异症（DIE）7例；卵巢＋腹膜型40例，合并DIE 7例；卵巢型＋子宫腺肌症12例；腹膜型1例。

2.2　治疗情况

87例患者均顺利完成腹腔镜手术，无1例中转开腹。79例行卵巢囊肿剔除术（7例同时行深部内异症切除，12例同时行子宫腺肌症活检），7例患者行深部内异症病灶切除。49例合并不孕患者术中常规行亚甲蓝通液试验，13例示双侧输卵管粘连阻塞，行松解造口术后仍未见亚甲蓝溢出。无1例出现围术期并发症。87例患者术后均予以GnRH-a治疗3个月。患者都有不同程度的潮热出汗、失眠、阴道干燥及关节痛等不适，症状出现多在注射第二针药物后。53例仅轻度不适，未予以反向添加治疗；34例低雌激素症状明显，予以反向添加治疗，用药后1周绝经期症状逐渐改善。关节痛6例分别于月经复潮后1～3个月内改善。见表1。

2.3　用药后疗效

以月经复潮后第1次就诊的主诉及体征评价。①症状：疼痛程度（VAS）平均1.69±2.17分；②体征：阴道触痛2例；子宫骶韧带触痛30例；触痛结节19例；③用药1个月后CA125水平2.3～88.2U/ml，平均18.91±18.57U/ml；④妊娠情况：不孕患者49例，有生育要求，手术用药后自然妊娠12例，辅助生殖妊娠6例，妊娠率36.74%；自然妊娠时间为停药后2～22个月，平均9.5±5.5个月，2～12个月自然妊娠9例（9/12），12～24个月自然妊娠3例（3/12），自然妊娠率24.48%；⑤月经恢复情况：首次月经恢复时间为停药后26～132天，平均72.50±9.92天。见表1。

2.4　复发情况

综合以下4项临床及检验指标，出现2项以上诊断为复发。①症状：以盆腔疼痛为主诉，VAS达到甚至超过术前水平；②盆腔检查，再次出现包块，直肠子宫陷凹触痛结节等；③B超示卵巢囊肿，囊肿为中低回声，甚至出现点状强回声；④血清CA125升高（＞35U/ml）。复发平均时间为末次GnRH-a用药后12.81±5.5个月；复发23例，1年内复发13例（14.94%），1年后复发10例（11.49%），2年累计复发率26.43%。疼

表1　两组治疗疗效比较

项目		反加组（$n=34$）	P值	未反加组（$n=53$）	P值
症状（VAS）	治疗前	5.64±3.17	0.018*	5.41±2.92	0.023*
	治疗后	2.03±2.32		2.45±2.06	0.265△
盆腔包块	治疗前一侧	18		27	
	双侧	11		23	
	治疗后一侧	0		0	
	双侧	0		0	
触痛结节	治疗前	29		41	
	治疗后	10		9	
CA125（U/ml）	治疗前	49.94±47.75	0.003*	63.30±50.15	0.001*
	治疗后	16.66±14.83		20.25±20.53	0.411△
月经恢复（天）		70.21±14.80		74.09±22.91	0.446△

注：* vs治疗后；△ vs反加组

痛复发8例，复发率9.2%，占复发病例34.78%；以体征为复发特征有20例（22.99%），占复发病例的65.22%。两组复发率、复发类型及复发间隔均无统计学差异（$P > 0.05$）；复发血清CA125水平为5.3～230U/ml，平均83.83±81.35U/ml；复发病例13例CA125异常升高，合并子宫腺肌症病例升高明显，5例合并子宫腺肌症的CA125 100～230U/ml。见表2。

表2　两组复发情况比较［n（%）］

项目	n（%）	反加组	未反加组
复发总例数	23（26.4）	12（13.8）	11（12.6）
复发类型			
盆腔包块			
疼痛	8（9.2）	3（3.45）	5（5.74）
体征	20（22.99）	6（6.90）	14（16.09）
一侧	5	3	2
双侧	4	1	3
触痛结节	5	2	3
盆腔包块+触痛结节	6	3	3
复发间隔（月）		12.13±6.15	12.75±5.60

3　讨论

3.1　手术联合短期GnRH-a、反加治疗的疗效评价

手术治疗内异症的目的是去除病灶，恢复正常解剖。腹腔镜手术是诊断内异症的"金标准"，对术后辅助治疗和指导妊娠有重要意义。87例患者术前评估示79例有盆腔包块，14例有直肠阴道隔深部结节（DIE）病变，且均有不同程度的疼痛症状，手术指征明确。手术方式的选择遵循个体化规范化原则，并与手术医师的腹腔镜手术经验和技能相关，87例患者均行腹腔镜保守性手术，术中尽量做到异位内膜细胞减灭术。病变严重的盆腔内异症患者辅以GnRH-a治疗通过抑制卵巢功能，减少残留内异症病灶的活性以延缓进展、降低复发率。87例患者经治疗月经复潮后随诊，主观疼痛VAS评分、CA125水平均较治

疗前显著降低，差异有统计学意义，三合诊提示30例子宫骶韧带触痛，19例可及触痛结节。临床研究表明，内异症患者疼痛与盆腔病灶解剖分布相关，49例患者治疗后客观查体提示触痛因病灶位于盆腔后部且浸润较深，或直肠子宫陷凹封闭所致手术无法达到完全减灭的目的，所以强调此类病例术后需药物辅助治疗[5]。用GnRH-a 1个月即可使雌激素显著降低至绝经期水平，引起一系列绝经期症状，如潮热、盗汗、闭经、阴道干燥及骨质丢失等，本研究未测定激素水平，但39.08%患者于用药1个月后出现程度严重的绝经期症状。应用GnRH-a治疗内异症的同时予以适当剂量的雌激素制剂不影响内异症的疗效，而且可明显减轻副作用，需长期接受GnRH-a治疗（> 6个月）的患者，雌孕激素反加治疗更有意义[6]。研究认为，GnRH-a治疗3个疗程内应用反加疗法的指征不强，疗程超过3个月时则应使用反加疗法；但也有学者提议，反加疗法应随GnRH-a一起开始使用，既可缓解副作用又不影响疗效。34例不良反应严重的患者均于注射第二针GnRH-a时行0.3mg结合雌激素（倍美力）＋2mg MPA反向添加治疗，用药1周症状改善，且患者均无乳房胀痛等不适，疗效与未反加组比较差异无统计学意义（$P > 0.05$）。证明小剂量结合雌激素对子宫内膜异位症用药后卵巢去势状态下的替代治疗是可行的。研究证实GnRH-a所致骨质丢失的程度及停药后的恢复与维生素D受体及雌激素受体的多态性相关，其预测性尚未用于临床，但是，雌激素反加疗法对防止骨密度丢失有重要意义[7,8]。短期GnRH-a辅助治疗是否反加治疗，可根据患者自觉症状适时添加，一般可在注射GnRH-a第二针时开始应用。

3.2　治疗对妊娠的影响

内异症患者腹腔镜术后累计妊娠率Ⅱ期、Ⅲ、Ⅳ期，表明期别越晚，术后妊娠率越低。本研究中，腹腔镜手术辅助GnRH-a后妊娠率36.74%，受孕时间在停药后2～22个月，12个月内自然妊娠比例为9/12，12～24个月内为3/12。提示随术后时间推移妊娠率下降，故应于术后1年内积极指导患者妊娠。术后予以GnRH-a治疗，有利于改善患者盆腔内环境，抑

制炎症因子对胚胎的影响，提高妊娠率。在辅助生殖技术中，应用GnRH-a抑制内源性雌激素，便于实施控制性超促排卵方案，缩短受孕时间，提高受孕率。

3.3 治疗对复发的影响

由于内异症具有浸润、转移、复发等恶性生物学行为，术后复发率高，腹腔镜保守手术治疗后不加药物治疗，术后5年复发率可达36%[9]。本组患者随诊2年以上，总复发率26.43%，术后复发多在2年内，与国外部分报道一致。反加组与未反加组复发率、复发类型及复发间隔均无统计学差异（$P > 0.05$），证实短期使用GnRH-a治疗，适时反加疗法能有效改善患者绝经期症状而不影响GnRH-a的疗效及复发，提高患者的生活质量。治疗后疼痛复发率9.2%（8/87），占复发病例的34.78%。以体征为复发特征有20例（22.99%），占复发病例的65.22%。通过比较复发病例的临床表现，表明腹腔镜手术联合GnRH-a治疗重度内异症可提高手术成功率，有效预防术后疼痛复发，是目前治疗内异症所致盆腔疼痛的有效方法。盆腔子宫内膜异位症患者疼痛是异位病灶深部浸润刺激感觉神经末梢所致，盆腔粘连、盆腔淤血综合征也是引起盆腔疼痛的因素。应用GnRH-a所致的低雌环境不仅使异位子宫内膜发生蜕膜样变化，间质缺血，水肿坏死吸收抑制病情的发展，同时抑制了异位内膜释放炎症介质的刺激作用[10]。复发病例中单纯以经期疼痛为主诉只有3例，以盆腔包块和触痛结节为主要表现的则有20例，合并疼痛5例，复发病例的VAS评分与术前无显著差异（$P > 0.05$）。盆腔包块复发15例，单、双侧复发概率相近。Ⅲ～Ⅳ期子宫内膜异位症患者r-AFS评分高，盆腔粘连重，术后形成粘连性包裹积液概率较高，且部分囊肿的性质未经病理证实，是综合临床判断，不能否认GnRH-a对抑制盆腔粘连的有效性。GnRH-a所致的低雌状态改善内异症患者腹腔内免疫环境，减少炎症介质分泌，同时GnRH-a可增强腹腔内的纤溶活性，是减少内异症患者术后粘连的关键因素[11,12]。

参 考 文 献

［1］Giudice LC，Kao LC．Endometriosis［J］．The Lancet，2004，364（9447）：1789-1799.

［2］郎景和．子宫内膜异位症的诊断与治疗规范［J］．中华妇产科杂志，2007，42（9）：645-648.

［3］王宏，冷金花，郎景和，等．子宫腺肌症的临床病理特点及手术指征的探讨［J］．现代妇产科进展，2006，15（7）：493-496.

［4］郎景和，冷金花，赵栋，等．第八届国际子宫内膜异位症学术会议纪要［J］．中华妇产科杂志，2002，37（10）：638-640.

［5］冷金花，郎景和，戴毅，等．子宫内膜异位症患者疼痛与盆腔病灶解剖分布的关系［J］．中华妇产科杂志，2007，42（3）：165-168.

［6］Olive DL．The role of add-back therapy in the United States［J］．Drugs Today，2005，41（Suppl A）：23-26.

［7］Seko M，Takeuchi H，Kinoshita K，et al．Association of bone mineral density with vitamin D and estrogen receptor gene polymorphisms during GnRH agonist treatment［J］．J Obstet Gynaecol Res，2004，30（2）：130-135.

［8］Fernandez H，Lucas C，Hedon B，et al．One year comparison between two add-back therapies in patients treated with a GnRH agonist for symptomatic endometriosis：a randomized double-blind trial［J］．Hum Reprod，2004，19（6）：1465-1471.

［9］Garry R．The effectiveness of laparoscopic excision of endometriosis［J］．Curr Opin Obstet Gynecol，2004，16（4）：299-303.

［10］Garcia-Velasco JA，Quea G．Medical treatment of endometriosis［J］．Minerva Ginecol，2005，57（3）：249-255.

［11］Maeda N，Izumiya C，Kusum T，et al．Killer inhibitory receptor CD158a overexpression among natural killer cells in women with endometriosis is undiminished by laparoscopic surgery and gonadotropin releasing hormone agonist treatment［J］．Am J Reprod Immunol，2004，51（5）：364-372.

［12］Imai A，Sugivama M，Furui T，et al．Gonadotropin-releasing hormones agonist therapy increases peritoneal fibrinolytic activity and prevents adhesion formation after myomectomy［J］．J Obstet Gynaecol，2003，23（6）：660-663.

腹腔镜子宫骶神经切断术治疗子宫内膜异位症
疼痛的多中心前瞻性对照研究

董　喆　戴　毅　冷金花　周应芳　张震宇　关　峥　郎景和

【摘要】**目的**：研究、评价腹腔镜子宫骶神经切断术（LUNA）治疗子宫内膜异位症疼痛的安全性和有效性。**方法**：应用多中心随机对照的前瞻性研究方法，收集82例中、重度痛经患者的临床资料，分析比较同时行LUNA对子宫内膜异位症保守手术后各种疼痛缓解率的影响，并评价手术的安全性。**结果**：71例患者纳入分析，LUNA组51例，对照组20例。LUNA组术后痛经缓解率90.2%，高于对照组的60.0%（$P=0.02$）；LUNA组性交痛术后缓解率85.7%，高于对照组的50.0%（$P=0.048$）；LUNA组慢性盆腔痛（CPP）缓解率100%，高于对照组的71.4%（$P=0.041$），差异均有统计学意义。手术安全性：LUNA组患者手术时间延长，术后肛门排气时间延长，但两组术中出血量、术后体温、住院时间、总住院费用以及手术费用比较差异均无统计学意义。所有研究对象均无手术并发症发生。**结论**：内异症保守手术同时行LUNA，术后2年内能有效地缓解内异症的各种疼痛。

【关键词】子宫内膜异位症；疼痛；手术后；腹腔镜子宫骶神经切断术

A multi center prospective study for laparoscopic uterosacral nerve ablation in the treatment of pelvic pain caused by endometriosis.
Dong Zhe，Dai Yi，Leng Jinhua，Zhou Yingfang，Zhang zhenyu，Guan Zheng，Lang Jinghe

【Abstract】**Objective**：To study and evaluate the safety and efficacy of laparoscopic uterosacral nerve ablation（LUNA）in the treatment of pelvic pain caused by endometriosis. **Methods**：A multi center prospective study was conducted and 82 cases with laparoscopically confirmed endometriosis were enrolled in the study. We mainly assessed the pain symptom relief between patients with conservative surgery（control group）and those with conservative surgery plus LUNA（LUNA group）. **Results**：Seventy one patients were eligible for analysis（51 in LUNA，20 in control）. Significantly higher pain relief rates were observed in LUNA group than those in the control group，dysmenorrhea：90.2% for LUNA vs 60% for control，$P=0.02$；dyspareunia：85.7% for LUNA vs 50.0% for control，$P=0.048$；chronic pelvic pain：100% for LUNA vs 71.4% for control，$P=0.041$. Operation time and post operative anal exhaust time were prolonged in LUNA group，but as for the intraoperative blood loss，post operative body temperature，length of hospital stay，there was no significant difference. The patients of two groups all had no surgical complications. **Conclusions**：Conservative surgery plus LUNA can effectively relieve endometriosis-associated pain symptoms.

【Key words】Endometriosis；Pain，post operative；Laparoscopic uterosacral nerve ablation

　　子宫内膜异位症（endometriosis，EM）是育龄妇女的常见病，其病变分布广泛，形态多样，疼痛是其最主要的症状，70%～80%的患者有不同程度的疼痛，包括痛经、慢性盆腔痛（chronic pelvic pain，CPP）、性交痛和大便痛等，严重影响患者的生活质量[1]。目前子宫内膜异位症疼痛的发病机制尚不明确，药物治疗和手术治疗对疼痛的缓解率及复发率不一，探讨一种能有效缓解疼痛并且安全可行的治疗方法是内异症临床研究的重点。

由于子宫的大多数神经穿过子宫骶韧带走行，如能切断子宫骶韧带，即同时切断了大量支配宫颈和子宫下段敏感的神经纤维，应可达到缓解疼痛的目的。腹腔镜子宫骶韧带神经切断术（laparoscopic uterosacral nerve ablation，LUNA）就是基于该神经解剖理论设计的[2]，很快就被国内外妇产科医师所接受，现已有前瞻性研究报道将此术式用于治疗内异症疼痛，认为LUNA在缓解内异症盆腔中部疼痛上有效。本研究就该手术方式结合内异症保守手术在治疗内异症疼痛中的安全性和有效性进行评价，以探讨更合理的内异症疼痛的治疗策略。

1　资料与方法

1.1　临床资料

本研究用多中心前瞻性对照法，研究由北京协和医院、中国人民解放军总医院、北京大学第一医院以及首都医科大学附属北京朝阳医院共同收集82例手术确诊有疼痛症状子宫内膜异位症患者的临床资料，排除盆腔炎性疾病，其中71例术后随诊9个月以上，完成了研究，纳入统计学分析。71例患者平均年龄33.52±5.99岁，手术均分离粘连，切除内异症病灶，剔除卵巢子宫内膜异位囊肿，根据是否同时切断子宫骶神经，分成LUNA组51例和对照组20例。

1.2　手术方法

所有患者都接受了内异症腹腔镜保守手术，包括盆腔粘连分离、腹膜病灶烧灼、卵巢子宫内膜异位囊肿剔除以及其他盆腔异位结节切除。

LUNA组同时行腹腔镜子宫骶神经切断术，具体步骤是：分离粘连、去除病灶后，上举子宫，暴露子宫骶韧带的解剖位置以及输尿管走行，剪开子宫骶韧带外上方的子宫阔韧带后叶腹膜，暴露韧带外侧的直肠旁区，游离子宫骶韧带上端，电凝或超声刀切断，有子宫骶韧带结节或者子宫骶韧带明显增粗、挛缩者，同时切除子宫骶韧带至宫颈后方。患者术后均予以预防性抗生素1～2天，记录体温变化，排气时间和术后出院日。

1.3　疗效判断标准

疼痛量化采用视觉模拟评分法（visual analogue scoring，VAS）[3]。痛经VAS 1～3分为轻度痛经；4～6分为中度痛经；7～10分为重度痛经。术后患者疼痛症状评分较术前下降大于50%为有效，定义为疼痛缓解，否则为未缓解[4]。

1.4　随访

患者手术均在腹腔镜下完成，术中或术后无1例发生并发症。术后每3个月随诊1次，包括疼痛程度、妇科查体，第3、6、12、18、24个月复查盆腔B超和血清CA125水平。71例患者术后随诊12～38个月，平均22.18±5.97个月。

2　结果

2.1　两组患者术前情况比较

两组患者的年龄、月经初潮年龄、孕产次无统计学差异；两组患者痛经、CPP、性交痛构成比方面无统计学差异，痛经、CPP、性交痛术前持续时间比较差异也无统计学意义，既往EM治疗史比较差异无统计学意义。见表1、表2。

表1　两组患者痛经、慢性盆腔痛、性交痛情况［n（%）］

分组	痛经程度		慢性盆腔痛程度				性交痛程度			
	中度	重度	无	轻度	中度	重度	无	轻度	中度	重度
LUNA组	36（71.0）	15（29.0）	23（45.1）	17（33.3）	11（21.6）	0（0）	30（58.8）	18（35.3）	3（5.9）	0
对照组	15（75.0）	5（25.0）	8（40.0）	5（25.0）	6（30.0）	1（5.0）	12（60.0）	8（40.0）	0（0）	0

表2 LUNA组和对照组术前情况比较（$\bar{x} \pm s$）

项目	LUNA组	对照组	P值
平均年龄（岁）	34.22±5.78	31.75±6.32	＞0.05
初潮年龄（岁）	13.50±2.13	13.26±1.59	＞0.05
孕次	1.75±1.57	1.36±1.26	＞0.05
产次	0.39±0.49	0.37±0.49	＞0.05
痛经时间（月）	88.98±82.76	81.95±70.27	＞0.05
CPP时间（月）	24.62±65.32	14.7±13.66	＞0.05
性交痛时间（月）	11.16±21.99	7.40±10.49	＞0.05
术前Hb（g/L）	125.92±20.01	131.0±15.15	＞0.05
血清CA125（U/ml）	39.97±5.27	39.03±12.99	＞0.05

2.2 两组患者手术情况比较

见表3。LUNA组和对照组合并一侧或双侧卵巢子宫内膜异位囊肿分别为58.8%（30/51）和75.0%（15/20），差异无统计学意义（$P = 0.21$）。LUNA组患者手术时间延长，术后肛门排气时间延长，但两组术中出血量、术后体温、术后Hb水平、住院时间、总住院费用以及手术费用比较差异均无统计学意义。

2.3 两组患者术后疼痛缓解比较

71例患者术后平均随诊22.18±5.97个月。LUNA组51例中90.2%（46/51）痛经缓解，9.8%（5/51）未缓解；对照组20例中60%（12/20）痛经缓解，40%（8/20）疼痛未得到缓解，两组差异有显著的统计学意义（$P = 0.002$，$OR = 1.64$，

95% CI：1.09 ～ 2.46）。LUNA组术后性交痛的缓解率85.7%（18/21），与对照组50.0%（4/8）相比，差异有统计学意义（$P = 0.048$）。LUNA组CPP患者术后100%（11/11）得到缓解，对照组为71.4%（5/7），差异有统计学意义（$P = 0.041$）。术后疼痛复发时间最短6个月，最长为24个月。平均17.75±6.20个月。两组均未发生围术期并发症。

3 讨论

3.1 子宫内膜异位症疼痛的神经解剖机制

子宫内膜异位症疼痛的临床表现形式多样，如痛经、肛门坠痛、性交痛、大便痛以及CPP等，常放射到腰部、大腿内侧等部位，有的患者伴有

表3 LUNA组和对照组手术情况比较（$\bar{x} \pm s$）

项目	LUNA组	对照组	P值
手术时间（分钟）	76.18±41.30	46.05±16.46	0.001
术中出血量（ml）	42.25±31.89	34.47±31.92	＞0.05
术后最高体温（℃）	37.47±0.39	37.45±0.24	＞0.05
术后肛门排气时间（小时）	19.4±8.28	15.95±5.40	0.037
住院时间（天）	6.72±3.16	5.75±4.03	＞0.05
住院总费用（元）	7 245.23±1 680.85	7 165.88±1 731.33	＞0.05
手术费用（元）	1 500.44±950.46	2 360.70±1 181.34	＞0.05
术后Hb（g/L）	116.20±19.14	117.77±15.77	＞0.05
r-AFS评分	39.50±27.61	40.53±28.81	＞0.05

泌尿道和肠道刺激症状，如小便不适、尿频尿急和大便次数多、便秘和便不尽感；目前对内异症引起的疼痛机制尚未明确，神经解剖学研究提示来自子宫、宫颈、输卵管近心端的感觉神经，经子宫骶、子宫主韧带入盆丛（le-franken-hauser plexus，子宫阴道丛），通过下腹下神经丛至上腹下神经丛，由此疼痛刺激经脊髓上传到大脑引起不同的疼痛感受[5]。Fuji 和 Nascu 等对药物治疗无效的重度痛经患者行手术治疗，将切除的骶韧带进行免疫组化研究，发现距子宫骶韧带与子宫颈连接处平均16.5 ～ 33mm，深度3 ～ 15mm处神经束数量最多，多为交感或副交感神经，而感觉神经末梢较少[6,7]。提示切断子宫骶韧带治疗盆腔疼痛是合理的，也为该术式建立了标准。

3.2 LUNA在缓解子宫内膜异位症疼痛中的应用价值

欧洲约24%的盆腔疼痛患者接受LUNA，其中包括CPP（68%），痛经（66%），性交痛（39%）以及子宫内膜异位症（60%）[8]。国内已有很多医院用LUNA辅助治疗内异症疼痛，但是，其治疗效果和应用价值有不同见解。一项研究显示[9]，LUNA对轻中度内异症引起疼痛的缓解率是62%，未行该手术者疼痛缓解率为23%，选择LUNA治疗子宫内膜异位症侵及子宫骶韧带引起的疼痛或者盆腔中部疼痛是合理的，缓解性交痛的效果尤佳，术后2年仍有50%以上的患者对生活质量表示满意[10]。但是，Vercellini 等[11]随机双盲对照研究了180例内异症患者，比较内异症保守手术同时切断子宫骶神经与否对盆腔疼痛及患者生活质量的影响，结果显示，切除子宫骶神经组与未切除子宫骶神经组术后1年疼痛复发率分别为29%和27%，两组3年随诊率分别为36%和32%，疼痛复发时间、对生活质量的影响以及生活满意度两组差异均无统计学意义。其原因可能是盆腔内异症尤其是深部病灶切除不净或者子宫骶神经切除不够完全。提示内异症疼痛治疗中，病灶切除是最关键的，如同时行LUNA，根据Fuji等的研究结果[6]，切断子宫骶神经的长度一定要在2cm以上，深度达到1cm，必要时切除宫颈后半部组织，以取得满意的手术效果。

参 考 文 献

[1] 郎景和. 子宫内膜异位症研究的任务与展望（之二）[J]. 中华妇产科杂志，2006，41（10）：649-651.

[2] Berkley KJ，Rapkin AJ，Papka RE. The pains of endometriosis [J]. Science，2005，308（5728）：1587-1589.

[3] Anaf V，Simon P，EI，Nakadi I，et al. Relationship between endometriotic foci and nerve in rectovaginal endometriotic nodules [J]. Hum Reprod，2000，15（8）：1744-1750.

[4] Vincent K，Kenedy S，Straton P. Pain scoring in endometriosis：entry criteria and outcome measures for clinical trials. Report from the Art and Science of Endometriosis meeting [J]. Fertility and Sterility，2010，93（1）：62-67.

[5] Lamvu G，Steege JF. The anatomy and neurophysiology of pelvic Pain [J]. J Minim Invasive Gynecol，2006，13（6）：516-522.

[6] Fuji M，Sagae S，Sato T，et al. Investigation of the localization of nerves in the uterosacral ligament：determination of the optimal site for uterosacral nerve ablation [J]. Gynecol Obstet Invest，2002，54（Suppl 1）：11-16.

[7] Nascu PC，Vilos GA，Etler HC，et al. Histopathologic findings on uterosacral ligaments in women with chronic pelvic pain and visually normal pelvis at laparoscopy [J]. J Minim Invasive Gynecol，2006，13（3）：201-204.

[8] Juang CM，Yen MS，Horng HC，et al. Successful treatment of deep dyspareunia and primary dysmenorrhea with laparoscopic uterosacral nerve ablation（LUNA）procedure [J]. Gynecol Obstet Invest，2006，61（1）：1-3.

[9] Lathe PM，Powell RJ，Daniels J，et al. Variation in practice of laparoscopic uterosacral nerve ablation：a European survey [J]. J Obstet Gynaecol，2004，24（5）：547-551.

[10] Johnson NP，Farquhar CM，Crossley S，et al. A double-blind randomised controled trial of laparoscopic uterine nerve ablation for women with chronic pelvic pain [J]. BJOG，2004，111（9）：950-991.

[11] Vercellini P. Laparoscopic uterosacral ligament resection for dysmenorrhea associated with endometriosis：results of a randomized controled trial [J]. Fertil Steril，2003，80（2）：310-319.

腹腔镜治疗累及阴道后穹隆的深部浸润型子宫内膜异位症

（附14例报告）

张　羽　冷金花　郎景和　戴　毅

【摘要】**目的**：评价腹腔镜病灶切除术治疗累及阴道后穹隆深部浸润型子宫内膜异位症（deeply infiltrating endometriosis，DIE）的可行性和有效性。**方法**：回顾分析2005年4月至2007年4月北京协和医院妇产科行手术治疗并经病理证实侵犯阴道后穹隆DIE患者14例的临床资料。患者均经腹腔镜切除盆腔所有内膜异位症（内异症）病灶及受累的部分阴道壁。手术治疗的有效性通过患者的视觉模拟评分（visual analogue scale，VAS）和症状改善的主观感觉（改善显著、满意和无改善）。**结果**：患者平均年龄35.0±5.7岁（26～45岁）。14例手术指征均为盆腔疼痛，包括痛经（13/14），性交痛（7/14），慢性盆腔痛（3/14），6例合并不育。未发生术中并发症，平均随诊22.0±8.4月（12～36个月）。13例痛经患者中，除1例术后20天出现阴道出血，在外地医院行阴道填塞止血无效后行全子宫切除术，不计入痛经改善评价外，手术后痛经的VAS均明显下降（6.2±3.1 vs 0.8±1.4）（P＜0.001），4例痛经症状改善显著（33.3%），8例改善满意（66.7%）。7例性交痛患者中，5例症状改善显著，2例改善满意。慢性盆腔痛3例患者症状均改善显著。6例（42.9）不孕患者中术后3例妊娠。13例患者症状和体征均无复发。**结论**：腹腔镜切除侵及阴道后穹隆的DIE病灶可有效缓解疼痛症状，手术应由有经验的医师完成，治疗的安全性和远期有效性的评价需进一步扩大研究样本。

【关键词】深部浸润型子宫内膜异位症；阴道后穹隆；腹腔镜外科手术；治疗结果

Laparoscopic treatment of deeply infiltrating endometriosis with posterior vaginal fornix involvement with a report of 14 cases. *Zhang Yu*，*Leng Jinhua*，*Lang Jinghe*，*Dai Yi*

【Abstract】**Objective**：To evaluate the feasibility and efficacy of laparoscopic excision of deeply infiltrating endometriotic lesions（DIE）with posterior vaginal fornix involvement. **Methods**：Fourteen cases of DIE with posterior vaginal fornix involvement were included in this retrospective study. Laparoscopic surgery was performed with in-block resection of pelvic endometriotic lesions，opening and partial excision of the posterior vaginal fornix and vaginal closure. **Results**：The mean age of the patients was（35.0±5.7）years（range：26～45 years）. All patients had painful symptoms. No intra-operative complications were observed. The mean follow up time was（22.0±8.4）months（range：12～36 months）. One patient had severe vaginal bleeding on the 20th day after operation and hysterectomy was done，the case was not included in the dysmenorrhea improvement evaluation. The mean visual analog scale（VAS）score of dysmenorrhea was significantly lower postoperatively（6.2±3.1 vs 0.8±1.4）（P ＜ 0.001）. The dysmenorrhea improvement was considered to be excellent in 33.3% of cases（4/12），satisfactory in 66.7% of cases（8/12）. The dyspareunia improvement was considered to be excellent in 5 cases（5/7），satisfactory in 2 cases（2/7）. The noncyclic chronic pelvic pain improvement was considered to be excellent in all 3 cases. Among 6 in fertile cases（42.9%），3 women achieved pregnancy after surgery. During mean follow up of 22 months，all 13 cases had no recurrence of symptom and sign. **Conclusion**：Laparoscopic excision of DIE with posterior vaginal fornix excision was feasible and can effectively relieve pain symptoms. However， large randomized controlled studies would be required to validate this approach.

【**Key words**】Deeply infiltrating endometriosis；Posterior vaginal fornix；Laparoscopic surgical precedures；Treatment outcome

深部浸润型子宫内膜异位症（deeply infiltrating endometriosis，DIE）是指内异症病灶浸润腹膜下深度≥5mm。主要症状是疼痛，包括痛经、性交痛和慢性盆腔痛。目前，DIE的治疗观念趋向于手术切除病灶，腹腔镜是主要的手术方式。DIE病灶多位于盆腔，最常发生于子宫骶韧带、直肠子宫陷凹和直肠阴道隔，少部分患者的DIE病灶可向阴道壁和阴道黏膜浸润性生长，在阴道后穹隆形成病灶[1-3]。如果治疗仅针对盆腔DIE病灶，而没有切除受累的阴道壁，势必影响远期治疗效果。本文主要探讨腹腔镜切除侵犯阴道后穹隆DIE病灶的可行性和治疗效果。

1 资料与方法

1.1 研究对象

2005年4月到2007年4月北京协和医院妇产科由同一术者手术的DIE患者共96例，其中14例DIE病灶侵犯阴道后穹隆，DIE的诊断均经病理证实。术前详细记录患者痛经、性交痛、慢性盆腔疼痛的情况，行VAS评分。妇科检查均可触及子宫后方或者子宫骶韧带处痛性结节，于阴道后穹隆可见典型的紫蓝色内异症结节或触到黏膜下质硬的痛性结节，见图1。DIE病灶指内异症浸润腹膜下深度≥5mm。14例患者术前均行结肠镜检查，无肠道受侵犯证据。手术后正规随访至少1年以上。

1.2 方法

1.2.1 手术步骤和术后处理

术前常规检查阴道清洁度，术前1天冲洗阴道2次，术前3天做肠道准备，或术前1天用复方聚乙二醇电解质散（恒康正清）准备肠道。患者取膀胱截石位，全身麻醉后，先在脐轮上缘做10mm切口形成人工气腹，置入腹腔镜光源显示系统，分别在左下腹和耻骨联合上方放置5mm穿刺套管，右下腹置10mm穿刺套管，改头低脚高位，先全面探查盆腹腔，按1985年修订的r-AFS分期法对患者进行评分和临床分期。如患者合并腹膜、卵巢部位内异症，先切除。DIE切除方法：先分离输尿管至宫旁输尿管隧道处，确认其位置和走行；分离直肠侧窝，打开直肠和子宫之间的腹膜反折，推开直肠；阴道穹隆放置纱布卷作为指示，切除直肠子宫陷凹部位的DIE病灶并用双极电凝止血；用阴道内的纱布卷向上顶起阴道后穹隆，用剪刀或单极电钩切开，并切除受累的部分阴道壁；在腹腔镜下用0号可吸收缝线"8"字缝合关闭阴道后穹隆。术中如可疑直肠损伤，行充气试验检查直肠完整性。彻底冲洗盆腹腔，不腹膜化，不放置盆腹腔引流，创面部位用几丁糖预防粘连，切除病灶分别行病理检查。术后静脉用预防性抗生素治疗，抗菌谱主要包括革兰阴性菌和厌氧菌。

1.2.2 手术切净程度的判断

病灶切除后，如腹腔镜器械触诊各切缘组织柔软，结合三合诊检查未再触及质硬结节即认为病灶切除干净。

1.2.3 疼痛和手术满意度的评估指标

用VAS作为疼痛评估指标，用0～10连续变量为指标评估疼痛程度。VAS 1～4分为轻度疼痛，5～7分为中度疼痛，8～10分为重度疼痛[4]。手术切除的有效性通过VAS的变化和问卷调查患者对手术效果的主观感觉（症状改善显著，改善满意，无改善）进行评价。

1.3 统计学处理

采用SPSS 12.0统计学软件进行配对t检验，

以 $P < 0.05$ 为差异有统计学意义。

2 结果

患者平均年龄35.0±5.7岁（26～45岁），均有疼痛症状，包括痛经（13/14），其中，中重度痛经占84.6%（11/13）；性交痛（7/14）；慢性盆腔痛（3/14）；6例合并不育（3例原发不育，3例继发不育）。r-AFS分期：Ⅰ期4例（28.6%）；Ⅱ期4例（28.6%）；Ⅲ期1例（7.1%）；Ⅳ期5例（35.7%）。1例在外院做过2次腹腔镜手术，手术仅针对腹膜内异症行烧灼术，剔除卵巢巧克力囊肿，未切除DIE病灶，2次术后患者疼痛症状均无缓解。2例合并卵巢巧克力囊肿手术剔除，11例合并单侧或双侧子宫骶韧带DIE病灶手术切除。手术时间40～120分钟，平均72.7±26.4分钟，术中出血20～400 ml，平均115.9±115.8 ml。无中转开腹，术中无并发症发生。14例患者的内异症病灶均切除干净。13例痛经患者中，除1例术后20天出现阴道出血，在外地医院进行阴道填塞止血无效后行全子宫切除术，不计入痛经的改善评价外，手术后痛经的VAS均明显下降（6.2±3.1 vs 0.8±1.4）（$P < 0.001$），4例痛经症状改善显著（33.3%），8例改善满意（66.7%）。7例性交痛患者中，5例症状改善显著，2例改善满意。3例慢性盆腔痛患者症状均改善显著。6例不孕患者中，3例于术后3～6个月妊娠。随诊患者平均22.0±8.4个月（12～36个月），13例患者症状和体征均无复发。

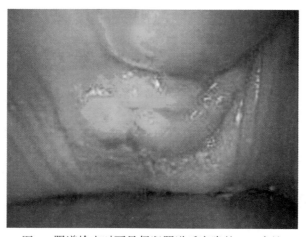

图1 阴道检查时可见侵犯阴道后穹隆的DIE病灶

3 讨论

3.1 腹腔镜切除侵犯阴道后穹隆DIE病灶的可行性和手术效果

本研究表明，有疼痛症状的DIE，即使同时侵犯阴道后穹隆，通过腹腔镜也可将病灶完全切除干净，术后患者的疼痛症状能得以有效缓解。有疼痛症状和不孕的患者，手术切除DIE病灶是首选的治疗方法，能否彻底切除病灶是治疗的关键[2,5]。Chopin 等[6]回顾分析了132例有疼痛症状的DIE患者，通过手术切除DIE病灶，痛经、深部性交痛和慢性盆腔痛的VAS分别下降5.2±3.6，4.6±3.1和4.6±3.4。Gary等[7]报道，通过手术最大限度的切除内异症病灶，能明显提高患者的疼痛缓解率和生活质量。处理侵犯阴道后穹隆DIE的方法，相关文献不多，Chapron[8]报道了29例类似病例的治疗经验，腹腔镜辅助下经阴道切除直肠阴道隔部位的DIE病灶及部分受累的阴道后穹隆，手术后91.7%的痛经、100%的深部性交痛和92.9%的慢性盆腔痛症状改善，其VAS均明显下降，分别为7.6±2.0 vs 1.7±2.6，7.5±1.9 vs 0.5±1.1和5.9±2.8 vs 1.4±3.2，研究表明，不论何种部位的DIE，手术切除病灶都能显著改善疼痛症状。

3.2 手术主要技巧

手术彻底性与手术效果相关。完全切净DIE病灶又能保证手术安全性，提高手术技巧是关键：①内异症导致盆腔粘连严重时，不要急于手术切除病灶，要先辨认解剖标志，分离粘连，恢复盆腔的基本解剖结构。如同时合并盆腔腹膜或者卵巢内异症，应先处理，治疗时也利于充分暴露术野。②需同时切除部分受累的后穹隆阴道壁时，应先解剖输尿管和分离直肠窝的粘连，打开直肠阴道隔，将直肠向后方推离，再行病灶切除术。解剖输尿管应从盆腔腹膜未被病灶侵犯的部位分离，以锐性分离加水分离为主，将输尿管一直游离到宫旁子宫动脉的下方。③为充分暴露视野和辨认解剖结构，以保证粘连分离和病灶切除的顺利进行，术中需要使用三个关键性器械，一是举宫器，保持子宫前倾；二是放置于阴道后穹隆的纱布卷，可上顶阴道穹隆；三是直肠探子，国外有专门放置于直肠中的指引探子（apple medical europe，Vichy，France），能将直肠充分后推，我们使用弯头卵圆钳缠绕纱布卷，外裹安全套以利绝缘和润滑，置入直肠中能有效地将直肠后推，指引分离。④切开阴道穹隆后，为防止漏气，可在阴道口堵以湿纱布或贴上密封膜。⑤术毕仔细检查是否切除了所有的DIE病灶，由于阴道穹隆已打开，上行感染机会增多，要严密止血，术中、术后预防性使用抗生素，避免术后感染。

3.3 手术的风险和并发症

与常规腹腔镜手术如单纯的卵巢囊肿剥除、肌瘤剥除手术相比，DIE病灶切除手术通常需要分离盆腔粘连，恢复解剖，会增加出血和周围脏器损伤的风险[9]。Donnez等[10]报道497例腹腔镜下直肠阴道隔DIE病灶切除术的并发症是直肠穿孔4%，延迟出血2%，尿潴留4%。Chapron等[8]报道腹腔镜辅助经阴道切除DIE病灶的29例患者，1例（3.5%）发生直肠阴道瘘。本组1例患者术后20天发生阴道出血，经阴道填塞治疗后出血不可控制，行全子宫切除术。该例患者可能合并阴道切口部位感染，组织糟脆，有小血管暴露导致出血，阴道局部填塞加压后，糟脆组织可能有撕拉现象，出血不可控制，最终切除了子宫。国外研究经验显示，术后阴道冲洗可能减少感染的发生，加速阴道切口愈合。我们认为，术前冲洗阴道，术中有效止血，术后使用广谱抗生素可能有利于减少阴道切口部位感染的发生。

本研究表明，具备丰富腹腔镜手术经验，全面了解DIE病灶生长特点的妇科医师，能通过腹腔镜手术彻底切除累及阴道后穹隆的DIE病灶，改善患者的疼痛症状，但因DIE疾病本身特点和复杂性，手术难度大，对治疗的安全性和远期有效性评价还需进一步扩大样本量进行随机对照性分析。

参 考 文 献

［1］冷金花，郎景和. 子宫内膜异位症手术治疗的进展［J］. 中华妇产科杂志，2005，40（1）：58-59.

［2］冷金花. 深部浸润型子宫内膜异位症的诊治进展［J］. 中国实用妇科与产科杂志，2008（1），24：12-15.

［3］Abbott JA，Hawe J，Clayton RD，et al. The effects and effectiveness of laparoscopic excision of endometriosis：a prospective study with 2-5 year follow-up［J］. Hum Reprod，2003，18（9）：1922-1927.

［4］冷金花，郎景和，戴毅，等. 子宫内膜异位症疼痛与盆腔病灶关系的研究［J］. 中华妇产科杂志，2007，42（3）：165-168.

［5］Chapron C，Chopin N，Borghese B，et al. Surgical management of deeply infiltrating endometriosis：an update［J］. Ann NY Acad Sci，2004，1034（1）：326-337.

［6］Chopin N，Vieira M，Borghese B，et al. Operative management of deeply infiltrating endometriosis：results on pelvic pain symptoms according to a surgical classification［J］. J Minim Invasive Gynecol，2005，12（2）：106-112.

［7］Garry R，Clayton R，Hawe J，et al. The effect of endometriosis and its radical laparoscopic excision on quality of life indicators［J］. BJOG，2000，107（1）：44-54.

［8］Chapron C，Jacob S，Dubuisson JB，et al. Laparoscopically assisted vaginal management of deep endometriosis infiltrating the rectovaginal septum［J］. Acta Obstet Gynecol Scand，2001，80（4）：349-354.

［9］冷金花，郎景和，黄荣丽，等. 腹腔镜手术并发症34例分析［J］. 中华妇产科杂志，2001，36（3）：146-149.

［10］Donnez J，Nisolle M，Gillerot S，et al. Rectovaginal septum adenomyotic nodules：a series of 500 cases［J］. Br J Obstet Gynaecol，1997，104（9）：1014-1018.

子宫内膜异位症患者不同部位病灶中神经纤维分布及其与疼痛症状的关系

王艳艳　冷金花　史精华　李晓燕　郎景和

【摘要】目的：探讨子宫内膜异位症（内异症）患者不同部位病灶组织中神经纤维的分布差异及其与疼痛症状的关系。方法：以2007年9月至2008年9月在北京协和医院行腹腔镜手术治疗的120例内异症患者为研究对象，其中Ⅰ期19例，Ⅱ期29例，Ⅲ期44例，Ⅳ期28例，采用视觉模拟评分（VAS）法，对患者的疼痛症状进行评分，采用免疫组化染色方法检测不同部位内异症病灶组织中神经纤维的分布。结果：不同部位内异症病灶组织中神经纤维的数目依次为：子宫骶韧带内异症病灶为（29.74±17.33）条/平方毫米、直肠阴道隔内异症病灶（24.53±13.34）条/平方毫米、直肠子宫陷凹内异症病灶为（17.09±10.09）条/平方毫米、腹膜内异症病灶为（6.77±4.21）条/平方毫米、卵巢内异症囊肿壁为（0.07±0.25）条/平方毫米，其中子宫骶韧带内异症病灶中神经纤维的数目与痛经关系最密切（$r = 0.56$），直肠子宫陷凹以及直肠阴道隔内异症病灶中神经纤维的数目与肛门坠痛（r分别为0.58和0.41）、性交痛（r分别为0.82和0.67）有密切的相关性，均明显高于腹膜及卵巢的内异症病灶。而不同期别患者的内异症病灶组织中神经纤维数目比较，差异无统计学意义（$P > 0.05$）。结论：不同部位内异症病灶组织中神经纤维的数目比较，差异有统计学意义，且与痛经、肛门坠痛、性交痛以及慢性盆腔痛等症状的程度具有相关性，而与临床分期无关。

【关键词】子宫内膜异位症；神经纤维；疼痛；S100蛋白质类

Relationship between pain and nerve fibers distribution in multiple endometriosis lesions.

Wang Yanyan，*Leng Jinhua*，*Shi Jinghua*，*Li Xiaoyan*，*Lang Jinghe*

【Abstract】Objective：To investigate the relationship between the distribution of nerve fibers in multiple endometriosis lesions and pelvic pain. Methods：From Sept. 2007 to Sept. 2008，120 endometriosis patients treated in Peking Union Hospital were enrolled in this study，which including 19 cases with stage Ⅰ，29 cases with stage Ⅱ，44 cases with stage Ⅲ and 28 eases with stage Ⅳ. The pain symptom was evaluated by visual analogue scales（VAS）score and nerve fibers in multiple endometriosis lesions were detected by immunohistochemical staining. Results：The number of nerve fibers in multiple endometriosis lesions were（29.74±17.33）/mm² in uterosacral ligament，（24.53±13.34）/mm² in vaginal septum，（17.09±10.09）/mm² in uterus rectum crux，（6.77±4.21）/mm² in peritoneal endometriosis lesions.（0.07±0.25）/mm² in endometriosis ovarian cyst wall. The number of nerve fibers in uterosacral ligament was mostly correlated with the degree of pain（$r = 0.56$）. The nerve fibers of uterus rectum crux and vaginal septum were correlated with defecation pain（$r = 0.58$ and 0.41）and dyspareunia（$r = 0.82$ and 0.67），which were significantly higher than those in endometriosis lesion in peritoneum and ovary. There was no significant different number of nerve fibers among different stage disease（$P > 0.05$）. Conclusions：There was significantly different distribution of nerve fibers in multiple endometriosis lesions. Which was correlated with dysmenorrhea，anus pain，dyspareunia and chronic pelvic pain，not with clinical staging.

【Key words】Endometriosis；Nerve fibers；Pain；S100 proteins

子宫内膜异位症（内异症）是育龄妇女的常见病，疼痛是其最重要的临床症状，70% ～ 80%的患者有不同程度、不同形式的疼痛主诉[1]，如痛经、肛门坠痛、排便痛、性交痛、慢性盆腔痛（CPP）等，严重影响患者的生活质量。目前，内异症疼痛的发病机制尚不明确，前期的临床研究表明，内异症疼痛的程度与疾病分期无关，但与病灶的分布具有一定的相关性，位于后盆腔的病灶多引起严重的痛经以及性交痛等[2]，本研究将从神经解剖学方面探讨不同部位内异症病灶中神经纤维密度及其与疼痛症状的关系，以期为疼痛的评估和治疗提供新的思路。

资料和方法

一、研究对象

2007年9月至2008年9月，选择在北京协和医院行腹腔镜手术治疗的120例内异症患者为研究对象，其中腹膜内异症30例、卵巢内异症囊肿30例、深部浸润型内异症（DIE）包括子宫骶韧带内异症结节32例、直肠子宫陷凹内异症结节12例和直肠阴道隔内异症结节16例，患者平均年龄为（32±5）岁。术前采用疼痛视觉模拟评分（visual analogue scales，VAS）[3]对患者的疼痛症状包括痛经、肛门坠痛、性交痛以及CPP进行评分；按照1985年美国生育学会修订的内异症分期标准（r-AFS）将120例患者分为Ⅰ期19例，Ⅱ期29例，Ⅲ期44例，Ⅳ期28例。

二、方法

1. 标本采集　腹腔镜手术中由有经验的妇科医师取腹膜内异症病灶、卵巢内异症囊肿壁、子宫骶韧带内异症结节、直肠子宫陷凹内异症结节和直肠阴道隔内异症结节；取得的组织立即置于10%中性甲醛溶液中固定，石蜡包埋。

2. 实验方法　每个组织石蜡块均进行连续切片，常规脱蜡至水，HE染色证实为内异症病灶的组织切片进行两步法免疫组化染色。一抗为兔抗人S-100蛋白多克隆抗体（美国Abcam公司产品），抗体稀释度为1∶100，阳性对照为黑色素瘤，以磷酸盐缓释液（PBS）代替一抗作为阴性对照。

3. 结果判定　以黑色素瘤组织为阳性对照，判定S-100蛋白特异性标记的神经纤维（S-100蛋白是一种高度酸性钙结合蛋白，广泛表达于神经峪起源的施万细胞），S-100蛋白表达阳性时，神经细胞胞质呈黄褐色的弥漫性着色，应用同一光学显微镜及图像采集系统对免疫组化切片进行观察和拍摄，计数低倍镜（×100倍）下视野中神经纤维的数目，根据标尺长度计算100倍视野的实际面积为0.425平方毫米，用所计数的神经纤维数目除以0.425平方毫米，即为每平方毫米组织中神经纤维的数目（即神经纤维密度）。

三、统计学分析

应用SPSS 11.5软件进行统计学分析，对符合正态分布的多组计数资料进行单因素方差分析；对非正态分布的计数资料采用秩和检验。利用Fortran Power Station 4.0软件编写相关性程序，对各组资料进行相关性分析。

结　　果

一、不同部位内异症患者各种疼痛症状的VAS

腹膜、子宫骶韧带、直肠子宫陷凹、直肠阴道隔内异症患者的痛经程度高于卵巢内异症患者，差异有统计学意义（$P < 0.05$）；而子宫骶韧带、直肠子宫陷凹以及直肠阴道隔内异症患者痛经程度比较，差异无统计学意义（$P > 0.05$）；子宫骶韧带、直肠子宫陷凹以及直肠阴道隔内异症患者的肛门坠痛程度高于腹膜和卵巢内异症患者；直肠子宫陷凹以及直肠阴道隔内异症患者的性交痛程度明显高于腹膜和卵巢内异症患者，差异有统计学意义（$P < 0.05$）。见表1。

二、不同类型内异症病灶组织中神经纤维分布

腹膜、卵巢、子宫骶韧带、直肠子宫陷凹和直肠阴道隔内异症病灶中S-100染色阳性的神经纤维密度分别为（6.77±4.21）、（0.07±0.25）、（29.74±17.33）、（17.09±10.09）和（24.53±13.34）条/平方毫米。子宫骶韧带、

表1　不同部位内异症患者各种疼痛症状的VAS（$\bar{x}\pm s$，分）

病灶部位	例数	痛经	肛门坠痛	性交痛	CPP
腹膜	30	4.1±3.3	1.1±1.3	1.0±2.1	0.7±1.6
卵巢	30	1.6±2.0	0.3±1.0	0.0±0.0	0.4±1.2
子宫骶韧带	32	6.9±2.5	2.3±2.6	1.4±2.4	1.5±2.4
直肠子宫陷凹	12	7.4±1.4	2.5±2.3	2.2±2.3	1.7±1.3
直肠阴道隔	16	6.8±2.5	3.2±2.4	5.0±1.5	0.7±2.3

直肠阴道隔以及直肠子宫陷凹内异症病灶中神经纤维密度高于腹膜和卵巢内异症病灶，差异有统计学意义（$P < 0.05$），子宫骶韧带、直肠阴道隔以及直肠子宫陷凹内异症病灶中神经纤维的密度比较，差异无统计学意义（$P > 0.05$）。内异症病灶组织中神经纤维分布见图1。

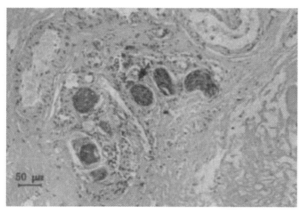

图1　内异症病灶中神经纤维分布

S-100蛋白阳性细胞胞质中黄褐色颗粒弥漫性分布，见于细胞外基质，包括单条的细小纤维以及有神经束膜的神经束（↑）。免疫组化×100

三、不同期别内异症患者病灶组织中神经纤维密度

120例患者中，Ⅰ、Ⅱ期患者中均无DIE，Ⅰ期患者内异症病灶中神经纤维密度为（16±14）条/平方毫米，Ⅱ期为（16±14）条/平方毫米，Ⅲ期为（15±16）条/平方毫米，Ⅳ期为（12±16）条/平方毫米。各期别内异症病灶中神经纤维数目分别比较，差异均无统计学意义（$P > 0.05$）。

四、不同类型内异症病灶组织中神经纤维密度与疼痛症状的关系

子宫骶韧带及直肠子宫陷凹DIE病灶中，神经纤维数目与患者的痛经程度成正相关（$r = 0.56$、0.53）；直肠阴道隔DIE病灶中神经纤维数目与痛经程度也成正相关（$r = 0.39$），腹膜和卵巢内异症病灶中的神经纤维数目与痛经程度无明显相关性（$r = 0.24$、0.22）。子宫骶韧带、直肠子宫陷凹以及直肠阴道隔DIE病灶中，神经纤维数目与肛门坠痛程度有相关性（$r = 0.47$、0.58、0.41），而腹膜和卵巢内异症病灶中神经纤维数目与肛门坠痛程度无相关性（$r = 0.08$、−0.05）。直肠子宫陷凹DIE组织中，神经纤维的数目与患者性交痛的程度高度相关（$r = 0.82$）；直肠阴道隔以及子宫骶韧带DIE病灶中的神经纤维数目与性交痛程度有明显相关性（$r = 0.67$、0.59），腹膜和卵巢内异症病灶中的神经纤维数目与性交痛程度无明显相关性（$r = 0.10$、0.005）。除子宫骶韧带DIE病灶中神经纤维数目与CPP程度有相关性（$r = 0.41$）外，其他内异症病灶中的神经纤维数目与CPP程度的相关性均不高。

讨　　论

一、不同部位及不同类型内异症病灶组织中的神经纤维分布及其特点

本研究结果显示，不同部位的内异症病灶中神经纤维的数目不同，位于后盆腔的DIE病灶中神经纤维数目明显高于腹膜及卵巢内异症病灶。既往的研究报道，内异症在位内膜组织和腹膜型病灶中神经纤维分布明显增加，并且由Aδ、C感觉神经以及胆碱能和肾上腺素能神经纤维支配，在异位内膜腺体周围神经生长因子（NGF）免疫反应增强，异位腺体和微血管周围可见NGF受体表达阳性的神经纤维[4,5]；另有学者发现了直

肠阴道隔内异症病灶中肥大细胞的浸润、分泌以及神经纤维的增生，并在内异症病灶中观察到了异位间质细胞浸润神经束膜以及神经内膜的现象[6,7]。Berkley等[8]也在内异症大鼠模型的腹膜内异症病灶中观察到了神经纤维的浸润以及新生的神经纤维。

二、神经纤维分布与疼痛症状的关系

临床研究发现，内异症患者的疼痛症状与DIE病灶明显相关[2,9-11]，但确切的机制不清，推测可能与神经受压有关。另有文献报道，内异症疼痛的机制之一就是异位内膜病灶中神经纤维支配的形成[12]。本研究结果显示，神经纤维数目与痛经、肛门坠痛、性交痛、CPP的疼痛程度有一定的相关性，后盆腔的DIE病灶中神经纤维数目与痛经、肛门坠痛、性交痛均有较高的相关性，而腹膜和卵巢内异症病灶中神经纤维数目与疼痛的相关性不高。这一结果与临床研究中发现的病灶分布与疼痛的关系基本一致。r-AFS分期是目前内异症临床诊治中常用的分期方法，腹腔镜手术中主要依据卵巢和腹膜的病灶大小、是否粘连进行分期，未考虑疼痛的程度以及DIE病灶的分布，临床研究发现，Ⅲ～Ⅳ期的内异症患者盆腔病变可能仅表现为体积较大的卵巢囊肿，没有明显的疼痛症状，而部分有严重疼痛症状的直肠阴道隔内异症因为没有卵巢囊肿等盆腔内病变而分期较早。本研究对不同期别的内异症患者病灶组织中的神经纤维数目进行比较，均没有显著差异，从蛋白水平上证实了临床研究的结论。

内异症疼痛的发生原因有多种，本研究只是从神经纤维数目与疼痛的关系方面进行了分析，结果显示，不同部位、不同类型内异症病灶组织中神经纤维的数目不同，且与疼痛程度有一定的相关性，提示神经纤维数目的增加在内异症疼痛的发生中起一定的作用，可能与病灶中异位内膜腺体或间质的生长、神经递质或致痛因子的分泌等因素相互关联，共同参与疼痛的发生，这也是下一步需要研究的问题。

参 考 文 献

[1] 中华医学会妇产科学分会子宫内膜异位症协作组. 子宫内膜异位症的诊断与治疗规范 [J]. 中华妇产科杂志, 2007 (9), 42: 645-648.

[2] 冷金花, 郎景和, 戴毅, 等. 子宫内膜异位症患者疼痛与盆腔病灶解剖分布的关系 [J]. 中华妇产科杂志, 2007, 42 (3): 165-168.

[3] Breivik EK. Björnsson GA, Skovlund E. A comparison of pain rating scales by sampling from clinical trial data [J]. Clin J Pain, 2000, 16 (1): 22-28.

[4] Tokushige N, Markham R. Russell P, et al. High density of small nerve fibres in the functional layer of the endometrium in women with endometriosis [J]. Hum Reprod, 2006, 21 (3): 782-787.

[5] Tokushige N, Markham R, Russell P, et al. Nerve fibres in peritoneal endometriosis [J]. Hum Reprod, 2006, 21 (1): 3001-3007.

[6] Anaf V, Chapron C, El Nakadi I, et al. Pain, mast cells, and nerves in peritoneal, ovarian, and deep infiltrating endometriosis [J]. Fertil Steril, 2006, 86 (5): 1336-1343.

[7] Anaf V, Simon P, El Nakadi I, et al. Hyperalgesia, nerve infiltration and nerve growth factor expression in deep adenomyotic nodules, peritoneal and ovarian endometriosis [J]. Hum Reprod, 2002, 17 (7): 1895-1900.

[8] Berkley KJ, Dmitrieva N, Curtis KS, et al. Innervation of ectopic endometrium in a rat model of endometriosis [J]. Proc Nad Acad Sci US A, 2004, 101 (30): 11094-11098.

[9] Chapron C, Fauconnier A, Dubuisson JB, et al. Deep infiltrating endometriosis: relation between severity of dysmenorrhoea and extent of disease [J]. Hum Reprod, 2003, 18 (4): 760-766.

[10] Vercellini P, Fedele L, Aimi G, et al. Association between endometriosis stage, lesion type, patient characteristics and severity of pelvic pain symptoms: a multivariate analysis of over 1000 patients [J]. Ham Reprod, 2007, 22 (1): 266-271.

[11] Vercellini P, Frontino G, Pietropaolo G, et al. Deep endometriosis: definition, pathogenesis, and clinical management [J]. J Am Assoc Gynecol Laparosc, 2004, 11 (2): 153-161.

[12] Berkley KJ, Rapkin AJ, Papka RE, et al. The pains of endometriosis [J]. Science, 2005, 308 (5728): 1587-1589.

NGF及其受体trkA及p75NTR在子宫内膜异位症患者在位内膜中的表达及其与内异症疼痛的关系

李晓燕　　冷金花　　郎景和

【摘要】目的：研究子宫内膜异位症（内异症）患者在位内膜神经生长因子（NGF）及其受体trkA、p75NTR的表达，探讨上述因子与内异症疼痛的关系。方法：选择就诊于北京协和医院并进行了腹腔镜手术的28例子宫内膜异位症患者作为研究组，非子宫内膜异位患者10例作为对照组（B组），收集上述患者分泌期在位子宫内膜。根据患者有无痛经，分为内异症疼痛组（A1组，18例）及内异症非疼痛组（A2组，10例）。采用免疫组化比较各组病灶中NGF及其受体trkA、p75NTR的表达，并分析其与痛经的关系。结果：各组在位内膜腺上皮中NGF的表达显著高于间质（$P < 0.05$）；内异症疼痛组腺上皮NGF表达较非疼痛组明显升高（359.9 ± 18.7 vs 201.3 ± 34.3，$P < 0.05$）。p75NTR主要在子宫内膜间质细胞中表达；内异症组明显高于非内异症组（58.8 ± 21.1 vs 22.5 ± 16.1，$P < 0.05$）；内异症疼痛组较非疼痛组p75NTR表达明显升高（58.8 ± 21.1 vs 22.5 ± 16.1，$P < 0.05$）。trkA在非内异症组子宫内膜间质中表达明显高于腺上皮（$P < 0.05$）；在内异症组腺上皮中，trkA的表达较非内异症组明显增高（$P < 0.05$）；trkA的表达量与内异症患者疼痛无关。结论：p75NTR可能参与内异症的发病，NGF及其受体p75NTR在在位内膜中的表达与患者疼痛相关，表明其可能参与了内异症疼痛发病机制。

【关键词】子宫内膜异位症；神经生长因子；受体，trkA；p75NTR；痛经

Expression of nerve growth factor and its two receptors: trkA and p75NTR in eutopic endometrium of patients with endometriosis.

Li Xiaoyan, *Leng Jinhua*, *Lang Jinghe*

【Abstract】Objective：To investigate the expression of nerve growth factor（NGF）and its two receptors：trkA and p75NTR in eutopic endometrium of patients with endometriosis, and to explore the role of NGF, trkA and p75NTR in the development of endometriosis-associated pain. Methods：A total of 38 patients underwent surgical laparoscopy were studied. 28 patients underwent laparoscopic endometriosis lesion excision, while others underwent surgical laparoscopy because of non-endometriosis disease. The preoperative pain scores were determined using a standardized questionnaire with a visual analogue scale（VAS）from 1 to 10. All patients were classified into three groups according to the disease with or without dysmenorrheal：endometriosis patients with dysmenorrhea（group A1）, endometriosis without dysmenorrhea（group A2）, non-endometriosis patients（group B）. Immunohistochemistry were performed to detect the expression of NGF, trkA and p75NTR in eutopic endometrium. Results：Immunohistochemical analysis showed NGF expression in endometrial glands was significantly stronger than in stroma. The level of NGF in endometrium of group A1 was significantly higher than group A2. There was no statistically significant difference of NGF expression between group A2 and group B. The level of p75NTR in eutopic endometrium was as follows：group A1 ＞ group A2（A1：58.8±21.1，A2：22.5±16.1，*P* ＜ 0.05），group A ＞ group B（*P* ＜ 0.05）. trkA expression was significantly stronger in endometrial stroma than in glands of non-endometriosis patients. There was no statistically significant difference of trkA expression between group A1 and group A2. **Conclusions**：NGF and p75NTR express in endometrium of patients with dysmenorrhea or pelvic pain may participate in the pathogenesis of endometriosis and endometriosis associated pain.

【Key words】Endometriosis；Nerve growth factor；Receptor，trkA；p75NTR；Dysmenorrhea

子宫内膜异位症（内异症）相关性疼痛以各种各样的形式存在，包括痛经、性交痛、慢性盆腔痛（chronic pelvic pain，CPP）、排便痛等，这些疼痛一直困扰着内异症患者，也往往使妇科医师束手无策。迄今，内异症疼痛的机制仍不明确。相关研究报道，内异症患者子宫内膜功能层内含有丰富的神经纤维，而在非内异症患者的在位内膜中仅发现极少数神经纤维。研究指出，诊刮得到的内膜中若找到神经纤维即可提高内异症患者的早期诊断率。内异症患者的在位内膜与非内异症者的在位内膜有许多分子及细胞学上的异常，这些分子异常可能是内异症的发病原因，甚至可能是引起内异症疼痛症状的原因。而本研究的目的即比较内异症患者和非内异症患者在位内膜中神经生长因子（nerve growth factor，NGF）及其受体（trkA、p75NTR）的表达情况，并分析其与内异症疼痛的关系。

1 资料与方法

1.1 标本采集

选择就诊于北京协和医院，由同一术者进行腹腔镜手术的38例患者。研究组28例，入选标准：腹腔镜下确诊内异症，伴或不伴不同程度的痛经、CPP、性交痛或大便痛症状。对照组10例，入选标准：腹腔镜除外内异症、无疼痛症状的卵巢良性肿瘤、宫颈上皮内瘤变（cervical intra-epithelial neoplasia Ⅱ～Ⅲ，CIN Ⅱ～Ⅲ）或宫颈癌、输卵管积水等患者。排除标准：同时合并内异症、子宫腺肌症和子宫肌瘤或伴其他内分泌疾病、术前3个月内接受过激素类药物治疗。在知情同意的前提下，术中取子宫内膜组织标本。所有组织标本取一部分送常规病理，另一部分立即用生理盐水漂洗其中的血液成分，滤纸适当滤干后分装于冻存管中，置于液氮罐中保存。

1.2 病例分组

术前用视觉模拟评分方法（visual analogue scale，VAS）记录内异症患者疼痛程度。我们将内异症疼痛定义为痛经。根据患者有无痛经，将患者分为内异症疼痛组（A1组，18例）、内异症非疼痛组（A2组，10例）及非内异症B组（10例）。

1.3 实验方法

采用常规免疫组化法比较各组患者在位内膜中NGF（兔抗人NGF多克隆抗体，Santa Cruz USA）及其受体trkA（tyrosine kinase receptor A，羊抗人trkA多克隆抗体，Santa Cruz USA）、p75NTR（兔抗人p75NTR单克隆抗体，Ab-cam USA）的表达。

1.4 免疫组化结果分析

采用光学显微镜（Nikon Optiphot-2，Japan）及ACT-2U数字图像采集系统对免疫组化切片进行读片及拍照。使用改良的Q-H评分（quantitative-histogram score）方法定量分析免疫组化结果，Q-H评分按照以下方程式计算：

$$Q\text{-}H = \sum_{i=1}^{3} Pi\,(i+1)$$

Pi指每个染色密度下染色细胞的百分比。染色密度分为：0分＝无染色，1分＝弱染色，2分＝中度染色，3分＝强染色。在同一切片中，选择5个不同视野（×400）计算平均Q-H评分分数

1.5 统计学处理

采用统计软件包SPSS 17.0分析数据，计量资料均数之间的显著性检验采用方差分析以及独立样本t检验。以$P < 0.05$为差异有统计学意义。

2 结果

2.1 一般情况

疼痛组患者平均年龄（32.2±3.5）岁，VAS分数（8.0±1.6）分。患者的疼痛时间为（68.4±52.2）个月。非疼痛组患者平均年龄（31.60±3.0）岁，VAS分数（1.6±1.5）分，患者的疼痛时间为（25.2±49.9）个月。各组患者年龄，孕、产次，体重指数（BMI），月经周期情况及CA125水平均比较，差异无统计学意义（$P > 0.05$）。

2.2 NGF、trkA及p75NTR在子宫内膜的表达定位

NGF主要表达于子宫内膜腺上皮细胞胞质及胞膜中，内膜间质中亦有表达。trkA在子宫内膜腺上皮及间质中均有大量表达。p75NTR在腺上皮无表达，在疼痛组患者的子宫内膜间质中有少量表达。见图1。

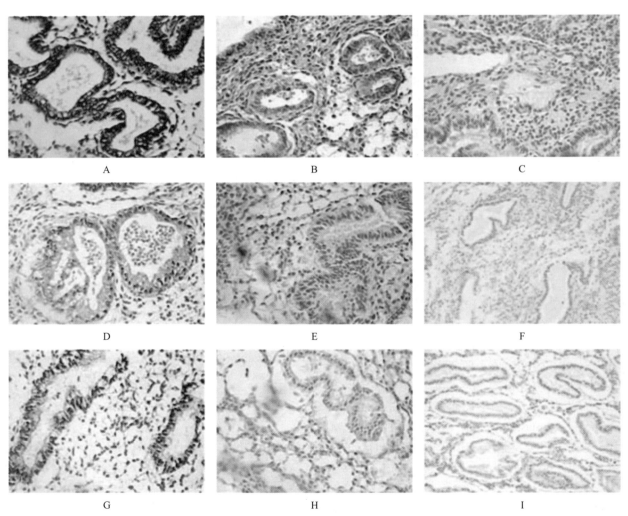

图1 NGF、trkA及p75NTR在各组患者在位内膜中表达比较（×400）

A～C.内异症疼痛组NGF、trkA、p75NTR的表达；D～F.内异症非疼痛组NGF、trkA、p75NTR的表达；G～I.非内异症组NGF、trkA、p75NTR的表达

2.3 比较NGF在各组患者在位内膜中的表达

NGF无论在内异症组抑或非内异症组，在位内膜腺上皮中的表达均显著高于间质（$P < 0.05$）。腺上皮细胞中，内异症疼痛组NGF表达水平显著高于内异症非疼痛组（$P = 0.000$）及非内异症组（$P = 0.000$）。间质细胞中，疼痛组NGF表达水平显著高于非疼痛组（$P = 0.000$）。见表1。

2.4 比较p75NTR在各组患者在位内膜中的表达

所有患者子宫内膜腺上皮细胞均不表达p75NTR。内异症疼痛组患者在位内膜间质细胞p75NTR表达水平显著高于内异症非疼痛组（$P = 0.000$），而非内异症组患者间质细胞中亦无p75NTR表达。见表1。

2.5 比较trkA在各组患者在位内膜中的表达

非内异症组及内异症疼痛组患者子宫内膜中，间质细胞trkA表达水平显著高于腺上皮细胞（$P < 0.05$）。腺上皮细胞中，内异症疼痛组、内异症非疼痛组trkA表达水平均显著高于非内异症组（$P = 0.008$，$P = 0.000$）。间质细胞中，内异症疼痛组trkA表达水平显著高于非内异症组（$P = 0.015$）。内异症患者的腺上皮或间质中，疼痛组与非疼痛组的trkA表达比较，差异无统计学意义。见表1。

3 讨论

不少证据证明，内异症患者在位内膜与非内异症患者在位内膜有许多不同之处，包括形态、增生、凋亡、免疫成分、细胞黏附分子、蛋白激酶及其抑制剂、基因表达、蛋白合成等[1]。近年已有研究证实，与非内异症患者比较，内异症患者在位内膜功能层有小的无髓鞘神经纤维分布[2]。内异症患者在位内膜中的神经纤维密度较非内异症患者高，并且含有Aδ、C感觉神经及肾上腺能神经。甚至有研究报道，在位内膜中找到神经纤维可作为内异症的诊断方法[3]。子宫内膜功能层中的C感觉神经纤维及肾上腺能神经在内异症相关疼痛中起重要作用。内异症患者在位内膜中释放的炎性因子能激活并使C感觉神经纤维末梢致敏，从而激发神经源性炎症反应[4]，肾上腺能神经末梢能释放前列腺素E_2，前列环素（prostacyclin，PGI_2）及肾上腺素，这些物质能使C感觉神经致敏[5]。内异症患者在位内膜的异常是内异症的发病原因之一，那么在位内膜在神经纤维及神经调节因子上的异常则有可能是内异症相关的疼痛产生原因之一。

通过免疫组化研究，已经发现内异症患者在位内膜功能层中有多种神经调节因子表达，例如，P物质（substance P，SP）、血管活性肠肽（vasoactive intestinal polypeptide，VIP）、蛋白基因产物9.5（neural proteins like protein gene product 9.5，PGP 9.5）、神经丝（neurofilament，NF）、神经肽Y（neuropeptide Y，NPY）以及降钙素基因相关蛋白（calcitonine gene-related protein，CGRP）、转移生长因子（transforming growth factor β1，TGF-β1）、囊泡单胺转运体（vesicular monoamine transporter-2，VMAT2）等[6]。同时还有研究报道，内异症种植病灶能分泌刺激神经生长的细胞因子，如肿瘤坏死因子-α，PGI_2，前列腺素E_2、前列腺素$F_{2\alpha}$、NGF、

表1 各组患者在位内膜中NGF、trkA及p75NTR的表达（Q-H评分分数）

表达部位	NFG				trkA				P75NTR			
	A1组	A2组	B组	P值	A1组	A2组	B组	P值	A1组	A2组	B组	P值
腺上皮细胞	359.9±18.7	201.3±34.3	194.0±37.2	0.000	140.8±86.9	166.0±29.4	58.0±30.8	0.001	0.0	0.0	0.0	—
间质细胞	130.9±50.7	61.2±24.2	132.0±30.1	0.000	249.4±70.3	204.4±57.9	187.0±36.2	0.027	58.8±21.1	22.5±16.1	0.0	0.000
P值	0.000			0.001	0.000		0.078	0.000		—	—	—

胰岛素样生长因子（insulin-like growth factor 1，IGF-1），抗凋亡因子Bcl-2，肝细胞生长因子，热激蛋白27等。内异症患者在位内膜分子学上的异常使脱落的子宫内膜黏附至间皮细胞后，不仅能为种植的病灶提供存活条件，同时也促进病灶局部神经纤维生长并使其致敏。

内异症患者病灶中的神经纤维可能来源于在位内膜功能层的神经纤维，或是有活性的在位内膜脱落后，种植在腹腔等其他部位时所分泌的能促进神经生长的细胞因子，如NGF及其受体trkA、p75刺激了种植局部的神经纤维增生。内异症患者在位内膜中表达的神经传递因子及神经相关肽促进神经生长的作用机制如何，神经纤维是如何生长进入内异症患者在位内膜中的，目前尚不明确。从对P12细胞的研究中发现，NGF通过旁分泌与自分泌的作用与其两种受体结合后，激发后者的酪氨酸残基二聚体化及自磷酸化。而trkA的磷酸化则激活了二级信号传导系统，包括分裂原活化蛋白激酶及磷脂酰肌醇3-激酶[7]，诱导两种促炎神经肽SP和CGRP的合成上调。根据文献报道，SP能引起子宫肌层收缩，CGRP能通过一种肽链内切酶抑制SP降解，并参与子宫肌层的不自主收缩机制[8]，这两种物质继而又激发了更多致痛物质的表达，使痛觉感受器致敏。而其他内异症患者在位内膜所表达的神经调节因子也同时可发挥作用，IGF-1能诱导感觉神经纤维的生长，能激活大鼠背根神经节内NGF的神经生长源性[9]。Bcl-2在神经元中表达并能促进神经元轴突生长，抑制神经元凋亡[10]。肝细胞生长因子能与NGF一起发挥促进感觉神经元轴突生长的作用，并能在含有NGF的背根神经节培养基中加强NGF的生物学活性[11]。热激蛋白27表达于感觉神经纤维，它能促进背根神经节的生长及存活[12]。因此，内异症患者在位内膜中所表达的这类神经调节因子及相关的细胞因子之间有着千丝万缕的联系，它们之前相互作用，相互协调，共同促进了致痛物质的表达以及局部神经纤维的生长，这两方面均有可能成为内异症相关疼痛的产生原因。本研究中，内异症疼痛患者的在位内膜表达NGF及p75NTR较非疼痛组高，也进一步证明了这一点。

目前，虽然我们尚不清楚内异症患者所感受的疼痛症状与病灶局部所产生的神经纤维有多

大关系。但使用激素类药物［口服避孕药，孕激素，米非司酮或左炔诺孕酮（曼月乐）环］治疗内异症后，患者的疼痛症状能得到明显缓解，而且除子宫内膜的神经纤维密度降低以外，子宫内膜表达的神经调节因子及相关细胞因子亦明显减少[13]。这提示我们，激素类药物可能对于病灶局部新生的神经纤维或高表达的神经调节因子及致痛物质有一定的作用。研究证实，对切除卵巢的仓鼠进行外源性17β-雌二醇、孕激素干预，其子宫内膜中内皮细胞、腺上皮细胞及子宫内膜间质细胞中的NGF及其受体trkA、p75表达均有所增加，研究中NGF表达最高峰是在动物血清中雌、孕激素浓度均达到高峰的时期。研究表明，子宫内膜中NGF表达强度与血清中雌激素浓度变化密切相关。同时研究中还发现，在位内膜中NGF、trkA及p75的表达情况均不一致。17β-雌二醇和孕激素均能刺激NGF及trkA在间质细胞中的表达，而使用孕激素后，trkA及p75在腺上皮细胞中表达减弱提示孕激素能拮抗雌激素的作用[14]。还有动物试验报道，切除卵巢后能显著减少子宫内膜中NGF mRNA及脑源性神经营养因子mRNA的表达，而雌激素则能使其表达上调，这一上调作用能被雌激素受体拮抗剂抵消[15,16]。上文提到的IGF-1、Bcl-2、肝细胞生长因子以及热激蛋白等也能在雌激素的作用下表达增加[17,18]。

内异症是雌激素依赖性疾病，药物降低雌激素或对抗雌激素可以降低NGF及其受体表达，并能缓解疼痛症状，雌激素也可能通过刺激子宫内膜神经营养因子及其他与神经生长相关分子的表达，为神经纤维提供营养支持，从而加重患者症状。而本文中内异症患者在位内膜腺上皮细胞表达NGF较间质细胞多，可能是因为子宫内膜腺上皮细胞表达ER及PR较间质细胞多[19]。NGF在雌激素的刺激下表达增加，而内异症在位内膜中腺上皮及间质细胞中ER及PR的表达也是有差异的。

内异症相关疼痛与神经纤维及神经调节因子之间存在着千丝万缕的联系，越来越受到学者们的重视。然而疼痛仍然是内异症治疗的一个瓶颈。研究证实，NGF在内异症患者腹水中过度表达，在感觉神经突触的生长中起至关重要的作用，并且这种作用能被NGF抑制剂K252a所抑制[20]。如果从疼痛产生的原因考虑，抑制局部神经调节因子表达也可能成为将来治疗的靶点。

而在位内膜中表现出来异常，也有可能成为评价 疗效及判断病情的标志之一。

参 考 文 献

[1] Bulun SE. Endometriosis [J]. N Engl J Med, 2009, 360（3）：268-279.

[2] Tokushige N, Markham R, Russell P, et al. Different types of small nerve fibers in eutopic endometrium and myometrium in women with endometriosis [J]. Fertil Steril, 2007, 88（4）：795-803.

[3] Al-Jefout M, Dezarnaulds G, Cooper M, et al. Diagnosis of endometriosis by detection of nerve fibres in an endometrial biopsy: a double blind study [J]. Hum Reprod, 2009, 24（12）：3019-3024.

[4] Woolf CJ, Safieh-Garabedian B, Ma QP, et al. Nerve growth factor contributes to the generation of inflammatory sensory hypersensitivity [J]. Neuroscience, 1994, 62（2）：327-331.

[5] Schattschneider J, Scarano M, Binder A, et al. Modulation of sensitized C-fibers by adrenergic stimulation in human neuropathic pain [J]. Eur J Pain, 2008, 12（4）：517-524.

[6] Berkley KJ, Dmitrieva N, Curtis KS, et al. Innervation of ectopic endometrium in a rat model of endometriosis [J]. Proc Natl Acad Sci U S A, 2004, 101（30）：11094-11098.

[7] Liu X, Wang D, Liu Y, et al. Neuronal-driven angiogenesis: role of NGF in retinal neovascularization in an oxygen-induced retinopathy model [J]. Invest Ophthalmol Vis Sci, 2010, 51（7）：3749-3757.

[8] Hoffman EM, Zhang Z, Anderson MB, et al. Potential mechanisms for hypoalgesia induced by anti-nerve growth factor immunoglobulin are identified using autoimmune nerve growth factor deprivation[J]. Neuroscience, 2011, 193：452-465.

[9] Jones DM, Tucker BA, Rahimtula M, et al. The synergistic effects of NGF and IGF-1 on neurite growth in adult sensory neurons: convergence on the PI 3-kinase signaling path-way [J]. J Neurochem, 2003, 86（5）：1116-1128.

[10] Chiou SH, Ku HH, Tsai TH, et al. Moclobemide upregulated Bcl-2 expression and induced neural stem cell differentiation into serotoninergic neuron via extracellular-regulated kinase pathway [J]. Br J Pharmacol, 2006, 148（5）：587-598.

[11] David MD, Yeramian A, Dunach M, et al. Signalling by neurotrophins and hepatocyte growth factor regulates axon morphogenesis by differential beta-catenin phosphorylation [J]. J Cell Sci, 2008, 121（Pt 16）：2718-2730.

[12] Williams KL, Rahimtula M, Mearow KM. Heat shock protein 27 is involved in neurite extension and branching of dorsal root ganglion neurons in vitro[J]. J Neurosci Res, 2006, 84（4）：716-723.

[13] Tokushige N, Markham R, Russell P, et al. Effects of hormonal treatment on nerve fibers in endometrium and myometrium in women with endometriosis [J]. Fertil Steril, 2008, 90（5）：1589-1598.

[14] Shi Z, Arai KY, Jin W, et al. Expression of nerve growth factor and its receptors NTRK1 and TNFRSF1B is regulated by estrogen and progesterone in the uteri of golden hamsters [J]. Biol Reprod, 2006, 74（5）：850-856

[15] Chalar C, Richeri A, Viettro L, et al. Plasticity in developing rat uterine sensory nerves: the role of NGF and trkA [J]. Cell Tissue Res, 2003, 314（2）：191-205.

[16] Krizsan-Agbas D, Pedchenko T, Hasan W, et al. Oestrogen regulates sympathetic neurite outgrowth by modulating brain derived neurotrophic factor synthesis and release by the rodent uterus [J]. Eur J Neurosci, 2003, 18（10）：2760-2768.

[17] Moyano P, Rotwein P. Mini-review: estrogen action in the uterus and insulin-like growth factor-I [J]. Growth Horm IGF Res, 2004, 14（6）：431-435.

[18] Khan KN, Masuzaki H, Fujishita A, et al. Estrogen and progesterone receptor expression in macrophages and regulation of hepatocyte growth factor by ovarian steroids in women with endometriosis[J]. Hum Reprod, 2005, 20（7）：2004-2013.

[19] de Carvalho S, Campaner AB, Lima SM, et al. Differential expression of estrogen and progesterone receptors in endometrial polyps and adjacent endometrium in postmenopausal women [J]. Anal Quant Cytol Histol, 2011, 33（2）：61-67.

[20] Barcena de Arellano ML, Arnold J, Vercellino GF, et al. Influence of nerve growth factor in endometriosis-associated symptoms [J]. Reprod Sci, 2011, 18（12）：1202-1210.

内异症疼痛与骶韧带病灶中瞬时受体电位辣椒素亚型1表达的关系

宋　楠　冷金花　郎景和

【摘要】目的：探讨内异症患者骶韧带病灶中瞬时受体电位辣椒素亚型1（TRPV1）蛋白和mRNA的表达变化及其与疼痛程度的关系。方法：选择经腹腔镜手术并经病理检查证实的内异症患者54例，行骶韧带内异症病灶切除术。以痛经视觉模拟评分（VAS）5分为界分为A组27例（WAS为5～10分），B组27例（VAS为0～4分）；选取同期非内异症但有痛经（VAS为0～4分）者20例为对照（C组）。采用免疫组化Envision二步法检测各组患者骶韧带TRPV1蛋白的表达，并根据阳性细胞百分比及显色程度进行半定量评分；实时定量PCR技术检测各组患者骶韧带中TRPV1 mRNA的表达；蛋白印迹法检测各组患者骶韧带内异症病灶中TRPV1蛋白的表达水平。结果：①3组患者TRPV1蛋白的阳性表达情况比较，A、B组骶韧带内异症病灶及C组骶韧带组织内均存在TRPV1蛋白阳性染色区域，免疫组化半定量评分A、B、C组分别为3、1、1分；A组与B组比较，差异有统计学意义（$P=0.005$）；B组与C组比较，差异也有统计学意义（$P=0.027$）；②3组患者TRPV1 mRNA的表达水平，A、B、C组TRPV1 mRNA的表达水平分别为1.84、0.80和0.24，随VAS评分的增加，TRPV1mRNA的表达量明显增加，A组与B组比较，差异有统计学意义（$P=0.022$）；B组与C组比较，差异也有统计学意义（$P=0.031$）；③3组患者TRPV1蛋白表达水平的比较，A、B、C组TRPV1蛋白的表达水平分别为0.63、0.19和0.02，A组与B组比较，差异有统计学意义（$P=0.022$）；B组与C组比较，差异也有统计学意义（$P<0.01$）。结论：内异症患者TRPV1蛋白和mRNA表达水平和疼痛程度密切相关。

【关键词】子宫内膜异位症；疼痛；TRPV阳离子通道

Expression of transient receptor potentials of vanillold subtype 1 and pain in endometriosis.
Song Nan，Leng Jinhua，Lang Jinghe

【Abstract】Objective：To investigate the expression of transient receptor potential vanillold subtype 1（TRPV 1）in uterosacral ligament and its correlation with pain in endometriosis. Methods：Total of 54 patients undergoing endometriotic lesions excision in uteroscaral ligament by laparoscopy due to pelvic pain were enrolled in this study. According to visual analogue scale（VAS）scores，27 patients with VAS 5～10 were in group A and 27 patients with VAS 0～4 were in group B. In the mean time，20 patients with dysmenorrheal without endometriosis（VAS：0～4）were matched as group C. Specimens（including the sacro-ligaments of 20 women without endometriosis）were immunostained with specific antibodies of TRPV1. Western blot and real time PCR were performed to detect TRPV1 expression in endometriosis lesions and control group. Results：①Immunohistochemnistry，the positive area of TRPV1 was found in endometriotic lesions in uterosacral ligament in group A，B and tissue of uterosacral ligament group C. The semi-qualitification of TRPV1 expression were 3 in group A. 1 in group B and l in group C by immunohisto-chemistry staining. There was significantly different expression between group B and group A（$P=0.005$）or group C（$P=0.027$）. ②mRNA expression，the expression of TRPV1 was 1.84 in group A. 0.80 in group B. 0.24 in group C. respectively. With higher VAS scores, the expression of TRPV1 exhibited increasing trends. The expression of TRPV1 mRNA was higher in group A than that in group B ($P = 0.022$). There was statistically different expression between group B and group C ($P = 0.031$). ③Western blot, the expression of TRPV1 protein was 0.63 in group A, 0.19 in group B, 0.02 in group C. There was significant differences between group A and group B ($P = 0.022$), and between group B and group C ($P < 0.01$).

Conclusions: The expression of TRPV1 was correlated with the degree of pain in patient with endometriosis.

【**Key words**】 Endometriosis; Pain; TRPV cation channels

内异症是育龄期妇女的多发病，可引起形式各异的临床表现，其中疼痛是最困扰患者的症状之一，内异症患者中70%～80%合并有不同程度的疼痛，包括痛经、慢性盆腔痛、性交痛和大便痛[1]。严重影响患者的身心健康。疼痛是一种复杂的生理和心理感受，是由致痛物质作用于伤害性感受器（感觉神经纤维），产生神经冲动，沿相应的传入神经纤维传入中枢而产生的。内异症疼痛发生的机制尚不清楚，近年来的研究热点是疼痛与内异症病灶中神经纤维分布的关[2]。瞬时受体电位辣椒素亚型1（transient receptor potential vanilloid subtype 1，TRPV1）主要表达于感觉神经纤维的C纤维和少量Aδ纤维上。所以，本研究旨在从伤害性感受器的角度进一步阐明内异症疼痛可能的相关因素。

资料与方法

一、资料来源

2009年4月至11月，选择在北京协和医院行腹腔镜手术治疗，并经病理检查证实的子宫骶韧带内异症患者54例，以痛经视觉模拟评分（visual analogue scale，VAS）5分为界进行分组，A组27例（VAS为5～10分），B组27例（VAS为0～4分）；选取同期因宫颈病变切除子宫。术中未发现存在内异症病灶，且术后病理检查证实无恶性病变、无内异症但有痛经（VAS为0～4分）者20例为对照（C组）。所有患者痛经症状均持续半年以上，但月经周期规律，无盆腹腔、胃肠道或泌尿系统感染，术前从未使用过促性腺激素释放激素激动剂（GnRH-a）或其他激素类药物，无腹部手术史或腹部手术后1年以上，且无子宫腺肌症及子宫肌瘤等。各组患者

年龄比较，差异无统计学意义（$P > 0.05$）。见表1。

表1　各组患者基本情况

组别	例数	年龄 （岁，$\bar{x} \pm s$）	VAS [M(P_{25}, P_{75})]
A组	27	31 ± 7	8.0 (6, 9)
B组	27	32 ± 7	2.0 (0, 3)
C组	20	34 ± 9	1.5 (0, 3)

注：P_{25}：第25百分位数；P_{75}：第75百分位数

二、方法

1. **标本处理**　将获得的子宫骶韧带组织每份分割为2部分，一部分于4%多聚甲醛溶液中固定24小时后石蜡包埋；另一部分立即放入液氮中储存，用于提取蛋白和mRNA。

2. **免疫组化法检测骶韧带中TRPV1蛋白的阳性表达**　采用免疫组化Envision二步法，兔抗人TRPV1多克隆抗体（美国Chemical公司产品）1:2 000稀释，检测骶韧带中TRPV1蛋白的阳性表达。操作方法如下：石蜡切片经脱蜡至水后行高压热修复，滴加H_2O_2阻断10分钟后，加一抗4℃过夜保存，再滴加二抗37℃孵育0.55小时，最后经二氨基联苯氨显色，苏木素复染。以大鼠背根神经节作为阳性对照。阳性表达判定标准：光镜（×400）下随机选取5个视野，每个视野计数100个细胞，根据阳性细胞所占百分比（< 5%为0分，6%～25%为1分，26%～50%为2分，51～75%为3分，> 75%为4分）及多数细胞的染色程度（无染色为0分，淡黄色为1分，棕黄色为2分，棕褐色为3分）评定。将两项指标分值相乘作为最终分数。

3. **实时定量PCR技术检测TRPV1 mRNA**

的表达水平 提取细胞总mRNA，实验步骤按照RNA提取试剂RNAiso Plus（日本TaKaRa公司产品）说明书进行。反转录合成cDNA，将得到的所有模板cDNA各取2μl，依次加入引物染料0.4μl，上游引物0.4μl，下游引物0.4μl，耐热DNA聚合酶（Taq酶）10μl，灭菌蒸馏水6.8μl，总体积20μl进行PCR反应。7 500型全自动实时定量PCR仪购自美国ABI公司。扩增条件为95℃预变性30秒；95℃变性5秒；60℃延伸34秒，共40个循环。目的基因—TRPV1引物和内参照基因—磷酸甘油醛脱氢酶（GAPDH）引物均由上海生工生物工程有限公司合成，引物序列见表2。反应结束后由7 500系统SDS软件自动分析并计算结果，绘制标准曲线并计算目的基因和内参照的拷贝数，计算公式参照文献[3]，各组数据均以$2^{-\triangle\triangle C_T}$表示。

表2 TRPV1基因及内参照基因引物序列及扩增片段长度

基因	引物序列（5′→3′）	扩增片段长度（bp）
TRPV1	上游：GGCTGTCTTCATCATCCTGCTGCT	117
	下游：GTTCTTGCTCTCCTGTGCGATCTTGT	
GAPDH	上游：TGCACCACCAACTGCTTAGC	87
	下游：GGCATGGACTGTGGTCATGAG	

4. 蛋白印迹法检测TRPV1蛋白的表达水平 蛋白质样品经凝胶电泳后转移至硝酸纤维素膜，依次加入1：1 000多克隆兔抗人TRPV1抗体（美国Abcam公司产品），1：5 000辣根过氧化物酶结合的羊抗兔IgG（美国Santa Ctuz公司产品）。应用Gelpro软件进行目的蛋白灰度扫描，与内参照β-肌动蛋白（β-actin）灰度值进行比较，得出目的蛋白的相对表达水平。

三、统计学方法

采用SPSS11.0软件进行统计学分析。正态分布的计量数据采用（$\bar{x}\pm s$）表示；非正态分布的计量数据以中位数（M）[第25百分位数（P_{25}），第75百分位数（P_{75}）]表示。患者年龄、VAS评分、TRPV1mRNA及蛋白表达水平均在数据标准化后应用Mann-Whitney U检验分析；两组数据的相关分析，应用一元线性回归分析。

结 果

一、各组患者子宫骶韧带中TRPV1蛋白的阳性表达情况

各组患者子宫骶韧带组织中均存在TRPV1蛋白阳性染色区域，肥大细胞、血管内皮细胞质中TRPV1蛋白染色阳性；异位子宫内膜腺体中出现TRPV1蛋白阳性表达。A组子宫骶韧带病灶内膜细胞呈棕黄色染色，B组为浅黄色；A、B组患者子宫骶韧带内异症病灶组织中间质细胞均无显色，但可见少量TRPV1染色阳性的神经纤维。见图1。根据阳性细胞百分比及显色程度进行半定量评分。A、B、C组子宫骶韧带组织免疫组化评分分别为3（2，3）、1（1，2）、1（0，1）分，A组与B组比较，差异有统计学意义（$P=0.005$）；B组与C组比较，差异也有统计学意义（$P=0.027$）。

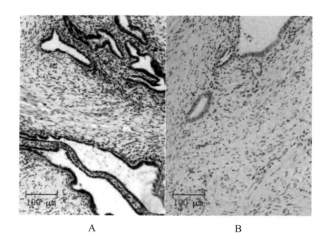

图1 TRPV1蛋白在骶韧带内异症病灶中的表达
腺体细胞呈不同程度的棕黄色染色。Envision二步法（×200）。1A. A组；1B. B组

二、各组患者子宫骶韧带中TRPV1 mRNA的表达水平及其与疼痛的相关性

A、B、C组TRPV1 mRNA的表达水平分别为1.84（1.26，2.31）、0.80（0.58，1.14）、0.24（0.18，0.48），A组与B组比较，差异有统计学

意义（$P=0.022$）；B组与C组比较，差异也有统计学意义（$P=0.031$）。以TRPV1 mRNA为因变量，VAS为自变量，应用一元线性回归分析发现，VAS与TRPV1mRNA的表达水平呈正相关（$r=0.51$，$P=0.001$）。在疼痛程度相同的B组与C组中，以是否存在内异症病灶作为因变量，TRPV1 mRNA表达水平为自变量，应用一元线性回归分析发现，内异症病灶与TRPV1 mRNA表达水平呈正相关（$r=0.47$，$P=0.008$）。

三、各组患者子宫骶韧带中TRPV1蛋白的表达水平及其与疼痛的相关性

A、B、C组子宫骶韧带中TRPV1蛋白的表达水平分别为0.63（0.34，0.89）、0.19（0.15，0.31）、0.02（0.02，0.03），A组与B组比较，差异有统计学意义（$P=0.022$）；B组与C组比较，差异也有统计学意义（$P<0.01$）。见图2。以TRPV1为因变量，TRPV1蛋白的表达为自变量，应用一元线性回归分析显示，两者成明显正相关（$r=0.77$，$P<0.01$）；以是否存在内异症病灶为因变量，TRPV1蛋白的表达水平作为自变量，应用一元线性回归分析发现，两者成明显正相关（$r=0.74$，$P<0.01$）。

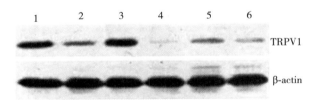

图2　各组患者子宫骶韧带组织中TRPV1蛋白的表达
1～3.A组；2～5.B组；4～6.C组

讨　论

疼痛是一种复杂的生理、心理感受，内异症疼痛的原因目前尚不清楚。既往对疼痛、镇痛方法的研究均是从阻止动作电位从外周神经系统向大脑中枢传递的角度，自从许多伤害性刺激的受体被发现及克隆。这种情况有了明显的改观。有研究发现，无明显诱因的内脏疼痛如肠易激综合征、膀胱疼痛综合征及慢性盆腔痛患者直肠、膀胱、腹膜组织及组织内的感觉神经纤维中

均有TRPV1表达的增多[4-6]。这一研究结果从伤害性感受器角度进一步提示了内异症疼痛的可能原因。

一、TRPV1在内异症病灶中的表达变化

1989年，Montell和Rubin[7]。首次报道了瞬时受体电位（transient receptor potential，TRP）通道，目前，已知其在许多生理过程，如机械的、化学的、热刺激中发挥着重要作用。TRPV1是TRP通道超家族中的一员，1997年首次被克隆出来，它是人们研究最早、了解相对较多的TRP超家族成员。许多研究结果显示，TRP通道在炎性和神经系统病理状态下有着非常重要的作用。TRPV1 mRNA分布于辣椒素类物质敏感的感觉神经纤维——C纤维和少量Aδ纤维上，一些非神经组织也有辣椒素受体的分布，如膀胱上皮[6]、肝、肺、支气管[8]、胃肠道[5]、肥大细胞等[5]。TRPV1通道能被不同的化学配体如辣椒素、辣椒素类似物、酸性物质（pH < 5.9）、物理刺激（如温度 > 43℃）、花生四烯酸衍生物和由蛋白激酶C（protein kinase C，PKC）产生的直接磷酸化作用激活[9]。激活后会导致Ca^{2+}内流，造成感觉神经元及其纤维兴奋，释放神经肽，如P物质、神经肽A降钙素相关肽、血管活性肠肽和兴奋性氨基酸等，进而兴奋周围的神经元，传导疼痛。Poli-Neto等[4]在研究中偶然发现，内异症患者病灶组织腺上皮细胞中有TRPV1的表达。众所周知，TRPV1蛋白和炎性及神经病理状态下的疼痛有着非常紧密的联系。本研究通过免疫组化法检测发现，TRPV1蛋白在神经纤维和子宫内膜腺上皮细胞、炎性细胞中均有表达，进一步证实了TRPV1与疼痛存在一定的相关性。早期的炎症反应可能触发了TRPV1表达的增强，即使炎症消失，但是由于这种改变不能逆转，所以本研究选择患者均为痛经症状至少持续半年以上，虽然于非经期行手术治疗，取得的标本也同样能反应患者的情况，因为TRPV1是一个相对稳定的衡量内异症疼痛的良好指标。

二、TRPV1与内异症疼痛

本研究结果显示，TRPV1在神经纤维和子宫

内膜腺上皮细胞、炎性细胞中均有表达；而且随着 VAS 的增加，子宫骶韧带中 TRPV1 阳性细胞也明显增加。但目前，对于 TRPV1 在非神经细胞和腺上皮细胞中的阳性表达意义还有待研究。有研究报道，人支气管上皮细胞株 BEAS-2B 细胞置于辣椒素环境中。细胞内 Ca^{2+} 浓度升高，炎性趋化因子——白介素（IL）6、8 和肿瘤坏死因子-α（TNG-α）转录合成并释放蛋白，参与炎症反应[10]。那么如果内异症病灶中异位腺体也同样参与炎症反应，就会反过来增加 TRPV1 阳性感觉神经纤维的敏感性，所以，TRPV1 表达量的多少应该与内异症疼痛及疼痛程度有关。

本研究结果显示，内异症患者 TRPV1 表达水平与其 VAS 密切相关，而且随着 TRPV1 表达量的增加，VAS 也增加。然而是否可将 TRPV1 表达水平作为预测痛经患者是否存在内异症的一个指标，尚需扩大样本量进行深入研究。

参 考 文 献

［1］中华医学会妇产科学分会子宫内膜异位症协作组. 子宫内膜异位症的诊断与治疗规范［J］. 中华妇产科杂志，2007，42（9）：645-648.

［2］Berkley KJ. Ropkin AJ，PapkaRE. The pains of endometriosis［J］. Science，2005，308（5728）：1587-1589.

［3］Livak KJ，Schmittgen TD. Analysis of relative gene expression data using real-time quantitative PCR and the $2^{-\triangle\triangle C_T}$ Method［J］. Methods，2001，25（4）：402-408.

［4］Poli-Neto OB，Filho AA，Rosa e Silva JC，et al. Increased capsaicin receptor TRPV1 in the peritoneum of women with chronic pelvic pain［J］. Clin J Pain，2009，25（3）：218-222.

［5］Akbar A. Yiangou Y，Facer P，et al. Increased capsaicin receptor TRPV 1-expressing sensory fibres in irritable bowel syndrome and their correlation with abdominal pain［J］. Gut，2008，57（7）：923-929.

［6］Mukerji G，Yiangou Y，Agarwal SK，et al. Transient receptor potential vanilloid receptor subtype l in painful bladder syndrome and its correlation with pain［J］. J Urol，2006，176（2）：797-801.

［7］Montell C，Rubin GM. Molecular characterization of the Drosophila trp locus：a putative integral membrane protein required for phototransduction［J］. Neuron，1989，2（4）：1313-1323.

［8］Adcock JJ. TRPV1 receptors in sensitisation of cough and pain reflexes［J］. Pulm Pharmacol Ther，2009，22（2）：65-70.

［9］Vellani V，Mapplebeck S. Moriondo A，et al. Protein kinase C activation potentiates gating of the vanilloid receptor VRl by capsaicin，protons，heat and anandamide［J］. J Physiol，2001，534（3）：813-825.

［10］Vemnesi B，Carter JD，Devlin RB. et al. Neuropeptides and capsaicin stimulate the release of inflammatory cytokines in a human bronchial epithelial cell line［J］. Neuropeptides，1999，33（6）：447-456.

会阴内异症的临床特点及疼痛相关神经的分布

张俊吉　冷金花　郎景和　史精华

　　具有活性的子宫内膜组织（腺体和间质）出现在子宫内膜以外部位时称为内异症。异位内膜可侵犯全身任何部位，发生于会阴部位的内异症称为会阴内异症。会阴内异症常继发于阴道分娩时的会阴侧切术或撕裂后，表现为进行性加重的切口瘢痕处不规则的痛性包块，其疼痛程度及大小与月经周期密切相关。基于其部位特殊，严重影响患者性生活质量及排便功能等。近年来，对盆腔内异症尤其是深部结节型内异症疼痛的研究显示，神经纤维的分布与疼痛症状密切相关[1]。为探讨会阴内异症的临床特点及疼痛相关神经的分布情况，本研究采用免疫组化方法，检测会阴内异症病灶与周围正常会阴组织中各种神经纤维的分布，并分析其与疼痛的关系，旨在为会阴内异症的治疗提供新的思路。

一、资料与方法

　　1. 资料来源及分组　　选择2008年10月至2010年10月在北京协和医院行会阴肿物切除手术，术后病理检查确诊为会阴内异症的患者27例为观察对象，患者年龄26～35岁（平均30.7岁）；其中6例患者术前应用促性腺激素释放激素激动剂（GnRH-a）治疗，余均未服用过性激素类药物，未放置左炔诺孕酮宫内缓释系统（其他名称：曼月乐）。依据患者异位病灶疼痛情况，采用视觉模拟评分（VAS）分为两组：轻度疼痛（VAS≤3分）组6例和中重度疼痛（VAS＞3分）组21例；均于术前采集患者孕产史、前次分娩情况、血清CA125水平、发现会阴内异症距分娩时间、既往手术治疗史等。术中均完整切除病灶至病灶外缘5 mm处，并详细记录病灶侵犯肛门括约肌情况、出血量及肿物大小。随访术后情况。

　　2. 免疫组化二步法检测神经标志物的表达　　所有患者手术切除病灶均以10%中性甲醛固定、石蜡包埋，4μm厚连续切片；所有标本均用以下5种神经标志物染色以了解其表达量差异。采用免疫组化二步法，一抗分别为兔抗人S-100蛋白多克隆抗体（美国Abcam公司产品，1：100稀释），兔抗人P物质多克隆抗体（美国Abcam公司产品，1：50稀释），鼠抗人神经丝蛋白（NF）单克隆抗体（美国Abcam公司产品，1：100稀释），鼠抗人神经元特异性烯醇化酶（NSE）单克隆抗体（美国Abcam公司产品，1：100稀释），鼠抗人蛋白基因产物9.5（PGP 9.5）单克隆抗体（美国Abcam公司产品，1：150稀释），以磷酸盐缓冲液（PBS）代替一抗作为阴性对照。操作按试剂盒说明书进行。高压热修复抗原，加入二抗，用二氨基联苯氨（DAB）显色，苏木素复染。以细胞质黄褐色弥漫性着色为免疫反应阳性。

　　3. 神经纤维密度的测定　　应用同一光学显微镜及图像采集系统，对免疫组化切片进行观察和拍摄，先在低倍镜（×100）下选取神经纤维高密度区，再在高倍镜（×400），计数每高倍视野下的神经纤维数目，每例患者取两张连续切片，每张切片取3个高倍视野。根据标尺长度计算高倍视野的实际面积为$0.027mm^2$，用所计数的神经纤维数目除以$0.027mm^2$，即为每平方毫米组织中神经纤维的数目，以此代表神经纤维密度（NFD）。

　　4. 统计学方法　　采用SPSS 11.5软件进行统计学分析。NFD的检测结果采用元（$\bar{x}\pm s$）表示，各组NFD的比较采用Mann-Whitney U检验；各组神经纤维免疫反应阳性率的比较采用Fisher精确概率法。

二、结果

　　1. 临床特点　　27例患者孕次为1～4次，平均2.2次；产次1～2次，平均1.1次。10例继发于会阴撕裂，17例继发于会阴侧切。会阴肿物均表现为月经期疼痛，经期肿大明显，并进行性增大，其中3例非月经期也有疼痛；4例患者有痛经，其中2例合并卵巢内异症及深部浸润型内异症，1例患者会阴内异症病灶已破溃并周期性出血，5例为外院术后复发需再次行会阴内异症病灶切除术。会阴肿物出现距分娩的时间为6～102个月，平均56个月。会阴病灶直径0.6～4.0cm，平均2.2cm，6例行病灶切除同时行肛门括约肌修补术。除合并卵巢内异症囊肿者外，血清CA125水平平均为19.76U/ml。手术中平均出血量为58.7ml。

2. 神经相关蛋白免疫反应阳性率及NFD 会阴内异症患者病灶中S-100、PGP 9.5、P物质、NF免疫反应阳性率和NFD在两组中比较，差异均无统计学意义（$P > 0.05$）。而病灶中NSE免疫反应阳性的NFD，中重度疼痛组较轻度疼痛组明显升高，差异有统计学意义（$P < 0.05$）。见表1。

3. 术后随访 患者分别于术后1、3、6、12个月来院复诊，此后每6～12个月随诊1次，主要随访患者疼痛情况及有无包块复发。27例患者至今随诊12～36个月，其中8例因合并盆腔内异症或会阴内异症复发行药物治疗；6例因病灶范围广术后给予GnRH-a（其他名称：诺雷得）3.6

mg，肌内注射，每4周1次，治疗3个月；2例放置左炔诺孕酮宫内缓释系统。术后随访发现，1例中重度疼痛患者术后3个月复发，但疼痛症状较术前明显缓解（术后VAS为4分，术前为7分），予以保守治疗；1例仍有会阴部不适感，至术后12个月未发现明确结节，仍在密切随访中；余患者术后均无会阴部疼痛症状且无可触及的包块，所有患者术后均无大便失禁及尿瘘等症状，术后恢复好。

三、讨论

1. 会阴内异症的临床诊治 会阴内异症是内异症在盆腔外的表现之一，本组27例患者均有明确的会阴切开或撕裂病史，子宫内膜种植是其发病的直接因素。当然，会阴切开或撕裂的患者仅有一部分合并会阴内异症，其发病与手术操作以及患者子宫内膜异位生长的能力和局部组织对子宫内膜的容受性相关。临床上通过典型的病史采集，诊断会阴内异症并不困难。病灶切除是会阴内异症首选的治疗方式，对于合并其他类型内异症、复发或者病灶范围较大者可辅助药物治疗[2]。病灶往往紧邻甚至侵犯阴道壁、直肠及盆底相关肌肉、筋膜组织，手术治疗中应尽可能处理好切净病灶与避免周围组织损伤的关系，一

表1 两组患者不同神经相关蛋白免疫反应阳性率及NFD（$\bar{x}\pm s$，n）

组别	总例数	S-100阳性			P物质阳性		
		例数	百分率（%）	NFD（条/平方毫米，$\bar{x}\pm s$）	例数	百分率（%）	NFD（条/平方毫米，$\bar{x}\pm s$）
轻度疼痛组	6	6	6/6[a]	7.67±4.97	2	2/6[a]	0.35±0.14
中重度疼痛组	21	21	100	7.76±4.45	9	43	0.33±0.11
P值			> 0.05	> 0.05		> 0.05	> 0.05

组别	总例数	NF阳性			NSE阳性			PGP9.5阳性		
		例数	百分率（%）	NFD（条/平方毫米，$\bar{x}\pm s$）	例数	百分率（%）	NFD（条/平方毫米，$\bar{x}\pm s$）	例数	百分率（%）	NFD（条/平方毫米，$\bar{x}\pm s$）
轻度疼痛组	6	4	4/6[a]	2.19±1.91	6	6/6[a]	6.47±3.43	6	6/6[a]	12.95±8.54
中重度疼痛组	21	16	76	4.78±1.93	19	90	14.00±10.29	21	100	19.67±12.17
P值			> 0.05	> 0.05		> 0.05	< 0.05		> 0.05	> 0.05

注：a表示例数少于20，不计算百分率

般以至少切除病灶外5～10mm的组织为切净，并应注意肛门括约肌的保护[3]。对于病灶侵犯括约肌者，术中应同时行肛门括约肌修补术；另一方面应注意围术期切口周围的清洁，以免肠内容物、阴道分泌物所含细菌等对切口的污染，影响切口的愈合：本组27例中无1例患者出现术后大便失禁等症状，仅1例因复发再次手术的患者术后出现切口愈合不良，2周后再次清创后恢复良好。

2. 会阴内异症病灶的神经分布及其与疼痛症状的关系　已有研究表明，内异症与神经活动相关，并在深部浸润型、卵巢型、腹膜型内异症[4]及子宫腺肌症等多种类型的内异症病灶中发现有相关的神经标志物的异常表达。S-100蛋白广泛分布于神经嵴起源的施万细胞及其肿瘤细胞中，可存在于有髓鞘和无髓鞘的神经纤维中：PGP 9.5也是高度特异性的泛神经标志物，在Aα、Aβ、Aδ、Aγ、B和C纤维中均有表达，但两者的阳性表达率在两组中比较，差异均无统计学意义，显示NFD在不同程度疼痛组中比较差异无统计学意义[5]。但NSE蛋白免疫反应阳性的NFD在中重度疼痛组显著高于轻度疼痛组，提示会阴内异症病灶可能有更多的神经内分泌细胞存在，释放或传递相应的疼痛介质，从而引起

或放大疼痛。这在盆腔内异症疼痛中已经得到证实。

NF为高度特异性的有髓鞘神经纤维标志物，包括Aα、Aβ、Aδ、Aγ、B纤维，A纤维是粗的有髓鞘神经纤维，主要传递锐痛；而P物质存在的神经元中约50%为C纤维，20%为Aδ纤维，C纤维为细小的无髓鞘神经纤维，主要传递慢痛、钝痛等。Atwal等[6]研究认为，内异症疼痛有可能以新生的无髓鞘的神经纤维分布为主，此外，P物质除作为疼痛的重要递质向中枢传递痛觉外，还可引起血管扩张、血浆渗出、平滑肌收缩及腺体分泌，刺激各种炎症介质如组胺、缓激肽和前列腺素的释放和聚集，形成神经源性炎症[7]。P物质的局部作用及中枢传导作用互相促进，并可能均参与内异症疼痛的发病机制。本研究仅对会阴内异症及其疼痛机制进行了初步探讨，内异症疼痛与血管神经的相关性是近期研究的热点，有学者认为，这种亲神经行为是内异症特异性而非疼痛特异性[8]。另有学者对腹膜型内异症的研究表明，其交感神经和感觉神经的分布失衡[9]。对会阴内异症疼痛与神经分布关系的探讨，还有待于进一步扩大样本的量，开展深入研究。

参 考 文 献

[1] Wang G, Tokushige N, Markham R, et al. Rich innervation of deep infiltrating endometriosis [J]. Hum Reprod, 2009, 24（4）: 827-834.

[2] Roman JD. Surgical treatment of endometriosis in private practice: cohort study with mean follow-up of 3 years [J]. J Minim Invasive Gynecol, 2010, 17（1）: 42-46.

[3] 王艳艳, 马宏生, 冷金花, 等. 会阴子宫内膜异位症手术效果与肛门括约肌受累的关系 [J]. 中国实用妇科与产科杂志, 2009, 25（6）: 447-448.

[4] 王艳艳, 冷金花, 史精华, 等. 子宫内膜异位症患者不同部位病灶中神经纤维分布及其与疼痛症状的关系 [J]. 中华妇产科杂志, 2010, 45（4）: 260-263.

[5] Lundberg LM, Aim P, Wharton J, et al. Protein gene product 9.5（PGP 9.5）. A new neuronal marker visualizing the whole uterine innervation and pregnancy-induced and developmental changes in the guinea

pig. Histochemistry, 1988, 90（1）: 9-17.

[6] Atwal G, du Plessis D, Armstrong G, et al. Uterine innervation after hysterectomy for chronic pelvic pain with, and without, endometriosis [J]. Am J Obstet Gynecol, 2005, 193（5）: 1650-1655.

[7] Sicuteri F, Fanciullacci M. Nicolodi M, et al. Substance P theory: a unique focus on the painful and painless phenomena of cluster headache [J]. Headache, 1990, 30（2）: 69-79.

[8] Barcena de Arellano ML, Arnold J, Vercellino GF, et al. Influence of nerve growth factor in endometriosis—associated symptoms [J]. Reprod Sci, 2011, 18（12）: 1202-1210.

[9] Arnold J, Barcena de Arellano ML. Rüster C, et al. Imbalance between sympathetic and sensory, innervation in peritoneal endometriosis [J]. Brain Behav Immun, 2012, 26（1）: 132-141.

直肠阴道隔子宫内膜异位症部分切除联合药物治疗的效果及对生命质量的影响

李　婷　徐晓璇　戴毅　张俊吉　郎景和　冷金花

【摘要】目的：评价经阴道直肠阴道隔子宫内膜异位症（RVE）病灶部分切除术联合药物长期维持治疗的效果。方法：分析2007年1月至2016年9月于北京协和医院门诊随访的、行经阴道RVE病灶部分切除术且术后药物维持治疗的102例患者的临床病理资料，分别采用视觉模拟评分（VAS）、女性性功能指数（FSFI）及健康调查简表（SF-36）评估患者术前及术后药物维持期间内异症相关疼痛、性功能及生命质量变化情况，并记录药物的不良反应和患者的总体满意度。结果：共纳入102例患者，其中48例（47.1%，48/102）术后放置左炔诺孕酮宫内缓释系统（LNG-IUS），54例（52.9%，54/102）术后口服屈螺酮炔雌醇（DRSP/EE）。术后3个月与术前比较，痛经的VAS：LNG-IUS组分别为（2.5±0.8）、（7.6±1.3）分（$P < 0.01$），DRSP/EE组分别为（2.7±0.6）、（7.7±1.4）分（$P < 0.01$）；FSFI总分：LNG-IUS组分别为（23.5±2.0）、（21.0±2.7）分（$P < 0.01$），DRSP/EE组分别为（23.4±1.2）、（21.5±2.2）分（$P < 0.01$）；SF-36评分：两组患者躯体健康和精神健康的评分均较术前显著提高，LNG-IUS组分别为（74±13）、（56±19）分，（75±13）、（55±17）分，DRSP/EE组分别为（73±11）、（59±15）分，（75±9）、（54±14）分（$P < 0.01$）。这些改善作用在术后6、12、24个月均得到稳定维持。术后用药期间，两组患者的总体满意度均在90%以上；点滴出血是LNG-IUS组患者最常见的不良反应，DRSP/EE组患者的不良反应相对较少。结论：经阴道RVE病灶部分切除术后联合药物长期维持治疗，对患者创伤小、手术并发症风险低，术后用药期间维持效果好，能提高生命质量，不良反应少，是1种安全有效的联合治疗长期管理模式。

【关键词】子宫内膜异位症；妇科外科手术；药物疗法；治疗结果

Efficacy and impact on quality of life of different drug treatments after partial resection of rectovaginal endometriosis

Li Ting, Xu Xiaoxuan, Dai Yi, Zhang Junji, Lang Jinghe, Leng Jinhua

【Abstract】Objective: To evaluate different postoperative medications as maintenance treatment for rectovaginal endometriosis（RVE）patients after conservative surgery. Methods: RVE patients who underwent transvaginal partial excision from January 2007 to September 2016 with regular outpatient follow-up were retrospectively screened. Those followed by a levonorgestrel-releasing intrauterine system（LNG-IUS）insertion or oral contraceptive drospirenone/ethinylestradiol（DRSP/EE）3mg/30μg administration were enrolled. Variations in endometriosis-related pain, sexual function and quality of life were measured by visual analogue scale（VAS）, female sexual function index（FSFI）and short form 36-item health survey（SF-36）respectively. Results: There were a total of 102 RVE patients with 48（47.1%，48/102）in LNG-IUS group and 54（52.9%，54/102）in DRSP/EE group included. A rapid and marked improvement was observed after 3 months postoperative medical treatment compared to preoperative in both groups（$P < 0.01$）. In dysmenorrhea, for LNG-IUS group 2.5±0.8 versus 7.6±1.3; $P < 0.01$, for DRSP/EE group 2.7±0.6 versus 7.7±1.4; $P < 0.01$; in FSFI, for LNG-IUS group（23.5±2.0）versus（21.0±2.7；$P < 0.01$），for DRSP/EE group（23.4±1.2）versus（21.5±2.2；$P < 0.01$）；in SF-36，both groups had obvious improvements in physical component summary and mental component summary（$P < 0.01$），for LNG-IUS group 74±13 versus 56±19，75±13 versus 55±17，for DRSP/EE group 73±11 versus 59±15，75±9 versus（54±14）. These effects were maintained stably and progressively during postoperative medication at 6-，12-，24-month follow up. **Conclusions**：Transvaginal partial excision combined postoperative LNG-IUS or DRSP/EE treatment is a safe and viable technique to alleviate pain，improve sexual function and quality of life.

【Key words】Endometriosis；Gynecologic surgical procedures；Drug therapy；Treatment outcome

子宫内膜异位症（内异症）是生育年龄妇女常见的疾病，发病率为10%～15%，主要包括腹膜型内异症、卵巢子宫内膜异位囊肿和深部浸润型内异症（deep infiltrating endometriosis，DIE）。DIE是指浸润深度≥5mm的内异症病灶，绝大多数位于后盆腔，可累及子宫骶韧带、直肠、膀胱、输尿管、阴道、直肠子宫陷凹、直肠阴道隔等部位[1]。疼痛是内异症最主要的临床特征，研究发现，后盆腔DIE（posterior DIE）患者痛经的发生率及程度、慢性盆腔痛、性交痛、肛门坠胀及大便痛的发生率均显著高于非DIE内异症患者[2]，这给患者的生命质量及身心健康造成严重影响。DIE单纯药物治疗的效果不佳，复发机会多，手术切除病灶能明显缓解疼痛，改善生命质量和不孕症状[3]。但手术相关的并发症如腹腔内出血、盆腔脓肿、肠管损伤和狭窄、吻合口瘘、直肠阴道瘘、输尿管穿孔及尿潴留等的发生风险也增加[4]。因此，其成为内异症治疗的难点问题，尤其是侵及直肠和阴道的内异症手术难度更大，并发症风险更高，如何以最小的代价达到最优的治疗效果是临床亟须解决的问题。本研究旨在评价经阴道直肠阴道隔内异症（rectovaginal endometriosis，RVE）病灶部分切除术后联合不同药物维持治疗的效果，探索新的以缓解症状、改善患者生命质量为目的的联合治疗长期管理模式。

资料与方法

一、资料来源

选择2007年1月至2016年9月因疼痛症状于北京协和医院就诊的RVE患者，对其临床病理资料进行分析。纳入标准：有痛经、盆腔痛、性交痛、大便痛等内异症相关疼痛；查体可见阴道后穹隆紫蓝色结节或三合诊扪及直肠阴道隔触痛结节；超声或MRI检查提示病变侵及阴道穹隆、浸润及直肠壁，无子宫腺肌症和盆腔包块；肠镜检查病变未累及直肠黏膜；暂无生育要求。排除标准：既往有内异症手术史或已行子宫切除术；有严重盆腔内异症、出现尿路梗阻或肠管狭窄；有直径＞3cm的附件包块或卵巢子宫内膜异位囊肿。本研究经本院医学伦理委员会批准（编号：ZS-876），所有患者均知情同意。

共102例行经阴道RVE病灶部分切除术的RVE患者纳入本研究，其中48例（47.1%，48/102）术后放置左炔诺孕酮宫内缓释系统（LNG-IUS），54例（52.9%，54/102）术后口服屈螺酮炔雌醇（DRSP/EE）。两组患者年龄、体重指数、孕产次等基线资料比较，差异无统计学意义（$P > 0.05$），见表1；均有中度以上疼痛症状，手术指征均为疼痛。术前评估102例患者，其中痛经占79.4%（81/102），性交痛占37.3%（38/102），慢性盆腔痛占20.6%（21/102），大便困难占55.9%（57/102），排尿困难占8.8%（9/102）。

二、治疗方法

所有患者术前予促性腺激素释放激素激动剂（GnRH-a）预处理（共3个月），并于最后1针注射后1个月内手术。患者取膀胱截石位，常规消毒铺巾。金属导尿管导尿后，阴道拉钩充分暴露阴道后穹隆。稀释的肾上腺素盐水注射于结节周边，左手示指置直肠内做指示，Allis钳钳夹结节，切除结节，尽量避免切入肠道，保持直肠完整性。检查无损伤，连续缝合阴道创面。稀释络合碘水冲洗，查无渗血，阴道后穹隆创面置碘纺

表1　两组患者术前一般临床资料的比较（$\bar{x}\pm s$）

组别	列数	年龄（岁）	体重指数（kg/m²）	初潮年龄（岁）	经期（天）	周期（天）	孕次	产次
LNG-IUS组	48	37±5	21.4±1.9	13.8±1.5	6.7±3.1	28.0±2.3	2.3±1.6	1.0±0.5
DRSP/EE组	54	36±5	20.9±1.8	13.7±1.3	6.7±1.2	28.6±2.0	2.1±1.0	1.1±0.5

注：LNG-IUS：左炔诺孕酮宫内缓释系统；DRSP/EE：屈螺酮/炔雌醇

纱条1根，油纱卷填塞阴道，24小时后取出。术后预防性应用抗生素。

据术后用药情况分为LNG-IUS组和DRSP/EE组。LNG-IUS组，术中放置LNG-IUS；DRSP/EE组，术后第1次月经周期开始"21/7方案"口服DRSP/EE，具体为自然月经周期的第5天开始服药，每天1片，连服21天，停药7天后开始服用下一盒药。

三、数据采集

所有患者门诊规律随访，术后半年每3个月随访，之后每6个月随访。随访时间12～84个月，中位随访时间48个月。临床评估包括询问症状及相关量表的填写、阴道直肠查体及影像学检查，记录药物不良反应和患者满意度。采用视觉模拟评分（visual analogue scale，VAS）评估内异症相关疼痛包括痛经、慢性盆腔痛、性交痛、大便困难的严重程度。性功能的评估采用女性性功能指数（female sexual function index，FSFI），FSFI是包含19项条目的自评量表，包括性欲、性唤起、阴道润滑、性高潮、满意度及疼痛6个方面的内容；总分为2～36分，分数越高表明性功能越好[5]。

健康调查简表（short form 36-item health survey，SF-36）用于评估健康相关的生命质量，由36个条目组成，分8个维度：生理功能（PF）、生理职能（RP）、躯体疼痛（BP）、总体健康（GH）、生命活力（VT）、社会功能（SF）、情感职能（RE）和心理健康（MH）；每个维度的评分在0～100分，分数越高表明生命质量越好[6]。随访期间根据患者报告记录药物的不良反应，并在随访结束时记录患者对治疗的总体满意度，分5个等级，即非常满意、满意、不确定、不满意、非常不满意。

四、统计学方法

采用SPSS 17.0软件进行统计学分析，计量资料的结果以均数±标准差（$\bar{x}\pm s$）表示，计数资料以频数及百分率表示。组内比较采用Wilcoxon符号秩检验，组间比较采用Mann-Whintey U检验。以 $P < 0.05$ 为差异有统计学意义。

结　　果

一、两组RVE患者术前的评分情况及手术情况

102例患者中，LNG-IUS组48例，DRSP/EE组54例，两组患者术前的VAS评分、FSFI总分、SF-36总分分别比较，差异均无统计学意义（$P > 0.05$）。见表2。本研究所有患者切除的结节平均直径（1.8±0.6）cm，残留病灶约50%（为直肠壁结节），平均手术时间（17±6）分钟，总出血量（6.2±2.8）ml，平均住院时间（3.0±0.6）

表2　两组患者术前的评分比较（$\bar{x}\pm s$）

组别	例数	VAS				FSFI总分	SF-36总分
		痛经	慢性盆腔痛	性交痛	大便困难		
LNG-IUS组	48	7.6±1.3	5.4±3.1	5.6±1.9	4.4±2.8	21.0±2.7	56±18
DRSP/EE组	54	7.7±1.4	4.8±2.0	6.5±1.9	4.8±2.1	21.5±2.2	56±13

LNG-IUS：左炔诺孕酮宫内缓释系统；DRSP/EE：屈螺酮/炔雌醇；VAS：视觉模拟评分；FSFI：女性性功能指数；SF-36：健康调查简表

天，无严重并发症发生。

二、两组RVE患者疼痛的变化情况

术后3个月随访发现，两组患者的痛经、慢性盆腔痛、性交痛及排便困难的程度（VAS）均较术前明显下降（$P < 0.01$）；LNG-IUS组痛经的VAS由术前的（7.6±1.3）分降至术后3个月的（2.5±0.8）分（$P < 0.01$），DRSP/EE组痛经的VAS由术前的（7.7±1.4）分降至术后3个月的（2.7±0.6）分（$P < 0.01$）。两组患者痛经的评分在术后6、12及24个月表现为持续下降，且LNG-IUS组较DRSP/EE组更低（$P < 0.05$）；性交痛和大便困难的评分也有类似现象；但对于慢性盆腔痛的缓解，两组无明显差异（术后6个月 $P = 0.085$，术后12个月 $P = 0.114$，术后24个月 $P = 0.114$）。见表3。

三、两组RVE患者性功能的变化情况

FSFI评分分析显示，两组患者性欲、性唤起、性高潮、满意度和疼痛较术前明显改善（$P < 0.01$），但阴道润滑改善不明显（$P > 0.05$）。术后3个月随访时，FSFI总分LNG-IUS组从术前的（21.0±2.7）分增加到（23.5±2.0）分（$P < 0.01$），DRSP/EE组

从术前（21.5±2.2）分增加到（23.4±1.2）分（$P < 0.01$）；对性功能的改善（性欲、性唤起、性高潮、满意度和疼痛）持续到术后6、12和24个月。组间比较，术后用药期间LNG-IUS组性欲、疼痛的改善明显好于DRSP/EE组（$P < 0.05$）；但DRSP/EE组对阴道润滑的改善作用较LNG-IUS更大（术后12个月 $P = 0.101$，术后24个月 $P = 0.048$）。见表4。

四、两组RVE患者生命质量的变化情况

术后3个月，两组患者躯体健康（包括生理功能、生理职能、躯体疼痛、总体健康）和精神健康（包括情感职能、社会功能、心理健康、生命活力）的评分均较术前显著提高（$P < 0.01$）；LNG-IUS组躯体健康、精神健康的评分术后3个月、术前分别为（74±13）、（56±19）分，（75±13）、（55±17）分，DRSP/EE组躯体健康、精神健康的评分术后3个月、术前分别为（73±11）、（59±15）分，（75±9）、（54±14）分（$P < 0.01$）。术后6个月，躯体疼痛的评分LNG-IUS组较DRSP/EE组高［分别为（81±13）、（75±12）分，$P = 0.005$］；同样的，术后12个月，LNG-IUS组在生理功能（$P = 0.02$）和社会功能（$P = 0.027$）方面较DRSP/EE组有明显进步。见表5。

表3　两组患者疼痛的评分变化情况（$\bar{x}\pm s$）

类别	例数	术前	术后3个月	术后6个月	术后12个月	术后24个月
痛经						
LNG-IUS组	39	7.6±1.3	2.5±0.8	2.0±1.2	1.9±0.9	1.6±1.0
DRSP/EE组	42	7.7±1.4	2.7±0.6	2.6±0.6	2.3±0.6	2.1±0.7
慢性盆腔痛						
LNG-IUS组	10	5.4±3.1	2.3±1.2	1.8±0.6	1.6±0.7	1.4±0.7
DRSP/EE组	11	4.8±2.0	2.5±0.5	2.4±0.5	2.2±0.6	1.9±0.3
性交痛						
LNG-IUS组	18	5.6±1.9	2.6±1.1	2.2±0.9	2.0±0.8	1.7±1.0
DRSP/EE组	20	6.5±1.9	3.0±0.6	2.9±0.6	2.7±0.7	2.4±1.9
大便困难						
LNG-IUS组	27	4.4±2.8	2.0±1.1	1.7±0.9	1.6±0.9	1.3±0.9
DRSP/EE组	30	4.8±2.1	2.5±0.6	2.2±0.7	2.1±0.4	1.8±0.7

LNG-IUS：左炔诺孕酮宫内缓释系统；DRSP/EE：屈螺酮/炔雌醇

表4　两组患者FSFI评分的变化情况（$\bar{x}\pm s$）

类别	例数	术前	术后3个月	术后6个月	术后12个月	术后24个月
性欲						
LNG-IUS组	48	2.9±0.5	3.5±0.6	3.7±0.3	3.7±0.4	3.7±0.5
DRSP/EE组	54	3.0±0.5	3.4±0.2	3.5±0.4	3.6±0.3	3.6±0.3
性唤起						
LNG-IUS组	48	3.3±0.6	3.9±0.6	4.0±0.7	4.0±0.6	4.0±0.7
DRSP/EE组	54	3.4±0.4	3.8±0.3	3.9±0.4	3.9±0.3	3.9±0.3
阴道润滑						
LNG-IUS组	48	3.7±1.3	3.8±0.5	3.7±0.6	3.7±0.8	3.7±0.6
DRSP/EE组	54	3.8±0.8	3.8±0.8	3.8±0.4	3.9±0.4	3.9±0.4
性高潮						
LNG-IUS组	48	3.5±1.0	3.8±0.6	4.0±0.8	4.0±1.0	4.1±0.4
DRSP/EE组	54	3.5±0.7	3.9±0.4	4.1±0.4	4.2±0.5	4.2±0.4
满意度						
LNG-IUS组	48	3.6±0.9	4.4±0.8	4.3±0.8	4.4±0.7	4.4±0.5
DRSP/EE组	54	3.5±0.7	4.4±0.3	4.5±0.4	4.6±0.3	4.6±0.3
疼痛						
LNG-IUS组	48	3.3±0.5	3.8±0.9	4.2±0.8	4.4±0.6	4.5±0.6
DRSP/EE组	54	3.5±0.5	3.7±0.4	3.9±0.3	4.1±0.3	4.2±0.3

FSFI：女性性功能指数；LNG-IUS：左炔诺孕酮宫内缓释系统；DRSP/EE：屈螺酮/炔雌醇

表5　两组患者SF-36评分的变化情况（$\bar{x}\pm s$）

类别	例数	术前	P值	术后3个月	P值	术后6个月	P值	术后12个月	P值	术后24个月	P值
生理功能											
LNG-IUS组	48	84±23	0.142	91±8	0.163	93±8	0.070	97±7	0.020	93±14	0.491
DRSP/EE组	54	82±19		87±11		91±7		93±8		94±6	
生理职能											
LNG-IUS组	48	49±42	0.887	70±31	0.552	78±23	0.527	80±30	0.055	78±29	0.262
DRSP/EE组	54	52±32		68±28		75±23		77±20		78±19	
躯体疼痛											
LNG-IUS组	48	51±30	0.954	74±16	0.698	81±13	0.005	79±15	0.333	78±13	0.664
DRSP/EE组	54	53±21		73±14		75±12		77±12		79±11	
总体健康											
LNG-IUS组	48	48±26	0.978	65±18	0.698	67±19	0.906	69±18	0.771	69±16	0.516
DRSP/EE组	54	48±14		66±14		67±17		68±12		72±11	
情感职能											
LNG-IUS组	48	46±37	0.702	76±29	0.404	79±29	0.654	83±22	0.324	82±24	0.779
DRSP/EE组	54	47±29		75±21		78±27		81±18		83±18	

类别	例数	术前	P值	术后3个月	P值	术后6个月	P值	术后12个月	P值	术后24个月	P值
社会功能											
LNG-IUS组	48	58±20	0.687	77±20	0.797	80±22	0.423	84±20	0.027	82±19	0.238
DRSP/EE组	54	59±18		76±15		78±20		80±13		82±11	
心理健康											
LNG-IUS组	48	62±17	0.869	82±13	0.562	85±12	0.229	88±12	0.012	87±11	0.194
DRSP/EE组	54	60±14		81±6		83±11		85±4		85±4	
生命活力											
LNG-IUS组	48	53±14	0.589	64±8	0.719	68±11	0.425	73±13	0.465	71±13	0.396
DRSP/EE组	54	51±13		66±13		67±9		71±11		73±9	
躯体健康											
LNG-IUS组	48	56±19	0.394	74±13	0.486	79±11	0.187	81±13	0.098	79±12	0.992
DRSP/EE组	54	59±15		73±11		77±11		79±8		81±7	
精神健康											
LNG-IUS组	48	55±17	0.885	75±13	0.475	78±14	0.316	82±13	0.032	80±12	0.431
DRSP/EE组	54	54±14		75±9		77±13		79±7		81±6	

注：SF-36：健康调查简表；LNG-IUS：左炔诺孕酮宫内缓释系统；DRSP/EE：屈螺酮/炔雌醇

五、两组RVE患者术后用药的总体满意度和不良反应

术后用药期间，两组患者的总体满意度均在90%以上，DRSP/EE组略高于LNG-IUS组［分别为96%（52/54）、92%（44/48）］。点滴出血是LNG-IUS组最常见的不良反应，特别是放置LNG-IUS的前6个月，其他不良反应包括头痛、乳房胀痛、痤疮、体质量增加等。DRSP/EE组患者的月经模式更规律，不良反应相对较少，表现出更好的耐受性。

讨　　论

一、RVE的临床相关问题

RVE是一种特殊类型的深部内异症，病灶位于直肠阴道隔深部，常突向阴道壁和直肠壁生长。RVE患者常表现为盆腔痛、性交痛、肛门坠痛等，月经期加重。阴道检查可见后穹隆息肉状结节，可呈紫蓝色，三合诊可触及直肠阴道隔处单发或多发触痛结节，质硬、边界不清、表面不平，与周围组织粘连固定，可侵及肠壁。超声或MRI检查可提示直肠阴道隔有病变包块，经结肠镜检查排除直肠病变后，结合临床表现，术前能够获得诊断。由于RVE病灶位置深，范围广，且侵及肠壁和阴道，并有周围韧带和腹膜增厚，常致解剖结构不清楚，手术操作难度大，如若切净，不仅手术时间长，出血多，且发生肠管损伤和狭窄、吻合口瘘、直肠阴道瘘等并发症的机会多。单纯药物治疗虽有效，但停药后容易复发，且无病理诊断，容易遗漏肠道病变。因此，寻求更加安全有效的方式治疗RVE十分必要。

二、困难的RVE手术部分切除联合药物治疗的可行性和必要性

内异症是以疼痛为主要症状的非肿瘤性疾病，可严重影响患者的健康和生命质量，手术是最主要的治疗方式，可以通过手术确诊疾病、切除病灶、缓解疼痛等，但是，内异症不是单纯通过手术就能治愈的疾病。既往的研究发现，54份腹腔镜下肉眼观察正常的腹膜，病理检查证实为内异症者10份，阳性率为18.5%[7]。这提示内异症存在镜下病变，手术时（包括腹腔镜手术时）

可能遗漏这些病灶，进一步说明了手术不可能切除所有的内异症病灶，同时，根治性的手术切除可带来更多的并发症风险[8]。

另一方面，手术既不能阻止内异症的发展，也不能防止新病灶的形成，所以内异症术后容易复发。因此，如何以最小的手术风险缩减病灶、缓解症状、防止复发是目前治疗内异症的关键问题。美国生殖医学学会（ASRM）实践委员会于2014年发布了《内异症相关性盆腔疼痛的治疗共识》[9]，指出了内异症应被视为一种慢性疾病，需要制定终身的管理方案，以最大化地应用药物治疗、避免反复的手术操作。因此，理念上，需要从治疗病变转化为治疗症状，重视手术后的药物治疗和长期管理[10]。药物治疗能够有效地抑制残留的或重新生长的内异症病灶的活性，对防止术后复发，缓解疼痛是非常必要的，应该推荐规律和长期的药物治疗直至患者有妊娠意愿[11]。本研究发现，经阴道RVE病灶部分切除术后联合LNG-IUS或DRSP/EE，不仅能获得病理诊断，还能延长手术治疗的效果，缓解内异症相关疼痛，改善性功能及生命质量。提示内异症病灶部分切除联合药物治疗可能是长期有效管理内异症的方向。

三、RVE相关的术后用药的作用机制

LNG-IUS的优势在于没有低雌激素相关性血管舒缩症状及骨质丢失的副作用，可长期应用而不需反复给药[12]。已有研究表明，LNG-IUS能有效减轻内异症相关疼痛，降低术后复发风险，降低内异症分期并改善生命质量[13,14]。其可能的机制为：减少月经量及经血反流；抑制ER-α、ER-β、PRA的表达，增加Fas基因的表达，使子宫内膜发生假蜕膜样变，细胞增殖减少、凋亡增加[15-17]；减少在位内膜和异位内膜中的肥大细胞数量，使白三烯和前列腺素的释放减少，改变腹腔炎性环境；减少局部血管生成，减少盆腔充血，使腹腔液巨噬细胞活性减弱，减少疼痛相关性细胞因子的产生[18,19]。Taniguchi等[20]研究发现，DRSP/EE能有效缓解痛经，降低卵巢子宫内膜异位囊肿的复发率，同时有避孕、调整月经周期的作用[11]。其作用机制可能为抑制排卵和子宫内膜生长，减少月经量和前列腺素的产生[21]；抑制在位内膜的细胞增殖并促进其凋亡[22]。本研究中，治疗效果总体上，LNG-IUS略优于DRSP/EE，但服用DRSP/EE的患者表现出更好的耐受性和总体满意度，因此具体选择哪种术后用药应根据个体的适应证和禁忌证，权衡利弊而定。

总之，对于有疼痛或直肠肛门刺激症状的穹隆型RVE患者，经阴道部分病灶切除术后辅助药物长期维持治疗，对患者创伤小、手术并发症风险低，药物不良反应少，能有效缓解症状、改善性功能、提高生命质量，是一种安全、有效的联合治疗长期管理模式。

参 考 文 献

[1] Koninckx PR, Ussia A, Adamyan L, et al. Deep endometriosis: definition, diagnosis, andtreatment [J]. Fertil Steril, 2012, 98(3): 564-571. DOI: 10.1016/j.fertnstert.2012.07.1061.

[2] 戴毅, 冷金花, 郎景和, 等. 后盆腔深部浸润型子宫内膜异位症的临床病理特点及腹腔镜手术治疗效果[J]. 中华妇产科杂志, 2010, 45(2): 93-98. DOI: 10.3760/cma.j.issn.0529-567x.2010.02.004.

[3] Zanetti-Dällenbach R, Bartley J, Müller C, et al. Combined vaginal-laparoscopic-abdominal approach for the surgical treatment of rectovaginal endometriosis with bowel resection: a comparison of this new technique with various established approaches by laparoscopy and laparotomy [J]. Surg Endosc, 2008, 22(4): 995-1001. DOI: 10.1007/s00464-007-9560-x.

[4] Ford J, English J, Miles WA, et al. Pain, quality of life and complications following the radical resection of rectovaginal endometriosis [J]. BJOG, 2004, 111(4): 353-356. DOI: 10.1111/j.1471-0528.2004.00093.x.

[5] Sun X, Li C, Jin L, et al. Development and validation of Chinese version of female sexual function index in a Chinese population: a pilot study [J]. J Sex Med, 2011, 8(4): 1101-1111. DOI: 10.1111/j.1743-6109.2010.02171.x.

[6] Lam CL, Tse EY, Gandek B, et al. The SF-36

summary scales were valid, reliable, and equivalent in a Chinese population [J]. J Clin Epidemiol, 2005, 58 (8): 815-822. DOI: 10.1016/j.jclinepi.2004.12.008.

[7] 冷金花, 郎景和, 赵学英, 等. 盆腔子宫内膜异位症病灶分布特点及其腹腔镜诊断准确性的评价 [J]. 中华妇产科杂志, 2006, 41 (2): 111-113. DOI: 10.3760/j.issn.0529-567x.2006.02.011.

[8] Redwine DB. 'Invisible' microscopic endometriosis: a review [J]. Gynecol Obstet Invest, 2003, 55 (2): 63-67. DOI: 10.1159/000070176.

[9] Practice Committee of the American Society for Reproductive Medicine. Treatment of pelvic pain associated with endometriosis: a committee opinion [J]. Fertil Steril, 2014, 101 (4): 927-935. DOI: 10.1016/j.fertnstert.2014.02.012.

[10] Somigliana E, Vercellini P, Vigano P, et al. Postoperative medical therapy after surgical treatment of endometriosis: from adjuvant therapy to tertiary prevention [J]. J Minim Invasive Gynecol, 2014, 21 (3): 328-334. DOI: 10.1016/j.jmig.2013.10.007.

[11] Vercellini P, Crosignani P, Somigliana E, et al. 'Waiting for Godot': a commonsense approach to the medical treatment of endometriosis [J]. Hum Reprod, 2011, 26 (1): 3-13. DOI: 10.1093/humrep/deq302.

[12] Lan S, Ling L, Jianhong Z, et al. Analysis of the levonorgestrel-releasing intrauterine system in women with endometriosis[J]. J Int Med Res, 2013, 41 (3): 548-558. DOI: 10.1177/0300060513479865.

[13] Bayoglu TY, Dilbaz B, Altinbas SK, et al. Postoperative medical treatment of chronic pelvic pain related to severe endometriosis: levonorgestrel-releasing intrauterine system versus gonadotropin-releasing hormone analogue [J]. Fertil Steril, 2011, 95 (2): 492-496. DOI: 10.1016/j.fertnstert.2010.08.042.

[14] Tanmahasamut P, Rattanachaiyanont M, Angsuwathana S, et al. Postoperative levonorgestrel-releasing intrauterine system for pelvic endometriosis-related pain: a randomized controlled trial [J]. Obstet Gynecol, 2012, 119 (3): 519-526. DOI: 10.1097/AOG.0b013e31824264c3.

[15] Vercellini P, Viganò P, Somigliana E. The role of the levonorgestrel-releasing intrauterine device in the management of symptomatic endometriosis [J]. Curr Opin Obstet Gynecol, 2005, 17 (4): 359-365.

[16] Engemise SL, Willets JM, Taylor AH, et al. Changes in glandular and stromal estrogen and progesterone receptor isoform expression in eutopic and ectopic endometrium following treatment with the levonorgestrel-releasing intrauterine system [J]. Eur J Obstet Gynecol Reprod Biol, 2011, 157 (1): 101-106. DOI: 10.1016/j.ejogrb.2011.02.013.

[17] Gomes MK, Rosa-e-Silva JC, Garcia SB, et al. Effects of the levonorgestrel-releasing intrauterine system on cell proliferation, Fas expression and steroid receptors in endometriosis lesions and normal endometrium [J]. Hum Reprod, 2009, 24 (11): 2736-2745. DOI: 10.1093/humrep/dep288.

[18] Bahamondes L, Petta CA, Fernandes A, et al. Use of the levonorgestrel-releasing intrauterine system in women with endometriosis, chronic pelvic pain and dysmenorrhea [J]. Contraception, 2007, 75 (6 Suppl): S134-139. DOI: 10.1016/j.contraception.2006.12.008.

[19] Engemise SL, Willets JM, Emembolu JO, et al. The effect of the levonorgestrel-releasing intrauterine system, Mirena® on mast cell numbers in women with endometriosis undergoing symptomatic treatment [J]. Eur J Obstet Gynecol Reprod Biol, 2011, 159 (2): 439-442. DOI: 10.1016/j.ejogrb.2011.09.007.

[20] Taniguchi F, Enatsu A, Ota I, et al. Effects of low dose oral contraceptive pill containing drospirenone/ethinylestradiol in patients with endometrioma [J]. Eur J ObstetGynecolReprodBiol, 2015, 191 (8): 116-120. DOI: 10.1016/j.ejogrb.2015.06.006.

[21] Crosignani P, Olive D, Bergqvist A, et al. Advances in the management of endometriosis: an update for clinicians [J]. Hum Reprod Update, 2006, 12 (2): 179-189. DOI: 10.1093/humupd/dmi049.

[22] Meresman GF, Augé L, Barañao RI, et al. Oral contraceptives suppress cell proliferation and enhance apoptosis of eutopic endometrial tissue from patients with endometriosis [J]. Fertil Steril, 2002, 77 (6): 1141-1147. DOI: 10.1016/S0015-0282 (02) 03099-6.

子宫内膜异位症相关疼痛动物模型的研究进展

郑　萍　贾双征　冷金花　郎景和

【摘要】子宫内膜异位症（内异症）相关疼痛表现多样，以慢性盆腔痛、痛经、性交痛及排便痛为主。疼痛程度与异位病灶的大小、数量、性质不成正比，其发病机制尚未明确。手术切除异位病灶或口服药物治疗后部分患者的疼痛症状会持续存在，考虑与中枢敏化相关。大鼠的子宫内膜结构与人类相似，且价格便宜、易于饲养，因此可进行大规模关于内异症的研究。本文从异位病灶局部的神经血管性炎症反应、中枢敏化等内异症相关疼痛的发病机制，对内异症相关疼痛动物模型进行综述，为寻找疼痛的治疗靶点提供新的思路。

子宫内膜异位症（内异症）是育龄期妇女常见的妇科疾病[1]，发病率为10%～15%，约有3/4的患者可发生内异症相关疼痛[2,3]，其主要表现为慢性盆腔痛（69%）、痛经（79%）、性交痛（45%）及排便痛（29%）等症状[2,4,5]，疼痛性质多样，治疗效果多不佳，严重影响患者的健康和生命质量。目前，内异症相关疼痛产生的机制尚未明确，针对内异症相关疼痛的治疗，主要采用腹腔镜下切除异位病灶及口服激素类或非甾体类抗炎药等方法，但仍有部分患者在治疗后疼痛症状持续存在，甚至疼痛症状加重，且与异位病灶的大小、数量和性质不成正比，这可能与异位病灶内环境的改变和中枢敏化相关[6]。近年来，国内外学者通过内异症动物模型对内异症相关疼痛的发生发展机制进行了深入研究，试图从多方面探索内异症病变与中枢神经系统之间是否存在基因异常调控，从而引发相关信号传导通路异常改变而产生疼痛症状的病因，为寻找相关靶点的治疗提供新的思路。

与人类相似、有月经来潮的灵长类动物（猴或狒狒）可能会因经血逆流或其他因素发生内异症，但很难对其进行诊断，只有在症状的严重程度导致行为明显改变时才会被发现，且存在较难喂养、价格昂贵等原因，目前很少用此类动物造模[7]。啮齿类动物的子宫内膜结构与人类相似，而且价格便宜、易于饲养，因此可进行大规模关于内异症的研究。Grummer[7]在一项回顾性研究中强调了在子宫内膜异位研究中使用的物种范围，确定了一些小型动物，包括大鼠、小鼠、兔和仓鼠。兔和鼠类不能自主形成月经，故其造模的内异症模型均为诱发性模型。建立内异症相关疼痛动物模型的目的应是在动物体内模拟出与人的内异症相关疼痛发生发展过程中的各种病理生理变化相似的模型，为研究内异症相关疼痛机制、预防及治疗提供证据[8]。本文从内异症相关疼痛发病机制研究的不断深入，对内异症相关疼痛动物模型进行综述。

一、同源模型与异源模型的选择

同源模型（homologous model）也称自体移植，是将来自于自体或近交系动物的子宫内膜组织，缝合于肠系膜动脉、腹壁或注射于腹腔，也可缝合于结直肠、腓肠肌等自身组织或器官，形成异位病灶。异源模型（heterologous model）也称异体移植，主要是将人子宫内膜碎片注射入免疫缺陷动物体内，如裸鼠、非肥胖性糖尿病伴重症联合免疫缺陷（NOD/SCID）小鼠、重症联合免疫缺陷（SCID）小鼠等，造模方法同自体移植；但此类模型术后需外源性雌激素维持异位病灶生长，其缺点是免疫缺陷的动物较难饲养，异位病灶活性时间短，不能进行长时间的内异症相关机制的研究。同种异体和同系的啮齿动物模型（为同源模型）克服了异种移植模型（为异源模型）在免疫缺陷宿主中的局限性，并广泛应用于研究免疫细胞和炎症介质在病变发展中的作用[7]。Wistar大鼠、Sprague-DawLey大鼠因具有稳定的动情周期（即规律的卵巢周期，分为动情前期、动情期、动情后期及动情间期），生命力强，可耐受多次手术，故成为研究内异症相关疼痛机制及治疗的首选造模对象[9]。

二、异位病灶的神经血管性炎症损伤模型

1985年，Vernon和WiLson首次用自体移植法成功建立内异症大鼠模型。造模的基本操作是将处于动情期的实验组Sprague-DawLey大鼠麻醉后，分离一侧子宫，取一段长约1 cm的子宫片段，将取出的子宫片段纵行切开，暴露子宫内膜面，然后切成2 mm×2 mm的4块小碎片，缝合于腹壁内侧面或肠系膜；对照组则将宫角旁的脂肪组织移植于腹壁内侧面或肠系膜。有些学者在移植后给予外源性雌激素促进子宫内膜生长[10]。移植处出现透明、充满清亮浆液的囊肿即认为造模成功；切除囊肿，病理切片可观察到子宫内膜腺体及基质，证实为异位病灶，而对照组镜下则无。通过观察大鼠阴道扩张的程度评估疼痛程度[11]。术后1周，大鼠恢复动情周期，囊肿在移植后2周形成，在动情前期或动情期可观察到阴道扩张，术后4周，异位病灶处的新生神经血管生长逐渐达到高峰，阴道疼痛显著，6～8周疼痛达到稳定，异位囊肿的活性可维持10个月[12]。BerkLey等[13]通过Sprague-DawLey大鼠自体移植诱导造模，将子宫角碎片移植于肠系膜上动脉，形成血管化囊肿；观察到在动情期大鼠阴道扩张明显，说明疼痛较重，且在动情期异位的囊肿组织中发现了神经元标志物——蛋白基因产物9.5（PGP9.5）、降钙素基因相关肽（CGRP）、P物质（SP），此三者是感觉C和Aδ纤维的生物标志物，并发现了囊泡单胺转运蛋白（即交感神经纤维的生物标志物），其中CGRP和SP神经突延伸最远进入囊肿内皮。可以认为异位的子宫内膜中存在自主神经生长和感觉神经支配。这种神经支配不仅可以维持异位内膜生长，还能产生痛觉过敏。

痛觉过敏是指对正常致痛刺激的痛觉反应增强及放大。痛觉过敏的产生可能与异位病灶局部的炎症因子异常改变相关。Zhang等[14]通过大鼠自体宫角移植到腹壁内侧面形成异位囊肿，诱发了阴道和腹壁肌肉痛觉过敏；发现阴道和腹壁肌肉疼痛在动情前期最强，而在动情期几乎不存在。Zhang等[14]研究还发现，交感神经元的密度和神经生长因子（NGF）、血管内皮生长因子（VEGF）的表达数量在动情前期大于动情期，与大鼠的行为学改变相符。异位病灶的形成是组织损伤修复过程，与巨噬细胞的激活、自然杀伤细胞（NK）、T和B淋巴细胞的免疫功能异常相关[15]。有研究在异位囊肿组织中检测到感觉C和Aδ纤维释放的前列腺素、白介素、肿瘤坏死因子-α（TNF-α），与异位病灶局部微环境中的转化生长因子-α₁（TGF-α₁）、氢离子、5-羟色胺共同激活外周伤害感受器[16]，产生阴道痛觉过敏，与内异症患者的盆腔痛症状相似；而阴道痛觉过敏，是内异症患者盆腔疼痛症状增加的原因之一[11]。据推测，异位病灶中的神经活性物质可能会激活伤害性神经传入通路，影响与阴道伤害感受器相关的中枢神经机制，从而产生阴道痛觉过敏现象[7]。有学者认为，内异症应被视为一种神经血管性炎症反应[17,18]。

三、中枢敏化机制模型

大量研究表明，局部异位病灶的数量、大小及形态与患者的疼痛程度不成正比，通过手术或药物治疗去除病灶，仍有部分患者的疼痛症状持续存在，说明内异症相关疼痛与中枢神经系统的疼痛记忆区密切相关。中枢敏化是指脊髓及脊髓上（如丘脑、脑干、大脑皮质）阶段对疼痛传递反应的放大。李晓燕等[19]提出，内异症患者的外周伤害感受器敏感性增加、中枢神经系统疼痛相关受体表达上调及痛阈减低等多种因素共同作用导致疼痛产生。目前，疼痛的造模大多采用同源移植，将自体子宫组织缝合于肠系膜或腹壁；术后1周，观察大鼠阴道扩张情况，记录以作为基线对照。术后4周，去除病灶，给予大鼠刺激，仍可观察到大鼠阴道的扩张情况[20]。这表明，内异症病灶去除后仍存在疼痛现象，与内异症患者的临床表现相符。Alvarez等[21]将大鼠自体的子宫内膜移植到腓肠肌上，在2周内，肉眼观察到腓肠肌植入部位长出了红棕色充满液体的囊状结构，镜下可见囊性腺体结构伴间质浸润，还可见子宫内膜基质成纤维细胞广泛侵入到肌纤维周围的肌内膜中，证明异位病灶形成。免疫组化方法证实了异位病灶中存在伤害感受器

神经纤维的标志物CGRP和神经元发芽的标志物生长相关蛋白43（growth associated protein 43，GAP43）。移植后14天，大鼠在异位内膜的病变部位表现出持久的机械性痛觉过敏；给予亮丙瑞林等药物治疗后仍存在痛觉过敏现象。此结果与在内异症患者中观察到的临床表现一致，表明异位病灶是疼痛源。学者们认为，中枢敏化是大脑皮质连接区微环境结构的改变，是产生神经性疼痛症状的关键机制。Spisák等[22]使用Sprague-DawLey大鼠制造慢性疼痛模型，发现了潜在的脑连接变化。该实验采用功能性磁共振成像（fMRI）观察到急性疼痛减少了大脑皮质的活化，1周后，发现前扣带皮质的激活增加。有效连接性分析表明，慢性疼痛相关的中枢致敏作用表现为躯体感觉网络活动的广泛改变；变化主要由前扣带皮质和纹状体介导，并影响躯体感觉和运动皮质以及上丘脑功能。这些结果强调了前扣带皮质在疼痛记忆过程中的关键作用，同时表明了多重连接分析的整合在研究慢性疼痛机制中的中枢敏化过程发挥着重要功能。Li等[23]认为，内异症通过调节脑基因表达和电生理学，引起疼痛敏感、焦虑和抑郁；其使用热板测痛仪对移植当天的大鼠进行疼痛敏感测试，作为基线对照。热板实验是一种常用的测量啮齿动物的痛觉和反应阈值的方法[24]。术后12周取出大鼠脑组织，

进行电生理学测试，在结果异常区域进行基因测序，发现了特异性差异表达的Gpr88、GLra3、Lct及Serpina3n等基因，为内异症相关疼痛中枢敏化的靶点治疗提供了思路。

综上所述，随着内异症相关疼痛机制的深入研究及疼痛评估技术的更新，从单一的行为学观察到标准化的仪器指标监测，疼痛的评估标准越来越有说服力，动物实验的证据级别也越来越高。但既然是动物模型，必然存在一些缺点，如违背人体子宫内膜组织自然黏附的规律，造模过程中的手术操作、缝线等异物刺激，可人为引起炎症反应，而内异症本身是一种慢性炎症性疾病；动物与人类存在种属差异，动物实验的研究结果不能直接应用于人类。但内异症的动物模型具有高的研究价值，对于探究内异症的病理生理机制是必不可少的工具。值得注意的是，目前大多数的动物模型局限在单一的腹膜异位症，研究范围局限，未来需要探索更多的模型，如深部浸润型内异症导致的疼痛的动物模型，以扩大临床前靶点的范围并增强开发新治疗方案的可能性。未来的研究方向应该是找到引发中枢敏化的基因靶点，探索目标基因在相应分子通路上下游调控的靶点蛋白，从蛋白层面缓解症状，从基因水平解决病因。

参 考 文 献

［1］郎景和. 子宫内膜异位症的诊断与处理［J］. 现代妇产科进展，2005，14（1）：5-8.

［2］Sina II N，Plumb K，Cotton L，et al. Differences in characteristics among 1，000 women with endometriosis based on extent of disease［J］. Fertil Steril，2008，89（3）：538-545. DOI：10.1016/j.fertnstert.2007.03.069.

［3］Morotti M，Vincent K，Becker CM. Mechanisms of pain in endometriosis［J］. Eur J Obstet Gynecol Reprod BioL，2017，209：8-13. DOI：10.1016/j.ejogrb.2016.07.497.

［4］Engemise S，Gordon C，Konje JC. Endometriosis［J］. BMJ，2010，340：c2168. DOI：10.1136/bmj.c2168.

［5］Dunselman GA，Vermeulen N，Becker C，et al. ESHRE guideline：management of women with endometriosis［J］. Hum Reprod，2014，29（3）：400-412. DOI：10.1093/humrep/det457.

［6］Hoffman D. Central and peripheral pain generators in women with chronic pelvic pain：patient centered assessment and treatment［J］. Curr Rheumatol Rev，2015，11（2）：146-166. DOI：10.2174/1573397111 1666/50619094524.

［7］Grummer R. Animal models in endometriosis research［J］. Hum Reprod Update，2006，12（5）：641-649. DOI：10.1093/humupd/dmL026.

［8］单婧，程雯，翟东霞，等. 子宫内膜异位症啮齿类动物模型研究进展［J］. 生殖医学杂志，2017，26（5）：498-501. DOI：10.3969/j.issn.1004-3845.2017.05.022.

［9］张森，王新，韦旭斌，等. 大鼠发情周期各阶段的阴道细胞变化观察［J］. 动物医学进展，2006，27（2）：69-72. DOI：10.16437/j.cnki.1007-5038.

2006.02.018.

[10] McAllister SL, McGinty KA, Resuehr D, et al. Endometriosis-induced vaginal hyperalgesia in the rat: role of the ectopic growths and their innervation [J]. Pain, 2009, 147 (1-3): 255-264. DOI: 10.1016/j.pain.2009.09.022.

[11] BerkLey KJ, Cason A, Jacobs H, et al. Vaginal hyperalgesia in a rat model of endometriosis [J]. Neurosci Lett, 2001, 306 (3): 185-188. DOI: 10.106/S0304-3940 (01) 01906-1.

[12] McAllister SL, Dmitrieva N, Berkley KJ. Sprouted innervations into uterine transplants contributes to the development of hyperalgesia in a rat model of endometriosis [J]. PloS One, 2012, 7 (2): e31758. DOI: 10.1371/journaL.pone.0031758.

[13] BerkLey KJ, Dmitrieva N, Curtis KS, et al. Innervation of ectopic endometrium in a rat model of endometriosis [J]. Proc NatL Acad Sci USA, 2004, 101 (30): 11094-11098. DOI: 10.1073/pnas.0403663101.

[14] Zhang G, Dmitrieva N, Liu Y, et al. Endometriosis as neurovascular condition: estrous variations in innervation, vascularization, and growth factor content of ectopic endometrial cysts in the rat [J]. Am J PhysioL Regul Integr Comp PhysioL, 2008, 294 (1): R162-R171. DOI: 10.1152/ajpregu.00649.2007.

[15] Nothnick WB. Treating endometriosis as an autoimmune disease [J]. Fertil Steril, 2001, 76 (2): 223-231. DOI: 10.1016/S0015-0282 (01) 01878-1.

[16] Barcena de Arellano ML, Mechsner S. The peritoneuman important factor for pathogenesis and pain generation in endometriosis [J]. J MoL Med (BerL), 2014, 92 (6): 595-602. DOI: 10.1007/s00109-014-1135-4.

[17] Liu S, Xin X, Hua T, et al. Efficacy of anti-VEGF/VEGFR agents on animal models of endometriosis: a systematic review and meta-analysis [J]. PLoS One, 2016, 11 (11): e0166658. DOI: 10.1371/journaL.pone.0166658.

[18] Asante A, Taylor RN. Endometriosis: the role of neuroangiogenesis [J]. Annu Rev PhysioL, 2011, 73 (1): 163-182. DOI: 10.1146/annurev-physi-oL-012110-142158.

[19] 李晓燕, 冷金花. 子宫内膜异位症疼痛研究进展和治疗策略 [J]. 国际妇产科学杂志, 2009, 36 (3): 225-227, 237. DOI: 10.3969/j.issn.1674-1870. 2009.03.016.

[20] As-Sanie S, Kim J, Schmidt-Wilcke T, et al. Functional connectivity is associated with altered brain chemistry in women with endometriosis-associated chronic pelvic pain [J]. J Pain, 2016, 17 (1): 1-13. DOI: 10.1016/j.jpain.2015.09.008.

[21] Alvarez P, Chen X, Hendrich J, et al. Ectopic uterine tissue as a chronic pain generator [J]. Neuroscience, 2012, 225: 269-282. DOI: 10.1016/j.neuroscience.2012.08.033.

[22] Spisák T, Pozsgay Z, Aranyi C, et aL. Central sensitization-related changes of effective and functional connectivity in the rat inflammatory trigeminal pain model [J]. Neuroscience, 2017, 344: 133-147. DOI: 10.1016/j.neuroscience.2016.12.018.

[23] Li T, Mamillapalli R, Ding S, et al. Endometriosis alters brain electrophysioLogy, gene expression and increases pain sensitization, anxiety, and depression in female mice [J]. Biol Reprod, 2018, 99 (2): 349-359. DOI: 10.1093/biolre/ioy035.

[24] Bannon AW, Malmberg AB. Models of nociception: hot-plate, tail-flick, and formalin tests in rodents [J]. Current Protocols in Neuroscience, 2007, 41 (1): 8.9.1-8.9.16. DOI: 10.1002/0471142301.ns0809s41.

七

内异症和生殖

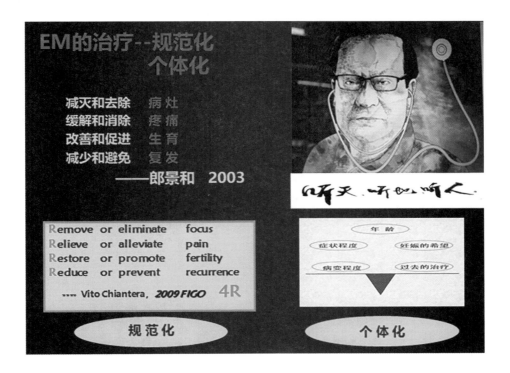

题　记

这又是一个子宫内膜异位症困惑医生、难为患者的问题。

25%～50%的不育妇女罹患内异症，30%～50%的内异症妇女合并不育，可谓"难姐难妹"。

内异症所致不育和流产原因多种、机制叠加，致使问题复杂而严重。内异症生育指数（EFI）较为全方位的评估各种因素，可指导针对性地调整与治疗。

对内异症的不育患者亦应进行全面检查，找出不育的可能因素。期待是暂时的，助孕是积极的，抓住"黄金时节""速战速决"。助孕和妊娠也是对内异症的最好治疗。

七、内异症和生殖

腹腔镜下双侧卵巢子宫内膜异位囊肿剔除术后卵巢功能早衰二例报告及文献复习

王艳艳　冷金花　郎景和　刘珠凤　戴　毅

卵巢子宫内膜异位囊肿是常见的子宫内膜异位症（内异症）类型，囊肿剔除术是治疗卵巢内异症囊肿的首选方法。但由于卵巢内异症囊肿本身和手术的特性，囊肿剔除术后，有出现卵巢储备力下降甚至卵巢功能早衰（premature ovarian failure，POF）的报道，成为近年来受到关注的问题[1,2]。本研究回顾1996年至2006年北京协和医院2例行腹腔镜下双侧卵巢内异症囊肿剔除术后发生POF患者的临床资料，并结合文献分析如下。

一、临床资料

例1：患者，37岁，因内异症手术治疗后3年，痛经复发、药物治疗无效，于2002年3月行第2次腹腔镜手术。患者于1999年曾因继发性痛经3年，原发不孕1年行腹腔镜手术，术中见子宫形态、大小正常，双侧卵巢多发性内异症囊肿，直径均为5cm，双侧子宫骶韧带增粗，盆腔粘连严重，直肠子宫陷凹部分封闭。术中分离盆腔粘连、剔除双侧卵巢内异症囊肿，手术顺利、术后未用药，月经正常。此次腹腔镜手术时，见子宫均匀增大如孕6周，双侧附件包裹性囊肿直径均为4～5cm，卵巢包裹于其中，直肠子宫陷凹完全封闭，粘连致密。切开的附件包裹性囊肿内为清亮淡黄色液体，分离双侧附件困难，卵巢与盆腔的粘连剥离面出血活跃，止血较困难，双极电凝止血操作次数较多。术后给予曲普瑞林（其他名称：达菲林）3.75mg，每28天1次，共3次，停药2个月时月经恢复，6次正常月经后（即2003年2月），出现月经稀发渐至闭经，伴轻微潮热、出汗、失眠，反复查外周血促卵泡激素（FSH）＞110U/L，黄体生成素（LH）

30～54U/L，雌二醇＜33pmol/L，B超提示子宫内膜厚度为0.20～0.24cm，诊断为POF。自2003年8月开始，行雌孕激素治疗：结合雌激素（其他名称：倍美力）0.625mg/d＋醋酸甲羟孕酮（其他名称：安宫黄体酮）4mg/d，无不适，治疗4个月后血清雌二醇水平为125pmol/L，定期门诊随诊。

例2：患者，28岁，因继发性痛经4年，发现双侧附件区包块6个月，于2005年1月行腹腔镜手术，术中发现子宫形态、大小正常，左、右侧卵巢内异症囊肿直径分别为6cm及5cm，双侧囊肿相互粘连于子宫后壁和子宫阔韧带后叶，直肠子宫陷凹完全封闭。术中分离盆腔粘连、剔除双侧卵巢内异症囊肿，手术难度较大、出血多，电凝止血次数多。术后给予戈舍瑞林（其他名称：诺雷得）3.6mg，每28天1次，治疗3个月，停药后无月经来潮，仅有少量阴道出血2次。停药7个月后，患者出现轻度潮热和关节痛，血FSH 38～45U/L，LH27～38U/L，血清雌二醇水平为67pmol/L，B超提示子宫体积缩小，内膜厚度为0.14cm，双侧附件区无异常回声，诊断为POF，给予结合雌激素0.625mg/d＋醋酸甲羟孕酮4 mg/d治疗。治疗6个月后自行停药，停药4个月后曾行经3次，量基本正常，无痛经，目前在随诊中。

二、讨论

1. 腹腔镜卵巢内异症囊肿的保守性手术方式探讨　卵巢内异症囊肿是常见的内异症类型，因其对药物不敏感，易发生扭转、破裂引起急腹症，并且有恶变的风险，故首选手术治疗[3]。由于内异症患者主要为育龄期妇女，保留生育功能的手术（保守性手术）是主要的术式。目前，卵巢内异症囊肿保守性手术的方式有囊肿穿刺抽吸＋囊壁电凝及囊肿剔除术[4]。评价以上两种手术方式效果的指标主要有症状（包括痛经、性交痛及非经期腹痛）的缓解或复发率、体征（囊肿）的复发率或再次手术率以及术后妊娠率。Berena等[5]比较腹腔镜下囊肿剔除和囊肿穿刺电凝治疗患者术后24个月的临床资料发现，两组患者术后24个月疼痛症状的累积复发率分别为痛经（16%、53%）、性交痛（20%、75%）、慢性盆腔痛（10%、53%），分别比较，差异均有统计学意义（$P < 0.05$）；两例患者术后24个月的累积妊娠率分别为67%和24%，两组比较，差异也有统计学意义（$P < 0.05$）；Alborzi等[6]开展的一项前瞻性随机临床试验结果也证实，与囊肿穿刺抽吸电凝术比较，囊肿剔除术后症状和体征复发率及再次手术率更低，妊娠率更高。因此，囊肿剔除术是目前治疗卵巢内异症囊肿的首选手术方法。

2. 腹腔镜下双侧卵巢囊肿剔除术后POF的可能机制　POF是指发生在40岁之前的高促性腺激素性卵巢功能衰竭，公认的诊断标准是40岁以前出现至少4个月以上的闭经，并有2次或2次以上血清FSH > 40U/L（两次检查间隔1个月以上），雌二醇水平< 73.2 pmol/L[7]。病史、身体检查及其他实验室检查可有助于相关疾病病因的鉴别诊断。POF的发病原因很多，如遗传因素、免疫学因素、酶缺乏、病毒感染、放化疗以及手术等。卵巢囊肿剔除术后POF的原因可能有以下几个方面。①疾病本身因素：从疾病发生学来看，卵巢内异症囊肿可能为种植于卵巢表面的子宫内膜组织向卵巢皮质内陷形成的假囊，因此囊壁与卵巢关系密切，剔除囊肿的同时有去除正常组织的可能[8]。卵巢内异症囊肿的异位内膜组织有浸润卵巢皮质的生物学行为，可能破坏卵巢组织；另外，内异症病变广泛，形态多样，多伴有盆腔严重粘连，解剖结构失常，手术难度大，卵巢创面易渗血，电凝止血的机会较多，易导致卵巢热损伤。②手术技巧：卵巢内异症囊肿常与卵巢皮质粘连，层次不清，加上血管增生，术中易出血。如果经验不足者进行囊肿剥离时层次不清，就可能切除部分正常卵巢组织，并且增加止血的难度，过度电凝可

造成卵巢组织热损伤，并可导致卵巢有效血液供应减少。③卵巢组织的丢失：囊肿剔除术中囊壁剥除会导致卵巢组织和滤泡的丢失，因此，导致卵巢的储备能力下降，影响激素分泌以及辅助生殖结局。Hachisuga等[9]对卵巢内异症囊肿剔除术后囊肿包膜进行的病理研究发现，即使容易剔除的囊肿壁也有正常卵巢组织残留，而且剔除的卵巢组织中卵巢白体发现率为49%，始基卵泡发现率为69%。Muz Ⅱ等[10]进一步的病理研究结果表明，64%的囊肿包膜内发现有卵巢组织，其中94%没有滤泡或仅有原始卵泡；在卵巢中间部位，54%的囊肿包膜内发现卵巢组织，其中88%没有滤泡或仅有原始卵泡；在卵巢门部位，71%的囊壁中有卵巢组织，其中85%有初级和次级卵泡，说明大多数情况下，囊肿剔除都会伴随卵巢组织的丢失，尤其在卵巢门处存在有功能的卵巢组织的丢失，因此，卵巢门部位的囊肿壁剥除以及电凝止血要谨慎，一方面此处血液供应丰富，另一方面有卵泡丢失的风险。④局部炎症反应：卵巢内异症囊肿手术后，局部严重的炎症反应可引发自身免疫反应，如卵巢周围环境中T淋巴细胞分泌的炎性因子、抗卵巢抗体、抗透明带抗体等增加，从而损害残留的卵巢组织。

3. 术后POF的治疗　雌激素可通过负反馈作用降低血中的高促性腺激素水平，诱导卵泡颗粒细胞上的促性腺激素受体形成，恢复卵巢对促性腺激素的敏感性，从而使POF患者恢复卵泡自然生长和产生卵巢性激素。具体治疗方法主要有：①人工周期：适用于无生育要求，希望缓解更年期症状以及期待正常月经者；②诱导排卵：适用于有生育要求者，人工周期治疗一段时间后，有卵泡生长；③卵子捐赠：适用于有生育要求的妇女但卵巢内卵泡已完全耗竭或诱导卵泡发育失败的妇女；④卵巢移植：自体卵巢组织的新鲜和冷冻移植技术已开始用于接受放化疗的恶性肿瘤患者，但对于比较罕见的囊肿剔除术后POF患者似乎难以接受。异体卵巢移植目前尚存在供体来源、排异反应等问题，还需进一步研究。

综上所述，腹腔镜下双侧卵巢内异症囊肿剔除术后POF的发生是一个比较罕见，但确与临床处理密切相关的并发症，在术前评估以及医患交

流中应考虑到这一手术风险。提高手术技巧、术中解剖层次清晰、尽量保留正常卵巢组织是预防POF的关键。

参 考 文 献

［1］Canis M，Pouly JL，Tamburro S，et al. Ovarian response during IVF-embryo Transfer cycles after laparoscopic ovarian cystectomy for endometriotic cysts of ＞3cm in diameter［J］. Hum Reprod，2001，16（2）：2583-2586.

［2］Busacca M，Riparipi J，Somigliana E，et al. Post-surgical ovarian failure after laparoscopic excision of bilateral endometriomas［J］. Am J Obstet Gynecol，2006，195（2）：421-425.

［3］冷金花，郎景和. 子宫内膜异位症恶变的研究进展［J］. 中华妇产科杂志，2002，37（7）：437-439.

［4］郎景和，冷金花. 子宫内膜异位症［J］. 现代妇产科进展，2006，15（3）：161-172.

［5］Beretta P，Franchi M，Ghezzi F，et al. Randomized clinical trial of two laparoscopic treatments of endometriomas：cystectomy versus drainage and coagulation［J］. Fertil Steril，1998，70（16）：1176-1180.

［6］Alborzi S，Momtahan M，Parsanezhad ME，et al. A prospective randomized study comparing laparoscopic ovarian cystectomy versus fenestration and coagulation in patients with endometriomas［J］. Fertil Steril，2004，82（6）：1633-1637.

［7］Laml T，Schulz-Lobmeyr I，Obruca A，et al. Premature ovarian failure；etiology and prospects［J］. Gynecol Endocrinol，2000，14（4）：292-302.

［8］Busacca M，Vignali M. Ovarian endometriosis；from pathogenesis to surgical treatment［J］. Curr Opin Obstet Gynecol，2003，15（4）：321-326.

［9］Hachisuga T，Kawarabayashi T. Histopathological analysis of laparoscopically treated ovarian endometriotic cysts with special reference to loss of follicles［J］. Hum Reprod，2002，17（2）：432-435.

［10］Muz Ⅱ L，Bianchi A，Croce C，et al. Laparoscopic excision of ovarian cysts：is the stripping technique a tissue-sparing procedure？［J］. Fertil Steril，2002，77（3）：609-614.

子宫内膜异位症与不育和自然流产的关系

金　力　郎景和

【摘要】子宫内膜异位症（EM）对生育能力的影响原因是多种的，机制是叠加的，本文就近几年来对EM导致不育和反复流产的基础与临床研究进展，以及手术、辅助生育技术对改善内异症患者生育能力的影响等方面进行综述。以提高对EM对生育能力影响的认识，达到进一步改善诊治方法、提高妊娠率、减少自然流产率的目的。

【关键词】子宫内膜异位症；不育；自然流产；辅助生育技术

子宫内膜异位症（EM）是一种慢性疾病，特征为激素反应性内膜组织在子宫腔外生长。是常见的妇科疾病，累及10%～15%育龄妇女[1]。近年来发病率上升，有"现代病"之称。病理形态为良性，但具有侵袭、转移和复发等恶性生物学行为，有"良性癌"之谓。主要表现为盆腔疼痛和不育。在不育女性中，患病率为21%～47%[2]，EM患者早期自然流产发生率也显著增加，平均为40%，而正常妊娠者自然流产率只有15%[1]。可以说，EM严重降低了女性生育能力，因此探索EM对生育功能影响的研究已成为在该领域中最有价值的问题。

1　EM所致不育和自然流产机制研究的新进展

EM所致不育和自然流产的原因是多种的，机制是叠加的[3]。近几年来在其所致不育和自然流产的机制研究取得了很多进展。

1.1　EM患者腹腔液前列腺素及细胞因子对生育功能的影响

前列腺素（prostglandin，PG）在子宫内膜的水平是最早进行研究的。异位内膜可致盆腔和腹腔PG水平逐渐增加，其干扰生育能力的主要机制：①可能干扰排卵前卵子的适时释放。PG为卵丘释放卵子的调节因子，PG的增加，在某种程度上使卵泡不敏感。②干扰了输卵管的运动和卵子的释放。③影响了卵巢黄体功能，PGF_{2a}具有溶黄体作用，在某种程度上减弱了黄体功能。④导致子宫收缩，自然流产发生。

前列腺素样物质引起与EM相关的疼痛，又通过干扰输卵管运动和卵的拣拾影响生育功能。腹腔液中的PG最有可能的来源就是逆流经血中的PG以及腹膜间皮细胞（主要是巨噬细胞）[4]，在大多数EM的患者腹腔液中巨噬细胞显著增加[5]。有研究表明，虽然EM患者腹腔液中巨噬细胞增加，但其吞噬能力却下降：EM腹腔液分离出的巨噬细胞中的蛋白减少，金属蛋白酶（matrix metall proteinase，MMP）活性降低。用重度EM患者腹腔液处理巨噬细胞，抑制了MMP-9表达和白明胶的活性，而腹腔液中的PGE_2是抑制MMP-9的主要因素，EM患者腹腔液中巨噬细胞吞噬能力的降低可能是由PGE_2介导的降低MMP-9表达所致[6]。

由于腹腔液中巨噬细胞的增加以及其他细胞如淋巴细胞、异位种植的内膜组织等，因而产生了大量的细胞因子，其中有些细胞因子如白介素-1（interleukin-1，IL-1）、IL-6、肿瘤细胞坏死因子（tumor neo plasma factor，TNF-α）、干扰素（interferon-γ，IFN-γ）的升高对胚胎具有明显的毒性作用，导致不孕以及流产的发生[7]。

近年来有研究显示，细胞因子TNF-α、IL-6的浓度在具生育力的EM妇女中浓度最高，而在EM不育的妇女，IL-8和细胞间黏附因子-1（intercellular adhesion molecular，ICAM-1）浓度很高，这些细胞因子对于鉴别不孕和EM相比，可能前者的意义更重要[8]。由此可见，EM患者腹腔液中不同细胞因子的增加可能对生育功能产生不同的影响。

IL-1b是人类子宫内膜的月经周期以及着床等的重要调节因子，它促进类炎症反应过程，并促进组织重建。新的研究结果显示，IL-1b调节人类子宫内膜间质细胞基因，调节白细胞的募集，细胞外间质的重建以及其他细胞功能[7]。它为进一步研究EM及有关的不孕，特别是着床有关的问题开辟了新的思路。

1.2 EM与黄体功能不足和子宫内膜容受性异常

长久以来，子宫内膜组织学表现为亚正常状态为特征的黄体功能不足，被认为是EM有关的亚临床不孕的可能原因。但所报道的有关黄体功能不足的发生率差别较大，在8.8%～67.0%[9]。2002年Witz研究指出，重度EM有关不孕主要是盆腔解剖结构的改变，而早期、中期EM有关的不孕以及自然流产等的发生原因是多方面的，主要包括黄体功能不足、黄素化卵泡未破裂综合征（LUFS）等，能通过治疗使其妊娠率得到显著提高[10]。与输卵管因素和男方因素造成的不孕相比，黄体功能不足更常见于EM以及不明原因的不孕和反复流产中。孕激素不足，内膜发育"延迟"的妇女子宫内膜孕激素受体保持较高的浓度，并有异常的 $\alpha_v\beta_3$ 整合素表达，不利于胚胎的种植。这种情况常见于EM、输卵管积水、反复流产以及一些PCOS妇女。

EM除了通过腹腔液以及激素外围环境改变了生育功能外，同时对子宫内部本身的环境也发生了影响。Guidice等的研究指出，EM患者不孕的原因是由于胚胎的着床失败[11]。

子宫内膜对妊娠的建立与维持具有重要的作用，轻到中度的EM除了病变造成的机械性感染和附件粘连外，EM导致在位内膜产生一种免疫敌对环境。来自赠卵流程的证据显示，卵或早期胚胎的发育在EM患者中受到干扰[12]。

与子宫容受性密切相关的一些特异性、关键性蛋白表达的缺乏，导致子宫容受性下降。这些蛋白为细胞黏附分子，例如，整合素（integrins）、选择素（selectins）、钙黏素（cadherins）等，它们是胚胎与子宫内膜相互作用所必需，其中尤以整合素最为重要。

有研究显示在妇科良性病变中，如EM、PCOS、输卵管积水、黄体功能不全等，表现为子宫容受性降低，子宫内膜生物学标志表达异常[13]。

近年来研究显示，EM患者子宫内膜对孕激素反应能力也下降。在早孕期的类炎性微环境中，孕激素和局部产生的分化因子共同作用于母体内膜细胞，降低了MMP的表达。体外试验对人类正常内膜的研究表明，子宫内膜提前暴露于孕激素不仅降调MMP的表达，同时也限定了局部产生的炎性因子刺激相应酶的表达。但EM的内膜则不同，其对孕激素的反应发生了改变，并且允许在整个分泌期有连续的MMP表达[14]。影响EM患者孕激素对子宫内膜反应性丢失的因素尚不清楚，但是细胞-细胞间的信息传递异常导致MMP表达失调，特别是这些由上皮细胞产生的炎性细胞因子对抗间质细胞对孕激素反应，而孕激素为细胞特异性MMP调节所必需的关键分化因子的抑制物。以上这些说明，内膜对孕激素反应性降低、MMP的异常有可能导致早期妊娠的流产、胚胎停止发育。

1.3 EM患者与流产（反复流产）和着床失败的免疫相关性

目前尚无足够的临床和基础研究资料证实EM与反复自然流产以及助孕治疗后着床失败具有显著的相关性。然而，流行病学资料却支持该观点：EM与反复流产及助孕治疗后种植失败具有显著的相关性。主要依据为EM患者的激素免疫功能发生异常改变，出现很多抗自身抗体，如抗内膜抗体、抗层黏蛋白（laminin，LN）抗体以及其他自身抗体如抗心磷脂抗体等。其次是细胞介导的免疫学改变：卵泡和腹腔液免疫细胞和细胞因子异常[15]。

LN-1是基底膜的主要成分，为一种多功能糖蛋白，由三个不同的亚单位组成（α_1、β_1、γ_1链）。它是在胚胎形成过程中最早形成的构架蛋白，在胚胎的发育、着床以及胎盘形成中具有重要的作用。研究显示，抗LN-1抗体IgG，与前3个月的反复早期流产及以后的妊娠预后具有显著的相关性。更为有趣的是，EM不育的患者出现了该抗体（17/42），而其他不育的妇女（如卵管问题、激素、子宫异常以及难以解释的不孕）则与该抗体无相关性。这些均提示：抗LN-1自身抗体在调节非常早期的生殖过程以及内异症有关的不育中均起着重要的作用。在90%的EM的病变中存在LN-α_1、LN-β_1、LN-γ_1的mRNA，在所有的腹膜EM病变的腺上皮基底膜中观察到了所有的LN-α_1、LN-β_1、LN-γ_1链[16]。动物试验表明，用鼠LN-1免疫的小鼠，抗LN-1抗体能使胚胎发育差和胎儿吸收增加[17]。

因此，抗LN-1抗体对于自身免疫的形成所介导的生殖失败具有重要的作用，该抗体有望成为一种用于诊断EM的非有创性的新方法。其次是细胞介导的免疫学改变：卵泡和腹腔液免疫细胞和细胞因子异常，如前所述，免疫学异常可能的负面作用为影响卵泡的发育、排卵、卵子的质量、早期胚胎的发育着床等，最终导致EM患者不育和胚胎着床能力下降。

2 改善EM对生育能力的影响 ——促进妊娠率

对28例青春期（12～18岁）轻、重度EM与生育能力关系的长期随访研究结果显示：Ⅰ期占14.3%，Ⅱ期39.3%；Ⅲ期42.8%，Ⅳ期3.6%（按照美国生殖医学标准分类），每一期的生育能力比较，差异有统计学意义（Ⅰ期75%，Ⅱ期55%，Ⅲ期25%，Ⅳ期0），但自然流产率却无显著不同。提示在EM的自然生命周期的最早时期，EM疾病的分级即与生育能力呈负相关[18]。因此，改善EM对生育能力的影响促进妊娠率的有关研究仍然具有非常重要的意义。

2.1 EM病变手术对生育功能的影响

内异症病变广泛，形态多样，可以深部浸润，故不易切净，易复发。盆腔粘连重，解剖变异，血管增生，所以易出血和损伤。

腹腔镜异位囊肿剥除术是否破坏卵巢组织而影响卵巢功能的问题一直倍受关注。Muzii分析了不同部位内膜异位囊肿壁的卵巢组织丢失情况，结果显示，与卵巢窝粘连部位64%（31/48）的囊肿包膜内显示有卵巢组织，其中94%没有滤泡或仅有原始卵泡；中间部位54%（26/48）的囊肿包膜内也有卵巢组织，其中88%没有滤泡或仅有原始卵泡；卵巢门部位71%（34/48）的标本中有卵巢组织，其中85%有初级和次级卵泡[19]。所以卵巢内膜异位囊肿剔除术，虽然可有部分卵巢组织的丢失，但这些卵巢组织均无明显功能，仅在卵巢门处可能有正常功能的卵巢组织。因此，卵巢内膜异位囊肿手术剥离时一般不会因部分卵巢组织的丢失而减少卵巢储备，但在近卵巢门处的卵巢组织，手术中应注意避免损伤，以免影响卵巢的储备功能。能量器械的应用可能造成热损伤，所以腹腔镜手术应尽量保护卵巢的储备，避免不必要的损伤。

轻度EM但输卵管通畅的患者，可以自然妊娠，但受孕率低于正常妇女，腹腔镜手术去除或切除病灶，有利于改善妊娠率，但手术不仅要去除病变，更重要的是恢复正常的解剖结构。随着盆腔结构的重建或轻度EM患者术后辅以刺激排卵或IUI等助孕技术可有助于妊娠状况的改善，使25%～40%的患者妊娠分娩[20]。

有学者对卵巢内膜异位囊肿行腹腔镜手术后对IVF-ET超排卵周期滤泡反应进行了研究，113例不孕患者中63例有严重的盆腔异位内膜和卵巢内膜异位囊肿，进行了腹腔镜手术和控制超排卵（controlled ovarian hyperstimulation，COH），对照组50例轻或微小EM，仅进行COH，总卵泡募集数分别为9.1±3.3和10.6±4.2，$P=0.001$，成熟卵泡（≥16mm）分别为4.2±1.7和4.8±2.2，$P=0.04$，成熟卵泡募集数分别为5.8±3.8和7.4±4.6，$P=0.02$，受精率为48.9%±34.9%和61.8%±32.1%，$P=0.02$，研究组均显著低于对照组。同时，研究组平均使用rFSH（每支75 IU）（38.1±20.4）显著高于对照组（29.3±16.4，$P=0.004$），两组的累积妊娠率相似（27.5%±8.8% vs 37.2%±10.6%，$P=0.37$）。表明患有重度EM行腹腔镜囊肿切除的患者在IVF-ET治疗周期中，卵巢反应明显低于轻度未手术的EM患者[21]。Ragni等[22]的研究也证实、腹腔镜卵巢内膜异位囊肿剔除术后，卵巢反应降低，优势卵泡、卵子回收数量以及胚胎数目均减少，但受精率和高质量胚胎数目并未减少。

2.2 辅助生育对EM患者生育能力的影响

最初，IVF是用于治疗输卵管因素性不育。IVF多中心的回顾性分析研究表明，对EM的不育，IVF可获得与对输卵管性不育相似的疗效。有研究报道的IVF治疗中，EM患者周期活产率为31%，输卵管因素性不育的患者为32%[23]。

一些资料显示，EM患者自然流产率升高，但也有一些研究反对这种观点。但近期对IVF结局做的Meta分析表明，EM患者受精率和种植率明显低于有其他指征的妇女[24]。

有学者对Ⅲ/Ⅳ期EM患者IVF/ICSI后累积妊娠率和活产率研究结果显示，98例经手术诊断的EM患者，Ⅰ/Ⅱ期者31例，Ⅲ/Ⅳ期者67例，对照组87例因输卵管因素造成的不孕，新鲜胚胎移植后的妊娠率，Ⅲ/Ⅳ期EM者仅为22.6%，显著低于Ⅰ/Ⅱ期者（40.0%）或输卵管因素所致的不孕（36.6%）。经过1～4个IVF/ICSI周期的治疗，包括冻融胚胎移植，Ⅲ/Ⅳ期EM的妊娠率为56.7%，活产率40.3%；而相应的Ⅰ/Ⅱ期者和卵管因素不孕的患者分别为67.7%/55.8%和81.6%/43.7%，提示中、重度EM与轻度EM以及输卵管因素引起的不育相比，前者IVF/ICSI的预后较差[25]。

EM所致不孕的患者IVF预后较差，这可能与免疫细胞募集在卵巢内影响卵泡的功能，损伤卵子的质量有关[26]，2006年由德国进行的一项研究显示：32例Ⅰ～Ⅳ期的EM患者和28例非EM患者均进行了诊断性腹腔镜手术和IVF-ET，并测量了滤泡液中调节激活正常T细胞表达和分泌因子（regulated upon activation，normal T cell expressed andsecreted，RANTES）、单核细胞趋化蛋白-1（monocyte chemotactic protein 1，MCP-1），以及IVF后的受精率和妊娠率。结果两组滤泡反应和促性腺激素刺激的天数相似，在EM组滤泡液中RANTES的水平（460.4±90.3pg/ml）显著高于输卵管性不育患者（243.8±70.9pg/ml，$P < 0.05$）。相反，在EM患者滤泡液中MCP-1的浓度（330.0±29.2pg/ml）却显著地低于输卵管性不育的患者（420.5±46.6pg/ml，$P < 0.05$）。同时，EM组，卵子的受精率显著地低于输卵管因素组（54% vs 73%，$P < 0.05$），妊娠率亦同（19% vs 35%，$P < 0.01$）。

目前对EM不育的治疗原则就是根据其对生育功能的影响以及手术和助孕的特点而制定的，因此，今后在进一步探索EM对生育能力的影响、如何促进妊娠率、减少自然流产率的治疗等方面的研究仍非常具有挑战性。

参 考 文 献

［1］丰有吉，沈铿. 妇产科学［M］. 北京：人民卫生出版社，2005：357-366.

［2］林守清（主译）. 生殖内分泌学（第5版）［M］. 北京：人民卫生出版社，2006：687-693.

［3］Buyalos RP, Agarwal SK. Endometriosis-associated infertility［J］. Curr Opin Obstet Gynecol，2000，12（5）：377-381.

［4］Syrop CH, Halme J. Peritoneal fluid environment and infertility［J］. Fertil Steril，1987，48（1）：1-9.

［5］Minici F, Tiberi F, Tropea A, et al. Paracrine regulation of endometriotic tissue［J］. Gynecol Endocrinol，2007，23（10）：574-580.

［6］Wu MH, Shoji Y, Wu MC, et al. Suppression of matrix metalloproteinase-9 by prostaglandin E2 in peritoneal macrophage is associated with severity of endometriosis［J］. Am J Pathol，2005，167（4）：1061-1069.

［7］Rossi M, Sharkey AM, Vigano`P, et al. Identification of genes regulated by interleukin-1beta in human endometrial stromal cells［J］. Reproduction，2005，130（5）：721-729.

［8］Skrzypczak J, Szczepan´ska M, Puk E, et al. Peritoneal fluid cytokines and sICAM-1 in minimal endometriosis：search for discriminating factors between infertility and/or endometriosis［J］. Eur J Obstet Gynecol Reprod Biol，2005，122（1）：95-103.

［9］郎景和（主编）. 子宫内膜异位症的基础与临床研究［M］. 北京：中国协和医科大学出版社，2003：263-264.

［10］Witz CA, Buns WN. Endometriosis and infertility：is there a cause and effect relationship？［J］Gynecol Obstet Invest，2002，53（Suppl 1）：2-11.

［11］Giudice LC, Telles TL, Lobo S, et al. The molecular basis for implantation failure in endometriosis：

on the road to discovery [J]. Ann N Y Acad Sci, 2002, 955 (2): 254-264.

[12] Garrido N, Navarro J, Garcia-Velasco J, et al. The endometrium versus embryonic quality in endometriosis-related infertility [J]. Hum Reprod Update, 2002, 8 (1): 95-103.

[13] Donaghay M, Lessey BA. Uterine receptivity: alterations associated with benign gynecological disease [J]. Semin Reprod Med, 2007, 25 (6): 461-475.

[14] Osteen KG, Bruner-Tran KL, Eisenberg E. Reduced progesterone action during endometrial maturation: a potential risk factor for the development of endometriosis [J]. Fertil Steril, 2005, 83 (3): 529-537.

[15] Tomassetti C, Meuleman C, Pexsters A, et al. Endometriosis, recurrent miscarriage and implantation failure: is there an immunological link ? [J]. Reprod Biomed Online, 2006, 13 (1): 58-64.

[16] Inagaki J, Kondo A, Lopez LR, et al. Anti-laminin-1 auto anti bodies, pregnancy loss and endometriosis [J]. Clin Dev Immunol, 2004, 11 (3-4): 261-266.

[17] Matalon ST, Blank M, Matsuura E, et al. Immunization of naive mice with mouse laminin-1 affected pregnancy outcome in a mouse model [J]. Am J Reprod Immunol, 2003, 50 (2): 159-165.

[18] Ventolini G, Horowitz GM, Long R. Endometriosis in adolescence: along-term follow-up fecund ability assessment [J]. Reprod Biol Endocrinol, 2005, 3 (1): 14-19.

[19] Muzii L, Bellati F, Bianchi A, et al. Laparoscopic stripping of endometriomas: a randomized trial on different surgical techniques. Part Ⅱ: pathological

results [J]. Hum Reprod, 2005, 20 (7): 1987-1992.

[20] Pouly JL, Canis M, Velemir L, et al. Endometriosis related infertility [J]. J Gynecol Obstet Biol Reprod, 2007, 36 (2): 151-161.

[21] Yazbeck C, Madelenat P, Sifer C, et al. Ovarian endometriomas: Effect of laparoscopic cystectomy on ovarian response in IVF-ET cycles [J]. Gynecol Obstet Fertil, 2006, 34 (9): 808-812.

[22] Ragni G, Somigliana E, Benedetti F, et al. Damage to ovarian reserve associated with laparoscopic excision of endometriomas: a quantitative rather than a qualitative injury [J]. Am J Obstet Gynecol, 2005, 193 (6): 1908-1914.

[23] Olivernnes F, Feldberg D, Liu HC, et al. Endometriosis: A stage by stage analysis-role of *in vitro* fertilization [J]. Fertil Steril, 1995, 64 (2): 392-398.

[24] Barnhart K, Dunsmoor-Su R, Coutifaris C. Effect of endometriosison *invitro*-fertilization [J]. Fertil Steril, 2002, 77 (6): 1148-1155.

[25] Kuivasaari P, Hippeläinen M, Anttila M, et al. Effect of endometriosis on IVF/ICSI outcome: stage Ⅲ/Ⅳ endometriosis worsens cumulative pregnancy and live-born rates[J]. Hum Reprod, 2005, 20(11): 3130-3135.

[26] Xu H, Schultze-Mosgau A, Agic A, et al. Regulated upon activation, normal T cell expressed and secreted (RANTES) and monocyte chemotactic protein 1 in follicular fluid accumulate differentially inpatients with and without endometriosis undergoing *invitro* fertilization [J]. Fertil Steril, 2006, 86 (6): 1616-1620.

腹腔镜卵巢子宫内膜异位囊肿剥除术对卵巢储备功能的影响

史精华　冷金花　宋　楠　董　喆　郎景和

【摘要】目的：探讨腹腔镜卵巢子宫内膜异位囊肿（巧囊）剥除术对卵巢储备功能可能造成的影响。方法：前瞻性对照研究，对照组：单侧卵巢成熟性囊性畸胎瘤行腹腔镜囊肿剥除术20例；实验组：卵巢子宫内膜异位囊肿行腹腔镜囊肿剥除术80例。实验组分为4组：A组：单侧巧囊＜35岁（27例），B组：单侧巧囊≥35岁（13例），C组：双侧巧囊＜35岁（28例）和D组：双侧巧囊≥35岁（12例）。比较各组手术前、手术后24小时内血清FSH，LH，E_2的变化并根据单侧巧囊的大小和类型分层分析。随访患者术后6月基础FSH的恢复情况，术后6月超声测量患者双侧卵巢的体积。结果：双侧各组（C、D两组）卵巢子宫内膜异位囊肿剥除术后24小时内FSH较术前明显增高（$P < 0.05$），E_2明显减低（$P < 0.05$），LH变化不明显。畸胎瘤组及单侧各组（A、B组）手术前后各激素水平均无统计学差异，分层分析单侧巧囊大小和类型，各组内组间激素水平变化亦无明显差异。C组患者术后6个月基础FSH恢复至正常范围内占72.22%，而D组患者基础FSH恢复至正常范围内仅占55.56%，差异有统计学意义（$P < 0.05$）。单侧卵巢囊肿剥除术后6个月患侧与对侧卵巢缩小率均有显著差异（$P < 0.05$），单侧卵巢囊肿剥除术后与双侧卵巢囊肿剥除术后患侧卵巢缩小率无统计学差异。结论：腹腔镜双侧卵巢子宫内膜异位囊肿剥除术对卵巢储备功能有一定的影响，但大部分患者可在术后6个月内恢复。

【关键词】子宫内膜异位症；腹腔镜卵巢囊肿剥除术；卵巢储备功能；激素；卵巢体积

Influence on ovarian reserve function in women with ovarian endometriotic cyst after laparoscopic oophoro cystectomy.

Shi Jinghua，*Leng Jinhua*，*Song Nan*，*Dong zhe*，*Lang Jinghe*

【Abstract】**Objective**：To investigate the impact on ovarian reserve function after laparoscopic excision of ovarian endometriotic cysts. **Methods**：A total of 100 women with ovarian cyst undergoing laparoscopic oophoro cystectomy were included. These patients were divided into five groups：20 patients with unilateral teratoma（control），group A（$n = 27$，unilateral ovarian endometriotic cyst，age ＜ 35year），group B（$n = 13$，unilateral ovarian endometriotic cyst，age ≥ 35year），group C（$n = 28$，bilateral ovarian endometriotic cyst，age ＜ 35year）and group D（$n = 12$，bilateral ovarian endometriotic cyst，age ≥ 35year）. Blood samples were obtained from patients before operation，after operation within 24h and on the 2nd or 3rd day of the menstrual cycle 6months after operation. Mean ovarian diameters were evaluated by ultrasound 6 months after operation. **Results**：In the bilateral groups（C and D），the serum level of FSH increased significantly after the operation $P < 0.05$），while E_2 decreased significantly（$P < 0.05$），for LH there was no significant difference. No significant difference between pre and post operation were observed in the unilateral groups（A and B）and control group. In group C，72.22% patients' serum FSH recovered to normal 6 months after the operation，while 55.56% in group D. As to the reduction rate of mean ovarian diameter six months after operation，we could observe a significant difference between the affected and contra lateral ovaries in unilateral groups（$P < 0.05$）. Anyhow，the reduction rate of affected ovaries in the bilateral and unilateral group showed no statistical difference. **Conclusions**：It suggested that ovarian reserve function would be decreased in laparoscopic bilateral ovarian endometriotic oophoro cystectomy. However，most patients recovered after 6 months.

【**Key words**】Endometriosis；Laparoscopic oophoro cystectomy；Ovarian reserve function；Hormone；Ovarian volume

子宫内膜异位症（endometriosis，EM）是育龄妇女的常见病，病变分布广泛、形态多样，具有侵袭性和复发性，是难治之症。盆腔内异症可分为腹膜型、卵巢型以及深部浸润型，其中卵巢子宫内膜异位囊肿是常见类型，以明确诊断、减灭病灶、减轻疼痛和促进生育为目的的保守性腹腔镜手术是首选的治疗方法。但由于内膜异位囊肿本身的特性和内异症造成的盆腔血管增生、粘连形成、解剖变异等原因，手术比较困难，易发生术中出血和脏器损伤[1]。而且囊肿剥除术后，有卵巢储备功能下降（diminished ovarian reserve，DOR）甚至卵巢功能早衰（premature ovarian failure，POF）的风险[2]，近年成为关注的热点。为探讨腹腔镜卵巢囊肿剥除术对卵巢功能近期及远期的影响，进行了本研究。

1 资料与方法

1.1 研究对象

前瞻性研究，选取2008年9月至2009年1月在北京协和医院因卵巢囊肿行腹腔镜囊肿剥除术的患者，年龄16～39岁，平均31.2岁，对照组与实验组术前BMI、年龄等无明显差异。以20例经手术及病理证实为单侧卵巢成熟性囊性畸胎瘤患者为对照组，80例经手术及病理证实为卵巢子宫内膜异位囊肿且不合并其他囊肿的患者为实验组，将实验组分为A组：单侧巧囊＜35岁（27例），B组：单侧巧囊≥35岁（13例），C组：双侧巧囊＜35岁（28例）和D组：双侧巧囊≥35岁（12例）4组。患者术前3个月内均未服用任何激素类药物，血、尿常规及心肺肝肾功能均正常。采集术前疼痛症状包括痛经、性交痛、慢性盆腔痛和肛门坠痛的视觉模拟评分（visual analogue scales，VAS）以及CA125和不孕情况。

1.2 手术方法

腹腔镜手术均在全身麻醉下施术，术中监护心电、血氧、气道内压，放置尿管及举宫器。脐部进气针，CO_2气腹压力维持在15mmHg以下。脐部第1孔插入trocar（10mm），左右下腹第2、3孔分别置入trocar（5～10mm），必要时于耻骨上3横指处放置第4个trocar。手术先分离盆腔粘连，恢复解剖，再剥除囊肿。分离卵巢子宫内膜异位囊肿时囊肿往往破裂，冲吸巧克力样液体，于卵巢粘连破口外缘组织正常处用剪刀剪开卵巢皮质至与囊肿壁交界处，剥离囊肿壁，切除卵巢粘连破口周围的纤维瘢痕组织，尽量保留正常的卵巢组织。剥离卵巢囊肿后，用冲洗器冲吸创面，看清出血点，双极电凝（功率：30W）止血。如合并深部内异症同时切除。内异症分期根据1985年美国生殖医学协会（r-AFS）修订的标准。所有手术均由同一组医师操作。100例手术过程均顺利，无一例发生严重围术期并发症。

1.3 术后治疗

Ⅲ～Ⅳ期EM患者于术后月经复潮1～5天内应用GnRH-a 1支，每28天/次，连续3个月。如潮热盗汗等不良反应明显则用反加治疗（利维爱，1.25mg，每天1次）。

1.4 观察指标

①卵巢囊肿患者均于术前及术后24小时内用放射免疫法测定血清促卵泡激素（FSH）、黄体生成素（LH）、雌二醇（E_2）；②内异症患者于术后6个月跟踪随访，停药月经恢复正常后于月经第3天用放射免疫法测定血清FSH，将其分为＜5U/L、5～10U/L、10～40U/L、＞40U/L四组[3]，计算FSH＜10U/L患者比率即卵巢储备功能正常者比

率[4]，其中FSH＞40U/L且未能恢复月经者重复测量以确诊是否为POF；月经结束后1周内行超声监测及检查血清CA125，测量卵巢最大平面的平均直径（D），分为D≤2cm和D＞2cm两组，计算D≤2cm患者比率，即卵巢缩小比率[5]。

1.5 统计学处理数据

以$\bar{x}\pm s$表示，用SPSS13.0软件学统计数据，多组资料用方差分析后行Dunnet t检验，计数资料用χ^2检验。$P＜0.05$为差异有统计学意义。

2 结果

2.1 子宫内膜异位囊肿患者基本特征

由表1可见，＜35岁和≥35岁两组之间BMI比较差异有统计学意义（$P＜0.05$），手术评分比较差异有统计学意义（$P＜0.05$）。同年龄段单侧与双侧巧囊组BMI及手术评分均无统计学差异。痛经是EM患者的最主要症状，部分患者合并性交痛、肛坠、慢性盆腔痛及不孕。

2.2 各组患者手术前后血清激素水平的变化

C组和D组患者，术后FSH水平均升高，E_2均有下降（$P＜0.05$），而A、B组和正常对照组手术前后各激素水平均无统计学差异，见表2、表4。各组LH手术前后均无明显改变，见表3。

2.3 囊肿大小及分型

对患者手术前后激素水平的影响单侧巧囊组按照卵巢囊肿大小分为≤5cm和＞5cm组，各组术前术后血清FSH、LH和E_2均无明显差异，组间患者手术前后FSH、LH和E_2的差值比较有统计学意义。入选的单侧囊肿患者按照EM的诊断与治疗规范（2007）[6]仅包含ⅡB和ⅡC两组，两组内及组间血清FSH、LH和E_2变化比较差异有统计学意义，见表5、表6。

2.4 术后随访

术后随访6个月，19例患者未能在规定时间复诊，随访61例患者停药1～2个月后月经复潮。术后6个月，C组72.22%的患者血FSH

表1 子宫内膜异位囊肿患者术前基本特征

项目	单侧巧克力囊肿		双侧巧克力囊肿	
	A＜35岁	B≥35岁	C＜35岁	D≥35岁
例数（n）	27	13	28	12
BMI（kg/m²）	19.88±1.47*	21.53±2.40	19.79±1.97*	21.59±2.59
术前CA125（U/ml）	59.54±10.14	56.68±7.48	47.67±9.50	82.48±11.54
手术评分（r-AFS）	36.92±5.81*	60.28±7.10	31.71±3.82*	51.36±4.83
痛经[n（%）]	25（92.59）	9（69.23）	19（67.86）	9（75.00）
性交痛[n（%）]	5（18.52）	2（15.38）	5（17.86）	1（8.33）
慢性盆腔痛[n（%）]	3（11.11）	4（30.77）	5（17.86）	4（33.33）
肛坠[n（%）]	8（29.63）	2（15.38）	9（32.14）	3（25.00）
不孕[n（%）]	3（11.11）	1（7.69）	8（28.57）	1（8.33）

注：*$P＜0.05$ vs B组、D组

表2 各组患者手术前后血清FSH水平的变化（U/L，$\bar{x}\pm s$）

时间	畸胎瘤	单侧巧克力囊肿		双侧巧克力囊肿	
		A＜35岁	B≥35岁	C＜35岁	D≥35岁
术前	7.31±2.32	5.43±0.54	9.81±7.72	5.00±0.71	5.57±1.09
术后	4.39±2.68	5.75±0.51	7.03±1.44	9.77±1.25*	9.76±1.25*

注：*$P＜0.05$ vs术前

表3　各组患者手术前后血清LH水平的变化（U/L，$\bar{x}\pm s$）

时间	畸胎瘤	单侧巧克力囊肿		双侧巧克力囊肿	
		A＜35岁	B≥35岁	C＜35岁	D≥35岁
术前	7.31±1.19	10.13±1.9	8.91±1.89	9.04±2.29	8.91±2.48
术后	8.54±1.23	12.24±3.0	9.49±2.72	11.01±1.44	10.27±1.52

表4　各组患者手术前后血清E₂水平的变化［ρ/（pg·ml），（$\bar{x}\pm s$）］

时间	畸胎瘤	单侧巧克力囊肿		双侧巧克力囊肿	
		A＜35岁	B≥35岁	C＜35岁	D≥35岁
术前	153.41±25.41	146.97±26.44	110.47±27.10	132.96±24.67	107.03±19.56
术后	91.39±15.30	128.40±25.83	118.98±25.29	37.18±31.87*	29.87±7.20*

注：*$P＜0.05$ vs术前

恢复至正常水平，D组患者血FSH恢复正常为55.56%，差异有统计学意义（$P＜0.05$）。A组和B组患者FSH均在正常值内。术后6个月，对侧、患侧及双侧卵巢缩小率分别为17.65%，41.18%和37.04%，对侧与患侧及双侧卵巢囊肿剥除术后卵巢缩小率的差异有统计学意义（$P＜0.05$）而患侧与双侧的卵巢缩小率比较，差异无统计学意义，见表7、表8。

表5　直径不同囊肿手术前后血清激素水平的变化（$\bar{x}\pm s$）

时间	巧囊直径≤5cm			巧囊直径＞5cm		
	FSH（U/L）	LH（U/L）	E₂［ρ/（pg·ml）］	FSH（U/L）	LH（U/L）	E₂［ρ/（pg·ml）］
术前	5.74±4.21	9.67±11.25	123.55±94.84	5.07±2.43	6.41±5.25	154.66±118.62
术后	6.26±7.71	10.37±10.56	86.90±78.64	7.30±4.65	10.80±6.90	132.84±90.62
差值	−0.04±4.91	−0.59±16.36	50.04±63.20	−1.86±3.10	−3.42±8.61	29.88±40.23

表6　不同类型囊肿手术前后血清激素水平的变化（$\bar{x}\pm s$）

时间	囊肿类型Ⅱ_B			囊肿类型Ⅱ_C		
	FSH（U/L）	LH（U/L）	E₂［ρ/（pg·ml）］	FSH（U/L）	LH（U/L）	E₂［ρ/（pg·ml）］
术前	5.58±4.23	10.71±8.27	146.25±98.19	6.24±4.53	6.53±4.93	117.37±95.46
术后	5.68±3.27	10.74±6.92	104.19±85.56	6.80±4.26	10.52±7.94	100.96±95.36
差值	−0.80±4.52	1.75±15.7	75.40±99.72	−1.98±4.14	−4.94±12.89	21.77±54.83

表7　各组患者术后6个月基础FSH恢复情况

FSH（U/L）	单侧巧克力囊肿		双侧巧克力囊肿	
	A＜35岁	B≥35岁	C＜35岁	D≥35岁
＜5	8	4	3	1
5～10	10	12	10	4
10～40	0	0	5	4
＞40	0	0	0	0
＜10（%）	18/18（100）	16/16（100）	13/18（72.22）*	5/9（55.56）

注：*$P＜0.05$ vs D组

表8 各组患者术后6个月卵巢平均直径

卵巢直径	对侧	患侧	双侧
D > 2cm	28	20	34
D ≤ 2cm	6	14	20
≤ 2cm（%）	6/34（17.65）*	14/34（41.18）	20/54（37.04）

注：*$P < 0.05$ vs 患侧、双侧

3　讨论

卵巢子宫内膜异位囊肿是常见的内异症类型，占盆腔内异症的17%～44%。卵巢子宫内膜异位囊肿随月经周期逐渐长大，在其生长过程中有反复破裂、盆腔播散种植、卵巢皮质浸润、分泌炎性因子的可能，从而导致盆腔广泛粘连、解剖结构失常、卵巢组织破坏、排卵障碍，引起慢性盆腔痛、性交痛、肛坠稀便等临床表现，部分患者甚至合并不孕，严重影响生活质量。循证医学证据表明，与囊肿穿刺＋囊壁烧灼术等其他治疗方式相比，腹腔镜卵巢内膜异位囊肿剥除术效果更好，症状缓解率更高，囊肿复发率更低，妊娠率更高，是目前治疗卵巢内膜异位囊肿的首选术式。术中诊断为中重度内异症，异位病灶分布广泛的患者，术后往往增加辅助治疗以减少囊肿复发。研究表明，术后予以3～6个周期的GnRH-a对预防医源性播散、减少复发，防止盆腔粘连，使肉眼看不到和深部无法切除的病灶得以萎缩退化[7]。

从手术前后及术后6个月随访的数据可见，腹腔镜卵巢子宫内膜异位囊肿剥除术对卵巢功能近期及远期均有不同程度的影响。其中单侧巧囊剥除术后因对侧卵巢的代偿作用（这可从术后FSH，E_2波动水平及对侧卵巢体积明显大于患侧及双侧卵巢得出）所掩盖，双侧卵巢巧囊剥除术后卵巢功能有一过性下降，大多数患者在随访过程中逐渐恢复，但恢复程度与患者年龄明显相关。而腹腔镜卵巢囊肿剥除术对对照组卵巢功能无明显影响，这在一定程度上与临床研究相吻合[8,9]。分析其对卵巢功能损伤的原因可能有：①疾病本身因素，卵巢子宫内膜异位囊肿可能为种植于卵巢表面的子宫内膜组织向卵巢皮质内陷形成的假囊[10]，囊壁与卵巢关联紧密，剥

除囊肿的同时有去除正常组织的可能；此外，内膜异位囊肿壁有浸润卵巢皮质的生物学行为，破坏卵巢组织。②手术因素，内异症病变广泛，形态多样，往往盆腔粘连重，解剖结构失常。手术内膜异位囊肿常与卵巢皮质粘连，层次不清，剥离过程中有可能切除部分正常卵巢组织。此外，异位灶血管增生，术中易渗血造成电凝止血的机会较多，卵巢热损伤的机会也可能增加。过度电凝可造成卵巢组织热损伤，并可导致卵巢有效血供减少。③腹腔镜卵巢囊肿剥除术本身可导致部分卵巢组织丢失，很多术者担心囊肿剥除术中囊壁剥除会导致卵巢组织和滤泡丢失，导致卵巢储备能力下降，影响激素分泌以及辅助生殖的结局。Mu ji等[11]针对卵巢异位囊肿包膜术后病理研究表明，卵巢囊肿剥除都会伴随卵巢组织丢失，但大部分卵巢组织内无滤泡，而在卵巢门处可以存在有功能的卵巢组织，剥除大部分囊壁不会损伤健康的卵巢组织，也提示在卵巢子宫内膜异位囊肿剥除术中，卵巢门部位的囊肿剥除以及电凝止血均要谨慎，原因是此处血供丰富，有丢失卵泡的风险。进一步分析9例术后6个月基础FSH 10～40U/L的患者，均为双侧卵巢多房囊肿且囊肿壁与卵巢皮质粘连严重，囊肿平均直径5.75cm±2.35cm，而术后基础FSH < 10U/L者囊肿平均直径4.06cm±1.95cm。我们推测，手术对卵巢储备功能的破坏还可能与囊肿类型和囊肿大小相关。但我们依据单侧巧囊患者的囊肿大小和粘连程度进一步分层分析并未发现激素水平有明显变化，可能是被对侧卵巢的代偿功能所掩盖。双侧卵巢病变不一致，致使精确分析囊肿大小及类型的影响有较大困难。我们将在今后的研究中增加样本数量延长随访时间并分层分析各种可能影响因素，以更好地了解影响因素，指导手术及术前术后辅助治疗。

综上所述，腹腔镜卵巢囊肿剥除术仍不失为子宫内膜异位囊肿的首选治疗模式，卵巢子宫内膜异位囊肿剥除术后确有卵巢储备功能下降的风险，但往往表现为一过性，多数半年后可恢复至正常水平。术前评估手术风险，术中尽量保护卵巢组织以及术后评估和检测卵巢功能，是手术治疗卵巢内膜异位囊肿的重要内容。

参 考 文 献

［1］BusaccaM，VignaliM. Endometriuma excision and ovarian reserve：a dangerous relation［J］. J Minim Invasive Gynecol，2009，16（2）：142-148.

［2］Busacca M，Riparini J，Somigliana E，et al. Post-surgical ovarian failure after laparoscopic excision of bilateral endometriomas［J］. Am J Obstet Gynecol 2006，195（2）：421-425.

［3］Fernando M，Susan W，Parker L，et al. Sequential classification of endocrine stages during reproductive aging in women：the freedom study［J］. Menopause，2005，12（3）：281-290.

［4］孙瑜，朱依敏. 促性腺激素释放激素拮抗剂方案在有卵巢低反应风险患者中的应用价值［J］. 浙江大学学报，2009，38（3）：305-310.

［5］Frattarelli JL，Levi A J，Miller BT. A prospective novel method of determining ovarian size during in vitro fertilization cycle［J］. J Assist Reprod Genet，2002，19（1）：39-41.

［6］中华医学会妇产科学分会子宫内膜异位症协作组. 子宫内膜异位症的诊断与治疗规范［J］. 中华妇产科杂志，2007，42（9）：645-648.

［7］张团英，符爱珍，张凤兰，等. 保守性手术后促性腺激素释放激素激动剂联合反加疗法治疗中重度子宫内膜异位症的疗效观察［J］. 中国妇幼保健，2007，22（33）：4669-4672.

［8］Tarlatzis B，Zepiridis L，Grimbizis G，et al. Clinical management of low ovarian response to stimulation for IVF：a systematic review［J］. Hum Reprod Update，2003，9（1）：61-76.

［9］Fedele L，Bianchi S，Zanconato G，et al. Bipolar electrocoagulation versus suture of solitary ovary after laparoscopic excision of ovarian endometriomas［J］. J Am Assoc Gynecol Laparosc，2004，11（3）：344-347.

［10］Muz ii L，BianchiA，Bellati F，et al. Histologic analys is of endometriomas：what the surgeon needs to know［J］. Fertil Steri，2007，87（12）：362-366.

［11］Muz ii L，Bianch iA，Croce C，et al. Laparoscopic excision of ovarian cysts：is the stripping technique a tissue sparing procedure？［J］. Fertil Steril，2002，77（3）：609-614.

腹腔镜卵巢子宫内膜异位囊肿剔除术对卵巢储备功能及生育的影响

史精华　冷金花　李孟慧　贾双征　郎景和

【摘要】目的：探讨腹腔镜卵巢子宫内膜异位囊肿剔除手术对卵巢储备功能及生育的影响。方法：采用前瞻性对照研究，对照组为40例单侧卵巢成熟性囊性畸胎瘤及10例双侧卵巢成熟性囊性畸胎瘤行腹腔镜囊肿剔除术患者；试验组为126例卵巢子宫内膜异位囊肿腹腔镜囊肿（巧囊）剔除术患者，分为单侧巧囊＜35岁（40例），单侧巧囊≥35岁（26例），双侧巧囊＜35岁（41例）和双侧巧囊≥35岁（19例）四组。比较各组手术前、手术后24小时内以及手术后6个月血清促卵泡激素（follicle stimulating hormone，FSH）和雌二醇（estradiol，E_2）水平，术后6个月卵巢最大平面平均直径，并随访术后18个月妊娠结局。结果：双侧巧囊＜35岁及≥35岁患者卵巢子宫内膜异位囊肿剔除术后24小时内FSH较术前明显增高（$P < 0.05$），而E_2明显减低（$P < 0.05$）。而畸胎瘤对照患者及单侧巧囊＜35岁及≥35岁患者手术前后各激素水平比较差异均无统计学意义（$P > 0.05$）。双侧巧囊＜35岁患者，术后6个月基础FSH恢复至正常范围者占77.8%，而双侧巧囊35岁患者中基础FSH恢复至正常范围者仅占53.3%，两组比较差异具有统计学意义（$P < 0.05$）。术后6个月手术侧与未手术侧卵巢缩小率比较差异具有统计学意义（$P < 0.05$）。术后18个月妊娠率非巧囊组（92.9%）明显高于巧囊组（45.2%）（$P < 0.05$）；单侧巧囊＜35岁、单侧巧囊35岁、双侧巧囊＜35岁及双侧巧囊35岁患者的妊娠率分别为60%、37.5%、46.2%和16.7%，各组比较差异具有统计学意义（$P < 0.05$），其中以双侧巧囊35岁患者的妊娠率最低。结论：腹腔镜双侧卵巢子宫内膜异位囊肿剔除术对卵巢功能有一定程度的影响，但大部分年轻患者可以在术后6个月内恢复。对有生育要求的患者应注意围术期卵巢功能的评估和卵巢的保护。

【关键词】子宫内膜异位症；腹腔镜卵巢囊肿剔除术；卵巢储备功能；妊娠结局

Influence of Laparoscopic Cystectomy on Ovarian Reserve Function and Pregnantic Outcome in Women with Ovarian Endometriotic Cyst

Shi Jinghua, Leng Jinhua, Li Menghui, Jia Shuangzheng, Lang Jinghe

【Abstract】Objective：To investigate the influence of laparoscopic ovarian cystectomy on ovarian reserve function and pregnantic outcome in women with ovarian endometriotic cyst. Methods：A total of 176 women with ovarian cyst undergoing laparoscopic cystectomy were divided into six groups：40 patients with unilateral teratoma（con1），10 patients with bilateral teratoma（con2），40 patients with unilateral ovarian endometriotic cyst less than 35y（A），26 patients with unilateral ovarian endometriotic cyst no less than 35y（B），41 patients with bilateral ovarian endometriotic cyst less than 35y（C），and 19 patients with bilateral ovarian endometriotic cyst no less than 35y（D）Blood samples were obtained from patients before operation，24 hours after operation and on the second and third day of the menstrual cycle 6 months after operation. Mean ovarian diameter were evaluated by ultrasound 6 months after operation and pregnancy outcome was recorded in the following 18 months after the operation. Results：In the bilateral groups（C and D）， the serum level of follicle stimulating hormone（FSH）increased significantly after the operation（$P < 0.05$），while estradiol decreased significantly（$P < 0.05$）No significant difference between pre-operational and post-operational hormone levels were observed in the unilateral groups（A and B）and control group serum basal FSH recovered to normal 6 months after the operation in 77.8% of patients in group C and 53.3% in group D（$P < 0.05$）The reduction of mean ovarian diameter six months after operation was significantly different between the affected and contra lateral ovaries（$P < 0.05$）During the follow up，the pregnancy rate was 92.9% in controlled group，compared to 45.2% in the endometriosis group（$P < 0.05$）and 60%，37.5%，46.2%，and 16.7%，respectively，for group A，B，C，and D. **Conclusions**：The ovarian reserve function decreases after laparoscopic ovarian cystectomy in women with ovarian endometriotic cyst. However，most young patients recover after 6 months. Perioperative ovarian function assessment and ovarian protection should be carefully designed and performed for women who intend to get pregnant.

【**Key words**】Endometriosis；Laparoscopic cystectomy；Ovarian reserve function；Pregnantic outcome

子宫内膜异位症（endometriosis，EM）是常见的妇科疾病，可累及10%～15%的育龄妇女[1]，疼痛、包块和不育是其主要临床表现。盆腔EM可分为腹膜型、卵巢型及深部浸润型，其中卵巢内膜异位囊肿（巧囊）是最常见的类型之一（17%～44%）[2]。临床上以明确诊断、减灭病灶、减轻疼痛和促进生育为目的的保守性EM腹腔镜手术已被广为接受，并已成为巧囊首选的治疗方案[3]。但巧囊本身具有破坏卵巢、与正常卵巢组织致密粘连充血等特性，因此囊肿剔除术后体外受精（in vitro fertilization，IVF）效果差，卵巢储备功能下降（diminished ovarian reserve，DOR）[5]，甚至有卵巢功能早衰（premature ovarian failure，POF）[6]风险的报道，也有报道＞3 cm的巧囊腹腔镜剔除术后自然妊娠率显著高于凝固穿刺术[4-7]。本研究通过对126例腹腔镜巧囊剔除术患者手术前后卵巢激素水平的改变及术后生育情况的随访，探讨该术式对卵巢储备功能及生育的影响。

对象和方法

一、对象

采用前瞻性研究，选取2008年9月至2009年5月在北京协和医院因卵巢囊肿行腹腔镜囊肿剔除手术的患者，年龄16～39岁，平均32.6岁，对照组与试验组术前体重指数（body mass index，

BMI）、年龄等无明显差异。50例经手术及病理证实的卵巢成熟性囊性畸胎瘤患者为对照组，其中40例为单侧卵巢成熟性囊性畸胎瘤，10例为双侧卵巢成熟性囊性畸胎瘤。126例经手术及病理证实的卵巢子宫内膜异位囊肿但未合并其他囊肿的患者为试验组，进一步分为单侧巧囊＜35岁组（40例）、单侧巧囊≥35岁组（26例）、双侧巧囊＜35岁组（41例）和双侧巧囊≥35岁组（19例）。所有患者术前3个月内均未服用任何激素类药物，血、尿常规及肝、肾功能均正常。采集患者术前疼痛症状，血清CA125水平及不孕情况。

二、手术方法

腹腔镜手术均在全麻下进行，术中监护心电、血氧、气道内压，放置尿管及举宫器。脐部进气针，CO_2气腹压力维持在15 mmHg以下。脐部插入10mm腹腔镜，左右下腹分别置5～10 mm套管针，必要时于耻骨上3横指处放置第4个套管针。手术先分离盆腔粘连，恢复解剖，再进行囊肿剔除。分离卵巢内膜异位囊肿时囊肿往往破裂，冲吸巧克力样液体，于卵巢粘连破口外缘组织正常处用剪刀剪开卵巢皮质至与囊肿壁的交界处，剥离囊肿壁，切除卵巢粘连破口周围的纤维瘢痕组织，尽量保留正常的卵巢组织。剥离卵巢囊肿后，以冲洗器冲洗创面，看清出血点，双极电凝（功率：30W）止血。如合并其他型EM，则同时切除。EM分期

按照1985年美国生殖医学协会（r-AFS）修订的标准进行。所有手术均由同一医师操作。176例手术过程均顺利，无1例发生严重围术期并发症。

三、术后治疗

Ⅲ～Ⅴ期EM患者于术后月经复潮1～5天内应用促性腺激素释放激素类激动剂（gonadotropin-releasing hormone analogue，GnRH-a，商品名：诺雷德）1支，36mg，腹壁皮下注射，每28天1次，连续3个月。如潮热盗汗等不良反应明显则用反加治疗替勃龙（利维爱）125 mg，每天1次。

四、观察指标

采用放射免疫法测定所有卵巢囊肿患者术前及术后24小时内血清促卵泡激素（follicle stimulating hormone，FSH）和雌二醇（estradiol，E_2）水平。EM患者于术后6个月跟踪随访，停药月经恢复正常后于月经第3天用放射免疫法测定血清FSH水平，并分为< 5、≥ 5且< 10、≥ 10且< 40和≥ 40U/L 4组[8]，计算FSH < 10U/L患者比率，即卵巢功能正常患者比率[9]，其中FSH > 40U/L且未能恢复月经者重复测量以确诊是否为POF。月经结束后1周内行超声监测及血清CA125测定，测量卵巢最大平面平均直径（D），分为D ≤ 2cm 和 D > 2cm 两组，计算D ≤ 2cm患者比率，即卵巢缩小比率[10]。

五、统计学处理

采用SPSS 13.0统计学软件进行统计学处理，各组资料采用方差分析后行Dunnet t 检验，计数资料采用 χ^2 检验，数据以（$\bar{x} \pm s$）表示，以 $P < 0.05$ 为差异有统计学意义。

结　果

一、卵巢囊肿患者基本特征

本研究共纳入176例患者，其中50例畸胎瘤患者为对照组，年龄（31.3±7.8）岁，BMI（20.44±2.01）kg/m²；126例巧囊患者为试验组，年龄（32.9±9.7）岁，BMI（21.40±2.55）kg/m²，两组比较差异均无统计学意义。巧囊组术前CA125水平为（69.72±17.54）U/ml，显著高于畸胎瘤组（24.66±5.78）U/ml（$P < 0.05$）。痛经是巧囊患者最主要的症状（77.0%），部分患者同时合并有性交痛、肛坠、慢性盆腔痛及不孕。

二、卵巢囊肿患者手术前后血清激素水平的变化

所有行腹腔镜双侧卵巢巧囊剔除手术患者，术后FSH水平均较术前有所升高，E_2 均有所下降（$P < 0.05$），而单侧巧囊和卵巢畸胎瘤患者手术前后FSH和 E_2 比较差异均无统计学意义（表1）。

表1　各组患者手术前后血清促卵泡激素和雌二醇水平变化（$\bar{x} \pm s$）

组别		例数	FSH（U/L）		E_2（pg/ml）	
			术前	术后	术前	术后
畸胎瘤	单侧	40	3.9±2.1	4.0±2.4	122.4±25.7	91.7±15.5
	双侧	10	4.0±1.9	4.8±2.5	109.7±20.8	88.7±26.8
单侧巧囊	< 35岁	40	5.6±0.8	5.8±0.6	130.9±26.0	125.4±23.3
	≥ 35岁	26	8.3±2.9	7.0±1.4	108.0±22.5	110.8±21.7
双侧巧囊	< 35岁	41	5.1±0.9	9.5±1.4*	148.7±27.4	39.2±29.6*
	≥ 35岁	19	5.6±1.0	9.7±1.2*	109.3±19.1	27.2±10.9*

注：FSH：促卵泡激素；E_2：雌二醇；与术前比较，*$P < 0.05$

三、卵巢囊肿患者术后6个月随访结果

49例巧囊患者术后6个月未能在规定时间随诊，另77例巧囊术后患者的随访结果表明绝大多数患者可以恢复正常月经。术后6个月，＜35岁双侧巧囊患者中21例（77.8%）血FSH恢复至正常水平，而≥35岁双侧巧囊患者中8例（53.3%）FSH恢复至正常，两组比较差异具有统计学意义（$P < 0.05$）；单侧巧囊患者FSH均在正常范围内（表2）。

巧囊患者术后6个月非手术侧卵巢最大平面平均直径（D）≤2cm为8例，D＞2cm为37例，卵巢缩小率为17.8%（8/45）；而手术侧D≤2cm为49例，D＞2cm为60例，卵巢缩小率为45.0%（49/109），两组比较差异有统计学意义（$P < 0.05$）。

四、卵巢囊肿患者术后18个月妊娠结局随访

畸胎瘤对照组中28例有生育要求，其中25例自然受孕，1例输卵管梗阻行IVF后妊娠，总妊娠率92.9%（26/28）。而卵巢巧囊组42例有妊娠要求的患者中12例自然受孕，15例行IVF患者中6例妊娠，1例通过行卵巢控制性超排卵（controlled ovary hyper stimulation，COH）受孕，总妊娠率45.2%（19/42），与畸胎瘤对照组比较差异具有统计学意义（$P < 0.05$）。单侧巧囊＜35岁、单侧巧囊≥35岁、双侧巧囊＜35岁和双侧巧囊≥35岁患者的妊娠率分别为60%（9/15）、37.5%（3/8）、46.2%（6/13）和16.7%（1/6），4组间比较差异具有统计学意义（$P < 0.05$），其中以双侧巧囊≥35岁患者妊娠率最低。

讨　　论

一、子宫内膜异位症与不孕的关系

EM与不孕密切相关，有资料报道不孕妇女中25%～40%患有不同程度的EM，而EM患者并发不孕者也高达40%～60%[11]；EM患者中不孕者为非EM人群不孕的20倍[12]。EM引起不孕的机制主要包括以下四个方面：①解剖因素：中、重度子宫内膜异位症多可形成较重的盆腔粘连，而破坏正常的盆腔结构，如直肠子宫陷凹粘连致使子宫后倾，卵巢输卵管相对位置改变；输卵管伞端粘连丧失拾卵功能；输卵管周围粘连使蠕动僵硬，影响卵子、精子及受精卵的运送等；②免疫因素：包括局部及全身细胞免疫、体液免疫和分子免疫功能异常，如腹腔液免疫细胞及一氧化氮（nitrogen oxide，NO）、肿瘤坏死因子（tumor necrosis factor，TNF-α）、白介素-6（interleukin-6，IL-6）、巨噬细胞移动抑制因子（migration inhibitory factor，MIF）等细胞因子数目及功能异常；③内分泌因素：合并卵巢子宫内膜异位症患者往往合并有黄体功能不足，对GnRH-a反应降低和出现未破裂卵泡黄素化综合征等一系列不孕因素[13]，国外学者Shebl等[14]发现，子宫内膜异位症患者血清AMH（antimullerian hormone，抗米勒管激素）明显低于对照组，提示巧囊患者卵巢储备功能降低；④种植缺陷：子宫内膜异位症患者胚胎种植期整合素 $\alpha_v\beta_3$ 水平下调，胚胎黏附能力下降，自由基表达增加，也加重了胚胎毒性等。

表2　卵巢巧囊患者术后6个月血清促卵泡激素水平

组别		FSH（U/L）				
		＜5	≥5且＜10	≥10且＜40	≥40	＜10比率 [n（%）]
单侧巧囊	＜35岁	10	8	0	0	18/18（100.0）
	≥35岁	5	12	0	0	17/17（100.0）
双侧巧囊	＜35岁	6	15	6	0	21/27（77.8）
	≥35岁	2	6	7	0	8/15（53.3）*

注：FSH：同表1；与35岁患者比较，*$P < 0.05$

二、腹腔镜巧囊剔除手术对生育功能的影响

腹腔镜探查可以全面了解盆腔情况，确定子宫内膜异位症评分及分期，掌握疾病的严重程度。巧囊患者往往同时合并有其他不孕因素，如子宫腺肌症和深部浸润型子宫内膜异位症等[15]。腹腔镜有放大的作用，有助于发现隐匿的腹膜型及深部浸润型病变，同时可解除其他不孕因素，如输卵管造口、子宫肌瘤/腺肌瘤剔除等；腹腔镜术中还可解除盆腔粘连，恢复正常的解剖结构等。此外，腹腔镜术中完整剥离囊肿送病理可以明确囊肿的性质防止恶变，减少囊肿内液及异位生长的子宫内膜对卵巢的破坏作用，预防妊娠后囊肿增大、破裂、扭转等妊娠合并症及减少复发。合并巧囊患者可能在促排卵过程中对药物反应欠佳，＞ 4 cm 的囊肿可能在采卵过程中刺破囊肿而致其破裂、感染及卵泡液污染，从而需要手术治疗。卵巢巧囊的手术方式主要有两类：一类为囊肿剔除术；另一类为囊肿穿刺或开窗＋囊内壁烧灼术。巧囊由于其自身与卵巢皮质粘连、层次不清、血管增生等特性，在囊壁剥离过程中可能会造成卵泡的丢失[16]，术中电凝止血热损伤也可能造成卵巢组织的破坏，这些均可造成手术侧卵巢储备功能的降低。本研究也表明双侧巧

囊剔除术后患者FSH 确有短暂改变，但6个月内多可恢复正常，且子宫内膜异位症患者术后妊娠率显著低于畸胎瘤组。已有临床研究报道卵巢内膜异位囊肿术后IVF效果差或自然月经周期中排卵率降低[17]。然而Kahyaoglu 等[18]的回顾性对照研究发现，＞ 3cm 巧囊腹腔镜囊肿剔除手术对辅助生殖技术（assisted reproductive technology，ART）结局无不利影响。Horikawa 等[19]观察腹腔镜单侧巧囊剔除术患者，发现手术侧卵巢术后卵泡发育及排卵率明显低于术前，但每个排卵周期的妊娠率和非手术侧比较差异无统计学意义。

综上所述，腹腔镜卵巢子宫内膜异位囊肿剔除术后确有卵巢储备功能下降的风险，年轻患者多于6个月后恢复至正常水平。对于合并不孕的患者，腹腔镜卵巢囊肿剔除手术尤其应作为子宫内膜异位囊肿的首选治疗方式，术中应在不增加手术并发症的前提下尽可能清除所有可能的影响因素。双侧巧囊剔除术后，尤其是年龄＞ 35 岁的女性，卵巢储备功能下降风险增大。如患者有生育要求，应于手术前后及时评估卵巢储备功能，向患者充分告知卵巢损伤的可能性。此外，术中也应尽可能地保护卵巢组织，术后给予正确积极的妊娠指导方案，或采取IVF等辅助生殖技术。

参 考 文 献

［1］冷金花，郎景和. 腹腔镜手术治疗子宫内膜异位症［J］中国实用妇科与产科杂志，2003，19（11）：660-663.

［2］Busacca M，Vignali M. Ovarian endometriosis：from pathogenesis to surgical treatment［J］Curr Op in Obstet Gynecol，2003，15（4）：321-326.

［3］Whiteside JL，Keup HL. Laparoscopic management of the ovarian mass：a practical approach［J］Clin Obstet Gynecol，2009，52（3）：327-334.

［4］李晓燕，冷金花，郎景和，等. 卵巢子宫内膜异位囊肿粘连程度及相关因素分析［J］. 中华妇产科杂志，2009，44（5）：328-332.

［5］王艳艳，冷金花. 卵巢子宫内膜异位囊肿剔除手术对卵巢储备功能的影响［J］. 中国实用妇科与产科杂志，2007，23（10）：806-808.

［6］王艳艳，冷金花，郎景和，等. 腹腔镜双侧卵巢子

宫内膜异位囊肿剔除术后卵巢功能早衰二例报告及文献复习［J］. 中华妇产科杂志，2007，42（11）：774-776.

［7］Hart RJ，Hickey M，Maouris P，et al. Excisional surgery versus ablative surgery for ovarian endometriomata：a Cochrane Review［J］. Hum Reprod，2005，20（11）：3000-3007.

［8］Miro F，Parker SW，Aspinall LJ，et al. Sequential classification of endocrine stages during reproductive aging in women：the FREEDOM study［J］. Menopause，2005，12（3）：281-290.

［9］孙瑜，朱依敏. 促性腺激素释放激素拮抗剂方案在有卵巢低反应风险患者中的应用价值［J］. 浙江大学学报，2009，38（3）：305-310.

［10］Frattarelli JL，Levi AJ，Miller BT. A prospective novel method of determining ovarian size during in vitro fertilization cycles [J]. J Assist Reprod Genet, 2002, 19 (1): 39-41.

[11] 张惜阴. 实用妇产科学 [M]. 北京: 人民卫生出版社, 2003: 745-749.

[12] The Practice Committee of the American Society for Reproductive Medicine. Endometriosis and infertility [J]. Fertil Steril, 2004, 82 (Suppl 1): 40-45.

[13] 陈燕. 子宫内膜异位症相关不孕病因病理与临床治疗文献综述 [J]. 中国实用医药, 2010, 5 (9): 244-245.

[14] Shebl O, Ebner T, Sommergruber M, et al. Anti muellerian hormone serum levels in women with endometriosis: a case control study [J]. Gynecol Endocrinol, 2009, 25 (11): 713-716.

[15] 李晓燕, 冷金花, 郎景和, 等. 不同类型卵巢子宫内膜异位囊肿临床特点及疗效分析 [J]. 中国实用妇科与产科杂志, 2009, 25 (2): 124-127.

[16] Muz ii L, BianchiA, Bellati F, et al. Histologic analysis of endometriomas: what the surgeon needs to know [J]. Fertil Steril, 2007, 87 (2): 362-366.

[17] Garcia Velasco JA, Mahutte NG, Corona J, et al. Removal of endometriomas before in vitro fertilization does not improve fertility outcomes: a matched, case-control study [J]. Fertil Steril, 2004, 81 (5): 1194-1197.

[18] Kahyaoglu S, Ertas E, Kahyaoglu I, et al. Does laparoscopic cystectomy and cauterization o f endometriomas greater than 3 cm diminish ovarian response to controlled ovarian hyperstmiulation during IVF-ET? A case control study [J]. J Obstet Gynaecol Res, 2008, 34 (6): 1010-1013.

[19] Horikawa T, Nakagawa K, Ohgi S, et al. The frequency of ovulation from the affected ovary decreases following laparoscopic cystectomy in infertile women with unilateral endometrioma during a natural cycle [J]. J Assist Reprod Genet, 2008, 25 (6): 239-244.

腹腔镜双侧卵巢子宫内膜异位囊肿剔除术对卵巢储备功能及生育的影响及其相关因素分析

史精华　冷金花　郎景和　戴　毅　张俊吉

【摘要】目的：探讨腹腔镜双侧卵巢子宫内膜异位囊肿剔除手术对卵巢储备功能及生育的影响，并分析其相关因素。方法：回顾性分析2008年9月至2010年8月我院行保守性腹腔镜双侧卵巢囊肿剔除术并有生育要求的45例患者的临床资料。根据患者术后6个月基础促卵泡刺激素（basic Follicle-stimulating hormone，bFSH）水平分成A组（bFSH < 10U/L，36例）和B组（bFSH ≥ 10U/L，9例）。结果：20%（9/45）患者腹腔镜双侧巧囊剔除术后bFSH异常，B组平均年龄明显高于A组，两组多房囊肿/单房囊肿构成比差异显著（$P < 0.05$）。两组术前术后血清CA125水平、术前用药、囊肿直径、术后月经恢复时间、是否合并腹膜内异症（PEM）、深部浸润型内异症（DIE）和子宫腺肌症（AM）等方面均无显著差异（$P > 0.05$）。术后18个月，A组妊娠率（33.33%）高于B组（11.11%），但差异无统计学意义（$P < 0.05$）。结论：腹腔镜双侧卵巢子宫内膜异位囊肿剔除手术一定程度上影响了卵巢的储备功能。年龄和多房囊肿是影响双侧卵巢子宫内膜异位囊肿术后卵巢储备功能的重要因素。

【关键词】子宫内膜异位症；双侧卵巢巧克力囊肿；腹腔镜囊肿剔除术；卵巢储备功能；妊娠结局

卵巢子宫内膜异位囊肿常见于育龄期妇女，患者多要求保留生育功能，腹腔镜卵巢囊肿剔除术是最主要的手术方式。已有研究表明，子宫内膜异位症的本身特点如粘连，对卵巢组织的浸润破坏，囊肿与正常卵巢皮质层次不清及能量器械使用不恰当，都可导致手术后卵巢储备功能的下降[1]。手术治疗对生殖的影响越来越受到关注[2]，2007年北京协和医院报道了腹腔镜双侧卵巢子宫内膜异位囊肿剔除术后卵巢功能早衰2例，最近我们采用前瞻性队列研究发现，单侧卵巢子宫内膜异位囊肿剔除术后卵巢功能较术前多无明显改变，而双侧剔除术对卵巢功能有一定程度的影响[3,4]。基于前期的研究结果，回顾性分析了2008年9月至2010年8月我院双侧卵巢子宫内膜异位囊肿患者腹腔镜手术后卵巢储备功能的改变和对生育的影响，旨在探讨可能的预防策略。

1　材料与方法

1.1　研究对象

上述期间在我院行保守性腹腔镜双侧卵巢囊肿剔除术并有生育要求及具备随访条件的患者共45例，年龄20～39岁，平均年龄31.92±4.15岁。所有手术均由同一医师完成，诊断均经手术病理证实。排除标准：合并其他类型卵巢囊肿及其他明确的不孕因素如多囊卵巢综合征、输卵管梗阻等。详细记录患者的一般情况及术中所见。所有患者术前bFSH均在正常范围。根据患者术后6个月的基础激素水平分为A组：正常组（bFSH < 10U/L）36例和B组：异常组（bFSH ≥ 10U/L）9例。

1.2　术后辅助治疗

患者术后均予以GnRH-a治疗，月经第

1～5天开始应用，对月经第1～5天内进行手术或术前应用GnRH-a治疗者，术后第1天应用GnRH-a，连续应用3个周期后根据患者具体情况指导妊娠，对卵巢功能异常或合并其他不孕因素、年龄大、囊肿侵犯严重的患者，建议直接采用辅助生殖技术。

1.3 观察指标

①收集整理患者的临床数据，包括年龄和术前血清CA125水平、术前是否用药、有无合并不孕等；②详细记录患者的术中情况包括囊肿直径、分型及是否合并腹膜内异症（peritoneal endometriosis，PEM）、深部浸润型内异症（deeply infiltrating endometriosis，DIE）和子宫腺肌症（adenomyosis，AM）。

1.4 随访内容

患者的月经恢复时间（最后一针GnRH-a距月经复潮时间）、术后6个月基础激素水平、CA125值及妊娠结局，包括是否妊娠，何种方式受孕和获得妊娠时间（用药后月经复潮与末次月经间隔时间）。

1.5 统计学处理

用SPSS11.5统计学软件分析数据，计量资料用均数±标准差$\bar{x}\pm s$表示，进行独立样本t检验。用单因素方差分析进行多组均数比较，总体有差异时，进一步用SNK法行两两比较；非正态分布数据用中位数表示，用非参数检验。计数资料用百分数表示，进行列联表分析法中的多个率比较的$R\times C\chi^2$检验，以$P<0.05$为差异有统计学意义。

2 结果

2.1 一般情况

术后6个月，患者无1例出现卵巢早衰（bFSH ≥ 40IU/L），其中9例（20%）卵巢储备功能下降，36例（80%）基础FSH水平均在正常范围内。B组患者的平均年龄明显高于A组（$P=0.015$），两组患者囊肿类型构成亦有显著差异（$P=0.044$）。两组患者术前术后血清CA125水平、术前是否用药、双侧囊肿总直径、术后月经恢复时间、是否合并PEM、DIE和AM等比较差异无统计学意义（$P>0.05$）。两者术前均有1/3患者合并不孕。见表1。

表1 两组患者临床资料比较 $[\bar{x}\pm s，n（\%）]$

项目	A组（$n=36$）	B组（$n=9$）	P
年龄（岁）	31.52±3.59	35.11±4.48	0.015
CA125（U/ml）			
术前	81.97±41.35	75.40±44.56	0.72
术后	30.57±20.41	18.52±10.4	0.128
术前用药	19（52.78）	5（55.56）	1.00
不孕	12（33.33）	3（33.33）	1.00
原发不孕	8（22.22）	1（11.11）	
继发不孕	4（11.11）	2（22.22）	
囊肿直径（cm）	9.72±4.04	10.67±3.04	0.452
囊肿分型			0.044
两侧均单房	7（19.44）	0（0.00）	
单方＋多房	14（36.11）	2（22.22）	
两侧均多房	15（44.44）	7（77.78）	
合并PEM	16（44.44）	4（44.44）	1.00
合并DIE	10（27.78）	3（33.33）	0.518
合并AM	8（22.22）	1（11.11）	0.66
月经恢复时间（天）	56.37±21.79	60.00±36.61	0.841

2.2 妊娠结局

术后随访18个月，A组中12例患者（33.33%）获得妊娠（1例妊娠至3个月时自然流产），其中自然妊娠7例，辅助生殖技术受孕5例（2例输卵管积水，1例患者配偶精液异常，2例术后试孕半年未孕），术后获得妊娠的中位时间为7个月。B组中1例患者（11.11%）成功受孕，该患者术后用药后转入生殖中心，月经复潮后4个月妊娠。排除解剖因素、男方因素等其他不孕因素后，两组患者术后妊娠率比较，差异无统计学意义（$P > 0.05$）。

3 讨论

卵巢子宫内膜异位囊肿患者术后妊娠是临床上的棘手问题[5]，是手术治疗的明确指征，剔除囊肿时可获得病理诊断，发现并解决其他不孕因素，如输卵管梗阻、盆腔粘连、子宫肌瘤/子宫腺肌症和其他类型子宫内膜异位症等。腹腔镜卵巢囊肿剥除术广为接受，已有研究报道，手术剥离的卵巢子宫内膜异位囊肿壁不同程度的含有卵泡，术后反映卵巢功能水平的指标bFSH、卵巢体积等下降[6-8]。既往研究多同时包括双侧和单侧卵巢子宫内膜异位囊肿剥除，我们的前期研究亦证明，双侧卵巢子宫内膜异位囊肿术后24小时内FSH明显升高伴E_2显著下降，年龄 $\geqslant$ 35岁的患者术后6个月bFSH异常比例明显升高，而单侧卵巢子宫内膜异位囊肿手术前后则无明显差异，术后6个月bFSH亦在正常范围内。在国内，本研究首次单独对双侧卵巢子宫内膜异位囊肿剥除术后卵巢基础激素水平及妊娠结局进行报道，结果显示，手术后卵巢储备功能下降的发生率达20%（9/45），应引起临床医师的充分重视。术后18个月双侧卵巢巧囊剥除总妊娠率达28.89%，妊娠结局尚满意。

本研究结果显示，年龄、囊肿类型与术后卵巢储备功能密切相关。年龄偏大患者术前卵巢功能可能有减低，但bFSH改变无统计学意义，可能已处在平衡边缘，卵巢子宫内膜异位囊肿自身破坏和手术加速了bFSH升高。我们的前期研究结果显示，< 35岁和 $\geqslant$ 35岁单侧卵巢巧囊剥除术后FSH均无异常升高表现[9]，而本研究结果

显示，年龄对双侧卵巢子宫内膜异位囊肿组术后激素水平有明显影响。我们认为，患侧卵巢的储备功能因对侧正常卵巢得以代偿，而双侧巧囊无法代偿从而对全身激素水平和生育能力有明显影响。此外，既往研究已表明，双侧卵巢子宫内膜异位囊肿组患者年龄 $\geqslant$ 35岁者术后卵巢储备功能下降风险增大[10]。卵巢囊肿类型与术中剥离囊肿壁内所含卵泡情况密切相关，与我们的前期研究结果一致[11]。此外两组手术前后CA125水平、术前是否用药、囊肿直径、是否合并PEM、DIE和AM方面无显著差异（$P > 0.05$）。虽然术前均有1/3患者合并不孕，但bFSH正常组原发不孕的比例高，而异常组以继发不孕为主。本研究还显示，两组间术后月经恢复时间无显著差异，表明其月经恢复时间不能预测术后激素水平。有国外研究表明，手术后窦前卵泡数在单纯卵巢组和卵巢＋DIE组中均有下降，但经年龄校正卵巢＋DIE组更明显，且DIE影响取卵率[12]。但本研究没有观察到DIE与术后卵巢储备功能的影响，这与Vercellini等[13]结果一致。分析其原因，直肠前壁与阴道后穹隆或子宫峡部粘连导致直肠子宫陷凹封闭，因而其内异灶所分泌的各种细胞因子、生长因子及激素对盆腔内炎性环境改变作用不大，因而手术对妊娠率无影响。然而，手术有利于缓解中重度疼痛（主要指性交痛和大便痛）和提高生活质量。

手术时妇产科医师应注意保护卵巢功能和彻底完整性（同时清除其他合并类型内异症等相关不孕因素），医师的经验技术影响了卵巢储备和IVF-ICSI的活产率[14]。我们了总结北京协和医院多年的手术经验，认为囊肿剥除过程中应注重以下几点：①卵巢切口选择，可以以破口为剥离囊肿入路，撕开扩大破口找到界限剥离，修剪掉剥离囊肿破口处的纤维粘连环；另外一种是先沿破口剪除纤维粘连环，再找到正确的界面剥离。②囊肿剥离层次的判断，腹腔镜下可通过观察正常卵巢组织和囊肿壁的颜色及表面的光滑程度来判断，正常卵巢组织呈粉红色，囊壁为灰色或灰黄色。一般囊肿剥离从层次清晰部位开始。③止血方式选择，应先用生理盐水冲洗创面，看清出血点，再电凝止血，不可"卷地毯"式对整个卵巢创面电凝，以减少卵巢组织的热损伤。已有研究表明[15]，卵巢子宫内膜异位症患者保守性手

术后辅以药物巩固治疗对防止复发和促进妊娠是必要和有效的。本研究患者术后均予以GnRH-a治疗，获得妊娠的时间主要集中在月经恢复后的7个月，临床结果满意。Bourdel等[16]开展的一项回顾性队列研究表明，腹腔镜术后总妊娠率为48%，其中自然受孕率47%，平均受孕时间为6±4.5个月，ART受孕率为39.7%，平均受孕时间为10±3.8个月。术后6个月至1年是受孕成功的关键时期，应指导患者受孕，积极争取术后的黄金时间。

经本文小样本研究发现，双侧囊肿卵巢功能低发生率20%，年龄大者可能更明显，临床应充分重视手术技巧尽可能减少对正常卵巢组织的损伤。此外，对有生育要求患者应审慎选择手术时机和把握手术指征。但对于明确诊断＜5cm的巧囊是否先行试孕，目前尚无报道，仍需进一步探讨。

参 考 文 献

［1］王艳艳，冷金花. 卵巢子宫内膜异位囊肿手术对卵巢储备功能的影响［J］. 中国实用妇科与产科杂志，2007，23（10）：806-808.

［2］Gelbaya TA，Nardo LG. Evidence-based management of endometrioma［J］. Reprod Biomed Online，2011，23（1）：15-24.

［3］王艳艳，冷金花，郎景和，等. 腹腔镜下双侧卵巢子宫内膜异位囊肿剔除术后卵巢功能早衰二例报告及文献复习［J］. 中华妇产科杂志，2007，42（11）：774-775.

［4］史精华，冷金花，宋楠，等. 腹腔镜卵巢子宫内膜异位囊肿剥除术对卵巢储备功能的影响［J］. 现代妇产科进展，2010，19（7）：481-485.

［5］Holoch KJ，Lessey BA. Endometriosis and infertility［J］. Clin Obstet Gynecol，2010，53（2）：429-438.

［6］Hachisuga T，Kawarabayashi T. Histopathological analysis of laparoscopically treated ovarian endometriotic cysts with special reference to loss of follicles［J］. Hum Reprod，2002，17（2）：432-435.

［7］Fedele L，Bianchi S，Zanconato G，et al. Bipolar electro coagulation versus suture of solitary ovary after laparoscopic excision of ovarian endometriomas［J］. J Am Assoc Gynecol Laparosc，2004，11（3）：344-347.

［8］Candiani M，Barbieri M，Bottani B，et al. Ovarian recovery after laparoscopic enucleation of ovarian cysts：insights from echographic short-term postsurgical follow-up［J］. J Minim Invasive Gynecol，2005，12（5）：409-414.

［9］史精华，冷金花，李孟慧，等. 腹腔镜卵巢子宫内膜异位囊肿剔除术对卵巢储备功能及生育的影响［J］. 协和医学杂志，2011，2（2）：124-128.

［10］史精华，冷金花，宋楠，等. 腹腔镜卵巢子宫内膜异位囊肿剥除术对卵巢储备功能的影响［J］. 现代妇产科进展，2010，19（7）：481-485.

［11］Shi J，Leng J，Cui Q，et al. Follicle loss after laparoscopic treatment of ovarian endometriotic cyst［J］. Int J Gynaecol Obstet，2011，115（3）：277-281.

［12］Papaleo E，Ottolina J，Vigano P，et al. Deep pelvic endometriosis negatively affects ovarian reserve and the number of oocytes retrieved for in vitro fertilization［J］. Acta Obstet Gynecol Scand，2011，90（8）：878-884.

［13］Vercellini P，Pietropaolo G，De Giorgi O，et al. Reproductive performance in infertile women with rectovaginal endometriosis：is surgery worthwhile？［J］. Am J Obstet Gynecol，2006，195（5）：1303-1310.

［14］Yu HT，Huang HY，Soong YK，et al. Laparoscopic ovarian cystectomy of endometriomas：surgeons' experience may affect ovarian reserve and live-born rate in infertile patients with in vitro fertilization-intracytoplasmic sperm injection［J］. Eur J Obstet Gynecol Reprod Biol，2010，152（2）：172-175.

［15］张天幕，辛廖冰. 卵巢子宫内膜异位症保守性手术后辅用不同药物治疗的疗效分析［J］. 中国乡村医药，2011，18（10）：26-27.

［16］Bourdel N，Dejou-Bouillet L，Roman H，et al. Endometriosis and postoperative infertility. A prospective study（Auvergne cohort of endometriosis）［J］. Gynecol Obstet Fertil，2012，40（6）：337-343.

北京协和医院住院患者不孕症与子宫内膜异位症30年变化趋势

郑婷萍　孙爱军　郎景和　邓　燕　陈　蓉　田秦杰　邓　姗

【摘要】目的：分析北京协和医院30年间有不孕症的住院患者的子宫内膜异位症（内异症）的患病情况。方法：从北京协和医院住院数据库系统检索1983年5月至2013年11月入院的有不孕症的女性患者，筛选出接受了开腹或腹腔镜妇科手术的病例，总结患者的出院诊断及手术名称，记录内异症、盆腔粘连、子宫肌瘤、输卵管积水、卵巢良性肿瘤（非内异症）、子宫腺肌症的发生情况；收集患者的年龄，分析年龄的变化；比较各年内异症例数的变化。结果：共有8 857例患者满足本研究的分析要求，其中内异症的发生率为35.50%（95% CI 为34.50% ～ 36.49%）；2004年之前内异症发生率不规则波动，2005 年开始较稳定地上升；2005 ～ 2013 年内异症的发生率比较，差异有统计学意义（$P < 0.01$）。1996年起，接受妇科手术的不孕症患者的平均年龄上升，总体差异显著（$P < 0.01$）；1996年的平均年龄为（29.76±3.74）岁，2013年的平均年龄为（32.85±4.49）岁，两者比较，差异有统计学意义（$P < 0.01$）。诊断为内异症的接受妇科手术的不孕症患者年龄较无内异症者大，分别为（32.67±4.06）、（32.04±4.55）岁，两者比较，差异有统计学意义（$P < 0.01$）；不同年龄组的内异症发生率不同，高年龄组内异症发生率较高（$\chi^2 = 85.807$，$P < 0.01$）。结论：不孕症住院患者中内异症的发生率为35.50%，近年内异症的发生率上升。不孕症患者年龄越大，患内异症的风险可能越高。

【关键词】不育，女（雌）性；子宫内膜异位症；患病率；年龄因素

Change tendency during 30 years of infertility and endometriosis in Peking Union Medical College Hospital.

Zheng Tingping，Sun Aijun，Lang Jinghe，Deng Yan，Chen Rong，Tian Qinjie，Deng Shan

【Abstract】Objective：To analyze the incidence of endometriosis in inpatients with infertility in Peking Union Medical College Hospital in 30 years. Methods：The inpatients of Peking Union Medical College Hospital admitted between May 1983 and November 2013 was searched. The infertile patients receiving laparoscopy or laparotomy were included. The discharge diagnosis and the operation were summarized. The incidence of gynecologic diseases were demonstrated，such as endometriosis，pelvic adhesions，uterine fibroid，hydrosalpinx，ovarian benign tumor，and adenomyosis. The age was collected，and the change of age and the incidence of endometriosis was analyzed. Results：The incidence of endometriosis in infertile female inpatients was 35.50%（95% CI: 34.50%—36.49%）. The incidence showed relatively stable increasing tendency after 2004（with $P < 0.01$）. The age had increased significantly since 1996（with $P < 0.01$）；the average age was（29.76±3.74）years old in 1996，and（32.85±4.49）years old in 2013（$P < 0.01$）. The inpatients diagnosed with endometriosis had greater age，（32.67±4.06）versus（32.04±4.55）years old（$P < 0.01$）；the incidence of endometriosis differed in different age group，the older group had higher incidence ($\chi^2 = 85.807$, $P < 0.01$). **Conclusions**: Infertile female inpatients showed increasing incidence of endometriosis in recent years. Older infertile patients maybe have higher risk of endometriosis.

【**Key words**】Infertility，female；Endometriosis；Prevalence；Age factors

子宫内膜异位症（内异症）可引起盆腔疼痛、附件包块及不孕等问题[1]，内异症可能通过影响妊娠的各个环节而引起不孕或自然流产[2]。同时，不孕症也是内异症的危险因素之一，不孕症与内异症之间互相影响。2000年，Buyalos等[3]首次提出了"子宫内膜异位症相关性不孕"，10余年过去了，临床与基础研究仍未阐明内异症与不孕症之间的影响机制，仍然没有特别有效的针对其的治疗方案[4]。临床中早已认识到内异症与不孕症关系密切，国外研究显示，在不孕症患者中，内异症发生率为25%～40%；内异症患者中不孕症的发生率高达30%～50%[5]。内异症的临床表现多样，甚至没有临床表现，而最准确的诊断手段是腹腔镜，但不能在筛查时就把腹腔镜作为常规手段，因此内异症确切的发病率很难评价[6]。内异症在不孕症人群中的发病率评价也受到一定限制。国内对不孕症病因的研究大多局限于门诊或社区，对内异症的作用估计不足[7,8]；另一方面，不孕症患者中的内异症发病率调查大多为短期内的调查，很少分析多年的变化趋势及可能的变化原因。北京协和医院很早就建立了完备的住院病例电子查询数据库系统，本研究总结近30年本院接受妇科手术的有不孕症的患者的临床诊断等资料，评价这部分患者历年内异症发生率的变化趋势，希望引起更多重视，促进相关基础及临床研究的进一步开展。

资料与方法

一、资料来源

从北京协和医院住院数据库系统（包含自1982年10月以来的数据）中检索女性的出院诊断中含有"不孕"诊断的病例作为初步资料，从中筛选出接受了开腹或腹腔镜妇科手术（检查或治疗）的病例，即筛选出有不孕症同时能够观察到盆腔情况帮助准确判断是否患有内异症的患者（以下简称：不孕症手术患者）。纳入患者的入院时间为1983年5月至2013年11月。排除标准主要包括：①行子宫切除术；②行双侧卵巢切除术；③异位妊娠相关的诊断；④产科、计划生育、辅助生殖技术等相关疾病的诊断及手术操作，如人工授精、妊娠状态、卵巢过度刺激综合征、胚胎停止发育、流产、分娩或流产后刮宫术、腹腔镜取卵＋输卵管配子移植术、腹腔镜取卵术、开腹取卵＋输卵管配子移植术等。

二、方法

总结患者的出院诊断及妇科手术名称，描述患者的内异症、盆腔粘连、子宫肌瘤、输卵管积水、卵巢良性肿瘤（非内异症）、子宫腺肌症的患病情况；收集患者的年龄，分析年龄的变化；比较各年内异症例数的变化。采用Microsoft Office Excel 2007软件建立原始数据库，利用SPSS 13.0统计学软件对各个病例进行分类，删除不满足条件的病例。

三、统计学方法

采用SPSS 13.0软件进行统计学分析，若无特殊说明（多次比较时调整显著性水平），以$P < 0.05$为差异有统计学意义。计量资料的数据以$\bar{x} \pm s$表示，计数资料以频数和率表示，并根据样本率计算总体率的95% CI。计量资料不满足正态分布或方差齐性时，采用独立样本的非参数检验，两组比较时选择Mann-Whitney U检验进行检验，多组比较时采用Kruskal-Wallis H检验进行比较，比较的差异有显著性后进行两两比较，并将显著性水平调整为0.05/比较次数。两组或多组样本间计数资料及构成比的比较采用χ^2检验；多组比较的差异有显著性后采用χ^2检验进行两两比较，并将显著性水平调整为0.05/比较次数。

结　果

一、一般资料

住院数据库系统共检索到11 894例女性不孕症患者（即含不孕症出院诊断的女性患者），其中满足筛选及排除标准要求者8 857例，入院时间为1983年5月至2013年11月。自1983年起每年不孕症手术患者的例数及其中诊断内异症的例数（共3 144例）分布见图1，1996年之前的例数均稳定在较低水平，1996年开始例数明显上升，2004年达到较高水平后相对稳定，2005年及以后每年的手术例数在554～687例波动、诊断内异症的例数在198～299例波动。

诊断为内异症的不孕症手术患者中有3 140例（99.87%，3 140/3 144）记录了年龄，无内异症的不孕症手术患者中有5 701例（99.79%，5 701/5 713）记录了年龄；诊断内异症者的年龄较大，分别为（32.67±4.06）、（32.04±4.55）岁，两者比较，差异有统计学意义（$P < 0.01$）。不同年龄组内异症的发生率不同（$\chi^2 = 85.807$，$P < 0.01$），高年龄组内异症的发生率较高，30～39岁者内异症发生率高，见表1。

每年不孕症手术患者的平均年龄见图2，1996年之前病例数少，平均年龄的95%CI范围大，1996年起病例数增多，平均年龄的95%CI缩小，平均年龄呈现上升的趋势，总体差异显著（$P < 0.01$）。以1996年［平均年龄为（29.76±3.74）岁］为对照，采用Mann-Whitney U检验进行两两比较，显著性水平调整为0.05/17 = 0.002 9，发现自2002年［平均年龄为（31.38±4.39）岁］开始，平均年龄高于1996年

表1　不同年龄组有不孕症诊断的妇科手术患者的内异症发生率

年龄（岁）	总例数	诊断内异症的例数	内异症发生率（%）
20～24	240	40	16.67
25～29	2 215	668	30.16
30～34	3 809	1 462	38.38
35～39	2 059	789	38.32
≥40	518	181	34.94

（$P_{1997} = 0.243\,0$，$P_{1998} = 0.700\,0$，$P_{1999} = 0.301\,0$，$P_{2000} = 0.235\,0$，$P_{2001} = 0.003\,4$，$P_{2002} = 0.002\,5$，2003年起P均< 0.001）。由图2可以看出，2007年之后年龄变化趋于稳定，统计学分析也发现2007年的平均年龄（［33.13±4.26）岁］高于2006年［32.38±4.14）岁］，两者比较，差异有统计学意义（$P = 0.002\,1$）；但2007～2013年［平均年龄为（32.85±4.49）岁］，差异无统计学意义（$P = 0.081\,0$）。

二、不孕症手术患者的主要妇科疾病发生情况

857例不孕症手术患者的出院诊断主要包括盆腔粘连、内异症、子宫肌瘤、输卵管积水、卵巢良性肿瘤（非内异症）、子宫腺肌症等。诊断内异症3 144例，发生率为35.50%（95% CI为34.50%～36.49%）；其中，卵巢型内异症1 428例，发生率为16.12%（95% CI为15.36%～16.89%），腹膜型内异症1 151例，发生率为13.00%（95% CI为12.29%～13.70%）；其他类型内异症987例，发生率为11.14%（95%

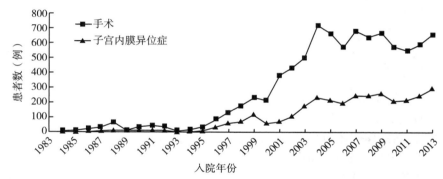

图1　每年含不孕症诊断的女性患者接受腹腔镜或开腹妇科手术的例数及其中诊断子宫内膜异位症的例数

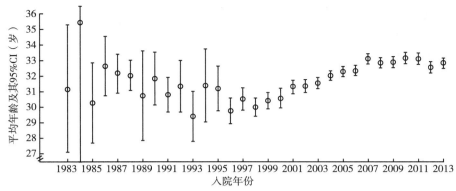

图2 1983～2013年8 857例有不孕症诊断的妇科手术患者的平均年龄比较

CI为10.49%～11.80%）；有部分患者多种内异症类型并存。

盆腔粘连的发生率为39.45%（3 494/8 857），子宫肌瘤的发生率为21.42%（1 897/8 857），输卵管积水的发生率为12.32%（1 091/8 857），卵巢良性肿瘤（非内异症）的发生率为10.86%（962/8 857），子宫腺肌症的发生率为4.60%（407/8 857）。盆腔粘连的发生率最高，其次是内异症，均高于其他妇科疾病。

三、内异症发生情况的变化

1996年前女性不孕症患者接受妇科手术的例数少，2005年前手术例数处于持续上升阶段，2005年开始手术例数稳定且例数较多，内异症的发生率在2004年之前呈现较大的不规则波动，2005年开始，内异症的发生率呈现稳定的上升趋势，见图3。

2005～2013年内异症的发生率比较，差异有统计学意义（$P < 0.01$）；以2005年为对照，进行两两比较，显著性水平调整为0.05/8＝

0.006 2，结果显示，2012～2013年内异症的发生率高于2005年（$P_{2006} = 0.596 0$，$P_{2007} = 0.298 0$，$P_{2008} = 0.061 0$，$P_{2009} = 0.024 0$，$P_{2010} = 0.212 0$，$P_{2011} = 0.021 0$，$P_{2012} = 0.003 0$，$P_{2013} < 0.001$）。本研究中内异症例数最多的类型为卵巢型内异症和腹膜型内异症，两种类型内异症的发生率自2005年起均呈上升趋势。见表2。

讨　论

一、内异症与不孕症的关系

内异症是妇产科常见病，育龄期妇女的发病率为10%～15%，因易复发及具有侵袭性等特点，治疗颇为棘手，一直是临床研究的重点[9]。过去曾将不孕症的时间定义为2年，有不孕症病史（尤其是有排卵障碍、输卵管梗阻）的女性，患2型糖尿病的风险升高[10,11]。作为一种特殊的生殖健康缺陷，不孕症给身体和心理均带来不利影响。我国不孕症的发病率在逐渐增加，不孕症

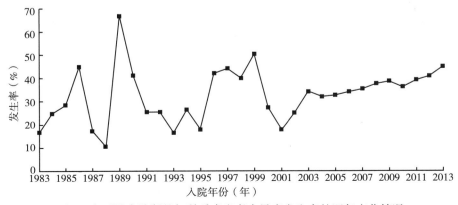

图3 有不孕症诊断的妇科手术患者内异症发生率的逐年变化情况

表2　2005～2013年有不孕症诊断的妇科手术患者内异症的发生率［n（%）］

年份（年）	总例数（n）	诊断为内异症	卵巢型内异症	腹膜型内异症
2005	667	219（32.83）	94（14.09）	103（15.44）
2006	578	198（34.26）	83（14.36）	74（12.80）
2007	687	244（35.52）	99（14.41）	113（16.45）
2008	646	244（37.77）	117（18.11）	94（14.55）
2009	676	262（38.76）	114（16.86）	137（20.27）
2010	583	211（36.19）	103（17.67）	110（18.87）
2011	554	217（39.17）	95（17.15）	67（12.09）
2012	598	245（40.97）	97（16.22）	109（18.23）
2013	661	299（45.23）	130（19.67）	133（20.12）

的研究越来越受到关注[12-14]。

2000年，Buyalos等[3]首次提出了"子宫内膜异位症相关性不孕"的概念，认为内异症导致不孕是多种机制叠加的结果[3,9]。内异症患者中不孕症的发生率高达30%～50%，为非内异症人群的20倍[2,5]。在不孕症患者中，内异症发生率为25%～40%。杨艳青等[7]在北京地区通过整群抽样方法调查了5 862对已婚育龄期夫妇，分析不孕症的发病率及危险因素，发现内异症和盆腔感染史是导致不孕的影响最大的因素，但报道的不孕症患者的内异症发生率仅为6%（6/97）。刘嘉茵等[8]在基层医疗单位的不孕症门诊进行6 501对不孕症夫妇的病因初筛，结果发现，盆腔因素占48.73%（其中输卵管因素占81.12%，内异症占16.90%）。国内不孕症病因筛查受门诊以及基层医疗单位条件所限，对内异症的评估不足。

1983年至2013年，本院出院诊断包括不孕症的女性妇科手术住院患者中，有8 857例可通过腹腔镜或开腹手术观察到盆腔情况，结合术前临床资料判断是否患有内异症；其中35.50%诊断为内异症，与国外文献报道相符。此外，本院的住院资料显示，不孕症手术患者近几年内异症的发生率上升，2012～2013年内异症的发生率高于2005年；根据李雷等[15]的报道资料，本院1983～2009年妇科手术中，内异症手术的占比未发现明显上升，可见内异症比例增加的主要原因不是本院手术构成的偏倚。因此推断，不孕症手术患者中内异症的发生率近年上升，内异症对不孕的影响越来越大。此外，本院住院的不孕症手术患者中，除了盆腔粘连，内异症的发生率也高于其他妇科疾病的发生率，也反映了内异症在不孕症中的重要地位。

二、住院的不孕症手术患者的年龄变化

1996年起，本研究纳入的住院的不孕症手术患者的年龄，随年份增加而上升；自2002年起，每年的平均年龄均高于1996年，1996年的平均年龄为29.76岁，2013年的平均年龄为32.85岁，约增加了3岁，推测与近年生育年龄推迟有关。平均生育年龄推迟的现象在城镇、农村都持续存在[16]。我国不孕症的发生率上升[12-14]是多方面原因造成的，可能原因包括不孕症本身定义的年限由2年变为1年、随着改革开放盆腔炎性疾病发病率增加等。女性大约在32岁生育力开始下降，37岁后生育力下降加速，平均生育年龄推迟也可能是不孕症发病率上升的原因之一[17]。妊娠是内异症的保护因素，不孕症和生育年龄推迟均可能增加内异症的风险，这也是近几年来本院住院的不孕症手术患者内异症发生率上升的可能原因。

1983～2013年，北京协和医院住院接受妇科手术的不孕症患者中，诊断内异症者的平均年龄（32.67岁）高于无内异症的患者（32.04岁）；不同年龄组的内异症发生率不同，高年龄组内异症发生率较高。推测不孕症患者年龄越大，患内异症的风险越高，不孕症患者的年龄与内异症的具体关系以及是否存在混杂因素等，尚待进一步查阅病例资料进行多因素分析以得出结论。

三、不足与展望

住院的不孕症手术患者中，内异症的发生率达到35.50%，强调了内异症相关性不孕症的重要地位，有利于促进相关基础和临床研究的开展。出院诊断的诊断依据主要是病史、术中情况及部分临床实验室检查，大部分缺乏病理检查结果，因此，利用出院诊断进行总结，可能存在偏倚。此外，本研究未对内异症的严重程度进行进一步分析，有待于下一步开展更详细的总结分析。

参 考 文 献

［1］Bulun SE. Endometriosis［J］. N Engl J Med, 2009, 360（3）: 268-279.

［2］Allaire C. Endometriosis and infertility: a review［J］. J ReprodMed, 2006, 51（3）: 164-168.

［3］Buyalos RP, Agarwal SK. Endometriosis-associated infertility［J］. Curr Opin Obstet Gynecol, 2000, 12（5）: 377-381.

［4］中华医学会妇产科学分会子宫内膜异位症协作组. 子宫内膜异位症的诊治指南［J］. 中华妇产科杂志, 2015, 50（3）: 161-169.

［5］Missmer SA, Hankinson SE, Spiegelman D, et al. Incidence of laparoscopically confirmed endometriosis by demographic, anthropometric, and lifestyle factors［J］. Am J Epidemiol, 2004, 160（8）: 784-796.

［6］Hickey M, Ballard K, Farquhar C. Endometriosis［J］. BMJ, 2014, 348: g1752.

［7］杨艳青, 沈和, 陈捷, 等. 北京地区育龄夫妇不育症的流行病学研究［J］. 中华医学杂志, 2011, 91（5）: 313-316.

［8］刘嘉茵, 冒韵东, 王嬿, 等. 对不孕不育症病因初筛临床路径的初步建立［J］. 生殖医学杂志, 2010, 19（1）: 1-5.

［9］Stilley JA, Birt JA, Sharpe-Timms KL. Cellular and molecular basis for endometriosis-associated infertility［J］. Cell Tissue Res, 2012, 349（3）: 849-862.

［10］Che Y, Cleland J. Infertility in Shanghai: preva-lence, treatment seeking and impact［J］. J Obstet Gynaecol, 2002, 22（6）: 643-648.

［11］Tobias DK, Gaskins AJ, Missmer SA, et al. History of infertility and risk of type 2 diabetes mellitus: a prospective cohort study［J］. Diabetologia, 2015, 58（4）: 707-715.

［12］方可娟, 邓新清, 高尔生. 1976—1985年中国初婚妇女不孕率分析［J］. 生殖与避孕, 1992, 12（3）: 48-53.

［13］唐立新, 王奇玲, 文任乾, 等. 广东省初婚夫妇不孕症发病率现状调查［J］. 中国预防医学杂志, 2005, 6（2）: 106-108.

［14］蔡霞, 宋荣, 龙梅, 等. 新疆维吾尔自治区三个县女性不孕症现况调查［J］. 中华医学杂志, 2011, 91（45）: 3182-3185.

［15］李雷, 冷金花, 郎景和, 等. 1983—2009年北京协和医院子宫内膜异位症手术治疗的特点及发展趋势［J］. 中华妇产科杂志, 2010, 45（8）: 588-592.

［16］郝娟, 邱长溶. 2000年以来中国城乡生育水平的比较分析［J］. 南方人口, 2011, 26（5）: 27-33.

［17］American College of Obstetricians and Gynecologists Committee on Gynecologic Practice and Practice Committee. Female age-related fertility decline. Committee Opinion No. 589［J］. Fertil Steril, 2014, 101（3）: 633-634.

子宫内膜异位症患者种植窗期子宫内膜容受性的研究进展

才　汗　朱信信　李战飞　郎景和

胚胎的成功着床取决于子宫内膜容受性和胚胎的侵入能力，子宫内膜容受性是胚胎着床的关键因素，是指子宫内膜处于接受胚胎着床的特殊状态，允许胚胎黏附、穿透而诱导子宫间质发生一系列细胞及分子水平的改变，胚胎通过"母胎对话"植入于子宫内膜；这段时间称"种植窗期"，即正常女性月经周期的第20～24天，子宫内膜在此时表现出最大的容受性，提前或超过此期，胚胎着床都会失败，既有时间性，又有空间性，但至今机制不明。在临床上，子宫内膜异位症（内异症）患者往往存在着不同程度的子宫内膜容受性下降，以及导致的着床失败或妊娠流产，如何提高内异症患者的子宫内膜容受性成为辅助生殖领域的难题之一。

一、内异症与子宫内膜容受性

1. 关于内异症　内异症是常见的妇科疾病，可引起慢性盆腔痛和不孕等临床症状，严重影响育龄期妇女的生命质量。据统计，育龄期妇女10%～15%患有内异症，有25%～50%的妇女不孕；其中有30%～50%因内异症而不孕[1]。内异症合并不孕是困扰育龄期妇女的重要问题。自2000年Buyalos等[2]首次提出了"内异症相关性不孕症"以来，病因研究不断进行，卵巢功能下降、卵泡质量差、局部解剖结构发生改变、输卵管粘连、腹腔微环境改变、胚胎发育受限、着床率降低、内分泌及免疫因素等都是内异症合并不孕的原因。然而，内异症病变复杂、症状多样，其病因及发病机制至今不明。内异症患者种植窗期子宫内膜容受性降低而妊娠失败引起了辅助生殖领域的关注。根据经典的Sampson经血逆流学说和郎景和院士提出的"在位内膜决定论"[3]推测内异症合并不孕患者的在位内膜对子宫内膜容受性的建立起着决定性的作用。

2. 关于子宫内膜容受性　内异症合并不孕的原因中子宫内膜容受性下降是重要原因，是指子宫内膜对胚胎的接受能力降低。子宫内膜容受性的建立是个复杂而精密的过程，然而，子宫内膜并不是在整个月经周期都对胚胎有接受性，只有在一段短暂的特定时间（即种植窗期）内，雌激素和孕激素诱导相关基因表达使子宫内膜更有利于接受胚胎，此期即月经周期第20～24天，即LH峰后的第6～10天，持续约48小时[4,5]。临床上反复种植失败的患者有2/3都存在子宫内膜容受性降低。评估子宫内膜容受性及其客观指标是选择胚胎移植时间的关键因素，子宫内膜与胚胎发育同步并及时转化为对胚胎具有接受状态的子宫内膜是胚胎着床的限速步骤。

二、内异症与子宫内膜容受性相关的生物学标志物

建立子宫内膜容受性是胚胎着床成功与否的关键。良好的子宫内膜容受性和胚胎质量可提高妊娠率并降低早期妊娠流产率。子宫内膜容受性的建立和调控是个复杂而精密的"分子网络"形成过程，因此有必要从多方面了解容受性的机制，应该探索有意义的标志物，为内异症子宫内膜容受性下降的诊治提供突破口。

1. 雌、孕激素及其受体　育龄期妇女子宫内膜的生长发育与月经周期紧密相关，因此良好的子宫内膜容受性的形成会受到雌、孕激素的调节；雌、孕激素水平的异常也是内异症的经典原因，内异症子宫内膜因芳香酶的异常表达致雌激素活性提高、孕激素活性降低，内异症在位内膜和异位内膜都存在着不同程度的孕激素抵抗，对子宫内膜容受性及胚胎着床造成了不良影响[6,7]。目前普遍认为，ER和PR可作为种植窗期的分子标志物[8]。研究发现，ER的上调使内异症子宫内膜容受性受到影响[9]。PR亚型在内异症子宫内膜中异常表达，PRB亚型的启动子

缺失而导致甲基化缺失[10]。ER和PR的表达异常而导致内异症患者雌激素水平升高而孕激素抵抗，为子宫内膜容受性降低提供了较为可靠的原因。

2. 形态学 临床上主要依靠激素水平的测定和超声检测子宫内膜厚度及形态、血流灌注情况来大致判断子宫内膜容受性。子宫内膜的超微形态学发生异常改变也是阻碍着床的部分原因，有关内异症合并不孕患者种植窗期子宫内膜形态学的研究发现，其纤毛细胞少，纤毛细胞与分泌细胞的比例降低，纤毛再生不全，部分纤毛倒伏，分泌细胞形态不规则，在细胞顶部的表面微绒毛极少且分布不规则[11]。研究报道，内异症患者种植窗期子宫内膜的胞饮突较正常妇女减少[4]。胞饮突的数量与胚胎着床能否成功密切相关，可由于胞饮突的表达缺陷而导致着床失败。但Ordi等[12]的研究发现，轻度内异症合并不孕患者种植窗期子宫内膜胞饮突的出现及表达与正常妇女相比并无明显不同。Garcia-Velasco等[13]的研究发现，接受供卵的内异症患者激素替代的人工周期与非供卵内异症患者种植窗期的子宫内膜相比，胞饮突表达量比较差异无统计学意义。总之，胞饮突能否成为内异症患者种植窗期的标志仍存很多争议，胞饮突出现的时间、功能及其临床价值目前还没有达成共识，胞饮突在着床过程中的作用需要进一步加以证实。

3. 分子生物学指标 越来越多的子宫内膜容受性标志物被发现，主要是存在于子宫内膜上皮细胞中的细胞因子、黏附因子、相关基因、激素及其受体、生长因子等，其在受精卵定位及黏附于子宫内膜等方面发挥着重要作用。整合素$\alpha_v\beta_3$在种植窗期的表达对子宫内膜容受性的建立有重要作用。研究发现，约有50%的内异症患者因种植窗期存在$\alpha_v\beta_3$的缺失而妊娠失败[14]。同源框基因HOXA10是$\alpha_v\beta_3$表达的潜在调控基因，然而，HOXA10基因表达的缺失或甲基化异常使内异症患者种植窗期子宫内膜容受性受到影响[15]。Zanatta等[16]研究表明，受月经周期雌、孕激素变化的影响，HOXA10基因在正常妇女子宫内膜呈周期性表达，其表达量在种植窗期达到顶点，然而，内异症患者分泌中期（相当于种植窗期）并无HOXA10基因表达的高峰，此现象可能是内异症不孕的部分原因。Jana等[17]

开展的研究进一步说明，内异症患者种植窗期子宫内膜中HOXA10和HOXA11基因的表达，与正常妇女相比，表达量显著降低。HOXA10是认可度相对一致的子宫内膜容受性相关因子，了解HOXA10的表达规律可能会对内异症子宫内膜容受性下降原因的解释有帮助。

调节性T淋巴细胞特异性转录因子Foxp3在内异症患者种植窗期子宫内膜中的表达明显比正常妇女上调，并且重度内异症中的表达明显高于轻度内异症[18]。蒋亚玲等[19]采用荧光差异双向凝胶电泳技术对输卵管因素不孕患者和内异症不孕患者种植窗期子宫内膜进行差异蛋白筛选，发现有7个有意义的差异蛋白，其中，膜联蛋白A4作用显著。内异症患者的在位内膜在种植窗期膜联蛋白A4表达量下调最显著，可能与子宫内膜容受性下降有关。

有研究发现，胎盘蛋白A在内异症患者月经周期第22天表达显著下调，骨桥蛋白在分泌晚期表达下调，溶血磷脂酸受体3和HOXA10基因在分泌中期和晚期表达下调[20]。这4种因子在内异症种植窗期子宫内膜中的表达下调可能与它们本身的孕激素依赖性有关。转化生长因子-β1在内异症合并不孕患者的种植窗期子宫内膜中表达明显下调[21]。

缝隙连接是细胞与细胞之间交通的关键因素，在胚胎着床过程中其作用显著。研究发现，缝隙连接蛋白对胚胎着床有重要的调控作用，微阵列分析显示，在小鼠着床前期子宫内膜上皮有19个缝隙连接蛋白表达下调，在小鼠着床后期缝隙连接蛋白β2（又称connexin 26）表达上调[22]。Illera等[23]开展的研究把内异症患者的腹腔积液和非内异症患者的腹腔积液分别注入两组刚交配的雌性小鼠宫腔中，发现接受内异症腹腔积液组的小鼠胚胎着床有明显影响，并且接受内异症腹腔积液的小鼠种植窗期子宫内膜中整合素$\alpha_v\beta_3$和白血病抑制因子（LIF）的表达显著下调。

Mikolajczyk等[24]研究发现，在内异症Ⅰ期和Ⅱ期患者种植窗期子宫内膜中LIF和白介素-11（IL-11）的表达与非内异症者无明显差异，说明内异症对子宫内膜容受性的影响部分取决于疾病本身的严重程度。尽管大多数研究已证实，内异症是子宫内膜容受性下降的潜在原因，但也有特殊情况还是存在争议。此外，还有很多相对认可的子宫内膜容受性相关的标志物对内异症患者种植窗期有无影响尚未得到证实。

三、内异症与胚胎着床

内异症可能通过广泛的通路对胚胎着床造成影响，不仅是子宫内膜容受性降低，还涉及卵巢反应、卵泡质量、黄体功能、胚胎质量及其他内分泌过程等。有不少研究发现，内异症患者的胚胎着床过程受损，只是仍未找到准确的原因，子宫内膜容受性降低应该是一个极其可能的原因。因此，胚胎着床与子宫内膜容受性的建立密不可分，只有在胚胎发育与子宫内膜发育同步的条件下才能够顺利着床。胚胎的成功着床不仅取决于子宫内膜容受性还有胚泡的侵入能力及适宜的内分泌环境和足够的激素支持，良好的子宫内膜容受性能促进胚胎与子宫内膜的相互作用，提高胚泡的侵入能力而有利于胚胎着床。子宫内膜容受性的建立与胚胎发育不相符是着床失败的重要原因，只有在种植窗期，发育良好的胚胎在良好的子宫内膜中才能完成定位、黏附、穿透和植入的过程。胚胎着床是极其复杂而精密的过程，到目前为止仍未阐述其机制。

对于内异症患者，辅助生殖技术（ART）是目前解决其生育问题较好的方法。但如何改善内异症患者的ART结局是临床工作中的棘手问题。Senapati等研究表明，在体外受精（IVF）助孕过程中，内异症患者比原因不明不孕、输卵管因素、男方因素及其他因素不孕患者，着床率、临床妊娠率及活产率明显低。有研究发现，超长方案（IVF治疗周期前使用促性腺激素释放激素激动剂抑制性治疗）促排卵可以明显改善内异症患者的着床率，但目前还没有特异性的指标能解释这种治疗方式的作用机制[26]。

众所周知，内异症的病因复杂，不孕是内异症最棘手的临床问题，贯穿着妊娠的各个环节，子宫内膜容受性的下降只是其中的原因之一，但子宫内膜容受性的具体机制也是个未解之谜。分子生物学的发展对"母胎对话"的解释提供了较好的依据，随着越来越多的生物学标志物被发现，对其会有更深层次的认识。虽然学者们已发现了很多子宫内膜容受性相关的标志物，但目前尚未发现具有特异性并且敏感性高的指标能够单独解释子宫内膜容受性的形成。通过比较内异症子宫内膜容受性的相关研究发现，不同的研究结果之间有着明显的关联，由此，可以推测是众多影响因素共同参与子宫内膜容受性的形成，为进一步的研究指明了方向。内异症患者子宫内膜容受性下降的原因应该是个复杂的"生物学网络"，是目前被学者们发现的众多子宫内膜容受性相关的标志物共同参与和调控着子宫容受性的形成，这能够更好地解释胚胎着床过程及如何改善子宫内膜容受性，从而对内异症采取针对性的干预措施，提高辅助生殖治疗中的胚胎种植率[27]。

参 考 文 献

［1］Zhou M，Fu J，Xiao L，et al. miR-196a overexpression activates the MEK/ERK signal and represses the progesterone receptor and decidualization in eutopic endometrium from women with endometriosis［J］. Hum Reprod，2016，31（11）：2598-2608. DOI：10.1093/humrep/dew223.

［2］Buyalos RP，Agarwal SK. Endometriosis-associated infertility［J］. Curr Opin Obstet Gynecol，2000，12（5）：377-381. DOI：10.1017/S0962279900001496.

［3］Liu H，Lang JH. Is abnormal eutopic endometrium the cause of endometriosis？ The role of eutopic endometrium in pathogenesis of endometriosis［J］. Med Sci Monit，2011，17（4）：RA92-99. DOI：10.12659/msm.881707.

［4］Bartosch C，Lopes JM，Beires J，et al. Human endometrium ultrastructure during the implantation window：a new perspective of the epithelium cell types［J］. Reprod Sci，2011，18（6）：525-539. DOI：10.1177/1933719110392055.

［5］Kong YW，Ferland-McCollough D，Jackson TJ，et al. microRNAs in cancer management［J］. Lancet Oncol，2012，13（6）：e249-258. DOI：10.1016/S1470-2045（12）70073-6.

［6］Arosh JA，Lee J，Balasubbramanian D，et al. Molecular and preclinical basis to inhibit PGE$_2$ receptors EP$_2$ and EP$_4$ as a novel nonsteroidal therapy for endometriosis［J］. Proc Natl Acad Sci U S A，2015，112（31）：9716-9721. DOI：10.1073/pnas.1507931112.

［7］Mahajan N. Endometrial receptivity array：Clinical application［J］. J Hum Reprod Sci，2015，8（3）：121-129. DOI：10.4103/0974-1208.165153.

［8］Greaves E，Temp J，Esnal-Zufiurre A，et al. Estradiol is a critical mediator of macrophage-nerve cross talk in peritoneal endometriosis［J］. Am J Pathol，2015，185（8）：2286-2297. DOI：10.1016/j.ajpath.2015.04.012.

［9］Zanatta A，Pereira RM，Rocha AM，et al. The relationship among HOXA10，estrogen receptor α，progesterone receptor，and progesterone receptor B proteins in rectosigmoid endometriosis：a tissue microarray study［J］. Reprod Sci，2015，22（1）：31-37. DOI：10.1177/1933719114549846.

［10］Wunder DM，Mueller MD，Birkhäuser MH，et al. Increased ENA-78 in the follicular fluid of patients with endometriosis［J］. Acta Obstet Gynecol Scand，2006，85（3）：336-342. DOI：10.1080/00016340500501715.

［11］王琳，史常旭，常青，等. 子宫内膜异位症并发不孕患者子宫内膜超微结构观察［J］. 第三军医大学学报，2002，24（11）：1355-1357. DOI：10.3321/j.issn：1000-5404.2002.11.033.

［12］Ordi J，Creus M，Casamitjana R，et al. Endometrial pinopode and alphavbeta3 integrin expression is not impaired in infertile patients with endometriosis［J］. J Assist Reprod Genet，2003，20（11）：465-473. DOI：10.1023/B：JARG.0000006709.61216.6f.

［13］Garcia-Velasco JA，Nikas G，Remohí J，et al. Endometrial receptivity in terms of pinopode expression is not impaired in women with endometriosis in artificially prepared cycles［J］. Fertil Steril，2001，75（6）：1231-1233. DOI：10.1016/S0015-0282（01）01774-5.

［14］Sakhel K，Shamma K. The effect of endometriosis on the endometrial receptivity in recipients of donor oocytes［J］. Fertil Steril，2008，90（2）：118-120. DOI：10.1016/j.fertnstert.2008.07.258.

［15］Gao Q，Han L，Li X，et al. Traditional Chinese Medicine，the Zishen Yutai Pill，Ameliorates Precocious Endometrial Maturation Induced by Controlled Ovarian Hyperstimulation and Improves Uterine Receptivity via Upregulation of HOXA10［J］. Evid Based Complement Alternat Med，2015，2015：317586. DOI：10.1155/2015/317586.

［16］Zanatta A，Rocha AM，Carvalho FM，et al. The role of the Hoxa10/HOXA10 gene in the etiology of endometriosis and its related infertility：a review［J］. J Assist Reprod Genet，2010，27（12）：701-710. DOI：10.1007/s10815-010-9471-y.

［17］Jana SK，Banerjee P，Mukherjee R，et al. HOXA-11 mediated dysregulation of matrix remodeling during implantation window in women with endometriosis［J］. J Assist Reprod Genet，2013，30（11）：1505-1512. DOI：10.1007/s10815-013-0088-9.

［18］Chen S，Zhang J，Huang C，et al. Expression of the T regulatory cell transcription factor FoxP3 in peri-implantation phase endometrium in infertile women with endometriosis［J］. Reprod Biol Endocrinol，2012，10：34. DOI：10.1186/1477-7827-10-34.

［19］蒋亚玲，李冰，邢福祺，等. 内异症不孕患者种植窗期子宫内膜组织中差异蛋白的表达及其与子宫内膜容受性的关系［J］. 中华妇产科杂志，2012，47（5）：324-327. DOI：10.3760/cma.j.issn.0529-567x.2012.05.002.

［20］Wei Q，St Clair JB，Fu T，et al. Reduced expression of biomarkers associated with the implantation window in women with endometriosis［J］. Fertil Steril，2009，91（5）：1686-1691. DOI：10.1016/j.fertnstert.2008.02.121.

［21］Song IO，Huh YB，Kim KH，et al. Aberrant expression of endometrial transforming growth factor b1（TGF-β1）in the infertile women with endometriosis or hydrosalpinx during the window of implantation［J］. Fertil Steril，2000，74（3）：250-255. DOI：10.1016/S0015-0282（00）01464-3.

［22］Diao H，Xiao S，Howerth EW，et al. Broad gap junction blocker carbenoxolone disrupts uterine preparation for embryo implantation in mice［J］. Biol Reprod，2013，89（2）：31. DOI：10.1095/biolreprod.113.110106.

［23］Illera MJ，Juan L，Stewart CL，et al. Effect of peritoneal fluid from women with endometriosis on implantation in the mouse model［J］. Fertil Steril，2000，74（1）：41-48.

［24］Mikolajczyk M，Wirstlein P，Skrzypczak J. Leukaemia inhibitory factor and interleukin 11 levels in uterine flushings of infertile patients with endometriosis［J］. Hum Reprod，2006，21（12）：3054-3058. DOI：10.1093/humrep/del225.

［25］Senapati S，Sammel MD，Morse C，et al. Impact of endometriosis on in vitro fertilization outcomes：an evaluation of the Society for Assisted Reproductive

Technologies Database［J］. Fertil Steril，2016，106（1）：164-171. e1. DOI：10.1016/j.fertnstert.2016.03.037.

［26］Surrey ES. Endometriosis-Related Infertility：The Role of the Assisted Reproductive Technologies ［J］. Biomed Res Int，2015，2015：482959. DOI：10.1155/2015/482959.

［27］才汗，王煜，王丽岩. MicroRNA与子宫内膜容受性的相关研究进展［J］. 生殖医学杂志，2013，22（12）：970-973. DOI：10.3969/j.issn.1004-3845.2013.12.018.

手术前GnRH-a治疗对卵巢子宫内膜异位囊肿患者手术后自然妊娠的影响

陈 欣 刘海元 郎景和 樊庆泊 史宏晖 孙大为 冷金花 朱 兰 刘珠凤

【摘要】目的：探讨术前应用促性腺激素释放激素激动剂（GnRH-a）对卵巢子宫内膜异位囊肿患者术后自然妊娠的影响。方法：回顾性分析北京协和医院2010年6月至2015年9月收治的卵巢子宫内膜异位囊肿患者的临床资料，比较术前使用GnRH-a患者（31例）与单纯手术患者（26例）术后1年的自然妊娠率。采用Pearson χ^2检验或Fisher确切概率法对术后自然妊娠的影响因素进行统计学分析，应用二分类logistic回归分析进行多因素分析。结果：术后共有33例患者自然妊娠，其中，单纯手术患者18例，均足月产；术前使用GnRH-a患者15例（2例早期妊娠流产、13例足月产）。单因素分析显示，术前使用GnRH-a患者的术后自然妊娠率（48%，15/31）低于单纯手术患者（69%，18/26），但差异无统计学意义（$P=0.112$）；年龄、美国生育学会修订的内异症分期标准（r-AFS）分期、囊肿直径、囊肿侧别、不孕、深部浸润型子宫内膜异位症和子宫腺肌症与术后自然妊娠率无关（P均 > 0.05）。进一步的二分类logistic回归分析显示，术前使用GnRH-a的OR值为0.250（95% CI为0.064 ~ 0.978），差异有统计学意义（$P=0.046$）。结论：与单纯腹腔镜手术相比，术前使用GnRH-a可能不利于卵巢子宫内膜异位囊肿患者的术后自然妊娠。

【关键词】子宫内膜异位症；促性腺激素释放激素；腹腔镜检查；妊娠

Effect of gonadotropin-releasing hormone agonist used before surgery on natural pregnancy ratesin patients with ovarian endometriomas

Chen Xin, Liu Haiyuan, Lang Jinghe, Fan Qingbo, Shi Honghui, Sun Dawei, Leng Jinhua, Zhu Lan, Liu Zhufeng

【Abstract】Objective：To evaluate the impact of gonadotropin-releasing hormone agonist（GnRH-a）used before surgery on natural pregnancy rates in patients with ovarian endometriomas. Methods：In this retrospective study, 57 patients with ovarian endometriomas who had a consecutive laparoscopic surgery between June, 2010 to September, 2015 in Peking Union Medical College Hospital were included. Those patients were divided into preoperative GnRH-a treatment group（$n=31$）and non-GnRH-a treatment group（$n=26$）. There were no differences in patients' characteristics between the two groups. All of them had a desire for natural pregnancy postoperatively. GnRH-a was no longer used after surgery. After the surgical procedure, the patients were observed over a period of 12 months, during which the frequency of natural pregnancy was assessed. The two groups were compared in terms of natural pregnancy rates. Results：Totally 33 patients had natural pregnancy after surgery. The univariate analysis showed that the pregnancy rates of age, r-AFS stage, infertility, preoperative use of GnRH-a, tumor size, tumor side, deep infiltrating endometriosis and adenomyosis did not have statistically significant differences（all $P > 0.05$）. The two classified logistic regression showed that OR for preoperative use of GnRH-a was 0.250（95% CI：0.064—0.978）with a statistical difference（$P=0.046$）. Conclusions：The use of GnRH-a preoperatively may have a negative effect on natural pregnancy rates of patients after surgery with ovarian endometriomas.

【Key words】Endometriosis；Gonadotropin-releasing hormone；Laparoscopy；Pregnancy

子宫内膜异位症（内异症）是一种常见的慢性疾病，发病率在升高。内异症的主要临床表现为进行性加重的痛经、性交痛、盆腔痛和不孕。目前认为，腹腔镜手术可明确改善内异症患者的生育情况，但腹腔镜手术联合药物治疗能否改善内异症患者的生育功能尚有争议。本研究回顾性分析北京协和医院卵巢子宫内膜异位囊肿患者的临床资料，对相关因素进行单因素和多因素分析，主要分析腹腔镜手术前使用促性腺激素释放激素激动剂（GnRH-a）对患者术后自然妊娠的影响。

资料与方法

一、资料来源

查阅北京协和医院病案资料，收集2010年6月至2015年9月在北京协和医院确诊的内异症患者共57例，内异症的诊断标准为腹腔镜手术及病理检查证实为内异症者。纳入标准：①经腹腔镜手术及病理检查证实为内异症者；②育龄期，年龄20～40岁；③术后有自然生育要求。排除标准：①术后无生育要求；②依从性差；③对GnRH-a类药物成分过敏；④术后仍使用GnRH-a治疗者；⑤术后直接行体外受精-胚胎移植（IVF-ET）者。

二、方法

1. 分组　57例内异症患者均行腹腔镜卵巢子宫内膜异位囊肿剔除术，根据术前是否使用GnRH-a分为单纯手术组（26例）和术前GnRH-a组（31例）。腹腔镜手术中根据美国生育学会1985年修订的内异症分期标准（r-AFS）进行分期。记录两组患者年龄、痛经的视觉模拟评分（VAS）评分、囊肿直径、r-AFS分期、血CA125水平、囊肿侧别、是否合并不孕、是否合并深部浸润型内异症（deep infiltratingendometriosis，DIE）、是否合并子宫腺肌症等。对于术前GnRH-a组，痛经VAS、囊肿直径、囊肿侧别、CA125为用药前的数据。两组患者的一般情况比较，差异均无统计学意义（P均＞0.05）。见表1。对合并不孕的患者同时行内异症生育指数（EFI）评分。

术前使用GnRH-a的指征包括：①病变较严重，估计手术困难者，术前予GnRH-a缩小肿物，减少盆腔充血，提高手术安全性；②短期内无法手术者，给予GnRH-a控制患者的疼痛症状。GnRH-a种类及具体用法：亮丙瑞林微球3.75毫克/次，皮下注射，每4周1次；曲普瑞林粉针剂3.75毫克/次，肌内注射，每4周1次；醋酸戈舍瑞林缓释植入剂3.6毫克/次，皮下注射，每4周1次。实际临床中根据药物保存条件、患者的

表1　两组卵巢子宫内膜异位囊肿患者的一般情况比较（$\bar{x}±s$）

组别	总例数	年龄（岁，$\bar{x}±s$）	囊肿直径（cm，$\bar{x}±s$）	CA125（kU/L，$\bar{x}±s$）	r-AFS分期（例）轻度（Ⅰ～Ⅱ期）	r-AFS分期（例）重度（Ⅲ～Ⅳ期）	VAS评分（$\bar{x}±s$）	不孕 例数	不孕 百分率（%）	DIE 例数	DIE 百分率（%）	子宫腺肌症 例数	子宫腺肌症 百分率（%）
单纯手术组	26	30.6±4.0	5.8±2.7	51.7±36.6	13	13	3.9±3.3	12	46	9	35	3	12
术前GnRH-a组	31	28.8±3.8	5.7±1.9	57.9±34.3	12	19	4.2±3.2	7	23	11	35	5	16
P值		0.098	0.872	0.511	0.515		0.728	0.113		0.945		0.909	

注：GnRH-a表示促性腺激素释放激素激动剂；r-AFS表示美国生育学会修订的子宫内膜异位症分期标准；VAS表示视觉模拟评分法；DIE表示深部浸润型子宫内膜异位症

接受程度选择具体种类。

2. 手术方法　57例患者均在气管插管全身麻醉下行腹腔镜手术，均由同一组医师手术，术中按r-AFS标准进行分期。手术方式及范围：①卵巢子宫内膜异位囊肿剥除术，穿刺抽吸囊肿内的囊液，将囊壁自卵巢剥离，卵巢创面电凝止血，自穿刺套管取出标本并送病理检查；②盆腔粘连松解术及内异症病灶电凝术，钝性及锐性分离盆腔粘连，尽量恢复盆腔的正常解剖结构；对有明显色素沉着的病灶，予病灶电凝灼烧；③合并不孕的患者行输卵管通液术，钝性分离输卵管周围的粘连，伞端闭锁者行输卵管造口术，自子宫颈注入稀释的亚甲蓝液，显示输卵管通畅度。术毕，以大量生理盐水反复冲洗盆腹腔，直至冲洗液清亮。

3. 术后治疗　两组患者术后均未继续使用GnRH-a或其他内异症药物治疗。

4. 观察指标　术后1年内的自然妊娠情况。

三、统计学方法

所有数据均采用SPSS23.0软件进行统计学处理。计数资料以例数和百分率表示，采用Pearson χ^2 检验或者Fisher确切概率法进行统计学分析；计量资料符合正态分布者以 $\bar{x} \pm s$ 表示，采用非配对Student t 检验或方差分析进行统计学分析。采用二分类logistic回归分析，以术后自然妊娠为因变量，分析多个协变量对术后自然妊娠的影响。以 $P < 0.05$ 为差异有统计学意义。

结　　果

一、两组患者的自然妊娠情况

随访1年，期间共有33例患者自然妊娠，其中，单纯手术组18例，均足月产；术前GnRH-a组有15例（2例早期妊娠流产、13例足月产）。妊娠结局：共计，早期妊娠流产2例，足月产31例。

二、术后自然妊娠的单因素分析结果

术后自然妊娠率Ⅰ～Ⅱ期患者（64%）高于Ⅲ～Ⅳ期患者（53%），年龄<30岁的患者（67%）高于30～35岁和≥35岁的患者，双侧囊肿患者（57%）低于单侧囊肿患者（59%），囊肿直径≤5cm的患者（50%）低于直径>5cm的患者（64%），差异均无统计学意义（ P 均>0.05）。合并DIE（45%）、子宫腺肌症（2/8）或不孕（9/19）的患者术后自然妊娠率低于不合并DIE（65%）、子宫腺肌症（63%）或不孕（63%）者，但差异均无统计学意义（ P 均>0.05）。见表2。

表2　影响卵巢子宫内膜异位囊肿患者术后自然妊娠的单因素分析结果

类别	总例数	自然妊娠		P值
		例数	百分率（%）	
r-AFS分期				0.409
轻度（Ⅰ～Ⅱ期）	25	16	64	
重度（Ⅲ～Ⅳ期）	32	17	53	
术前是否使用GnRH-a				0.112
是	31	15	48	
否	26	18	69	
年龄（岁）				0.520
<30	30	20	67	
30～35	21	11	52	
≥35	6	3	3/6[#]	
DIE				0.147

续　表

类别	总例数	自然妊娠		P值
		例数	百分率（%）	
有	20	9	45	
无	37	24	65	
子宫腺肌症				0.100
有	8	2	2/8#	
无	49	31	63	
不孕				0.255
有	19	9	9/19#	
无	38	24	63	
双侧囊肿				0.843
是	30	17	57	
否	27	16	59	
囊肿直径（cm）				0.303
≤ 5	24	12	50	
> 5	33	21	64	
EFI评分*				0.507
5 ～ 7	7	1	1/7#	
8 ～ 10	12	8	8/12#	

注：*仅针对19例合并不孕的患者评分；#例数少于20，不计算百分率；r-AFS表示美国生育学会修订的子宫内膜异位症分期标准；GnRH-a表示促性腺激素释放激素激动剂；DIE表示深部浸润型子宫内膜异位症；EFI表示子宫内膜异位症生育指数

术前GnRH-a组的术后自然妊娠率（48%）低于单纯手术组（69%），两组比较，差异无统计学意义（$P=0.112$）。19例合并不孕患者的EFI评分均 > 4分。EFI评分8 ～ 10分者的术后自然妊娠率高于5 ～ 7分者，两者比较差异无统计学意义（$P > 0.05$）。见表2。

三、术后自然妊娠的多因素分析结果

将年龄、r-AFS分期、术前使用GnRH-a、不孕、子宫腺肌症及DIE纳入二分类logistic回归分析中，以术后自然妊娠为因变量，分析多个协变量对术后自然妊娠的影响，结果显示，年龄、r-AFS分期、术前使用GnRH-a、不孕、子宫腺肌症、DIE的OR值分别为0.880、0.443、0.250、0.362、0.180、0.588，只有术前使用GnRH-a的OR值有统计学意义（$P=0.046$；95% CI为0.064 ～ 0.978）。见表3。

表3　影响卵巢子宫内膜异位囊肿患者术后自然妊娠的多因素分析结果

类别	回归系数	P值	OR值	95% CI
年龄	−0.128	0.156	0.880	0.737 ～ 1.050
r-AFS 分期	−0.815	0.243	0.443	0.113 ～ 1.736
术前使用GnRH-a	−1.387	0.046	0.250	0.064 ～ 0.978
不孕	−1.015	0.183	0.362	0.081 ～ 1.612
子宫腺肌症	−1.714	0.080	0.180	0.026 ～ 1.225
DIE	−0.531	0.417	0.588	0.163 ～ 2.122

注：r-AFS表示美国生育学会修订的子宫内膜异位症分期标准；GnRH-a 表示促性腺激素释放激素激动剂；DIE表示深部浸润型子宫内膜异位症

讨　论

内异症是指子宫内膜组织（腺体间质）出现在子宫腔被覆内膜及子宫以外的部位。内异症的临床表现多样，组织学上虽然是良性，但却有增

生、浸润、转移及复发等"恶性"行为。内异症至少影响4%的育龄期妇女[1,2]，25%～50%的不孕症患者合并内异症，30%～50%的内异症患者合并不孕[1,3-5]。目前，腹腔镜是治疗内异症的首选手术方式。内异症为极易复发的雌激素依赖性疾病，因此，激素抑制治疗也是内异症治疗的重要组成部分。激素抑制治疗的主要原理是造成体内低激素环境，使患者形成"假孕"，或"假绝经"，或"药物卵巢切除状态"，导致异位内膜萎缩、退化、坏死，而达到治疗的目的。激素抑制治疗是治疗复发症状或术后预防内异症复发的一线方案[6,7]。

一、内异症不利于生育功能的机制

内异症影响女性生育功能的机制尚未完全明确。可能的机制有：①卵巢及输卵管功能异常，包括卵巢和输卵管解剖位置改变、排卵障碍、卵泡异常发育等。内异症导致的盆腔粘连可能导致排卵障碍、影响拾卵及卵母细胞运输[8,9]。内异症患者的催乳素水平高于正常妇女，升高的催乳素会阻止抑制LH脉冲，并通过阻断ER而干扰下丘脑功能，从而阻碍排卵；同时，内异症患者常合并未破裂黄素化卵泡综合征[10-12]。这两个原因都会抑制内异症患者的正常排卵，从而导致不孕。②免疫功能紊乱，包括自身抗体产生的异常免疫功能，可能是内异症相关不孕的潜在病理生理机制[12]。内异症患者子宫内膜中的IgG、IgA及淋巴细胞增加，从而改变了子宫内膜容受性，使在位内膜对胚胎的接受能力下降，导致着床失败[13]。③盆腔微环境改变，内异症种植病灶可以分泌雌二醇和孕激素吸引巨噬细胞，激活的巨噬细胞会分泌生长因子、炎性细胞因子[如白介素-1（IL-1）、IL-6、肿瘤坏死因子（TNF）]、血管生成因子[血管内皮生长因子（VEGF）、IL-8][13-15]。同时，子宫内膜的间质细胞也可以产生大量的细胞因子，如IL-6和IL-8[12]。这种炎症状态会对精子和胚胎产生毒性作用，影响输卵管的运动而导致不孕。增加的IL-6不仅会减少精子的活动，而且还会通过抑制微管和染色体结构而影响卵母细胞纺锤体的形成，从而导致不孕[16]。④子宫内膜功能异常，内异症患者在位内膜及异位内膜均存在孕激素抵抗现象。孕激素抵抗可抑制孕激素介导的信号传导，同时在位内膜对孕激素反应不良会导致子宫内膜与受精卵发育不同步，子宫内膜容受性下降，从而导致不孕及胚胎丢失[9,17]。

二、GnRH-a 对内异症的影响

手术对内异症患者生育能力的改善是明确的，手术治疗在各种类型内异症合并不孕的患者中的治疗效果都是肯定的[18,19]。手术可清除内异症病灶，同时可松解盆腔粘连，一定程度恢复输卵管及卵巢的正常形态，反复冲洗盆腔可改善盆腔微环境，从而提高术后自然妊娠率，而单独使用药物治疗不能改善内异症患者的生育能力[18,20]。

促性腺激素释放激素（GnRH）是下丘脑分泌的10肽激素，对生殖调控具有重要意义。GnRH-a改变了GnRH第6位和第10位的氨基酸，对GnRH受体亲和力更强，对肽酶分解的稳定性好，活性是天然GnRH的50～100倍[21]。GnRH-a不仅可以通过抑制垂体分泌促性腺激素，导致卵巢分泌的性激素减少，造成体内低雌激素状态，还可以作用于垂体外组织，如子宫内膜和卵巢。因此，GnRH-a可治疗或缓解多种激素依赖性妇科疾病。GnRH-a已被证实可以降低卵巢子宫内膜异位囊肿保守性手术后的复发率，同时GnRH-a预处理可提高合并不孕的内异症患者IVF-ET的妊娠率[7,21]。

GnRH-a可以抑制异位病灶，还可以同时减少内源性早发LH峰的干扰、减少前列腺素的产生从而提高卵母细胞的质量。GnRH-a可以显著减少盆腔内炎性细胞因子和生长因子（如IL-6、TNF等），从而改善盆腔微环境[22]。Lessey[5]的研究表明，内异症患者应用GnRH-a治疗可恢复子宫内膜容受性标志物的表达。应用GnRH-a可抑制自身抗体的产生，因而有助于胚胎着床。GnRH-a还可以改善孕激素抵抗。术前使用GnRH-a可有效缩小囊肿的大小，而且可以减少细胞有丝分裂、间质血管化、黄体等功能性囊肿，以及增加内膜异位细胞的凋亡，抑制卵巢功能，减少手术对卵巢的创伤，减少炎症和盆腔血液供应，降低手术难度，减少手术失血[23-26]。

GnRH-a不利于生育的最主要方面是使用期

间会抑制排卵。此外，长期的低雌激素状态可导致在位子宫内膜过薄而不利于受精卵着床[27]。有研究表明，术前药物治疗不能减少手术所致的卵泡损失[28,29]，反而因为纤维化而使术前药物治疗成为正常卵巢组织损失的危险因素[30]。最后，GnRH-a所带来的益处持续时间有限，一旦GnRH-a治疗停止，卵巢恢复排卵，内异症带来的不利于生育的病理生理机制将重新启动，即使患者无自觉的临床症状。

针对GnRH-a在改善内异症患者自然妊娠结局方面的作用，国内外报道不一。目前的报道多为研究术后使用GnRH-a，诊疗指南明确不推荐术后使用辅助激素治疗来提高自然妊娠率（A级证据）[18]。虽然也不推荐术前使用GnRH-a等药物来提高自然妊娠率，但关于术前使用GnRH-a与妊娠的研究极少，缺乏相关的证据，证据级别仅为专家意见[18]。既往有两项类似的前瞻性研究。Thomas和Cooke[31]比较了术前使用孕三烯酮与安慰剂对术后妊娠的影响，纳入的人群为诊断性腹腔镜确诊的、合并不孕且输卵管通畅的内异症患者，术后随访发现两组的妊娠率无差异；该研究以妊娠为研究目标，但纳入的患者较少（37例）。Bergqvist等[32]纳入了诊断性腹腔镜确诊的内异症患者49例，随机分为术前曲普瑞林组（24例）和安慰剂组（25例），术后随访1年，两组妊娠情况比较差异无统计学意义；该研究以缓解疼痛而非妊娠为研究目标，妊娠只是患者退出研究的原因，并非所有患者术后均有生育要求。

本研究回顾性分析了行腹腔镜卵巢子宫内膜异位囊肿剥除术同时有生育要求的患者57例，根据术前是否使用GnRH-a治疗分为两组，术前用药的目的并非为了提高妊娠率，术前用药的指征主要包括估计手术困难者及等待手术的过程中缓解患者的疼痛症状；单纯腹腔镜手术者的术后自然妊娠率（69%）高于腹腔镜手术前GnRH-a治疗者（48%），但差异无统计学意义；多因素分析显示，术前用药的OR值为0.250（95% CI为0.064～0.978），具有统计学意义。表明术前使用GnRH-a可能不利于术后的自然妊娠。结合本研究分析可能的原因有：①术前使用GnRH-a虽然可缩小囊肿，但也有可能致使术中遗漏微小病灶，术后因患者有生育要求未继

续使用GnRH-a，卵巢恢复功能后内异症的病理生理机制重新启动，盆腔微环境可能较单纯手术者差。②GnRH-a与手术之间的时间间隔也可能影响术后妊娠。患者一般在停止使用GnRH-a 2个月恢复排卵，而本研究是自手术结束后进入随访，如术前GnRH-a组患者停药和手术间隔较短，术后恢复排卵的时间将相应延长，与单纯手术组患者相比，有效的妊娠时间将缩短。③虽然术前GnRH-a组治疗前痛经VAS、囊肿直径、CA125水平、术中r-AFS分期与单纯手术组无差异，但可能存在术前GnRH-a组的内异症病情较单纯手术组严重的情况，这种偏倚也会造成术前GnRH-a组的术后自然妊娠率较单纯手术组低。本研究的结论与指南中对于合并不孕的内异症患者不推荐术前用药来提高自然妊娠率相符[1,18]，可为指南提供证据。

单纯药物治疗对于内异症相关不孕患者的自然妊娠是无效的[1,18]。对于内异症相关不孕的患者，首先应按照不孕症的诊疗路径进行全面的检查和生育力评估。对于轻中度内异症患者，手术能增加术后妊娠率[1,18]。对于年轻、轻中度内异症、EFI评分高者，术后可试孕半年，试孕过程中可辅助诱导排卵治疗加人工授精技术助孕。而对于EFI评分低、有高危因素者，应积极行IVF-ET[1,18]。虽然术前的药物治疗不能改善术后妊娠[24]，但术后助孕前应用3～6个月GnRH-a预处理可以提高妊娠成功率[1,18]。

三、本研究的不足

年龄、子宫腺肌症和不孕是影响术后妊娠的独立因素[1,23]。本研究中，单因素和多因素分析显示，年龄、子宫腺肌症和不孕对术后自然妊娠影响的比较，差异均无统计学意义，考虑可能是病例数较少所致。DIE是指浸润深度≥5mm的内异症，可能导致不孕，其机制尚未明确[18]。本研究中，不合并DIE的患者术后自然妊娠率高于合并DIE者，多因素分析中DIE的OR值为0.588，但差异无统计学意义，这仍需进一步扩大样本量来验证。r-AFS分期是目前临床上使用最为广泛的分期标准，但r-AFS分期与妊娠的相关性较差，不能准确预测妊娠结局及受孕率[1,33]。本研究中，轻度（Ⅰ～Ⅱ期）内异症患

者的术后自然妊娠率（64%）高于重度（Ⅲ～Ⅳ期）内异症者（53%），但差异无统计学意义。单独对合并不孕的患者进行分析，虽然EFI评分8～10分的患者术后自然妊娠率高于5～7分者，但差异无统计学意义，考虑与样本量少有关。本研究中卵巢子宫内膜异位囊肿单侧或双侧的患者术后自然妊娠率相似，差异无统计学意义，与文献报道一致。

本研究存在几点不足：①既往研究多为前瞻性研究，用药前先行诊断性腹腔镜，明确分期后再行干预[31,32]。而本研究为回顾性研究，仅能从VAS、囊肿直径、CA125水平、r-AFS分期等临床指标保证两组之间的可比性。虽然两组患者术中的r-AFS分期无差异，但术前使用GnRH-a可能减轻内异症的病情，造成术前GnRH-a组的病情较单纯手术组严重。②本研究纳入的病例数较少，造成如年龄、子宫腺肌症和不孕等明确地

影响术后自然妊娠的独立因素差异无统计学意义。为研究仅术前用药对术后自然妊娠的影响，术后继续使用GnRH-a、术后无生育计划或直接行IVF-ET的患者均被排除，符合入组条件的患者较少。③纳入研究的患者并非全部是合并不孕的患者，对于未合并不孕的患者，术中未行输卵管通液术评估输卵管的通畅情况。

内异症对生育影响的机制尚未完全明确，对于有生育要求的内异症患者，最佳的治疗方案还在探索中。本研究的结果表明，术前使用GnRH-a可能不利于术后自然妊娠。虽为回顾性研究，存在一定偏倚和不足，但可为临床决策提供参考。对于有生育要求的患者，术前使用GnRH-a需要平衡其获益及对生育的影响。未来需大规模前瞻性随机对照研究来探索内异症术前药物治疗的作用和影响。

参 考 文 献

[1] 中华医学会妇产科学分会子宫内膜异位症协作组. 子宫内膜异位症的诊治指南[J]. 中华妇产科杂志, 2015, 50（3）: 161-169. DOI: 10.3760/cma.j.issn.0529-567x.2015.03.001.

[2] Ferrero S, Arena E, Morando A, et al. Prevalence of newly diagnosed endometriosis in women attending the general practitioner[J]. Int J Gynaecol Obstet, 2010, 110（3）: 203-207. DOI: 10.1016/j.ijgo.2010.03.039.

[3] Ilangavan K, Kalu E. High prevalence of endometriosis in infertile women with normal ovulation and normospermic partners[J]. Fertil Steril, 2010, 93（3）: e10. DOI: 10.1016/j.fertnstert.2009.11.027.

[4] Missmer SA, Hankinson SE, Spiegelman D, et al. Incidenceof laparoscopically confirmed endometriosis by demographic, anthropometric, and lifestyle factors[J]. Am J Epidemiol, 2004, 160（8）: 784-796. DOI: 10.1093/aje/kwh275.

[5] Lessey BA. Medical management of endometriosis and infertility[J]. Fertil Steril, 2000, 73（6）: 1089-1096. DOI: 10.1016/S0015-0282（00）00519-7.

[6] FerreroS, RemorgidaV, VenturiniPL. Currentpharmacotherapy for endometriosis[J]. Expert Opin Pharmacother, 2010, 11（7）: 1123-1134. DOI:

10.1517/14656561003685880.

[7] Streuli I, de Ziegler D, Santulli P, et al. An update on the pharmacological management of endometriosis[J]. Expert Opin Pharmacother, 2013, 14（3）: 291-305. DOI: 10.1517/14656566.2013.767334.

[8] 史伟, 周应芳. 深部浸润型子宫内膜异位症与不孕的研究进展[J]. 中华妇产科杂志, 2015, 50（4）: 309-311. DOI: 10.3760/cma.j.issn.0529-567x.2015.04.015.

[9] Practice Committee of the American Society for Reproductive Medicine. Endometriosis and infertility: a committee opinion[J]. Fertil Steril, 2012, 98（3）: 591-598. DOI: 10.1016/j.fertnstert.2012.05.031.

[10] Wang H, Gorpudolo N, Behr B. The role of prolactin-and endometriosis-associated infertility[J]. Obstet Gynecol Surv, 2009, 64（8）: 542-547. DOI: 10.1097/OGX.0b013e3181ab5479.

[11] Esmaeilzadeh S, Mirabi P, Basirat Z, et al. Association between endometriosis and hyperprolactinemia in infertile women[J]. IranJReprodMed, 2015, 13（3）: 155-160.

[12] Khine YM, Taniguchi F, Harada T. Clinical management of endometriosis-associated infertility[J]. Reprod Med Biol, 2016, 15（4）: 217-225. DOI: 10.1007/s12522-016-0237-9.

［13］Barrier BF. Immunology of endometriosis［J］. Clin Obstet Gynecol, 2010, 53（2）: 397-402. DOI: 10.1097/GRF.0b013e3181 db7c33.

［14］Bedaiwy MA, Falcone T, Sharma RK, et al. Prediction of endometriosis with serum and peritoneal fluid markers: a prospective controlled trial［J］. Hum Reprod, 2002, 17（2）: 426-431. DOI: 10.1016/S0015-0282（01）03024-2.

［15］Pizzo A, Salmeri FM, Ardita FV, et al. Behaviour of cytokine levels in serum and peritoneal fluid of women with endometriosis［J］. Gynecol Obstet Invest, 2002, 54（2）: 82-87. DOI: 10.1159/000067717.

［16］Banerjee J, Sharma R, Agarwal A, et al. IL-6 and mouse oocyte spindle［J］. PLoS One, 2012, 7（4）: e35535. DOI: 10.1371/journal.pone.0035535.

［17］Patel BG, Rudnicki M, Yu J, et al. Progesterone resistance in endometriosis: origins, consequences and interventions［J］. Acta Obstet Gynecol Scand, 2017, 96（6）: 623-632. DOI: 10.1111/aogs.13156.

［18］Dunselman GA, Vermeulen N, Becker C, et al. ESHRE guideline: management of women with endometriosis［J］. Hum Reprod, 2014, 29（3）: 400-412. DOI: 10.1093/humrep/det457.

［19］Duffy JM, Arambage K, Correa FJ, et al. Laparoscopic surgery for endometriosis［J］. Cochrane Database Syst Rev, 2014（4）: CD011031. DOI: 10.1002/14651858.CD011031.pub2.

［20］Hughes E, Brown J, Collins JJ, etal. Ovulation suppression for endometriosis［J］. Cochrane-DatabaseSystRev, 2007（3）: CD000155. DOI: 10.1002/14651858.CD000155.pub2.

［21］郎景和, 冷金花, 王泽华, 等. 促性腺激素释放激素激动剂在子宫内膜异位症和子宫平滑肌瘤治疗中的应用专家意见［J］. 中华妇产科杂志, 2017, 52（2）: 77-81. DOI: 10.3760/cma.j.issn.0529-567x.2017.02.002.

［22］Nirgianakis K, Bersinger NA, McKinnon B, et al. Regression of the inflammatory microenvironment of the peritoneal cavity in women with endometriosis by GnRH-a treatment［J］. Eur J Obstet Gynecol Reprod Biol, 2013, 170（2）: 550-554. DOI: 10.1016/j.ejogrb.2013.08.010.

［23］Shaw R, Garry R, McMillan L, et al. Aprospective randomized open study comparing goserelin（Zoladex）plus surgery and surgery alone in the man-agement of ovarian endometriomas［J］. Gynaecol Endosc, 2001, 10（3）: 151-157. DOI: 10.1046/j.1365-2508.2001.00407.x.

［24］Yap C, Furness S, Farquhar C. Pre and post operative medical therapy for endometriosis surgery［J］. Cochrane Database Syst Rev, 2004（3）: CD003678. DOI: 10.1002/14651858.CD003678.pub2.

［25］Tsujioka H, Inoue Y, Emoto M, et al. The efficacy of preoperative hormonal therapy before laparoscopic cystectomy of ovarian endometriomas［J］. J Obstet Gynaecol Res, 2009, 35（4）: 782-786. DOI: 10.1111/j.1447-0756.2009.01017.x.

［26］Tsolaidis D, Pados G, Vavilis D, et al. The impact on ovarian reserve after laparoscopic ovarian cystectomy versus three-stage management in patients with endometriomas: a prospective randomized study［J］. Fertil Steril, 2010, 94（1）: 71-77. DOI: 10.1016/j.fertnstert.2009.01.138.

［27］Bedaiwy MA, Alfaraj S, Yong P, et al. New developments in the medical treatment of endometriosis［J］. Fertil Steril, 2017, 107（3）: 555-565. DOI: 10.1016/j.fertnstert.2016.12.025.

［28］Shi J, Leng J, Cui Q, et al. Follicle loss after laparoscopic treatment of ovarian endometriotic cysts［J］. Int J Gynaecol Obstet, 2011, 115（3）: 277-281. DOI: 10.1016/j.ijgo.2011.07.026.

［29］Tsujioka H, Inoue Y, Emoto M, et al. The efficacy of preoperative hormonal therapy before laparoscopic cystectomy of ovarian endometriomas［J］. JObstet Gynaecol Res, 2009, 35（4）: 782-786. DOI: 10.1111/j.1447-0756.2009.01017.x.

［30］Matsuzaki S, Houlle C, Darcha C, et al. Analysis of risk factors for the removal of normal ovarian tissue during laparoscopic cystectomy for ovarian endometriosis［J］. HumReprod, 2009, 24（6）: 1402-1406. DOI: 10.1093/humrep/dep043.

［31］Thomas EJ, Cooke ID. Successful treatment of asymptomatic endometriosis: does it benefit infertile women？［J］. Br Med J（Clin Res Ed）, 1987, 294（6580）: 1117-1119. DOI: 10.1136/bmj.294.6580.1119.

［32］Bergqvist A, Bergh T, Hogström L, et al. Effects of triptorelin versus placebo on the symptoms of endometriosis［J］. Fertil Steril, 1998, 69（4）: 702-708. DOI: 10.1016/S0015-0282（98）00019-3.

八

内异症和肿瘤

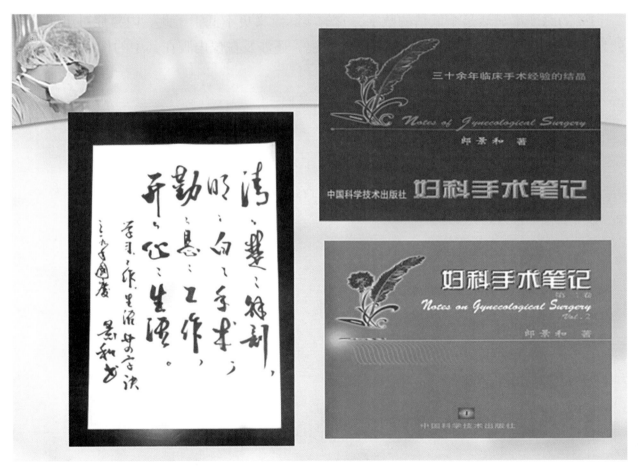

外科医生的信条

题　记

这是一个十分有意思、有意义的话题。

虽然，早在1925年Sampson就指出，子宫内膜异位症在某些时候可以发生恶变，并且指出了恶变的三条标准；1953年，Scott又补充了一条。

但是，并没有引起足够的重视。

我们只是从内异症形成结节或包块，把它形容为瘤样病变，或者"巧克力囊肿"之类。

只是近20年，关于卵巢癌发生的"二元起源论"，才把内异症恶变以及和肿瘤的关系突显出来，甚至写进FIGO的癌症报告。

1%的恶变率显然是个低估的数字，它的实际意义更不低于于此。内异症对于卵巢癌的发生，对于全身肿瘤的发生，应当引起重视，还涉及在位内膜在其中的作用。

八、内异症和肿瘤

罕见的腹壁异位子宫内膜癌肉瘤变一例报告及文献复习

冷金花　郎景和　郭丽娜　刘珠凤

子宫内膜异位症（内异症）为生育年龄妇女的常见病，其发病率为10%～15%。尽管内异症为良性病变，但有一定的恶变率[1]。一般认为，内异症恶变主要发生在卵巢，病理类型多为子宫内膜样癌或透明细胞癌[2,3]，其他部位恶变或恶变的其他病理组织学类型发生较少。本文报道1例卵巢外异位内膜癌肉瘤变，并结合文献报道，探讨其组织发生、诊断及治疗问题。

一、病例介绍

患者41岁，因剖宫产术后复发性腹部包块16年，于2002年7月第2次入我院手术治疗。患者孕2产1，既往月经规律，无痛经。16年前因妊娠足月行剖宫产术后50天，腹壁切口处出现包块，经期包块增大伴疼痛。1999年10月于外院行包块手术切除，病理检查结果为子宫内膜组织。术后5个月包块复发，逐渐增大，于2001年2月再次手术，病理检查结果同前。术后服用孕三烯酮3个月无效，包块于术后1个月复发，增长速度较快并伴疼痛，但与月经周期无关。2001年7月来我院门诊就诊，腹部右侧腹壁可见手术瘢痕3条，瘢痕周围有多个大小不等的包块，最大直径为10cm，局部皮肤有水疱形成，触及包块为囊性。盆腔检查未见异常。血清CA125为47IU/L。予促性腺激素释放激素激动剂（GnRH-a）治疗2个月，包块继续

增大。两次包块穿刺，抽出黄色清亮液体，病理检查均未见瘤细胞。复查外院手术病理切片，为内异症组织，部分上皮组织增生有异型性，考虑可能为非典型内异症。2001年9月收入我院，于腹腔镜下行全子宫、双侧附件切除术及腹壁内异症病灶切除术。术中探查：子宫肌瘤如妊娠6周大小，双侧附件正常，未见内异症组织。腹壁病灶可见大小不等的囊腔，内有浅咖啡色液体，部分囊腔内有实性乳头样组织。手术切净腹壁病灶。术后病理检查结果：腹壁病灶为非典型内异症组织、多发性子宫平滑肌瘤，双侧附件未见异常。患者出院：术后3个月腹壁包块再次复发，逐渐增大。血清雌二醇为0.73pmol/L，CA125正常。2002年6月14日第2次收入我院，可见右侧腹壁满布大小不等的囊性包块，直径最大10cm，局部破溃，有渗出液（图1）。2002年7月15日在外科、烧伤科医师的协助下行第4次手术。术中发现腹壁包块内均为淡褐色液体，囊腔内有烂肉样实性组织。病灶侵及皮肤、皮下、筋膜、肌肉，部分前腹膜也有受累。手术切除全部腹壁病灶后，腹壁肌肉、皮肤缺损约15 cm×16 cm。取右侧大腿外侧带蒂皮肌瓣修补腹壁缺损（图2）。术后14天切口拆线，移植、修补的皮肤成活。术后病理检查结果：腹壁病灶为非典型内异症（图3）、子宫内膜样癌及肉瘤组织混合存在（即癌肉瘤，图4）。免疫组化检查：上皮膜抗原（＋＋，图5），波形蛋

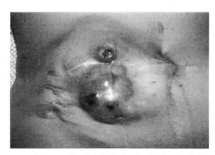

图1　腹壁可见多个大小不等的囊性包块，局部有破溃

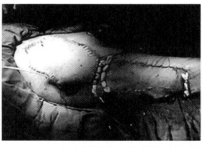

图2　腹壁缺损由大腿带蒂皮肌瓣修补，皮肌瓣取材区修补、缝合的外观

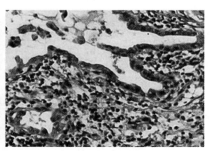

图3　不典型子宫内膜异位组织，可见异型性腺细胞及间质细胞。HE，×300

白（＋＋，图6）。术后顺铂（DDP）及异环磷酰胺（IFO）化疗1个疗程。术后3个月，患者腹壁又出现散在小包块并逐渐增大。患者拒绝再次手术及进一步治疗，于术后15个月死于肿瘤肺转移。

二、讨论

1. 内异症病灶恶变的诊断 Sampson[4]于1925年最先描述了内异症恶变，并提出诊断标准为：①同一卵巢中恶性肿瘤成分和内异症成分同时存在；②恶性肿瘤成分和内异症成分具有相似的组织学类型；③除外转移性恶性肿瘤。1953年，Scott[5]对此诊断进行了补充，即该组织的形态学检查，必须具有从内异症成分变化到恶性肿瘤成分的过渡组织。本文报道患者的形态学改变，符合Sampson和Scott的诊断标准。

2. 内异症病灶恶变的机制 内异症恶变的机制尚不清楚。但有研究提示，内异症具有某些与恶性肿瘤相似的特点，如可局部和远处转移，可黏附于、侵入并破坏其他组织。有许多起源于内异症病灶的恶性肿瘤的病例报道，也有许多病

理检查结果证实了内异症与子宫内膜样癌和透明细胞癌有关的报道[6]。不典型内异症，系指异位内膜腺上皮的不典型或核异型性改变。目前的研究表明，无论是形态学抑或分子生物学方面，均支持不典型内异症具有恶变的潜能，故不典型内异症可能是一种癌前病变[7]。本文报道的患者，病程长达16年，多次手术、病理检查显示了腹壁内异症为从不典型病变到恶变的典型过程，支持不典型内异症为癌前病变的观点。

3. 腹壁切口内异症恶变的临床病理特点 腹壁切口内异症的典型的特点，是切口部位包块于月经期增大并伴疼痛，且手术切除复发率低[8]。本文报道的患者的腹壁内异症组织恶变的特点包括：①病程长，剖宫产至内异症恶变长达16年。②手术切除内异症组织后反复复发，本例经过4次手术治疗，每次术后均很快复发，不符合一般腹壁内异症组织的特点。③不具备内异症有雌激素依赖的特点，即使在双侧附件切除术后，病灶继续生长。目前，在美国国立医学图书馆编印的《医学索引》（MEDLINE）可查阅到的有关腹壁切口内异症恶变的文献报道资料，见表1。

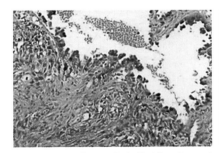

图4 不典型子宫内膜异位组织，可见癌细胞与肉瘤细胞共同存在。HE×150

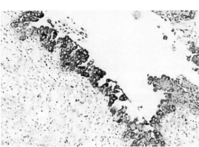

图5 不典型子宫内膜异位组织，可见癌肉瘤细胞EMA阳性。EMA×10

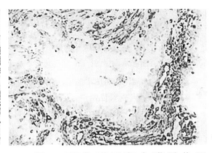

图6 不典型子宫内膜异位组织，可见肉瘤细胞vimentin染色阳性。vimentin×10

表1 腹壁切口异位子宫内膜恶变的文献资料复习

文献资料	患者年龄（岁）	腹壁切口来源	组织学类型	治疗方式	预后
Madsen等[9]	49	腹部手术	子宫内膜样癌	局部切除＋双侧卵巢切除＋放疗	不详
Milleri等[10]	46	剖宫产术	透明细胞癌	局部切除＋全子宫、双附件切除	随访30个月无复发
Miller等[3]	38	腹部手术	透明细胞癌	局部切除＋放疗＋化疗	随访60个月无复发
Markopoulos等[11]	50	剖宫产术	子宫内膜样癌	局部切除	随访24个月无复发
Gucer等[2]	45	剖宫产术	子宫内膜样癌	局部切除	不详
Park等[12]	54	剖宫产术	透明细胞癌	局部切除	不详
Matter等[13]	60	剖宫产术	浆液性囊腺癌	局部切除	随访12个月无复发
冷金花等*	41	剖宫产术	癌肉瘤	局部切除	术后15个月死于肺转移

注：＊为本文资料

根据文献报道，约20%的内异症恶变发生于卵巢外。病理类别多为透明细胞癌和子宫内膜样癌，主要由异位内膜的上皮组织发生恶变所致。本文首次报道了异位内膜上皮及间质同时恶变，即癌肉瘤变。

4. 腹壁切口内异症恶变的治疗及预后　从表1可见，腹壁局部病灶彻底切除是治疗腹壁内异症恶变的主要方法。本文报道患者的腹壁病灶大，累及的范围广，完整切除病灶后如何修补腹壁缺损是手术的关键问题。小的腹壁缺损可由人造补片进行修补，但对包括腹壁全层的大面积缺损，单纯进行人工补片修补和皮肤移植，可能会造成局部缺血，发生移植区皮肤坏死。本例首次应用自体大腿外侧带蒂皮肌瓣修补腹壁大面积组织缺损成功，为修补腹壁缺损提供了一种可供选择的方法。由于腹壁内异症恶变的病例较少，可借鉴的经验不多，术后化疗的意义尚有待进一步研究。局部放疗可能产生严重的皮肤反应甚或坏死，应持谨慎的态度。文献报道的腹壁内异症恶变预后较好，而本文报道患者的预后差，提示组织学类型可能是决定预后的关键。

参 考 文 献

[1] Nishida M, Watanabe K, Sato N, el al. Malignant transformation of ovarian endometriosis [J]. Gynecol Obstet Invest, 2000, 50（suppl 1）: 18-25.

[2] Gucer F, Reich O, Kometter R, el al. Endimetrioid carcinoma arising with a scar endometriosis [J]. Eur J Gyneacol Oncol, 1997, 18: 42-43.

[3] Miller DM, Schouls JJ, Ehlen TC. Clear cell carcinoma arising in extragonadal endometriosis in a caesarean section scar during pregnancy [J]. Gynecol Oncol, 1998, 78: 127-130.

[4] Sampson JA. Endometrial carcinoma of the ovary arising in endometrial tissue of that organ [J]. Arch Surg, 1925, 10: 1.

[5] Scott RB. Malignant change in endometriosis [J]. Obstet Gynecol, 1953, 2: 283-289.

[6] Thomas EJ, Campbell IG. Evidence that endometriosis behaves in a maligant manner [J]. Gynecol Obstet Iinvest, 2000, 50（Suppl1）: 2-10.

[7] 冷金化，郎景和. 子宫内膜异位症恶变的研究进展 [J]. 中华妇产科杂志, 2002, 37: 437-439.

[8] 赵学英，郎景和，玲金花，等. 腹壁子宫内膜异位症的临床病理特点及复发的高危因素分析 [J]. 中华妇产科杂志, 2004, 39: 97-100.

[9] Madsen H, Hansen P, Anderson OP. Endometrioid carcinoma in an operation scar [J]. Acta Obstet Gynecol Scand, 1980, 59: 475-476.

[10] MilIer DM. Schouls JJ, Ehlen TG. Clear cell carcinoma arising in extra ovarian endometriosis in a caesarean section scar during pregnancy [J]. Gynecol Oncol, 1998, 70: 127-130.

[11] Markopoulos C, Gogas H, Eleftherious G, et al. Endometrioid carcinoma arising in a scar of caesarean section. Case report [J]. Eur J Gynaecol Oncol, 1996, 17: 520-521.

[12] Park SW, Hong SM, Wu HG, el al. Clear cell carcinoma arising in Cesarean section scar endometriosis: a case report [J]. J Korean Med Sci, 1999, 14: 217-219.

[13] Matter M, Schneider N, Mckee T. Cystadenocarcinoma of the abdominal wall following caesarean section: case report and review of the literature [J]. Gynecol Oncol, 2003, 91: 438-443.

子宫内膜异位症恶变的研究现状

冷金花　　郎景和

子宫内膜异位症（内异症）是良性疾病，但可以发生恶变。约80%的内异症恶变发生在卵巢，可致子宫内膜异位症相关卵巢癌（endometriosis-associated ovarian cancer，EAOC），主要的细胞类型为透明细胞癌和子宫内膜样癌。目前卵巢内异症恶变的诊断标准为：①在同一卵巢中，内异症和癌并存；②内异症和癌的组织学关系相类似；③除外转移性恶性肿瘤；④有良性内异症向恶性组织过渡的组织形态。内异症与肿瘤在临床病理、分子生物学以及遗传学方面均有相似之处，两者的发生有着相同的生物学基础。

1　内异症与卵巢癌相关性的流行病资料和临床病理特点

研究表明，卵巢癌的患者中，内异症的发生率为8%～30%，远高于普通人群发生率的7%～15%。流行病学调查结果显示，20 686例内异症患者平均随诊11.4年，卵巢癌、乳腺癌和非霍奇金淋巴瘤的相对危险性分别是1.9、1.3和1.8。随诊＞10年者，卵巢癌的风险上升2.5倍。Ness报道的病例对照研究包括767例卵巢癌和1 367例对照，结果显示卵巢癌患者有内异症病史的机会是对照组的1.7倍。卵巢癌在有内异症合并不育的患者中发生的相对危险性为1.9。内异症在组织病理学上可表现为不典型内异症，可有黏附、侵袭和转移的现象。不典型内异症指异位内膜腺上皮的不典型或核异型性改变，其病理形态特点为细胞核深染或淡染、苍白，伴有中至重度异型性；核质比增大；细胞密集、复层或簇状突。卵巢内异症中，不典型内异症可高达12%～35%，而60%～80%的EAOC发生在不典型的内异症中，其中25%的病例可发现不典型内异症向卵巢癌过渡的组织形态。卵巢透明细胞癌及子宫内膜样癌与卵巢内膜异位囊肿的解剖

分布特点相同，即左侧多于右侧。以上的流行病和临床病理资料均提示，内异症与卵巢癌的关系密切。

2　类固醇激素对内异症及卵巢癌发生的影响

研究结果显示，雌激素过多及孕激素相对不足可以增加卵巢癌的发生率。正常的卵巢上皮存在雌激素受体，卵巢包含囊肿内的上皮组织在持续高浓度的雌激素刺激下，可发生恶变。卵巢排卵后，卵巢间质中的颗粒细胞和泡膜细胞持续产生雌激素，刺激邻近的卵巢上皮，增加卵巢癌的机会。妊娠分娩、母乳喂养以及口服避孕药可减少排卵，从而减少卵巢癌的机会。绝经后妇女长期应用雌激素替代治疗，卵巢癌发生的机会增加2倍。孕激素可对抗雌激素的作用，可抑制卵巢癌的生长。正常卵巢上皮及卵巢肿瘤均可表达孕激素受体，而表达孕激素受体的卵巢肿瘤预后较好。在动物实验中，孕激素可增加卵巢上皮细胞的凋亡。卵巢类固醇激素对内异症的影响与对卵巢癌相似。雌激素刺激而孕激素抑制内异症的生长。动物实验显示，长期雌激素暴露可使内异症种植病灶增加9倍。内异症与卵巢癌有许多相同的高危因素如不育、初潮早、月经周期过短或者过长、身材高以及无口服避孕药或者母乳喂养史等，这些因素都与长期雌激素的刺激有关。内异症病灶内的雌激素高于血清中雌激素水平，其原因是内异症病灶中的类固醇激素生成因子-1（SF-1）可启动芳香化酶细胞色素P450的表达。而后者可将循环中的雄烯二酮转化为雌酮，而雌酮在17β-羟基类固醇脱氢酶-1的作用下，转化为雌激素效应更强的雌二醇。正常子宫内膜存在17β-羟基类固醇脱氢酶-2，可将雌二醇转化为生物效应较弱的雌酮。内异症病灶中17β-羟基类固醇脱氢酶-2缺乏。另一方面，内异症病

灶对雌激素反应的敏感性增加，不同的病变雌激素受体-α（ER-α）表达不同，红色病变高于蓝色病变。雌激素的作用主要促进基质金属蛋白酶（MMP）以及环氧合酶-2（COX-2）的表达，而COX-2可以刺激前列腺素（PG）的产生，PG可启动炎症反应，导致内异症的发生和发展。孕激素拮抗雌激素的生物学活性，抑制MMP的表达并促进内膜细胞的凋亡。与内异症密切相关的卵巢透明细胞癌和子宫内膜样癌同样表达芳香化酶。

3 免疫炎症反应对内异症和卵巢癌发生的影响

卵巢癌的发生、发展受细胞内外多种机制的控制。慢性炎症产生氧化应激反应，破坏DNA、蛋白和脂质，造成细胞的坏死和代偿性细胞分裂增生。细胞的快速分裂可导致复制错误和基因的突变启动肿瘤的发生。而炎症相关的细胞因子和生长因子可以促进肿瘤细胞的生长。与盆腔炎有关的因素如石棉、滑石粉以及慢性盆腔炎可以增加卵巢癌的发生。输卵管结扎、子宫切除术后，卵巢癌的发生率降低，可能与上下生殖道被阻断后，上行感染的机会减少有关。排卵可增加炎症因子如肿瘤坏死因子-α（TNF-α）、白介素-1（IL-1）和IL-6的表达，导致炎症反应如细胞增生、氧化应激、血管通透性增高以及前列腺素的升高等。炎症反应可导致巨噬细胞分泌MMP-9，与肿瘤的侵袭相关。内异症伴有明显的免疫功能的异常，内异症病灶周围呈明显的炎症反应。子宫内膜能在异位种植生长有赖于局部免疫监视作用的屏蔽或者破坏，如内异症患者腹水中，自然杀伤细胞（NK）和细胞毒淋巴细胞（CTL）活性降低。巨噬细胞和T淋巴细胞被激活，细胞因子如转化生长因子-β（TGF-β）、MMP-9、血管内皮生长因子（VEGF）等表达增加，促进异位内异症的侵袭和生长。而这些因素亦是卵巢癌转移的重要因素。内异症及卵巢癌的发生、发展过程中共存病理性的血管增生、免疫低下以及免疫细胞的不正常激活。有研究表明，免疫抑制剂以及抗炎药物可有效应用于内异症与卵巢癌的治疗及预防中。抗炎和抗血管形成制剂可能是内异症和卵巢癌防治的新靶点。

4 内异症细胞增殖及凋亡的改变

细胞的分化依赖细胞周期素的激活，细胞周期素与细胞周期素依赖的激酶（CDK）启动细胞周期向S期及有丝分裂转化。CDK的抑制剂包括p21及p27 Cip/Kip蛋白，抑制CDK的活性。CDK的活性失控是形成肿瘤重要的原因。卵巢内膜异位囊肿中p21蛋白的表达增加。在卵巢癌中，CDK活性的增加的原因是CDK的抑制剂活性的降低造成的。内异症对孕激素抗增生作用不敏感的原因，主要是抑制型孕激素受体-A（PR-A）过高表达而刺激型的孕激素受体-B（PR-B）过低表达。恶性肿瘤有抗凋亡基因Bcl-2的过度表达、凋亡抑制基因Bax的过低表达以及抑癌基因p53的失活。内异症存在细胞凋亡抑制，可能抑制以下机制：①增加Bcl-2的表达，降低Bax的表达；②上调Survivin及MMP的表达；③增加腹水中可溶性Fas配体和IL-8的水平，降低T淋巴细胞的活性从而逃避免疫监视；④抑癌基因p53的突变，导致其功能的丧失。

5 内异症与卵巢癌的相关遗传背景

细胞的恶变是一个渐进的过程，细胞恶变涉及多个基因的突变，细胞的每个有关基因的突变这一"量变"，最终导致细胞恶变这一"质变"结果。基因突变的结果造成原癌基因激活以及抑癌基因功能的丧失。基因的突变可发生在不同的水平，如单核苷酸、DNA短链（微卫星）、整组基因、部分染色体或者整条染色体上。内异症及卵巢癌共同的基因改变包括：癌基因的激活，抑癌基因的灭活，DNA错配修复酶的异常及微卫星不稳定等。这些机制的协同作用导致基因组的不稳定和细胞增生。癌前病变与癌的基因改变的基因变异类似，如乳腺、子宫内膜以及卵巢的癌前病变或者癌均有错配修复酶活性、抑癌基因PTEN以及p53功能的丧失等。内异症的基因突变与肿瘤的基因改变的相似点包括：单克隆起源，杂合性丢失（LOH），LOH通常表示抑癌基因的丢失。而内异症和卵巢癌有相同的LOH改变；比较基因组杂交（CGH）显示内异症组织染色体1p，22q以及X基因拷贝的丢失，而染色体6p及17q基因拷贝的增加；FISH分析显示17号染色体为单体，该染色体上TP53基因位点缺失等。

流行病学、临床病理、分子生物学和遗传学的证据表明，内异症可发生恶变。内异症与卵巢癌的发生有着相同的分子生物学和遗传学的背景，而卵巢内膜异位囊肿在高雌激素、低孕激素环境以及炎症的环境下，细胞增生逐渐恶变。对易感妇女而言，不正常的子宫内膜逆流到盆腔后，可合成雌激素并引起机体免疫炎症反应，进而促进内膜细胞的侵袭和血管增生，促进细胞增生、减少细胞凋亡，导致内异症的发生。同时，DNA的破坏以及修复功能的异常，加上类固醇激素和细胞因子的刺激，促进了恶变的发生。因此，内异症应该被认为是卵巢癌的危险因素，而类固醇激素和免疫炎症因子在内异症恶变中作用的发现和证实，也为寻求卵巢癌的预防提供了新思路。

症状特异的卵巢外腹膜浆液乳头状腺癌1例

甄璟然　朱　兰　崔全才　史宏辉　郎景和

【关键词】 卵巢外腹膜浆液乳头状腺癌；诊断；治疗

1　病例介绍

患者，53岁，孕1产1。因盆腔积液持续存在3个半月于2005年3月1日收入院。患者入院前3个月因腰酸、腹痛到外院诊治，B超示宫腔液性分离0.3cm，盆腔积液4.6cm×4.6cm。CA125为117 U/ml。给予后穹隆穿刺，抽出40ml脓血，细菌培养（－），给予静脉滴注左氧氟沙星等抗炎治疗6天。腹痛减轻，但仍有盆腔积液2.7cm×8.0cm，遂到我院诊治。我院行经阴道B超引导下穿刺，抽出200ml血性液体，病理（盆腔）找到退变的可疑瘤细胞，细菌培养（－）。给予抗炎治疗1周，症状好转。为进一步明确瘤细胞的来源，2005年3月17日行腹腔镜检查术。术中见子宫萎缩，表面光滑，双附件外观正常，直肠子宫陷凹有少量血性腹水，乙状结肠和骨盆漏斗上方有粘连，腹膜表面光滑，术中行双附件切除及诊断性刮宫术。冰冻病理：左侧卵巢表面纤维组织内可见极少异型细胞团，右侧未见特殊。宫腔少许破碎的子宫内膜。故未再扩大手术范围。术后病理报告：左侧卵巢表面纤维组织内可见极少异型细胞团，卵管上皮呈乳头状增生，卵管壁可见少许异位的子宫内膜。右侧卵巢结缔组织中可见乳头状黏液腺瘤，部分上皮生长活跃。术后CA125为94U/ml。4、5月份两次测CA125（－）。2005年7月4日再次出现腹胀、肛门坠胀来门诊，B超示盆腔积液，最大厚径6.6cm×2.9cm。CA125为97.08U/ml。入院后行盆腹腔CT、全消化道造影、胃镜、X线、乳腺超声、PPD试验、血沉、便潜血等检查均未发现异常。遂行正规抗炎治疗，复查B超仍有盆腔积液7.0cm×4.7cm，行后穹隆穿刺抽出10ml暗红色血液，病理找到瘤细胞。血CA125为111.6U/ml。患者仍感腹胀、腹痛，但未

找到腹水及肿瘤细胞来源，故暂给予妇科千金片抗炎，严密随访。8月13日查CA125为500U/ml，29日CA125为1 039U/ml。9月2日腹穿抽出1 500ml血性腹水，病理示腺癌。5日再次行CT检查示大网膜增厚5mm，肠系膜有肿物浸润。14日行剖腹探查术：术中见大网膜呈饼状，子宫后壁、肠系膜间均有小结节。行肿瘤细胞减灭术。病理示子宫后壁浆膜下、大网膜脂肪组织内、肠壁结节、纤维结缔组织中均见低分化腺癌浸润。诊断：腹膜浆液性乳头状腺癌。术后2周开始TC（紫杉醇和卡铂）化疗。目前正在第3疗程化疗中。

2　讨论

2.1　腹膜癌临床特征

肿瘤侵犯腹膜是腹水的最常见原因，原发性腹膜癌引起腹水者少见，绝大部分是继发性腹膜癌或癌瘤腹膜转移引起的。如果患者无特异性的临床表现，实验室也无特异性的检查，常给临床病因诊断带来困难。该患者一直主诉腹胀，体征为少许腹水，症状及体征均缺乏特异性。曾行腹腔镜手术，双侧卵巢正常，多处探查（－）。在发病后6个月过程中逐渐出现腹水增多，最后剖腹探查证实为原发性腹膜浆液性乳头状腺癌。该病例提醒我们这种患者早期可无任何特殊的症状和体征，极易误诊，有时在早期行腹腔镜检时也很难发现病灶，术中即使腹膜表面光滑也一定要行腹膜活检。

2.2　腹膜癌诊断处理

腹膜浆液性乳头状腺癌属于卵巢正常大小癌

综合征中的一种。1989年，Feuer等[1]首先提出卵巢正常大小癌综合征是一种弥漫性盆、腹腔广泛癌变，而双侧卵巢肉眼为正常大小，和/或在卵巢表面上有小结节的临床现象。它包括4种类型的肿瘤，即腹膜间皮瘤、性腺外米勒肿瘤（卵巢外腹膜浆液乳头状癌，extraovarian peritoneal serous papillary carcinoma，EPSPC）、不明器官的转移性肿瘤和原发性卵巢癌，其中EPSPC是卵巢正常大小癌综合征的最重要组成部分。有EPSPC的临床表现与卵巢癌极为相似，所以临床上常被误诊为晚期卵巢癌腹腔内广泛转移。文献报道显示可能是基因突变引起[2]。该病发病率低，其确切发病率尚不清楚。该病多发生于中老年妇女，大多数早期无症状，晚期症状无特异性，因此术前误诊率近达100%[3]。CA125检查具有重要的辅助诊断价值，国内报道血CA125 > 300U/ml具有诊断意义，亦有报道显示CA125 > 500U/ml对本病具有诊断意义[4]。对

伴有腹水的女性患者在排除消化系统疾病后，应高度警惕本病。

治疗上目前主张以手术为主，切除盆、腹腔内广泛癌灶，手术范围一般为全子宫、双附件、大网膜、阑尾或行肿瘤细胞减灭术，术后辅以化疗。

大多数学者认为，卵巢正常大小癌综合征的预后较卵巢癌差，主要是有妇检时双侧卵巢正常大小，医师不易想到该病，待出现症状时，盆、腹腔内已布满病灶，而且许多EPSPC常被误诊为卵巢癌而导致治疗不当。Feuer等[1]报道的11例卵巢正常大小癌综合征术后生存期均不到1年。而Bloss等[5]研究发现，EPSPC和卵巢浆液性乳头状癌的预后无明显差别。近年来，随着人们对本病的深入认识以及诊断技术的提高、治疗方案的改进，卵巢正常大小癌综合征的预后已有所改善。

参 考 文 献

[1] Feuer GA，Shevchuk M，Calanog A. Normal-sized ovary carcinoma syndrome [J]. obstet Gynecol 1989，73：786-792.

[2] Takekawa Y，Kimura M，Sakakibara M，et al. Pathlogical，cytological and immunohistochemical study of normal-sized ovary carcinoma syndrome [J]. Rinsho Byori，49（1）：66-70.

[3] 王纯雁，李联昆，祈秀峪，等. 卵巢正常大小的原发性卵巢上皮性癌综合的临床特点与预后影响因素 [J]. 中华妇产科杂志，2000，35（7）：420-422.

[4] 陈凤英，张桂英，冷爱民. 以腹水为主要表现的罕少见病病因探讨 [J]. 中国医师杂志，2001，8（3）：591-592.

[5] Bloss JD，Brady MF，Liao SY，et al. Extraovarian peritoneal serous papillary carcinoma：a phase Ⅱ trial of cisplatin and cyclophosphamide with comparison to a cohort with papillary serous ovarian carcinoma-a Gynecologic Oncology Group Study [J]. Gynecol Oncol，2003，89（1）：148-154.

难治性阴道子宫内膜异位症恶变为腺肉瘤一例及文献复习

韩肖燕　冷金花　郭丽娜　向　阳　郎景和

米勒管腺肉瘤是一类很少见的肿瘤，最早由 Clement 和 Scully[1] 于 1974 年报道。肿瘤由良性或非典型性的腺体成分和肉瘤间质构成，其组织学特征和生物学行为呈低度恶性。绝大多数米勒管腺肉瘤发生在子宫，子宫以外的部位如卵巢、宫颈、阴道、膀胱和直肠等发生较少[2-4]。本文报道 1 例难治性阴道子宫内膜异位症（内异症）恶变为腺肉瘤，并景和文献复习，探讨阴道腺肉瘤的组织发生及诊治。

一、临床资料

患者 34 岁，孕 0 产 0，继发性痛经进行性加重 13 年，原发不孕 7 年，反复药物治疗［包括复方左炔诺孕酮、亮丙瑞林（其他名称：抑那通）、曲普瑞林（其他名称：达菲林）、去氧孕烯－炔雌醇（其他名称：妈富隆）］效果不佳，诊断为子宫腺肌症、卵巢内异症囊肿于 2004 年 1 月 5 日收入院，1 月 7 日开腹行子宫全切除＋右侧卵巢内异症囊肿剥除＋盆腔内异症病灶切除术，术后病理检查证实术前诊断正确。术后服用孕三烯酮（其他名称：内美通）6 个月，停药后 3 个月出现下腹痛，并逐渐加重，伴血便，予曲普瑞林治疗 4 个月，效果不明显，血 CA125 水平升高至 323.5U/ml。妇科检查：阴道黏膜光滑，穹隆处有结节状突起，质硬、阴道残端见一实性肿物，6cm×7cm，形态不规则，突向子宫直肠间隙及左侧盆壁。诊断为直肠阴道隔内异症、直肠及结肠深部浸润型内异症、右侧卵巢内异症囊肿，于 2005 年 8 月 22 日再次行右侧附件切除＋直肠阴道隔及结肠壁内异症病灶切除＋肠修补术，术后病理检查证实术前诊断正确。见图 1。术后 2 个月血 CA125 水平降至正常。2006 年 4 月 6 日因直肠阴道瘘行中上段直肠切除＋直肠结肠吻合术，术后病理检查报告为：肠周脂肪，肠壁内黏膜下层及肌层见多处内异症病灶。2007 年 2 月发现阴道

残端肿物，查血 CA125 水平为 593.5U/ml，予以亮丙瑞林治疗 7 个月后改为孕三烯酮口服 10 周，肿物缩小，血 CA125 水平稳定下降，2007 年 6 月降至 40.4U/ml。2007 年 10 月 26 日阴道残端肿物复发，血 CA125 水平升至 811.2U/ml，门诊行阴道残端息肉状物摘除术。术后病理诊断为：阴道腺纤维瘤伴内异症。见图 2。术后服用孕三烯酮 10 周。2008 年 3 月 20 日再次发现阴道残端息肉样组织，活检术后病理检查报告为：米勒管腺纤维瘤、局部间质生长活跃。见图 3。2008 年 7 月 22 日阴道赘生物又复发，血 CA125 水平为 297.4U/ml，行肿物切除术，术中见阴道顶端赘生物大小为 6cm×4cm×4cm，质中，左侧穹隆内上方增厚。术后病理检查报告为：米勒管腺纤维瘤、部分为低级别（指高分化）腺肉瘤。见图 4。术后予以顺铂＋长春新碱＋平阳霉素（PVB）化疗 2 个疗程，长春新碱＋平阳霉素化疗 1 个疗程。2008 年 8 月 21 日复查见阴道残端粉红色赘生物侵入穹隆及左侧盆壁，予以醋酸甲羟孕酮（其他名称：安宫黄体酮）口服（250 mg，每周 2 次）。2008 年 10 月 6 日检查阴道残端舌状肿物较前无缩小，左侧盆腔为实性肿物占据，血 CA125 水平为 964.2U/ml，更换化疗方案为顺铂＋表柔比星＋异环磷酰胺（PEI），化疗 1 个疗程后，于 2008 年 11 月 10 日再次行阴道残端肿物切除术，术后又予以 PEI 方案化疗 4 个疗程，化疗期间阴道残端肿物持续存在，直径＞4cm，但化疗后质地变软，左侧盆腔病变有所缩小。2009 年 3 月 20 日患者再次接受了阴道残端肿物切除术，术后病理检查报告为：低级别米勒管腺肉瘤，局部伴肌样分化。术后患者又接受了 4 个疗程的 PEI 方案化疗，至 2009 年 7 月底，其阴道黏膜光滑，肉眼未见明显病灶，正电子发射体层成像（PET）-CT 检查示阴道壁代谢增强，余未见特殊，血 CA125 水平稳定在 120.0～140.0U/ml，目前此患者病情稳定，予口服依托泊苷巩固疗效，处于密切随访中。

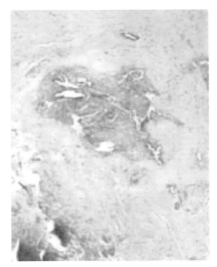

图1 2005年8月标本。成片的纤维组织中见异位的子宫内膜组织。HE×35

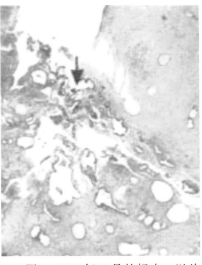

图2 2007年10月的标本。以片状纤维组织和散在扩张的腺管为主，可见少量异位的子宫内膜组织（↓）。HE×35

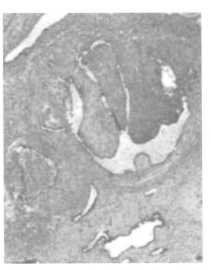

图3 2008年3月的标本。腺纤维瘤中有个别不规则裂隙状腺管，腺管周围间质细胞增生，形成不规则的腺周细胞鞘。HE×35

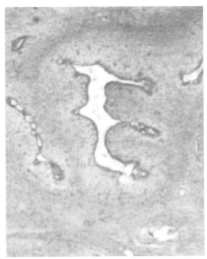

A. 低倍镜下图像。HE×35

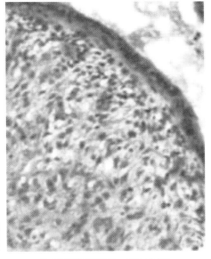

B. 高倍镜下图像。HE×150

图4 2008年7月的标本。低倍镜下可见，不规则裂隙腺管及其周围的间质细胞鞘，为典型的米勒管腺肉瘤图像；高倍镜下见，腺体周围活跃的间质细胞，右上方为腺上皮和腺腔。

二、讨论

1. 阴道腺肉瘤的临床特点及诊断　原发于阴道的腺肉瘤很罕见，目前国外仅有4个病例报道，见表1。患者年龄42～56岁，临床表现为盆腔痛及异常阴道出血，阴道内快速长大的包块，伴血CA125水平升高。4例患者均被认为是起源于阴道的内异症，患者常表现为难治性复发性内异症，接受了双侧卵巢切除和激素治疗，经历了多次阴道包块切除或活检术，历时3～5年才诊断[5-8]。本文报道的患者也患有非常严重的内异症，反复使用药物、手术治疗效果不佳，直肠子宫陷凹、直肠阴道隔、肠管等盆腹腔内多部位受累，反复发作，经3次阴道残端肿物活检，才诊断为阴道腺肉瘤，而从初次内异症手术至诊断为阴道腺肉瘤有4年半之久。结合文献报道认

表1　关于原发性阴道腺肉瘤的文献报道

文献	年龄（岁）	手术方式	组织学类型	治疗方法	预后
Judson等[5]	42	子宫全切除＋双侧附件切除＋盆腔内异症病灶切除术	腺肉瘤，异源性脂肪组织	手术＋化疗＋放疗	1年后复发
Anderson等[6]	46	子宫全切除＋双侧附件切除术	腺肉瘤	手术＋放疗	随访2年无复发
Liu等[7]	56	子宫全切除＋双侧附件切除术	腺肉瘤	手术＋化疗＋放疗	无病缓解（具体时间不详）
Toyoshima等[8]	52	子宫全切除＋左侧附件切除术	腺肉瘤合并肉瘤样增生过长	手术＋化疗	术后6个月复发，术后9个月死于全身转移

为，对于药物治疗效果不佳、病变持续存在或反复发作的子宫外内异症应密切随访，发现阴道包块时，应注意完整切除病灶，病理检查时应充分取材以除外腺肉瘤。

Sampson[9]在1925年首次报道了内异症能发生恶性转化，发生率约为1%。恶变的病理类型有多种，主要为上皮性肿瘤，70%为内膜样腺癌，透明细胞癌占14%；但也有很少一部分恶变为间质性肿瘤，包括腺肉瘤[3-5]。由阴道内异症发展而来的腺肉瘤通过表浅的阴道活检不易诊断，组织学上易被误诊为腺纤维瘤或内异症。腺肉瘤组织学上可见良性或非典型性的腺体成分伴肉瘤间质，间质在腺体周围呈"套袖样"及息肉样突入腺腔结构是其特征性表[1]。Clement和Scully[2]认为以下特征有助于诊断腺肉瘤：①间质细胞核分裂象≥2个/10个高倍镜视野（HPF）；②间质细胞明显增生；③间质细胞核具有轻度以上的异型性。由于病变区域分布不均匀，常与良性病变重叠，诊断时需要充分取材。本例患者的最终诊断即是依据反复活检后行病理形态学检查。免疫组化染色有一定的参考价值，阴道腺肉瘤间质细胞中雌激素受体（ER）、孕激素受体（PR）、CD10和波形蛋白（vimentin）呈阳性表达，而结合蛋白（desmin）、肌动蛋白（actin）、CD34、细胞角蛋白AE1，3（cytokerarin AE1，3）和S100蛋白呈阴性表达[6,7]。

2. 阴道腺肉瘤的治疗及预后　阴道腺肉瘤的治疗通常建议手术切除包块后辅以放疗或化疗，但其疗效仍未确定。放疗有助于疾病的局部控制，而面对于发生远处转移的患者可积极化疗[8]。

米勒管腺肉瘤属于低度恶性肿瘤，预后相对较好，但复发率较高[2,10]。Anderson等[6]报道了1例阴道腺肉瘤患者病灶切除术后给予外照射和组织间插植放疗，随访2年无复发。Judson等[5]报道了1例阴道腺肉瘤患者，给予紫杉醇和卡铂化疗并他莫昔芬治疗，1年后复发，给予放疗，随访1年半一切良好。Liu等[7]报道的1例患者经历了手术切除，异环磷酰胺＋卡铂方案化疗及放疗，定期随访，患者临床无病缓解。Toyoshima等[8]报道的患者10年前因左侧卵巢内异症囊肿行子宫全切除＋左侧附件切除术，术后未采取辅助治疗。反复阴道包块复发并活检后确诊为腺肉瘤合并肉瘤样增生过长（肉瘤成分占25%以上），行吡柔比星新辅助化疗后手术切除包块，术后发生肺转移，予以吡柔比星＋卡铂化疗3个疗程，术后6个月肿瘤复发，术后9个月死于肿瘤全身转移。研究发现，米勒管腺肉瘤合并肉瘤样增生过长者通常含明显的高级别（指中低分化）肉瘤成分，ER、PR常失表达，增殖相关抗原Ki-67高表达，细胞增殖活性强，肿瘤更具有侵袭性，通常与手术后复发、转移、预后不好有关[11,12]。本例阴道腺肉瘤患者虽然没有合并肉瘤样增生过长，但病情顽固，多次复发，经3次手术切除病灶并辅以PVB、PEI方案化疗及孕激素治疗后，目前病情尚平稳，患者口服化疗药巩固疗效，处于密切随诊中。

总之，阴道腺肉瘤临床呈低度恶性，不易发生远处转，预后相对较好。手术是主要的治疗手段，复发率较高，因此治疗后长期随访是必要的。

参 考 文 献

[1] Clement PB, Scully RE. Müllerian adenosarcoma of the uterus: a clinicopathologic analysis of ten cases of a distinctive type of Müllerian mixed tumor [J]. Cancer. 1974, 34（4）：1138-1149.

[2] Clement PB, Scully RE. Mullerian adenosarcoma of the uterus: a clinicopathologic analysis of 100 cases with a review of the literature [J]. Hum Pathol, 1990, 21（4）：363-381.

[3] Clement PB, Scully RE. Extrauterine mesodermal（Müllerian）adenosarcoma: a clinicopathologic analysis of five cases. Am J Clin Pathol [J]. 1978 Mar; 69（3）：276-283.

[4] Verschraegen CF, Vasuratna A, Edwards C, et al. Clinicopathologic analysis of mullerian adenosarcoma: the M. D. Anderson Cancer Center experience [J]. Oncol Rep, 1998, 5（4）：939-944.

[5] Judson PL, Temple AM, Fowler WC, Jr, et al. Vaginal adenosarcoma arising from endometriosis [J]. Gynecol Oncol, 2000, 76（1）：123-125.

[6] Anderson J, Behbakht K, De Geest K, et al. Adenosarcoma in a patient with vaginal endometriosis [J]. Obstel Gynecol. 2001, 98（5 Pt 2）：964-966.

[7] Liu L, Davidson S, Singh M. Müllerian adenosarcoma of vagina arising in persistent endometriosis: report of a case and review of the literature [J]. Gynecol Oncol, 2003, 90（2）：486-490.

[8] Pontrelli G, Cozzolino M, Stepniewska A, et al. Primary Vaginal Adenosarcoma With Sarcomatous Overgrowth Arising in Recurrent Endometriosis: Feasibility of Laparoscopic Treatment and Review of the Literature [J]. J Minim Invasive Gynecol, 2016, 23（5）：833-838.

[9] Sampson JA. Endometrial carcinoma of the ovary [J]. Arch Surg, 1925, 10：1-72.

[10] Kaku T, Silverberg SG, Major FJ, et al. Adenosarcoma of the uterus: a Gynecologic Oncology Group clinicopathologic study of 31 cases [J]. Int J Gynecol Pathol, 1992 11（2）：75-88.

[11] Soslow RA, Ali A, Oliva E. Müllerian adenosarcomas: an immunophenotypic analysis of 35 cases [J]. Am J Surg Pathol, 2008, 32（7）：1013-1021.

[12] Tackin S, Bozaci EA, Sonmezer M, et al. Late recurrence of uterine Müllerian adenosarcoma as heterologous sarcoma: Three recurrences in 8 months increasing in number and grade of sarcomatous components [J]. Gynecol Oncol, 2006, 101（1）：179-182.

子宫内膜异位症与肿瘤

付晨薇　郎景和　朱　兰

子宫内膜异位症（内异症）是常见的妇科疾病，具有临床病变广泛和疾病表现多样性的特点。内异症虽属于良性疾病，但其浸润及复发等临床表现与恶性肿瘤的生物学行为类似，具有1%的内异症会发生恶变。现将内异症与肿瘤的关系综述如下。

一、内异症的发生学及恶变原因

内异症病因不清，较为经典的理论是经血逆流种植学说和体腔上皮化生学说。有研究表明，内异症是遗传性疾病、免疫性疾病、炎症性疾病、由出血引起的疾病、器官依赖性疾病和激素依赖性疾病。这些正表明内异症的发病机制不清，或是多因素形成的疾病[1]。内异症患者的体液免疫及细胞免疫功能均有所改变，多种细胞因子在其发病中起作用。这些改变也提示了内异症发生的子宫内膜脱落－黏附－侵袭－血管形成过程。近年来临床、基础研究均提示，在位子宫内膜干细胞可能是内异症发生的重要因素：在位子宫内膜基底层的干细胞和/或祖细胞异常脱落进而逆流入盆腔，在局部微环境的刺激诱导下进入增殖、分化程序，最终发展为子宫内膜异位病灶，即内异症根本上起源于在位内膜干细胞[2]。

越来越多的研究证据表明，内异症发病有遗传倾向。内异症的发病在人类和恒河猴中均呈家族聚集现象；单卵双胎的发病有一致性；非双胎姐妹中，内异症首次出现症状的年龄相近；内异症患者一级亲属的发病率是正常人群的6～9倍；运用磁共振成像（MRI）进行疾病流行病学分析发现，重度内异症患者在姐妹之间的发病率高达15%。这些研究结果都提示，内异症发病中的遗传因素影响或卵巢上皮性癌（卵巢癌）相似，是由多位点基因和环境因素相互作用导致的一种多因素遗传性疾病。

有研究还发现，内异症患者及家属患乳腺癌、卵巢癌、恶性黑色素瘤及淋巴瘤的风险增加，内异症患者其患恶性肿瘤的相对风险与正常人群的比例为1∶18[3]。Rossing等[4]报道，有内异症病史的妇女患子宫内膜样癌及透明细胞癌的风险增加3倍。2007年，Melin等[5]研究发现，内异症患者内分泌肿瘤、卵巢癌、肾癌、甲状腺癌、脑肿瘤、恶性黑色素瘤及乳腺癌的患病风险增加，而患宫颈癌的风险下降。内异症患者患恶性肿瘤风险增加同样提示内异症和某些恶性肿瘤可能有共同的病因。

1988年，就有学者提出了卵巢不典型内异症的概念，其形态上以子宫内膜样腺体的异型性为主要特征。其病理形态特点具体为：①细胞核深染或淡染、苍白，伴有中－重度异型性；②核质比增大；③细胞密集、复层或簇状突；④可伴有腺体形状不典型。具有上述3项或3项以上者可以诊断。在卵巢内异症恶变中可见不典型内异症与癌的直接连续或不连续。不典型内异症有DNA非整倍体群且与卵巢癌有共同的基因异常，这些均提示不典型内异症可能是癌前病变或类似于"交界性"或"过渡状态"。临床资料也可证实，不典型内异症是癌前潜在的危险病变。其最常见的转化是卵巢透明细胞癌和子宫内膜样癌。不典型内异症的恶变机会明显高于典型内异症[6]。

不典型子宫内膜增生并非为内异症恶变的唯一途径。有研究发现，内膜化生可见于恶变为卵巢癌的内异症和子宫内膜癌肿[7]。Stewart等[8]报道，内异症相关的卵巢子宫内膜样癌中WT1基因阴性，提示卵巢子宫内膜样癌来源于卵巢的表面上皮。Akahane等[9]研究发现，30.8%内异症相关的卵巢透明细胞癌有p53基因的突变，而在单独的内异症或内异症合并卵巢子宫内膜样癌组织中未检测到其突变。提示p53基因突变可能致使内异症向卵巢透明细胞癌转化。

正常的子宫内膜无杂合性丢失（LOH），内异症患者的LOH频率增加，微卫星不稳定性表现及某些候选基因的表达等提示，内异症的发病可能与遗传因素有关，这一点与恶性肿瘤相似。而内异症患者染色体9p、11q、22q的LOH率分别为18%～21%、18%～22%、15%。不典型内异症患者染色体6q及10q的LOH率高达60.0%及40.0%。LOH意味着DNA的缺失，可为等位基因的缺失或染色体的缺失。在内异症的恶变中，抑癌基因的失活可能起一定的作用。抑癌基因的PTEN、MMAC1基因在子宫内膜癌、子宫内膜增生及卵巢子宫内膜样癌中的突变率分别为34%～35%、20%及20.6%。而不典型内异症未发现PTEN、MMAC1基因突变，推测，卵巢子宫内膜样癌可能是由内异症逐渐过渡形成的，而不典型内异症与卵巢子宫内膜样癌的基因表现是不同的[6]。

二、内异症恶变的诊断

国外学者首先描述了内异症的恶变，并提出诊断标准：①在同一卵巢中，内异症与癌组织并存；②两者共存的卵巢为原发灶，除外转移；③内异症与癌组织学关系相类似；1953年，就有学者提出应在此基础上增加第4条，即有良性内异症向恶性组织过渡的组织形态[10]。该诊断标准近年来无新的改变。

三、内异症恶变的发病率和发生部位

随着对内异症恶变认识的深入，其相关文献也逐渐增多。一般文献报道的0.7%～1%的恶变率可能是个保守的数字。著名妇科病理学家Mostoufizadeh等[11]复习了20世纪20年代至80年代的文献，显示恶变的部位主要在卵巢，卵巢外癌以腺癌为主，包括直肠阴道隔、阴道及膀胱等。至今的文献分析结果也是如此。李丹和张虹[12]报道，有内异症的卵巢癌病灶位于左侧卵巢者（28/48）多于右侧（6/48）。

有关内异症恶变的临床资料多为个案报道。腹壁内异症恶变的病例报道日渐增多。剖宫产术后腹壁内异症恶变也偶有报道。Rust等[13]报道了1例子宫全切除术后5年腹壁瘢痕内异症恶变为透明细胞癌。Harry等[14]报道了1例输卵

管绝育术后瘢痕部位内异症恶变为透明细胞癌。Kwon等[15]报道了1例会阴切口瘢痕内异症恶变为透明细胞癌。

2009年，Hiromura等[16]报道了1例宫颈内异症恶变为宫颈透明细胞腺癌。Motohara等[17]报道了1例来源于子宫腺肌症的子宫内膜样腺癌，该患者41岁，在诊断子宫腺肌症后每6个月复查1次，51岁绝经，52岁时盆腔MRI与以往MRI比较提示病变界限不清，手术病理证实为来源于子宫腺肌症的子宫内膜样腺癌（G_3），Ⅰc期。Hsu等[18]也有子宫腺肌症恶变为早期腺癌的报道。Milam等[19]报道1例47岁患者的资料，16年前因内异症行全子宫＋双附件切除术。术后雌激素替代治疗，现发现腹股沟肿物持续存在并逐渐增大，病理提示为源于内异症的腺肉瘤。Shah等[20]2006年报道了阴道内异症恶变为透明细胞癌的病例，提示无对抗的雌激素治疗和肥胖可能为危险因素。Noel等[21]报道1例来源于内异症的输尿管米勒管癌肉瘤，该患者75岁，30年前因内异症行全子宫＋双附件切除术，近5年来有口服高浓度大豆异黄酮的历史。随着对内异症恶变重视程度的增加，此类报道也逐渐增加。

四、内异症恶变的病理类型

多数卵巢内异症恶变的病理类型为透明细胞癌和子宫内膜样癌，偶有肉瘤或其他类型肿瘤共存的报道[22]。

北京协和医院的相关资料提示，在合并内异症的卵巢癌中，子宫内膜样癌和透明细胞癌所占比例明显高于其他类型。而且，两者合并内异症时细胞分化较好，5年生存率高。2008年，Kawaguchi等[23]总结了18例卵巢内异症恶变患者的资料，结果显示，其恶变时平均年龄为45.2岁，左侧多见，组织学类型61%为透明细胞癌，内异症相关的恶变患者预后较同期别卵巢透明细胞癌好。Orezzoli等[24]分析了卵巢内异症相关的透明细胞癌的预后，结果显示，自1975年至2002年间，84例卵巢透明细胞癌患者中合并内异症41例，其中15例证实肿瘤来源于内异症。来源于内异症的卵巢透明细胞癌患者比其他透明细胞癌患者年轻10岁。合并内异症者多数肿瘤

为早期。合并内异症的卵巢透明细胞癌患者平均生存时间（196个月）明显长于未合并内异症的患者（34个月）。确诊时肿瘤的期别高和不合并内异症是不良结局的重要预后影响因素。

Manipadam等[25]报道了1例来源于卵巢内异症的卵巢腺肉瘤，表现为广泛的蜕膜样变。Froio等[26]报道了1例与内异症、子宫腺肌症和子宫内膜不典型增生相关的多中心血管周围上皮样细胞瘤（PEComa）。

五、内异症恶变的临床特点及高危因素

Kondi-Pafiti等[27]报道了其实验室15年间共收集7例同时发生的卵巢癌和子宫内膜癌，5例表现为阴道出血，5例为绝经后，7例均为Ⅰ期卵巢癌和子宫内膜癌患者，7例均有子宫内膜异位症病史并在卵巢癌组织中看到子宫内膜异位囊肿，其中4例有不典型内异症。所有患者在研究结束时均存活且无疾病复发。李丹等[12]分析了1997～2003年间286例原发卵巢癌患者，结果表明，伴有内异症的卵巢癌以下腹痛和月经改变为主诉的比例高，伴有内异症的5年生存率（58.4%）高于未伴有内异症者（35.6%），差异有统计学意义。

Kobayashi等[28]总结1985～1995的10年间，6 398例患有卵巢内异症囊肿的妇女，46例发生了卵巢癌，提示卵巢内异症妇女患卵巢癌风险增加，该风险随确诊卵巢内异症时年龄的增加而增加。Surprasert等[29]总结1995至2005年间的10年间，

1 076例卵巢癌患者，其中37例（3.4%）同时合并盆腔内异症，平均年龄44岁，主要症状和体征依次为盆腔包块、盆腔疼痛、腹胀和异常子宫出血；24例为Ⅰ期患者，Ⅱ期、Ⅲ期和Ⅳ期患者分别为4、4和1例，4例患者为原发双癌。37例患者中17例为卵巢透明细胞癌、11例为卵巢子宫内膜样癌。5年无瘤生存率为55.4%。

前述资料显示，内异症恶变的临床表现可以为盆腔疼痛、盆腔包块、腹胀和子宫异常出血等。主要依靠手术病理诊断，治疗原则同相应恶性肿瘤，合并内异症的卵巢癌患者预后较未合并内异症者好。

文献综合分析提示，内异症恶变的临床因素包括：发病年龄；异位囊肿直径＞10 cm或在短时间内有明显增大趋势；绝经后复发或疼痛节律改变；影像学检查提示卵巢囊肿内有实性或乳头状结构或病灶血流丰富；血清CA125＞200 U/ml[30]。无对抗的雌激素治疗可能增加内异症恶变的风险。

综上所述，内异症的临床表现与恶性肿瘤相似，并有恶变可能。其恶变多位于卵巢。位于卵巢外者可见于直肠阴道隔、阴道、宫颈、腹壁瘢痕及膀胱等，也有子宫腺肌症恶变的报道。内异症恶变的病理类型主要为透明细胞癌和子宫内膜样癌，偶有肉瘤或其他类型肿瘤共存的报道。内异症恶变有相应的临床高危因素，应予重视。内异症患者总的患恶性肿瘤的相对风险也增加。不典型内异症可能是一种癌前病变。内异症可能是一种干细胞疾病。

参 考 文 献

[1] 郎景和. 子宫内膜异位症的研究进展 [J]. 引进国外医药技术与设备，1999，5（8）：16-19.

[2] 王姝，郎景和. 子宫内膜异位症——一种干细胞疾病？[J]. 现代妇产科进展，2008，17（10）：721-724.

[3] Brinton LA，Gridley G，Persson I，et al. Cancer risk after a hospital discharge diagnosis of endometriosis [J]. Am J Obstet Gynecol，1997，176（3）：572-579.

[4] Rossing MA，Cushing-Haugen KL，Wicklund KG，et al. Risk of epithelial ovarian cancer in relation to benign ovarian conditions and ovarian surgery [J].

Cancer Causes Control，2008，19（10）：1357-1364.

[5] Melin A，Sparén P，Bergqvist A. The risk of cancer and the role of parity among women with endometriosis [J]. Human Reproduction，2007，22（11）：3021-3026.

[6] 郭丽娜，刘彤华，郎景和. 卵巢不典型子宫内膜异位症的恶变潜能研究 [J]. 中华病理学杂志，2001，30（3）：169-172.

[7] 李亚里. 不典型子宫内膜异位症的恶性潜能 [J]. 中国实用妇科与产科杂志，2003，19（8）：462-464.

［8］Stewart CJ，Leung YC，Mathew R，et al. Extrauter-ine adenomyoma with atypical（symplastic）smooth muscle cells：a report of 2 cases［J］. Int J Gynecol Pathol，2009，28（1）：23-28.

［9］Akahane T，Sekizawa A，Purwosunu Y，et al. The role of p53 mutation in the carcinomas arising from en-dometriosis［J］. Int J Gynecol Pathol，2007，26（3）：345-351.

［10］郎景和. 子宫内膜异位症的基础与临床研究［M］. 北京：中国协和医科大学出版社，2003.

［11］Mostoufizadeh M，Scully RE. Malignant tumors arising in endometriosis［J］. Clin Obstet Gynecol，1980，23（3）：951-963.

［12］李丹，张虹. 卵巢癌伴发子宫内膜异位症临床病理分析［J］. 天津医药，2008，36（12）：19-21.

［13］Rust MM，Susa J，Naylor R，et al. Clear cell carcinoma in a background of endometriosis. Case report of a finding in a midline abdominal scar 5 years after a total abdominal hysterectomy［J］. Acta Cy-tol，2008，52（4）：475-480.

［14］Harry VN，Shanbhag S，Lyall M，et al. Isolated clear cell adenocarcinoma in scar endometriosis mim-icking an incisional hernia［J］. Obstet Gynecol，2007，110（2 Pt 2）：469-471.

［15］Kwon YS，Nam JH，Choi G. Clear cell adenocar-cinoma arising in endometriosis of a previous episiot-omy site［J］. Obstet Gynecol，2008，112（2 Pt 2）：475-477.

［16］Hiromura T，Tanaka YO，Nishioka T，et al. Clear cell adenocarcinoma of the uterine cervix arising from a background of cervical endometriosis［J］. Br J Radiol，2009，82（973）：e20-22.

［17］Motohara K，Tashiro H，Ohtake H，et al. Endo-metrioid adenocarcinoma arising in adenomyosis：elucidation by periodic magnetic resonance imaging evaluations［J］. Int J Clin Oncol，2008，13（3）：266-270.

［18］Hsu M I，Chou S Y，Lin S E，et al. Very Early Stage Adenocarcinoma Arising from Adenomyosis in the Uterus［J］. Taiwan J Obstet Gynecol，2006，45（4）：346-349.

［19］Milam MR，Atkinson JB，Currie JL. Adenosar-coma arising in inguinal endometriosis［J］. Obstet Gynecol，2006，108（3 Pt 2）：753-755.

［20］Shah C，Pizer E，Veljovich DS，et al. Clear cell adenocarcinoma of the vagina in a patient with vaginal endometriosis［J］. Gynecol Oncol. 2006，103（3）：1130-1132.

［21］Noel JC，Anaf V，Fayt I，et al. Ureteral mullerian carcinosarcoma（mixed mullerian tumor）associated with endometriosis occurring in a patient with a con-centrated soy isoflavones supplementation［J］. Arch Gynecol Obstet. 2006，274（6）：389-392.

［22］Boruban MC，Jaishuen A，Sirisabya N，et al. Ovarian endometriosis associated with carcinoma and sarcoma：case report［J］. Eur J Gynaecol Oncol，2008，29（4）：393-396.

［23］Kawaguchi R，Tsuji Y，Haruta S，et al. Clinico-pathologic features of ovarian cancer in patients with ovarian endometrioma［J］. J Obstet Gynaecol Res，2008，34（5）：872-877.

［24］Orezzoli JP，Russell AH，Oliva E，et al. Prognos-tic implication of endometriosis in clear cell carcino-ma of the ovary［J］. Gynecol Oncol，2008，110（3）：336-344.

［25］Manipadam MT，Munemane A，Emmanuel P，et al. Ovarian adenosarcoma with extensive deciduoid morphology arising in endometriosis：a case report［J］. Int J Gynecol Pathol，2008，27（3）：398-401.

［26］Froio E，Piana S，Cavazza A，et al. Multifocal PEComa（PEComatosis）of the female genital tract associated with endometriosis，diffuse adenomyosis，and endometrial atypical hyperplasia［J］. Int J Surg Pathol，2008，16（4）：443-446.

［27］Kondi-Pafiti A，Grapsa D，Liapis A，et al. Syn-chronous ovarian and endometrial carcinoma：a strong link to endometriosis？［J］. Eur J Gynaecol Oncol，2008，29（3）：256-259.

［28］Kobayashi H，Sumimoto K，Kitanaka T，et al. Ovarian endometrioma：risks factors of ovarian can-cer development［J］. Eur J Obstet Gynecol Reprod Biol，2008，138（2）：187-193.

［29］Surprasert P，Khunamornpong S，Srisomboon J. Clinicopathological features and prognosis of Thai women with endometrioisis-associated ovarian carci-noma［J］. Asian Pac J Cancer Prev，2006，7（4）：638-640.

［30］冷金花，郎景和. 子宫内膜异位症恶变的研究进展［J］. 中华妇产科杂志，2002，37（7）：437-439.

子宫内膜异位症合并卵巢恶性肿瘤的临床特点

付晨薇　郎景和　沈　铿　黄慧芳　潘凌亚　吴　鸣　杨佳欣

【摘要】目的：探讨子宫内膜异位症合并卵巢恶性肿瘤的临床特点。方法：对北京协和医院1997年1月至2009年4月间收治的子宫内膜异位症合并卵巢恶性肿瘤的患者共33例进行回顾性分析，并总结其临床特点。结果：33例子宫内膜异位症合并卵巢恶性肿瘤患者的平均年龄为45.3岁；病理类型以透明细胞癌为主；诊断时分期多为Ⅰ期（24/33）；5例患者同时又合并子宫内膜病变；子宫内膜异位症病灶位于卵巢者19例，位于卵巢外者14例；术后5年生存率为60%，平均无瘤生存期为41.9个月。结论：子宫内膜异位症合并卵巢恶性肿瘤患者发病年龄较卵巢癌患者年轻，病理类型以卵巢上皮性肿瘤为主，透明细胞癌最为常见，可同时合并有在位子宫内膜肿瘤。合并子宫内膜异位症可能是卵巢癌预后好的指标。

【关键词】子宫内膜异位症；卵巢癌

Characteristics of patients with endometriosis and ovarian cancer. *Fu Chenwei，Lang Jinghe，Shen Keng，Huang Huifang，Pan Lingya，Wu Ming，Yang Jiaxin*

【Abstract】Objective：To explore the characteristics of patients with endometriosis and ovarian cancer. Methods：We retrospectively analyzed the clinical characteristics of 33 patients with endometriosis and ovarian cancer treated in Peking Union Medical College Hospital from January 1997 to April 2009. Results：The average age of 33 patients with endometriosis and ovarian cancer was 45.3 years. Most patients had ovarian clear cell cancers. Twenty-four patients were at stage I when they were diagnosed as ovarian cancer. Five patients combined with endometrial lesions. Nineteen cases had the endometriotic lesion in ovarian，while 14 cases outside of ovary. The average five-year survival rate was 60% and the average tumor-free survival time was 41.9 months. Conclusions：Patients with both ovarian cancer and endometriosis are younger than those without endometriosis. The pathological types of ovarian cancer are usually epithelial cancers，especially clear cell cancer，sometimes combined with endometrial cancer. Endometriosis might be an indicator of better prognosis for patients with ovarian cancer.

【Key words】Endometriosis；Dvarian cancer

子宫内膜异位症是一种具有恶性行为的良性疾病，多位于卵巢，且有不典型子宫内膜异位症及癌变的过程，这些特点使得子宫内膜异位症与卵巢恶性肿瘤的关系备受关注。本研究对北京协和医院1997年1月至2009年4月间收治的子宫内膜异位症合并卵巢恶性肿瘤的病例进行分析，以探讨其临床特点。

资料和方法

收集北京协和医院1997年1月至2009年4月

间收治的子宫内膜异位症合并卵巢癌的33例患者的临床资料。分析子宫内膜异位症合并卵巢恶性肿瘤病例的发病年龄、病理类型、分期、术后化疗方案及无瘤生存时间等。

结　果

一、发病年龄和发生率

33例子宫内膜异位症合并卵巢癌患者年龄

28～58岁，平均年龄45.3岁。同期收治的子宫内膜异位症手术患者12 821例，子宫内膜异位症合并卵巢癌患者占0.26%；同期收治的卵巢恶性上皮性肿瘤患者6 483例，子宫内膜异位症合并卵巢癌患者占0.51%。

二、病理类型

33例子宫内膜异位症合并卵巢癌患者中，透明细胞癌20例（60.6%），子宫内膜样癌6例（18.2%），乳头状癌3例（9.1%），癌变2例（6.1%），癌肉瘤1例（3.0%），间质肉瘤1例（3.0%）。其中2例卵巢透明细胞癌患者同时合并有子宫内膜的子宫内膜样癌，1例同时合并重度子宫内膜不典型增生，1例卵巢子宫内膜样癌患者同时合并子宫内膜的子宫内膜样癌，1例卵巢癌变患者合并子宫内膜的子宫内膜样癌。

三、子宫内膜异位症病灶的部位

33例患者中，子宫内膜异位症病灶位于卵巢内者19例，其中位于左侧4例，右侧8例，双侧7例。卵巢未见子宫内膜异位症，病变位于卵巢外者14例，其中5例位于直肠子宫陷凹，其他位于大网膜、阑尾、直肠侧壁、宫旁及腹壁等。

四、卵巢癌的侧别

卵巢癌位于左侧者11例，右侧者12例，双侧者10例。

五、卵巢癌分期

33例患者中，Ⅰa期2例，Ⅰc期22例，Ⅲc期9例。

六、术后随访

所有病例术后均根据具体情况行相应足量足疗程一线化疗。10例患者初次手术至研究结束时间超过5年，其中6例存活大于5年，5年生存率为60%（6/10），无失访患者。25例（75.8%）患者术后足疗程化疗后随访至今无复发，随诊时间4个月至10年，平均随诊50.2个月，无瘤生存时间41.9个月。

8例患者复发或耐药，其中3例死亡。1例患者脑转移，放疗后死亡；1例耐药病例术后6个月放弃化疗后死亡；1例患者术后14个月肝、肺等处多发转移，口服依托泊苷治疗后死亡。其余5例复发患者行再次肿瘤细胞减灭术（re-cytoreductive surgery，RCRS），1例患者RCRS术后失访；1例化疗敏感，RCRS术后完全缓解18个月；3例RCRS术后化疗带瘤生存至今，平均术后生存38.4个月。

3例死亡的患者术后生存时间分别为30个月、11个月和22个月，年龄分别为53岁、40岁和50岁，病理类型分别为中低分化的子宫内膜样癌、透明细胞癌、中低分化的浆液性乳头状癌及部分透明细胞癌。1例脑转移患者初次手术时为Ⅰc期，其于2例为Ⅲc期。

七、子宫内膜异位症合并卵巢癌及子宫内膜癌的病例特点

子宫内膜异位症合并卵巢癌又同时合并子宫内膜癌者共4例，合并子宫内膜中重度不典型增生者1例。上述病例均经病理证实为双发原癌，除外了转移。5例患者年龄28～53岁，中位年龄39岁。卵巢癌分别为Ⅰa者1例，Ⅰc者2例，Ⅲc者2例。子宫内膜癌均为高中分化或高分化的子宫内膜样癌，分期Ⅰa期1例，Ⅰb期2例，Ⅱa期1例。术后均无复发，无瘤存活至今。

讨 论

子宫内膜异位症虽属于良性疾病，但其浸润及复发等临床表现与恶性肿瘤的生物学行为类似，且有部分子宫内膜异位症会发生癌变，因而，子宫内膜异位症与肿瘤的关系日益受到重视，抑或其本身即为一种有着瘤样病变、不典型病变及恶性变三阶段的疾病？随着对子宫内膜异位症恶变的认识的增加，其相关报道也逐渐增加。一般文献报道的0.7%～1%的恶变率可能是个保守的数字。著名妇科病理学家Mostoufizadeh等[1]复习了1925年至20世纪80年代文献，结果显示子宫内膜异位症恶变的部位主要在卵巢，卵巢外癌以腺癌为主，包括阴道直肠隔、阴道及

膀胱等均少见[2,3]。本文主要研究卵巢恶性肿瘤与子宫内膜异位症的关系。北京协和医院12年间收治子宫内膜异位症合并卵巢癌患者共33例，同期收治子宫内膜异位症手术患者12 821例，前者占0.26%。

子宫内膜异位症合并卵巢恶性肿瘤患者的年龄28～58岁，平均年龄45.3岁，其发病年龄明显低于卵巢上皮性癌的平均发病年龄63岁。

多数卵巢子宫内膜异位症恶变的病理类型为透明细胞癌和子宫内膜样癌。偶有肉瘤或多种类型肿瘤共存的报道[4]。1999年张蕴玉等[5]报道，北京协和医院病例资料提示在合并子宫内膜异位症的卵巢癌中，内膜样癌和透明细胞癌所占比例明显高于其他类型。而且，两者合并子宫内膜异位症时细胞分化较好，5年生存率高。总结本院近12年的病例资料，仍以卵巢透明细胞癌最为多见，其次为子宫内膜样癌，仅见1例为癌肉瘤，1例为间质肉瘤。

本研究中子宫内膜异位症合并卵巢恶性肿瘤同时又合并子宫内膜样癌或子宫内膜不典型增生者有5例，占全部子宫内膜异位症合并卵巢恶性肿瘤病例的15.2%，年龄28～53岁，中位年龄39岁，均存活至今。2008年Kondi-Pafiti等[6]报道了15年间7例双原发卵巢癌与子宫内膜样癌，7例患者均合并子宫内膜异位囊肿，且均为Ⅰ期并存活。提示双原发卵巢癌与子宫内膜样癌诊断困难，子宫内膜异位症可能是高危因素，此类患者一般较年轻（50岁左右），且预后很好。同时提示，在位内膜和异位内膜在相同的致癌或促癌因素的作用下，可以发生多中心原发癌，子宫内膜异位症可能在根本上起源于在位内膜细胞[7]。

卵巢恶性肿瘤不易早期诊断，发现时多为晚期。但在本研究中合并有子宫内膜异位症的卵巢恶性肿瘤患者中24例（72.7%）患者为Ⅰa期或Ⅰc期，仅9例（27.3%）为Ⅲc期。提示合并子宫内膜异位症的卵巢癌患者因有痛经等症状或包块较大能够早期发现，且肿瘤本身可能较不合并有子宫内膜异位症者进展缓慢，故其预后也较好。泰国Surprasert等[8]总结了1995～2005年间1 076例卵巢癌患者的临床资料，其中37例（3.4%）同时合并有盆腔子宫内膜异位症，其平均年龄44岁，主要症状和体征依次为盆腔包块、盆腔疼痛、腹胀和异常子宫出血；24例为Ⅰ期患者，Ⅱ期、Ⅲ期和Ⅳ期患者分别为4例、4例和1例；4例患者为双原发癌；37例患者中17例为透明细胞癌，11例为子宫内膜样癌；5年无瘤存活率为55.4%。

子宫内膜异位症合并卵巢恶性肿瘤的侧别无明显差异，可以发生在单侧或双侧。部分未检测到卵巢子宫内膜异位症，而在盆腔其他脏器或部位可见子宫内膜异位症病灶，可能与病理切片的取材及阅片有关，也可能与这部分患者的子宫内膜异位症内膜细胞的转移与侵袭黏附能力更强有关。

本研究子宫内膜异位症合并卵巢癌患者中，25例对化疗敏感，术后无瘤存活至今，5年生存率为60%，提示合并子宫内膜异位症的卵巢癌患者预后较好。

综上所述，子宫内膜异位症合并卵巢恶性肿瘤患者发病较单纯卵巢癌患者年轻，病理类型以卵巢上皮性肿瘤为主，透明细胞癌最为常见，可同时合并有在位子宫内膜肿瘤。肿瘤多为早期，对化疗敏感，5年生存率较无子宫内膜异位症的卵巢癌患者升高。合并子宫内膜异位症可能是卵巢癌预后好的指标。

参 考 文 献

［1］ Mostoufizadeh M，Scully RE. Malignant tumors arising in endometriosis［J］. Clin Obstet Gynecol. 1980，23（3）：951-963.

［2］ Hiromura T，Tanaka YO，Nishioka T，et al. Clear cell adenocarcinoma of the uterine cervix arising from a background of cervical endometriosis［J］. Br J Radiol，2009，82（973）：20-22.

［3］ Fruscio R，Padula F，Mancini E，et al. Malignant transformation of vaginal endometriosis treated with neoadjuvant chemotherapy and surgery［J］. J Obstet Gynaecol Res，2008，34（4 Pt 2）：706-708.

［4］ Boruban MC，Jaishuen A，Sirisabya N，et al. Ovarian endometriosis associated with carcinoma and sarcoma：case report［J］. Eur J Gynaecol Oncol，2008，

29（4）：393-396.

［5］张蕴玉，黄惠芳，连利娟. 子宫内膜异位症与卵巢上皮性癌的关系［J］. 中华妇产科杂志，1999，34（9）：544-546.

［6］Kondi-Pafiti A，Grapsa D，Liapis A，et al. Synchronous ovarian and endometrial carcinoma：a strong link to endometriosis？［J］. Eur J Gynaecol Oncol，2008，29（3）：256-259.

［7］王姝，郎景和. 子宫内膜异位症——一种干细胞疾病？［J］. 现代妇产科进展，2008，17（10）：721-724.

［8］Surprasert P，Khunamornpong S，Srisomboon J. Clinicopathological features and prognosis of Thai women with endometrioisis-associated ovarian carcinoma［J］. Asian Pac J Cancer Prev，2006，7（4）：638-640.

子宫内膜异位症肉瘤变的研究进展

张国瑞　郎景和

子宫内膜异位症（内异症）是具有生长功能的子宫内膜组织出现于子宫腔以外部位的一种疾病，多发生于生育期妇女，常见受累部位包括子宫骶韧带、直肠子宫陷凹、卵巢等，临床上主要表现为痛经、慢性盆腔痛、月经异常、不孕等。内异症病灶组织学上虽是良性，但却有增生、浸润、转移、复发等恶性行为[1]，并且部分内异症可发生恶变[2]。内异症恶变相关肿瘤包括多种病理类型，最常见的是腺癌（70%）和肉瘤（12%），内异症恶变部位广泛，79%发生在卵巢，21%发生于生殖系统以外[3]。本文就内异症肉瘤变最新进展综述如下。

一、不同类型内异症肉瘤变

1. 子宫肉瘤与内异症相关肉瘤　子宫肉瘤是起源于子宫间叶组织的恶性肿瘤，其中的间叶组织包括平滑肌细胞、子宫内膜间质细胞、纤维细胞、血管等。子宫肉瘤的病理学分型多样，主要包括癌肉瘤、子宫平滑肌肉瘤、子宫内膜间质肉瘤（endometrial stromal sarcoma，ESS）和其他类型。有研究认为，癌肉瘤是单克隆来源，其中的肉瘤成分可能是癌成分去分化而来[4]，因此在美国国立综合癌症网络（National Comprehensive Cancer Network，NCCN）的指南中，已将子宫癌肉瘤划分至子宫内膜癌中。子宫肉瘤的主要临床表现有阴道流血、腹痛、腹部包块和压迫症状等，术前诊断困难，组织病理学检查是确诊的主要依据，手术是首选的治疗方法，复发率高，预后差。

内异症病灶中有子宫内膜间质细胞、纤维细胞等间叶成分，可恶性转化为肉瘤，称为内异症相关肉瘤。内异症相关肉瘤与内异症相关卵巢癌相比发生率较低，目前尚缺乏内异症肉瘤变的流行病学研究和大规模病例报道。内异症相关肉瘤的病理类型多为子宫内膜间质肉瘤、部分为腺肉瘤、癌肉瘤少见，未见平滑肌肉瘤相关报道。内异症相关肉瘤的部位广泛，可见于回肠结肠壁、卵巢、盆腔腹膜等，分布于内异症相似。内异症相关肉瘤的诊断参照Sampson标准[5]，其与常见子宫肉瘤在临床特点、治疗、预后方面的不同尚待研究。

2. ESS　ESS是起源于子宫内膜间质细胞，表现为子宫内膜间质组织学分化和免疫标记特征的肿瘤[6]，根据核分裂象和异型性等组织学表现可分为低级别子宫内膜间质肉瘤（low grade endometrial stromal sarcoma，LGESS）和未分化子宫内膜间质肉瘤（undifferentiated endometrial sarcoma，UES）；另有不侵犯肌层或脉管的良性肿瘤，称为子宫内膜间质结节。

部分ESS可发生于子宫外组织，现有两种理论解释其成因，一是内异症组织恶变形成，另一是由盆腔间皮原始米勒管细胞恶变形成。Fukunaga等[7]报道了3例子宫外ESS患者，其中2例（66.7%）病理学上可确认是由内异症恶变而来。

ESS是内异症肉瘤变最常见的病理类型。内异症相关ESS有不同的临床及病理特点，多见于40岁以上女性，临床表现多样，常表现为盆腹腔包块、下腹疼痛，少数有异常阴道流血、胃肠道梗阻症状，术前血清CA125水平不一，有报道显示，多数患者术前血清CA125正常，部分患者升高，少数明显升高可达1 000 U/ml，提示内异症患者如有血清CA125的急剧升高，需注意内异症肉瘤变的可能[8]。内异症相关ESS可累及盆腹腔子宫外的多种器官，部分患者可见肿瘤多处散发的现象[9]。有文献总结Medline数据库发现1977～2011年，共有79例内异症恶变为ESS，病变部位多样，较常见部位依次为卵巢（44%）、乙状结肠和直肠（10%）、小肠（8%）、盆腔腹膜（4%）、阴道（4%），少见部位包括肝脏、输卵管、大网膜、直肠阴道隔、子宫颈、后腹膜、坐骨神经等[10]；根据我国中山大学肿瘤中心研究报道，5例ESS患者病变部位为卵巢（2/5）、盆腔（2/5）、宫颈（1/5）[8]。病理类型与子宫起源的ESS相似，以LGESS多见、UES少见。常规行免疫组化染色，多表现为CD₁₀阳性（＋）、结蛋白（Desmin）阴性（－）、平滑肌肌动蛋白（SMA）（＋/－）、ER（＋）、PR（＋），若病灶位于消化道，为与胃肠道间质瘤鉴别，可行c-kit染色[9]。治疗以手术为主，手术范围依病变部位而定。若病变位于卵巢，可行子宫全切除＋双侧附件切除＋所有肉眼可见病灶切除，是否切除盆腔淋巴结有争议；若病变位于卵巢外，应争取切净肿瘤病灶，必要时可切除肿瘤累及的部分器官如回肠、空肠、腹膜、输卵管、大网膜等，是否保留子宫及双侧附件有争议。其他辅助治疗，如放疗、化疗、激素治疗，效果不明确。内异症相关ESS与ESS预后有无差异，尚待进一步研究。切净肿瘤可能是预后的游离因素[8]。

3. 腺肉瘤　腺肉瘤（adenosarcoma，AS）是来源于米勒管的肉瘤，多出现于50～59岁，常发生于子宫内膜，子宫外如卵巢、盆腔、胃肠道等也可出现。典型AS呈向宫腔内生长的乳头状、息肉状赘生物，病理表现是恶性肉瘤细胞与良性腺体共存，淋巴转移少见，预后较好，免疫组化染色发现肉瘤样过度生长是预后不佳的标志。腺纤维瘤可能是一种分化较好的AS[11]。

部分AS可出现于子宫外组织，可能由内异症肉瘤变而来。印度学者Rekhi等[12]报道的19例AS患者，病变部位有3例（15.7%）位于卵巢，其中2例并存有内异症。

AS是内异症肉瘤变第二常见的病理类型，卵巢外内异症肉瘤变多发展为AS。Stern等[13]回顾分析了1 000余例内异症患者术后病理资料，发现对于卵巢外内异症恶变，AS（3例）是第2位的病理类型，病变部位分别位于盆腔、直肠阴道隔和膀胱。Yantiss等[14]报道了17例位于胃肠道内异症的恶变和间变，在其中14例恶变者中，AS有4例（29%），提示累及胃肠道的内异症恶变，其病理类型为腺肉瘤的可能性较大。内异症相关AS较少见，病变部位多样，广泛分布于盆腹腔及其脏器，卵巢外，尤其是胃肠道是较常见部位。而其在临床表现、治疗、预后方面的特点尚不明确。

4. 癌肉瘤　癌肉瘤是一种同时含有腺癌细胞和肉瘤细胞的混合性肿瘤，传统上认为肿瘤细胞来源于米勒管，后有研究认为，癌肉瘤为单克隆来源，肉瘤细胞是由腺癌细胞去分化而来[12]。内异症相关癌肉瘤的报道较少，约10例左右，病变部位可见于卵巢、膀胱、小肠、后腹膜、剖宫产瘢痕等，其与内异症的关系需更多病例证实[15-19]。

二、子宫内膜间质细胞在内异症肉瘤变中的作用

内异症是一种具有恶性生物学行为的良性疾病，其形成过程需要经过黏附、侵袭、血管形成，其生长过程表现出局部浸润、远处转移、组织破坏等恶性表现。内异症的这些特征与异位内膜间质细胞在雌激素升高、免疫微环境异常、细胞增殖等环节中的改变密切相关[20]。通过近年来内异症和子宫肉瘤发病机制的研究，推测内异症肉瘤变的可能机制如下。

1. 雌激素及其受体　雌激素的升高是异位内膜细胞种植的重要因素。芳香化酶可将雄烯二酮转化为雌酮，雌酮在17β-类固醇脱氢酶-1的作用下转化为作用较强的雌二醇，而17β-类固醇脱氢酶-2可将雌二醇转化为雌酮。异位内膜间质细胞内芳香化酶活性升高，雌酮生成增多，而17β-类固醇脱氢酶-2活性减弱，活性强的雌二醇向活性弱的雌酮转化减少，从而使得异位病灶内雌激素水平升高、活性增强[21]。另一方面，内异症高表达ER，对雌激素的敏感性增加。LGESS和AS是雌激素相关性肿瘤，免疫组化染色可发现ER（＋）、PR（＋）。内异症恶变相关ESS病理表现为ER（＋）、PR（＋），在5例内异症肉瘤变为ESS的患者中，免疫组化染色见ER（＋）为3/5，PR（＋）为5/5[8]。此外，异位内膜失去了在位内膜的周期性变化，在分泌期仍受雌激素的持续作用[2]。雌激素通过多种途径调控子宫内膜间质细胞的增生过程。一是通过转录效应发挥作用，雌激素与ER结合，受体发生构象变化，通过ER反应元件（ERE）传递信号，促进基因的转录。另外，雌激素还可以通过细胞外信号调节酶（ERK），即非转录效应发挥作用[22]。内异症病灶周围的高雌激素状态及

对雌激素的敏感反应，刺激异位内膜间质细胞增生，增加异位内膜肉瘤变的概率。

2. 遗传背景　内异症有与肿瘤相似的遗传学表现，主要有单克隆起源、杂合性丢失及微卫星不稳定性等[23]。子宫肉瘤中也有类似变化。抑癌基因发生杂合性丢失与 ESS 的发生有关，10 号染色体短臂抑癌基因 PTEN 发生杂合性丢失在内异症和 ESS 中较常见[24,25]。此外，ESS 发生染色体 t（15；17）（p15；q21）易位形成融合基因 JAZFl 和 JJAZl 基因[26]，这是 ESS 特异的变化，而 JAZFI 和 JJAZl 基因在子宫外 ESS 中的出现情况有争议[26-28]，其在内异症肉瘤变产生 ESS 的意义尚待进一步研究。

3. Wnt 信号通路异常活化　Wnt 信号传导通路是调控细胞生长、分化的重要途径，与包括子宫内膜癌、乳腺癌等在内的多种肿瘤的发生有关。细胞外 Wnt 配体与跨膜受体 Frizzled 和辅受体脂蛋白受体相关蛋白结合，激活信号传导通路，通过抑制糖原合成酶激酶 3β 的活性减弱 β-catenin 的磷酸化过程，低磷酸化的 β 连环蛋白（β-eatenin）进入细胞核与核受体结合，调节靶基因的表达。正常的子宫内膜中存在 Wnt 信号通路相关的 Wnt 配体、Frizzled 受体及其抑制物 Frizzled 相关分泌蛋白（SFRP），其中，负调控因子 SFRP1 在 Wnt 信号通路调控中起重要作用。在正常的子宫内膜中，SFRPl 在增殖期内膜中较分泌期内膜中表达水平高，在子宫内膜间质细胞中 SFRPl 表达水平高于子宫内膜腺体细胞[29]。在内异症组织中，SFRPl 表达更高，此时的 Wnt 信号传导通路受抑制。动物模型证实 SFRPl 通过促进内皮细胞的迁移、抑制内皮细胞凋亡、促进血管成熟等途径诱导血管生成，提

示 Wnt 信号传导通路异常可能与内异症的形成有关。在 ESS 中，启动子过度甲基化降调了 SFRP 的表达，Wnt 信号传导通路的抑制减弱而异常活化[30-33]。在内异症肉瘤变形成子宫内膜间质肉瘤的过程中，各种因素促使 Wnt 信号传导通路的异常活化可能起到关键的作用。

4. 细胞增殖及凋亡的改变　内异症的异位内膜组织可以检测到多种分子标志物的异常，这些分子参与了黏附、侵袭、增殖、血管形成、免疫紊乱等多种过程[20]。子宫肉瘤免疫组化染色发现某些蛋白表达上调或下降，Gallardo 等[34]对 AS、伴肉瘤间质样过度生长的 AS、ESS、内异症病灶中间质细胞内多种蛋白进行免疫组化研究，发现与内异症相比，ESS 表现为 PR 表达降低，表皮生长因子受体（EGFR）表达升高，Ki-67、p53、血小板衍生生长因子受体（PDGFR）与内异症同等表达，AS 表现为 Ki-67、p53、EGFR 表达升高，PR、PDGFR 表达降低，对于伴肉瘤间质样过度生长的 AS 而言，Ki-67、p53 表达升高更明显，提示在内异症肉瘤变的过程中，间质细胞在细胞增殖、分化、凋亡、血管生成等环节发生改变，而这种改变是雌激素作用、遗传物质变化、Wnt 信号传导通路激活等过程的结果。

内异症肉瘤变虽然发生率较低，但会严重影响患者的预后和生存。近年来内异症肉瘤变的报道越来越多，目前的研究主要是个案报道和小样本的临床病例总结，大样本、深层次的研究缺乏。内异症内膜间质细胞可表现出黏附、侵袭、血管形成等恶性行为，同时又可恶变形成内异症相关肉瘤，它们之间有无内在的遗传学、分子生物学的关系，值得探讨。

参 考 文 献

［1］Garry R. Endometriosis：an invasive disease［J］. Gynaecological Endoscopy，2001，10：79-82.

［2］冷金花，郎景和. 子宫内膜异位症恶变的研究进展［J］. 中华妇产科杂志，2002，37（7）：437-439.

［3］Heaps J M，Nieberg R K，Berek J S. Malignant neoplasms arising in endometriosis［J］. Obstet Gynecol，1990，75（6）：1023-1028.

［4］Brown L. Pathology of Uterine Malignancies［J］.

Clinical Oncology，2008，20（6）：433-447.

［5］Sampson，JA. Endometrial carcinoma of the ovary，arising in endometrial tissue in that organ［J］. American Journal of Obstetrics and Gynecology，1925，9（1）：111-114.

［6］周先荣. 子宫肉瘤的组织学分类及临床病理学特征［J］. 实用妇产科杂志，2012，28（1）：4-6.

［7］Fukunaga M，Ishihara A，Ushigome S. Extrauterine

low-grade endometrial stromal sarcoma: Report of three cases [J]. Pathology International, 1998, 48 (4): 297-302.

[8] Alcazar JL, Guerriero S, Ajossa S, et al. Extragenital endometrial stromal sarcoma arising in endometriosis [J]. Gynecol Obstet Invest, 2012, 73 (4): 265-271.

[9] Kim JY, Hong SY, Sung HJ, et al. A case of multiple metastatic low-grade endometrial stromal sarcoma arising from an ovarian endometriotic lesion [J]. J Gynecol Oncol, 2009, 20 (2): 122-125.

[10] Lan C, Huang X, Lin S, et al. Endometrial stromal sarcoma arising from endometriosis: a clinicopathological study and literature review [J]. Gynecol Obstet Invest, 2012, 74 (4): 288-297.

[11] Gallardo A, Prat J. Mullerian adenosarcoma: a clinicopathologic and immunohistochemical study of 55 cases challenging the existence of adenofibroma [J]. Am J Surg Pathol, 2009, 33 (2): 278-288.

[12] Rekhi B, Deodhar KK, Maheshwari A, et al. Clinicopathological spectrum of 19 adenosarcomas of female genital tract, including uncommon clinical associations and immunohistochemical profile, reviewed at a single institution [J]. Indian J Pathol Microbiol, 2012, 55 (3): 326-332.

[13] Stern RC, Dash R, Bentley RC, et al. Malignancy in endometriosis: frequency and comparison of ovarian and extraovarian types [J]. Int J Gynecol Pathol, 2001, 20 (2): 133-139.

[14] Yantiss RK, Clement PB, Young RH. Neoplastic and pre-neoplastic changes in gastrointestinal endometriosis: a study of 17 cases [J]. Am J Surg Pathol, 2000, 24 (4): 513-524.

[15] Agito MD, Rehmus EH, Powell AT. Müllerian carcinosarcoma arising from intestinal endometriosis [J]. J Clin Oncol, 2013, 31 (11): e175-177.

[16] Leng J, Lang J, Guo L, et al. Carcinosarcoma arising from atypical endometriosis in a cesarean section scar [J]. Int J Gynecol Cancer, 2006, 16 (1): 432-435.

[17] Booth C, Zahn CM, McBroom J, et al. Retroperitoneal Müllerian carcinosarcoma associated with endometriosis: a case report [J]. Gynecol Oncol, 2004, 93 (2): 546-549.

[18] Marchevsky AM, Kaneko M. Bilateral ovarian endometriosis associated with carcinosarcoma of the right ovary and endometrioid carcinoma of the left ovary [J]. Am J Clin Pathol, 1978, 70 (4): 709-712.

[19] Schildhaus HU, Mikuz G, Fisang C, et al. Malignant mixed Müllerian tumor of the urinary bladder [J]. Pathologe, 2008, 29 (5): 375-377.

[20] 王姝, 郎景和. 内异症患者在位子宫内膜特性研究新进展 [J]. 中华妇产科杂志, 2012, 47 (11): 868-872.

[21] 冷金花, 郎景和. 子宫内膜异位症恶变的研究现状 [J]. 实用肿瘤杂志, 2006, 21 (6). 494-495.

[22] Acconcia F, Kumar R. Signaling regulation of genomic and nongenomic functions of estrogen receptors [J]. Cancer Lett, 2006, 238 (1): 1-14.

[23] 付晨薇, 郎景和, 朱兰. 子宫内膜异位症与肿瘤 [J]. 中华妇产科杂志, 45 (12): 940-942.

[24] Chiang S, Oliva E. Cytogenetic and molecular aberrations in endometrial stromal tumors [J]. Hum Pathol, 2011, 42 (5): 609-617.

[25] Moinfar F, Kremser ML, Man YG, et al. Allelic imbalances in endometrial stromal neoplasms: frequent genetic alterations in the nontumorous normal-appearing endometrial and myometrial tissues [J]. Gynecol Oncol, 2004, 95 (3): 662-671.

[26] Hrzenjak A, Moinfar F, Tavassoli FA, et al. JAZF1/JJAZ1 gene fusion in endometrial stromal sarcomas: molecular analysis by reverse transcriptase-polymerase chain reaction optimized for paraffin-embedded tissue [J]. J Mol Diagn, 2005, 7 (3): 388-395.

[27] Amador-Ortiz C, Roma AA, Huettner PC, et al. JAZF1 and JJAZ1 gene fusion in primary extrauterine endometrial stromal sarcoma [J]. Hum Pathol, 2011, 42 (7): 939-946.

[28] Huang HY, Ladanyi M, Soslow RA. Molecular detection of JAZF1-JJAZ1 gene fusion in endometrial stromal neoplasms with classic and variant histology: evidence for genetic heterogeneity [J]. Am J Surg Pathol, 2004, 28 (2): 224-232.

[29] Cheng CW, Smith SK, Charnock-Jones DS. Transcript profile and localization of Wnt signaling-related molecules in human endometrium [J]. Fertil Steril, 2008, 90 (1): 201-204.

[30] Dufourcq P, Couffinhal T, Ezan J, et al. FrzA, a secreted frizzled related protein, induced angiogenic response [J]. Circulation, 2002, 106 (24): 3097-3103.

[31] Barandon L, Couffinhal T, Dufourcq P, et al.

Frizzled A, a novel angiogenic factor: promises for cardiac repair [J]. Eur J Cardiothorac Surg, 2004, 25（1）: 76-83.

[32] Barandon L, Couffinhal T, Ezan J, et al. Reduction of infarct size and prevention of cardiac rupture in transgenic mice overexpressing FrzA [J]. Circulation, 2003, 108（18）: 2282-2289.

[33] Kurihara S, Oda Y, Ohishi Y, et al. Coincident expression of β-catenin and cyclin D1 in endometrial stromal tumors and related high-grade sarcomas [J]. Mod Pathol, 2010, 23（2）: 225-234.

[34] Gallardo A, Prat J. Mullerian adenosarcoma: a clinicopathologic and immunohistochemical study of 55 cases challenging the existence of adenofibroma [J]. Am J Surg Pathol, 2009, 33（2）: 278-288.

ARID1A基因突变在子宫内膜异位症及其相关卵巢肿瘤中的研究进展

吕昌帅　郎景和

【摘要】染色质重塑复合物相关基因在肿瘤中频繁地发生突变，这种现象引起越来越多研究者的关注。然而，对于染色质重塑复合物相关基因的突变是否与肿瘤的发生有关，以及突变发生于病变的哪一阶段，甚至是否与肿瘤的浸润转移有关等研究甚少。AT丰富结合域1A（ARID1A）基因是SWI/SNF染色质重塑复合物的一个关键组分，其可通过改变某些基因周围染色质的结构调控基因的转录、DNA合成以及DNA损伤的修复。近年来随着基因测序技术的应用，研究发现ARID1A在肝癌、乳腺癌、胃癌、卵巢癌等肿瘤中频繁发生突变，这些突变导致ARID1A蛋白在肿瘤中的表达降低，由此推测ARID1A可能是一个潜在的抑癌基因。对ARID1A基因的结构、生物学功能及在子宫内膜异位症、卵巢透明细胞癌和卵巢子宫内膜样腺癌中的缺失以及与临床预后之间的关系等方面做一综述，从而为今后肿瘤的诊断、治疗提供新思路。

【关键词】ARID1A；子宫内膜异位症；卵巢透明细胞癌；卵巢子宫内膜样腺癌

染色质重塑，包括DNA的合成、转录及DNA损伤后的修复，在细胞核活动中起着非常重要的作用。染色质重塑复合物的基因突变是肿瘤发生的一个新机制[1]。ATP依赖染色质重塑复合物有多种，其中SWI（mating-type switching，SWI）/SNF（sucrose non fermenting，SNF）是一个重要的染色质重塑复合物，一般由9～12个亚基构成，ARID1A（AT rich interaction domain 1A）是该复合物的非催化亚基，具有与DNA或者蛋白质相结合的能力，可以调控复合物的靶向性及ATP酶活性。ARID1A作为SWI/SNF复合物的一个亚基，近几年已经被报道在肝癌、乳腺癌、胃癌、卵巢透明细胞癌等多种肿瘤中存在基因突变，导致ARID1A蛋白表达的缺失，进而有学者提出ARID1A作为一个潜在的抑癌基因，其突变可能与肿瘤的发生、浸润转移以及对化疗药物的耐受等有关。本文对ARID1A的结构特征、生物学功能及在子宫内膜异位症、卵巢透明细胞癌和卵巢子宫内膜样腺癌中的缺失与临床之间的关系等诸方面做一综述。

1 ARID1A结构及功能

ARID1A属于ARID家族，人ARID家族根据成员之间序列的一致程度可分为7个亚型，ARID1、ARID2、ARID3、ARID4、ARID5、JARID1、JARID2[2]。ARID1有两个亚型，即ARID1A和ARID1B，ARID1A基因位于1p35.3，86 080 bp大小，含有20个外显子，其长度差别大，在90～3 088 bp，内含子小的仅有84 bp，大的则达32 111 bp。ARID1A的N端包含一个ARID结构域，约由100个氨基酸组成，能够与DNA结合，此外还有一个LXXLL基序。在ARID1A的C端也存在有3个LXXLL基序，构成了糖皮质激素受体结合的结构域，它可以与糖皮质激素受体等细胞核转录因子结合促进转录，因此，C端结构域对于ARID1A发挥功能是不可或缺的[3]。ARID1A基因含有两种转录本：ARID1 Aa与ARID1 Ab。前者含有两个保守的结构域，一个为ARID DNA结合域，另一个功能未知。ARID1 Ab的保守结构域同ARID1 Aa类似，但两者在染色体的定位上略有不同，两种转录之间的主要区别是ARID1 Ab的编码区存在有某一片断的缺失。

ARID1 A编码的蛋白为ARID1 A蛋白，或者称为BAF250a蛋白，属于SWI/SNF家族，该蛋白为ARID家族包含的15种特殊蛋白之一，它们因序列结合特异性的有无而发挥不同的功能[1]。BAF250a至少有两个与其功能密切相关的保守域，其一为DNA结合域，此区域与DNA的结合无序列特异性；另一个为C-末端，与转录活性密切相关。SWI/SNF是一种依赖ATP的染色质重塑复合物，家族成员具有解螺旋酶和ATP酶活性，其可通过改变某些基因周围染色质的结构调控基因的转录、DNA合成以及DNA损伤的修复，从而在胚胎的发育、组织的修复、细胞的老化、凋亡及肿瘤形成过程中起重要作用[4,5]。SWI/SNF某些组分的失活与一些肿瘤的发生相关，例如，INI1（也被称为BAF47，SNF5）在中枢神经系统横纹肌样肿瘤和非典型畸胎样横纹肌样肿瘤中被发现有不同程度地失活[6-8]。在人SWI/SNF染色质重塑功能相关复合物中，其一系列复合物由ATP酶亚基和ARID家族亚基调节。ATP酶亚基功能相对比较恒定，而ARID家族亚基的不同使复合物具有特定的功能，是分化相关细胞周期停滞所需亚单位的决定簇，该亚单位可以直接与某些细胞周期调控基因结合，如c-myc、cdc2及cyclin B2[9]。

2 ARID1A基因突变与ARID1A 蛋白表达的缺失

在不同的肿瘤中，许多研究已经发现ARID1A基因突变与ARID1A蛋白表达的缺失有很强的相关性。Zang等[10]对胃腺癌的研究发现，8例ARID1A基因突变的标本中有6例（6/8，75%）存在ARID1A蛋白表达的减少或者缺失，而在11例野生型ARID1A（未发生基因突变）标本中全部都存在ARID1A蛋白的强表达。同样地，Wang等[11]对109例胃癌标本进行了ARID1A基因测序，他们发现有32例存在ARID1A基因突变，而在32例标本中有24例（24/32，75%）免疫组织化学结果显示ARID1A蛋白表达大大降低或者缺失，这与那些未发生ARID1A基因突变的胃癌标本相比有显著的统计

学意义。总的来说，通过免疫组织化学的方法，我们可以观察到ARID1A基因突变与ARID1A蛋白表达的缺失有很好的相关性，因此，可以通过免疫组化将ARID1A蛋白表达的缺失作为潜在的基因突变的替代指标。

3 ARID1A基因突变与肿瘤

在肿瘤细胞中突变ARID1A恢复正常表达后能够抑制细胞的增殖和肿瘤的生长，而在正常细胞野生型ARID1A的沉默则能够促进细胞的增殖并导致肿瘤的产生，由此表明，ARID1A可能是一个候选的抑癌基因。对于ARID1A是如何参与细胞周期的调控、肿瘤的发生、发展仍需进一步的研究。继妇科肿瘤中发现ARID1A基因突变失活后，在人类其他许多的恶性肿瘤中也发现了ARID1A基因的突变。不同类型的肿瘤，ARID1A基因突变率不尽相同：在乳腺癌中为3.2%～3.5%[12,13]，食管腺癌中为9.1%～15.0%[14,15]，胃癌中为8%～27%[10,16]，胰腺癌中为8%[17]，前列腺癌中为8%[10]，肝细胞癌中为10%～13%[18]，膀胱移行细胞癌中为13%[14]。Mamo等[19]通过全基因组分析方法，对乳腺癌样本进行了ARID1A基因的分析，结果发现，在近250个样本中，13% ARID1A基因的缺失位于1p36.11，20%存在ARID1A基因的单个无义突变，此外另有11个样本不存在ARID1A基因的突变。他们还证实了ARID1A RNA及核蛋白表达的降低与进展期乳腺癌细胞的表型相关。Lichner等[20]对79例肾透明细胞癌标本中ARID1A的表达和临床病理关系进行了分析，他们发现有53例标本中ARID1A呈现低表达状态，ARID1A的表达与肿瘤的大小、分期和分级呈显著的相关性，肿瘤的分期和分级低的患者ARID1A的阳性率较高，ARID1A表达高的患者相对于表达低的生存时间更长，这也一定程度上提示我们ARID1A可能是一个好的生存标志物。

4 ARID1A基因突变与子宫 内膜异位症

子宫内膜异位症是一种雌激素依赖性的炎

性疾病，其主要特点是子宫内膜在子宫腔以外的部位出现、生长、浸润、反复出血，或引起疼痛、不育及包块。尽管子宫内膜异位症是一种良性疾病，但却存在不典型病变及恶变的可能。其中一个机制认为与肿瘤抑制基因ARID1A的突变有关[21]。Samartzis等[22]通过免疫组织化学方法对74例子宫内膜异位症标本以及30例子宫内膜标本中ARID1A蛋白（BAF250a蛋白）的表达进行了研究，他们发现，在子宫内膜异位症标本和子宫内膜标本中，上皮内ARID1A蛋白的表达为90/104（87%），间质内ARID1A蛋白的表达为95/104（91%）。在20例子宫内膜异位囊肿中发现有3例存在ARID1A蛋白表达的完全缺失（3/20，15%），在22例深部浸润型子宫内膜异位症中有1例存在ARID1A蛋白表达的完全缺失（1/22，5%）。而在16例腹膜型子宫内膜异位症和30例在位内膜中则没有发现ARID1A蛋白表达的缺失。由此表明，在一些子宫内膜异位病变区，尤其是子宫内膜异位囊肿处有ARID1A蛋白表达的完全缺失，这可能表明在这些病变区域有向恶性肿瘤转化的风险，这对于个体化治疗措施的制定有显著的重要性。同样地，Wiegand等[23]在对10例不典型子宫内膜异位症标本的研究中发现，在不典型病变区域，有1例标本存在ARID1A蛋白表达的缺失，而在其他非不典型子宫内膜异位病变区域则存在ARID1A蛋白的表达。

上述研究结果都支持ARID1A是一种肿瘤抑制基因的理论，它在细胞克隆中的表达缺失被认为是癌前改变的一种过程，然而，ARID1A基因突变发生于子宫内膜异位症病变的哪一时期仍然是有争议的。它是否仅仅发生于不典型子宫内膜异位症，或者它是否在非不典型子宫内膜异位症中已经发生，或者是否在非不典型子宫内膜异位症向不典型子宫内膜异位症发生转化的早期发生等目前仍不明确。到目前为止，在非肿瘤相关的子宫内膜异位症中，对于ARID1A基因测序的研究仍然不足，一方面可能是由于在子宫内膜异位症中ARID1A基因突变的发生率被认为很低（在一生中子宫内膜异位症发展为卵巢癌的相对风险大约是1.5%），另一方面由于基因片段过大以及基因发生突变的区域非常随机，这也造成ARID1A基因测序技术面临着巨大的挑战。而且，来自于不同研究的免疫组织化学证据已经表明，在一些罕见的非不典型子宫内膜异位症中也存在ARID1A基因表达的缺失，尤其是卵巢子宫内膜异位囊肿[24,25]。

5 ARID1A基因突变与子宫内膜异位症相关卵巢肿瘤

近些年来，许多研究表明子宫内膜异位症存在恶变的风险，尤其是卵巢子宫内膜异位囊肿，其恶变与卵巢透明细胞癌和卵巢子宫内膜样腺癌的发生有一定的临床相关性。越来越多的证据表明，子宫内膜异位症通过不同的病理机制与卵巢透明细胞癌和卵巢子宫内膜样腺癌密切相关，因而被一些学者认为是子宫内膜异位症相关卵巢肿瘤[26]。如前所述，到目前为止，在人类所研究的肿瘤中，妇科肿瘤中ARID1A基因突变率最高，卵巢透明细胞癌中有46%～57%的ARID1A基因发生突变[26]，而在卵巢子宫内膜样腺癌中也有30%的突变率[27]。而在高级别浆液性卵巢癌和黏液性癌中却没有发现ARID1A基因突变[18]。ARID1A基因突变与蛋白表达的缺失有关，由于大多数的突变都是移码或无义突变，因而造成蛋白表达的缺失。在Wiegand等[26]的研究发现，18例卵巢透明细胞癌肿瘤标本和1例卵巢透明细胞癌细胞系中，ARID1A蛋白的缺失与ARID1A基因突变密切相关，通过RNA测序的方法，发现体细胞中有ARID1A基因突变，其中有3例体细胞发生无义突变，2例体细胞插入/缺失突变，1例错义突变。通过免疫组织化学的方法发现，37例卵巢透明细胞癌肿瘤标本中有27例（73%）存在ARID1A基因突变导致的蛋白表达的缺失，10例卵巢子宫内膜样腺癌肿瘤标本中有5例（50%）有ARID1A基因突变导致的蛋白表达的缺失。有趣的是，只有大约30%的卵巢透明细胞癌显示有ARID1A基因的纯合突变，而73%有杂合突变的肿瘤表现出蛋白表达的缺失，但并没有杂合性缺失，这在其他类型的肿瘤以及体外肿瘤细胞研究中也有类似的结果[28]。

Anglesio等[29]通过基因突变谱和免疫组化验证模型的联合方法对32种卵巢癌细胞系测定

发现，大多数卵巢透明细胞癌细胞系有特征性的基因突变，包括ARID1A和PIK3CA基因。卵巢透明细胞癌根据肿瘤生长方式的不同可分为囊型和腺纤维型，其中囊型透明细胞癌更多地与子宫内膜异位症相关，表现为期别较早以及肿瘤的预后倾向较好[30]。Yamamoto等[25]通过对子宫内膜异位症相关透明细胞癌和腺纤维型透明细胞癌的比较发现，子宫内膜异位症相关透明细胞癌中ARID1A基因的缺失较腺纤维型透明细胞癌更容易出现（61% vs 43%），然而此结果并无统计学意义。在不典型子宫内膜异位症、紧邻癌灶的良性或者交界性区域处的子宫内膜异位囊肿上皮中都有ARID1A基因表达的缺失，范围在86%～100%，这一结果表明，ARID1A基因的失活发生在肿瘤发展的早期。与此相反，在远离癌灶的子宫内膜异位症囊肿上皮中则保留有ARID1A基因的表达。同样地，Ayhan等[31]通过对由子宫内膜异位灶引起的卵巢透明细胞癌和卵巢子宫内膜样腺癌的ARID1A基因表达的研究发现，在所有肿瘤以及紧邻的子宫内膜异位上皮中都有ARID1A基因表达的缺失，而在远离肿瘤的囊性上皮中则保留有ARID1A基因的表达。

6　总结与展望

综上所述，ARID1A作为染色质重塑复合物亚基参与细胞周期的调控，其在多种肿瘤中的表达降低，尤其是妇科肿瘤包括卵巢透明细胞癌和卵巢子宫内膜样腺癌，因此，ARID1A是一个新的、重要的抑癌基因。它作为一个肿瘤的抑制基因可能具有抗增殖、诱导细胞周期阻滞以及促进细胞分化等多重功能，因而其在致瘤性转化过程中起作用。在多种肿瘤中，如卵巢透明细胞癌、乳腺癌、胃癌及膀胱癌中，ARID1A基因突变作为一种预后指标进行了许多的研究。但到目前为止，都没有证实与ARID1A基因突变或其表达状态一致的预后意义，部分原因可能是缺少大规模的前瞻性研究。另一方面，ARID1A基因表达的缺失是否增加了子宫内膜异位症向卵巢透明细胞癌或卵巢子宫内膜样腺癌转化的可能性也不是十分明确。目前，关于ARID1A抑癌的作用机制仍有多个重要的问题需要解决，例如ARID1A突变热点问题，ARID1A是否与其他癌基因或者抑癌基因之间存在协同突变，ARID1A调控肿瘤细胞转移的分子机制等，这些方面仍需开展进一步的研究。

参考文献

[1] Guan B, Wang TL, Shih Ie M. ARID1A, a factor that promotes formation of SWI/SNF-mediated chromatin remodeling, is a tumor suppressor in gynecologic cancers [J]. Cancer Research, 2011, 71 (21): 6718-6727.

[2] Kim KR, Choi J, Hwang JE, et al. Endocervical-like（Müllerian）mucinous borderline tumours of the ovary are frequently associated with the KRAS mutation [J]. Histopathology, 2010, 57 (4): 587-596.

[3] Nie Z, Xue Y, Yang D, et al. A specificity and targeting subunit of a human SWI/SNF family-related chromatin-remodeling complex [J]. Molecular and Cellular Biology, 2000, 20 (23): 8879-8888.

[4] Jones S, Wang TL, Shih Ie M, et al. Frequent mutations of chromatin remodeling gene ARID1A in ovarian clear cell carcinoma [J]. Science, 2010, 330 (6001): 228-231.

[5] Trotter KW, Fan HY, Ivey ML, et al. The HSA domain of BRG1 mediates critical interactions required for glucocorticoid receptor-dependent transcriptional activation in vivo [J]. Molecular and Cellular Biology, 2008, 28 (4): 1413-1426.

[6] Biegel JA, Kalpana G, Knudsen ES, et al. The role of INI1 and the SWI/SNF complex in the development of rhabdoid tumors: meeting summary from the workshop on childhood atypical teratoid/rhabdoid tumors [J]. Cancer Research, 2002, 62 (1): 323-328.

[7] Biegel JA, Pollack IF. Molecular analysis of pediatric brain tumors [J]. Curr Oncol Rep, 2004, 6 (6): 445-452.

[8] Bourdeaut F, Fréneaux P, Thuille B, et al. hSNF5/INI1-deficient tumours and rhabdoid tumours are convergent but not fully overlapping entities. [J]. The Journal of Pathology, 2007, 211 (3): 323-330.

[9] Nagl, NG. The c-myc gene is a direct target of

mammalian SWI/SNF-related complexes during differentiation-associated cell cycle arrest [J]. Cancer Research, 2006, 66 (3): 1289-1293.

[10] Zang ZJ, Cutcutache I, Poon SL, et al. Exome sequencing of gastric adenocarcinoma identifies recurrent somatic mutations in cell adhesion and chromatin remodeling genes [J]. Nature Genetics, 2012, 44 (5): 570-574.

[11] Wang K, Kan J, Yuen ST, et al. Exome sequencing identifies frequent mutation of ARID1A in molecular subtypes of gastric cancer [J]. Nature Genetics, 2011, 43 (12): 1219-1223.

[12] Cornen S, Adelaide J, Bertucci F, et al. Mutations and deletions of ARID1A in breast tumors [J]. Oncogene, 2012, 31 (38): 4255-4256.

[13] Jones, Li M, Parsons D W, et al. Somatic mutations in the chromatin remodeling gene ARID1A occur in several tumor types [J]. Human Mutation, 2012, 33 (1): 100-103.

[14] Agrawal N, Jiao Y, Bettegowda C, et al. Comparative genomic analysis of esophageal adenocarcinoma and squamous cell carcinoma [J]. Cancer Discovery, 2012, 2 (10): 899-905.

[15] Streppel M M, Lata S, Dela Bastide M, et al. Next-generation sequencing of endoscopic biopsies identifies ARID1A as a tumor-suppressor gene in Barrett's esophagus [J]. Oncogene, 2014, 33 (3): 347-357.

[16] Gui Y, Guo G, Huang Y, et al. Frequent mutations of chromatin remodeling genes in transitional cell carcinoma of the bladder. [J]. Nature Genetics, 2011, 43 (9): 875-878.

[17] Shain A H, Giacomini, C P, Matsukuma K, et al. Convergent structural alterations define SWItch/Sucrose NonFermentable (SWI/SNF) chromatin remodeler as a central tumor suppressive complex in pancreatic cancer [J]. Proceedings of the National Academy of Sciences of the United States of America, 109 (5): E252-259.

[18] Huang J, Deng Q, Wang Q, et al. Exome sequencing of hepatitis B virus-associated hepatocellular carcinoma [J]. Nature Genetics, 2012, 44 (10): 1117-1121.

[19] Mamo A, Cavallone L, Tuzmen S, et al. An integrated genomic approach identifies ARID1A as a candidate tumor-suppressor gene in breast cancer [J]. Oncogene, 2011, 31 (16): 2090-2100.

[20] Lichner Z, Scorilas A, White N M A, et al. The chromatin remodeling gene ARID1A is a new prognostic marker in clear cell renal cell carcinoma [J]. The American Journal of Pathology, 2013, 182 (4): 1163-1170.

[21] Ness R B. Endometriosis and ovarian cancer: Thoughts on shared pathophysiology [J]. American Journal of Obstetrics and Gynecology, 2003, 189 (1): 280-294.

[22] Samartzis E P, Samartzis N, Noske A, et al. Loss of ARID1A/BAF250a-expression in endometriosis: a biomarker for risk of carcinogenic transformation? [J]. Modern Pathology, 2012, 25 (6): 885-892.

[23] Wiegand KC, Lee AF, Al-Agha OM, et al. Loss of BAF250a (ARID1A) is frequent in high-grade endometrial carcinomas [J]. The Journal of Pathology, 2011, 224 (3): 328-333.

[24] Yamamoto S, Tsuda H, Takano M, et al. PIK3CA mutations and loss of ARID1A protein expression are early events in the development of cystic ovarian clear cell adenocarcinoma [J]. Virchows Archiv, 2012, 460 (1): 77-87.

[25] Yamamoto S, Tsuda H, Takano M, et al. Loss of ARID1A protein expression occurs as an early event in ovarian clear-cell carcinoma development and frequently coexists with PIK3CA mutations [J]. Modern Pathology, 2012, 25 (4): 615-624.

[26] Wiegand KC, Shah SP, Al-Agha OM, et al. ARID1A mutations in endometriosis-associated ovarian carcinomas [J]. The New England Journal of Medicine, 2010, 363 (16): 1532-1543.

[27] Guan B, Mao T L, Panuganti P K, et al. Mutation and loss of expression of ARID1A in uterine low-grade endometrioid carcinoma [J]. The American Journal of Surgical Pathology, 2011, 35 (5): 625-632.

[28] Rutgers J L, Scully R E. Ovarian mullerian mucinous papillary cystadenomas of borderline malignancy. A clinicopathologic analysis [J]. Cancer, 1988, 61 (2): 340-348.

[29] Anglesio MS, Wiegand KC, Melnyk N, et al. Type-specific cell line models for type-specific ovarian cancer research. PloS One, 2013, 8 (9): e72162.

[30] Veras E, Mao TL, Ayhan A, et al. Cystic and adenofibromatous clear cell carcinomas of the ovary: distinctive tumors that differ in their pathogenesis and

behavior: a clinicopathologic analysis of cases [J].
The American Journal of Surgical Pathology, 2009,
33（6）: 844-853.

[31] Ayhan A, Mao T L, Seckin T, et al. Loss of ARI-
D1A expression is an early molecular event in tumor progression from ovarian endometriotic cyst to clear cell and endometrioid carcinoma [J]. International Journal of Gynecological Cancer: Official Journal of the International Gynecological Cancer Society, 2012, 22（8）: 1310-1315.

45岁及以上子宫内膜异位症相关卵巢上皮性癌的风险因素分析

何政星　王　姝　李战飞　朱　兰　冷金花　郎景和

【摘要】目的：探讨45岁以上子宫内膜异位症（内异症）相关卵巢上皮性癌（卵巢癌；EAOC）患者的风险因素。方法：收集1994年12月至2014年12月在中国医学科学院北京协和医学院北京协和医院接受手术治疗、年龄≥45岁的1 038例卵巢型内异症患者的临床病理资料，所有患者均经病理检查证实，其中EAOC 30例。回顾性分析EAOC的临床病理特点，并分析影响EAOC发生的相关风险因素。结果：①EAOC的临床病理特点：1 038例卵巢型内异症患者中，EAOC的发生率为2.9%（30/1 038）。30例EAOC患者中，内异症合并卵巢癌13例（43.3%），其中病灶位于不同侧卵巢者6例（20.0%）、位于同侧卵巢者7例（7例，占23.3%）；内异症恶变为卵巢癌17例（56.7%）。EAOC的病理类型主要为卵巢透明细胞癌（19例，占63.3%）和子宫内膜样癌（7例，占23.3%）；手术病理分期多为Ⅰ期（17例，占70.0%）。②EAOC的相关因素分析：采用logistic回归法进行单因素分析，结果显示，EAOC的发生与患者年龄、绝经状态、卵巢包块大小、子宫内膜异常情况明显相关（$P < 0.05$），而与孕产次、合并良性妇科疾病情况、术前血清CA125水平无关（$P > 0.05$）。结论：对于45岁以上的卵巢型内异症患者，绝经后、卵巢包块最大径≥8cm、合并子宫内膜异常的患者发生EAOC的风险明显增加，需要严密随诊并积极干预。

【关键词】子宫内膜异位症；卵巢肿瘤；危险因素；年龄因素

Risk factors of endometriosis associated ovarian carcinoma in women aged 45 years and older. *He Zhengxing, Wang Shu, Li Zhanfei, Zhu Lan, Leng Jinhua, Lang Jinghe*

【Abstract】Objective：To explore the risk factors of endometriosis-associated ovarian cancer（EAOC）in women with ovarian endometriosis aged 45 years and older in China. Methods：The medical records of total 1 038 women aged 45 years and older with a surgicopathological diagnosis of ovarian endometriosis treated at Peking Union Medical College Hospital from December 1994 to December 2014 were reviewed. Histology evaluation determined ovarian endometriosis with（$n = 30$）or without（$n = 1 008$）ovarian cancer. Results：①There were 30（2.9%，30/1 018）cases confirmed as having EAOC. Clear cell carcinoma（63.3%，17/30）and endometrioid adenocarcinoma（23.3%，7/30）were commonly observed subtypes and 70.0% of EAOC patients were at stage Ⅰ. ② Compared women with ovarian endometriosis in the same age group，patients with EAOC were older（50.8 vs 48.5 years，$P = 0.002$）. There were more in postmenopausal status at diagnosis of EAOC（$P < 0.01$）. There were more found with a mass ≥ 8 cm（$P < 0.01$）. Women with EAOC had higher prevalence of coexisting endometrial disorders（$P = 0.003$）. No differences were found in preoperative CA_{125} value and infertile or nulliparous women（$P > 0.05$）. Conclusions：For women with ovarian endometriosis aged 45 years and older，the subgroup of patients characterized by postmenopausal status and ovarian endometrioma（≥ 8 cm）have a higher risk of EAOC.

Active intervention or intensive follow-up should be considered for this population group, especially for those concurrent with endometrial disorders.

【Key words】Endometriosis; Ovarian neoplasms; Risk factors; Age factors

子宫内膜异位症（内异症）是具有生长功能的子宫内膜组织种植在子宫腔以外部位的疾病，是常见的妇科良性病变。内异症虽为良性病变，但具有类似恶性肿瘤的生物学特性，如浸润、转移及复发等。且内异症具有恶变倾向，大约80%的内异症恶变发生在卵巢[1]。近年来，大量的流行病学研究发现，内异症患者具有更高罹患卵巢上皮性癌（卵巢癌）的风险。因此，将内异症恶变为卵巢癌，以及内异症合并卵巢癌，称为内异症相关卵巢癌（endometriosis-associated ovarian cancer，EAOC）。研究发现，EAOC较非EAOC（non-EAOC）表现出更好的生物学特性，如诊断时的期别更早、患者的预后更好等[2]。目前，对EAOC发生的风险因素的大样本量研究主要来自于西方国家，且其内异症的诊断主要基于临床症状、超声检查或问卷调查[3-6]，缺乏病理诊断，因而使得内异症的发生率增高而EAOC的发生率降低，可能导致EAOC的风险因素发生改变[3-6]。有研究发现，≥45岁的内异症患者发生EAOC的风险增高[7]，而EAOC的高发年龄段为45～55岁[8-10]，正好处于女性的绝经年龄段[11]，使得这一人群的围绝经期及内异症的临床症状与EAOC的症状混杂，导致EAOC的早发现、早诊断更为困难。因此，本研究选择45岁及以上经手术治疗的卵巢型内异症患者进行回顾性分析，寻找EAOC发生的相关风险因素，以指导对EAOC的临床管理。

资料与方法

一、资料来源

1. 观察对象　检索1994年12月至2014年12月在中国医学科学院北京协和医学院北京协和医院接受手术治疗的患者，将符合以下条件的患者纳入本研究。①术后病理诊断中包含卵巢型内异症；②患者年龄≥45岁；③除外内异症手术前已诊断的卵巢癌患者；④除外其他部位恶性肿瘤转移至卵巢的患者；⑤临床病理资料完整。

2. 诊断标准　经病理检查符合以下情况之一即诊断为EAOC[9]：①内异症组织与癌组织位于同侧卵巢，可以符合或不符合Sampson[12]和Scott[13]的内异症恶变诊断标准；②内异症合并卵巢癌，内异症可位于同侧或对侧卵巢、卵巢以外的盆腔组织、盆腔外组织。

本研究中，共纳入1 038例患者，其中EAOC患者30例（EAOC组），其余1 008例患者为单纯卵巢型内异症（内异症组）。

二、方法

查阅并详细记录1 038例患者的临床病理资料，包括：①一般资料，患者诊断EAOC时的年龄、初潮年龄、绝经状态、孕产次；②主要症状，痛经、慢性盆腔痛、月经异常等；③术前血清CA125水平；④卵巢包块的大小；⑤合并良性妇科疾病，如子宫肌瘤、子宫腺肌瘤等；⑥子宫内膜异常，包括子宫内膜增生不伴非典型性、子宫内膜非典型性增生、子宫内膜息肉、非典型性息肉样腺肌瘤以及子宫内膜癌。回顾性分析EAOC的临床病理特点，并分析影响EAOC发生的相关风险因素。

三、统计学方法

采用SPSS 22.0软件进行统计学分析。计量资料经正态性检验符合正态分布的数据以均数±标准差（$\bar{x}±s$）表示，采用独立t检验；不符合正态分布的数据以中位数表示，正态转换后采用独立t检验；计数资料以率表示，采用χ^2检验；对存在统计学差异的计量检测指标采用受试者工作特征（ROC）曲线分析风险临界值。采用logistic回归法对影响EAOC发生的风险因素进行单因素分析。以$P<0.05$为差异有统计学意义。

结　果

一、EAOC的临床病理特点

1 038例卵巢型内异症患者中，EAOC30例，占2.9%（30/1 038）。30例EAOC患者中，内异症合并卵巢癌13例（43.3%），其中病灶位于不同侧卵巢者6例（20.0%）、位于同侧卵巢者7例（23.3%）；内异症恶变为卵巢癌17例（56.7%）。EAOC的病理类型：卵巢透明细胞癌19例（63.3%），子宫内膜样癌7例（23.3%），高分化浆液性癌2例（6.7%），透明细胞癌和子宫内膜样癌的混合性癌1例（3.3%），透明细胞癌和低分化浆液性癌的混合性癌1例（3.3%）；手术病理分期：Ⅰ期21例（70.0%），Ⅱ期4例（13.3%），Ⅲ期3例（10.0%），Ⅳ期2例（6.7%）。

EAOC组、内异症组患者的年龄分别为（51±4）、（48±4）岁，卵巢包块最大径分别为（8.5±4.3）、（5.4±2.9）cm，绝经患者比例分别为36.7%（11/30）、9.5%（96/1 008），合并子宫内膜异常患者比例分别为26.7%（8/30）、5.9%（59/1 008），痛经患者比例分别为3.3%（1/30）、30.9%（311/1 008），慢性盆腔痛患者比例分别为43.3%（13/30）、18.8%（189/1 008），上述指标在两组间分别比较，差异均有统计学意义（P < 0.05）；EAOC组、内异症组患者的初潮年龄分别为（13.9±1.4）、（13.9±1.6）岁，孕次分别为（2.3±1.2）、（2.2±1.3）次，产次分别为（1.0±0.4）、（1.0±0.5）次，中位血清CA125水平分别为57.1、55.9 U/ml，合并妇科良性疾病患者的比例分别为70.0%（21/30）、68.3%（688/1 008），上述指标两组间分别比较，差异均无统计学意义（P > 0.05）。

对1 038例患者的年龄进一步分层，结果显示，45～49、50～54、55～59岁年龄段的患者中EAOC的发生率分别为1.7%（13/751）、5.6%（12/215）、10.0%（5/50），随着患者年龄的增高EAOC的发生率明显增高（P < 0.05）。

对卵巢包块大小采用ROC曲线分析风险评估的最佳临界值，结果显示，其ROC曲线下面积为0.733，95% CI为0.632～0.835

（P < 0.01）；当卵巢包块最大径≥8 cm时，其敏感度为60.0%，特异度为82.8%，约登指数最大（0.428），为风险评估的最佳临界值。见图1。

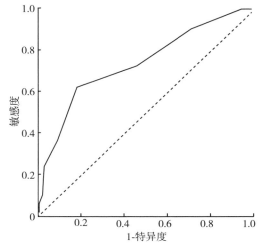

图1　卵巢包块的受试者工作特征（ROC）曲线分析

二、影响EAOC发生的风险因素分析

采用logistic回归法对影响EAOC发生的风险因素进行单因素分析，相关风险因素包括患者年龄、孕产次、绝经状态、合并良性妇科疾病情况、术前血清CA125水平、卵巢包块大小、子宫内膜异常情况，结果显示，EAOC的发生与患者年龄、绝经状态、卵巢包块大小、子宫内膜异常情况明显相关（P < 0.05），而与孕产次、合并良性妇科疾病情况、术前血清CA125水平无关（P > 0.05）。见表1。

讨　论

一、EAOC与内异症恶变

有研究报道，内异症的恶变率为0.7%～1.0%[14]。然而，根据Sampson[12]和Scott[13]内异症恶变的诊断标准，临床中只有部分患者被诊断。其原因：一方面，由于肿瘤组织生长迅速可能破坏其起源的良性或不典型子宫内膜病变组织；另一方面，病理取材技术局限，或病理科医师对不典型子宫内膜组织认识不充分，因而有可能造成漏诊。因此，在临床工作中，实

表1 影响EAOC发生的风险因素分析

类别	EAOC（$n=30$）		卵巢内异症（$n=1\,008$）		P值	OR值	95% CI
	例数	百分率（%）	例数	百分率（%）			
年龄（岁）					<0.01	3.57	1.71～7.46
<50	13	43.3	738	73.2			
≥50	17	56.7	270	26.8			
孕次[a]					0.601	1.24	0.55～2.83
≤1	5	16.7	305	30.3			
≥2	22	73.3	694	68.8			
产次[b]					0.600	0.68	0.16～2.89
≤1	28	93.3	910	90.3			
≥2	2	6.7	96	9.5			
绝经					<0.01	5.50	2.54～11.90
是	11	36.7	96	9.5			
否	19	63.3	912	90.5			
合并良性妇科疾病[c]					0.840	1.09	0.49～2.40
是	21	70.0	688	68.3			
否	9	30.0	320	31.7			
术前血清CA125水平（U/ml）[d]					0.195	1.70	0.76～3.83
<35	9	30.0	358	35.5			
≥35	18	60.0	421	41.8			
卵巢包块最大径（cm）					<0.01	7.24	3.43～15.31
<8	12	40.0	835	82.8			
≥8	18	60.0	173	17.2			
子宫内膜异常[e]					0.003	4.11	1.73～9.73
是	8	26.7	59	5.9			
否	20	66.7	606	60.1			

注：a 3例EAOC、9例卵巢型内异症患者孕次不详；b 2例卵巢型内异症患者产次不详；c包括子宫肌瘤、子宫腺肌瘤等；d 3例EAOC、229例卵巢型内异症患者术前血清CA125水平不详；e 2例EAOC、343例卵巢型内异症患者无子宫内膜病理检查结果；EAOC：内异症相关卵巢上皮性癌；内异症：子宫内膜异位症

际内异症恶变率可能高于文献报道的数据。

近年来，大量临床流行病学研究发现，内异症患者较一般人群具有更高的罹患卵巢癌的风险，内异症与卵巢癌的发生密切相关，并称这一类卵巢癌为EAOC[15-19]。EAOC的诊断并不完全符合内异症恶变的诊断标准，有文献报道，仅在60%～80%的EAOC中发现有不典型子宫内膜异位组织，本研究中为56.7%[20,21]。对于EAOC发生的风险因素的研究，可能避免内异症恶变病理诊断的局限，对内异症患者给予更好的临床指导。

本研究中，45岁以上卵巢型内异症患者EAOC的发生率为2.9%，高于文献报道的全年龄段以及45岁以上年龄段的发生率，可能与筛选标准相关[3,22,23]。目前，关于EAOC的研究中，内异症的诊断主要包括临床诊断、问卷调查、超声诊断以及手术后病理诊断。不同的内异症诊断标准使EAOC的发生率存在差异，其中问卷调查

最低、手术后病理诊断最高[24]。手术后病理诊断为内异症诊断的金标准，因而本研究中采用手术后病理诊断筛选内异症患者及EAOC患者。

二、EAOC发生的风险因素

1. 年龄　已有多项研究发现，年龄＞49岁[25]或≥45岁[3]与EAOC的发生明显有关。有文献报道，EAOC患者较non-EAOC年轻，其年龄集中在45～55岁，且有卵巢型内异症病史10～15年的患者卵巢癌发生风险最高[2,9,15,17]。因此，有学者提出，EAOC的好发年龄为40～60岁[9]。对于这一年龄段患者，本研究发现，EAOC患者的年龄明显大于内异症患者，且随着患者年龄的增高EAOC的发生率明显增高（$P < 0.05$），与文献报道的结果一致[25]。因此，对于40～60岁的内异症患者，应重视EAOC的发生风险，缩短随诊的间隔时间，并综合考虑其他高危因素采取积极的干预措施。

2. 绝经状态　内异症的诊断存在延后性，对于绝经后诊断为内异症的患者，可能存在长时间未诊断和未治疗的内异症病史；对内异症而言，绝经后激素水平下降，异位内膜应退化而非进展。因此，绝经后发生内异症或绝经后内异症持续存在的患者，均提示其恶变风险增加。本研究中，绝经患者的EAOC发生率明显高于未绝经患者，这与Kobayashi等[3]对6 398例全年龄段卵巢型内异症患者的队列研究的结果一致。因此，对于≥45岁的绝经后内异症患者，如果病变仍长期存在或加重，应采取手术干预更为妥当。

3. 卵巢包块大小　本研究中，当卵巢包块最大径≥8cm时，其敏感度为60.0%，特异度为82.8%，约登指数最大（0.428），为最佳风险评估临界值。这与Kobayashi等[3]报道的直径≥9cm的结果基本一致。因此建议，对于卵巢包块最大径≥8cm的患者应积极采取手术治疗。另外，有研究报道，90%的EAOC患者在诊断卵巢型内异症后的半年内包块增大了1倍[5]。另有研究报道，卵巢包块内有血流信号丰富的实性部分者，其EAOC的发生风险增加[25]。本研究中缺乏随诊资料，尚不能得出EAOC的发生与卵巢包块增大趋势相关的结论。

4. 子宫内膜异常　本研究发现，EAOC患者合并子宫内膜异常患者比例明显高于单纯内异症患者。分析其原因：①与雌激素水平相关，内异症本身与雌激素水平相关，异位内膜局部存在雌激素富集、ER上调以及孕激素抵抗[26,27]；而目前关于EAOC的研究中，仅在无孕激素拮抗的激素补充治疗同时存在高体重指数（＞27kg/m²）的患者中发现其风险增加，提示EAOC与高水平雌激素相关[25,28]；②与病灶起源相关，研究发现，内异症患者的在位内膜存在内在的分子异常，包括致癌通路激活等；另外，异位内膜、癌组织和在位内膜之间发现了共有的基因突变[29]。结合内异症"经血逆流"学说，有学者提出，EAOC是否起源于在位子宫内膜异常[30]，但这一关联性尚需要进一步研究阐明。本研究结果提示，对于≥45岁的内异症患者，随诊中需关注子宫内膜异常情况。若存在异常子宫出血、月经异常或超声检查提示子宫内膜异常，应予诊刮，若诊刮后病理检查结果提示子宫内膜异常，积极采取手术治疗更为合适。

5. 血清CA125水平　血清CA125被作为内异症和卵巢癌的观察指标之一，但是只有50%的早期卵巢癌患者的血清CA125水平升高[31]，而内异症本身也会血清CA125水平升高。文献报道，EAOC患者的血清CA125水平较non-EAOC低，且EAOC患者的血清CA125水平更多处于正常范围内[2]。本研究中，EAOC患者的术前血清CA125水平与单纯内异症者比较差异无统计学意义。血清CA125水平对内异症恶变的诊断缺乏特异性，其风险评估临界值为43～165U/ml[25,32,33]。因此，有学者提出，应用人附睾蛋白4（HE4）或基于血清CA125和HE4水平计算的卵巢癌风险预测模型（risk of ovarian malignancy algorithm，ROMA）作为观察指标。有研究发现，在卵巢癌的早期诊断中，对于未绝经女性，ROMA或血清HE4水平的敏感度高于血清CA125水平，而对于绝经妇女，ROMA或血清CA125水平的敏感度高于血清HE4水平[32,34-36]。本研究中，对于未绝经或绝经后患者，EAOC与卵巢型内异症患者术前血清CA125水平比较均无显著统计学意义，提示血清CA125水平作为内异症恶变的监测指标欠佳。

总之，对于≥45岁的卵巢型内异症患者，

如为绝经后、卵巢包块最大径≥8cm、合并子宫内膜异常，其EAOC的发生风险增加，且年龄越大，风险越高。这类患者需严密随诊，宜积极手术治疗。

参 考 文 献

[1] Krawczyk N, Banys-Paluchowski M, Schmidt D, et al. Endometriosis-associated Malignancy [J]. Geburtshilfe Frauenheilkd, 2016, 76（2）: 176−181. DOI: 10.1055/S-0035-1558239.

[2] Wang S, Qiu L, Lang JH, et al. Clinical analysis of ovarian epithelial carcinoma with coexisting pelvic endometriosis[J]. Am J Obstet Gynecol, 2013, 208（5）: 413. e1−5. DOI: 10.1016/j.ajog.2012.12.004.

[3] Kobayashi H, Sumimoto K, Kitanaka T, et al. Ovarian endometrioma: risks factors of ovarian cancer development [J]. Eur J Obstet Gynecol Reprod Biol. 2008, 138（2）: 187−193.

[4] Kobayashi H, Sumimoto K, Moniwa N, et al. Risk of developing ovarian cancer among women with ovarian endometrioma: a cohort study in Shizuoka, Japan [J]. Int J Gynecol Cancer, 2007, 17（1）: 37−43. DOI: 10.1111/j.1525-1438.2006.00754.x.

[5] Taniguchi F, Harada T, Kobayashi H, et al. Clinical characteristics of patients in Japan with ovarian cancer presumably arising from ovarian endometrioma [J]. Gynecol Obstet Invest. 2014 77（2）: 104−110. DOI: 10.1159/000357819.

[6] Olson JE, Cerhan JR, Janney CA, et al. Postmenopausal cancer risk after self-reported endometriosis diagnosis in the Iowa Women's Health Study [J]. Cancer, 2002, 94（5）: 1612−1618. DOI: 10.1002/cncr.10370.

[7] Thomsen L H, Henrichsen Schnack T, Buchardi K, et al. Risk factors of epithelial ovarian carcinomas among women with endometriosis: a systematic review [J]. Acta Obstet Gynecol Scand, 2006, 96（6）: 761−778. DOI: 10.1111/aogs.13010.

[8] Wang S, Qiu L, Lang J H, et al. Prognostic analysis of endometrioid epithelial ovarian cancer with or without endometriosis: a 12-year cohort study of Chinese patients [J]. Am J Obstet Gynecol, 2013, 209（3）: 241. e1−9. DOI: 10.1016/j.ajog.2013.05.032.

[9] Gorp T V, Amant F, Neven P, et al. Endometriosis and the development of malignant tumours of the pelvis. A review of literature [J]. Best Pract Res Clin Obstet Gynaecol, 2004, 18（2）: 349−371. DOI: 10.1016/j.bpobgyn.2003.03.001.

[10] Scarfone G, Bergamini A, Noli S, et al. Characteristics of clear cell ovarian cancer arising from endometriosis: a two center cohort study [J]. Gynecol Oncol, 2014, 133（3）480−484. DOI: 10.1016/j.ygyno.2014.03.017.

[11] Li RX, Ma M, Xiao XR, et al. Perimenopausal syndrome and mood disorders in perimenopause: prevalence, severity, relationships, and risk factors [J]. Medicine（Baltimore）, 2016, 95（32）: e4466. DOI: 10.1097/MD.0000000000004466.

[12] Sampson J A. Metastatic or Embolic Endometriosis, due to the Menstrual Dissemination of Endometrial Tissue into the Venous Circulation [J]. Am J Pathol, 1927, 3（2）: 93−110. DOI: 10.1007/BF01995231.

[13] Scott R B. Malignant Changes in Endometriosis[J]. Obstet Gynecol, 1953, 2（3）: 283−289. DOI: 10.1079/PNS19530066.

[14] 郎景和. 子宫内膜异位症的研究与设想 [J]. 中华妇产科杂志, 2003, 38（8）: 478−480. DOI: 10.3760/j.issn: 0529-567X.2003.08.018.

[15] Melin, A Sparén P, Persson I, et al. Endometriosis and the risk of cancer with special emphasis on ovarian cancer [J]. Hum Repord, 2006, 21（5）: 1237−1242. DOI: 10.1093/humrep/dei462.

[16] Melin A, Sparén P, Bergqvist A. The risk of cancer and the role of parity among women with endometriosis [J]. Hum Repord, 2007, 22（11）: 3021−3026. DOI: 10.1093/humrep/dem209.

[17] Brinton LA, Gridley G, Persson I, et al. Cancer risk after a hospital discharge diagnosis of endometriosis[J]. Am J Obstet Gynecol, 1997, 176（3）: 572−579. DOI: 10.1016/S0002-9378（97）70550-7.

[18] Brinton L A, Sakoda L C, Sherman M E, et al. Relationship of Benign gynecologic diseases to subsequent risk of ovarian and uterine tumors [J]. Cancer Epidemiol Biomarkers Prev, 2005, 14（12）: 2929−2935. DOI: 10.1158/1055-9965.EPI-05-0394.

[19] Kobayashi H. Potential scenarios leading to ovarian cancer arising from endometriosis [J]. Re-

dox Rep, 2016, 21（3）: 119-126. DOI: 10.1179/1351000215 Y.0000000038.

[20] Ogawa S, Kaku T, Amada S, et al. Ovarian endometriosis associated with ovarian carcinoma: a clinicopathological and immunohistochemical study [J]. Gynecol Oncol, 2000, 77（2）: 298-304. DOI: 10.1006/gyno.2000.5765.

[21] Varma R, Rollason T, Gupta JK, et al. Endometriosis and the neoplastic process [J]. Reproduction, 2004, 127（3）: 293-304. DOI: 10.1530/rep.1.00020.

[22] Somigliana E, Vigano' P, Parazzini F, et al. Association between endometriosis and cancer: a comprehensive review and a critical analysis of clinical and epidemiological evidence [J]. Gynecol Oncol, 2006, 101（2）: 331-341. DOI: 10.1016/j.ygyno.2005.11.033.

[23] Kim HS, Kim TH, Chung HH, et al. Risk and prognosis of ovarian cancer in women with endometriosis: a meta-analysis [J]. Br J Cancer, 2014, 110（7）: 1878-1890. DOI: 10.1038/bjc.2014.29.

[24] Lee WL, Chang WH, Wang KC, et al. The Risk of Epithelial Ovarian Cancer of Women With Endometriosis May be Varied Greatly if Diagnostic Criteria Are Different: A Nationwide Population-Based Cohort Study [J]. Medicine（Baltimore）, 2015, 94（39）: e1633. DOI: 10.1097/MD.0000000000001633.

[25] Kadan Y, Fiascone S, McCourt C, et al. Predictive factors for the presence of malignant transformation of pelvic endometriosis [J]. Eur J Obstet Gynecol Reprod Biol, 2015, 185: 23-27. DOI: 10.1016/j.ejogrb.2014.11.029.

[26] Munksgaard P S, Blaakaer J. The association between endometriosis and ovarian cancer: A review of histological, genetic and molecular alterations [J]. Gynecol Oncol, 2012, 124（1）: 164-169. DOI: 10.1016/j.ygyno.2011.10.001.

[27] Ness RB. Endometriosis and ovarian cancer: thoughts on shared pathophysiology [J]. Am J Obstet Gynecol, 2003, 189（1）: 280-294. DOI: 10.1067/mob.2003.408.

[28] Zanetta G M, Webb M J, Li H, et al. Hyperestrogenism: a relevant risk factor for the development of cancer from endometriosis [J]. Gynecol Oncol, 2000, 79（1）: 18-22. DOI: 10.1006/gyno.2000.5905.

[29] Siufi NJ, Kho RM, Siufi DF, et al. Cellular, histologic, and molecular changes associated with endometriosis and ovarian cancer [J]. J Minim Invasive Gynecol, 2014, 21（1）: 55-63. DOI: 10.1006/j.jmig.2013.07.021.

[30] Gounaris I, Charnock-Jones DS, Brenton JD. Ovarian clear cell carcinoma: bad endometriosis or bad endometrium? [J]. J Pathol, 2011, 225（2）157-160. DOI: 10.1002/path.2970.

[31] van Haaften-Day C, Shen Y, Xu F, et al. OVX1, macrophage-colony stimulating factor, and CA-125-II as tumor markers for epithelial ovarian carcinoma: a critical appraisal [J]. Cancer, 2001, 92（11）: 2837-2844. 10.1002/1097-0142（20011201）92: 11 < 2837::aid-cncrl0093 > 3.0.co; 2-5.

[32] Dayyani F, Uhlig S, Colson B, et al. Diagnostic Performance of Risk of Ovarian Malignancy Algorithm Against CA125 and HE4 in Connection With Ovarian Cancer: A Meta-analysis [J]. Int J Gynecol Cancer, 2016, 26（9）: 1586-1593. DOI: 10.1097/IGC.0000000000000804.

[33] Shin JJ, Lee YJ, Kim R, et al. Analysis of falsely elevated risk of ovarian malignancy algorithm in women with ovarian endometrioma [J]. Obstet Gynecol Sci, 2016, 59（4）295-302. DOI: 10.5468/ogs.2016.59.4.295.

[34] Ortiz-Munoz B, Aznar-Oroval E, García, Ana García, et al. HE4, Ca125 and ROMA algorithm for differential diagnosis between benign gynaecological diseases and ovarian cancer [J]. Tumor Biology, 2014, 35（7）: 7249-7258. DOI: 10.1007/s 13277-014-1954-6.

[35] Kadija S, Stefanovic A, Jeremic K, et al. The utility of human epididymal protein 4, cancer antigen 125, and risk for malignancy algorithm in ovarian cancer and endometriosis [J]. In J Gynecol Cancer, 2012, 22（2）: 238-244. DOI: 10.1097/IGC.0b013e318234f852.

[36] Zapardiel I, Gorostidi M, Ravaggi A, et al. Utility Serum Marker HE4 for the Differential Diagnosis Between Endometriosis and Adnexal Malignancy [J]. In J Gynecol Cancer, 2015, 26（1）. 52-55. DOI: 10.1097/IGC.0000000000000579.

子宫内膜异位症相关性卵巢癌的研究现状及展望

王　姝　郎景和

【摘要】子宫内膜异位症（内异症）是最常见的妇科疾病之一。内异症恶变与卵巢透明细胞癌和卵巢子宫内膜样癌存在密切联系，甚至被认为是后者的癌前病变。既往临床研究显示，内异症相关性卵巢癌（endometriosis associated ovarian carcinoma，EAOC）患者有某些特殊的临床病理特点，预后相对较好；基础研究发现某些特殊的基因异常表达与其相关。后续研究应着重于从EAOC发现新的分子分型靶点，以便指导临床筛选内异症恶变高危人群、预测疾病进展、实现此类卵巢癌的精准分型和分层管理。

【关键词】卵巢上皮性癌；子宫内膜异位症；内异症

Current status and prospect of the study on ovarian cancer associated with endometriosis. *Wang Shu，Lang Jinghe*

【Abstract】Endometriosis is one of the most common benign gynecologic diseases. Malignant changes of endometriosis（EM）are considered to have close relationship with ovarian clear cell carcinoma and endometrioid adenocarcinoma，and EM is regarded as the precursor lesion of OCCC. Previous clinical studies showed endometriosis-associated ovarian cancer（EAOC）patients have some special clinical and pathological features，and prognosis is good. And the basic research found that certain abnormal expression of genes was related to EAOC. Future research might focus on exploring new molecular target of EAOC，so as to guide the clinical screening of high risk population，predict disease progression，and help to build the precise classification system of ovarian cancer and the strategy of stratified management.

【Key words】Epithelial ovarian cancer；Endometriosis；Endometriosis-associated Ovarian cancer

目前认为，子宫内膜异位症相关性卵巢癌（endometriosis-associated ovarian cancer，EAOC）是指组织学上与子宫内膜异位症密切相关，从发病机制上可能从卵巢子宫内膜异位症恶变而来，以透明细胞癌和子宫内膜样癌为主要病理类型的一组特殊的卵巢上皮癌。本文就EAOC发病机制及临床特点等方面的研究现状做以回顾，并对这一组卵巢癌未来的研究方向做以展望。

1　子宫内膜异位症相关性卵巢癌的临床研究现状

子宫内膜异位症（内异症）是最常见的妇科良性疾病之一，其发病率在育龄妇女中可高达10%～15%。典型的临床表现包块、疼痛和不孕，严重影响育龄期女性的身心健康及生活质量。此外，由于内异症病灶具备侵袭、转移能力，故有某些类似癌瘤的特质，一般情况下内异症病灶的发展是可控的且非致死的，与真正的恶性肿瘤有明显差别，但对内异症恶变潜能的关注却由来已久。近年来，由于卵巢癌新病因理论的兴起，内异症恶变与某些特殊类型卵巢癌发病之间的关系，已经成为临床基础研究的热点之一。

早在1925年，"内异症之父"Sampson就最先描述了内异症与卵巢癌之间存在联系，他提出"内异症继发性恶性肿瘤"的诊断标准一直沿用至今[1]。其后，Scott进一步对"内异症相关性卵巢癌"给予组织病理学的界定[2]。组织学上的"非典型内异症"也被认为是内异症病灶从良性转变为恶性的中间环节，是内异症恶变的证据之一[3-6]。近年来，多项大型临床回顾性分析表明内异症患者中卵巢癌总的发病风险为1.3～1.9[7]。内异症相关性不孕症患者中卵巢癌的相对危险度为2.7，内异症病史超过10年则相对危险度上升至4.2，在大于50岁的内异症患者中升高13%[8]。另一方面，2012年Lancet Oncology发表题为"内异症罹患不同组织学亚型卵巢癌的风险——病例-对照研究的汇总分析"的文章，结果表明，有内异症病史的患者罹患卵巢透明细胞癌的风险上升3倍，子宫内膜样癌的风险升高2倍[9]。以上数据总体看来，内异症患者中发生恶变的比率不大，但内异症在育龄女性中发病率高，因此总的恶变人群并非少数。

研究还发现EAOC患者发病时较年轻、临床期别较早、病理级别较低、预后较好，联合特殊的组织病理类型，推测这或许是一类特殊的卵巢癌亚类，更多的研究开始关注"内异症相关性卵巢癌"[10]。我们对北京协和医院既往13年（2000～2012年）上皮性卵巢癌患者的临床病理及生存资料进行分析结果表明，子宫内膜异位症与卵巢透明细胞癌及卵巢子宫内膜样癌密切相关，EAOC与非内异症相关性卵巢癌患者相比，发病时较年轻、FIGO分期较早、CA125水平较低、无瘤生存时间较长等[11-13]。既Kurman和Shih提出卵巢癌二元论模型与卵巢外起源学说之后，更有学者提出，内异症可能是卵巢透明细胞癌和卵巢子宫内膜样癌的癌前病变[14]。

就临床研究而言，目前各个临床研究结论对于内异症相关性卵巢癌患者的纳入标准不甚统一，例如有研究采用患者自我报告内异症病史、有研究采用内异症共存卵巢癌的标准（即卵巢癌与内异症共存于同侧或对侧卵巢，甚至与卵巢外的盆腔内异症共存），少数研究中包括了符合严格Scott诊断标准的EAOC。作者们的考虑大多出于以下原因：手术确诊内异症的比率仍较低，可能有大量合并有内异症的卵巢癌患者未能明确病史；此外，一旦诊断卵巢癌，很多病理医师可能忽略或省略了内异症病灶的检查及报告；迅速生长的癌细胞也可能取代（燃尽，burnout）了早先的内异症病灶，从而消灭了内异症存在的组织学证据。基于以上，欲实现克服组织病理学诊断

此类疾病时遇到的非典型表型、主观影响大的缺陷，进行相关的分子生物学研究或许能深入了解恶变过程中的基因或其表达产物的变化谱，帮助我们最终找到预测内异症恶变的分子标志物，并对EAOC进行分子分型。

2 内异症相关性卵巢癌的分子遗传学机制

了解内异症恶变成为卵巢癌的分子遗传学机制，将会为临床筛选内异症恶变的高危人群提供理论基础；同时，对EAOC的深入了解，有助于对此类患者进行更为个体化治疗方案的制定。但目前关于内异症恶变或EAOC发病机制仍知之甚少。Dinulescu等[15]研究发现小鼠模型中表达活化的K-Ras突变基因诱发内异症病灶形成，联合Pten表达失活则继发卵巢癌，提示不同的基因突变相继参与内异症的早期发生和晚期恶变。Wu等[16]对同一标本中的内异症和内异症相关性卵巢癌克隆模式和杂合缺失情况进行研究，结果表明两者间基因异常模式相似。2010年《新英格兰杂志》和《科学》杂志先后报道了内异症相关的透明细胞癌中染色质重塑SWI/SNF复合体中的ARID1A基因发生突变[10,17]。ARID1A编码BAF250a蛋白，在多种细胞功能中起重要作用，如发育、分化、细胞增殖和DNA修复。ARID1A发生缺失或错义突变，出现编码终止子，BAF250a表达缺失。卵巢子宫内膜样癌中有16%～53.3%发现CTNNB1突变、14%～20%有PTEN突变，30%～55%有ARID1A突变[18,19]。CTNNB1编码蛋白b-catenin，它在Wnt/b-catenin信号途径中有重要作用，CTNNB1表现为卵巢内膜样癌特异性突变，即未见于其他组织类型卵巢癌。PTEN基因产物是一类磷脂酶，从细胞内磷酸肌醇信号分子上去磷酸化，由此抑制PI3K-AKT-mTOR；而PTEN突变则激活上述途径[20]。

此后，又有诸多相关报道。卵巢透明细胞癌20%～42%病理中有激活PIK3CA突变，它编码PIK3的催化亚单位p110，其突变与增强磷酸化AKT染色相关，提示激活了PIK3-ATK-mTOR途径。ARID1A可见于15%～75%透明细胞癌。Yamamota等[21]的研究中40%透明细

癌有PIK3CA突变，而其中71%可检测到ARID1表达缺失。甚至有学者报道ARID1A缺失是铂耐药透明细胞癌无进展生存的独立影响因素，但也有报道ARID1A和PIK3CA状态与透明细胞癌预后无关[22]。此外，透明细胞癌中ER和PR表达通常缺失，但HNF-1b（干细胞核因子-1b）表达增强。卵巢透明细胞癌ER和PR缺失，故推测在内异症恶变的过程中透明细胞癌失去原本内异症对激素的依赖[23]。HNF-1b是一种含同源结构域的转录因子，该家族对于发育有不同作用。HNF-1b过表达可能使内膜上皮获得对凋亡的抵抗，继而成瘤，特别是透明细胞癌。比较基因组杂交芯片检测发现卵巢透明细胞癌MET基因扩增。MET是具有多个功能域的酪氨酸激酶受体，其配基是肝细胞生长因子/离散因子（HGF/SF）。HGF/MET信号涉及多种细胞反应，如促进生长、细胞运动、存活、血管形成和侵袭/转移。在体外实验中，MET扩增的透明细胞癌细胞株在敲除MET后表现为细胞增殖和活存能力的显著下降[24]。另有研究显示15.9%透明细胞癌中有TERT（端粒酶反转录酶）启动子基因序列的突变，它的表达上调在肿瘤发生过程中有重要作用，但可能不是恶变过程中的早期事件，且与BAF250a蛋白缺失和PIK3CA突变相排斥[25]。

非典型内异症可见于卵巢透明细胞或子宫内膜样癌组织中。非典型内异症与内异症相关性卵巢癌有某些共同的分子改变，如PTEN突变、ARID1A突变和HNF-1b上调、ER和PR表达缺失等。有研究显示ARID1A突变见于非典型内异症和透明细胞癌组织，而未见于远隔部位的内异灶。提示，ARID1A突变和BAF250a缺失可能是内异症恶变的早期事件，然而Samartzis等报道BAF250a表达缺失见于15%良性内异症囊肿，5%深部内异症，而未见于腹膜内异症和在位内膜[26]。但Chang等[27]研究显示，癌相关的体细胞突变也发生于共存的多个内异症病灶中，与是否比邻癌灶无关，与是否有非典型细胞形态无关。

上述研究结果提示，内异症与内异症相关性卵巢癌在基因异常方面有共同、叠加和递增的趋势，两者可能存在致病基因突变的累加和延续。

3 子宫在位内膜异常与内异症相关性卵巢癌

既往对内异症在位内膜的研究文献表明，内异症患者在位内膜在诸多方面与正常内膜存在差异，例如，内异症患者在位内膜雌激素自分泌和孕激素抵抗特性、在位内膜的免疫原性及局部免疫微环境异常、在位内膜细胞黏附及细胞外基质的异常特性、在位内膜的增殖与凋亡调节异常、在位内膜的血管生成能力异常、在位内膜的干细胞及其微环境异常等。故有学者认为"在位内膜决定"内异症是否发病，在位内膜的异常改变是异位的子宫内膜能否形成病灶的决定性因素。那么，在位内膜在恶性变的内异症病灶中起到什么作用呢，恶性变的内异症是因为这些患者的在位内膜本身变得更容易形成癌了，还是异位内膜病灶受周围环境刺激逐渐具备了致癌的特性。这些问题都没有得到解决。

关于在位内膜在内异症相关性卵巢癌发病过程中所起的作用，目前研究仍很缺乏。但有学者提出类似的考虑，例如，关于卵巢透明细胞癌，Gounaris等[28]曾提出它是源于"不好"的子宫内膜呢，还是源于"不好"的内异症。这是个非常有趣的问题，对于内异症相关性卵巢子宫内膜样癌也是如此。通过对北京协和医院12年临床资料回顾研究显示，卵巢子宫内膜样癌中合并内异症的比例约为17%；而合并内膜病变，包括内膜息肉、内膜不典型增生以及内膜癌（符合"双癌"诊断）的比例达19%[11]。此外，今年有少数相关的基础研究结果显示，内异症相关性卵巢癌患者的在位子宫内膜与癌灶有某些共同的分子遗传学改变。如前所述，Glas和Wiegand分别发表研究报道46%～57%卵巢透明细胞癌和30%卵巢子宫内膜样癌中发现ARID1A基因突变，而ARID1A表达缺失和PI3K/AKT途径激活也同样见于Ⅰ型子宫内膜癌[10,17]。有一项基于9种基因突变的内膜癌分类研究显示（包括ARID1A、PTEN、PIK3CA、KRAS、p53和BRAF），ARID1A突变可见于47%低级别内膜样腺癌、60%高级别内膜样腺癌，11%有浆液性腺癌和24%癌肉瘤[14,29]。ARID1A突变的内膜腺癌组织中，也经常合并PTEN和PIKCA突变。上述研究结果提示，子宫内膜病变可能与内异症及

EAOC 有共同的基因突变，部分共享相同的致病分子途径。

4 内异症相关性卵巢癌的研究方向

如上述研究所示，我们对内异症相关性卵巢癌的临床特点有了一些初步的印象，基础研究也有了一些分子遗传学的结果，但仍有很多重要问题有待解决。例如，发生内异症相关性卵巢癌患者在尚未发生恶变时的内异症病灶是否存在某些特殊分子遗传学特性，此类内异症患者具有最终进展成卵巢癌的"潜质"，这些恶变高危的"候选"内异症患者在恶变的途径上又经历了何种癌相关基因突变的累积？ EAOC 最终是否可以摆脱"内异症"这一原始线索，找到精确的分子分型标志物，实现此类卵巢癌的精准治疗和分层管理？ EAOC 是直接源于恶变高危的在位内膜，抑或是延续于恶变高危的内异症？ EAOC 患者的异位或在位内膜与一般内异症患者的差异何在，EAOC 高危内异症患者是否存在特异性的在位内膜基因突变；如果有差异，相关位点是否有望成为在众多内异症患者中筛选出恶变高危患者抑或早期诊断 EAOC 的分靶向标志物？ 最终我们认为，或许内异症相关性卵巢癌只是卵巢癌研究进程中的一个中间名词，研究者们从临床中发现的这一线索，会将我们指引深入它的内核，找到其更清晰、更准确的特质，揭开其神秘的面纱。

参 考 文 献

[1] Sampson，John A. Endometrial carcinoma of the ovary arising in endometrial tissue in that organ［J］. American Journal of Obstetrics and Gynecology，1925，9（1）：111-114.

[2] Scott RB. Malignant changes in endometriosis［J］. Obstet Gynecol，1953，2（3）：283-289.

[3] Burghaus S，Haberle L，Schrauder MG，et al. Endometriosis as a risk factor for ovarian or endometrial cancer—results of a hospital-based case-control study［J］. BMC Cancer，2015，15：751.

[4] Gourley C. Link between endometriosis and ovarian-cancer subtypes［J］. Lancet Oncol，2012，13（4）：326-328.

[5] Mogensen JB，Kjær SK，Mellemkjær L，et al. Endometriosis and risks for ovarian，endometrial and breast cancers：a nationwide cohort study［J］. Gynecol Oncol，2016，143（1）：87-92.

[6] Lee AW，Templeman C，Stram DA，et al. Evidence of a genetic link between endometriosis and ovarian cancer［J］. Fertil Steril，2016，105（1）：35-43.

[7] Bounous V E，Ferrero A，Fuso L，et al. Endometriosis-associated ovarian cancer：a distinct clinical Entity？［J］. Anticancer Res，2016，36（7）：3445-3449.

[8] Brinton LA，Gridley G，Persson I，et al. Cancer risk after a hospital discharge diagnosis of endometriosis［J］. Am J Obstet Gynecol，1997，176（3）：572-579.

[9] Pearce CL，Templeman C，Rossing MA，et al. Association between endometriosis and risk of histological subtypes of ovarian cancer：a pooled analysis of case-control studies［J］. The Lancet Oncology，2012，13（4）：385-394.

[10] Brinton LA，Sakoda LC，Sherman ME，et al. Relationship of benign gynecologic diseases to subsequent risk of ovarian and uterine tumors［J］. Cancer Epidemiol Biomarkers Prev，2005，14（12）：2929-2935.

[11] Wang S，Qiu L，Lang JH，et al. Prognostic analysis of endometrioid epithelial ovarian cancer with or without endometriosis：a 12-year cohort study of Chinese patients［J］. Am J Obstet Gynecol，2013，209（3）：241.

[12] Wang S，Qiu L，Lang JH，et al. Clinical analysis of ovarian epithelial carcinoma with coexisting pelvic endometriosis［J］. Am J Obstet Gynecol，2013，208（5）：413.

[13] Qiu L，Wang S，Lang J H，et al. The occurrence of endometriosis with ovarian carcinomas is not purely coincidental［J］. Eur J Obstet Gynecol Repord Biol，2013，170（1）：225-228.

[14] Kurman RJ，Shih IeM. Molecular pathogenesis and extraovarian origin of epithelial ovarian cancer-Shifting the paradigm［J］. Hum Pathol，2011，42（7）：918-931.

[15] Dinulescu DM，Ince TA，Quade BJ，et al. Role of

K-ras and Pten in the development of mouse models of endometriosis and endometrioid ovarian cancer [J]. Nat Med, 2005, 11（1）: 63-70.

[16] Wu RC, Ayhan A, Maeda D, et al. Frequent somatic mutations of the telomerase reverse transcriptase promoter in ovarian clear cell carcinoma but not in other major types of gynecologic malignancies [J]. J Pathol, 2014, 232（4）: 473-481.

[17] Jones S, Wang TL, Shih IeM, et al. Frequent mutations of chromatin remodeling gene ARID1A in ovarian clear cell carcinoma [J]. Science, 2010, 330（6001）: 228-231.

[18] McConechy MK, Ding J, Senz J, et al. Ovarian and endometrial endometrioid carcinomas have distinct CTNNB1 and PTEN mutation profiles [J]. Mod Pathol, 2014, 27（1）: 128-134.

[19] Stewart C JR, Walsh MD, Budgeon CA, et al. Immunophenotypic analysis of ovarian endometrioid adenocarcinoma: correlation with KRAS mutation and the presence of endometriosis [J]. Pathology, 2013, 45（6）: 559-566.

[20] Sansal I. The biology and clinical relevance of the PTEN tumor suppressor pathway [J]. J Clin Dncol, 2004, 22（14）: 2954-2963.

[21] Yamamoto S, Tsuda H, Takano M, et al. Loss of ARID1A protein expression occurs as an early event in ovarian clear-cell carcinoma development and frequently coexists with PIK3CA mutations [J]. Mod Pathol, 2012, 25（4）: 615-624.

[22] Yamamoto S, Tsuda H, Takano M, et al. PIK3CA mutations and loss of ARID1A protein expression are early events in the development of cystic ovarian clear cell adenocarcinoma [J]. Virchows Arch, 2012, 460（1）: 77-87.

[23] Gilks CB. Molecular abnormalities in ovarian cancer subtypes other than high-grade serous carcinoma [J]. J Oncol, 2010, 2010（1687-8450）: 740968.

[24] Yamashita Y, Akatsuka S, Shinjo K, et al. Met is the most frequently amplified gene in endometriosis-associated ovarian clear cell adenocarcinoma and correlates with worsened prognosis [J]. PLoS One, 2013 8（3）: e57724.

[25] Wu RC, Ayhan A, Maeda D, et al. Frequent somatic mutations of the telomerase reverse transcriptase promoter in ovarian clear cell carcinoma but not in other major types of gynecologic malignancies [J]. J Pathol, 2014, 232（4）: 473-481.

[26] Samartzis E P, Samartzis N, Noske A, et al. Loss of ARID1A/BAF250a-expression in endometriosis: a biomarker for risk of carcinogenic transformation？ [J]. Mod Pathol, 2012, 25（6）: 885-892.

[27] Anglesio MS, Bashashati A, Wang YK, et al. Multifocal endometriotic lesions associated with cancer are clonal and carry a high mutation burden [J]. J Pathol, 2015, 236（2）: 201-209.

[28] Gounaris I, Charnock-Jones DS, Brenton J D. Ovarian clear cell carcinoma-bad endometriosis or bad endometrium？ [J]. J Pathol, 2011, 225（2） 157-160.

[29] Stewart CJ, Leung Y, Walsh MD, et al. KRAS mutations in ovarian low-grade endometrioid adenocarcinoma: association with concurrent endometriosis [J]. Hum Pathol, 2012, 43（8）: 1177-1183.

子宫内膜异位症恶变的临床风险分析

何政星　王　姝　冷金花　郎景和

子宫内膜异位症（内异症）是常见的妇科良性疾病之一，育龄期女性的发病率为3%～15%[1]，绝经后女性的发病率为2%～5%[2]。内异症为良性病变，但具有恶性肿瘤的生物学特性，如浸润、转移、复发等，少数患者可发生恶变。内异症恶变约80%发生在卵巢型内异症[3]，有学者将其称为内异症相关性卵巢上皮性癌（卵巢癌）。近年的研究表明，内异症相关性卵巢癌在流行病学方面与内异症密切相关，且较非内异症相关性卵巢癌表现出更趋向良性的生物学特性，如期别更早、生存预后更好[4]。对内异症高危人群的识别有助于积极预防干预恶变的发生，以及对内异症相关性卵巢癌的早期诊断。本文从流行病学及临床角度对内异症恶变的风险因素及早期诊断的最新进展进行综述。

一、内异症恶变的概率

根据Sampson和Scott的组织病理学诊断理论[5]，内异症相关性卵巢癌的诊断需要同时满足：①癌组织和异位内膜并存于同一病灶；②两者具有组织学相关性；③排除其他原发性肿瘤；④镜下可见异位内膜向恶性移行的组织学证据。然而只有小部分卵巢癌完全符合上述标准。在实际临床中，一方面肿瘤组织生长迅速可能破坏起源的良性或不典型子宫内膜组织；另一方面受病理取材技术的局限，对与癌共存的良性内异症病灶或不典型内异症病灶组织，病理医师在实际工作中存在漏报、漏诊的可能。文献报道的内异症相关性卵巢癌中也仅有60%～80%存在不典型内异症组织[6]。另外，由于内异症的真实发病率并未确定，不同的内异症筛选标准使内异症恶变率的统计存在难度。目前报道内异症的恶变率为0.7%～1.0%[7]。流行病学研究的内异症的筛选标准包括临床诊断、自我报告、超声诊断及手术病理学诊断，其中，基于自我报告的内异症人群的卵巢癌发生率最低（1.90/万人年），基于手术病理学诊断的内异症人群的卵巢癌发生率最高（18.70/万人年）[8]。一项以中国台湾全民健康保险登记系统为数据基础的大样本量内异症恶变的流行病学研究纳入了2000～2010年共29 725例妇女，其中包括5 945例手术病理学诊断为内异症的患者，内异症相关性卵巢癌的发生率为11.64/万人年[9]。中国大陆尚缺乏关于内异症恶变风险的大规模流行病学调查研究。

二、内异症恶变的风险因素

1. 年龄　年龄是卵巢癌发病的重要因素，内异症的发病也与年龄相关。大量研究提示，年龄与内异症相关性卵巢癌的发生风险之间有一定的相关性。首先，相较于非内异症相关性卵巢癌，内异症相关性卵巢癌患者更为年轻，其年龄在40～55岁[10,11]。其次，内异症发病早或内异症病史长的患者卵巢癌的风险增加，文献报道，30～40岁诊断为卵巢型内异症或病史长达10～15年的患者风险最高，分别为2.36、2.23倍[12]。另外，年龄越大卵巢癌的风险越高[9,13,14]。在Kadan等[14]和Kobayashi等[13]研究发现，年龄≥49岁和年龄≥45岁与卵巢癌的风险存在预测关系，年龄每增加5岁风险增加2倍[14]。在进行年龄匹配比较后，Wang等[9]发现，年龄≥50岁的内异症患者卵巢癌的发生率最高（35.81/万人年）。因此，学者们提出，内异症相关性卵巢癌是与40～60岁年龄段相关的疾病[11,15]。

2. 绝经状态　绝经状态与内异症本身及卵巢癌的风险密切相关。目前，对内异症恶变与绝经状态的研究结果不一。在对内异症相关性卵巢癌与非内异症相关性卵巢癌患者的比较中发现，内异症相关性卵巢癌患者多是未绝经妇女[4]。然而，Kobayashi等[13]对6 398例卵巢型内异症患者的队列研究发现，绝经状态是内异症相关性卵巢癌的独立危险因素，绝经妇女内异症恶变的风险是未绝经者的3倍。而Kadan等[14]的研究没有发现绝经状态的影响。有学者认为，上述差异可能与内异症的发生及诊断时间有关[1]。内异症的诊断存在滞后性，而绝经后诊断为内异症的妇女，可能存在长期未诊断的内异症病史。另外，良性异位内膜随绝经后雌激素水平的减退应萎缩消退，因此，对于绝经后发生或持续存在的内异症，考虑到其恶变的可能，应密切监测。

3. 雌激素、高雌激素水平　雌激素与卵巢癌的风险增加相关，雌激素也可促进异位内膜在腹腔内的种植和生长甚至恶变。雌激素的来源分为内源性和外源性。然而，Melin等[16]对220例内异症相关性卵巢癌与416例内异症患者的病例对照研究发现，两者在接受外源性雌激素（激素补充治疗）方面比较差异无统计学意义；Kadan等[14]和Zanetta等[17]研究显示，两者在内源性雌激素相关因素［高体重指数（BMI）］上比较差异无统计学意义，但在无孕激素拮抗的雌激素补充治疗和 BMI > 27 kg/m² 的患者中发现卵巢癌的风险增加。尽管研究结果不甚一致，临床中仍应注意高雌激素水平与恶变风险的关系，包括初潮早、绝经晚、肥胖及无孕激素拮抗的雌激素补充治疗。

鉴于雌激素与内异症恶变潜在的相关性，对于内异症患者绝经后使用激素补充治疗存在争议。但内异症患者存在医源性早绝经的可能，包括手术和药物性绝经。对于早绝经的内异症患者，绝经后行激素补充治疗是否安全尚缺乏大样本量临床研究的证据。有学者提出了对于绝经后内异症患者激素补充治疗的建议：①年龄 < 45岁、已行双侧输卵管卵巢切除且无残留病灶的患者，激素补充治疗的获益大于恶变的风险；②未行双侧输卵管卵巢切除或存在明显的残留病灶，年龄 ≥ 45岁或绝经症状轻或没有症状的患者，避免激素补充治疗；③未行双侧输卵管卵巢切除或存在明显的残留病灶，严重的绝经症状或绝经年龄 < 45岁的患者，可以考虑激素补充治疗，治疗过程中严密随诊[18]。也有学者指出，完全去除内异症病灶存在难度，即使已行根治性手术在选择无孕激素拮抗的雌激素补充治疗时也应

慎重[19]。

4. 结节及包块　在内异症患者的随诊中，卵巢包块是重要的观察指标。国外大样本量研究发现，卵巢包块直径 ≥ 9cm、包块具有血流信号丰富的实性部分均是内异症患者患卵巢癌的独立危险因素，其发生风险分别为5.51[13]、23.72[13,14]。另外，在卵巢型内异症患者的随诊中，还需注意包块是否有明显增大的趋势。有研究发现，90%的内异症相关性卵巢癌患者在诊断卵巢型内异症后的半年内包块增大1倍[20]。

5. 孕产次　内异症与不孕密切相关，可能与内异症改变了盆腔微环境、解剖结构、免疫、内分泌功能等有关。对内异症患者的孕产史与恶变风险进行分析发现，多次分娩对内异症患者发生卵巢癌的风险具有一定的保护趋势，但未达到统计学意义[13,17,21]。Melin等[21]对63 630例内异症患者发生卵巢癌的风险与产次进行了队列研究，Brinton等[22]对不孕原因进行比较后均发现，内异症相关不孕的妇女卵巢癌的风险最高，是普通人群的2.48倍，内异症相关原发性不孕的妇女卵巢癌的风险甚至是普通人群的4.19倍。

6. 其他因素　达那唑是治疗内异症的经典药物，研究显示其可能与卵巢癌的风险增加有关。口服避孕药是目前内异症治疗的一线药物，服用口服避孕药（特别是 > 10年）被认为能降低普通女性人群的卵巢癌风险。单相孕激素口服避孕药也被发现对卵巢有保护作用，可能与孕激素降低促性腺激素和雄激素水平有关。此外，完全切除异位病灶或切除患侧卵巢可降低内异症相关性卵巢癌的风险；而子宫全切除术与内异症相关性卵巢癌发病风险的关系还存在争议，有学者认为切除子宫之前异位内膜的炎症反应可能已经引起了细胞损伤[23]。

三、内异症恶变的监测指标

CA125是临床诊断及监测内异症和卵巢癌的重要生化指标。但观察发现，仅有50%的早期卵巢癌患者有CA125水平升高[24]，而内异症本身也与CA125水平有关。研究发现，内异症相关性卵巢癌与良性内异症患者CA125水平无差异[10,14,20]，其风险界值在43 ～ 165 U/ml[14,19,25]，因此其对内异症恶变的诊断缺乏特异性。人附

睾分泌蛋白E4（HE4）在正常卵巢组织中不表达，在内异症中也不上调，在部分浆液性和子宫内膜样癌中高表达，在透明细胞癌中度表达，在黏液性癌不表达[26-29]。对于诊断卵巢癌，HE4的特异性高于CA125，特别是对于早期卵巢癌的诊断，但HE4的敏感性与绝经状态相关。为了结合CA125和HE4两者的优势，Moore等[30,31]提出了基于血清CA125和HE4水平计算的卵巢癌风险预测模型（risk of ovarian malignancy algorithm，ROMA）。已有研究发现，对未绝经妇女，ROMA、HE4的敏感性大于CA125；对于绝经妇女，ROMA、CA125的敏感性大于HE4；对于早期卵巢癌，ROMA的敏感性大于CA125、HE4；而对于晚期卵巢癌，三者的敏感性都升高，彼此之间无差异[19,26,29,32]。因此，Ortiz-Muñoz等[26]提出，HE4可以用于未绝经内异症患者恶变的检测，CA125可用于绝经后内异症患者，ROMA可以在两者有可疑的情况下帮助区分。目前，对于HE4及ROMA的正常界值尚无定论，仍需要大样本量前瞻性研究来验证。

四、内异症恶变的早期诊断

依据已有的研究结果，内异症患者具有以下高危因素时应加强监测、密切随访，警惕内异症恶变的发生，①内异症发病早或病史长，特别是在30～40岁诊断为卵巢型内异症或病史为10～15年；②年龄≥45岁（或≥49岁）；③诊断内异症时为已绝经的状态；④具有高雌激素水平或接受无孕激素拮抗的雌激素补充治疗，特别是肥胖者；⑤包块直径≥9cm；⑥与内异症相关的不孕妇女，特别是内异症相关的原发性不孕妇女。另外，当内异症患者出现以下临床表现时，应注意其恶变可能，积极排查、早期干预：①绝经后复发，疼痛节律改变；②影像学检查提示包块有实性或乳头状结构，血流信号丰富，或表现出明显的增大趋势。

总之，卵巢癌高居女性生殖系统恶性肿瘤死亡率的首位，70%的患者发现时已是晚期，5年死亡率高达70%，早发现、早干预是改善卵巢癌患者预后的重要环节。越来越多的研究证实了内异症与卵巢癌的相关性，但缺乏特异性的标志物能提示内异症恶变，因此，内异症患者的临床决策存在诸多棘手之处。探索内异症患者卵巢癌的高危因素，对于甄别内异症患者中卵巢癌的高危人群，进而制定恰当的临床管理策略有重要作用。对于相关的具体诊疗问题也亟待进一步深入探讨，如内异症患者绝经后激素补充治疗的方案、手术范围的选择与降低恶变风险之间的权衡、内异症恶变的监测指标及标准等问题。

参 考 文 献

[1] Munksgaard PS，Blaakaer J. The association between endometriosis and ovarian cancer：a review of histological，genetic and molecular alterations [J]. Gynecol Oncol，2012，124（1）：164-169. DOI：10.1016/j.ygyno.2011.10.001.

[2] Kumar S，Munkarah A，Arabi H，et al. Prognostic analysis of ovarian cancer associated with endometriosis [J]. Am J Obstet Gynecol，2011，204（1）：63. e1-e7. DOI：10.1016/j.ajog.2010.08.017.

[3] Krawczyk N，Banys-Paluchowski M，Schmidt D，et al. Endometriosis-associated malignancy [J]. Geburtshilfe Frauenheilkd，2016，76（2）：176-181. DOI：10.1055/s-0035-1558239.

[4] Wang S，Qiu L，Lang JH，et al. Clinical analysis of ovarian epithelial carcinoma with coexisting pelvic endometriosis[J]. Am J Obstet Gynecol，2013，208（5）：413. e1-e5. DOI：10.1016/j.ajog.2012.12.004.

[5] Sampson JA. Peritoneal endometriosis due to the menstrual dissemination of endometrial tissue into the peritoneal cavity [J]. Am J Pathol，1927，14（4）：422-469. DOI：10.1016/S0002-9378（15）30003-X.

[6] Ogawa S，Kaku T，Amada S，et al. Ovarian endometriosis associated with ovarian carcinoma：a clinicopathological and immunohistochemical study [J]. Gynecol Oncol，2000，77（2）：298-304. DOI：10.1006/gyno.2000.5765.

[7] 郎景和. 子宫内膜异位症的研究与设想 [J]. 中华妇产科杂志，2003，38（8）：478-480. DOI：10.3760/j.issn：0529-567X.2003.08.018.

[8] Lee WL，Chang WH，Wang KC，et al. The risk of

epithelial ovarian cancer of women with endometriosis may be varied greatly if diagnostic criteria are different: a nationwide population-based cohort study [J]. Medicine (Baltimore), 2015, 94 (39): e1633. DOI: 10.1097/MD.0000000000001633.

[9] Wang KC, Chang WH, Lee WL, et al. An increased risk of epithelial ovarian cancer in Taiwanese women with a new surgico-pathological diagnosis of endometriosis [J]. BMC Cancer, 2014, 14 (1): 831. DOI: 10.1186/1471-2407-14-831.

[10] Varma R, Rollason T, Gupta JK, et al. Endometriosis and the neoplastic process [J]. Reproduction, 2004, 127 (3): 293-304. DOI: 10.1530/rep.1.00020.

[11] Van Gorp T, Amant F, Neven P, et al. Endometriosis and the development of malignant tumours of the pelvis. A review of literature [J]. Best Pract Res Clin Obstet Gynaecol, 2004, 18 (2): 349-371. DOI: 10.1016/j.bpobgyn.2003.03.001.

[12] Melin A, Sparén P, Persson I, et al. Endometriosis and the risk of cancer with special emphasis on ovarian cancer [J]. Hum Reprod, 2006, 21 (5): 1237-1242. DOI: 10.1093/humrep/dei462.

[13] Kobayashi H, Sumimoto K, Kitanaka T, et al. Ovarian endometrioma: risks factors of ovarian cancer development [J]. Eur J Obstet Gynecol Reprod Biol, 2008, 138 (2): 187-193. DOI: 10.1016/j.ejogrb.2007.06.017.

[14] Kadan Y, Fiascone S, McCourt C, et al. Predictive factors for the presence of malignant transformation of pelvic endometriosis [J]. Eur J Obstet Gynecol Reprod Biol, 2015, 185: 23-27. DOI: 10.1016/j.ejogrb.2014.11.029.

[15] Erzen M, Kovacic J. Relationship between endometriosis and ovarian cancer [J]. Eur J Gynaecol Oncol, 1998, 19 (6): 553-555. DOI: 10.1097/00001703-199802000-00012.

[16] Melin AS, Lundholm C, Malki N, et al. Hormonal and surgical treatments for endometriosis and risk of epithelial ovarian cancer [J]. Acta Obstet Gynecol Scand, 2013, 92 (5): 546-554. DOI: 10.1111/aogs.12123.

[17] Zanetta GM, Webb MJ, Li H, et al. Hyperestrogenism: a relevant risk factor for the development of cancer from endometriosis [J]. Gynecol Oncol, 2000, 79 (1): 18-22. DOI: 10.1006/gyno.2000.5905.

[18] Rozenberg S, Antoine C, Vandromme J, et al. Should we abstain from treating women with endometriosis using menopausal hormone therapy, for fear of an increased ovarian cancer risk? [J]. Climacteric, 2015, 18 (4): 448-452. DOI: 10.3109/13697137.2015.1041905.

[19] Dayyani F, Uhlig S, Colson B, et al. Diagnostic performance of risk of ovarian malignancy algorithm against CA125 and HE4 in connection with ovarian cancer: a meta-analysis [J]. Int J Gynecol Cancer, 2016, 26 (9): 1586-1593. DOI: 10.1097/IGC.0000000000000804.

[20] Taniguchi F, Harada T, Kobayashi H, et al. Clinical characteristics of patients in Japan with ovarian cancer presumably arising from ovarian endometrioma [J]. Gynecol Obstet Invest, 2014, 77 (2): 104-110. DOI: 10.1159/000357819.

[21] Melin A, Sparén P, Bergqvist A. The risk of cancer and the role of parity among women with endometriosis [J]. Hum Reprod, 2007, 22 (11): 3021-3026. DOI: 10.1093/humrep/dem209.

[22] Brinton LA, Lamb EJ, Moghissi KS, et al. Ovarian cancer risk associated with varying causes of infertility [J]. Fertil Steril, 2004, 82 (2): 405-414. DOI: 10.1016/j.fertnstert.2004.02.109.

[23] Thomsen LH, Schnack TH, Buchardi K, et al. Risk factors of epithelial ovarian carcinomas among women with endometriosis: a systematic review [J]. Acta Obstet Gynecol Scand, 2017, 96 (6): 761-778. DOI: 10.1111/aogs.13010.

[24] van Haaften-Day C, Shen Y, Xu F, et al. OVX1, macrophage-colony stimulating factor, and CA-125-II as tumor markers for epithelial ovarian carcinoma: a critical appraisal [J]. Cancer, 2001, 92 (11): 2837-2844. DOI: 10.1002/1097-0142 (20011201) 92: 11 < 2837::aid-cncr10093 > 3.0.co; 2-5.

[25] Shin JJ, Lee YJ, Kim R, et al. Analysis of falsely elevated risk of ovarian malignancy algorithm in women with ovarian endometrioma [J]. Obstet Gynecol Sci, 2016, 59 (4): 295-302. DOI: 10.5468/ogs.2016.59.4.295.

[26] Ortiz-Muñoz B, Aznar-Oroval E, García García A, et al. HE4, Ca125 and ROMA algorithm for differential diagnosis between benign gynaecological diseases and ovarian cancer [J]. Tumour Biol, 2014, 35 (7): 7249-7258. DOI: 10.1007/s13277-014-1945-6.

[27] Kirchhoff C, Habben I, Ivell R, et al. A major human epididymis-specific cDNA encodes a protein with sequence homology to extracellular proteinase inhibitors [J]. Biol Reprod, 1991, 45 (2): 350-357. DOI: 10.1095/biolreprod 45.2.350.

[28] Aarenstrup Karlsen M, Høgdall C, Nedergaard L, et al. HE4 as a predictor of adjuvant chemotherapy resistance and survival in patients with epithelial ovarian cancer [J]. APMIS, 2016, 124 (12): 1038-1045. DOI: 10.1111/apm.12625.

[29] Kadija S, Stefanovic A, Jeremic K, et al. The utility of human epididymal protein 4, cancer antigen 125, and risk for malignancy algorithm in ovarian cancer and endometriosis [J]. Int J Gynecol Cancer, 2012, 22 (2): 238-244. DOI: 10.1097/IGC.0b013e318234f852.

[30] Moore RG, Brown AK, Miller MC, et al. The use of multiple novel tumor biomarkers for the detection of ovarian carcinoma in patients with a pelvic mass [J]. Gynecol Oncol, 2008, 108 (2): 402-408. DOI: 10.1016/j.ygyno.2007.10.017.

[31] Moore RG, Mcmeekin DS, Brown AK, et al. A novel multiple marker bioassay utilizing HE4 and CA125 for the prediction of ovarian cancer in patients with a pelvic mass [J]. Gynecol Oncol, 2009, 112 (1): 40-46. DOI: 10.1016/j.ygyno.2008.08.031.

[32] Zapardiel I, Gorostidi M, Ravaggi A, et al. Utility serum marker HE4 for the differential diagnosis between endometriosis and adnexal malignancy [J]. Int J Gynecol Cancer, 2016, 26 (1): 52-55. DOI: 10.1097/IGC.000000000000 0579.

子宫内膜异位症相关性卵巢透明细胞癌与子宫内膜样癌的临床及预后特点

孙婷婷　王　姝　刘玉婷　郎景和

【摘要】目的：比较子宫内膜异位症相关性卵巢癌（EAOC）中卵巢透明细胞癌（OCCC）及卵巢子宫内膜样癌（OEC）的临床及预后特点。方法：回顾性分析2000年1月至2012年12月于我院妇产科接受手术治疗且术后病理确诊为EAOC的患者临床病理资料，随访截止时间为2017年3月。根据EAOC的诊断标准，研究共纳入69例EAOC患者，包括37例子宫内膜异位症相关卵巢透明细胞癌（EAOCCC）患者和32例子宫内膜异位症相关卵巢子宫内膜样癌（EAOEC）患者。通过回顾病历资料，总结并比较EAOCCC与EAOEC之间的临床特点、治疗方案、术后病理及预后特点，并通过Kaplan-Meier模型及log-rank检验进行生存分析。结果：两组患者的平均年龄、绝经状态、孕次、初始症状、肿瘤大小、肿瘤侧别、FIGO分期及铂类药物化疗耐药比例均无统计学差异（$P > 0.05$）。EAOCCC组术前CA125水平正常的患者比例显著低于EAOEC组（40.54% vs 3.13%，$P < 0.05$）；两组患者总生存（OS）及无病生存（DFS）均无统计学差异（$P > 0.05$）。在多因素分析中，DFS与年龄、FIGO分期、淋巴结切除、淋巴结转移、残余病灶及铂类药物化疗耐药相关（$P < 0.05$）。结论：在EAOC中，OCCC与OEC患者在临床特点及生存结局上表现出许多相似点，但OCCC与OEC是否可看作一种肿瘤仍需进一步研究。

【关键词】子宫内膜异位症相关性卵巢癌；卵巢透明细胞癌；卵巢子宫内膜样癌；预后

Clinical and prognostic characteristics of endometriosis-associated ovarian clear cell carcinoma and endometrioid carcinoma.

Sun Tingting，*Wang Shu*，*Liu Yuting*，*Lang Jinghe*

【Abstract】Objective：To identify the clinical features and prognostic outcome of patients with endometriosis-associated ovarian cancer（EAOC）and compare the characteristics of ovarian clear cell carcinoma（OCCC）with ovarian endometrioid carcinoma（OEC）. Methods：The patients who were initially treated in PUMCH and pathologically diagnosed with EAOC from January 2000 to December 2012 were identified，and the data were retrospectively collected by reviewing medical records. According to the EAOC diagnostic criteria，the study included 69 patients with EAOC，including 37 patients with OCCC and 32 patients with OEC. By reviewing the medical records，the clinical characteristics，treatment protocol，postoperative pathology and prognosis characteristics between OCCC and OEC were summarized and compared，and survival analysis was performed by Kaplan-Meier model and log-rank test. Results：There were no significant differences in average age，menopausal status，gravidity，initial symptoms，tumor size and side，FIGO stage and the proportion of platinum-based drug resistance between the two groups（$P > 0.05$）. However，the proportion of patients with a normal preoperative level of CA125 in OCCC group was significantly higher than in OEC group（40.54% vs 3.13%，$P < 0.05$）. No significant difference of overall survival and disease-free survival between the two groups was observed（$P > 0.05$）. The multivariate analysis showed that the disease-free survival is correlated with age，FIGO stage，lymphadenectomy，metastasis of LN，residual tumor and platinum-based drug resistance（$P < 0.05$）. **Conclusions**：The clinical characteristics and prognostic outcome displayed many similarities between the patients with OCCC and OEC，but whether OCCC and OEC could be considered as an integrated disease cannot yet be determined.

【**Key words**】Endometriosis；Ovarian clear cell carcinoma；Ovarian endometrioid carcinoma；Prognosis

子宫内膜异位症是妇科最常见的良性疾病之一，但子宫内膜异位症有恶变潜能，与某些卵巢癌密切相关[1-3]。近年来一系列流行病学研究显示，子宫内膜异位症患者患卵巢癌的风险与普通人群相比显著升高，尤其是卵巢透明细胞癌（OCCC）及卵巢子宫内膜样癌（OEC）[3,4]。因此有学者认为子宫内膜异位症可能是OCCC及OEC的"癌前病变"[2]。既往有研究报道，子宫内膜异位症相关性卵巢癌（EAOC）的临床及预后特点不同于其他上皮性卵巢癌，EAOC可能是一种特殊的上皮性卵巢癌[5,6]。然而，子宫内膜异位症相关性卵巢透明细胞癌、卵巢子宫内膜样癌在临床特点及预后上是否存在相似或不同之处、这两种肿瘤是否可看作一个整体，却少有相关研究。因此，本研究在EAOC人群中分析并比较子宫内膜异位症相关卵巢透明细胞癌（EAOCCC）与子宫内膜异位症相关卵巢子宫内膜样癌（EAOEC）的临床及预后特点，旨在阐明两者之间的差别并对EAOC患者的诊疗提供参考依据。

资料与方法

一、研究对象

回顾性分析2000年1月至2012年12月在我院妇产科就诊并接受手术治疗的上皮性卵巢癌患者的临床及病理资料，随访截止至2017年3月。术后病理诊断均由经验丰富的病理医师复核。根据术后病理报告，所有上皮性卵巢癌患者中共有121例OCCC患者及188例OEC患者。

根据病理报告，研究纳入符合EAOC诊断、术后定期随诊及随访信息齐全的患者，排除合并其他卵巢上皮性肿瘤成分、临床病理信息不全及术后失访者。经过上述标准筛选后，研究共纳入69例EAOC患者，其中包括37例EAOCCC及32例EAOEC患者。

二、方法

1. 随诊回顾　69例EAOC患者自初次治疗结束后均定期门诊随诊。每次门诊复查，由有经验的妇科肿瘤医师做盆腔妇科检查，血清肿瘤标志物检测包括血CA125或其他既往曾升高的肿瘤标志物、盆腹腔超声，必要时复查胸部X线平片、CT、MRI和/或PET/CT。通过门诊随访或电话随访方式获取患者术后生存情况及末次随访时的疾病状态，随访截止时间为2017年3月。

2. 分析指数　收集上述69例EAOC患者的临床/病理资料，包括年龄、月经状况、首发症状、孕产次数、既往内科并发症、术前CA125水平、FIGO分期、肿瘤大小及侧别、合并妇科其他良性肿瘤或疾病情况、手术切净程度，以及术后是否化疗、化疗方案疗程及是否耐药，详见表1。

3. 判定标准　化疗耐药定义为末次化疗结束后6个月以内出现肿瘤进展或复发。细针穿刺或再次手术获得组织病理学证据和/或影像学出现新进展被认为是肿瘤复发。患者死于其他疾病或末次随访时仍存活被认为是数据截尾。生存分析内容包括总生存时间（OS）及无病生存时间（DFS）。OS定义为患者从接受初次手术到死亡或末次随访的时间，DFS定义为患者从接受初次手术治疗到出现肿瘤进展/复发的时间。本研究中EAOC的诊断标准为病理确诊的上皮性卵巢癌合并子宫内膜异位症病灶，共存的内异症病灶符合Scott标准诊断，即卵巢肿瘤与子宫内膜异位症同时存在，包括存在于不同侧卵巢，同侧卵巢，或盆腔子宫内膜异位症（如腹膜子宫内膜异位症）。

表1　EAOCCC与EAOEC患者的基本特征及临床病理特点 [n（%）]

组别	例数	年龄（岁）		绝经状态		孕次		产次	
		＜38	≥38	绝经前	绝经后	0	≥1	0	≥1
EAOCCC组	37	3（8.11）	34（91.89）	30（81.08）	7（18.92）	4（10.81）	33（89.19）	4（10.81）	33（89.19）
EAOEC组	32	7（21.88）	25（78.13）	23（71.88）	9（28.13）	5（15.63）	27（84.38）	6（18.75）	26（81.25）

组别	例数	腹痛		腹胀		包块		偶然发现	
		否	是	否	是	否	是	否	是
EAOCCC组	37	26（70.27）	11（29.73）	34（91.89）	3（8.11）	25（67.57）	12（32.43）	26（70.27）	11（29.73）
EAOEC组	32	26（81.25）	6（18.75）	28（87.50）	4（12.50）	22（68.75）	10（31.25）	28（87.50）	4（12.50）

组别	例数	月经失调		绝经后阴道出血		CA125正常（＜35 U/ml）		肿瘤大小（cm）	
		否	是	否	是	否	是	＜5.5	≥5.5
EAOCCC组	37	34（91.89）	3（8.11）	37（100.00）	0	22（59.46）	15（40.54）	3（8.11）	34（91.89）
EAOEC组	32	25（78.13）	7（21.88）	31（96.88）	1（3.13）	31（96.88）	1（3.13）	7（21.88）	25（78.13）

组别	例数	肿瘤侧别		早期/晚期		残余病灶	
		单侧	双侧	I＋II	III＋IV	否	是
EAOCCC组	37	30（81.08）	7（18.92）	31（83.78）	6（16.22）	34（91.89）	3（8.11）
EAOEC组	32	21（65.63）	11（34.38）	30（93.75）	2（6.25）	30（93.75）	2（6.25）

组别	例数	FIGO分期[a]				铂类化疗		化疗耐药	
		I	II	III	IV	否	是	否	是
EAOCCC组	37	26（70.27）	5（13.51）	5（13.51）	1（2.70）	0	37（100.00）	32（86.49）	5（13.51）
EAOEC组	32	26（71.88）	7（21.88）	2（6.25）	0	2（6.25）	30（93.75）	32（100.00）	0

组别	例数	子宫内膜病变		高血压		糖尿病	
		否	是	否	是	否	是
EAOCCC组	37	34（91.89）	3（8.11）	31（83.78）	6（16.22）	36（97.30）	1（2.70）
EAOEC组	32	28（87.50）	4（12.50）	29（90.63）	3（9.38）	31（96.88）	1（3.13）

注：与EAOCCC组比较，*P＜0.05；a根据2013年FIGO分期系统进行分期

三、统计学分析

利用SPSS 23.0软件进行统计学分析。连续变量通过Mann-Whitney检验进行分析，分类变量通过t检验进行分析。连续变量通过ROC曲线选取最佳截断值（optimal cutoff value）并进行分层。经过单因素分析选取有统计学意义的变量，进一步用逻辑回归模型进行多因素分析。多因素分析中通过Cox风险模型计算校正后的风险比（HR），通过95%可信区间（95% CI）评估校正后的相对风险。生存分析采用未校正的Kaplan-Meier曲线模型评估无复发生存和总生存，并通过log-rank检验进行组间比较。本研究中所有P值均为双侧检验，以$P＜0.05$为差异有统计学意义。

结　果

一、患者人口统计学及临床/病理特征

研究共纳入69例EAOC患者，包括37例EAOCCC患者及32例EAOEC患者，患者的人口学特点及临床病理特点见表1。本研究患者平均

发病年龄为（45.0±9.0）岁（28 ～ 79岁）。发病时未绝经患者居多，占76.81%（53例）。

经ROC曲线分析后，本研究将患者年龄38岁和肿瘤直径5.5cm作为评估DFS的截断值（图1），两组患者之间基本特征及临床病理特点的对比见表1。EAOCCC组与EAOEC组的发病年龄（45.0 vs 44.0，$P > 0.05$）及年龄分组（< 38或≥ 38岁）比较，差异无统计学意义（$P > 0.05$）；发病时绝经前患者所占比例比较，差异无统计学意义（$P > 0.05$）；两组间未孕或未产患者比例比较，差异无统计学意义（$P > 0.05$）。

两组患者的首发症状比较，差异无统计学意义（$P > 0.05$）。但是，EAOCCC组患者术前CA125水平显著低于EAOEC组（43.7 vs 207.6U/ml，$P = 0.044$），且EAOCCC组术前CA125水平正常患者比例显著高于EAOEC组（40.54% vs 3.13%，$P = 0.000\,2$）。其余因素两组患者间比较，差异无统计学意义，如肿瘤大小、肿瘤侧别、FIGO分期、残余病灶、铂类化疗耐药、合并子宫内膜病变及合并高血压或糖尿病等。

二、患者生存信息

整组患者术后随访的中位时间为67个月，

69例患者中共观察到6例（8.70%）肿瘤导致的死亡，其余63例（91.30%）患者在末次随访时均确认为生存状态。死亡病例在EAOCCC组占13.51%（5/37），在EAOEC组占3.13%（1/32），两组死亡患者比例无统计学差异（$P > 0.05$）。EAOCCC组与EAOEC组随访时间相当（72 vs 60个月，$P > 0.05$），两组整体生存率比较，差异无统计学意义（86.49% vs 96.88%，$P > 0.05$）。EAOCCC组与EAOEC组患者无病生存时间比较，差异无统计学意义（62 vs 60个月，$P > 0.05$），两组无病生存率（75.68% vs 81.25%）比较，差异无统计学意义（$P > 0.05$）。

共15例患者出现术后复发，其中9（9/37）例为EAOCCC组，6（6/32）例为EAOEC组。15例复发患者的中位复发时间为28个月，其中EAOCCC组中位复发时间为12个月，EAOEC组中位复发时间为33.5个月。

在单因素分析中，OS的影响因素包括腹胀、FIGO分期、早期/晚期、单侧/双侧肿瘤、淋巴结转移、残余病灶及化疗耐药（$P < 0.05$）（表2、图2）。而在多因素分析中，DFS的独立影响因素包括年龄、FIGO分期、早期/晚期、淋巴结切除、淋巴结转移、残余病灶及化疗耐药（$P < 0.05$）（表3、图3）。

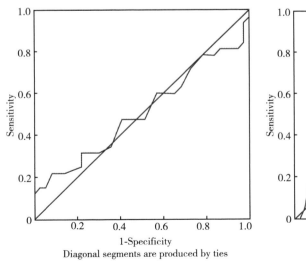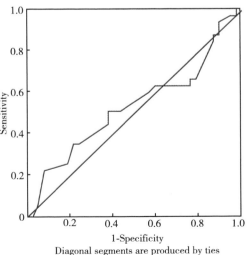

图1　年龄及肿瘤直径的ROC曲线

A.发病年龄的ROC曲线；B.肿瘤大小的ROC曲线

表2　单因素分析EAOC患者的OS［n（%）］

参数	n（%）	OS（中位数，四分位数）	生存率
年龄			
＜38	10（14.49）	98.5（67，153）	100.00
≥38	59（85.51）	63（36，89）	89.83
绝经状态			
绝经前	53（76.81）	69（47，101）	90.57
绝经后	16（23.19）	63（31，100.5）	93.75
孕次			
0	9（13.04）	70（53，107）	88.89
≥1	60（86.96）	66.5（38，95.5）	91.67
产次			
0	10（14.49）	66.5（53，107）	90.00
≥1	59（85.51）	67（38，101）	91.53
腹痛			
否	52（75.36）	62.5（37，89.5）	90.38
是	17（24.64）	87（60，107）	94.12
腹胀*			
否	62（89.86）	68（44，102）	95.16
是	7（10.14）	65（20，82）	57.14#
包块			
否	47（68.12）	76（53，109）	89.36
是	22（31.88）	57.5（29，81）	95.45
偶然发现			
否	54（78.26）	68.5（36，95）	90.74
是	15（21.74）	62（53，109）	93.33
月经失调			
否	59（85.51）	66（42，95）	89.83
是	10（14.49）	78.5（38，158）	100.00
绝经后阴道出血			
否	68（98.55）	68（40，101.5）	91.18
是	1（1.45）	66（66，66）	100.00
CA125正常（＜35U/ml）			
否	16（23.19）	61（49，85.5）	100.00
是	53（76.81）	69（38，102）	88.68
早期/晚期*			
Ⅰ＋Ⅱ	61（88.41）	66（44，102）	95.08
Ⅲ＋Ⅳ	8（11.59）	79.5（21.5，89）	62.50#
FIGO分期a*			

续　表

参数	n（%）	OS（中位数，四分位数）	生存率
Ⅰ	49（80.33）	66（51，95）	97.96
Ⅱ	12（19.67）	72.5（28.5，127.5）	83.33
Ⅲ	7（87.50）	85（23，89）	71.43
Ⅳ	1（12.50）	12（12，12）	0*
肿瘤大小（cm）			
＜5.5	10（14.49）	78（47，109）	100.00
≥5.5	59（85.51）	67（38，95）	89.83
肿瘤侧别*			
单侧	51（73.91）	65（38，102）	96.08
双侧	18（26.09）	77.5（56，101）	77.78#
淋巴结转移*			
否	59（92.19）	70（53，102）	94.92
是	5（7.81）	31（20，74）	40.00#
不详	5（100.00）	23（19.26）	100.00
淋巴结切除			
否	5（7.25）	23（19.26）	100.00
是	64（92.75）	69.5（49，101.5）	90.63
残余病灶*			
否	64（92.75）	69.5（49，102）	93.75
是	5（7.25）	20（19，26）	60.00#
化疗耐药*			
否	64（92.75）	72（52，102）	95.31
是	5（7.25）	19（14，20）	40.00#
子宫内膜病变			
否	62（89.86）	66.5（38，101）	91.94
是	7（10.14）	81（56，102）	85.71
高血压			
否	60（86.96）	68（40，104.5）	93.33
是	9（13.04）	60（47，81）	77.78
糖尿病			
否	67（97.10）	66（38，101）	91.04
是	2（2.90）	143（77，209）	100.00
病理类型			
EAOCCC	37（53.60）	72（36，105.7）	86.50
EAOEC	32（46.40）	60（43，89）	96.90

注：*独立影响因素；组间比较，#P＜0.05（图2）；a*根据2013年FIGO分期系统进行分期

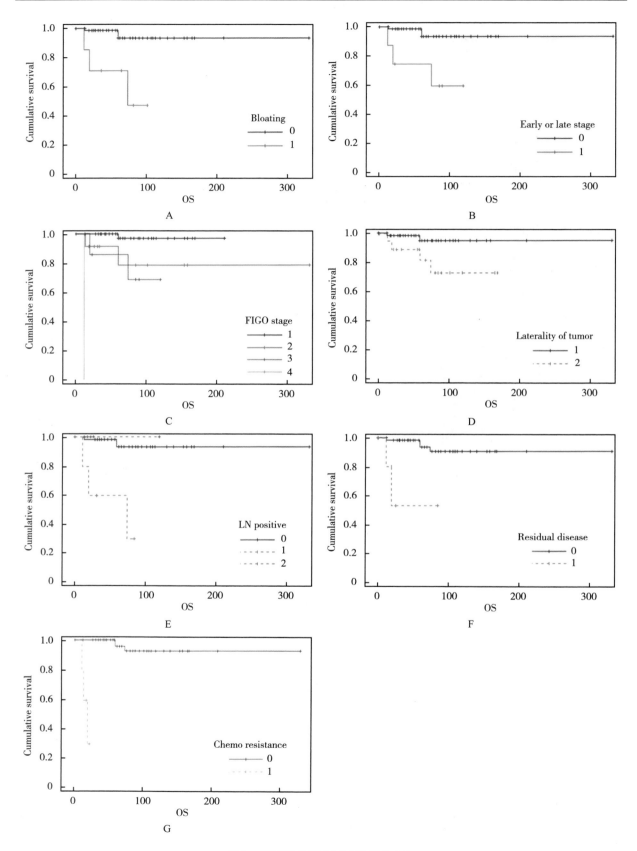

图2　单因素分析EAOC患者的OS

A.腹胀；B.早期/晚期；C.FIGO分期；D.肿瘤侧别；E.淋巴结转移；F.残余病灶；G.化疗耐药

表3 多因素分析EAOC患者的DFS [n （％）]

参数		n （％）	DFS（中位数，四分位数）	生存率（％）
年龄*	＜38	10（14.49）	88.5（55，153）	100.00
	≥38	59（85.51）	59（31，85）	74.58
绝经状态	绝经前	53（76.81）	60（36，89）	77.36
	绝经后	16（23.19）	63（27，81.5）	81.25
孕次	0	9（13.04）	70（48，107）	66.67
	≥1	60（86.96）	60（35.5，86）	80
产次	0	10（14.49）	61.5（48，107）	70
	≥1	59（85.51）	60（35，87）	79.66
腹痛	否	52（75.36）	57.5（30，83）	76.92
	是	17（24.64）	82（5，101）	82.35
腹胀*	否	62（89.86）	61（36，89）	80.65
	是	7（10.14）	36（12，82）	57.14
包块	否	47（68.12）	69（42，102）	78.72
	是	22（31.88）	47.5（26，78）	77.27
偶然发现	否	54（78.26）	59.5（31，89）	75.93
	是	15（21.74）	62（51，102）	86.67
月经失调	否	59（85.51）	60（35，87）	77.97
	是	10（14.49）	62.5（38，139）	80
绝经后阴道出血	否	68（98.55）	60（35.5，89）	77.94
	是	1（1.45）	66（66，66）	100
CA125正常（＜35U/ml）	否	16（23.19）	61（49，85.5）	87.5
	是	53（76.81）	59（35，89）	75.47
早期/晚期*	Ⅰ+Ⅱ	61（88.41）	60（36，87）	81.97
	Ⅲ+Ⅳ	8（11.59）	60.5（10.5，89）	50[#]
FIGO分期[a]*	Ⅰ	49（80.33）	62（47，82）	87.76
	Ⅱ	12（19.67）	39.5（20，101.5）	58.33
	Ⅲ	7（87.50）	85（12，89）	57.14
	Ⅳ	1（12.50）	4（4，4）	0[#]
肿瘤大小（cm）	＜5.5	10（14.49）	63（36，105）	80
	≥5.5	59（85.51）	60（31，89）	77.97
肿瘤侧别*	单侧	51（73.91）	60（35，87）	80.39
	双侧	18（26.09）	64.5（36，101）	72.22
淋巴结转移*	否	59（92.19）	66（47，95）	83.05
	是	5（7.81）	31（12，36）	40

续　表

参数		n（%）	DFS（中位数，四分位数）	生存率（%）
	不详	5（100.00）	9（9，26）	60
淋巴结切除*	否	5（7.25）	9（9.26）	60
	是	64（92.75）	62（37，89）	79.69#
残余病灶*	否	64（92.75）	62（37，92）	81.25
	是	5（7.25）	12（9，26）	40#
化疗耐药*	否	64（92.75）	64（40，92）	84.38
	是	5（7.25）	9（5，9）	0#
子宫内膜病变	否	62（89.86）	60（31，89）	77.42
	是	7（10.14）	81（48，102）	85.71
高血压	否	60（86.96）	61（35.5，92）	78.33
	是	9（13.04）	55（47，81）	77.78
糖尿病	否	67（97.10）	60（38，101）	91.04
	是	2（2.90）	73.5（70，77）	50
病理类型	EAOCCC	37（53.60）	62（35.5，94）	
	EAOEC	32（46.40）	60（32.3，89）	

注：*独立影响因素；组间比较，#$P < 0.05$（图3）；a*根据2013年FIGO分期系统进行分期

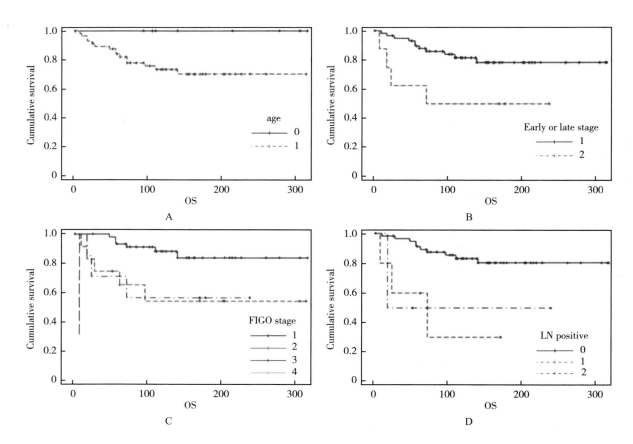

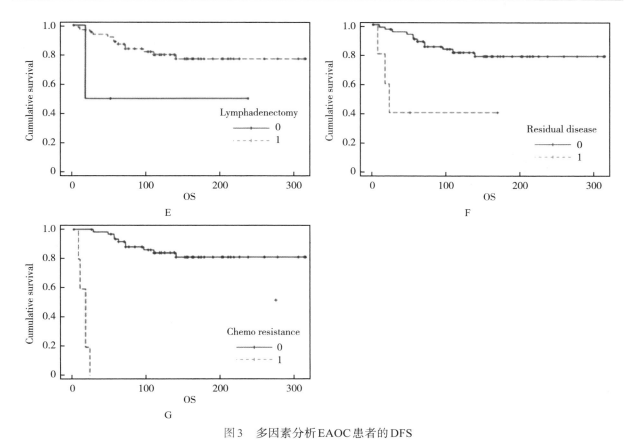

图3　多因素分析EAOC患者的DFS

A.年龄；B.早期/晚期；C.FIGO分期；D.淋巴结转移；E.淋巴结切除；F.残余病灶；G.化疗耐药

讨　论

本研究共纳入37例EAOCCC患者及32例EAOEC患者，两组间平均发病年龄、绝经状态、孕次、首发症状、肿瘤大小、肿瘤侧别及合并症等方面比较，差异无统计学意义。本研究中Ⅰ期患者在两组中均占大多数，与Mangili等[7]、Scarfone等[8]及Lim等[9]报道结果一致。根据本研究结果，EAOEC组患者术前CA125水平显著高于EAOCCC组，而且16例术前CA125水平正常的患者中，15例为EAOCCC组患者，两组CA125水平正常患者所占比例显著不同（表1）。近年来，CA125水平在不同上皮性卵巢癌亚型中的诊断及判断预后价值引起热议。既往研究显示，在EAOCCC患者的诊断及预后判断中CA125的敏感性和特异性相对较低，尤其对于一直伴有子宫内膜异位症的患者。Babic等[10]报道，在卵巢癌的诊断中合并子宫内膜异位症为术前CA125水平较低的唯一独立影响因素。本研究结果显示只有1例合并子宫内膜异位症的EAOEC患者术前CA125水平正常。对于正常位置的子宫内膜病变，本研究中EAOEC组的发生率轻微高于EAOCCC组（12.50% vs 8.11%）。根据既往研究结果，EAOEC合并子宫内膜癌的发生率为12%～50%[11]，显著高于本研究结果。Mogensen等[12]报道子宫内膜异位症患者发生子宫内膜癌的风险显著升高。根据目前结果，EAOC患者中"正位"子宫内膜发生病变的分子生物学价值尚需进一步研究，以探索正位子宫内膜病变与异位子宫内膜恶变之间的分子学关联。

本研究中共有67例患者术后行以铂类药物为基础的联合化疗，其中5/67（7.46%）例表现出化疗耐药，均来自EAOCCC组，占EAOCCC组患者的13.51%。然而，统计结果显示两组化疗耐药比例无显著性差异（P = 0.056 7）。既往研究显示，EAOCCC易对铂类药物形成化疗耐药，进而导致其预后较差[13-15]。本研究首次在EAOC人群中对EAOCCC及EAOEC的化疗耐药情况进行报道，然而，导致 EAOC 患者化疗耐药的分子机制尚需进一步研究。对于此类化疗耐药患者，是否存在特定的分子标志物可帮助临床医师在制定化疗决策前对其进行鉴别，亦需进一步探讨。

本研究中患者术后中位随访时间为 67 个月，共观察到 6 例死亡病例，其中 5 例为 EAOCCC 组、1 例为 EAOEC 组，两组患者总生存率及中位生存时间无显著性差异。结果显示，无论 EAOCCC 或 EAOEC，患者均能获得较好的总生存结局。Kuo 等[16] 报道，EAOC 患者在随访时间 23～130 个月内，其总生存率为 90.9%（10/11）。本研究中 EAOCCC 组有 9 例患者出现复发而 EAOEC 组有 6 例，两组中位复发时间分别为 12 个月及 33.5 个月，两组中位无病生存时间及无病生存率均无统计学差异。既往有研究报道，合并子宫内膜异位症的卵巢癌患者 OS 及 DFS 较好[17,18]。Barreta 等[19] 研究了 23 例 EAOCCC 患者与 27 例 EAOEC 患者的生存结局，合并内异症并不改变 EAOEC 患者的生存结局，但在 EAOCCC 患者中，合并内异症组 OS 较好。由于类似研究均例数较少，未来尚需扩大样本量来进一步研究 EAOC 中 EAOCCC 与 EAOEC 的临床及预后特点。

前期研究结果显示，EAOCCC 患者的临床及预后特点均不同于普通 EAOCCC。同样，EAOEC 患者特点亦不同于普通 EAOEC。因此有学者提出，EAOC 应该被看作一类特殊的卵巢癌。然而，很少有研究致力于探寻这两种肿瘤之间临床及预后特点的相似点及差异性。本研究结果显示，EAOCCC 与 EAOEC 之间具有相似的临床特点及相当的生存结局，提示这两类卵巢肿瘤可能具有相同的发病机制。Kajihara 等[18] 提出，某些 EAOCCC 可能起源于早期子宫内膜异位病变，这些异位内膜来自于经血逆流的子宫内膜；而 HNF-1β 表达阴性的 EAOEC 可能起源于继发性子宫内膜异位症恶变，而这部分内膜来自于体腔间皮化生。还有理论提出，子宫内膜异位症分化为两种组织是一个性激素调控的"双元模型"[20,21]：①雌孕激素受体阳性的子宫内膜异位灶受雌激素长期刺激而恶变形成激素依赖性子宫内膜样癌；②雌孕激素受体阴性的萎缩性异位子宫内膜受氧化应激长期刺激而恶变形成非激素依赖性透明细胞癌。这些结果及假说可能有助于解释本研究发现的 EAOCCC 与 EAOEC 之间的差别，如两组患者之间术前 CA125 水平正常的比例不同。但是，很少有学者提出其他假说，EAOC 的发病机制尚需进一步研究，以最终阐明子宫内膜异位症恶变的机制。

本研究的优势在于总结了 EAOC 的临床及预后特点，并在 EAOCCC 于 EAOEC 之间进行比较。作为一项回顾性研究，本研究的局限性主要在于回忆偏差及固有选择性偏差。由于每组患者例数较少，研究相关结果结论可能会受到影响，未来需要样本量更大的研究来进一步探讨 EAOC 相关特征及机制。而由于其发病率降低，大规模研究的实施具有一定挑战性。

本研究结果显示，EAOCCC 与 EAOEC 之间具有相似的临床特征及生存结局，但两者是否可作为一个整体对待仍无法确定。目前研究均为回顾性且样本量较小，未来需要实施大规模前瞻性研究来进一步探究 EAOC 患者的临床及预后特点。相关分子研究亦需进一步明确 EAOC 的分子生物学机制，以对子宫内膜内异症恶变的高危患者进行筛查，早期诊断并明确分类，为 EAOC 患者制定个体化治疗方案。

参 考 文 献

[1] Munskgaard PS, Blaakaer J. The association between endometriosis and ovarian cancer: a review of histological, genetic and molecular alterations [J]. Gynecol Oncol, 2012, 124 (1): 164-169.

[2] Sayasneh A, Tsivos D, Crawford R. Endometriosis and ovarian cancer: a systematic review [J]. ISRN Obstet Gynecol, 2011: 140-310.

[3] Melin A, Sparen P, Persson I, et al. Endometriosis and the risk of cancer with special emphasis on ovarian cancer [J]. Hum Reprod, 2006, 21 (5): 1237-1242.

[4] Wilbur MA, Shih IM, Segars JH, et al. Cancer Implications for Patients with Endometriosis [J]. Semin Reprod Med, 2017, 35 (1): 110-116.

[5] Wang S, Qiu L, Lang JH, et al. Clinical analysis of ovarian epithelial carcinoma with coexisting pelvic

endometriosis [J]. Am J Obstet Gynecol, 2013, 208 (5): 413. e1-5.

[6] Ren T, Wang S, Sun J, et al. Endometriosis is the independent prognostic factor for survival in Chinese patients with epithelial ovarian carcinoma [J]. J Ovarian Res, 2017, 10 (1): 67.

[7] Mangili G, Bergamini A, Taccagni G, et al. Unraveling the two entities of endometrioid ovarian cancer: a single center clinical experience [J]. Gynecol Oncol, 2012, 126 (3): 403-407.

[8] Scarfone G, Bergamini A, Noli S, et al. Characteristics of clear cell ovarian cancer arising from endometriosis: a two center cohort study [J]. Gynecol Oncol, 2014, 133 (3): 480-484.

[9] Lim MC, Chun KC, Shin SJ, et al. Clinical presentation of endometrioid epithelial ovarian cancer with concurrent endometriosis: a multi-center retrospective study [J]. Cancer Epidemiol Biomarkers Prey, 2010, 19 (2): 398-404.

[10] Babic A, Cramer DW, Kelemen LE, et al. Predictors of pretreatment CAl25 at ovarian cancer diagnosis: a pooled analysis in the Ovarian Cancer Association Consortium [J]. Cancer Causes Control, 2017, 28 (5): 459-468.

[11] Soliman PT, Slomovitz BM, Broaddus RR, et al. Synchronous primary cancers of the endometrium and ovary: a single institution review of 84 cases [J]. Gynecol Oncol, 2004, 94 (2): 456-462.

[12] Mogensen JB, Kjær SK, Mellemkjær L, et al. Endometriosis and risks for ovarian, endometrial and breast cancers: A nationwide cohort study [J]. Gynecol Oncol, 2016, 143 (1): 87-92.

[13] Sugiyama T, Kamura T, Kigawa J, et al. Clinical characteristics of clear cell carcinoma of the ovary: a distinct histologic type with poor prognosis and resistance to platinum-based chemotherapy [J]. Cancer, 2000, 88 (11): 2584-2589.

[14] Lee YY, Kim TJ, Kim MJ, et al. Prognosis of ovarian clear cell carcinoma compared to other histological subtypes: a meta-analysis [J]. Gynecol Oncol, 2011, 122 (3): 541-547.

[15] Itamochi H, Kigawa J, Terakawa N. Mechanisms of chemoresistance and poor prognosis in ovarian clear cell carcinoma [J]. Cancer Sci, 2008, 99 (4): 653-658.

[16] Kuo HH, Huang CY, Ueng SH, et al. Unexpected epithelial ovarian cancers arising from presumed endometrioma: A 10-year retrospective analysis [J]. Taiwan J Obstet Gynecol, 2017, 56 (1): 55-61.

[17] Dinkelspiel HE, Matrai C, Pauk S, et al. Does the Presence of Endometriosis Affect Prognosis of Ovarian Cancer? [J]. Cancer Invest, 2016, 34 (3): 148-154.

[18] Kajihara H, Yamada Y, Shigetomi H, et al. The Dichotomy in the Histogenesis of Endometriosis-associated Ovarian Cancer: Clear Cell-type Versus Endometrioid-type Adenocarcinoma [J]. Int J Gynecol Pathol, 2012, 31 (4): 304-312.

[19] Barreta A, Sarian L, Ferracini AC, et al. Endometriosis-Associated Ovarian Cancer: Population Characteristics and Prognosis [J]. Int J Gynecol Cancer, 2018, 28 (7): 1251-1257.

[20] Tanase Y, Yamada Y, Shigetomi H, et al. Modulation of estrogenic action in clear cell carcinoma of the ovary(Review) [J]. Exp Ther Med, 2012, 3(1): 18-24.

[21] Suzuki F, Akahira J, Miura I, et al. Loss of estrogen receptor beta isoform expression and its correlation with aberrant DNA methylation of the 5'-untranslated region in human epithelial ovarian carcinoma [J]. Cancer Sci, 2008, 99 (12): 2365-2372

九

特殊部位、特殊年龄的内异症

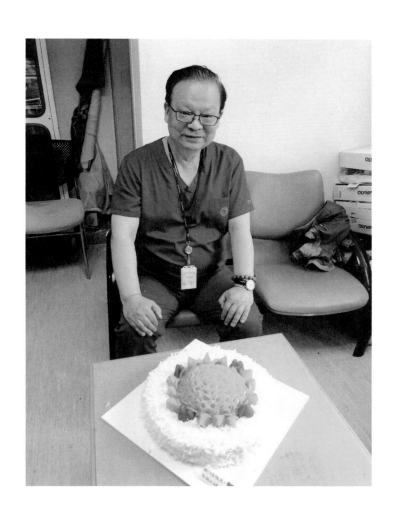

喜欢手术室的感觉。小憩是愉快的，
有蛋糕的机会却极少。

题 记

这是我比较得意的章节之一，因为如此丰富的资料在教科书甚至在专著里都难以找到。

所谓特殊部位的内异症是指除了腹膜型、卵巢型内异症之外的身体各个部位的病灶，我们有较大组的剖宫产瘢痕和会阴切口的内异症，甚至有腹股沟淋巴结的内异症。北京协和医院的呼吸内科和胸外科教授们也对胸肺内异症有了警惕（我们会有会诊）。

所谓特殊年龄的内异症是指青少年和45岁以上的女性患者，这期间的罹病之诊断处理都有其特殊性：青少年内异症要注意生殖道畸形（反之亦然），老年女性内异症要注意恶变（反之亦然）。

九、特殊部位、特定年龄的内异症

［21］李雷,冷金花,郎景和,等.输尿管子宫内膜异位症的诊断和治疗 [J]. 中华妇产科杂志, 2011, 46 (4): 266-270.　　　　　　　　　　　　　　　　　（681）

［22］张羽,冷金花,郎景和,等.巨大横膈子宫内膜异位症囊肿一例报告及文献复习 [J]. 中华妇产科杂志, 2011, 46 (7): 543-545.　　　　　　　　　　　　（687）

［23］李孟慧,冷金花,姜英,等.原发性脐部内异症三例 [J]. 中华妇产科杂志, 2012, 47 (9): 720.　　　　　　　　　　　　　　　　　　　　　　　　　　（689）

［24］邓姗,冷金花,郎景和,等.腹壁子宫内膜异位症术前预测补片的可行性分析 [J]. 国际妇产科学杂志, 2013, 40 (4): 364-368.　　　　　　　　　　　　（691）

［25］赵学英,冷金花,智明春,等.腹腔镜切口子宫内膜异位囊肿2例报告 [J]. 中国微创外科杂志, 2013, 13 (2): 178-180, 190.　　　　　　　　　　　　　　（698）

［26］张庆霞,冷金花,郎景和,等.青少年子宫内膜异位症29例临床分析 [J]. 现代妇产科进展, 2007, 16 (12): 923-926.　　　　　　　　　　　　　　　　（702）

［27］张庆霞,冷金花,郎景和.青春期子宫内膜异位症 [J]. 中国妇产科临床杂志, 2008, 9 (1): 71-73.　　　　　　　　　　　　　　　　　　　　　　　（707）

［28］王姝,郎景和,朱兰.内异症合并生殖道畸形67例临床分析 [J]. 中华妇产科杂志, 2013, 48 (9): 663-666.　　　　　　　　　　　　　　　　　　　（711）

［29］王姝,刘海元,郎景和,等.子宫内膜异位症合并非梗阻性生殖道畸形51例临床分析 [J]. 生殖医学杂志, 2013, 22 (11): 832-835.　　　　　　　　　　（716）

［30］冯凤芝,郎景和,朱兰,等.绝经后子宫内膜异位症22例临床分析 [J]. 实用妇产科杂志, 2005, 21 (1): 34-36.　　　　　　　　　　　　　　　　　　（720）

［31］冯凤芝,郎景和,朱兰,等.45岁以上子宫内膜异位症患者的临床特点及分析 [J]. 实用妇产科杂志, 2006, 22 (9): 568-570.　　　　　　　　　　　　（724）

直肠阴道隔子宫内膜异位症的诊断及治疗

王含必　郎景和　冷金花　刘珠凤　孙大为　朱　兰

【摘要】目的：探讨直肠阴道隔子宫内膜异位症（内异症）的临床诊疗治疗。**方法**：回顾分析我院自1992～2002年收治的10例直肠阴道隔内异症患者的临床资料。**结果**：患者年龄36～47岁，平均40岁；肛门坠痛6例，性交痛3例，痛经8例，慢性盆腔痛5例；三合诊时均可触及直肠阴道隔结节，平均直径3cm。血清CA125水平升高者2例。阴道或腹部超声检查均未检出异位病灶。术前4例接受促性腺激素释放激素激动剂3.75mg/28d，共3次的治疗，可短期缓解疼痛，2例病灶体积减小。10例均行手术治疗，其中开腹手术7例、阴式手术1例、腹腔镜联合阴式手术2例。切除病灶经病理检查证实为直肠阴道隔内异症。随诊最长时间5年，完整切除病灶者预后良好，未能完整切除病灶者症状、病灶持续存在。**结论**：直肠阴道隔内异症以肛门坠痛、性交痛为主要表现，必须进行三合诊检查。B超的辅助诊断意义不大，修订的美国生育协会标准分期不能反映疾病的严重程度。手术是主要的治疗手段。

【关键词】子宫内膜异位症；诊断；治疗

Clinical study about diagnosis and management on 10 women with rectovaginal endometriosis.
Wang Hanbi，Lang Jinghe，Leng Jinhua，Liu Zhufeng，Sun Dawei，Zhu Lan

【Abstract】**Objective**：To study the diagnosis and therapy of the rectovaginal endometriosis. **Methods**：Descriptive retrospective study，between 1992 and 2002，10 women with rectovaginal endometriosis were treated at the Peking Union Medical College Hospital. **Results**：The average age were 40 years old. Six patients presented with rectal irritative symptom. Three of them complained about deep dyspareunia. Eight patients complained about mild to moderate dysmenorrhea. The recto-vaginal septum should be carefully palpated. None of these patients had either clinical or objective evidence of ovarian endometriosis，nor was there evidence of any obstructive lesions of the intestine or ureters. The CA125 levels had a sensitivity of 20%. Ultrasonography failed to find the rectovaginal endometriotic nodules. Diagnosis of the rectovaginal endometriosis was based on symptoms，vaginal and rectal examination. The Revised American Fertility Society（rAFS）stages cannot evaluate the grade of the endometriosis. Four patients were given leuprolide acetate depot at 3.75 mg，1 ampule every 28 days，and treatment had a planned duration of 3 months. Follow-up evaluations were set 3 months later. The patients showed an improvement with respect to pain during the 3 months treatment course but had early pain recurrence after drug suspension. The endometriotic lesions showed a slight but reduction in size during therapy but had returned to original volume within 3 months after cessation of the gonadotropin-releasing hormone analog（GnRH-a）treatment. Finally，all patients required further treatment with a surgical solution. Six patients succeeded to remove the nodules by laparotomy. Four patients were failed to remove the total lesions by laparoscope and transvaginal section. **Conclusions**：The vaginal and rectal examination should be performed if the patients complained about tectal irritative symptom or dyspareunia. The rAFS stages had no strong association with the severity of the rectovaginal endometriosis. GnRH-a should not be considered a real therapeutic alternative to surgical treatment for patients with symptom endometriosis of rectovaginal septum. Laparotomy is efficient for the treatment of the rectovaginal endometriosis.

【Key words】Endometriosis；Diagnosisi；Therapy

子宫内膜异位症（内异症）分为腹膜型、卵巢型及深度浸润型三种类型。越来越多的证据显示，三种不同类型的内异症在发生学、临床表现以及处理上存在差异[1]。深度浸润型内异症包括两种发病机制：盆腔内异症侵入直肠子宫陷凹，并向直肠阴道隔深部生长；米勒管遗迹化生的直肠阴道隔内异症。而后一种类型的内异症诊断与治疗有其特殊性。我院近10年来共收治内异症患者5 539例，其中10例为直肠阴道隔内异症，现将其临床诊断与治疗分析如下。

临床资料

一、资料来源

北京协和医院妇产科自1992年1月到2002年10月收治、经病理检查诊断为直肠阴道隔内异症的患者共10例，患者年龄36～47岁（平均40岁），孕次0～6次（平均2.4次）、产次0～2次（平均1次）。占同期内异症患者的0.18%（10/5 539）。

二、临床表现

病程长短不一，为1个月至6年，主要与患者对疾病的重视程度及症状严重程度相关。10例中，6例主诉肛门坠痛、直肠刺激，月经期症状加重，其中5例首诊在外科，由外科转至妇产科就诊。3例主诉性交痛。8例有痛经，其中1例为重度，3例为中度，4例为轻度。痛经的分度：无痛经为无经期腹痛；轻度指不需要处理的疼痛；中度指疼痛轻度影响生活工作，不需要服镇痛药物；重度指疼痛严重影响生活工作，需服镇痛药或休息。有痛经的患者均为继发性，有渐进性加重的表现。慢性盆腔痛者5例。

妇科检查时，5例可见阴道后穹隆处的紫蓝色结节，结节直径0.3～0.6cm。双合诊检查盆腔软，未及粘连或包块，而经三合诊检查，均可触及直肠阴道隔处质地硬的包块，直径

2.0～5.0cm（其中8例直径2.0～3.0cm，1例直径达5.0cm），平均3.0cm，与周围组织粘连、固定。触痛阳性者5例。

三、辅助检查

血清CA125水平升高者2例，分别为38U/ml及114U/ml（正常值＜35U/ml）。CA125水平明显升高的1例有重度痛经的表现。所有患者均接受了经腹或经阴道的B超检查，均未检出直肠阴道隔内异症病灶。

4例因肿物突向直肠，怀疑是肠道肿瘤而行乙状结肠、直肠镜检查。其中1例取活组织检查（活检），病理检查结果为黏膜慢性炎症，其余3例未发现肉眼可见的异常而未行活检。

四、治疗

1. 药物治疗　经妇科检查诊断为直肠阴道隔内异症后，8例因直肠肛门刺激症状较重，三合诊触及直径3.0cm以上的肿物，且与周围组织粘连、固定，估计手术进行有一定困难而先进行药物治疗。其中4例行以下激素治疗：醋酸甲羟孕酮6mg/d，共3个月；或孕三烯酮2.5mg，2次/周，共3个月；达那唑400mg/d，共3个月，治疗后，除痛经有不同程度的缓解外，内异症病灶体积无减小。另外4例行促性腺激素释放激素激动剂（GnRH-a，注射用醋酸亮丙瑞林，天津武田药品有限公司产品）3.75mg/28 d，共3次，用药期间直肠肛门刺激症状、痛经症状消失，其中2例直肠阴道隔异位病灶的直径由3.0cm减小为2.0cm。停药后每月随诊1次症状在月经恢复2～3个月后再度出现，病灶体积也逐渐回复至用药前。药物治疗停止3个月后，因病情无改善，建议患者接受手术治疗。

2. 手术治疗　10例患者均接受了手术治疗。其中7例行开腹手术，术中见子宫附件外观正常，直肠子宫陷凹光滑，盆腹腔未见异位病灶。术中打开直肠子宫陷凹，进入直肠阴道隔，切除病灶。其中6例完整切除病灶，病灶直径

2.0～5.0cm。1例病灶上缘距阴道后穹隆3.0cm，病灶体积为4.0cm×3.0cm×0.3cm，锐性分离异位病灶与直肠的粘连，因与直肠紧密粘连，为避免损伤直肠，残留了直径0.5cm的病灶。1例因以直肠刺激症状为主诉，直肠镜检查见直径3.0cm肿物突向直肠，直肠黏膜光滑完整，妇科检查盆腔软，未及粘连或结节，故直接行经阴式手术，纵行切开近肿物处的阴道黏膜2.5cm，因病灶位置较高，粘连严重，分离困难，故仅切除直径2.0cm大的病灶，残留直径1.0cm的病灶。2例行腹腔镜＋阴式直肠阴道隔肿物切除手术，腹腔镜检查未发现盆腔内异症，阴式手术因病灶较深且距直肠较近，仅切除部分病灶，病灶直径2.0cm，残留直径0.5cm的病灶。

因盆腔无内异症病灶而无法进行修订的美国生育协会内异症分期标准（r-AFS）分期。10例经病理检查证实为直肠阴道隔内异症。病理特点：病灶内有子宫内膜腺体及间质，并可见较丰富的平滑肌组织。

五、随诊

6例病灶完全切除者，术后随诊至今，分别随诊了2个月、3个月、1年、1.5年及2年。症状完全消失，无复发迹象。对于病灶切除完整、随诊2年以上的患者，建议其如无特殊，可半年至1年随访一次。

4例残留病灶者，术后均接受注射用醋酸亮丙瑞林3.75 mg/28 d的治疗，共用药3～4次，停药恢复月经后，直肠肛门的刺激症状仍存在，但较术前明显减轻。除1例失访外，其余3例随访至今，分别随访了10个月、1年、5年，三合诊检查发现直肠阴道隔残存病灶的体积无明显改变，直肠肛门的刺激症状仍存在。

讨 论

一、直肠阴道隔内异症的概念

直肠阴道隔内异症是一种特殊类型的内异症，病灶位于直肠阴道隔深部，盆腔内无明显内异症，也称之为直肠阴道隔腺肌瘤。其组织发生可能为来自米勒管遗迹的化生[2]，而与经血反流、腹膜种植无关。临床常见的重度盆腔内异症致直肠子宫陷凹封闭，向深部浸润达直肠阴道隔，并非本文所指的内异症。我院10年来直肠阴道隔内异症的发生率为0.18%。

二、直肠阴道隔内异症临床表现及诊断

主诉多为直肠肛门刺激症状、性交痛，经期加重。痛经非主要症状，有的甚至无痛经。仅行双合诊检查易导致漏诊，三合诊检查方可触及直肠阴道隔处的病灶。有学者认为，月经期检查的阳性率更高[3]。

文献报道，血清CA125的诊断敏感性为24%[4]，本组仅有2例升高（2/10）。经腹部及阴道超声检查的诊断价值很小，直肠超声及磁共振成像（MRI）的加权像对病灶检出率较高[5,6]。通过直肠镜可与肠道肿瘤相鉴别。

r-AFS分期不能反映疾病的严重程度。通过典型的临床症状及体征可建立诊断，确诊仍需通过病理检查。

三、直肠阴道隔内异症的药物治疗

GnRH-a治疗有一定效果，但一旦停药，很快复发。Fedele等[7]用注射用醋酸亮丙瑞林治疗15例患者，2例完全无效，13例用药6个月，疼痛虽有明显缓解，但随诊1年的复发率达87%（13/15）用药期间病灶体积虽有明显减小，但停药6个月病灶体积即回复到用药前。

术前药物治疗可以减少病灶血供、减小体积，减少术中出血，降低手术难度。Koninckx[8]推荐术前行GnRH-a 3.75 mg/28 d，共治疗3次，停药后立即接受手术治疗。

四、直肠阴道隔内异症的手术治疗

手术是治疗直肠阴道隔内异症的唯一有效手段，关键在于完整切除病灶。本组6例病灶切净的患者，最长随诊至今已2年，无复发的表现。

手术方式的选择与完整切除病灶密切相关。推荐采用开腹手术。本资料中开腹手术7例，成功6例。近年来，也有采用腹腔镜手术治疗的报道，但腹腔镜手术对技术要求高，手术时间长，并发症发生率高。

有文献报道，直肠阴道隔内异症病灶有恶性变的倾向，故手术完整切除内异症病灶是必要的。Jones 等[9] 报道了8例因直肠阴道隔内异症行子宫双附件切除，术后激素替代治疗后发展成肠癌的患者。此类病灶通常情况下包绕直肠，在不损伤直肠的情况下即可完整切除。但在有些情况，如病灶浸润较深，与直肠粘连严重，需要切除部分直肠壁或阴道壁以去除病灶。对深部内异症是否需要切除部分直肠，尚无一致看法，有待于进一步研究。

参 考 文 献

[1] Nisolle M, Donnez J. Peritoneal endometriosis, ovarian endometriosis, and adenomyotic nodules of the rectovaginal septum are three different entities [J]. Fertil Steril, 1997, 68（4）: 585-596.

[2] Ferenczy A. Pathophysiology of adenomyosis [J]. Hum Reprod Update, 1998, 4（4）: 312-322.

[3] Koninckx PR ? Meuleman C, Oosterlynck D, et al. Diagnosis of deep endometriosis by clinical examination during menstruation and plasma CA-125 concentration [J]. Fertil Steril, 1996, 65（2）: 280-287.

[4] Koninckx PR, R Ⅱ ttinen L, Seppala M, et al. CA-125 and placental protein 14 concentrations in plasma and peritoneal fluid of women with deeply infiltrating pelvic endometriosis [J]. Fertil Steril, 1992, 57（3）: 523-530.

[5] Chapron C, Dumontier I, Dousset B, et al. Results and role of rectal endoscopic ultrasonography for patients with deep pelvic endometriosis [J]. Hum Reprod, 1998, 13（8）: 2266-2270.

[6] Arrive L, Hricak H, Martin MC. Pelvic endometriosis: MR imaging [J]. Radiology, 1989, 171（3）: 687-692.

[7] Fedele L, Bianchi S, Zanconato G, et al. Gonadotropin-releasing hormone agonist treatment for endometriosis of the rectovaginal septum [J]. Am J Obstet Gynecol, 2000, 183（6）: 1462-1467.

[8] Koninckx PR, Timmermans B, Meuleman C, et al. Complications of CO_2-1 aser endoscopic excision of deep endometriosis [J]. Hum Reprod, 1996, 11（10）: 2263-2268.

[9] Jones KD, Owen E, Berresford A, et al. Endometrial adenocarcinoma arising from endometriosis of the rectosigmoid colon [J]. Gynecol Oncol, 2002, 86（2）: 220-222.

切口部位子宫内膜异位症的临床特点

朱　兰　郎景和　杨隽钧　刘珠凤　孙大为　冷金花

子宫内膜异位症（简称内异症，EM）是育龄妇女常见病。多发生在盆腔脏器。也可发生在会阴和腹部的手术切口，但并不常见。发生在会阴和腹部切口的有其共同的临床特点，即与分娩有关，但两者之间有无其他共性和个性，少见总结报道。现将我院18年间的10例会阴内异症和38例腹壁内异症的资料进行总结分析，报道如下。

一、对象与方法

1983年1月至2002年10月，在我院因切口部位内异症行手术治疗的病例共48例，其中会阴切口内异症10例，腹壁切口内异症38例。会阴内异症患者年龄在23～28岁，孕次为1～4次，产次为1～2次；腹壁内异症患者年龄为22～43岁，孕次为1～5次，产次为1～2次。两组在年龄、孕次和产次的比较未见明显差异（表1）。

4例会阴内异症发生在会阴侧切伤口处，6例发生在会阴撕裂伤口处。38例腹壁内异症中，4例（10.5%）为中期妊娠而行小型剖宫产后发生，34例（89.5%）源于剖宫产术后，9例为腹壁纵形切口剖宫产后发生，余25例为横形腹壁切口剖宫产后发生。10例会阴内异症患者1例伴有盆腔内子宫腺肌症，占10%；38例腹壁内异症患者，4例伴有盆腔内子宫内膜异位症（2例伴有卵巢巧克力囊肿，2例伴有子宫腺肌症），占10.5%。38例腹壁内异症中，有2例在剖宫产时

诊断为子宫纵隔，占5.3%。所有患者行病灶切除，术后病理均证实在增生的结缔组织中可见子宫内膜腺体和间质。登记所有临床资料，术后随诊。所有数据采用SPSS软件for Window10.0的统计软件的t检验及精确统计法分析。

二、结果

1. 发病潜伏期　分娩后至出现切口部位内异症所需时间称之为发病潜伏期。会阴内异症和腹壁内异症组的发病潜伏期平均为45个月和37个月，但两组间无统计差异（表1）。进一步分析患者分娩时年龄与切口内异症的发病潜伏期，以30岁为界，发现会阴切口的发病潜伏期与患者年龄与发病潜伏期有明显关系，4例30岁以前患者发病潜伏期分别为3、4、6和12个月，均在1年；6例30岁以上患者的发病潜伏期分别为48、48、37、96、96和96个月，均在1年以上，两者比较，差异有统计学意义（$P < 0.05$）。而在腹壁切口内异症组，30岁以前组的平均发病潜伏期为32.9±43.2个月，30岁后组的平均发病潜伏期47.4±39.2个月，但差异无统计学意义（$P > 0.05$）。

2. 包块形态和特点　10例会阴内异症患者均表现为分娩后会阴伤口处的病灶；均有与月经相伴的周期性会阴伤口胀痛，并出现逐渐增大的触痛结节或包块，无结节部位的经期出血。3例在会阴皮肤或阴道黏膜表现为蓝色外，余均为正常色泽的皮肤。38例腹壁内异症患者除1例为因

表1　两组对象一般情况比较（$\bar{x} \pm s$）

组别	年龄（岁）	孕次	产次	发病潜伏期（月）	术前包块大小（cm）	术中包块大小（cm）
会阴切口EM	32.5±4.1	2.0±1.1	1.1±0.3	45.6±38.3	1.8±0.7	2.5±0.7△
腹壁切口EM	32.8±4.3	2.1±0.9	1.2±0.5	37.1±42.0	2.9±1.4	3.7±1.7*
P值	＞0.05	＞0.05	＞0.05	＜0.05	＜0.01	＜0.01

注：与术前比△$P < 0.05$；与术前比*$P < 0.05$

子宫腺肌症行开腹手术时发现外，其余均有与月经相伴的周期性伤口胀痛和逐渐增大的触痛结节或包块，有3例皮肤色泽变蓝。所有患者均无经期结节部位出血。除6例腹壁切口内异症患者术前行血CA125测定，均 < 35U/ml。5例腹壁内异症患者术前均有超声检查，均为低回声、边界不清的包块。术前检查测量病灶最大径线，会阴部位病灶为最大径线0.5 ~ 3cm，平均为1.8cm。38例腹壁病灶为1.5 ~ 8cm，平均为2.9cm，两者比较 $P < 0.01$。术中切下病灶并测量最大径线，会阴病灶为1 ~ 4cm，平均2.5cm，腹壁病灶2 ~ 5cm，平均为3.7cm，会阴病灶小于腹壁病灶（$P < 0.01$）。比较术前和术中的会阴病灶最大径线，两者比较，$P < 0.05$，腹壁病灶大小于术前和术中测量比较，结果比较同样，$P < 0.05$。

3. 治疗结果　10例会阴内异症均行局部病灶切除，5例累及肛门括约肌，其中1例累及肛门括约肌较重，术中未能完全切净，术后6年复发，余9例手术切缘切净。随诊1 ~ 7年，均无复发。38例腹壁内异症，均手术切除病灶且边缘切净，随诊半年至17年，2例术后原手术部位复发。

三、讨论

1. 切口部位内异症的发生和临床特点　内异症的发病机制尚不明了，故有经血倒流、淋巴播散、移植等学说来解释不同部位内异症的发生。各种宫腔操作均可将子宫内膜移植至切口或撕裂伤口，在该处种植形成内异症，这一临床现象说明切口部位内异症发生与宫腔内膜移植有关。分娩极易软产道损伤，分娩造成的子宫蜕膜切口部位污染也是常见的，但继发于软产道伤口的内异症却罕见。会阴伤口不易形成内异症的原因为：①阴道为有菌环境，局部伤口难免有坏死和感染，在感染的伤口内移植组织不易存活；②产后体内雌激素水平迅速下降至较低水平，移植的子宫内膜不易生长。Rani等[1]报道的27例腹壁切口内异症均发生在中期妊娠剖宫取胎后，认为中期妊娠的蜕膜更容易在腹壁上种植。我院收治的腹壁切口内异症10.5%为中期妊娠剖宫取胎后发生，89.5%源于剖宫产术后，这种现象的原因是剖宫产比例的上升缘故。本组资料发现，

腹壁切口内异症患者中5.3%患有子宫纵隔，说明子宫发育异常患者易发生剖宫产后腹壁切口内异症。患者分娩时年龄与切口内异症的发病潜伏期，本研究发现会阴切口的发病潜伏期与患者年龄与发病潜伏期有明显关系。30岁以前分娩的患者发病潜伏期均在1年内，而30岁以上分娩患者的发病潜伏期均在1年以上（$P < 0.05$）。而在腹壁切口内异症组的平均发病潜伏期，30岁以前分娩的患者虽短于30岁后分娩组的患者，但两者比较差异无统计学意义。分娩年龄与切口部位发生内异症之间的关系有待于进一步研究。

2. 切口部位内异症的诊断　本院资料显示，除1例腹壁切口内异症为开腹手术时发现，其余37例腹壁切口内异症和10例会阴切口内异症均在术前诊断，术中证实。切口部位内异症典型临床表现为：①分娩所致的会阴撕裂、侧切或腹部剖宫产史；②切口部位结节或肿物；③肿物有与月经相伴的周期性疼痛或触痛。切口部位内异症的诊断上是否需要辅助检查尚有争议[2-5]。本组6例腹壁切口内异症患者术前血CA125均正常，与切口部位内异灶以局部纤维化为主要成分有关。超声检查表现为皮下混有无回声的混合团块，周边轮廓不规则[2]，但可以明确肿物与其他组织结构的关系[3]。CT有报道用于切口部位内异症的诊断[4]，但因价格昂贵及有射线伤害，并不被多数学者接受。局部细针穿刺行细胞学检查可以提供精确的诊断依据[5]。从本组资料结果提示，有以上3条临床表现，基本可以明确诊断切口部位内异症，无需其他辅助检查手段。临床表现不典型，可以通过超声检查或局部细针穿刺细胞学检查辅助诊断。

3. 切口部位内异症的治疗　切口部位内异症的治疗有药物治疗和手术治疗。Taff等[6]认为手术为唯一选择。药物治疗有假绝经疗法和假孕疗法，一般要求用药至少6个月。对盆腔外的内异症，假绝经疗法在改善和继续使用率上均比假孕疗法好[7]。本组资料中有3例（7.2%）术后复发，会阴切口异位灶切除术后复发的1例因病灶累及肛门括约肌而边缘未切净。我们认为切口部位内异症的治疗应以手术切除为主，在切除病灶时，应同时切除异位灶周围的纤维结缔组织，以保证无残留异位灶。如病灶界限不清或有可能累及肛门括约肌，术前辅以药物治疗，可使病灶缩

小，界限清楚，易于手术切净。若手术中明确将病灶切除干净，术后可不用辅助治疗；如果术中病灶边缘切净不满意，宜辅助假绝经治疗。

本组资料提示，就诊时会阴部位内异症病灶直径在1.8cm左右，腹壁内异症病灶大于会阴部位病灶，约2.9cm。但术中测量病灶直径均大于术前估价。提示医生在病灶切除时应有思想准备，腹壁病灶因为常在前筋膜处，范围较大则筋膜缺失多，需张力线或补片缝合。与其他部位的内异症相比较，切口部位内异症治疗效果较好。

参 考 文 献

［1］Rani PR，Soundararaghavan S，Rajaram P. Endometriosis in abdominal scars-review of 27 cases［J］. Int J Gynaecol Obstet，1991，36（3）：215-218.

［2］Vincent LM，Mittelstaedt CA. Sonographic demonstration of endometrioma arising in cesarean scar［J］. J Ultrasound Med. 1985 Aug；4（8）：437-438.

［3］Liang CC，Tsai CC，Chen TC，et al. Management of perineal endometriosis［J］. Int J Gynaecol Obstet，1996，53（3）：261-265.

［4］Jiang M，Chen P，Sun L，et al. 18F-FDG PET/CT findings of a recurrent adenocarcinoma arising from malignant transformation of abdominal wall endometriosis［J］. Clin Nucl Med，2015，40（2）：184-185.

［5］Griffin JB，Betsill WL. Subcutaneous endometriosis diagnosed by fine needle aspiration cytology［J］. Acta Cytol，1985，29（4）：584-588.

［6］Taff L，Jones S. Cesarean scar endometriosis. A report of two cases［J］. J Reprod Med，2002，47（1）：50-52.

［7］Chatman DL. The use of danazol in EM. In：Modern concepts in Endometriosis［J］. World Congress of Gynecologic Endoscopy，1987，89-90.

膀胱子宫内膜异位症四例临床分析

金　滢　郎景和　朱　兰　冯凤芝　刘珠凤　孙大为　冷金花　周炜洵

子宫内膜异位症（内异症）是具有生长功能的子宫内膜组织，异位到子宫腔以外的病变。常见的病变部位包括卵巢、子宫骶韧带、直肠子宫陷凹、盆腔腹膜、输卵管和宫颈，但病变部位为膀胱者却很少见。本文总结了我院1999～2002年收治的4例膀胱内异症患者的临床资料，现报道如下。

一、病例报告

1. 例1　患者44岁，因检查发现左侧肾积水3个月，无腰痛、血尿及尿急、尿频、尿痛等症状，于1999年8月30日入院。患者近15年来出现继发性痛经，10年前因痛经诊断为"内异症"，经药物治疗效果不佳。患者孕1产1，既往月经规律，无盆腔手术史。入院检查：子宫如妊娠8周大小，活动差，双侧子宫骶韧带可触及结节，有疼痛感。双肾区无叩痛。B超声、CT及MRU检查，均显示左侧肾积水，左侧输尿管扩张，膀胱左侧输尿管入口处有一实性占位性病变，为3cm×3cm大小。膀胱镜检查，显示膀胱左侧输尿管口处有一乳头状肿物，基底部宽3cm×3cm。初步诊断：膀胱占位性病变，左侧输尿管梗阻，膀胱内异症可能性大。于1999年9月2日于泌尿外科行手术探查，术中见左侧输尿管口处肿物3cm×3cm大小，表面为淡蓝色，覆盖整个输尿管口；输尿管增粗直径约1.5cm。行膀胱部分切除及输尿管膀胱再植术。术后病理检查报告：膀胱壁可见子宫内膜腺体及间质组织（图1），病变达深肌层；输尿管无特殊改变。最后诊断：膀胱内异症。术后患者未再服药，之后失访。

2. 例2　患者47岁，因痛经1年余、检查发现双侧附件包块4个月，于2000年11月24日入院。患者于1989年因原发不孕、内异症，开腹行双侧卵巢囊肿剔除术、直肠子宫陷凹及双侧

宫骶韧带内异灶切除术、子宫腺肌瘤剔除术。患者孕0产0，既往月经规律，继发性痛经进行性加重；无腰痛、血尿及尿急、尿频、尿痛等症状。入院检查：子宫中位，活动差；子宫后方可触及一8cm×6cm囊性包块，活动受限；右侧子宫骶韧带可触及结节，有疼痛感。B超检查显示，子宫正常大小，子宫前包膜与膀胱后壁之间可见一2.6cm×0.6cm低回声区；子宫后方可见8.1cm×2.8cm无回声区，内可见致密光点。初步诊断：卵巢、子宫骶韧带内异症，原发不孕。于2000年11月28日行开腹手术，术中见子宫前壁及膀胱后壁有一直径为3cm的囊肿，侵及膀胱深肌层；双侧卵巢囊肿。行全子宫、双侧附件切除术及膀胱囊肿切除术。术后病理检查报告：膀胱壁子宫内膜异位，病变达深肌层，未达黏膜；双侧卵巢子宫内膜异位，子宫腺肌症。最后诊断：膀胱、卵巢内异症，子宫腺肌症。因病变广泛，术后给予假孕治疗（醋酸甲羟孕酮10mg，每天3次）6个月。随访2年6个月，患者无不适，病变无复发。

3. 例3　患者44岁，因经期尿痛4年，检查发现膀胱后壁包块2个月，于2002年10月20日入院。患者4年前开始经期尿痛，无明显尿急、尿频及肉眼血尿。患者孕3产1，既往月经规律，轻度痛经，既往无盆腔手术史。入院检查：子宫如妊娠6周大小，双侧子宫骶韧带增粗伴触痛。B超检查显示，膀胱后有一3.5cm×1.1cm中等回声，内见强回声。膀胱镜检查显示，膀胱黏膜稍增厚，其余未见异常。化验检查：血清CA125为27.6U/ml（正常值＜35U/ml）。初步诊断：膀胱内异症。于2002年10月23日行开腹手术，术中见膀胱后壁包块4cm×2cm，与子宫颈粘连。行膀胱部分切除术。术后病理检查报告：膀胱壁子宫内膜异位，达深肌层，病变未达黏膜。最后诊断：膀胱内异症。因病变广泛，术后给促性腺激素释放激素激动

剂（GnRH-a）治疗3个月。随访7个月，病变无复发。

4. 例4 患者45岁，因痛经20年伴经期尿痛、尿频，于2001年4月22日入院。患者20年前开始出现继发性痛经，进行性加重，同时经期出现尿频、尿痛症状，无血尿、腰痛。患者孕2产1，既往无盆腔手术史。入院检查：子宫丰满，双侧子宫骶韧带增粗伴触痛，双侧肾区无叩痛。B超检查，显示膀胱左侧壁近输尿管口可见一2.3cm×1.7cm隆起样低回声区，内见点状无回声。MRI检查显示左侧肾积水。膀胱镜检查未见异常。初步诊断：膀胱内异症。于2001年4月25日行开腹手术，术中见膀胱左侧底部结节2.5cm×1.5cm，行全子宫、双侧附件切除术及膀胱部分切除术。术后病理检查报告：膀胱子宫内膜异位，病变达肌层，黏膜无特殊。最后诊断：膀胱内异症；子宫腺肌症；双侧卵巢内异症。因病变广泛，术后给予孕三烯酮（商品名：内美通）治疗1个月，因肝功能异常而停用。随访24个月，无不适，病变无复发。

二、讨论

1. 膀胱内异症的发病机制 内异症是育龄妇女的常见病，但泌尿系内异症较罕见，仅占1%～3%，其中膀胱病变最常见[1]。膀胱内异症可分为内在型（即病变累及逼尿肌）及外在型（即病变仅累及膀胱的浆膜表面），90%的病变位于膀胱后壁和顶部，个别位于输尿管入口的下方[2]。本文报道4例患者中，3例位于膀胱后壁及顶部。对该病病因的了解，目前还不确切。据文献报道，膀胱内在型病变中，约50%的患者有盆腔手术史[3]。但也有无盆腔内病变及盆腔手术史的孤立的膀胱内异症的个案报道[4]。估计内在型病变，很可能是因医源性种植，或外在型病变于膀胱浆膜面种植、浸润性生长所引起。

本文报道的4例患者中，仅1例有盆腔内异症手术史。

2. 膀胱内异症的临床表现和诊断 膀胱内异症的临床症状与病变的大小和部位有关。75%的内在型患者，有排尿刺激症状和耻骨上疼痛，少数有经期肉眼血尿、尿急、尿频和排尿困难等[3]。本文报道4例患者的主要症状为经期尿路刺激症状。据文献报道，约90%患者的膀胱镜检查有异常发现，但内异症病变与肿瘤相似，同时行组织活检可明确诊断。因内在型病变位于黏膜下，需要进行深部组织活检或经尿道切除（TUR）才可明确诊断[5]。因此，对盆腔内异症或有盆腔手术史的患者，如反复出现膀胱刺激症状，或内异症患者虽无症状，但影像学检查提示膀胱有占位性病变或出现不明的泌尿系梗阻，均应考虑有发生膀胱部位内异症的可能。

3. 膀胱内异症的治疗 膀胱内异症的治疗策略取决于患者的年龄、生育要求、膀胱内异症病变的范围、泌尿系症状的程度以及是否合并盆腔其他部位的内异症病变等。药物治疗仅为姑息性手段。部分膀胱切除术为最合适的根本的治疗方法，应完全切除黏膜下病变，以及病变周围的炎性和瘢痕组织[6]。行部分膀胱切除的患者，几乎无病变复发的报道[7]。不推荐经尿道电切术作为膀胱内异症的治疗方法，此手术有可能导致膀胱穿孔，且不能彻底切除病灶[5]。如果患者还存在盆腔其他部位的内异灶病变，则可根据患者的年龄、生育要求等综合考虑，行保留生育功能、保留卵巢功能或治性手术。本文报道的4例患者中，3例行部分膀胱切除术，2例同时切除子宫、双侧附件。术后除1例患者失访外，另3例患者随访7个月至2年6个月，均无病变复发。尽管3例保留了双侧卵巢，但随诊7个月，也未发现病变复发。当然，此例患者随诊时间短，尚不能下结论。

参 考 文 献

[1] Deval B, Danoy X, Buy JN, et al. Bladder endo-metriosis. Apropos of 4 cases and review of the liter-ature [J]. Gynecol Obstet Fertil, 2000, 28（5）：385-390.

[2] Vercellini P, Frontino G, Pisacreta A, et al. The pathogenesis of bladder detrusor endometriosis [J]. Am J Obstet Gynecol, 2002, 187（3）：538-542.

[3] Westney OL, Amundsen CL, McGuire EJ. Blad-

der endometriosis: conservative management [J]. J Urol, 2000, 163 (6): 1814-1817.

[4] Thijs I, Bhal PS, Shaw R, et al. Isolated vesical endometriosis in the absence of previous surgery [J]. J Obstet Gynaecol, 2002, 22 (4): 448-449.

[5] Sanchez Merino JM, Parra Muntaner L, Guillan Maquieira C, et al. Bladder endometriosis [J].

Arch Esp Urol, 1999, 52 (9): 933-935.

[6] Shook TE, Nyberg LM. Endometriosis of the urinary tract [J]. Urology, 1988, 31 (1): 1-6.

[7] Nezhat C, Nezhat F, Nezhat CH, et al. Urinary tract endometriosis treated by laparoscopy [J]. Fertil Steril, 1996, 66 (6): 920-924.

阴道直肠隔子宫内膜异位症25例的诊断治疗

刘海元　郎景和　冷金花　刘珠凤　孙大为　朱　兰

【摘要】目的：探讨阴道直肠隔子宫内膜异位症的诊断和治疗方法。方法：回顾分析1986至2002年手术病理证实的阴道直肠隔子宫内膜异位症25例。结果：发病年龄平均39岁，临床表现为各种形式的盆腔痛及不育，66.7%合并有肠道症状。病灶位于阴道直肠隔内，单发20例，多发5例，直径1～4cm。术前药物治疗中假孕疗法7例，4例症状缓解，3例无效；假绝经疗法8例，6例症状缓解，2例无效。23例行手术治疗，2例行病灶切除术，11例行全子宫及阴道直肠隔异位病灶切除术；3例行全子宫单侧附件及阴道直肠隔异位病灶切除术；7例行全子宫双附件及阴道直肠隔异位病灶切除术。术后6例用药物治疗，3例假孕疗法，3例假绝经疗法。在平均15.2月的随诊中，20例（80%）症状缓解，5例（20%）复发，其中4例于术后1年内复发，多发灶位于阴道直肠隔，1例于术后14个月复发，多发灶位于阴道残端。根治性手术组（全子宫双附件及阴道直肠隔异位病灶切除术）无1例复发，非根治手术组5例复发，两组比较差异有统计学意义（$P < 0.01$）。结论：阴道直肠隔子宫内膜异位症临床少见，通常有盆腔痛及不育，肠道症状的发生率高。临床诊断依靠妇科三合诊，药物治疗可以短期缓解症状，根据年龄、症状、生育要求采取个体化的手术治疗是主要的治疗方法。复发多发生于术后1年内，多位于阴道直肠隔内。

【关键词】阴道直肠隔；子宫内膜异位症；妇科手术

The diagnosis and management of recto-vaginal endometriosis with a report of 25 patients.

Liu Haiyuan，*Lang Jinghe*，*Leng Jinhua*，*Liu Zhufeng*，*Sun Dawei*，*Zhu Lan*

【Abstract】Objective: To study the diagnosis and treatment methods of recto-vaginal endometriosis. Methods: 25 patients with recto-vaginal endometriosis were analyzed retrospectively. Results: Recto-vaginal endometriosis manifested vary kinds of pelvic pain and infertility and 66.7% accompanied with intestinal symptoms. Endometriotic foci lay in the recto-vaginal septum. The focus was single in 20 cases and multiple in 5 cases. 25 cases were diagnosed before surgery and 7 cases underwent pseudo-pregnancy therapy, 4 of them functioned while 3 failed. 8 cases underwent pseudo-menopause therapy, 6 cases functioned while 2 failed. After operation, 6 cases underwent drug therapy, against which 3 cases underwent pseudo-pregnancy therapy, 3 underwent pseudo-menopause therapy. 23 cases underwent surgery: 2 cases had focus resection; 11 cases had hysterectomy and focus resection; 3 cases had hysterectomy and unilateral adnexectomy with focus resection; 7 cases had hysterectomy and bilateral adnexectomy with focus resection. After average 15.2 months of follow-up, 20 cases (80%) had permanent relief of complaint. Endometriotic focus recurred in 4 cases within the first year after surgery and 1 case in the 14th month. 4 of 5 cases recurred in the recto-vaginal septum, one in the vaginal residual. In the radical surgery group there was no recurrent cases but in the non-radical group 5 cases recurrent. The difference was significant ($P < 0.01$). Conclusions: Recto-vaginal endometriosis is a rare condition and manifests vary kinds of pelvic pain and infertility with high occurrence of intestinal symptoms. Clinical diagnosis can be made by pelvic examination. Drug therapy can produce temporary relief of symptoms. Surgery according to age, symptoms and fertility condition is the main therapy. Disease recurred always in the first year after surgery in recto-vaginal septum.

【Key words】Rectovaginal septum；Endometriosis；Gynecologic surgical procedures

子宫内膜异位症根据病变部位的不同可以分为卵巢型、腹膜型和阴道直肠隔型，后者病例临床少见，病灶局限于阴道直肠隔内，也可合并其他部位的子宫内膜异位症。为了提高临床诊断处理能力，现回顾分析北京协和医院妇产科近16年收治的阴道直肠隔子宫内膜异位症25例的临床资料。

1 资料与方法

1986年1月至2002年12月我院手术病理证实的阴道直肠隔子宫内膜异位症25例，回顾性分析所有病例的病理、临床特点、诊断和处理方法。

2 结果

2.1 发病年龄及孕产情况

发病年龄31～49岁，平均38.5岁。无孕产史2例，经产妇2例，初产妇21例，平均妊娠2.41次，平均分娩0.98次。

2.2 临床表现

2.2.1 症状

有自觉症状24例，其中：①各种盆腔痛23例：痛经17例，其中10例痛经进行性加重；性交痛2例；慢性盆腔痛4例；②原发不育1例；③合并肠道症状16例，其中大便困难3例；经期血便2例；长期肛门坠胀11例；④合并性交出血2例，无自觉症状1例，为常规体检时发现。

2.2.2 肿物特点

肿物多位于阴道直肠隔内，直径1～4cm，实性、质硬、表面结节样、界限不清，活动度差，有明显触痛。25例中单发20例，多发5例。5例病灶凸向直肠，20例病灶凸向阴道。

2.2.3 血清CA125水平

术前行血CA125检查18例，7例CA125水平升高至37.1～203.5U/ml，4例合并其他部位的子宫内膜异位症，3例子宫腺肌症，1例单侧卵巢巧克力囊肿。术前1例单纯阴道直肠隔内异症行高效孕激素治疗后CA125水平降至正常，1例合并子宫腺肌症者经孕激素治疗后CA125水平未降而术后降至正常；其余5例CA125水平术后降至正常。

2.3 诊断

术前25例均临床诊断为阴道直肠隔子宫内膜异位症。患者均行常规腹部超声检查，无一例发现阴道直肠隔内肿物。6例经阴道活检病理诊断，其中1例因3次活检均为炎症但临床仍高度可疑内异症，经麻醉下阴道壁切开活检病理证实为内异症。5例经腹腔镜检查及活检病理诊断，术中见直肠子宫陷凹光滑，黏膜下可见深蓝色结节。5例行结肠镜检查，其中4例活检阴性，1例活检为内异症。其余13例为临床诊断。

2.4 治疗

2.4.1 术前治疗

15例术前用药物治疗。6例用GnRH-a治疗3～6月；治疗期间6例（100%）症状缓解，1例病灶由4cm缩小至3cm，5例病灶均变化不明显。7例应用高效孕激素治疗3～6个月，4例（57.1%）症状缓解，2例病灶缩小，分别由4cm及3cm缩小为3cm和2cm，3例（42.9%）无效。1例用米非司酮治疗6月，无效。1例用丹那唑治疗6个月，无效。

2.4.2 手术治疗

23例施行手术治疗，2例行病灶切除术，其中1例初次因子宫腺肌症及左卵巢巧克力囊肿在外院行经腹全子宫及左卵巢切除术，18个月后因阴道直肠隔结节于我院行经腹局部病灶切除术，术后病理为内膜异位症；1例原发不育者因病灶凸向直肠而行病灶及部分直肠切除肠修补术；11例行全子宫及阴道直肠隔异位病灶切除术；3例行全子宫单侧附件及阴道直肠隔异位病灶切除术；7例行全子宫双附件及阴道直肠隔异位病灶切除术。术中6例损伤部分直肠浆肌层行修补术，无其他手术并发症。

2.4.3 术后药物治疗及复发

6例术后行辅助药物治疗。3例应用GnRH-a治疗3～4个月，治疗期间无症状，但3例（100%）均于术后5～14个月复发，其中2例原位复发，1例复发于阴道残端。3例应用孕激素治疗3～8个月且治疗期间无症状，但其中2例（66.7%）于术后5～10个月原位复发。

2.5 随诊及复发

患者均随诊3～72个月，平均15.2个月。1例因经济原因在阴道活检诊断后，未行任何治疗，随诊5年持续有症状但不严重，绝经后症状缓解，病灶逐渐萎缩。原发不育1例术后6个月妊娠并足月顺产。20例（80%）症状持续缓解，5例（20%）复发。4例（80%）于术后1年内复发，1例（20%）于术后14个月复发；4例（80%）复发灶仍位于阴道直肠隔，1例（20%）位于阴道残端。位于阴道残端者经病理活检证实，且合并腹膜子宫内膜异位症及子宫腺肌症。根治性手术组（全子宫双附件及阴道直肠隔异位病灶切除术）无1例复发，非根治手术组有5例复发，两组比较差异有统计学意义（$P < 0.01$）。

3 讨论

3.1 发病机制及病理

Dennez[1]和Koninckx等[2]先后报道阴道直肠隔子宫内膜异位症是由子宫腺肌瘤及腹膜内异症向直肠隔浸润而形成，但这种假说在临床上只能解释少部分病例。Nissole等[3]提出上皮化生学说后，多数学者才在阴道直肠隔内膜异位症的发病机制上取得共识：阴道直肠隔内胚胎残余的米勒管上皮经化生为子宫内膜组织，内膜增生并被平滑肌包绕，构成了典型的阴道直肠隔子宫内膜异位症结节。病理上阴道直肠隔内异症与腺肌瘤结节镜下表现一致：由平滑肌包绕活性的子宫内膜腺体及少量间质构成。增生的内膜和平滑

肌刺激周围组织发生炎症反应，进而纤维化，导致直肠腔皱缩。因此，多数的直肠壁皱缩并非内膜异位灶浸润直肠引起，而是由反复炎症引起。内膜异位灶本身更倾向于向阴道壁生长。

3.2 临床特点及诊断

3.2.1 临床特点

本组资料显示，阴道直肠隔内异症多发生于30岁以上，平均发病年龄为39岁，与腹膜及卵巢内异症发病年龄相当。临床症状表现为各种形式的盆腔痛及不育，合并肠道症状发生率高达66.7%。肠道症状是内异灶生长引起纤维化及炎症反应所致，可表现为大便困难、便血及长期肛门坠胀等。本组有2例表现为性交后出血，低于文献报道的10%[4]。病灶特点多为单发，也可多发，呈结节样，实性，表面不平，边界不甚清楚，有明确的触痛。病灶直径小于4cm。

3.2.2 诊断

阴道直肠隔内异症的临床诊断主要依靠病史及妇科检查。三合诊是发现病灶的主要方法，并可了解病灶的大小、数量及阴道和直肠受累的情况。Chapron[5]等研究了160例浸润性内异症结果表，80%的阴道直肠隔内异症在常规的妇科检查中可见触痛结节，得到临床诊断。Koninckx等[6]报道经期盆腔三合诊可以诊断87.5%的阴道直肠隔内异症。经期内异灶因出血及炎性病变而增大且触痛明显，体检更易发现。但经期盆腔检查可致感染及腹腔内异症发生率增加，因而相对禁忌。本组25例患者（100%）均经常规妇科检查明确诊断。因此，常规妇科三合诊即可明确诊断又可避免感染及腹腔内异症的发生。Koninckx等[6]报道，CA125诊断阴道直肠隔内异症的敏感性36%，特异性87%。联合三合诊及CA125检测诊断阴道直肠隔内异症，直肠受累的敏感性87%，特异性83%。本组18例检查CA125水平，仅7例水平升高，而其中4例又合并其他部位的内异症。因而，单纯CA125检测作为辅助检查指标敏感性及特异性均不高，对诊断及监测病情意义不大。超声在妇科领域中应用广泛，但因受到腹壁、膀胱、腹腔及阴道内气体的影响用以诊断阴道直肠隔病灶有限。本组25例均行常规腹部超声检查但无阳性发现。阴道注水可以

使超声探头与阴道之间形成很好的声窗，提高了诊断的敏感性和特异性，并有利于手术方法的选择[7]。经直肠超声作为一种非侵袭性技术也是诊断阴道直肠隔内异症的重要辅助及术前评估的方法，对于手术方式的选择有重要意义。

阴道直肠隔内异症的诊断最终依靠病理。获得病理的方法主要包括直接经阴道行病灶活检、腹腔镜检查及活检和直肠镜检及活检。阴道直肠隔内异症病灶多倾向阴道生长，因此，活检可以直接得到病理证据；腹腔镜检查不仅可以进行活检而且可以评估病情，决定手术方式。结肠镜检查可以了解肠道受累情况并除外肠道病变，尤其在伴有便血及大便形状改变等肠道症状时就更有必要。本组5例经腹腔镜检查及活检病理诊断，术中见直肠子宫陷凹光滑，黏膜下见有深蓝色结节。5例行结肠镜检查，4例活检阴性，1例活检为内异症。

3.2.3 治疗

阴道直肠隔子宫内膜异位症的治疗目的是缓解症状、去除病灶、恢复生育功能。治疗方法的选择应根据患者的年龄、生育状况、症状程度做到个体化。目前主要的治疗方法包括药物治疗和手术治疗。

本组患者术前药物治疗中假孕疗法7例，4例症状缓解，其中2例病灶缩小，另3例无效；假绝经疗法8例，7例症状缓解，1例无效。术后6例用药物治疗，3例假孕疗法，3例假绝经疗法，其中5例复发。表明药物治疗可以部分控制症状，但对缩小病灶及防止复发的效果不佳，这与文献报道[9]相符。

手术是目前治疗阴道直肠隔内异症最重要的方法。阴道直肠隔特殊的解剖位置及与阴道和直肠的密切关系，决定了手术难度较大。因此，须在对病变范围、程度及周围解剖关系充分评估并在肠道充分准备的基础上方可手术治疗。国外有学者报道用腹腔镜手术治疗，但平均手术时间达3小时，且可能发生直肠损伤。我们的经验是开腹手术同样可以达到去除病灶的目的并可缩短手术时间，避免损伤。本组23例行手术治疗，除1例原发不育者行病灶及部分直肠切除肠修补术，其余22例均开腹打开阴道直肠隔切除病灶，无一例损伤直肠黏膜，术后症状均缓解。手术中应全面探查病灶范围，尤其在合并其他部位内异症且解剖结构改变时，重点了解病灶与直肠的关系。助手经手指或探针于直肠内指引，沿浆膜游离直肠，打开阴道直肠隔，切除纤维化的异位灶。在此过程中需反复检查直肠，避免肠道损伤。因多数病灶凸向阴道生长，游离直肠后病灶多粘连于阴道后壁，易于手术切除，为切净病灶应不惜切除部分阴道壁再行修补术。若病灶长入直肠肌层，切除部分直肠壁在所难免时，应立即分层修补。术后应禁食及肠外营养以防肠瘘出现。

总之，手术时切除肉眼所见的病灶是本病治疗的关键，可以使症状持续缓解并利于妊娠。本组1例行病灶及部分直肠切除，病灶切除彻底，术后6月妊娠，此后症状未复现。对于症状严重又合并其他部位内异症或无生育要求时，为避免复发同时切除子宫和双侧附件也是很好的选择。本组7例行全子宫双附件及阴道直肠隔内异症病灶切除，术后全部病例症状消失，随诊无1例复发。对于年龄较轻卵巢又无病变者，亦可采取较保守的方法，但力求切净病灶。有切除子宫指征者，保留卵巢仍有复发的可能，再次手术比较困难且并发症发生率高。本组5例复发者，术中均保留一侧或双侧卵巢，根治性手术组与非根治手术组相比复发差异有显著性。因此，鉴于目前有较好的激素替代疗法，对子宫切除的患者保留卵巢应慎重。

参 考 文 献

[1] Dennez J, Nisolle M. Advanced laparoscopic staging for the removal of recto-vaginal endometriotic or adenomyotic nodules [J]. Baillieres Clin Gynecol, 1995, 9: 769-774.

[2] Koninckx PR, Martin D. Deep endometriosis: a consequence of infiltration or retraction or possible adeno-myosis externa？[J]. Fertil Steril, 1992, 58 (5): 924-928.

[3] Nisolle M, Donnez J. Peritoneal endometriosis and nodule of the retrovaginal septum are three different entities [J]. Fertil Steril, 1997, 68 (4): 585-596.

[4] Koninckx PR, Martin DC. Treatment of deeply infil-

trating endometriosis [J]. Curr Opion Obstet Gynecol, 1994, 6 (3): 231-241.

[5] Chapron C, Dubuisson JB, Pansini V, et al. Routine clinical examination is not sufficient for diagnosing and locating deeply infiltrating endometriosis [J]. J AM Assoc Gynecol Laparosc, 2002, 9 (2): 115-119.

[6] Koninckx PR, Meuleman C, Oosterlynck D, et al. Diagnosis of deep endometriosis by clinical examination during menstruation and plasma CA125 concentration [J]. Fertil Steril, 2001, 75: 1042-1044.

[7] Dessole S, Faria I, Rubattu G, et al. Sonovaginography is a new technique for assessing rectovaginal endometriosis [J]. Fertil Steril, 2003, 79 (4): 1023-1027.

[8] Chapron C, Dumontier I, Dousset, et al. Results and role of rectal endoscopic ultrasonography for patients with deep pelvic endometriosis [J]. Hum Reprod, 1998, 13 (8): 2266-2270.

[9] 冷金花, 郎景和, 杨佳欣. 子宫内膜异位症的诊治进展 [J]. 中华妇产科杂志, 2000, 35 (1): 53-54.

腹壁子宫内膜异位症的临床特点及复发相关因素分析

赵学英　郎景和　冷金花　刘珠凤　李华军　孙大为　朱　兰

【摘要】目的：探讨腹壁子宫内膜异位症（内异症）的临床特点及复发相关因素。方法：回顾性分析我院1983～2002年收治的57例腹壁内异症患者的临床特点、治疗方法及复发情况。结果：腹壁内异症占同期内异症的1.04%（57/5 478），我院剖宫产术后腹壁内异症发生率为0.046%。57例腹壁内异症患者中，1例为原发脐部内异症，56例有下腹部手术史，其中55例继发于剖宫产术后。发病潜伏期与发病年龄呈正相关（$P < 0.001$）。57例腹壁内异症患者中，55例接受了手术治疗，2例采用药物姑息治疗。术后随诊1.1～235个月，5例复发，其中1例恶变。复发者的初发病灶往往较大、较深。结论：腹壁内异症根据典型的症状、体征常可正确诊断；对无典型症状者，超声诊断可辅助排除腹腔内病变。手术是唯一确实有效的治疗方法。对较大、较深的病灶，适当扩大切除范围，达到切缘干净，是防止复发的关键。

【关键词】腹肌；子宫内膜异位症；复发

Clinical characteristics of abdominal wall endometrioma and its recurrence related factors. *Zhao Xueying，Lang Jinghe，Leng Jinhua，Liu Zhufeng，Li Huajun，Sun Dawei，Zhu Lan*

【Abstract】Objective：To analyze the clinical characteristics，and treatment，recurrence-related factors of abdominal wall endometriomas（AWE）. Methods：Fifty-seven cases of AWE treated at Peking Union Medical College Hospital from 1983 to 2002 were reviewed. Results：The incidence of AWE was 1.04%（57/5 478）in patients with endometriosis after surgical treatment. It was 0.046% in patients undergoing cesarean section in the same period. Of 57 cases with AWE，56 had low-abdominal operation previously and one was primary umbilicus endometrioma. Fifty-five cases of AWE were secondary to cesarean section. The latent period of AWE was positively correlated to patient's age at onset（$P < 0.001$）. Fifty-five cases received surgical treatment while 2 were given medical treatment. Follow-up duration was 1.1～235 months. Five cases recurred and one was transformed to malignancy. The recurrence was correlated to the size and depth of the lesions. Conclusions：AWE could be diagnosed prior to operation according to its typical clinical manifestations. Ultrasonic examination may be valuable for the diagnosis of a typical cases. Surgical treatment is effective. A complete excision with clear margin is very important to prevent recurrence.

【Key words】Abdominal muscles；Endometriosis；Recurrence

子宫内膜异位症（内异症）多发生在盆腔脏器，盆腔外较为少见。腹壁内异症是较常见的盆腔外内异症，在国内外均有报道[1-3]，但多为个案或小样本资料。复发病例的报道更少，仅见个例[2]。尚无较大样本资料分析及有关复发问题的探讨。本研究回顾分析了我院20年间57例腹壁内异症患者的临床资料，探讨其临床特点及复发相关因素，现报道如下。

资料与方法

1983年1月至2002年12月，我院共收治内异症患者5 478例，其中腹壁内异症患者57例，占同期内异症的1.04%。55例行手术治疗，并经术后病理证实，2例仅用药物治疗至近绝经。全部病例均根据典型的周期性局部症状及既往相关手术史明确诊断。对患者的年龄、既往手术史、症状与体征、辅助检查结果、手术、药物、其他辅助治疗及随诊（1.1～235个月）情况进行统计学分析。

应用SPSS 10.0统计学软件对数据进行统计分析，采用 χ^2 检验，比较各种治疗方法的效果，并研究各相关因素间的关系。

结　果

一、临床特点

1. 年龄与前次手术史　57例患者发病年龄23～42岁，平均29.9岁。其中56例既往有下腹部手术史，55例继发于剖宫产术后，1例为阑尾切除及部分右卵巢切除术后，另1例患者既往无腹部手术史，病灶原发于脐部，表现为脐部触痛包块，伴周期性疼痛。剖宫产史者平均孕次2.1次，平均产次1.2次。孕中期剖宫取胎者占5.5%（3/55），分别在妊娠3、5、6个月；足月剖宫产占94.5%（52/55例）。20年间我院足月剖宫产8 629例次，仅4例（0.046%）发生腹壁切口内异症；其余病例均发生于外院腹部手术后。55例中4例患者为外院行腹壁内异症包块切除术后复发入我院治疗者，其余均是我院初治患者。

2. 发病潜伏期与临床表现　将临床症状、体征出现的时间，距前次手术时间的间隔作为发病潜伏期。56例术后继发腹壁内异症患者的潜伏期平均为29.8个月；发病潜伏期与年龄呈显著正相关（ $P < 0.001$ ）；特征性临床表现为，与月经相关的周期性胀痛、并有逐渐增大的触痛结节或包块，占91.2%（52/57例）。3例腹壁结节疼痛无规律性，2例结节为无痛性。有2例病灶出现经期破溃出血。

3. 辅助检查　32例患者术前曾行局部超声检查，均表现为皮下或肌层内低至无回声区，边界清楚但不规则，内部未见血流。18例曾在术前检测血清CA125，平均为37.9U/ml（9.2～260.1U/ml）。4例CA125＞35U/ml，其中1例复发，CA125为260.1U/ml。8例曾局部穿刺，2例抽出褐色黏稠液体；此8例患者中，1例包块恶变为癌肉瘤，另1例复发。仅1例术前CT检查提示软组织影，其内可见液平面。

4. 诊断与合并症　55例患者术前诊断为腹壁内异症，仅2例术前考虑腹壁包块收入我院外科手术。9例（15.8%）患者手术治疗时或治疗后曾行开腹或腹腔镜手术，并证实合并盆腔内异症或腺肌症。16例既往（下腹部手术前）有痛经史，9例可疑痛经，7例在剖宫产术后出现痛经，24例始终无痛经。

二、治疗情况

1. 手术治疗　55例患者采取手术治疗，8例同时切除子宫，其中3例一并切除一侧或双侧附件。其中7例合并子宫肌瘤或严重的盆腔内异症或腺肌症，1例因恶变而手术。5例病灶切除并剔除附件区子宫内膜异位囊肿。腹壁病灶直径1～15cm，平均3.2cm。病灶累及腹直肌前筋膜47例，累及肌层20例，累及腹膜9例。28例常规缝合，27例采用减张缝合，2例行腹壁补片加固。

2. 非手术治疗　2例患者因不愿手术，且包块直径均小于2cm，仅用棉酚姑息治疗，以减轻疼痛症状，但由于药物不良反应较重而停药，病情出现反复，坚持至近绝经期症状缓解。19例手术患者术前曾采用1种或多种药物治疗。其中6例用棉酚，3例出现好转，但均因药物不良反应大而停药，停药后症状又加重，余3例无效；10例接受大剂量孕激素（己酸孕酮每个月150mg）治疗，仅2例疼痛轻度缓解；4例曾服用达那唑、3例服用醋酸亮丙瑞林（商品名：抑那通）、3例服用孕三烯酮（商品名：内美通），用药2～6个月均无效。13例术后药物治疗者中，10例用己酸孕酮，1例用亮丙瑞林，2例用孕三烯酮，除1例患者癌变外都未复发。5例曾用激光或理疗均无效。

手术治疗与药物治疗效果比较，差异有统计学意义（ $P < 0.001$ ），而各类药物治疗效果比较，差异无统计学意义（ $P > 0.05$ ）。

三、复发情况及其相关因素

手术治疗者中有5例（9.1%）复发，4例为外院腹壁内异症包块切除术后，1例为我院术后复发，于我院行再次局部包块切除。其中有1例外院二次腹壁内异症包块切除术后复发，病理结果为非典型内异症，第3次在我院手术后又复发（术后3个月），再次手术证实为癌肉瘤。另4例患者复发时间分别是术后的第1、3、6、47个月。其中1例患者于二次手术后8.6个月又复发。再复发率与复发率间比较，差异无显著性（$P > 0.01$）。复发者初发病灶平均直径为7.4 cm，除1例仅限于筋膜层外，其余4例均累及肌层，3例病灶深达腹膜。2例经期破溃出血者，有1例出现复发。

讨　　论

一、腹壁内异症的发病机制

子宫内膜异位症好发于生育年龄妇女，机制尚不明确，有经血逆流、淋巴转移、体腔上皮化生等学说，解释不同部位内异症的发生。切口内异症可继发于剖宫产、外阴切开、子宫切除、羊膜腔穿刺术后，甚至继发于阑尾切除或腹股沟疝修补术后[1-3]。推测可能是手术操作将子宫或腹腔内游离的内膜碎片种植至切口。腹壁内异症最常继发于剖宫产手术，本组资料显示，发生率为0.046%。国外报道为0.03% ~ 0.45%[1,2]。其发生率较低的原因可能与产后的性激素状态有关。实验和观察证明，不同时期子宫内膜种植能力不同，其顺序为：月经后＞间歇期＞分泌期＞经前期＞月经期＞妊娠早期＞妊娠晚期[4]。在剖宫产时，子宫内膜碎片"污染"切口并非少见，而发生内异症并非多见，这与经血逆流常见，而盆腔内异症的发生率却并不高一样，内膜碎片的遗传特质、生物学活性以及局部或全身因素是造成这种差异的主要因素，并不完全取决于切口是否被"污染"。当然规范的剖宫产技术，认真地清洗腹壁切口仍是必要的[3]。直接种植理论并不能解释所有腹壁内异症的发生，本组资料中有1例脐部原发内异症，无腹部手术史。文献中也有报道，原发皮层内异症可发生在脐部、外阴、腹股沟和四肢[5]，其形成原因可能是罕见的良性淋巴种植或体腔上皮化生，病灶常需要生长到

一定大小才出现临床症状[2]。本组发病潜伏期为1 ~ 133个月，与发病年龄呈正相关，而2例药物姑息治疗者，绝经后症状、体征缓解；都支持腹壁内异症是雌激素依赖性疾病的学说。

二、腹壁内异症的诊断

本组资料显示，腹壁内异症常具有典型临床表现，如切口触痛结节或包块；随月经出现的周期性胀痛；既往下腹部手术史，尤其剖宫产史。本组中96.5%的患者根据上述特征，术前确诊腹壁内异症。超声检查虽无特征性表现，但可辅助确定病灶的囊、实性和部位，能除外腹腔内病变。因此，对持续性疼痛或无痛性的腹壁结节，超声检查有助于术前诊断[6]。国外报道，CT、MRI也可用于术前评估，辅助定位，但都无特征性表现[7]。另有报道，局部穿刺细胞学检查可辅助术前诊断，并能排除恶性病变[8]。但多数学者认为，局部穿刺对腹壁内异症并不必要[2]，甚至有报道认为，可能增加复发风险[9]。本组行局部穿刺检查的患者，有25%明确了诊断，除1例恶变，1例出现复发。CA125均值为37.9U/ml，仅4例超过正常范围。原因可能是病灶局限，对体内激素和各种因子表达的影响不大，故CA125检测对本病的诊断价值不大。腹壁内异症结节的病理诊断需要具有以下特点：含内膜样腺体、内膜间质和/或吞噬含铁血黄素的巨噬细胞[1,9]。

本组资料中，15.8%的患者经术后病理证实，合并盆腔内异症或腺肌症，由于并非所有患者均常规探查盆腹腔，故实际合并率可能更高。文献报道，14.3% ~ 26.0%的腹壁内异症合并盆腔内异症[1,2]。一般妇科手术中，内异症的发现率为10% ~ 25%，两者接近。因此腹壁内异症与盆腔内异症或腺肌症的关系，还有待进一步研究[10]。

三、腹壁内异症的治疗

本研究结果显示，手术是腹壁内异症唯一确实有效的治疗方法。病变常与腹直肌筋膜、肌层甚至腹膜有紧密和广泛粘连，手术常需切除部分筋膜或腹膜，应切除病灶周边至少5mm的正常组织，以使切缘干净，防止复发[1,2,9]。对较大的

腹壁和筋膜缺损可采用补片或皮瓣移植。亮丙瑞林、达那唑能短暂减轻症状，但闭经等不良反应较重[11]。本研究中，药物、物理、激光治疗效果差，与文献报道相似。除非患者年龄较大，已近绝经期又坚决要求保守治疗，否则都应首选手术治疗。王友芳等[12]报道了甾体激素对不同部位内异症的作用，其中以腹壁切口病灶反应最差，原因可能是由于切口愈合过程中形成坚硬的瘢痕，药物很难渗透到局部而发挥作用。腹壁内异症病灶是否存在局部微环境中激素、酶及各种因子的改变，造成药物反应欠佳，还有待于进一步的研究。

四、腹壁内异症的复发与恶变

本研究结果显示，复发者多为病灶较大、位置较深，可能是由于病灶不易被切净所致。腹壁包块周期性出血常预示病灶较大，病程较长。本组2例周期性出血者，1例复发。因此，对这些患者要注意适当扩大手术范围，切忌姑息手术。由于复发例数较少，分析再复发率与复发率间比较，差异无统计学意义，观察再复发率似有升高趋势，提示手术应力争一次切除干净。腹壁切口内异症恶变仅见个案报道[13]。本组中1例手术后反复复发，病理表现为从良性到非典型内异症到癌肉瘤的临床过程，故对反复复发者，应警惕恶变可能。冷金花等[14]总结卵巢外内异症癌肉瘤病例时认为，其发生可能是内异症的腺体及间质同时恶变，其预后可能不良。非典型内异症的恶变潜能较高，需高度警惕，手术时更要扩大范围，以达到切净之目的。

参 考 文 献

［1］ Dwivedi AJ, Agrawal SN, Silva YJ. Abdominal wall endometriomas［J］. Dig Dis Sci, 2002, 47（2）: 456-461.

［2］ Patterson GK, Winburn GB. Abdominal wall endometriomas: report of eight cases［J］. Am Surg, 1999, 65（1）: 36-39.

［3］ Wasfie T, Gomez E, Seon S, et al. Abdominal wall endometrioma after cesarean section: a preventable complication［J］. Int Surg, 2002, 87（3）: 175-177.

［4］ Wolf GC, Singh KB. Cesarean scar endometriosis: a review［J］. Obstet Gynecol Survey, 1989, 44（2）: 89-95.

［5］ Ideyi SC, Schein M, Niazi M, et al. Spontaneous endometriosis of the abdominal wall［J］. Dig Surg, 2003, 20（3）: 246-248.

［6］ Alexiadis G, Lambropoulou M, Deftereos S, et al. Abdominal wall endometriosis-ultrasound research: a diagnostic problem［J］. Clin Exp Obstet Gynecol, 2001, 28（2）: 121-122.

［7］ Yu CY, Perez-Reyes M, Brown JJ, et al. MR appearance of umbilical endometriosis［J］. J Comput Assist Tomogr, 1994, 18（2）: 269-271.

［8］ Simsir A, Thorner K, Waisman J, et al. Endometriosis in abdominal scars: a report of three cases diagnosed by fine-needle aspiration biopsy［J］. Am Surg, 2001, 67（10）: 984-986.

［9］ Matthes G, Zabel DD, Nastala CL, et al. Endometrioma of the abdominal wall following combined abdominoplasty and hysterectomy: case report and review of the literature［J］. Ann Plast Surg, 1998, 40（6）: 672-675.

［10］ Hesla JS, Rock JA, eds. Encometriosis. In: Te Linde's operative gynecology［M］. Philadelphis: Lippincott-Raven, 1997: 585-624.

［11］ Purvis RS, Tyring SK. Cutaneous and subcutaneous endometriosis. Surgical and hormonal therapy［J］. J Dermatol Surg Oncol, 1994, 20（10）: 693-695.

［12］ 王友芳, 吴葆祯, 连利娟, 等. 甾体激素治疗子宫内膜异位症病理观察及临床疗效的探讨［J］. 中华妇产科杂志, 1983, 18（02）: 71-75.

［13］ Markopoulos C, Gogas H, Eleftheriou G, et al. Endometrioid carcinoma arising in a scar of caesarean section. Case report［J］. Eur J Gynaecol Oncol, 1996, 7（6）: 520-521.

［14］ 冷金花, 郎景和. 子宫内膜异位症恶变的研究进展［J］. 中华妇产科杂志, 2002, 37（7）: 437-439.

原发性皮肤子宫内膜异位囊肿4例临床病理分析

赵学英　郎景和　冷金花　刘珠凤　孙大为　朱　兰

子宫内膜异位症（内异症）可发生在全身各个部位，子宫内膜异位囊肿最常发生于卵巢，皮肤子宫内膜异位囊肿较为少见，多位于腹壁，继发于剖宫产、会阴切开、子宫切除、羊膜腔穿刺术后，甚至阑尾切除或腹股沟疝修补术后[1]。原发皮肤子宫内膜异位症甚为罕见，可发生在脐部、胸部、腹壁、外阴、腹股沟和四肢等处，仅见一些个案报道[2-6]。本文总结我院20年来收治的4例原发皮肤子宫内膜异位囊肿患者的临床病理资料，分析其临床特点，并查阅相关文献，探讨原发皮肤内异症的发病机制与处理。

1　临床资料

1984年1月至2004年6月，我院妇科共收治内异症5 866例，其中内膜异位囊肿位于皮肤者73例。回顾患者既往病史，排除皮肤病灶局部手术或外伤史，并请病理科医师复核手术病理切片，确认内异症病理诊断。诊断为原发皮肤内膜异位囊肿（primary cutaneous endometriosis）4例，占同期内异症的6.8/万。记录患者的年龄、症状与体征、术前辅助检查结果、术前诊断、手术与药物治疗经过以及随诊情况。4例患者中2例为原发脐部内膜异位囊肿，1例右腹股沟内膜异位囊肿，1例外阴内膜异位囊肿。

例1：40岁，住院号C458407，G2P1，患者因经期脐周疼痛3年，就诊于我院妇科，检查脐部病灶直径1.0～1.5cm，即予丹那唑药物治疗半年，痛经好转，脐部病灶无明显变化。停药后3年，痛经渐重，脐部病灶症状不显著但逐渐增大。因合并盆腔内膜异位症于1992年3月9日入院行子宫双附件切除与脐部病灶切除手术。既往自然分娩1次，17年前曾有乳腺纤维瘤切除手术史，有痛经史。术中见脐部病灶直径2.5cm，底部深达腹膜，完整切除，切口采用张力线缝合。术后病理确证内膜异位囊肿，恢复顺利，出院半

年后随诊无异常征象。

例2：44岁，住院号C629628，G2P1，因脐周触痛肿物逐渐增大9个月就诊于我院外科。肿块疼痛与经期无明确关系。患者既往自然分娩1次，起病1年前曾在我院行乳腺纤维腺瘤切除手术，有原发痛经史，产后痛经消失。考虑脐部血管瘤，于1998年11月12日收入外科手术切除脐部病灶，病灶大小1.5cm×1.0cm，切口皮内缝合。病理结果提示病灶内子宫内膜与间质，符合子宫内膜异位症。术后2个月复查切口情况正常。该患者3个月后因子宫肌瘤在妇科行子宫及双附件切除手术，术中发现右侧卵巢巧克力囊肿。术后接受激素替代治疗，定期随诊3年仍无异常。

例3：30岁，住院号C483483，G2P1，因右侧腹股沟经期疼痛并逐渐肿大，血尿2次就诊于我院妇科。起病4年前有剖宫产史，2年前曾在外院行右侧卵巢巧囊剔除手术，有原发痛经史。检查右腹股沟病灶，直径3～4cm，注射己酸孕酮3个月（150毫克/月），病灶无缩小。5个月后行局部B超检查，显示右腹股沟区可见8.7cm×6.7cm×5.1cm无回声区，距体表1.0cm，其内充满均匀强光点。遂行病灶穿刺，抽出巧克力样液体约200mL。2个月后因合并盆腔内异症于1993年4月10日入院行子宫全切及右腹股沟囊肿切除术，术中见右腹股沟皮下内膜异位囊肿，底部位于右侧子宫圆韧带入股管处，完整切除病灶。术后伤口愈合顺利，病理证实为内膜异位囊肿，出院后失访。

例4：23岁，住院号C596294，未婚女性，G0P0，因2年前无意发现外阴肿物约2.0cm×1.5cm大，位于阴唇前联合左侧大、小阴唇之间，无压痛。偶无意擦破，流出血水样物，自止而愈。患者既往无痛经、手术或外阴外伤史。于1998年1月6日就诊我院妇科考虑为外阴肿物，建议肿物切除，切除外阴囊性肿物

5cm×4cm×3cm大，病理证实为内膜异位囊肿。术后随诊半年无复发迹象。

2　讨论

2.1　原发性皮肤内膜异位囊肿的发病机制

子宫内膜异位症（内异症）是生育年龄妇女的常见病[7]。本组4例原发皮肤内膜异位囊肿均发生于生育年龄妇女，月经正常，证实原发内异症的发生亦是雌激素依赖性的。原发性皮肤内膜异位囊肿的形成原因，推测可能是发生了罕见的良性淋巴转移或体腔上皮化生。非上皮细胞的组织中原发内膜异位囊肿的发生更可能是来源于良性淋巴与血行转移[2]。本组前2例脐部内异症由于病灶深达腹膜，有可能是由Meyer等提出的体腔上皮化生而来，即腹膜上皮细胞在某些因素的刺激下，转化为子宫内膜细胞，并在周期性雌激素刺激下，不断增生增殖，病灶不断扩大，形成内膜异位囊肿。腹股沟内膜异位囊肿则可能是子宫内膜细胞沿着子宫圆韧带至腹股沟淋巴结的路线移行至腹股沟区，继而增生增殖，形成囊肿。第4例患者病灶位于外阴，并不能排除既往外阴隐匿性伤口内膜种植的可能，但患者未婚未育，没有明确的手术或外伤史，病灶部位又位于阴唇前联合大、小阴唇之间，内膜异位种植实属不易，因此我们仍把此例归为原发皮肤内异症，考虑病灶更可能起源于体腔上皮化生或良性淋巴与血行转移。

2.2　原发性皮肤子宫内膜异位囊肿的临床特点与诊断

本组4例原发性皮肤子宫内膜异位囊肿中3例表现为皮肤局部痛性结节，2例有经期周期性疼痛，肿物逐渐肿大。患者既往均无病灶区域

的手术或外伤史。1例患者行B型超声检查提示囊性肿物，局部穿刺抽出巧克力样液体辅助其术前诊断。然而由于原发皮肤内异症的报道很少，回顾相关文献并未见术前超声与穿刺明确诊断的报道。由于原发皮肤内异症的发生率极低，本组中也仅1例考虑行术前超声检查。国外文献报道CT、磁共振成像检查均无特征性表现[2]。局部穿刺细胞学检查可辅助一些病例术前诊断[3]，然而还需更多病例证实。本组中除外阴内异症患者外，其余3例患者均有痛经史同时合并盆腔子宫内膜异位症，其中2例原发痛经，提示原发皮肤内异症与盆腔内异症、痛经有一定的关联。对于有盆腔内异症的患者无论何处出现触痛结节时，都应该考虑排除内膜异位的可能。

由于原发皮肤内异症的发生率极低，术前正确诊断率较低，本组中仅50%。文献报道术前诊断率亦不高。病灶经期疼痛往往可提示术前诊断子宫内膜异位症，然而一部分病例仅表现为局部病灶逐渐增大，无痛或持续触痛，致使术前正确诊断率不高。原发皮肤内异症的鉴别诊断应包括脓肿、血肿、脂肪瘤、皮脂腺囊肿、纤维瘤、肉瘤、淋巴瘤、神经瘤以及转移性病灶[2,4]。

2.3　原发性皮肤子宫内膜异位囊肿的处理

本组中2例患者起病后采用药物治疗，均效果不佳。停药后不仅症状反复，病灶反而增大。文献亦有类似报道[1,8]，而且原发皮肤内膜异位囊肿的术前确诊率低，因此手术是主要的治疗方式。局部病灶切除术即是明确诊断的方法，又是确实有效的治疗方法。手术范围应包括所有病变累及部位，在不影响局部解剖结构的基础上力争达到切缘干净，以防止复发[1,4]。对较大的腹壁和筋膜缺损可采用补片或皮瓣移植。目前，原发皮肤内异症的报道仍限于短期随诊，手术效果良好，尚无复发病例报道。

参 考 文 献

[1] 赵学英，郎景和，冷金花，等. 腹壁子宫内膜异位症的临床特点及复发相关因素分析 [J]. 中华妇产科杂志，2004，39（2）：97-100.

[2] Ideyi SC，Schein M，Niazi M，et al. Spontaneous endometriosis of the abdominal wall [J]. Dig Surg，2003，20（3）：246-248.

［3］Griffin JB，Betsill WL Jr．Subcutaneous endometri-osis diagnosed by fine needle aspiration cytology［J］．Acta Cytol，1985，29（4）：584-588．

［4］Dwivedi AJ，Agrawal SN，Silva YJ．Abdominal wall endometriomas［J］．Dig Dis Sci，2002，47（2）：456-461．

［5］Hussain M，Noorani K．Primary umbilical endome-triosis—a rare variant of cutaneous endometriosis［J］．J Coll Physicians Surg Pak，2003，13（3）：164-165．

［6］Zollner U，Girschick G，Steck T，et al．Umbilical endometriosis without previous pelvic surgery：a case report［J］．Arch Gyneeol Obstet，2003，267（4）：258-260．

［7］郎景和．进一步加强子宫内膜异位症的基础与临床研究［J］．中华妇产科杂志，2001，36（12）：711-713．

［8］Strorment JM．Brumsted JR．Endometriosis．In：Curtis MG，Hopkins MP（eds）．Glass's Office Gynecology．5th ed．Baltimore：Williams &Wikins，1998：335-354．

腹壁子宫内膜异位症手术创面的修复

成宁海　朱　兰　郎景和　刘珠凤　孙大为　冷金花　沈　铿
黄慧芳　潘凌亚　吴　鸣

【摘要】目的：探讨腹壁子宫内膜异位（AWE）手术中腹壁筋膜层缺损的修复方法。方法：回顾性分析55例腹壁子宫内膜异位症患者的病例资料。将55例患者分为两组：①腹壁筋膜层缺损组，29例，术中腹壁筋膜缺损面积超过2cm²；腹壁筋膜缺损组根据腹壁筋膜层缺损面积（由小到大）处理如下：11例患者常规缝合腹壁；7例患者应用张力线、PDS-Ⅱ或筋膜/皮肤减张缝合重建腹壁；4例手术中应用筋膜补片；7例腹壁筋膜层和皮肤缺损大的患者由整形科协助应用腹壁成形术和筋膜补片；②无腹壁筋膜层缺损组，26例，术中腹壁筋膜缺损面积小于2cm²。无腹壁筋膜层缺损组常规缝合腹壁。结果：所有患者切口Ⅰ期愈合。腹壁筋膜缺损组术前B超测量和切除AWE的最大径线、所需手术时间和出血量显著大于无筋膜缺损组，差异有统计学意义。两组各有1例病情复发。结论：B超检查有助于术前准确评估病灶情况。腹壁缺损大于2cm²时可采用筋膜/皮肤减张缝合进行修复，更大者可采用筋膜补片/腹壁成形术进行修复。

【关键词】腹壁；子宫内膜异位症；重建手术

Repair of abdominal wall defect after resection of abdominal wall endometriosis

Cheng Ninghai，Zhu Lan，Lang Jinghe，Liu Zhufeng，Sun Dawei，Leng Jinhua，Shen Keng，Huang Huifang，Pan Lingya，Wu Ming

【Abstract】Objective：To study the techniques to repair the fascia layer of abdominal wall after the resection of abdominal wall endometriosis（AWE）. **Methods**：Fifty-five AWE patients aged 28 ～ 38 underwent resection of the lesion. After the resection a defect fascia in abdominal wall larger than 2cm² was seen in 29 patients（large fascia defect group），and in the other 26 patients the fascia defect was less than 2cm²（small fascia defect group）. In the large fascia defect group，11 cases underwent routine closure of the abdominal wall，2 underwent abdominal wall reconstruction by applying tension suture，1 case underwent fascia layer/ skin tension-relieving suture，4 cases abdominal wall reconstruction by PDS-Ⅱ suture，4 cases underwent fascia patch grafting，and 7 cases underwent abdominal wall plastic repair plus fascia patch grafting，the different techniques being selected according to the size of the defect. Routine abdominal wall closure was performed on all the 26 patients in the small fascia detect group. The features of the lesion and operation，and the outcomes were compared. **Results**：Primary healing was achieved in all the patients. In comparison with the small fascia defect group，the mean size of the masses measured by pre-operational ultrasonography of the large fascia defect group was significantly bigger ［（3.8±1.4）cm vs（2.5±1.1）cm］，the mean size of the masses resected in operation was significantly larger ［（5.5±2.0）cm vs（3.7±1.9）cm，$P = 0.004$］，the operation time was significantly longer ［（66±42）min vs（35±24）min，$P = 0.002$］，and the intra-operational blood loss was significantly more ［（52±50）ml vs（23±19）ml，$P = 0.006$］. Relapse occurred in 1 case in the large fascia defect group. **Conclusions**：Ultrasonography helps estimate the extension of AWE before operation. Fascia layer/skin tension-relieving suture can be used in the fascia defect of abdominal wall larger than 2cm². Abdominal wall plastic repair plus fascia patch grafting is capable of repairing larger fascia layer and skin defects of abdominal wall.

【Key words】Abdominal wall；Endometriosis；Reconstructive surgical procedures

子宫内膜异位症目前已经成为孕龄妇女的常见病。盆腔外子宫内膜异位症占子宫内膜异位症的1%～10%[1]。近年来腹壁子宫内膜异位症（AWE）逐渐多见，治疗方法包括手术治疗和药物治疗。首选手术治疗，为避免残留子宫内膜异位病灶，减少复发，手术应尽可能切除干净病灶，保持肿物的完整切除，必须在病灶外0.5～1cm切除[2,3]。对于病灶大的，切除病灶时会使筋膜层或者腹壁皮肤过多缺损，缝合困难。为此，我们分析近3年来AWE的手术病例资料，现报道如下。

对象与方法

一、对象

1. 一般情况　选取2002年11月至2005年北京协和医院收治55例AWE患者。随访日期截止至2005年12月。以测量的最大径线比较腹壁包块的大小，按腹壁筋膜缺损的长×宽计算缺损面积，记录所有临床资料。

2. 分组情况　术中腹壁筋膜缺损面积超过2cm²者被定为有腹壁筋膜缺损。据此分为两组：①腹筋膜缺损组，29例，其中3例（10.3%）合并盆腔子宫内膜异位症或子宫腺肌症；②无腹壁筋膜缺损组，26例，其中4例（15.4%）合并盆腔子宫内膜异位症或子宫腺肌症。除无腹壁筋膜缺损组有中孕剖宫取胎术史1例外，其余所有患者均有足月剖宫产史。所有患者术中均距病灶外缘0.5～2.0cm切除病灶。两组患者的年龄、初次发现腹壁包块距手术的时间、术前扪诊包块大小差异均无统计学意义（表1）。术前对35例

没有合并盆腔内子宫内膜异位症或子宫腺肌症的AWE患者进行了CA125检测，两组间比较差异无统计学意义（表1）。两组间术前B超测量包块的最大径线差异有统计学意义（P＝0.048）（表1）。

二、方法

1. 腹壁筋膜缺损患者手术中腹壁重建情况　所有患者均距病灶边缘0.5～2.0cm切除病灶，达到手术切净。所有腹壁筋膜缺损＜2cm²的患者均常规缝合腹壁切口。腹壁筋膜缺损组平均腹壁筋膜层缺损面积15cm²。18例患者在切除病灶过程中进入腹腔。11例患者常规缝合腹壁，腹壁筋膜层缺损面积＜9cm²。对2例患者使用张力线穿过腹壁筋膜、皮下组织和皮肤达到腹壁重建，平均腹壁筋膜层缺损面积12cm²。1例通过腹壁筋膜和皮肤减张处理成功缝合面积30cm²的腹壁筋膜层的缺损。4例术中应用PDS-Ⅱ（Ethicon）缝合重建腹壁，平均腹壁筋膜层缺损面积22cm²。对4例患者手术中应用了筋膜补片，平均腹壁筋膜层缺损面积50cm²（28～192cm²），应用补片大小平均面积82cm²（35～225cm²）。7例腹壁筋膜层和皮肤缺损大的患者由整形科协助应用腹壁成形术加用聚丙烯筋膜补片进行腹壁重建，平均腹壁筋膜层缺损面积88cm²。两组间切除AWE所需时间、手术切除AWE标本的最大径线、切除AWE的出血量比较，差异有统计学意义（P＜0.01）（表2）。

2. 统计学处理　应用SPSS 11.5软件包进行统计学分析，应用t检验两组间比较差异有无统计学意义。

表1　两组患者的临床情况（$\bar{x}\pm s$）

组别	例数	年龄（岁）	初次发现包块距手术时间（月）	术前扪诊包块大小（cm）	术前CA125值（U/ml）	B超测量包块大小（cm）
筋膜缺损组	29	33±5	25±20	3.9±1.7	25±18	3.8±1.4
无筋膜缺损组	26	34±4	39±34	3.1±1.6	27±21	2.5±1.1
P值		0.827	0.101	0.130	0.765	0.048

表2　两组患者的手术情况（$\bar{x} \pm s$）

组别	例数	切除病灶时间（分钟）	切除AWE病灶大小（cm）	切除AWE病灶出血量（ml）
筋膜缺损组	29	66±42	5.3±2.0	52±50
无筋膜缺损组	26	35±24	3.7±1.9	23±19
P值		0.002	0.004	0.006

结　果

1. 手术效果及病理学结果　所有患者的腹壁切口均Ⅰ期愈合。病理证实子宫内膜异位症。

2. 复发情况　腹壁筋膜缺损组复发1例，初次术中沿病灶外0.5cm切除直径2.5cm病灶，筋膜层缺损6cm²，常规缝合，术后9个月出现原部位复发，再次手术时距病灶外1cm切除直径2cm病灶；无腹壁筋膜缺损组复发1例，手术切除病灶直径1cm，术后6个月原手术部位出现经期疼痛，包块大小0.5cm，未再次手术。

讨　论

1. AWE的临床特点　AWE常会发生在腹壁切口的瘢痕处及沿腹壁切口瘢痕两旁的皮下结缔组织。AWE的治疗包括手术治疗和药物治疗。应首选手术治疗，手术切净者，平均随访34个月没有复发，而1年内出现复发者，均由于手术范围不够[2]。本组1例初次术中距病灶外0.5cm切除，术后9个月复发而再次手术。AWE的治疗，手术切除的彻底性是至关重要的。单纯的药物治疗包括口服避孕药、孕激素以及GnRH-a等仅能得到暂时的缓解，停药后很快复发[2,3]。

2. 腹壁的解剖结构和腹壁各层的修复　腹前壁的层次由浅到深可分为：皮肤、浅筋膜、深筋膜、肌层、腹横筋膜、腹膜外组织及壁层腹膜。腹前壁浅筋膜在脐平面以下分为浅层和深层，深筋膜分为数层，分别覆盖于前外侧群各肌群的表面和深面[4]。在下腹部各层中浅筋膜深层和深筋膜层（腹直肌和腹外斜肌表面白色的强韧的筋膜）最为致密和强韧，是维持腹壁完整性的最重要的结构，术中常表现为一层结构，称为筋膜层或前鞘。腹壁切口处理不当、张力过大、对合不佳时，可能出现切口的延期愈合、切口疝甚至切口裂开等情况。腹膜活动余地大，较小的缺损不影响切口的缝合。皮肤有一定的伸展性，但过大的皮肤缺损仍会使得皮肤无法对合，瘢痕增大，甚至延期愈合。目前缺乏AWE手术创面腹壁缺损修补方面的文献，鉴于腹壁缺损和切口疝发生有一定的相关性，且手术过程有一定程度的相似性，因此可参照腹壁疝修补的经验。腹壁疝修补术原则：①在腹壁缺损区修补时不要呈现张力缝合；②要尽力做到正常解剖面的对合[5]。腹股沟疝根据缺损大小分期：Ⅰ期：缺损小于1.5cm；Ⅱ期：缺损1.5～3.0cm；Ⅲ期：缺损大于3.0cm，且分期对于修补的方法有指导意义[6]。腹股沟疝Ⅱ期以上的腹壁缺损为超过1.5cm（面积1.77～2.25cm²），结合以往临床经验，筋膜层缺损2cm²以上时缝合时就会有一定张力，因此本研究以缺损面积2cm²作为分组标准。

3. 大的腹壁各层缺损的处理　对于较小的腹壁各层的缺损，常规缝合能达到满意的效果。病灶大，筋膜层受累的AWE，切除病灶会造成筋膜层和皮肤大的缺损[7,8]。常规缝合困难时，可以通过减张皮肤或筋膜层的方法来缝合伤口。对于较大的腹壁缺损，我们采用张力线穿过腹壁筋膜、皮下组织和皮肤达到腹壁重建。人工筋膜补片能够修复更大的筋膜层缺损，保证了手术的彻底性。Ahmet报道3例4～7cm应用特氟隆（polytetrafluoroethylene，PTFE）补片的AWE病例[8]；Maurice等[9]报道AWE恶变病例，通过应用特氟隆（PTFE，Gore-Tex）补片修复下腹部皮肤以及全部筋膜层缺损，均根治性切除病灶，伤口如期愈合。近期应用PDS-Ⅱ线（Ethicon）缝合替代较小的人工筋膜补片，效果理想，降低患者经济负担。伴有大的皮肤缺损者，通过与整形科合作，采用V-Y皮瓣推进术来重建腹壁。

4. 术前的准确评估　腹壁筋膜缺损组的手术时间、出血量多于无筋膜缺损组。术前应该评估腹壁筋膜缺损的可能性，做好麻醉方式、手术难度、特殊手术材料和相关合作科室的相应准备。术前B超测量和手术标本测量的最大径线两组间的差异有统计学意义，但两组间术前扪诊大小比较，差异却无统计学意义，由于扪诊对于评估位置较深包块时误差较大，B超可以准确测量包块的大小及与腹壁各层次的关系，建议术前B超作为评估的常规检查。

尽管彻底切除AWE病灶会造成大的腹壁缺损，增加了手术难度和出血量，但术前准确评估，充分准备，通过恰当的方法修复腹壁各层缺损，预后满意。

参 考 文 献

［1］Ray GB，Vellore SP，Ajay KS，et al. Abdominal wall endometriomas［J］. Am J Surg，2003，185（6）：596-598.

［2］Muzeyyen G，Fulya K，Esmen O，et al. Incisional endometriosis after cesarean section，episiotomy and other gynecologic procedures［J］. J Obstet Gynaecol Res，2005，31（5）：471-475.

［3］朱兰，郎景和，杨隽钧，等. 切口部位子宫内膜异位症的临床特点［J］. 中华医学杂志，2003，83（19）：1710-1711.

［4］左焕琛. 肌学. 见：于频，主编. 系统解剖学［M］. 北京：人民卫生出版社，1996：76-79.

［5］马颂章. 无张力疝修补手术的一些问题［J］. 中国实用外科杂志，2001，21（2）：67-68.

［6］何勇，李经身. 基层医院老年腹股沟疝修补手术方法的选择［J］. 海南医学，2002，13（1）：54-55.

［7］Erkan N，Haciyanli N，Sayhan H. Abdominal wall endometriomas［J］. Int J Gynecol Obstet，2005，89（1）：59-60.

［8］Ahmet K，Esra A，Soykan A，et al. Abdominal Wall Endometriosis：A Diagnostic Dilemma for Surgeons. Three Case Reports［J］. Med Prin Pract，2005，14（6）：434-437.

［9］Maurice M，Nicolas S，Thomas M. Cystadeno-carcinoma of the abdominal wall following caesarean section：case report and review of the literature［J］. Gynecol Oncol，2003，91（2）：438-443.

腹壁子宫内膜异位症再次手术5例原因分析

成宁海　朱　兰　郎景和　刘珠凤　孙大为　冷金花　沈　铿
黄慧芳　潘凌亚　吴　鸣

【摘要】目的：探讨腹壁子宫内膜异位症（abdominal wall endometriosis，AWE）再次手术病例的临床特点。方法：回顾性总结分析1992～2005年间我院收治的101例AWE患者的临床资料，分为再次手术组5例，未再次手术组96例。分析比较两组临床特点。结果：再次手术组1例为反复发作的AWE，逐步演变为不典型子宫内膜异位症；1例患者再次手术切除的AWE位于初次手术的另一侧，此部位有经期疼痛症状，应属于遗漏；其余3例患者首次手术均距病灶边缘0.5cm切除。再次手术组术前扪诊和B超检查AWE病灶均显著大于未再次手术组（$P < 0.05$），而两组手术切除病灶大小比较，差异无统计学意义（$P > 0.05$），可能与再次手术组的病例切除病灶外的组织较少有关。结论：手术切除AWE病灶时，应根据术前患者的症状，对可疑部位进行仔细探查，避免较小病灶的遗漏。切除病灶尽可能距病灶边缘1cm以上。对于病程长、反复发作的AWE，要警惕其恶变。

【关键词】子宫内膜异位症；腹壁；再次手术；原因分析

Clinical analysis of the cause of repeated resection for patients with abdominal wall endometriosis.

Cheng Ninghai，Zhu Lan，Lang Jinghe，Liu Zhufeng，Sun Dawei，Leng Jinhua，Shen Keng，Huang Huifang，Pan Lingya，Wu Ming

【Abstract】Objective：To investigate the clinical characteristics of cases undergoing repeated resection in patients with abdominal wall endometriosis（AWE）. Methods：Retrospective analyses were performed in 101 patients with abdominal wall endometriosis who were hospitalized in Department of Obstetrics and Gynecology of Peking Union Medical College Hospital between 1992 and 2005. According to their surgical histories，the patients were divided into two groups，repeated resection group（$n = 5$）and non-repeated resection group（$n = 96$）. Results：In repeated resection group，there was 1 patient with repeated recurrent AWE，which had become an atypical endometriosis gradually；the lesion resected in the second surgery was on the opposite side of the first surgery in 1 patient who had a menses related pain at the same site，and was supposed to be a missed diagnosis；lesions were resected with healthy tissues 0.5cm beside their outer margin in the other three patients. The mean size of masses detected by palpations and ultrasound scan was significantly larger in repeated resection group than that in non-repeated resection group（$P < 0.05$）. However，there was no significant difference in the excision sample dimensions between the two groups. It maybe due to the healthy tissues resected in the repeated resections that were less than those in the first surgery. Conclusions：To avoid missing smaller lesions，it is important to explore the suspicious sites with caution according to patients' preoperative symptoms during the surgery. If possible，it is recommended to resect the lesions with healthy tissues 1 cm or more than it beside their outer margins. Of the long-term repeated recurrent AWE，malignant changes should be considered.

【Key words】Endometriosis，abdominal wall；Repeated resection；Analysis of cause

子宫内膜异位症（endometriosis，EM）目前已经成为育龄妇女的常见病，育龄妇女发病率为10%～15%。以往腹壁子宫内膜异位症（abdominal wall endometriosis，AWE）少见，近年随着剖宫产率的增高而增多，治疗方法包括手术治疗和药物治疗[1]。复发后部分患者需要再次进行手术，本研究通过分析我院近14年AWE病例101例，根据再次手术的病例的特点，从中吸取经验和教训，以减少AWE患者再次手术率。

1 资料和方法

1992～2005年间我院收治的AWE病例中，有完整病历记录101例。随访截止至2005年8月。应用SPSS 11.5软件包进行统计学分析，两组样本应用t检验及Fisher精确检验统计。

2 结果

2.1 一般情况

所有患者均于我院进行初次手术，根据是否于我院进行再次手术，分为两组：再次手术组（5例）和未再次手术组（96例）。未再次手术组中包括出现复发但未手术患者5例，病灶均小于1cm。101例中足月剖宫产史98例，中孕剖宫取胎术史1例，无妊娠而有阑尾切除术史1例，阴道顺产而无腹部手术史1例。腹壁包块有无周期性疼痛：再次手术组5例患者均有腹壁包块的周期性疼痛，未再次手术组84例患者腹壁包块有周期性疼痛。术前用药情况：再次手术组4例患者术前用药，未再次手术组12例患者术前用药，包括假孕和假绝经疗法等，Fisher精确

检验P＝0.002。术前CA125情况：在没有合并盆腔内子宫内膜异位症或子宫腺肌症的AWE患者中，44例术前进行CA125检测；其中再次手术组2例患者平均值16.65U/ml，未再次手术组42例患者平均值25.18U/ml，其中9例患者血清CA125＞35U/ml。2组其余情况比较见表1。

2.2 初次手术情况

所有患者均距病灶边缘0.5～2.0 cm切除病灶。其他部位子宫内膜异位灶情况：再次手术组在手术中均未发现其他部位子宫内膜异位灶或子宫腺肌症，而未再次手术组13例术中发现其余部位子宫内膜异位症或子宫腺肌症。初次术中补片应用情况：再次手术组有1例应用了聚丙烯筋膜补片，而未再次手术组有10例应用了聚丙烯筋膜补片。初次手术的病理：除再次手术组有1例患者病理为不典型子宫内膜异位症最后转变为癌肉瘤外，其余病理均证实子宫内膜异位症。初次手术其他情况见表2。

2.3 初次手术后和再次手术情况

初次手术后药物治疗情况：再次手术组1例患者术后进行药物治疗，未再次手术组术后13例进行药物治疗，包括：GnRH-a、孕三烯酮、丹那唑、己酸孕酮、倍美力＋醋酸甲羟孕酮等。再次手术情况：1例患者术前于外院2次出现AWE手术，病史16年，我院进行第3次手术时切除子宫和双侧附件，距病灶边缘0.5cm切除10cm大小的病灶，镜下显示切缘净，但不典型子宫内膜异位症病灶距边缘仅0.1mm，术后9个月复发，第4次手术病理为癌肉瘤，距病灶外1cm切除后缺损20cm×16cm，应用聚丙烯筋膜

表1 两组病例临床资料（$\bar{x}\pm s$）

项目	再次手术组	未再次手术组	t值	P值
年龄（岁）	36.75±6.24	33.17±4.68	1.484	0.141
初次发现包块距手术时间（月）	47.75±51.66	32.77±32.81	0.875	0.384
初次发现时包块大小（cm）	0.61±0.44	1.59±1.23	−1.125	0.265
术前检查扪诊包块大小（cm）	5.50±3.32	3.30±1.56	2.609	0.011
B超测量包块大小（cm）	5.80±2.09	2.88±1.35	3.591	0.001

表2　两组病例初次手术情况（$\bar{x} \pm s$）

项目	再次手术组	未再次手术组	t值	P值
切除病灶时间（分钟）	75.00±42.03	55.73±32.36	1.155	0.251
切除AWE病灶大小（cm）	5.75±2.75	4.08±2.00	1.611	0.110
切除AWE病灶出血量（ml）	57.50±49.23	37.40±34.20	0.996	0.332

补片和皮瓣移植[1]。1例患者首次手术切除切口左侧病灶，再次手术时切除切口右侧直径2cm病灶，病理证实EM，回顾病史，患者首次术前同时有右侧切口处的经期疼痛。另3例患者首次手术均距边缘0.5cm切除病灶，术后6～20个月再次手术时均距边缘1cm切除病灶，2例随访未发现复发，1例再次术后药物治疗，10个月后出现复发，未进行手术。

3　讨论

3.1　AWE的特点

绝大多数继发于剖宫产后，国外文献报道足月剖宫产后AWE发生率为0.03%～0.4%，中孕期的剖宫取胚术后发生率为1.08%[2]。AWE较少出现在如阑尾切除术、腹腔镜手术、羊膜腔穿刺术、腹股沟症修补术等之后[3]。治疗方法包括手术治疗和药物治疗。首选手术治疗，为避免残留AWE病灶，减少复发，手术应尽可能切除干净病灶，保持肿物的完整切除，避免破裂，必须在病灶外0.5～1cm切除。不能切净是术后复发的重要因素，Muzeyyen等[4]报道2例仅行切开引流很快复发并再次手术的AWE病例。单纯的药物治疗包括口服避孕药、孕激素以及GnRH-a等仅能得到暂时的缓解，停药后很快复发[2,5]。

3.2　AWE再次手术病例的分析

本组资料中，再次手术患者1例为反复发作的AWE，逐步变为不典型子宫内膜异位症，最后发展为癌肉瘤。尽管子宫内膜异位症总体恶变率低，占0.3%～1.0%[6]，对于病程长，反复发作的AWE，要警惕其恶变[1]。手术时尽可能的根治性的切除病灶，尽管术中肉眼观察是

位于病灶外0.5cm切除，但显微镜检提示仅距病灶边缘0.1mm[1]，因此对于此类患者，仅距病灶边缘0.5cm可能是不够的，应尽可能距病灶外1～2cm切除。

1例患者再次手术切除的AWE是位于初次手术的另一侧，严格意义上说不能称之为复发，应该属于初次手术中的遗漏，尽管初次手术前没有扪及此部位的明显包块，但患者有此部位经期疼痛的症状，提示我们对于这样的患者，应该充分重视患者的症状和主诉，凡是有经期疼痛的可疑部位，应术前进行B超检查、术中仔细的探查，尽可能避免残留较小的病灶，防止日后的再次手术和后续的药物治疗，减轻患者的痛苦和经济负担，改善预后。

其余3例患者首次手术均距病灶边缘0.5cm切除，参照1例AWE恶变的显微镜所见推测[1]，肉眼所见的病灶边缘"正常"组织中可能也存在子宫内膜异位灶，如果术前应用了药物治疗，能使病灶缩小，质地变软，但在缩小的AWE病灶周围，我们认为是"正常"的组织中，可能就有镜下可见的AWE病灶，按照常规切除，就有可能造成手术范围不够。

再次手术组患者术前用药的比率高于未再次手术组，差异有显著意义，尽管术前用药使病灶缩小，使得手术切除相对容易，但对于这样的患者手术范围是否应该适当扩大，尚未见文献报道，有待于进行进一步的研究来证实。

再次手术组术前扪诊和B超检查AWE病灶均显著大于未再次手术组，而两组手术切除病灶大小比较，差异无统计学意义，可能与再次手术组的病例切除病灶外的组织较少有关。随着各种人工材料（聚丙烯补片等）和缝合线（PDS-Ⅱ等）的出现，腹壁修复技术的多样化，使得根治性切除后的腹壁缺损也能修复，因此如果条件允许，应尽可能距病灶边缘1cm以上切除[7]。有学者提出对于手术切净的病例，术后可采用药物

辅助治疗[3,8]。本研究再次手术组中仅有1例术后进行药物治疗，但很快复发，再次术后药物治疗后仍很快复发，术后药物治疗能否延缓AWE的复发，还有待于进一步研究来证实。

总之，AWE患者手术切除时，应根据术前患者的症状，对于可疑部位进行仔细探查，避免较小病灶的遗漏。条件允许的情况下，尽可能距病灶边缘1cm以上切除病灶。对于病程长、反复发作的AWE，要警惕其恶变。

参 考 文 献

［1］ Leng JH, Lang JH, Guo LN, et al. Carcinosarcoma arising from atypical endometriosis in a cesarean section scar ［J］. International Journal of Gynecological Cancer, 2006, 16（1）: 423-447.

［2］ Ray GB. Vellore SP, Ajay KS. et al. Abdominal wall endometriomas ［J］. The American Journal of Surgery, 2003, 185（6）: 596-598.

［3］ Pathan SK, Kapila K, Haji BE, et al. Cytomorphological spectrum in scar endometriosis: a study of eight cases ［J］. Cytopathology, 2005, 16（2）: 94-99.

［4］ Mineyyen G, Fulya K, Esmen O, et al. Incision al endometriosis after caesarean section, episiotomy and other gynecologic procedures ［J］. J Obstet Gynaecol Res, 2005, 31（5）: 471-475.

［5］ 朱兰, 郎景和, 杨隽钧, 等. 切口部位子宫内膜异位症的临床特点 ［J］. 中华医学杂志, 2003, 83（19）: 1710-1711.

［6］ Maurice M, Nirolas SB, Thomas M. Cystadenocarcinoma of the abdominal wall following caesarean section: case report and review of the literature ［J］. Gynecologic Oncology, 2003, 91（2）: 438-443.

［7］ 宋可新, 刘珠凤, 赵茹, 等. 腹壁整形术在腹壁病灶切除术中的应用 ［J］. 中华妇产科杂志, 2005, 40（10）: 700.

［8］ Steve Cl, Moshe S, Massoma N, el al. Spontaneous endometriosis of the abdominal wall. Case report ［J］. Dig Surg, 2003, 20（3）: 246-248.

胸腔子宫内膜异位症三例报道及文献复习

宋英娜　郎景和　朱　兰

胸腔子宫内膜异位症（内异症）是一种罕见的疾病，根据病灶部位不同，胸腔内异症可分为胸膜内异症和肺实质内异症两种。迄今，胸膜内异症世界范围内只有200余例的报道，通常表现为月经性气胸或血胸[1]；肺实质内异症则更少见，世界范围内仅30余例报道，多表现为月经性咯血[2,3]。本文报道北京协和医院近年来经治的3例较为典型的胸腔内异症并行文献复习。

一、临床资料

1. 例1：患者41岁，孕2产1，因突发右侧胸痛、呼吸困难于2004年8月来我院就诊。该患者自2001年起即间断出现上述症状，共有6次发作，每次均于来月经后的24～48小时内出现症状；2004年初发作时曾在当地医院行X线检查，诊断为气胸，右肺压缩30%，未治疗而好转。患者本次症状较重，身体检查发现右侧胸部呼吸运动差，语颤及呼吸音消失，左侧正常，行肺CT、X线检查均提示右侧气胸，右肺压缩90%，拟诊为胸膜内异症。予胸腔闭式引流术，放出大量气体，气胸好转后出院，予促性腺激素释放激素激动剂（GnRH-a）——亮丙瑞林（商品名：抑那通）3.75mg，皮下注射，每月1次，共4次，停药3个月后复发，继予亮丙瑞林注射4次，现随诊7个月，尚未复发。该患者曾于2001年7月在我院行腹腔镜左侧卵巢囊肿剥除术（术后病理诊断为卵巢子宫内膜异位囊肿），手术证实患者有盆腔内异症，根据美国生育学会修正的内异症分期标准（r-AFS）确定为Ⅲ期；术后服孕三烯酮3个月，后因肝功能异常而停药。

2. 例2：患者30岁，孕3产1，因反复月经期咯血1年于1997年6月来我院就诊。患者既往有2次人工流产史及1次剖宫产史，自1996年6月起间断出现经期咳血痰，量不多，无胸闷气短，咯血持续数天后与月经几乎同时停止。曾在

外院多次行CT检查，月经前1天及第3天的CT检查显示，双侧中下肺明显肺纹理增粗，有散在片状影，月经干净后10天复查CT则提示片状影较前明显吸收。来我院后身体检查无明显阳性发现，月经第1、3天CT检查显示左肺下叶前外侧段小片状影，月经干净后7天肺CT检查显示原左肺下叶片状影已消失。痰液病理检查为血性痰，其内可见较多吞噬含铁血黄素的细胞及炎性细胞，未见瘤细胞。月经第1天行纤维支气管镜检查，见各气道黏膜广泛血管淤张（以左右主气道为主），未见肿物，左舌叶开口见活动性出血。血清CA125水平正常，盆腔B超检查未发现异常。拟诊为肺实质内异症，予醋酸甲羟孕酮（其他名称：安宫黄体酮、普维拉）每天30mg口服，共3个月，停药后未再复发。至2004年因间断下腹痛两年再来我院就诊，妇科检查：双侧子宫骶韧带增粗，触痛明显，疑诊为内异症，予曲普瑞林（商品名：达菲林）3.75mg皮下注射，每月1次，共6个月，停药3个月后症状反复，遂于2004年9月行腹腔镜检查，术中见子宫表面散在水泡状组织，宫底与小肠有粘连带，左侧子宫骶韧带散在数枚蓝色病灶，双侧卵巢未见异常，行粘连分解并电凝病灶，未行病理学检查，术后诊断为慢性盆腔炎、盆腔内异症。

3. 例3：患者36岁，孕2产1，因经期咯血3年于2003年9月来我院就诊。患者既往有1次顺产史及1次人工流产史，每次咯血均在月经期第3～5天，发病初期时症状较轻，仅咯少许血丝，1年后逐渐加重，量多时可咯血约100ml，非月经期从无咯血，在当地医院用过抗炎及中药治疗，无明显效果。患者平素月经规律，无痛经，妇科检查和盆腔B超检查均正常。非月经期肺CT检查正常，2003年10月2日（月经第1天）肺CT检查显示，左肺上叶前段局限性磨玻璃样改变，结合病史考虑肺小血管出血可能，2004年4月15日（月经第3天）行支气管镜检查，气

管内可见陈旧性血块，来源于左侧支气管，左肺上叶及左肺下叶基底段内均可见较多血迹，冲洗、吸引后左肺下叶基底段内无血块，但左肺上叶黏膜仍持续鲜红色，未见新鲜出血，于舌叶与固有上叶分嵴及固有上叶分嵴处各取2块组织行活检，结果为：被覆纤毛柱状上皮的黏膜呈慢性炎症。血清CA125正常。拟诊为肺实质内异症。自2004年5月起予米非司酮25mg，每天2次口服，共6个月，用药期间无月经来潮，现已停药14个月，随诊中，尚未复发。

二、讨论

1. 胸腔内异症的发生　胸腔内异症的发病机制尚未明确，因远在盆腔外，学者们提出了多个假说：①转移种植学说，即子宫内膜组织通过经血逆流进入腹腔，再经先天性或继发性膈缺损迁移至胸腔，先天性膈缺损多位于右侧，且膈淋巴丛主要分布于右侧，这可能是胸膜内异症多位于右侧的原因；②微栓塞学说，既往的盆腔手术操作可致子宫内膜组织侵入脉管系统，子宫内膜栓子随血液循环播散，直至在肺脏被捕获，此学说多用来解释肺实质内异症；③体腔上皮化生学说，体腔上皮来源的组织如胸膜，在某些促化生的物质（如雌激素、退化的子宫内膜释放的物质）刺激下可衍化为子宫内膜样组织，这些刺激物分子较小，可通过先天的膈孔进入胸腔。目前还没有一种学说能圆满解释所有的胸腔内异症的形成机制，其可能是多种因素共同作用的结果。

2. 胸腔内异症的临床特点和诊断　胸膜内异症患者通常表现为月经性的气胸或血胸，其主要症状为胸痛和呼吸困难。对肺实质内异症来说，月经性咯血为主要症状，可伴有慢性咳嗽、逐渐加重的呼吸困难及反复发热。病变部位多位于右侧，左侧及双侧少见。症状的出现与月经密切相关，多在月经开始后的48～72小时内出现，但并非每个月经周期都会发病。多数胸膜内异症的患者都伴有较重的盆腔内异症，肺实质内异症患者则大都有子宫手术史（如人工流产、剖宫产等），而少有伴发盆腔内异症[4]。例1患者于2001年即手术证实有盆腔内异症，例2及例3患者在发病前有过剖宫产史和/或人工流产史，仅例2有可疑的腹膜型盆腔内异症，例3则无盆腔

内异症的证据，均与上述特点相符。

对于胸膜内异症，X线检查可发现气胸及胸腔积液，但很难看见胸膜表面的病灶；可行胸腔穿刺术，留取胸腔积液行细胞学检查；胸腔镜有一定的诊断及治疗价值，可显示病灶的部位、大小、形态并可取活检，也可显示是否有膈缺损。对于肺实质内异症，胸部X线平片检查通常正常，CT检查的诊断价值更加优越，病灶可表现为边界清楚或不清的浊斑、结节、薄壁的空洞和囊性改变等。所有这些改变在月经周期中均可发生变化，在两次月经之间，病灶可完全消失。例2患者月经第1、3天的CT检查显示左肺下叶前外侧段小片状影，而在月经干净后7天则显示片状影完全消失，例3在月经第1天肺CT检查显示左肺上叶前段局限性磨玻璃样改变，而非经期CT检查则正常。围月经期的支气管镜检查对那些表现为咯血的患者有一定的帮助，出现红色或紫色的、触之易出血的黏膜下小斑块有一定的诊断意义。但由于肺实质内异症病变多累及远端的肺实质而非支气管黏膜，故支气管镜检查的阳性发现较少[4,5]。本组2例肺实质内异症患者（例2和例3）经期支气管镜检查也仅见到支气管内的出血而未见到内异症的病灶。

内异症的确诊需要组织学的证据，但对于胸腔内异症而言，文献报道仅有不到1/3的病例获得了组织病理学的证实，大多数情况下，胸腔内异症的诊断是基于与月经密切相关的临床表现和影像学检查[6]。因此我们认为，当患者反复多次于月经来潮后的48～72小时内出现气胸、咯血、呼吸困难、胸痛等症状，并有X线或CT检查证实的气胸及浊斑、结节、空洞和囊性改变等，而于月经干净后所有这些症状及影像学表现均可消失，即使没有找到组织学证据也可以诊断为胸腔内异症。

3. 胸腔内异症的治疗　胸腔内异症的治疗包括药物治疗和手术治疗。选择治疗方案时要考虑病变的部位、表现及患者的生育要求等。目前肺实质内异症的首选方案仍为药物治疗。药物治疗与盆腔内异症相似，包括达那唑、GnRH-a和孕激素等，旨在通过阻断雌激素的作用来抑制子宫内膜组织生长。多数患者在药物治疗期间都取得了良好的效果，但药物治疗会延缓妊娠，并且有体重增加、雄性化、围绝经期症状等副作用，

这些对某些年轻患者可能较难接受[1]。近年有学者报道电视辅助的胸腔镜手术（video-assisted thoracoscopic surgery，VATS），对某些肺实质内异症患者来说也是一个有效且安全的治疗方法，VATS可清楚地看到肺内出血的病变部位并可以行肺实质的少部分切除[7]。月经性气胸的急诊处理与其他原因引起的气胸相同，轻者可自愈，重者需行胸廓插管造口术[8]。对于胸膜内异症患者，单用药物治疗的复发率（50%）明显高于手术治疗（5%）[9]。虽然文献中也有单用GnRH-a而治愈的报道，但多数学者认为单纯药物治疗复发率高，最好先行VATS以彻底探查整个胸腔包括脏胸膜、壁胸膜以及膈，所有可及的子宫内膜异位病灶均需切除，对所发现的膈缺损也要修补[1,10]。术后为减少复发，仍应给予一段时间的药物治疗。对那些反复复发的患者，还应进一步评估盆腔是否有内异症，并给予治疗以消除异位子宫内膜的来源[1]。

参 考 文 献

[1] Korom S，Canyurt H，Missbach A，et al. Catamenial pneumothorax revisited：clinical approach and systematic review of the literature [J]. J Thorac Cardiovasc Surg，2004，128（4）：502-508.

[2] Bodner K，Zauner M，Bodner-Adler B，et al. Parenchymatous pulmonary endometriosis-metastases of a low-grade endometrial stromal sarcoma ？ [J]. Med Hypotheses，2003，61（5-6）：651-653.

[3] Hope-Gill B，Prathibha BV. Catamenial haemoptysis and clomiphene citrate therapy [J]. Thorax，2003，58（1）：89-90.

[4] Johnson MM. Catamenial pneumothorax and other thoracic manifestations of endometriosis [J]. Clin Chest Med，2004，25（2）：311-319.

[5] Ziedalski TM，Sankaranarayanan V，Chitkara RK. Thoracic endometriosis：a case report and literature review [J]. J Thorac Cardiovasc Surg，2004，127（5）：1513-1514.

[6] Kiyan E，Kilicaslan Z，Caglar E，et al. An unusual radiographic finding in pulmonary parenchymal endometriosis [J]. Acta Radiol，2002，43（2）：164-166.

[7] Inoue T，Kurokawa Y，Kaiwa Y，et al. Video-assisted thoracoscopic surgery for catamenial hemoptysis [J]. Chest，2001，120（2）：655-658.

[8] Ramphal PS，Blidgen J，Coye A，et al. Thoracic endometriosis syndrome in Jamaica [J]. Int Surg，2003，88（2）：114-118.

[9] Joseph J，Sahn SA. Thoracic endometriosis syndrome：new observations from an analysis of 110 cases [J]. Am J Med，1996，100（2）：164-170.

[10] A lifano M，Roth T，Broet SC，et al. Catamenial pneumothorax：a prospective study [J]. Chest，2003，124（3）：1004-1008.

腹股沟子宫内膜异位症六例临床分析

孙智晶　朱兰　郎景和　刘珠凤　冷金花　孙大为

子宫内膜异位症（内异症）是育龄期妇女的一种常见病，以卵巢子宫内膜异位囊肿、子宫腺肌症等盆腔内内异症多见。盆腔外内异症根据发生部位不同又分为四类：消化道、泌尿系统、胸腔内以及其他部位内异症。腹股沟内异症是一种少见的盆腔外内异症。现将我院19年间诊治的6例腹股沟内异症的资料总结报道如下。

一、临床资料

我院1986年1月至2005年4月，因内异症进行手术的患者共有8 410例，腹股沟内异症患者共有6例，占0.07%。

1. 一般情况　患者年龄34～52岁，平均44.5岁；孕次0～2次，平均1.3次；产次0～1次，平均0.8次。

2. 症状　6例患者中，有5例表现为月经期增大、胀痛的腹股沟区肿块，1例表现为与月经无关、无疼痛的腹股沟区肿块。4例平素有痛经。5例病变位于右侧。肿物最大直径为2.4～3.8cm，平均直径为2.9cm。肿块均为条索状、质硬、欠活动、不可还纳。6例患者术前均未正确诊断，3例因拟诊为腹股沟疝就诊于外科，3例因同时存在卵巢子宫内膜异位囊肿就诊于妇科。

3. 治疗　3例就诊于妇科的患者同时进行了盆腔手术，病理学检查均证实为卵巢子宫内膜异位囊肿。3例就诊于外科的患者，虽未探查是否存在盆腔内异症，但1例因痛经临床诊断盆腔内异症，术后行药物保守治疗。1例既往因卵巢子宫内膜异位囊肿行妇科手术。6例患者均进行了腹股沟区肿物切除术，其中2例因合并子宫肌瘤、卵巢子宫内膜异位囊肿，年龄＞50岁，行子宫全切除＋双侧附件切除术，1例行卵巢囊肿剥除术。术后均未进行药物治疗。随诊5～57个月（平均28个月），无1例复发。

二、讨论

内异症的发病机制尚不明了。文献报道，腹股沟内异症的发生机制可能为：①内膜经输卵管逆流种植；②静态播散。③先天性，米勒管的胚胎细胞被激素激活；④间皮细胞化生；⑤盆腔邻近病灶沿圆韧带直接播散。腹股沟内异症多发生在子宫圆韧带的腹膜外部分，占内异症的0.3%～0.4%，87%～90%发生于右侧[1]，可能与左侧有乙状结肠的阻挡、重力作用及腹膜的顺时针运动有关。我院的6例患者中，有5例发生在右侧。本病患者发病年龄平均为44.5岁，较盆腔外内异症发病的中位年龄偏大[2]。6例患者中，有3例病理学检查证实有盆腔内异症的存在，另外3例虽未进行盆腔探查，但其中2例根据病史可诊断合并盆腔内异症。据文献报道，腹股沟内异症患者91%被证实同时有盆腔内异症存在[3]。这也说明腹股沟内异症的发生与盆腔邻近病灶沿子宫圆韧带的直接播散有关，同时提示，凡是有腹股沟内异症的患者不应忽视盆腔检查。

1. 腹股沟内异症的诊断及鉴别诊断　本组资料显示，腹股沟区与月经相关的肿块是腹股沟内异症的典型症状。应与腹股沟疝、腹股沟淋巴结肿大、子宫圆韧带囊肿和股疝等鉴别[4]。我院的6例患者中，有3例首诊为腹股沟疝就诊于外科，就诊于妇科的3例患者，也是因其他盆腔病变就诊于妇科，故术前均未正确诊断，均为术后病理学检查证实为腹股沟内异症。腹股沟内异症自1896年Allen首次报道以来，目前文献报道仅有50例[5]。本组病例未能术前诊断，与术前病史询问不详，未考虑到腹股沟内异症这种临床少见病有关，术后再追问病史，有5例患者临床表现较典型。术前的穿刺活检及MRI、CT等影像学检查也有助于诊断[6]。

2. 腹股沟内异症的治疗　腹股沟内异症的治疗以手术切除为主，术后药物治疗可以减少复发。我院6例患者均行局部肿物切除，术后均未行药物治疗，平均随访28个月，均无复发。考虑可能与本组患者年龄较大，随访时间短有关。

目前，有腹股沟内异症恶变的病例报道，故腹股沟内异症的术后随访十分重要[7]。

参 考 文 献

[1] Bergqvist A. Different types of extragenital endometriosis：a review [J]. Gynecol Endocrinol, 1993, 7（3）：207-221.

[2] Seydel AS, Sickel JZ, Warner ED, et al. Extrapelvic endometriosis：diagnosis and treatment [J]. Am J Surg, 1996, 171（2）：239-240.

[3] Candiani GB, Vercellini P, Fedele L, et al. Inguinal endometriosis：pathogenetic and clinical implications [J]. Obstet Gynecol, 1991, 78（2）：191-194.

[4] Kapan M, Kapan S, Durgun AV, et al. Inguinal endometriosis[J]. Arch Gynecol Obstet,2005,271（1）：76-78.

[5] Marinis A, Vassiliou J, Kannas D, et al. Endometriosis mimicking soft tissue tumors：diagnosis and treatment [J]. Eur J Gynecol Oncol, 2006, 27（2）：168-170.

[6] Licheri S, Pisano G, Erdas E, et al. Endometriosis of the round ligament：description of a clinical case and review of the literature [J]. Hernia, 2005, 9（3）：294-297.

[7] Slomovitz BM, Soslow RA, Chang RC, et al. Serous adenocarcinoma of the inguinal region arising from endometriosis followed by a successful pregnancy [J]. Gynecol Oncol, 2002, 87（1）：152-154.

与分娩有关的会阴阴道子宫内膜异位症

朱　兰　郎景和　王瑾晖　刘珠凤　孙大为　冷金花　樊庆泊　海　宁

【关键词】 子宫内膜异位症；分娩；伤口；会阴；阴道

子宫内膜异位症（endometriosis，EM）是育龄妇女常见病，多发生在盆腔脏器，也可发生在会阴和腹部的手术切口[1]，但并不常见。发生在分娩后会阴和阴道侧切或撕裂伤口的EM更为罕见。外阴和阴道同属外生殖道，与分娩有关的会阴EM和阴道EM之间有无共性和个性的临床特点，至今尚未见报道。现将我院20年间的12例会阴EM和3例阴道EM的资料进行总结分析，报道如下。

1　临床资料

1983年1月至2004年9月，在我院因会阴阴道部位EM行手术治疗的病例共15例，其中会阴伤口EM 12例，阴道撕裂伤口EM 3例。均行局部病灶切除，术后病理均证实在增生的结缔组织中可见子宫内膜腺体和/或间质。登记所有临床资料，术后随诊。所有数据采用SPSS10.0统计学软件的t检验及精确统计法分析。

2　结果

2.1　一般情况

12例会阴EM患者年龄在23～44岁，孕次为1～4次，产次为1～2次；3例阴道EM年龄为38、40和47岁，孕次分别为2、2和3次，产次为1、1和2次。6例会阴EM发生在会阴侧切伤口处；6例发生在会阴撕裂伤口处；3例阴道EM病灶均为阴道后壁的囊型肿物，距处女膜2cm，2例为阴道分娩后阴道后壁撕裂缝合处，1例为第一产程中阴道检查时裂伤缝合处，该例以剖宫产结束分娩。15例会阴阴道EM患者，2例（13.3%）伴有盆腔内子宫内膜EM，1例伴子宫

腺肌症，1例伴双侧卵巢巧克力囊肿。

2.2　发病潜伏期

自分娩后至发生切口或撕裂部位EM的时间为发病潜伏期。会阴EM和阴道EM组的发病潜伏期分别为（45.0±18.3）个月和（65.0±12.6）个月，两组间比较差异有统计学意义（$P < 0.05$）。

2.3　包块形态和特点

12例会阴内异症患者均表现为分娩后会阴伤口处的病灶，均有与月经相伴的周期性会阴伤口胀痛，并出现逐渐增大的触痛结节或包块，无结节部位的经期出血；除3例在会阴皮肤或阴道黏膜表现为蓝色外，余均为正常色泽的皮肤或黏膜。3例阴道EM均无典型的经期疼痛，就诊原因均为其他原因妇科查体时发现阴道后壁囊肿。除5例会阴EM患者术前未行血CA 125测定，其余CA125均 < 35U/ml，追问病史，均诉有较轻的经期下腹坠痛或不适。3例会阴EM患者术前有超声检查，均为低回声、边界不清的包块。

术前检查测量病灶最大径线，会阴部位病灶最大径线0.5～3cm，平均为（1.8±1.2）cm；阴道EM病灶最大径线0.5～2.0cm，平均为（1.2±0.7）cm，两组间差异有显著意义（$P < 0.05$）。

会阴EM单发病灶为8例，多发病灶为4例；阴道EM单发病灶2例，多发病灶1例。

2.4　治疗结果

12例会阴EM均行局部病灶切除，6例累及肛门括约肌，其中1例累及肛门括约肌较重，术

中未能完全切净，术后6年复发，余11例手术边缘切净。随诊1～7年，均无复发。3例阴道EM病灶边界清楚，彻底切除，随诊6个月～4年，无复发。

3 讨论

3.1 分娩相关的软产道伤口部位EM的发生和临床特点

EM的发生机制尚不明了，目前有经血逆流、淋巴播散、内膜移植等学说解释不同部位EM的发生。各种宫腔操作均可将子宫内膜移植至切口或撕裂伤口，在该处种植形成EM，说明其发生与宫腔内膜移植有关。

自分娩后至发生切口或撕裂部位EM的时间，称之为发病潜伏期。本组资料显示，会阴EM和阴道EM的发病潜伏期平均为45个月和65个月，两组间比较差异有统计学意义（$P < 0.05$）。原因可能是阴道组织弹性较大，病灶症状的出现较会阴EM晚有关。

分娩时软产道损伤虽常见，分娩造成的子宫蜕膜切口部位污染也是常见的，继发于软产道伤口的EM却罕见。经文献检索，会阴阴道伤口EM世界范围内均为个案报道。本文报道的分娩相关的会阴阴道EM为最多的病例报道。会阴阴道伤口不易形成EM的原因为：①阴道为有菌环境，局部伤口难免有坏死和感染，在感染的伤口内移植组织不易存活；②产后体内雌激素水平迅速下降至较低水平，移植的子宫内膜不易生长。

3.2 会阴阴道伤口部位EM的诊断和治疗

本组资料显示，12例会阴伤口EM均在术前诊断，术中证实。会阴伤口部位EM均有以下"三联"典型临床表现：①分娩所致的会阴撕裂、侧切史；②切口部位结节或肿物；③肿物有与月经相伴的周期性疼痛或触痛。而阴道伤口EM则

症状不典型，尤其没有与月经相伴的周期性疼痛，所以3例术前均诊断为阴道囊肿。

伤口部位EM的诊断是否需要辅助检查尚有争议[2-5]。盆腔EM患者血清中CA125浓度升高，原因是子宫内膜细胞反流至腹腔，刺激腹膜体腔间皮细胞生化间变产生较多CA125抗原，同时EM伴随的炎症反应促使CA125抗原从病变部位脱落而致血中CA125浓度升高。本组会阴阴道伤口EM患者术前血CA125均正常，与切口部位内异灶以局部纤维化为主要成分有关。超声检查表现为皮下混有无回声的混合团块，周边轮廓不规则[2]，但可以明确肿物与其他组织结构的关系[3]。有报道CT用于切口部位EM的诊断[4]，但因价格昂贵及有射线伤害，并不被多数学者接受。局部细针穿刺行细胞学检查可以提供精确的诊断依据[5]。本组资料结果提示，会阴EM有以上"三联"临床表现，基本可以明确诊断会阴伤口部位EM，无须其他辅助检查手段。阴道EM临床表现不典型，可以通过超声检查或局部细针穿刺细胞学检查辅助诊断。

会阴阴道伤口部位EM的治疗有药物治疗和手术治疗。多数学者认为手术为首选和有效的方法[6]。药物治疗有假绝经疗法和假孕疗法，一般要求用药至少6个月。对盆腔外的EM，假绝经疗法在改善和继续使用率上均比假孕疗法好[7]。本组资料中阴道EM均病灶切除满意（切除病灶周边组织），无1例复发；会阴切口异位灶切除术后复发的1例因病灶累及肛门括约肌而边缘未切净。我们认为会阴阴道伤口部位EM的治疗应以手术切除为主，在切除病灶时，应同时切除异位灶周围的纤维结缔组织，以保证无残留异位灶。如病灶界限不清或有可能累及肛门括约肌，术前辅以药物治疗，可使病灶缩小，界限清楚，易于手术切净。若手术中明确将病灶切除干净，术后可不用辅助治疗；如果术中病灶边缘切净不满意，宜辅助假绝经治疗。

与其他部位的EM相比，会阴阴道伤口部位EM治疗效果较好。

参 考 文 献

[1] Rani PR, Soundararaghavan S, Rajaram P. Endome-triosis in abdominal scars-review of 27 cases [J]. Int

J Gynaecol Obstet, 1991, 36（3）: 215-218.

[2] Vincent LM, Mittelstaedt CA. Sonographic demonstration of endometrioma arising in cesarean scar [J]. J Ultrasound Med, 1985, 4（8）: 437-438.

[3] Liang CC, Tsai CC, Chen TC, et al. Management of perineal endometriosis [J]. Int J of Gynaecol Obstet, 1996, 53（3）: 261-265.

[4] Amato M, Levitt R. Abdominal wall endometrioma: CT findings [J]. J Comput Assist Tomography, 1985, 8（6）: 1213-1214.

[5] Griffin JB, Betsill WL. Subcutaneous endometriosis diagnosed by fine needle aspiration cytology [J]. Acta Cytol, 1985, 29（4）: 584-588.

[6] Taff L, Jones S. Cesarean scar and endometriosis. A report of two cases [J]. J Reprod Med, 2002, 47（1）: 50-52.

[7] Chatman DL. The use of danazol in EM. In: Modern Conceptes in Endometriosis [C]. World Congress of Gynecologic Endoscopy, 1987: 89.

101例腹壁子宫内膜异位症临床分析

成宁海　朱　兰　郎景和　刘珠凤　孙大为　冷金花

【摘要】目的：探讨腹壁子宫内膜异位症（AWE）的临床特点、治疗方法和预后。方法：回顾性分析1992～2005年本院收治的101例手术病例。其中足月剖宫产史98例，就诊年龄（33.3±4.8）岁，就诊时距剖宫产（72.0±44.7）个月，89.8%患者有周期性肿物疼痛。结果：剖宫产后发生率0.05%。8 061例盆腔子宫内膜异位症术后无AWE发生。20.5%患者CA125＞35U/ml，92.1%病例术前诊断AWE。术前16例，术后14例接受药物治疗。手术切除病灶平均4.2cm，显著大于术前扪诊和超声测量0.8～1.2cm（P＜0.01）。1例病理为不典型子宫内膜异位症，最终恶变为癌肉瘤。术后复发10例，5例再次手术。结论：B超用于术前测量大小和确定病灶的浸润范围，血CA125不敏感，尚不能预测预后，治疗首选手术，范围应达病灶外1cm，复发后可再次手术，多次复发者警惕恶变。

【关键词】腹壁；子宫内膜异位症；剖宫产；治疗

Clinical analysis of 101 cases of abdominal wall endometriosis. *Cheng Ninghai*, *Zhu Lan*, *Lang Jinghe*, *Liu Zhufeng*, *Sun Dawei*, *Leng Jinhua*

【Abstract】Objective：To investigate the clinical characteristics, treatments and prognoses of abdominal wall endometriosis. **Methods**：A retrospective analysis was performed on 101 patients with abdominal wall endometriosis（AWE）hospitalized in Obstetric & Gynecologic Department of Peking Union Medical College Hospital between 1992 and 2005. **Results**：Of 101 patients with AWE, 98 had a history of caesarean section, with an abdominal wall mass（average 1.5cm）at the first visit. Their mean age was（33.3±4.8）years. 89.8% of patients had a menses-related cyclically painful mass. The incidence of abdominal wall endometriosis in the patients undergoing caesarean delivery in out hospital was 0.05%. Among 8 061 patients with endometriosis of pelvis treated by surgery, no AWE vase was observed. CA125＞35 U/ml was recorded in 20.5% of patients. AWE was diagnosed before surgery in 92.1% of patients. Pre-operational medication was adopted in 16 cases, and 14 patients received medication after surgery. The mean size of the lesions resected in the surgeries was 4.2cm, significantly larger than that measured by pre-operational palpation or ultrasonography（about 0, 8～1.2cm）（P＜0.01）. Ten patients relapsed after surgery, and 5 of them received resection after relapse. Atypical endometriosis was pathologically confirmed in 1 patient. This patient relapsed after surgery and was finally diagnosed as sarcomatous transformation. **Conclusions**：B-ultrasonography can be used to measure the size of mass and define the infiltrative extent. The pre-surgical serum CA125 evaluation was not sensitive enough for the diagnosis and could not be used to predict the relapse. Surgical excision of AWE with at least 1 cm outside the edge of AWE, combined with pre-surgical and post-surgical medication, should be the first choice. Repeated resection can be considered in recurrent patients. Possibility of malignant transformation of AWE should be considered in the patients with repeatedly relapse.

【Key words】Abdominal wall；Endometriosis；Caesarean section；Treatment

子宫内膜异位症（EM）已成为育龄妇女的常见病，盆腔外的EM少见，仅占1%～10%，包括腹壁、会阴切口、脐部、膀胱、肾脏、肺、心包、肠道等部位[1,2]。腹壁子宫内膜异位症（abdominal wall endometriosis，AWE）国内外文献均为少数的个案报道，现对我院1992～2005年收治超过100例AWE手术治疗的病例进行分析。

资料和方法

一、临床资料

1. 病例选择　1992～2005年我院收治AWE手术治疗病例中，选取完整病历记录和随访共101例，其中2002～2005年收治64例（占63.6%），随访至2005年8月，所有病例均经病理证实。

2. 既往手术　足月剖宫产98例；中孕剖宫取胎术1例；无妊娠史、阑尾切除术切口部位1例；阴道顺产、无腹部手术史1例。就诊年龄20～47岁、平均（33.3±4.8）岁，其中20～29岁16例（15.8%），30～34岁51例（50.5%），35～39岁23例（22.8%），＞40岁11例（10.9%），产次：1次91例（90.1%），2次7例，3次1例。患者初次发现腹壁肿物距剖宫产时间为1～180个月、平均34.3±33.6个月，肿物为0.2～6.0cm、平均（1.5±1.2）cm，就诊时距剖宫产17～239个月，平均72.0±44.7个月。88/98例（89.8%）的腹壁肿物有月经相关周期性疼痛；71/85例（83.5%）月经第1天开始出现肿物疼痛；54/85例（63.5%）月经第3天疼痛缓解。

3. 药物治疗　术前药物治疗16例，包括促性腺激素释放激素激动剂（GnRH-a）、孕三烯酮、丹那唑、己酸孕酮、倍美力＋醋酸甲羟孕酮等，占所有患者15.8%；5例用药期间病灶有所缩小，疼痛缓解，但停药后均短期复发。2002～2005年3例患者由于肿物过大或浸润过深，术前应用GnRH-a，待病灶缩小后手术，占同期64例患者的4.7%；而1992～2001年术前药物治疗13例，占同期37例患者的35.1%（χ^2＝16.303，$P < 0.001$）。术后药物治疗14例。

二、方法

1. 肿物大小　选择肿物的最大径线进行比较。术前扪诊肿物平均（3.4±1.7）cm（1.0～10.00cm）；术前B超测量平均（3.0±1.5）cm（1.1～7.2cm）。

2. CA125检测　54例患者术前检测，13例患者血清CA125＞35 U/ml，占24.1%，仅1例CA125达260.1 U/ml，其余12例均低于100 U/ml。未合并盆腔内EM或子宫腺肌症的患者，44例术前CA125检测，9例CA125＞35 U/ml，占20.5%，最高值为93.4 U/ml。

3. 诊治情况　4例患者由外科收治，均无腹壁肿物疼痛，以"腹壁肿物待查"择期手术，其余患者均由妇科收治，93例（92.1%）患者术前拟诊"腹壁子宫内膜异位症"进行择期手术。

三、统计学方法

应用SPSS 11.5软件包，进行t检验，χ^2或Fisher精确检验进行统计学分析。

结　果

一、AWE的发生率

1992～2005年我院剖宫产9 283例，剖宫产后发生AWE5例，发生率0.05%。同期我院中孕剖宫取胎术63例，无术后AWE的病例。1992～2005年收治8 061例盆腔子宫内膜异位症手术患者，无AWE发生。

二、手术情况

1. 术中情况　切除AWE病灶所需时间15～200分钟、平均（56.5±32.8）分钟，切除病灶0.8～10.0cm、平均（4.2±2.1）cm，与术前扪诊相比，$P < 0.01$；与术前B超测量相比，$P < 0.001$。切除病灶出血2～200ml、平均（39.1±37.7）ml。

2. 术中发现　卵巢巧克力囊肿10例（9.9%）；子宫腺肌症1例（1.0%）；盆腔子宫内膜异位灶2例（2.0%），共13例（12.9%）。

3. 切除范围 所有患者均距病灶边缘0.5～2.0cm切除病灶，均手术切净，18例切除病灶过程中进入腹腔，9例手术中应用了筋膜补片。

4. 术后情况 除1例病理为不典型EM外，其余病理均证实EM。3例出现并发症，分别为术后病率、术后病率＋切口延期愈合、切口裂开＋清创缝合。

三、随访

复发10例，其中2例术后进行药物治疗。2001年前复发7例、2002年后复发3例。复发患者与未复发患者切除病灶分别为（4.4±2.7）cm和（3.9±1.8）cm；术前CA125分别为（34.2±29.3）U/ml和（29.6±27.2）U/ml。复发病例中4例（40%）术前接受药物治疗，2例（20%）术后接受药物治疗；而未复发病例中12例（13.2%）术前接受药物治疗，12例（13.2%）术后接受药物治疗。复发患者中5例再次手术，其中1例患者再次手术切除对策的病灶，病理证实EM，回顾患者有双侧的经期疼痛病史，初次手术仅发现并切除了一侧的AWE，应属于前次手术的遗漏；1例患者4次手术，病史16年，最终恶变为癌肉瘤[3]；另3例首次手术均距边缘0.5cm切除病灶，术后6～20个月再次手术时均距边缘1cm切除病灶，2例随访未复发，1例术后10个月复发未手术。

讨 论

一、AWE发病情况

AWE相对少见，文献[1,4-6]报道足月剖宫后AWE发生率为0.03%～0.4%，中孕期的剖宫取胎术后发生率为1.08%。绝大多数继发于剖宫产后，少数于阑尾、腹腔镜肌瘤剔除、异位妊娠、羊膜腔穿刺、腹股沟疝修补等术后[1,6]。本组AWE发生率为同期剖宫产的0.05%，居于较低水平。我院长期以来坚持剖宫产术中厚棉垫保护切口，缝合子宫切口后更换吸引器头，以纱垫擦拭腹腔取代冲洗腹腔，关闭腹膜后更换手套并再次更换吸引器头等方法，是否有助于防范

AWE的发生，尚有待于对照研究证实。我院近4年收治的AWE的患者占近14年来收治患者的63.6%，随着近年来剖宫产率的逐年上升，AWE的患者亦有增多趋势。

本研究资料中AWE均为育龄妇女，平均年龄（33.3岁），高于文献[4]报道（29.4岁）；25～35岁的经产妇更多见[2]，本研究资料中90.1%的产妇仅有1次分娩史；国外报道AWE患者腹部术后到就诊的时间平均为22.8～68.6个月，我院平均为72.0个月[2,4]。分析原因，可能与我国的计划生育政策和推行晚婚、晚育，并且受医疗条件所限，就诊不够及时等有关。

EM发病机制有种植、经血倒流、直接蔓延、胚胎期停滞、化生、淋巴或血管内播散等诸多学说[4,5]。AWE绝大多数继发于足月和中孕剖宫手术后，认为AWE发生与术中的子宫内膜碎片污染有关。但本研究资料中有1例没有妊娠史，继发于阑尾切除术的切口部位和1例没有任何腹部手术病史患者出现AWE，国外也有文献报道[5]发生于未进宫腔的肌瘤剔除术后和没有腹部手术史的AWE病例[5,7]，甚至可以出现在男性的患者，因此难以用种植学说解释，可能与血行或淋巴转移有关，与EM病因的多源学说相吻合。同期进行盆腔EM手术8 061例，绝大多数为腹腔镜手术，术中会有囊内液的流出，尚未发现术后的AWE病例，可能由于异位内膜与在位内膜的生物学活性和种植能力等有差异。

本资料中12.9%患者术中发现伴有盆腔子宫内异症或子宫腺肌症。文献[4,5]报道AWE患者有25%左右伴有盆腔EM，但也有不伴有者。

二、AWE的诊断

典型的AWE的临床表现为：①腹部手术史，尤其剖宫产、剖宫取胎和异位妊娠手术史；②切口部位的肿物；③肿物与月经相伴的周期性疼痛或触痛[8]。文献报道[2,6]50%～100%患者有肿物的周期性疼痛，本研究资料中为89.8%。4例患者就诊于外科，对于症状不典型的AWE，术前易与其他疾病混淆，包括切口硬结、切口缝线肉芽组织、切口疝、脓肿、血肿、脂肪瘤、肉瘤、淋巴瘤、黏液瘤、硬纤维瘤、原发和转移性

癌等[2,5]。术前扪诊肿物大小大于超声测量，但无统计学差异，可能扪诊测量包括了皮肤的厚度。切除标本显著大于术前扪诊和超声测量的肿物大小（均值大于0.8～1.2cm），可能与手术切除范围包括病灶外0.5～2cm的组织有关。

超声表现AWE为囊性、多囊、混合回声或实性回声，界限不清，有时侵入周围组织形成强回声，周围有高阻血流，伴随或不伴随月经周期出现大小变化[4]。CT检查为实性或混合回声，增强CT有时能显示肿物内出血，有时类似畸胎瘤[5,7]。磁共振成像（MRI）的表现与盆腔EM相似，T1和T2相显示亚急性出血引起的高信号区域，实际并不比超声敏感[4,7]。术前的上述检查尽管特异性不强，但可用于病灶的大小的精准测量和病灶的浸润深度、侵犯程度与周围结构的关系，尤其是超声检查，方便、价格低、可重复检查，建议作为首选检查手段[6,7]。

血清CA125在中、重度EM患者会轻度升高，但特异性和敏感度均较差，本组仅有20.5%不合并盆腔EM的患者血清CA125轻度升高，余均<100U/ml。

细针穿刺抽吸＋细胞学检查是术前最准确的诊断方法[2,4,9]，发现内膜腺体、周围包裹的内膜间质和含铁血黄素可以诊断[1,5]，还可以术前明确AWE恶变的诊断，做好充分估计和准备[9]，但仅个案报道。

由于多为个案报道，文献回顾总结AWE术前诊断率仅为20%～50%[4,5]。得益我院以往的经验[8]，妇科收治患者中92.1%得到术前诊断，说明通过提高对本病的认识，能提高术前诊断率。

三、AWE 的治疗

AWE的药物治疗效果有限，停药易复发，首选治疗为手术治疗，切除范围为病灶外>1cm[4-6]。本研究资料中术前16例药物治疗，5例有效，停药后均短期复发，Muzeyyen等[2]提出口服避孕药、孕激素以及GnRH-a能暂时缓解，停药后很快复发，AWE病灶对药物的反应较差，有别于常见的子宫内膜异位症。2002年前收治患者35.1%接受术前药物治疗，2002年后只有4.7%重症患者接受药物治疗，而10例复发患者中2002年前占7例，由于2002年后患者随访时间较，尚无法据此得出术前药物治疗与复发的关系。对于巨大估计切除困难的AWE病灶，术前应用GnRH-a治疗使其缩小后尽快手术，以达到切净和缩小手术范围、降低手术难度、减少并发症的目的，也不失为一个辅助治疗方法。对于9例浸润深、病灶大、筋膜受累大的病例，为达到病灶外1cm的切除范围，通过人工筋膜补片来缝合伤口，近年来应用PDS-Ⅱ（美国强生公司）线缝合部分类似病例，也达到了理想效果，且大大降低费用[4,9]。

总之术前B超检查经期疼痛的部位和肿物情况，术中仔细探查，避免残留和遗漏较小的病灶，减少日后手术和药物治疗，减轻患者痛苦和经济负担，改善预后。绝大多数患者术后没有药物治疗，对于手术切净的病例，术后也可采用药物治疗[4,9]。

四、AWE 的预后

本组随访期间有10例复发。复发和未复发患者的手术切除肿物大小和术前CA125值比较，差异无统计学意义，说明肿物大小和术前CA125值并不影响预后。AWE恶变病例距病灶边缘0.5cm切除，但镜下异位灶距边缘仅0.1mm，因此在扪及肿物周围较软的"正常"组织中可能还会有AWE病灶[3]。复发患者病变较重，术前用药的比率高于未复发患者，尽管用药使病灶缩小，但手术范围仍应适当增大，以免复发。尚未发现术后用药与复发的关系。

对于复发病例应积极治疗。有1例从AWE到不典型子宫内膜异位症最后到肉瘤变[3]。Maurice等[9]报道1例绝经后激素替代治疗（HRT）妇女，剖宫产切口部位出现无痛性8cm×6cm肿物，细针穿刺诊断切口部位子宫内膜腺癌，诊刮除外子宫内膜癌转移，且作者回顾了文献有6例剖宫产后AWE恶性变病例，内膜样癌和透明细胞癌各3例。由于腺体细胞核异型性和胞质的空泡现象可出现在分泌期子宫内膜，AWE患者的细针穿刺和手术病理中也可有类似表现，很难与腺癌区分，因此患者的病史更重要。尽管EM总体恶变率低，0.3%～1.0%，恶变的时间为3～21年，但对于病程长，年龄大，特别是绝经后妇女，以及反复发作的AWE，要警惕其恶变，同时应除外子宫内膜癌的转移[3,9]。

参 考 文 献

[1] Pathan SK，Kapila K，Haji BE，et al. Cytomorphological spectrum in scar endometriosis：a study of eight cases［J］. Cytopathology，2005，16（2）：94-99.

[2] Muzeyyen G，Fulya K，Esmen O，et al. Incisional endometriosis after cesarean section，episiotomy and other gynecologic procedures［J］. J Obstet Gynaecol Res，2005，31（5）：471-475.

[3] Leng J，Lang J，Guo L，et al. Carcinosarcoma arising from atypical endometriosis in a cesarean section scar［J］. Int J Gynecol Cancer，2006，16（1）：432-435.

[4] Ray GB，Vellore SP，Ajay KS，et al. Abdominal wall endometriomas［J］. Am J Surg，2003，185（6）：596-598.

[5] Ahmet K，Esra A，Soykan A，et al. Abdominal wall endometriosis：a diagnostic dilemma for surgeons［J］. Med Princ Pract，2005，14（6）：434-437.

[6] Erkan N，Haciyanli M，Sayhan H. Abdominal Wall Endometriosis［J］. Inter J Gynecol Obstet，2005，89（1）：59-60.

[7] Balleyguier C，Chapron C，Chopin N. Abdominal wall and surgical scar endometriosis：results of magnetic resonance imaging［J］. Gynecol Obstet Invest，2003，55（4）：220-224.

[8] 朱兰，郎景和，杨隽钧. 切口部位子宫内膜异位症的临床特点［J］. 中华医学杂志，2003，83（19）：1710-1711.

[9] Maurice M，Nicolas SB，Thomas M. Cystadenocarcinoma of the abdominal wall following caesarean section：case report and review of the literature［J］. Gynecol Oncol，2003，91（2）：438-443.

侵及肠道肌层的子宫内膜异位症6例临床分析

付晨薇　朱　兰　郎景和

【摘要】目的：了解侵及肠道肌层的子宫内膜异位症的临床特点及诊治情况。**方法**：分析北京协和医院6例肠道子宫内膜异位症患者的临床表现、手术方式、围术期情况。**结果**：6例肠道子宫内膜异位症患者，4例就诊于普通外科，2例就诊于妇科。4例患者有子宫内膜异位症病史。6例患者均有肠道症状。子宫内膜异位病变累及直肠者3例，累及阑尾及回盲部者2例，累及空肠者1例。**结论**：有子宫内膜异位症病史的育龄妇女合并周期性消化道症状应高度怀疑肠道子宫内膜异位症的可能。钡灌肠或纤维结肠镜检查难以确诊，但有鉴别诊断意义。肠管部分切除是肠道肌层受累的子宫内膜异位症的主要治疗方法。

【关键词】子宫内膜异位症；肠道；临床特点；治疗

子宫内膜异位症（内异症）的发病率占生育年龄妇女的10% ～ 20%[1]。本文分析了北京协和医院20年间收治的6例侵及肠道肌层的内异症病例的临床特点及诊治经验。现报道如下。

1　病例资料

1.1　基本资料

1985年1月至2005年11月间就诊于北京协和医院，经手术后病理证实的子宫内膜异位症患者共9 329例，其中确诊为侵及肠道肌层的子宫内异症共17例，占子宫内异症病例0.18%，获得完整病例资料6例。年龄30 ～ 46例，平均年龄37.8岁。6例肠道子宫内异症患者中，4例由外科收治。2例由妇科收治。

1.2　病史及临床表现

外科就诊的4例，其中急诊手术的2名患者，1例突发性腹痛2天，诊断为急性腹膜炎，既往有原发不孕、子宫腺肌症病史10余年，未特殊治疗；1例腹胀及阵发性腹部绞痛20天，诊断为肠梗阻，2年前曾因为卵巢巧克力囊肿行全子宫切除术及左卵巢囊肿剔除术，术后假孕疗法治疗6个月；2例诊断为直肠肿物的患者无子宫内

异症病史，1例有稀便伴里急后重1年，大便潜血（＋）。2例妇科就诊的患者术前均有盆腔子宫内异症手术史。术前均诊断为子宫内异症。其中1例为巧克力囊肿、直肠阴道隔子宫内异症，1例为巧克力囊肿、直肠阴道隔子宫内异症及腹壁子宫内异症。

1.3　体格检查及辅助检查

4例外科诊治的患者，其中2例急诊手术前直肠指诊发现直肠前壁肿物。2例择期手术的患者术前行纤维结肠镜检查，1例发现直肠前壁结节状肿物，1例距肛门10cm处直肠黏膜皱缩、瘢痕样、肠腔狭窄，均未行病理活检。2例妇科诊治的患者妇科三合诊发现后穹隆上方结节，CA125升高。外科4例患者术前未行血清CA125检测。

1.4　术中所见

1.4.1　外科手术情况

1例腹膜炎患者术中见病变累及阑尾及回盲部，肠穿孔、部分肠坏死，行右半结肠切除术，术后病理提示：盲肠肌层及阑尾根部浆膜子宫内异症。1例术前诊断为肠梗阻患者，术中见小肠局部粘连，回肠末端局部破溃口有巧克力样液体流出，行肠粘连松解，部分回肠切除吻合术。

术后病理提示：回盲部肠管浆肌层子宫内异症。2例择期手术患者分别行经肛门括约肌直肠部分切除术及直肠肿物切除术。肿物直径均为2cm。病理诊断均为直肠子宫内异症。

1.4.2 妇科手术情况

1例原发不孕伴痛经的患者手术前曾用促性腺激素释放激素激动剂（GnRH-a）治疗6个月，口服避孕药15个月。术中见盆腔粘连严重，右卵巢巧克力囊肿，直肠子宫陷凹大量息肉样赘生物，后行全子宫切除术，右卵巢巧克力囊肿剔除术及直肠子宫陷凹肿物剔除术、右卵巢巧克力囊肿剔除术及直肠子宫陷凹肿物剔除术，病理诊断为子宫腺肌症，直肠子宫陷凹子宫内异症。该患者术后口服孕三烯酮8个月，后改为GnRH-a治疗4个月。术后18个月因腹痛、大便带血、盆腔包块行开腹探查术，术中见：结肠与直肠、腹壁及右附件广泛粘连成直径8cm大小的包块，直肠子宫陷凹肿物直径2cm，直肠表明病灶直径2cm，深达肠壁肌层，行右附件切除、直肠阴道隔病灶切除术、结肠壁内异灶切除术及肠部分切除术。病理符合子宫内异症。另1例患者3年前因为子宫肌瘤、贫血，在外院在外院行腹腔镜下子宫次全切除术，术中未见子宫内膜异位病变。术后15个月因复查发现卵巢囊肿，在外院开腹行左卵巢囊肿剔除术、结肠部分切除、断端吻合术及阑尾切除术，术后病理诊断为：卵巢巧克力囊肿，乙状结肠浆膜面陈旧性出血及少许子宫内膜样腺体及间质，阑尾慢性炎症。第二次手术8个月患者在腹部触及一包块。2个月后外院行左侧盆腔囊肿穿刺及无水乙醇介入治疗。穿刺出咖啡样液体50ml，涂片见较多急、慢性炎性细胞。1个月后查体，盆腔可扪及包块，上界达脐下3指，腹壁可触及硬结，直径4cm。查血CA125 47 U/ml。充分肠道准备后行开腹探查术。术中见：小肠成团粘连包裹于盆腹腔，空肠包裹左卵巢囊肿处病灶已达肠管肌层，分离过程中左卵巢囊肿破裂有巧克力样液体流出，该囊肿直径约8cm，另有直径5cm、6cm囊肿紧贴盆底。并可见直肠窝及左侧盆底侧窝白色质硬肿物约3cm大小2个。右附件外观未见明显异常，空肠受侵犯约10cm长，深达肌层，其上段肠管扩张，有不完全肠梗阻，与家属沟通后决定行部分空肠切除，同时行双附件切除、盆腔肿物切除、残余宫颈切除，左侧腹

壁筋膜处可探及3cm质硬肿物，予完整切除并送病理检查。病理结果示：卵巢子宫内异症，部分恶变为分化好的间质肉瘤，并侵及肠管。

1.4.3 手术并发症

妇科诊治2例，1例出现膀胱阴道瘘，另1例出现直肠阴道瘘。

1.5 随访

就诊于外科的4例均未随诊。恶变的1例术后3个月返我院行PVB化疗1疗程，术后6个月查血CA125正常。于我院泌尿外科行膀胱阴道瘘修补术。另1例直肠阴道瘘术后半年余行横结肠造瘘还纳术，未见内异症复发证据。

2　讨论

2.1　肠道子宫内异症的特点与诊断

肠道子宫内异症占子宫内异症的3%～37%[1]。常见于直肠或乙状结肠，其次为阑尾和末端回肠，偶见于其他肠管，单发或多发[2]。我院的6例患者，病变累及直肠前壁3例（50%）、阑尾及回盲部2例（33%）、空肠1例（17%）。我院侵及肠道肌层的子宫内异症占子宫内异症病例0.18%，明显低于文献报道的发病率，主要因为本文研究的是病变深达肠道肌层的内异症，而多数肠道内异症病例仅累及浆膜层。肠道子宫内异症患者轻者无症状，重者可导致部分或完全性肠梗阻。我院急诊入院的2例均为肠穿孔病例。至2004年，可获得的文献报道中因肠道子宫内异症发生肠穿孔的病例共14例[2]。

肠道子宫内异症手术前诊断比较困难。本文中6例肠道内异位症患者3例曾有子宫内膜异位症手术史，2例术前虽诊断为子宫内膜异位症，但并非诊断为肠道子宫内异症，因此对凡有子宫内异症病史的育龄妇女同时合并有周期性消化道症状应高度怀疑本病。钡灌肠或纤维结肠镜检查对肠道子宫内异症的诊断价值有限，纤维结肠镜多次多处活检常仍难以取得特征性病变，但有重要的鉴别意义，可以排除直肠、结肠的恶性肿瘤。本文中2例术前诊断为直肠肿物的患者行纤维结肠镜检查基本排除了恶性肿瘤的可能。也有

学者提到月经周期不同时间行钡灌肠检查有助于诊断。CT的诊断价值有限，MRI对于肠道子宫内异症的诊断价值日益受到重视，但还缺乏大样本的研究。CA125等血清标志物的检测可能有助于诊断。遗憾的是本文中仅2例患者在手术前检测血清CA125，其值均有升高。腹腔镜对早期肠道子宫内异症的诊断、定位及了解病变程度有意义[3]。但对于有多次手术史，盆腔粘连严重的病例并不适合。

2.2　肠道子宫内异症的恶变和治疗

子宫内异症的恶变率为1%[3]。多数位于卵巢，21.3%位于性腺器官外，位于直肠或结肠者约占5%[4,5]。本文中1例患者在复发后已发生恶变。肠道子宫内异症发展到引起症状的程度几乎都需要手术，但由于术前诊断困难，手术有诊断治疗的双重作用。肠道子宫内异症患者盆腔通常都可见到子宫内膜异位病灶。对于手术中偶然发现的肠道病变是否需要手术存有争议。手术中可根据病变的部位、大小等个体化处理。我院的6例病例中2例发生了肠穿孔，1例发生恶变，我们建议对于病变深达肠管肌层的子宫内异症病例行肠管切除术。病变严重的病例常常盆腔粘连严重，累及肠道深层。本文中有2例患者因手术并发症需行两次手术。因而应重视此类手术，对于怀疑为肠道内异症的患者，尤其是既往有内异症手术史者应给予充分的术前准备，包括肠道准备患者及家属的心理准备、妇科与外科医师合作手术的准备等。

以妇科症状为主的患者可根据其年龄、生育要求，病变程度等，决定是否同时行全子宫及双侧附件切除。同时，对于保留卵巢的患者术后常需要药物治疗，如假孕疗法、假绝经疗法及GnRH-a治疗等。目前认为，对于无盆腔子宫内异病灶的单纯的肠道子宫内异症通常不需要术后药物治疗。

参 考 文 献

[1] Decker D, Konig J, Wardelmann E, et al. Terminal ileitis with sealed perforation-a rare complication of intestinal endometriosis: case report and short review of the literature [J]. Arch Gynecol Obstet, 2004, 269 (4): 294-298.

[2] Douglas C, Rotimi O. Extragenital endometriosis-a clinicopathological review of a Glasgow hospital experience with case illustrations [J]. Obstet Gynaecol, 2004, 24 (7): 804-808.

[3] Slavin RE, Krum R, Van Dinh T. Endometriosis-associated intestinal tumors: a clinical and pathological study of 6 cases with a review of the literature [J]. Hum Pathol, 2000, 31 (4): 456-463.

[4] Hoang CD, Boettcher AK, Jessurun J, et al. An unusual rectosigmoid mass: endometrioid adenocarcinoma arising in colonic endometriosis: case report and literature review [J]. Am Surg, 2005, 71 (8): 694-697.

[5] Jones KD, Owen E, Berresford A, et al. Endometrial adenocarcinoma arising from endometriosis of the rectosigmoid colon [J]. Gynecol Oncol, 2002, 16 (2): 220-222.

输尿管子宫内膜异位症5例临床分析

冯凤芝　郎景和　朱　兰　冷金花　刘珠凤　孙大为　楼伟珍

【摘要】目的：探讨输尿管子宫内膜异位症（输尿管内异症）的临床特点及诊治。方法：回顾性分析我院收治的5例输尿管内异症的临床资料。结果：5例患者均有肾积水及输尿管梗阻；4例有继发痛经；3例术前曾怀疑内异症进行过药物治疗；2例肾血流图检查提示单侧肾功能已很差；5例患者均进行了开腹手术，3例进行了全子宫双附件切除及部分输尿管切除和膀胱输尿管再植术/输尿管端端吻合术，1例部分输尿管切除及输尿管端端吻合术，1例全子宫切除及输尿管松解术；术后随诊时间超过6个月，1例未切除子宫及双附件者，术后1年出现继发痛经，另4例无症状。结论：多数输尿管内异症来自盆腔内异症的直接侵犯，当患者有盆腔内异症，且又出现输尿管梗阻，则高度提示输尿管内异症。应尽早手术治疗，解除梗阻，保护肾脏。除非患者渴望生育，一般最好同时切除全子宫双附件，防止复发。

【关键词】输尿管；子宫内膜异位症；诊断；治疗

子宫内膜异位症（内异症）已经成为妇科的常见病和多发病，多发生在盆腔脏器，偶可累及泌尿生殖系（膀胱、输尿管、肾脏或尿道），发生率为1%～2%，其中膀胱、输尿管、肾脏的发生比例为40：5：1[1]。尽管输尿管内异症很少见，但其诊断困难并可能引起严重后果，导致不可逆的肾脏受损，甚至肾功能衰竭，因而具有特殊的临床意义。现将我院收治的5例输尿管内异症的临床资料进行回顾性分析，报道如下。

1　临床资料

1.1　一般资料

1995年4月至2003年4月，我院妇科共收治输尿管内异症患者5例。患者年龄38～49岁，孕次1～4，产次均为1。3例曾于5个月至8年前诊断为子宫内异症，接受过促性腺激素释放激素激动剂（GnRH-a）和孕激素的治疗，其中2例停药后症状复发，1例药物治疗无效。

1.2　临床特点

5例患者中，4例有痛经，其中1例伴有腰部

隐痛；1例无不适症状，仅体格检查时发现一侧肾积水。5例均无肉眼血尿。入院查体仅1例有肾区轻微压痛及叩击痛，余4例无阳性体征。盆腔检查：子宫后位、活动差，正常大小至妊娠8周大小，子宫骶韧带增粗并有触痛结节。超声检查3例，静脉肾盂造影及膀胱镜逆行造影2例，磁共振成像1例，检查结果均提示一侧或双侧肾积水及输尿管梗阻。CA125测定4例，结果为20～30.7 U/ml。2例肾血流图检查提示患侧肾脏血流灌注及功能差。

1.3　术中所见及术中治疗

术中发现5例患者均有不同程度的输尿管上段扩张和下段狭窄，狭窄部均有致密的纤维结缔组织包绕，1例双侧病变，4例单侧的（右侧）病变。3例病变位于输尿管下段或近膀胱入口处，2例病变位于输尿管中下段。5例术中均进行了输尿管周围纤维结缔组织松解术，其中同时进行输尿管膀胱再植术和输尿管端端吻合2例。同时全子宫双附件切除术3例，全子宫切除1例。

1.4　术后诊断

5例患者的术后病理报告均为输尿管内异

症，其中外在性输尿管内异症4例，内在性输尿管内异症1例[1,2]。4例子宫切除者，病理检查均报告有子宫内异症和或子宫腺肌症。

1.5 术后辅助治疗及随诊

3例术后辅助药物治1～6个月。术后3个月超声检查，肾积水缓解4例。术后随诊36～132个月，除1例术后1年再次出现痛经外，余4例无不适症状。

2 讨论

2.1 输尿管内异症的发生

早在1917年，描述了首例输尿管内异症[3]，但输尿管异位内膜的组织起源尚不清楚。组织学上根据输尿管壁的肌层甚至黏膜下是否有子宫内膜腺体和间质，将输尿管内异症分为外在性和内在性两类，外在与内在比例约为4∶1。外在性输尿管内异症的组织学特点是以纤维结缔组织为主，子宫内膜腺体和间质并不占优势，内膜组织仅仅侵犯输尿管的外膜或周围的结缔组织，可能是盆腔病变尤其是子宫骶韧带及子宫阔韧带病变直接侵犯的结果。内在性输尿管内异症的特征是异位的内膜腺体和间质直接浸润肌层、黏膜下层或输尿管腔，很可能来源于淋巴或静脉的良性转移，也可能是外在性内异症的进一步浸润。输尿管内异症最常发生于绝经前的妇女，并总是发生于骨盆缘以下的输尿管部分，常与子宫主韧带和子宫骶韧带的内异症同时存在，发生于骨盆缘以上的输尿管内异症迄今仅有1例报道[4]。本文报道的5例患者均为绝经前妇女。除1例异位的内膜腺体和间质已直接浸润至黏膜下层，诊断内在性输尿管内异症外，其余4例为外在性输尿管内异症，与文献报道的发生比例一致。4例有病理证实的盆腔脏器内异症，另1例由于首次就诊泌尿外科无妇科情况记录，亦不能除外盆腔内异症的存在，从术后又出现痛经，可以推测当时可能存在盆腔内异症。这些资料提示，绝大多数输尿管内异症可能是来自盆腔内异症病变的直接侵犯。

2.2 输尿管内异症的诊断

输尿管内异症的症状主要由盆腔内异症本身以及继发泌尿道受侵所引起，包括痛经、腰痛和盆腔包块等；输尿管梗阻常引起肾积水，一般无症状；有时也可出现输尿管管腔内或周围的孤立病变[5]。实际上，输尿管内异症常不能得到早期诊断，这是由于：①内异症一般通过外在纤维组织压迫而逐渐引起输尿管梗阻，通常无症状，多为偶然发现或疾病进一步进展引起症状性肾积水、高血压或其他肾功能受损时才被发现；②对输尿管内异症的警惕性不高；③没能发现轻微的盆腔内异症所造成的输尿管梗阻。

本文5例中的4例有痛经，其中3例术前曾诊断为内异症而进行过相应的药物治疗，5例均有输尿管梗阻并导致不同程度的肾积水，但仅有1例有轻微腰痛。本资料显示，如果患者盆腔检查提示有内异症，且又有输尿管梗阻，则首先应该考虑输尿管内异症的可能。为确保手术时输尿管的解剖清晰，减少对输尿管的损伤，应在术前进行必要的辅助检查。

2.3 输尿管内异症的治疗

输尿管内异症治疗方法的选择取决于梗阻的程度、患者的年龄、绝经状态和生育愿望[3]。手术治疗的主要目的是解除输尿管梗阻，保护肾脏功能。由于伴随内异症且包裹输尿管的致密纤维组织反应，切除输尿管狭窄段并进行输尿管端端吻合或输尿管膀胱再植术和输尿管插管术，优于单纯的输尿管松解术。本文5例患者，输尿管狭窄段切除及输尿管端端吻合，或输尿管膀胱再植术并插管术分别有2例，另1例由于肾脏已基本无功能，仅进行了输尿管周围内异症的切除。有时切除没有功能的肾脏，输尿管也是必要的。由于输尿管内异症导致肾脏无功能的发病率为25%～43%，本文为5例中2例，与文献报道一致[2,6]。手术治疗的第二个目的是防止内异症的复发，如果患者无生育要求，最好同时行全子宫双侧附件切除术，因为保留卵巢者，卵巢组织可能引起内异灶再次活跃，27%需要再次手术，而切除卵巢者仅3%可能需要再次手术，这3%主要是由于术后的激素替代治疗所引起[1]。

对于输尿管内异症也可以考虑进行药物治疗，但除非患者特别渴望生育，一般不主张单纯药物治疗。这是由于：①药物治疗一般要求至少6个月，仅能缓解症状，且需密切随诊；②由于输尿管的梗阻常由纤维组织构成，对激素类药物治疗通常没反应；③在进行药物治疗时，必须等待数周至数月才能够观察疗效，而在此期间对药物不敏感的梗阻可能会加重肾脏的损害；④即使药物治疗有效，停药后也有很高的复发率，对于近期不准备妊娠的患者不合适；⑤盆腔内异症的存在并不能除外引起输尿管梗阻的其他原因，如结石或癌症等，况且输尿管内异症也可以恶变为输尿管腺鳞癌[7]。

本文报道的5例患者中随诊均超过6个月。有3例进行了全子宫双侧附件切除术，1例进行了全子宫切除术。1例未行子宫双附件切除，亦未用药，术后1年出现痛经，尽管没再发生肾积水，还是认为其为症状性复发；切除全子宫双附件的2例，术后用药1个月和6个月，随诊11年和56个月无复发。这些资料提示，为防止复发，双侧附件切除与术后继续药物治疗相比可能更有价值，术后是否需继续用药物治疗来消灭显微镜下残存的异位灶，尚需进一步探讨。但对于保留卵巢者，最好术后继续药物治疗3～6个月，防止或延迟复发。

参 考 文 献

[1] Comiter CV. Endometriosis of the urinary tract [J]. Urol Clin N Am, 2002, 29 (3): 625-635.

[2] Horn LC, Do Minh M, Stolzenburg JU. Intrinsic form of ureteral endometriosis causing ureteral obstruction and partial loss of kidney function [J]. Urol Int, 2004, 73 (2): 181-184.

[3] Yohannes P. Ureteral endometriosis [J]. J Urol, 2003, 170 (1): 20-25.

[4] Rosemberg SK, Jacobs H. Endometriosis of the upper ureter [J]. J Urol, 1979, 121 (4): 512-513.

[5] Zanetta G, Webb MJ, Segura JW. Ureteral endometriosis diagnosed at ureteroscopy [J]. Obstet Gynecol, 1998, 91 (5pt2): 857-859.

[6] De Giovanni L, Bongiovanni L, Mastrangelo P, et al. Could be ureteral endometriosis considered a symptomatic and severe urological disease ? [J]. Arch Ital Urol Androl, 2004, 76 (3): 124-128.

[7] Stern RC, Dash R, Bentley RC, et al. Malignancy in endometriosis: frequency and comparison of ovarian and extraovarian types [J]. Int J Gynecol Pathol, 2001, 20 (2): 133-139.

月经性气胸的文献回顾与总结

李春艳　郎景和

【摘要】月经性气胸临床可能较少见，以月经期反复发作的自发性气胸为特征，目前其发病机制尚不清楚，可能与子宫内膜异位症或膈肌穿孔有关。治疗月经性气胸方法包括胸部手术治疗、妇科手术干预及激素治疗。手术治疗仍是月经性气胸的一线治疗，手术治疗失败的患者，激素治疗可作为二线治疗方法，妇科手术治疗是否有效仍有争议。

【关键词】气胸；月经；子宫内膜异位症

月经性气胸（catamenial pneumothorax，CPTX）是自发性气胸的一种特殊类型，临床上较少见，主要发生在育龄期妇女，以月经期反复发作自发性气胸为特征，1958年Maurer等[1]首次报道了女性患者月经期反复发作的自发性气胸，1972年Lillington等[2]将此疾病命名为月经性气胸。其发病机制尚不清楚，可能与子宫内膜异位症或膈肌穿孔有关。近年来有关月经性气胸的报道逐渐增多，可见对此疾病有了越来越多的认识。复习近年来国内外有关文献，现对月经性气胸的发病机制、临床特点及诊断与治疗方面的研究进展作一综述。

1　发病机制

月经性气胸的发病机制目前尚不清楚，通常认为与子宫内膜异位症或膈肌穿孔有关。Joseph等[3]总结110例胸部子宫内膜异位综合征（thoracic endometriosis syndrome，TES），发现月经性气胸是TES最常见的临床表现，见于73%（80/110例）的患者。术中探查发现13%的患者为胸膜子宫内膜异位症，膈肌缺损占26%，肺部囊肿或肺大疱占23%，25%的患者未发现病变，约1/3患者有盆腔子宫内膜异位症。由此认为，TES发病与盆腔子宫内膜异位症密切相关，异位内膜组织可能通过膈肌缺孔从腹膜播散到胸膜或经盆腔静脉到达肺部形成微血栓而致病。Korom等[4]总结文献报道的210例月经性气胸，其中150例进行了手术探查，140例术后获得组织病理学诊断，结果显示，52.1%（73/140）为

胸部子宫内膜异位症，29.6%（41/140）有脏胸膜子宫内膜异位症，38.8%（54/140）有膈肌病变，其中膈胸膜子宫内膜异位症并穿孔占12.3%（17/140），无穿孔占10.0%（14/140），仅有膈胸膜穿孔占16.3%（23/140）。140例患者中32例（23.1%）可见肺大疱或瘢痕改变，另12例（8.5%）未见组织病理学改变。基于以上的多项研究，目前对月经性气胸的发生主要有三种学说[5-8]。①转移学说：认为经血中的碎片反流引起盆腔或腹腔子宫内膜异位症，这些异位内膜组织在月经期通过膈肌缺孔或淋巴管道播散到胸膜腔或肺脏表面，在该处种植并不断堆积，引起脏胸膜破裂导致气胸发生。异位内膜组织也可经血行播散到肺部种植生长，异位病灶经期增大，引起支气管阻塞、小气道或肺泡破裂。此学说可解释大部分月经性气胸伴有肺部子宫内膜异位症的患者。②解剖学说：认为月经期宫颈黏液栓缺如，使得空气通过生殖道进入腹腔，腹腔中的气体通过先天性或后天性的膈肌缺孔进入胸膜腔引起气胸。但是，解剖学说无法解释子宫全切术后[9]及输卵管阻塞[10]患者也会发生气胸。③生理学说：认为月经期妇女前列腺素E_2浓度升高，气管或血管收缩，致小气道或肺大疱破裂引起气胸，激素水平的改变也可使肺大疱破裂而致气胸。此学说可以解释术中证实只有肺大疱或未发现病变的患者会发生月经性气胸的原因。但是，此学说无法解释妊娠及口服避孕药的妇女[5,11]发生的月经性气胸。总之，目前尚无一种学说可以解释月经性气胸的所有临床表现及病理改变，月经性气胸可能是多因素共同作用的

结果。

2 临床特点

月经性气胸的临床上罕见，以往认为它是女性自发性气胸的少见原因。Blanco[12] 报道，月经性气胸占女性自发性气胸的 2.8% ～ 5.6%，但最近 Marshall 等[13] 回顾分析 24 例因自发性气胸行手术治疗的女性患者，发现 8 例（33.3%）为月经性气胸，可能与诊断手段及对此病的认识水平提高有关。月经性气胸的初发年龄多在 40 岁以内，平均 34.2±6.9 岁，文献报道，年龄最小 15 岁，最大 47 岁[14]。典型的临床表现是月经期自发性气胸反复发作，常发生在月经来潮 72 小时以内，也有月经来潮 96 小时内发生者。通常以右侧气胸为主（91.7%），左侧较为少见（4.8%），也有双侧同时发生气胸者（3.5%）。月经性气胸除有胸闷、咳嗽、呼吸困难等自发性气胸的共同表现外，可有咯血、胸痛、顽固性膈神经痛等症状。约 1/3 的月经性气胸患者伴有盆腔子宫内膜异位症，而经手术证实者只有 11%。部分月经性气胸患者血清 CA125 水平升高，Tsunezuka 等[15] 报道 1 例月经性气胸血清 CA125 明显升高，术后症状消失，连续监测血清 CA125 水平在正常范围内。多数月经性气胸患者胸部 X 线平片仅见气胸表现，Roth 等[16] 报道 1 例除有气胸表现，右侧膈肌中部还可见 8mm×5mm 和 1mm×1mm 的小泡，术中发现右侧膈肌中心有紫蓝色种植病灶及微小缺孔。

3 诊断

对于反复发作的自发性气胸患者应详细询问其妇科病史及月经情况。女性患者自发性气胸反复发作 3 次或 3 次以上，且与月经周期密切相关，则应考虑为月经性气胸。Ciuda 等[17] 认为，生育年龄妇女反复气胸发作应考虑月经性气胸，CT 和 MRI 有助于子宫内膜异位症病灶的诊断。胸腔镜或腹腔镜可以提供组织学证据，血清 CA125 水平明显升高或调整月经周期的药物治疗有效可以协助诊断。因现代胸腔镜有高质量的成像系统及放大作用，对月经性气胸的确诊有决定性作用。可疑月经性气胸者，胸腔镜探查术应

作为首选。因为散在的微小病变不易发现，本病容易漏诊，如果可能，最好选择经期手术，以便更好地发现潜在的异位内膜病变。术中应全面彻底地探查横膈、脏层胸膜及壁层胸膜。年轻患者在未行胸腔镜探查术之前，尽量避免行胸廓固定术，以免掩盖特异性的病变。

4 治疗

目前文献报道治疗月经性气胸的方法很多，包括胸部手术治疗、妇科手术干预及激素治疗。

4.1 胸部手术治疗

手术仍是月经性气胸的一线治疗，尽可能切除肉眼可见的所有胸膜异位病灶、封闭膈肌缺孔结合胸廓切开术或机械性胸廓固定术有很高的治愈率[5]。目前认为，胸腔镜手术是月经性气胸的最佳手术选择，因其创伤小，可以全面探查整个胸膜腔，尤其是膈肌表面，较传统的胸廓切开术有明显的优势。多数学者主张术中应尽可能切除所有的异位内膜病灶，以去除病灶来源，防止异位内膜组织进一步播散。膈肌有损伤者，应将病灶切除干净，缺损部位予以缝合或加强[4,13]。Bagan 等[18] 认为手术宜在经期进行，以便更好地发现胸膜或膈胸膜的异位内膜病灶，由于胸膜损伤持续存在，且比较隐蔽，建议术中即使发现胸膜正常，也应用多聚半乳糖网孔全面覆盖胸膜表面，以防止月经性气胸复发。最近有成功诊断和治疗 3 例月经性气胸的报道，1 例为多发的胸膜异位病灶结节，另 2 例胸腔镜下未见膈肌缺孔，但胸廓切开术时发现膈肌有难以辨认的小缺孔，认为胸廓切开术可能防止术后复发[19]。多数月经性气胸与盆腔子宫内膜异位症并非同时发生，因此对于复发的患者，应重新评估其妇科情况[4]。因月经性气胸术后复发率较高，胸廓固定应特别注意病灶基部的复发问题，膈肌表面放置多聚半乳糖网丝可以提高胸廓固定术的效果[18]。

4.2 妇科手术治疗

妇科手术治疗是否有效仍有争议。1996 年

Eckford 等[20]提出更为微创的手术治疗方法，即腹腔镜下输卵管结扎术，其原理是此术可以阻止气体经生殖道进入。Laursen 等[21]治疗 1 例 38 岁月经性气胸患者，气胸反复发作 7 次，胸腔镜探查见壁层胸膜有肺大疱，膈肌正常未见缺孔，切除肺大疱后再次复发，遂再次手术，行胸膜固定术，同时行腹腔镜下输卵管结扎术，此例患者术后未再复发。Slasky 等[8]也认为，输卵管结扎和子宫切除术治疗有效，但也有子宫全切术后复发的报道[9]。

4.3 激素治疗

手术治疗失败的患者，激素治疗可作为二线治疗方法。激素治疗包括口服避孕药、孕激素、雄激素衍生物或 GnRH-a 治疗。激素治疗的原理基于异位内膜的种植具有激素依赖性，抑制盆腔内异位内膜种植的药物（如丹那唑、孕激素等）同样可以抑制肺部异位内膜的种植。目前认为 GnRH-a 治疗效果较好，优于其他激素治疗方法。Marshall 等[13]观察发现能维持月经来潮的激素治疗，即使对子宫和双附件切除的患者，也不能控制月经性气胸的复发，而 GnRH-a 可有效地控制月经性气胸，围手术期应用有较好的治疗效果。Espaulella 等[7]认为，GnRH-a 作用与丹那唑相当，但副作用小，可接受性好。虽然抑制卵巢功能的激素治疗可以预防其发生，但它只能暂时控制症状，停药后很快复发，也不适于有生育要求者。最近，Leong 等[22]发现，胸腔镜下机械性的胸膜剥脱术后予以 GnRH-a 治疗可以预防复发。

总之，应提高对月经性气胸的认识，对于自发性气胸的妇女，应考虑月经性气胸的可能，并依据其临床特点，借助辅助检查及内镜探查手段，尽早明确诊断，予以合理治疗。

参 考 文 献

[1] Maurer ER, Schaal JA Jr, Mendez FL. Chronic recurring spontaneous pneumothorax due to endometriosis of the diaphragm [J]. J Am Med Assoc, 1958, 168 (15): 2013-2014.

[2] Lillington GA, Mitchell SP, Wood GA. Catamenial pneumothorax [J]. JAMA, 1972, 219 (10): 1328-1332.

[3] Joseph J, Sahn SA. Thoracic endometriosis syndrome: new observations from an analysis of 110 cases [J]. Am JM ed, 1996, 100 (2): 164-170.

[4] Korom S, Canyurt H, Missbach A, et al. Catamenial pneumothorax revisited: clinical approach and systematic review of the literature [J]. J Thorac Cardiovasc Surg, 2004, 128 (4): 502-508.

[5] Schoenfeld A, Ziv E, Zeelel Y, et al Catamenial pneumothorax: a literature review and report of an unusual case [J]. Obstet Gynecol Surv, 1986, 41 (1): 20-24.

[6] Fonseca P. Catamenial pneumothorax: a multifactorial etiology [J]. J Thorac Cardiovasc Surg, 1998, 116 (5): 872-873.

[7] Espaulella J, Armengol J, Bella F, et al. Pulmonary endometriosis: conservative treatment with GnRH agonists [J]. Obstet Gynecol, 1991, 78 (3 Pt 2): 535-537.

[8] Slasky BS, Siewers RD, Lecky JW, et al. Catamenial pneumothorax: the roles of diaphragmatic defects and endometriosis [J]. AJR Am J Roentgenol, 1982, 138 (4): 639-643.

[9] Soderberg CH, Dahlquist EH. Catamenial pneumothorax [J]. Surgery, 1976, 79 (2): 236-239.

[10] Dattola RK, Toffle RC, Lewis MJ. Catamenial pneumothorax. A case report [J]. J Reprod Med, 1990, 35 (7): 734-736.

[11] Yoshioka H, Fukui T, Mori S, et al. Catamenial pneumothorax in a pregnant patient [J]. Jpn J Thorac Cardiovasc Surg, 2005, 53 (5): 280-282.

[12] Blanco S, Hernando F, Gomez A, et al. Catamenial pneumothorax caused by diaphragmatic endometriosis[J]. J Thorac Cardiovasc Surg, 1998, 116 (1): 179-180.

[13] MarshallM B, Ahmed Z, Kucharczuk JC, et al. Catamenial pneumothorax: optimal hormonal and surgical management [J]. Eur J Cardiothorac Surg, 2005, 27 (4): 662-666.

[14] Roe D, Brown K. Catamenial pneumothorax heralding menarche in a 15-year-old adolescent [J]. Pediatr Emerg Care, 1997, 13 (6): 390-391.

[15] Tsunezuka Y，Sato H，Kodama T，et al. Expression of CA125 in thoracic endometriosis in a patient with catamenial pneumothorax [J]. Respiration，1999，66（5）：470-472.

[16] Roth T，Alifano M，Schussler O，et al. Catamenial pneumothorax：chest X-ray sign and thoracoscopic treatment [J]. Ann Thorac Surg，2002，74（2）：563-565.

[17] Ciudad M J，Santamara N，Bustos A，et al. Imaging finding in catamenial pneumothorax [J]. Radiologia，2007，49（4）：263-267.

[18] Bagan P，Le Pmipec Barthes F，Assouad J，et al. Catamenial pneumothorax：retrospective study of surgical treatment [J]. Ann Thorac Surg，2003，75（2）：378-381.

[19] Choong CK，Smith M D，Haydock DA. Recurrent spontaneous pneumothorax associated with menstrual cycle：Report of three cases of catamenial pneumothorax [J]. ANZ J Surg，2002，72（9）：678-679.

[20] Eckford SD，Westgate J. A cure for pneumothorax during menstruation [J]. Lancet 1996，347：734.

[21] Laursen L，Ostergaard AH，Andersen B. Catamenial pneumothorax treated by laparoscopic tubal occlusion using Filshie clips [J]. Acta Obstet Gynecol Scand，2003，82（5）：488-489.

[22] Leong AC，Coonar AS，Lang-Lazdunski L. Catamenial pneumothorax：surgical repair of the diaphragm and hormone treatment [J]. Ann R Coll Surg Engl，2006，88（6）：547-549.

会阴子宫内膜异位症30例临床分析

王含必　朱　兰　郎景和　刘珠凤　孙大为　冷金花　樊庆泊

【摘要】目的：探讨会阴子宫内膜异位症的临床诊断及治疗。方法：对30例会阴子宫内膜异位症（简称内异症）病例进行回顾性分析，术后随诊0.5～13年。结果：会阴内异症占院内同期内异症的0.32%，阴道分娩发生会阴内异症为0.006 5%，发病潜伏期为4个月至13年。会阴内异症均表现为会阴伤口的周期性、痛性结节，CA125值无明显升高，病灶完整切除者可达到治愈。5例（16.7%）患者合并盆腔内异症。结论：根据典型的病史和体格检查可做出正确的诊断，会阴内异症可合并盆腔内异症存在，手术切除是主要的治疗方法，未累及肛门括约肌的患者由于手术可完整切除，复发率低于累及肛门括约肌的病例，是否累及肛门括约肌的术前评价至关重要。

【关键词】会阴；子宫内膜异位症；诊断；治疗

Clinical analysis of 30 patients with perineal endometriosis. *Wang Hanbi*, *Zhu Lan*, *Lang Jinghe*, *Liu Zhufeng*, *Sun Dawei*, *Leng Jinhua*, *Fan Qingbo*

【Abstract】Objective：To investigate the diagnosis and treatment of perineal endometriosis. Methods：The clinical date of 30 patients with perineal endometriosis, aged 32.3（23 ～ 44）, who were admitted 1983 ～ 2006, operated on, and followed up for 0.5 ～ 13 years, were analyzed. Results：The incidence of perineal endometriosis was 0.32% among the total endometriosis cases. Five of these 30 patients（16.7%）suffered from perineal endometriosis combined with pelvic endometriosis. The latent period was 4 months to 13 years. There was no significant difference in onset of age. All patients had cyclical and painful lesions. The level of CA125 was normal. All patients were cured after complete surgical excision. Conclusions：Diagnosis of perineal endometriosis can be made based on the patients' history and clinical manifestations. Surgical excision is the first choice of treatment. The recurrent rate of the cases without anal sphincter involvement is lower than that with anal sphincter invasion since the complete incision can be made. It is important to evaluate pre-operatively if the anal sphincter is involved.

【Key words】Perineum；Endometriosis；Diagnosis；Therapy

　　子宫内膜异位症（简称内异症）的病因及治疗依旧是目前医学界研究的热点问题。内异症发生部位的多样性使难以用单一学说来解释其发生学。会阴内异症是发生在盆腹腔以外的一种内异症，其临床特点与盆腔内的内异症相差甚远，因发生率低，文献多为个案报道。我们对北京协和医院23.5年的30例会阴内异症患者的临床诊断与治疗进行回顾性分析，现报道如下。

一、对象与方法

　　1. 对象　为1983年1月至2006年8月期间在北京协和医院因内异症进行手术治疗的患者共9 301例。9 301例中会阴切口内异症共30例，占0.32%。在北京协和医院同期行阴道分娩的北京居民为15 497例，发生1例会阴切口内异症，发生率为0.006 5%，余均为在外院分娩。①一般情况：年龄23～44岁，平均32.3岁。孕次为1～6

次，平均2.2次。产次1～2次，平均1.1次。②临床症状：30例分娩后会阴内异症患者中，12例为会阴撕裂，18例为会阴侧切。会阴切口肿物常表现为月经期疼痛，经期肿大明显，并进行性长大。多无明显痛经，5例（占16.7%）有痛经的患者中3例合并有卵巢巧克力囊肿。2例有性交痛，其中1例伴有肛门下坠感。3例会阴皮肤或阴道黏膜表现为蓝色。所有患者均无月经期会阴结节出血。③潜伏期：会阴肿物出现距分娩的时间4个月至13年不等，平均4.4年。30岁以下及30岁以上的患者发病率潜伏期比较，差异无统计学意义，$P > 0.05$。④病灶大小：会阴病灶大小不等，直径在0.5～6cm，平均2.8cm。单个病灶25例，多个病灶6例。其中20例累及肛门括约肌。会阴撕裂与侧切伤口在发病时间与临床症状中表现比较，差异无统计学意义。⑤实验室检查：CA125值除2例外均在正常范围内（7.3～37.4）U/ml，2例异常的稍高于正常值，分别为36.94U/ml和36.97U/ml，平均21.4U/ml。对4例患者进行会阴切口处肿物普通B超声检查，提示会阴切口下方软组织内低回声包块，部分区域为无回声，边界欠清，彩超可见血流信号。

2. 治疗方法　30例均以手术治疗为主，其中16例辅以药物治疗。手术切净以至少切除病灶外0.5～1cm的组织为标准。①无肛门括约肌累及者10例，手术切除病灶，手术前后未用药，至今随诊4年到10年不等。②10例累及肛门括约肌：其中4例手术切除病灶，手术前后未用药，术后分别随访9个月、2年、3年及5年；10例手术切除，并于手术前和/或后辅助用药，术后至今随诊9个月～13年；5例患者初次手术未切净，因复发而行多次（2或2次以上）手术。其中3例最终经手术切除肿物，包括累及的肛门括约肌，术后追加促性腺激素释放激素激动剂（GnRH-a）治疗4个月。2例在再次手术前使用GnRH-a，病灶体积明显缩小，手术得以彻底切除肿物，术后分别予以孕三烯酮治疗4个月、8个月，随诊2年；1例患者术前使用避孕针1号15个月后，病灶体积明显缩小，经手术彻底切除，术后继续避孕针及三苯氧胺治疗8个月。该患者于术7年复发，因为此时该患者已42岁，遂行全子宫＋双附件切除术，随访至今已6年。

二、结果

1. 手术效果　10例无肛门括约肌累及者，手术中病灶切除干净。20例累及肛门括约肌的患者4例手术切除干净，无药物治疗；10例手术切除干净，辅以药物治疗；5例初治手术未切净者，最长复发为术后者半年，一般为术后1～2个月。经手术辅以药物治疗，病灶切除干净；初次手术切净者中仅此1例发生复发，而复发发生在7年后。再次手术未针对病灶切除，而是去除了体内雌激素来源，病灶渐缩小，2年后病灶彻底消失。

2. 随访结果　10例无肛门括约肌累及的患者术后无复发。20例累及肛门括约肌者，经个体化的治疗，随访至今：4例患者切除干净，无药物治疗，无复发；10例切净且辅以药物治疗者无复发；5例经多次手术切净，辅以药物治疗后，无复发；1例切除全宫双附件者随访至今无复发。

三、讨论

目前对于内异症的病因有四种主要的学说，包括种植、化生、直接扩散、血管淋巴管转移。会阴瘢痕内异症是较少见的一种，其发生可能是蜕膜化的子宫内膜细胞种植在开放的会阴切口上，支持种植学说[1]。近年Tarkowski等[2]发现一定位于17号染色体长臂25位（17q25）的存活基因，编码凋亡蛋白的抑制因子，该基因主要在生长旺盛的组织和癌症患者体内表达。研究者发现6例腹壁瘢痕的患者中4例表达该基因；2例在会阴内异症病灶都表达该基因。而作为对照的正常内膜中该基因仅在晚增殖期表达。因此认为该基因在内异症的种植生长过程中可能发挥着作用。

会阴内异症的早期诊断和治疗很重要，可以在病灶进行性侵犯肛门括约肌及其周围组织之前尽早发现，使治疗得以充分彻底。临床病史对诊断的意义很大，需注意以下三点：①生育年龄妇女；②有分娩时阴道侧切或撕裂的病史；③会阴瘢痕处痛性结节，呈与月经相关的周期性疼痛及肿大。体检发现包块为实性，无波动性，与会阴瘢痕邻近。有以上三点者临床诊断准确率可达100%。实验室检查血清CA125的值多在正常范围内，这对诊断的意义不大。

本组肛门括约肌受累的患者中，病灶切除不彻底的5例患者，全部于术后半年内复发。因此，肛门括约肌的受累密切关系到治疗与预后。如果能于术前准确评估肛门括约肌的受累程度，估价手术难度，做好充分术前准备，有望提高病灶的完整切除率，减少术后复发。近年来有文献报道肛门彩色高频多普勒（360°，7～10MHz）超声可以帮助诊断及鉴别诊断[3,4]。超声下病灶呈低回声，中心呈强回声，并评价肛门括约肌的受累程度，使手术医师得以精确策划手术方式，在术前向患者充分告知可能发生的并发症。另外，超声还用于鉴别诊断：肛周脓肿呈低回声病变，肛瘘为低回声的瘘管穿过纵行的肌肉组织，肛管癌及黑色素瘤表现为实性病变。由于16.7%的会阴内异症患者合并有盆腔内异症，在进行妇科检查及B超检查时须注意除外盆腔内异症。

会阴内异症的治疗以手术切除病灶为主。本组10例无肛门括约肌受累的患者，因术中不必顾虑损伤肛门括约肌后导致的大便失禁，而得以完整切除病灶，治愈率达100%。20例累及肛门括约肌的，其中5例因未能完整切除病灶而行多次手术，直至彻底切净方得以治愈。彻底切除的患者中仅1例复发，而复发是发生在7年后。因此手术的彻底性对于预后是至关重要的。完全、广泛的病灶切除（包括病灶外1～2cm的组织）几乎可以达到治愈，本文中的复发率仅为3.3%，对于累及肛门括约肌的可施行括约肌重建术[5,6]；未能完整切除的，多在半年内复发。手术方式的选择应基于患者的年龄，是否有生育要求。对于年轻患者为避免复发及追加激素治疗，完整的病灶切除是首选的，即使需要切除部分肛门括约肌。而对年龄大、近绝经的妇女，为减少肛门括约肌损伤后大便失禁的发生，方可考虑选择紧邻病灶或不完全的病灶切除，术后辅以药物治疗。

Beischer[7]曾报道1例受孕后自然治愈的患者，提出可能与激素改变有关。我们治疗的1例术后复发的患者，在第2次手术时未针对复发病灶，而是切除了全宫双附件，术后随访2年病灶完全消失。经激素治疗后切除的病灶，病理学检查可见到组织呈用药后反应，这些都为激素治疗的有效性提供了证据。但激素治疗只能短期缓解症状，一旦停药将很快复发，故仅作为辅助治疗手段。我们采用口服避孕药，孕激素和GnRH-a均得到理想的疗效，包括术前和术后两种方式。如术前各种检查提示病灶体积较大，肛门括约肌受累，则可于术前使用激素类药物，使病灶体积缩小，减少术中对周围组织的损伤，提高完整切除率；术后用药目的在于降低术后复发率，病灶未能完整切除，仅紧邻切除时需追加激素治疗。

参 考 文 献

[1] Gunes M, Kayikcloglu F, Ozturkoglu E, et al. Incisional endometriosis after cesarean section, episiotomy and other gynecologic procedures [J]. J Obstet Gynaecol Res, 2005, 31（5）: 471-475.

[2] Tarkowski R, Kotarski J, Polak G, et al. Expression of the surviving gene in the scar endometriosis and in normal human endometrium [J]. Ginekol Pol, 2001, 72: 1539-1542.

[3] Adamo V, Di Natale W, Meola C, et al. Endometriosis in an episiotomy scar: a case report [J]. Chir Ital, 2004, 56（5）: 735-738.

[4] Wu YC, Tsui KH, Hung JH, et al. High-frequency power Doppler angiographic appearance and microvascular flow velocity in recurrent scar endometriosis [J]. Ultrasound Obstet Gynecol, 2003, 21（1）: 96-97.

[5] Isbister WIL. Endometriosis in all episiotomy scar preceding pelvic endometriosis [J]. Aust NZJ Surg, 2002, 72（4）: 314-315.

[6] Kanellos I, Kelpis T, Zaraboukas T, et al. Perineal endometriosis in episiotomy scar with anal sphincter involvement. Tech Coloproctol, 2001, 5（2）: 107-108.

[7] Beiseher NO. Endometriosis of an episiotomy scar carted by pregnancy [J]. Obstet Gynecol, 1966, 28（1）: 15-21.

子宫颈子宫内膜异位症19例临床病理分析

陈蔚琳　金　力　郎景和

【摘要】目的：分析子宫颈子宫内膜异位症的临床表现及诊治特点，以指导临床工作。方法：回顾性分析北京协和医院妇产科1993年1月至2007年12月病理证实为子宫颈子宫内膜异位症的19例患者的临床资料。结果：19例子宫颈子宫内膜异位症患者中，11例术前宫颈外观正常而术后病理切片提示病变，其中9例行全子宫切除术，2例行宫颈锥切术。术前宫颈外观异常8例患者中，3例表现为宫颈肿物，1例表现为宫颈息肉，4例表现为宫颈紫蓝色结节；6例患者主诉有不规则阴道出血和/或性交后出血；4例浅表的宫颈紫蓝色结节行结节切除术，宫颈肿物及息肉行病灶切除2例，全子宫切除2例。结论：子宫颈子宫内膜异位症可伴阴道不规则出血或性交后出血。治疗方式的选择应根据病变的类型、患者的年龄及生育要求采取个体化的手段。

【关键词】子宫颈；子宫内膜异位症；诊断；治疗

Clinical analysis of 19 cases with cervical endometriosis. *Chen Weilin，Jin Li，Lang Jinghe*

【Abstract】Objective：To analyze the clinic characteristics of cervical endometriosis. Methods：19 cases of cervical endometriosis conformed by pathological examination were enrolled in a retrospective analysis. Results：11 cases were found incidentally in histological specimens after hysterectomy or conization. The other 8 cases were found to have lesions on/in cervix before operation：4 cases had superficial and purple-blue lensions；1 case had a polypoid mass in the posterior lip of cervix；3 patients had mass originating from cervix. 6 of the 19 patients presented with intramenstrual bleeding and/or postcoitcal bleeding. Hysterectomy was performed in 2 cases. Lesion excision was made in 1 patient with polypoid mass and 1 patient with small cervical mass. The superficial lesion was excised for the purpose to exclude the possibility of malignance in 4 patients. Conclusions：Cervical endometriosis can cause intramenstrual bleeding or postcoitcal bleeding. The decision of management should be made individually，according to patients age，the requirement for pregnancy and the type of lesion.

【Key words】Cervix；Endometriosis；Diagnosis；Therapy

子宫颈子宫内膜异位症是盆腔外子宫内膜异位症的一种，多数情况下在术后病理检查中被发现。其临床表现各异，治疗方法的选择有争议。本文通过19例子宫颈子宫内膜异位症的分析，以探讨该疾病的诊断治疗问题。

临床资料

一、研究对象

回顾性的分析北京协和医院妇产科自1993年1月至2007年12月收治的病理诊断为子宫颈子宫内膜异位症患者19例。年龄15～44岁，平均年龄（35.14±71.65）岁。其中17例患者有分娩史或流产史。

根据手术指征将患者分为两组，术前发现宫颈病灶（除外宫颈糜烂）而行相关手术，共8例，为有宫颈病灶组；术前宫颈检查无异常（除外宫颈糜烂），因其他盆腔病变行全子宫切除或因宫颈上皮内瘤变（cervical intraepithelial neoplasia，CIN）行宫颈锥切术，术后病理提示子宫颈子宫内膜异位症（宫颈组织中见子宫内膜腺体及间质），共11例，为无宫颈病灶组。

二、临床症状

有宫颈病灶组患者主诉性交后出血4例，同时合并阴道不规则出血的2例。3例为查体发现。无宫颈病灶组患者中，2例合并CIN患者主诉有性交后出血，其他9例患者主诉痛经。

三、术前宫颈外观及特殊病例

有宫颈病灶8例患者中，表现为黑色或紫蓝色小结节4例，宫颈息肉1例，表现为宫颈肿物3例，宫颈肿物最大直径达7cm，几乎达盆壁。无宫颈病灶11例患者宫颈外观正常或是有宫颈糜烂。特殊病例：患者26岁，孕2产0，两次人流术后出现性交后出血，妇科检查示宫颈下唇息肉样组织，反复摘取宫颈息肉3次，病理均提示子宫内膜。B超提示：子宫内膜增厚，子宫内膜息肉可能。术前诊断：子宫内膜息肉，宫颈瘘管？2007年10月行宫腔镜检查：宫腔内多发息肉样表现，给予刮宫。同时经阴道手术，术中见宫颈下唇鲜红息肉样组织，切开宫颈后壁发现宫颈管后壁肌层多房囊肿，直径3～4cm，囊内液为巧克力样液体。手术切除囊肿，关闭宫颈囊腔。病理报告：宫腔子宫内膜息肉，子宫颈子宫内膜异位症。术后3周阴道大出血再次手术，见宫颈下唇缝合处一直径3cm息肉样复发灶，拆除缝线，切除息肉，再次缝合宫颈。病理：子宫内膜息肉。二次术后亮丙瑞林治疗3个月，停药后随诊3个月无复发。

四、治疗方法

有宫颈病灶组患者，4例因宫颈黑色或紫红色结节为明确诊断行宫颈病灶切除术，其中1例合并阴道的散在紫蓝色结节，术中同时切除阴道紫蓝色结节。1例表现息肉患者在外院反复摘取息肉，不能治愈。术中发现宫颈子宫内膜异位囊肿，切除囊肿。详见特殊病例。3例宫颈肿物表现的患者中，1例宫颈增大如子宫，术前穿刺见深红色液体，考虑宫颈肌瘤变性，行全子宫切

除。1例宫颈后壁肿物一直延伸至后穹隆，行全子宫切除。另1例术前因性交后出血行宫颈冷冻治疗，而后活检提示子宫颈子宫内膜异位症，中药治疗。表现为宫颈后壁近穹隆部结节，行结节切除术。无宫颈病灶组患者除子宫颈子宫内膜异位症外，2例合并CINⅢ，8例患者同时合并子宫腺肌症、卵巢子宫内膜异位囊肿或盆腔子宫内膜异位症，1例患者合并子宫肌瘤。共11例患者行开腹或腹腔镜手术，其中同时发现有盆腔内膜异位症的7例，发现子宫腺肌症5例，4例患者两者均发生。

五、随诊

行全子宫切除11例患者随访中，无异常发现。8例行宫颈病灶切除术及锥切术的患者在3个月的随诊中，1例复发。

讨 论

一、子宫颈子宫内膜异位症的发病情况及机制

子宫颈子宫内膜异位症较少发生，阴道镜检查中子宫颈子宫内膜异位症的发生率为11.1%～21.4%[1]。多数情况下是在手术病理标本中无意发现的[2]。本研究中19例患者中有11例为术后病理提示子宫颈子宫内膜异位症，术前未发现可疑病灶。另有一些病例在门诊观察处理，未取病理活检，所以可能低估了该疾病的实际发生率。

子宫颈子宫内膜异位症的发病机制首先是子宫内膜种植学说，文献报道75%～95%的患者均有宫颈损伤史，宫颈的损伤可能是其主要发病的诱因，如刮宫、活检、宫颈烧灼、宫颈锥切、流产或阴道分娩[3]。本组资料中患者有分娩或人工流产的比例为89.15%。有作者总结在锥切术后全子宫切除的标本中，子宫颈子宫内膜异位症的检出率高达43%[4]。这些数据均支持了Sampson的种植学说。其次是深部子宫直肠陷凹内膜异位结节外延，也可造成深部型的子宫颈子宫内膜异位症。

二、子宫颈子宫内膜异位症的临床表现

大多数子宫颈子宫内膜异位症的患者均无明显的症状,可表现为反复少量月经间期出血,特别是围月经期的点滴出血,以及性交后出血[5-7]。本组患者出现不规则阴道出血或性交后出血共6例。而在手术病理标本中发现子宫颈子宫内膜异位症的11例患者中,仅有2例CIN患者有性交后出血的主诉。当患者主诉有阴道不规则出血时应与宫颈糜烂、宫颈息肉、宫颈上皮内瘤变、宫颈癌、子宫内膜息肉及功能性子宫出血相鉴别。

子宫颈子宫内膜异位症可表现为两种形式:浅表型和深部型。浅表型最常见,表现为位于子宫颈阴道部小的、浅表的、扁平的、脆的、紫红色或黑褐色的病损。受累的部位多为紧邻上皮的宫颈表面的间质,偶尔可能累及黏膜层,而且多数位于宫颈壁的中1/3。深部型可能表现为息肉样的[8]或宫颈来源的肿物,累及宫颈壁的外1/3层,多数伴直肠阴道隔或宫颈阴道部的浆膜面的受累。妇科检查时发现宫颈的浅表的紫蓝色病灶时,可比较容易考虑到子宫颈子宫内膜异位症的诊断。但当表现为宫颈肿物时,更容易想到的是宫颈肌瘤。当表现为息肉时,容易被误诊为宫颈息肉。所以在宫颈赘生物的鉴别诊断中应该重视深部子宫颈子宫内膜异位症的诊断。

三、子宫颈子宫内膜异位症的诊断

阴道镜检查和活检是创伤较小的诊断手段,对于浅表型子宫颈子宫内膜异位症的鉴别诊断有益。阴道镜下的特点是,病变的中心部位是宫颈阴道部,而且即便是紧邻宫颈外口的病灶也不侵犯鳞柱交界。病变的表面覆盖着光滑的有光泽的鳞状上皮,位于黏膜下层。而正常的内宫颈上皮是红色的颗粒样外观。病灶的大小、形态和颜色随着不同的月经周期而出现变化。有些医师使用细针穿刺活检的细胞学检查,来帮助诊断,特别是在阴道镜发现可疑病灶时[1]更有针对性。遗憾的是,本文没有行阴道镜检查的资料。

四、子宫颈子宫内膜异位症的治疗

目前对于子宫颈子宫内膜异位症治疗的经验有限,至今国内外均无大宗报道。对于无症状或是围绝经期的妇女可以采用期待治疗[5,9]。如果子宫颈子宫内膜异位症导致了异常的阴道出血,这些患者应选择积极治疗。

浅表型病变的治疗方式多是破坏性的,可以采取的方法有冷冻法、电凝法和CO_2激光法。不过从另一方面考虑,破坏性的手术可以造成潜在性的内膜的继续异位种植,而导致复发。本研究中有4例浅表型患者均采取局部病灶切除,主要是有利于对病变良恶性的鉴别。

深部型病变患者,如患者无生育要求,或是合并其他子宫病变或盆腔子宫内膜异位症,可以考虑全子宫切除。如病变局限或是患者仍有生育要求,局部病灶切除是合理的选择,还可以采用环形电切术(loop electrosurgical excision procedure,LEEP)[10]。本报道中的1例以宫颈息肉为表现的深部型患者,因为有生育要求,初次手术行宫颈的子宫内膜异位灶切除,但很快在术后3周复发,造成阴道大出血,充分说明了异位内膜生长的活跃性。在二次术后应用促性腺激素释放激素激动剂(gonadotrophin releasing hormone agonist,GnRH-a)3个月,随诊未再出现复发。有作者建议在进行破坏性的病变局部切除或治疗时,在宫颈伤口痊愈前至少3个月,保证患者无月经来潮,从而减少复发的发生[5]。

关于药物治疗方面仍缺乏相关的资料,可以尝试应用联合口服避孕药或是口服孕激素。GnRH-a可能是最有效的缓解症状和避免手术的药物,但是药物治疗是否可以替代手术治疗,或是仅仅作为术前或术后的辅助治疗,仍无定论。

总的来说,子宫颈子宫内膜异位症是一种良性疾病,可以导致不规则阴道出血和性交后出血。治疗上应结合患者的症状、年龄、病变的类型和生育要求采取个体化的方案。

参 考 文 献

[1] Veiga Ferreira MM,Leiman G,Dunbar F,et al. Cervical endometriosis:facilitate diagnosis by fine

needle aspiration cytologic testing［J］. Am J Obstet Gynecol, 1987, 157（4 Pt 1）: 849-856.

［2］Baker PM, Clement PB, Bell DA, et al. Superficial endometriosis of uterine cervix: a report of 20 cases of a process that may be confused with endocervical glandular dysplasia or adenocarcinoma in situ［J］. Int J Gynecol Pathol, 1999, 18（3）: 198-205.

［3］罗红艳, 孙素芳. 宫颈子宫内膜异位30例临床分析［J］. 浙江实用医学, 2005, 35: 337-341.

［4］Ismail SM. Cone biopsy causes cervical endometriosis and tubo-endometrioid metaplasia［J］. Histopathology, 1991, 18（2）: 107-114.

［5］Doshi J, Doshi S, Sanusi FA, et al. Persistent pos-tcoital bleeding due to cervical endometriosis. J Obstet Gynecol, 2004, 24（4）: 468-469.

［6］Ata B, Ates U, Usta T, et al. Cervical endometriosis, a case presenting with intractable spotting. Med Gen Med, 2005, 7（2）: 64-65.

［7］Selo-O jeme D, Freeman, Wang T, Khan NH. Post-coital bleeding: a rare and unusual presentation of cervical endometriosis. Arch Gynecol Obstet, 2006, 273（6）: 370-373.

［8］Kano H, Kanda H. Cervical endometriosis presented as a polypoid mass of portio cervix uteri［J］. J Obstet Gynecol, 2003, 23（1）: 84-85.

［9］Phadnis SV, Doshi JS, Ogunnaike O, et al. Cervical endometriosis: a diagnostic and management dilemma［J］. Arch Gynecol Obstet, 2005, 272（4）: 289-293.

［10］Iwase A, Goto M, Kurotsuchi S, et al. Successful management of a massive hemorrhage due to rupture of cystic cervical endometriosis by a loop electro surgical excision procedure［J］. Fertil Steril, 2008, 89（4）: 991. e13-15.

腹腔镜下膀胱部分切除术治疗膀胱子宫内膜异位症5例分析

王艳艳　冷金花　李汉忠　郎景和

【摘要】目的：探讨膀胱子宫内膜异位症（膀胱内异症）腹腔镜手术治疗的可行性及效果。方法：对北京协和医院2006年1月至2008年8月收治的5例腹腔镜下膀胱内异症切除术病例进行回顾性分析。结果：5例患者年龄32～38岁，均有经期膀胱刺激症状。其中3例病灶位于膀胱底部，2例位于三角区。病灶直径2～4cm。手术时间40～70分钟，手术出血量50～100ml。术后留置导管10～14天。5例患者膀胱内异症病灶均切净。无手术并发症。术后泌尿系统症状完全缓解。随诊8～24个月，均无复发。结论：腹腔镜下膀胱部分切除术是治疗膀胱内异症的首选方法。

【关键词】子宫内膜异位症；膀胱；腹腔镜手术

Laparoscopic partial cystectomy for the treatment of bladder endometriosis.

Wang Yanyan，Leng Jinhua，Li Hanzhong，Lang Jinghe

【Abstract】Objective：To ascertain the value of laparoscopic partial cystectomy in the treatment of bladder endometriosis. Methods：Five cases of bladder endometriosis who were administered the surgery of laparoscopic partial cystectomy in Peking Union Medical College Hospital between Jan. 2006 and Aug. 2008 were analyzed. Results：The bladder lesion of five cases was excised completely by laparoscopy. There was complete relief of all the symptoms and no complications occurred. There was no recurrence in the following 8 to 24 months. Conclusions：Laparoscopic partial cystectomy is the first choice of treatment for bladder endometriosis because of its minimal invasiveness，safety and effectiveness.

【Key words】Endometriosis；Bladder；Laparoscopic surgery

　　子宫内膜异位症（内异症）是育龄妇女的常见病，但发生于泌尿系的内异症比较罕见，仅占1%～2%，其中约90%为膀胱子宫内膜异位症（bladder endometriosis），膀胱刺激症状是其典型临床表现，诊断依赖膀胱镜、磁共振等检查。药物治疗效果不佳，往往需要行手术切除病灶。以往通常选择经尿道电切或开腹手术来切除病灶，但是前者多不能完全切除病灶，后者创伤较大。本文报道北京协和医院2006年1月至2008年8月收治的5例膀胱内膜异位症腹腔镜下部分膀胱切除术病例，并复习相关文献，探讨膀胱子宫内膜异位症腹腔镜手术治疗的可行性及效果，着重介绍膀胱子宫内膜异位症行腹腔镜膀胱部分切除的指征及手术技巧。

1 资料与方法

1.1 患者一般情况

见表1。

1.2 手术方法

　　所有患者术前均行膀胱镜检查确定内异症病灶的位置以及与输尿管开口的解剖关系，同时放置双侧输尿管导管。腹腔镜气腹针以及Trocar放置与常规盆腔手术相同，术中全面探查盆腹腔，剔除卵巢囊肿、分离盆腔粘连等病变。然后上举举宫器，暴露出膀胱反折位置的病灶，打开膀胱

表1　5例患者的一般情况

例序	年龄（岁）	孕产次（G/P）	泌尿系症状	合并痛经	剖宫产史	内异症手术史	CA125（U/ml）
1	32	3/1	尿急2年	重	有，10年	无	11.20
2	38	2/1	尿频6年	中	有，14年	无	50.48
3	34	2/1	尿急尿痛10个月	轻	有，5年	无	42.86
4	38	G0	尿痛血尿7年	重	无	腹腔镜左卵巢巧克力囊肿剔除，经尿道膀胱内异症电切[1]	160.70
5	36	2/1	尿频尿急1年	轻	有，6年	无	40.60

注：1）该患者于2001年行经尿道电切术切除膀胱内异症病灶，术后1年泌尿系症状复发

腹膜反折，用抓钳夹住膀胱壁病灶，在超过病灶3～5mm处切除部分膀胱壁。检查膀胱黏膜和肌层确定病灶已经切净，通过事先放置的输尿管导管看清输尿管开口后，2-0可吸收线连续缝合膀胱壁两层，体内打结。缝合后行膀胱镜检查切口有无渗漏，并使用生理盐水进行大量反复冲洗。

1.3　术后处理

5例患者术后均用抗生素3天，留置尿管持续开放10～14天。1例患者由于合并深部内异症以及子宫腺肌症，术后应用促性腺激素释放素激动剂（GnRH-a）3个月。其他患者未用药。

2　结果

5例患者中3例病灶位于膀胱底部，2例位于三角区。病灶直径2～4cm，均经病理证实为膀胱子宫内膜异位症，有4例合并其他盆腔内膜异位症。手术时间40～70分钟，手术出血量50～100ml。5例患者病灶均切净，无手术并发症，术后泌尿系统症状完全缓解，随诊8～24个月，均无症状以及体征的复发。

3　讨论

3.1　膀胱子宫内膜异位症简介

膀胱子宫内膜异位症是指异位内膜累及膀胱逼尿肌[1]。其发生率约为内异症的1%，一般为单发，多位于膀胱后壁和顶部，个别位于输尿管入口的下方，病变呈结节状，主要由纤维组织、平滑肌组织和呈岛状或串状分布的子宫内膜腺体和基质构成[2]。其病因及发病机制尚不明确，主要有经血逆流学说、米勒管化生学说以及子宫腺肌症侵犯膀胱理论。典型临床症状为膀胱刺激症状以及经期肉眼血尿等，多合并不同程度的痛经，诊断依赖超声、磁共振以及膀胱镜检查，膀胱镜镜下表现为膀胱突向黏膜的紫蓝色结节或水泡样物。

3.2　膀胱子宫内膜异位症的治疗

膀胱内异症的治疗策略取决于患者的年龄、生育要求、病变的范围、泌尿系症状的程度以及是否合并盆腔其他部位的内异症病变等。

3.2.1　药物保守治疗

包括高效孕激素、避孕药及促性腺激素释放激素激动剂的治疗效果并不理想[3]。其有效率仅约1/3，且停药后即有可能症状复发。仅用于病变范围较小，无泌尿系症状或不适合手术者的姑息性治疗。

3.2.2　经尿道电切术

操作简单、创伤小、恢复快、花费少，是早期治疗膀胱内异症常用方法，但研究提示膀胱内异症是由膀胱表面向内浸润生长，表面的病灶大于深部病灶，而经尿道电切是由膀胱黏膜向外部切除，因此多不能做到彻底切除病灶，术后复发率高达36.9%，且此手术有导致膀胱穿孔风险，目前不推荐作为膀胱内异症的治疗方法[3]。

3.2.3　部分膀胱切除术

是目前膀胱内异症的首选治疗方法，包括完全切除病变及病变周围的炎性和瘢痕组织，因此病灶切除彻底，症状缓解率高达95%～100%，

且几无复发[3-5]。与开腹手术相比，腹腔镜手术创伤小、恢复快，能识别早期的以及深部的内异症病变，是内异症的首选手术方式。腹腔镜下膀胱部分切除术的主要技术要点和注意事项包括四个方面。

3.2.3.1　术前评估　膀胱内异症患者多数有盆腔手术史或者合并其他盆腔内异症，因此其盆腔病变复杂，术前应充分评估病情以及手术难度。应行膀胱镜检查和活检，除外膀胱肿瘤的可能，特别要注意病灶与输尿管开口的关系。

3.2.3.2　膀胱病灶的切除　详细过程见上述手术方法，关键是要尽量完全切除。膀胱内异症多位于后壁或三角区，所以手术中应特别注意和输尿管开口的关系。如果病灶未侵及输尿管开口，则手术切除和缝合较容易；如果病灶已侵及输尿管开口，则完全切除病灶会涉及输尿管，切除部分膀胱壁的同时需要切除输尿管膀胱壁内段，需要进行输尿管解剖和输尿管膀胱吻合术，手术难度较大，最好请泌尿科医师一起进行该手术。膀胱壁的缝合可单层或两层。缝合后可通过膀胱镜检查或注入亚甲蓝检查有无膀胱、输尿管瘘。

3.2.3.3　术后处理　术后保证尿管通畅是保证膀胱创口愈合的关键，主张用较粗的尿管，保持持续开放状态，留置尿管的时间为10～14天，预防性应用抗生素3天左右。如果膀胱内异症切除完全则术后不需要进行内异症的药物治疗，如果膀胱内异症病灶未能完全切除或合并其他盆腔内异症，可根据病情给予药物治疗。

3.2.3.4　手术并发症　目前关于腹腔镜下膀胱部分切除术治疗膀胱子宫内膜异位症尚无膀胱输尿管损伤等并发症的报道，但是，结合泌尿外科膀胱部分切除术的经验，手术有出血、输尿管损伤、尿漏、膀胱阵发性痉挛、切口感染、切口裂开或膀胱结石形成等并发症[6]。膀胱子宫内膜异位症是一种良性病变，加上熟练的手术技能和术后良好的护理，可以明显减少并发症的发生率。5例患者病灶均切净，无手术并发症，术后泌尿系统症状完全缓解，随诊8～24个月，均无症状以及体征的复发。

参 考 文 献

[1] Vercellini P，Frontino G，Pisacreta A，et al. The pathogenesis of bladder detrusor endometriosis [J]. Am J Obstet Gynecol，2002，187（3）：538-542.

[2] Somigliana E，Vercellini P，Gattei U，et al. Bladder endometriosis: getting closer and closer to the unifying metastatic hypothesis [J]. Fertil Steril,2007,87（6）：1287-1290.

[3] Sanchez MJM，Guillan MC，Garcia AJ. The treatment of bladder endometriosis [J]. Arch Esp Urol，2005，58：189-194.

[4] Fedele L，Bianchi S，Zanconato G，et al. Long-term follow-up after conservative surgery for bladder endometriosis [J]. Fertil Steril，2005，83（6）：1729-1733.

[5] Gustilo-Ashby AM，Paraiso MF. Treatment of urinary tract endometriosis [J]. J Minim Invasive Gynecol，2006，13（6）：559-565.

[6] 李炎唐. 泌尿外科手术并发症预后和处理 [M]. 北京：人民卫生出版社，2004：249-251.

会阴子宫内膜异位症手术效果与肛门括约肌受累的关系

王艳艳　马宏生　冷金花　刘珠凤　孙大为　朱　兰　樊庆泊　郎景和

【摘要】目的：探讨会阴子宫内膜异位症累及肛门括约肌的临床特点、治疗及预后。方法：回顾性分析自2000年1月至2008年9月北京协和医院行手术治疗并经病理证实的25例会阴子宫内膜异位症患者，其中11例累及肛门括约肌（A组），14例无受累（B组），比较两组病例临床病理特点和手术效果与病灶是否累及肛门括约肌的关系。结果：病灶累及肛门括约肌11例，发生率为44%；A组病程中位时间54个月，明显较B组长（中位时间21个月）；A组7/11发生于会阴撕裂，而B组仅1例有会阴撕裂病史；A组病灶直径＞2cm的10例，而B组仅6例；所有病灶均切除干净，累及肛门括约肌患者同时行会阴修补；无手术并发症。随诊6～72个月，均无症状以及体征的复发。结论：病程长、未及时治疗、有会阴撕裂或侧切伤口延期愈合病史、病灶直径＞2cm等与会阴子宫内膜异位症累及肛门括约肌有关，完全切净病灶是降低复发的最有效治疗方法，累及肛门括约肌者不影响手术效果。

【关键词】会阴；子宫内膜异位症；肛门括约肌

Clinical analysis of perineal endometriosis with anal sphincter involvement. *Wang Yanyan，Ma Hongsheng，Leng Jinhua，Liu Zhufeng，Sun Dawei，Zhu Lan，Fan Qingbo，Lang Jinghe*

【Abstract】Objective：To investigate treatment of perineal endometriosis，especially with anal sphincter involvement. Methods：25 cases of perineal endometriosis were analyzed retrospectively in Peking Union Medical College Hospital from Jan 2000 to Sep 2008，including 11 cases with anal sphincter involvement. Results：24 patients had history of episiotomy and perineal tear. Only one had no vaginal delivery history. In 11 cases with anal sphincter involvement，7 had history of perineal tear，10 had the diameter of lesions ＞ 2cm. All perineal endometriotic lesion got complete surgical excision. No recurrence was found at follow up 6 months to 72 months after operation. Conclusions：Perineal endometriosis with anal sphincter involvement may relate to the longer duration of disease，the history of perineal tear and the larger lesion. Complete surgical excision can be also achieved in the case of anal sphincter involvement.

【Key words】Perineum；Endometriosis；Anal sphincter

子宫内膜异位症（内异症）近年来发病率逐年升高[1]。如果会阴内异症伴有肛门括约肌受累，手术切除病灶令临床医生困惑[2,3]。一方面，完全切净病灶可能造成肛门括约肌的缺损，而致大便失禁；如果手术顾虑肛门括约肌受损而没有完全切净病灶，则造成术后复发。本文回顾分析北京协和医院9年间收治的会阴子宫内膜异位症25例，对其临床特点和手术效果与肛门括约肌受累与否的关系进行总结和分析。报道如下。

1　资料与方法

1.1　临床病理特点

2000年1月至2008年9月北京协和医院共收治5 859余例内异症患者，其中25例经手术及病理证实为会阴内异症，占所有内异症0.42%。25例会阴内异症患者中，初治21例，外院转入的复发病例4例。就诊年龄26～47岁，平均（34.41±10.22）岁。分娩年龄23～32岁，平均（26.11±3.14）岁。病程中位时间36个月（1～144个月）。其中24例患者有阴道分娩历史，分娩时行会阴侧切手术的16例，包括延期愈合2例，分娩时会阴撕裂8例，另1例患者无阴道分娩以及会阴手术史。

病例均有逐渐增大会阴部结节；结节伴周期性疼痛23例，发生率92%；伴性交痛1例；结节破溃溢脓1例；妇科检查可见会阴左侧或正中部位结节，大多边界欠清，活动度差。除1例患者术前于外院行活检提示为子宫内膜异位症外，其他病例都未进行局部病灶的影像学等辅助检查，所有患者均在术前明确诊断。25例患者会阴病灶直径1～5cm，其中直径≤2cm 9例；直径＞2cm 16例。累及肛门括约肌者11例（A组），未累及肛门括约肌者14例（B组）。

1.2 手术治疗及效果

患者都进行了会阴子宫内膜异位症病灶切除手术，其中13例病灶较大的患者术前给予GnRH-a治疗，用药后病灶变硬缩小；术前经常规肠道准备，于硬膜外或静脉麻醉下行手术治疗，均完整切除病灶后缝合会阴伤口，关闭死腔。累及肛门括约肌的会阴内异症病灶切除后，均有肛门括约肌不同程度的缺损，按照会阴Ⅲ度撕裂修补术修补肛门括约肌以及肛提肌。先将肛门括约肌两断端以丝线交叉"U"字缝合加固，并"8"字缝合加固提肛肌后，再逐层缝合会阴部伤口。

术后预防性应用抗生素3天，均未继发感染；饮食控制：无渣半流食3天；保持伤口清洁：常规会阴冲洗2次/天，大便后及时用络合碘冲洗伤口；大便管理：术后5天如仍无大便，可给予轻泻剂；药物治疗：7例病灶较大的患者术后给予药物治疗，其中GnRH-a 5例，去氧孕烯炔雌醇（妈富隆）2例。25例患者伤口愈合良好，无大便失禁以及肠瘘等并发症。

1.3 统计学分析

计量资料均数的比较采用t检验，计数资料率的比较采用χ^2检验，以$P<0.05$为差异有统计学意义。

2 结果

25例患者中病灶累及肛门括约肌的11例（A组），占44%，肛门括约肌受累1/5～1/2；14例无受累（B组）。两组患者均无复发，其临床特点及手术情况见表1。

3 讨论

会阴子宫内膜异位症是一种比较罕见的盆腔外子宫内膜异位症，最常继发于阴道分娩后，但发生率非常低。会阴子宫内膜异位症发病机制尚不明确，曾有报道阴道分娩后行清宫手术可能增加该病的发生机会，可能与子宫内膜的直接种植有关[2,3]。

表1 累及肛门括约肌与否的会阴内异症临床特点及手术效果（例）

组别	分娩年龄（岁）	病程中位时间（月）	会阴撕裂病史	会阴侧切病史	术前用药
A组（11例）	26.18±2.63	54	7	4[1]	8
B组（14例）	25.9±2.75	21	1	12	5
P值	＞0.05	＜0.05	＜0.05	＜0.05	＜0.05

组别	病灶直径（cm）	手术时间（分钟）	术中出血量（ml）	手术并发症	随诊中位时间（月）
A组（11例）	3.02±1.13	36.12＋11.46	39.81＋9.42	0	24
B组（14例）	2.53±0.91	35.01＋10.82	38.0＋10.17	0	24
P值	＜0.05	＞0.05	＞0.05		＞0.05

注：1）4例有会阴侧切病史的患者中包括2例切口延期愈合的病例

累及肛门括约肌和肛管的会阴子宫内膜异位症就更为罕见[4]。本院研究资料显示病灶累及肛门括约肌的发生率高达44%，考虑为患者多系外院转诊所致。肛门括约肌受累多发生在阴道分娩时阴道向肛门撕裂的伤口处，本研究发现，分娩时有会阴撕裂或者侧切伤口愈合不良病史的患者肛门括约肌受累的发生率较高，但分娩时会阴侧切切口愈合良好的并不增加肛门括约肌受累的发生率。另外，患者就诊晚，病程长，病灶在逐渐生长的过程中可能会侵及肛门括约肌。因此，临床诊断会阴子宫内膜异位症后应及时治疗。

累及肛门括约肌的子宫内膜异位症临床处理较为棘手：完全切净病灶，会导致肛门括约肌的缺失，可能出现术后大便失禁，让很多医生和患者顾虑重重。但如果为保持肛门括约肌的完整性而不完全切净病灶，则术后很快复发，症状不能改善。通过我们的临床研究发现手术完全切除病灶＋正确会阴修补术＋正确的术后处理是保证手术治疗效果和降低术后并发症的关键。会阴内异症手术时，应彻底切净病灶包括病灶周围陈旧的瘢痕。如果累及肛门括约肌，术中不可避免会造成肛门括约肌和提肛肌的部分缺失。仔细检查会阴切口周围，确认病灶已经切净后，洗净伤口，按照会阴Ⅲ度裂伤修补步骤，先认清层次，找到括约肌两断端，以中号丝线交叉"U"字缝合。之后缝合肛提肌、关闭会阴切口腔隙。手术后保持外阴清洁，每天冲洗2次，便后及时冲洗。患者术后少渣半流食3天，保持大便不秘结，并预防性应用抗生素3天。

参 考 文 献

［1］郎景和，冷金花．子宫内膜异位症［J］．现代妇产科进展，2006，15（3）：161-172.

［2］于飞，汤春辉，史锦云．会阴子宫内膜异位症18例临床分析［J］．中国实用妇科与产科杂志，2004，20（11）：668-669.

［3］Barisic GI，Krivokapic ZV，Jovanovic DR．Perineal endometriosis in episiotomy scar with anal sphincter involvement：report of two cases and review of the literature［J］．Int Urogynecol J Pelvic Floor Dysfunct，2006，17（6）：646-649.

［4］Kojer KE，Shatney CH，Jose S．Surgical scar endometriosis［J］．Surg Gynecol Obstet，1993，177（3）：243-246.

横膈子宫内膜异位症三例

宋　楠　冷金花　郎景和

例1　患者30岁，因痛经5年、进行性加重1年、不孕1年，于2008年12月入院。患者5年前开始痛经，进行性加重1年，视觉模拟评分（visual analogue scale，VAS）为8分，伴有慢性盆腔痛，经期伴右上腹隐痛、右肩部疼痛。患者平素月经规律，无经期胸闷、憋气、咯血等。妇科检查示双侧子宫骶韧带增粗，有触痛结节。B超检查示子宫、双附件未见明显异常。CA125为185U/ml。胸部X线平片未见异常。2008年12月17日行腹腔镜盆腔粘连分解＋子宫内膜异位灶烧灼＋病灶切除＋宫腔镜检查＋通液术。术中子宫及双附件未见明显异常，子宫阔韧带、膀胱腹膜反折可见多处紫蓝色结节，直肠子宫陷凹完全封闭；左、右两侧膈肌及右季肋区可见多个散在紫蓝色结节，最大直径1cm，右侧病灶数量多于左侧。见图1。由于操作困难，仅行部分横膈病灶双极电凝烧灼术。术后诊断：腹膜子宫内膜异位症（内异症），横膈内异症，原发不孕。术后给予促性腺激素释放激素激动剂（GnRH-a）3.75mg肌内注射，每隔28天注射1次，共3次，停药月经恢复后至今已随诊8个月，无痛经及经期上腹隐痛。

例2　患者31岁，因发现左侧卵巢囊肿1年，于2006年4月入院。患者近1年来间断出现左下腹酸胀，查体发现卵巢囊肿，B超示左侧附件区7cm×5cm无回声区，内有散在光点。患者无痛经、经期胸闷、憋气、咯血等。CA125：440U/ml。胸部X线平片未见异常。2006年4月26日行腹腔镜卵巢囊肿剔除＋盆腔粘连松解＋横膈内异症病灶烧灼＋盆腔内异症病灶切除术。术中见盆腔充血明显，子宫外观未见异常，左侧卵巢囊肿直径8cm，与周围组织粘连；膀胱腹膜反折及双侧子宫骶韧带可见紫蓝色结节，直肠子宫陷凹部分封闭；右侧膈肌可见1处紫蓝色内异症结节，直径0.5cm。术后诊断：卵巢内异症，横膈内异症，腹膜内异症。术后给予GnRH-a治疗3个月，停药后自然妊娠，剖宫产时未见盆腔复发病灶。至今已随诊20个月未复发。

例3　患者29岁，因原发痛经15年，发现生殖道畸形、双侧卵巢囊肿5个月。于2008年1月入院。患者15年前开始出现痛经，VAS为9分，有性交痛，慢性盆腔痛，无经期胸闷、憋气、右上腹痛。B超提示双子宫，子宫腺肌症。双侧卵巢子宫内膜异位囊肿，直径4cm，左侧肾脏缺如。CA125为381U/ml。2008年1月29日行腹腔镜双侧卵巢囊肿剔除＋左侧阴道斜隔切开＋盆腔

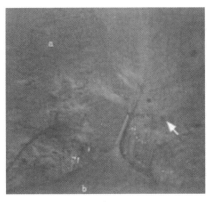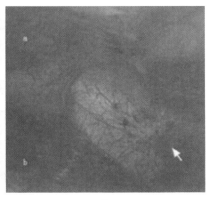

A	B

图1　腹腔镜下可见膈肌（a）、肝脏（b）；膈肌左、右两侧均可见内异症病灶（↑），左侧病灶数量少于右侧

A.右侧　B.左侧

内异症病灶烧灼术。术中见盆腔粘连严重，子宫、双侧附件、肠管包裹成团，直肠子宫陷凹完全封闭，右季肋区、右侧膈肌散在小的紫蓝色内异症结节，左侧上腹腔可见明显内异症病灶。术后诊断：阴道斜隔，横膈内异症，腹膜内异症，卵巢内异症。术后应用GnRH-a 6个月，停药2个月后月经恢复，无痛经。停药6个月后再次出现痛经，进行性加重，复查时发现左侧宫颈未见，考虑为术后粘连，左侧子宫与阴道再通可能性不大，建议手术切除左侧子宫。患者腹腔镜术后随访14个月后失访。

讨　论

内异症是育龄期女性的常见病，但横膈内异症却比较罕见。自1954年首次报道以来，陆续有散发的横膈内异症的报道。横膈内异症多发生于右侧膈肌，也可以双侧膈肌同时发生，单纯发生在左侧膈肌者极为罕见。本研究报道的3例患者中，2例病灶位于右侧横膈，1例位于双侧膈肌。探讨其发生原因，可能是逆流的经血沿右侧结肠侧沟流至横膈后，异位内膜在横膈发生种植，而左侧有乙状结肠和肝镰状韧带的阻隔，经血不易倒流至左膈下，因此右侧横膈病灶多于左侧。

横膈内异症可无明显临床症状，于盆腔内异症手术时偶然发现，也可存在同侧胸、肩、手臂及颈部疼痛，并且经期症状加重，最严重的症状是反复发作的月经期气胸（CP）。本研究报道的3例患者无症状或症状较轻，均未并发CP。横膈内异症多发生于后部膈肌、与肝脏交界处，有时不易观察，因此术中仔细探查很重要。无症状患者术中发现并及时处理病灶，对于防止CP的发生极为有利。

输尿管子宫内膜异位症的诊断和治疗

李　雷　冷金花　郎景和　刘珠凤　孙大为　朱　兰　樊庆泊　史精华

【摘要】目的：探讨输尿管子宫内膜异位症（内异症）的诊断和治疗策略。方法：1983年至2010年在北京协和医院住院且经手术证实为输尿管内异症的46例患者，分析其临床表现、辅助检查、手术方式、手术发现、病理结果、术后药物治疗、复发的处理及相关因素。结果：46例患者在本院接受了1～2次的手术治疗，其中48%（22/46）的患者术前没有能够诊断输尿管内异症，46%（21/46）的患者没有症状或仅有痛经表现。输尿管粘连松解术和开腹手术是最主要的手术类型和手术路径，分别为72%（33/46）和63%（29/46）。64%（25/39）的患者仅左侧输尿管受累，80%（37/46）为外生型输尿管内异症。87%（40/46）的患者合并盆腔内异症和子宫腺肌症。总计15%（7/46）的患者复发，术后至复发时间的中位数为24个月（13～49个月）；复发后均接受再次手术治疗。仅术后是否使用促性腺激素释放激素激动剂与复发有显著相关性，与术后用药的患者相比，术后没有用药的患者复发的OR值为23.3（95% CI：2.4～221.7，$P = 0.002$）。结论：输尿管内异症与生殖道内异症关系密切，发病隐匿，早期诊断困难。手术切除后盆腔深部内异症及处理卵巢子宫内膜异位囊肿，对预防内异症进一步累及输尿管有意义。术后积极治疗盆腔内异症是防止复发的关键。

【关键词】输尿管疾病；子宫内膜异位症；泌尿外科手术；复发

Diagnosis and treatment of ureter endometriosis. *Li Lei，Leng Jinhua，Lang Jinghe，Liu Zhufeng，Sun Dawei，Zhu Lan，Fan Qingbo，Shi Jinghua*

【Abstract】Objective：To investigate strategies of diagnosis and treatment of ureter endometriosis. Methods：From 1983 to 2010，the cases registered in Peking Union Medical College Hospital and confirmed as ureter endometriosis by surgery were enrolled in this study. Clinical manifestations，pre-operative examinations，surgical categories and routes，surgical and pathological findings，post-operative medical treatment，relapse and relating factors were collected and studied. Results：Totally 46 patients with ureter endometriosis underwent one or two surgeries. Forty-eight percent（22/46）of patients were not be diagnosed with ureter endometriosis pre-operatively，and 46%（21/46）only presented dysmenorrhea or even no symptoms. Ureterolysis（72%，33/46）and laparotomy（63%，29/46）were the most common surgical category and surgical approach. There were 64%（25/39）of patients had left ureter involved and 80%（37/46）had extrinsic ureter endometriosis. Fifteen percent（7/46）of patients had relapsed disease with median recurrent time of 24 months（13～49 months），and they all received second surgeries. Logistic regression analysis showed that only gonadotropin releasing hormone analogue agents were related with recurrence when compared with those patients without medical treatment post-operatively significantly（$OR = 23.2$，95% CI：2.4～221.7，$P = 0.002$）. Conclusions：Ureter endometriosis was related with reproductive tract endometriosis. It has insidious process resulting in difficulty for early diagnosis. It's important to treat pelvic deep infiltrating endometriosis and ovarian endometrioma to prevent ureter from further involvement. Post-operative treatment of pelvic endometriosis is the key point of preventing relapse of ureter endometriosis.

【Key words】Ureteral diseases；Endometriosis；Urologic surgical procedures；Recurrence

子宫内膜异位症（内异症）是具有生长功能的子宫内膜组织在子宫腔以外的位置种植、生长、浸润，发生于盆腔内外各个系统，引起相应的病理改变和临床表现[1]。育龄期妇女内异症的发病率为15%～20%，泌尿系统受累的比例为1%～2%，而输尿管内异症更为少见[2]。输尿管内异症属于深部浸润型内异症（deep infiltrating endometriosis，DIE），多合并其他部位的内异症病变，解剖部位特殊，手术风险高，是内异症临床处理的棘手问题[3-5]。本研究就1983～2010年北京协和医院确诊的46例输尿管内异症手术患者的临床病理资料进行分析，探讨其诊断与治疗的相关问题。

临床资料

一、资料来源

以"内异症"和"输尿管内异症"为主要诊断和出院诊断在北京协和医院病案科资料库进行检索，根据病历号和姓名逐一查询病历中的入院情况、症状体征、辅助检查、手术记录和病理检查结果。对于手术治疗的患者，根据患者电话及邮件地址联系患者安排门诊进行随访（包括术后药物治疗情况）。对于复发的患者记录复发部位及处理方式。建立病例报告表收集病例资料，建立内异症病例数据库；病例报告表收集的病例资料与病案科的数据库进行逐年对照。

内异症、输尿管内异症以及盆腔内异症的各种病理类型（腹膜型、卵巢型、DIE及子宫腺肌症）的诊断标准，以及妇科手术性质（保守手术、半根治和根治性手术）参考中华医学会妇产科学分会"子宫内膜异位症的诊断与治疗规范"。根据输尿管上皮、黏膜下层（包括肌层）是否受累，输尿管内异症分为内生型和外生型两种；内生型表现为输尿管壁纤维性增厚、黏膜下层增生，或者从黏膜层突出息肉样的瘤状肿物突入管腔；外生型主要是输尿管上皮受累，输尿管受到外在性的压迫[6]。内异症的分期采用美国生育学会1985年修订的腹腔镜诊断内异症的分期标准（r-AFS）。

患者的手术资料和病理资料得到两位以上作者的检查核对，在上述输尿管内异症的诊断标准下行质量控制。

二、一般情况

1983年1月至2010年6月在北京协和医院以"内异症"为主要出院诊断的患者总计17 579例；以"输尿管内异症"为主要出院诊断的患者总计52例（0.296%，52/17 579），其中6例患者入院后放置输尿管支架管（即D-J管）而未行手术治疗，其余46例作为本研究的观察对象。46例手术患者，在妇产科和泌尿科接受了1～2次的手术治疗；平均年龄40.4岁（26～59岁），平均孕次2.4次（0～4次），平均产次1.4次（0～2次）。

三、症状与诊断

1. 临床表现　48%（22/46）的患者首次术前未能诊断输尿管内异症。患者首次术前的主要临床表现，46%的患者没有症状或仅表现为痛经。见表1。39%（18/46）的患者首次术前查体发现直肠子宫陷凹结节，其中12例有明确的大小记录，平均直径2.4cm（1～4cm）。

表1　46例输尿管内异症手术患者首次术前的主要临床表现

主要临床表现	例数	百分率（%）
没有症状或仅表现为痛经	21	46
下腹痛	18	39
侧腹痛或胁侧疼痛	14	30
高血压	9	20
肉眼或镜下血尿	8	17
下肢水肿	2	4
排尿困难	2	4
尿毒症	1	2

2. 辅助检查　首次术前，72%（33/46）的患者行泌尿系统超声检查，其中26例发现肾和/或输尿管积水，而且术中均证实积水，超声检查的特异度为100%。这26例患者中，有18例行CT或MRI检查均发现积水，而且术中也均证实积水，其诊断泌尿系统积水的准确率为100%；

有6例行静脉尿路造影或逆行尿路造影均发现积水，而且术中也均证实积水，其诊断泌尿系统积水的准确率也为100%。

首次术前，患者血CA125和血肌酐的中位数分别为37U/ml（9～178U/ml，有38例患者进行了检测）和0.69μmol/L（0.42～1.12μmol/L，有46例患者进行了检测），24小时尿肌酐或肾血流图显示的肾小球滤过率的中位数为85ml/min（30～122ml/min，有29例患者进行了检测）。

四、手术方式、手术发现及病理检查结果

1. 术前处理　33%（15/46）的患者在首次术前放置D-J管，13%（6/46）的患者在首次术前应用促性腺激素释放激素激动剂（GnRH-a）治疗盆腔内异症。

2. 手术类型和手术路径　输尿管粘连松解术和开腹手术是最主要的手术类型和手术路径，分别为72%（33/46）和63%（29/46）。泌尿科完成10例（22%，10/46）手术，全部为开腹手术（2例输尿管粘连松解术，3例输尿管端端吻合术，4例输尿管－膀胱移植术，1例肾切除术）；妇产科完成36例（78%，36/46）手术，17例（47%，17/36）为腹腔镜手术（均为输尿管粘连松解术），19例（53%，19/36）为开腹手术（14例输尿管粘连松解术，2例输尿管端端吻合术，3例输尿管－膀胱移植术）。2006年至今，以腹腔镜完成9/13的输尿管粘连松解术及9/18的所有手术类型。

对于手术治疗输尿管内异症，泌尿科医师和妇产科医师选择腹腔镜手术的比例（分别为0.47%，$P = 0.008$）及选择输尿管粘连松解术的比例[分别为2/10、86%（31/36），$P < 0.01$]均存在显著差异。

3. 术中发现和病理检查结果　术中发现15%（7/46）的患者双侧输尿管受累；85%（39/46）单侧受累，其中64%（25/39）仅左侧输尿管受累，36%（14/39）仅右侧输尿管受累。术中还发现87%（40/46）的患者子宫骶韧带水平的输尿管受累，其中13%（6/46）的患者还有子宫主韧带水平的输尿管受累。13%（6/46）的患者输尿管受累部分在子宫主韧带水平以上、盆壁之下。

术中及病理检查发现，80%（37/46）为外生型输尿管内异症，20%（9/46）为内生型；76%（35/46）的内异症病理仅为纤维结缔组织，24%（11/46）在纤维结缔组织中伴有腺体增生和/或血管成分。

术中及病理检查还发现87%（40/46）的患者合并盆腔内异症和子宫腺肌症，其中35%（14/40）合并腹膜型内异症，63%（25/40）合并卵巢型内异症，88%（35/40）合并输尿管以外部位的DIE（如子宫骶韧带、直肠阴道隔、肠道等），58%（23/40）合并子宫腺肌症。40例合并盆腔内异症和子宫腺肌症的患者中，40%（16例，16/40）为Ⅰ～Ⅱ期，60%（24例，24/40）为Ⅲ～Ⅳ期。

五、术后治疗、复发及其处理

术后有70%（32/46）的患者应用GnRH-a治疗，中位使用时间为5个月（2～8个月），30%（14/46）未用任何药物治疗内异症。术后妇产科医师和泌尿科医师选择用药的比例分别为83%（30/36）和20%（2/10），两者比较，差异有统计学意义（$P < 0.01$）。

46例患者均接受了术后随访，随访率100%（46/46）。随诊过程中，总计13例患者妊娠至活产，均无严重的妊娠合并症发生。

中位随访时间为54个月（1～299个月）。总计15%（7/46）的患者复发，术后至复发时间的中位数为24个月（13～49个月）；复发后均接受再次手术治疗（4例行输尿管粘连松解术，1例行输尿管端端吻合术，1例行粘连松解术及子宫全切除＋双侧附件切除术，1例行输尿管端端吻合＋子宫全切除＋双侧附件切除术）。7例复发患者的首次手术均为开腹手术，复发后再次手术有2例行腹腔镜手术（均为单纯粘连分解术），5例行开腹手术。7例复发患者的具体情况见表2。

单因素分析显示，复发患者与未复发患者间比较，差异有统计学意义的因素包括手术医师（泌尿科或妇产科医师，$P = 0.031$）、手术路径（$P = 0.036$）、术后是否使用GnRH-a（$P = 0.002$），而与术前有无泌尿系统积水、术前有无症状、术前CA125水平、肾功能、手术方式、妇科手术性质（保守手术与非保守手术）、病变部位、术后是否妊娠等均无显著相关性（P均＞0.05）。logistic回归分析显示，仅术后是

表2　7例输尿管内异症复发患者的临床病理资料

序号	年龄（岁）	首次术前泌尿系统积水	首次术前主要症状	首次术前CA125（U/ml）	首次术前肌酐（μmol/L）	首次手术方式	妇科手术性质	手术路径	病变部位
1	38	是	侧腹痛	37	0.70	输尿管端端吻合术	保守手术	开腹	双侧
2	41	是	高血压、下腹痛、血尿	178	0.52	粘连松解术	保守手术	开腹	右侧
3	38	否	下腹痛	24	0.79	粘连松解术	保守手术	开腹	右侧
4	31	是	没有症状	16	0.59	输尿管-膀胱移植术	未行妇科手术	开腹	左侧
5	46	是	痛经	59	1.07	输尿管端端吻合术	保守手术	开腹	右侧
6	36	否	没有症状	124	1.12	粘连松解术	未行妇科手术	开腹	左侧
7	51	否	胁侧疼痛	54	0.69	粘连松解术	未行妇科手术	开腹	右侧

序号	输尿管内异症类型	合并盆腔内异症	手术医师	术后首次用药	首次术后妊娠至活产	复发时间（月）	复发部位	再次手术方式
1	外生型	是	妇产科	否	否	49	同侧	开腹输尿管端端吻合术
2	内生型	是	妇产科	是	否	32	同侧	开腹输尿管端端吻合＋子宫全切除＋双侧附件切除术
3	外生型	是	妇产科	否	否	45	同侧	腹腔镜粘连松解术
4	外生型	不详	泌尿科	否	是	13	同侧	开腹粘连松解术
5	外生型	是	泌尿科	否	否	37	对侧	开腹粘连松解术＋子宫全切除＋双侧附件切除术
6	外生型	不详	泌尿科	否	否	24	同侧	腹腔镜粘连松解术
7	外生型	不详	泌尿科	否	否	17	同侧	开腹粘连松解术

否使用GnRH-a与是否复发有显著相关性，与术后用药的患者相比，术后没有用药的患者复发的OR值为23.2（95% CI：2.4～221.7，P = 0.002）。

六、统计学方法

使用SPSS 11.5软件进行统计学分析。计数资料的统计使用χ^2检验或Fisher精确概率法。计量资料的统计使用独立样本的t检验。关于复发的多因素分析采取logistic回归分析。OR值的计算应用Mante1-Haenszel方法。

讨　论

一、输尿管内异症早期诊断的重要性

输尿管内异症缺少特异的临床表现，症状与病变程度不平行，当其症状体征较突出时，25%～50%的患者已经出现肾功能损害[7]。而且，输尿管内异症确诊十分困难，从出现症状到确诊平均时间可达54个月[8]。因此，输尿管内异症的早期诊断十分重要。本研究中，46%的患者没有症状或仅有痛经表现，使得诊断十分困难，48%的患者在术前未能诊断输尿管内异症。本研究和既往文献均发现，邻近子宫骶韧带水平是输尿管内异症最常见的发病位置，其次是在子宫骶韧带头侧、子宫主韧带水平，多与卵巢窝的腹膜相接续[8-11]。因此，对于内异症尤其是合并直肠子宫陷凹结节的DIE患者、卵巢内异症患者，需要高度警惕输尿管内异症的可能[12]。

泌尿系统超声检查具有无创、可重复、价格便宜的特点，敏感度较高，还可根据积水出现的部位和肾实质厚度，对泌尿系统梗阻程度进行分度[13]。本研究发现，超声检查诊断泌尿系统积水的特异性达100%。因此，超声检查可以作为诊断膀胱及输尿管部位内异症的首选工具。对于严重尿路梗阻或梗阻部位不清的患者，静脉肾盂造影（IVP）、CT或泌尿系统CT重建（CTU）、MRI或泌尿系统MRI造影（MRU）等，可以提供更加清

晰的影像学图像，使梗阻部位更加明确[12]。

二、输尿管内异症的手术治疗

腹腔镜手术是输尿管内异症的重要治疗方式。对于明确输尿管梗阻导致的肾功能损害，姑息性的药物治疗不能恢复肾功能，不应作为首选治疗方式[14-18]。因此，一旦确诊内异症引起输尿管梗阻，应立即考虑手术治疗。腹腔镜是输尿管内异症手术的首选[19,20]。但目前开腹手术仍是输尿管.膀胱移植术的标准术式。2009年的病例汇总分析显示，腹腔镜已完成98.3%（173/176）的输尿管粘连松解术、89%（25/28）的输尿管端端吻合术和10%（4/39）的输尿管－膀胱移植术[21]。但是在本研究中，首次手术的患者仅完成了52%（17/33）的腹腔镜粘连松解术，48%（16/33）的粘连松解术和其他类型的手术均由开腹手术完成。可能的原因包括：①妇产科和泌尿科医师对于手术治疗的选择存在显著差异；②早期腹腔镜手术器械和技巧不能完成输尿管内异症这样复杂的手术操作；③本组患者多合并严重的内异症，腹腔镜手术困难等。即使如此，腹腔镜手术的重要性已日益体现。随着对解剖的进一步认识和手术技巧的提高，2006年至今，腹腔镜手术在粘连松解术及其他手术类型中所占比例均有所上升，甚至7例开腹术后复发的患者中有2例选择腹腔镜手术行粘连松解术。

三、输尿管内异症与生殖道内异症的关系

输尿管内异症与生殖道内异症密不可分。越来越多的证据表明，输尿管内异症在发病机制和临床表现上与生殖道内异症密不可分[12]。原因有以下几点：①输尿管内异症可能是位于直肠阴道隔或直肠子宫陷凹的深部内异症的延伸，压迫或侵犯输尿管形成病变[22]。本研究中，39%的患者术前体检发现直肠子宫陷凹结节，88%和58%的患者合并DIE和子宫腺肌症，87%的患者子宫骶韧带水平的输尿管受累，支持上述结论。②另外，输尿管内异症符合经血逆流学说和在位内膜决定理论[23]。本研究发现，64%的患者仅左侧输尿管受累，这种不对称性与文献报道一致[5,24]，符合内异症在其他部位分布的情况。

③术后复发与是否应用GnRH-a药物密切有关。

临床实践中对于累及子宫骶韧带和直肠子宫陷凹的DIE，术中应该解剖、辨认和游离输尿管，避免其损伤，并排除可能的输尿管内异症。充分的手术治疗，应该打开导致梗阻的瘢痕基底部位，并仔细查看输尿管受累的严重程度[25]。输尿管病变同侧卵巢若存在子宫内膜异位囊肿，囊肿剥除术后输尿管内异症的复发率为27%，故对于已完成生育的妇女，如果输尿管内异症同时存在卵巢内膜异位囊肿，可以考虑切除附件，降低复发率。对输尿管内异症患者，同时治疗盆腔内异症非常重要，保守手术应在术后辅以药物治疗。复发的7例患者中，4例初次手术的同时进行了保守性的妇科手术处理；在复发后进行的手术中，2例患者选择切除子宫及双侧附件的根治性手术，这对避免复发是有益的[26]。

四、输尿管内异症诊治中的多学科合作

输尿管内异症需要妇产科和泌尿科医师通力合作。本研究发现，妇产科和泌尿科医师对于诊治输尿管内异症存在差异，如手术路径，对合并盆腔内异症的诊断和处理，术后药物治疗等。这种差异既体现了不同学科对疾病诊治的认识，也可能是疾病严重程度的差别。泌尿科医师对于系统性盆腔内异症的诊治可能并不熟悉，但对于严重泌尿系统内异症的处理更富有经验和手术技巧。如上所述，输尿管内异症与生殖道内异症密不可分，输尿管内异症的复发不仅与手术类型有关，还与浸润病灶是否能够完全切除有关[4,27]。因此，输尿管内异症的治疗应该由手术经验丰富的妇产科医师和泌尿外科医师共同参与完成。

总之，输尿管内异症是少见但可能引起严重后果的特殊的深部内异症，其发病隐匿，早期诊断困难。对粘连严重的卵巢子宫内膜异位囊肿或累及后盆腔的内异症，应该警惕输尿管受累的可能。手术切除后盆腔深部内异症及处理卵巢内膜异位囊肿，对预防输尿管进一步受累有意义。对肾功能正常或轻度受累者，积极手术重建尿路完整性很有意义，对肾功能严重受损者要权衡手术的利弊。妇产科医师和泌尿科医师的通力合作，是保证手术成功的关键，而术后积极治疗盆腔内异症很有必要。

参 考 文 献

［1］中华医学会妇产科学分会子宫内膜异位症协作组.
子宫内膜异位症的诊断与治疗规范［J］. 中华妇产
科杂志，2007，42（9）：645-648.

［2］冷金花，王艳艳. 膀胱子宫内膜异位症的诊治［J］.
中华临床医师杂志（电子版），2009，3（1）：7-11.

［3］郎景和. 子宫内膜异位症研究的深入和发展［J］.
中华妇产科杂志，2010，45（4）：241-242.

［4］冷金花. 深部浸润型子宫内膜异位症的诊治进展［J］.
中国实用妇科与产科杂志，2008，24（1）：12-15.

［5］冷金花，王艳艳. 子宫内膜异位症所致盆腔解剖结
构改变及手术并发症的防治［J］. 中国实用妇科与
产科杂志，2009，25（3）：172-175.

［6］Clement PB. Endometriosis, lesions of the secondary
Mullerian system, and pelvic mesothelial prolifera-
tions//Kurman RJ. Blaustein's pathology of the female
genital tract. 3rd ed. NewYork：Springer-Verlag，
1989：516-559.

［7］Comiter CV. Endometriosis of the urinary tract［J］.
Urol Clin Noah Am，2002，29（3）：625-635.

［8］Donnez J，Nisolle M，Squifflet J. Ureteral endome-
triosis：a complication of rectovaginal endometriotic
（adenomyotic）nodules［J］. Fertil Steril，2002，77
（1）：32-37.

［9］Donnez J，Brosens I. Definition of ureteral endometrio-
sis？［J］. Fertil Steril，1997，68（1）：178-180.

［10］Somigliana E，Vercellini P，Gattei U，et al. Blad-
der endometriosis：getting closer and closer to the
unifying metastatic hypothesis［J］. Fertil Steril.
2007，87（6）：1287-1290.

［11］Gagnon RF，Arsenauh D，Pichette V，et al. Acute
renal failure in a young woman with endometriosis
［J］. Nephrol Dial Transplant，2001，16（7）：
1499-1502.

［12］李雷，冷金花. 输尿管子宫内膜异位症诊治进展［J］.
中国实用妇科与产科杂志，2010，26（8）：633-635.

［13］Fernbach SK，Maizels M，Conway JJ. Ultrasound
grading of hydronephrosis：introduction to the system
used by the Society for Fetal Urology［J］. Pediatr
Radiol，1993，23（6）：478-480.

［14］Dominici A，Agostini S，Sarti E，et al. Ureteral endo-
metriosis：an unusual case of a pelvic mass arising in the
ureter and involving the rectum and uterine cervix［J］.
Archhal Urol Anrol，2004，76（2）：91-93.

［15］Rivlin ME，Krueger RP，Wiser WL. Danazol in

the management of ureteral obstruction secondary to
endometriosis［J］. Fertil Steril，1985，44（2）：
274-276.

［16］Matsuura K，Kawasaki N，Oka M，et al. Treat-
ment with danazol of ureteral obstruction caused by
endometriosis［J］. Acta Obstet Gynecol Scand，
1985，64（4）：339-343.

［17］Gardner B，Whitaker RH. The use of danazol for
ureteral obstruction caused by endometriosis［J］. J
Urol，1981，125（1）：117-118.

［18］Gantt PA，Hunt JB，McDonough PG. Progestin
reversal of ureteral endometriosis. Obstet Gynecol，
1981，57（5）：665-667.

［19］Ghezzi F，Cromi A，Bergamini V，et al. Outcome
of laparoscopic ureterolysis for ureteral endometriosis
［J］. Fertil Steril，2006，86（2）：418-422.

［20］Mereu L，Gagliardi ML，Clarizia R，et al. Laparo-
scopic management of ureteral endometriosis in case
of moderate-severe hydroureteronephrosis［J］. Fertil
Steril，2010，93（1）：46-51.

［21］Berlanda N，Vercellini P，Carmignani L，et al.
Ureteral and vesical endometriosis. Two different
clinical entities sharing the same pathogenesis［J］.
Obstet Gyneeol Surv，2009，64（12）：830-842.

［22］Nisolle M. Donnez J. Peritoneal endometriosis，
ovarian endometriosis，and adenomyotic nodules
of the rectovaginal septum are three different entities
［J］. Fertil Steril，1997，68（4）：585-596.

［23］Vercellini P，Frontino G，Pietropaolo G，et al.
Deep endometriosis：definition，pathogenesis，and
clinical management［J］. J Am Assoc Gynecol Lap-
arosc，2004，11（2）：153-161.

［24］Parazzini F. Left：right side ratio of endometriotic
implants in the pelvis［J］. Eur J Obstet Gynecol Re-
prod Biol，2003，111（1）：65-67.

［25］冷金花，董喆. 盆腔后部深部浸润型子宫内膜异
位症的处理策略［J］. 中国实用妇科与产科杂志，
2009，25（9）：660-662.

［26］Takeuchi S，Minoura H，Toyoda N，et al. Intrinsic
ureteric involvement by endometriosis：a case report
［J］. J Obstet Gynaecol Res，1997，23（3）：273-276.

［27］张羽，冷金花，郎景和，等. 腹腔镜治疗累及阴道
后穹隆的深部浸润型子宫内膜异位症（附14例报告）
［J］. 现代妇产科进展，2009，18（4）：286-292.

巨大横膈子宫内膜异位症囊肿一例报告及文献复习

张　羽　冷金花　郎景和　杜顺达　桑新亭

子宫内膜异位症（内异症）是育龄期女性的常见病，95%的内异症病变位于盆腔，5%位于盆腔外。1954年，首例横膈内异症病例报道[1]后，陆续有散发病例报道，临床少见。异位到横膈的子宫内膜组织多在横膈表面生长，也可能呈深部浸润型生长侵入横膈肌层，本例为巨大横膈内异症囊肿，现结合文献复习报道如下。

一、临床资料

患者41岁，孕1产0，因继发性痛经17年，周期性右上腹痛3年，加重1年，发现肝区占位1个月于2010年2月收住北京协和医院。10年前有腹腔镜下盆腔内异症治疗史，2009年发现双附件区包块。3年前偶有经期右上腹痛，经后疼痛消失，近1年每次经期均有发作并逐渐加重，近3个月疼痛失去规律性，非经期也有发作，无经期气胸、血胸以及呼吸困难病史。查体：肝区无压痛，未触及包块。实验室检查：血清CA125为95.8U/ml。肝脏B超示：肝右叶见不规则无回声区7.4cm×3.2cm，内透声差；左肝内叶近膈顶处欠规则无回声区1.5cm×0.5cm。腹部MRI示：肝右叶被膜区不规则多囊样短T1长T2信号，相邻肝实质受压（图1）。盆腔B超发现双侧附件区囊性占位，左侧5.5cm×4.5cm，左侧6.0cm×5.8cm，拟诊双卵巢内异症囊肿。2010年3月2日在全身麻醉下行腹腔镜探查术，术中见左侧卵巢均被多房内异症囊肿占据，几乎没有正常的卵巢组织，遂切除左侧附件，剔除右侧卵巢内异症囊肿，探查上腹腔，发现肝右叶与横膈致密粘连，改开腹手术。取右肋缘下斜行切口进入腹腔，切断肝镰状韧带，分离肝与横膈粘连，可见肝脏膈面有一直径为1.5cm的囊性肿物，肿物与肝包膜粘连，向横膈浸润性生长，完整切除肿物后膈肌破损0.5cm，排尽胸腔气体后缝闭膈肌。继续分离肝膈间隙，发现肝脏Ⅶ、Ⅷ

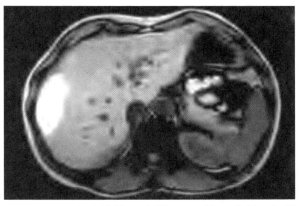

图1　肝右叶被膜区可见短T1、长T2信号，相邻肝实质受压

段膈面有一8cm×6cm的囊性肿物，肿物与肝包膜粘连，并向横膈浸润性生长，电凝切开肿物底部与肝包膜粘连的交界部位，囊内为深褐色液体（图2）。电凝切除肿物连同下方浅表的肝组织和上方的横膈组织，发现右侧横膈中央部位病灶呈深部浸润型生长，质地硬，切除该处横膈组织3.0cm×2.0cm，进入胸腔，该处横膈的胸腔面和右下肺叶粘连，分离粘连，排尽胸腔气体缝闭膈肌，标本送病理检查。开腹手术时间2小时，出血200ml。术后辅助促性腺激素释放激素激动剂

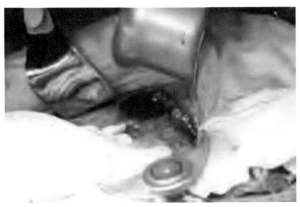

图2　肝膈之间8.0cm×6.0cm的内异症囊肿，囊内为深褐色液体

治疗。病理报告：切除的膈肌组织中见子宫内膜腺体和间质。术后经过顺利，术后随诊8个月，疼痛症状消失，无疾病复发证据。

二、讨论

横膈内异症病灶多在横膈腹膜面生长，体积小，表浅的病灶少有症状，多为术中偶然发现，北京协和医院曾报道3例横膈内异症均属以上情况[2]。病灶浸润膈肌深层并形成一定体积内异症囊肿的病例非常罕见。患者多主诉和月经周期相关的胸痛、上腹痛，病灶穿透横膈侵犯胸腔可造成经期气胸、血胸，成为疾病的首发症状[3]。Vercellini[4]荟萃分析了47例横膈内异症患者的临床资料，其中发生在右侧31例，发生在左侧13例，不对称性分布支持经血逆流学说，即有活性的子宫内膜细胞随腹腔内液体顺时针方向流动，从右侧盆腔畅通到达右侧横膈下方，受阻于肝镰状韧带，得以停留并种植在横膈下方形成病灶。

手术切除病灶是主要的治疗方法。横膈前部内异症可能是后部受累的前哨病变，据Redwine[5]报道，常规腹腔镜检查只能发现横膈前中部病灶，从右侧肋缘下方重新置入腹腔镜在全部8例患者的横膈后方都发现有新病灶，开腹进行病灶切除后，症状缓解。可见，忽视横膈后部病变可能是部分患者术后症状不缓解的原因之一。

横膈内异症可能是胸腔内异症的早期病变，腹腔面病变可能穿过横膈的薄弱部位向胸腔生长。Nezhat等[6]研究指出，在盆腔内异症术中应常规通过腹腔镜探查横膈前部，有经期气胸、血胸病史的患者，应联合胸腔镜探查横膈的胸腔面，同时进行病灶切除术，有利于症状缓解，减少开胸或者开腹手术的机会。Gilabert-Estelles等[7]在腹腔镜下使用氩激光切除了1例直径6cm的横膈内异症囊肿，手术顺利但是手术结束拔除气管插管后立即发现右侧气胸，后经闭式引流治疗好转，分析原因可能是手术中造成了肉眼不易发现的横膈穿孔。该例患者术后随诊9个月，症状完全缓解。横膈肌层的厚度仅有1~5mm，广泛的电凝或者切除病灶，都可能造成肌层直接受损或者由于缺血导致膈肌部位非常薄弱，手术后发生横膈破裂，甚至可能发生部分腹腔器官，例如肝或者肠管疝入胸腔。另外，巨大的囊性病变可能会导致横膈解剖结构的改变，增加术中损伤膈神经的风险。腹腔镜治疗横膈部位较大的囊性病变仍在进一步探索当中。

参 考 文 献

［1］Brews A. Endometriosis of the diaphragm and Meig's syndrome［J］. Proc Rox Sco Med, 1954, 47（6）: 461-468.

［2］宋楠，冷金花，郎景和. 横膈子宫内膜异位症三例［J］. 中华妇产科杂志，2010，45（3）: 239.

［3］Ceccaroni M, Clarizia R, Placci A. Pericardial, pleural, and diaphragmatic endometriosis［J］. J Thorac Cardiovasc Surg, 2010, 140（5）: 1189-1190.

［4］Vercellini P, Abbiati A, Vigano P, et al. Asymmetry in distribution of diaphragmatic endometriotic lesions: evidence in favour of the menstrual reflux theory［J］. Hum Reprod, 2007, 22（9）: 2359-2367.

［5］Redwine DB. Diaphragmatic endometriosis: diagnosis, surgical management, and long-term results of treatment［J］. Fertil Steril, 2002, 77（2）: 288-296.

［6］Nezhat C, Nicoll LM, Bhagan L, et al. Endometriosis of the diaphragm: four cases treated with a combination of laparoscopy and thoracoscopy［J］. J Minim Invasive Gynecol, 2009, 16（5）: 573-580.

［7］Gilabert-Estelles J, Zorio E, Castello JM, et al. Laparoscopic approach to right diaphragmatic endometriosis with argon laser: case report［J］. J Minim Invasive Gynecol, 2010, 17（1）: 124-127.

原发性脐部内异症三例

李孟慧　冷金花　姜　英　郎景和

例1　患者35岁，因经期脐部肿物出血8个月，于2011年5月就诊。患者孕1产1，自然分娩，月经规律，伴有痛经，且痛经于月经开始前1周出现，持续至月经干净后，经期伴有恶心、呕吐，需要口服镇痛药物，并伴有肛门坠胀、经期大便干燥和性交痛，无慢性盆腔痛。患者无腹部手术史。近8个月发现脐部肿物，黄豆大小，伴有经期脐部肿物出血，量不多，色暗红，伴有脐周疼痛。腹部查体：脐窝可见一直径约1.5cm的结节，色泽较周围皮肤稍黑、质韧、无触痛。妇科检查：子宫大小正常，左侧附件区可及直径4cm包块，囊性，不活动，右侧附件区增厚；双侧子宫骶韧带增厚，有触痛。腹部超声检查提示，脐部低回声1.0cm×0.8cm，位于腹壁内，中心可见短条状强回声，与腹腔肠管无关系，彩色多普勒血流显像未见血流信号，其下方腹膜强回声线连续。盆腔超声检查提示，子宫4.7cm×4.3cm×3.4cm，内膜厚0.3cm，肌层回声均匀，左侧附件无回声区6.2cm×4.1cm×5.5cm，壁厚0.3cm，光滑，腔内透声尚可。血清CA125为21.3U/ml。入院诊断：原发性脐部内异症；左侧卵巢囊肿。行腹腔镜左侧卵巢囊肿剔除术＋脐部结节切除术及脐部整形术。术后病理检查结果为脐部内异症；左侧卵巢子宫内膜异位囊肿。术后切口愈合好。

例2　患者44岁，因脐部肿物伴疼痛7个月余，于1998年11月就诊于本院外科。患者孕2产1，自然分娩，既往月经规律，7个月前发现脐部结节，自诉如米粒大小，伴经期疼痛，非经期入院后检查脐部肿物直径约1cm，触痛明显，伴有局部皮肤红肿。于局部麻醉下行脐部肿物剔除术，术中见肿物质硬，约1.5cm×1.0cm×1.0cm，完整切除后用可吸收缝线逐层缝合。术后病理检查结果为皮肤真皮下有子宫内膜与间质，符合内异症。患者术后于1999年1月因多发性子宫肌瘤及右侧卵巢子宫内膜异位囊肿于本院开腹行子宫

全切除术＋右侧卵巢子宫内膜异位囊肿剔除术。术后未行药物治疗，随访至今无复发。

例3　患者37岁，因脐周反复肿痛半年，发现脐部结节2个月于1999年6月30日因"脐部结节性质待查"入本院外科。患者孕1产1，自然分娩，既往月经规律，无明显痛经，无腹部手术史。查体：脐部右侧及其下方可及一直径约2cm的质硬包块，边界清、固定、伴压痛。腹壁超声检查示：脐右下方1.8cm×1.3cm低回声，内可见点状回声。局部麻醉下行脐部肿物切除术，肿物位于脐右下方皮下，基底部与腹膜紧密粘连，质韧、无明显包膜，沿肿块周围正常脂肪组织完整切除肿块，大小约3.0cm×3.0cm，底部切除部分腹膜2.0cm×0.5cm。术后病理检查结果为脐周皮下内异症。术后随访至今，无复发。

讨　论

原发性脐部内异症罕见，多为个例报道。其确切发病机制尚不明。Kimball等[1]对脐部内异症病灶的病理检查发现，病灶中有淋巴间质成分浸润，提示该病的发生可能与子宫内膜通过淋巴或血管播散有关，并提出该病发生的淋巴血管播散理论。而Mechsner等[2]对脐部内异症病灶的免疫组化分析发现，该病变可能与多功能干细胞的再分化有关。

疼痛、出血、肿胀、皮肤颜色改变以及脐部包块，是脐部内异症的常见临床表现。既往可无脐部手术史。疼痛是最主要的症状，往往为周期性，与月经周期相关，且呈现进行性加重及持续时间逐渐延长。约半数患者有脐部出血，常为与月经相关的周期性出血，90%的患者主诉有肿胀感和包块，肿胀的患者87.9%主诉有疼痛，疼痛的患者98.1%主诉有肿胀，尽管大部分患者主诉有疼痛、出血和/或肿胀，但仍有患者无任何不适症状[1]。大部分患者的病灶为棕色，其次为

蓝色、紫色、黑色和红色。多种检测方法可用于脐部内异症的辅助诊断，包括血清CA125水平检测及彩超、CT、MRI。手术切除病灶是首选治疗方法。应注意患者是否合并盆腔内异症，并应给予相应的腹腔镜检查和治疗。

参 考 文 献

[1] Kimball KJ，Gerten KA，Conner MG，et al. Diffuse endometritis in the setting of umbilical endometriosis：a case report［J］. J Reprod Ned，2008，53（1）：49-51.

[2] Mechsner S，Bartley J，Infanger M，et al. Clinical management and immunohistochemical analysis of umbilical endometriosis［J］. Arch Gynecol Obstet. 2009，280（2）：235-242.

腹壁子宫内膜异位症术前预测补片的可行性分析

邓　姗　冷金花　郎景和　刘珠凤　孙大为　朱　兰　樊庆泊　史宏晖

【摘要】目的：探讨腹壁子宫内膜异位症（AWE）患者行病灶切除术后是否使用筋膜补片的临床和影像学特点差异。寻找有利于术前预测的临床指标。方法：回顾性分析北京协和医院妇产科2005～2010年间收治的161例既往行腹壁横切口剖宫产而后发现AWE患者的临床资料，采用logistic回归分析得出与"使用补片"结局相关的临床指标及其预测公式，与受试者工作特征（Roc）曲线方法得出的单指标阈值相对比，以2011年收治的49例同类手术病例前瞻性验证其预测的准确性。结果：与单纯切除组相比，需要补片修补的患者局部病灶经超声探测的最大径线更大（3.9cm vs 2.5cm，$P = 0.001$）；病灶的血流信号更丰富（41.7% vs 27.9%，$P = 0.038$）；血清CA125均值更高（48.6U/ml vs 32.2U/ml，$P = 0.041$）；术中进入腹腔的概率更高（79.4% vs 18.9%，$P = 0.000$）；腹膜缺损的最长径更长（6.4cm vs 1.6cm，$P = 0.000$）；术中出血更多（73.1ml vs 29.5ml，$P = 0.000$）；伤口引流率更高（76.7% vs 9.0%，$P = 0.000$）；住院时间更长（10.2天 vs 6.4天，$P = 0.000$）。而两组年龄、潜伏期、症状期以及疼痛性质等方面差异无统计学意义。由术前超声病灶最大径单项指标绘制ROC曲线，得出"使用补片"的界值为3cm。经二项分类logistic回归分析，得出回归预测方程为：$P（补片）= 1/[1 + e^{-(-3.141+0.408 超声最大径 +0.019CA125)}]$。采用上述两种方法分别预测2011年度收治同类患者使用补片的情况，与手术结局对比，总的符合率分别为81.6%和91.3%，其中低估率分别为7.7%和27.3%，高估率为22.2%和2.9%。结论：超声下病灶的最长径对判别切除术后腹壁缺损程度，进而是否需要补片具有良好的预测价值，警戒阈值为"> 3cm"。血清CA125水平与超声下病灶最长径共同构成的logistic回归预测方程，并不比单项阈值预测效能更优越。经术前评估需要使用补片的病例，应做好相应的咨询和材料、人员的准备。

【关键词】子宫内膜异位症；腹壁；筋膜缺损；补片；手术；剖宫产

The Feasibility of Preoperative Prediction for Fascia Defect Needing Mesh Repair in Patients with Abdominal Wall Endometriosis.

Deng Shan，Leng Jinhua，Lang Jinghe，Liu Zhufeng，Sun Dawei，Zhu Lan，Fan Qingbo，Shi Honghui

【Abstract】Objective：To explore and compare the clinical and sonographic characteristics of grouped patients with abdominal wall endometriosis（AWE）in terms of whether use mesh or not to repair the fascia defect when wide excision was done. And to find reliable indicators of preoperative prediction. Methods：161 cases of pathologically proved AWE with history of transverse incisional cesarean section during 6-year period（2005～2010）in the department of Obstetrics and Gynecology of Peking Union Medical University Hospital（Beijing，China）were analyzed retrospectively. Patients were divided into two groups according to whether the mesh was needed to repair the fascia defect. Clinical and ultrasound（US）findings were compared between them. Prediction formula and single-index threshold were obtained by logistic's regression analysis and ROC curve method respectively. The similar surgical cases of 49 patients admitted in 2011 were used to test accuracy and feasibility of two methods prospectively as previously mentioned. Results：Compared with simple excision group，patients who needed artificial mesh to repair abdominal wall had larger size of foci（3.9cm vs 2.5cm，$P = 0.001$）；more vascular signals by US（41.7% vs 27.9%，

$P = 0.038$）；higher level of serum CA125 means（48.6U/ml vs 32.2U/ml，$P = 0.041$）；more chance of entering intra-abdominal cavity（79.4% vs 18.9%，$P = 0.000$）；larger fascia defect（6.4cm vs.1.6cm，$P = 0.000$）；more perioperative bleeding（73.1ml vs 29.5ml，$P = 0.000$）；higher frequency of using incisional drainage（76.7% vs.9.0%，$P = 0.000$）；and longer hospital stays（10.2d vs 6.4d，$P = 0.000$）. In terms of mean age，time since onset of symptoms，character of pain，number and margin of foci，there is no significant difference between two groups. The threshold of maximal diameter by US was 3cm by ROC curve. Logistic's regression formula was P（mesh）$= = 1/[1 + e^{-(-3.141+0.408 \text{max diameter of foci by US}+0.019 \text{serum CA125})}]$. The predictive outcomes of 49 cases were compared with surgical outcomes. The overall compliance rate were 81.6% and 91.3% respectively，which underestimated rate were 7.7% and 27.3%，overestimate rate were 22.2% and 2.9% respectively. **Conclusions**：The longest diameter of ultrasound lesion has good predictive value of discriminating fascia defect and use of mesh，with 3cm as warning value. The logistic regression formula with serum CA125 involved in，does not significantly improve the prediction performance. For positive predicted patients，it is recommended to strengthen counseling and a full range of preparations.

【**Key words**】Endometriosis；Abdominal wall；Fascia defect；Mesh；Surgery；Cesarean section

腹壁子宫内膜异位症（abdominal wall endometriomas，AWE）是相对最常见的盆腔外子宫内膜异位症（EM），最常见于剖宫产术后的腹壁瘢痕区域，发生率为0.03%～1.5%[1-3]。随着剖宫产率的升高，AWE的发病率也有明显增加，2011年北京协和医院妇产科收治的AWE病例已由10年前的不足10例逐年增长至57例，因此，该病已不罕见，且需要更加规范的诊治策略。前期，我科同事先后阶段性总结过1983～2002年间57例AWE和1992～2005年间101例AWE的临床特点，并就"手术创面的修复"[6,7]和"再次手术"[8]问题进行过专题论述，与国外文献统一的重要共识认为手术是治疗AWE唯一有效的方法。保证病灶外0.5～1cm的切除缘距是防止复发的关键点。在缺乏适宜的替补材料和腹壁修复技术的背景下，大病灶切除后遗留的腹壁组织（尤其是筋膜）缺损难以缝合的问题，曾经是影响病灶彻底切净的瓶颈。相应存在短期复发和继发腹壁疝的风险。2006年，成宁海等[6]针对AWE手术创面修复的专题研究表明，约半数病例（29/55）产生 > $2cm^2$ 的筋膜缺损，此类病例手术时间较长。术中出血较多，至少需要特殊缝线和/或筋膜与皮肤的减张缝合技术，11例患者需要使用人工补片，个别病例甚至需要整形外科协助完成腹壁重建术。由此提出"准确的术前评估有利于做好麻醉方式、手术难度、特殊手术材料以及相关合作科室的相应准备"，以保障病灶切除的彻底性、腹壁修复的合理性和确切性，从而减免复发等并发症。本次研究重在扩大样本量，纯化人选标准，以是否出现"使用补片修补腹壁筋膜缺损"这一临床结局进行分组的病例对照研究，分析其临床和影像学特点，并探寻术前预测补片的方法及其可行性。

1 资料与方法

1.1 研究资料

①纳入标准和排除标准：以"腹壁子宫内膜异位症"为检索关键词，在病案科病案管理系统中检索到2005～2010年间总计220例AWE，病历资料完备者197例，去除前次手术史非剖宫产者6例，复发者11例，另前次剖宫产为纵切口者19例，最终纳入分组研究并行统计学分析者161例；②分组情况：根据是否使用补片，分为单纯切除组（126例）和补片修补组（35例）；③分析指标：见表1。

1.2 统计学方法

应用SPSS11.5软件进行统计学分析，连续型变量的组间比较采用独立样本的t检验，必要时应用非参数检验；二项分类变量的百分率比较采用卡方检验。以"使用补片"为结局事件，用"超声病灶最长径"做受试者工作特征（ROC）

表1　病例分析涉及的临床指标

指标	连续型变量	分类变量
术前临床特征	年龄（岁）	疼痛性质（周期性/持续性）
	妊娠次数	多发病灶（是/否）
	产次	
	剖宫产次	
	潜伏期（月）*	
	症状期（月）#	
	术前手触诊包块大小（cm）	
术前辅助检查	超声病灶最长径（cm）	包块形态（规则/不规则）
	血清CA125（U/ml）**	病灶血流信号（有/无）
手术特点	筋膜缺损最长径（cm）	手术中进入腹腔（是/否）
	肌肉缺损最长径（cm）	伤口负压引流（是/否）
	术中出血（ml）	
	手术时间（分钟）	
	住院时间（天）##	

注：*潜伏期：前次剖宫产手术距本次AWE手术的间隔；#症状期：从出现局部疼痛或包块到首次手术的间隔；**血清CA125：除外合并盆腔子宫内膜异位症和/或子宫腺肌症的病例；##住院时间：以手术后住院时间计算

曲线，求出"警戒阈值"；采用二项分类logistic回归分析，用向后删除法从术前指标中筛选协变量，并得出预测方程。前瞻性验证：针对2011年度本院收治的初治AWE，前次手术为剖宫产且为腹壁横切口的49例患者，以"超声病灶最长径的警戒阈值"和logistic回归预测方程两种方法分别于术前预测使用补片的可能性，与手术的实际情况相对比，计算预测效能指标。即敏感度、特异度、符合率、假阴性率（低估率）和假阳性率（高估率）。

2　结果

2.1　两组临床特点及影像学特征比较

两组年龄、潜伏期、症状期以及疼痛性质等方面比较差异均无统计学意义（均$P > 0.05$）。而补片修补组的超声病灶最大径及其血流信号率、血清CA125均值以及手术难度与广度的相关指标均与单纯切除组差异有统计学意义（均$P < 0.05$）。详见表2和表3。

表2　两组临床及手术指标比较（$\bar{x} \pm s$）

组别	临床例次	年龄（$\bar{x} \pm s$，岁）	妊娠次数（$\bar{x} \pm s$）	产次（$\bar{x} \pm s$）	剖宫产次（$\bar{x} \pm s$）	潜伏期（$\bar{x} \pm s$，月）	症状期（$\bar{x} \pm s$，月）	非周期疼痛率（%）	多发病灶率（%）
补片修补组	35	33.0±3.5	1.7±1.0	1.1±0.2	1.0±0.2	63.2±27.0	33.7±21.7	17.1	14.3
单纯切除组	126	32.8±4.7	2.1±1.1	1.0±0.2	1.0±0.2	55.3±29.2	28.4±23.2	15.1	8.7
P值		0.812	0.063	0.401	0.874	0.152	0.230	0.834	0.342

组别	临床例次	术前触诊包块大小（$\bar{x} \pm s$，cm）	筋膜缺损最长径（$\bar{x} \pm s$，cm）	肌肉缺损最长径（$\bar{x} \pm s$，cm）	术中进入腹腔概率（%）	术中出血量（$\bar{x} \pm s$，ml）	手术时间（$\bar{x} \pm s$，分钟）	伤口负压引流率（%）	住院时间（$\bar{x} \pm s$，天）
补片修补组	35	3.5±2.6	6.4±2.5	3.2±1.5	79.4	73.1±33.7	59.2±24.1	77.1	10.2±3.3
单纯切除组	126	2.6±1.1	1.6±1.4	0.6±0.2	18.9	29.5±10.4	30.5±10.6	8.7	6.4±3.1
P值		0.011	0.000	0.000	0.000	0.000	0.000	0.000	0.000

表3　两组辅助检查指标比较

组别	超声例次	超声病灶最长径（$\bar{x}\pm s$，cm）	包块形态不规则（%）	超声有血流信号（%）	血清CA125（$\bar{x}\pm s$，U/ml）
补片修补组	33	3.9±2.0	42.4	42.4	48.6±36.3（$n=23$）
单纯切除组	112	2.5±1.1	26.8	27.7	32.2±25.0（$n=75$）
P值		0.001	0.118	0.038	0.041

2.2　预测结果

ROC曲线求得"超声病灶最长径"预测补片的"警戒阈值"为＞3cm，见图1。logistic回归预测方程：P（补片）＝1/［1＋e$^{-（-3.141+0.408超声病灶最长径+0.019CA125）}$］。协变量"超声病灶最长径"和"血清CA125"的OR值分别为1.504和1.019。

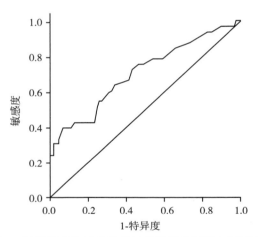

图1　以超声病灶最长径和补片结局绘制的ROC曲线

2.3　两种方法预测2011年度新病例的效果评价

以"超声病灶最长径＞3cm"为警戒阈值预测结果见表4，敏感度为92.3%（12/13），特异度为77.8%（28/36），符合率为81.6%（40/49），假

表4　以"超声病灶最长径＞3cm"为警戒阈值预测结果

预测结果	n	手术实际情况	
		+	-
+	20	12	8
-	29	1	28
合计	49	13	36

阴性率（低估率）为7.7%（1/13），假阳性率（高估率）为22.2%（8 136）。以logistic回归方程预测的敏感度为72.7%（8/11），特异度为97.1%（34/35），符合率为91.3%（42/46），假阴性率（低估率）为27.3%（3/11），假阳性率（高估率）为2.9%（1/35），见表5。

表5　以logistic回归方程预测结果

预测结果	n	手术实际情况	
		+	-
+	9	8	1
-	37	3	34
合计	46	11	35

注：因涉及CA125，去除合并双侧巧克力囊肿或子宫腺肌症者3例

3　讨论

3.1　AWE的临床特点和诊治要点

根据典型的病史特点，既往有盆腔手术史，尤其是剖宫产史最多见；切口瘢痕处以及周边的皮下结缔组织内结节或包块；常随月经出现周期性肿胀和疼痛，AWE的术前诊断率高。前期本院两组病例报道的术前诊断率分别为100.0%[4]和92.1%[5]，术前未能确定诊断的原因通常是腹壁包块无明显周期性疼痛的特征，且由普通外科收治。本次研究因涉及的病例均在妇产科完成诊治，且将纳入标准限定为有前次剖宫产史者，则更加典型，无一例需要鉴别诊断。对于不具备典型病史特征的病例，都需考虑恶变、转移瘤、脂肪瘤、肉芽肿以及切口疝等。

AWE合并盆腔EM的比例为12.9%～26%[1,4-6]。本研究中为20%，不高于人群中盆

腔EM的发病率。但远高于剖宫产术后的发生率（最高1.5%），单纯的"在位内膜决定论"不能解释，因此有关AWE的发病机制有待于进一步研究。

AWE的超声影像无特异性表现，但有助于准确测量病灶的大小、部位、形态、性状和血流等，还有利于除外盆腔、腹腔内其他病变并判断腹壁病灶与其关系。

根据国内外文献通常选择腹壁包块的最大径线进行分析[1-3, 5]，本研究针对病灶和组织缺损大小的各指标也沿用"最长径"的定义标准。相对手触诊而言，超声检测的数据更客观、准确。成宁海等[6]的研究提示，通过手触诊评估位置较深的病灶大小时误差较大，建议将超声作为术前评估的常规项目。从本研究数据来看，手触诊的病灶大小和超声检测结果的差异并不显著，可能与评估医师年资较高，诊治经验日渐丰富有关。手触诊具有对病灶位置和深度更真切的感受，尽管难免受医生年资经验的影响，对于临床医生的判断仍是不可或缺的。

AWE病例中血清CA125高于正常值（35 U/ml）者在既往病例分析中占7.0%～20.5%[4,5]。本研究病例的回顾分析中CA125升高率为24.4%，2011年前瞻病例中该比率为20.5%，均值为37.5U/ml，最小值和最大值分别为9U/ml和184.1U/ml。CA125水平在是否使用补片的两组中比较，差异有统计学意义（回顾库中$P = 0.041$，前瞻库中$P = 0.025$），某种程度上反映了病灶的浸润性。

AWE对药物治疗不敏感，或仅为短暂效应[9,10]，手术是首选的有效治疗方法。为达到彻底切净、防止复发的目的，应切除病灶外0.5～1cm以上的正常组织[1,3,6,8]，对较大的腹壁和筋膜缺损可采用补片或皮瓣移植修补[7,11,12]。复发率3.6%～9.9%[3-6]，往往与"切除未净"有关。总体恶变率低（0.3%～1.0%），恶变时间为3～21年[13]。对于病程长，尤其绝经后患者，反复复发者应提高警惕[13,14]。

有关剖宫产后AWE的病灶解剖部位有无好发倾向性，台湾学者曾做过对比研究，发现82%（19/23）的病灶位于原横切口瘢痕的两角部，而且相对多见于右侧（当地的剖宫产术者站于患者右侧），并提出AWE的预防一定要重视剖宫产

术后的腹壁清洗步骤，尤其是伤口的两侧角[11]。笔者曾对2006～2010年间的98例横切口病例进行过类似统计，其中中线病灶11例，左侧病灶48例，右侧病灶39例。可见AWE确实具有偏侧型的多发倾向，具体侧别可能与术者站位及其操作有关。

3.2 本研究的价值和意义

鉴于"足够缘距"对于满意的AWE扩大切除至关重要，有了人工补片和整形外科技术的支持，可以不再为切除太多的组织而顾虑缝合不上伤口。临床实践表明，32.7%（18/55）的AWE患者腹壁筋膜缺损需要特殊材料和技术手段进行手术创面的修复[6]。本研究涉及的病例中，22.9%［(35＋13)/(161＋49)］采用聚丙烯筋膜补片替代手术创面的缺损。因此，对于日渐增多的AWE，掌握创面缺损的术前评估方法和修复技巧变得更加必要且重要。

事实上，是否需要人工补片最终直接取决于病灶切除术后筋膜的缺损面积和局部张力，有什么方法可以提前预测这种可能性呢？本研究正是尝试从术前病史特征和临床数据中找到与筋膜缺损乃至补片修复的相关变量，并确定其"预测条件"，即当达到什么条件时，则需要人工补片的可能性大。

首先，以病灶的大小推测切除组织的多少乃至腹壁缺损的程度是普遍的逻辑。本研究以超声探测的病灶最长径做以是否使用补片的ROC曲线，得出"3cm"这一警戒阈值，与意大利学者根据超声影像分组的界值一致[2]。研究提示，大的瘢痕EM（large scar endometriomas，LSE），病灶最长径≥3cm，具有与小的瘢痕EM（small scar endometriomas，SSE）不同的临床特征和影像学特点，患者的病史更长，诊断相对困难，病灶形态不规则，常有囊性改变或窦道形成，且血流信号更丰富。

受此启发，本研究将所有可获得的临床资料，包括病史特征、影像学特征、血清肿瘤标志物等都纳入以"补片使用"为结局的二元logistic回归分析中，以判断哪些因素参与临床结局的因果构架。结果表明，前次剖宫产数、病史长短以及疼痛性质（假定浸润较深的病灶更容易丧失

周期性疼痛的特征）在是否使用补片的两组中比较，差异无统计学意义：病灶的多寡以及形态差异比较也无统计学意义，超声下的病灶血流信号虽有差异，但没有进入回归方程。最终只有超声病灶最长径和血清CA125参与构成回归预测方程，由 OR 值可知病灶的径线权重更大，而CA125 并非一个强危险因素。如前所述，CA125单独对诊断AWE敏感度不高，但参与腹壁缺损的术前评估还是有一定价值的。对于无明显盆腔EM 和/或子宫腺肌症的病例，CA125 的升高更值得关注。

就两种预测方法的前瞻性验证研究表明，单指标和双指标的预测符合率分别达到81.6%和91.3%。"超声最长径"单指标判别简单明了，误判的情况主要表现为高估了补片的需求（高估率为22.2%），而回归方程预测的误判情况主要表现为低估率为27.3%。高估率对临床没有危害，有备无患总是好的，但低估率对于没有常备补片和整形外科的单位则存在一定风险。从这个角度看，双指标预测方程的总体效能并不高于单指标界值。

3.3 本研究的局限性

本次研究希望找到客观评估和预测手术细节的方法，取得了初步结论，但仍无法全面反映个案手术的可变性，局限性分析如下。

根据腹壁结构的特点，AWE病灶常呈类圆形、椭圆形或梭形，最长径往往是与腹直肌垂直的横径，而造成筋膜缺损后对合张力最大的径线是与腹直肌平行的竖径，尤其在邻近耻骨联合附着点的区域，筋膜的拉伸潜力更小，需要补片的机会更大，加之病灶位于腹壁内的垂直径及其与上下组织结构的关系，也与是否造成较大的腹壁缺损密切相关。故而，超声病灶最长径这一指标，不能全面、可靠地反映病灶的特点，有待于进一步细化研究。磁共振成像（MRI）对于评估AWE的直观可视性最强，对于病灶部位及对周围组织的浸润深度尤其清晰，但存在费用较高的缺点，有条件的患者或是病灶范围较

广（＞4cm）者推荐术前采用[15,16]。

与国外研究相比，本院现有的超声报告存在操作人员参差不齐，细化结构（如窦道、血流等）粗略的现象，难免给病例研究带来困难和误差。

在某些临界的状态，如筋膜缺损3～4cm时，是否使用补片还与术者的习惯有关，类似的条件下，有的医生使用补片，有的则采用筋膜减张或使用强张力缝线（PDS-Ⅱ）等缝合创面。这种现象的存在也会给统计分析带来偏差。

3.4 人工筋膜补片的应用技巧

目前常采用的人工筋膜补片是一种多孔的、非吸收性、无张力补片，由聚丙烯纤维编织而成，有极强的抗张力强度和生物相容性，其纤维间的微孔可允许绝大多数体细胞进入，进而使补片与人体组织附着固定。通常剪取四周均超出缺损边缘1cm的补片，用7号丝线将其与筋膜边缘间断缝合固定（间距0.5～1cm），然后用丝线缝合皮下组织，必要时减张处理，最后缝合皮肤。可选择放置皮下筋膜上负压引流管，术后3～5天根据引流量予以拔除。伤口注意加压包扎，建议术后3个月都要佩戴弹力腹带[12]。

AWE的手术治疗是一个系统工程，从手术时机的选择（月经后为宜），手术范围的到位（病灶外0.5～1cm以上缘距），到补片的正确应用乃至术后护理，无不与成败密切相关。

总之，AWE日渐增多，结合典型的病史和查体特征，多能在术前明确诊断。超声检测对病灶大小、部位以及与腹腔内组织关系的评估是对手触诊的重要补充，也相对更加客观准确。其中病灶的最长径对判别切除术后腹壁缺损程度，进而是否需要补片具有良好的预测价值，警戒阈值为"＞3cm"。血清CA125水平与超声病灶最长径共同构成的logistic回归预测方程，也能达到满意的符合率，但就误判类别而言，预测效能并不比单项阈值更优越。经术前评估需要使用补片的病例，应做好相应的咨询以及材料、人员的准备。

参 考 文 献

［1］Chang Y，Tsai EM，Long CY，et al. Abdominal wall endometriomas［J］. J Reprod Med，2009，54

（3）：155-159.

［2］Francica G，Scarano F，Scotti L，et al. Endome-triomas in the region of a scar from cesarean section：sonographic appearance and clinical presentation vary with the size of the lesion［J］. J Clin Ultrasound，2008，37（4）：215-220.

［3］Horton JD，Dezee KJ，Ahnfeldt EP，et al. Abdom-inal wall endometriosis：a surgeon's perspective and review of 445 cases［J］. Am J Surg，2008，196（2）：207-212.

［4］赵学英，郎景和，冷金花，等. 腹壁子宫内膜异位症的临床特点及复发相关因素分析［J］. 中华妇产科杂志，2004，39（2）：97-100.

［5］成宁海，朱兰，郎景和，等. 101例腹壁子宫内膜异位症临床分析［J］. 生殖医学杂志，2007，16（2）：82-85.

［6］成宁海，朱兰，郎景和，等. 腹壁子宫内膜异位症手术创面的修复［J］. 中华医学杂志，2006，86（27）：1919-1921.

［7］宋可欣，刘珠凤，赵茹，等. 腹壁整形术在腹壁病灶切除术中的应用［J］. 中华妇产科杂志，2005，40（10）：700.

［8］成宁海，朱兰，郎景和，等. 腹壁子宫内膜异位症再次手术5例原因分析［J］. 疑难病杂志，2006，5（4）：269-271.

［9］王友芳，吴葆祯，连利娟，等. 甾体激素治疗子宫内膜异位症病理观察及临床疗效的探讨［J］. 中华妇产科杂志，1983，18（2）：71-75.

［10］朱兰，郎景和，杨隽钧，等. 切口部位子宫内膜异位症的临床特点［J］. 中华医学杂志，2003，83（19）：1710-1711.

［11］Teng CC，Yang HM，Chen KF，et al. Abdominal wall endometriosis An overlooked but possibly pre-ventable complication［J］. Taiwan J Obstet Gyne-col，2008，47（1）：42-48.

［12］李淑霞，李玉纬，张哲，等. 腹壁子宫内膜异位症切除术中补片替代筋膜缺损的临床研究［J］. 现代妇产科进展，2008，17（4）：313-315.

［13］Matter M，Schneider N，McKee T. Cystadenocar-cinoma of the abdominal wall following caesarean section：case report and review of the literature［J］. Gynecol Oncol，2003，91（2）：438-443.

［14］Leng J，Lang J，Guo L. Carcinosarcoma arising from atypical endometriosis in a cesarean section scar［J］. Int J Gynecol Cancer，2006，16（1）：432-435.

［15］Busard MP，Mijatovie V，vail Kuijk C，et al. Appearance of abdominal wall endometriosis on MR imaging［J］. Eur Radial，2010，20（5）：1267-1276.

［16］Randfiamarolahy A，Penrrin H，Cucchi JM，et al. Endometriosis following cesarean section：ultrasonog-raphy and magnetic resonance imaging［J］. Clin Imaging，2010，34（2）：113-115.

腹腔镜切口子宫内膜异位囊肿2例报告

赵学英　冷金花　智明春　郎景和　张　毅　周　莹

子宫内膜异位症（内异症）可发生在全身各个部位，卵巢子宫内膜异位囊肿最为常见。腹壁内异症是较常见的盆腔外内异症，在国内外均有报道[1-3]，多继发于剖宫产、会阴切开、子宫切除、羊膜腔穿刺术后，甚至阑尾切除或腹股沟疝修补术后[1,2]。腹腔镜手术后切口子宫内膜异位症甚为罕见，国内外仅见个案报道[3-12]。1990年6月至2010年6月，北京协和医院和北京医院妇科共施行腹腔镜手术21 932例，其中腹腔镜内异症手术8 949例，2例术后发生腹腔镜切口内异症（北京协和医院1例，北京医院1例），现报道如下。

1　临床资料

1.1　病例1

35岁，G1P1，因继发痛经腹腔镜手术后6年，再次加重2年，于2005年5月第2次收治于北京协和医院妇科。患者月经初潮14岁，量多，16岁服中药治疗，经量减少但出现痛经，周期7d/25～26d。1996年孕足月分娩。1998年痛经进行性加重。1999年11月因痛经进行性加重3年第1次入院。术前超声检查提示卵巢巧克力囊肿与子宫腺肌症。检测血清CA125 64.8U/ml（参考值：＜35.0U/ml）。盆腔检查提示：宫体稍大，圆球形；双侧附件均可及边界不清包块，囊性，4～5cm。三合诊：双侧宫骶韧带增粗，有触痛小结节。1999年11月10日（月经周期第11天）行腹腔镜下双侧卵巢巧克力囊肿剥除＋子宫肌瘤剥除＋子宫腺肌症活检手术。脐部置入trocar，气腹压力维持在15mmHg（1mmHg＝0.133kPa）以下，左右下腹分别放置辅助trocar。术中见子宫如孕6周大小，后壁突起2～3cm；左侧卵巢巧克力囊肿约5cm，右侧卵巢巧克力囊肿约

4cm，粘连固定于子宫阔韧带与子宫骶韧带。直肠子宫陷凹半封闭，子宫骶韧带增粗缩短，与直肠粘连。术中标本由右下腹切口取出。手术顺利，术后如期出院，予GnRH-a治疗3个月。患者闭经半年，月经复潮后无痛经。2003年（首次手术后3年）患者再次出现痛经并进行性加重，需口服芬必得，月经后好转，伴慢性盆腔痛，无肛门坠胀、无性交痛。2004年2月出现右下腹壁痛性包块，经期增大。2004年6月超声检查：右下腹髂前上棘内侧浅肌层低回声结节，月经时增大一倍，疼痛明显。2005年5月再次收入妇科，超声检查：子宫7.6cm×8.1cm×6.1cm，前壁1.3cm，后壁4.7cm，右侧卵巢3.9cm×2.2cm。血清CA125 195.6U/ml。体格检查右下腹腹腔镜切口下方有直径2cm触痛结节；盆腔检查提示：子宫如孕8周大小，活动差，双侧附件区增厚；三合诊：双侧子宫骶韧带增厚，结节感，明显触痛。2005年5月9日（首次手术后6年）行腹腔镜双侧巧克力囊肿剥除＋子宫腺肌瘤切除＋内异症病灶烧灼以及右下腹壁内异症病灶切除＋左侠诺孕酮上环术。切除右下腹壁病灶约2cm×1.5cm，位于肌层与筋膜层内，切缘达病灶外，筋膜层7号线8字缝合2针，常规缝合腹壁。腹腔镜手术仍使用右下腹壁切口，术中见：子宫如孕8+周大小，右后壁膨突约3cm。左侧卵巢增大约6cm×5cm，可见4cm×3cm巧克力囊肿，右侧卵巢有3cm×2cm多房巧克力囊肿。直肠子宫陷凹完全封闭，子宫后壁与直肠紧密粘连，分离粘连可见双侧子宫骶韧带增粗明显。手术顺利，如期出院。术后仍给予GnRH-a治疗3个月。术后病理：腹壁内异症（图1）。术后3个月复查：腹壁切口愈合良好，无结节与触痛；盆检：子宫如孕6+周大小，双侧附件区增厚；三合诊：双侧子宫骶韧带增厚，轻触痛。术后9个月仍无复发。

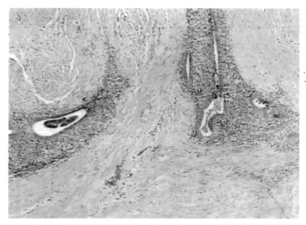

图1　纤维结缔组织中散在分布上皮细胞、腺体及含铁血黄素，诊断为皮肤组织子宫内膜异位症　HE染色，×60

1.2　病例2

29岁，G1P0，因原发痛经腹腔镜手术后3年，再次加重2年，于2009年10月第2次收治于北京医院妇科。患者月经15岁初潮，原发痛经，周期5d/27～29d。2004年早孕流产后原发痛经进行性加重。2006年7月因超声发现双侧卵巢巧克力囊肿2个月第1次入院。术前超声检查提示双侧卵巢巧克力囊肿，血清CA125 45.1 U/ml。盆腔检查提示，宫体：稍肥；双侧附件：左侧可及边界欠清囊性包块4～5cm，右侧增厚欠清。三合诊：双侧子宫骶韧带稍粗，无触痛。2006年7月13日（月经期第14天）行腹腔镜下双侧卵巢巧克力囊肿剥除术。脐部置入trocar，气腹压力维持在15mmHg以下，左右下腹分别放置辅助trocar。术中见子宫稍大呈球形，左侧卵巢巧克力囊肿约4.5cm，右侧卵巢巧克力囊肿约3.5cm，粘连固定于子宫后方。双侧子宫骶韧带稍粗，未见明显内异症病灶。巧克力囊肿标本由左下腹切口处取出。手术顺利，术后如期出院，给予孕三烯酮治疗3个月。患者复潮后痛经不明显。2007年患者再次出现痛经并进行加重，月经后好转，伴有慢性盆腔痛、性交痛，无肛门坠胀。2008年7月（首次手术后2年）出现左下腹壁痛性包块，经期渐大。2009年1月超声检查：左下腹髂前上棘内侧3cm处浅肌层低回声结节，经期增大，触痛较明显。2009年10月再次收入妇科，超声检查：子宫5.6cm×5.1cm×4.9cm，右侧卵巢3.0cm×2.8cm无

回声区，内细点状回声。血清CA125 78.3U/ml。体格检查：左下腹腹腔镜切口下方有直径3cm触痛结节；盆腔检查提示：子宫如孕6周大小，粘连固定，双侧附件区增厚。2009年10月27日行腹腔镜右侧巧克力囊肿剥除＋左下腹壁内异症病灶切除术。切除左下腹壁病灶约3cm×2.5cm，位于肌层与筋膜层内，深达腹膜，完整切除，常规缝合腹壁。腹腔镜手术仍使用左下腹壁切口，术中见子宫如孕6周大小，左侧卵巢约2.0cm×1.5cm，右侧卵巢有3.5cm×3cm巧克力囊肿，子宫后壁与直肠粘连。手术顺利，如期出院。术后仍给予GnRH-a治疗4个月。术后病理：腹壁内异症。术后半年复查：腹壁切口愈合良好，无结节与触痛。盆腔检查：子宫如孕6周大小，双侧附件区增厚。术后12个月电话随访无复发。

2　讨论

2.1　腹腔镜切口子宫内膜异位囊肿的发病机制

内异症发生于生育年龄妇女，机制尚不明确，有经血逆流种植、淋巴转移、体腔上皮化生等学说解释不同部位内异症的发生[2,13]。腹壁内异症最常继发于剖宫产手术，但发生率很低，国内报道为4.6/10 000[1]。国外报道剖宫产手术切口内异症发生率为0.03%～0.45%[1,2,8,9]。腹腔镜切口内异症国内外仅有一些个案病例报道[3-12]，见表1。各期子宫内膜均有种植能力，但文献报道不同时期的子宫内膜种植能力不同，一般认为：月经前期＞间歇期＞分泌期＞经后期＞早期妊娠＞晚期妊娠[1,6]。2例均为腹腔镜内异症手术后切口种植，推测原因应是手术操作直接将内异症病变组织或腹腔内游离的子宫内膜碎片种植至切口。子宫内膜一旦异位种植成功，异位内膜与子宫在位内膜一样可出现周期性变化。病灶周围组织反复纤维化、出血，形成粘连及瘢痕结节，甚至触痛包块。

2.2　腹腔镜切口内膜异位囊肿的临床特点与诊断

2例腹腔镜切口内膜异位囊肿分别于术后

表1　18例腹腔镜切口子宫内膜异位囊肿的文献资料

作者/年代	年龄（岁）	手术类型	种植部位	合并EM	治疗情况
Kodandapani等[3]/2011（1例）	39	腹腔镜辅助经阴道子宫切除	脐部切口	是	手术切除
Medeiros等[5]/2011（3例）	平均30	诊断性腹腔镜检查	不详	不详	手术切除
		诊断性腹腔镜检查	不详	不详	手术切除
		诊断性腹腔镜检查	不详	不详	手术切除
关阿娜[6]/2011（4例）	平均41	子宫次全切除	脐部切口	不详	手术切除
		卵巢巧克力囊肿剥除	左下腹切口	是	手术切除
		卵巢巧克力囊肿剥除	左下腹切口	是	手术切除
		卵巢巧克力囊肿剥除	左下腹切口	是	手术切除
Akbulut等[4]/2010（2例）	平均32.1	卵巢囊肿剥除	左下腹切口	不详	手术切除
		阑尾切除	右下腹切口	不详	手术切除
Farace等[7]/2005（1例）	37	胆囊切除	右季肋部切口	否	手术切除
Dwivedi等[8]/2002（2例）	平均28.4	诊断性腹腔镜检查	不详	不详	手术切除
		诊断性腹腔镜检查	不详	不详	手术切除
Patterson等[9]/1999（2例）	28	诊断性腹腔镜检查	不详	是	广泛局部切除，补片修补
	31	诊断性腹腔镜检查	不详	可疑	广泛局部切除
Healy等[10]/1995（1例）	23	慢性盆腔痛行腹腔镜检查	右下腹切口	否	手术切除
Purvis等[11]/1994（1例）	不详	不详	脐下切口	不详	手术治疗*
Denton等[12]/1990（1例）	37	绝育术	脐部切口下方	否	手术治疗

注：*该患者先采用药物抑那通、达那唑治疗，症状缓解，但闭经、性交困难等不良反应较重，遂行手术治疗治愈

51、25个月出现皮肤局部痛性结节，经期逐渐肿大，患者既往有明确的腹腔镜内异症手术史。B超均提示局部浅肌层内低回声区，无特征性表现，CA125均出现上升[2,14]。腹腔镜切口内异症往往具有典型临床表现：切口触痛结节或包块；与月经相伴的周期性胀痛；既往腹腔镜手术史[2]。有经验的超声科医师可以发现并辅助诊断2～3cm以下的病灶，但是患者因出现较为明显的症状如下腹壁痛性包块就诊时病灶常已达2～3cm以上[1,15,16]。手术病理诊断仍是金标准，具有以下特点：内膜样腺体、内膜间质和/或吞噬含铁血黄素的巨噬细胞[1,2,17]。2例均继发于治疗盆腔内异症与/或腺肌症的腹腔镜手术。Farace等[7]报道可继发于腹腔镜胆囊切除或绝育等手术后，然而这些病例是否合并盆腔内异症并不明确。因此，腹腔镜切口内异症与盆腔内异症或腺肌症的关系还有待于深入观察研究。对于腹壁切口附近包块伴有触痛的女性患者，如果有既往腹部手术史，要考虑到切口内膜异位囊肿的

可能[1,2]。

2.3　腹腔镜切口内膜异位囊肿的处理

内异症具有一定的侵袭种植能力，因此，随病程延长，病变范围越广、越深，甚至侵及腹膜，故明确诊断后应及时手术。局部病灶切除术既是明确诊断的方法，又是确实有效的治疗方法。手术范围应包括所有病变累及部位，在不影响局部解剖结构的基础上力争达到切缘干净，以防止复发[1,2,8]。手术常需要切除部分受累的筋膜或腹膜，对较大的腹壁和筋膜缺损可采用补片或皮瓣移植。国外报道亮丙瑞林、达那唑仅能短暂减轻症状，但闭经等不良反应较重[5]。手术治疗效果良好，由于发病罕见，尚无复发病例报道。但对于腹壁切口内异症有报道可出现复发恶变[18]。因此，如出现复发病例仍需警惕恶变可能。

2.4 腹腔镜切口内膜异位囊肿的预防

早期的外科医师提出应避开经期进行腹腔镜手术来减少术后切口部位的种植[1,12]。2例均是取出标本切口发生内异症病灶种植，因此，我

们认为当患者罹患盆腔内异症或肌腺症时，从腹腔镜切口取出手术标本时更要警惕注意。如有可能，可采用其他如后穹隆切口或标本袋取出标本，术毕要彻底冲洗盆腹腔及可能受污染的切口部位后再结束手术。

参 考 文 献

[1] Zhao XY, Lang JH, Leng JH, et al. Abdominal wall endometriomas [J]. Int J Cynecol Obstet, 2005, 90 (3): 218-222.

[2] Song JY, Bomcamp E. Mehaffey P, el al. Large abdominal wall endometrioma following laparoscopic hysterectomy [J]. JSLS, 2011, 15 (2): 261-263.

[3] Kodandapani S, Pai MV, Mathew M. Umbilical laparoscopic scar endometriosis [J]. J Hum Reprod Sci, 2011, 4 (3): 150-152.

[4] AkbuluI S, Sevinc MM, Bakir S, et al. Scar endometriosis in the abdominal wall: 8 predictable condition for experienced surgeons [J]. Acta Chir BeIg, 2010, 110 (3): 303-307.

[5] Medeiros FC, Cavalcante DI, Medeims MA. et al. Fine-needle aspiration cytology of scar endometriosis: study of seven cases and literature review [J]. Diagn Cytopathol, 2011, 39 (1): 18-21.

[6] 关阿娜. 腹腔镜腹壁切口子宫内膜异位症4例临床分析 [J]. 中国民康医学, 2011, 23 (1): 62-63.

[7] Farace F, Callo A, Rubino C. et al. Endometriosis in a trocar tract: is it really a rare condition? [J]. A case report. Minerva Chir, 2005, 60 (1): 67-69.

[8] Dwivedi AJ, AgmwaI SN, Silva YJ. Abdominal wall endometriomas [J]. Dig Dis Sci, 2002, 47 (2): 456-461.

[9] Patterson GK, Winbum GB. Abdominal wall endometriomas: report of eight cases [J]. Am Surg, 1999, 65 (1): 36-39.

[10] Healy JT, Wilkinson NW, Sawyer M. Abdominal wall endometrioma in a laparoscopic trocar tract: a case report [J]. Am Surg, 1995, 61 (11): 962-963.

[11] Purvis RS. Tyring SK. Cutaneous and subcutaneous endometriosis: Surgical and hormonal therapy [J]. J Dematol Surg OncoJ, 1994, 20 (10): 693-695.

[12] Denton CW, Schofield JB, Gallagher P. Uncommon complications of laparoscopic sterilisation [J]. Ann R Coll Surg Engl, 1990, 72 (3): 210-211.

[13] 丰有吉, 沈铿, 主编. 妇产科学. (第2版) [M]. 北京: 人民卫生出版社, 2010, 368-376.

[14] Savelli L, Manuzzi L, Di Donato N, et al. Endometriosis of the abdominal wall: ultrasonographic and Doppler characteristics [J]. Ultrasound Obstet Gynecol, 2012, 39 (3): 336-340.

[15] Francica G, Scarano F, Scotti L, et al. Endometriomas in the region of a scar from cesarean section: sonographic appearance and clinical presentation vary with the size of the lesion [J]. J Clin Ultrasound, 2009, 37 (4): 215-220.

[16] Bektas H, Bilsel Y, Sari YS, et al. Abdominal wall endometrioma: a 10-year experience and belief review of the literature [J]. J Surg Res, 2010, 164 (1): e77-e81.

[17] Mechsner S, Banley J, Infanger M, et al. Clinical management and immunohistochemical analysis of umbilical endometriosis [J]. Arch Gynecol Obstet, 2009, 280 (2): 235-242.

[18] Bats AS, Zafrani Y, Pautier P, et al. Malignant transformation of abdominal wall endometriosis to clear cell carcinoma: case report and review of the literature [J]. Fertil Steril, 2008, 90 (4): 1197. e13-16.

青少年子宫内膜异位症29例临床分析

张庆霞　冷金花　郎景和　刘珠凤　孙大为　朱　兰

【摘要】目的：探讨青少年子宫内膜异位症（endometriosis，EM）的特点、诊断和治疗。方法：回顾分析1995～2006年在北京协和医院手术确诊的29例年龄20周岁以内的EM患者的临床资料。结果：无生殖道畸形21例患者的平均年龄为18.57±0.93岁，而伴发生殖道畸形8例患者的平均年龄为16.00±1.31岁，两者差异有统计学意义（$t = 5.96$，$P = 0.00$）；导致就诊的主要症状为痛经或下腹痛（79.3%，23/29），其中选择手术的最主要原因是盆腔包块（96.6%）；CA125升高（> 35U/ml）占81%（13/16）。23例行腹腔镜手术，6例行开腹手术，伴发生殖道梗阻性畸形的患者同时或稍后行整形手术解除梗阻。按照r-ASF分期标准分期，Ⅰ期2例（6.9%），Ⅲ期20例（69.0%），Ⅳ期7例（24.1%）。11例患者术后辅助药物治疗。结论：青少年EM主要症状为痛经或下腹痛，常合并生殖道梗阻性畸形。卵巢子宫内膜异位囊肿是目前青少年EM的主要手术指征。确诊依靠手术及病理，术后视情况用药物辅助治疗，合并畸形的患者要及早诊断并及时解除梗阻性畸形。

【关键词】子宫内膜异位症；青少年

Endometriosis in adolescence: with an analysis of 29 cases. *Zhang Qingxia，Leng Jinhua，Lang Jinghe，Liu Zhufeng，Sun Dawei，Zhu Lan*

【Abstract】Objective：To investigate the clinical feature，diagnosis and management of endometriosis in adolescents. Methods：A retrospective study was carried out to analysis the clinical data of 29 adolescents with endometriosis admitted to Peking Union Medical college Hospital between 1995 and 2006. Results：The mean age of the 21 cases with no anomalies of female reproductive system was（18.57±0.93），and that of the 8 cases with genital tract anomalies was（16.00±1.31），with significant difference between them（$t = 5.96$，$P = 0.00$）. The main symptom leading to the visit was dysmenorrhea or lower abdominal pain（79.3%，23/29），while the chief reason leading to surgery was pelvic mass（96.6%，28/29）. The percentage of those patients with serum CA125 level more than 35U/ml was 81%（13/16）. 23 cases had undergone laparoscopy，and 6 had undergone laparotomy. Those patients with anomalies had undergone surgery to remove the obstructive anomalies at the same time or same time later. The majority of patients（69%，20/29）presented with the revised AFS classification stage Ⅲ，2 cases（6.9%）presented with stage I，7 cases（24.1%）with stage Ⅳ. 11 cases received medical therapy after surgery. Conclusions：The main symptom of adolescent endometriosis are dysmenorrhea or pelvic pain，often accompanied with genital tract anomalies. The current chief reason leading to surgery is ovarian endometrioma. Surgery and pathology should be undertaken to make a definitive diagnosis of endometriosis. Medical therapy after surgery should be chosen on individual situations. In the adolescent with endometriosis and uterovaginal anomalies，diagnosis should be made earlier and surety should be operated in time to remove the obstruction.

【Key words】Endometriosis；Adolescence

研究表明，慢性盆腔痛的青少年女性中子宫内膜异位症（endometriosis，EM）发生率为 45%[1]，口服避孕药和非甾体类抗炎药物无效的慢性腹痛的青少年EM发生率可达70%[2]。2005

年 Ventolini 等[3] 对 28 例青春期 EM 患者经过 8.6 年的长期随访，发现诊断时疾病的期别与以后的生育力成反比，所以，早期发现早期治疗青少年 EM 显得尤为重要，本研究回顾分析了我院手术确诊的 20 岁以内的 29 例青少年 EM 患者的临床资料，对其特点、诊断和治疗进行了探讨。

1 资料与方法

1.1 一般资料

1995～2006 年在北京协和医院手术确诊的年龄 20 岁以内的 EM 患者 29 例，其中合并生殖道畸形 8 例，就诊的主要症状见表 1，其中 28 例 B 超检查发现盆腔包块。

1.2 方法

29 例患者均行手术治疗，其中 23 例行腹腔镜手术，主要的手术指征为盆腔包块（20 例），生殖道畸形合并盆腔包块（8 例），药物治疗无效的痛经（1 例，B 超提示子宫腺肌症）。手术为腹腔镜下或开腹直视下内膜异位囊肿剔除，内膜异位病灶切除或烧灼，合并生殖道畸形者解除畸形，根据 1985 年美国生育协会修正的标准分期法（r-ASF）进行分期。

1.3 统计学处理

统计相关构成比，发病年龄的统计用 t 检验。

2 结果

2.1 一般特点

患者平均年龄为 17.86±1.55 岁，伴发生殖道畸形 8 例患者平均 16.00±1.31 岁，无生殖道畸形 21 例患者的平均年龄为 18.57±0.93 岁，两者差异有统计学意义（$t=5.96$，$P=0.00$）。4 例无月经初潮，25 例有月经初潮患者的平均初潮年龄为 12.60±1.23 岁。除了因急性下腹痛或偶然发现盆腔包块的 10 例患者外，以痛经或下腹痛为临床表现的 19 例患者，出现症状至确诊的时间为 1 个月～5 年，平均 2.64 年（中位数为 2.5 年）。全部病例均通过腹腔镜或开腹手术及术后病理确诊为 EM，按照 r-ASF 分期标准，根据术中所见分期，Ⅰ期 2 例（6.9%），Ⅲ期 20 例（69.0%），Ⅳ期 7 例（24.1%）。

2.2 辅助检查

所有患者均行 B 超检查，28 例有盆腔包块，较典型的影像特点为一侧或双侧附件区有囊性包块，内有散在强回声光点，提示卵巢子宫内膜异位囊肿，个别患者为盆腔巨大囊实性肿物或髂总血管旁多房囊性肿物。生殖道畸形的 8 例中 7 例有异常超声波。子宫畸形 3 例中 2 例 B 超提示可疑双子宫或残角子宫，1 例提示为盆腔低回声实性包块，右肾未见。下生殖道梗阻的 4 例均提示宫腔积液、盆腔囊肿，仅 1 例提示可能是阴道闭

表 1　导致就诊的主要症状

导致就诊的主要症状	无生殖道畸形	合并生殖道畸形或畸形手术治疗后	合计 [n（%）]
原发痛经	3	0	3（10.3）
继发痛经	8	3	11（37.9）
急性下腹痛	3	1*	4（13.8）
周期性下腹痛无月经来潮	0	3	3（10.3）
不规律下腹痛无月经来潮	0	1	1（3.4）
间断性下腹痛伴腰痛	1	0	1（3.4）
盆腔包块	6	0	6（20.7）
合计	21（72.4）	8（27.6）	29

注：*继发痛经

锁。1例MRI检查诊断为阴道下段闭锁。16例患者术前有血清CA125检测结果，＞35U/ml 13例（13/16，81.2%）。

2.3　手术治疗

无生殖道畸形21例中19例行腹腔镜手术，术中施行卵巢内膜异位囊肿剥除术（单侧或双侧）、盆腔子宫内膜异位病灶烧灼术、盆腔粘连松解术；2例施行开腹手术，1例是髂血管旁腹膜后肿物，1例盆腔巨大囊实性肿物（左卵巢囊肿扭转坏死，行左附件切除术）。伴发生殖道畸形8例中4例行腹腔镜手术（2例是下生殖道畸形整形术后盆腔包块手术，1例是卵巢内膜异位囊肿急诊腹腔镜手术，此后又行阴道成形术，1例为先天性泌尿生殖道畸形腹腔镜下诊断及卵巢内膜异位囊肿剥除）；4例行开腹手术，剥除卵巢子宫内膜异位囊肿的同时切除残角子宫或宫颈未发育的子宫，其中1例同时行阴道成形术。26例术中EM的诊断均经术后病理证实，3例术中未能诊断经术后病理确诊。

2.4　术后辅助治疗

分期为Ⅲ期、Ⅳ期，且术中盆腔腹膜病灶多、粘连重或术前痛经重的患者，术后给予辅助药物治疗，11例患者辅助药物治疗3～6个月：妈福隆（2例），醋酸甲羟孕酮（2例），内美通（4例，年龄不小于18岁），GnRH-a（3例，年龄不小于18岁），效果好，术后痛经减轻或消失。1例宫颈闭锁畸形患者行宫颈扩张和腹腔镜下卵巢内膜异位囊肿剥除术后2年发现宫颈又粘连且卵巢内膜异位囊肿复发，再次手术，术后用孕三烯酮治疗6个月。

3　讨论

3.1　青少年EM的特点

国外文献报道，青春期EM多表现为非周期性或周期性下腹痛，可达62.6%，青少年EM患者中胃肠道或膀胱症状较常见，而卵巢子宫内膜异位囊肿相对少见[4]。本资料中，门诊就诊的最初症状为痛经13例（44.8%），急性下腹痛4例（13.8%），卵巢囊肿6例（20.7%）。但B超检查提示有盆腔包块的28例，即因盆腔包块行手术确诊为EM有28例，占96.6%。国内外患者就诊原因中盆腔包块所占比例明显不同，主要原因可能是我国低于16岁的患者多先就诊于儿科，对其慢性盆腔痛症状倾向于用内、外科疾病解释，镇痛药效果不好的周期性或非周期性青少年下腹痛患者未能进一步作腹腔镜检查诊断，多数学者认为，青春期EM患者有盆腔包块或卵巢囊肿才有手术指征。

青少年EM可发生于初潮前，2005年Marsh等[5]报道了5例初潮前不伴有生殖道畸形的EM慢性腹痛患者，均小于13岁，其中最小者8.5岁，腹腔镜检查诊断为EM Ⅰ期。这难以用Sampson学说解释，但她们乳房均开始发育，Tanner Ⅰ～Ⅲ级，有学者认为，乳房初发育（thelarche）是女性青春期的第一个标志[6]，自此雌激素可以刺激米勒管胚性残余化生形成青少年EM，这是初潮前女孩发生EM的机制，因此，慢性盆腔痛女孩自乳房初发育起，EM应作为病因考虑在内。本组患者没有因慢性下腹痛行腹腔镜检查者，所以未发现初潮前的内异症。

女性生殖器梗阻性畸形和青少年EM有关[7,8]，这些患者经血逆流重，超过免疫清除能力，故EM发病率高，本组患者生殖器梗阻性畸形占27.6%，这验证了Sampson的经血逆流学说。Ugur等[8]研究发现，生殖器梗阻性畸形患者和非梗阻性畸形患者EM发生率分别为57.6%（15/26）和17.6%（21/119），差异有统计学意义。本组患者合并生殖道畸形8例，占27.6%，其中7例有严重长期的经血逆流，1例宫颈闭锁合并卵巢子宫内膜异位囊肿在术后2年又发现宫颈粘连、盆腔包块，提示女性生殖器梗阻性畸形和青少年EM有关。这类梗阻性畸形解决后EM病灶可自然消退[7]。

3.2　青少年EM的诊断与分期

直肠子宫陷凹是青少年EM的最常见部位，因此，三合诊或肛诊对青少年患者很重要，三维超声是发现盆腔包块的重要手段，能提示包块的性质，对诊断卵巢子宫内膜异位囊肿有重要意义，本研究中B超发现的盆腔包块均经手术证实，CA125无特异性，但是，青少年群体也可结合CA125辅助诊断，本组术前血清CA125 > 35U/ml者达81%。29例患者均因发现盆腔包块或者痛经药物治疗无效而行手术治疗，故EM确诊是根据手术所见及术后病检结果。

国外报道，青少年EM多在Ⅰ、Ⅱ期，几乎无Ⅲ、Ⅳ期[4]，如Marsh等[5]报道了5例初潮前EM患者均为Ⅰ期。本资料中，Ⅰ期只有2例（6.9%），绝大多数为Ⅲ、Ⅳ期期20例（69.0%），Ⅲ期7例（24.1%），这可能与本研究的病例几乎均以盆腔包块为手术指征而国外多以药物治疗无效的慢性下腹痛为手术指征有关，这也提示青少年EM可能随着年龄而进展，其他学者也有同样的观点[9]。本组表现为痛经或下腹痛的19例患者，出现症状至确诊的平均时间为2.64年（中位数2.5年），而Ballweg等[10]调查了4 000例确诊为EM的妇女，发现67%患者的首次症状在20岁以前出现，21%患者在15岁以前就有盆腔疼痛，从出现症状到确诊平均约9.28年，而诊断时EM的期别与以后的生育力成反比，所以早期诊断和合适的治疗在青少年患者中尤其重要，这对阻止疾病的进展和防止以后的不育有重要作用。由于口服避孕药和非甾体类抗炎药物无效的慢性腹痛的青少年EM发病率高，因此建议对他们进行诊断性腹腔镜检查。年龄满18岁且辅助检查排除卵巢囊肿的患者，可用GnRH-a试验性治疗，如果疼痛减轻或消失，可初步诊断为EM[4]。即使对青少年，腹腔镜也是安全有效的诊断工具[11]。

合并生殖道梗阻性畸形的患者发病通常比较早，本资料中无生殖道畸形21例患者的平均年龄与伴发生殖道畸形的8例患者的差异有统计学意义（t = 5.96，P = 0.00）。6例生殖道梗阻性畸形患者是在周期性或不规律下腹痛近2～4年才得到诊治，这个时间有待于缩短，所以青少年女性在乳房发育后出现周期性或非周期性下腹痛而无月经来潮时应警惕生殖道畸形的可能。本组3例有正常月经的上生殖道畸形患者，1例为双子宫双宫颈伴一侧宫颈闭锁，2例为残角子宫Ⅱ型（正常子宫腔但与单角子宫腔不通），因为有正常的月经来潮和周期，只表现为继发性痛经，比下生殖道梗阻性畸形更难早期诊断。所以痛经的青少年女性尤其是药物治疗效果不好的痛经患者应

及时到医院就诊。严重的畸形B超可以提示，B超诊断有困难而又怀疑生殖器畸形时，可行MRI检查，这对诊断青少年生殖道畸形有重要价值，且有助于判断子宫是否存在功能性内膜，及宫颈结构是否正常，从而选择合适的手术方式解除畸形。

3.3 青少年EM治疗

对青少年EM的治疗，以前主要从成人的研究中推论，并直接或间接地应用于青少年[12]。也有学者正逐步探究适合青少年EM患者的治疗方法。目前认为，对青少年EM患者宜在行腹腔镜检查确诊的同时给予治疗，具体的手术操作类似于成人的EM手术，如电灼小的异位病灶、分离粘连，剥除囊肿等，注意保留生育功能。本组诊断明确的附件囊肿行腹腔镜诊断和治疗，术前诊断合并畸形或盆腔包块不除外恶性者选择开腹手术，手术满意，无严重并发症，合并宫颈闭锁畸形的患者术后2年因为宫颈又出现粘连月经引流不畅，卵巢内膜异位囊肿复发。

术后辅助药物治疗的主要目的是治疗疼痛和抑制进展。口服避孕药是青少年EM患者的一线治疗，对小于16岁的EM患者是安全和有效的[4]，它常和非甾体类抗炎药物联合应用，以期更好的控制EM的相关疼痛。GnRH-a联合反加疗法用于治疗其他方法无效的青少年EM，其主要副作用是引起骨密度的改变，用药时需要严密监测骨密度[13]。美国妇产科医师学会（American College of Obstetricians and Gynecologists，ACOG）建议：对≤16岁的青春期EM患者，选用连续或周期性口服避孕药作为药物治疗的一线方案，>16岁的EM患者可考虑使用GnRH-a[4]。醋酸甲羟孕酮、雌激素/孕激素贴剂等均可以用于青少年EM患者，但孕三烯酮在国外青少年EM患者中应用很少。本组用内美通和GnRH-a的患者均满18岁，术后辅助药物治疗的选择主要是参考成人的治疗原则，即手术分期为Ⅲ期或Ⅳ期、盆腔粘连重、盆腔腹膜病灶多手术未能彻底消除及有痛经等症状的患者术后选择辅助药物治疗3～6个月。但目前对于药物治疗的时间及早期无明显症状的EM患者术后是否需要辅助药物治疗尚无一致意见，有学者认为

青少年EM患者需要维持长期的药物治疗直到生育年龄并完成生育为止[14]。ACOG也指出他们需要长期的联合激素治疗（如口服避孕药，雌激素/孕激素贴剂、醋酸甲羟孕酮等），而对此治疗无效的慢性腹痛青少年EM患者可考虑再次手术切除病灶、长期的GnRH-a联合反加治疗或到疼痛控制中心去接受治疗[4]。以后临床工作中可以参考ACOG的处理原则，但它还需要较大样本的前瞻随机对照研究予以证实。

参 考 文 献

[1] Goldstein DP, De Cholnoky C, Emans SJ. Adolescent endometriosis [J]. J Adolesc Health Care, 1980, 1（1）: 37-41.

[2] Lanfer MR, Goitein L, Bush M, et al. Prevalence of endometriosis in adolescent girls with chronic pelvic pain not responding to conventional therapy [J]. J Pediatr Adolesc Gynecol, 1997, 10（4）: 199-202.

[3] Ventolini G, Horowitz GM, Long R. Endometriosis in adolescence: a long-term follow-up fecundability assessment [J]. Reprod Biol Endocrinol, 2005, 3（1）: 141-144.

[4] American College of Obstetricians and Gynecologists. ACOG Committee Opinion. Number 310, April 2005. Endometriosis in adolescents [J]. Obstet Gynecol, 2005, 105（4）: 921-927.

[5] Marsh EE, Laufer MR. Endometriosis in premenarcheal girls who do not have an associated obstructive anomaly [J], Fertil Steril, 2005, 83（3）: 758-760.

[6] Batt RE, Mitwally MF. Endometriosis from thelarche to midteens: Pathogenesis and prognosis, prevention and pedagogy [J]. J Pediatr Adolesc Gynecol, 2003, 16（6）: 337-347.

[7] Audebert A. Characteristics of adolescent endometriosis: apropos of a series of 40 cases [J]. Gynecol Obstet Fertil, 2000, 28（9）: 450-454.

[8] Ugur M, Turan C, Mungan T, et al. Endometriosis in association with müllerian anomalies [J]. Gynecol Obstet Invest, 1995, 40（4）: 261-264.

[9] Bai SW, Cho HJ, Kim JY, et al. Endometriosis in an adolescent population: the severance hospital in Korean experience [J]. Yonsei Med J, 2002, 43（1）: 48-52.

[10] Ballweg ML. Big picture of endometriosis helps provide guidance on approach to teens: comparative historical da-ta show endo starting younger is more severe [J]. J Pediatr Adolesc Gynecol, 2003, 16（3）: S21-26.

[11] Tsikouras T, Liberis V, Galazios G, et al. Contribution of laparoscopy in young women with abdominal pain [J]. Clin Exp Obstet Gynecol, 2007, 34（3）: 168-170.

[12] Black AY, Jamieson MA. Adolescent endometriosis [J]. Curr Opin Obstet Gynecol, 2002, 14（5）: 467-474.

[13] Divasta AD, Laufer MR, Gordon CM. Bone density in adolescents treated with a GnRH agonist and add-back therapy for endometriosis [J]. J Pediatr Adolesc Gynecol, 2007, 20（5）: 293-297.

[14] Missmer SA, Cramer DW. The epidemiology of endometriosis [J]. Obstet Gynecol Clin North Am, 2003, 30（1）: 1-19.

青春期子宫内膜异位症

张庆霞　冷金花　郎景和

子宫内膜异位症（endometriosis，EM）是困扰育龄妇女的常见妇科疾患，研究表明青春期EM发病率并不低于成年妇女EM发病率，但由于其年龄等特殊性，尚未引起患者、家长以及医务工作者的足够重视，容易延误诊治。本文就青春期EM的发病率、发病机制、临床特点、诊断分期及治疗做一综述。

一、发病率

目前研究发现慢性盆腔痛的青春期EM发病率为25%～73%[1-3]，Goldstein等[1]的一项前瞻性的研究表明：腹腔镜检查发现慢性盆腔痛的青春期女性的EM发生率为45%，而Lanfer[3]发现对口服避孕药和非甾体类抗炎药物无效的慢性腹痛的青少年行腹腔镜检查发现EM发生率为70%，且慢性腹痛的青少年中，EM的发生率随年龄增加而增加，11～13岁为12%，20～21岁为54%。

二、发病机制

女性生殖器梗阻性畸形患者，经血逆流重，这和青春期EM有关[4,5]，这验证了Sampson提出的经血逆流学说。Schifrin等[4]发现6例有米勒管畸形的青少年患有EM，最年轻的1例是个12岁的阴道闭锁双角子宫合并阴道积血的患者。而这类梗阻性畸形解决后EM病灶可自然有时是完全消退[5,6]，这也符合"在位内膜决定论"[7]，即"在位内膜决定论"修正和完善了Sampson学说。这些文献多集中于国外20世纪70～80年代的几项小样本的病例研究，还需要设计良好的大样本的病例对照研究来证实。

然而青春期EM可发生于初潮前，这就难以用Sampson学说来解释。Bat[8]认为乳房初发育是女性青春期的第1个标志，这时雌激素开始作用，可以刺激米勒管胚性残余化生形成青春期EM，这是乳房初发育到月经初潮间的女孩发生EM的机制，因此慢性盆腔痛的女孩自乳房初发育起，EM应该作为一个病因考虑在内。2005年Marsh等[9]报道了5例初潮前不伴有生殖道畸形的表现为慢性腹痛的EM患者，年龄最小为8.5岁，乳房均开始发育，腹腔镜检查诊断EM Ⅰ期，他也认为青春期EM起源于米勒管胚性残余或体腔上皮化生。

Su等[10]报道了1例15岁女孩患有外阴肿物，切除后病理证实为外阴内膜异位症，并分析推测血管或淋巴管的转移是该患者盆腔外EM的发病机制。

所以跟成年EM发生一样，没有哪个学说能单独解释所有的青春期EM，不同年龄不同部位的青春期EM的发生也需要不同的理论解释。青春期EM的发生率随年龄增加而增加[3]说明其主要的机制可能是经血逆流学说及在位内膜决定论。

三、临床特点

青春期EM的表现与成年人不完全相同，国外研究认为其多表现为非周期性或周期性的腹痛[3,11]，胃肠道或膀胱症状在青春期EM患者中较常见（分别为34.3%，12.5%）[3]，而卵巢子宫内膜异位囊肿相对少见仅占2.6%[11]。国内研究中因盆腔包块手术而确诊的青春期EM比例较国外高，张帝开等[12]研究43例青春期EM患者结果表明患者就诊的主要症状为盆腔包块（42%）、痛经（35%）、慢性腹痛（23%）、急性腹痛（9%）。朱雪琼等[13]研究20例青春期EM患者：痛经或无周期性慢性下腹部疼痛就诊的占50%，而以盆腔包块就诊的约45%。

国内外就诊原因中盆腔包块所占比例明显不同，主要原因有以下凡点：①我国＜16岁的患者一般就诊于儿科，对其出现的症状倾向于用内、外科疾病来解释，镇痛药效果不好的周期性或非周期性青少年腹痛患者未像国外那样做进一步的腹腔镜检查诊断；②多数大夫认为青春期患者有盆腔包块或卵巢囊肿才有手术指征。

青春期EM常有高概率米勒管发育异常[4,5]，杨佳欣等[14]报道的6例青春期EM患者中4例伴生殖道畸形，张帝开[12]报道的43例患者中有9例（21%）伴生殖道畸形；故梗阻性生殖道畸形患者诊治时应警惕合并EM。

四、诊断与分期

EM是一种进展性疾病，Ventolini等[15]对28例青春期子宫内膜异位症患者经过8.6年的长期随访，发现诊断时疾病的期别与以后的生育力成反比。Ballweg等[16]调查了4 000例确诊为EM的妇女，发现67%患者的首次症状在20岁以前出现，21%患者在15岁以前就有盆腔疼痛。患者从出现症状到确诊平均约需9.28年，其中4.67年是由于患者未及时就诊的原因，而另外的4.61年却是因为医生未及时确诊的缘故。所以早期诊断和合适的治疗在青春期EM患者中显得尤其重要，这可以阻止该病的进展和防止以后的不育。

（一）诊断

1. 盆腔检查　红色病变是青春期EM的主要病变形式，主要位于直肠子宫陷凹，引起疼痛故对触诊敏感，因此轻柔的肛诊对青少年尤为重要。Goldstein等[1]研究发现青春期EM患者术前最常见的体征是触痛（有或没有结节）。在检查过程中还应注意有无合并生殖道畸形。

2. 血清标志物和影像学检查　研究认为可以通过评估经期血清CA125水平相对于月经周期中除外经期其他时间的变化来对内异症进行临床诊断[17]。日本学者Harada等[18]亦报道，血清CA19-9浓度和美国生育协会修正分期（Revised American Fertility Society，r-AFS）评分有明显相关性。三维超声不仅对卵巢子宫内膜异位囊肿，对其他妇科疾病的鉴别也有所帮助。B型超声可作为首选的非侵入性检查方法，而MRI对青少年生殖道畸形有重要的诊断价值。

3. 试验性治疗　对于口服避孕药和非甾体类抗炎药物无效的慢性腹痛的青少年，若年龄大于18岁又不愿行腹腔镜检查，在排除了卵巢囊肿后可用GnRH-a做试验性治疗，如果疼痛减轻或消失，可初步诊断EM[19]。

4. 腹腔镜检查　非甾体类抗炎药及口服避孕药无效的慢性盆腔痛的患者中，青春期EM的发病率较高，宜行腹腔镜检查，这对青少年是安全有效的诊断工具[20]。青春期EM在腹腔镜下以非典型的子宫内膜异位症病变为主，主要表现为红色火焰状、白色水泡状或无色透明状，临床医生在探查腹腔时应高度警惕。因为无色透明状病灶在腹腔镜下较难发现，Laufer等[11]提出采用流动性的林格液或生理盐水冲洗液来辅助鉴别。EM从青春期的非典型病变到成年人的典型病变，可能是一个自然进程。腹腔镜下组织活检取得病理诊断能帮助确诊青春期EM。但是初潮前的EM镜下可以只表现为血管增生、含铁血黄素沉积、巨噬细胞增殖、有基质但找不到明确腺体[21]。

（二）分期

青春期EM的r-AFS分期，国外报道多在Ⅰ、Ⅱ期，几乎无Ⅲ、Ⅳ期[3,9]，如Marsh等[9]报道了5例初潮前EM患者，腹腔镜检查诊断均为Ⅰ期。Bai等[22]对39例韩国青春期EM患者（14～21岁，平均20.1岁）进行研究，发现大部分的患者为Ⅱ期，占44%，Ⅲ、Ⅳ期能占46%。而国内资料回顾性分析却发现患者以Ⅲ、Ⅳ期居多，可达75%[13]，这可能与国内这些患者其手术指征多为盆腔包块而没有对慢性盆腔痛的青少年行腹腔镜检查有关。

五、治疗

对于子宫内膜异位症的治疗，以前主要从成人的研究中推论，并直接或间接地应用于青少年[23]。目前认为该类患者宜行腹腔镜检查确诊的同时给予治疗，术后辅助药物治疗（包括镇痛药物），减少复发，并根据青少年的特点进行心理治疗和教育。

具体的手术操作类似于成人EM的手术，如电灼小的异位病灶、分离粘连，剥除囊肿等，但宜保留生育功能。对有梗阻性生殖道畸形的患者，应及时进行生殖道成形术，解除梗阻。术后需用药物来控制疼痛，抑制激素分泌而减缓病程进展，减少复发，药物选择时必须考虑患者的年龄、症状的严重程度、疾病的分期。Stavroulis 等[24]对31例药物治疗无效的慢性盆腔痛青少年患者行腹腔镜检查，11例诊断为EM（35.5%），其中5例是轻中度EM，6例为重度EM，均实行了腹腔镜治疗，术后药物辅助治疗，疗效满意。常用的术后治疗方法如下。

1. 口服避孕药 是青春期EM患者的一线治疗，对＜16岁的EM患者也是安全和有效的[19]。它常和非甾体类抗炎药物联合应用，以期更好地控制EM相关疼痛。它使用方便、疗效肯定、副作用轻微，对青少年的身高、体重、体重指数（BMI）以及近期体脂百分比无明显影响[25]，无使用期限。它最常见的不良反应是不规则的出血。

2. 达那唑 达那唑治疗EM痛经症状效果明显，但因有明显的雄激素等副作用，目前发达国家已少用。

3. 孕激素 孕激素类药物副作用小，是青春期EM患者长期治疗的好选择[26]，其中甲羟孕酮（Medroxyprogesterone，MPA）最常用。然而Ballweg[16]研究了3 751个EM患者，表明MPA与联合应用口服避孕药、促性腺激素释放激素激动剂（gonadotropin-releasing hormone agonist，GnRH-a）及镇痛药物相比，耐受性最差、镇痛效果最差。

4. GnRH-a反加疗法 GnRH-a是目前公认的治疗成人EM最有效的药物，用于青春期EM也有很好的疗效，其主要的副作用是引起骨密度的改变，用醋酸炔诺酮反向添加治疗能明显减轻GnRH-a骨质丢失的副作用，因此建议，对≤16岁的青春期EM患者，选用连续或周期性口服避孕药作为药物治疗的一线方案，＞16岁的EM患者可考虑使用GnRH-a[19]。

5. 其他 Ballweg[27]强调了心理治疗，即抓住青少年的心理生理特点，给予鼓励、安慰；Greco[28]认为青春期EM药物治疗配合认知－行为疗法、物理疗法的等多种治疗方法的综合应用以减轻青春期EM的一个主要症状下腹痛，从而提高其生活质量。

总之，青春期EM发病率类似于成人，是多因素疾病，尚无哪种学说能解释所有的青少年患者的发病。临床症状多为非周期性腹痛或周期性腹痛，而腹腔镜下表现多为红色病变等非典型病变，对于慢性腹痛及痛经的青少年应及早到医院诊治，可疑子宫内膜异位症者应及早行腹腔镜检查明确诊断，高度敏感和特异的早期诊断方法尚待探索。青春期EM治疗的目标主要是控制疼痛，保留其生殖功能、延缓复发和进展。腹腔镜诊断及治疗是首选的手术方式，术后需要辅助药物治疗，以减轻疼痛和防止复发。口服避孕药是一线治疗药物，但对16周岁以下的青少年GnRH-a应慎用，以免影响骨质发育。还应从心理、精神、认知行为等多个方面进行个体化治疗。

参 考 文 献

[1] Goldstein DP, De Cholnoky C, Emans SJ. Adolescent endometriosis [J]. J Adolesc Health Care, 1980, 1 (1): 37-41.

[2] Kontoravdis A, Hassan E, Hassiakos D, et al. Laparoscopic evaluation and management of chronic pelvic pain during adolescence [J]. Clin Exp Obstet Gynecol, 1999, 26 (2): 76-77.

[3] Lanfer MR, Goitein. L, Bush M, et al. Prevalence of endometriosis in adolescent girls with chronic pelvic pain not responding to conventional therapy [J]. J Pediatr Adolesc Gynecol, 1997, 10 (4): 199-202.

[4] Schifrin BS, Erez S, Moore JG. Teenage endometriosis [J]. Am J Obstet Gynecol, 1973, 116 (7): 973-980.

[5] Sanfilippo JS, Wakim NG, Schikler KN, et al. Endometriosis in association with uterine anomaly [J]. Am J Obstet Gynecol, 1986. 154 (1): 39-43.

[6] Audebert A. Characteristics of adolescent endometriosis: apropos of a series of 40 cases [J]. Gynecol Obstet Fertil, 2000, 28 (9): 450-454.

[7] 郎景和. 子宫内膜异位症研究的新里程. 中华妇产科杂志, 2005, 40 (1): 3-4.

[8] Batt RE, Mitwall MF. Endometriosis from thelarche to midteens: pathogenesis and prognosis, prevention and pedagogy [J]. J Pediatr Adolesc Gynecol, 2003, 16 (6): 337-347.

［9］Marsh EE，Laufer MR．Endometriosis in premenarcheal girls who do not have an associated obstructive anomaly［J］．Fertil Steril，2005，83（3）：758-760．

［10］Su HY，Chen WH．Extra-pelvic endometriosis presenting as a vulvar mass in a teenage girl［J］．International Journal of Gynecol and Obstet，2004，87（3）：252-253．

［11］Laufer MR，Sanfilippo J，Rose G．Adolescent endometriosis：diagnosis and treatment approaches［J］．J Pediatr Adolesc Gynecol，2003，16（3）：3-11．

［12］张帝开，覃春容，杨冬梓．青春期子宫内膜异位症43例临床分析［J］．中华妇产科杂志．2004，39（10）：687-689．

［13］朱雪琼，朱雪洁，吕杰强，等．青春期子宫内膜异位症20例临床分析［J］．中国实用妇科与产科杂志，2006，22（8）：600-601．

［14］杨佳欣，沈铿，冷金花，等．青少年子宫内膜异位症六例临床分析［J］．中华妇产科杂志，2001，36（12）：721-722．

［15］Ventolini G，Horowitz GM，Long R．Endometriosis in adolescence：a long-term follow-up fecundability assessment［J］．Reprod Biol Endocrinol，2005，3（1）：141-144．

［16］Ballweg MI．Big picture of endometriosis helps provide guidance on approach to teens：comparative historical data show endo starting younger is more severe［J］．J Pediatr Adolesc Gynecol，2003，16（3 suppl）：21-26．

［17］Hasan K，Hulya A，Nurettin D．Use of CA125 fluctuation during the menstrual cycle as a tool in the clinical diagnosis of endometriosis［J］．Eur J Obstet Gynecol Reprod Boil，2004，116（1）：85-88．

［18］Harada T，Kubota T，Aso T．Usefulness of CA19-9 versus CA125 for the diagnosis of endometriosis［J］．Fertil Steril，2002，78（4）：733-739．

［19］American College of Obstetricians and Gynecologists．ACOG Committee Opinion．Number 310．April 2005．Endometriosis in adolescents［J］．Obstet Gynecol，2005，105（4）：921-927．

［20］Elsheikh A，Milingos S，Kallipolitis G，et al．Ovarian tumors in young females，a laparoscopic approach［J］．Eur J Gynaecol Oncol，2001，22（3）：243-244．

［21］Laufer MR．Premenarcheal endometriosis without an associated obstructive anomaly：Presentation，diagnosis，and treatment［J］．Fertil Steril，2000，74（3）：15-18．

［22］Bai SW，Cho HJ，Kim J Y，et al．Endometriosis in an adolescent population：the severance hospital in Korean experience．Yonsei Med J，2002，43（1）：48-52．

［23］Black AY，Jamieson MA．Adolescent endometriosis［J］．Curr Opin Obstet Gynecol，2002，14（5）：467-474．

［24］Stavroulis Al，Saridogan E，Creighton SM，et al．Laparoscopic treatment of endometriosis in teenagers［J］．Eur J Obstet Gynecol Reprod Biol，2006，125（2）：248-250．

［25］Torn L，Lin HM，Matthews AE，et al．Oral contraceptive use by teenage women does not affect body composition［J］．Obstet Gynecol，2002，100（2）：235-239．

［26］Attaran M，Gidwani GP．Adolescent endometriosis［J］．Obstet Gynecol Clin North Am，2003，30（2）：379-390．

［27］Ballweg ML．Big picture of endometriosis helps provide guidance on approach to teens：comparative historical data show endo starting younger，is more severe［J］．J Pediatr Adolesc Gynecol，2003，16（3 Suppl）：21-26．

［28］Greco CD．Management of adolescent chronic pelvic pain from endometriosis a pain center perspective［J］．J Pediatr Adolesc Gynecol，2003，16（3 Suppl）：17-19．

内异症合并生殖道畸形67例临床分析

王　姝　郎景和　朱　兰

【摘要】目的：通过对内异症合并生殖道畸形病例的临床分析，探讨两者之间的联系及内异症的发病机制。方法：回顾性分析2000年1月至2010年4月北京协和医院收治的67例经手术及病理检查确诊的内异症合并生殖道畸形患者的临床资料。结果：67例内异症患者按合并畸形的种类分为梗阻型19例（梗阻型畸形组）和非梗阻型48例（非梗阻型畸形组）。①年龄及症状：梗阻型畸形组患者平均年龄为（22±8）岁，非梗阻型畸形组患者平均年龄为（32±7）岁，两组比较，差异有统计学意义（P＜0.05）。梗阻型畸形组患者的主要症状为痛经或慢性盆腔痛（14/19）和闭经（8/19）；而非梗阻型畸形组患者的主要症状为不孕（35%，17/48）、痛经或慢性盆腔痛（31%，15/48）和自然流产（21%，10/48）。②内异症分度及不同类型内异症的发生率：梗阻型畸形组患者中，中重度（Ⅲ～Ⅳ期）内异症占11/19，非梗阻型畸形组患者中，中重度内异症占40%（19/48），但两组比较，差异无统计学意义（P＞0.05）。各种类型内异症（腹膜型内异症、卵巢型内异症、子宫腺肌症）的发生率在两组间比较，差异均无统计学意义（P＞0.05）。非梗阻型畸形组患者中，双子宫、双角子宫、中隔子宫患者的中重度内异症所占比例比较，差异也无统计学意义（P＞0.05）。结论：内异症的严重程度与合并生殖道畸形的种类无关，内异症的发生除经血逆流外，可能有其他内在因素的影响。

【关键词】子宫内膜异位症；生殖器，女（雌）性；先天畸形

Clinical study of 67 cases of endometriosis coexisting with genital tract anomalies. *Wang Shu，Lang Jinghe，Zhu Lan*

【Abstract】Objective：To investigate the pathogenesis of endometriosis by studying endometriosis coexisting with variable genital tract anomalies and analysis the association between obstructive or non-obstructive anomalies with endometriosis. Methods：From January 2000 to April 2010，a total of 67 cases of endometriosis coexisting with genital tract anomalies undergoing treatment in Peking Union Medical College Hospital were studied retrospectively. Results：According to subtypes of concurrent genital tract anomalies，67 cases were divided into 19 cases in obstructive group and 48 cases in non-obstructive group. ① Age and symptoms：the mean age were（22±8）years in obstructive group and（32±7）years in non-obstructive group，which reached statistical difference（P ＜ 0.05）. The major symptoms were dysmenorrheal or chronic pelvic pain（14/19）and amenorrhea（8/19）in obstructive group. However，in non-obstructive group，the major symptoms were dysmenorrheal or chronic pelvic pain（31%，15/48）and infertility（35%，17/48）and abortion（21%，10/48）. ②Degree and incidence of endometriosis：the moderate or severe endometriosis was 11/19 in obstructive group and 40%（19/48）in non-obstructive group，which did not show statistical difference（P ＞ 0.05）. The incidence of peritoneal endometriosis，ovarian endometriosis，adenomyosis did not show significant difference between two groups（all P ＞ 0.05）. The rate of moderate or severe endometriosis coexisting with duplex uterus，uterus bicornis and uterus septus did not show significant difference in non-obstructive group（P ＞ 0.05）. Conclusions：The severity of endometriosis showed no association with obstructive anomalies. The results implied that there might be other factors involved in pathogenesis of endometriosis.

【Key words】Endometriosis；Genitalia，female；Congenital abnormalities

内异症是育龄期妇女的常见病之一，发病率为10%～15%，而慢性盆腔痛患者中内异症占80%[1]。内异症的发病机制仍是一个未解之谜，传统的学说包括经血逆流和/或种植学说、上皮化生学说、免疫机制的参与以及遗传学背景等。根据经典的经血逆流理论推论，生殖道梗阻应是内异症发生的高危因素。但临床上，生殖道梗阻患者不合并内异症的病例很常见[2-4]，相关的文献报道结论也不甚一致。本研究对在北京协和医院就诊并接受手术治疗的内异症合并生殖道畸形患者的临床资料进行分析，旨在分析两者之间的联系，并从该角度进一步对内异症的发病机制进行探讨。

资料与方法

一、资料来源及方法

回顾性分析2000年1月至2010年4月北京协和医院妇产科收治的11 220例内异症患者中合并生殖道畸形的80例患者［发生率为0.713%（80/11 220）］的临床资料。剔除11例单纯子宫腺肌症患者及2例单纯腹壁内异症患者后，67例内异症患者（合并或不合并子宫腺肌症）纳入本研究。生殖道畸形通过开腹或腹腔镜手术探查，必要时联合宫腔镜检查确诊，依据美国生育学会（AFS，1988）修订的女性生殖道畸形分类标准进行分类。内异症及子宫腺肌症均经手术病理证实在宫腔以外的组织中见到子宫内膜腺体及间质；根据1985年AFS修订的内异症分期法（r-AFS）进行内异症分期；根据中华医学会妇产科学分会内异症协作组2006年公布的"子宫内膜异位症诊断与治疗规范"进行内异症分类。按合并畸形的种类分为梗阻型畸形组19例和非梗阻型畸形组48例。见表1。

二、统计学方法

应用SPSS 17.0软件进行统计学分析。采用

表1 两组内异症患者合并生殖道畸形分类

组别	生殖道畸形类型	例数
梗阻型畸形组		19
	残角子宫（无交通型）	5
	阴道斜隔综合征（一侧阴道或宫颈闭锁）[a]	5
	双子宫一侧残角子宫伴对侧阴道闭锁	2
	阴道闭锁（伴或不伴宫颈发育不良）	5
	宫颈闭锁	1
非梗阻型畸形组		48
	双子宫、双宫颈、双阴道	4
	双角子宫	13
	中隔子宫伴或不伴双宫颈、双阴道	26
	单角子宫	1
	阴道纵隔（部分性）	3
	先天性无阴道	1

注：a阴道斜隔综合征中，1侧阴道闭锁患者4例，1侧宫颈闭锁患者2例

非参数分析 t 检验、χ^2 检验及Fisher精确概率法。

结　　果

一、两组患者年龄及临床症状

67例患者平均就诊年龄为（29±8）岁（11～48岁）。梗阻型畸形组内异症患者年龄（22±8）岁，非梗阻型畸形组患者年龄（32±7）岁，两组比较，差异有统计学意义（$P < 0.05$）。梗阻型畸形组内异症患者的主诉主要为痛经或慢性盆腔痛（74%，14/19）和闭经（42%，8/19）；非梗阻型畸形组患者的主诉主要为不孕（35%，17/48）、痛经或慢性盆腔痛（31%，15/48）和自然流产（21%，10/48）。

二、两组患者内异症分类

67例患者中，腹膜型内异症（peritoneal

endometriosis，PEM）55例，其中梗阻型畸形组11例（58%，11/19），非梗阻型畸形组44例（92%，44/48）；卵巢型内异症（ovarian endometriosis，OEM）37例，其中梗阻型畸形组14例（74%，14/19），非梗阻型畸形组23例（48%，23/48）；子宫腺肌症（adenomyosis，AM）19例，其中梗阻型畸形组6例（32%，6/19），非梗阻型畸形组13例（27%，13/48）。各种类型内异症的发生率两组间比较，差异均无统计学意义（P均＞0.05）。

三、两组患者内异症分期

考虑到轻度（Ⅰ～Ⅱ期）内异症在临床诊断时可能存在遗漏，故本回顾性研究仅统计中重度（Ⅲ～Ⅳ期）内异症的发病情况。中重度内异症在梗阻型畸形组的发生率为（58%，11/19），非梗阻型畸形组的发生率为（40%，19/48），两组比较，差异无统计学意义（P＞0.05）。在非梗阻型畸形组中，双子宫（50%，2/4）、双角子宫（54%，7/13）和中隔子宫（73%，19/26）患者的中重度内异症发生率比较，差异无统计学意义（P＞0.05）。此外，单角子宫和先天性无阴道（MRKH综合征）患者各1例，均为轻度（Ⅰ～Ⅱ期）内异症，而阴道纵隔的3例患者均为重度内异症。

在非梗阻型畸形组中，轻度和中重度内异症患者的就诊年龄（P＝0.087）、初潮年龄（P＝0.394）、月经期天数（P＝0.629）、孕次（P＝0.583）、产次（P＝0.143）比较，差异均无统计学意义。

67例患者中有13例患者还合并其他器官系统畸形，其中11例泌尿系统畸形［包括9例一侧肾缺如、1例泌尿生殖窦存留及输尿管异位于膀胱颈、1例多发性泌尿生殖消化道畸形双子宫，左侧残角子宫及右侧阴道下段闭锁，泄殖腔存留（尿道开口异位＋先天性无肛门＋直肠开口异位）］；2例肛门直肠畸形（包括1例先天性肛门闭锁，另1例为上述多发畸形患者）；1例脊柱畸形（为上述多发畸形患者）；1例先天性室间隔缺损。13例合并其他器官系统畸形者在梗阻型畸形组有9例（47%，9/19），非梗阻型畸形组4例（8%，4/48），两组比较，差异有统计学意义

（P＜0.05）；且其他器官系统畸形中以泌尿系统畸形为主（P＜0.01）。

讨　论

迄今为止，Sampson的经血逆流学说仍是内异症病因学的主流和经典学说。依此理论推测，生殖道畸形与内异症发生、发展间可能存在某种联系。梗阻型生殖道畸形患者有更多经血逆流入盆腔，故理应合并更严重的盆腔内异症。但国内外相关研究甚少，仅有的少数研究报道，且角度各异，结论也不甚一致[5-8]。Olive和Henderson[9]对64例米勒管畸形并行开腹手术治疗的患者合并内异症的情况进行了研究，结果显示，梗阻型畸形患者及非梗阻型畸形患者内异症的发生率分别为77%、37%，有宫腔和阴道积血的患者及无积血患者内异症发生率分别为89%、38%，从而得出经血逆流增多会增加内异症发生的结论。然而，该研究仅入组了开腹手术患者，可能有部分梗阻型畸形患者未行开腹手术而遗漏了内异症的诊断，导致结果偏倚。Ugur等[10]的研究包括186例米勒管畸形患者与3 240例对照，发现米勒管畸形患者的内异症发生率较对照组并无明显升高（分别为19.8%，19.1%），但梗阻型畸形患者较非梗阻型畸形患者合并内异症的概率增高，而非梗阻型畸形患者与对照组比较，差异无统计学意义。Fedele等[2]对743例因不孕症行腹腔镜手术的患者进行分析发现，内异症的发生率在非梗阻型畸形患者与无生殖道畸形患者中比较，差异并无统计学意义（分别为30.8%、38.5%，P＞0.05），其中单角子宫较其他类型非梗阻型畸形患者内异症发生率高（分别为55%、28%），但与对照组比较，无显著差异。Heinonen[11]报道，20例单角子宫患者（合并或不合并对侧残角子宫）中有4例合并内异症。Buttram等[12]报道，28例中隔子宫患者中内异症发生率为32%。Heinonen[11]关于双子宫畸形的研究发现，内异症的发生率为16%（7/45），其中6例为非梗阻型畸形。Nawroth[13]等报道，中隔子宫患者内异症的发生率为（25.8%，31/120），显著高于对照组的15.2%（74/486），但该研究病例多为轻度内异症（中隔组100.0%，对照组95.9%）。

本研究对经病理检查确诊的内异症患者合

并生殖道畸形的情况进行回顾性研究，意欲对梗阻型和非梗阻型生殖道畸形与内异症发病的关系提供一些临床循证的资料。与既往研究结果相似，梗阻型畸形的内异症患者更年轻，很多为青少年；而非梗阻型畸形的内异症患者均为育龄期女性，符合一般内异症的发病年龄特点。青少年内异症患者多因痛经、原发性闭经就诊；而育龄期内异症患者多因不孕、慢性盆腔痛和自然流产史就诊。该结果提示除生殖道畸形导致患者病症外，合并的内异症是加重患者症状的重要因素之一，处理时要予以兼顾。

本研究结果显示，合并内异症的生殖道畸形患者中，中重度内异症的比例在梗阻型畸形组和非梗阻型畸形组间比较，无统计学差异。Heinonen[11]关于双子宫的相关研究结果与本研究结果一致，即梗阻型和非梗阻型患者中，中重度内异症的比率无显著差异（分别为11.1%、15.0%）。由此推论，导致内异症的发生、发展，除经血逆流外，可能还存在其他重要原因导致的某些患者逆流经血中的子宫内膜更容易种植和生长于盆腔，可能与患者盆腔局部的免疫清除调节功能异常有关，由此认为，内异症患者在位内膜本身的异常特质可能起关键作用[14,15]。

此外，部分非梗阻型畸形导致子宫内膜面积增加，考虑是否这些患者逆流经血中内膜数量也会相应增加，进而对内异症的发生、发展产生影响。本研究还发现，除外发病年龄、初潮年龄、月经期天数、孕次、产次可能的影响后，非梗阻型畸形组中，不同类型畸形患者之间（双子宫、双角子宫、中隔子宫），中重度内异症比例也没有显著性差异。Demir等[16]的研究表明，因不孕症就诊的中隔子宫患者中，完全中隔子宫与部分中隔子宫患者内异症的发生率比较，也无显著差异（分别为8.7%，18.8%），与本研究结果类似。但事实上，准确估计内异症与生殖道畸形的发生率都是困难的，因为对于无症状患者，可能对两者的诊断均会有遗漏。临床诊断的内异症患者并非均能得到手术病理证实，发现的生殖道畸形患者尤其是非梗阻型畸形患者也经常未能获得准确诊断和分类。因此，设计相关的前瞻性研究，全面进行影像学或宫腹腔镜联合检查明确畸形类型、准确内异症分期，可能会有助于得出更加明确的结论。

综上所述，梗阻型生殖道畸形患者与非梗阻型生殖道畸形患者内异症发生率比较，无明显差异，不同类型非梗阻型畸形患者的中重度内异症发生率比较，也没有显著差异。提示除经血逆流外，可能有其他内在的原因决定着内异症的发生、发展。

参 考 文 献

［1］郎景和. 子宫内膜异位症研究的理论和实践：发病、诊断和治疗的"三化"［J］. 中华妇产科杂志，2011，46（11）：801-802.

［2］Fedele L，Bianchi S，Di Nola G，et al. Endometriosis and nonobstructive müllerian anomalies［J］. Obstet Gynecol，1992，79（4）：515-517.

［3］Keltz MD，Berger SB，Comite F，et al. Duplicate cervix and vagina associated with infertility，endometriosis，and chronic pelvic pain［J］. Obstet Gynecol，1994，84（4 Pt 2）：701-703.

［4］Sanfilippo JS，Wakim NG，Schikler KN，et al. Endometriosis in association with uterine anomaly［J］. Am J Obstet Gynecol，1986，154（1）：39-43.

［5］Mulchahey KM. Management quandary. Severe dysmenorrhea due to obstructive anomaly［J］. J Pediatr Adolesc Gynecol，2002，15（3）：175-177.

［6］Taylor EL，McComb PF. Removal of a non-communicating horn may not affect persistence or recurrence of endometriosis：a case report［J］. J Obstet Gynaecol Can，2007，29（3）：247-249.

［7］Acien P. Endometriosis and genital anomalies：some histogenetic aspects of external endometriosis［J］. Gynecol Obstet Invest，1986，22（2）：102-107.

［8］Nazir Z，Rizvi RM，Qureshi RN，et al. Congenital vaginal obstructions：varied presentation and outcome［J］. Pediatr Surg Int，2006，22（9）：749-753.

［9］Olive DL，Henderson DY. Endometriosis and Müllerian anomalies［J］. Obstet Gynecol，1987，69（3 Pt 1）：412-415.

［10］Uğur M，Turan C，Mungan T，et al. Endometriosis in association with müllerian anomalies［J］. Gynecol Obstet Invest，1995，40（4）：261-264.

［11］Heinonen PK. Clinical implications of the didelphic uterus: long-term follow-up of 49 cases ［J］. Eur J Obstet Gynecol Reprod Biol, 2000, 91（2）: 183-190.

［12］Buttram VC Jr, Zanotti L, Acosta AA, et al. Surgical correction of the septate uterus ［J］. Fertil Steril, 1974, 25（4）: 373-379.

［13］Nawroth F, Rahimi G, Nawroth C, et al. Is there an association between septate uterus and endometriosis ? ［J］. Hum Reprod, 2006, 21（2）: 542-544.

［14］Portelli M, Pollacco J, Sacco K, et al. Endometrial seedlings. A survival instinct ? Immunomodulation and its role in the pathophysiology of endometriosis ［J］. Minerva Ginecol, 2011, 63（6）: 563-570.

［15］Liu H, Lang JH. Is abnormal eutopic endometrium the cause of endometriosis ? The role of eutopic endometrium in pathogenesis of endometriosis ［J］. Med Sci Monit, 2011, 17（4）: 92-99.

［16］Demir B, Dilbaz B, Karadag B, et al. Coexistence of endometriosis and uterine septum in patients with abortion or infertility ［J］. J Obstet Gynaecol Res, 2011, 37（11）: 1596-1600.

子宫内膜异位症合并非梗阻性生殖道畸形51例临床分析

王　姝　刘海元　郎景和　朱　兰

【摘要】目的：通过对本院妇产科收治的子宫内膜异位症合并非梗阻性生殖道畸形病例的临床分析，探究该病的临床特点、治疗及两者之间的联系。方法：回顾性分析2000年1月至2012年4月本院收治的51例经手术及病理确诊的子宫内膜异位症合并非梗阻性生殖道畸形病例，对该组患者的临床资料进行总结分析。结果：患者平均年龄（31.6±6.2）岁，主要症状为不育56.9%（29/51）、痛经或慢性盆腔痛47.1%（24/51），其中不育患者中不良孕史为37.9%（11/29）。51例患者中行内镜手术为80.4%（41/51），行开腹手术为19.6%（10/51）；术后平均随诊（41.7±18.6）个月；有生育要求的29例患者中，自然妊娠32例次，人工流产7例次，自然流产6例次，活产19例次，活产率为78%（19/25）。无生育要求的22例患者中，症状持续缓解率为77.3%（17/22），症状复发率为22.7%（5/22）。结论：子宫内膜异位症合并非梗阻性生殖道畸形患者的主要症状为不育、疼痛和不良孕史；个体化的手术治疗可以提高患者的生育能力，改善患者的疼痛症状。

【关键词】子宫内膜异位症；生殖道；先天畸形；治疗

Endometriosis complicated with non-obstructive congenital malformation of genital tract: clinical data analysis of 51 patients. *Wang Shu*, *Liu Haiyuan*, *Lang Jinghe*, *Zhu Lan*

【Abstract】Objective：To investigate the clinical characteristics and treatment in endometriosis patients complicated with non-obstructive congenital malformation of genital tract by analyzing clinical data of 51 patients from Peking Union Medical College Hospital（PUMC）. Methods：The data of 51 patients of endometriosis complicated with non-obstructive congenital malformation of genital tract in PUMC hospital from January 2000 to April 2012 were retrospectively analyzed. Results：The mean age of patients was（31.6±6.2）. The main symptoms were infertility［57%（29/51）］, dysmenorrhea and chronic pelvic pain［47.1%（24/51）］. Within the infertile patients, 37.9%（11/29）had a history of abnormal pregnancy. In all 51 patients, 80.4%（41/51）had endoscopic surgery and 19.6%（10/51）had laparotomy. The mean time of follow-up was（41.7±18.6）months. In 29 patients with fertile demand, there were 32 times of spontaneous pregnancy, 7 times of artificial abortion, 6 times of spontaneous abortion and 19 times of live birth with a live birth rate of 78%（19/25）. In 22 patients without fertile demand, 77.3%（17/22）had pain relieved and 22.7%（5/22）had pain recovery after surgery. Conclusions：The main symptoms of endometriosis patients complicated with non-obstructive congenital malformation of genital tract are infertile, pain and history of abnormal pregnancy. Individualized surgery can improve fertility and relieve pain symptoms.

【Key words】Endometriosis；Genital tract；Congenital malformation；Treatment

子宫内膜异位症（简称内异症）是育龄妇女的常见病，发病率为10%～15%[1]。内异症的发病机制不甚清楚，经典的假说包括经血逆流种植学说、上皮化生学说、淋巴系统播散学说等。

根据经典的经血逆流理论，生殖道梗阻是内异症发生的高危因素，亦有相关文献报道[1-3]。然而，内异症合并非梗阻性生殖道畸形相关的文献报道甚少。本研究拟对在我院接受手术治疗的一组内异症合并非梗阻性生殖道畸形的病例进行临床分析，旨在探讨该类病例的临床特点和治疗方法。

资料与方法

一、研究资料

回顾性分析 2000 年 1 月至 2012 年 4 月本院妇产科收治的 12 236 例内异症患者，其中共有 51 例内异症（伴或不伴子宫腺肌症）合并非梗阻性生殖道畸形患者纳入本研究。生殖道畸形通过开腹或腹腔镜探查，必要时联合宫腔镜检查确诊，依据美国生殖协会（1988）修订的女性生殖道畸形分类标准［AFS（1988）］进行分类[4]。内异症及子宫腺肌症经手术病理证实，根据 1996 年修订的美国生殖医学学会（ASRM）分期法进行内异症分期[5]；根据我国内异症协作组 2006 年颁布《内异症诊断与治疗规范》进行分类[6]。

二、统计学分析

采用 SPSS17.0 统计学软件，使用非参数分析、t 检验、χ^2 检验及 Fisher 精确概率法行统计学分析，$P < 0.05$ 为有统计学意义。

结　果

一、本组患者的临床特点

51 例患者就诊时的平均年龄为（31.6±6.2）岁，平均孕、产次分别为（2.3±0.6）及（0.8±0.4）次；患者主要症状为不育（56.9%，29/51）、痛经或慢性盆腔痛（47.1%，24/51）；不育患者中有 2 次以上自然流产史及胚胎停育史占 37.9%（11/29）。

本组内异症患者有三种类型，分别是盆腔腹膜内异症、卵巢内异症、子宫腺肌症，其发病率分别为 92.2%（47/51）、49.0%（25/51）和27.5%（14/51）；轻度内异症（Ⅰ～Ⅱ级）占47.1%（24/51），中重度内异症（Ⅲ～Ⅳ级）占52.9%（27/51）。卵巢内异症中，分布在左侧卵

巢为 48%（12/25），右侧卵巢为 44%（11/25），两者概率无显著差异（$P > 0.05$），双侧卵巢分布为 8%（2/25）。

本组患者生殖道畸形的详细分类见表 1。本组中不同类型畸形患者中，中重度内异症发生率是：双子宫为 40%（2/5）、双角子宫为 50%（7/14）和纵隔子宫为 55.5%（15/27），患者中重度内异症发生率无显著性差异（$P > 0.05$）。此外，1 例单角子宫患者为轻度内异症，而 3 例阴道纵隔的患者均为重度内异症。

表 1　内异症患者合并非梗阻性生殖道畸形分类

生殖道畸形类型	n	构成比（%）
双子宫双宫颈双阴道	5	9.8
双角子宫	14	27.5
纵隔子宫伴或不伴双宫颈双阴道	27	52.9
单角子宫	2	3.9
阴道纵隔（部分性）	3	5.9

本组患者还合并有 4 例其他系统畸形，包括 3 例泌尿系畸形（单侧肾缺如）和 1 例先天性心脏室间隔缺损。

二、治疗

51 例患者的手术方式：采用内镜手术（腹腔镜伴或不伴宫腔镜）为 80.4%（41/51），行开腹手术为 19.6%（10/51）；其中子宫切除为 11.8%（6/51），巧克力囊肿剥除为 68.6%（35/51），行一侧附件切除为 19.6%（10/51）；同时行生殖道畸形矫正的患者包括：双角子宫行子宫整形为57.1%（8/14），子宫纵隔切除为 37.1%（10/27），阴道纵隔切除为 1/3。术后平均随诊（41.7＋18.6）个月，有生育要求的 29 例患者中，自然妊娠 32 次，人工流产 7 次，自然流产 6 次，活产 19 次，活产率为 76%（19/25）；无生育要求的 22 例患者中，症状持续缓解率为 77.3%（17/22），症状复发为 22.7%（5/22）。症状复发患者中，2 例再次腹腔镜手术证实巧克力囊肿复发，并行附件切除，术后予促性腺激素释放激素激动剂（GnRH-a）治疗 3 个月，随诊（10.2±4.6）个月症状无复发；另 3 例症状复发者放置左炔诺

孕酮（曼月乐）环，症状持续缓解。

讨 论

本研究结果表明，内异症合并非梗阻畸形患者多为育龄期女性，与一般内异症的发病年龄相当。临床主要症状为不育、各种类型的疼痛和不良孕史，这三种主要症状的发生率均明显高于普通内异症人群，这与文献[1, 7,8]报道一致。文献报道非梗阻性生殖道畸形患者内异症发生率明显增加。Fedele等[1]发现单角子宫患者内异症发病率高达55%。Heinonen等[8]关于双子宫畸形研究中发现内异症的发病率为16%。Buttram等[9]报道28例纵隔子宫中内异症发生率为32.1%。双子宫、纵隔子宫和双角子宫等非梗阻性生殖道畸形患者的子宫内膜面积增加，逆流入腹腔内的经血就会增加。根据经典的经血逆流种植学说可以解释这类患者内异症的发病率增加的原因。另外，内异症可以引起不育并导致流产的发生率增加，同时合并有生殖道畸形也增加了流产和不育的概率，两者的作用叠加导致患者的症状加重。

本研究对不同类型的非梗阻性生殖道畸形患者合并内异症的情况进一步行分组研究。结果表明，双角子宫、双子宫、纵隔子宫患者发生中重度内异症的概率无显著性差异；Demir等[10]报道，完全子宫纵隔与部分子宫纵隔患者内异症的发生率无显著差异（8.7% vs 18.8%），与本研究结果类似。本研究还发现，3例阴道纵隔患者均合并重度盆腔内异症，在既往研究中未见相关报道，该现象很难仅用经血逆流理论来解释。由此推论，导致内异症发生发展除经血逆流外，可能还存在其他重要原因导致某些患者逆流内膜更容易种植生长于盆腔，可能与患者盆腔局部的免疫清除调节功能异常有关，内异症患者在位内膜本身的异常特质可能起关键作用[11,12]。

本研究中，患者行开腹手术的比率明显低于内镜手术。开腹手术指征主要为：既往手术史导致盆腔严重粘连、需要保留生育功能的腺肌瘤剔除、子宫纵隔切除及整形等。可见，前者手术通常更为复杂、困难。因此，该组患者术前要充分评估盆腔内异症病变程度、粘连程度及生殖道畸形矫正手术难度，个体化地选择手术方式。内异症本身、尤其中重度内异症往往合并严重盆腔粘连，该类患者同时又合并生殖道畸形，还有部分患者合并泌尿系畸形，因而手术探查时需格外注意盆腔器官解剖，避免泌尿系的损伤。本组患者经充分术前评估和仔细术中探查，个体化地选择了不同的手术方式，无严重并发症出现。

手术过程中既要考虑内异症的处理，还要兼顾生殖道畸形的矫正，因此手术难度较大。对于无生育要求的患者，由于生殖道畸形为非梗阻性无需处理，主要的治疗原则为内异症的治疗；对于有生育要求的患者，为保留卵巢功能需要剔除巧克力囊肿，同时需纠正生殖道畸形。本组患者中，对于无生育要求患者手术以子宫切除、单侧附件切除为主，部分年轻患者首次手术亦行巧克力囊肿剔除。手术效果满意，症状持续缓解率为77.3%。对于症状复发患者则需要考虑综合治疗，除了再次手术外，还可以考虑使用GnRH-a和左炔诺孕酮(曼月乐)环等药物控制症状，本组5例复发患者经综合治疗均取得满意效果。对于有生育要求患者则全部行巧克力囊肿剔除，对于有孕史不良的双角子宫、子宫纵隔、阴道纵隔患者则行相应的畸形矫正手术。手术效果满意，活产率达78%。

综上所述，内异症患者合并生殖道非梗阻性畸形患者的临床表现以不育、疼痛和不良孕史为主，中重度内异症患者比例高；经充分术前评估和个体化的手术治疗可以达到满意的治疗效果。

参 考 文 献

［1］Fedele L，Bianchi S，Di Nola G，et al. Endometriosis and nonobstructive müllerian anomalies［J］. Obstet Gynecol，1992，79（4）：515-517.

［2］Keitz MD，Berger SB，Comite F，et al. Duplicate cervix and vagina associated with infertility，endometriosis，and chronic pelvic pain［J］. Obstet Gynecol，1994，84（4 Pt 2）：701-703.

［3］Sanfilippo JS，Wakim NG，Schikler KN，et al. Endometriosis in association with uterine anomaly［J］. Am J Obstet Gynecol，1986，154（1）：39-43.

［4］No authors listed. The American Fertility Society classifications of adnexal adhesions, distal tubal occlusion, tubal occlusion secondary to tubal ligation, tubal pregnancies, mullerian anomalies and intrauterine adhesions［J］. Fertil Steril, 1988, 49（6）: 944-955.

［5］No authors listed. Revised American Society for Reproductive Medicine classification of endometriosis: 1996［J］. Fertil Steril, 1997, 67（5）: 817-821.

［6］中华医学会妇产科学分会子宫内膜异位症协作组. 子宫内膜异位症的诊断与治疗规范［J］. 中华妇产科杂志, 2007, 42（9）: 645-648.

［7］Ugur M, Turan C, Mungan T, et al. Endometriosis in association with Müllerian anomalies［J］. Gynecol Obstet Invest, 1995, 40（4）: 261-264.

［8］Heinonen PK. Clinical implications of the didelphic uterus: long-term follow-up of 49 cases［J］. Eur J Obstet Gynecol Reprod Biol, 2000, 91（2）: 183-190.

［9］Buttram VC Jr, Zanotti L. Acosta AA, et al. Surgical correction of the septate uterus［J］. Fertil Steril, 1974, 25（4）: 373-379.

［10］Demir B, Dilbaz B, Karadag B, et al. Coexistence of endometriosis and uterine septum in patients with abortion or infertility［J］. J Obstet Gynaecol Res, 2011, 37（11）: 1596-1600.

［11］Portelli M, Pollacco Sacco K, et al. Endometrial seedlings. A survival instinct? immunomodulation and its role in the pathophysiology of endometriosis［J］. Minerva Ginecol 2011, 63（6）: 563-570.

［12］Liu H, Lang JH. Is abnormal eutopic endometrium the cause of endometriosis? The role of eutopic endometrium in pathogenesis of endometriosis［J］. Med Sci Monit, 2011, 17（4）: RA92-99.

绝经后子宫内膜异位症22例临床分析

冯凤芝　郎景和　朱　兰　冷金花　刘珠凤　孙大为

【摘要】目的：探讨绝经后子宫内膜异位症（内异症）的临床特点。方法：回顾性分析我院自1993年6月至2002年6月手术证实的22例绝经后内异症患者的临床资料。结果：患者年龄47～65岁，平均55.6±4.8岁。主要症状有盆腔包块15例，绝经后阴道流血9例，阴道分泌物增多2例，慢性盆腔疼痛1例。19例（86.4%）术前误诊。22例均行全子宫加双附件切除术。Ⅰ、Ⅱ期3例，Ⅲ、Ⅳ期19例。术后病理证实合并子宫肌瘤13例，子宫腺肌症7例，子宫内膜癌2例，卵巢癌1例。随诊时间超过6个月的有12例，其中HRT者7例均无复发。结论：绝经后内异症很可能是绝经前就存在的。临床表现不典型，常常与其他激素依赖性疾病同时存在，易于漏诊。全子宫加双附件切除术是诊断及治疗的主要方法。

【关键词】绝经后；子宫内膜异位症；诊断；治疗

Clinically Characteristic Analysis of 22 Patients with Postmenopausal Endometriosis. *Feng Fengzhi，Lang Jinghe，Zhu Lan，Leng Jinhua，Liu Zhufeng，Sun Dawei*

【Abstract】Objective：To describe the clinical feature of postmenopausal endometriosis. Methods：From June 1993 to June 2002，there were 22 patients of postmenopausal endometriosis treated with surgery in our hospital. Clinical data were analyzed retrospectively. Results：The average age was 55.6±4.8 years old. The average period of menopause was 5.6±3.7 years. 8 patients had the history of dysmenorrhea，with 3 patients diagnosed of endometriosis before，one patient had received hormonal replacement therapy（HRT）for 5 years. Chief complaint included 15 cases of pelvic mass，9 cases of postmenopausal vaginal bleeding，2 cases of increased discharge and one chronic pelvic pain. Endometriosis were not preoperatively considered in 19 cases. All patients underwent total hysterectomy and bilateral salpingo-oophorectomy. Stages of r-AFS were 3 cases of stage Ⅰ and Ⅱ，19 cases of stage Ⅲ and Ⅳ. The final pathologic findings of 22 cases were endometriosis with leiomyoma in 13 cases，adenomyosis in 7，endometrial carcinoma in 2 and ovarian cancer in 1.12 patients had followed up for more than 6 months，and 7 of them received HRT without evidence of recurrence. Conclusions：Postmenopausal endometriosis was most likely the persistence of premenopausal endometriosis. Because its clinical picture was atypical and it was often consistent with other hormone-dependent diseases，it was often misdiagnosed. Total hysterectomy and bilateral salpingo-oophorectomy was the critical methods for diagnosis and treatment. Postoperative HRT seemed not to result in relapse.

【Key words】Postmenopause；Endometriosis；Diagnosis；Therapy

　　子宫内膜异位症（内异症）是一种激素依赖性疾病，绝经后缺乏雌激素的刺激，异位内膜组织大多萎缩，故绝经后内异症并不多见。本研究分析了我院22例绝经后内异症患者的临床资料，以探讨绝经后内异症患者的临床特点，现报道如下。

1　临床资料

　　1993年6月至2002年6月，在我院因内异症行手术治疗的病例共2 004例，其中卵巢子宫内膜异位囊肿（巧克力囊肿）1 792例，占89.4%。绝经后内异症22例，占1.10%。分析此22例患者的临床资料。

1.1 一般资料

22例患者的年龄为47～65岁，平均55.6±4.8岁，绝经年限1～15年，平均5.6±3.7年。孕次0～6次，平均2.5±1.8次；产次0～5次，平均1.5±1.1次，其中原发不孕3例（13.6%）。22例中1例有部分宫颈切除术史；1例有宫颈裂伤修补术史；8例（36.4%）有痛经史；3例（13.6%）既往诊断为内异症，其中1例进行过假绝经治疗（棉酚），另2例未行治疗；1例（4.5%）在诊断前曾行绝经后激素替代治疗（HRT）5年。

1.2 临床表现及诊断

患者就诊的主要症状为盆腔包块和绝经后阴道流血等（表1）。13例术前进行过血清CA125水平的测定，CA125值为1.8～35.9U/ml，平均15.36±7.61U/ml。除3例（13.6%）既往有内异症史的患者在术前诊断为内异症外，其余19例（86.4%）术前均误诊或漏诊。除7例（31.8%）仅为内异症外，其余15例均合并其他妇科疾病，包括子宫肌瘤13例、子宫腺肌瘤7例、子宫内膜腺癌2例和卵巢透明细胞癌1例（卵巢透明细胞癌为左侧，大小19cm×16cm×13cm，右侧为卵巢巧克力囊肿）。

表1　22例绝经后内异症患者的主要症状

症状[①]	例数（n）	%
盆腔包块	15	68.2
绝经后阴道流血	9	40.9
阴道分泌物增多	2	9.1
慢性盆腔疼痛	1	4.5

注：①一个患者可能有一个以上症状

1.3 内异症病灶部位及临床分期

22例患者的卵巢中均有内异症病灶，占100%。11例左侧，7例右侧，4例位于双侧卵巢。7例同时有盆腔腹膜异位灶和/或子宫骶韧带深部结节异位灶。根据1985年美国生育协会评分标准进行分期[1]：Ⅰ期2例，Ⅱ期1例，Ⅲ期11例，Ⅳ期8例。

1.4 子宫内膜的组织学检查

22例患者中，14例在子宫的手术标本中有子宫内膜的显微镜检查，其结果：增殖期子宫内膜6例（42.9%），萎缩的子宫内膜6例（42.9%），内膜癌2例（14.2%）。

1.5 治疗与预后

22例均进行了全子宫加双附件切除术，14例经腹，7例经腹腔镜，1例因合并卵巢透明细胞癌开腹行卵巢癌分期手术，手术切除干净，Ⅰa期。有10例时进行了盆腔粘连松解术。术后有9例（40.9%）患者进行HRT，1例内膜癌患者进行大剂量孕激素治疗半年，1例卵巢癌患者进行了以顺铂为主的化疗6疗程。随诊时间1～103个月，平均17.1±23.5个月，随诊时间超过6个月的有12例，其中HRT者7例，均无复发。2例内膜癌和1例卵巢癌，分别随诊17个月、24个月和18个月，均存活。

2　讨论

2.1 绝经后内异症的发生

一般认为内异症是育龄妇女易患的疾病，可以发生于初潮至绝经前的任何年龄[2]。绝经前妇女，内异症的发生率可达10%，绝经后诊断的内异症仅有2%～4%[3]。本研究中，绝经后诊断的内异症占同期住院行手术治疗的内异症患者的1.10%。

内异症是一种雌激素依赖性疾病。育龄妇女的卵巢是雌激素合成的主要场所，绝经后卵巢失去功能，雌激素主要在脂肪和皮肤等卵巢外组织中合成。有文献[3]报道，70%的绝经后内异症患者为肥胖者，肾上腺产生的雄烯二酮在外周脂肪组织中转化为雌酮，脂肪组织越多，转化为雌激素的雄烯二酮就越多，导致肥胖者的雌激素水平较高，性腺外雌激素的生成可能是绝经后内异症发生的原因。此外，绝经后的HRT[4]或应用三苯氧胺治疗乳腺癌[5]等疾病时，医源性的雌激素水平增加也可引起内异症。但由于本研究是回顾性的，大多数患者没有诊断内异症之前的雌激素水平及体重指数的记录。尽管如此，从有子宫内膜组织学检查的14例患者的结果来看，有6例为增殖期内膜，2例为子宫内膜腺癌，间接提示这些患者可能有相对高的雌激素水平。而且13例（59.1%）和7例（31.8%）的患者分别合并有子宫肌瘤和子宫腺肌症，而子宫肌瘤和子宫腺肌症又是公认的雌激素依赖性疾病；子宫肌瘤的平滑肌细胞和子宫腺肌症异位内膜的间质细胞，可能通过促进芳香化酶的合成而增加性腺外的雌激素合成。

大多数绝经后内异症可能是在育龄期误诊或漏诊的内异症[3]。绝经后，小的异位症病灶逐渐吸收，而较大的病灶特别是卵巢巧克力囊肿不易完全消失，可以在绝经后存在多年。我院2004例内异症卵巢中巧克力囊肿的发生率占89.4%，而22例绝经后内异症者的卵巢中都发现有内异症病灶，提示这些患者的内异症更可能是绝经前就存在的，至于绝经后HRT是否为促进绝经后内异症发生的主要原因，本研究仅有1例术前进行过HRT，故尚不能定论。

2.2　绝经后内异症的临床特点及诊断

本研究患者的主要症状是盆腔包块、绝经后阴道流血、阴道分泌物增多，仅36.4%的患者有痛经史，而文献[2]报道50%～70%的内异症有痛经，缺乏典型症状。但病变期别较重，Ⅲ、Ⅳ期患者占86.4%。

为明确绝经后内异症的诊断，需要详细询问病史，既往是否有原发或继发不孕，是否有盆腔包块，是否有痛经，是否行HRT，由于大多数病例合并各种各样的其他妇科疾患，致使术前诊断内异症比较困难。当进行HRT的绝经后患者出现盆腔疼痛和盆腔包块，以及因其他妇科疾患行手术时，应该想到内异症的可能，术中仔细检查双侧卵巢，本研究19例（86.4%）的内异症就是在手术时才发现的。绝经后内异症的CA125水平并不高，不能作为一个诊断指标。

本研究有1例（4.5%）内异症合并卵巢癌患者，尽管异位灶与癌组织分别位于两侧卵巢，不符合Sampson内异症恶变的诊断标准[6]，但由于左侧卵巢透明细胞癌肿瘤体积较大，其异位内膜也可能早期位于癌组织原发灶内而后为生长旺盛的癌组织所排挤或破坏，从而掩盖了其与内异症发生的关系。另外，若病理取材不够充分，也将导致一些内膜异位灶被遗漏，故不能排除内异症恶变的可能。另有2例（9%）子宫内膜腺癌与内异症共存，主诉均为绝经后阴道流血，这可能与绝经后高雌激素水平持续刺激有关。但遗憾的是本研究并没有进行术前血雌激素水平的测定。

2.3　绝经后内异症的治疗

由于内异症是一种雌激素依赖性疾病，使体内雌激素水平降低是治疗该病的关键。正常绝经后妇女体内雌激素水平已较低，因此用药物如达那唑、GnRH-a降低雌激素水平治疗绝经后的内异症可能无效。由于该病有恶变可能，且易于和其他妇科疾病共存，我们认为还是应行手术根治，术中尽量切除干净并仔细检查卵巢及子宫内膜有无恶变迹象，尤其是卵巢巧克力囊肿体积大于10cm以及主诉绝经后阴道流血者，必要时术中送快速冷冻病理检查。但由于绝经后雌激素的来源主要是性腺外合成，而芳香化酶在性腺外雌激素的合成中起着重要的促进作用，故对于严重的内异症也可以考虑术后辅助应用芳香化酶抑制剂，目前已有芳香化酶抑制剂成功治疗绝经后严重内异症的报道[7]。

本研究的22例患者均进行了全子宫加双附件切除术。术后进行HRT且随诊时间超过6个月者有7例，均无复发。这提示，绝经后内异症妇女切除子宫后，应用激素替代治疗也是可行的，似乎并不增加其复发率，但由于病例数较少，尚不能下结论。

总之，绝经后内异症的发生并非十分少见，临床表现不典型，术前易漏诊，多数合并其他妇科疾患，尤其是存在盆腔包块和绝经后阴道流血的情况下，应当想到合并存在内异症的可能，为明确诊断及减少恶变，最好行根治性手术治疗。术后进行HRT似乎并不增加其复发率。

参 考 文 献

［1］Buttram VC Jr. Evolution of the revised American Fertility Society classification of endometriosis［J］. Fertil Steril，1985，43（3）：347-350.

［2］连利娟，林巧稚. 妇科肿瘤学（第3版）［M］. 北京：人民卫生出版社，2000：697-714.

［3］Punnonen R，Klemi PJ，Nikkanen V. Postmenopausal endometriosis［J］. Eur J Obstet Gynecol Reprod Biol，1980，11（3）：195-200.

［4］Goh JT，Hall BA. Postmenopausal endometrioma and hormonal replacement therapy［J］. Aust N Z J Obstet Gynaecol，1992，32（4）：384-385.

［5］Buckley CH. Tamoxifen-associated postmenopausal endometriosis［J］. Histopathology，1997，31（3）：296.

［6］Fukunage M，Nomura K，Ishikawa E，et al. Atypical endometriosis：its close association with malignant epithelial tumors［J］. Histopathology，1997，30（3）：249-255.

［7］Takayama k，Zeitoun K，Gunby RT，et al. Treatment of severe postmenopausal endometriosis with an aromatase inhibitor［J］. Fertil Steril，1998，69（4）：709-713.

45岁以上子宫内膜异位症患者的临床特点及分析

冯凤芝　郎景和　朱　兰　金　滢　冷金花　刘珠凤　孙大为

【摘要】目的：探讨45岁以上子宫内膜异位症（内异症）患者的临床特点和治疗。**方法**：回顾性分析我院手术治疗的288例45岁以上内异症患者的临床资料。结果：288例患者主要临床表现为盆腔包块（76.7%）、痛经（49.3%）、异常阴道流血（29.2%）；术中发现合并其他妇科疾病者76.0%，其中妇科恶性肿瘤或癌前病变5.9%；根治性手术60.4%，保留卵巢功能的手术34.7%，保留生育功能的手术4.9%；术后73例（25.3%）行假孕治疗，18例（6.3%）行假绝经治疗；78例（27.1%）行激素替代治疗。随诊超过6个月者175例（60.8%，复发率2.9%（5/175）。结论：45岁以上内异症临床表现不典型，常与其他激素依赖性疾病并存，合并妇科恶性肿瘤及癌前病变的概率较高，建议行根治性手术，术后进行激素替代治疗不增加复发。

【关键词】子宫内膜异位症；年龄；治疗；复发

Endometriosis in Women Aged 45 Years Old or More.
Feng Fengzhi，Lang Jinghe，Zhu Lan，Jin Ying，Leng Jinhua，Liu Zhufeng，Sun Dawei

【Abstract】Objective：To investigate the clinical features and treatment of endometriosis in women aged 45 or older. **Methods**：All the clinical data of 288 cases of endometriosis in women aged 45 or older who received surgical treatment in our hospital from Jan 1st，1995 to Dec 31st，2002 were reviewed retrospectively. **Results**：The patients' age ranged from 45 to 67. The main clinical presentation included pelvic mass（76.7%）dysmenorrhea（49.3%）and abnormal vaginal bleeding（29.2%）. 76% of the patients had other gynecological diseases such as leiomyoma（61.8%），adenomyoma（37.8%），and gynecological malignant neoplasm or precancerous lesions（5.9%）that including three ovarian cancers，one ovarian borderline tumor，one uterine sarcoma，two endometrial cancers and six atypical hyperplasia，and four CIN. 60.4% of the patients underwent hysterectomy and bilateral salpingo-oophorectomy，34.7% underwent hysterectomy，4.9% received fertility-sparing surgical treatment. Progesterone was given to 73 cases（25.3%）after surgery and 18 cases（6.3%）received pseudo-menopause treatment. 78 cases（27.1%）received hormone replacement therapy. 245 patients（85.1%）were followed up，175 of whom were followed for more than six months，cases relapsed 6 to 36 months after surgery，the relapse rate was 2.9%. **Conclusions**：Women aged 45 years old or more with endometriosis often have atypical presentations and other estrogen dependent diseases；they also have high incidence of gynecological neoplasm and precancerous lesions. Total hysterectomy and bilateral salpingo-oophorectomy is recommended to these patients. Postoperative hormone replacement therapy does not seem to increase the incidence of relapse.

【Key words】Endometriosis；Age；Treatment；Relapse

　　子宫内膜异位症（EM）已经成为妇科的常见病和多发病，日益受到重视。一般认为EM是行经年龄的疾患，可以发生于初潮至绝经前的任何年龄。但近年来，随着腹腔镜检查的推广及对本病认识水平的提高，EM在年龄较大的患者甚至绝经后的患者中也并非少见，然而有关较大年龄患者的资料至今尚少有报道。我们认为，较大年龄EM患者的就诊症状、处理方法以及预后与年轻患者存有一定差异，故对其临床特点进行探讨十分必要，本研究的目的旨在探讨45岁以上EM患者的临床特点。现将结果报道如下。

1 资料和方法

1.1 资料来源

自1995年1月1日至2002年12月31日8年间，我院妇科共收治经病理证实的45岁以上的EM患者288例，所有患者均接受手术治疗。

1.2 研究方法

记录所有患者的临床资料：①一般资料：年龄、孕、产次、既往EM史；②就诊的主要症状：痛经、性交痛、慢性盆腔疼痛、原发不孕、继发不孕、盆腔包块、月经异常等；③血清CA125值；④手术时间；⑤EM类型：卵巢型、腹膜型、深部结节型及其他部位的EM；⑥EM手术治疗方式：腹腔镜和开腹两种途径，其中每种途径又包括保留生育功能（保留子宫及至少一侧卵巢）、保留卵巢功能（子宫切除，保留至少一侧卵巢）和根治性手术（全子宫双附件切除术）3种术式；⑦术后辅助药物治疗：假孕、假绝经；⑧随诊时间及复发情况。

1.3 复发

定义EM复发与疾病未控之间的界限很难界定。我们这里使用的复发定义为：当患者结束手术治疗，药物治疗或者手术和药物联合治疗的6个月之后，症状重新出现，或者出现附件包块，或者血清CA125值高于正常，这3项中具有2项及以上者，称为EM复发。

2 结果

2.1 一般情况

288例45岁以上EM患者，年龄45～67岁，平均（48±4岁）；孕次0～6次（2.0±1.3次），产次0～5次（1.0±0.6次），其中原发不孕30例

（10.4%），继发不孕12例（4.2%），34例（11.8%）有剖宫产史；绝经患者19例（6.6%），绝经年限1.5～15年。

2.2 临床特点及诊断

2.2.1 临床表现

患者就诊的主要症状为盆腔包块221例（76.7%），痛经142例（49.3%），阴道异常流血84例（29.2%），慢性盆腔疼痛26例（9.0%），性交痛7例（2.4%），腰痛、肾盂积水2例。多数患者不止一个症状。

2.2.2 既往EM史

既往因EM行手术治疗的患者29例，根据临床症状与体征诊断EM并行相应药物治疗17例，临床怀疑EM而未治疗5例。总计51例（17.7%）。

2.2.3 CA125检测

术前130例进行了血清CA125测定，为0.1～441.4U/ml，≥35U/ml者占47.7%（62/130）。

2.2.4 其他伴随疾病

除69例（24.0%）外，其余219例均合并其他妇科疾病，包括子宫肌瘤178例（61.8%）；子宫腺肌症109例（37.8%）；卵巢子宫内膜异位囊肿癌变3例，分别为腺癌、透明细胞癌以及透明细胞和子宫内膜样混合癌，且均为Ⅰ期；卵巢子宫内膜异位囊肿不典型增生1例；子宫肉瘤（高分化）1例；子宫内膜癌2例（0.7%）；子宫内膜单纯、复杂或不典型增生共6例（2.1%）；宫颈上皮内瘤变（CIN）4例（1.4%）。有的患者具有多个并发症。

2.2.5 术前诊断

144例根据病史、临床症状、盆腔检查和辅助检查（超声和血CA125）术前初步诊断为EM，术前的正确诊断率为50%（144/288）。

2.2.6 EM的类型

卵巢型260例（90.3%），腹膜型79例（27.4%），深部结节型75例（26.0%），膀胱和输尿管EM各1例。同一患者可有多种类型。

2.3 治疗

2.3.1 手术治疗

开腹手术225例（78.1%），腹腔镜手术63

例（21.9%）。其中根治性手术174例（60.4%），保留卵巢功能100例（34.7%），保留生育功能14例（4.9%）；同时进行盆腔粘连分离术175例（60.8%）。2例因EM导致腰痛、肾盂积水，同时进行了输尿管膀胱再植术。1例透明细胞癌及1例透明细胞和子宫内膜样混合癌进行了卵巢癌分期手术，1例腺癌进行了根治性手术。

2.3.2 药物治疗

手术治疗后，根据术中所见及手术方式，向患者交代病情及术后行药物治疗的利弊，由患者选择术后是否进行药物治疗及选用何种药物治疗。结果术后有73例（25.3%）进行了假孕治疗，分别为保留卵巢功能34例、根治性手术34例和保留生育功能5例；18例（6.3%）进行了假绝经治疗，分别为保留卵巢功能11例、根治性手术4例和保留生育功能3例；用药时间3～6个月。

2.3.3 其他

经过手术或手术和药物治疗后的288例患者中，有78例（27.1%）行激素替代治疗，其中根治性手术70例和保留卵巢功能8例。3例卵巢EM癌变者进行了3～6个疗程的化疗。

2.4 随诊

随诊245例（85.1%），随诊时间1～110个月。175例（60.8%）随诊超过6个月，仅有5例复发，复发率2.9%（5/175），复发时间在术后6～36个月。5例复发者的术前CA125水平12.4～37.3U/ml。行根治性手术的95例、保留卵巢功能手术的68例和保留生育功能手术治疗的12例复发率分别为1.1%（1/95）、4.4%（3/68）和8.3%（1/12）；175例中术后经假孕治疗、假绝经治疗和无治疗的复发率分别为5.9%（4/68）、0%（0/16）和1.1%（1/91）；术后激素替代治疗（治疗时间6～87个月，中位数18个月）的复发率2.6%（2/78），其中1例为根治性手术，未进行激素替代治疗为3.1%（3/97）。5例复发者中，除1例再次进行了根治性手术，其余4例仅行药物对症处理。1例行保留卵巢功能手术的患者，在术后60个月时发现卵巢透明细胞癌，进行了肿瘤细胞减灭术，目前已随访48个月，无瘤生存。

3 讨论

3.1 45岁以上EM患者的临床特点

EM是指具有生长活力的子宫内膜组织在子宫腔以外部位的异常生长。最常见的症状是痛经、性交痛、慢性盆腔痛和不孕[1]。本研究中，45岁以上患者的主要症状是盆腔包块（占76.7%），CA125水平 ≥ 35U/ml者仅占47.7%，术前诊断率50%，最常见的类型为卵巢型，表明45岁以上妇女的EM缺乏典型症状，测定CA125水平对明确诊断意义不大，术前易漏诊，因此进行盆腔包块的鉴别诊断中应想到EM的可能，尤其既往有EM病史者。

本组病例中，近70%的患者合并有其他妇科雌激素依赖性疾病，包括60%以上合并有子宫肌瘤，40%左右合并有子宫腺肌症，0.7%合并子宫内膜癌和2%合并子宫内膜增生。1.4%（4/288）的卵巢子宫内膜异位囊肿发生恶性变或癌前病变，同文献报道的恶变率0.7%～1.5%相符[2,3]。另有4.5%（13/288）的患者合并有生殖道其他恶性肿瘤或癌前病变，包括子宫内膜癌、子宫内膜增生、宫颈上皮内瘤变和子宫肉瘤，表明45岁以上EM妇科恶性肿瘤或癌前病变的发生率高达5.9%。

3.2 45岁以上EM的治疗

本研究结果显示，随诊的175例患者总的复发率仅为2.9%，且保留卵巢功能手术以及保留生育功能手术的复发率为4.4%和8.3%，从而提示对于年龄45岁以上的EM患者，采用保守性手术或根治性手术都十分有效。但本研究5.9%的患者合并有生殖道恶性肿瘤或癌前病变，1例保留卵巢功能手术的患者在随诊60个月时发现卵巢透明细胞癌，可见45岁以上患者合并其他妇科雌激素依赖性疾病的概率明显增高，故对其治疗应有别于生育年龄妇女，我们认为对于45岁以上的EM患者进行根治性手术治疗似乎更为妥当。

一直以来多采用假孕疗法及假绝经疗法对不愿手术的EM患者进行药物治疗。但药物只是暂时抑制病情，而不能治愈，停药后复发率高。有学者提出手术结合药物治疗可降低复发率[4]。本病例资料显示：术后假孕治疗、假绝经治疗和未治疗的复发率分别为5.9%、0%和1.1%，表明术后联合药物治疗并不降低复发率。我们认为对45岁以上EM患者不论采用何种手术方式治疗后，似乎都不再需要为预防复发而术后联合药物治疗。但本资料为回顾性，术后联合药物治疗的指征多数病例记录不完全，故尚不能得出术后不需要联合药物治疗的结论。

本资料中27.1%的患者术后进行了激素替代治疗，复发率2.6%，未行激素替代治疗者为3.1%，提示术后激素替代治疗并不增加复发的危险性。有报道激素替代治疗可导致残存EM病灶的恶化[5]，故为缓解绝经后症状、预防骨质疏松，对于EM手术治疗后拟进行激素替代治疗者，术中应尽量将异位灶切除干净，并且激素替代治疗期间定期随访。

总之，45岁以上妇女的EM临床表现不典型，术前易漏诊，多数合并其他妇科疾患，且合并生殖道恶性肿瘤或癌前病变的概率高，最好行根治性手术治疗。不论采用保守性手术或根治性手术，复发率均不高，术后联合药物治疗不减少复发，术后进行激素替代治疗不增加复发。

参 考 文 献

[1] Skenazi B，Warner ML．Epidemiology of endometriosis [J]．Obstet Gynecol Clin North Am，1997，24（2）：235-258．

[2] Heaps JM，Nieberg RK，Berek JS．Malignant neoplasms arising in endometriosis [J]．Obstet Gynecol，1990，75（6）：1023-1028．

[3] 张蕴玉，黄惠芳，连利娟，等．子宫内膜异位症与卵巢上皮性癌的关系 [J]．中华妇产科杂志，1999，34（9）：544-546．

[4] Vercellini P，Crosignani PG，Fadini R，et al．A gonadotrophin-releasing hormone agonist compared with expectant management after conservative surgery for symptomatic endometriosis [J]．Br J Obstet Gynecol，1999，106（7）：672-677．

[5] Lavery S，Gillmer M．Malignant transformation of residual endometriosis in women on unopposed oestrogen hormone replacement therapy [J]．BJOG，2001，108（10）：1106-1107．

子宫腺肌症

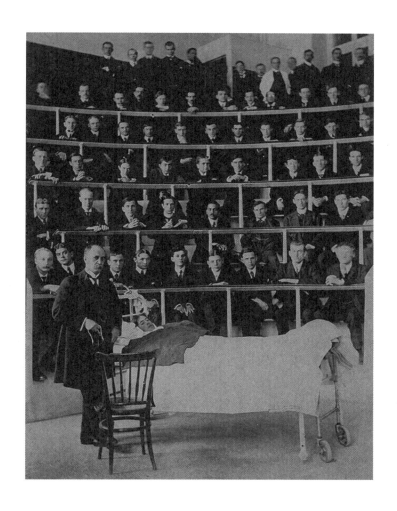

题 记

这是一个一直被争论的问题，就如同它的命名一样。

先前，把子宫腺肌症归为内在性子宫内膜异位症，以区别卵巢、腹膜等子宫以外的内异症；后来，又索然将其置于子宫内膜异位症之外而"另立门户"。

我们认为，无论从发生学、症状、治疗，子宫腺肌症与"众多"的内异症均属同类，只是内异症病灶的部位不同罢了。

因此，复杂的问题简单化了。科学探索的轨迹大抵是简单的问题复杂化（如看到苹果落地而想到……），进而再将简单化，是为认识和解决问题。

关于子宫腺肌症的处理流程，提出一个建议，企望讨论、定夺。

十、子宫腺肌症

子宫内膜异位症和腺肌症患者子宫内膜雌激素受体的时空表达

郭志荣　张　琚　柏素霞　郎景和　冷金花　秦　力　朴允尚　王雁玲

【摘要】目的：研究子宫内膜异位症和子宫腺肌症子宫内膜各种细胞中雌激素 α 和 β 受体的表达模式，为探索子宫内膜异位症和子宫腺肌症的发病机制提供依据。方法：108 例患有内膜异位症、腺肌症、两症并发组和对照组子宫内膜组织，常规光镜下按 Noyes 分期标准行形态学分期。采用免疫组织化学的方法观察不同月经周期时相子宫内膜腺上皮、基质和血管内皮细胞中雌激素受体 ERα 和 ERβ 的表达。结果：与对照组相比，ERα 信号强度在各组相应的细胞类型、相应的时相无显著差异，但子宫内膜腺上皮细胞、基质细胞和血管内皮细胞中显示阳性信号的细胞比例增大，且腺上皮细胞质普遍出现 ERα 阳性信号。子宫内膜异位症和腺肌症的血管内皮细胞中 ERα 阳性细胞数显著增加。ERβ 在各组的表达模式与对照组相比无明显差异，甚至略呈下降趋势。结论：人子宫内膜中 ERα 为雌激素效应的主要受体亚型，表达 ERα 的腺上皮、基质和血管内皮细胞数量的增多以及原上皮细胞质普遍出现 ERα 阳性信号可能与这两种疾病的发病密切相关；ERβ 并不参与这一过程。

【关键词】子宫内膜；子宫内膜异位症；腺肌症；雌激素受体；免疫组织化学

Temporal and spatial expression of estrogen receptor in the endometrium of patients with endometriosis, adenomyosis or both

Guo Zhirong, *Zhang Ju*, *Bai Suxia*, *Lang Jinghe*, *Leng Jinhua*, *Qin Li*, *Piao Yunshang*, *Wang Yanling*

【Abstract】Objective：For exploring the etiology of the endometriosis and adenomyosis, the expression patterns of estrogen receptor-a and-β in different cell types of endometrium in patients with endometriosis, adenomyosis or both during menstruation cycle were compared to the control endometrium. Methods：One hundred and eight endometrial samples were obtained from normal uterus as control, and from patients with endometriosis, adenomyosis or both by laparoscopy or hysterectomy. According to the Noyes' dating criteria, the actually stages of endometrial samples were determined by H&E staining sections. The temporal and spatial expression of estrogen receptor-a and-β in the epithelial cells, stromal cells and endothelial cells of spiral artery in the eutopic endometrium from endometriosis, adenomyosis or both during menstruation cycle was compared to the normal endometrium by immunohistochemistry. Results：The expression intensity of ERα in endometrium of patients with endometriosis or adenomyosis was mostly parallel with that of normal endometrium. But the ERα positive signal frequency increased evidently either in glandular epithelial cells, or in stromal cell's or in the vascular endothelial cells in the endometriosis and adenomyosis. The ERα positive signal occurred even more in the patient's cytoplasm of glandular epithelial cells. The vascular endothelial cells with positive staining were arising mostly throughout the menstrual cycle in the groups with endometriosis or adenomyosis. No significant difference was found in ERR between the groups of patients and control. Conclusions：The regulatory effects of estrogen may be mediated mainly via ERα rather than ERβ in human endometrium. The elevation of signal frequency in glandular epithelial cells, stromal cells and vascular endothelial cells as well as the widespread expression of ERα in the cytoplasm of glandular epithelium may cause endometriosis and adenomyosis. ERβ might not be involved in the cause of endometriosis and adenomyosis.

【Key words】Endometrium；Endometriosis；Adenomyosis；Estrogen receptor；Immunohistochemistry

子宫内膜异位症（内异症）与子宫腺肌症（腺肌症）两种疾病都与高雌激素效应密切相关。目前对内异症的病因持两种观点：一是子宫内膜本身特性的变化，包括内膜细胞雌激素受体（ER）含量的变化或组织中雌激素合成酶活性的变化和酶种类的转变等的变化；二是腹腔环境和自身免疫因素的改变导致经血倒流的内膜易于黏附和侵入病灶处。至于腺肌症的内膜为何侵入肌层，其病因仍不清楚。

本研究比较两种雌激素受体亚型（ERα、ERβ）在内异症、腺肌症、两症并发在位内膜与正常子宫内膜在月经周期各种细胞表达变化，为阐明疾病发病的机制提供依据。

材料与方法

一、研究对象

2000年6月至2001年6月在北京协和医院行腹腔镜、子宫全切手术患者的子宫内膜108例，术前6个月内未用过激素治疗。其中卵巢巧克力囊肿、腹膜红色病变或阴道壁蓝紫结节内异症患者在位内膜41例，年龄24～52岁（平均36.8岁）；腺肌症在位内膜18例，年龄36～49岁（平均42岁）；内异症与腺肌症并发组在位内膜16例，年龄30～48岁（平均39岁）；对照组子宫内膜33例，年龄31～52岁（平均45.2岁）。

二、抗体来源

兔抗人ERα IgG（H-184，Santa Cruz Biotechnology，USA）；兔抗人ERβ IgG（ABl410，Chemicon，USA）。二抗及DAB底物显色液（DAKO EnVision™System K1 392，DAKO，USA）。

三、组织处理及免疫组织化学分析

1. 标本制作　手术取出子宫内膜，立即液氮冻存。冻存标本直接置于4%多聚甲醛（PFA）4℃固定16小时，PBS洗3×5分钟，乙醇脱水，石蜡包埋。LEICA RM2 135切片机切片，厚度为5μm。

2. 子宫内膜形态学分期　切片经苏木精-伊红（HE）染色，于显微镜下进行形态分析，按Noyes标准分期[1]。

3. 免疫组织化学分析　参照试剂盒（DAKO EnVision™System，K1 392）提供方法，分别进行ERα和ERβ免疫组织化学试验，苏木素复染、脱水、封片。除了个别时相因标本不足外，每一周期时相的病例至少有3例。由两人进行双盲观察，信号强度分为最强（＋＋＋＋）、较强（＋＋＋）、中等（＋＋）、较弱（＋）、弱（±）和无（－）。

结　果

一、子宫内膜形态分期

各组子宫内膜形态学分期，见表1。

表1　各期子宫内膜形态学分期（n）

组别	增殖期			分泌期		
	早	中	晚	早	中	晚
对照组	2	10	9	0	6	6
内异症	3	10	8	7	10	3
腺肌症	1	5	5	3	2	2
并发组	0	4	2	1	7	2

二、子宫内膜组织的ERα、ERβ时空表达

1. 对照组子宫内膜 在月经周期中，腺上皮和基质细胞ERα阳性信号在增殖期的表达呈逐渐上升趋势，增殖晚期最高，分泌期显著下降，分泌晚期略有回升，ERα阳性信号细胞比率也出现相似的变化趋势（图1~图6，表2）；血管内皮细胞ERα阳性信号强度为中度，增殖中

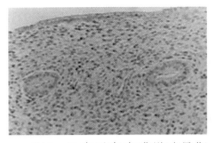

图1 正常子宫内膜增殖早期ERα染色ABC法×100

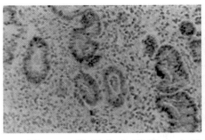

图2 正常子宫内膜增殖中期ERα染色ABC法×100

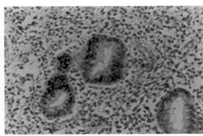

图3 正常子宫内膜增殖晚期ERα染色ABC法×100

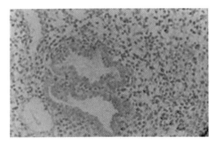

图4 正常子宫内膜分泌中期ERα染色ABC法×100

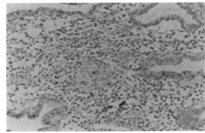

图5 正常子宫内膜分泌晚期ERα染色ABC法×100

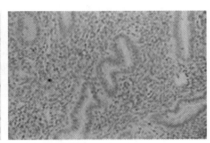

图6 子宫内膜ERα染色阴性对照染色ABC法×100

表2 各组子宫内膜ERα时空表达模式

组别	增殖早期 腺上皮（%）	基质（%）	血管（%，n）	增殖中期 腺上皮（%）	基质（%）	血管（%，n）	增殖晚期 腺上皮（%）	基质（%）	血管（%，n）
对照组	++（60）	+++（50）	++（50，2）	+++（75）	+++（30）	+（50，3）	++++（85）	++++（50）	++（70，4）
内异症	++（60）	+++（55）	++（50，2）	+++（70）	+++（40）	+（60，3）	++++（70）	+++（45）	+（70，4）
腺肌症	++（90）	++（20）	++（30，2）	+++（80）	+++（50）	+（70，4）	+++（90）	++++（70）	++（80，4）
并发组				+++（95）	+++（70）	++（90，5）	+++（95）	+++（60）	++（80，5）

组别	分泌早期 腺上皮（%）	基质（%）	血管（%，n）	分泌中期 腺上皮（%）	基质（%）	血管（%，n）	分泌晚期 腺上皮（%）	基质（%）	血管（%，n）
对照组	-	-	-	±（40）	±（25）	++（70，2）	+（70）	++（30）	++（70，2）
内异症	++（50）	++（30）	++（70，4）	+（40）	++（30）	++（80，4）	++（20）	++（40）	++（70，3）
腺肌症	++（90）	+（15）	+（50，3）	+（40）	+（15）	+（50，3）	+（60）	++（50）	++（80，4）
并发组	++（80）	++（30）	++（80，5）	±（60）	+（40）	+++（80，5）	+（60）	+（40）	+++（80，5）

注：% 为阳性血管比例；n 为每个阳性信号血管横截面ERα阳性的血管内皮细胞数

期略有下降，ERα阳性血管占切片血管总数的50%～70%（图7，表2）。周期中各类细胞ERG的表达，在增殖期与ERα的变化趋势相似，均逐渐上升；但分泌期腺上皮和基质细胞ERR阳性信号下降幅度＜ERα（图8，9，表3），在血管内皮有较强的表达（图10，表3）。

2. 内异症在位内膜　腺上皮ERα阳性细胞由增殖早期上升，增殖晚期后逐渐下降；基质细胞的阳性细胞数变化不明显（表2）；ERα除定位于腺上皮细胞的细胞核外，其信号还普遍存在于细胞质（图11）。分泌期每个ERα阳性的血管横截面上显示ERα信号的内皮细胞数量＞对照组（表2）。与对照组同一时期、相应的细胞类型的信号强度、阳性细胞所占比例以及每个血管横截面ERR阳性内皮细胞的数量都基本相似，或略有下降；而增殖早期血管内皮细胞ERβ阳性信号的强度比对照组明显增强，增殖早期阳性基质细胞所占比例比对照组稍有上升（表3）。

3. 腺肌症子宫内膜　ERα阳性腺上皮细胞在增殖早期为对照组的1.5倍（图12），ERα阳性信号普遍出现于细胞质中，邻近肌层和深入肌层的腺上皮细胞ERα的信号明显强于远离肌层子宫内膜；基质细胞ERα信号强度和阳性细胞的比例在增殖期呈明显上升趋势，分泌早期突然下降，分泌晚期有所回升；分泌期每个ERα阳性的血管横截面ERα阳性内皮细胞数＞对照组相应各期（表2）。子宫内膜ERβ的时空表达基本与对照相似或略有下降。

4. 内异症与腺肌症并发子宫内膜　增殖晚期和分泌晚期腺上皮和基质细胞ERα阳性的信号强度较对照组的相应时相略有下降，其他各期无明显差别；但血管内皮ERα阳性细胞的着色强度随月经周期的进程而增强趋势（图13）；与内异症和腺肌症相同，腺上皮细胞ERα阳性信号在细胞核和细胞质均为阳性（图14，表2）。各类内膜细胞ERβ的时空分布情况与对照组相似（图15），但在特定细胞类型的特定时相表达水平有所下降。

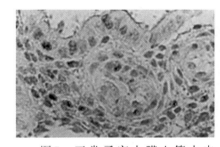
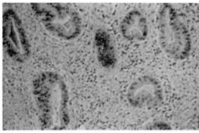
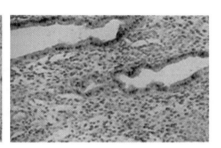

图7　正常子宫内膜血管内皮ERα染色ABC法×100

图8　正常子宫内膜增殖中期ERβ染色ABC法×100

图9　正常子宫内膜分泌中期ERβ染色ABC法×100

表3　各组子宫内膜ERβ时空表达模式

组别	增殖早期			增殖中期			增殖晚期		
	腺上皮（%）	基质（%）	血管（%，n）	腺上皮（%）	基质（%）	血管（%，n）	腺上皮（%）	基质（%）	血管（%，n）
对照组	++（80）	+++（50）	+（90，4）	+++（80）	+++（60）	+（80，4）	+++（80）	+++（50）	++（70，4）
内异症	++（75）	++（70）	+++（80，4）	+++（70）	++（70）	++（65，4）	++（70）	++（45）	++（70，4）
组别	分泌早期			分泌中期			分泌晚期		
	腺上皮（%）	基质（%）	血管（%，n）	腺上皮（%）	基质（%）	血管（%，n）	腺上皮（%）	基质（%）	血管（%，n）
对照组	－	－	－	+（75）	++（60）	+++（70，4）	++（60）	++（50）	+++（80，4）
内异症	+（75）	++（20）	+++（70，4）	+（75）	++（40）	+++（70，4）	++（65）	++（50）	+++（80，4）

注：%为阳性血管比例；n为每个阳性信号血管横截面ERα阳性的血管内皮细胞数

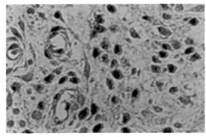

图10　正常子宫内膜血管内皮ERβ染色ABC法×400

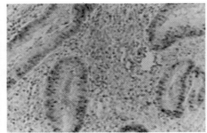

图11　内异症在位子宫内膜增殖中期ERα染色ABC法×400

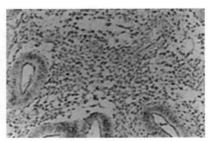

图12　腺肌症子宫内膜增殖早期ERα染色ABC法×100

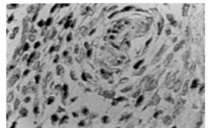

图13　两症并发在位内膜分泌期血管内皮ERα染色ABC法×400

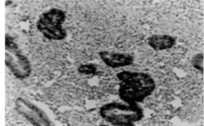

图14　两症并发增殖晚期在位内膜ERα染色ABC法×100

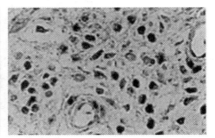

图15　两症并发在位内膜分泌期血管内皮ERβ染色ABC法×400

讨　论

本研究正常子宫内膜ERα和ERβ蛋白表达在月经周期不同时相的变化，腺上皮和基质细胞在增殖期呈上升趋势，分泌期下降至很低，与文献[2,3]报道基本一致。

本研究结果表明，内异位症患者除腺上皮细胞在分泌中、晚期ERα信号明显强于相应时相对照组外，其他各期腺上皮和基质细胞的ERα信号强度与正常内膜的强度相近。但子宫内膜腺上皮细胞胞质中ERα阳性信号较强。雌激素受体的亚细胞定位是解释雌激素作用机制的基础。激素作用的"两步机制（two-step mechanism）"的基础[4]为ER在细胞质中，只有与配体结合时，才转运到细胞核中。尚有研究认为不管核受体是否与配体结合，ER主要存在于细胞核中[5]与热休克蛋白结合[6]。然而经免疫组织化学定位染色发现，ER除了定位于多种细胞的核中，在乳腺癌[7]和子宫内膜细胞[8]的胞质中也可见其阳性反应，因而推测胞质阳性表达可能与细胞类型、细胞所处的周期时相、受体类型以及切片的处理过程有关。本研究结果不但进一步证实ER可表达于子宫内膜细胞质中，还发现在病理状况下细胞质中ER表达的现象明显增加。推测内异症、腺肌症等腺上皮细胞胞质中ER阳性信号的增强可能是病态的表现。

本研究虽然病理和生理条件下子宫内膜的腺上皮和基质细胞表达强度没有明显变化，而在阳性细胞比率上存在不同程度的差别，腺肌症增殖早期腺上皮细胞阳性细胞比率为正常的1.5倍；并发组三种细胞类型比率较正常普遍提高。提示ERα阳性细胞比率增加为ER在雌激素依赖的内异症等相关疾病的发生的重要因素。

有研究认为，血管生成能力的增强是子宫内膜癌发生的一个重要因素[9]。Shifren等[10]提出内异症是一种依赖血管生成和雌激素敏感的疾病。异位内膜在腹壁或卵巢表面的生长以及腺肌症内膜在肌层的增生必须有血管的先导以供给内膜细胞足够的营养，而血管的新生又有赖于内皮细胞的增殖。本实验内异症、腺肌症和并发组分泌期血管内皮阳性细胞数普遍增多。雌激素是强有丝分裂原，病理状态下表达ER的子宫内皮细胞数量明显增加，表明雌激素及其α型受体可能参与了异位内膜和腺肌症血管生成的调节。

细胞的浸润和迁移涉及基底膜和细胞外基质的降解，该过程与蛋白水解酶如基质金属蛋白酶（MMPs）或纤溶酶原激活因子（PA）密切相关，据报道雌激素具有提高内膜MMPs和PA的活性[11]。本实验观察到病理状态下ERα阳性细胞比例增加，各组ERα阳性血管内皮细胞数目为两症并发组＞内异症组和腺肌症组＞对照组，推测因雌激素效应增强，MMPs和PA的活性增强，有助于子宫上皮细胞和基质细胞随经血逆流，血管内皮细胞增生，进而血管新生内膜迁移或浸润至肌层或腹腔，最终促成内异症和腺肌症的发生[12]。此外，在邻近肌层和深入肌层部位的腺上皮细胞ERα较高表达，也说明ERα增强了子宫内膜向肌层的浸润能力。推测，正是ERα阳性细胞数量的变化，使子宫内膜对同样的雌激素环境具有更强的雌激素效应，异常的子宫内膜的增殖、迁移和浸润能力成为与激素相关疾病的病因之一。

本研究中3组ERβ表达模式几乎没有变化或下降趋势。此外，同一组、相同的时相一种细胞类型ERR的信号强度个体差异较大；相反，ERα的表达较稳定。就内异症、腺肌症的发生而言，我们认为ERα表达模式的变化是导致子宫内膜雌激素效应异常增强的主要因素。

参 考 文 献

［1］ Noyes RW，Hertig AT，Rock J．Dating the endometrial biopsy［J］．Fertil Steril，1950，1（1）：3-25.

［2］ Mertens HJ，Heineman MJ，Theunissen PH，et al．Androgen estrogen and progesterone receptor expression in the human uterus during the menstrual cycle［J］．Eur J Obstet Gynecol Reprod Biol，2001，98（1）：58-65.

［3］ Lecce G，Meduri G，Ancelin M，et al．Presence of estrogen receptor beta in the human endometrium through the cycle：expression in glandular，stromal，and vascular cells［J］．J Clin Endocrinol Metab，2001，86（3）：1379-1386.

［4］ Andrews DW，Lauffer L，Walter P，et al．Evidence for a two-step mechanism involved in assembly of functional signal recognition particle receptor［J］．J Cell Biol，1989，108（3）：797-810.

［5］ Punyadeera C，Verbost P，Groothuis P．Oestrogen and progestin responses in human endometrium［J］．J Steroid Biochem Mol Biol，2003，84（4）：393-410.

［6］ Jensen EV，De Sombre ER．Estrogen-receptor interaction［J］．Science，1973，182（4108）．126-134.

［7］ Kessels MM，Qualmann B，Thole HH，et al．Subcellular localization of estradiol receptor in MCF7 cells studied with nanogold-labelled antibody fragments［J］．Eur J Histochem，1998，42（4）：259-270.

［8］ Taylor KM，Gray CA，Joyce MM，et al．Neonatal ovine uterine development involves alterations in expression of receptors for estrogen，progesterone，and prolactin［J］．Biol Reprod，2000，63（4）：1192-1204.

［9］ Sivridis E．Angiogenesis and endometrial cancer［J］．Anticancer Res，2001，21（6B）：4383-4388.

［10］ Shifren JL，Tseng JF，Zaloudek CJ．Ovarian steroid regulation of vascular endothelial growth factor in the human endometrium：implications for angiogenesis during the menstrual cycle and in the pathogenesis of endometriosis［J］．J Clin Endocrinol Metab，1996，81（8）：3112-3118.

［11］ Schatz F，Krikun G，Runic R，et al．Implications of decidualization-associated protease expression in implantation and menstruation［J］．Semin Reprod Endocrinol，1999，17（1）：3-12.

［12］ Bruner-Tran KL，Eisenberg E，Yeaman GR．Steroid and cytokine regulation of matrix metalloproteinase expression in endometriosis and the establishment of experimental endometriosis in nude mice［J］．J Clin Endocrinol Metab，2002，87（10）：4782-4791.

子宫腺肌症患者在位子宫内膜雌激素效应相关因子的时空变化

郭志荣　张　琚　郎景和　冷金花　朴允尚　王雁玲

【摘要】目的：探讨子宫腺肌症（腺肌症）患者在位子宫内膜、内膜－肌层界面（endometrial-myometrial interface，EMI）处，雌激素效应相关因子的时空表达及其对腺肌症发病的影响。方法：收集正常妇女子宫内膜（及部分肌层）33例（正常内膜组）和腺肌症患者在位内膜（及部分肌层）18例（腺肌症组），采用免疫组化方法测定、分析雌激素效应相关因子——雌激素受体α（ERα）、雌激素受体β（ERβ）、17β羟类固醇脱氢酶Ⅰ（17β-HSDⅠ）和17β羟类固醇脱氢酶Ⅱ（17β-HSDⅡ）的时空变化。结果：①腺肌症组ERα阳性的腺上皮细胞数量在增殖早期为90%，正常内膜组为60%；且腺上皮细胞胞质中也可见到ERα阳性颗粒。②腺肌症组在位内膜腺上皮细胞在增殖早期、晚期和分泌晚期，17β-HSDⅠ阳性信号强度分别为（＋＋）、（＋＋＋）和（＋＋），较正常内膜组相应时期的（＋）、（＋＋）和（＋）有所增高；腺肌症组在位内膜腺上皮细胞在增殖早期和分泌期，17β-HSDⅡ阳性信号强度分别为（＋＋＋）和（＋＋＋＋），较正常内膜组相应时期的（－～＋＋）和（＋＋＋）有一定增高。③腺肌症组EMI上ERα、ERβ和17β-HSDⅠ阳性信号强度显著增强，而17β-HSDⅡ者降低。结论：腺肌症患者子宫内膜中ERα阳性细胞数量增加、17β-HSDⅠ普遍高强度、17β-HSDⅡ代偿性增加不足，以及EMI方向性生长位点ERα、ERβ、17β-HSDⅠ和17β-HSDⅡ表达强度的变化，会导致局部雌激素效应增强、增殖活性增强。

【关键词】子宫肿瘤；腺肌瘤；子宫内膜；受体，雌激素；17-羟甾类脱氢酶类

Temporal and spatial expression of estrogen activity-related molecules in eutopic endometrium of adenomyosis.

Guo Zhirong，Zhang Ju，Lang Jinghe，Leng Jinhua，Piao Yunshang，Wang Yanling

【Abstract】Objective：The aim of this study was to demonstrate the temporal and spatial expression of estrogen receptor（ER），17β-hydroxysteroid dehydrogenase（17β-HSD）in uterine endometria and the endometrial-myometrial interface（EMI）of adenomyosis and the effects of estrogen activity-related molecules on the occurrence of adenomyosis. Methods：Thirty-three cases of normal endometria（and myometrial）and eighteen cases of endometria（and myometrial）with adenomyosis were collected. Immunohistochemical assay was performed to locate the ERα、ERβ、17β-HSDⅠ and 17β-HSDⅡ in endometria and EMI. Results：The ERα positive cell number in glandular epithelial cells at the early proliferative phase increased evidently in adenomyosis（90%），while it was 60% in normal endometria. We found ERα signal in cytoplasm in glandular epithelial cells of adenomyosis endometria as well as in nucleus. Compared with normal endometrium（early proliferative phase：＋；late proliferative phase：＋＋；late secretory phase：＋），eutopic endometrium with adenomyosis exhibited a higher level of 17β-HSDⅠ（early proliferative phase：＋＋；late proliferative phase：＋＋＋；late secretory phase：＋＋）. The intensity of 17β-HSDⅡ in glandular epithelial cells of eutopic endometrium with adenomyosis（early proliferative phase：＋＋＋；secretory phase：＋＋＋＋）was also higher than that of normal endometrium（early proliferative phase：－～＋＋；secretory phase：＋＋＋）. Higher intensities of ERα，ERβ，17β-HSD Ⅰ and lower intensities of 17β-HSD Ⅱ were observed in EMI than in the eutopic endometrium of adenomyosis. **Conclusions**：The elevation of ERα positive cell number，17β-HSD Ⅰ level as well as the insufficient compensation of 17β-HSD Ⅱ in eutopic endometrium with adenomyosis and the change in expression pattern of ERα，ERβ，17β-HSD Ⅰ and 17β-HSD Ⅱ in EMI lead to the local enhancement of estrogen effect，which would promote cell proliferation.

【**Key words**】Uterine neoplasms；Adenomyoma；Endometriaum；Receptors estrogen；17-hydroxysteroid hehydrogenases

子宫腺肌症（腺肌症）是性激素依赖性疾病[1]。2000年，Uduwel[2]提出子宫内膜-肌层界面（endometrial-myometrial interface，EMI）的概念，认为EMI在子宫内是一个相当重要的区域。目前，尚未得到有关子宫内膜雌激素效应相关因子在EMI的表达模式的研究。本研究采用免疫组化方法，测定、分析雌激素效应相关因子的时空表达（temporal and spatial expression，即月经周期中不同类型细胞的表达），以进一步阐明腺肌症的病因学基础，为腺肌症的临床诊断和治疗提供依据。

材料与方法

一、研究对象

1. 病例及标本获取 本研究对象为2000年6月至2001年6月，于北京协和医院经腹腔镜手术和子宫切除手术治疗的患者，共51例。患者均无特殊疾病及病史，术前6个月内均未采用过激素治疗。其中正常子宫内膜（包括部分肌层组织），来源于非子宫内膜病变患者33例（正常内膜组），患者年龄31～52岁，平均45.2岁；腺肌症内膜（包括部分肌层组织），来源于腺肌症患者18例（腺肌症组），患者年龄36～49岁，平均42.0岁。手术获取上述组织块并立即置于液氮冻存。

2. 子宫内膜形态学分期 按Noyes分期标准[3]，两组子宫内膜的分期为：①正常内膜组：33例，增殖期21例（早期7例、晚期14例），分泌期12例（早期3例、晚期9例）；②腺肌症组：18例，增殖期11例（早期4例、晚期7例），分泌期7例（早期4例、晚期3例）。

二、抗体来源

鼠抗人雌激素受体α（ERα）单克隆抗体，购自美国Santa Cruz Biotechnology公司；兔抗人ERβ多克隆抗体，购自美国Chemicon International公司；兔抗人17β-羟类固醇醇脱氢酶Ⅰ（17β-HSD Ⅰ）多克隆抗体和兔抗人17β-HSD Ⅱ多克隆抗体，由芬兰奥卢大学Vihko P教授馈赠；鼠兔通用的羊抗兔免疫球蛋白二抗，购自美国DAKO公司；二抗孵育及联苯二胺（DAB）底物显色，按照DAKO显色试剂盒的说明书进行。

三、组织处理及免疫组化分析

1. 标本制作 将冻存的子宫内膜组织直接置于4%聚合甲醛（PFA）中，于4℃固定16小时，经磷酸盐缓冲液（PBS）洗3次，每次5分钟，乙醇脱水，石蜡包埋。经石蜡切片机切片，切片厚度为5μm。

2. 免疫组化分析及结果判断 切片经常规脱蜡、水合后，于1mmol乙二胺四乙酸或枸橼酸修复液中进行抗原修复；于室温下采用1%H_2O_2封闭非特异性抗原15分钟后，滴加抗体于4℃孵育过夜；磷酸盐缓冲液洗3次，每次10分钟，二抗于室温孵育40分钟，之后经联苯二胺显色10分钟，清水冲洗终止显色，HE染色、脱水、封片。对内膜组织中雌激素效应相关因子的ERα、ERβ、17β-HSD Ⅰ和17β-HSD Ⅱ四个因子，分别进行免疫组化分析，重复3次。组织切片经HE染色，于显微镜下进行形态分析。由两位病理学医师，采用双盲法进行观察。切片呈现黄褐色即为阳性信号，黄褐色分布和颜色的强度反映切片组织抗原的分布及浓度，信号强度分为高强度（＋＋＋＋）、较高强度（＋＋＋）、中等强度（＋＋）、较弱强度（＋）、弱强度（±）、未呈现黄褐色则视为该抗原阴性（－）。

结　果

一、两组子宫内膜的结构

正常内膜组内膜偶见EMI方向性生长位点（即子宫内膜基底层腺上皮及基质向子宫肌层伸入的位点），腺肌症组内膜多处可见EMI方向性生长位点，见图1～图8。

二、两组子宫内膜ER的时空表达模式

1. 正常内膜组　ERα和ERβ分布于子宫内膜腺上皮细胞、基质细胞和血管内皮细胞，阳性信号定位于细胞核上。增殖早期中，60%的腺上皮细胞ERα阳性，信号强度（＋＋）；增殖晚期中，85%的腺上皮细胞ERα阳性，信号强度（＋＋＋＋）；分泌早期中，40%的腺上皮细胞ERα阳性，信号强度（±）；分泌晚期中，70%的腺上皮细胞ERα阳性，信号强度（＋）。增殖早期中，50%的基质细胞ERα阳性，信号强度（＋＋＋）；增殖晚期中，50%的基质细胞ERα阳性，信号强度（＋＋＋＋）；分泌早期中，30%的基质细胞ERα阳性，信号强度（±）；分泌晚期中，30%的基质细胞ERα阳性，信号程度（＋＋）增殖早期、增殖晚期、分泌早期和

分泌晚期，ERα阳性的血管内皮细胞数量（包括ERα阳性的血管占血管总数的百分比和每个ERα阳性血管的内皮细胞数）和ERα阳性号强度，分别为50%，2个和（＋＋）；60%，4个和（＋＋）；70%，2个和（＋）；70%，2个和（＋＋）。增殖早、晚期，分泌早、晚期，ERβ阳性信号强度，分别为中等强度（＋＋）；较高强度（＋＋＋）；较弱强度（＋）；中等强度（＋＋）近肌层处子宫内膜的ERα和ERβ阳性信号强度，与同一患者远离肌层者无显著差异。

2. 腺肌症组　腺肌症组织远离肌层的内膜中，ERβ的时空表达与正常内膜组者比较（指内膜腺上皮细胞和基质细胞的强度和比率），未见明显差异，而近肌层处子宫内膜EMI方向性生长位点的ERβ阳性信号增强（图3，图4）。增殖早期，远离肌层处腺肌症内膜中，90%的腺上皮细胞ERα阳性，较正常内膜组的60%有明显增加；而且腺上皮细胞质中普遍存在阳性信号。同时，ERα阳性的血管内皮细胞数量（包括ERα阳性的血管占血管总数的百分比和每个ERα阳性血管的ERα阳性的血管内皮细胞数）有所提高，在增殖晚期、分泌早期和分泌晚期分别为（75%，4个）（50%，3个）和（70%，4个）。在近肌层处方向性生长位点ERα的信号强度，较正常内膜组明显增强（图1，图2）。

三、两组在位子宫内膜中17β-HSD的时空表达模式

1. 正常内膜组　17β-HSD主要分布于腺上皮细胞，部分基质细胞中也有17β-HSD I 分布。17β-HSD I 在子宫内膜中的时空表达，见表1，

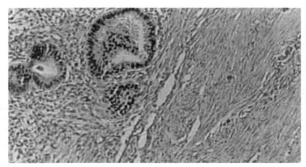

图1　腺肌症子宫内膜－肌层界面ERα的分布模式。方向性生长位点显示中等强度ERα阳性信号（黄褐色颗粒，图2同）。免疫组化×100

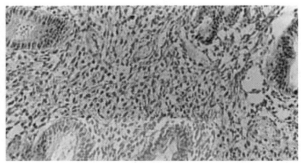

图2　腺肌症远离肌层子宫内膜ERα的表达。免疫组化×100

阳性信号主要定位于细胞质。增殖中期和分泌中期，17β-HSD Ⅰ出现核定位现象[4]。子宫内膜中17β-HSD Ⅰ于增殖早期、晚期的阳性信号强度分别为（＋）、（＋＋），分泌早期、晚期阳性信号强度分别为（＋＋）、（＋）（表1）。增殖早期，内膜细胞无17β-HSD Ⅱ阳性信号，或17β-HSD Ⅱ阳性信号强度为（＋＋）；增殖晚期及整个分泌期，17β-HSD Ⅱ阳性表达较稳定，信号强度为（＋＋＋）。17β-HSD Ⅱ在子宫内膜腺

上皮细胞中的变化模式，见表2。

2. 腺肌症组　在位内膜腺上皮细胞，增殖早期及分泌期17β-HSD Ⅰ阳性信号强度为（＋＋），增殖晚期为（＋＋＋）（表1）；增殖期17β-HSD Ⅱ阳性信号强度为（＋＋＋），分泌期为（＋＋＋＋）（表2）。在近肌层处内膜方向性生长的位点，17β-HSD Ⅰ阳性信号强度，于月经周期各个时期均显著增高（图5，图6）；而17β-HSD Ⅱ的阳性信号强度明显减弱（图7，图8）。

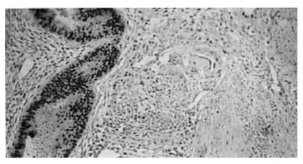

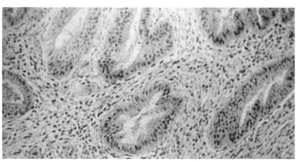

图3　腺肌症子宫内膜-肌层界面ERβ的分布模式。方向性生长位点显示中等强度ERβ阳性信号（黄褐色颗粒，图4同）。免疫组化×100

图4　腺肌症远离肌层子宫内膜ERβ的表达。免疫组化×100

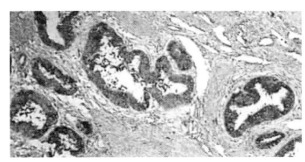

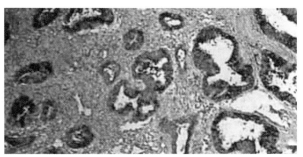

图5　腺肌症子宫内膜-肌层界面17β-HSD Ⅰ的分布模式。方向性生长位点显示中等强度17β-HSD Ⅰ阳性信号（黄褐色颗粒，图6同）。免疫组化×100

图6　腺肌症远离肌层子宫内膜17β-HSD Ⅰ的表达。免疫组化×100

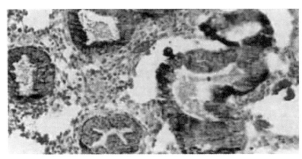

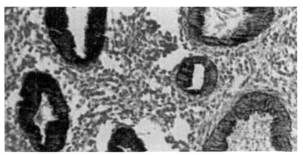

图7　腺肌症子宫内膜-肌层界面17β-HSD Ⅱ的分布模式。方向性生长位点显示弱度17β-HSD Ⅱ阳性信号（黄褐色颗粒，图8同）。免疫组化×100

图8　腺肌症远离肌层子宫内膜17β-HSD Ⅱ的表达。免疫组化×100

表1　两组子宫内膜中17β-HSD I 的时空表达

组别	细胞类型	增殖期		分泌期	
		早期	晚期	早期	晚期
正常内膜组	腺上皮基质	+	++	++	+
		+	+	++	+
腺肌症组	腺上皮基质	++	+++	++	++
		+	+	++	+

表2　两组子宫内膜中17β-HSD II 的变化模式

组别	腺上皮增殖期		腺上皮分泌期	
	早期	晚期	早期	晚期
正常内膜组	-～++	+++	+++	+++
腺肌症组	+++	+++	++++	++++

讨　论

作为性激素依赖性疾病，腺肌症患者血浆雌激素水平未发现异常[1]，提示雌激素局部17β-HSD及ER可能介导了患者局部雌激素效应的改变。本研究通过观察腺肌症子宫内膜中ER及17β-HSD在不同月经周期的变化，探讨雌激素效应相关分子与腺肌症发生的关系。

一、在位子宫内膜17β-HSD和ER时空表达模式的改变与腺肌症发生的关系

17β-HSD作为参与类固醇代谢的酶系之一，其中17β-HSD I 主要促进雌酮还原为雌二醇，以及雄烯二酮还原为睾酮，而17β-HSD II 的作用则相反。本研究结果表明，17β-HSD I 和17β-HSD II 在子宫内膜并不是在某个时期临时出现的调节雌激素代谢的因子[5]，而是在整个月经周期中相互调节雌激素的局部代谢因子。与正常子宫内膜不同的是，腺肌症患者子宫内膜中增殖期和分泌晚期，17β-HSD I 在腺上皮呈现高强度阳性信号，而17β-HSD II 的阳性信号在各个时期均较正常子宫内膜有所增强。提示，子宫内膜的病理改变，不是由于17β-HSD II 的缺乏所造成的[6]。推测可能是由于17β-HSD II 代偿性增加，而不能有效抵消包括17β-HSD I 水平上升等因素造成的局部雌二醇水平上升。

ER是介导雌激素作用的关键，腺肌症患者子宫内膜中，ERα阳性的腺上皮细胞数目在增殖期增加，而且呈现出细胞质定位现象，同时，阳性的血管内皮细胞数量也在增加，可能会导致在这些细胞中雌激素效应有所增强。Sotnikova等[7]的研究显示，局部细胞因子表达模式的变化，在腺肌症的发生、发展过程中起重要作用，而雌激素效应对这些因子又具有调控作用。本研究发现，腺肌症子宫内膜ER及17β-HSD时空表达模式，相对于正常者的改变，使雌激素效应增强，可能是腺肌症发生的分子学基础。

二、EMI 17β-HSD和ER的改变与腺肌症发生的关系

2000年，Uduwela等[2]提出EMI的概念，是指子宫内膜和肌层相接形成的界面。尽管目前对其仍没有较明确的了解，但可以肯定，EMI与其他黏膜-肌层界面比较有其特殊性：①子宫内膜和肌层之间没有其他组织层相隔，子宫内膜直接结合在子宫肌层基底上。因此，子宫内膜很容易侵入肌层。②子宫肌层在结构和功能上都有别于外周的肌层，胚胎学上它与子宫内膜共同起源于米勒管，可以认为，子宫肌层是分化较低的子宫内膜，而外周的子宫肌层为非米勒管起源组织[2]。Curtis等[8]通过对1 850例子宫切除患者进行调查，结果认为，具有3次或3次以上使用

锐器刮宫触及EMI的患者，腺肌症的发生概率增加。Ben等[9]认为，由于妊娠早期EMI被滋养层细胞浸润而破坏，如行终止妊娠或早期流产术，均可能促使腺肌症的发生。而据本研究的结果可推测，EMI处的上述损伤等原因，可能会导致ERα、ERβ、17β-HSD Ⅰ和17β-HSD Ⅱ表达模式的变化，成为子宫内膜浸润性增生的分子学基础之一。

参 考 文 献

[1] Kitawaki J，Obayashi H，Ishiharal H，et al. Oestrogen receptor-alpha gene polymorphism is associated with endometriosis adenomyosis and leiomyomata[J]. Human Reproduction，2001，16（1）：51−55.

[2] Uduwela AS，Perera MA，Aiqing L，et al. Endometrial-myometrial interface：relationship to adenomyosis and changes in pregnancy[J]. Obstet Gynecol Surv，2000，55（6）：390−400.

[3] Noyes RW，Hertig AT，Rock J. Dating the endometrial biopsy[J]. Fertil Steril，1950，1（1）：3−25.

[4] Bitar KG，Crochran M，Warren JC. Some characteristics of 17 beta-estradiiol dehydrogenase from bovine placenta[J]. Steroids，1979，34（4）：189−198.

[5] Maentausta O，Sormunen R，Isomaa V，et al. Immunohistochemical localization of 17 beta-hydroxysteroid dehydrogenase in the human endometrium during the menstrual cycle[J]. Lab Invest，1991，65（5）：582−587.

[6] Zeitoun KM，Bulun SE. Aromatase：a key molecule in the pathophysiology of endometriosis and a therapeutic target[J]. Fertil Steril，1999，72（6）：961−969.

[7] Sotnikova N，Antsiferova I，Malyshkina A. Cytokine network of eutopic and ectopic endometrium in women with adenomyosis[J]. Am J Reprod Immunol，2002，47（4）：251−255.

[8] Curtis KM，Hillis SD，Marchbanks PA，et al. Disruption of the endometrial-myometrial border during pregnancy as a risk factor for adenomyosis[J]. Am J Obstet Gynecol，2002，187（3）：543−544.

[9] Ben-Aissia N，Berriri H，Gara F. Adenomyosis：analysis of 35 cases[J]. Tunis Med，2001，79（8-9）：447−451.

曼月乐对子宫内膜异位症患者在位内膜增殖与凋亡的影响

邓　姗　郎景和　冷金花　刘珠凤　孙大为　朱　兰

【摘要】目的：从增殖与凋亡的角度探讨左炔诺孕酮宫内节育系统（曼月乐）防治子宫内膜异位症的作用机制。方法：采集中、重度子宫内膜异位症患者放置曼月乐前后的在位内膜，以透射电镜观察细胞形态，TUNEL法检测细胞凋亡率，免疫组化法检测Ki-67的表达。结果：放置曼月乐后，在位内膜腺体细胞Ki-67表达为阴性，凋亡率由$24.4\pm35.0\%$升高至$51.0\pm37.8\%$（$P=0.027$）；间质细胞Ki-67的免疫组化HSCROE评分由2.0 ± 1.2降至1.5 ± 0.9（$P=0.001$），凋亡率由$35.3\pm30.2\%$升高至$76.4\pm11.2\%$（$P=0.008$）。结论：曼月乐能显著抑制内异症患者在位内膜的增殖并诱导凋亡，从而减少通过经血逆流进入腹腔的活性细胞数量，达到防止异位种植的效果。

【关键词】子宫内膜异位症；在位内膜；左炔诺孕酮宫内节育系统；增殖；凋亡

Effects of Levonorgestrel-releasing Intrauterine System on Proliferation and Apoptosis in Eutopic Endometrium with Endometriosis

Deng Shan，*Lang Jinghe*，*Leng Jinhua*，*Liu Zhufeng*，*Sun Dawei*，*Zhu Lan*

【Abstract】Objective：To investigate the mechanisms of levenorgestrel-releasing intrauterine system（LNG-IUS）in related to proliferation and apoptosis on eutopic endometrium with endometriosis. **Methods**：Samples of endometrium were collected from patients with endometriosis before operation and after insertion of Mirena. The ultrastructure of endometria was observed and compared by transmission electron microscopic examinations，apoptotic cells were assessed by TUNEL assay，the expressions of Ki-67 were determined by immunohistochemical analysis. **Results**：Following exposure to intrauterine LNG，the number of apoptotic cells increased significantly（glandular epithelium from $24.4\pm35.0\%$ to $51.0\pm37.8\%$（$P=0.027$）；stromal cells from $35.3\pm30.2\%$ to $76.4\pm11.2\%$（$P=0.008$）. The HSCORE indexs of Ki-67 in stroma decreased from 2.0 ± 1.2 to 1.5 ± 0.9（$P=0.001$）. **Conclusions**：Mirena can reduce the potential of implantation and the growth of eutopic endometrium from patients with endometriosis by inhibiting proliferation and increasing apoptosis significantly.

【Key words】Endometriosis；Eutopic endometrium；Levonorgestrel-releasing intrauterine system；Proliferation；Apoptosis

　　左炔诺孕酮宫内节育系统（LNG-IUS，商品名：曼月乐）以高效孕激素的局部作用机制为核心，具有显著的抑制内膜作用。大量的临床实践证实，其具有显著的缓解痛经的效能，结合Sampson's经血逆流种植学说，以及"在位内膜源头"理论[1]，推测其具有通过干预在位内膜而防治子宫内膜异位症（EM）的潜能。本研究拟从增殖和凋亡角度探讨相关作用机制。

1　材料和方法

1.1　研究对象及标本采集

1.1.1　病例组

　　中、重度EM患者21例，平均年龄38.1 ± 4.2岁（$28\sim44$岁），月经规律，平均月经周期27.5 ± 2.1天（$23\sim30$天），手术或放曼月乐前3个月内未接受过激素治疗，无其他内分泌、免疫和代谢性疾病。根据美国生育学会1985年修订的EM分期标准（r-AFS），Ⅲ期4例，Ⅳ期17例，评分均值为69.2分（26～132）。全部于月经黄体期行腹腔镜保守性手术，知情同意情况下术中行内膜活检，术后即刻放置LNG-IUS。手术3～4个月后采集置环后内膜。

1.1.2　对照组

非EM患者16例，疾病种类包括卵巢成熟性囊性畸胎瘤、CIN-Ⅱ/Ⅲ或宫颈癌，严格除外同时合并内异症、子宫腺肌症和子宫肌瘤者，知情同意情况下术中留取分泌期内膜标本。两组病例在年龄，月经周期，孕/产次方面无显著性差异。本研究经对象知情同意和院伦理委员会批准。

1.2　方法

1.2.1　材料及试剂

鼠抗人Ki-67单克隆抗体和二步法免疫组化试剂盒购自北京中山生物技术有限公司。TdT-FragEL试剂盒购自德国CalBioChem公司。

1.2.2　方法和结果判定

采用二步法免疫组化PV9000试剂盒，一抗1:60稀释，置湿盒4℃过夜，二抗按PV9000试剂盒说明书操作，DAB染色、苏木素复染。就腺体和间质分别予以半定量评定，采用HSCOREs方法[2]，即将细胞核的阳性染色程度划分为4个等级分别给予0～3分：0＝无着色；1＝需仔细辨认的浅着色；2＝明显的棕色核；3＝黑褐色的强着色；另外计数各着色程度细胞的百分比（Pi）。HSCROE＝∑Pi（i＋1），i为阳性染色程度。

末端转移酶介导的缺口末端标记法（TUNEL）按TdT-FragEL试剂盒说明书操作：标本经石蜡包埋，切片厚5μm；脱蜡，至水，洗片；蛋白酶K行组织通透；3% H_2O_2阻断内源性过氧化物酶；TdT平衡缓冲液室温孵育20分钟；滴加TdT酶和反应混合液，37℃孵育1.5小时；滴加终止液室温孵育5分钟；滴加阻断缓冲液室温孵育10分钟；滴加转化液放入湿盒，室温孵育30分钟；DAB显色；甲基绿复染；脱水，透明，封片。镜下计数阳性细胞（胞核呈黄褐色）率。

标本经漂洗、脱水、浸透、包埋、聚合、超薄切片、电子染色系列过程后，在JEM-100CX-Ⅱ型透射电子显微镜（日本电子光学株式会社）下观察。

1.3　统计学分析

应用SPSS11.0统计软件分析，组间目标产物表达阳性率用χ^2检验，表达水平的半定量数值用Mann-Whitney检验。

2　结果

2.1　Ki-67的表达

无论是病例组或对照组，分泌期子宫内膜腺体中的Ki-67表达率都很低，仅1例病例组内膜表达阳性。放置LNG-IUS后内膜腺体的Ki-67表达均为阴性。间质Ki-67的HSCORE评分由2.0±1.2下降至1.5±0.9（$P＝0.001$）（图1）。

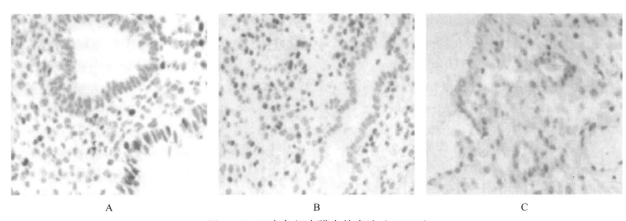

A　　　　　　　　　　B　　　　　　　　　　C

图1　Ki-67在各组内膜中的表达（×160）

A.对照组分泌晚期内膜 normal endometrium in late secretory phase；B.病例组分泌晚期内膜 endometrium in late secretory phase of an endometriosis patient；C.病例组放置曼月乐4个月后子宫内膜 endometrium of the same patient，4 months after insertion of Mirena

2.2　TUNEL检测内膜凋亡

EM分泌期在位内膜的细胞凋亡率在腺体为24.4%±35.0%，间质35.3%±30.2%，均明显低于同期对照组内膜（腺体53.6%±33.5%，$P=0.036$，间质61.8%±16.6%，$P=0.029$）。放置曼月乐后，内膜细胞的凋亡率显著升高，腺体（51.0%±37.8%）和间质（76.4%±11.2%）与放置前比P值分别为0.027和0.008（图2）。

2.3　透射电镜观察内膜细胞的凋亡

病例组分泌期内膜细胞的超微结构与对照组无显著差别。放置曼月乐后细胞核明显出现变形而不规则，核质着色不均匀，在有些细胞核呈现了凋亡的现象，即出现了核固缩和在核周边出现了异染色质的边移（图3A和3B）。胞质内的线粒体等细胞器数目的变化较大，有的可见线粒体的异常增多，嵴变深变宽，但仍保持其卵圆形的外形；可见内质网和高尔基复合体（图3C和3D）。

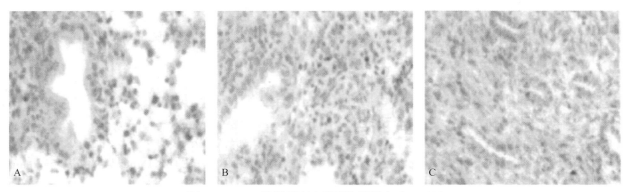

图2　TUNEL检测子宫内膜细胞的凋亡（×160）

A.对照组分泌晚期内膜 normal endometrium in late secretory phase；B.病例组分泌晚期内膜 endometrium in late secretory phase of an endometriosis patient；C.病例组放置曼月乐4个月后子宫内膜 endometrium of the same patient，4 months after insertion of Mirena

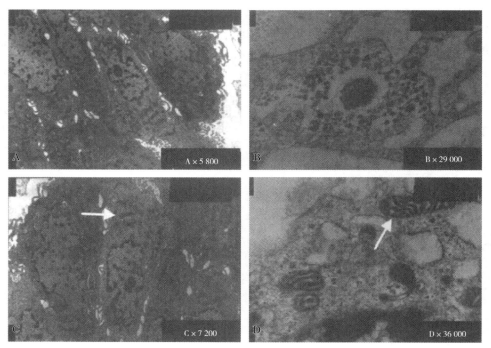

图3　透射电镜下放置曼月乐后细胞凋亡形态

A、B.核固缩，核周边出现异染色质的边移 nucleic condensation and margination of hetrochromatins；C、D.细胞质内的线粒体等细胞器数目的变化较大，有的可见线粒体异常增多，嵴变深变宽，但仍保持其卵圆形的外形（↑：线粒体）mitochondria in the cytoplasm increased in quantity，which cristae became deep and wide，while the oval shape remained（↑：mitochondria）

3 讨论

围绕"在位内膜源头论"的假说，有许多证据说明或提示 EM 患者的在位内膜具有与异位灶相类似而与正常子宫内膜不同的潜能特征[3]，并推测正是这些"隐匿的本性"使相应的内膜能够在盆腹腔种植，其中增殖与凋亡是维系细胞生长和组织稳态的基本过程。有关 EM 患者的在位内膜是否具有超乎寻常的增殖和抗凋亡能力，文献报道的结论尚不统一[4]，可能归因于选择研究对象和样本量，采用试验技术细节（如组织标本制备、抗体的选择等）以及数据分析方法等多种因素的不同。

本研究以分泌期内膜为标本，存在因 Ki-67 本身表达周期性导致的选择偏倚。参照最直接的证据，即探讨子宫内膜石蜡切片 Ki-67 组化表达周期性的文献所报道[5-7]，功能层腺体的 Ki-67 以增殖早期和分泌早期最高，分泌中期逐渐下降，至分泌晚期为阴性。间质 Ki-67 持续阳性，分泌晚期表达最高。本组病例经组织确认，绝大多数属于分泌中、晚期，从而腺体 Ki-67 表达阴性是符合规律的，但就各组间的比较而言就可能造成数据信息损失等误差。就间质 Ki-67 表达于放置 LNG-IUS 前后的变化而言，证实曼月乐能显著抑制内膜增殖的特性，与相关文献报道一致[8,9]。

对在位内膜细胞凋亡的检测，本研究首先选择将分子生物学和组织形态学相结合，在个体细胞水平评价的 TUNEL 方法，EM 患者分泌期在位内膜较同期正常内膜相比凋亡细胞明显减少的结果与大多数相关文献结论一致[10,11]。根据内膜凋亡的周期变化规律来看，分泌期的凋亡活动显著比增殖期活跃，是比较差异的合适时期，而且其变化与孕激素的调节关系密切[7,12]。结合对同期样本组织学发育周期认定以及血清孕酮的检测，提示 EM 患者在位内膜存在孕激素分泌和反应不足的现象。作者认为凋亡的减弱可能是孕激素水平降低的结果之一，使含有更多存活细胞的经血碎片逆流至腹腔，则更有机会形成病灶。

曼月乐是目前每日释放激素量最低的避孕药具，但其在宫腔局部的浓度约是血循环浓度的 1 000 倍。放置后短期内子宫内膜便明显变薄，显微镜下可见表面上皮和腺上皮萎缩；间质蜕膜样变；动脉管壁增厚，毛细血管血栓形成，静脉扩张；白细胞浸润等[13]。到目前为止，有关曼月乐对子宫内膜细胞凋亡影响的研究，仅发现 1 篇相关文献。该研究为 1 组子宫腺肌症（AM）合并月经过多的病例，放置曼月乐 3 个月后取内膜与放环前自身增殖期内膜比较，腺体和间质的细胞凋亡率明显上升[9]。本研究以 EM 患者分泌期内膜为研究对象，亦证实这一变化趋势。另外，本研究首次采用透射电镜观察放置曼月乐后子宫内膜细胞的超微结构，其显著的凋亡形态特征以及线粒体等细胞器的变化，也提示内膜处于低活性的功能状态。

由此可见，曼月乐可以通过抑制在位内膜细胞的增殖并促进其凋亡，在诱导内膜形态萎缩的同时，使内膜的功能亦处于低落的状态。放置该缓释系统期间，不仅月经量减少，理论上经血碎片中的活性细胞数量亦减少，因而有利于缓解内异症相关症状。

参 考 文 献

[1] 郎景和. 子宫内膜异位症的研究与设想 [J]. 中华妇产科杂志，2003，38（8）：478-480.

[2] Lessey BA，Metzger DA，Haney AF，et al. Immunohistochemical analysis of estrogen and progesterone receptors in endometriosis: comparison with normal endometrium during the menstrual cycle and the effect of medical therapy [J]. Fertil Steril，1989，51（3）：409-415.

[3] Vinatier D，Cosson M，Dufour P. Is endometriosis an endometrial disease？[J]. Eur J Obstet Gynecol Reprod Biol，2000，91（2）：113-125.

[4] Sharpe-Timm KL. Endometrial anomalies in women with endometriosis [J]. Ann N Y Acad Sci，2001，943（9）：131-147.

[5] Mertens HJ，Heineman MJ，Evers JL. The expression of apoptosis-related proteins Bcl-2 and Ki-67 inendometrium of ovulatory menstrual cycles [J]. Gynecol Obstet Invest，2002，53（4）：224-230.

[6] Vaskivuo TE，Stenback F，Karhumaa P，et al. Apoptosis and apoptosis-related proteins in human endo-

metrium [J]. Mol Cell Endocrinol, 2000, 165（1-2）: 75-83.

[7] Dahmoun M, Boman K, Cajander S, et al. Apoptosis, proliferation, and sex hormone receptors in superficial parts of human endometrium at the end of the secretory phase [J]. J Clin Endocrinol Metab, 1999, 84（5）: 1737-1743.

[8] Hurskainen R, Salmi A, Paavonen J, et al. Expression of sex steroid receptors and Ki-67 in the endometria of menorrhagic women: effects of intrauterine levonorgestrel [J]. Mol Hum Reprod, 2000, 6（11）: 1013-1018.

[9] Maruo T, Laoag-Fernandez JB, Pakarinen P, et al. Effects of the levonorgestrel-releasing intrauterine system on proliferation and apoptosis in the endometrium [J]. Hum Reprod, 2001, 16（10）: 2103-2108.

[10] 王云霞，李亚里，黄靖香. 凋亡调节基因Bcl-2, Bax和Fas在子宫内膜异位症中的表达 [J]. 解放军医学杂志，2001, 26（1）: 69-70.

[11] Meresman GF, Vighi S, Buquet RA, et al. Apoptosis and expression of Bcl-2 and Bax in eutopic endometrium from women with endometriosis [J]. Fertil Steril, 2000, 74（4）: 760-766.

[12] Garcia-Velasco JA, Arici A. Apoptosis and the pathogenesis of endometriosis. Semi Reprod Med, 2003, 21（2）: 165-172.

[13] Critchley H. Endometrial effects of progestogens [J]. Gynecol Fo rum, 2003, 8（1）: 6-10.

子宫腺肌症的比较蛋白质组学研究

刘海元　冷金花　孙大为　朱　兰　刘珠凤　郎景和　王晓荣　武淑珍

【摘要】目的：建立子宫腺肌症病灶组织的蛋白质表达图谱，筛选并鉴定差异表达的蛋白质。方法：收集2007年1月至10月北京协和医院妇产科收治的因子宫腺肌症行子宫全切除术患者的子宫肌层病灶组织（腺肌症组）及因宫颈上皮内瘤变和宫颈癌行子宫全切除术患者的正常子宫肌层组织（对照组）各5份，采用双向凝胶电泳技术分别建立两组的蛋白质表达图谱；利用图像分析软件进行比较分析，寻找差异表达的蛋白质点；应用基质辅助激光解吸电离飞行时间质谱和生物信息学方法鉴定差异表达的蛋白质，并进行功能分析。结果：子宫腺肌症组织考马斯亮蓝染色图谱中平均含（512±36）个蛋白质点，以其中1块凝胶为参考胶进行匹配，不同凝胶之间蛋白质点的匹配率为83.7%；银染图谱中平均含（762±54）个蛋白质点，不同凝胶之间蛋白质点的匹配率为81.1%。与对照组比较，腺肌症组中有15个恒定差异表达的蛋白质点，其中10个被成功鉴定。这些蛋白质的功能涉及细胞骨架、氧化反应、凋亡和免疫反应等。结论：子宫腺肌症组织在细胞骨架、氧化反应、凋亡、免疫反应等过程中存在异常，这些过程可能参与了子宫腺肌症的发病。

【关键词】子宫内膜异位症；光谱法，质量，基质辅助激光解吸电离；蛋白质组学

Comparative proteomics analysis of human adenomyosis. *Liu Haiyuan*, *Leng Jinhua*, *Sun Dawei*, *Zhu Lan*, *Liu Zhufeng*, *Lang Jinghe*, *Wang Xiaorong*, *Wu Shuzhen*

【Abstract】Objective：To set up the proteomic protein profiling of adenomyotic tissue and normal uterine muscle and identify the abnormally expressed proteins in adenomyotic tissue. **Methods**：Samples of adenomyotic tissue（adenomyosis group）and age-matched healthy uterine muscle（control group）were collected from totally 10 patients undergoing transabdominal hysterectomy for adenomyosis and cervical diseases at Peking Union Medical College Hospital from January 2007 to October 2007. The proteomics profiling of adenomyotic tissue and normal uterine tissue were established using two dimensional gel electrophoresis（2-DE）and gel staining method. The differently expressed protein spots were detected by gel comparison using image analysis software and identified using matrix-assisted laser desorption/ionization time of flight mass spectrometry（MALDI-TOF-MS）. **Results**：In Coomassie blue stained gels there were on average（512±36）spots and compared with the reference gel the matching rate was 83.7%，In silver stained gels there were（762±54）spots and compared with the reference gel the matching rate was 81.1%. Compared with normal uterine muscle，there were 15 protein spots disregulated in adenomyotic tissue. Among them 10 protein spots were successfully identified by mass spectrometry. The functions of these disregulated proteins included cell skeleton，oxidation，apoptosis and immune reaction. **Conclusions**：Comparative proteomics analysis is a useful approach for the study of adenomyosis. Compared with normal uterine muscle there are abnormalities in cell skeleton，oxidation，apoptosis and immune reaction. These life processes may participate in pathophysiology of adenomyosis.

【Key words】Endometriosis；Spectrometry，mass，matrix-assisted laser desorption-ionization；Proteomics

子宫腺肌症是子宫内膜的腺体和间质于子宫肌层内生长所致的一种良性子宫病变。子宫腺肌症临床主要表现为痛经和月经量增多，其临床诊断和治疗效果不佳，严重影响育龄期妇女的生活质量。有研究表明，有多种机制参与子宫腺肌症的发病，如遗传[1]、免疫异常[2]、凋亡[3]、氧化反应[4]、血管形成[5]等。目前，对于子宫腺肌症的发病机制学说很多，但都不尽满意。蛋白质组学可以通过研究子宫腺肌症病灶组织与正常组织的蛋白质表达谱，从而在整体水平上了解子宫腺肌症病灶组织蛋白质的表达及相互作用。本研究从蛋白质组学分析入手，利用双向凝胶电泳（2-DE）技术建立子宫肌层及子宫腺肌症病灶组织蛋白质表达图谱，以筛选并鉴定差异表达的蛋白质。

资料与方法

一、资料来源

收集2007年1月至10月北京协和医院妇产科收治的因子宫腺肌症行子宫全切除术患者的子宫肌层病灶组织（腺肌症组）及因宫颈上皮内瘤变或宫颈癌行子宫全切除术患者的正常子宫肌层组织（对照组）各5份，所有组织均经过病理学专家确诊。将年龄和采集标本在月经周期中时间相近的两个患者的标本配对，配对的标本同时进行平行的2-DE分析。患者详细的临床资料见表1。本研究经医院伦理委员会批准，术前患者均签署知情同意书。

二、方法

1. 样品制备 将术中取出的子宫肌层组织立即用4℃无预冷的生理盐水反复冲洗，洗去血液，吸净水分，称重分装后直接提取组织总蛋白。将组织加入研钵中，加入适量液氮，迅速研磨至粉末状。在加入7mol/L尿素、2mol/L硫尿、40mmol/L三羟甲基氨基甲烷和4% 3-[（3胆胺丙基）二甲基铵]-1-丙基磺酸盐（CHAPS）及适量蛋白酶抑制剂的溶液中裂解60分钟。置于低温超高速离心机4℃ 60 000r/min离心90分钟。转移上清液进行蛋白定量。

2. 蛋白定量和纯化 采用2-DE蛋白定量试剂盒（瑞典Amersham Bioscience公司产品）进行蛋白定量，根据试剂盒说明书操作。应用2-DE蛋白纯化试剂盒（瑞典Amersham Bioscience公司产品）纯化蛋白质，按照试剂盒说明书操作。

3. 2-DE 等电聚焦电泳（瑞典Amersham Pharmacia Biotech公司产品）按照等电聚焦电泳手册操作。等电聚焦结束后，将胶条经过两步平衡，每步15分钟：第一步用6mol/L尿素，30%甘氨酸，2%十二烷基硫酸钠，50mmol/L三羟甲基氨基甲烷和1%二硫苏糖醇；第二步用2.5%碘

表1　5对患者的临床资料

编号	年龄（岁）	取材时间[a]（天）	月经周期（天）	病理学诊断
配对1	48	12	28	子宫腺肌症
配对1	46	14	28	宫颈上皮内瘤变Ⅲ级
配对2	38	26	28	子宫腺肌症
配对2	39	27	28	宫颈上皮内瘤变Ⅲ级
配对3	46	28	30	子宫腺肌症
配对3	46	25	28	宫颈上皮内瘤变Ⅲ级
配对4	41	19	32	子宫腺肌症
配对4	36	21	29	宫颈上皮内瘤变Ⅲ级
配对5	45	21	30	子宫腺肌症
配对5	36	16	28	宫颈浸润癌ⅠA1期

注：a表示取材日期位于月经周期中的时间

乙酰胺，6mol/L尿素，30%甘氨酸，2%十二烷基硫酸钠，50mmol/L三羟甲基氨基甲烷。将平衡后的胶条转移到第二向12%聚丙烯酰胺凝胶上，用0.5%琼脂封闭，以20mA恒流、16℃恒温电泳。以固相pH梯度胶条（pH为4～9）进行第一向等电聚焦，以12.5%聚丙烯酰胺均一胶垂直电泳为第二向，建立了对照组和腺肌症组的组织蛋白质2-DE图谱，每份组织标本重复进行两次实验。

4. 2-DE的图像分析　将得到的2-DE凝胶分别进行考马斯亮蓝染色和银染，根据试剂盒说明书操作。经过染色的凝胶应用Imagescanner扫描仪（瑞典Amersham Pharmacia Biotech公司产品）进行图像扫描，使用ImageMaster2-D Elite专用软件对图像进行分析。每个蛋白质的表达量被定义为构成该蛋白质点的所有像素值的总和。为了较准确地反映蛋白质表达量的变化，将每个蛋白质点的表达量表示为相对百分含量，即一个蛋白质点的像素值占整个凝胶内所有蛋白质点总像素值的百分比，称为相对含量。选择腺肌症组与对照组蛋白质相对含量的比值超过2的蛋白质点，将其从凝胶中切割下来，待行质谱分析和鉴定。

5. 质谱样品的制备和分析　将切割下来的蛋白质点凝胶块用去离子水洗涤3次，用无水乙腈脱水，除去液体，将凝胶块真空离心浓缩抽干。加入12.5μg/L的胰蛋白酶消化液，4℃放置45分钟，加入10μl 50mmol/L NH₄HCO₃覆盖胶块，37℃酶解过夜（一般为12～16小时）。胶内蛋白质酶解后，加入50%乙腈和5%三氟乙酸，在37℃提取肽混合物两次，真空离心浓缩抽干，储存于−20℃冰箱中。采用基质辅助激光解吸电离飞行时间质谱仪（matrix-assisted laser desorption/ionization time of flight mass spectrometer，MALDI-TOF-MS）进行肽质量指纹图谱（peptide mass finger print，PMF）分析，基质采用α-氰基-4-羟基肉桂酸。

6. 数据库查询　将PMF分析得到的数据利用MASCOT软件在数据库中进行搜索，网址为http：//www.matrixscience.com/cgi/search_form.pl？FORMVER＝2&SEARCH＝PMF；所使用的蛋白肽段质谱数据库为SWIDD-PROT蛋白序列数据库，网址为http//www.expasy.ch/sport/。

搜索条件：肽片段的相对分子质量控制在800～4 000，表观等电点（PI）的误差范围为1，表观相对分子质量的误差为20%，肽片段质量最大误差控制在100ppm，蛋白质酶解不完全的点最多为1个，物种来源为"人类"，离子选择［M＋H］⁺和单同位素，固定修饰为"蛋氨酸氧化（methionine sulfoxide）"，可变修饰为"半胱氨酸碘乙酰胺化（carbamidomethyl cysteine）"，从而鉴定出差异表达的蛋白质。

结　果

子宫腺肌症组织考马斯亮蓝染色图谱中平均含（512±36）个蛋白质点，以其中1块凝胶为参考胶进行匹配，不同凝胶之间蛋白质点的匹配率为83.7%；银染图谱中平均含（762±54）个蛋白质点，以其中1块凝胶为参考胶进行匹配，不同凝胶之间蛋白质点的匹配率为81.1%。经过图像分析后，比较腺肌症组内和对照组内不同月经周期标本之间的2-DE图谱，未发现恒定异常表达的蛋白质点。进一步比较腺肌症组和对照组的2-DE图谱，发现有15个蛋白质点在所有标本中有差异表达，且差异表达倍数在2倍以上。对其中10个蛋白质点进行了成功的胶内酶切和多肽提取，并采用PMF的方法对蛋白质进行了鉴定。10个蛋白质点的鉴定结果见表2。这些蛋白质的主要功能包括细胞骨架、氧化反应、凋亡、免疫反应等。

讨　论

蛋白质组学方法和技术可以同时研究组织中全部蛋白质的表达情况，通过比较正常组织与疾病组织蛋白质表达的差别，识别并鉴定这些差异表达的蛋白质，有可能发现疾病相关的特异性蛋白质，为研究疾病的发病机制和临床诊治提供新的线索。本研究通过2-DE技术，比较了子宫腺肌症组织和正常子宫肌层组织的蛋白质表达谱，通过软件分析发现了多个子宫腺肌症组织中差异表达的蛋白质点，并通过质谱仪对其中10个蛋白质点进行了成功的鉴定。根据这些蛋白质的功能，提示在子宫腺肌症的发病中有多种生物过程存在异常。

表2　两组子宫肌层组织中差异表达的蛋白质

蛋白质名称	数据库号[a]	理论PI	理论相对分子质量	差异表达倍数[b]	匹配肽段数（个）	序列覆盖率（%）[c]
肌动蛋白α链	P68133	5.31	42 106	+3.4	5	17
原肌球蛋白3	gi155665780	4.77	27 390	+3.3	7	26
角蛋白10	gi140354192	5.09	59 024	+2.6	12	20
细胞角蛋白2	gill81402	8.07	66 115	+2.5	10	26
Horf6蛋白	gi13318842	6.02	25 075	+3.7	5	26
磷酸甘油变位酶1	Pl8669	6.75	28 735	+2.5	5	30
p20蛋白	gi12477511	5.95	16 843	+3.1	5	27
人主要组织相容性复合物Ⅰ分子	gi116797810	5.21	21 179	−3.9	6	35
stathmin-1蛋白	gi115680064	5.76	17 390	+2 5	5	31
热休克蛋口，α晶体蛋白相关B6片段	gi121389433	5.95	17 141	+2.2	7	57

注：a该蛋白质在SWIDD-PROT数据库中的编号；b表示在腺肌症组表达增加的为"＋"，减低的记为"−"；c示鉴定的氨基酸占蛋白质分子全部氨基酸的百分率

一、细胞骨架蛋白在子宫腺肌症发病中的作用

本研究结果提示，子宫腺肌症组织中肌动蛋白、角蛋白和原肌球蛋白有异常表达，这些蛋白质为细胞骨架成分。肌动蛋白构成细胞支架，参与细胞的运动及细胞内信号的传递。有研究结果显示，异位内膜组织中α、β肌动蛋白的表达均明显增高，间皮细胞的细胞骨架蛋白包括角蛋白和肌动蛋白重组，从而导致间皮细胞形态学改变，利于异位内膜的种植[6]。这些结果与本研究一致，提示肌动蛋白在子宫腺肌症组织中的高表达可能促进了异位内膜的种植。另外三种异常表达的细胞骨架蛋白质分别为角蛋白10、细胞角蛋白2和原肌球蛋白3，它们都是细胞骨架的成分，并参与了细胞的游走和运动。有研究表明，它们在腺肌症组织中的异常高表达可能促进异位内膜和腺体的游走[7]。

二、氧化反应蛋白在子宫腺肌症发病中的作用

有研究表明，子宫内膜异位症患者在位内膜、腹水中存在着氧化作用增加的现象，氧化物的聚集激发了一连串有巨噬细胞和单核细胞参与的炎症反应，可以加剧子宫内膜异位症的发展，

促进异位内膜的生长[4]。本研究发现了一种新的人超氧化物酶B链——Horf6蛋白在子宫腺肌症组织异常表达。虽然该蛋白质的具体功能尚不清楚，但提示在子宫腺肌症发病中可能有异常的氧化反应参与。

三、人主要组织相容性复合物Ⅰ分子及其在子宫腺肌症发病中的作用

人主要组织相容性复合物（MHC）Ⅰ分子表达在所有有核细胞表面，其主要功能是抗原递呈和在特异性免疫应答中发挥重要的作用。本研究结果提示，子宫腺肌症组织中MHC-Ⅰ分子表达减少。有研究表明，异位内膜腺体及间质通过表达低水平的MHC-Ⅰ分子抑制自然杀伤（NK）细胞及T淋巴细胞对其的溶解作用，从而逃脱机体免疫系统的攻击，增加子宫腺肌症发病的可能性[8]。

四、热激蛋白在子宫腺肌症发病中的作用

热激蛋白（HSP）在应激反应中表达增加，保护细胞免遭这些应激因素的损害。本研究发现，子宫腺肌症组织中HSP的表达异常增高。有研究结果显示，经过达那唑治疗后子宫腺肌症组

织中HSP27的表达可以恢复正常，由于达那唑参与免疫调节，因此推测，HSP可能通过免疫途径参与子宫腺肌症的发病[9]。

五、凋亡相关蛋白p20蛋白在子宫腺肌症发病中的作用

p20蛋白是白介素-1β（IL-1β）转化酶的活性亚基，而IL-1β转化酶是半胱氨酸蛋白酶家族中的一个亚家族，是细胞凋亡的执行者。IL-1β转化酶还催化活性的IL-1的生成。本研究结果提示，p20蛋白在子宫腺肌症组织中表达增加，推测可能通过两种机制发挥作用：一方面，p20蛋白的增加可以产生更多的活性IL-1β，而IL-1β在异位内膜种植、黏附、侵袭和血管形成等方面都起重要作用[10]；另一方面IL-1β转化酶的抵抗凋亡功能可能在子宫腺肌症的发病中发挥作用。

六、其他功能的蛋白质在子宫腺肌症发病中的作用

本研究还发现，磷酸甘油变位酶-1和stathmin-1蛋白在子宫腺肌症组织中高表达。磷酸甘油变位酶-1是一种参与糖代谢的酶，催化3-磷酸甘油转变为2-磷酸甘油。stathmin-1蛋白是细胞内高度保守的胞质蛋白，作用于微管和微丝。目前对于这两种蛋白质在子宫腺肌症发病中的作用还不清楚。

蛋白质组学技术为我们提供了一种崭新的研究子宫腺肌症发病机制的方法。本研究通过2-DE和质谱技术发现并鉴定了10个可能与子宫腺肌症发病相关的蛋白质，通过对这些蛋白质功能的分析，在整体水平上阐释了子宫腺肌症发病过程中可能存在的异常的生命过程。这些蛋白质在子宫腺肌症中的表达，还需要应用其他方法进行验证，并进一步研究其在子宫腺肌症发病中的作用。

参 考 文 献

[1] Falconer H, D'Hooghe T, Fried G. Endometriosis and genetic polymorphisms [J]. Obstet Gynecol Surv, 2007, 62（9）: 616-628.

[2] Christodoulakos G, Augoulea A, Lambrinoudaki I, et al. Pathogenesis of endometriosis: the role of defective, "immunosurveillance". Eur J Contracept Reprod Health Care, 2007, 12（3）: 194-202.

[3] Harada T, Taniguchi F, Izawa M, et al. Apoptosis and endometriosis [J]. Front Biosci, 2007, 12: 3140-3151.

[4] Agarwal A, Gupta S, Sharma R. Oxidative stress and its implications in female infertility-a clinician's perspective [J]. Reprod Biomed Online, 2005, 11（5）: 641-650.

[5] 韩燕华，周应芳，郑淑蓉. 子宫腺肌症患者子宫各部位血管形态的研究 [J]. 中国实用妇科与产科杂志，2002，18（10）: 605-607.

[6] Demir-Weusten AY, Groothuis PG, Dunselman GA, et al. Morphological changes in mesothelial cells in-duced by shed menstrual endometrium in vitro are not primarily due to apoptosis or necrosis [J]. Hum Reprod, 2000, 15（7）: 1462-1468.

[7] Walter I, Handler J, Reilinger M, et al. Association of endometriosis in horses with differentiation of periglandular myofibroblasts and changes of extracellular matrix proteins [J]. Reproduction, 2001, 121（4）: 581-586.

[8] 徐红，狄文，陈德甫，等. 异位子宫内膜组织中人类白细胞抗原的表达 [J]. 中华妇产科杂志，2001，36（8）: 473-476.

[9] 于月成，辛晓燕，王滨，等. 热休克蛋白在子宫内膜异位症中的表达及意义 [J]. 细胞与分子免疫杂志，2002，18（6）: 571-574.

[10] Herrmann Lavoie C, Fraser D, Therriault MJ, et al. Interleukin-1 stimulates macrophage migration inhibitory factor secretion in ectopic endometrial cells of women with endometriosis [J]. Am J Reprod Immunol, 2007, 58（6）: 505-513.

子宫腺肌症神经纤维的分布及其临床意义

史精华　冷金花　郎景和　李孟慧

【摘要】目的：探讨子宫腺肌症病灶中神经纤维的分布及其与临床痛经的关系。方法：选择经手术切除子宫的患者64例，其中腺肌症组40例，对照组24例。分别用抗S-100蛋白、P物质（SP）、神经丝蛋白（NF）、神经元特异性烯醇化酶（NSE）和神经蛋白基因产物9.5（PGP9.5）抗体应用免疫组化法检测子宫肌层神经纤维的分布。结果：子宫腺肌症组与对照组子宫平滑肌组织中SP表达阳性率及阳性神经纤维密度分别为70%（28/40）和（0.70±0.32）条/平方毫米、29.1%（7/24）和（0.24±0.21）条/平方毫米。腺肌症组病灶中SP阳性神经纤维密度及阳性率均显著高于对照组，差异均有统计学意义（P均＜0.05）；子宫腺肌症组与对照组子宫平滑肌组织中NF表达阳性率及阳性神经纤维密度分别为92.5%（37/40）和（1.44±0.98）条/平方毫米、20.8%（5/24）和（0.31±0.29）条/平方毫米。腺肌症组病灶中NF阳性神经纤维密度及阳性率均显著高于对照组（P均＜0.05）；腺肌症组病灶中NF阳性神经纤维密度与患者疼痛程度呈正相关关系（r＝0.703，P＜0.05）。而S-100，NSE，PGP9.5阳性的神经纤维密度及阳性率在两组中差异无统计学意义（P均＞0.05）。结论：子宫腺肌症NF和SP免疫反应阳性神经纤维可能参与腺肌症痛经的发生。

【关键词】子宫腺肌症；神经纤维；免疫组织化学；疼痛

Distribution of nerve fibers in adenomyosis and its clinical significance. *Shi Jinghua，Leng Jinhua，Lang Jinghe，Li Menghui*

【Abstract】Objective：To investigate nerve fibers' distribution in adenomyosis and their relationship with dysmenorrhea. Methods：Myometrium was sampled from 64 hysterectomy specimens including 40 cases with adenomyosis and 24 cases with cervical intraepithelial neoplasia as control. They were stained immunohistochemically for PGP9.5，S-100，NF，NSE，SP-immunoactive nerve fibers respectively. Results：The positive rate of SP immunoreactive nerve fibers in the myometrium were 70%（28/40）in adenomyosis and 29.12%（7/24）in the control group. And their density were（0.70±0.32）/mm² and （0.24±0.21）/mm² with statistical differences（$P < 0.05$）. NF immunoreactive nerve fibers and the nerve density in the myometrium were 92.5%（37/40）and（1.44±0.98）/mm² in adenomyosis，which was significantly higher than 20.8%（5/24）and（0.31±0.29）/mm² in the control group（$P < 0.05$）. Moreover，the density of NF immunoreactive nerve fibers in adenomyosis was positively correlated with the severity of pain（$r = 0.703$，$P < 0.05$）. However，there were no statistical different S-100，NSE and PGP9.5 immunoreactive nerve fibers distribution between the two groups（$P > 0.05$）. Conclusions：NF and SP immunoreactive nerve fibers might confer the mechanism of pelvic pain with adenomyosis.

【Key words】Adenomyosis；Nerve fibers；Immunohistochemistry；Dysmenorrhea

子宫腺肌症（adenomyosis，AM）是指内膜-肌层交界区以下3mm的子宫肌层内有内膜及间质的存在，同时环绕其周围的子宫平滑肌增生肥大，是一种以痛经和月经过多为主要症状的常见妇科疾病。文献报道，子宫腺肌症患者的痛经率高达64.8%～77.8%[1]，严重影响患者的生存质量，其痛经机制复杂。近来对子宫内膜异位症尤其是深部浸润型子宫内膜异位症疼痛的研究显示，后盆腔深部浸润型子宫内膜异位症（PDIE）与各种子宫内膜异位症疼痛症状的关系密切[2]，进一步研究发现不同部位内异症病灶组织中神经纤维的数目有明显差异性，且与痛经、肛门坠痛、性交痛以及慢性盆腔痛等症状的程度具有相关性[3]。而子宫腺肌症与子宫内膜异位症均由具有生长功能的异位子宫内膜所致，其异位生长的内膜对下丘脑−垂体−卵巢激素有一定敏感性，患者均有进行性痛经及不孕等症状。其疼痛发病机制和组织发生学可能具有一定的相似性。本研究用免疫组织化学方法检测子宫腺肌症病灶、正常子宫平滑肌中各种神经纤维的分布，并分析其与疼痛之间的关系，为治疗子宫腺肌症提供新的思路。

1 资料与方法

1.1 研究对象及分组

选择2009年8月至2010年8月在北京协和医院行全子宫切除术、术后病理检查确诊为子宫腺肌症的患者40例作为子宫腺肌症组，年龄35～47岁（平均41.9岁）；所有病例均经病理组织学（包括弥漫性和腺肌瘤）确诊，同时排除盆腔子宫内膜异位症、子宫肌瘤以及急性盆腔炎症及其他引起盆腔疼痛疾病；所有患者术前6个月内均未服用过性激素类药物，未放置左炔诺孕酮（曼月乐）环，主诉描述可靠。选择同期因宫颈病变行全子宫切除、术后病理排除子宫腺肌症，并排除盆腔子宫内膜异位症、子宫肌瘤以及急性盆腔炎症及其他引起盆腔疼痛疾病的患者24例作为对照组，年龄33～48岁（平均40.7岁）；患者月经规律，术前6个月内均未服用过性激素类药物，未放置左炔诺孕酮（曼月乐）环，主诉描述可靠。

1.2 研究方法

1.2.1 术前疼痛评分

采用视觉模拟评分（VAS）对患者进行术前疼痛评分。将无痛到疼痛无法忍受分为10级，无痛为0，疼痛无法忍受为10。采用统一的VAS，由统一专业培训人员向患者解释，患者指明疼痛的严重程度。

1.2.2 免疫组化测定

选取子宫后壁近宫底处平滑肌标本，子宫腺肌症取包含病灶的肌层组织。标本用10%福尔马林固定、石蜡包埋，4μm厚连续切片；采用免疫组化两步法，一抗分别为兔抗人S-100（a protein soluble in 100% ammonium sulfate）蛋白多克隆抗体（AbcamInc.USA，1∶100稀释），兔抗人P物质（substance P，SP）多克隆抗体（AbcamInc.USA，1∶50稀释），鼠抗人神经丝蛋白（neurofilaments，NF）单克隆抗体（AbcamInc.USA，1∶100稀释），鼠抗人神经元特异性烯醇化酶（neuron-specificenolase，NSE）单克隆抗体（AbcamInc.USA，1∶100稀释），鼠抗人神经蛋白基因产物9.5（protein gene product 9.5，PGP9.5）单克隆抗体（AbcamInc.USA，1∶150稀释），以PBS代替一抗作为阴性对照。操作方法按试剂盒说明书进行。高压热修复抗原，加入二抗，用二氨基联苯氨（DAB）显色，苏木素复染。

1.2.3 神经纤维密度的测定

应用同一光学显微镜及图像采集系统对免疫组织化学切片进行观察和拍摄，先在低倍镜（×100）下选取神经纤维高密度区，再转换成高倍镜下（×400）计数视野中神经纤维的数目，根据标尺长度计算400倍视野的实际面积为$0.027mm^2$，用所计数的神经纤维数目除以$0.027mm^2$，即为每平方毫米组织中神经纤维的数量。

1.3 统计学处理

采用SPSS 11.5软件统计分析数据。神经纤维密度的检测结果采用$\bar{x}\pm s$表示，各组神经纤维密度的比较采用Mann-Whitney U检验；各组神经纤维免疫反应阳性率的比较采用χ^2检验，神经纤维密度与疼痛程度的相关性采用Spearman相关分析。

2 结果

2.1 两组患者肌层中各神经相关蛋白表达的阳性率及神经纤维密度

子宫腺肌症组病灶中S-100、NSE、PGP9.5表达的阳性率和阳性神经纤维密度与对照组比较，差异均无统计学意义（$P > 0.05$）。而SP和NF在腺肌症组表达的阳性率和神经纤维分布密度均较对照组明显升高，差异有统计学意义（$P < 0.05$）。见表1、图1。

2.2 腺肌症组患者病灶组织中神经纤维密度与疼痛程度的关系

子宫腺肌症组伴疼痛者的VAS平均为7.5 ± 2.3分，腺肌灶中NF阳性神经纤维密度与VAS呈正相关关系（$r = 0.703$，$P < 0.05$）。而VAS与SP阳性神经纤维密度无明显相关性（$r =$

表1 腺肌症组与对照组患者子宫肌层中S-100、SP、NF、NSE和PGP9.5阳性率及神经纤维密度

检测指标		腺肌症组（$n = 40$）	对照组（$n = 24$）	P值
S-100	阳性［n（%）］	36（90.0）	20（83.3）	> 0.05
	阳性神经纤维密度［条/平方毫米，（$\bar{x} \pm s$）］	1.67±1.34	1.23±1.01	> 0.05
SP	阳性［n（%）］	28（70.0）	7（29.1）	< 0.05
	阳性神经纤维密度［条/平方毫米，（$\bar{x} \pm s$）］	0.70±0.32	0.24±0.21	< 0.05
NF	阳性［n（%）］	37（92.5）	5（20.8）	< 0.05
	阳性神经纤维密度［条/平方毫米，（$\bar{x} \pm s$）］	1.44±0.98	0.31±0.29	< 0.05
NSE	阳性［n（%）］	35（87.5）	17（70.8）	> 0.05
	阳性神经纤维密度［条/平方毫米，（$\bar{x} \pm s$）］	2.18±1.02	1.60±0.57	> 0.05
PGP9.5	阳性［n（%）］	21（52.5）	15（62.5）	> 0.05
	阳性神经纤维密度［条/平方毫米，（$\bar{x} \pm s$）］	0.85±0.69	0.30±0.27	> 0.05

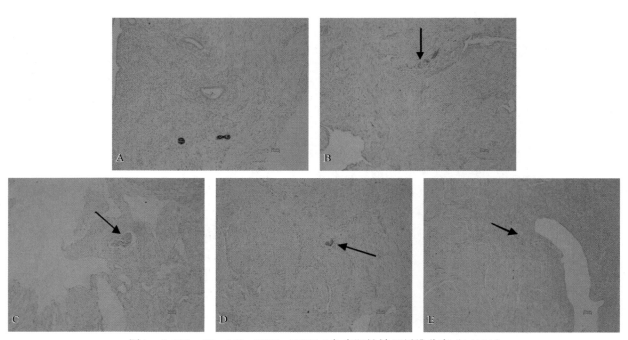

图1 S-100、SP、NF、NSE、PGP9.5免疫阳性神经纤维分布（×100）

A.S-100；B.NSE；C.NF；D.PGP9.5；E.SP

0.322，$P > 0.05$）。

3 讨论

3.1 两组患者肌层中各神经相关蛋白的表达及意义

免疫组化结果显示各神经相关蛋白在各组中均有不同程度的表达。在周围神经系统，S-100蛋白广泛分布于神经嵴起源的施万细胞及其肿瘤中，可存在有髓鞘和无髓鞘的神经纤维中[4]。PGP9.5亦为高度特异性的泛神经标志物，在Aα、Aβ、Aδ、Aγ、B和C纤维均有表达[5]。S100与PGP9.5在两组中均无统计学差异。而NF在腺肌症组明显高于对照组。同比SP标记的神经在腺肌症组亦有明显升高。从而证实子宫腺肌症病灶中确实存在神经纤维密度的增高，可能参与了痛经的发病机制。NSE不具有神经特异性，同时可在神经内分泌细胞表达，它不仅存在于神经细胞及其轴突中，而且存在于各种神经内分泌细胞及其有关肿瘤细胞内。本研究在腺肌症病灶中也可以观察到NSE阳性细胞，呈片状分布。其具体意义有待进一步探讨。

3.2 腺肌症组患者病灶组织中神经纤维密度与疼痛程度的关系

我们的实验结果显示NF标记的神经纤维密度与疼痛程度呈正相关。有研究表明，NF为高度特异性的有髓神经纤维标志物[6]，可检测Aα、Aβ、Aδ、Aγ、B纤维，A纤维是粗的有髓神经纤维，传递锐痛，这可能与我们实验取材相关。有切除子宫要求的腺肌症患者多为疼痛剧烈，无法忍受，而轻度钝痛患者往往采取镇痛药等保守治疗方式。

而患者痛经性质以经期持续下腹钝痛为主的轻度痛经患者，有可能以新生的无髓鞘的神经纤维分布为主，从上述比较中P物质免疫反应阳性

的神经纤维显著高于对照组也可作此推论，这与Atwal等[7]的研究一致。有研究表明：有P物质存在的神经元中约50%为C类纤维，20%为Aδ纤维。其中A类纤维是粗的有髓神经纤维，传递锐痛，且同时可被PGP9.5标记；而C纤维为细小的无髓神经纤维，主要传递慢痛、钝痛等感觉。我们认为C类纤维可能在传递子宫腺肌症疼痛方面发挥了主要作用。P物质除作为疼痛的重要递质向中枢传递痛觉外，还可引起血管扩张、血浆渗出、平滑肌收缩及腺体分泌，刺激各种炎症介质如组胺、缓激肽和前列腺素的释放和聚集，形成神经源性炎症，这种现象被称为传入神经的传出功能[8]。P物质的局部作用及中枢传导作用互相促进，并可能均参与了子宫腺肌症疼痛的发病机制。虽然子宫腺肌症伴疼痛的发病机制至今仍然不清楚，但目前认为，腺肌症患者疼痛的原因可能与雌激素、PG、OTR、神经介质、病灶范围等因素有关。近年来随着子宫内膜异位症疼痛与神经纤维研究的进展，对子宫腺肌症疼痛机制的研究也进入了新的领域。但研究报道尚无统一定论。国内对腺肌症在位子宫内膜研究显示[9]，腺肌症有痛经者PGP9.5阳性神经纤维显著增生，而NF阳性神经纤维无显著差异，从而支持子宫内膜增生的神经纤维主要为传递慢痛的C纤维[9]，认为参与了腺肌症疼痛的发病机制，与我们的研究结果一致。但也有研究认为子宫腺肌症存在神经缺失，很难诠释疼痛的发病机制[10]。我们的研究也显示PGP9.5染色的束状神经纤维罕见，主要为散在的斑点状的纤维染色。Atwal等[7]也认为子宫腺肌症病灶中存在着神经的再生长，认为损伤与腺肌症的发病机制相关，而损伤修复的同时也伴随着神经纤维的植入再生。

本研究结果显示，子宫腺肌症病灶中神经纤维的产生可能参与患者疼痛的发病机制。进一步扩大样本并采用多源神经标志物检测腺肌症患者病灶中神经纤维的产生并给予干预，进而分析其发病机制并用于治疗是非常必要的。

参 考 文 献

[1] Levgur M，Abadi MA，TuckerA. Adenomyosis：symptoms，histology，and pregnancy terminations[J].

Obstet Gynecol，2000，95（5）：688−691.

[2] 戴毅，冷金花，郎景和，等. 后盆腔深部浸润型子

宫内膜异位症的临床病理特点及腹腔镜手术治疗效果［J］. 中华妇产科杂志，2010，45（2）：93-98.

［3］王艳艳，冷金花，史精华，等. 子宫内膜异位症患者不同部位病灶中神经纤维分布及其与疼痛症状的关系［J］. 中华妇产科杂志，2010，45（4）：260-263.

［4］Ekmektzoglou KA，Xanthos T，Papadimitriou L. Biochemical markers（NSE，S-100，IL-8）as predictors of neurological outcome in patients after cardiac arrest and return of spontaneous circulation［J］. Resuscitation，2007，75（2）：219-228.

［5］Bokor A，Kyama CM，Vercruysse L，et al. Density of small diameter sensory nerve fibres in endometrium：a semi invasive diagnostic test for minimal to mild endometriosis［J］. Hum Reprod，2009，24（12）：3025-3032.

［6］Schlaepfer WW. Neurofilaments：structure，metabolism and implications in disease［J］. J Neuropathol Exp Neurol，1987，46（2）：117-129.

［7］Atwal G，duPlessis D，Armstrong G，et al. Uterine innervation after hysterectomy for chronic pelvic pain with，and without，endometriosis［J］. Am J Obstet Gynecol，2005，193（5）：1650-1655.

［8］Bhatia M. Hydrogen sulfide and substance P in inflammation［J］. Antioxid Redox Signal，2010，12（10）：1191-1202.

［9］卢邦春，黄秀峰，周彩云，等. 子宫腺肌症患者子宫内膜神经纤维的分布及其临床意义［J］. 中华妇产科杂志，2009，44（5）：324-327.

［10］Quinn M. Uterine innervation in fibroids：a qualitative study［J］. J Obstet Gynaecol，2007，27（5）：489-492.

子宫腺肌症子宫平滑肌细胞中钾离子通道mRNA的表达及雌、孕激素对其的影响

史精华　金　力　冷金花　郎景和

【摘要】目的：探索体外培养子宫腺肌症（AM）子宫平滑肌细胞钾离子通道的表达情况雌、孕激素对其的调节作用。方法：选择2009年9月至2010年3月在北京协和医院行手术治疗的AM患者22例（AM组），以同期宫颈上皮内瘤变Ⅲ级切除子宫者12例作为对照组，应用反转录PCR技术检测体外培养的子宫平滑肌细胞大电导钙激活钾离子通道α亚基（BKCa α）、电压依赖性钾离子通道4.3（Kv4.3）mRNA的表达及对不同浓度雌、孕激素作用的反应性。结果：AM组子宫平滑肌细胞BKCa α和Kv4.3mRNA的表达量（分别为4.43±2.05、4.52±1.97）显著高于对照组（分别为0.83±0.25，0.86±0.19），分别比较，差异均有统计学意义（$P < 0.05$）。10.0nmol/L170-雌二醇使AM组子宫平滑肌细胞BKCa α mRNA表达量（0.56±0.27）显著下降，与未用药（1.01±0.35）比较，差异有统计学意义（$P < 0.05$）；0.1，1.0nmol/L浓度的17β-雌二醇使对照组子宫平滑肌细胞Kv4.3mRNA表达量明显下降（分别为0.17±0.10，0.13±0.08），与未用药（0.55±0.29）比较，差异均有统计学意义（$P < 0.05$）。0.1μmol/L孕酮使对照组子宫平滑肌细胞BKCa α mRNA表达量（0.44±0.24）和Kv4.3mRNA表达量（1.29±0.51）明显升高（$P < 0.05$）；而AM组使用不同浓度孕酮后BKCa α和Kv4.3mRNA的表达量均无变化（$F > 0.05$）。结论：AM子宫平滑肌细胞存在钾离子通道的异常表达，其受高浓度雌激素的调节并可能存在孕激素抵抗。

【关键词】子宫内膜异位症；肌细胞；平滑肌；钾通道；雌激素类；孕酮；体外研究；细胞；培养的；子宫腺肌症

Response of potassium channels to estrogen and progesterone in the uterine smooth muscle cells of adenomyosis in vitro. *Shi Jinghua*, *Jin Li*, *Leng Jinhua*, *Lang Jinghe*

【Abstract】Objective：To investigate the expression of potassium channels and the influence of estrogen and progesterone on the cultured uterine smooth muscle cells（USMC）of adenomyosis in vitro. **Methods**：There were 22 cases of adenomyosis hysterectomy in the adenomyosis group and 12 patients with cervical intraepithelial neoplasia Ⅲ removal of the uterus in the control group. USMC were separated and cultured in vitro，incubated with different concentrations of estrogen and progesterone. We used reverse transcription-PCR to detect the expression of large-conductance calcium-and voltage-sensitive potassium channel a subunit（BKCa α）and voltage-gated potassium channel 4.3（Kv4.3）. **Results**：The mRNA expression of BKCa α and Kv4，3 in the adenomyosis group（4.43±2.05 and 4.52±1.97）were significantly higher than those in the control group（0.83±0.25 and 0.86±0.19，$P < 0.05$）. In the control group，Kv4.3 mRNA decreased after treated with 0.1 nmol/L（0.17±0.10）and 1.0 nmol/L（0.13±0.08）estrogen than before（0.55±0.29，$P < 0.05$）. In the adenomyosis group，BKCa α mRNA decreased significantly after treated with 10.0 nmol/L estrogen（0.56±0.27 versus 1.01±0.35，$P < 0.05$）. 0.1 pmol/L progesterone elevated both BKCa α mRNA（0.44±0.24 versus 0.16±0.09）and Kv4，3 mRNA（1.29±0.51 versus 0.55±0.29）in the control group（all $P < 0.05$）；however，there were no significant difference in adenomyosis group of different concentration of progestrone（$P > 0.05$）. **Conclusions**：There is an abnormal expression of potassium channels in the adenomyosis USMC，which is regulated by high concentration of estrogen and might be resistant to progesterone.

【**Key words**】Endometriosis；Myocytes；smooth muscle；Potassium channels；Estrogens；Progesterone；In vitro；Cells；cultured；Adenomyosis

子宫腺肌症（adenomyosis，AM）是妇科常见疾病，发病率为8%～62%[1]，其主要的病因是在位内膜存在异常增强的黏附、侵袭和血管生成能力，即"在位内膜决定"理论[2]。但这种异常的子宫内膜为何选择子宫平滑肌作为其"栖息地"，近年来关于非孕期子宫异常收缩与AM发病的相关性受到关注，子宫收缩异常引起损伤的学说[3]得到了越来越多的证据支持，成为在位内膜决定论的重要补充。AM是一种激素依赖性疾病，主要发病于育龄期妇女。临床上应用孕激素、促性腺激素释放激素激动剂（gonadotropin releasing hormone agonist，GnRH-a）、芳香酶抑制剂等激素类药物治疗AM有效。组织学研究显示，异位内膜组织中ER、PR的表达较正常子宫内膜低[4-6]。因此，本研究通过体外培养AM子宫平滑肌细胞并给予不同浓度的雌、孕激素，观察子宫平滑肌细胞中离子通道——大电导钙激活钾离子通道（large-conductance calcium-and voltage-sensitive potassium channel，BKCa）和电压依赖性钾离子通道（voltage-gated potassium channel，Kv）4.3mRNA的表达及对不同浓度雌、孕激素的反应，了解子宫平滑肌细胞离子通道的改变及其与雌、孕激素的关系，以及两者在AM发病及治疗中的作用。

资料与方法

一、资料来源

本研究共纳入2009年9月至2010年3月在北京协和医院行手术治疗的AM患者22例（AM组），以同期宫颈上皮内瘤变Ⅲ级（CINⅢ）切除子宫者12例作为对照组（原则上CINⅢ应行锥切术，锥切后只有随访困难或者患者强烈要求下才切除子宫，此12例患者因随访困难或者患者心理因素强烈要求切除子宫）。详细记录患者的月经周期、经量及痛经情况［采用视觉模拟评分法（VAS）］；既往治疗史，尤其是激素类药物治疗情况；有无宫内节育器及宫腔操作史，孕产次，AM病灶的分布及患者的一般资料。

二、方法

1. 组织取材 取得患者的知情同意后，于手术后将子宫剖开（无菌取材）。取AM病灶处组织1cm×1cm×1cm，置于4℃磷酸盐缓冲液（phosphate buffer solution，PBS）中，用于子宫平滑肌细胞分离及培养。对照组取子宫后壁平滑肌组织。余组织送病理检查明确诊断。

2. 主要试剂及仪器 鼠抗人α-平滑肌肌动蛋白（α-actin）单克隆抗体，鼠抗人细胞角蛋白19（cytokeratin19，CK19）抗体，PV9002（抗鼠）二抗反应体系，二氨基联苯胺（DAB）检测试剂盒均购自北京中杉金桥公司。染料法实时荧光定量PCR试剂盒SYBR Premix ExTaq，反转录（RT）试剂盒Prime Script RT reagent均购自大连宝生物公司。兔抗人BKCa α 亚基多克隆抗体、兔抗人Kv4.3多克隆抗体均为英国Abeam公司产品，17β-雌二醇和孕酮为美国Sigma公司产品。

3. 子宫平滑肌细胞的培养及鉴定 将上述新鲜的组织标本剪碎，用Ⅳ型胶原酶37℃水浴振荡过夜、消化接种，并采用差速脱壁和差速贴壁的方法纯化子宫平滑肌细胞[7,8]。将处于对数生长期的子宫平滑肌细胞进行冻存处理，收集备用。子宫平滑肌细胞的鉴定采用免疫组化方法，以鼠抗人α-actin单克隆抗体、鼠抗人CK19抗体为一抗，用PV9002试剂盒检测α-actin和CK19

蛋白的表达。每个切片观察10个高倍视野，每个视野计数100个细胞，计算染色阳性（定义为细胞质染成棕黄色、细胞核为蓝色）细胞所占的百分率。

4. RT-PCR技术检测Kv4.3和BKCa α mRNA的表达量　用含酚红含血清培养基培养上述分离培养的子宫平滑肌细胞，提取细胞RNA，RT反应合成cDNA，并进行PCR反应扩增。Kv4.3上游引物：5'-AGCTGATTGTCCT-CAACGTGA-3'，下游引物：5'-GTCGTCG-TAGGCAGAGATGC-3'；BKCa α上游引物：5'-AGCAATATCCACGCGAACCAT-3'，下游引物：5-AAAGCCCACCACATGCGTT-3,；均由北京奥科生物公司合成。以磷酸甘油醛脱氢酶（GAPDH）基因为内参照。确认实时PCR的扩增曲线和熔解曲线，由PE 5700软件分析结果，自动计算出目的基因mRNA的表达量。

5. 17β-雌二醇和孕酮作用于子宫平滑肌细胞后检测钾离子通道表达的变化　参考既往雌、孕激素对离子通道影响的研究[5]将培养良好的子宫平滑肌细胞调整为1×10^5个/μL，浓度的细胞悬液加至6孔板中，待细胞生长至孔密度80%时，予以无酚红无血清培养基同步化48小时，然后分别以0、0.1、1.0、10.0nmol/L 17β-雌二醇和0、0.1、1.0、10.0μmol/L孕酮作用子宫平滑肌细胞24小时后，提取细胞RNA，RT-PCR技术检测BKCa α和Kv4.3mRNA表达量的变化。

三、统计学方法

采用SPSS13.0软件进行统计学分析。多组间的比较采用方差分析，两组间采用双侧U检验。

结　　果

一、子宫平滑肌细胞的培养及鉴定结果

对照组分离的原代子宫平滑肌细胞初次接种2～4天后大部分贴壁生长；而AM组分离的子宫平滑肌细胞初次培养4～6天后才逐渐贴壁，经过差速脱壁和差速贴壁的方法获得了纯度高

的子宫平滑肌细胞。CK19（腺上皮特异性抗体）染色仅见少许子宫平滑肌细胞染为棕色，而用对平滑肌特异的鼠抗人α-actin单克隆抗体标记子宫平滑肌肌动蛋白细丝，染色阳性的子宫平滑肌细胞占85%～93%。

二、AM组和对照组子宫平滑肌细胞体外培养后BKCa α和Kv4.3mRNA的表达情况

BKCa α和Kv4.3mRNA在体外培养的AM组子宫平滑肌细胞中的表达量（分别为4.43 ± 2.05、4.52 ± 1.97）均显著高于对照组（分别为0.83 ± 0.25、0.86 ± 0.19），分别比较，差异均有统计学意义（$P < 0.05$）。

三、17β-雌二醇和孕酮作用后子宫平滑肌细胞BKCa α和Kv4.3mRNA表达的变化

1. 不同浓度的17β-雌二醇作用后AM组和对照组子宫平滑肌细胞BKCa α和Kv4.3mRNA表达的变化　使用浓度分别为0、0.1、1.0、10.0nmol/L的17β-雌二醇作用于子宫平滑肌细胞24小时后，对照组子宫平滑肌细胞各浓度用药后BKCa α mRNA的表达量与未用药（0nmol/L）比较，差异均无统计学意义（$P > 0.05$）；而AM组用药后，BKCa α mRNA表达量随不同浓度呈下降趋势，但使用0.1、1.0nmol/L 17β-雌二醇后与未用药（0nmol/L）比较无差异（$P > 0.05$），只有10.0nmol/L与未用药比较，差异有统计学意义（$P < 0.05$）。使用0.1，1.0nmol/L 17β-雌二醇后，对照组子宫平滑肌细胞Kv4.3mRNA表达量均较未用药（0nmol/L）明显减少（$P < 0.05$）。见表1。

2. 不同浓度的孕酮作用后AM组和对照组子宫平滑肌细胞BKCa α和Kv4.3mRNA表达的变化　使用浓度分别为0、0.1、1.0、10.0μmol/L的孕酮作用后，对照组子宫平滑肌细胞各浓度用药后Kv4.3mRNA的表达量均较未用药（0μmol/L）增加，仅0.1μmol/L使细胞BKCa α和Kv4.3mRNA的表达量显著增加，与未用药比较，差异有统计学意义（$P < 0.05$）；AM组各浓度用药后仅在高浓度（10.0μmol/L）时，BKCa α和Kv4.3mRNA的表达量增加，但差异均无统计学意义（$P > 0.05$）。见表2。

表1　不同浓度17β-雌二醇作用后两组子宫平滑肌细胞BKCa α 和 Kv4.3 mRNA表达的变化（$\bar{x}\pm s$）

浓度（nmol/L）	BKCa α		Kv4.3	
	AM组	对照组	AM组	对照组
0	1.01±0.35	0.16±0.09	0.82±0.37	0.55±0.29
0.1	0.69±0.29	0.19±0.08	0.77±0.31	0.17±0.10[a]
1.0	0.68±0.43	0.18±0.11	0.58±0.23	0.13±0.08[a]
10.0	0.56±0.27[a]	0.22±0.19	0.49±0.34	0.18±0.15

注：a与0 nmoL/L比较，$P < 0.05$；BKCa α：大电导钙激活钾离子通道α亚基；Kv4.3：电压依赖性钾离子通道4.3；AM：子宫腺肌症

表2　不同浓度孕酮作用后两组子宫平滑肌细胞BKCa α 和 Kv4.3 mRNA表达的变化（$\bar{x}\pm s$）

浓度（μmol/L）	BKCa α		Kv4.3	
	AM组	对照组	AM组	对照组
0	1.01±0.35	0.16±0.09	0.82±0.37	0.55±0.29
0.1	0.97±0.36	0.44±0.24[a]	0.76±0.38	1.29±0.5[a]
1.0	0.88±0.20	0.32±0.29	0.69±0.27	1.11±0.57
10.0	1.20±0.31	029±0.19	1.03±0.42	0.97±0.49

注：a与0 μmoL/L比较，$P < 0.05$；BKCa α：大电导钙激活钾离子通道α亚基；Kv4.3：电压依赖性钾离子通道4.3；AM：子宫腺肌症

讨　论

一、子宫平滑肌细胞钾离子通道与AM

子宫平滑肌的收缩与自身钾离子通道的功能密切相关，这些离子通道的数量及功能的改变，可调控子宫平滑肌的收缩和节律性。目前此方面的研究主要集中在BKCa和Kv4亚型，但目前关于BKCa和Kv4与AM的关系无相关的文献报道，只能通过BKCa和KV4在孕期与非孕期起舒张子宫平滑肌的作用去推测其可能的相关性。

BKCa在非孕期[6]和孕期[7]子宫平滑肌中，均为最主要的钾离子通道，参与维持膜电位及调节肌紧张等生理过程[8]在妊娠的不同阶段，BKCa通过改变分布密度、电压激活及钙的敏感性，调节子宫平滑肌的张力[9]；在妊娠未临产的子宫平滑肌细胞动作电位过程中BKCa被激活，降低平滑肌的收缩力维持子宫的静息状态，而在妊娠晚期BKCa几乎全被抑制[10]在非孕期小鼠子宫平滑肌细胞中BKCa的电流占整个细胞去极化电流的35%，在调节子宫平滑肌张力中也起主导作用。

Kv钾离子通道对于维持子宫平滑肌细胞的静息电位和保持子宫的基础张力也十分重要[11]。孕期研究最多者为Kv4亚型（哺乳动物中包括Kv4.1、Kv4.2和Kv4.3）[12]。在动物试验中发现，分娩前Kv4.2表达明显增加，而在孕期Kv4.1和Kv4.3表达下降[13]。应用Kv4.2及Kv4.3的特异性阻断剂phrixotoxin2可引起子宫平滑肌产生大幅度的收缩且妊娠晚期Kv4.3表达明显下调甚至消失[14]，推测Kv4.2和Kv4.3与子宫平滑肌的收缩密切相关。对去势的小鼠研究发现，补充雌激素能够下调Kv4.3的表达[15]，体外细胞培养也发现，17β-雌二醇可以抑制Kv引发的电流[16]。

本研究结果显示，体外培养的AM组子宫平滑肌细胞BKCa和Kv4.3mRNA的表达量均显著高于对照组，提示AM的子宫平滑肌处于相对舒张状态，推测其可能易于使子宫内膜间质细胞从高压的宫腔向外肌层浸润。Shaked等[17]通过计算机建立了子宫压力的二维模型，也发现子宫内膜-肌层交界区（endometrial-myometrial interface，EMI）增厚减弱了子宫收缩向外肌层传导，外肌层可能反而处于相对舒张状态，与本研究的结果相一致。

二、雌、孕激素对AM子宫平滑肌细胞钾离子通道表达的影响

本研究结果显示，使用17β-雌二醇后AM组子宫平滑肌细胞BKCa α mRNA表达表现为下降趋势而Kv4.3mRNA表达无明显变化，对照组Kv4.3mRNA表达下降而BKCa α mRNA表达无明显变化，显示了AM组子宫平滑肌细胞与对照组子宫平滑肌细胞对雌激素的反应性不同。对照组对低浓度的雌激素即有明显的反应性，而高浓度（10.0nmol/L）的17β-雌二醇对AM组才显示一定的抑制作用。有研究表明，雌二醇对BKCa的作用受浓度的限制，高于正常浓度的5～10倍时可以表现为对BKCa的促进表达作用，浓度再高则表现为抑制作用从而可能引起子宫平滑肌收缩[16]，与本研究的结果相一致。据此推测，局部水平轻度升高的雌激素可能通过促进BKCa表达引起子宫平滑肌舒张，而易于使子宫内膜向相对低压的子宫外肌层浸润形成AM病灶。通过检测大鼠宫腔内放置的气囊导管发现，在发情前期，子宫罕有电活动，而在发情期和发情后子宫电活动显著增加，电活动随着转入发情间期而逐渐减少，与雌激素水平密切相关[18]。

非孕期大鼠子宫平滑肌的活动与血清17β-雌二醇浓度负相关[19]。Song等[15]对去势的小鼠研究发现，补充雌激素能够下调Kv4.3的表达，这与本研究的体外试验结果（对照组）是

相吻合的。但AM组却未能表现出下调的作用，推测可能与AM患者子宫平滑肌内存在大量的子宫内膜，以及平滑肌舒缩异常、血液循环缓慢，导致局部呈高雌激素状态有关，同时可能与子宫内膜异位症或AM患者ERα/ERβ比例失调，从而对雌激素的反应有差异有关，其具体机制有待于进一步的研究。

本研究的结果还表明，使用不同浓度的孕酮作用于子宫平滑肌细胞后，对照组仅有0.1μmol/L使细胞BKCa α和Kv4.3mRNA的表达量具有显著差异，余各浓度均无差异；而AM组用药后无明显变化。可能AM存在缺乏孕激素的情况而失去对子宫平滑肌舒缩的调节，使子宫平滑肌持续处于雌激素的作用下失去周期性节律，造成收缩紊乱而利于异位内膜的种植生长。对子宫内膜异位症的研究显示，在子宫内膜基质细胞中PR尤其是PR-B表达的下降，可能是阻碍孕激素信号向下游传导导致孕激素抵抗的主要因素[20]。Nie等[21]发现，AM患者PR-B基因启动子高度甲基化，从而认为PR-B数量和功能的下降可能是孕激素抵抗的主要因素。

本研究对AM子宫平滑肌细胞收缩相关的钾离子通道的表达进行了较为细致的分析，从体外细胞培养的角度验证了BKCa α亚基和Kv4.3在AM的高表达，对高浓度雌激素有反应并可能存在孕激素抵抗等，一定程度上解释了AM子宫平滑肌异常收缩的原因，从而为后续AM的研究提供了方向。钾离子通道与AM发病机制的关系报道较少，本研究的工作只是初步探索，对钾离子通道功能的研究以及与AM发病的因果关系将是今后研究的重点。

参 考 文 献

［1］Bulun SE. Endometriosis［J］. N Engl J Med，2009，360（3）：268-279.

［2］王姝，郎景和. 内异症患者在位子宫内膜特性研究新进展［J］. 中华妇产科杂志，2012，47（11）：868-872.

［3］Leyendecker G，Wildt L，Mall G. The pathophysiology of endometriosis and adenomyosis：tissue injury and repair［J］. Arch Gynecol Obstet，2009，280（4）：529-538.

［4］郭桂兰，沙仁高娃，鲁秀英，等. 雌、孕激素受体

和基质金属蛋白酶-2在子宫腺肌症中的表达及意义［J］. 青海医学院学报，2013，34（4）：274-277.

［5］Li XT，Qiu XY. 17p-Estradiol Upregulated Expression of α and β Subunits of Larger-Conductance Calcium-Activated K（+）Channels（BK）via Estrogen Receptor β［J］. J Mol Neurosci，2015，56（4）：799-807.

［6］Perez GJ，Toro L，Erulkar SD，et al. Characterization of large-conductance，calcium-activated potassium channels from human myometrium［J］. Am J

Obstet Gynecol, 1993, 168（2）: 652-660.

[7] Khan RN, Smith SK, Morrison JJ, et al. Ca^{2+} dependence and pharmacology of large-conductance K^+ channels in nonlabor and labor human uterine myocytes [J]. Am J Physiol, 1997, 273（5 Pt 1）: C1721-C1731.

[8] Brayden JE, Nelson MT. Regulation of arterial tone by activation of calcium-dependent potassium channels [J]. Science, 1992, 256（5056）: 532-535.

[9] Khan RN, Matharoo-Ball B, Arulkumaran S, et al. Potassium channels in the human myometrium [J]. Exp Physiol, 2001, 86（2）: 255-264.

[10] Wang SY, Yoshino M, Sui JL, et al. Potassium currents in freshly dissociated uterine myocytes from nonpregnant and late-pregnant rats [J]. J Gen Physiol, 1998, 112（6）: 737-756.

[11] Lundgren DW, Moore JJ, Chang SM, et al. Gestational changes in the uterine expression of an inwardly rectifying K^+ channel, ROMK [J]. Proc Soc Exp Biol Med, 1997, 216（1）: 57-64.

[12] Brainard AM, Korovkina VP, England SK. Potassium channels and uterine function [J]. Semin Cell Dev Biol, 2007, 18（3）: 332-339.

[13] Suzuki T, Takimoto K. Differential expression of Kv4 pore-forming and KChIP auxiliary subunits in rat uterus during pregnancy [J]. Am J Physiol Endocrinol Metab, 2005, 288（2）: E335-E341.

[14] Smith RC, McClure MC, Smith MA, et al. The role of voltage-gated potassium channels in the regulation of mouse uterine contractility [J]. Reprod Biol Endocrinol, 2007, 5: 41.

[15] Song M, Helguera G, Eghbali M, et al. Remodeling of Kv4.3 potassium channel gene expression under the control of sex hormones [J], J Biol Chem, 2001, 276（34）: 31883-31890.

[16] Knock GA, Tribe RM, Hassoni AA, et al. Modulation of potassium current characteristics in human myometrial smooth muscle by 17beta-estradiol and progesterone [J]. Biol Keprod, 2001, 64（5）: 1526-1534.

[17] Shaked S, Jaffa AJ, Grisaru D, et al. Uterine peristalsis-induced stresses within the uterine wall may sprout adenomyosis [J]. Biomech Model Mechanobiol, 2015, 14（3）: 437-444.

[18] Ishikawa M, Fuchs AR. Electrical and mechanical activity of rat uterus in vivo during the estrous cycle [J]. Am J Obstet Gynecol, 1978, 132（6）: 611-619.

[19] Crane LH, Martin L. In vivo myometrial activity in the rat during the oestrous cycle: studies. with a novel technique of video laparoscopy [J]. Reprod Fertil Dev, 1991, 3（2）: 185-199.

[20] Bulun SE, Cheng YH, Pavone ME, et al. Estrogen receptor-beta, estrogen receptor-alpha, and progesterone resistance in endometriosis [J]. Semin Reprod Med, 2010, 28（1）: 36-43.

[21] Nie JC, Liu XS, Guo SW. Promoter hypermethylation of progesterone receptor isoform B（PR-B）in adenomyosis and its rectification by a histone deacetylase inhibitor and a demethylation agent [J]. Reprod Sci, 2010, 17（11）: 995-1005.

子宫腺肌症相关的分子机制研究进展

刘玉婷　　王　姝　孙婷婷　史宏晖　郎景和

【摘要】子宫腺肌症是由子宫内膜腺体和间质在子宫肌层中异位生长引起的常见的妇科良性疾病，临床症状主要表现为月经过多、痛经或慢性盆腔痛。子宫腺肌症的发病机制目前尚未明确。近年来，随着分子生物学的进展，子宫腺肌症发病机制的研究逐渐深入。本文就子宫腺肌症发病机制中的甾体激素异常、上皮−间质细胞转化、血管生成及子宫内膜细胞生物学行为异常进行综述，以期对子宫腺肌症有新的认识，为临床诊断和治疗提供新策略。

子宫腺肌症是子宫内膜腺体和间质在子宫肌层中异位生长，伴周围子宫平滑肌细胞增殖和肥大，是常见的妇科良性疾病[1]。临床症状主要表现为月经过多、痛经或慢性盆腔痛，也有约1/3的患者无症状[2]。子宫腺肌症的发病机制目前尚未明确，主要有两种理论：大部分学者认为子宫内膜向子宫肌层内陷生长是发病基础，另一种理论认为与米勒管残余化生或干细胞分化有关[3]。近年来，随着分子生物学的发展，子宫腺肌症发病机制的研究不断进展，包括甾体激素的作用、上皮−间质细胞转化（epithelial-mesenchymal transition，EMT）、血管生成及子宫内膜细胞生物学行为异常等方面，有望为临床诊断和治疗提供新策略。

一、甾体激素相关的分子机制

子宫腺肌症被广泛认为是雌激素依赖性疾病[4]，雌激素通过与ER的相互作用参与到发病机制中。子宫内膜与肌层之间有一激素依赖性的结构，称为结合带（junctional zone）[5]。研究发现，子宫功能异常可能是局部高雌激素状态导致的，外周雌激素水平并无明显变化[4]。局部高雌激素状态刺激子宫内膜基底层细胞增殖以及导致结合带周围组织微创伤，从而为子宫内膜内陷提供条件，并启动组织损伤与修复机制（tissue injury and repair，TIAR）。TIAR启动后，局部雌激素进一步介导子宫蠕动增强，促使结合带反复发生自我损伤，逐渐加重微创伤和子宫内膜内陷，最终导致子宫腺肌症[6]。

雌激素通过RhoA/ROCK信号通路作用于子宫结合带的平滑肌细胞。RhoA/ROCK信号通路参与细胞收缩、迁移、黏附和增殖等多种生物学过程。子宫腺肌症患者结合带平滑肌中RhoA、ROCK1基因的表达较正常子宫内膜上调，且雌激素作用后RhoA、ROCK1、ROCK2基因的表达增加、活性增强。通过不同剂量雌激素作用于子宫腺肌症增殖期的结合带平滑肌细胞，发现雌激素对细胞收缩的作用呈剂量依赖性，随着剂量的增加，RhoA、ROCK1、磷酸化肌球蛋白轻链（p-MLC）的表达增加。雌激素可能通过过度激活RhoA/ROCK信号通路，使结合带平滑肌细胞增殖和收缩过强，从而参与到子宫腺肌症的发病机制中[7,8]。此外，汪沙等[9]的研究发现，雌激素通过诱导内源性钙库释放Ca^{2+}以及细胞膜L型钙通道介导的Ca^{2+}内流，使子宫腺肌症患者子宫内膜−肌层交界区（即结合带）平滑肌细胞内的游离Ca^{2+}浓度异常增高，从而引起子宫收缩功能障碍，导致子宫腺肌症的发生、发展。

局部雌激素的合成主要由芳香酶和17β-羟类固醇脱氢酶（17β-hydroxysteroid dehydrogenase，17β-HSD）催化完成。芳香酶将雄激素催化为雌酮，17β-HSD1再将雌酮转化为活性更强的17β-雌二醇，而17β-HSD2则将17β-雌二醇灭活为雌酮[4]。芳香酶是细胞色素P450酶系中的一种。研究发现，正常子宫内膜中无芳香酶，而子宫腺肌症患者的在位内膜和异位病灶中存在芳香酶，其使局部产生雌激素[10]。细胞色素P450 CYP1B1基因和儿茶酚-O-甲基转移酶（COMT）基因是雌激素代谢相关的基因。一项荟萃分析显示，COMT基因158G/A和CYP1B1基因432C/G的多态性改变是子宫腺肌症发病的危险因素，尤其是对于亚洲人群[11]。此外，子宫腺肌症患者的在位内膜中17β-HSD2的调节异常，可造成局部雌激素代谢降低[12]。

除局部雌激素的代谢异常外，研究还发现，ER基因的多态性改变也参与子宫腺肌症的发病机制。文献报道，ERα基因的多态性与子宫腺肌症的发病风险相关[13]。Oehler等[14]在子宫腺肌症患者中发现了ERα基因的体细胞突变，其中两种突变的ERα蛋白导致了受体功能的异常，推测突变相关的雌激素应答沉默可能使异位子宫内膜细胞对低雌激素环境产生抵抗，从而导致对抑制雌激素的治疗无反应。

二、EMT相关的分子机制

EMT是指上皮细胞在特定的生理病理情况下向间质细胞转分化，在此过程中，上皮细胞失去细胞极性和细胞间连接，获得浸润、迁移的能力[15]。子宫腺肌症虽然是一种良性妇科疾病，但子宫内膜细胞侵入子宫肌层的生物学行为与肿瘤有相似之处，越来越多的研究表明，EMT参与子宫腺肌症的发病机制。上皮型钙黏蛋白（E-cadherin）是上皮细胞的标志物，其下调是EMT的重要特征之一；波形蛋白（vimentin）是间质细胞的标志物，常被用作EMT的标志物。其他标志物如α-平滑肌肌动蛋白（α-SMA）表达上调，β连环蛋白Ⅰ（β-catenin）由核外转移到核内，某些转录因子（Snail、Slug等）表达升高等，也反映了EMT过程的发生[16]。

Chen等[17]的研究发现，子宫腺肌症患者的在位内膜和异位内膜中E-cadherin表达下调、vimentin表达上调，并呈雌激素剂量依赖性，这种效应能被选择性雌激素受体调节剂（SERM）所抑制。研究验证了子宫腺肌症中存在雌激素诱导的EMT过程[17]。随后，Zhou等[18]研究报道了子宫腺肌症患者异位内膜中雌激素应答相关蛋白——膜联蛋白A2的表达较在位内膜明显上调，膜联蛋白A2表达上调可诱导β-catenin/T细胞因子信号通路介导的EMT；同时，膜联蛋白A2的表达上调与雌激素增加相关，表明雌激素能潜在地诱导EMT过程。Oh等[19]研究发现，异常活

性的WNT/3-catenin信号通路通过促进EMT，参与到子宫腺肌症的发病机制中。Qi等[20]研究报道，子宫腺肌症患者的异位内膜中Notch1、神经型钙黏蛋白（N-cadherin）、Snail及Slug基因的表达较正常子宫内膜上调，Numb基因（EMT的负调节因子）表达下调。Notch信号通路是EMT的关键通路之一，认为Notch1/Numb/Snail信号通路在子宫腺肌症发病过程中起重要作用。此外，子宫腺肌症的动物模型研究发现，血小板介导的转化生长因子-β1（TGF-β1）/Smad信号通路的活化能促使EMT和纤维化的发生[21]。

三、血管生成相关的分子机制

子宫腺肌症病灶中常有密集的血管分布。研究显示，基质金属蛋白酶（matrix metalloproteinases，MMP）2、MMP-9和血管内皮生长因子（VEGF）在子宫腺肌症患者的在位内膜和异位内膜中表达明显增加，异位内膜中微血管密度增加，且VEGF的表达水平和微血管密度与MMP-2、MMP-9的表达水平呈正相关，推测MMP-2和MMP-9的异常表达可能是促血管生成的机制之一[22]。此外，文献报道，膜联蛋白A2在子宫腺肌症患者的异位内膜中表达上调，通过膜联蛋白A2/低氧诱导因子1α（HIF-1α）/VEGF-A信号通路促进血管生成[18]。干扰素-维甲酸诱导的细胞凋亡相关基因19（GRIM-19）在子宫腺肌症患者在位内膜和异位内膜中表达下调，下调GRIM-19基因可促进转录因子磷酸化信号转导及转录活化因子（pSTAT3）的活性，以及促进信号转导及转录活化因子（STAT3）调控的下游基因VEGF的表达。通过GRIM-19/STAT3/VEGF通路，子宫腺肌症患者中的血管生成加速[23]。

四、细胞生物学行为异常相关的分子机制

子宫腺肌症虽然是一种良性疾病，但越来越多的研究认为其发病过程与肿瘤有类似的生物学行为，如细胞增殖、凋亡的改变、获得侵袭性和迁移性等。

近年来，多项研究报道，抑癌基因的异

常表达参与子宫腺肌症的发病机制。正常子宫内膜中，抑癌基因程序性细胞死亡基因4（programmed cell death 4，PDCD4）主要在子宫内膜腺体细胞细胞质中表达，随着月经周期中孕激素水平的变化其表达发生周期性改变；而在子宫腺肌症患者的在位内膜和异位内膜中观察到，增殖期PDCD4基因的表达显著下调，并且由于孕激素抵抗，在位内膜中的表达失去周期性变化[24]。Hu等[25]报道，子宫腺肌症患者的在位内膜中微小RNA-17（microRNA-17）表达量增加，microRNA-17可以结合到PTEN基因转录的mRNA的3'非翻译区，从而使抑癌基因PTEN的表达下调。PTEN基因编码的蛋白在细胞生长的信号通路中起重要作用。因此，microRNA-17介导的PTEN基因异常表达，使子宫内膜细胞活性、侵袭和迁移能力增强，参与到子宫腺肌症的发病机制中。

除此之外，多种信号通路的改变在子宫腺肌症的发生、发展过程中可能起到重要作用。核因子κB（NK-κB）是真核细胞中重要的转录调节因子，参与调节炎症反应、细胞增殖、分化、凋亡等。研究显示，子宫腺肌症患者异位内膜的间质细胞中，NK-κB的DNA结合活性、其调控的环氧化酶2（COX-2）、VEGF的表达，均高于正常子宫内膜。COX-2是前列腺素合成过程中重要的限速酶，可诱导血管生成、增加细胞侵袭性等。因此，NK-κB的过度表达促进了细胞增殖、侵袭以及血管生成等[26]。NK-κB信号通路的激活，还能上调子宫腺肌症在位内膜中丝氨酸-苏氨酸蛋白激酶Pak4的表达，Pak4参与多种细胞活动的调节。上调的Pak4进一步诱导MMP-2和MMP-9的表达，MMP能降解细胞外基质，使子宫内膜细胞的侵袭性增强[27]。

磷脂酰肌醇3激酶/蛋白激酶B（PI3k/Akt）信号通路广泛存在于细胞中，调节细胞增殖、分化及血管生成等。Guo等[28]的研究显示，子宫腺肌症患者的异位内膜中致癌基因DJ-1和磷酸化哺乳动物西罗莫司靶蛋白（p-mTOR）的表达

较在位内膜和正常子宫内膜显著增高。DJ-1基因是肽酶C56家族的成员之一，通过调控PI3K/Akt通路参与子宫内膜细胞的增殖、迁移和侵袭。哺乳动物西罗莫司靶蛋白（mTOR）是重要的细胞增殖的调节因子。研究认为，DJ-1基因可能通过PI3k/Akt/p-mTOR信号通路促进异位内膜细胞的增殖、迁移，从而促进子宫腺肌症的发生、发展[28]。Zhang等[29]研究发现，在子宫腺肌症患者的异位病灶中，PI3K/AKT/survivin信号通路的负调节因子PP2A、PTEN基因表达下调，通路下游的效应分子survivin基因表达上调，survivin基因的异常表达能影响细胞生长和凋亡；研究认为，PI3K/Akt/survivin信号通路的过度激活参与子宫腺肌症的发病机制。

成纤维细胞生长因子2（FGF2）/细胞外信号调节激酶（ERK）1/2信号通路参与细胞分裂、分化、增殖和凋亡等多种生物学过程，Dusp6、Sprouty4、Sef基因是该通路的负反馈抑制因子。Guo等[30]的研究显示，子宫腺肌症患者的在位内膜中Dusp6、Sprouty4和Sef基因的表达明显低于正常子宫内膜，这些负反馈抑制因子的减少可能导致FGF2信号通路的过度激活，使在位内膜细胞增殖和侵袭能力增强，从而导致子宫腺肌症的发病。

子宫腺肌症是一种雌激素依赖性的良性疾病，但具有与肿瘤类似的生物学特征。研究发现，多种基因、蛋白、信号通路的异常参与到其发病机制中。甾体激素的异常既能引起子宫蠕动过强、结合带反复发生自我损伤，为子宫内膜内陷提供条件，同时可潜在地诱导EMT过程。同一信号通路的异常活化，在影响子宫内膜细胞生物学行为的同时，也可促进血管生成。子宫腺肌症的发病机制复杂，各分子机制间相互关联，共同促进疾病的发生、发展。目前其发病机制尚未明确，治疗上除子宫切除术是唯一疗效明确的方法外，药物治疗的效果有限。因此，随着分子生物学和相关学科的发展，期待更多更深入的研究，以期为临床诊断和治疗提供新策略。

参 考 文 献

［1］Bergeron C，Amant F，Ferenczy A. Pathology and physiopathology of adenomyosis［J］. Best Pract Res Clin Obstet Gynaecol，2006，20（4）：511-521. DOI：10.1016/j.bpobgyn.2006.01.016.

［2］Struble J，Reid S，Bedaiwy MA．Adenomyosis：a clinical review of a challenging gynecologic condition ［J］．J Minim Invasive Gynecol，2016，23（2）：164-185．DOI：10.1016/j.jmig.2015.09.018．

［3］Ferenczy A．Pathophysiology of adenomyosis［J］．Hum Reprod Update，1998，4（4）：312-322．DOI：10.1093/humupd/4.4.312．

［4］Urabe M，Yamamoto T，Kitawaki J，et al．Estrogen biosynthesis in human uterine adenomyosis［J］．Acta Endocrinol（Copenh），1989，121（2）：259-264．DOI：10.1530/acta.0.1210259．

［5］Tamai K，Koyama T，Umeoka S，et al．Spectrum of MR features in adenomyosis［J］．Best Pract Res Clin Obstet Gynaecol，2006，20（4）：583-602．DOI：10.1016/j.bpobgyn.2006.01.009．

［6］García-Solares J，Donnez J，Donnez O，et al．Pathogenesis of uterine adenomyosis：invagination or metaplasia？［J］．Fertil Steril，2018，109（3）：371-379．DOI：10.1016/j.fertnstert.2017.12.030．

［7］Wang S，Duan H，Zhang Y，et al．Abnormal activation of RhoA/ROCK-I signaling in junctional zone smooth muscle cells of patients with adenomyosis ［J］．Reprod Sci，2016，23（3）：333-341．DOI：10.1177/1933719115602764．

［8］Sun FQ，Duan H，Wang S，et al．17β-estradiol induces over proliferation in adenomyotic human uterine smooth muscle cells of the junctional zone through hyperactivation of the estrogen receptor-enhanced RhoA/ROCK signaling pathway［J］．Reprod Sci，2015，22（11）：1436-1444．DOI：10.1177/1933719115584447．

［9］汪沙，段华，张颖，等．17β雌二醇对子宫腺肌症患者子宫内膜-肌层交界区平滑肌细胞内游离Ca^{2+}浓度的调节作用及机制研究［J］．中华妇产科杂志，2015，50（7）：510-515．DOI：10.3760/cma.j.issn.0529-567x.2015.07.007．

［10］Kitawaki J，Noguchi T，Amatsu T，et al．Expression of aromatase cytochrome P450 protein and messenger ribonucleic acid in human endometriotic and adenomyotic tissues but not in normal endometrium［J］．Biol Reprod，1997，57（3）：514-519．DOI：10.1095/bio/reprod 57.3.514．

［11］Tong X，Li Z，Wu Y，et al．COMT 158G/A and CYP1B1 432C/G polymorphisms increase the risk of endometriosis and adenomyosis：a meta-analysis［J］．Eur J Obstet Gynecol Reprod Biol，2014，179：17-21．DOI：10.1016/j.ejogrb.2014.04.039．

［12］Vannuccini S，Tosti C，Carmona F，et al．Pathogenesis of adenomyosis：an update on molecular mechanisms［J］．Reprod Biomed Online，2017，35（5）：592-601．DOI：10.1016/j.rbmo.2017.06.016．

［13］Kitawaki J，Obayashi H，Ishihara H，et al．Oestrogen receptor-alpha gene polymorphism is associated with endometriosis，adenomyosis and leiomyomata ［J］．Hum Reprod，2001，16（1）：51-55．DOI：10.1093/humrep/16.1.15．

［14］Oehler MK，Greschik H，Fischer DC，et al．Functional characterization of somatic point mutations of the human estrogen receptor alpha（hERalpha）in adenomyosis uteri［J］．Mol Hum Reprod，2004，10（12）：853-860．DOI：10.1093/molehr/gah113．

［15］Kalluri R，Weinberg RA．The basics of epithelial-mesenchymal transition［J］．J Clin Invest，2009，119（6）：1420-1428．DOI：10.1172/JCI39104．

［16］Zeisberg M，Neilson EG．Biomarkers for epithelial-mesenchymal transitions［J］．J Clin Invest，2009，119（6）：1429-1437．DOI：10.1172/JCI36183．

［17］Chen YJ，Li HY，Chang YL，et al．Suppression of migratory/invasive ability and induction of apoptosis in adenomyosis-derived mesenchymal stem cells by cyclooxygenase-2 inhibitors［J］．Fertil Steril，2010，94（6）：1972-1979，1979．e1-4．DOI：10.1016/j.fertnstert.2010.01.070．

［18］Zhou S，Yi T，Liu R，et al．Proteomics identification of annexin A2 as a key mediator in the metastasis and proangiogenesis of endometrial cells in human adenomyosis[J]．Mol Cell Proteomics，2012，11（7）：M112.017988．DOI：10.1074/mcp.M112.017988．

［19］Oh SJ，Shin JH，Kim TH，et al．β-Catenin activation contributes to the pathogenesis of adenomyosis through epithelial-mesenchymal transition［J］．J Pathol，2013，231（2）：210-222．DOI：10.1002/path.4224．

［20］Qi S，Zhao X，Li M，et al．Aberrant expression of Notch1/numb/snail signaling，an epithelial mesenchymal transition related pathway，in adenomyosis ［J］．Reprod Biol Endocrinol，2015，13（1）：96．DOI：10.1186/s12958-015-0084-2．

［21］Shen M，Liu X，Zhang H，et al．Transforming growth factor β1 signaling coincides with epithelial-mesenchymal transition and fibroblast-to-myofibroblast trans-differentiation in the development of adenomyosis in mice[J]．Hum Reprod，2016，31（2）：

355−369. DOI: 10.1093/humrep/dev314.

［22］Li T, Li YG, Pu DM. Matrix metalloproteinase-2 and-9 expression correlated with angiogenesis in human adenomyosis［J］. Gynecol Obstet Invest, 2006, 62（4）: 229−235. DOI: 10.1159/000094426.

［23］Wang J, Deng X, Yang Y, et al. Expression of GRIM-19 in adenomyosis and its possible role in pathogenesis［J］. Fertil Steril, 2016, 105（4）: 1093−1101. DOI: 10.1016/j.fertnstert.2015.12.019.

［24］Liu Y, Tan X, Wang Z, et al. Down-regulation of tumor suppressor PDCD4 expression in endometrium of adenomyosis patients［J］. Curr Res Transl Med, 2016, 64（3）: 123−128. DOI: 10.1016/j.retram.2016.04.008.

［25］Hu H, Li H, He Y. MicroRNA-17 downregulates expression of the PTEN gene to promote the occurrence and development of adenomyosis［J］. Exp Ther Med, 2017, 14（4）: 3805−3811. DOI: 10.3892/etm.2017.5013.

［26］Li B, Chen M, Liu X, et al. Constitutive and tumor necrosis factor-α-induced activation of nuclear factor-κB in adenomyosis and its inhibition by andrographolide［J］. Fertil Steril, 2013, 100（2）:

568−577. DOI: 10.1016/j.fertnstert.2013.04.028.

［27］Yi KW, Kim SH, Ihm HJ, et al. Increased expression of p21-activated kinase 4 in adenomyosis and its regulation of matrix metalloproteinase-2 and-9 in endometrial cells［J］. Fertil Steril, 2015, 103（4）: 1089−1097. e2. DOI: 10.1016/j.fertnstert.2014.12.124.

［28］Guo J, Gao J, Yu X, et al. Expression of DJ-1 and mTOR in eutopic and ectopic endometria of patients with endometriosis and adenomyosis［J］. Gynecol Obstet Invest, 2015, 79（3）: 195−200. DOI: 10.1159/000365569.

［29］Zhang H, Liu J, Zhao X, et al. Loss of PP2A and PTEN immune expression coexists with survivin overexpression in adenomyosis［J］. Reprod Biol, 2014, 14（3）: 200−205. DOI: 10.1016/j.repbio.2014.04.004.

［30］Guo Q, Zhang H, Zhao X, et al. Loss of expressions of Dusp6, Sprouty4, and Sef, negative regulators of FGF2/ERK1/2 signaling, in the endometrium of women with adenomyosis［J］. Int J Gynecol Pathol, 2014, 33（3）: 288−297. DOI: 10.1097/PGP.0b013e3182a54ab3.

（二）临床研究

左炔诺孕酮宫内缓释系统用于防治子宫内膜异位症和
子宫腺肌症的临床观察

邓　姗　郎景和　冷金花　刘珠凤　孙大为　朱　兰

【摘要】目的：观察左炔诺孕酮宫内缓释系统（LNG-IUS）用于治疗子宫内膜异位症（EM）及子宫腺肌症（AM）相关疼痛和防止复发的疗效。方法：EM患者21例，AM患者12例，于保守性手术后即刻，或单纯疼痛复发后放置LNG-IUS，EM患者中有4例在放置前注射促性腺激素释放激素激动剂（GnRH-a），AM患者中有5例放置前注射GnRH-a。以放置LNG-IUS前后自身对照，比较疼痛视觉模拟评分（VAS）、血清生殖激素和CA125水平，随诊记录阴道出血等不良反应的发生情况；放置前注射GnRH-a者与单纯放置者比较出血模式的差异。结果：疼痛复发后单纯放置LNG-IUS的5例EM患者，VAS由放置前的（8.09±0.21）降至（1.64±1.12）分，两者比较，差异有统计学意义（$P=0.042$）；5例单纯放置LNG-IUS的AM患者，VAS由（8.41±1.59）降至（3.99±3.87）分，两者比较，差异无统计学意义（$P=0.068$）。所有患者于随访期限内，仅2例患者分别出现疼痛或病灶复发，其余患者无疼痛或病灶的复发。放置LNG-IUS后有30例患者完成了初次随诊，初次随诊时间平均为5个月，月平均出血天数18.6天，以不规则点滴出血为主；放置LNG-IUS前是否加用GnRH-a的患者月平均出血天数分别为（19±6）天和（18±6）天，两者比较，差异无统计学意义（$P=0.089$）。随诊满1年时，22例患者转为每月规律性阴道出血，月平均出血天数8天。结论：LNG-IUS能有效控制EM和AM相关疼痛并延缓复发，不规则和/或点滴阴道出血是最显著的不良反应，放置前注射GnRH-a对出血的改善效果欠佳。

Effects of levonorgestrel-relea sing intrauterine system on pain and recurrence a ssociated with endometriosis and adenomyosis. *Deng Shan，Lang Jinghe，Leng Jinhua，Liu Zhufeng，Sun Dawei，Zhu Lan*

【Abstract】Objective：To observe the effects of levonorgestrel-releasing intrauterine system（LNG-IUS）in treatment of pain associated with endometriosis（EM）and adenomyosis（AM），and in prevention of disease recurrence. Methods：Thirty-three cases of moderate to severe EM or AM patients received insertion of LNG-IUS immediately after conservative operation，or after recurrence of simple pain，and were self-controlled respectively before and after insertion of LNG-IUS. The visual analogue scale（VAS）was compared，and the change of the lesion and the uterine size，as well as the serum steroid and CA125 were observed. The side-effects，such as bleeding pattern were recorded. The bleeding period was compared between the cases injected with or without gonadotropin-releasing hormone agonist（GnRH-a）before insertion of LNG-IUS. Results：Baseline and follow-up VASs of EM were 8.09±0.21 and 1.64±1.12（$P=0.042$），of AM were 8.41±1.59 and 3.99±3.87（$P=0.068$），respectively. During nearly 2 years' follow-up，moderate dysmenorrhea recurred in only 1 case who was hyper-estrogenism at that time. Generally，irregular bleeding and spotting period were longer in this LNG-IUS treated group than those reported in literatures in which LNG-IUS was used for contraception. Persistent prolonged spotting was seen in most of the patients during 1-year follow-up. Average bleeding days in one month during the first 6 months after insertion of LNG-IUS were both around 18 days, whether using GnRH-a or not. **Conclusions**：LNG-IUS greatly reduces pain associated with EM and AM, and delays disease recurrence. Irregular bleeding and spotting are the main side effects. Administration of GnRH-a in advance does not improve the bleeding symptoms.

【**Key words**】Endometriosis；Pelvic pain；Levonorgestrel；Intrauterine devices，medicated

左炔诺孕酮宫内缓释系统（LNG-IUS，商品名：曼月乐）是一种新型的含孕激素T形宫内节育器，其发挥效能的核心机制为高效孕激素的局部作用，可直接抑制子宫内膜使其萎缩，诱发明显的月经量减少甚至闭经，在避孕、治疗月经过多和激素补充治疗（HRT）中子宫内膜保护等方面的功效已得到公认，用于防治子宫内膜异位症（endometriosis，EM）和子宫腺肌症（adenomyosis，AM）相关疼痛的疗效也逐渐为人们所关注。本研究对中、重度EM患者保守性手术后即刻，或单纯疼痛复发后以及AM患者放置LNG-IUS进行观察，以评估其用于控制EM、AM相关疼痛和防治疾病复发的临床疗效；部分患者于放置LNG-IUS前注射促性腺激素释放激素激动剂（GnRH-a），目的在于提前诱导子宫内膜萎缩，进而观察这种"子宫内膜准备"能否改善放置LNG-IUS初期的不规则阴道出血症状。

资料与方法

一、研究对象

2003年6月至2004年8月在北京协和医院妇科就诊的EM和AM患者33例，平均年龄（38±4）岁（28～44岁）；月经规律，平均月经周期（27.5±2.1）天（23～30天）；EM、AM手术治疗或放置LNG-IUS前3个月内均未接受过激素治疗，无其他内分泌、免疫和代谢性疾病。

EM患者共21例，根据美国生育学会1985年修正的EM分期标准（r-AFS），Ⅲ期4例，Ⅳ期17例，r-AFS评分的平均值为69.2分（26～132分）。其中，新诊断患者14例，全部行腹腔镜保守性手术，术中同时放置LNG-IUS者12例，另2例术后先予亮丙瑞林（商品名：抑那通）皮下注射3个周期，停药1周后再放置LNG-IUS；既往保守性手术后单纯疼痛复发患者7例，5例直接

放置LNG-IUS，2例先注射亮丙瑞林（用法同上）后再放置LNG-IUS。

AM患者共12例，2例直接放置LNG-IUS；6例行腹腔镜子宫腺肌症部分病灶切除术，其中2例术中同时放置LNG-IUS，4例术后先注射亮丙瑞林（用法同上）后再放置LNG-IUS；4例为既往保守性手术后疼痛复发患者，3例直接放置LNG-IUS，1例放置前注射亮丙瑞林（用法同上）。放置LNG-IUS时，子宫最大者如孕12周。

另配对（1:1）选取11例EM保守性手术患者作为对照，这11例患者的年龄、r-AFS评分分别与11例本组术中同时放置LNG-IUS的EM和AM患者比较，差异均无统计学意义（$P > 0.05$），两者具有可比性。

二、方法

1. 监测指标和方法　新诊断和复发患者分别以手术前和放置LNG-IUS前作为观察起点，采用视觉模拟评分（visual analogue scale，VAS）分0～10个等级记录基础疼痛评分；留取静脉血，采用化学发光法检测血清CA125、雌二醇、孕酮、黄体生成素（LH）和促卵泡激素（FSH）水平。所有患者发放月经卡，指导连续记录阴道出血情况。

作为对照的11例EM手术患者，单纯检测手术后3个月的血清CA125水平。

2. 随访　所有患者放置LNG-IUS后每3个月随诊1次。随访时重复上述检查项目，并记录不良反应的反馈情况。行盆腔超声检查，记录LNG-IUS的位置、有无新生的囊肿等。LNG-IUS横臂距宫底不超过2cm为位置正常。

回收的月经卡由专人阅读并整理，计数放置LNG-IUS天数和阴道出血天数，换算出月平均出血天数；判断有无异常大出血或闭经；根据定义（稀发出血：90天内出血少于2次；频发出血：90天内出血多于4次；出血时间延长：1次出血时间超过10天）判定出血模式；记录出血症状明显

缓解的月份数。

单纯放置LNG-IUS（未用GnRH-a）者于第1次随诊时即留取静脉血。根据文献报道，放置LNG-IUS 3～4个月后子宫内膜局部和血清生殖激素的变化均已趋于平稳[1]，为除外使用GnRH-a后的前3个月对血清CA125和生殖激素的影响，注射GnRH-a后放置LNG-IUS者于第2次随诊时开始留取静脉血。

截止到2005年11月，患者随诊最短14个月，最长23个月，平均随诊20个月。

三、统计学方法

尽管限于样本量小，数据呈非正态分布，仍采用$\bar{x}\pm s$的形式表示，但各组数据间的统计学比较仍根据配对样本和独立样本的不同，采用相应的非参数检验方法。本研究数据的处理采用SPSS 11.0统计分析软件。

结　果

一、EM和AM患者的疼痛情况

疼痛复发后单纯放置LNG-IUS的5例EM患者，VAS由放置前的（8.09±0.21）分降至（1.64±1.12）分，两者比较，差异有统计学意义（P＝0.042）；5例（2例直接放置LNG-IUS、3例疼痛复发后直接放置LNG-IUS）单纯放置LNG-IUS的AM患者，VAS由（8.41±1.59）分降至（3.99±3.87）分，两者比较，差异无统计学意义（P＝0.068）。7例患者于放置LNG-IUS后的第1次月经期，即表现为疼痛明显缓解，平均3个月达到疼痛的个人最低水平。1例EM患者于放置LNG-IUS初期疼痛加重，后自然减轻；2例AM患者放置LNG-IUS半年内疼痛无明显缓解。

二、EM和AM患者的复发情况

所有患者于随访期限内，仅2例患者分别出现疼痛或病灶复发。1例AM患者放置LNG-IUS 7个月后疼痛复发，伴血清雌二醇水平升高和子宫内膜增厚，取出LNG-IUS同时行诊刮术，经病理检查证实无病理性改变后改行GnRH-a注射治疗。另1例EM患者为卵巢子宫内膜异位囊肿并疼痛复发患者，囊肿穿刺术后放置LNG-IUS，3个半月随诊时，虽无明显疼痛但B超检查发现卵巢囊肿较术前增大，放置LNG-IUS 6个月时再次行腹腔镜手术证实为双侧卵巢子宫内膜异位囊肿、腹膜子宫内膜异位病灶，r-AFS评分为108分，保留LNG-IUS继续随访。其余患者，随诊至2005年11月无疼痛或病灶的复发。

三、血清生殖激素水平的变化

血清雌二醇水平除1例患者为2 223pmol/L外，其余于放置LNG-IUS期间均在正常生理范围之内，该患者月经规则（经期7～10天）、量少，B超检查发现右侧附件区5.1cm×4.3cm×6.0cm无回声区，性质不明确。血清孕酮水平除2例患者＞20nmol/L外，其余于放置LNG-IUS期间均在正常卵泡期范围内。1例患者放置LNG-IUS 4个月时检测血清LH水平为43.9U/L、FSH为84.1U/L、雌二醇为34.9pmol/L、孕酮为3.8nmol/L，1周后复查LH为37.9U/L、FSH为54.1U/L、雌二醇为179.1pmol/L、孕酮为12.1nmol/L，6个月后出现闭经，同时主诉有乳房变小，取出LNG-IUS后生殖激素水平恢复正常且月经来潮。

四、血清CA125水平的变化

鉴于将血清CA125水平按EM和AM分组计算，EM和AM患者间年龄和CA125水平比较，差异无统计学意义（P＞0.05），故将EM和AM数据汇总，一并统计分析。

10例单纯放置LNG-IUS的患者（5例疼痛复发后单纯放置LNG-IUS的EM患者、2例直接放置LNG-IUS的AM患者、3例疼痛复发后直接放置LNG-IUS的AM患者），LNG-IUS平均放置416个月，血清CA125水平由（46±55）降至（20±29）U/ml，两者比较，差异有统计学意义（P＝01 043）；其余的23例患者，CA125水平由（81±98）降至（21±32）U/ml，两者比较，差异有统计学意义（P＜0.01）。

考虑到手术本身对血清CA125水平下降的影响，单纯检测作为对照的11例EM手术患者术后3个月的血清CA125水平为（31±35）U/ml，而11例本组术中同时放置LNG-IUS的EM和AM患者术前、术后放置LNG-IUS后的血清CA125水平分别为（39±28）、（12±10）U/ml，术后3个月与术前比较，差异无统计学意义（P=0.450），而术后放置LNG-IUS后的CA125水平无论与术前还是术后3个月比较，差异均有统计学意义（P=0.007，P=0.035）。

五、月经模式的变化

放置LNG-IUS后有30例患者完成了初次随诊，距放置LNG-IUS时间平均为5个月。阴道出血天数占放置LNG-IUS天数50%以上者，为67%（20/30），月平均出血天数为18.6天，以不规则点滴出血为主；阴道出血天数≤50%放置LNG-IUS天数者8例，其中规则性出血的4例，月平均出血天数为9.4天，余者为不规则点滴出血；2例闭经。除外2例闭经者，其余28例按放置LNG-IUS前是否GnRH-a分组比较月平均出血天数，单纯放置LNG-IUS的患者为（18±6）天，注射GnRH-a后放置LNG-IUS的患者为（19±6）天，两者比较，差异无统计学意义（P=0.089）。

初次随诊时即闭经的2例患者，1例要求取出LNG-IUS，1例于放置半年后表现为稀发出血。

随诊满1年者有27例患者，5例仍表现为频发出血，且出血时间延长可达20天以上，其中3例取出LNG-IUS；其余22例每月规律性阴道出血，量少，月平均出血天数为8天，其中7例为出血时间延长。

随诊18个月以上者有17例患者，月平均出血天数为5～6天，无频发出血，出血时间延长者仍有5例。

六、不良反应

常见的不良反应包括乳房胀，尤其是乳头胀27%（9/33），通常在放置LNG-IUS 2～3个月后消失；体重增加24%（8/33），增加3～6kg不等；其他还有睡眠差、情绪抑郁、腰痛、疲乏、胀气等。

讨　论

根据Vercellini等[2]的临床观察，对于保守

性手术后单纯疼痛复发的EM患者，LNG-IUS能明显缓解其疼痛症状，百分制VAS由（72±12）分降至（34±23）分。本组中5例疼痛复发后单纯放置LNG-IUS的EM患者的VAS验证了LNG-IUS的镇痛效果；其余患者的VAS评分虽然也下降，但由于未设置相应的对照，不能忽视手术和GnRH-a作为混杂因素对镇痛效果评定的干扰。根据单纯保守性手术可使2/3的EM患者疼痛缓解达1年之久[3]，GnRH-a用药期间的镇痛效果确切，以及保守性手术后加用GnRH-a可推迟EM复发时间[4]等诸多证据，本组患者平均随诊20个月，虽初步看来可以有效延缓EM和AM相关疼痛和病灶的复发，但由于LNG-IUS是长效制剂，仍需关注其更远期的防治效果，还有待于进一步的对照和长期随诊。相对于手术或药物治疗均无法根治EM，而且限于风险性和不良反应不适合长期或反复使用的特点[5]，LNG-IUS长效低毒的药效模式和治疗价值是值得期待的。

尽管LNG-IUS的镇痛效果是令人乐观的，但对业已形成的盆腔子宫内膜异位病灶难以达到治疗效果。药代动力学研究表明，LNG-IUS于宫腔缓释的LNG经内膜基底层毛细血管网吸收入血循环所达到的血浆浓度维持在0.4～0.6nmol/L，比常用的口服避孕药低，输卵管内的浓度也很低[6]，因此无论通过局部扩散还是血液循环都难以达到抑制腹腔病灶的有效浓度。本组患者中唯一1例病灶复发的患者也说明了这一点，对已形成的明确的EM病灶，手术是最有效的治疗方法，而在穿刺术的基础上，LNG-IUS以其局部效应难以抑制EM复发。

LNG-IUS独特于其他激素类避孕药具的特点之一是对卵巢功能的抑制作用小。研究表明，放置LNG-IUS期间，血清雌二醇水平维持在卵泡中期水平，血清孕酮水平维持在正常卵泡黄体期的范围内[7]。本组患者也验证了这一特点。就此种激素水平的体内环境若相对于传统的"两高一低（孕激素、雄激素高而雌激素低）"治疗标准而言，不足以甚至不利于抑制EM病变。本组患者观察提示，只要不出现新的逆流经血"激惹"，EM相关的疼痛和病灶可在卵巢功能正常的情况下保持静止，从而支持在位内膜是EM起因的"源头学说"[8]。

Xiao等[9]通过对LNG-IUS使用者的长期观

察和研究，提出放置LNG-IUS后可能出现的三种血清甾体激素水平类型，包括周期性排卵型、黄体功能不足型和无排卵伴高滤泡活性型。国内外文献均未报道有LNG-IUS使卵巢功能完全抑制的情况。本组患者中，出现1例持续闭经而血清生殖激素呈绝经后改变的特例，取出LNG-IUS后月经很快恢复，激素水平也恢复育龄期水平，提示LNG-IUS对卵巢功能的完全抑制可能发生但作用是可逆的。

血清CA125水平与EM病变程度相关，可协助判断或预测药物和手术治疗的疗效[7]。本组患者血清CA125水平于放置LNG-IUS后显著下降，即使去除手术的干扰，差异仍具有显著性。血清CA125水平的下降可能与盆腔炎症减轻以及无新生病灶产生有关。因LNG-IUS位量下移而出现疼痛复发的个例，同期血清CA125水平也随之升高，支持血清CA125水平用于监测病情的可行性。

根据文献报道，放置LNG-IUS后的不规则阴道出血以前3～6个月最为明显，随着时间的延长，出血症状会明显缓解，使用1年以上，经期往往可缩短至2～3d，周期规则或变得稀发，甚至20%以上的使用者会出现闭经[10]。本组患者的结果发现，EM和AM患者放置LNG-IUS后的不规则出血不仅症状更明显，而且持续时间更长，往往需要1年左右的过渡期，也许跟子宫内膜的分子病理状态有关。

针对放置LNG-IUS后不规则阴道出血这一棘手的临床问题，不少学者提出先使用GnRH-a诱导子宫内膜萎缩、再放置LNG-IUS从而改善出血症状的设想[11]。本研究的结果提示，事先注射GnRH-a并不能改善出血症状，即这种"子宫内膜准备"方案达不到预期效果。GnRH-a虽使子宫内膜在形态上萎缩，但功能性的甾体激素受体尚存，而LNG与多种甾体激素受体及相关细胞因子等都存在复杂的相互作用，不能除外GnRH-a使内膜先已发生的、偏离正常的改变，可能对LNG的反应更强烈。目前为止，对孕激素制剂相关的突破性出血问题尚无有效的治疗方法，但临床实践证实，放置LNG-IUS前给予充分的咨询并告知可能的不良反应，是十分必要的，有助于增加续用率。

总之，LNG-IUS可有效控制EM和AM相关疼痛并延缓复发，适用于无明显子宫内膜异位病灶且无生育要求的患者，不规则和/或点滴阴道出血是最显著的不良反应，放置前注射GnRH-a无明显改善出血的作用。

参 考 文 献

[1] Critchley H. Endometrial effects of progestogens [J]. Gynecol Forum, 2003, 8: 6-10.

[2] Vercellini P, Aimi G, Panazza S, et al. A levonorgestrel-releasing intrauterine system for the treatment of dysmenorrheal associated with endometriosis: a pilot study [J]. Fertil Steril, 1999, 72 (3): 505-508.

[3] ACOG Committee on Practice Bulletins-Gynecology. ACOG practice bulletin. Medical management of endometriosis. Number 11, December 1999 (replaces Technical Bulletin Number 184, September 1993). Clinical management guidelines for obstetrician-gynecologists [J]. Int J Gynaecol Obstet, 2000, 71 (2): 183-196.

[4] Olive DL. Medical therapy of endometriosis [J]. Semin Rep rod Med, 2003, 21 (2): 209-222.

[5] 郎景和. 子宫内膜异位症基础与临床研究的几个问题 [J]. 中国实用妇科与产科杂志, 2002, 18 (3): 129-130.

[6] Luukkainen T, Lahteenmaki P, Toivonen J. Levonorgestrel-releasing intrauterine device [J]. AnnMed, 1990, 22 (2): 85-90.

[7] Spaczynski RZ, Duleba AJ. Diagnosis of endometriosis [J]. Semin Reprod Med, 2003, 21 (2): 193-208.

[8] 郎景和. 子宫内膜异位症的研究与设想 [J]. 中华妇产科杂志, 2003, 38 (8): 478-480.

[9] Xiao B, Zeng T, Wu S, et al. Effect of levonorgestrel-releasing intrauterine device on hormonal profile and menstrual pattern after long-term use [J]. Contraception, 1995, 51 (6): 359-365.

[10] Luukkainen T, Lahteenmaki P. Treatment of menorrhagia by levonorgestrel-releasing intrauterine device [J]. Immunology, 1992, 36: 261-267.

[11] McGavigan CJ, Dockery P, Metaxa-Mariatou V, et al. Hormonally mediated disturbance of angiogenesis in the human endometrium after exposure to intrauterine levonorgestrel [J]. Hum Reprod, 2003, 18 (1): 77-84.

子宫腺肌症的手术治疗

子宫腺肌症是指子宫肌层内存在子宫内膜腺体和间质，在激素的影响下发生出血、肌纤维结缔组织增生，形成弥漫病变或者局限性病变（子宫腺肌瘤）。子宫腺肌症好发于 30 ～ 50 岁的妇女，发病率从 8.8% ～ 31% 不等[1]。痛经和月经量过多为主要表现。对药物无效的患者，可选择手术治疗。手术治疗包括根治手术和保守手术。根治性手术即为子宫切除术，保守手术包括腺肌症病灶（腺肌瘤）切除术、子宫内膜及肌层切除术、腹腔镜下子宫肌层电凝术等。由于子宫腺肌症病变广泛且与正常肌层无明显界限，保守性手术一般难以切净或者消除病灶，失败率或者复发率高。手术方式的选择要考虑患者的年龄、生育要求、病灶的部位及范围、患者的意愿以及医师的手术经验。

1　子宫腺肌症的术前评估

子宫腺肌症的临床诊断主要根据临床症状体征、影像学检查如超声波、MRI 以及血清标志物如 CA125 等来综合考虑。术前对子宫腺肌症范围和部位的准确评估，还缺乏有效的手段。子宫腺肌症的主要临床表现为痛经、月经量增多以及子宫增大。子宫腺肌症典型的超声波表现为子宫增大，肌层回声不均，通常子宫后壁增厚明显，内膜线前移。MRI 诊断腺肌症的标准为[1]：子宫内存在界限不清、信号强度低的病灶，T_2 加权影像可有高信号强度的病灶，内膜与肌层交界区增厚大于 12mm。因此保守手术切除或者破坏病灶的彻底性的评估存在一定的困难。子宫切除可能彻底切除病灶，因此是治疗子宫腺肌症最常用的手术方法；而保守性手术虽然不能彻底去除病灶，但可减灭病灶，缩小子宫的体积，从而达到缓解症状的目的，适合那些希望保留子宫的患者。

2　子宫切除术的手术指征及途径的选择

如果腺肌症患者无生育要求，且病变广泛、症状重，治疗无效、合并子宫肌瘤或者存在子宫内膜癌的高危因素，如家族史、肥胖、糖尿病或者多卵巢综合征的情况下，建议行子宫切除术。以全子宫切除为首选，一般不主张部分子宫切除。原因有以下几点：①子宫颈腺肌症的残留。②不能有效切除同时存在的内异症。约半数以上的子宫腺肌症同时存在内异症，而内异症的病灶常位于子宫颈后方及子宫骶韧带处，部分子宫切除术由于保留了宫颈，导致内异症病灶的残留以及术后疼痛症状的持续存在。③发生子宫颈病变的可能。近年来宫颈病变发病率的上升以及年轻化，宫颈病变的发生成为不可忽视的健康问题。在考虑宫颈去留问题时，也需要考虑是否存在宫颈病变的高危因素如人乳头瘤病毒（HPV）感染等。与部分子宫切除比较，子宫切除特别是腹腔镜子宫切除手术的风险更大，并发症特别是输尿管损伤、膀胱损伤及出血的机会增多，因此需要更多的手术经验和技巧。

子宫切除可通过阴道、腹腔镜或者开腹手术完成，如果没有合并内异症，可以选择阴式子宫切除术，有研究表明阴式子宫切除比腹腔镜子宫切除手术时间更短、费用更低，而两种术式手术效果相当。但要注意的是，阴式手术如果技术不熟练，则术中出血以及术后发热的机会增多，因此选择阴式手术要考虑术者的经验。阴式手术的最大的缺陷就是不能探查盆腔的情况，不能有效处理同时存在的内异症及附件的病变，对大子宫的处理也有一定的困难。而腹腔镜子宫切除术不仅能全面了解盆腔情况，而且对同时存在的盆腔内异症和附件病变都能同时处理，适应证更广[2]。因此子宫腺肌症腹腔镜子宫切除有着不可替代的优点如果术者没有熟练的腹腔镜或者阴道手术经验，子宫体积大、粘连重时，最好选择开腹子宫切除术，以保证手术的安全性。

3 子宫腺肌症保守手术方法

3.1 子宫腺肌症或子宫病灶切除

子宫腺肌症病变多为弥漫性，界限不清，彻底切除病灶几乎不可能。手术要点包括尽量切除病变组织，判断病变组织是否切净可根据组织的外观、质地以及血供情况综合考虑。手术切口张力通常较大，不易对合。如果切口较长，腹腔镜下缝合比较困难，可以开腹手术完成。单纯的子宫腺肌症病灶切除术后疼痛缓解率低，复发率高。因此要寻找有效的辅助手术方法手术可以从减少子宫血供使病灶萎缩或者阻断子宫神经通路减轻痛觉的神经传导来考虑。子宫同时受交感神经及副交感神经的双重支配，而这些神经纤维通过子宫骶韧带进入宫旁，在宫颈的后侧方形成Frankenhauer神经丛。来自盆腔神经丛的近心端的纤维在骶岬上方形成腹壁下神经丛及腹壁中神经丛，然后再形成腹壁上神经丛，即所谓"骶前神经"。子宫的痛觉神经与交感神经及副交感神经伴行，阻断这些痛觉神经的通路，可能阻断痛觉的神经冲动信号向中枢的传导，从而减轻症状。常用的阻断神经通路的方法包括子宫神经阻断术（uterine nerve ablation，UNA）以及骶前神经切断术（presacral neurectomy，PSN）。系统文献复习表明腹腔镜下两种神经阻断方法对中线部位疼痛的近期有效率均在80%以上，1年后的远期有效率，PSN高于UNA[3]。UNA手术操作较为简单，而PSN手术风险较大，需要更多的手术技术。PSN的并发症包括血管损伤、便秘、泌尿系统症状以及乳糜腹水等。陈春林报道通过血管介入栓塞子宫动脉可有效缓解子宫腺肌症的症状，但子宫腺肌症常合并内异症，血管介入治疗不能同时处理盆腔内异症。而且如果子宫病灶广泛，子宫动脉栓塞后病灶大面积坏死，可引起发热、腹痛等症状。在腹腔镜手术切除子宫腺肌瘤的同时，阻断子宫的供血动脉可以有以下优点：①获得组织病理学证实；②减灭病灶，减小子宫体积，减轻术后因为病灶坏死引起的吸收热；

③可以同时处理内异症。故手术的效果理论上应优于单纯的子宫腺肌症病灶切除术或者子宫动脉栓塞术。北京协和医院总结近2年开展腹腔镜下子宫动脉阻断术（uterine artery blockage，UAB）治疗子宫腺肌症痛经的效果，结果表明腹腔镜下子宫腺肌症病灶切除加上UAB术后痛经缓解率效果优于单纯手术切除者。术后3个月、6个月及12个月，UAB组与非UAB痛经的缓解率分别为83.3%（10/12），50%（7/14）；83.3%（5/6），33.5%（5/13）以及40%（2/5），33.3%（2/6）。对手术的满意率：UAB组75%，非UAB组50%。该研究病例样本较小，故还需要扩大样本进行多中心的研究以进一步明确UAB在子宫腺肌症治疗中的价值。但对年轻有生育要求的患者，选择子宫动脉阻断术还要慎重考虑，因为子宫动脉阻断术有时可能影响卵巢的血供。

对于子宫体积大、手术操作困难或者贫血的患者，术前应用促腺激素释放激素激动剂（GnRH-a）可以减少子宫血供、缩小体积、纠正贫血，有利于手术的操作。Phillips DR等报道术前应用GnRH-a 3个月可以使子宫体积减小50.8%，有利于手术的操作。

3.2 子宫病灶电凝术

子宫肌层内病灶电凝术可以引起肌层内病灶坏死，从而达到治疗目的。病灶电凝手术中很难判断电凝是否完全，因此手术不如手术切除准确。手术切除后可能将创面缝合，术后瘢痕较小。而子宫肌壁电凝术后病灶被瘢痕组织所代替，子宫壁的瘢痕宽大，弹性及强度降低。故术后妊娠有子宫破裂的机会增加[4]。40岁以上的子宫腺肌症患者，子宫肌层内病变广泛不能有效切除病灶，而患者无生育要求但希望保留子宫，可以考虑这种术式。手术的要点包括：①如果技术可行，应电凝子宫动脉上行支。②应用单极或者双极电凝钳电凝子宫病灶。理论上而言双极电凝热传导机会较少。③电凝的范围可以通过减少电流的强度和作用时间来控制。要注意子宫表面组织的坏死，以免造成日后粘连的形成，因此手术中电针绝缘部分要深入到子宫浆膜下数毫米，电针穿刺的深度、间距以及双极电极之间的距离都要控制在适当的范围。

3.3 子宫内膜切除术

子宫内膜肌层切除术最适合子宫内膜和子宫肌层交界处病灶的切除，或者浸润肌层较浅病灶的处理，可有效改善疼痛及月经量过多等症状。对浸润肌层较深的病灶，单纯子宫内膜切除术效果较差，可同时行腹腔镜下子宫病灶切除或者子宫肌层病灶电凝术。对无生育要求的妇女，则建议子宫切除。子宫内膜层切除的范围应包括子宫内膜全层以及内膜下 2～3mm 的肌层。子宫肌层的血管多位于 5mm 以上的肌层内，故肌层切除过深可以导致出血。

4 子宫腺肌症保守手术的治疗效果以及远期并发症

Wood C[4] 报道各种子宫腺肌症保守手术的治疗效果均达 50% 以上，子宫病灶切除术术后 2 年症状缓解率 64%，而子宫病灶电凝术及子宫内膜肌层切除术均为 55%，约 12% 的妇女症状复发需要切除子宫。子宫内膜电切术对内膜肌层交界处或者浸润较表浅的腺肌症可有效控制月经过多及痛经症状，但对深部病灶治疗效果较差，而且有报道子宫内膜切除术后造成子宫腺肌症，但到底腺肌症是手术后发生的还是术前已经存在的还很难判断，因为子宫内膜切除术前术后诊断都有一定困难，超声波、MRI 甚至术中活检等诊断方法，均可有假阴性结果。子宫腺肌症病灶切除以及子宫病灶电凝术的远期并发症主要为流产、早产或者妊娠期间子宫破裂。有报道患者两次子宫腺肌症病灶电凝两次术后妊娠 12 周子宫破裂[4]。与子宫肌瘤剔除相比，子宫腺肌症保守治疗后妊娠子宫破裂的危险更大。子宫肌瘤剔除后，正常的子宫缝合后并没有明显的肌层缺失。而子宫腺肌症病灶侵入正常肌层内，病灶的切除也导致部分正常肌层的缺失，其后果是：①妊娠期间子宫肌层的容量减少导致流产和早产；②手术后的子宫壁的瘢痕以及肌层内剩余的腺肌症病灶，影响子宫的张力和强度；③手术后病灶周围子宫肌层的缺失，切口张力增加、对合困难，导致切口周围瘢痕子宫壁的薄弱。因此，有生育要求的子宫腺肌症患者选择保守性病灶切除或者电凝术时，一定要考虑患者病情的严重程度，权衡各种治疗的利弊。

参 考 文 献

［1］ Kim MD，Won JW，Lee DY，et al. Uterine artery embolization for adenomyosis without fibroids ［J］. Clin Radiol，2004，59（6）：520-526.

［2］ Wood C，Maher P. Laparoscopic hysterectomy ［J］. Bailliere's Clin Obestet Gynecol，1997，11（1）：11-136.

［3］ Proctor ML，Latthe PM，Farquhar CM，et al. Surgical interruption of pelvic nerve pcothways for primary and secondary dysmenorrhoea ［J］. Cochrane Database Syst Rev，2005，19（4）：CD001896.

［4］ Wood C. Surgical and medical treatment of adenomyosis ［J］. Hum Repros Update，1998，4（4）：323-336.

腹腔镜下子宫腺肌症病灶切除术联合子宫动脉阻断术治疗痛经的临床观察

冷金花　郎景和　李华军　赵学英

子宫腺肌症是子宫内膜腺体和间质侵入子宫肌层而引起的子宫肌层增生性病变，好发于30～50岁的妇女，发病率从8.8%～31.0%不等[1]。对无生育要求的子宫腺肌症患者可考虑子宫切除或者子宫内膜切除（或破坏）术，对有生育要求的患者，可行行子宫腺肌症病灶（腺肌瘤）切除术。由于子宫腺肌症病变广泛且与正常肌层无明显界限，故手术切除难以彻底，失败率及复发率高。近年来有文献报道，子宫动脉栓塞术可有效改善子宫腺肌症的症状[2]，但子宫腺肌症常合并子宫内膜异位症（内异症），因此仍有近20%的病例行子宫动脉栓塞术治疗无效。本研究对比了腹腔镜下子宫腺肌瘤切除术＋子宫动脉阻断术（uterine artery blockage，UAB）与单纯子宫腺肌瘤切除术的临床效果，旨在评价UAB在子宫腺肌症痛经治疗中的价值。

一、资料与方法

1. 一般资料　2003年9月至2004年10月，因子宫腺肌症于我院行腹腔镜下子宫腺肌瘤切除术＋UAB12例（UAB组），同期行单纯腹腔镜下子宫腺肌瘤切除术14例（非UAB组）。患者年龄28～44岁，平均36.7岁。所有患者均有中度以上的痛经并希望保留子宫。患者术前均进行详细的病史询问、盆腔检查以及辅助检查，包括血清CA125测定以及B超检查。术前检查子宫均为6～10周大小。子宫腺肌症的诊断以组织病理学诊断为标准，内异症的诊断以腹腔镜诊断为标准。术后定期随诊，随诊内容主要为痛经症状改善情况以及对手术的满意度（%）。痛经按程度分为：①无痛经；②轻度痛经，影响工作效率，但不需服用镇痛药；③中度痛经，影响工作，需

休息，常需服用镇痛药；④重度痛经，不能工作，需卧床休息，需要服用强镇痛药。

2. 手术方法　所有手术在全身麻醉下进行。常规形成CO_2气腹及闭合式腹部穿刺。探查盆、腹腔，记录子宫大小及腺肌瘤的部位及大小。如合并内异症，则按美国生育学会1985年修订的内异症分期标准（r-AFS）[3]进行分期。首先电凝或切除腹膜内异症病灶，剔除卵巢子宫内膜异位囊肿。①UAB：暴露子宫阔韧带后叶，于输尿管外侧打开腹膜，分离至近宫旁，游离子宫动脉，于近端双极电凝并切断子宫动脉。对侧同法处理。完成UAB后，检查输尿管的蠕动情况。②子宫腺肌瘤切除术：于腺肌瘤突起明显处电刀线性切开。如病灶累及子宫浆膜层则于病灶外缘梭形切开。以单极电针或剪刀将病灶尽量切净。镜下判断病灶切净的标准为子宫体积基本正常，创面组织弹性较好，肉眼无明显病灶。最后连续或者间断缝合子宫创面。如果子宫均匀增大，并无明显突起的病灶则行楔形切除术，所有标本均送病理检查。术后24小时内复查血常规，观察并记录术后体温及围术期并发症发生情况。

3. 评估指标　①痛经缓解即中、重度痛经患者术后仅有轻度痛经；②手术满意度。术后3个月复查时由非手术者评估。

4. 统计学方法　应用SPSS 10.0软件，两组间率的比较用Fisher精确概率检验，均数的比较用t检验。

二、结果

1. 围术期情况　两组患者的手术均在腹腔镜下完成，无1例中转开腹。两组患者围术期情况见表1。UAB组子宫腺肌瘤基本切净5例，合

表1 两组患者围术期情况比较

组别	例数	手术时间（分钟，$\bar{x}\pm s$）	血红蛋白含量（g/L，$\bar{x}\pm s$）		术后病率（例数）
			术前	术后	
UAB组	12	62 ± 11	120 ± 9	112 ± 10	2
非UAB组	14	46 ± 9	121 ± 9	107 ± 8	0

并内异症6例；非UAB组子宫腺肌瘤基本切净6例，合并内异症6例，两组患者上述情况比较，差异无统计学意义（$P>0.05$）。UAB组手术时间较非UAB组明显增加，非UAB组术后血红蛋白下降较UAB组明显，两者上述情况分别比较，差异均有统计学意义（$P<0.05$）。UAB组2例术后低热1周，伴轻度下腹痛，实验室检查均正常，对症处理后症状缓解、体温恢复正常。

2. 术后随诊结果 术后随诊3～17个月，中位随诊时间为8.3个月。术后3个月时痛经缓解率UAB组为83%（10/12），非UAB组为50%（7/14），两组比较，差异无统计学意义（$P>0.05$）。UAB组2例术后痛经无明显改善，该2例患者子宫体积均为10周大小，病灶较为弥漫，行子宫楔形切除术，术毕子宫8周大小。非UAB组7例术后痛经无明显改善，其中5例子宫均匀增大，行子宫楔形切除术，另2例子宫8周及10周大小，行腺肌瘤大部分切除。手术满意度：UAB组为75%（9/12），非UAB组为50%（7/12）；术后6个月，UAB组6例痛经者中症状缓解5例；非UAB组13例痛经者中症状缓解5例，两组患者手术满意度及痛经症状缓解率比较，差异均无统计学意义（$P>0.05$）。

三、讨论

1. 子宫腺肌瘤切除术＋UAB治疗子宫腺肌症痛经的合理性 子宫腺肌症药物治疗效果差，手术切除病灶是最有效的治疗方法。对年轻患者，如果病灶较为局限，可将病灶切除干净，这样即可改善痛经症状，又可保留患者的生育功能。但子宫腺肌症病灶多为弥漫性，界限不清，彻底切除病灶几乎不可能，因此，子宫腺肌症单纯病灶切除手术的治疗效果差。子宫腺肌症患者

的子宫血管网明显增加，而阻断子宫的供血动脉可使子宫内的病灶坏死、吸收而达到治疗的目的。另外腹腔镜下手术还有以下优点：①可以获得组织病理学证实；②可以减小子宫体积，减轻术后因病灶坏死引起的吸收热；③可全面评估盆腔病变，特别是可同时处理内异症病灶。理论上讲，腹腔镜下子宫腺肌瘤切除术＋UAB治疗子宫腺肌症痛经的临床效果应优于单纯腹腔镜下子宫腺肌瘤切除术，但本研究中两组痛经缓解率比较，差异无统计学意义，可能与例数较少有关。故要全面评价UAB在子宫腺肌症痛经治疗中的价值，需要扩大样本以及较长时间的随诊进一步研究证实。

2. UAB的技术难点和注意事项 输尿管的解剖位置决定了其手术时易被损伤；合并内异症者，常存在盆腔粘连；此外，子宫腺肌症患者常有宫旁组织增厚，子宫骶韧带增粗，使手术视野受限；还有，髂内动脉分支多，造成子宫动脉的辨认困难。这些因素，可能影响手术的成功或造成并发症。因此，对手术经验缺乏者，在盆腔解剖严重变形或者子宫体积过大影响手术视野时，要慎用此术式。UAB时应注意：①正确分离盆腔粘连，充分暴露手术视野；②准确辨认输尿管；③电凝子宫动脉要完全。

3. UAB术后并发症 子宫动脉阻断后，局部和周围组织缺血可引起非细菌性炎症反应。表现为下腹痛、低热或阴道出血等，应认真与输尿管损伤[4]鉴别。一般情况下，卵巢的血液供应来源于卵巢动脉和子宫动脉上行支的卵巢支，但也有卵巢的血液供应仅仅来自子宫动脉[5]，因而阻断子宫动脉可造成卵巢早衰。腹腔镜下无法判断卵巢血液供应的来源，因此对年轻且有生育要求的患者，选择UAB应慎重考虑。

参 考 文 献

［1］Kim MD，Won JW，Lee DY，et al. Uterine artery embolization for adenomyosis without fibroids ［J］. Clin Radiol，2004，59（6）：520-526.

［2］陈春林，刘萍，吕军，等. 子宫动脉栓塞术在子宫腺肌症治疗中的应用［J］. 中华妇产科杂志，2002，37（2）：77-79.

［3］America Fertility Society. Revised American Fertility Society classification of endometriosis：1985［J］. Fertil Steril，1985，43（3）：351-352.

［4］高劲松，冷金花，郎景和，等. 妇科腹腔镜手术中输尿管损伤的临床特点及处理［J］. 中华妇产科杂志，2004，39（5）：315-318.

［5］陈春林，刘萍，主编. 妇产科放射介入治疗学［M］. 北京：人民卫生出版社，2003：22-27.

子宫腺肌症的临床病理特点及手术指征的探讨

王　宏　冷金花　郎景和　刘珠凤　孙大为　朱　兰　樊庆泊

【摘要】目的：探讨子宫腺肌症的临床病理特点及手术指征。方法：2004年1月至12月手术治疗且病理证实为子宫腺肌症340例，其中全子宫切除284例，保守手术（子宫腺肌症病灶切除术）56例，回顾分析其临床病理特点并探讨手术方式及指征。结果：340例子宫腺肌症中合并子宫内膜异位囊肿95例（27.94%），合并子宫肌瘤148例（43.5%），合并贫血95例（27.9%），合并子宫内膜息肉20例（5.9%）。痛经组与无痛经组患者合并不孕症差异无统计学意义（P＞0.05），两组合并内膜息肉有显著的统计学差异（P＜0.01），痛经者合并内膜息肉是非痛经组的5倍，95% CI为0.079～0.509。两组合并子宫内膜异位囊肿有显著的统计学差异（P＜0.01）。痛经患者合并卵巢子宫内膜异位症的风险是无痛经患者的3.369倍，95% CI为1.699～6.681。多因素logistic回归分析表明，绝经前、月经量多和子宫大的患者易并发卵巢子宫内膜异位囊肿；年轻、分娩次数多和痛经重的患者易并发子宫内膜息肉；绝经前年轻女性和子宫体积大的患者易并发子宫肌瘤。分析不同手术途径表明：腹腔镜组年龄偏低，贫血、不孕比例明显增高。结论：对年轻合并性交痛、肛门坠痛等症状，伴有贫血或不孕患者首选腹腔镜检查/手术；子宫较大、B超提示合并肌瘤或既往有剖宫产史，估计盆腔粘连重者选择开腹手术；合并子宫脱垂、尿失禁等盆底组织缺陷性疾病选择阴式途径完成。保留子宫的手术可以根据患者主要症状、手术医师的技能和仪器来选择术式。对年龄大且无生育要求，合并贫血、子宫肌瘤，服药有严重副作用或无明显疗效的可行全子宫切除术。

【关键词】　子宫肌腺症；子宫内膜异位症；病理学，临床；手术指征

Stud yon clinico-pathological features and indications of opera tion on patients with adenomyosis. *Wang Hong, Leng Jinhua, Lang Jinghe, Liu Zhufeng, Sun Dawei, Zhu Lan, Fan Qingbo*

【Abstract】Objective：To study on clinic-pathological features and indications of operation on patient with adenomyosis. Methods：A cohort study was performed on 340 patients after hysterectomy（284 cases）or biopsy（56 cases）for adenomyosis histologically. Results：In 340 cases, 95（27.94%）were complicated with endometriosis, 148（43.5%）were complicated with myoma, 95（27.94%）were complicated with anemia, 20（5.9%）were complicated with endometrial polyps. There was no difference between dysmenorrhea and non-dysmenorrhea group in infertility（P＞0.05）. The risk complicated with endometrial polyps and endometriosis is higher in dysmenorrhea group than in normal group（P＜0.01）. The OR value was 5.001, and 3.369, 95% CI was 0.079 to 0.509 and 1.699 to 6.681, respectively. Logistic analysis was as follows. Hypermenorrhea, pre-menopause and hyster auxesis were independent risk factors complicated with endometriosis. The delivery times, young age and dysmenorrhea were independent risk factors complicated with endometrial polyps. Young age and hyster auxesis are independent risk factors complicated with myoma. Anemia, sterility and young age were common in laparoscope group. Conclusions：Laparoscope procedure is better for those young patients complicated with anemia, sterility, algo pareunia and anus pain. Open abdomen procedure is better for the those complicated with hyster auxesis, myoma, cesarean section history and serious adhesion. Vagina route is better for the those complicated with pelvic organs prolapse．The choice of operational modality preserving uterus relies on patient symptom，doctor's technical skill and equipment available．The indications of hysterectomy for adenomyosis include the older patient without fertility requirement，severe anemia，the situation complicated with myoma，no effect on treatment，serious side effect on drugs．

【Key words】Adenomyosis；Endometriosis；Pathology clinical；Indication of operation

子宫腺肌症（adenomyosis）是指子宫内膜侵入肌层的良性病变，在入侵的子宫内膜腺体及间质周围可见增生的肌纤维。近年此病的治疗趋于多样化。我们选取了340例手术治疗且病理证实为子宫腺肌症的患者，用回顾分析方法研究子宫腺肌症的临床病理特点，探讨手术方式及指征，以期指导临床治疗。

1 资料与方法

1.1 研究对象

选取2004年1月至12月手术治疗且病理证实为子宫腺肌症340例，其中全子宫切除284例，保守手术（子宫腺肌症病灶切除术）56例，患者年龄23～72岁，平均43.41±7.58岁，妊娠0～9次，平均2.44±1.43次，产次0～4次，0.98±0.59次，114例有剖宫产史（33.5%），流产0～8次，平均1.46±1.58次。未婚5例，未流产83例（24.4%），流产1～2次192例（56.47%），多于2次60例（23.85%）。不孕17例，绝经前312例（91.76%），围绝经期10例（3.5%），绝经18例（6.3%）。痛经254例（74.7%），轻度71例（27.95%），中、重度183例（72.05%）。慢性盆腔痛76例，性交痛48例、经期稀便23例、肛门坠痛108例、后穹隆触痛结节235例。子宫直肠窝正常152例，部分封闭73例，完全封闭115例。研究组222例完整记录血清CA125，为3.6～497U/ml，平均77.53±88.49U/ml，正常83例（37.39%）；血红蛋白67～161g/L，平均120.19±20.02g/L，贫血95例（28%），轻度92例，中度3例。

1.2 观察指标的诊断标准

①痛经：轻度指疼痛不需处理；中度指轻度疼痛影响生活，不需服镇痛药；重度指疼痛严重影响工作生活，需要服镇痛药；②血清CA125：血清CA125≥35U/ml为升高，＜35U/ml为正常；③血红蛋白：Hb≥110g/L为正常，110g/L＞Hb≥90g/L为轻度贫血，90g/L＞Hb≥60g/L为中度贫血，Hb＜60g/L为重度贫血；④r-AFS评分：参照1985年美国生育学会修订的内异症分期标准评分；⑤B超：子宫增大，肌层回声不均，内膜线偏移为异常。⑥子宫分为正常大小组，＜6孕周组，6～8孕周组，8～12孕周组，＞12孕周组，共5组。

1.3 统计学处理

应用SPSS10.0软件进行方差分析、秩和检验及多因素logistic回归分析。

2 结果

2.1 术后病理分析

子宫腺肌症的确诊需依据病理诊断，只能计算它在子宫/病灶切除中的比例，故我们仅选取术后有病理证实的340例患者的临床病理资料进行统计学分析。

72例手术后离体子宫称重110～1 491g，平均348.75±227.25g，病理部位：病灶位于前后壁整个肌层135例，前壁19例，后壁186例。r-AFS评分Ⅰ期157例（46.18%），Ⅱ期40例（11.76%），Ⅲ期30例（8.82%），Ⅳ期113例（33.24%）。合并息肉20例（5.9%），肌瘤148例（43.5%），卵巢子宫内膜异位囊肿95例（27.94%）。

2.2 不同手术方式分析

340例患者中开腹234例（其中腹腔镜中转开腹3例），腹腔镜手术103例，阴式3例。腹腔镜与开腹手术各临床指标对照分析，见表1。1999年与2004年子宫腺肌症不同术式分析见表2。由表1可见，两种手术方式的年龄、子宫大

表1　开腹手术组与腹腔镜组各临床指标单因素分析

项目	腹腔镜组	开腹手术组	F/χ	P值
年龄（岁）	41.78±9.25	43.98±6.47	2.186	0.03
妊娠次数	2.32±1.57	2.50±1.37	1.061	0.29
产次	0.96±0.66	0.98±0.56	0.291	0.77
流产次	1.36±1.30	1.52±1.24	1.062	0.289
子宫大小	7.32±2.06	9.94＋3.31	8.824	0.000
血CA125（U/ml）	63.78±78.69	83.60±92.07	1.543	0.124
血红蛋白（g/L）	124.65±18.44	128.24±20.46	2.727	0.007
贫血（n）	19	75	6.582	0.010
合并不孕（n）	13	4	17.778	0.000
痛经例数（n）	74	180	0.994	0.319
慢性盆腔痛（n）	22	54	0.121	0.728
性交痛（n）	22	26	6.149	0.013
经期稀便（n）	6	15	0.042	0.838
肛门坠痛（n）	41	64	5.173	0.023
后穹隆触痛结节（n）	87	145	16.88	0.000
剖宫产史（n）	20	93	13.258	0.000
子宫重量（g）	211.97±78.89	372.870±237.25	2.114	0.038
合并子宫内膜异位囊肿（n）	23	72	2.516	0.113
合并子宫肌瘤（n）	27	120	18.275	0.000
合并子宫内膜息肉（n）	10	9	4.62	0.032

表2　1999年与2004年子宫腺肌症不同术式分析

治疗方法	1999年		2004年	
	n	%	n	%
子宫切除	181	95.77	284	83.52
开腹全子宫切除	142	75.13	223	65.59
腹腔镜全子宫切除	26	14.36	29	8.53
腹腔镜辅助阴式子宫切除	1	0.55	31	9.12
阴式全子宫切除	0	0	3	0.91
保留子宫	8	4.23	56	16.47
子宫楔形切除	3	1.59	12	3.53
腹腔镜腺肌瘤剔除	0	0	12	3.53
LUNA	0	0	14	4.12
UAB	0	0	6	1.76
放左炔诺孕酮（曼月乐）环	0	0	12	3.53

小，血红蛋白，合并贫血、不孕、息肉、肌瘤、性交痛、肛门坠痛，直肠子宫陷凹异常，剖宫产史，子宫重量，后穹隆结节均有差异。由表2显示1999年与2004年我院子宫腺肌症不同术式的比例，由表2可见，子宫切除比例下降了12%。

2.3　子宫腺肌症患者临床表现与并发症的相关性分析

子宫腺肌症患者常见的临床表现为痛经与月经量增多。痛经组与无痛经组患者合并不孕症差异无统计学意义（$P > 0.05$），两组合并内膜息肉有显著差异（$P < 0.01$），痛经者合并内膜息肉是非痛经组的5倍，95% CI是0.079 ～ 0.509。两组合并子宫内膜异位囊肿有显著差异（$P < 0.01$）。痛经患者合并卵巢子宫内膜异位症的风险是不痛经患者的3.369倍，95% CI是1.699 ～ 6.681。

月经量多组与正常月经量组合并不孕和内

膜息肉差异均无统计学意义（$P > 0.05$），合并子宫内膜异位囊肿差异有显著的统计学意义（$P < 0.01$），月经量多组是量少组的3.3倍，95% CI是0.162～0.566。年龄，血清CA125，血红蛋白与并发症的相关性，见表3。

由表3可见年轻、血红蛋白正常的患者易合并不孕；年龄大的患者易合并肌瘤；年轻、血红蛋白正常、血清CA125升高的患者易合并子宫内膜异位囊肿；年龄大、血清CA125正常的患者易合并内膜息肉。

2.4　子宫腺肌症病理特点与并发症的相关性分析

子宫腺肌症部位与子宫内膜异位囊肿及内膜息肉发生差异无统计学意义（$P > 0.05$）；子宫腺肌症不同部位与肌瘤发生有显著的统计学差异（$P < 0.01$），前壁子宫腺肌症最易合并子宫肌瘤，它是前后壁整个肌层病灶的7.8倍，95% CI是0.028～0.570；是后壁的6.557

倍，95% CI是1.473～29.198。前壁病灶与前后壁整个肌层病灶组合并不孕差异有统计学意义（$P < 0.05$），后者合并不孕是前者6.141倍，95% CI是1.259～25.943，前后壁病灶组比较差异无统计学意义（$P > 0.05$）。

2.5　子宫腺肌症常见的临床症状与并发症的多因素相关性分析

见表4。

对子宫腺肌症患者的临床症状与并发症做多因素logistic回归分析表明，月经状况、月经量多及子宫大小是并发卵巢子宫内膜异位囊肿的独立相关因素：绝经前、月经量多和子宫大的患者易并发卵巢子宫内膜异位囊肿；年龄、产次、痛经程度是并发子宫内膜息肉的独立相关因素：年轻、分娩次数多和痛经重的患者易并发子宫内膜息肉；年龄、月经状况、子宫大小是并发子宫肌瘤的独立相关因素：绝经前年轻女性和子宫体积大的患者易并发子宫肌瘤。

表3　年龄，血清CA125，血红蛋白与并发症的相关性分析

	不孕		肌瘤		子宫内膜异位囊肿		内膜息肉	
	r	P值	r	P值	r	P值	r	P值
年龄	-0.292	0.000	0.136	0.021	-0.129	0.017	0.163	0.003
血清CA125	0.037	0.579	-0.112	0.134	0.182	0.006	-0.169	0.012
血红蛋白	0.119	0.029	0.031	0.603	0.129	0.018	-0.045	0.409

表4　子宫腺肌症患者临床症状与并发症的多因素logistic回归分析

不同并发症	发生的独立相关因素	β值	OR值	95%可信区间	P值
卵巢子宫内膜异位囊肿	月经状况	-1.954	0.142	0.260 0.773	0.024
	月经量	-0.947	0.388	0.388 0.160	0.035
	子宫大小	-0.709	0.492	0.298 0.813	0.006
子宫内膜息肉	年龄	0.182	1.199	0.021 1.409	0.027
	产次	-2.834	0.059	0.007 0.493	0.009
	痛经程度	-1.485	0.226	0.069 0.739	0.014
子宫肌瘤	年龄	0.079	1.083	1.016 1.154	0.015
	月经状况	-1.049	0.350	0.143 0.857	0.022
	子宫大小	-0.481	0.617	0.039 0.517	0.033

3　讨论

3.1　子宫腺肌症的临床特点及相关因素

月经过多或经期延长是子宫腺肌症主要症状之一。月经过多常见的原因有子宫增大或合并内膜息肉使内膜表面面积增加，卵巢分泌功能失调，雌激素水平持续升高，子宫肌层进行性肥大，失去收缩力，无力控制充盈增生的血管，导致子宫出血过多。雌激素水平持续高升可以合并雌激素依赖性疾病如子宫肌瘤，本组340例中合并肌瘤148例，合并内膜息肉20例。

我们仅选择行子宫/病灶切除术的子宫腺肌症患者作为研究对象，其大体病理见病灶位于前后壁整个肌层者135例，前壁19例，后壁186例。后壁子宫腺肌症占一半以上，腺细胞具有向后壁肌层侵袭的原因有待进一步研究。

3.2　子宫腺肌症的手术方式及选择

3.2.1　子宫腺肌症的手术方式

子宫腺肌症手术包括保留子宫手术和子宫切除术，可以通过腹腔镜、开腹和阴式三种途径完成。由表1可见，腹腔镜组年龄稍低，贫血、不孕比例明显增高，性交痛、肛门坠痛例数多，后穹隆触痛结节多；开腹手术组合并子宫肌瘤较多且既往多有剖宫产史。在三例阴式手术中2例合并子宫脱垂。提示年轻合并性交痛、肛门坠痛等症状，伴有贫血或不孕患者宜首选腹腔镜检查/手术；子宫较大、B超提示合并肌瘤或有剖宫产史，估计盆腔粘连重者宜选择开腹手术；合并子宫脱垂、尿失禁等盆底组织缺陷性疾病者宜选择阴式途径完成。

3.2.2　子宫腺肌症保留子宫的手术方式

近年，随着子宫腺肌症治疗方法的增多，腹腔镜技术的广泛开展以及患者保留子宫愿望的增强，选择子宫切除术的患者日益减少，表2显示

1999年与2004年我院子宫腺肌症不同术式的比例，由表2可见，子宫切除比例下降了12%。保留子宫的手术有子宫腺肌症病灶切除＋LUNA，UAB，TCRE和放置避孕环。LUNA术式完全横断了子宫骶韧带，切断子宫神经，痛经程度重者可采用；如患者有避孕要求且痛经可放置避孕环；子宫体积大，盆腔粘连轻的患者可以采用UAB，能明显减轻疼痛，减少月经量，缩小子宫体积，提高患者生活质量[1]，对合并子宫肌瘤的患者有显著疗效[2]；合并内膜息肉或月经量多者可用TCRE叠加滚球或汽化电极、电凝，使热损伤深度达5mm，有助于破坏侵及肌层的异位子宫内膜组织，既可改善症状又可满足患者保留子宫的要求。

有学者对TCRE和放置含有缓释左炔诺孕酮的宫内节育器两种方法进行3年随访，表明两者均可明显减少月经量且疗效相似[3]。我们认为，子宫腺肌症保留子宫的手术可以根据患者主要症状、手术医师的技能和仪器来选择术式。

3.3.3　子宫腺肌症子宫切除时机

2004年我院因子宫腺肌症行全子宫切除术占同期子宫切除（TAH，LAVH，TVH，LH）的18.93%，子宫腺肌症是仅次于子宫肌瘤行子宫切除的第二位原因。分析子宫切除及保守手术患者的临床资料，可见后者年龄偏小，妊娠、分娩和流产次数少，不孕比例明显增高，虽然临床症状较重，痛经、性交痛、经期稀便例数多，后穹隆触痛结节和直肠子宫陷凹异常多，但因年轻，有生育要求，所以采取保留子宫的治疗方法，表明年龄及有无生育要求是子宫切除的重要评价指标之一。子宫切除患者合并贫血、肌瘤多于保守手术组，这两种并发症也是子宫腺肌症患者子宫切除的评价指标之一；两组相比较，血清CA125、慢性盆腔痛和临床分期无明显差异。本研究表明，对年轻、有生育要求、无贫血、子宫肌瘤等并发症的患者可行保守性手术，年龄大且无生育要求，合并贫血、子宫肌瘤，服药有严重副作用或无明显疗效的可以行全子宫切除术。

参 考 文 献

[1] Siskin GP，Tublin ME，Stainken BF，et al. Uterine artery embolization for the treatment of adenomyosis：

clinical response and evaluation with MR imaging [J].
AJR Am J Roentgenol, 2001, 177（2）: 297-302.

[2] Toh CH, Wu CH, Tsay PK. Uterine artery emboli-
zation for symptomatic uterine leiomyoma and adeno-
myosis [J]. J Formos Med Assoc, 2003, 102（10）:
701-706.

[3] Rauramo I, Elo I, Istre O. Long-term treatment of
menorrhagia with levonorgestrel intrauterine system-
versus endometrial resection [J]. Obstet Gynecol,
2004, 104（6）: 1314-1321.

MRKH综合征伴一侧子宫腺肌症1例并文献复习

董　喆　冷金花　戴　毅　郎景和

【摘要】目的：探讨 Mayer-Rokitansky-Kuster-Hauser 综合征（MRKH综合征）合并子宫腺肌症发生的可能机制及诊治方法。方法：回顾性分析北京协和医院2009年4月收治的1例47岁MRKH综合征合并子宫腺肌症患者的诊治经过，并复习相关文献。结果：患者表现为周期性下腹痛10年，妇科检查发现阴道成盲端，长度6cm，无子宫。MRI检查提示盆腔实性包块。血CA125明显增高。腹腔镜探查见无正常发育子宫，右侧始基子宫，左侧子宫腺肌症孕10周左右大小。双侧卵巢输卵管正常。腹腔镜下切除左侧子宫，子宫标本切面为腺肌症改变，无内膜结构，病理提示子宫腺肌症，无内膜，雌激素受体（＋）、孕激素受体（＋）。结论：MRKH综合征可以合并子宫腺肌症，提示子宫腺肌症的发生可能与米勒管的残余化生有关。

【关键词】Mayer-Rokitansky-Kuster-Hauser综合征；子宫腺肌病

A rare case of MRKH with adenomyosis and literature review. *Dong Zhe*, *Leng Jinhua*, *Dai Yi*, *Lang Jinghe*

【Abstract】Objective：To investigate the possible pathogenesis，diagnosis and treatment of Mayer-Rokitansky-Kuster-Hauser syndrome（MRKH syndrome）with adenomyosis. Methods：We reported a 47-year-old woman of MRKH syndrome with adenomyosis treated in Peking Union Medical College Hospital in April 2009，and reviewed the related literature. Results：The patient complained of cyclic low abdominal pain for 10 years. Pelvic examination revealed vagina of 6 cm in length，and no cervix and uterus. MRI showed a solid mass in the left pelvic cavity. Serum CA125 was 138.2U/ml. Laparoscopy showed adenomyosis of left rudimentary uterine horn with 10 weeks gestational age in size，and right rudimentary uterine horn of 2cm×1.5cm×1cm. Both ovaries and tubes were normal. The left uterine horn was laparoscopically excised. Macroscopic appearance showed adenomyotic change of myometrium without uterine cavity. The histopathological examination confirmed the diagnosis of adenomyosis with positive ER and PR，and positive CD10. Conclusions：The development of adenomyosis on uterine remnants is possible in patients with MRKH，may develop from the Mullerian remnants.

【Key words】Mayer-Rokitansky-Kuster-Hauser syndrome；Adenomyosis

Mayer-Rokitansky-Kuster-Hauser综合征（MRKH综合征）发生率为1/5 000～1/4 000，表现为先天性无阴道和/或阴道发育不良、无子宫或始基子宫，发育正常的卵巢输卵管，部分患者合并其他脏器畸形（如泌尿道、骨骼、心血管系统）及听力障碍等。子宫腺肌症为生育年龄女性常见病，表现为痛经、月经量增多、不孕或者流产等。MRKH综合征患者始基子宫合并子宫腺肌症罕见，诊断容易忽略。现报道1例MRKH综合征伴一侧子宫腺肌症，复习文献，探讨MRKH综合征合并子宫腺肌症发生的机制以及诊治相关问题。

1　临床资料

患者47岁，因"原发性闭经，先天性无阴道，周期性下腹痛10年"于2009年4月入院。患者自幼无月经来潮，近10年来出现周期性下腹痛，每次疼痛2～3天，以下腹正中及左侧腰部坠痛为主。近6年疼痛逐渐加重。结婚20年，开始阴道长度3cm左右，性生活不大满意，以后阴道长度逐渐增加，性生活基本满意。查体：身高165cm，体重60kg。女性面容，乳房发育正常；妇科检查：阴毛分布女性型，外阴未见异常，阴道长6cm，为一盲端，未见宫颈。阴道顶端上方可及直径约8cm实性包块，表面尚光滑，活动较差。超声检查：盆腔未探及子宫，右侧卵巢2.9cm×1.4cm，膀胱左侧上方可见混合性低回声包块，7.9cm×6.7cm×6.4cm，边界清，CDFI血流丰富，其旁见卵巢回声2.8cm×1.9cm。双肾输尿管超声未见异常。盆腔MRI（见图1）：盆腔内见类圆形等T_1等T_2信号软组织影，直径6.8cm，其内可见点片状长T_2信号，左侧边缘不光滑，似与左侧盆壁软组织影相连。双卵巢区可见圆形长T_1长T_2信号。血CA125：138.2U/L。染色体检查：46，XX；性激素水平正常。术前诊断：MRKH综合征，盆腔包块，子宫内膜异位症？入院后行腹腔镜探查术，术中见：盆腔中央部位为一条索状结构，右侧始基子宫2cm×1.5cm×1cm，左侧子宫腺肌症约孕10周大小。双侧输卵管、卵巢未见异常。腹腔镜下切除左侧腺肌症子宫。台下切开标本，未见子宫内膜，子宫肌层增厚明显，可见扩张的腺体及小的含巧克力样液体的囊腔。手术顺利，术中出血20ml。病理提示子宫腺肌症，雌激素受体（＋），孕激素受体（＋），CD10（＋），p53（－），无子宫内膜。患者术后2天出院，恢复好。出院诊断：先天性生殖道畸形，MRKH综合征，左侧子宫腺肌症。术后随诊5个月，无周期性腹痛。盆腔超声波检查未探及子宫，双侧卵巢正常，血CA125正常。

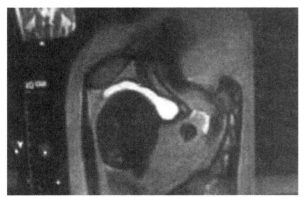

图1 MRI示盆腔内类圆形等T_1等T_2信号软组织影，直径6.8cm，其内可见点片状长T_2信号

2 讨论

2.1 MRKH综合征伴子宫腺肌症的发生机制

子宫腺肌症的发病原因未完全明了，目前多数研究者认为子宫腺肌症的发生是某种情况下宫腔压力升高，子宫肌层薄弱，子宫基底层内膜细胞增生、侵入到肌层间质的结果。当生殖道梗阻，经血引流受阻，或当剖宫产、人工流产时，宫腔压力升高，可导致内膜向肌层浸润发生子宫腺肌症。而子宫腺肌症患者局部芳香化酶P450的表达升高，造成局部高雌激素状态，可能也与发病有关。此外，有研究分析腺肌症中内膜和在位子宫内膜中上皮细胞Ki-67的表达，发现两者并不相同，即腺肌症的来源可能不是子宫内膜，这也就为化生学说提出证据。另外，腺肌症的发生可能与免疫、遗传等因素有关。

而本病例为MRKH综合征，始基子宫无内膜结构，子宫腺肌症的发生与内膜侵入无关，从而猜测可能与米勒管的化生有关。在胚胎发育第7周开始，女性胚胎无雄激素和副中肾管抑制因子（MIF）的作用，胚胎内的中肾管退化，副中肾管发育，其尾端跨越中肾管，在中线处融合形成子宫，如果这一过程受到某些因素干扰而停止，则子宫不发育或者形成始基子宫。米勒管的残迹可以在始基子宫肌层内化生形成子宫内膜的腺体和间质，因患者有正常卵巢，有正常雌激素分泌，最终发展成为腺肌症。

2.2 MRKH综合征伴子宫腺肌症的诊断与治疗

MRKH综合征合并子宫腺肌症的诊断主要依靠病史和辅助检查，患者多为原发性闭经，第二性征发育正常，伴有周期性下腹痛。查体无阴道、无宫颈触及，盆腔内可及实性包块与盆壁相连。辅助检查血CA125可升高，盆腔彩超、MRI

等多提示盆腔实性包块，可见正常卵巢结构。染色体检查为46，XX。此时可考虑MRKH综合征的诊断，部分患者可有阴道成形术史。当符合以上情况时，尤其当周期性下腹痛发生较晚，明显迟于月经初潮年龄时，可排除生殖道梗阻的可能，应考虑合并子宫腺肌症的发生。

无子宫内膜的始基子宫合并子宫腺肌症比较罕见。检索近30年的中英文文献，仅见5篇报道，第1例由Enatsu等[1]于2000年报道，为27岁既往曾行阴道成形术的MRKH综合征患者，出现周期性下腹痛及盆腔包块，腹腔镜探查见双侧始基子宫，左侧子宫腺肌症，无子宫内膜结构。此后，Al-Fadhli等[2]2006年报道1例MRKH综合征患者，双侧始基子宫，右侧无宫腔始基子宫合并子宫肌瘤；左侧宫腔盲端，增殖期子宫内膜、子宫腺肌症、子宫内膜息肉。国内共有3例报道，分别由1998年徐春阳等[3]，2001年王永红[4]，2003年赵新萍等[5]报道，均为无内膜的始基子宫合并子宫腺肌症，其中2例同时合并子宫肌瘤[3,5]，1例合并卵巢子宫内膜异位囊肿[4]。

目前对MRKH综合征合并子宫腺肌症的报道较少，临床治疗经验少。患者一旦有周期性下腹痛症状且检查提示盆腔发现实性包块，合并CA125升高等体征，除恶性肿瘤以外，亦应考虑到合并子宫腺肌症的可能，应及早做腹腔镜探查明确诊断，建议手术切除始基子宫。腹腔镜手术对患者创伤小，手术方法比较成熟，治疗效果满意。

参 考 文 献

［1］Enatsu A．Adenomyosis in a patient with the Rok-itansky-Kuster-Hauser syndrome［J］．Fertil Steril，2000，73（4）：862-863．

［2］Al-Fadhli R，Tulandi T．A rare case of completely separated rudi-mentary uterine horns with myoma and adenomyosis［J］．J MinimInvasive Gynecol，2006．13（2）：86-87．

［3］徐春阳，熊光武，史常旭．先天性无阴道、双始基子宫、右侧始基子宫肌瘤、子宫腺肌症1例［J］．实用妇产科杂志，1998，14（5）1：278．

［4］王永红．罕见的先天性无阴道双始基子宫并子宫腺肌症［J］．临床误诊误治，2001，14，（5）：343．

［5］赵新萍，李撰萍．先天性无阴道、双始基子宫、右侧始基子宫腺肌症、子宫肌瘤合并右侧卵巢巧克力囊肿1例［J］．山西医学教育，2003，2：36-37．

达那唑海藻酸钠微球子宫动脉栓塞治疗子宫肌瘤和腺肌瘤的安全性和初步疗效探讨

韩 冰 向 阳 李晓光 有 慧 雷呈志 冯凤芝 万希润 洪 宏 金征宇 郎景和

【摘要】目的：探讨使用达那唑海藻酸钠微球行子宫动脉栓塞术治疗子宫肌瘤和腺肌瘤的安全性和初步临床疗效。方法：对16例子宫肌瘤和/或腺肌瘤患者行达那唑海藻酸钠微球子宫动脉栓塞术，并于术后随访月经相关症状以及子宫和病灶体积的改变。结果：平均随访时间11.1个月，失访1例（6.3%）。15例患者术后月经量均较术前明显减少，痛经患者的VAS分级术后均下降Ⅱ级以上，痛经症状评分平均下降8.8～10.4分。手术前后血红蛋白均值分别为（98.2±21.0）和（118.6±17.1）g/L；子宫体积分别为（375.6±251.7）和（276.1±286.0）cm³，子宫体积平均缩小（27.7±31.9）%。最大肌瘤或优势腺肌瘤体积分别为（164.0±175.57）和（116.7±199.0）cm³，平均缩小（49.0±37.6）%；差异均有显著性。主要不良反应栓塞后综合征，平均4周恢复正常生活。手术前后的卵巢功能测定差异无显著性。结论：使用达那唑海藻酸钠微球行子宫动脉栓塞治疗子宫肌瘤和腺肌瘤具有较好的临床疗效。尚有待扩大样本的随机双盲对照研究进一步证实。

【关键词】达那唑海藻酸钠微球；子宫动脉栓塞；子宫肌瘤；腺肌瘤

A pilot study on the safety and clinic efficacy of uterine artery embolization with danazol alginate microspheres in the patients with myoma and/or adenomyosis

Han Bing，Xiang Yang，Li Xiaoguang，You Hui，Lei Chengzhi，Feng Fengzhi，Wan Xirun，Hong hong，Jin Zhengyu，Lang Jinghe

【Abstract】Objective：To investigate the safety and clinical outcomes of uterine artery embolization with danazol alginate microspheres in the Patients with myoma or adenomyosis. Methods：Uterine arteries embolization with danazol alginate microspheres was applied to16 women with myoma and/or adenomyosis. The main follow-up indices included the questionnaire for symptoms，hemoglobin level，visual analogue Pain scale，uterine volume and tumor volume. Results：One patient was Lost to follow-up. The mean follow-up period was11.1 month，with improved menstrual flow and visual analogue pain scale observed in all 15 patients. The relative symptoms of myoma and/or adenomyosis such as oppress symptoms，dyspareunia was also relieved after the treatment. The hemoglobin levels，uterine volume and tumor volume changed significantly. The main side effect was transient post-embolization syndrome. The recovery time was 4 weeks in average. The ovary function was not significantly altered. Conclusions：Using danazol alginate microspheres in uterine artery embolization for treating myoma and/or adenomyosis 15 safe and effective. A larger sample and a prospective randomized double blinded clinical trial are needed to verify these results.

【Key words】Danazol alginate microspheres；Uterine artery embolization；Uterine myoma；Adenomyosis

子宫肌瘤和子宫腺肌瘤是育龄妇女最常见的子宫良性肿瘤，多以月经异常、痛经为主要表现。激素治疗有一定的疗效，但是长期使用不良反应较大。多数患者需接受手术治疗。近年已证实，子宫动脉栓塞术（uterine artery embolization，UAE）作为治疗子宫肌瘤和腺肌瘤的一种微创保守性治疗方法有较好的临床疗效。达那唑海藻酸钠微球（danazol alignate microspheres，DKMG）是在海藻酸钠微球栓塞治疗的基础上采用微囊技术将达那唑包裹在微球内的一种新型载药微球血管栓塞剂，兼有血管栓塞和局部药物治疗的双重作用（专利号：ZL2004139218.4）。本研究在前期动物试验的基础上使用DKMG对16例肌瘤和腺肌瘤患者进行栓塞和靶向药物治疗，取得较好的疗效，现报道如下。

对象和方法

一、研究对象

病例人选标准：①2007年5月至10月在本院就诊要求非手术治疗的症状性子宫肌瘤和/或腺肌瘤患者16例。平均年龄（39.5±4.7）岁，均无生育要求。其中单纯肌瘤患者5例，腺肌瘤或合并肌瘤11例。患者均有月经量过多，其中12例合并贫血。②肌瘤和/或腺肌瘤的诊断标准参见文献[1]。③排除感染、妊娠、恶性疾患、凝血功能异常以及造影剂过敏。

二、方法

1. 手术方法　使用Seldinger技术行一侧股动脉置管，完成双侧子宫动脉插管，视术中子宫动脉卵巢支显影情况决定是否使用Porgreat微导管。

2. 栓塞剂　手术采用的栓塞剂直径500～700μm带有（8.0±3.0）mg/g达那唑的DKMG(北京圣医耀科技发展有限公司拥有专利)，并已于2006年通过中国药品生物制品检定所检测（报告编号：QZ200602854），释放量：24小时（5.0±1.5）%，7天（24±7.2）%，14天（30±9.0）%，28天（40±12）%。动物体内植入3个

月后，降解率＞90%。

3. 栓塞方法　视不同患者局部动脉栓塞需要注入不同剂量的带药微球直至局部血供消失；并将导管退至髂内动脉再次造影观察栓塞效果。栓塞满意定为标准：停止栓塞后造影显示，子宫动脉主干保留，螺旋动脉分支闭塞，尽量保留卵巢动脉上行支（图1，图2）。

4. 观察指标及随访　①临床症状：由专人对患者术前、术后3个月及6个月的月经相关症状的变化和术后不良反应及并发症的发生情况进行随访并记录；②辅助检查：术前患者于月

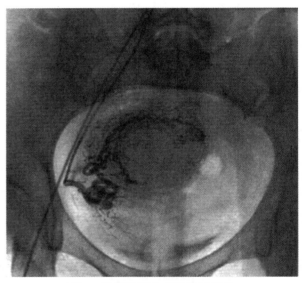

图1　栓塞前子宫动脉造影图像

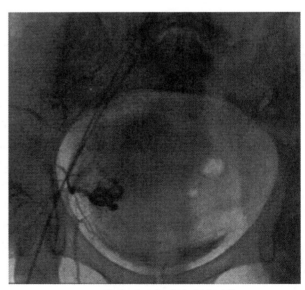

图2　栓塞后子宫动脉造影图像

经第2～5天行血常规和卵巢功能相关的性激素检查，监测指标：血红蛋白（Hb）、促卵泡激素（FSH）、黄体生成素（LH）、雌二醇（E_2）及雄激素（TSTO）。月经净后行磁共振成像（MRI）检查。并于术后2～9个月复查。MRI检查时排空膀胱，扫描最下方层面定位于患者耻骨联合下缘，纯轴位扫描18层。层厚：6mm、间隔：1mm。MRI观察指标：子宫和肌瘤/腺肌瘤（如有多个肌瘤/腺肌瘤则以最大者为准）的三维径线和总体积变化。测量的三个径线均为最大径线。体积计算公式：前后径×长径×横径×0.523[2]。腺肌瘤患者同时测定其最大结合径（maximal thickness of the intentional zone）[2]。

5. 疗效判定标准　月经量分类：根据每次月经周期的月经量和使用的卫生巾片数分别定义为月经量过多＞80ml（＞20片）、正常30～80ml（10～20片）和过少＜30ml（＜10片）。其中卫生巾以日用普通型为标准，日用卫生巾和夜用卫生巾的换算比例为2∶1。子宫肌瘤的临床疗效评价标准：有效，MRI显示子宫或最大肌瘤的体积缩小≥20%，或临床症状有改善包括月经量减少、贫血改善；无效，MRI显示子宫或最大肌瘤的体积缩小＜20%，且症状无改善。子宫腺肌瘤的临床疗效评价标准：有效，疼痛评分降低≥2个级别，或相关临床症状改善。无效，疼痛评分降低≤1个级别，相关临床症状无改善。

三、统计学方法

应用SPSS13.0统计软件进行结果分析，使用计量资料比较行 t 检验。

结　　果

一、随访结果

2007年5月至10月共16例患者成功实施DKMG-UAE治疗。截至2008年5月，除1例腺肌瘤患者失访外，余15例均有完整随访资料，失访率为6.3%。平均随访时间（11.1±1.7）月。

1. 手术情况　插管成功率100%，平均手术时间（32.36±10.02）分钟，3例使用微导管治疗。

2. 临床疗效观察　①月经量和贫血改善：15例患者术后月经量减少均超过1/3，其中46.7%经量减少＞1/2；手术前后平均使用卫生巾片数分别为（46.7±17.1）和（14.0±6.7）片，两者有显著性差异（$P < 0.01$）；手术前后血Hb均值分别为（98.2±21.0）g/L和（118.6±17.1）g/L，术后有明显改善（$P < 0.001$），有效率100%。②月经周期和经期：15例患者平均术前、术后3个月和6个月的月经周期分别为（26.6±5.1）天、（28.4±3.6）天和（28.6±3.5）天；经期分别为（6.8±1.3）天、（6.1±1.8）天和（6.1±1.8）天。两两比较无显著性差异（P 均＞0.05）。③痛经：10例术前有痛经的患者术后痛经均有不同程度的改善，按WHO线段分级法（visual analogue scale，VAS）分级均下降2级以上，有效率100%（表1）。术后3个月和6个月的痛经症状评分分别下降8.8和10.4分。其中5例患者（5/10）痛经消失，2例患者至随访结束痛经症状仍继续改善。④其他相关症状：10例患者术前有包括腹胀、尿频、便秘等相关的肌瘤和/或腺肌瘤的压迫症状，术后均有不同程度的改善，3例症状消失。6例术前有性交痛的患者，术后均有所缓解，2例消失。⑤MRI检查子宫和肌瘤/腺肌瘤体积变化：15例患者的术前和术后6～9个月随诊的MRI结果（表2），术后子宫体积平均缩小27.7%，最大肌瘤/优势肌瘤平均缩小50%。结合带平均缩小27%。其中8例患者子宫体积缩小＞20%，12例患者病灶体积缩小＞20%，2例患者病灶消失（图3，图4）。

3. 术后不良反应　主要为栓塞后综合征表现。由于栓塞后组织坏死所致的疼痛、消化道反应、发热、乏力、腹胀及腰酸等，大多症状轻微，3～4天自愈。平均住院时间（3.0±2.1）天。术后平均恢复正常生活时间（4.2±1.2）周。

表1　UAE前后VAS分级和痛经症状评分表

组别	n	VAS分级	痛经症状评分
术前	10	3.3±1.1	14.8±2.6
术后3个月	10	0.9±0.9#	6.0±5.2#
术后6个月	10	0.7±0.8*#	4.4±4.6*#

注：与术后3个月比较，*$P > 0.05$。与术前比较，#$P < 0.001$

表2　UAE前后子宫和病灶体积变化

组别	n	子宫体积（cm³）	最大肌瘤/优势腺肌瘤体积（cm³）	结合带（cm）
术前	15	375.6±251.7	164.0±175.6	2.2±2.5
术后6～9个月	15	276.1±286.0#	116.7±199.0#	2.0±2.2#

注：与术前比较，#$P < 0.05$

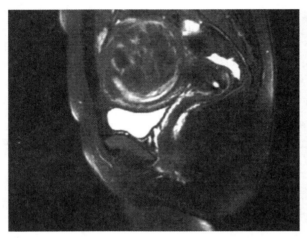

图3　肌瘤患者术前MRI影像，可见后壁肌瘤，子宫明显变形，宫腔线前移

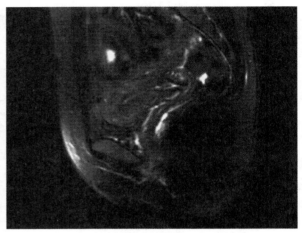

图4　肌瘤患者术后MRI影像，术后后壁肌瘤完全消失，子宫形态恢复正常，宫腔线居中

4. 并发症　①穿刺相关并发症：无穿刺部位血肿和感染等并发症发生。术后穿刺部位疼痛大多在1个月内好转。②异位栓塞及卵巢功能的影响；对15例患者手术前后卵巢功能的监测结果显示无显著性差异（表3）。无其他部位异位栓塞事件发生。

讨　论

子宫肌瘤和子宫腺肌瘤是育龄妇女常见的良性肿瘤，近年来其发病率有逐年增高的趋势，严重影响患者的生活质量。包括达那唑在内的激素有一定的疗效，但需长期口服不良反应多。常规手术治疗又存在创伤大、并发症多、住院时间长、耗费高等问题。UAE作为一种新的微创保守性治疗子宫肌瘤和腺肌瘤的方法已被证实有较好的临床疗效。本研究在常规UAE治疗的基础上，使用DKMG进行栓塞和靶向药物治疗，取得了初步的疗效。

达那唑的海藻酸钠微球是选用纯天然的海藻酸钠包裹达那唑，栓塞病灶供血血管后，由于其固化剂钙离子的浓度高于血液，在血中磷酸盐缓冲液的作用下，以分子脱链的形式缓慢释出，降解产物为无毒、无抗原性的大分子糖类物质。被海藻酸钠包裹的达那唑也随之缓慢释放，使药物直接作用于病灶，达到靶向、高效和降低全身给药的毒不良反应的目的。前期研究证实，不同于其他临床使用的永久性栓塞剂，DKMG可在体内完全降解，可以导致血管再通、缺血再灌注，加重细胞损伤，并诱发凋亡增加[3]。从而解释本研究中患者症状继续改善的原因。

表3　UAE前后卵巢功能变化

组别	n	FSH（U/L）	LH（U/L）	E_2（pmol/L）	TSTO（nmol/L）
术前	15	4.5±1.7	7.8±4.1	234.5±62.7	42.4±11.8
术后2～9个月	15	7.6±4.2#	4.4±1.6#	103.6±27.7#	53.5±14.8#

注：与手术前比较，#$P \geqslant 0.05$

一、使用DKMG行UAE治疗子宫肌瘤和腺肌瘤的临床疗效

近年来国内外报道单纯微粒栓塞治疗子宫肌瘤的疗效为异常出血缓解率79%～84%，肌瘤相关症状改善率为64%～96%[4-7]。Kim等[8]对54例腺肌瘤患者的UAE疗效的研究显示，缓解率57.4%，痛经症状评分平均下降5.3分；术后4个月起部分患者症状出现反复。对性交痛的疗效无相关文献报道。本研究结果显示，月经及其相关症状改善率达100%，痛经症状分级术后6个月下降10.4分，无1例在随访期内发生症状反复。MRI测量显示术后子宫体积、最大肌瘤或优势腺肌瘤体积以及腺肌症患者结合带直径均较术前明显缩小，2例患者术后MRI显示病灶消失。分析疗效高于文献报道的原因，在于DKMG栓塞病灶供血动脉后随着微球的逐步降解，在诱发凋亡的同时缓慢释放17α-乙炔睾酮衍生物达那唑达到病灶部位，使DKMG治疗效果要高于单纯栓塞治疗。但也不排除小样本偏差，故本课题组正在扩大样本量进行验证。

二、使用DKMG行UAE治疗子宫肌瘤和腺肌瘤的不良反应

使用DKMG主要不良反应为栓塞后综合征，但大多轻微，且3～4天可以自愈。UAE术后闭经发生率为1%～14%[9]。主要是由于栓塞剂通过子宫和卵巢动脉的吻合支进入卵巢血管导致卵巢血供减少和早绝经。Healey等[10]对68例UAE患者和16例腹腔镜下子宫全切的患者，手术前和术后3～6个月血清性激素水平检测的比较，发现两组患者手术前后的激素水平无显著变化。前期动物实验[11]和本研究中患者手术前后卵巢激素水平比较也提示卵巢功能未受影响。

UAE作为一种微创和保守性治疗症状性子宫肌瘤的方法其疗效已得到肯定。单纯微粒栓塞在腺肌瘤患者的疗效要较肌瘤患者差。本研究在常规UAE治疗的基础上，使用DKMG对肌瘤和腺肌瘤患者进行栓塞，利用海藻酸钠微球可以局部降解并在病灶部位缓慢释放达那唑，达到靶向和降低药物全身使用的不良反应的目的，对肌瘤和腺肌瘤的相关临床症状的缓解率高达100%，尤其是对痛经和性交痛的患者取得了较好的疗效，平均随访11.1个月临床症状无反复，部分患者的症状仍继续缓解，MRI显示80%的患者病灶体积缩小＞20%。我们认为就目前的研究结果而言，使用携带达那唑的海藻酸钠微球子宫动脉栓塞对于症状性子宫肌瘤和腺肌瘤患者不失为是一种有价值的、新的、可选的微创方法。但尚待于采用随机双盲对照和扩大样本量进一步研究证实。

参 考 文 献

［1］丰有吉，沈铿，主编. 妇产科学［M］. 北京：人民卫生出版社，2005：322-367.

［2］Reena C，Junko T，Izumi l，et al. Adenomyosis：MRI of the uterus treated with uterine artery embolization［J］. AJR 2003，181（3）：851-856.

［3］雷呈志，向阳，敖国昆，等. 达那唑海藻酸钠微球用于豚鼠子宫肌瘤动脉栓塞术后细胞凋亡的研究［J］. 中国实用妇科与产科杂志，2008，24（3）：188-191.

［4］Hutehins FL Jr，Worthington-Kirseh R. Embolo therapy for myoma induced menorrhagia［J］. Obstet Gyneeol Clin North Am，2000，27（2）：397-405.

［5］Zupi E，Poeek M，Dauri M，et al. Selective uterine Embolization in the management of uterine myomas［J］·Fertil Steril，2003，79（1）：107-111.

［6］Pelage JP，Le Dref O，Soyer P. Fibroid-related menorrhagia treatment with super selective embolization of the uterine arteries and midterm follow-up［J］. Radiology，2000，215（2）：428-431.

［7］Worthington Kirseh RL，Siskin GP. Uterine artery embolization for symptomatic myomata［J］. J Intensive Care Med，2004，19（1）：13-21.

［8］Kim MD，Kim S，Kim NK，et al. Long-term results of uterine artery embolization for symptomatic adenomyosis.［J］. AJR，2007，188（1）：176-181.

［9］Payne JF，Robboy SJ，Haney AF. Embolic microspheres within ovarian arterial vasculature after uterine artery embolization.［J］Obstet Gynecol，2002，100（5）：883-886.

［10］Healey S，Buzaglo K，Seti L，et al. Ovarian function after uterine artery embolization and hysterecto-my［J］. J Am Gynecol Laparosc，2004，11（3）：348-352.

［11］雷呈志，向阳，敖国昆，等. 达那唑海藻酸钠微

球用于兔子宫动脉栓塞术后对其卵巢功能和妊娠的影响［J］. 中华妇产科杂志. 2007，42（10）：701-704.

子宫腺肌症患者子宫切除术后生命质量研究

蒋　芳　朱　兰　郎景和　刘珠凤　孙大为　冷金花　史宏晖

子宫腺肌症是子宫内膜腺体及间质侵入子宫肌层引起症状的良性病变，临床主要表现为进行性痛经、月经过多、子宫增大和不孕[1]。多发于30至50岁经产妇，近年来发病率有增高趋势，发病年龄有下降趋势，病情严重者生命质量和健康状况均受到严重影响，手术治疗仍然是其有效的治疗方式，但对于患者生命质量及治疗后的改善情况尚缺乏客观的评价，为了更加准确地了解子宫腺肌症患者手术前后生命质量的变化，本研究选用含有12个问题的健康调查量表简表（short-form 12-item health survey，SF-12）[2]　和WHO生命质量测定量表简表（WHOQOL-BREF）[3]，评价子宫腺肌症患者手术切除子宫前后生命质量的改善情况。

一、资料与方法

1. *资料来源*　2010年1月至9月在北京协和医院妇产科就诊且行子宫切除手术的28例患者，术后病理检查均证实为子宫腺肌症，除外恶性病变、子宫肌瘤、卵巢子宫内膜异位囊肿。手术前后均未接受其他药物治疗。术后无严重并发症发生。详细记录患者的基本情况，术前包括年龄、孕产次、月经状态、术前诊断、CA125水平、最低血红蛋白含量值，采用国际公认的描述与测量疼痛的视觉模拟评分（VAS）法评估患者的痛经程度；术中记录子宫大小、手术时间；术后记录病理诊断和并发症。

2. *方法*　①量表：SF-12[2]包括12个问题，包含8个方面，其中躯体功能、躯体角色、情感角色、心理健康每方面各有2个问题。机体疼痛、总健康、生命力、社会功能每方面各有1个问题。受试者分别对这8个方面进行评价，每题按相应选项对应0～2分或0～5分，12题得分总和为SF-12评分，最高得分为37分，高得分对应高生命质量。WHOQOL-BREF共涉及26个问题，前2个问题是受试者对自身生存质量和健康状况总的主观感受的评分，后24个问题分别归属于身体、心理、社会和环境4个领域，每个问题按程度由轻到重分别计1～5分，受试者根据自己近2周的感受评分；各问题得分总和为WHOQOL-BREF评分，高得分对应高生命质量。按量表使用说明可以分别计算4个领域的得分，并换算成百分制。当1份量表中有20%的数据缺失时该份量表作废。如果1个领域中有不多于两个问题缺失，则以该领域中另外问题的平均分代替该缺失的得分；如果1个领域中有多于两个问题缺失，不再计算该领域的得分；社会领域除外，该领域只允许不多于1个问题缺失[4]。②随访：术后6个月时门诊或电话随访，患者回顾性完成SF-12和WHOQOL-BREF评分。并进一步分析术后SF-12和WHOQOL-BREF量表评分的影响因素，分别比较患者年龄、孕次、产次、术前B超评估子宫大小、术中所见子宫大小、术前痛经VAS、术前CA125水平、术前最低血红蛋白值与术后SF12和WHOQOL-BREF评分改变的关系。

3. *统计学方法*　所有数据采用SPSS 16.0软件处理。计量资料数据符合正态分布时，以平均数±方差表示，采用t检验或配对t检验；数据不符合正态分布时，以中位数（M）表示，采用Mann-Whitney检验。相关性分析采用Spearmen相关性分析方法。

二、结果

1. *一般情况*　28例患者年龄（42±6）岁，中位孕次3次，中位产次1次，病程4年（2～8年）。手术方式：开腹子宫切除术19例，腹腔镜子宫全切除术6例，腹腔镜辅助阴式子宫全切除术3例。主要手术指征：进行性痛经21例，经量增多5例，子宫明显增大2例。术前痛经VAS为

（8±2）分。术前中位 CA125 水平为 135.25 U/ml（48.37 ～ 273.23U/ml），术前最低血红蛋白含量（96.4±26.9）g/L。术中所见的子宫大小平均为孕 12 周（8 ～ 18 周）。

2. SF-12 评分改善情况及其影响因素 所有患者均完成该量表，完整应答率为 100%，均在 8 分钟内完成。术后 SF-12 评分显著增高（$P < 0.01$），8 个方面中，躯体角色、机体疼痛、总健康、生命力有显著改善（$P < 0.01$），而其余 4 个方面无显著改善（$P > 0.05$）。见表 1。相关性分析显示，术后 SF-12 评分改变分值与术前痛经 VAS（$r = 0.443$，$P = 0.018$）、术前 CA125 水平（$r = 0.459$，$P = 0.014$）之间有显著相关性，而与患者年龄、孕次、产次、术前 B 超评估子宫大小、术中所见子宫大小和术前最低血红蛋白值无显著相关性（P 均 > 0.05）。

3. WHOQOL-BREF 评分改善情况及其影响因素 仅有 14 例患者完成该量表，应答率 50%（14/28），14 例患者均在 15 分钟内完成。手术后 WHOQOL-BREF 评分较术前有显著提高（$P < 0.05$），其中手术前、后身体领域评分差异有统计学意义（$P = 0.004$），而其他 3 个方面差异均无统计学意义（$P > 0.05$）。见表 2。相关性分析显示，患者年龄、孕次、产次、术前 B 超评估子宫大小、术中所见子宫大小、术前痛经 VAS、术前 CA125 水平、术前最低血红蛋白值与术后 WHOQOL-BREF 评分改变分值及身体领域评分改变分值之间均无显著相关性（P 均 > 0.05）。

三、讨论

1. 量表在妇科手术后生命质量调查中的应用 子宫腺肌症作为一种非致死性疾病。其治疗的目标之一是改善生命质量；而生命质量的评价不能单靠医生，需要以患者为主导，因而用量表来考察生命质量显得更有意义。调查显示，子宫内膜异位症患者生命质量明显下降，尤其在躯体功能、心理功能和一般健康状况方面[5,6]，而对于子宫腺肌症患者的生命质量调查和手术治疗对于患者手术前、后生命质量改善情况的量化评价，国内相关研究报道较少。本研究所使用的两个量表，SF-12 只有 12 个问题，调查对象均在 8 分钟内就可以完成，减少了调查对象的负担，控制了调查费用，患者的应答率为 100%。而 WHOQOL-BREF 相对复杂，共有 26 个问题，患者的依从性和填写的准确性明显下降。对两个量表各个方面的比较进一步提示，子宫腺肌症患者手术切除子宫主要是对躯体角色、机体疼痛、总健康、生命力方面的改善明显，对于患者的社会功能和心理健康方面改善并不显著，显示 SF-12 能更加细化的反映题，可以看到治疗对生命质量的哪些方面有改善。因而认为在子宫腺肌症患者手术前、后进行生命质量调查时，SF-12 更易应用，可操作性更强，其反应性好于 WHOQOL-

表1　28 例子宫腺肌症患者手术前、后 SF-12 评分比较（分，M）

类别	SF-12 总分	躯体功能	躯体角色	机体疼痛	总健康	生命力	社会功能	情感角色	心理健康
术前	17	3	0	2	1	2	2	0	6
术后	23	4	1	3	3	4	3	1	7
Z 值	-3.483	-1.418	-3.170	-3.926	-3.288	-3.028	-1.288	-1.419	-1.972
P 值	0.000	0.156	0.002	0.000	0.001	0.002	0.198	0.156	1.151

表2　14 例子宫腺肌症患者手术前、后 WHOQOL-BREF 评分比较（分，$\bar{x} \pm s$）

类别	总分	身体领域	心理领域	社会领域	环境领域
术前	91±11	48±23	56±22	58±16	66±15
术后	95±8	68±15	67±14	64±15	67±16
t 值	-1.574	-3.313	-2.064	-1.604	-1.028
P 值	0.014	0.004	0.075	0.136	0.393

BREF。

2. 子宫全切除术是有效改善子宫腺肌症患者生命质量的治疗方式　子宫切除术对于药物治疗效果不好、无生育要求的子宫腺肌症患者是一种有效的治疗方式，治疗的目的在于改善生命质量。但手术疗效需要客观评价。在Ozdegirmenci等[7]的研究中，应用WHOQOL-BREF（土耳其版）对30例子宫腺肌症患者切除子宫后生命质量改善情况进行评价，结果发现在手术后1年，WHOQOL-BREF总分以及身体、环境领域较术前有显著改善，本研究应用SF-12和WHOQOL-BREF两个量表评价子宫腺肌症患者手术切除子宫后的生命质量，结果也均较术前有显著改善。主要在躯体角色、机体疼痛、总健康、生命力等生理领域有改善。

进一步分析哪些患者更能从子宫切除术中获益？对于包括子宫腺肌症在内的子宫良性肿瘤患者而言，子宫体积曾经是选择子宫切除术的重要参数，美国妇产科协会（ACOG）曾建议子宫良性肿瘤切除子宫是子宫体积＞孕12周。但Trong等[8]的研究中，因包含子宫腺肌症在内的子宫良性肿瘤行腹腔镜辅助阴式子宫全切除术的患者中，子宫质量与术后生命质量的改善无显著相关性。而术前血红蛋白含量和症状的严重程度与术后生命质量的改善显著相关。手术与否常常需要依靠主观症状来决定，有时不易客观评价。本研究的相关性分析提示，术前痛经VAS和术前CA125水平与生命质量改善更相关，而子宫体积及术前最低血红蛋白值与生命质量评分改善无显著相关性。说明手术的主要指征是痛经。提示对于无生育要求的子宫腺肌症患者，为改善生命质量而选择切除子宫时。术前VAS比子宫体积更重要，症状严重者可以在出现贫血之前就选择手术切除子宫。

本研究样本量有限，且为回顾性分析，但为进一步的研究提供了方向，可以增加样本量，并设计前瞻性研究，更好地探讨子宫腺肌症手术治疗的指征及其在生命质量改善方面的作用。

参 考 文 献

［1］乐杰. 妇产科学（第6版）［M］. 北京：人民卫生出版社，2004：361-363.

［2］Lam CL，Tse EY，Gandek B. Is the standard SF-12 Health Survey valid and equivalent for a Chinese population？［J］. Qual Life Res，2005，14（2）：539-547.

［3］Yao G，Chung CW，Yu CF，et a1. Development and verification of validity and reliability of the WHOQOL-BREF Taiwan version［J］. J Formos Med Assoc，2002，101（5）：342-351.

［4］郝元涛，方积乾. 世界卫生组织生存质量测定量表中文版介绍及其使用说明［J］. 现代康复，2000，4（8）：1127-1129.

［5］张旭宾，李坤寅，邓高丕，等. 伴有疼痛的子宫内膜异位症患者生存质量初步调查［J］. 临床医学，2006，26（3）：53-55.

［6］Gac X，Yeh YC，Outley J. Health-related quality of life burden of women with endometriosis：a literature review［J］. Curr Med Res Opin，2006，22（9）：1787-1797.

［7］Ozdegirmenci O，Kayikcioglu F，Akgul MA，et a1. Comparison of levonorgestrel intrauterine system versos hysterectomy on efficacy and quality of life in patients with adenomyosis［J］. Fertil Steril，2011，95（2）：497-502.

［8］Tomg PL，Chang WC，Hwang. Is，et al. Health-related quality of life after laparoscopically assisted vaginal hysterectomy：is uterine weight a major factor？［J］. Qual Life Res，2007，16（2）：227-237.

腹腔镜保守手术治疗子宫腺肌瘤疗效观察

吕　嬿　冷金花　戴　毅　史精华　郎景和

【摘要】目的：探讨子宫腺肌瘤腹腔镜保守手术的临床特点和治疗效果。方法：以2004年4月到2007年7月于北京协和医院行腹腔镜子宫腺肌瘤病灶挖除术的72例患者为研究对象，记录其临床特点、辅助治疗、随访结果和妊娠结局，回顾性分析复发和妊娠的相关因素。结果：①腹腔镜子宫腺肌瘤病灶挖除术后2年，患者痛经程度减轻，子宫体积缩小，血清CA125值下降，和术前相比差异有统计学意义（$P < 0.05$）；②术后症状复发率34.7%，复发中位时间30个月。复发组患者的年龄和子宫体积更大，术后妊娠者的复发率低于未妊娠者（$P < 0.05$）；③和单纯手术组相比，术后辅助促性腺激素释放激素激动剂（GnRH-a）组患者的子宫体积更大、多发腺肌瘤及合并子宫内膜异位症的比例更高（$P < 0.05$），但两组复发率差异无统计学意义；④术后妊娠率68.8%，分娩率46.9%。妊娠距离手术的中位时间为13个月。未发现影响妊娠的有统计学意义的临床因素。结论：对于有生育要求的局限性腺肌瘤患者，腹腔镜子宫腺肌瘤病灶挖除术能有效缓解症状、促进妊娠。年轻、子宫体积大的患者更容易复发，术后妊娠对复发有保护作用。术后联合GnRH-a治疗有助于减少复发，但对妊娠的益处尚不肯定。

【关键词】子宫腺肌瘤；腹腔镜；促性腺激素释放激素；复发；妊娠

The medium to long term clinical outcomes of laparoscopic conservative surgery on adenomyomas. *Lü Yan，Leng Jinhua，Dai Yi，Shi Jinghua，Lang Jinghe*

【Abstract】Objective：To investigate the clinical characteristics and treatment effects of laparoscopic conservative surgery on adenomyomas. **Method**：A total of 72 patients undergoing laparoscopic resection of adenomyoma in Peking Union Medial College Hospital between April 2004 and July 2007 were studied retrospectively. The data of clinical manifestation，adjuvant therapy，follow-up results and pregnancy outcomes were assessed. The association factors of recurrence and pregnancy were analyzed. **Result**：① Two years after surgery，patients had statistically significant relief of dysmenorrhea，shrinkage of uterine volume and decline of serum CA125 level（$P < 0.05$）. ②The symptom relapse rate was 34.7%. Median interval between surgery and relapse was 30 months. The relapsed patients were featured with statistically significantly younger age，larger uterine volume and lower pregnancy rates following surgery（$P < 0.05$）. ③Though the surgical followed by GnRH-a group had statistically significant larger uterine volume，higher rates of multiple adenomyomas and concurrent endometriosis（$P < 0.05$），the relapse rate was not significantly different from the surgical-only group. ④The pregnancy and delivery rates were 68.8% and 46.9%，respectively. Median interval between surgery and pregnancy was 13 months. No clinical factors had been proved to have statistically significant influence on pregnancy. **Conclusions**：For the patients with localized adenomyosis who desired to preserve fertility，laparoscopic resection of adenomyoma was effective to relieve the symptom and improve the pregnancy. Younger age and larger uterine volume were risk factors for recurrence. Pregnancy following surgery was a potentially protective factor for recurrence. Surgical followed GnRH-a provided more effective symptom control（a lower relapse rate），but the benefits for pregnancy were not certain.

【Key words】Adenomyoma；Laparoscopy；Gonadotropin-releasing hormone；Recurrence；Pregnancy

随着发病年龄年轻化，保留器官手术和女性晚育的趋势，越来越多的子宫腺肌瘤患者要求保守治疗。对于局限性病变，手术切除病灶能有效缓解症状，妊娠结局也优于其他方法，但报道多为个案或小样本研究，缺乏对中长期效果的随访[1]。本研究就72例在北京协和医院行腹腔镜子宫腺肌瘤病灶挖除术患者的临床资料进行分析，探讨该方法的治疗效果。

1 资料与方法

1.1 资料来源

1.1.1 研究对象

收集从2004年4月到2007年7月就诊于北京协和医院，由同一术者行腹腔镜子宫腺肌瘤病灶挖除手术的72例患者。记录患者的年龄，痛经程度，月经情况和血清CA125值。使用视觉模拟评分（10-Point linear visual analog scale，VAS）评估痛经程度。盆腔超声测量子宫体积，计算公式为$0.523×A×B×C$，A、B、C代表子宫的三维径线，单位为cm^3[2]。

1.1.2 手术及术后处理

腹腔镜手术在全麻下进行，步骤依次为：①参照超声结果仔细辨认病灶；②在腺肌瘤局部注射1∶40稀释的垂体后叶素20ml。③挖除病灶同时尽量保留正常的子宫浆肌层；④纵向缝合关闭瘤腔；⑤冲洗盆腔，创面喷洒防粘连胶。所有病例都由病理证实为子宫腺肌瘤。术后对症状较重、病变广泛的患者使用促性腺激素释放激素激动剂（GnRH-a）3～6个月。

1.1.3 随访

于术后半年、1年、2年对患者进行随访，记录症状改善情况，超声结果，血清CA125值，复发时间和妊娠情况。复发定义为：术后痛经和/或月经过多得到缓解后再次出现达到或超过术前水平。

1.2 方法

回顾性分析子宫腺肌瘤患者的临床特点，对复发和妊娠的相关因素进行分析。

1.3 统计学方法

运用SPSS 13.0软件进行统计分析。计量资料满足正态分布的用$\bar{x}±s$，表示，不符合正态分布的用中位数表示。正态分布的组间比较采用t检验，偏态分布的组间比较采用Wilcoxon符号秩和检验。计数资料的比较采用χ^2检验。

2 结果

2.1 子宫腺肌瘤患者的临床特点

2.1.1 一般情况

患者年龄（33.1±5.6）岁。33例（45.8%）有人工流产史，36例（50%）尚未生育，已生育患者中剖宫产率22.2%（8/36例）。不明原因不育11例（15.3%）。中重度以上痛经58例（80.5%），VAS（7.1±1.7）分。月经过多10例（13.9%），血红蛋白（117.0±9.8）g/L [（92～140）g/L]，仅有轻度贫血7例（9.7%）。子宫体积（127.9±48.2）cm^3。血清CA125值的中位数为78.6U/mL，异常者47例（65.3%）。

2.1.2 手术情况

病灶直径4～8cm，平均（4.3±1.2）cm。单发腺肌瘤45例（62.5%），多发27例（37.5%），最多达4个。24例（33.3%）合并不同类型子宫内膜异位症（endometriosis，EM），手术一并切除，19例（26.4%）同时存在子宫肌瘤。16例（22.2%）手术进宫腔。手术时间（55±25）分钟，术中失血（45±35）ml，无1例并发症。30例患者（41.7%）术后辅助GnRH-a治疗。

2.2 手术效果

中位随访时间38个月（26～45个月），所有患者随访均大于2年。患者痛经VAS在术后半年为（2.2±0.9）分，1年为（2.9±1.5）分，2年为（4.2±2.7）分。将术前评分分别与术后半年、1年、2年进行比较，痛经程度明显缓解（$P<0.05$）。尽管术后痛经随时间逐渐加重，但差异无统计学意义（$P>0.05$）。术后子宫体积明显缩小（$P<0.05$），术后1年缩小（41.0±11.6）%

（31.5% ～ 53.6%），2 年缩小（34.5±12.7）%（22.8% ～ 50.4%），术后各阶段差异无统计学意义（$P > 0.05$）。血清 CA125 值较术前明显降低（$P < 0.05$）。见表1。

表1　腹腔镜子宫腺肌瘤病灶挖除术后随访结果

	痛经VAS	子宫体积（cm³）	CA125（U/ml）
术前	7.1±1.7	127.9±48.2	78.6
术后半年	2.2±0.9	76.7±37.1	20.4
术后1年	2.9±1.5	75.4±29.8	24.2
术后2年	4.2±2.7	83.8±31.4	36.9

2.3　复发相关因素分析

随访期间25例患者痛经复发，其中包含2例月经过多复发，症状复发率为34.7%，复发中位时间30个月（19 ～ 40个月）。复发组患者年龄明显低于未复发组（$P < 0.05$）。复发组患者的子宫体积明显大于未复发组（$P < 0.05$）。术后妊娠者的复发率明显低于未妊娠者（14% vs 44%）（$P < 0.05$）。见表2。复发患者中，8例行全子宫切除。

2.4　术后辅助治疗

根据术后是否接受辅助治疗将患者分为单纯手术组和手术＋GnRH-a组。和单纯手术组相比，手术＋GnRH-a组患者子宫体积更大、多发腺肌瘤及合并EM的比例更高，差异有统计学意义（$P < 0.05$）。见表3。

2.5　妊娠相关因素分析

术后有生育要求的患者32例，随访期间自然妊娠22例（68.8%）。妊娠距离手术6 ～ 22个月，中位时间13个月。72.7%的妊娠发生在术后1年内。年龄，痛经程度，子宫体积，血清CA125值，病灶大小，不育病史及GnRH-a治疗对妊娠的影响无统计学意义（$P > 0.05$）。见表4。

表2　不同临床特点的子宫腺肌瘤患者复发情况比较

	年龄（岁）	痛经评分	子宫体积（cm³）	CA125（U/ml）	病灶直径（cm）	腺肌瘤个数（例）		EM（例）		术后治疗（例）		术后妊娠（例）	
						单发	多发	有	无	GnRH-a	无	妊娠	未妊娠
复发（n＝25）	30.5±4.3	7.3±1.7	167.8±54.5	86.1	4.4±1.0	15（33%）	10（37%）	8（33%）	17（35%）	9（30%）	16（38%）	3（14%）	22（44%）
未复发（n＝47）	34.4±5.8	7.0±1.8	106.7±37.5	74.9	4.2±1.3	30（67%）	17（63%）	16（67%）	31（65%）	21（70%）	26（62%）	19（86%）	28（56%）
P值	＜0.05	＞0.05	＜0.05	＞0.05	＞0.05	＞0.05		＞0.05		＞0.05		＜0.05	

表3　单纯手术组与手术＋GnRH-a组患者临床特点比较

	年龄（岁）	痛经评分	子宫体积（cm³）	CA125（U/ml）	病灶直径（cm）	多发腺肌瘤［例（%）］	EM［例（%）］	复发［例（%）］
单纯手术组（n＝42）	32.9±5.3	6.8±1.4	119.1±47.4	72.6	4.0±0.8	9（21）	6（14）	15（36）
手术＋GnRH-a组（n＝30）	33.4±6.4	7.5±1.9	140.2±50.5	87.0	4.7±1.1	18（67）	18（60）	10（33）
P值	＞0.05	＞0.05	＜0.05	＞0.05	＞0.05	＜0.05	＜0.05	＞0.05

表4　妊娠与未妊娠子宫腺肌瘤患者临床特点比较

	年龄（岁）	痛经评分	子宫体积（cm³）	CA125（U/ml）	病灶直径（cm）	不育病史［例（%）］		术后治疗［例（%）］	
						有	无	GnRH-a	无
妊娠（n＝22）	34.3±4.7	7.3±2.0	80.8±42.1	64.9	4.0±0.5	6（67）	16（70）	14（78）	8（57）
未妊娠（n＝10）	33.5±5.2	6.9±1.2	102.2±53.8	32.7	3.8±1.5	3（33）	7（30）	4（22）	6（43）
P值	＞0.05	＞0.05	＞0.05	＞0.05	＞0.05	＞0.05		＞0.05	

2.6 妊娠结局

患者分娩率为46.9%（15/32）。足月分娩12例，早产3/15（20%）。全部患者都由剖宫产分娩。未发现子宫破裂等严重产科并发症。妊娠丢失率31.8%（7/22）：其中4例早孕自然流产；1例胎膜早破、晚期流产、胎盘植入；2例因社会因素行人工流产。

3 讨论

3.1 子宫腺肌瘤临床特点

我院曾总结209例腺肌症患者，平均年龄42.2岁，发病有年轻化趋势[3]。本研究中患者19～45岁，平均（33.1±5.6）岁，与较高的人工流产率（45.8%）及剖宫产率（22.2%）有关。Levgur等[4]报道子宫质量小于280g的患者痛经占77.8%，月经量多占36.8%。本研究中患者的平均子宫体积为（127.9±48.2）cm³，相当于正常的2～3倍。月经过多的仅占13.9%，血红蛋白水平基本正常。而绝大多数患者都有中重度痛经，提示子宫增大小于3倍的患者，临床症状以痛经为主。

3.2 子宫腺肌瘤保守治疗的选择

保守治疗的主要方法有：药物、手术和子宫动脉栓塞等。药物创伤最小，易被患者接受，但疗效短暂，停药后很快复发。口服避孕药和左炔诺孕铜的宫内缓释系统（LNG-IUS）可长期使用，但不适于有生育要求的患者。保守手术主要分为三大类：腺肌瘤或子宫病灶切除，子宫内膜切除和子宫病灶电凝术。病灶切除术适用于局限性病变，主要缺点有：①病灶边界不清，切除不净；②切除过多正常肌层，导致子宫体积减小，形态异常；③盆腔及宫腔粘连；④子宫瘢痕形成，妊娠子宫破裂风险。曾一度限制了手术在保守治疗中的应用，针对这些问题，近年来很多报道都提出了改进方案。Fujishita等[5]提出"横H形"切口，增加探查和操作的面积，减少对周围肌层的损伤。和传统切口相比，症状改善更明显，复发率减少，妊娠率增加。腹腔镜手术优点显而易见：创伤小、粘连轻、恢复快、切

口美观。2004年Morita等[6]首次报道了3例腹腔镜腺肌瘤病灶挖除术，术中术后无并发症出现，术后第一次月经来潮时患者痛经和月经过多症状完全缓解。手术成功的关键在于：①术前利用超声或磁共振对病灶进行准确定位；②术者要积累大量肌瘤剔除与缝合的经验，掌握娴熟的技巧；③和肌瘤不同，腺肌瘤周围肌层内总会有病灶残留，手术既要尽量减瘤、又要保证子宫塑形良好。Takeuchi等[7]提出腹腔镜手术时，先在手术部位注射稀释的垂体后叶素盐水，然后再行"横H形"切口，可挖除大部分病灶，且不容易穿透宫腔。后续文献都印证了腹腔镜病灶切除术的效果，但多为个案或小样本报道，最多一篇是37例[8]，而且随访时间大多不超过1年。本研究72例患者在术后2年，无论从痛经的主观症状，还是子宫体积、血清CA125的客观指标分析，和术前相比都有明显改善（P < 0.05），也未有严重的并发症出现。进一步证实腹腔镜子宫腺肌瘤病灶挖除术是一种是安全、有效的保守治疗方法。

其他两种术式，有效率为50%～70%。子宫内膜切除术的适应证为：①以月经量过多为主要表现；②病灶表浅、深度小于内膜肌层交界2～2.5mm。术后妊娠情况尚不清楚，故对有生育的要求的患者，暂不推荐。子宫病灶电凝术对局限性及弥漫性腺肌症均适用，但效果比病灶切除差，而且电凝后瘢痕宽大，子宫破裂风险更大[9]。

子宫动脉栓塞治疗腺肌症，目前共报道156例，有效率为84.0%[1]。但参考Mara等[10]对子宫肌瘤治疗的中期研究结果，手术切除的妊娠结局明显优于栓塞。最近还有磁共振引导下的聚焦超声（MRgFUS）治疗腺肌症的报道[11]，可供选择的方法越来越多。在各种保守治疗中，病灶切除术和子宫动脉栓塞疗效更明显、维持时间更长，而前者妊娠率和分娩率更高。

全子宫切除仍是保守治疗失败的最终解决办法，本研究中11.1%的患者仍不能避免切除子宫。

3.3 复发患者的临床特点

目前对腺肌症的复发诊断尚无统一标准，有文献取痛经和经量评分某个较高的数值作为复发

指标。本研究所取的是一个相对指标，将患者症状缓解后再次出现达到或超过术前水平定义为复发，更为个体化，而且多数患者到此时会要求再次治疗。不用超声诊断复发，是因为：①术后超声大多未发现可测量的病灶；②所谓复发的局部肿物不好与残留鉴别；③没有病理证据，不能除外其他病变；④腺肌症治疗的主要目标是缓解症状，因此本研究主要讨论症状复发。

复发组患者的年龄明显低于未复发组（$P < 0.05$），这可能与年轻患者雌激素水平较高有关。子宫体积是反映病灶大小和个数的综合指标，复发组患者的子宫明显大于未复发组（$P < 0.05$）。复发组患者的痛经VAS和血清CA125值均高于未复发组，但未显示统计学意义，可能与样本量较小有关。总的来说初治时病情越重，复发率越高。术后妊娠是复发保护因素，但效果仍需长期随访来验证。

3.4 手术联合药物治疗

辅助药物治疗有助于减灭肉眼不能发现的残留病灶，而手术能改善局部组织的血运和免疫环境，提高残留病灶对药物反应的敏感性[12]。本研究在选择患者术后接受GnRH-a治疗时多依赖临床经验，缺乏量化标准。但统计显示辅助治疗组患者的病情确实较单纯手术组更重，而两组的复发率差异无统计学意义，提示联合治疗可能减少复发，与文献报道相符。Wang等[13]比较了114例术后联合GnRH-a和56例单纯手术的患者，两者临床特点差异无统计学意义，术后2年，联合治疗组的复发率为28.1%，明显低于单纯手术组的49.0%。

3.5 腹腔镜子宫腺肌瘤病灶挖除术后的妊娠情况

子宫腺肌症对生育能力的影响，观点不同。我院曾总结170例腺肌症患者，除外输卵管等因素的不明原因不育占14.3%。保守治疗症状缓解后，生育能力亦有所提高。本研究中50%的患者尚未生育，因此促进妊娠和保证孕产期安全是重要的治疗目标之一。在各种保守治疗中，病灶切除术后的累积妊娠率和分娩率更高。本研究显示，腹腔镜腺肌瘤病灶挖除术后的妊娠率、分娩率分别为68.8%和46.9%，与文献报道相仿。随访时间（26～45个月）大于妊娠距离手术的中位时间（13个月），绝大多数患者（72.7%）在术后1年内怀孕，时间越长妊娠机会越小，因此建议患者术后尽快怀孕。术后一般建议避孕3～6个月，与GnRH-a治疗重叠，可以同时起到避孕作用。此外GnRH-a还能通过提高内膜和肌层的容受性以及改善卵泡发育来促进妊娠。本研究中GnRH-a组的妊娠率虽略高于单纯手术组（78% vs 57%），但差异无统计学意义。

腺肌症患者由于子宫顺应性差，流产、早产、子宫收缩乏力、产后出血等风险增加，子宫体部手术又增加了子宫破裂的危险。因此手术要注意尽可能多地保留正常浆肌层以便对合，减少瘢痕形成。病灶切除术后的患者都由剖宫产分娩，早产率（20%）高于普通人群（5%～15%），但和所有腺肌症患者相比，手术并没有增加早产风险。

参 考 文 献

［1］Levgur M. Therapeutic options for adenomyosis：a review［J］. Arch Gynecol Obstet, 2007, 276（1）：1-15.

［2］Kim MD, Kim S, Kim NK, et al. Long-term results of uterine artery embolization for symptomatic adenomyosis［J］. AJR Am J Roentgenol, 2007, 188（1）：176-181.

［3］连利娟，郎景和，郭丽娜，等. 林巧稚妇科肿瘤学（第4版）［M］. 北京：人民卫生出版社，2006：884.

［4］Levgur M, Abadi MA, Tucker A. Adenomyosis：symptoms, histology, and pregnancy terminations［J］. Obstet Gynecol, 2000, 95（5）：688-691.

［5］Fujishita A, Masuzaki H, Khan KN, et al. Modified reduction surgery for adenomyosis. A preliminary report of the transverse H incision technique［J］. Gynecol Obstet Invest, 2004, 57（3）：132-138.

［6］Morita M, Asakawa Y, Nakakuma M, et al. Laparoscopic exci-sion of myometrial adenomyomas in patients with adenomyosis uteri and main symptoms of severe dysmenorrhea and hypermenorrhea [J]. J Am Assoc Gynecol Laparosc, 2004, 11 (1): 86-89.

[7] Takeuchi H, Kitade M, Kikuchi I, et al. Laparoscopic adenomyomectomy and hysteroplasty: a novel method[J]. J Minim Invasive Gynecol, 2006, 13 (2): 150-154.

[8] Kang L, Gong J, Cheng Z, et al. Clinical application and midterm results of laparoscopic partial resection of symptomatic adenomyosis combined with uterine artery occlusion [J]. J Minim Invasive Gynecol, 2009, 16 (2): 169-173.

[9] Wood C. Surgical and medical treatment of adenomyosis [J]. Hum Reprod Update, 1998, 4 (4): 323-336.

[10] Mara M, Maskova J, Fucikova Z, et al. Midterm clinical and first reproductive results of a randomized controlled trial comparing uterine fibroid embolization and myomectomy [J]. Cardiovasc Intervent Radiol, 2008, 31 (1): 73-85.

[11] Rabinovici J, Inbar Y, Eylon SC, et al. Pregnancy and live birth after focused ultrasound surgery for symptomatic focal adenomyosis: a case report [J]. Hum Reprod, 2006, 21 (5): 1255-1259.

[12] Devlieger R, D'Hooghe T, Timmerman D. Uterine adenomyosis in the infertility clinic [J]. Hum Reprod Update, 2003, 9 (2): 139-147.

[13] Wang PH, Liu WM, Fuh JL, et al. Comparison of surgery alone and combined surgical-medical treatment in the management of symptomatic uterine adenomyoma [J]. Fertil Steril, 2009, 92 (3): 876-885.

子宫肌瘤/腺肌瘤剔除术后妊娠子宫破裂的临床研究

李 玲 于 昕 郎景和 刘俊涛 樊庆泊

【摘要】目的：探讨子宫肌瘤/腺肌瘤剔除术后妊娠子宫破裂的临床特点及预防。方法：对1990年1月至2014年6月北京协和医院收治的子宫肌瘤/腺肌瘤剔除术后妊娠子宫破裂的病例进行回顾性分析。结果：共有599例患者子宫肌瘤/腺肌瘤剔除术后妊娠，其中6例发生子宫肌瘤/腺肌瘤剔除术后妊娠子宫破裂，术后妊娠子宫破裂的发生率为1.00%，其中腹腔镜下肌瘤剔除术后妊娠子宫破裂的发生率为1.20%（5/415），开腹剔除术后妊娠子宫破裂的发生率为0.54%（1/184）。结论：子宫肌瘤/腺肌瘤剔除术史是妊娠子宫破裂的高危因素；与开腹手术相比，腹腔镜下子宫肌瘤/腺肌瘤剔除术后妊娠子宫破裂的发生率有增高的趋势。

【关键词】子宫破裂；子宫肌瘤剔除术；子宫腺肌瘤剔除术

Clinical analysis of uterine rupture during pregnancy after previous myomectomy/adenomyomectomy. *Li Ling，Yu Xin，Lang Jinghe，Liu Juntao，Fan Qingbo*

【Abstract】Objective：To analyze the clinical characteristics and preventive measures of uterine rupture during pregnancy after previous myomectomy/adenomyomectomy. Methods：The data of patients with uterine rupture after previous myomectomy/adenomyomectomy from January 1990 to June 2014 in Peking Union Medical Collage Hospital were analyzed retrospectively. Results：A total of 599 patients were pregnant after myomectomy/adenomyomectomy. Among them，6patients were diagnosed with uterine rupture during the pregnancy. The rate of uterine rupture was1.00%. The rate of uterine rupture during the pregnancy after the laparoscopic myomectomy/adenomyomectomy was 1.20%（5/415），while the rate of uterine rupture during pregnancy after the laparotomy myomectomy was 0.54%（1/184）. Conclusions：A history of previous myomectomy/adenomyomectomy is a high-risk factor of uterine rupture during pregnancy. The rate of uterine rupture during pregnancy after the laparoscopic myomectomy/adenomyomectomy is higher than that after the laparotomy myomectomy.

【Key words】Uterine rupture；Myomectomy；Adenomyomectomy

子宫平滑肌瘤是妇科最常见的良性肿瘤，临床上多采用剔除术治疗[1]。越来越多的女性在子宫肌瘤剔除术后有生育要求，而子宫肌瘤/腺肌瘤剔除术后妊娠有发生子宫破裂的风险[2]。子宫破裂是威胁母儿生命安全最严重的产科并发症之一。因此，子宫肌瘤/腺肌瘤剔除术后妊娠的围产期监测成为产科医师面临的重要问题；恰当的手术操作及严格把握手术指征，可降低术后妊娠子宫破裂的风险，也越来越受到妇科大夫的重视。本文查阅了1990年1月至2014年6月北京协和医院收治的6例子宫肌瘤/腺肌瘤剔除术后妊娠子宫破裂病例，对其进行回顾性分析，以期为临床诊治提供参考。

资料与对象

一、研究对象

回顾性分析1990年1月至2014年6月北京协和医院收治的子宫肌瘤/腺肌瘤剔除术后妊娠患者，其中子宫完全性破裂者共计6例，年龄最小32岁，最大39岁，平均年龄（36.0±2.8）岁。所有子宫破裂的诊断均由手术明确。

二、研究方法

对6例患者的临床资料进行回顾性分析，包括患者子宫肌瘤/腺肌瘤剔除术的相关临床资料及剔除术后子宫破裂患者的妊娠期、分娩期相关临床资料。

结　果

一、一般资料

1990年1月至2014年6月我院有599例子宫肌瘤/腺肌瘤剔除术后妊娠患者，其中腹腔镜子宫肌瘤/腺肌瘤剔除术后妊娠患者415例，开腹子宫肌瘤/腺肌瘤剔除术后妊娠患者184例。

599例中共有6例发生妊娠子宫完全性破裂，发生率为1.00%。腹腔镜下子宫肌瘤/腺肌瘤剔除术后妊娠子宫破裂的发生率为1.20%（5/415），开腹子宫肌瘤剔除术后妊娠子宫破裂的发生率为0.54%（1/184）。

二、临床特点

6例患者分娩孕周最小17周，最大41+2周。6例患者妊娠后子宫破裂临床特点见表1，6例患者既往肌瘤/腺肌瘤剔除术临床特点见表2。

三、临床表现及妊娠结局

本研究中完全性子宫破裂的6名患者妊娠子

表1　子宫肌瘤/腺肌瘤剔除术后6例妊娠子宫破裂患者临床特点

病例	年龄（岁）	孕/产次	孕周（周）	避孕时间（月）	入院主诉	破口位置	破口大小（cm）	不良妊娠结局
1	39	6/1	31+4	12	恶心、呕吐腹胀3天	子宫右前臂近宫角处	5.0	新生儿重度窒息
2	35	1/1	32+1	30	急性腹痛5小时	宫底处	10.0	胎死宫内，产妇死亡
3	37	1/1	41+2	9	无	右侧前壁近宫底处	1.5	无
4	39	2/1	38+2	2	无	左侧宫角	1.0	无
5	34	1/1	17	13	突感下腹剧痛	子宫右前壁	2.0	胎死宫内
6	32	5/1	34+5	20	持续性下腹痛	子宫右前壁近宫角处	1.0	无

表2　妊娠子宫破裂患者既往肌瘤/腺肌瘤剔除术临床特点

病例	手术方式	肌瘤/腺肌瘤（个）	肌瘤位置	肌瘤直径（cm）	术中进入宫腔	止血/缝合方式	病理诊断
1	腹腔镜	2	前壁近宫底	5.0	否	双极电凝＋"8"字缝合	腺肌瘤
			左后壁下段	1.0			
2	腹腔镜①	多发	宫底子宫表面多个	0.5～1.0	是	双极电凝＋间断缝合	肌瘤
	宫腔镜②	多发	黏膜下、肌壁间	0.5～2.0	否	电凝	肌瘤
3	腹腔镜	2	左前臂近宫底	2.0	否	"8"字缝合一针	肌瘤
			右侧前壁	0.5			
4	开腹	2	左侧宫角	5.0	是	1-0间断缝合肌层	肌瘤
			左侧宫角近宫底	4.0		4-0间断缝合浆肌层	
5	腹腔镜	1	前壁外凸	5.0	是	数针"8"字分别缝合内膜及浆肌层	腺肌瘤
6	腹腔镜Ⅰ	2	前壁	1.0	否	双极电凝	肌瘤
			宫底	1.0			
	腹腔镜Ⅱ	1	前壁凸起	0.7	否	双极电凝	肌瘤

注：表2中病例序号与表1相对应；①病例2第一次手术情况；②病例2第2次手术情况；Ⅰ病例6第1次手术情况；Ⅱ病例6第2次手术情况

宫破口均在既往肌瘤/腺肌瘤切口瘢痕处。

4例患者在未足月（3例孕晚期、1例孕中期）时突发急性腹部疼痛，并呈持续性。其中1例患者入院前3天突发腹部剧烈疼痛，入院后B超提示腹腔大量积液，急诊行剖腹探查及剖宫产，发现腹腔内积血约4 000ml，子宫前壁长约5cm破裂口，新生儿重度窒息，经抢救后7分钟 Apgar 评分8分，产妇术后恢复良好；1例患者急性腹痛5小时，入院后即未闻及胎心，因休克在抢救室抢救后生命体征得以维持争取到手术机会，行急诊剖腹探查、剖宫产、子宫次全切除术，术中见宫腔内多个直径0.5～5.0cm大小不等的黏膜下肌瘤，虽然经过积极生命支持，患者多脏器功能衰竭仍继续恶化，最终抢救无效心跳停止；1例患者孕17周，突感腹部剧痛17小时，入院后B超提示腹腔大量积液，急诊剖腹探查、剖宫产术，术中发现子宫破裂口，娩1死胎，术后产妇恢复良好；还有1例患者持续腹痛3小时，急诊剖宫产，术中发现子宫右前壁破裂口，新生儿Apgar评分1分钟、5分钟均为10分，产妇恢复良好。

另两例患者均足月且入院时无不适主诉。其中1例在引产过程中因产程停滞、可疑相对头盆不称行急诊剖宫产，发现子宫后壁破口；另1例患者因高龄初产、继发不孕13年、开腹子宫肌瘤剔除术史行择期剖宫产，术中发现左侧宫角处子宫破口。这两例患者的新生儿Apgar评分1分钟、5分钟均为10分，产妇恢复良好。

四、避孕时间

本研究中子宫肌瘤/腺肌瘤剔除术后患者避孕时间，最短为2个月，最长为30个月，平均（14.3±9.6）个月。

讨　论

完全性子宫破裂的危险因素包括既往剖宫产史、子宫手术史、使用引产药物、先天性子宫畸形、胎盘植入以及外伤等[3]。既往子宫手术史被认为是发生妊娠期子宫破裂最重要的危险因素[4]，其中就包括子宫肌瘤/腺肌瘤剔除术。有研究认为子宫肌层切开的方法、局部组织的破坏、缝合

子宫肌层的方法、肌层感染或血肿的形成、腹腔镜中气腹的影响、与生长因子以及胶原沉积有关的个人愈合体质[5]等因素与子宫肌层的愈合有关。

1911年Berkeley 和Bonney[6]第1次描述开腹子宫肌瘤剔除的经典手术操作冷刀切开肌层，缝扎肌层止血，间断缝合关闭死腔以及切口。此后的子宫肌瘤剔除术无论是开腹还是腹腔镜，都是以此为基础。随着内镜技术的发展，世界范围内越来越多的医生选择腹腔镜下剔除子宫肌瘤。一项Meta分析表明，与开腹手术相比，腹腔镜下子宫肌瘤剔除术后患者痛苦少、住院时间短、恢复快[7]，并且能达到更好的美学效果。然而自从1992年Harris[8]第一次报道腹腔镜下子宫肌瘤剔除术后子宫破裂的病例以后，陆续有相似报道。至2014年6月，文献共报道了38例腹腔镜下子宫肌瘤剔除术后子宫破裂的病例。多中心的研究估计腹腔镜下子宫肌瘤剔除术后妊娠子宫破裂的发生率为0.26%～1%[3,9]，本研究中腹腔镜下子宫肌瘤/腺肌瘤剔除术后妊娠子宫破裂发生率略高，为1.20%。

有学者认为腹腔镜下频繁使用电热学仪器会导致术后瘢痕较薄弱。Seracchioli 等[10]曾于1998～2003年对514名女性进行腹腔镜下子宫肌瘤剔除术，其中158例次妊娠成功，没有1例发生子宫破裂，在其报道中强调腹腔镜肌瘤剔除过程中如果进入宫腔需加强缝合、缝合子宫肌层关闭无效腔、尽量不使用电器械，都可有效预防术后妊娠子宫破裂的发生。Di Gregorio 等[11]对635名女性进行腹腔镜下肌瘤剔除，105例成功怀孕，其中67例患者既往术中进入宫腔。这些作者均认为发生术后妊娠子宫破裂的直接原因是手术操作问题，尤其是电刀的使用会导致子宫肌层血流阻断，最终导致肌层结构退化。Malvasi 等[12]认为子宫假包膜中的神经肽P和血管活性肠肽可能会影响伤口的愈合以及随后妊娠过程中肌层的作用，因此应该尽量保护假包膜中的血管神经束，防止对其破坏。例如避免电凝的应用，尤其是单极电凝，其穿透深度更深，比双极的影响更大。

开腹手术和腹腔镜手术的手术操作、手术器械、能量来源均不同。Cobellis 等[13]发现开腹术后子宫肌层厚度与正常子宫肌层相似，而腹腔

镜术后子宫瘢痕有张力，边界不清，比正常的子宫肌层薄，并认为这些不同与腹腔镜手术中使用了双极电凝有关：对肌层的热损伤导致了结缔组织的增生，而结缔组织不能在妊娠期间重建。本研究6例子宫破裂病例中有4例在腹腔镜子宫肌瘤剔除术中使用了双极电凝止血，可能与其妊娠后子宫破裂有关。

以上资料提示，不仅要强调手术过程中手术操作的技术和技巧的重要性，鉴于子宫破裂的严重后果，同时也强调医生应严格把握腹腔镜下子宫肌瘤剔除手术的手术指征。

Landi等[14]观察了359例有过腹腔镜下子宫肌瘤剔除术史的患者，在其后的76例妊娠中没有发生子宫破裂，作者将此归功于使用缝合和血管收缩剂止血：多层缝合关闭子宫切口，以防止血肿形成，最大程度上保存子宫壁的力量。Soriano等[15]对88例不孕女性施行腹腔镜下子宫肌瘤剔除术，成功怀孕44例次，其中26例阴道分娩，也无子宫破裂发生，作者尤其强调对子宫切口缝合的重要性。

本文的病例中还包括了两例腹腔镜下子宫腺肌瘤剔除术后子宫破裂的患者。1例术中未进宫腔，止血缝合方法为双极电凝＋"8"字缝合；1例术中进入宫腔，"8"字双层缝合，避孕13个月，孕17周即发生了子宫破裂。对于腺肌瘤剔除术后子宫破裂病例，没有得到像剖宫产和子宫肌瘤剔除术后子宫破裂病例那样的系统性数据分析，目前文献报道的仅有5例。腺肌瘤虽然在B超和磁共振成像（MRI）上与肌瘤相似，但与肌瘤相比，肿瘤与周围正常组织的界限不清。因此在术后愈合上，因肿瘤界限不清而残存的腺肌症病灶可能也会影响伤口的愈合，因此更需要注意缝合技术。

除了手术过程中的操作，肌瘤本身的数量、大小、位置以及剔除手术与妊娠之间的时间间隔也是关键因素[16]。本研究中有1例患者为浆膜下、黏膜下、肌壁间子宫多发肌瘤，曾经腹腔镜及宫腔镜两次子宫肌瘤剔除术史，在急诊剖宫产术中仍发现其黏膜下、肌壁间存在多发大小不等肌瘤，虽然患者避孕时间为30个月，但是患者本身的多发肌瘤可能影响了其子宫肌瘤剔除术后的伤口恢复，从而导致了不良的妊娠结局。另1例行开腹子宫肌瘤剔除术患者，术中未使用电凝并且给予双层缝合伤口，妊娠足月后引产中过程中发生子宫破裂，可能与其肌瘤剔除术中进入宫腔而术后避孕时间过短（2个月）有关。

还有1例患者有两次腹腔镜下肌瘤剔除术史，但都是因其他原因行腹腔镜检查过程中发现子宫浆膜下小肌瘤，予以剔除后仅给予电凝止血，未予缝合，避孕20个月后妊娠，在孕晚期发生了子宫破裂。这提示对于术中发现的子宫小肌瘤，仍不可掉以轻心，应该在必要时予以缝合。

目前越来越多的女性在子宫肌瘤/腺肌瘤剔除术后有生育要求，考虑到其预后，子宫肌瘤/腺肌瘤剔除术应选择合适的手术方式，注意术中子宫肌层切开方法、止血缝合方法等操作，术后注意避孕时间，以降低术后妊娠发生子宫破裂的风险。同时我们在强调手术操作重要性的同时也强调医生应该严格把握腹腔镜下子宫肌瘤剔除手术指征问题。对于有子宫肌瘤/腺肌瘤剔除术史的孕期妇女，如果出现急腹症，都应该警惕是否有子宫破裂。

参 考 文 献

[1] Sükür YE, Kankaya D, Ates C, et al. Clinical and histopathologic predictors of reoperation due to recurrence of leiomyoma after laparotomic myomectomy [J]. Int J Gynaecol Obstet, 2015, 129（1）: 75-78.

[2] Landon MB, Lynch CD. Optimal timing and mode of delivery after cesarean with previous classical incision or myomectomy: a review of the data [J]. Semin Perinatol, 2011, 35（5）: 257-261.

[3] Kumakiri J, Takeuchi H, Kitade M, et al. Pregnancy and delivery after laparoscopic myomectomy [J]. J Minim Invasive Gynecol, 2005, 12（3）: 241-246.

[4] Kelly BA, Bright P, Mackenzie IZ. Does the surgical approach used for myomectomy influence the morbidity in subsequent pregnancy？ [J]. J Obstet Gynaecol, 2008, 28（1）: 77-81.

［5］Rosch R，Junge K，Binnebösel M，et al. Gas-related impact of pneumoperitoneum on systemic wound healing［J］. Langenbecks Arch Surg，2008，393（1）：75-80.

［6］Berkeley C，Bonney VA. Textbook of Gynecological Surgery［M］. New York：Funk & Wagnalls，1911：418-420.

［7］Jin C，Hu Y，Chen XC，et al. Laparoscopic versus open myomectomy-a meta-analysis of randomized controlled trials［J］. Eur J Obstet Gynecol Reprod Biol，2009，145（1）：14-21.

［8］Harris WJ. Uterine dehiscence following laparoscopic myomectomy［J］. Obstet Gynecol，1992，80（3 Pt 2）：545-546.

［9］Dubuisson JB，Fauconnier A，Deffarges JV，et al. Pregnancy outcome and deliveries following laparoscopic myomectomy［J］. Hum Reprod，2000，15（4）：869-873.

［10］Seracchioli R，Manuzzi L，Vianello F，et al. Obstetric and delivery outcome of pregnancies achieved after laparoscopic myomectomy［J］. Fertil Steril，2006，86（1）：159-165.

［11］Di Gregorio A，Maccario S，Raspollini M. The role of laparoscopic myomectomy in women of reproductive age. Reprod Biomed Online，2002，4（Suppl 3）：55-58.

［12］Malvasi A，Tinelli A，Cavallotti C，et al. Distribution of substance P（SP）and vasoactive intestinal peptide（VIP）in pseudo capsules of uterine fibroids［J］. Peptides，2011，32（2）：327-332.

［13］Cobellis L，Pecori E，Cobellis G. Comparison of intramural myomectomy scar after laparotomy or laparoscopy［J］. Int J Gynaecol Obstet，2004，84（1）：87-88.

［14］Landi S，Fiaccavento A，Zaccoletti R，et al. Pregnancy outcomes and deliveries after laparoscopic myomectomy［J］. J Am Assoc Gynecol Laparosc，2003，10（2）：177-181.

［15］Soriano D，Dessolle L，Poncelet C，et al. Pregnancy outcome after laparoscopic and laparo-converted myomectomy［J］. Eur J Obstet Gynecol Reprod Biol，2003，108（2）：194-198.

［16］Sinha R，Hegde A，M ahajan C，et al. Laparoscopic myomectomy：do size，number，and location of the myomas form limiting factors for laparoscopic myomectomy？［J］. J Minim Invasive Gynecol，2008，15（3）：292-300.

LNG-IUS治疗子宫腺肌症相关重度痛经的前瞻性研究

李　雷　冷金花　戴　毅　张俊吉　贾双征　李晓燕　史精华　张加韧
李　婷　徐晓璇　刘真真　游姗姗　常晓燕　郎景和

【摘要】目的：在前瞻性队列研究中分析左炔诺孕酮宫内缓释系统（LNG-IUS）治疗子宫腺肌症相关重度痛经的效果及痛经缓解的预测因素。方法：选择2006年12月至2014年12月在中国医学科学院北京协和医院妇产科门诊或住院部通过超声检查诊断为子宫腺肌症的重度痛经和/或经量过多患者共1 100例给予LNG-IUS治疗，在放置前后不同随访时点评估患者的痛经症状、疼痛评分、出血评分、生化指标、体格参数、LNG-IUS带器情况、月经模式以及不良反应，分析疼痛评分及分布的变化趋势、重度痛经缓解的预测因素以及与月经模式、不良反应的关系。结果：符合入选标准的子宫腺肌症患者共1 100例，其中重度痛经患者640例（58.18%，640/1 100），中位随访时间35个月（1～60个月），在放置LNG-IUS后60个月时的累积续用率为65%。放置LNG-IUS后重度痛经患者的疼痛评分与放置前相比均显著下降（P均＜0.01）。放置前、放置后3、6、12、24、36、48和60个月的视觉模拟评分（VAS）分别为（8.1±0.9）、（5.5±2.4）、（4.6±2.4）、（3.3±2.2）、（2.2±2.1）、（2.2±1.8）、（1.4±1.6）、（1.3±1.3）分。放置LNG-IUS后重度痛经患者的比例与放置前相比显著下降（P均＜0.01）。在放置LNG-IUS的36个月内，每个随访时点与前一随访时点比较，疼痛评分均有显著改善（P均＜0.01）。未能发现可以统一预测痛经缓解的相关因素。痛经缓解情况与同期患者报告的月经模式变化、总体不良反应、不同类型的不良反应等因素均无显著相关性（P均＞0.05）。结论：LNG-IUS是治疗子宫腺肌症相关重度痛经的有效方案，痛经改善状态与患者的一般情况、治疗模式、月经变化或不良反应无关。

【关键词】子宫腺肌症；痛经；左炔诺孕酮；药物释放系统；前瞻性研究

A prospective cohort study on effects of levonorgestrel-releasing intrauterine system for adenomyosis with severe dysmenorrhea. *Li Lei*, *Leng Jinhua*, *Dai Yi*, *Zhang Junji*, *Jia Shuangzheng*, *Li Xiaoyan*, *Shi Jinghua*, *Zhang Jiaren*, *Li Ting*, *Xu Xiaoxuan*, *Liu Zhenzhen*, *You Shanshan*, *Chang Xiaoyan*, *Lang Jinghe*

【Abstract】**Objective**：To investigate treatment effects of levonorgestrel-releasing intrauterine system （LNG-IUS） for adenomyosis with severe dysmenorrhea in a prospective cohort study. **Methods**：From December 2006 to December 2014，patients of symptomatic adenomyosis diagnosed by transvaginal ultrasound in outpatient or inpatient clinics of Peking Union Medical College Hospital were given the treatment of LNG-IUS. Before and after placement of LNG-IUS，all the patients′ parameters were recorded prospectively，including symptoms and scores of dysmenorrhea，menstruation scores，biochemical indicators，physical parameters，carrying status of LNG-IUS，menstruation patterns and adverse effects. Changes of scores and patterns of pain during follow-up were analyzed. **Results**：Totally 1 100 women meets inclusion criteria，among which 640 cases （58.18%，640/1 100） had severe dysmenorrhea，with median follow-up period of 35 months （1～60 months），and accumulative carrying rate of 65% at 60 months follow-up. After placement of LNG-IUS，scores of pain and ratio of severe dysmenorrhea had decreased significantly compared with baselines （all $P < 0.01$），the scores of visual analog scale （VAS） were 8.1±0.9，5.5±2.4，4.6±2.4，

3.3±2.2，2.2±2.1，2.2±1.8，1.4±1.6 and 1.3±1.3 at 0，3，6，12，24，36，48 and 60 months respectively. During 36 months after placement of LNG-IUS，scores of pains had improved significantly compared with preceding period（all P 0.01）. We found no universal dependent factors predicting improvement of pain，which was neither relevant with simultaneous changes of menstruation patterns nor adverse effects（all $P > 0.05$）. **Conclusions**：LNG-IUS is effective for adenomyosis of severe dysmenorrhea. Improvement of pain is independent on patients' characters，menstruation patterns or adverse effects.

【**Key words**】Adenomyosis；Dysmenorrhea；Levonorgestrel；Drug delivery systems；Prospective studies

子宫腺肌症的发生率为5%～70%，主要引起不规则子宫出血（50%）、继发性痛经（30%）和子宫增大[1]。子宫腺肌症相关重度痛经和经量过多的治疗较为棘手，既往"标准"的治疗方式是子宫全切除术。随着患者对保留生育和生理功能要求的增高，以及对手术风险和并发症的考虑，越来越多的子宫腺肌症患者要求保守性的药物和/或手术治疗。中华医学会妇产科学分会子宫内膜异位症协作组在2015年发布的《子宫内膜异位症的诊治指南》[2]中指出，对于年轻、希望保留子宫者使用口服避孕药或左炔诺孕酮宫内缓释系统（LNG-IUS）；子宫增大明显或疼痛症状严重者，可应用促性腺激素释放激素激动剂（GnRH-a）治疗3～6个月后，再使用口服避孕药或LNG-IUS。已有很多证据表明，LNG-IUS可以显著改善子宫腺肌症相关症状以及子宫内膜异位症（内异症）疼痛、内异症病灶大小，内异症保守性手术后LNG-IUS治疗能够达到缓解疼痛、减少复发的治疗效果，但仍存在争议[3]。目前，LNG-IUS治疗子宫腺肌症的研究规模不大，多为回顾性分析。本课题组从2006年开始组织了1项为期9年的前瞻性队列研究，评估LNG-IUS治疗子宫腺肌症的效果和不良反应。本研究作为此前瞻性研究的一部分，旨在分析LNG-IUS治疗子宫腺肌症相关重度痛经的效果及相关因素。

资料与方法

一、资料来源及研究设计

本研究是一项前瞻性队列研究。选择2006年12月至2014年12月在中国医学科学院北京协和医院妇产科门诊或住院部通过超声检查诊断为子宫腺肌症的患者接受LNG-IUS治疗。随访至2015年12月。本研究经北京协和医院伦理学委员会批准，所有患者在入选之前都签署了放置LNG-IUS的知情同意书。

二、患者入选及治疗

本研究纳入的子宫腺肌症患者均为绝经前月经规律的女性。患者在放置LNG-IUS前均行子宫内膜活检以排除子宫内膜病变。所有患者均通过超声检查诊断为子宫腺肌症。

入选标准包括：要求保守性治疗，无放置LNG-IUS的禁忌证，在放置LNG-IUS前有重度痛经[视觉模拟评分（VAS）≥7分]和/或经量过多（出血评分＞100分），年龄≥20岁且＜45岁，放置LNG-IUS后的随诊时间≥12个月，妇科检查子宫≤孕12周大小。排除标准包括：超声检查无法确诊子宫腺肌症，要求妊娠，哺乳，子宫内膜活检结果为子宫内膜不典型增生或恶性肿瘤，随访时间＜12个月，开腹手术患者，手术发现生殖器官恶性或交界性病变的患者，手术切除所有可见和/或可触及的子宫腺肌症病灶的患者，存在LNG-IUS治疗禁忌证。

本研究应用的LNG-IUS缓释系统中含52mg左炔诺孕酮。所有入选患者在月经第1～5天内随机由两位妇科医师负责完成放置LNG-IUS。此后接受为期5年的随访。患者在放置LNG-IUS的第3、6、12、24、36、48及60个月于北京协和医院门诊接受随访。在LNG-IUS放置前的最后一次门诊及每次随访均测量或检查患者的身高、体质量、VAS、疼痛的口述评分（VRS）、妇科检查评估的子宫大小、超声测量计算的子宫体积、出血评分、外周血血清CA125水平和血红蛋白（Hb）含量，以及各个随访时期的不良反应。至2015年12月尚未门诊随诊的患者均以电话随访询问LNG-IUS放置状态（失访、脱落、取出或仍然带器）。

对于妇科检查子宫＞孕10周，或出血评分＞200分，或放置前手术医师根据临床表现决定用药的患者，在放置LNG-IUS前予以GnRH-a治疗，最多3次，或在未达到3次前患者要求停止GnRH-a治疗。

对于有妇科手术指征（包括子宫肌瘤、子宫腺肌瘤、卵巢良性肿瘤等）而行腹腔镜保守性手术（即保留子宫和至少1侧卵巢）的子宫腺肌症患者，术前根据临床需要予以GnRH-a治疗或不治疗。手术在月经结束后3～7天进行。术中同时放置LNG-IUS。

LNG-IUS放置时机分为两类：术中放置（即在腹腔镜手术中放置）和非术中放置（未应用GnRH-a的患者，在月经开始1～5天内放置；应用GnRH-a的患者，在末次用药的28天内放置）。

三、评价指标及标准

1. 子宫腺肌症的诊断标准　超声专科医师对可疑子宫腺肌症的患者进行经阴道超声检查。每位患者的超声图像分析由两位超声影像学医师独立评估，这两位医师并不了解患者的治疗情况；只有在这两位医师均诊断子宫腺肌症的情况下，患者才最终超声检查确诊子宫腺肌症。超声检查时应用探头在两个平面进行测量，关注边界不清或有异常回声的病灶；如果出现这样的病灶，评估下述子宫腺肌症的诊断标准：不均质回声，回声区域增加或减少，或子宫肌层囊肿。如果子宫内膜腺体或间质在子宫内膜-肌层结合带（junctional zone）出现且浸润深度超过1个单位的中等功率（×100）视野（相当于子宫内膜-肌层结合带处2mm的浸润深度），诊断子宫腺肌症[4]。

2. 疼痛评价标准　主要以患者报告的VAS和VRS进行疼痛程度的评估。VAS中，0分为无痛，10分为最严重的疼痛[5]。VRS用于随访前28天的总体疼痛情况，患者记录疼痛日记，每天评分，分为0～3分（0分为无痛、1分为轻度疼痛、2分为中度疼痛、3分为严重疼痛），VRS即为这28天内的总分[6]。对于重度痛经的患者（VAS≥7分），随访过程中痛经VAS降至3分或

更低水平为治疗成功。VRS作为辅助标准评估痛经的治疗效果。

3. 子宫大小的评价标准　所有患者的妇科检查由同一位高级职称妇科医师完成以保证标准的统一。子宫径线的测量由两位超声影像学医师以经阴道超声完成。子宫体积的计算按照Yaman等[7]提出的公式计算。

4. 不良反应的类型及标准　本研究中的不良反应指的是在不同随访阶段中患者报告的主要不良反应。这些不良反应包括三大类型，①不规则出血（点滴出血或多量出血）[8]；②月经模式变化（月经频发、月经稀发、经期延长）；③其他不良反应：下腹痛、头痛、乳房胀痛、痤疮、多毛、下肢水肿、情绪改变、超声提示卵巢囊肿形成、体质量增加≥5千克/年、阴道分泌物增加等。

四、研究目标

本研究的研究目标是分析重度痛经的子宫腺肌症患者放置LNG-IUS后VAS和VRS的变化情况以及相关因素（包括痛经缓解的预测因素、放置结局、月经模式、不良反应）。GnRH-a治疗和LNG-IUS放置时机（术中和非术中）作为可能影响治疗效果的变量也在单因素和回归分析中进行分析。

五、统计学方法

使用SPSS11.5软件进行统计学分析。两组或多组样本间计数资料的显著性差异比较应用χ^2检验；两组或多组样本间构成比例的显著性差异比较应用χ^2检验；两组样本间计量资料的显著性差异比较应用独立样本的t检验；两组样本间自身计量资料的显著性差异比较应用自身配对的t检验。累积续用率等生存指标以寿命表法计算。logistic回归分析重度痛经缓解的相关预测因素。以$P < 0.05$为差异有统计学意义。

结　果

一、一般情况

从2006年12月至2014年12月，本课题组为子宫腺肌症患者放置LNG-IUS总计2 216例，

最终符合入选标准者1 100例；1 100例患者的中位年龄36岁（20～44岁），中位随访时间35个月（1～60个月）。施行腹腔镜手术的患者有385例（35.00%，385/1 100）。按临床症状区分，仅有重度痛经、仅有经量过多以及既有重度痛经也有经量过多的患者分别为482例（43.82%，482/1 100）、460例（41.82%，460/1 100）和158例（14.36%，158/1 100）。失访患者总计有151例（13.73%，151/1 100）。

重度痛经的640例（58.18%，640/1 100）患者，放置LNG-IUS时的中位年龄为36岁（20～44岁），中位随访时间35个月（1～60个月），平均体质指数（BMI）为（23.0±3.2）kg/m^2，平均孕次（2.5±1.1）次，平均产次（1.2±0.6）次。640例患者中，有203例（31.7%，203/640）放置前应用GnRH-a；234例（36.6%，234/640）放置前接受了手术，手术发现合并内异症的患者有197例（84.2%，197/234），这些合并内异症的患者中有121例（61.4%，121/197）合并深部浸润型内异症（DIE）。经过60个月的随访，失访93例（14.5%，93/640），LNG-IUS脱落97例（15.2%，97/640），取出64例（10.0%，64/640）。以寿命表法计算，重度痛经的640例患者在60个月时，LNG-IUS的累积续用率为65%。

二、疼痛缓解情况

1. VAS　640例重度痛经患者中，LNG-IUS放置前、放置后3、6、12、24、36、48和60个月的平均VAS分别为（8.1±0.9）、（5.5±2.4）、（4.6±2.4）、（3.3±2.2）、（2.2±2.1）、（2.2±1.8）、（1.4±1.6）、（1.3±1.3）分。配对样本t检验分析显示，放置后各个时点与放置前比较，差异均有统计学意义（P均<0.01）；但是从36个月开始，平均VAS与前一随访时点比较，差异无统计学意义（P均>0.05）。见图1。

基于VAS评分分析640例重度痛经患者的疼痛缓解情况（重度痛经患者的比例），LNG-IUS放置后各个时点的疼痛缓解情况均优于放置前（P均<0.01）。放置后每个随访时点的疼痛缓解情况均优于前一随访时点（P均<0.01）。见图2。由图2可见，从放置24个月开始就不再有重度痛经的患者。

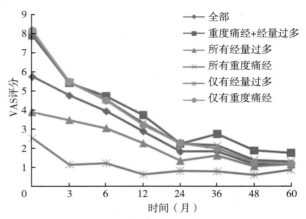

图1　不同临床症状的子宫腺肌症患者放置左炔诺孕酮宫内缓解系统（LNG-IUS）后平均视觉模拟评分（VAS）的变化趋势

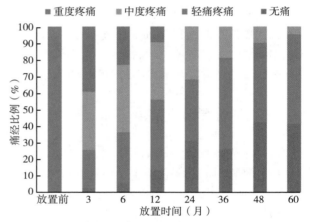

图2　640例重度痛经的子宫腺肌症患者放置左炔诺孕酮宫内缓解系统（LNG-IUS）不同时间后疼痛程度分布的变化趋势

2. VRS　640例重度痛经患者中，LNG-IUS放置前、放置后3、6、12、24、36、48和60个月的平均VRS分别为（44.4±20.7）、（16.4±15.8）、（9.3±9.0）、（6.8±6.7）、（6.7±7.6）、（6.1±5.3）、（4.5±4.3）、（3.4±2.5）分。配对样本t检验分析显示，放置后各个时点与放置前比较，差异均有统计学意义（P均<0.01）；而且，除了36个月之外（P=0.356），其他随访时点的平均VRS与前一随访时点比较，差异均有统计学意义（P均<0.01）。

三、重度痛经缓解的相关因素分析结果

本研究分析的相关因素包括：LNG-IUS放置

前的患者年龄、疼痛评分、出血评分、子宫大小、是否合并内异症、生化指标（血CA125水平等）、体格参数（体质量、BMI）、放置时机（包括术中和非术中）、是否予GnRH-a治疗及其次数，以及放置后的不良反应、月经模式变化、带器状态。

1. 重度痛经缓解的预测因素　单因素分析发现，能够预测LNG-IUS放置后3个月重度痛经缓解的相关因素包括：未合并内异症（$P = 0.006$），应用GnRH-a的次数（$P = 0.022$），放置前的出血评分（$P = 0.007$），放置前的VAS（$P < 0.01$），放置前的CA125水平（$P < 0.01$），放置前的体质量（$P < 0.05$）。能够预测放置后6个月重度痛经缓解的相关因素包括：未合并内异症（$P = 0.002$），未应用GnRH-a（$P = 0.024$），放置前的年龄（$P < 0.05$）。其他随访时点未发现有显著统计学意义的预测因素（P均> 0.05）。

是否合并经量过多与各个随访时点重度痛经的缓解均无显著相关性（$P > 0.05$）。

logistic回归分析发现，能够预测LNG-IUS放置后3个月重度痛经缓解的相关因素，只有放置前的VAS（$P = 0.048$）；VAS越高，放置后3个月时重度痛经的缓解率越低。其他随访时点未发现有显著统计学意义的预测因素（P均> 0.05）。

特别应该注意的是，总体上，LNG-IUS放置前是否接受了手术治疗、是否接受了GnRH-a治疗，并不影响重度痛经的缓解情况（$P > 0.05$）。

2. 重度痛经与随访结局、月经模式、不良反应的相关性　随访LNG-IUS放置后6个月时重度痛经的缓解情况与放置后12个月时的LNG-IUS结局有关，缓解患者的续用率更高（$P = 0.030$）。其他随访时点未发现痛经缓解情况与后续的LNG-IUS结局有关（$P > 0.05$）。

各个随访时点均未发现重度痛经缓解情况与同期患者报告的月经模式变化、总体不良反应、点滴出血相关的不良反应、其他不良反应等有显著相关性（P均> 0.05）。

四、重度痛经患者放置LNG-IUS后其他指标的变化情况

重度痛经的子宫腺肌症患者出血评分在随访中获得显著缓解（$P < 0.05$），对于合并或未合并经量过多的患者都有类似的结果；而超声测量的子宫体积、妇科检查发现子宫大小异常的比例、血CA125水平、血CA125水平异常的比例均呈显著下降趋势（$P < 0.05$）。见表1。

表1　640例重度痛经的子宫腺肌症患者放置LNG-IUS前后的其他指标变化情况

类别	放置前	放置后（月）						
		3	6	12	24	36	48	60
出血评分（$\bar{x} \pm s$）	91±42（$n=640$）	86±33[a]（$n=95$）	61±30[ab]（$n=45$）	67±17[ab]（$n=65$）	62±21[ab]（$n=71$）	63±22[a]（$n=47$）	54±19[ab]（$n=16$）	54±26[a]（$n=10$）
Hb	105±16（$n=640$）	109±223[a]（$n=110$）	116±14[ab]（$n=28$）	116±13[ab]（$n=60$）	119±8[ab]（$n=44$）	117±9[a]（$n=20$）	117±6[ab]（$n=6$）	132±7[b]（$n=5$）
超声测量的子宫体积（ml, $\bar{x} \pm s$）	86±53（$n=640$）	113±65[a]（$n=172$）	82±48[ab]（$n=135$）	84±51[ab]（$n=107$）	83±55[ab]（$n=67$）	72±48[a]（$n=46$）	78±48[ab]（$n=40$）	82±56[b]（$n=35$）
CA125（U/ml, $\bar{x} \pm s$）	35.9±21.9（$n=640$）	46.1±14.3[a]（$n=148$）	29.3±9.7[ab]（$n=137$）	27.9±13.0[ab]（$n=109$）	18.7±17.2[ab]（$n=89$）	19.3±15.1[a]（$n=65$）	13.4±9.5[ab]（$n=46$）	16.1±13.3[b]（$n=30$）
妇科检查子宫大小正常的比例（%）	20.2（$n=640$）	24.5[a]（$n=347$）	25.7[ab]（$n=315$）	35.5[ab]（$n=301$）	30.4[ab]（$n=207$）	42.1[ab]（$n=133$）	37.7[ab]（$n=106$）	44.6[ab]（$n=56$）
CA125正常的比例	65.9（$n=640$）	77.0[a]（$n=148$）	73.7[ab]（$n=137$）	68.8[ab]（$n=109$）	82.0[ab]（$n=89$）	86.2[ab]（$n=65$）	97.8[ab]（$n=46$）	92.0[ab]（$n=50$）

注：表中的例数（n）为收集到该指标资料的总例数；a与放置前比较，b与前一随访时点比较，$P < 0.05$；LNG-IUS：左炔诺孕酮宫内缓解系统；Hb：血红蛋白

讨 论

一、子宫腺肌症相关痛经的保守性治疗仍是具有挑战的临床问题

子宫腺肌症相关痛经是临床的突出问题。不同报道中，子宫腺肌症的发生率为5%～70%；子宫切除术后的病理研究发现，总体上子宫腺肌症的比例在20%～30%[1]。合并月经异常、痛经和不孕的年轻女性中子宫腺肌症的比率为54%，而没有症状的对照组则仅有9%存在子宫腺肌症[9]。Nishida[10]研究了子宫腺肌症的组织病理学结果与痛经的相关性，发现病灶种植的数目、浸润深度与痛经的严重程度相关。另外，一般认为，子宫腺肌症组织可能与内异症的性质相似，异位内膜中有高表达的环氧合酶2，能增加前列腺素的合成，导致重度痛经和慢性盆腔痛[11]。研究发现，子宫活动异常与诸多妇科疾病相关，子宫异常收缩若出现在早卵泡期，即月经期，与痛经、内异症及子宫腺肌症密切相关[12]。众多研究关注抑制子宫异常收缩的制剂在相关妇科疾病中的治疗作用。子宫异常收缩若得到控制，痛经即有望得以缓解[12]。

对于育龄期希望保留子宫的子宫腺肌症患者，子宫腺肌症相关痛经的保守性治疗仍是具有挑战的临床问题。①目前，对于子宫腺肌症患者，GnRH-a在术前、术后及辅助生殖治疗前应用的疗程仍无统一结论，而且，GnRH-a造成的低雌激素状态、相关临床症状与雌激素反向添加策略均缺乏很好的研究及研究结论；另一方面，GnRH-a效应短暂，如不辅以手术、其他药物治疗或生育，停药后病灶和症状可迅速复发；②连续使用口服避孕药引起的闭经可能会缓解经量过多和痛经患者的症状，但目前，也没有研究比较大剂量孕激素避孕药物（口服或皮下埋植剂）治疗子宫腺肌症[13]；③达那唑治疗子宫腺肌症研究的规模较小，生育效果不肯定；其妊娠相关毒性（致畸性等）不明确；而且药物的不良反应也较明显，如体质量增加、肌肉痉挛、乳腺缩小、痤疮、多毛、油性皮肤、高密度脂蛋白水平下降、肝酶升高、潮热、情绪改变、抑郁和声音变粗等；④尚无研究将芳香酶抑制剂用于治疗子宫腺肌症[14]；⑤其他保守性的有创治疗，如子宫腺肌瘤和/或子宫腺肌症病灶切除[15]、子宫内膜消融和剥脱术[16]、高能聚焦超声[17]也都存在自身的不足和缺陷。在此背景下，LNG-IUS作为一种长效、可耐受的维持治疗方案，对于子宫腺肌症重度痛经就有其自身的突出优势。

二、LNG-IUS是治疗子宫腺肌症相关重度痛经的有效方案

LNG-IUS是一种T形支架带尾丝的宫内节育器，内含52mg左旋-18-甲基炔诺孕酮（即左炔诺孕酮），在宫内缓释高效的孕激素，可维持5年左右时间，为内异症和子宫腺肌症的治疗提供了长效的保守性方案。很多研究均发现，LNG-IUS能够有效治疗子宫腺肌症相关痛经；自身对照的研究发现，LNG-IUS可以显著缓解子宫腺肌症相关的疼痛，缩小子宫体积，降低患者血清CA125水平[13]。Maia等[18]在1项非随机的对照研究中，将95例接受了子宫内膜切除的子宫腺肌症患者分为LNG-IUS组和对照组，经过1年的随访，LNG-IUS组与对照组的闭经比例（分别为100%和9%）、痛经缓解率（分别为90%和20%）都存在显著差异。2005年，何淑明等[19]首先在中文文献中报道了LNG-IUS治疗子宫腺肌症的近期（3个月）疗效。盛洁等[20]发现，子宫腺肌症患者放置LNG-IUS12个月后，痛经和深部性交痛的VAS和VRS均显著下降，66%的患者对于治疗效果满意。宋楠和冷金花[21]发现，随访0.5、1、2及3～5年直接放置和予GnRH-a后再放置LNG-IUS的患者CA125水平、子宫大小、疼痛评分均较放置前明显下降。Sheng等[22]在1项针对子宫腺肌症患者长达3年的随访研究中，得出了类似的结论，痛经的VAS、CA125水平和子宫体积均显著下降。另1项研究发现，29例子宫腺肌症患者放置LNG-IUS 6个月后，疼痛评分和不规则出血情况均显著改善[23]。

本研究在大规模前瞻性研究的基础上，进一步证实了LNG-IUS缓解子宫腺肌症患者重度痛经的效果。不仅疼痛相关指标（VAS、VRS）均显著下降，疼痛严重程度模式也发生了显著改变，重度痛经患者的比例逐渐下降；VAS和VRS在放置后6个月内即迅速下降，导致24个月时就

不再有重度痛经的患者。这种客观评分和疼痛模式的改变，不仅见于重度痛经的患者，也见于其他子宫腺肌症患者。

三、LNG-IUS治疗子宫腺肌症相关重度痛经的效果不受其他因素限制

LNG-IUS治疗子宫腺肌症重度痛经的效果可能独立于患者的一般症状、体格参数、治疗方式和生化指标等因素。本研究进一步发现，LNG-IUS治疗子宫腺肌症相关重度痛经的效果不受患者初始症状的影响，也与患者初始的一般情况（年龄、孕产次）、生化指标（CA125、Hb）、体格参数（BMI）、子宫大小、治疗方式（LNG-IUS放置时机、手术及病理类型）等因素无关；LNG-IUS治疗过程中，患者妇科检查发现的子宫大小、超声测量的子宫体积均有显著降低，CA125水平也有明显降低，但是，这些变化均与痛经改善无明显相关性。随访过程中尚未发现带器状态（脱落或取出）、月经改变模式、不良反应与子宫腺肌症相关痛经有关。

手术剔除子宫腺肌症病灶或子宫腺肌瘤，可能减少子宫腺肌症患者的痛经程度[24]。为了客观评估LNG-IUS的作用，本研究排除了手术切除所有或大部分子宫腺肌症病灶的患者，从而减少了研究人群的异质性和混杂因素。对于手术切净了子宫腺肌症病灶的患者，放置LNG-IUS的价值和效果需要另行研究。根据本研究的结果可以

证实，对于没有切净子宫腺肌症病灶的患者，或合并其他良性妇科病变的子宫腺肌症患者，术中放置LNG-IUS依然能够显著降低痛经的严重程度。

GnRH-a可以缩小子宫腺肌症病灶[2]，用于治疗子宫腺肌症。但是GnRH-a的作用时间短暂，停药后病灶会迅速复发。放置LNG-IUS前应用GnRH-a是否影响LNG-IUS的治疗效果，此方面的研究很少，为期较短。宋楠和冷金花[21]发现，随着放置时间延长，是否应用GnRH-a治疗并不影响LNG-IUS对子宫腺肌症相关痛经的治疗效果。本研究在多参数分析的基础上证实，GnRH-a预处理与LNG-IUS治疗效果和不良反应无关。这个发现提供了GnRH-a预处理价值的客观证据。

四、本研究的局限性和不足

与LNG-IUS治疗子宫腺肌症相关症状的同类研究类似，本研究设计的主要缺陷在于未对每例患者实现严格的定期随访，也缺少对照人群；研究也未涉及卫生经济学和生命质量评估。LNG-IUS使用满意度的评价有不同的报道，但相关的生命质量研究很少。期待今后的研究将生命质量和成本－效益分析纳入前瞻性研究中去。

总之，在前瞻性队列研究中，LNG-IUS是治疗子宫腺肌症相关重度痛经的有效方案，痛经改善状态独立于患者的一般情况、月经模式或不良反应。今后需要开展有关的成本－效益和生命质量分析以进一步明确LNG-IUS治疗子宫腺肌症的价值。

参 考 文 献

[1] Matalliotakis IM, Katsikis IK, Panidis DK. Adenomyosis: what is the impact on fertility？[J]. Curr Opin Obstet Gynecol, 2005, 17（3）: 261-264. DOI: 10.1016/S0008-6215（96）00295-9.

[2] 中华医学会妇产科学分会子宫内膜异位症协作组. 子宫内膜异位症的诊治指南[J]. 中华妇产科杂志, 2015, 50（3）: 161-169. DOI: 10.3760/cma.j.issn.0529-567x.2015.03.001.

[3] 李雷, 冷金花. 左炔诺孕酮宫内缓释系统治疗内异症和子宫腺肌症的研究进展[J]. 中华妇产科杂志, 2013, 48（1）: 61-64. DOI: 10.3760/cma.j.issn.0529-567x.2013.01.016.

[4] Dueholm M, Lundorf E, Hansen ES, et al. Magnetic resonance imaging and transvaginal ultrasonography for the diagnosis of adenomyosis [J]. Fertil Steril, 2001, 76（3）: 588-594. DOI: 10.1016/S0015-0282（01）01962-8.

[5] Woodforde JM, Merskey H. Some relationships between subjective measures of pain [J]. J Psychosom Res, 1972, 16（3）: 173-178. DOI: 10.1016/0022-3999（72）90041-4.

[6] Lockhat FB, Emembolu JO, Konje JC. The efficacy, side-effects and continuation rates in women with symptomatic endometriosis undergoing treatment with an intra-uterine administered progestogen（levonorgestrel）: a 3 year follow-up [J]. Hum Reprod, 2005,

20（3）：789-793. DOI: 10.1093/humrep/deh650.

［7］Yaman C, Jesacher K, Polz W. Accuracy of three-dimensional transvaginal ultrasound in uterus volume measurements, comparison with two-dimensional ultrasound［J］. Ultrasound Med Biol, 2003, 29（12）：1681-1684. DOI: 10.1016/S03D1-5629（03）01070-6.

［8］Petta CA, Ferriani RA, Abrao MS, et al. Randomized clinical trial of a levonorgestrel-releasing intrauterine system and a depot GnRH analogue for the treatment of chronic pelvic pain in women with endometriosis［J］. Hum Reprod, 2005, 20（7）：1993-1998. DOI: 10.1093/humrep/deh869.

［9］Benagiano G, Brosens I, Carrara S. Adenomyosis: new knowledge is generating new treatment strategies［J］. Womens Health（LondEngl）, 2009, 5（3）：297-311. DOI: 10.2217/whe.09.7.

［10］Nishida M. Relationship between the onset of dysmenorrhea and histologic findings in adenomyosis［J］. Am J Obstet Gynecol, 1991, 165（1）：229-231. DOI: 10.1016/0002-9378（91）90257-R.

［11］Bulun SE. Endometriosis［J］. N Engl J Med, 2009, 360（3）：268-279. DOI: 10.1056/NEJMra0804690.

［12］冒小燕, 郭孙伟. 子宫异常收缩与子宫腺肌症［J］. 中华妇产科杂志, 2011, 46（2）：147-149. DOI: 10.3760/cma.j.issn.0529-567x.2011.02.017.

［13］李雷, 冷金花. 子宫腺肌症对生育影响及治疗研究进展［J］. 中国实用妇科与产科杂志, 2012, 28（12）：953-955. DOI: 10.1007/811783-011-0280-2.

［14］Nawathe A, Patwardhan S, Yates D, et al. Systematic review of the effects of aromatase inhibitors on pain associated with endometriosis［J］. BJOG, 2008, 115（7）：818-822. DOI: 10.1111/j.1471-0528.2008.01740.x.

［15］Takebayashi T, Fujino Y, Umesaki N, et al. Danazol suspension injected into the uterine cervix of patients with adenomyosis and myoma. Preliminary study［J］. Gynecol Obstet Invest, 1995, 39（3）：207-211. DOI: 10.1159/000292410.

［16］McCausland AM, McCausland VM. Prediction of treatment outcomes after global endometrial ablation ［J］. Obstet Gynecol, 2009, 113（6）：1370. DOI: 10.1097/AOG.0b013e3181a82cc9.

［17］Yang Z, Cao YD, Hu LN, et al. Feasibility of laparoscopic high-intensity focused ultrasound treatment for patients with uterine localized adenomyosis［J］. Fertil Steril, 2009, 91（6）：2338-2343. DOI: 10.1016/j.fertnstert.2008.03.017.

［18］Maia H, Maltez A, Coelho G, et al. Insertion of mirena after endometrial resection in patients with adenomyosis［J］. J Am Assoc Gynecol Laparosc, 2003, 10（4）：512-516. DOI: 10.1016/S1074-3804（05）60158-2.

［19］何淑明, 韦明秀, 韩燕华, 等. 左炔诺孕酮宫内缓释系统治疗子宫腺肌症的临床观察［J］. 中华妇产科杂志, 2005, 40（8）：536-538. DOI: 10.3760/j.issn: 0529-567x.2005.08.009.

［20］盛洁, 卢丹, 张建萍, 等. 左炔诺孕酮宫内释放系统治疗子宫腺肌症痛经的临床观察［J］. 中华妇产科杂志, 2006, 41（7）：467-470. DOI: 10.3760/j.issn: 0529-567x.2006.07.010.

［21］宋楠, 冷金花. 左炔诺孕酮宫内缓释系统治疗子宫腺肌症的临床观察［J］. 生殖医学杂志, 2009, 18（6）：508-512. DOI: 10.3969/j.issn.1004-3845.2009.06.002.

［22］Sheng J, Zhang WY, Zhang JP, et al. The LNG-IUS study on adenomyosis: a 3-year follow-up study on the efficacy and side effects of the use of levonorgestrel intrauterine system for the treatment of dysmenorrhea associated with adenomyosis［J］. Contraception, 2009, 79（3）：189-193. DOI: 10.1016/j.contraception.2008.11.004.

［23］Bragheto AM, Caserta N, Bahamondes L, et al. Effectiveness of the levonorgestrel-releasing intrauterine system in the treatment of adenomyosis diagnosed and monitored by magnetic resonance imaging［J］. Contraception, 2007, 76（3）：195-199. DOI: 10.1016/j.contraception.2007.05.091.

［24］冷金花, 郎景和, 李华军, 等. 腹腔镜下子宫腺肌症病灶切除术联合子宫动脉阻断术治疗痛经的临床观察［J］. 中华妇产科杂志, 2006, 41（6）：424-425. DOI: 10.3760/j.issn: 0529-567x.2006.06.017.

左炔诺孕酮宫内缓释系统治疗子宫腺肌症计划外取出和脱落情况及其相关因素分析

李　雷　冷金花　贾双征　张俊吉　李晓燕　史精华　戴　毅　张加韧

李　婷　徐晓璇　刘真真　游姗姗　常晓燕　郎景和

【摘要】目的：探讨左炔诺孕酮宫内缓释系统（LNG-IUS）治疗症状性子宫腺肌症（重度痛经和/或经量过多）过程中计划外取出和脱落的情况。方法：北京协和医院妇产科2006年12月至2014年12月对超声诊断为子宫腺肌症的重度痛经和/或经量过多患者给予LNG-IUS治疗，在放置前后评估患者的痛经症状、疼痛评分、出血评分、生化指标、体格参数、月经模式以及不良反应，分析LNG-IUS计划外取出和脱落情况及其相关因素。结果：符合入选标准的病例总计1 100例。LNG-IUS放置60个月的累积取出率和脱落率分别为9%和16%，66%的取出和69%的脱落发生在放置12个月以内。LNG-IUS计划外取出的常见原因是月经模式改变或不良反应（75.0%）以及感觉治疗效果不佳（55.8%）。回归分析发现，腹腔镜术中放置LNG-IUS能够降低计划外取出（$OR = 0.63$，95% CI 0.40 ~ 0.99，$P = 0.040$），而放置前应用促性腺激素释放激素激动剂（GnRH-a）和经量过多的症状是放置后脱落的相关因素（OR 分别为0.50和1.71，95% CI 分别为0.34 ~ 0.74和1.20 ~ 2.43，P 值分别为 < 0.001和0.003）。取出和脱落LNG-IUS与治疗结局、月经模式变化以及实际的不良反应均无显著相关。结论：大部分LNG-IUS的取出和脱落情况发生在放置后12个月内。妇科腹腔镜术中放置LNG-IUS能够减少患者的计划外取出。经量过多的子宫腺肌症患者放置LNG-IUS后脱落率显著增加，放置前应用GnRH-a可以降低脱落率。取出和脱落与治疗结局、月经模式变化以及不良反应等均无关。

【关键词】子宫腺肌病；左炔诺孕酮宫内缓释系统；月经模式；腹腔镜手术

Analysis of unplanned taking- out and expulsion of LNG-IUS and related factors during the treatment of symptomatic adenomyosis

Li Lei，Leng Jinhua，Jia Shuangzheng，Zhang Junji，Li Xiaoyan，Shi Jinghua，Dai Yi，Zhang Jiaren，Li Ting，Xu Xiaoxuan，Liu Zhenzhen，You Shanshan，Chang Xiaoyan，Lang Jinghe

【Abstract】Objective：To investigate the prevalence of unplanned taking-out and spontaneously expulsion of levonorgestrel-releasing intrauterine system（LNG-IUS）and related factors during the treatment of symptomatic adenomyosis（severe dysmenorrhea and/or menorrhea）in a prospective cohort study. Methods：From December，2006 to December，2014，patients with symptomatic adenomyosis diagnosed by transvaginal ultrasound in Peking Union Medical College Hospital were given the treatment of LNG-IUS. Before and after placement of LNG-IUS，all the parameters were recorded，including symptoms and scores of dysmenorrhea，menstruation scores，biochemical indicators，physical parameters，menstruation patterns and adverse effects. The prevalence of unplanned taking-out and expulsion of LNG-IUS and dependent factors were analyzed. Results：There were 1 100 cases that met inclusion criteria. In 60 months after placement of LNG-IUS，the accumulative ratios of taking-out and expulsion were 9% and 16% respectively，

66% taking-out and 69% expulsion happened in 12 months. Most common reasons reported by taking-out patient were changes of menstruation patterns or adverse effects（75.0%）, and feeling unsatisfied about the treatment effects（55.8%）. Placement during gynecological laparoscopies could reduce taking-out of LNG-IUS（*OR* 0.63, 95% CI 0.40 ~ 0.99, *P* = 0.040）. GnRH-a treatment before placement and symptom of menorrhea were independent factors predicting expulsion of LNG-IUS（*OR* were 0.50 and 1.71, 95% CI were 0.34 ~ 0.74 and 1.20 ~ 2.43, *P* values were < 0.001 and 0.003）. Prevalence of taking-out and expulsion had no relation with treatment effects, changes of menstruation patterns or actual adverse effects.

Conclusions: Most taking-out and expulsion of LNG-IUS happens in 12 months after placement. Placement during gynecological laparoscopies reduces taking out of LNG-IUS. Patients of menorrhea have higher probability of expulsion, while GnRH-a treatment before placement can decrease rate of expulsion. Taking-out or expulsion is not related to treatment effects, changes of menstruation patterns or adverse effects.

【**Key words**】Adenomyosis; Levonorgestrel-releasing intrauterine system; Menstruation patterns; Laparoscopy

子宫腺肌症主要引起不规则子宫出血、继发痛经和子宫增大，35%的患者没有症状[1]。子宫腺肌症相关重度痛经和经量过多治疗较为棘手。随着对保留生育和生理功能要求的增加，以及对手术风险和合并症的考虑，越来越多的患者要求保守性的药物和/或手术治疗[2]，包括左炔诺孕酮宫内缓释系统（LNG-IUS）。妨碍LNG-IUS治疗的最大障碍之一是其不良反应和脱落情况，相关研究规模较小、多为回顾性分析。本研究旨在分析LNG-IUS治疗子宫腺肌症过程中患者计划外取出和脱落情况及其相关影响因素。

1 资料与方法

1.1 病例选择

2006年12月至2014年12月在北京协和医院妇产科通过超声诊断为子宫腺肌症并接受LNG-IUS治疗的患者。随访至2015年12月。所有患者在入选之前均签署知情同意书。所有患者均为绝经前月经规律的年轻女性。患者在放置LNG-IUS前均行子宫内膜活检以排除子宫内膜病变，并以超声确诊子宫腺肌症。入选标准：要求保守治疗，没有放置LNG-IUS的禁忌证，在放置LNG-IUS前重度痛经［视觉模拟评分（VAS）≥7分］和/或经量过多（出血评分 > 100分），年龄≥20岁且 < 45岁，放置随诊时间≥12个月，体检子宫≤妊娠12周大小。排除标准：超声无法确诊子宫腺

肌症，要求妊娠、哺乳，子宫内膜活检证明子宫内膜不典型增生或癌，随访 < 12个月，开腹手术，手术发现女性生殖道恶性或交界性病变，手术切除所有可见或可触及的子宫腺肌症病灶，以及存在LNG-IUS治疗的禁忌证。

本研究中LNG-IUS放置时机分为两类：术中放置（即在妇科腹腔镜术中放置）和非术中放置［未应用促性腺激素释放激素激动剂（GnRH-a）患者，在月经开始1 ~ 5天内放置；应用GnRH-a患者，在末次用药的28天内放置］。患者在放置LNG-IUS后3、6、12、24、36、48和60个月接受门诊随访。至2015年12月尚未门诊随诊的患者均以电话随访询问LNG-IUS放置状态（失访、脱出、取出或仍然携带）。

1.2 评价标准

1.2.1 子宫腺肌症的诊断标准

超声医师对可疑子宫腺肌症的患者进行经阴道超声检查。应用探头在两个平面进行测量，关注边界不清或有异常回声的病灶。如果内膜腺体或间质在内膜－肌层结合带出现且浸润深度超过1个像素单位的中等功率（×100）视野（相当于内膜－肌层结合带处2mm的浸润深度），则诊断子宫腺肌症[3]。

1.2.2 疼痛评价标准

主要以患者报告的VAS和主诉疼痛分级（VRS）进行疼痛程度的评估。VAS中0分为无痛，10分为最严重的疼痛[4,5]。

1.2.3 经量评价标准

评价经量的出血评分应用Higham等[6]提出的象形图评分进行量化评估，评分＞100为经量过多。

1.2.4 子宫大小的评价标准

所有患者的妇科检查由一位妇科医师完成以保证标准统一。超声测量的子宫体积计算按照Yaman等[7]提出的公式计算，即子宫体积（ml）＝径线1（长，cm）×径线2（高，cm）×径线3（宽，cm）×0.523 6。

1.2.5 不良反应的类型及标准

本研究中的不良反应指的是在不同随访阶段中患者报告的主要不良反应。这些不良反应包括三大类型：①不规则出血（点滴出血需要或不需要卫生巾，出血类似于正常经量，出血多于正常经量）[8]；②月经模式变化：月经频发即月经周期≤23天，月经稀发即月经周期≥36天，闭经即连续3个月无月经来潮，经期延长或缩短即经期长于或短于既往月经时间；③其他不良反应：下腹痛、头痛、乳房胀痛、痤疮、多毛、下肢水肿、情绪改变，超声提示卵巢囊肿形成，体重增加≥5千克/年，阴道分泌物增加等。考虑到"闭经"和"经期缩短"有利于症状缓解，因此将这两种情况的病例数从"不良反应"的相关统计中去除，而继续保留在"月经模式变化"的相关统计中。

1.3 统计学分析

统计学使用SPSS11.5.0软件。研究中两组或多组样本间计数资料的显著性差异比较应用χ^2检验；两组或多组样本间构成比的显著性差异比较应用χ^2检验；多组样本间计量资料的显著性差异比较应用单因素方差分析；两组样本间计量资料的显著性差异比较应用独立样本的t检验；两组样本间自身计量资料的显著性差异比较应用自身配对的t检验。累积续带率等生存指标以生存表或Kaplan-Meier方法计算。$P＜0.05$为差异有统计学意义。

2 结果

2.1 总体情况

最终符合入选标准病例1 100例，中位年龄36岁（20～44岁），中位随访时间35个月（1～108个月）。施行手术的患者总计385例（35.0%）。按临床症状区分，仅有重度痛经患者、仅有经量过多以及既有重度痛经也有经量过多的患者分别为482例（43.8%）、460例（41.8%）和158例（14.4%）。

随访至60个月时，失访、脱落和要求取出的患者分别有151例（13.7%）、176例（16.0%）和104例（9.5%）。放置3、6、12、24、36、48和60个月的累积续带率分别为88%、84%、80%、76%、73%、70%和67%，累积取出率分别为3%、5%、6%、7%、8%、9%和9%，累积脱落率分别为4%、6%、11%、13%、14%、15%和16%。LNG-IUS取出患者的中位随访时间为5.5个月（1～56个月），分别有55%和66%的LNG-IUS取出发生在6个月内和12个月以内。脱落患者的中位随访时间为8.5个月（1～59个月），分别有40%和69%的LNG-IUS脱落发生在6个月内和12个月以内。

2.2 患者自述的取出原因

在所有取出LNG-IUS的104例患者中，自述的取出原因包括：不良反应和/或月经模式改变78例（不良反应55例，月经模式改变43例）；感觉治疗效果不佳，58例（55.8%）；要求妊娠，11例（10.6%）；要求改换治疗方案（包括要求全子宫切除），62例（59.6%）；原因不详，9例（8.6%）。有5例闭经患者描述闭经状态是"难以接受"的。

2.3 LNG-IUS计划外取出和脱落的相关因素

2.3.1 LNG-IUS计划外取出的相关因素

单因素分析发现有显著意义的因素包括：是否术中放置LNG-IUS（术中和非术中放置LNG-IUS的计划外取出率分别为10.3%和15.4%，$P＝0.044$），初始体重指数（BMI）（携带者和计划外取出者分别为22.9±3.2和23.5±2.8，$P＝0.031$）。logistic回归分析发现有显著意义的因素仅有是否术中放置LNG-IUS。以没有手术的患者作为参考人群（$OR＝1$），手术患者取出LNG-IUS的OR为0.63（95% CI 0.40～0.99，

$P = 0.040$）。各个随访时间点的logistic回归分析未发现任何有显著意义的相关因素。取出与治疗效果、月经模式变化和不良反应均无关，对不同症状患者的亚组分析也得出类似结果。

2.3.2 LNG-IUS脱落的相关因素

单因素分析发现有显著意义的因素包括：是否应用GnRH-a（应用和未应用GnRH-a者脱落率分别为13.9%和24.5%，$P < 0.001$），初始有无经量过多（经量过多和无经量过多患者的脱落率分别为24.5%和15.9%，$P = 0.002$），产次（携带者和脱落者的产次分别为1.3±0.6和1.2±0.6，$P = 0.023$）。logistic回归分析发现有显著意义的因素包括是否应用GnRH-a（$P = 0.001$），初始症状（$P = 0.001$）。以未应用Gn RH-a患者作为参考（$OR = 1$），应用Gn RH-a患者脱落的OR值为0.50（95% CI 0.34 ～ 0.74，$P < 0.001$）。以没有经量过多症状患者作为参考（$OR = 1$），经量过多患者脱落的OR值为1.71（95% CI 1.20 ～ 2.43，$P = 0.003$）。各个随访时间点的logistic回归分析发现有显著意义的因素为初始症状（P均< 0.05）。取出与治疗效果、月经模式变化和不良反应均无关，对不同症状患者的亚组分析也得出类似结果。

2.4 LNG-IUS取出和脱落后患者的随访结果

计划外取出后随访4个月（0 ～ 13个月），总计104例取出LNG-IUS的患者中，5例（4.8%）患者选择重新放置LNG-IUS，31例（29.8%）选择单纯药物治疗，25例（24.0%）选择全子宫切除，28例（26.9%）未接受任何治疗，15例（14.4%）失访。脱落后随访6个月（0 ～ 24个月），总计176例LNG-IUS脱落患者中，20例（11.4%）患者选择重新放置LNG-IUS，78例（44.3%）选择单纯药物治疗，35例（19.9%）选择全子宫切除，32例（18.2%）未接受任何治疗，11例（6.2%）失访。

3 讨论

3.1 LNG-IUS是治疗症状性子宫腺肌症的有效方案

约80%的子宫腺肌症患者年龄在40岁以上。

有症状的患者中50%经量过多，30%合并痛经，20%有不规则出血[9,10]。仅有18.7%的患者既合并经量过多又有严重的痛经[11]。其他不常见的症状包括性交痛和慢性盆腔痛。子宫腺肌症的保守治疗比较棘手[12]，目前已有很多证据表明，对于强烈要求保留子宫的女性，LNG-IUS是有效而安全的治疗方案[13]。中华医学会妇产科学分会子宫内膜异位症协作组在2015年发布的《子宫内膜异位症的诊治指南》中指出，对于年轻、希望保留子宫者使用口服避孕药或LNG-IUS；子宫增大明显或疼痛症状严重者，可应用GnRH-a治疗3 ～ 6个月后，再使用口服避孕药或LNG-IUS[13]。但由于LNG-IUS不良反应而导致的计划外取出或脱落是阻碍LNG-IUS治疗的重要问题之一。目前相关研究很少，规模较小，没有前瞻性随访，也没有对取出和脱落患者的特点及后续处理进行分析。

3.2 LNG-IUS治疗过程中患者主动要求取出的系统性研究很少

Lockhat等[14]发现患者放置6、12、24和36个月后的续带率分别为85%、68%、62%和56%。宋楠等[15]发现慢性盆腔痛和痛经患者LNG-IUS续带率6个月为88.6%，1年为74%，单因素分析发现仅LNG-IUS在宫腔内的位置情况与续带率明显相关。一项台湾的回顾性研究中位随访20个月，最常见的不良反应是点滴出血（58.3%）和LNG-IUS脱出（37.5%），16.7%的患者进行全子宫切除[16]。由于不规则出血和持续的下腹痛，放置12个月内的停用比例最高[14]。停用LNG-IUS的最常见原因是疼痛没有改善（11.8%）和腹痛（8.8%）[5]。对于子宫不小于妊娠12周大小的情况，脱出率高达37.5%，10.4%的患者提前取出LNG-IUS[16]。一项21例患者的研究发现，对于大子宫（≥妊娠12周大小）的子宫腺肌症患者，LNG-IUS结合GnRH-a能够改善患者的症状，脱落率为14%[17]。很多应用者和潜在的应用者对于LNG-IUS的非避孕作用（如治疗子宫腺肌症）了解极少，对不良反应和安全性则非常担心[18]。这种担心可能干扰了患者续带的决心。我们的分析发现大部分LNG-IUS的计划外取出和脱落情况发生在放置后12个月内，这段时间内也正是放置LNG-IUS后月经模式改变和不良反应的高发阶段。

3.3 腹腔镜术中放置能够减少LNG-IUS的取出率

本研究中术中放置后续带成功率高的原因，可能与术前充分的交流沟通，术中放置的全麻状态，以及术后详细的指示说明有关。全面提高对患者的宣教状态，能够改善患者对疾病、药具治疗以及相关不良反应的认知和接受程度，从而适应这种以宫内节育器面貌出现的治疗方案。本研究中计划外取出患者自我报告的不良反应发生率和效果不佳比例分别达75%和56%，提示我们需要对患者的不良反应和治疗效果予以更加密切的关注和随访。一旦LNG-IUS取出或脱落，再次续带的机会非常微小[19]。

3.4 放置前GnRH-a预处理可以降低LNG-IUS的脱落率

已知应用GnRH-a能够显著降低子宫内膜异位症、子宫腺肌症和子宫肌瘤组织中的炎性反应和血管生成效应，显著降低细胞的凋亡。这些组织学水平的多种生物学效应可能参与这些生殖道疾病的消退[20]。分子学研究发现，GnRH-a能够调节肌瘤组织中的纤维调节素，该物质对于肌瘤的成纤维特点是非常重要的[21]；GnRH-a还能调节肌瘤和内膜中Smads及肿瘤生长因子-β（TGF-β）受体的表达，此两者对于肌瘤的生长具有重要的调节效应[22]。GnRH-a也改变了肌瘤组织中涉及丝裂原活化蛋白和局灶粘连激酶的信号传导途径[23]。GnRH-a还可能改善患者有关疼痛的神经回路[24]。最重要的是，GnRH-a应用可以显著减小子宫体积，尽管停药后子宫很快恢复治疗前大小[25]。这些GnRH-a的治疗效应是否是改善LNG-IUS脱落率的原因，尚待进一步研究。2002年一项成本效益分析发现，术前应用GnRH-a并不具备充分的成本效益优势[26]。

3.5 研究的不足和局限

本研究在设计上的主要缺陷在于没有对照人群，没有对每例患者实现严格的定期随访。研究也未涉及经济学和生活质量评估。期待今后的研究将生活质量和成本-效益分析纳入前瞻性研究中去。因为生活质量和经济学分析是患者决策治疗的重要因素之一，是分析LNG-IUS续带率的重要影响因素。

总之，大部分LNG-IUS的取出和脱落情况发生在放置后12个月内。妇科腹腔镜术中放置LNG-IUS能够减少患者的计划外取出。经量过多的子宫腺肌症患者放置LNG-IUS后脱落率显著增加，放置前应用GnRH-a可以降低脱落率。取出和脱落与治疗结局、月经模式变化以及不良反应等均无关。

参 考 文 献

［1］Matalliotakis IM，Katsikis IK，Panidis DK．Adenomyosis：what is the impact on fertility？［J］．Curr Opin Obstet Gynecol，2005，17（3）：261-264．

［2］李雷，冷金花．子宫腺肌症对生育影响及其治疗研究进展［J］．中国实用妇科与产科杂志，2012，28（12）：953-955．

［3］Dueholm M，Lundorf E，Hansen ES，et al．Magnetic resonance imaging and transvaginal ultrasonography for the diagnosis of adenomyosis［J］．Fertil Steril，2001，76（3）：588-594．

［4］Woodforde JM，Merskey H．Some relationships between subjective measures of pain［J］．J Psychosom Res，1972，16（3）：173-178．

［5］Lockhat FB，Emembolu JO，Konje JC．The efficacy，side-effects and continuation rates in women with symptomatic endometriosis undergoing treatment with an intra-uterine administered progestogen（levonorgestrel）：a 3-year follow-up［J］．Hum Reprod，2005，20（3）：789-793．

［6］Higham JM，O'Brien PM，Shaw RW．Assessment of menstrual blood loss using a pictorial chart［J］．Br J Obstet Gynaecol，1990，97（8）：734-739．

［7］Yaman C，Jesacher K，Polz W．Accuracy of three-dimensional transvaginal ultrasound in uterus volume measurements：comparison with two-dimensional ultrasound［J］．Ultrasound Med Biol，2003，29（12）：

1681-1684.

[8] Petta CA，Ferriani RA，Abrao MS，et al. Randomized clinical trial of a levonorgestrel-releasing intrauterine system and a depot GnRH analogue for the treatment of chronic pelvic pain in women with endometriosis [J]. Hum Reprod，2005，20（7）：1993-1998.

[9] Ferenczy A. Pathophysiology of adenomyosis [J]. Hum Reprod Update，1998，4（4）：312-322.

[10] Bergeron C，Amant F，Ferenczy A. Pathology and physiopathology of adenomyosis [J]. Best Pract Res Clin Obstet Gynaecol，2006，20（4）：511-521.

[11] Bird CC，Mc Elin TW，Manalo-Estrella P. The elusive adenomyosis of the uterus—revisited [J]. Am J Obstet Gynecol，1972，112（5）：583-593.

[12] 张震宇，李梦慧. 子宫腺肌症及其保守性手术治疗 [J]. 中国实用妇科与产科杂志，2013，29（1）：26-28.

[13] 中华医学会妇产科学分会子宫内膜异位症协作组. 子宫内膜异位症的诊治指南 [J]. 中华妇产科杂志，2015，50（3）：161-169.

[14] Lockhat FB，Emembolu JO，Konje JC. The evaluation of the effectiveness of an intrauterine-administered progestogen（levonorgestrel）in the symptomatic treatment of endometriosis and in the staging of the disease [J]. Hum Reprod，2004，19（1）：179-184.

[15] 宋楠，冷金花. 左炔诺孕酮宫内缓释系统治疗子宫腺肌症的临床观察 [J]. 生殖医学杂志，2009，18（6）：508-512.

[16] Park DS，Kim ML，Song T，et al. Clinical experiences of the levonorgestrel-releasing intrauterine system in patients with large symptomatic adenomyosis [J]. Taiwan J Obstet Gynecol，2015，54（4）：412-415.

[17] Zhang P，Song K，Li L，et al. Efficacy of combined levonorgestrel-releasing intrauterine system with gonadotropin-releasing hormone analog for the treatment of adenomyosis [J]. Med Princ Pract，2013，22（5）：480-483.

[18] Bahamondes L，Valeria BM，Shulman LP. Non-contraceptive benefits of hormonal and intrauterine reversible contraceptive methods [J]. Hum Reprod Update，2015，21（5）：640-651.

[19] Youm J，Lee HJ，Kim SK，et al. Factors affecting the spontaneous expulsion of the levonorgestrel-releasing intrauterine system [J]. Int J Gynaecol Obstet，2014，126（2）：165-169.

[20] Benagiano G，Brosens I，Habiba M. Structural and molecular features of the endomyometrium in endometriosis and adenomyosis [J]. Hum Reprod Update，2014，20（3）：386-402.

[21] Levens E，Luo X，Ding L，et al. Fibromodulin is expressed in leiomyoma and myometrium and regulated by gonadotropin-releasing hormone analogue therapy and TGF-beta through Smad and MAPK-mediated signalling [J]. Mol Hum Reprod，2005，11（7）：489-494.

[22] Chegini N，Luo X，Ding L，et al. The expression of Smads and transforming growth factor beta receptors in leiomyoma and myometrium and the effect of gonadotropin releasing hormone analogue therapy [J]. Mol Cell Endocrinol，2003，209（1-2）：9-16.

[23] Chegini N，Kornberg L. Gonadotropin releasing hormone analogue therapy alters signal transduction pathways involving mitogen-activated protein and focal adhesion kinases in leiomyoma [J]. J Soc Gynecol Investig，2003，10（1）：21-26.

[24] Craig MC，Fletcher PC，Daly EM，et al. A study of visuospatial working memory pre-and post-Gonadotropin Hormone Releasing Hormone agonists（GnRH-a）in young women [J]. Horm Behav，2008，54（1）：47-59.

[25] Zhang Y，Sun L，Guo Y，et al. The impact of preoperative gonadotropin-releasing hormone agonist treatment on women with uterine fibroids：a meta-analysis [J]. Obstet Gynecol Surv，2014，69（2）：100-108.

[26] Farquhar C，Brown PM，Furness S. Cost effectiveness of preoperative gonadotrophin releasing analogues for women with uterine fibroids undergoing hysterectomy or myomectomy [J]. BJOG，2002，109（11）：1273-1280.

放置前预处理对于LNG-IUS治疗症状性腺肌症效果的影响

李　雷　冷金花　贾双征　张俊吉　李晓燕　史精华　刘真真　游姗姗　常晓燕　郎景和

【摘要】目的：分析症状性腺肌症患者放置左炔诺孕酮宫内缓释系统（LNG-IUS）前应用促性腺激素释放激素激动剂（GnRH-a）预处理对于治疗效果的影响。方法：2006年12月至2014年12月北京协和医院妇产科对门诊或住院部通过超声诊断为子宫腺肌症的重度痛经和/或经量过多的1 100例患者给予LNG-IUS治疗，其中378例（34.4%）患者在放置LNG-IUS前应用GnRH-a（预处理组），其他患者为对照组。放置前后不同随访时间点评估患者的携带状态、痛经症状、疼痛评分、出血评分、生化指标、体格参数、月经模式及不良反应，分析放置LNG-IUS前应用GnRH-a预处理对于治疗效果、不良反应、月经模式以及续带率的影响。结果：预处理组GnRH-a中位应用次数为3次（1～5次）。预处理组和对照组在60个月的累积续带率分别为74%和63%（P＜0.001），脱落率分别为10.8%和18.7%（P＝0.001）。放置3～60个月，预处理组和对照组的治疗效果、月经模式改变、总体不良反应发生率、不同类型的不良反应发生率等指标均无显著差异。结论：症状性腺肌症患者放置LNG-IUS前予以GnRH-a预处理治疗可以提高续带率，降低脱落率，但并不改善治疗效果和不良反应。

【关键词】左炔诺孕酮宫内缓释系统；子宫腺肌病；促性腺激素释放激素激动剂；避孕器脱落

Impact of pre-treatment with GnRHa on the effects of LNG-IUS for symptomatic adenomyosis

Li Lei，*Leng Jinhua*，*Jia Shuangzheng*，*Zhang Junji*，*Li Xiaoyan*，*Shi Jinghua*，*Liu Zhenzhen*，*You Shanshan*，*Chang Xiaoyan*，*Lang Jinghe*

【Abstract】Objective：To investigate the impact of pre-treatment with GnRH-a on the effects of levonorgestrel-releasing intrauterine system（LNG-IUS）for symptomatic adenomyosis in a prospective cohort study. Methods：From Dec. 2006 to Dec. 2014，1 100 patients of symptomatic adenomyosis diagnosed by transvaginal ultrasound in outpatient or inpatient clinics of Peking Union Medical College Hospital received the treatment of LNG-IUS. 378 cases（34.4%）received GnRH-a before placement of LNG-IUS as pre-treatment group，while other cases belonged to control group. Before and after placement of LNG-IUS，all the parameters of each visit were recorded prospectively，including carrying status of IUS，symptoms and scores of dysmenorrhea，menstruation scores，biochemical indicators，physical parameters，menstruation patterns and adverse effects. Impact of pre-treatment with GnRH-a on the treatment effects，changes of menstruation patterns and carrying status of LNG-IUS were analyzed. Results：In pretreatment group，median cycles of GnRH-a was three times（1—5）. On 60 months the ac-cumulative carrying ratio of LNG-IUS were 74% and 63% in pre-treatment group and in control group respectively（P＜0.001），and expulsion ratio were 10.8% vs 18.7%（P＝0.001）. From3 months to 60 months，there were no significant differences between pre-treatment group and control group about menstruation patterns，adverse effects in total or in subclass. Conclusions：Pre-treatment with GnRH-a before placement of LNG-IUS for symptomatic adenomyosis could increase carrying ratio and reduce expulsion ratio，but couldn't improve treatment effects or reduce adverse effects.

【Key words】Levonorgestrel-releasing intrauterine system；Adenomyosis；Gonadoropinrelease hormone agonist；Expulsion of IUD

子宫腺肌症的发生率为5%～70%，主要引起不规则子宫出血（50%）、继发痛经（30%）和子宫增大，35%的患者没有症状[1]。子宫腺肌症相关重度痛经和经量过多的治疗较为棘手，既往标准的治疗方式是全子宫切除。但越来越多的患者要求行保守性的药物和/或手术治疗，以保留生育和生理功能，减少或避免手术风险和并发症。中华医学会妇产科学分会子宫内膜异位症协作组在2015年发布的《子宫内膜异位症的诊治指南》中指出，对于年轻、希望保留子宫者使用口服避孕药或左炔诺孕酮宫内缓释系统（LNG-IUS）；子宫增大明显或疼痛症状严重者，可应用促性腺激素释放激素激动剂（GnRH-a）治疗3～6个月后，再使用口服避孕药或LNG-IUS[2]。LNG-IUS可以显著改善子宫腺肌症相关症状、内异症疼痛及病灶大小，内异症保守术后放置LNG-IUS能达到缓解疼痛、减少复发的治疗效果，但仍存有争议[3]。我院从2006年开始组织了一项为期9年的前瞻性队列研究，旨在评估LNG-IUS治疗子宫腺肌症的效果和不良反应。本研究作为该研究的一部分，旨在探讨放置LNG-IUS前应用GnRH-a预处理对于治疗效果的影响。

1 材料与方法

1.1 研究对象

选取2006年12月至2014年12月在北京协和医院妇产科接受LNG-IUS治疗的1 100例子宫腺肌症（腺肌症）患者。腺肌症患者均为绝经前月经规律的年轻女性。患者在放置LNG-IUS前均行子宫内膜活检以排除子宫内膜病变。入选标准：患者要求保守治疗，没有放置LNG-IUS的禁忌证，放置LNG-IUS前重度痛经（VAS≥7分）和/或经量过多（出血评分＞100分），年龄≥20岁且＜45岁，放置随诊时间≥12个月，体检子宫≤妊娠12周大小。排除标准：超声无法确诊腺肌症，要求妊娠、哺乳，子宫内膜活检发现子宫内膜不典型增生或癌症，随访＜12个月，开腹手术，手术发现女性生殖道恶性或交界性病变，手术切除所有可见/可触及的腺肌症病灶，以及存在LNG-IUS治疗的禁忌证。随访至2015年12月。患者均签署放置LNG-IUS的知情同意书。本研究经北京协和医院的伦理学委员会批准。

1.2 治疗

LNG-IUS为左炔诺孕酮（曼月乐）（拜耳医药保健公司），其缓释系统中含52mg左炔诺孕酮。患者在月经第1～5天内随机由两位妇科医师（李雷，张俊吉）负责完成放置LNG-IUS。对于子宫大小＞妊娠10周大，或出血评分＞200分的患者在放置LNG-IUS前予以GnRH-a预处理3次。对于有妇科手术指证而行腹腔镜保守手术（即保留子宫和至少一侧卵巢）的腺肌症患者，术前根据临床需要予以GnRH-a治疗或不治疗。手术在月经结束后3～7天进行。术中同时放置LNG-IUS。每例手术均由两位妇科医师（冷金花，张俊吉）共同完成。根据术中判断及术后病理明确患者是否合并内异症以及具体内异症类型。

1.3 随访

患者于放置LNG-IUS后的第3、6、12、24、36、48及60个月于门诊接受随访。每次随访均测量或检查患者的身高、体重，视觉模拟评分（visual analogue scale，VAS），口述评分（verbal rating scales，VRS），妇科检查评估的子宫大小，超声测量计算的子宫体积，出血评分，血清CA125水平和血红蛋白浓度（Hb），以及各个随访时期的不良反应。2015年12月尚未门诊随诊的患者均以电话随访询问LNG-IUS放置状态（失访、脱出、取出或仍然携带）。妇科体检由一位医师（冷金花）独立完成。

1.4 评价标准

1.4.1 腺肌症的诊断标准

对可疑腺肌症的患者进行经阴道超声检查。每例患者的超声图像由两位影像学医师独立评估（刘真真、游姗姗）。如超声发现内膜腺体或间质在内膜-肌层结合带出现且浸润深度超过1个单位的中等功率（×100）视野（相当于内膜-肌层结合带处2mm的浸润深度），则诊断腺肌症[4]。

1.4.2 疼痛评价标准

主要以患者报告的VAS和VRS进行疼痛程度

的评估。VAS中0分为无痛,10分为最严重的疼痛[5]。VRS用于随访前28天的总体疼痛评价,患者记录疼痛日记总分0分为无痛,96分为最严重疼痛[6]。

1.4.3 经量评价标准

经量评分应用Higham等提出的象形图评分(pictorial chart score)进行量化评估[7],评分> 100为经量过多。Hb测量作为辅助标准评估经量过多的治疗效果。

1.4.4 子宫大小评价标准

妇科检查均由一位妇科医师(冷金花)完成。子宫径线的测量以经阴道超声完成。子宫体积的计算按Yaman等[8]提出的公式计算。

1.4.5 不良反应的类型及标准

不同随访阶段中(0 ~ 3个月,4 ~ 6个月,7 ~ 12个月,13 ~ 24个月,25 ~ 36个月,37 ~ 48个月和49 ~ 60个月),患者报告的主要不良反应。这些不良反应包括三大类型:①第一类,不规则出血(点滴出血需要或不需要卫生巾,出血类似于正常经量,出血多于正常经量)[9];②第二类,月经模式变化(月经频发、月经稀发、闭经、经期延长、经期缩短);③第三类,其他不良反应:下腹痛、头痛、乳房胀痛、痤疮、多毛、下肢水肿、情绪改变,超声提示卵巢囊肿形成,体重增加≥ 5千克/年,阴道分泌物增加等。考虑到"闭经"和"经期缩短"有利于症状缓解,因此将这两种情况的病例数从"不良反应"的相关统计中去除,而安排在"月经模式变化"的相关统计中。

1.4.6 手术施行及评价标准

腹腔镜手术中内异症病灶的存在与类型由两位同时手术的医师(冷金花,张俊吉)进行判断。内异症分类中深部浸润型内异症(DIE)参考Chapron等提出的分类标准[10]。组织学病理由病理科常规报告,由一位病理医师(常晓燕)复核确定。LNG-IUS的放置结局包括:①患者要求取出LNG-IUS;②检查发现,LNG-IUS下移至宫颈管外口后取出或自行脱落(统称为自行脱落);③放置满5年取出。对于要求取出LNG-IUS的情况,以调查问卷表调查取出的最主要原因。

1.5 研究目标

评估放置LNG-IUS前应用GnRH-a预处理对于治疗效果、不良反应、月经模式以及续带率的影响。

1.6 统计学处理

采用SPSS 11.5软件。两组或多组样本间构成比的比较采用χ^2检验;两组计量资料比较应用独立样本的t检验;两组样本间自身计量资料比较应用自身配对的t检验。累积续带率等生存指标以寿命表和Kaplan-Meier方法计算。

2 结果

2.1 总体情况

1 100例患者的中位年龄36岁(20 ~ 44岁),中位随访时间35个月(1 ~ 108个月),其中行手术者共385例(35.0%)。按临床症状分组,仅有重度痛经者482例(43.8%),仅有经量过多者460例(41.8%),重度痛经伴有经量过多者158例(14.4%)。失访患者共151例(13.7%)。378例(34.4%)患者在放置LNG-IUS前应用GnRH-a预处理(预处理组),722(65.6%)例未应用GnRH-a预处理(对照组)。主要应用的GnRH-a类型包括亮丙瑞林(178例,47.1%)、戈舍瑞林(93例,24.6%)和曲普瑞林(107例,28.3%)。GnRH-a应用的中位次数为3次(1 ~ 5次),应用1次、2次、3次、4次和5次的患者比例分别为2.6%(10例)、26.5%(100例)、65.3%(247例)、5.3%(20例)和0.3%(1例)。

2.2 一般情况和续带率

预处理组和对照组的平均出血评分(115.3 vs 126.1,$P < 0.001$)、平均VAS评分(5.5 vs 5.9,$P = 0.017$)存在显著差异,年龄、孕产次、手术情况、初始症状、疼痛模式、经量过多患者比例、贫血比例、子宫大小、CA125等均无显著差异($P > 0.05$)。预处理组和对照组在60个月的累积续带率分别为74%和63%($P < 0.001$,图1),失访率分别为14.0%和13.6%($P = 0.533$),取出率分别为8.2%和10.1%($P = 0.304$),脱落率分别为10.8%和18.7%($P = 0.001$)。经对出血评分

和VAS进行校正后也得出类似结论。

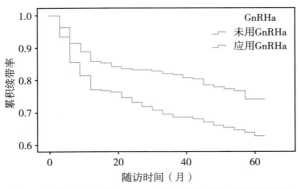

图1 应用和未应用GnRH-a预处理患者的累积续带率

2.3 治疗效果

放置3～60个月，预处理组和对照组的重度痛经缓解率、疼痛严重程度分布、疼痛评分分值和变化、经量过多缓解率、出血评分平均分值和变化、CA125均值和变化、CA125均值和变化等比较，差异均无统计学意义（$P > 0.05$）。预处理组和对照组3个月的平均VRS（11.3 vs 14.3，$P = 0.048$）、6个月的平均VAS（3.8 vs 4.0，$P = 0.034$）、24个月的平均CA125（22.2 vs 16.5，$P = 0.002$）比较，差异均有统计学意义。

2.4 不良反应和月经模式改变

放置3～60个月，预处理组和对照组的月经模式改变、总体不良反应发生率、不同类型的不良反应发生率等指标比较，差异均无统计学意义；但放置6个月时，预处理组的第三类不良反应（即点滴出血和月经之外的其他不良反应）发生率高于对照组［16.5%（44/266）vs 11.1%（53/478），$P = 0.034$］。放置后24个月，预处理组第二类不良反应（即月经相关的不良反应）发生率低于对照组［2.6（6/228）vs 6.3%（23/367），$P = 0.045$］。

3 讨论

3.1 LNG-IUS是治疗腺肌症的有效方案

1860年德国病理学家Carl von Rokitansky

首先观察到肌层内的子宫内膜腺体组织，称之为"cystosarcoma adenoid uterium"[11,12]。但直到1921年，大家才认识到腺肌症病灶是由于"上皮浸润"子宫肌层造成[11]。约80%的腺肌症患者年龄在40岁以上。有症状的患者中50%经量过多，30%合并痛经，20%不规则出血[13,14]。仅18.7%的患者既合并经量过多又有严重的痛经[15]。其他不常见的症状包括性交痛和慢性盆腔痛。腺肌症的保守治疗方案较棘手，目前已有很多证据表明，对于强烈要求保留子宫的女性。虽然证据不多，但LNG-IUS已被证明是有效而安全的治疗方案，成为腺肌症的一线治疗方案[2,3,16]。

3.2 GnRH-a预处理可以提高患者的随访率和续带率

有关LNG-IUS续带率的研究不多。本研究中，到60个月的累积续带率仍高达67%。Lockhat等[17]发现，患者放置6、12、24和36个月后的续用率分别为85%、68%、62%和56%。宋楠等[18]发现，慢性盆腔痛和痛经患者LNG-IUS续用率6个月为88.6%；1年为74%。一项台湾的回顾性研究分析了LNG-IUS在48例大子宫（≥妊娠12周大小）腺肌症患者的效果，最常见的不良反应的点滴出血（58.3%）和LNG-IUS脱出（37.5%）。16.7%的患者进行全子宫切除。LNG-IUS的总体成功率为68.8%[19]。本研究发现，GnRH-a预处理可以提高患者的随访率和续带率，原因并不清楚。GnRH-a能显著降低内异症、腺肌症和子宫肌瘤组织中的炎性反应和血管生成效应，显著降低细胞的凋亡。这些组织学水平多种生物学效应可能参与这些生殖道疾病的消退[20]。分子学研究发现，GnRH-a能够调节肌瘤组织中的纤维调节素，该物质对于肌瘤的成纤维特点是非常重要的[21]；GnRH-a还能调节肌瘤和内膜中Smads及TGF-β受体的表达，此两者对于肌瘤的生长具有重要的调节效应[22]。GnRH-a也改变了肌瘤组织中涉及丝裂原活化蛋白和局灶粘连激酶的信号传导途径[23]。GnRH-a还可能改善患者有关疼痛的神经回路[24]。最重要的是，GnRH-a应用可以显著减小子宫体积，尽管停药后子宫很快恢复治疗前大小[25]。这些GnRH-a

的治疗效应是否是改善LNG-IUS脱落率的原因，尚待进一步研究。

失访有较强的主观因素。GnRH-a的费用和疗程、所需的密切随访可能也是应用者失访率较低的原因，在中位应用3次的GnRH-a后患者更加重视治疗效果的评估，因此失访率相对较低。GnRH-a治疗降低失访率和脱落率是否具有卫生经济学效益，仍待进一步的细致随访。脱落本身确实是经济损失和治疗失败，但是普遍应用GnRH-a的直接费用和间接费用（随诊、耽误工作和照顾家庭的时间，不良反应的处理等）能否弥补脱落相关的卫生经济损伤，至今仍无研究。2002年一项成本效益分析发现，术前应用GnRH-a并不具备充分的成本效益优势[26]。尤其值得指出的是，本研究已证实，GnRH-a的应用并不能改善患者治疗的效果和不良反应。GnRH-a治疗相关的不良反应也需重视。GnRH-a治疗最显著反应是绝经症状[27]。雌激素反向添加（add-back）治疗对于缓解绝经症状有效，但对于保留生育功能治疗的影响尚不清楚。

GnRH-a治疗引起的骨质丢失也值得关注[28]。

3.3 研究的缺陷和不足

本研究在设计上的主要缺陷是没有对每例患者实现严格的定期随访，也缺少对照人群。另一方面，研究并未涉及经济学和生活质量评估，未将GnRH-a相关的不良反应考虑在内。LNG-IUS使用满意度的评价有不同的报道，相关生活质量的研究很少。已有研究提示，LNG-IUS放置3年后整体的满意度为72.5%[29]。对于腺肌症引起的经量过多，与全子宫切除相比，LNG-IUS可以在治疗的1年时间显著增加患者的血红蛋白水平，而且LNG-IUS对于改善患者精神心理状态及社会生活质量似乎具有更突出的优点[30]。不过也有研究发现LNG-IUS应用的满意度不如GnRH-a治疗组[31]。

总之，症状性腺肌症患者放置LNG-IUS前予以GnRH-a预处理治疗可以提高续带率、降低脱落率，但并不改善治疗效果和不良反应。

参 考 文 献

[1] Matalliotakis IM, Katsikis IK, Panidis DK. Adenomyosis: what is the impact on fertility [J] Curr Opin Obstet Gynecol, 2005, 17 (3): 261-264.

[2] 中华医学会妇产科学分会子宫内膜异位症协作组. 子宫内膜异位症的诊治指南 [J]. 中华妇产科杂志, 2015 (3): 161-169.

[3] 李雷, 冷金花. 左炔诺孕酮宫内缓释系统治疗内异症和子宫腺肌症的研究进展 [J]. 中华妇产科杂志, 2013, 48 (1): 61-64.

[4] Dueholm M, Lundorf E, Hansen ES, et al. Magnetic resonance imaging and transvaginal ultrasonography for the diagnosis of adenomyosis [J]. Fertil Steril, 2001, 76 (3): 588-594.

[5] Woodforde JM, Merskey H. Some relationships between subjective measures of pain [J]. J Psychosom Res, 1972, 16 (3): 173-178.

[6] Lockhat FB, Emembolu JO, Konje JC. The efficacy, sideeffects and continuation rates in women with symptomatic endometriosis undergoing treatment with an intra-uterine administered progestogen (levonorgestrel): a 3 year follow-up [J]. Hum Reprod, 2005, 20 (3): 789-793.

[7] Higham JM, O'Brien PM, Shaw RW. Assessment of menstrual blood loss using a pictorial chart [J]. Br J Obstet Gynaecol, 1990, 97 (8): 734-739.

[8] Yaman C, Jesacher K, Polz W. Accuracy of three-dimensional transvaginal ultrasound in uterus volume measurements: comparison with two-dimensional ultrasound [J]. Ultrasound Med Biol, 2003, 29 (12): 1681-1684.

[9] Petta CA, Ferriani RA, Abrao MS, et al. Randomized clinical trial of a levonorgestrel-releasing intrauterine system and a depot GnRH analogue for the treatment of chronic pelvic pain in women with endometriosis [J]. Hum Reprod, 2005, 20 (7): 1993-1998.

[10] Chapron C, Fauconnier A, Vieira M, et al. Anatomical distribution of deeply infiltrating endometriosis: surgical implications and proposition for a classification [J]. Hum Reprod, 2003, 18 (1): 157-161.

[11] Benagiano G, Brosens I. History of adenomyosis [J]. Best Pract Res Clin Obstet Gynaecol, 2006, 20 (4): 449-463.

［12］Benagiano G，Brosens I，Carrara S．Adenomyosis：new knowledge is generating new treatment strategies［J］．Womens Health（Lond Engl），2009，5（3）：297-311．

［13］Ferenczy A．Pathophysiology of adenomyosis［J］．Hum Reprod Update，1998，4（4）：312-22．

［14］Bergeron C，Amant F，Ferenczy A．Pathology and physiopathology of adenomyosis［J］．Best Pract Res Clin Obstet Gynaecol，2006，20（4）：511-521．

［15］Bird CC，McElin TW，Manalo-Estrella P．The elusive adenomyosis of the uterus--revisited［J］．Am J Obstet Gynecol，1972，112（5）：583-593．

［16］李雷，冷金花．子宫腺肌症对生育影响及其治疗研究进展［J］．中国实用妇科与产科杂志，2012，28（12）：953-955．

［17］Lockhat FB，Emembolu JO，Konje JC．The evaluation of the effectiveness of an intrauterine-administered progestogen（levonorgestrel）in the symptomatic treatment of endometriosis and in the staging of the disease［J］．HumReprod，2004，19（1）：179-184．

［18］宋楠，冷金花．左炔诺孕酮宫内缓释系统治疗子宫腺肌症的临床观察［J］．生殖医学杂志，2009，18（6）：508-512．

［19］Park DS，Kim ML，Song T，et al．Clinical experiences of the levonorgestrel-releasing intrauterine system in patients with large symptomatic adenomyosis［J］．Taiwan J Obstet Gynecol，2015，54（4）：412-415．

［20］Benagiano G，Brosens I，Habiba M．Structural and molecular features of the endomyometrium in endometriosis and adenomyosis［J］．Hum Reprod Update，2014，20（3）：386-402．

［21］Levens E，Luo X，Ding L，et al．Fibromodulin is exexpressed in leiomyoma and myometrium and regulated by gonadotropin-releasing hormone analogue therapy and TGF-beta through Smad and MAPK-mediated signaling．［J］．Mol Hum Reprod，2005，11（7）：489-494．

［22］Chegini N，Luo X，Ding L，et al．The expression of Smads and transforming growth factor beta receptors in leiomyoma and myometrium and the effect of gonadotropin releasing hormone analogue therapy［J］．Mol Cell Endocrinol，2003，209（1-2）：9-16．

［23］Chegini N，Kornberg L．Gonadotropin releasing hormone analogue therapy alters signal transduction pathways involving mitogen-activated protein and focal adhesion kinases in leiomyoma［J］．J Soc Gynecol Invest，2003，10（1）：21-26．

［24］Craig MC，Fletcher PC，Daly EM，et al．A study of visuospatial working memory pre-and post-Gonadotropin HormoneReleasing Hormone agonists（GnRH-a）in young women［J］．Horm Behav，2008，54（1）：47-59．

［25］Zhang Y，Sun L，Guo Y，et al．The impact of preoperative gonadotropin-releasing hormone agonist treatment on women with uterine fibroids：a meta-analysis［J］．Obstet Gynecol Surv，2014，69（2）：100-108．

［26］Farquhar C，Brown PM，Furness S．Cost effectiveness of pre-operative gonadotrophin releasing analogues for women with uterine fibroids undergoing hysterectomy or myomectomy［J］．BJOG，2002，109（11）：1273-1280．

［27］中华医学会妇产科学分会子宫内膜异位症协作组．子宫内膜异位症的诊断和治疗规范［J］．中华妇产科杂志，2007，42（9）：645-648．

［28］Sverrisdottir A，Fornander T，Jacobsson H，et al．Bone mineral density among premenopausal women with early breast cancer in a randomized trial of adjuvant endocrine therapy［J］．J Clin Oncol，2004，22（18）：3694-3699．

［29］Sheng J，Zhang WY，Zhang JP，et al．The LNG-IUS study on adenomyosis：a 3-year follow-up study on the efficacy and side effects of the use of levonorgestrel intrauterine system for the treatment of dysmenorrhea associated with adenomyosis［J］．Contraception，2009，79（3）：189-193．

［30］Ozdegirmenci O，Kayikcioglu F，Akgul MA，et al．Comparison of levonorgestrel intrauterine system versus hysterectomy on efficacy and quality of life in patients with adenomyosis［J］．Fertil Steril，2011，95（2）：497-502．

［31］Bayoglu Tekin Y，Dilbaz B，Altinbas SK，et al．Postoperative medical treatment of chronic pelvic pain related to severe endometriosis：levonorgestrel-releasing intrauterine system versus gonadotropin-releasing hormone analogue［J］．Fertil Steril，2011，95（2）：492-496．

LNG-IUS治疗子宫腺肌症相关经量过多的前瞻性研究

李　雷　　冷金花　　史精华　　张俊吉　　贾双征　　李晓燕　　戴　毅　　张加韧　　李　婷

徐晓璇　　刘真真　　游姗姗　　常晓燕　　郎景和

【摘要】目的：在前瞻性研究中分析左炔诺孕酮宫内缓释系统（LNG-IUS）治疗子宫腺肌症相关经量过多的效果及经量过多缓解的预测因素。方法：北京协和医院妇产科从2006年12月至2014年12月对门诊或住院的通过超声检查诊断为子宫腺肌症的经量过多和/或重度痛经患者共1 100例给予LNG-IUS治疗，在放置前后不同随访时间点评估患者的出血评分、LNG-IUS带器情况、痛经症状、生化指标、体格参数、月经模式以及不良反应，分析出血评分及贫血状态的变化趋势、经量过多缓解的预测因素以及与月经模式、不良反应的关系。结果：符合入选标准的子宫腺肌症患者共1 100例患者，其中经量过多患者618例（56.18%，618/1 100），中位随访时间28个月（1～60个月），在放置LNG-IUS后60个月时的累积续用率为66%。放置LNG-IUS后患者的出血评分与放置前相比均显著下降（P均＜0.01），放置前、放置后3、6、12、24、36、48和60个月的出血评分分别为（157±34）、（94±35）、（70±33）、（67±18）、（67±20）、（65±19）、（66±19）、（65±21）分。放置LNG-IUS后经量过多患者的比例与放置前相比显著下降（P均＜0.01）。在放置LNG-IUS后的24个月内，每个随访时间点与前一随访时间点比较，出血评分、贫血状态均有显著改善（P均＜0.01）。未能发现可以统一预测经量过多缓解的相关因素。经量过多的缓解情况与同期患者报告的月经模式变化、总体不良反应、不同类型的不良反应等因素均无显著相关性（P均＞0.05）。结论：LNG-IUS是治疗子宫腺肌症相关经量过多的有效方案，经量过多的缓解与患者的一般情况、治疗模式、月经模式变化或不良反应无关。

【关键词】子宫腺肌病；月经过多；左炔诺孕酮；药物释放系统；前瞻性研究

A prospective study on the effects of levonorgestrel-releasing intrauterine system for adenomyosis with menorrhagia. *Li Lei, Leng Jinhua, Shi Jinghua, Zhang Junji, Jia Shuangzheng, Li Xiaoyan, Dai Yi, Zhang Jiaren, Li Ting, Xu Xiaoxuan, Liu Zhenzhen, You Shanshan, Chang Xiaoyan, Lang Jinghe*

【Abstract】Objective：To investigate treatment effects of levonorgestrel-releasing intrauterine system（LNG-IUS）for adenomyosis with menorrhea in a prospective study．Methods：From December 2006 to December 2014, patients of symptomatic adenomyosis diagnosed by transvaginal ultrasound in outpatient or inpatient clinics of Peking Union Medical College Hospital were given the treatment of LNG-IUS．Before and after placement of LNG-IUS, all the patients' parameters were recorded prospectively, including scores of menstruation blood loss, carrying status of IUS, symptoms and scores of dysmenorrhea, biochemical indicators, physical parameters, menstruation patterns and adverse effects．Changes of pictorial chart scores of menstruation and distribution of anemia during follow-up were analyzed．Results：Totally 1 100 women meets inclusion criteria, among which 618 cases（56.18%, 618/1 100）had severe menorrhea, with median follow-up period of 28 months（range 1～60 months）, and accumulative carrying rate of 66% at 60 months follow-up．After placement of LNG-IUS, compared with baselines, pictorial chart scores and ratio of menorrhea had decreased significantly（all $P < 0.01$）, the scores of menstruation were 157±34,

94±35，70±33，67±18，67±20，65±19，66±19，65±21 at 0，3，6，12，24，36，48 and 60 months respectively．During 24 months after placement of LNG-IUS，pictorial chart scores and distribution of anemia had improved significantly compared with preceding period（all $P < 0.01$）．We found no dependent factors predicting improvement of pictorial chart scores of menorrhea，which was neither relevant with simultaneous changes of menstruation patterns nor adverse effects（all $P > 0.05$）．**Conclusions**：LNG-IUS is effective for adenomyosis of menorrhea．Improvement of menstruation blood loss is independent on patients' characters，menstruation patterns or adverse effects．

【**Key words**】Adenomyosis；Menorrhagia；Levonorgestrel；Drug delivery systems；Prospective studies

子宫腺肌症的发生率为5%～70%，主要引起不规则子宫出血（50%）、继发性痛经（30%）和子宫增大[1]。子宫腺肌症相关经量过多和重度痛经的治疗较为棘手，既往的"标准"治疗方式是子宫全切除术。随着患者对保留生育和生理功能要求的增高，以及对手术风险和并发症的考虑，越来越多的患者要求保守性的药物和/或手术治疗[2,3]。目前，左炔诺孕酮宫内缓释系统（levonorgestrel-releasing intrauterine system，LNG-IUS）治疗子宫腺肌症的研究规模不大，多为回顾性分析。本课题组从2006年开始组织了一项为期9年的前瞻性队列研究，评估LNG-IUS治疗子宫腺肌症的效果和不良反应。本研究作为此前瞻性研究的一部分，旨在分析LNG-IUS治疗子宫腺肌症相关经量过多的效果及相关因素。

资料与方法

一、资料来源及研究设计

本研究是一项前瞻性队列研究。选取2006年12月至2014年12月在北京协和医院妇产科门诊或住院部通过超声检查诊断为子宫腺肌症的患者接受LNG-IUS治疗。随访至2015年12月。本研究经北京协和医院伦理学委员会批准，所有患者在入选之前都签署了放置LNG-IUS的知情同意书。

二、患者入选及治疗

本研究纳入的子宫腺肌症患者均为绝经前月经规律的女性，在放置LNG-IUS前均行子宫内膜活检以排除子宫内膜病变，均通过超声检查诊断为子宫腺肌症。

入选标准：要求保守性治疗，无放置LNG-IUS的禁忌证，在放置LNG-IUS前有经量过多（出血评分＞100分）和/或重度痛经［视觉模拟评分（VAS）≥7分］，年龄≥20岁且＜45岁，放置LNG-IUS后的随诊时间≥12个月，妇科检查子宫大小≤孕12周。排除标准：超声检查无法确诊子宫腺肌症，要求妊娠，哺乳，子宫内膜活检结果为子宫内膜不典型增生或恶性肿瘤，随访时间＜12个月，开腹手术的患者，手术发现生殖器官恶性或交界性病变的患者，手术切除所有可见和/或可触及的子宫腺肌症病灶的患者，存在LNG-IUS治疗禁忌证。

本研究应用的LNG-IUS缓释系统中含52 mg左炔诺孕酮。所有入选患者在月经第1～5天随机由两位妇科医师负责完成放置LNG-IUS。此后接受为期5年的随访。患者在放置LNG-IUS后的第3、6、12、24、36、48及60个月于北京协和医院门诊接受随访。在LNG-IUS放置前的最后一次门诊及每次随访时均测量或检查患者的身高、体质量、出血评分、VAS、疼痛的口述评分（VRS）、妇科检查评估的子宫大小、超声测量计算的子宫体积、外周血血清CA125水平和血红蛋白（Hb）含量，并记录各个随访时期的不良反应。至2015年12月尚未门诊随诊的患者均以电话随访询问LNG-IUS放置状态（失访、脱落、取出或仍然带器）。

对于妇科检查子宫大小＞孕10周，或出血评分＞200分，或放置前手术医师根据临床表现决定用药的患者，在放置LNG-IUS前予以促性腺激素释放激素激动剂（GnRH-a）治疗，最多3次，或在未达到3次前患者要求停止GnRH-a治疗。

对于有妇科手术指征（包括子宫肌瘤、子宫腺肌瘤、卵巢良性肿瘤等）而行腹腔镜保守性手术（即保留子宫和至少1侧卵巢）的子宫腺肌症患者，术前根据临床需要予以GnRH-a治疗或不治疗。手术在月经结束后3～7天进行。术中同时放置LNG-IUS。

LNG-IUS放置时机分为两类：术中放置（即在腹腔镜手术中放置）和非术中放置（未应用GnRH-a的患者，在月经开始1～5天内放置；应用GnRH-a的患者，在末次用药的28天内放置）。

三、评价指标及标准

1. 子宫腺肌症的诊断标准　由超声专科医师对可疑子宫腺肌症的患者进行经阴道超声检查。每位患者的超声图像分析由并不了解患者治疗情况的两位超声影像学医师独立评估；只有在两位医师均诊断子宫腺肌症的情况下，患者才最终超声确诊子宫腺肌症。超声检查时应用探头在两个平面进行测量，关注边界不清或有异常回声的病灶；若出现这样的病灶，评估下述子宫腺肌症的诊断标准：不均质回声，回声区域面积增加或减少，或子宫肌层囊肿。若子宫内膜腺体或间质在子宫内膜-肌层结合带（junctional zone）出现且浸润深度超过1个单位的中等功率（×100）视野（相当于子宫内膜-肌层结合带处2 mm的浸润深度），则诊断子宫腺肌症[4]。

2. 经量评价标准　评价经量的出血评分，应用Higham等[5]提出的图形评分法（pictorial chart score）进行量化评估，评分＞100分为经量过多。外周静脉血Hb作为失血性贫血严重程度的一种辅助标准进行检测。对于出血评分＞200分的经量过多患者，随访过程中出血评分降至100分或更低水平为治疗成功。Hb检测作为辅助标准评估经量过多的治疗效果。Hb＜110 g/L定义为贫血。

3. 子宫大小的评价标准　所有患者的妇科检查由同一位高级职称妇科医师完成以保证标准的统一。子宫径线的测量由两位超声影像学医师以经阴道超声完成。子宫体积的计算按照Yaman等[6]提出的公式计算。

4. 不良反应的类型及标准　本研究中的不良反应指的是在不同随访阶段中患者报告的主要不良反应。这些不良反应包括三大类型，①不规则出血（点滴出血或多量出血）[7]；②月经模式变化（月经频发、稀发、经期延长）；③其他不良反应：包括下腹痛、头痛、乳房胀痛、痤疮、多毛、下肢水肿、情绪改变、超声提示卵巢囊肿形成、体质量增加≥5千克/年、阴道分泌物增加等）。

四、研究目标

本研究的研究目标是分析经量过多的子宫腺肌症患者放置LNG-IUS后出血评分的变化情况以及相关因素（包括经量过多缓解的预测因素、放置结局、月经模式和不良反应）。GnRH-a治疗和放置时机（术中和非术中）作为可能影响治疗效果的变量也在单因素和回归分析中进行分析。

五、统计学方法

使用SPSS 11.5软件进行统计学分析。两组或多组样本间计数资料的显著性差异比较应用χ^2检验；两组或多组样本间构成比例的显著性差异比较应用χ^2检验；两组样本间计量资料的显著性差异比较应用独立样本的t检验；两组样本间自身计量资料的显著性差异比较应用自身配对的t检验。累积续带率等生存指标以寿命表法计算。经量过多缓解的相关预测因素采用logistic回归分析。以$P＜0.05$为差异有统计学意义。

结　　果

一、一般情况

从2006年12月至2014年12月，本课题组为子宫腺肌症患者放置LNG-IUS总计2 216例，最终符合入选标准者1 100例；1 100例患者的中位年龄为36岁（20～44岁），中位随访时间为35个月（1～60个月）。施行腹腔镜手术的患者有385例（35.00%，385/1 100）。按临床症状区分，仅有经量过多、仅有重度痛经以及既有经量过多也有重度痛经的患者分别为460例（41.82%，460/1 100）、482例（43.82%，482/1 100）和158例（14.36%，158/1 100）。失访患者共151例（13.73%，151/1 100）。

经量过多的618例（56.18%，618/1 100）患者中，放置LNG-IUS时的中位年龄为36岁

（20～44岁），中位随访时间为28个月（1～60个月），平均体重指数（body mass index，BMI）为（23.0±3.2）kg/m²，平均孕次为（2.4±1.0）次，平均产次为（1.2±0.6）次；214例（34.6%，214/618）患者放置前应用GnRH-a；196例（31.7%，196/618）患者放置前接受了手术，手术发现合并子宫内膜异位症（内异症）的患者有161例（82.1%，161/196），这些合并内异症的患者中有93例（57.8%，93/161）合并深部浸润型内异症（deep infiltrating endometriosis，DIE）。经过60个月的随访，失访83例（13.4%，83/618），LNG-IUS脱落118例（19.1%，118/618），取出54例（8.7%，54/618）。以寿命表法计算，经量过多的618例患者在60个月时，LNG-IUS的累积续用率66%。

二、经量过多的缓解情况

1. 出血评分 618例经量过多患者中，LNG-IUS放置前、放置后3、6、12、24、36、48和60个月的平均出血评分分别为（157±34）、（94±35）、（70±33）、（67±18）、（67±20）、（65±19）、（66±19）、（65±21）分。配对样本 t 检验显示，放置后各个时间点与放置前比较，差异均有统计学意义（ $P < 0.01$ ）。在24个月之前，放置后每个随访时间点的平均出血评分均优于前一随访时间点（ P 均 < 0.01 ）；但是从24个月开始，平均出血评分与前一随访时间点比较，差异均无统计学意义（ P 均 > 0.05 ）。见图1。

基于出血评分分析618例经量过多患者的经量过多缓解（出血评分≤100分）的情况（即经量过多患者的比例），放置后各个时间点的经量过多缓解情况均优于放置前（ P 均 < 0.01 ）。见图2。由图2可见，在24个月之前，放置后每个随访时间点的经量过多缓解情况均优于前一随访时间点（ P 均 < 0.01 ）；但从放置后24个月开始，每个随访时间点的经量过多缓解情况与前一随访时间点不再有显著差异（ P 均 > 0.05 ）。

对于482例非经量过多患者出血评分的分析也发现，放置LNG-IUS后各个时间点与放置前比较，差异均有统计学意义（ $P < 0.01$ ）。见图1。

2. Hb 618例经量过多患者中，LNG-IUS放置前和放置后3、6、12、24、36、48和60个

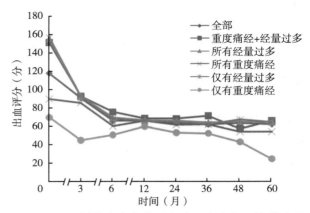

图1 不同临床症状的子宫腺肌症患者左炔诺孕酮宫内缓释系统（LNG-IUS）治疗后平均出血评分的变化趋势

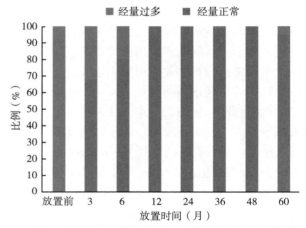

图2 基于出血评分分析618例经量过多的子宫腺肌症患者左炔诺孕酮宫内缓释系统（LNG-IUS）治疗后经量过多分布的变化趋势

月的平均HGB分别为（93±14）、（101±22）、（114±9）、（116±10）、（118±8）、（117±10）、（121±9）、（125±8）g/L。见图3。配对 t 检验显示，放置后各个时间点与放置前比较，差异均有统计学意义（ $P < 0.01$ ）；而且，除外24个月（ $P = 0.075$ ）、36个月（ $P = 0.285$ ）和60个月（ $P = 0.746$ ），其他随访时间点的平均HGB与前一随访时间点比较，差异均有统计学意义（ $P < 0.01$ ）。见图3。

基于Hb分析618例经量过多患者的贫血缓解情况（贫血患者的比例），放置后各个时间点的贫血缓解情况均优于放置前（ P 均 < 0.01 ）。见图4。由图4可见，在24个月之前，放置后每个随访时间点的贫血缓解情况均优于前一随访时间

点（P均＜0.01）；但从放置后24个月开始，每个随访时间点的贫血缓解情况与前一随访时间点不再有显著差异（P均＞0.05）。

对于482例非经量过多患者平均Hb的分析也发现，放置LNG-IUS后各个时间点与放置前比较，差异均有统计学意义（P＜0.01）。见图3。

3. 闭经和经期缩短的情况 所有的1 100例患者中，在放置LNG-IUS后3、6、12、24、36、48和60个月，闭经的发生率分别为0（0/801）、5.8%（43/744）、6.9%（47/682）、10.1%（60/595）、17.3%（87/502）、27.2%（104/383）、29.6%（82/277），差异有统计学意义（P＜0.01）；经期缩短的发生率分别为3.5%（28/801）、5.1%（38/744）、

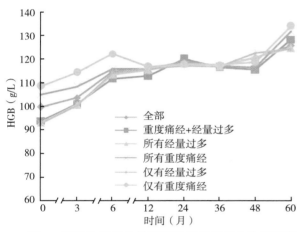

图3 不同临床症状的子宫腺肌症患者左炔诺孕酮宫内缓释系统（LNG-IUS）治疗后平均血红蛋白（Hb）含量的变化趋势

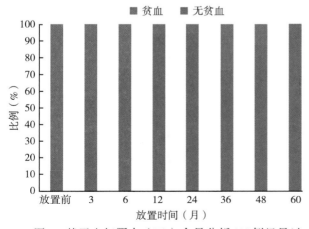

图4 基于血红蛋白（Hb）含量分析618例经量过多的子宫腺肌症患者左炔诺孕酮宫内缓释系统（LNG-IUS）治疗后贫血分布的变化趋势

6.6%（45/682）、8.9%（53/595）、10.2%（51/502）、19.1%（73/383）、29.2%（81/277），差异有统计学意义（P＜0.01）。不同临床症状的子宫腺肌症患者闭经和经期缩短的比例类似。

三、经量过多缓解的相关因素分析结果

本研究分析的相关因素包括LNG-IUS放置前的患者年龄、出血评分、疼痛评分、子宫大小、是否合并内异症、生化指标（血清CA125水平等）、体格参数（体质量、BMI）、放置时机（包括术中和非术中）、是否予GnRH-a治疗及其次数，以及放置后的不良反应、月经模式变化、带器状态。

1. 经量过多缓解的预测因素 单因素分析发现，能够预测放置后3个月经量过多缓解的相关因素包括：放置前妇科检查的子宫大小（P＝0.049）、放置前超声测量的子宫体积（P＝0.029）。能够预测放置后6个月经量过多缓解的相关因素是：放置前是否接受了手术治疗（P＝0.003）。其他随访时间点未发现有显著意义的预测因素（P均＞0.05）。是否合并重度痛经与各个随访时间点经量过多的缓解率均无显著相关性（P＞0.05）。

logistic回归分析未发现任何有显著意义的因素能够预测经量过多的缓解（P均＞0.05）。特别应该注意的是，总体上，放置前是否接受了GnRH-a治疗，并不影响经量过多的缓解情况（P＞0.05）。

2. 经量过多与随访结局、月经模式、不良反应的相关性 所有随访时间点均未发现经量过多缓解情况与后续的LNG-IUS结局有关（P均＞0.05）。

在放置后3个月时经量过多缓解与同期月经模式的改变有显著相关性（P＝0.041）。其余各个随访时间点未发现经量过多缓解情况与同期患者报告的月经模式变化、总体不良反应、点滴出血相关的不良反应、其他不良反应等有显著相关性（P均＞0.05）。

四、其他指标的变化情况

经量过多的子宫腺肌症患者VAS和VRS在

随访中获得显著改善（$P < 0.05$），对于合并或未合并重度痛经的患者都有类似的结果；而超声测量的子宫体积、妇科检查发现子宫大小异常的比例、血CA125水平、血CA125水平异常的比例均呈显著下降趋势（$P < 0.05$），而且大部分随访时间点与前一随访时间点相比有显著差异（$P < 0.05$）。见表1。

讨　论

一、子宫腺肌症相关经量过多是临床较为棘手的问题

子宫腺肌症的发现超过150年的历史。1860年，德国病理学家Carl von Rokitansky首先观察到子宫肌层内的子宫内膜腺体组织，称之为"cystosarcoma adenoid uterium"[8,9]。不过，直到1921年，大家才认识到子宫腺肌症病灶是由于"上皮浸润"子宫肌层造成的[8]。1972年，Bird等[10]对子宫腺肌症作出明确定义：子宫内膜对子宫肌层的良性浸润导致子宫弥漫性增大，镜下观察到异位的、非肿瘤性的子宫内膜腺体和间质，周围被肥大增生的肌层组织包围。子宫腺肌症病灶能够干扰正常的子宫肌层，因此，在月经期间子宫肌层无法正常收缩，导致多量失血；子宫内膜-肌层结合带部位肌层的变形扭曲也可能影响肌层的收缩和复位，因为内膜下肌层与月经周期的子宫收缩调节密切相关[11,12]；另外，子宫腺肌症导致子宫增大和内膜面积扩张，也可能导致流血增加；异位的子宫腺肌症组织中包括诸如促血管生长因子的细胞因子，也可能是不规则出血的病理机制[13]。

目前，子宫腺肌症的各种治疗方式均存在缺陷。①子宫全切除术是既往治疗子宫腺肌症相关经量过多的首选。但随着诊断技术、药物治疗和手术器械、手术方式的进步，子宫全切除术的地位日渐下降，适用于患者没有生育要求、症状极其明显且强烈要求切除子宫的情况。②子宫内膜消融和剥脱术用于治疗已完成生育的经量过多的子宫腺肌症患者，但是子宫腺肌症病灶在肌层以下2 mm或更深度的情况治疗成功性差，最终需要子宫全切除术，因为深层的子宫腺肌症病灶在剥除组织的瘢痕下会继续增生，导致反复出血。深部子宫腺肌症对连续的孕激素治疗反应也很差。③高能聚焦超声能够在局部产生高温，产生不可逆的细胞死亡，达到消除局限病灶的目的，妇科多用于子宫肌瘤和子宫腺肌瘤的治疗。但其安全性值得进一步研究。④目前也没有发现子宫动脉栓塞术改善子宫腺肌症患者经量过多的明确证据。在此背景之下，LNG-IUS治疗子宫腺肌症

表1　经量过多的子宫腺肌症患者放置LNG-IUS前后的其他指标变化情况

类别	放置前	3个月	6个月	12个月	24个月	36个月	48个月	60个月
VAS评分（$\bar{x}\pm s$）	3.9±2.8 （$n=618$）	3.5±2.9[a] （$n=95$）	3.1±2.8[ab] （$n=180$）	2.3±2.4[ab] （$n=141$）	1.3±2.0[ab] （$n=240$）	1.6±1.9[a] （$n=162$）	1.1±1.5[ab] （$n=136$）	1.1±1.4[a] （$n=135$）
VRS评分（$\bar{x}\pm s$）	22.1±20.2 （$n=618$）	10.0±13.7[a] （$n=110$）	6.2±8.1[ab] （$n=305$）	4.1±6.5[ab] （$n=266$）	4.8±6.8[ab] （$n=240$）	6.0±5.5[a] （$n=139$）	3.8±4.0[ab] （$n=101$）	3.3±2.6[a] （$n=98$）
超声测量的子宫体积（ml，$\bar{x}\pm s$）	30.7±16.7 （$n=618$）	103±64[a] （$n=197$）	85±50[b] （$n=149$）	82±55[a] （$n=84$）	83±48[ab] （$n=57$）	76±56[a] （$n=43$）	75±57[ab] （$n=27$）	66±43[ab] （$n=17$）
CA125（U/ml，$\bar{x}\pm s$）	30.7±16.7 （$n=618$）	37.8±11.5[a] （$n=99$）	25.8±10.5[ab] （$n=89$）	28.2±11.5[b] （$n=70$）	16.2±15.4[ab] （$n=57$）	19.2±14.8[a] （$n=48$）	13.5±10.1[ab] （$n=36$）	15.8±13.0[ab] （$n=30$）
妇科检查子宫大小正常的比例（%）	21.0 （$n=618$）	28.9[a] （$n=360$）	26.1[ab] （$n=337$）	38.1[ab] （$n=257$）	29.9[ab] （$n=177$）	45.4[ab] （$n=119$）	43.0[ab] （$n=86$）	51.4[ab] （$n=35$）
CA125正常的比例	73.9 （$n=618$）	44.4[a] （$n=99$）	80.9 （$n=89$）	72.9 （$n=70$）	89.4[a] （$n=57$）	91.7[ab] （$n=48$）	97.2[ab] （$n=36$）	93.3[ab] （$n=30$）

注：表中的例数（n）为收集到该指标资料的总例数；a与放置前比较；b与前一随访时间点比较，$P < 0.05$；LNG-IUS：左炔诺孕酮宫内缓释系统；VAS：视觉模拟评分；VRS：口述评分

的优势非常突出[2,3]。

二、LNG-IUS是治疗子宫腺肌症相关经量过多的有效方案

LNG-IUS是一种T形支架带尾丝的宫内节育器，内含52 mg左旋-18-甲基炔诺孕酮（即左炔诺孕酮），在宫内缓释高效的孕激素，可维持5年左右的时间，为内异症和子宫腺肌症的治疗提供了长效的保守性方案。LNG-IUS并不影响正常血循环中的雌激素水平，其在子宫内的孕激素活性导致子宫内膜腺体萎缩，基质蜕膜化，黏膜和上皮则处于静止状态；子宫血管壁增厚并纤维化，螺旋动脉萎缩，毛细血管栓塞[14]。LNG-IUS可能会造成局部的炎症反应，导致白细胞、浆细胞和巨噬细胞的浸润，基质可能坏死[15]。宫内局部高浓度的LNG使得子宫内膜对于循环中正常水平的雌激素的调节作用不再敏感。

部分研究分析了LNG-IUS治疗子宫腺肌症相关经量过多的效果。一项包含62例患者的随机对照研究发现，LNG-IUS和口服避孕药都能明显减少子宫腺肌症的疼痛和经量过多；但是LNG-IUS与口服避孕药相比，效率更高。这种效应可能是LNG-IUS减小了子宫体积并增加了血流阻力所致[16]。LNG-IUS对于子宫不规则出血（年龄＞35岁）有很好的治疗效果，患者满意率达80.0%，73.8%的患者愿意推荐给其他妇女使用；脱落率及取出率总计为17.5%[17]。

但是，目前尚无大规模研究证实LNG-IUS对于子宫腺肌症相关经量过多的效果。在本研究中，前瞻性队列研究的随访结果显示，无论是基于患者报告的出血评分，还是客观的外周血Hb，均在放置LNG-IUS后获得显著改善。放置6个月内的出血评分显著下降，此后保持稳定、缓慢下降，导致的结果即在放置12个月后，几乎再没有经量过多或贫血的患者。无论是经量过多的缓解还是贫血的改善，无疑将会显著提升患者的健康水平和生命质量。

三、LNG-IUS治疗子宫腺肌症相关经量过多的效果不受其他因素限制

LNG-IUS治疗子宫腺肌症相关经量过多的

效果可能独立于患者的一般症状、体格参数、治疗方式和生化指标等因素。本研究中，LNG-IUS治疗子宫腺肌症相关经量过多的效果不受患者初始症状的影响，也与患者初始的一般情况（年龄、孕产次）、生化指标（CA125、HGB）、体格参数（BMI、子宫大小）、治疗方式（LNG-IUS放置时机、手术及病理类型）等因素无关。LNG-IUS治疗过程中，患者妇科检查发现的子宫大小、超声测量的子宫体积均有减小，CA125水平也有明显降低，但是，这些变化均与经量过多的缓解无明显相关性。随访过程中尚未发现带器状态（脱落或取出）、月经改变模式、不良反应与子宫腺肌症相关经量过多有关。

目前，尚无明确证据证明手术切除子宫腺肌症病灶或子宫腺肌瘤能改善患者的经量过多。为了客观评估LNG-IUS的作用，本研究排除了手术切除所有或大部分子宫腺肌症病灶的患者，从而减少了研究人群的异质性和混杂因素。对于手术切净了子宫腺肌症病灶的患者，放置LNG-IUS的价值和效果需要另行研究。

GnRH-a可以缩小子宫腺肌症病灶[2]，让患者迅速进入假绝经状态，用于治疗子宫腺肌症相关经量过多非常有效。但是GnRH-a的作用时间短暂，停药后病灶会迅速复发。放置LNG-IUS前应用GnRH-a是否影响LNG-IUS对于经量过多的治疗效果，目前尚无前瞻性证据说明。本研究在多参数分析的基础上证实，GnRH-a预处理与LNG-IUS治疗效果和不良反应无关。

四、本研究的局限性和不足

本研究的主要缺陷是未能严格实现对每例患者的定期随访，每个随访时间点的患者情况有所变动，对相关指标的分析和统计造成了影响和偏倚。本研究中应用自身配对比较，在一定程度上可以弥补相关的缺陷。另一方面，作为队列研究，其证据级别要低于随机对照研究的结论。期望在将来能够进一步开展LNG-IUS与其他治疗方式对于症状性子宫腺肌症治疗效果的评价。

本研究未能纳入卫生经济学和生命质量分析。已知子宫腺肌症手术相关的住院费用在内异症手术中最高[18]，但是LNG-IUS治疗子宫腺肌症相关经量过多几乎均在门诊完成，药具费用、

随诊的直接医疗花费以及间接花费（因随访而不能工作和照顾家庭的损失）、处理不良反应等经济学因素均需考虑在LNG-IUS治疗的成本中。另一方面，生命质量评估是评价治疗方式的重要指标。期望将来进一步开展LNG-IUS相关的成本－效益和生命质量分析，明确LNG-IUS在子宫腺肌症治疗中的价值和作用。

总之，在本前瞻性队列研究中，LNG-IUS是治疗子宫腺肌症相关经量过多的有效方案，经量过多改善状态独立于患者的一般情况、治疗模式（LNG-IUS放置时机或是否预处理）、月经模式或不良反应。今后需要开展有关成本－效益和生命质量分析以进一步明确LNG-IUS的治疗价值。

参 考 文 献

[1] Matalliotakis IM, Katsikis IK, Panidis DK. Adenomyosis: what is the impact on fertility？[J]. Curr Opin Obstet Gynecol, 2005, 17（3）: 261-264.

[2] 中华医学会妇产科学分会子宫内膜异位症协作组. 子宫内膜异位症的诊治指南[J]. 中华妇产科杂志, 2015, 50（3）: 161-169.

[3] 李雷, 冷金花. 左炔诺孕酮宫内缓释系统治疗内异症和子宫腺肌症的研究进展[J]. 中华妇产科杂志, 2013, 48（1）: 61-64.

[4] Dueholm M, Lundorf E, Hansen ES, et al. Magnetic resonance imaging and transvaginal ultrasonography for the diagnosis of adenomyosis[J]. Fertil Steril, 2001, 76（3）: 588-594.

[5] Higham JM, O'Brien PM, Shaw RW. Assessment of menstrual blood loss using a pictorial chart[J]. Br J Obstet Gynaecol, 1990, 97（8）: 734-739.

[6] Yaman C, Jesacher K, Pölz W. Accuracy of three-dimensional transvaginal ultrasound in uterus volume measurements: comparison with two-dimensional ultrasound[J]. Ultrasound Med Biol, 2003, 29（12）: 1681-1684.

[7] Petta CA, Ferriani RA, Abrao MS, et al. Randomized clinical trial of a levonorgestrel-releasing intrauterine system and a depot GnRH analogue for the treatment of chronic pelvic pain in women with endometriosis[J]. Hum Reprod, 2005, 20（7）: 1993-1998.

[8] Benagiano G, Brosens I. History of adenomyosis[J]. Best Pract Res Clin Obstet Gynaecol, 2006, 20（4）: 449-463.

[9] Benagiano G, Brosens I, Carrara S. Adenomyosis: new knowledge is generating new treatment strategies[J]. Womens Health（Lond Engl）, 2009, 5（3）: 297-311.

[10] Bird CC, McElin TW, Manalo-Estrella P. The elusive adenomyosis of the uterus-revisited[J]. Am J Obstet Gynecol, 1972, 112（5）: 583-593.

[11] Brosens JJ, de Souza NM, Barker FG. Uterine junctional zone: function and disease[J]. Lancet, 1995, 346（8974）: 558-560.

[12] Salamanca A, Beltrán E. Subendometrial contractility in menstrual phase visualized by transvaginal sonography in patients with endometriosis[J]. Fertil Steril, 1995, 64（1）: 193-195.

[13] Propst AM, Quade BJ, Gargiulo AR, et al. Adenomyosis demonstrates increased expression of the basic fibroblast growth factor receptor/ligand system compared with autologous endometrium[J]. Menopause, 2001, 8（5）: 368-371.

[14] Guttinger A, Critchley HO. Endometrial effects of intrauterine levonorgestrel[J]. Contraception, 2007, 75（6 Suppl）: S93-S98.

[15] Peloggia A, Petta CA, Bahamondes L, et al. Endometrial chemokines, uterine natural killer cells and mast cells in long-term users of the levonorgestrel-releasing intrauterine system[J]. Hum Reprod, 2006, 21（5）: 1129-1134.

[16] Shaaban OM, Ali MK, Sabra AM, et al. Levonorgestrel releasing intrauterine system versus a low-dose combined oral contraceptive for treatment of adenomyotic uteri: a randomized clinical trial[J]. Contraception, 2015, 92（4）: 301-307.

[17] Mansukhani N, Unni J, Dua M, et al. Are women satisfied when using levonorgestrel-releasing intrauterine system for treatment of abnormal uterine bleeding？[J]. J Midlife Health, 2013, 4（1）: 31-35.

[18] 李雷, 冷金花, 郎景和. 子宫内膜异位症和子宫腺肌症手术治疗的经济学指标分析[J]. 中华医学杂志, 2011, 91（37）: 2619-2622.

LNG-IUS治疗症状性子宫腺肌症过程中月经模式的改变与不良反应

李　雷　冷金花　张俊吉　贾双征　李晓燕　史精华　戴　毅　张加韧　李　婷
徐晓璇　刘真真　游姗姗　常晓燕　郎景和

【摘要】目的：在前瞻性队列研究中分析左炔诺孕酮宫内缓释系统（LNG-IUS）治疗症状性子宫腺肌症患者的过程中月经模式的改变和不良反应。方法：北京协和医院妇产科从2006年12月至2014年12月对通过超声检查诊断为子宫腺肌症的重度痛经和/或经量过多患者共1 100例给予LNG-IUS治疗，在放置LNG-IUS前后不同随访时间点评估患者的LNG-IUS带器情况、痛经症状、疼痛评分、出血评分、生化指标、体格参数、月经模式以及不良反应，分析月经模式改变和不良反应相关的影响因素及对治疗效果的影响。结果：1 100例子宫腺肌症患者的中位年龄为36岁（20～44岁），中位随访时间35个月（1～108个月）。随随访时间延长，月经模式改变的比例显著增加，闭经和经期缩短是月经模式改变的主要部分；在放置后3、6、12、24、36、48和60个月，闭经发生率分别为0、5.8%（43/744）、6.9%（47/682）、10.1%（60/595）、17.3%（87/502）、27.2%（104/383）和29.6%（82/277），分别比较，差异有统计学意义（$P < 0.01$）。总体不良反应发生率和不同类型的不良反应发生率均呈下降趋势12个月内，常见的不良反应为下腹痛，在放置12个月及之后，常见的不良反应为体质量增加≥5kg/年。月经模式改变、总体不良反应、各种类型的不良反应与放置前患者的一般情况、治疗模式以及治疗效果均无显著相关性（$P < 0.05$），也不能预测LNG-IUS的放置状态（$P > 0.05$）。LNG-IUS取出或脱落后大部分的月经模式改变和不良反应消失。结论：症状性子宫腺肌症患者放置LNG-IUS后随时间延长月经模式改变的比例增加，闭经和经期缩短是最主要的表现；不良反应发生率则显著下降。月经模式改变和不良反应的发生既没有高危因素，也与治疗效果无关。

【关键词】子宫腺肌病；左炔诺孕酮；宫内避孕器，含药；月经失调；不良反应

Changes of menstruation patterns and adverse effects during the treatment of LNG-IUS for symptomatic adenomyosis.

Li Lei，Leng Jinhua，Zhang Junji，Jia Shuangzheng，Li Xiaoyan，Shi Jinghua，Dai Yi，Zhang Jiaren，Li Ting，Xu Xiaoxuan，Liu Zhenzhen，You Shanshan，Chang Xiaoyan，Lang Jinghe

【Abstract】Objective：To investigate the changes of mestruation patterns and adverse effects during the treatment of levonorgestrel-releasing intrauterine system（LNG-IUS）for symptomatic adenomyosis in a prospective cohort study. Methods：From December，2006 to December，2014，patients of symptomatic adenomyosis diagnosed by transvaginal ultrasound in Peking Union Medical College Hospital were given LNG-IUS. Before and after placement of IUS，all patients' parameters were recorded，including carrying status of IUS，symptoms and scores of dysmenorrhea，menstruation scores，biochemical indicators，physical parameters，menstruation patterns and adverse effects. Risk factors for changes of menstruation patterns and adverse effects，and their impact on treatment effects were analyzed. Results：Totally 1 100 cases met inclusion criteria，with median age 36 years（20 ～ 44 years），median follow-up 35 months（1 ～ 108 months）. During follow-up changes of menstruation patterns increased significantly with amenorrhea and shortened-menstruation being the most common manifestations. On 3，6，12，24，36，48 and 60 months after the placement of LNG-IUS，0，5.8%（43/744），6.9%（47/682），10.1%（60/595），17.3%（87/502），27.2%（104/383）and 29.6%（82/277）patients achieved amenorrhea respectively（$P < 0.01$）. Total and subclassification of adverse effects decreased significantly（$P < 0.01$）. Within 12 months and $>$ 12 months after placement，abdominal pain and body weight increasing $\geq$ 5 kg/year were the most common adverse effects. Changes of menstruation patterns，total and subclassifications of adverse effects were neither dependent on patient parameters，treatment modes and treatment effects，nor could predict future LNG-IUS carrying status（all $P > 0.05$）. After taking out of LNG-IUS，most changes of menstruation and adverse effects disappeared. **Conclusions**：During the treatment of LNG-IUS for symptomatic adenomyosis，changes of menstruation patterns increase gradually with amenorrhea and shortened-menstruation being the most common manifestations，while adverse effects decrease significantly. Changes of menstruation patterns or adverse effects neither have any risk factor nor have impact on treatment effects.

【**Key words**】Adenomyosis；Levonorgestrel；Intrauterine devices，medicated；Menstruation disturbances；Adverse effects

子宫腺肌症的发生率为5% ～ 70%，主要引起异常子宫出血、继发性痛经和子宫增大[1]。子宫腺肌症相关重度痛经和经量过多的治疗较为棘手，既往的"标准"治疗方式是子宫全切除术。LNG-IUS可以显著改善子宫腺肌症相关症状、子宫内膜异位症（内异症）疼痛以及病灶大小[2]。中华医学会妇产科学分会子宫内膜异位症协作组于2015年发布的《子宫内膜异位症的诊治指南》[3]中指出，对于年轻、希望保留子宫者使用口服避孕药或左炔诺孕酮宫内缓释系统（LNG-IUS）；子宫增大明显或疼痛症状严重者，可应用促性腺激素释放激素激动剂（GnRH-a）治疗3 ～ 6个月后，再使用口服避孕药或LNG-IUS。本课题组从2006年开始组织了1项为期9年的前瞻性队列研究，评估LNG-IUS治疗子宫腺肌症的效果和不良反应。本研究作为此前瞻性研究的一部分，旨在分析LNG-IUS治疗症状性子宫腺肌症患者的过程中月经模式的改变和不良反应。

资料与方法

一、资料来源和研究目标

选择2006年12月至2014年12月在北京协和医院妇产科通过超声检查诊断为子宫腺肌症的患者接受LNG-IUS治疗，随访至2015年12月。所有患者在入选之前都签署了知情同意书。分析LNG-IUS治疗症状性子宫腺肌症患者过程中月经模式的改变和不良反应，以及相关的影响因素、对治疗效果的影响；这些影响因素包括患者的一般情况、是否手术治疗以及是否GnRH-a治疗等。

二、患者的入选及治疗

本研究纳入的子宫腺肌症患者均为绝经前月经规律、通过超声检查确诊子宫腺肌症的女性，放置LNG-IUS前均行子宫内膜活检以排除子宫内膜病变。入选标准包括：要求保守性治疗，重度痛经［视觉模拟评分（VAS）$\geq$ 7分］和/或经量过多（出血评分 $>$ 100分），年龄 $\geq$ 20岁且 $<$ 45岁，放置后随诊时间 $\geq$ 12个月，妇科检查子宫大小 $\leq$ 孕12周。排除标准包括：要求妊娠，哺乳，子宫内膜活检证明子宫内膜不典型增生或恶性肿瘤，随访 $<$ 12个月，开腹手术的患者，手术发现生殖器官恶性或交界性病变的患者，手术切除所有可见和/或可触及的子宫腺肌症病灶的患者，存在LNG-IUS治疗禁忌证。

所有入选患者在月经第1 ～ 5天内放置LNG-IUS。此后接受5年的随访，患者在放置LNG-IUS的第3、6、12、24、36、48及60个月在北京协和医院门诊接受随访，评估身高、体质量、VAS

评分、疼痛的口述评分（VRS）、子宫大小、超声测量计算的子宫体积、出血评分、外周血血清CA125水平和血红蛋白（Hb）含量，并记录各个随访时期的不良反应。至2015年12月尚未门诊随诊的患者均电话询问LNG-IUS放置状态（失访、脱落、取出或仍然带器）。对于妇科检查子宫大小＞孕10周大小，或出血评分＞200分，或放置LNG-IUS前手术医师根据临床表现决定用药的患者，在放置LNG-IUS前予以GnRH-a治疗直至3次或在未达到3次前患者要求停止GnRH-a治疗。对于有妇科手术指征而行腹腔镜保守性手术（即保留子宫和至少一侧卵巢）的子宫腺肌症患者，术前根据临床需要予以GnRH-a治疗或不治疗；手术在月经结束后3～7天进行。

LNG-IUS放置时机分为两类：术中放置（即在腹腔镜手术中放置）和非术中放置（未应用GnRH-a的患者，在月经开始1～5天内放置；应用GnRH-a的患者，在末次用药的28天内放置）。

三、评价标准

1. 子宫腺肌症的诊断标准　由超声科医师对可疑子宫腺肌症的患者进行经阴道超声检查。若子宫内膜腺体或间质在子宫内膜–肌层结合带（junctional zone）出现且浸润深度超过1个单位的中等功率（×100）视野（相当于子宫内膜–肌层结合带处2mm的浸润深度），则诊断为子宫腺肌症[4]。

2. 疼痛评价标准　以患者报告的VAS和VRS进行评估。VAS中，0分为无痛，10分为最严重的疼痛[5]。VRS用于随访前28天内的总体疼痛情况，患者记录疼痛日记，每天评分，分为0～3分（0分为无痛、1分为轻度疼痛、2分为中度疼痛、3分为严重疼痛），VRS即为这28天内的总分[6]。对于重度痛经的患者（VAS≥7分），随访过程中痛经VAS降至3分或更低水平为治疗成功。VRS作为辅助标准评估痛经的治疗效果。

3. 经量评价标准　经量的评价，应用Higham等[7]提出的图形评分法（pictorial chart score）进行量化评估，评分＞100分为经量过多。Hb作为失血性贫血严重程度的一种辅助标准进行检测。对于经量过多（出血评分＞200分）的患者，随访过程中出血评分降至100分或更低水平

为治疗成功。Hb检测作为辅助标准评估经量过多的治疗效果。Hb＜110g/L定义为贫血。

4. 不良反应的类型及标准　本研究的不良反应指在不同随访时间点患者报告的主要不良反应。这些不良反应包括三大类。①不规则出血（点滴出血需要或不需要卫生巾，出血类似于正常经量，出血多于正常经量）[8]；②月经模式改变（月经频发，月经稀发，经期延长）：月经频发即月经周期≤23天，月经稀发即月经周期≥36天，闭经即连续3个月无月经来潮，经期延长或缩短即经期长于或短于既往月经结束的时间；③其他不良反应：包括下腹痛、头痛、乳房胀痛、痤疮、多毛、下肢水肿、情绪改变、超声提示卵巢囊肿形成、体质量增加≥5千克/年、阴道分泌物增加等。考虑到"闭经"和"经期缩短"实际上有益于患者（症状缓解），因此，将这两种情况定为不属于"不良反应"，而属于"月经模式改变"。

5. LNG-IUS的放置结局　包括：①应患者要求取出LNG-IUS；②检查发现LNG-IUS下移至子宫颈管外口后取出或自行脱落（本研究中此统称为自然脱落）；③放置满60个月取出。对于要求取出LNG-IUS或自然脱落的情况，以调查问卷表调查取出的最主要原因或脱落时间。

四、统计学方法

采用SPSS 11.5软件进行统计学分析。两组或多组样本间计数资料的显著性差异比较应用χ^2检验；两组或多组样本间构成比例的显著性差异比较应用χ^2检验；两组样本间计量资料的显著性差异比较应用独立样本的t检验；两组样本间自身计量资料的显著性差异比较应用自身配对的t检验。累积续用率等生存指标以寿命表法和Kaplan-Meier方法计算。以$P < 0.05$为差异有统计学意义。

结　果

一、总体情况

从2006年12月至2014年12月，本课题组为子宫腺肌症患者放置LNG-IUS总计2 216

例，最终符合入选标准者1 100例，其中位年龄36岁（20～44岁），中位随访时间35个月（1～108个月）。施行腹腔镜手术的患者总计385例（35.00%，385/1 100）。按临床症状区分，仅有重度痛经、仅有经量过多以及既有重度痛经也有经量过多的患者分别为482例（43.82%，482/1 100）、460例（41.82%，460/1 100）和158例（14.36%，158/1 100）。失访患者总计有151例（13.73%，151/1 100）。在放置LNG-IUS后3、6、12、24、36、48及60个月，分别有801、744、682、595、502、383和277例患者接受了有关月经模式和不良反应的调查。

二、月经模式的改变情况

月经模式改变的比例随着随访时间延长而逐渐增加；在放置LNG-IUS后3、6、12、24、36、48及60个月，月经模式改变的比例分别为12.7%（102/801）、18.4%（137/744）、20.1%（137/682）、23.9%（142/595）、30.9%（155/502）、48.8%（187/383）和62.1%（172/277）。

闭经和经期缩短的比例逐渐增加并成为月经模式改变的主要部分；在放置LNG-IUS后3、6、12、24、36、48和60个月，闭经发生率分别为0、5.8%（43/744）、6.9%（47/682）、10.1%（60/595）、17.3%（87/502）、27.2%（104/383）和29.6%（82/277），差异有统计学意义（$P < 0.01$）。月经频发的比例从放置后3个月的2%减低到48个月的0，并保持至第60个月；月经稀发的比例在2%～4%；经期延长的比例从放置后3个月的5%降低到36个月时的0，并保持至第60个月。见图1。

三、不良反应发生情况

1. 总体不良反应发生率　在放置LNG-IUS后3、6、12、24、36、48和60个月，总体不良反应发生率呈下降趋势，分别为71.9%（576/801）、64.7%（481/744）、52.9%（361/682）、28.2%（168/595）、18.1%（91/502）、17.8%（68/383）和13.4%（37/277），分别比较，差异有统计学意义（$P < 0.01$）。

2. 与点滴出血相关的不良反应发生率　在放置LNG-IUS后3、6、12、24、36、48和60个月，点滴出血相关的不良反应发生率呈下降趋势，分别为43.1%（345/801）、44.0%（327/744）、

24.2%（165/682）、10.9%（65/595）、5.6%（28/502）、3.9%（15/383）和2.2%（6/277），分别比较，差异有统计学意义（$P < 0.01$）。见图2。从放置后48个月及之后无患者报告点滴出血需要卫生巾。

3. 与月经模式改变相关的不良反应发生率　在放置LNG-IUS后3、6、12、24、36、48和60个月，月经模式改变相关的不良反应发生率呈下降趋势，分别为9.2%（74/801）、7.5%（56/744）、6.6%（45/682）、4.2%（29/595）、3.4%（17/502）、2.6%（10/383）和3.2%（9/277），分别比较，差异有统计学意义（$P < 0.01$）。见图1，图2。

4. 其他不良反应发生率　在放置LNG-IUS后3、6、12、24、36、48和60个月，其他不良反应发生率呈下降趋势，分别为19.6%（157/801）、

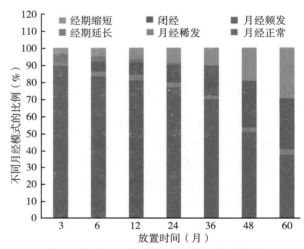

图1　放置左炔诺孕酮宫内缓释系统（LNG-IUS）后子宫腺肌症患者月经模式的改变趋势

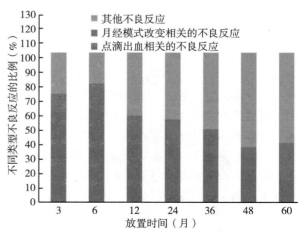

图2　子宫腺肌症患者左炔诺孕酮宫内缓释系统（LNG-IUS）治疗后不同类型不良反应的发生情况

13.0%（97/744）、22.1%（151/682）、12.6%（75/595）、9.4%（47/502）、11.2%（43/383）和7.9%（22/277），差异有统计学意义（$P < 0.01$）。在放置12个月内，常见的其他不良反应为下腹痛；在放置12个月及之后，常见的其他不良反应为体质量增加≥5千克/年。见图2，图3。

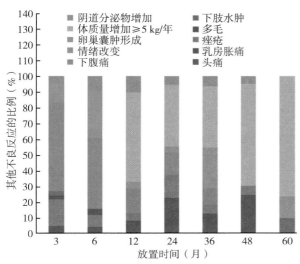

图3　子宫腺肌症患者左炔诺孕酮宫内缓释系统（LNG-IUS）治疗后其他不良反应的发生情况

四、月经模式改变、不良反应发生的相关影响因素以及对治疗效果的影响

在各个随访时间点，月经模式改变、总体不良反应、各种类型的不良反应与放置前患者的一般情况、症状、手术情况、GnRH-a应用等均无显著相关性（P均> 0.05）；也不能预测下一个随访时间点的LNG-IUS放置状态（携带、脱落或取出；P均> 0.05），少数例外的情况包括：LNG-IUS放置12个月时月经模式改变（$P = 0.022$）、月经模式改变相关的不良反应（$P = 0.008$）与放置13～24个月内的LNG-IUS脱落有显著相关性；放置24个月时月经模式改变（$P = 0.015$）、总体不良反应（$P = 0.015$）及月经模式改变相关的不良反应（$P = 0.007$）与放置25～36个月内的脱落有显著相关性；放置48个月时的总体不良反应（$P = 0.041$）、点滴出血相关的不良反应（$P = 0.046$）及月经模式改变相关的不良反应（$P = 0.006$）与放置49～60个月内的脱落显著相关。

在各个随访时间点，月经模式改变、总体不良反应、各种类型的不良反应与同期LNG-IUS的治疗效果均无显著相关性（P均> 0.05），包括VAS和VRS均值及其变化值、重度痛经的缓解率、疼痛程度分布模式、出血评分的均值及其变化值、经量过多的缓解率、贫血的缓解率；仅有的例外情况是：LNG-IUS放置3个月时经量过多与同期月经模式的改变有显著相关性（$P = 0.041$）。

五、患者自我报告的LNG-IUS取出原因

随访期内，有104例患者取出LNG-IUS；取出LNG-IUS的104例患者中，调查报告的取出原因包括：不良反应或月经模式改变78例［不良反应55例，月经模式改变43例，总计75.0%（78/104）］，是最主要的取出原因；感觉治疗效果不佳58例（55.8%，58/104）；要求妊娠11例（10.6%，11/104）；要求改换治疗方案（包括要求行子宫全切除术）62例（59.6%，62/104）；原因不详9例（8.6%，9/104）。有5例闭经患者自述闭经状态"难以接受"。

六、LNG-IUS取出、脱落或放置期满后患者的随访结果

在LNG-IUS要求取出、自然脱落或放置满60个月取出后，共222例患者接受了6个月以上的随访；这些患者中，除外45例行子宫全切除术的患者，其余177例患者中，绝大部分点滴出血相关的不良反应［99%（98/99）］、闭经［95%（57/60）］和下腹痛［90%（45/50）］消失，但有3例患者随访至今未恢复月经，性激素水平检查提示绝经。

讨　论

一、LNG-IUS是治疗症状性子宫腺肌症的一线方案

对于要求保留子宫的育龄期妇女，LNG-IUS是治疗症状性子宫腺肌症的一线方案[2,3]，其为子宫腺肌症和内异症的治疗提供了长效的保守性方案。对暂时没有生育要求的子宫腺肌症患者，

LNG-IUS可能是性价比高、不良反应较少的治疗措施。很多应用者和潜在的应用者对于LNG-IUS的非避孕作用（如治疗子宫腺肌症）了解极少，对不良反应和安全性则非常担心[9]，是子宫腺肌症患者回避应用的原因。LNG-IUS常见的不良反应主要为两大类，一类是LNG-IUS的局部作用，如不规则阴道流血、闭经、阴道排液等；另一类是孕激素的全身作用，如头痛、乳房胀痛、痤疮等。Petta等[8]的多中心研究发现，给有慢性盆腔痛的内异症患者予LNG-IUS（于GnRH-a治疗6个月后），生命质量评分无显著变化。Lockhat等[10]发现，子宫腺肌症患者放置LNG-IUS6、12、24和36个月后的续用率分别为85%、68%、62%和56%，由于不规则出血和下腹痛，放置12个月内的停用比例最高。停用LNG-IUS的最常见原因是疼痛没有改善（11.8%）和腹痛（8.8%）[6]。宋楠和冷金花[11]发现，慢性盆腔痛和痛经患者LNG-IUS续用率6个月为88.6%，1年为74.0%，单因素分析发现，仅LNG-IUS在宫腔内的位置情况与续用率明显相关。LNG-IUS放置3年后的整体满意度为72.5%[12]。最近还有报道1例因为LNG-IUS导致急性荨麻疹的患者[13]。本研究发现，在LNG-IUS治疗子宫腺肌症的随访中，无论是总体不良反应，还是各个类型的不良反应，均呈显著下降趋势；至随访60个月时，患者报告的总体不良反应率仅有13.4%，多为可以耐受的情况，如不需要卫生巾的点滴出血、体质量增加、卵巢囊肿形成等。而且绝大部分不良反应在取出LNG-IUS后消失。这些证据为LNG-IUS治疗子宫腺肌症的安全性提供了有益的支持。大部分患者认为闭经改善了她们的生命质量。即使如此，依然有部分患者认为闭经"难以接受"而取出LNG-IUS。因此，对患者的宣教、放置后不良反应的随访指导、患者对治疗的认知和文化背景等因素，可能都与不良反应及患者对不良反应的态度有关，值得进一步关注和研究。

二、LNG-IUS治疗子宫腺肌症导致的月经模式改变有利于患者

本研究发现，月经模式改变的比例不断增加，其中闭经和经期缩短是最主要的月经模式改变。在随访至60个月时，闭经发生率高达29.6%；而文献报道的闭经发生率更高，LNG-IUS应用后

第1年的闭经发生率达20%～30%，第2年闭经发生率达70%。激素测定结果显示，闭经患者的血清雌二醇水平处于正常水平，大部分闭经患者仍保持周期性排卵[14]。开始应用LNG-IUS时，无排卵的比例达85%，在使用1年后该比例降到15%[11]。有文献报道了放置LNG-IUS后出现卵巢功能抑制的少见病例[15]，但是在取出LNG-IUS后激素水平即恢复正常，说明LNG-IUS对卵巢功能的抑制是可逆的。因此，暂时没有生育要求、而需要保留生育功能的子宫腺肌症患者，LNG-IUS应可成为首选治疗；与GnRH-a相比，LNG-IUS具有方便、经济、不良反应少、应用时间长等突出优点，能够长期缓解和控制症状，而且并不影响患者的卵巢功能和生育能力。

三、LNG-IUS导致的不良反应和月经模式改变与治疗方式和治疗效果无关

LNG-IUS治疗症状性子宫腺肌症的效果可能独立于患者的一般症状、体格参数、治疗方式和生化指标等因素。本课题组已经发表的研究发现，无论是经量过多还是重度痛经，放置LNG-IUS前是否预处理，LNG-IUS的治疗效果均与月经模式改变、不良反应无关[16,17]。手术剔除子宫腺肌症病灶或腺肌瘤能否改善患者的症状，尚无明确证据证明。为了客观评估LNG-IUS的治疗效果，本研究排除了手术切除所有或大部分子宫腺肌症病灶的患者，从而减少了研究人群的异质性和混杂因素。对于手术切净了子宫腺肌症病灶的患者，放置LNG-IUS后月经模式的改变和不良反应尚需进一步研究。

四、本研究的局限性和不足

本研究的主要缺陷是未对所有患者实现严格的定期随访，相关指标的分析和统计存在偏倚。本研究也未能纳入卫生经济学和生命质量的分析。LNG-IUS治疗子宫腺肌症的药具费用、随诊的直接医疗花费及间接花费（因随访而不能工作和照顾家庭的损失）、处理不良反应等也是决定患者接受LNG-IUS的重要因素。此外，月经模式改变和不良反应也与生命质量密切相关。期望将来进一步开展LNG-IUS相关的成本-效益和生

命质量分析，明确LNG-IUS在子宫腺肌症治疗中的价值和作用。

总之，症状性子宫腺肌症患者放置LNG-IUS后随时间延长不良反应发生率逐渐降低，闭经和经期缩短的发生率则显著增加。没有发现导致月经模式改变和不良反应的相关影响因素，而且这些与治疗效果无关。主动要求取出LNG-IUS的患者报告的不良反应和月经模式改变比例较高。

参 考 文 献

［1］Matalliotakis IM，Katsikis IK，Panidis DK. Adeno-myosis：what is the impact on fertility？［J］. Curr Opin Obstet Gynecol，2005，17（3）：261-264. DOI：10.1097/01.gco.0000169103.85128.c0.

［2］李雷，冷金花. 左炔诺孕酮宫内缓释系统治疗内异症和子宫腺肌症的研究进展［J］. 中华妇产科杂志，2013，48（1）：61-64. DOI：10.3760/cma.j.issn.0529-567x.2013.01.016.

［3］中华医学会妇产科学分会子宫内膜异位症协作组. 子宫内膜异位症的诊治指南［J］. 中华妇产科杂志，2015，50（3）：161-169. DOI：10.3760/cma.j.issn.0529-567x.2015.03.001.

［4］Dueholm M，Lundorf E，Hansen ES，et al. Magnet-ic resonance imaging and transvaginal ultrasonography for the diagnosis of adenomyosis［J］. Fertil Steril，2001，76（3）：588-594. DOI：10.1016/S0015-0282（01）01962-8.

［5］Woodforde JM，Merskey H. Some relationships be-tween subjective measures of pain［J］. J Psychosom Res，1972，16（3）：173-178. DOI：10.1016/0022-3999（72）90041-4.

［6］Lockhat FB，Emembolu JO，Konje JC. The effica-cy，side-effects and continuation rates in women with symptomatic endometriosis undergoing treatment with an intra-uterine administered progestogen（levonorge-strel）：a 3-year follow-up［J］. Hum Reprod，2005，20（3）：789-793. DOI：10.1093/humrep/deh650.

［7］Higham JM，O'Brien PM，Shaw RW. Assessment of menstrual blood loss using a pictorial chart［J］. Br J Obstet Gynaecol，1990，97（8）：734-739. DOI：10.1111/j.1471-0528.1990.tb16249.x.

［8］Petta CA，Ferriani RA，Abrao MS，et al. Rand-omized clinical trial of a levonorgestrel-releasing in-trauterine system and a depot GnRH analogue for the treatment of chronic pelvic pain in women with endo-metriosis［J］. Hum Reprod，2005，20（7）：1993-1998. DOI：10.1093/humrep/deh869.

［9］Bahamondes L，Valeria BM，Shulman LP. Non-con-traceptive benefits of hormonal and intrauterine reversi-ble contraceptive methods［J］. Hum Reprod Update，2015，21（5）：640-651. DOI：10.1093/humupd/dmv023.

［10］Lockhat FB，Emembolu JO，Konje JC. The eval-uation of the effectiveness of an intrauterine-admin-istered progestogen（levonorgestrel）in the symp-tomatic treatment of endometriosis and in the staging of the disease［J］. Hum Reprod，2004，19（1）：179-184. DOI：10.1093/humrep/deh004.

［11］宋楠，冷金花. 左炔诺孕酮宫内缓释系统治疗子宫腺肌症的临床观察［J］. 生殖医学杂志，2009，18（6）：508-512. DOI：10.3969/j.issn.1004-3845.2009.06.002.

［12］Sheng J，Zhang WY，Zhang JP，et al. The LNG-IUS study on adenomyosis：a 3-year follow-up study on the efficacy and side effects of the use of levonorg-estrel intrauterine system for the treatment of dysmen-orrhea associated with adenomyosis［J］. Contra-ception，2009，79（3）：189-193. DOI：10.1016/j.contraception.2008.11.004.

［13］Chen X，Wu X，Zhu H. Acute urticaria as a side effect of the Mirena（levonorgestrel-releasing intrau-terine system）：a case report［J］. BMC Res Notes，2014，7：209. DOI：10.1186/1756-0500-7-209.

［14］Maia H Jr，Maltez A，Coelho G，et al. Insertion of mirena after endometrial resection in patients with adenomyosis［J］. J Am Assoc Gynecol Laparosc，2003，10（4）：512-516. DOI：10.1016/S1074-3804（05）60158-2.

［15］邓姗，郎景和，冷金花，等. 左炔诺孕酮宫内缓释系统用于防治子宫内膜异位症和子宫腺肌症的临床观察［J］. 中华妇产科杂志，2006，41（10）：664-668. DOI：10.3760/j.issn：0529-567X.2006.10.005.

［16］李雷，冷金花，史精华，等. LNG-IUS治疗子宫腺肌症相关经量过多的前瞻性研究［J］. 中华妇产科杂志，2016，51（6）：424-430. DOI：10.3760/cma.j.issn.0529-567x.2016.06.005.

［17］李雷，冷金花，戴毅，等. LNG-IUS治疗子宫腺肌症相关重度痛经的前瞻性研究［J］. 中华妇产科杂志，2016，51（5）：345-351. DOI：10.3760/cma.j.issn.0529-567x.2016.05.005.

高强度聚焦超声消融与子宫腺肌症

王智彪　　郎景和

从1860年德国病理学家首次描述子宫腺肌症的病理表现开始到今天，在长达100多年的时间里，医学科学家从子宫腺肌症的发病机制、诊断及治疗等方面进行了广泛研究。尽管努力不懈，但我们对子宫腺肌症的认识还很不够。子宫腺肌症已是1种发病率不断升高的"现代病"；且严重影响妇女的健康及生命质量，也是一种"难治之症"。

随着影像学诊断技术的进步，子宫腺肌症的手术前诊断准确性已大大提高，但治疗仍然是摆在我们面前的难题。目前的主要治疗方式包括药物及传统的手术治疗，但传统的治疗方式并不理想，尚存诸多不足，促使我们要进行新的探索。因此，更好地了解子宫腺肌症，找寻更合理、创伤更小、疗效更好的治疗方法是我们面临的挑战。

高强度聚焦超声（HIFU）消融是一种非侵入性的局部消融治疗技术，其原理是利用超声波的良好穿透性，在影像学技术的实时监控下，将由体外超声换能器产生的超声波精确聚焦于体内病灶靶点，通过在靶点产生的瞬间高热量，使靶区组织产生凝固性坏死，达到消灭病灶、缓解症状的治疗目的。

一、HIFU消融治疗子宫腺肌症的历史及现状

子宫腺肌症的HIFU消融治疗始于腹腔镜直视下的局部消融。2007年，重庆医科大学率先将HIFU消融技术用于临床、进行子宫腺肌症的可行性及安全性研究。Yang等[1]使用手执式HIFU治疗仪对7例接受子宫切除术的子宫腺肌症患者在手术过程中对病灶进行直视下的局部消融；组织学及细胞学检查证实，HIFU消融能准确消融子宫腺肌症病灶，7例切除的子宫标本均显示治疗区与非治疗区边界清楚，治疗区细胞均出现凝固性坏死，表明HIFU消融治疗能实现对子宫腺肌症的选择性消融。Fan等[2]使用MRI监控的聚焦超声肿瘤治疗系统进行了HIFU消融治疗子宫腺肌症的可行性研究，结果显示，病灶体积平均消融率为（62.5±21.6）%，HIFU消融治疗后随访1年显示，所有患者的症状严重程度评分及生命质量评分均显著改善。Zhou等[3]使用超声监控的聚焦超声肿瘤治疗系统治疗了78例子宫腺肌症患者，术后MRI评价显示，87%的患者子宫腺肌症病灶出现凝固行坏死；69例患者完成了至少18个月的随访，在平均24.2个月的随访过程中，90%的患者痛经症状明显缓解。由于HIFU消融治疗是在患者清醒状态下进行，治疗过程中患者可以与医师交流治疗感受，该研究中85%的患者对HIFU消融治疗耐受良好。以上研究中均无严重并发症发生，出现的不良反应主要为术中、术后治疗区局部轻度疼痛，表明HIFU消融治疗子宫腺肌症是可行的，也是安全有效的。

Shui等[4]回顾性分析了接受HIFU消融治疗的350例子宫腺肌症患者，其中224例完成了2年的随访，HIFU消融治疗后患者的症状明显缓解，HIFU消融治疗后2年痛经缓解率及经量增多缓解率分别为82.3%及78.9%。Liu等[5]回顾性分析了在解放军总医院接受HIFU消融治疗的230例子宫腺肌症患者，其中208例（90.4%）常规随访，173例（83.2%）患者痛经症状明显缓解，在HIFU消融治疗后平均40个月的随访过程中，其中45例（26.0%）在随访期间症状复现，中位复发时间为12个月，其中42例复发出现在HIFU消融治疗后3年内，其余患者无复发；复发的45例患者中，7例选择了子宫部分切除或子宫全切除术，7例接受了药物治疗，3例选择放置左炔诺孕酮宫内缓释系统（LNG-IUS），14例选择再次HIFU消融治疗（再次HIFU消融治疗后，12例患者再次获得症状缓解）。Zhang等[6]

进一步比较了弥漫型子宫腺肌症及局限型子宫腺肌症的HIFU消融治疗，结果显示，HIFU消融治疗均有效。目前，HIFU消融治疗子宫腺肌症已推广到包括西班牙、德国、俄罗斯、韩国、南非等在内的全球20多个国家。韩国仁川基督医院回顾性分析了近年治疗的346例子宫腺肌症患者，在HIFU消融治疗后3、6、12个月，子宫体积平均缩小率分别为44.0%、47.0%、54.0%，临床症状缓解率和生命质量改善率与中国研究的结果一致[7]。

随着人们对生命质量的要求越来越高，子宫腺肌症患者保留子宫的愿望也越来越强烈；由于病灶边界常不清，保守性的手术治疗难以完全切净病灶，术后复发率极高，因此，子宫腺肌症的治疗目前仍然是世界性的难题。HIFU消融技术因其非侵入性的独特优势，即使病变复发，患者还可再次选择HIFU消融治疗。因此，HIFU消融技术的出现，为我们提供了一种新的治疗子宫腺肌症的手段。以解放军总医院、中南大学湘雅三医院、北京妇产医院、上海市第一妇婴保健院、四川省遂宁市中心医院为代表的国内近百家医院近年来治疗了上万例的子宫腺肌症患者，HIFU消融治疗相关的严重并发症的发生率很低，HIFU消融技术的安全性及有效性已得到较广泛地认同[8]。

二、子宫腺肌症的HIFU消融治疗与生育

目前普遍认为，子宫腺肌症降低了患者的生育能力。研究显示，子宫腺肌症患者的受精卵着床率、临床妊娠率、活产率均低于健康妇女[9]。尽管子宫腺肌症病灶切除可能有助于生育，但切除病灶有导致子宫畸形、输卵管堵塞、增加粘连等的风险。子宫动脉栓塞术（UAE）治疗可能导致卵巢功能损伤，因此，是否用于有生育要求的子宫腺肌症患者的治疗也存争议。HIFU消融治疗子宫腺肌症的原则是选择性消融子宫腺肌症病灶、使病灶缩小并使异位的子宫内膜功能丧失，从而达到减轻症状、缩小病灶、改善生育的目的。HIFU消融治疗可根据不同的治疗目的，在影像学实时监控下选择性消融子宫腺肌症病灶，最大限度保护周围的正常组织，保留足够厚的子宫肌壁，避免手术切除病灶可能导致的子宫畸形及盆腔粘连、减小未来妊娠过程中发生子宫破裂的概率。四川省遂宁市中心医院随访了过去5年治疗的68例有生育要求的子宫腺肌症患者，其中41例有不良孕产史，HIFU消融治疗后已有21例足月分娩，妊娠过程中及分娩时均无相关并发症发生。HIFU消融治疗能选择性地消融子宫腺肌症病灶，可以避免手术及UAE治疗可能带来的并发症，是值得探索的一种新方法。因此，对于有生育需求的子宫腺肌症患者，HIFU消融治疗是一种有潜在优点和可供选择的方法。

综上所述，作为一种新的非侵入性的治疗技术，HIFU消融技术已开始用于临床治疗子宫腺肌症。HIFU消融治疗的目的是减轻症状、缩小病灶、改善生育。由于HIFU消融治疗是在影像学实时监控下进行，可根据治疗目的精确选择消融病灶的范围，其安全性及有效性已得到初步证实。HIFU消融治疗不仅可以保护健康、保留子宫、保留生育功能，还可保护患者心理。作为中国领先世界的一项技术，HIFU消融技术已在部分欧亚非国家成功推广，用于子宫腺肌症的治疗。临床中各种治疗子宫腺肌症的方法都有其适应证，HIFU消融技术因其非侵入性的独特优势，在子宫腺肌症的综合治疗中应有其独特的地位。子宫腺肌症的治疗是世界性的难题，因此，不断探索新的治疗方法和综合性治疗方案，将是未来发展的方向。

参 考 文 献

[1] Yang Z，Cao YD，Hu LN，et al. Feasibility of laparoscopic high-intensity focused ultrasound treatment for patients with uterine localized adenomyosis [J]. Fertil Steril，2009，91（6）：2338-2343. DOI：10.1016/j.fertnstert.2008.03.017.

[2] Fan TY，Zhang L，Chen W，et al. Feasibility of MRI-guided high intensity focused ultrasound treatment for adenomyosis[J]. Eur J Radiol，2012，81（11）：3624-3630. DOI：10.1016/j.ejrad.2011.05.036.

[3] Zhou M，Chen JY，Tang LD，et al. Ultra-

sound-guided high-intensity focused ultrasound abla-
tion for adenomyosis: the clinical experience of a sin-
gle center [J]. Fertil Steril, 2011, 95 (3): 900-
905. DOI: 10.1016/j.fertnstert.2010.10.020.

[4] Shui L, Mao S, Wu Q, et al. High-intensity fo-
cused ultrasound (HIFU) for adenomyosis: Two-year
follow-up results [J]. Ultrason Sonochem, 2015,
27: 677-681. DOI: 10.1016/j.ultsonch.2015.05.024.

[5] Liu X, Wang W, Wang Y, et al. Clinical Predictors
of Long-term Success in Ultrasound-guided High-in-
tensity Focused Ultrasound Ablation Treatment for
Adenomyosis: A Retrospective Study [J]. Medicine
(Baltimore), 2016, 95 (3): e2443. DOI: 10.1097/
MD.0000000000002443.

[6] Zhang X, Li K, Xie B, et al. Effective abla-
tion therapy of adenomyosis with ultrasound-guided
high-intensity focused ultrasound [J]. Int J Gynaecol
Obstet, 2014, 124 (3): 207-211. DOI: 10.1016/
j.ijgo.2013.08.022.

[7] Lee JS, Hong GY, Park BJ, et al. Ultrasound-guid-
ed high-intensity focused ultrasound treatment for
uterine fibroid & adenomyosis: A single center ex-
perience from the Republic of Korea [J]. Ultrason
Sonochem, 2015, 27: 682-687. DOI: 10.1016/
j.ultsonch.2015.05.033.

[8] Zhang L, Zhang W, Orsi F, et al. Ultrasound-guid-
ed high intensity focused ultrasound for the treatment
of gynaecological diseases: A review of safety and effi-
cacy [J]. Int J Hyperthermia, 2015, 31 (3): 280-
284. DOI: 10.3109/02656736.2014.996790.

[9] Thalluri V, Tremellen KP. Ultrasound diagnosed ad-
enomyosis has a negative impact on successful implan-
tation following GnRH antagonist IVF treatment [J].
Hum Reprod, 2012, 27 (12): 3487-3492. DOI:
10.1093/humrep/des305.

子宫腺肌症患者的血清CA125水平及其影响因素分析

李蕴微　刘玉婷　王　姝　史宏晖　樊庆泊　朱　兰　冷金花　孙大为

孙　健　孙婷婷　郎景和

【摘要】目的：探讨血清CA125水平正常或升高的子宫腺肌症患者的临床病理特点。方法：回顾性研究2012年3月至2015年9月，221例在中国医学科学院北京协和医院进行手术治疗且病理检查证实为子宫腺肌症的绝经前患者，收集其临床病理资料进行分析。结果：221例子宫腺肌症患者中，72.4%（160/221）血清CA125水平升高，27.6%（61/221）血清CA125水平在正常范围内。221例患者的术前血清CA125水平中位数为65.9U/ml。单因素分析显示，痛经症状及其严重程度、膀胱刺激症状、超声提示子宫肌层增厚、合并子宫内膜异位症与血清CA125水平升高有关（P均< 0.05）。多因素分析显示，子宫体积、任何程度的痛经、膀胱刺激症状、合并子宫内膜异位症是血清CA125水平升高的独立相关因素（P均< 0.05）。有10例未合并子宫内膜异位症的子宫腺肌症患者术前血清CA125 > 300U/ml，在促性腺激素释放激素激动剂治疗后血清CA125水平显著降低。结论：探讨子宫腺肌症患者血清CA125水平升高的相关危险因素有助于全面认识这种复杂的良性疾病，可以帮助部分患者避免因CA125水平升高而引起焦虑。

子宫腺肌症是常见的良性妇科疾病之一，可引起严重的痛经、月经过多、子宫增大或不孕等，影响患者的健康和生命质量。文献报道，子宫切除术中发现的子宫腺肌症的发生率为5%～70%；但文献报道的子宫腺肌症的术前诊断率仅为36.4%[1]。子宫腺肌症患者可伴有血清CA125水平的升高，部分临床医师认为CA125是子宫腺肌症辅助诊断的指标。但作为恶性肿瘤筛查标志物之一，高水平的血清CA125不仅会引起患者的焦虑，而且常常使临床医师陷入是否有恶性肿瘤被漏诊的两难境地[2]。对子宫腺肌症患者血清CA125水平的研究有助于术前判断疾病，避免不必要的侵入性诊断，对确定治疗策略也有一定的参考价值。

一、资料与方法

1. 资料来源　2012年3月至2015年9月，在中国医学科学院北京协和医院妇产科接受手术治疗且病理检查诊断为子宫腺肌症的患者共361例。从中选取出临床和病理资料完整、育龄期的患者221例纳入本研究。

2. 方法　收集221例子宫腺肌症患者的临床病理资料，并进行回顾性分析。本研究将221例患者根据血清CA125水平分为两组：CA125升高组（血清CA125 > 35U/ml）和CA125正常组。比较两组患者的临床病理特征。

3. 统计学方法　使用SPSS23.0软件进行统计学分析。连续变量使用Mann-Whitney U检验进行分析，不符合正态分布者以中位数（第25～75百分位数）[M（P25～P75）]表示。分类变量采用χ^2检验或Fisher确切概率法进行分析。建立受试者工作特征（ROC）曲线来定义分层和分组连续变量的临界值（cut-off值）。logistic回归用于多变量分析。以$P \leqslant 0.05$为差异有统计学意义。

二、结果

纳入的221例子宫腺肌症患者中，术前血清CA125水平升高者占72.4%（即CA125升高组，$n = 160$），正常范围内者占27.6%（即CA125正常组，$n = 61$）。术前血清CA125水平的中位数为65.9U/ml（32.8～138.1U/ml），最高达1 227U/ml。CA125升高组患者，术前血清CA125水平的中位数为95.7U/ml（55.9～179.1U/ml）。痛经症状及其严重程度、膀胱刺激症状、超声提示子宫肌层增厚、合并子宫内膜异位症与CA125水平升高有关（P均＜0.05）。见表1。

用ROC曲线定义分层连续变量的最佳临界值：初诊年龄为31.5岁，起病年龄为27.5岁，初诊至治疗间隔时间为9.5年，初潮年龄为13.5岁，术前子宫体积为191.9cm³。logistic回归多因素分析显示，血清CA125水平的升高与子宫体积增大（$P=0.035$）、任何程度的痛经（轻度，$P=0.019$；中度，$P=0.001$；重度，$P=0.026$）、

无膀胱刺激症状（$P=0.003$）、合并子宫内膜异位症（$P=0.041$）独立相关。见表2。

本研究发现10例无恶性肿瘤、感染或子宫内膜异位症的子宫腺肌症患者术前血清CA125＞300U/ml，其术前子宫体积的中位数为266cm³（206～348cm³）。4例患者在接受3～6次促性腺激素释放激素激动剂（GnRH-a）注射后血清CA125水平明显下降。9例患者在进行了子宫切除术后1个月血清CA125水平降至正常范围。见表3。

表1　不同临床病理特征在两组子宫腺肌症患者中的比较

临床病理特征	CA125升高组（$n=160$）	CA125正常组（$n=61$）	P值
初诊年龄［岁，$M(P_{25}\sim P_{75})$］	41.0（36.0～44.0）	40.0（34.0～46.0）	0.767
起病年龄［岁，$M(P_{25}\sim P_{75})$］	35.0（29.0～40.0）	34.0（26.5～41.0）	0.516
初诊至治疗间隔时间［年，$M(P_{25}\sim P_{75})$］	4.0（2.0～8.0）	4.0（2.0～9.0）	0.794
初潮年龄［岁，$M(P_{25}\sim P_{75})$］	14.0（13.0～15.0）	13.0（12.5～14.0）	0.119
月经过多［例（%）］			0.663
有	40（25.0）	17（27.9）	
无	120（75.0）	44（72.1）	
痛经症状［例（%）］			＜0.01
有	128（80.0）	33（54.1）	
无	32（20.0）	28（45.9）	
痛经程度［例（%）］			＜0.01
轻度	29（18.1）	13（21.3）	
中度	50（31.3）	9（14.8）	
重度	49（30.6）	11（18.0）	
进行性痛经［例（%）］			0.063
有	80（50.0）	22（36.1）	
无	80（50.0）	39（63.9）	
慢性盆腔痛［例（%）］			0.591
有	44（27.5）	19（31.1）	
无	116（72.5）	42（68.9）	
直肠刺激症状［例（%）］			0.960
有	31（19.4）	12（19.7）	
无	129（80.6）	49（80.3）	
膀胱刺激症状［例（%）］			0.032
有	8（5.0）	9（14.8）	
无	152（95.0）	52（85.2）	
术前给予GnRH-a［例（%）］			0.572
有	38（23.7）	17（27.9）	
无	122（76.3）	44（72.1）	
术前血红蛋白含量［g/L，$M(P_{25}\sim P_{75})$］	125（111～134）	130（114～139）	0.248

临床病理特征	CA125升高组（$n=160$）	CA125正常组（$n=61$）	P值
合并子宫内膜异位症［例（%）］			0.016
有	76（47.5）	18（29.5）	
无	84（52.5）	43（70.5）	
超声检查（例）	91	36	-
子宫体积［cm^3，M（$P_{25}\sim P_{75}$）］	138（87～250）	119（61～179）	0.082
子宫肌层增厚［例（%）］			0.040
有	32（35.2）	6（16.7）	
无	59（64.8）	30（83.3）	
子宫肌层回声不均［例（%）］			0.284
有	80（87.9）	29（80.6）	
无	11（12.1）	32（19.4）	

表2　子宫腺肌症患者血清CA125水平升高的logistic回归多因素分析结果

因素	β值	标准误	P值	OR值	95% CI
子宫体积	0.003	0.001	0.035	1.003	1.000～1.005
轻度痛经	1.187	0.504	0.019	3.276	1.219～8.806
中度痛经	2.068	0.617	0.001	7.906	2.360～26.489
重度痛经	1.465	0.660	0.026	4.329	1.188～15.775
进行性痛经	−0.334	0.519	0.519	0.716	0.259～1.979
膀胱刺激症状	−2.128	0.711	0.003	0.119	0.030～0.480
合并子宫内膜异位症	0.758	0.371	0.041	2.134	1.031～4.413

表3　10例术前血清CA125＞300U/ml子宫腺肌症患者的临床病理特征

序号	初诊年龄（岁）	痛经	其他症状	最高CA125（U/ml）	术前治疗	术前CA125（U/ml）	术后1个月CA125（U/ml）	超声提示的子宫体积（cm^3）	其他并发症
1	51	轻度	无	825.4	无	439.0	20.0	285	子宫肌瘤
2	40	轻度	慢性盆腔痛	801.4	无	801.4	44.5	186	子宫肌瘤
3	24	重度，进行性	慢性盆腔痛，直肠刺激症状	724.5	GnRH-a×6	98.3	15.5	340	无
4	43	中度，进行性	无	721.1	无	721.1	16.2	245	子宫肌瘤，输卵管积水
5	47	重度	慢性盆腔痛	560.6	输血	560.6	20.1	421	子宫肌瘤
6	40	轻度，进行性	无	504.9	无	504.9	20.6	160	子宫肌瘤
7	31	轻度，进行性	无	498.1	GnRH-a×3	57.5	18.2	301	无
8	31	无	慢性盆腔痛	355.5	无	355.5	22.4	213	子宫肌瘤
9	48	重度，进行性	无	331.8	GnRH-a×3	67.5	12.1	374	子宫肌瘤
10	44	重度，进行性	性交痛，直肠刺激症状	303.4	GnRH-a×3	46.2	24.4	247	子宫内膜息肉

三、讨论

1972年，Bird等[1]首次将子宫腺肌症定义为子宫内膜对子宫肌层的良性侵袭。子宫腺肌症的常见临床表现主要是非特异性症状，如月经过多、痛经、慢性盆腔痛等[3]。目前，子宫腺肌症的临床诊断率并不满意。血清CA125是一种常用的辅助诊断指标[4-7]。然而，迄今关于血清CA125与子宫腺肌症临床病理特征的研究较少。已有较多研究报道血清CA125水平升高与子宫腺肌症最为相关[2]。根据本研究的结果，术前血清CA125水平的中位数为65.9U/ml（32.8～138.1U/ml）；单因素分析显示，痛经症状及其严重程度、膀胱刺激症状、超声提示子宫肌层增厚、合并子宫内膜异位症（特别是合并卵巢子宫内膜异位囊肿）与血清CA125水平的升高相关。而logistic回归多因素分析显示，血清CA125水平升高与子宫体积、任何程度的痛经、膀胱刺激症状、合并子宫内膜异位症均存在独立的相关性。

此外，有10例不合并子宫内膜异位症、也无任何恶性疾病的子宫腺肌症患者术前血清CA125 > 300U/ml，给予GnRH-a后血清CA125水平能明显下降。

Kil等[2]报道，子宫腺肌症患者的平均血清CA125水平显著高于子宫肌瘤患者［分别为（65.2±96.6）、（12.9±14.2）U/ml，P < 0.01］，并提出以19U/ml作为区分子宫肌瘤与子宫腺肌症的血清CA125水平临界值，其最高准确度为78.8%、最高诊断价值为61.2%。此外，Sheth和Ray[8]研究报道，子宫腺肌症患者子宫增大超过240cm³或孕12周大小，血清CA125水平升高的幅度越大，随子宫体积成比例升高至795U/ml，并且在部分患者中高水平的血清CA125令临床医师困惑。学者们还认为，大的子宫肌瘤伴或不伴子宫腺肌症并不会引起血清CA125水平升高，极少数情况下升高但不超过100U/ml[2,8]。

本研究的结果也显示，子宫体积与血清CA125水平升高独立相关；血清CA125 > 125U/ml者的子宫体积中位数为266cm³[3]。有学者甚至提出血清CA125水平升高可能与侵入子宫肌层的子宫内膜的数量或子宫内膜异位症的严重程度相关[8]，尽管目前还没有直接证据的支持[7]。

CA125是非特异性腹膜疾病的标志物，一些良性盆腔肿物患者的CA125水平也会高于临界值[9-12]。由于CA125与恶性肿瘤或其他良性肿瘤相关，很容易混淆诊断并引起患者的焦虑。本研究首次验证了与子宫腺肌症患者血清CA125水平升高可能相关的临床因素。但本研究也存在一些局限性。首先，回顾性分析可能在数据收集方面存在偏倚。本研究纳入的病例不包括那些仅有临床诊断且仅接受了药物治疗的患者。因此，未来需要进一步的大规模的前瞻性研究。

子宫腺肌症是育龄期妇女常见的良性妇科疾病。本研究显示，72.4%的子宫腺肌症患者血清CA125水平升高，CA125水平升高的患者术前血清CA125的中位数水平为95.7U/ml。子宫体积、任何程度的痛经、膀胱刺激症状、合并子宫内膜异位症均与血清CA125水平升高独立相关。部分患者在给予GnRH-a后血清CA125水平可明显降低。本研究希望通过了解血清CA125在子宫腺肌症患者中的水平，帮助在临床实践中做出正确的判断，减少误诊并缓解患者的焦虑。

参 考 文 献

[1] Bird CC，McElin TW，Manalo-Estrella P. The elusive adenomyosis of the uterus: revisited [J]. Am J Obstet Gynecol，1972，112（5）：583-593.

[2] Kil K，Chung JE，Pak HJ，et al. Usefulness of CA125 in the differential diagnosis of uterine adenomyosis and myoma [J]. Eur J Obstet Gynecol Reprod Biol，2015，185：131-135.

[3] Ferenczy A. Pathophysiology of adenomyosis [J].

Hum ReprodUpdate，1998，4（4）：312-322.

[4] Wood C. Adenomyosis: difficult to diagnose，and difficult totreat [J]. Diagn Ther Endosc,2001,7（2）：89-95.

[5] Barbati A，Cosmi EV，Spaziani R，et al. Serum and peritonealfluid CA125 levels in patients with endometriosis [J]. FertilSteril，1994，61（3）：438-442.

[6] Cheng YM，Wang ST，Chou CY. Serum CA125 in-

preoperative patients at high risk for endometriosis[J]. ObstetGynecol, 2002, 99（3）: 375-380.

[7] Abrão MS，Podgaec S，Filho BM，et al. The use of biochemical markers in the diagnosis of pelvic endometriosis [J]. Hum Reprod, 1997, 12（11）: 2523-2527.

[8] Sheth SS，Ray SS. Severe adenomyosis and CA125[J]. J ObstetGynaecol, 2014, 34（1）: 79-81.

[9] Malkasian GD，Knapp RC，Lavin PT，et al. Preoperativeevaluation of serum CA 125 levels in premenopausal and postmenopausal patients with pelvic masses: discrimination of benign from malignant disease[J]. Am J Obstet Gynecol, 1988, 159（2）: 341-346.

[10] Meden H，Fattahi-Meibodi A. CA 125 in benign gynecological conditions [J]. Int J Biol Markers, 1998, 13（4）: 231-237.

[11] Sheth SS. Elevated CA125 in advanced abdominal or pelvic tuberculosis [J]. Int J Gynecol Obstet, 1996, 52（2）: 167-171.

[12] 张欣，吴令英，李晓江，等. 盆腔良性肿物伴血清CA125水平升高的临床意义 [J]. 中华妇产科杂志, 2005, 40（3）: 178-182.

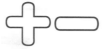

相关指南

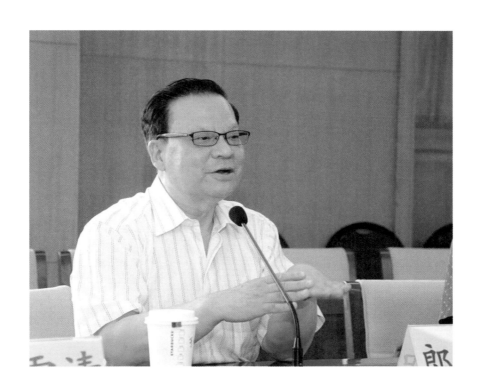

题　记

"指南"的制定很难，"指南"的实施也很难。类似"指南"的还有共识、规范等。

指南可以说有半个法规作用，它指导临床诊治，要求医生按指南行事。

2005年，我们就制定了子宫内膜异位症的诊治指南，效果不错；2015年又进行了修改补充。

著名奥地利哲学家维特根斯坦说：规则之后无一物（Nothing after rules）。有了规则就照办既是，没有什么可说的。峨眉山万年寺的横匾是"以戒为师"，即戒律就就是我们最好的老师，尊重师长，更要按规矩做人行事。

好的指南，除了文字简明清晰之外，一些流程图会更醒目、明了，便于查找、实施。

十一、相关指南

2015年子宫内膜异位症的诊治指南专家解读

郎景和　崔　恒　戴　毅　华克勤　冷金花　王立杰　郁　琦　朱　兰
张信美　周应芳　张震宇　段　华

子宫内膜异位症（内异症）是常见的妇产科问题之一，是一组综合征、一种慢性病。学者们进行了大量研究，积累了丰富的经验。并分别于2007年和2015年先后发布了《子宫内膜异位症的诊断与治疗规范》（《中华妇产科杂志》2007年第9期）和《子宫内膜异位症的诊治指南》（《中华妇产科杂志》2015年第3期），推动了内异症的规范化诊治。参与2015年"指南"的专家从原来的15位增加到30位，兼顾了各方面的技术发展，特别是在疼痛、包块和不孕的处理上都有新意，也对手术、深部浸润型内异症（DIE）、恶变及术后管理都有深入的阐述。鉴于此，我们又组织了一些专家进行有重点的、细腻化的解读，供同道们参考。

一、内异症相关疼痛

2015年指南中疼痛治疗原则仅适用于痛经的初次治疗，以药物治疗为主，药物和手术的综合治疗。药物对于疼痛的治疗主要适用于以下对象：①无阳性体征；②病灶轻微；③不愿手术；④不伴不孕；⑤手术（前）后；⑥无生育要求。2015年指南中提到的经验性药物治疗，应遵循以下原则：①高度怀疑内异症；②需要尽可能排除其他原因引起的疼痛；③作出内异症明确诊断（以腹腔镜）前使用，特别适用于青少年的盆腔疼痛和/或痛经；④按疼痛药物治疗原则进行〔包括非甾体类抗炎药、口服避孕药、高效孕激素、促性腺激素释放激素激动剂（GnRH-a）等〕。但值得注意的是：①药物治疗可能延误内异症的诊断，是DIE的高危因素；②药物治疗无效（3～6个月）需及时行腹腔镜检查；③药物治疗有效也不能确定是否是内异症。

2015年指南在药物治疗中增加了有中国特色的中药治疗。事实上，我国的中医中药长期以来在内异症的治疗方面有一定的经验，加入中药治疗更显中国特色。针灸不失为治疗疼痛的一种方法。此外，还需要知情告知及知情选择，因为目前还没有证据支持一种药物优于另一种药物，选择时要多考虑不良反应、费用、喜好及可利用的资源进行个体化治疗。

手术是内异症相关疼痛的主要治疗方法之一，2015年指南中已明确强调了术前的合理评估问题、对不同类型内异症的手术问题、手术技巧与并发症问题以及术后长期药物管理问题等。这里补充一些细节问题：①内异症相关疼痛的患者如未生育应先促其生育，除非是DIE引起性交痛导致性交困难；②内异症相关疼痛腹膜型的病灶尽量手术切除病灶；③顽固性内异症相关疼痛还可行骶前神经切除术（PSN），但需注意手术风险；④除非合并或怀疑有子宫腺肌症以及难治性内异症相关疼痛，一般不切除子宫；⑤内异症相关疼痛手术后应使用防粘连制剂；⑥内异症相关疼痛术后使用左炔诺孕酮宫内缓释系统或复方口服避孕药，以预防内异症相关痛经的复发。

二、盆腔包块

内异症常见的临床表现为疼痛、盆腔结节及包块、不孕，17%～44%的患者合并盆腔包块（子宫内膜异位囊肿）。2015年指南中内异症的手术指征有：①附件囊肿直径≥4cm；②提示合并有其他肿瘤；③痛经药物治疗无效；④合并不孕且卵巢储备功能良好。若患者以盆腔包块为首要就诊原因，囊肿直径＜4cm首先需除外功能性囊肿，可以继续观察，在下1个月经期结束3～5天复查盆腔超声，也可以服用短效口服避孕药3个月后再复查。若包块缩小或者消失，则说明是生理性囊肿；若经过连续监测，发现包块无变化或增大，考虑腹腔镜手术治疗，不主张进行肿物穿刺或其他实验性治疗。

痛经也是患者就诊的主要原因,如果痛经严重,已经影响到工作和日常生活,并经过非甾体类抗炎药或短效口服避孕药治疗无效,甚至出现慢性盆腔痛时,可考虑行手术治疗。因痛经而实施手术治疗对术者来说具有较大的挑战性:病灶不确定性、手术技术掌握情况、手术效果难以估测。在没有确切把握时,不主张积极实施手术。建议对于具有挑战性的患者,首先进行患者辅助的疼痛定位诊断(PALM),待明确病情后再实施手术,包括病灶切除、病灶消融、粘连松解、病灶局部及PSN等非常规手术方式,术中注意有无子宫腺肌瘤。手术治疗的彻底性是影响内异症治疗预后的主要因素之一,因此在内异症的手术治疗中要特别强调病灶切除的彻底性,要将肉眼可见的病灶(如紫蓝色结节、纤维性结节、受损腹膜、血管异常增生区域等"非子宫内膜异位囊肿"病灶)尽可能彻底地切除,无法切除的病灶处用能量器械实施病灶消融,尤其是侵入子宫骶韧带、直肠子宫陷凹、直肠表面、输尿管周围、膀胱肌层的病灶,研究表明,内异症复发的主要原因是前次手术不彻底,复发后会使异症侵及更多的器官组织,浸润程度会更深。

三、不孕

目前为止,针对内异症发病机制所做的基础研究、动物研究和临床研究,还没有确认内异症造成不孕的明确机制,可能与粘连造成解剖学改变和免疫(如腹腔巨噬细胞)等相关。这些研究有很多矛盾之处,例如内异症患者的输卵管大多数是通畅的,不孕并非因为输卵管不通;很多没有输卵管粘连、内异症症状很轻微的患者也会出现不孕。免疫的改变理应发生在所有内异症患者中,但也有一些内异症患者可以自然妊娠。

目前比较一致的观点是,内异症患者应该积极解决生育问题,这在2015年指南中也有体现。治疗内异症相关性不孕要平衡风险、经济代价及有效性。治疗包括:识别不孕的原因,手术切除异位病灶,枸橼酸氯米芬或促性腺激素促排卵加宫腔内人工授精(IUI),以及体外受精(in vitro fertilization,IVF)。

过去对内异症是使用美国生育学会的内异症

评分标准,该标准与对生育的影响程度关系不明确。内异症生育指数(EFI)除了参照内异症严重程度的评分,更多的引入了病史因素,如年龄、生育史等,还有输卵管功能评估。所以,2015年指南将EFI提到了重要的层次,有生育要求的患者在手术中都要进行EFI评分。选择促进生育的治疗方案要考虑的主要因素包括:EFI、女方的年龄、内异症的期别、其他的不孕因素和患者的意愿等。如果评分很高,患者较年轻,以前曾妊娠过,不孕时间不长,输卵管功能不错,可以有一定的期待治疗,不需特别积极试行IVF。

1. 通过腹腔镜诊断为微小病变EFI较高的患者 建议切除异位病灶后采用如下的促生育治疗:35岁以下者可监测排卵下自然试孕6个月。如果未孕,建议行促排卵加IUI。促排卵治疗中,建议3～4个周期的枸橼酸氯米芬作为一线治疗。促性腺激素促排卵或IVF作为二线治疗。35岁及以上者,可试孕3～6个月,或直接行促排卵加IUI。促排卵治疗中,建议促性腺激素作为一线治疗,并同时行IUI,仍未孕者尽快实施IVF。

2. 对于中重度的内异症患者 建议手术切除异位病灶后直接行促排卵加IUI,也可以试孕3～6个月后行促排卵加IUI,也可以直接进行IVF。

3. 如果手术治疗中发现输卵管不通、术中发现难以处理的严重粘连或重度内异症 可以考虑直接行IVF。

4. 不建议为不孕再次行手术治疗,因为此种手术不能提高患者的生育能力。

5. 腹腔镜手术后采用非IVF的辅助生殖技术者 术后应用GnRH-a是否有益尚存在争议,而拟进行IVF者,应进行2～3个周期的GnRH-a治疗。

6. 在行IVF治疗前,有妇科指征时(例如盆腔疼痛或怀疑卵巢恶性肿瘤或存在的子宫内膜异位囊肿可能影响IVF治疗中的取卵步骤),应行手术剔除卵巢子宫内膜异位囊肿,手术中应尽量减少对卵巢的损伤。

四、内异症的手术治疗

(一)手术指征及手术方式的选择

关于卵巢子宫内膜异位囊肿的手术指征,初治患者的囊肿大小是主要的考虑因素,但也应结合患者的年龄、生育的要求和卵巢储备功能状态来综合考虑。DIE 与疼痛关系密切，如果疼痛症状药物治疗无效、合并卵巢子宫内膜异位囊肿和/或不孕、侵犯肠、输尿管等器官致梗阻或功能障碍者应手术。对于复发的内异症，治疗基本遵循初治的原则，但应个体化。

（二）手术前的评估

1. 术前卵巢功能的评估　卵巢子宫内膜异位囊肿患者，尤其是年龄 35 岁及以上，双侧卵巢囊肿或者是复发的卵巢子宫内膜异位囊肿和不孕患者，术前应评估卵巢功能。必要时术前应请生殖医师会诊，指导进行相关的辅助生殖处理。

2. 疼痛的评估以及手术的可能疗效　内异症相关疼痛的原因复杂，手术切除内异症病灶、特别是 DIE 病灶可有效缓解疼痛症状。但手术难以完全切除内异症病灶，有部分患者术后疼痛不能有效缓解，需要进一步药物治疗。

3. DIE，特别是直肠阴道隔内异症患者，术前应行影像学检查如 MRI 或 CT，了解 DIE 浸润的深度、与肠的关系等，必要时行肠镜检查及活检以除外肠管本身的病变。有明显宫旁深部浸润病灶者，术前要常规检查输尿管、肾盂是否有积水。如果有输尿管肾盂积水，要进一步检查 CT 尿路造影、肾图等以明确积水的部位、程度及肾功能情况。膀胱内异症，术前要明确病灶的部位以及与输尿管开口的关系，除了影像学评估外，还应进行膀胱镜检查，必要时活检行病理检查。

（三）手术前的预处理

术前应用 GnRH-a 等药物，不能有效减少内异症术后复发，不能提高术后妊娠率，故一般不建议术前药物治疗。但对病变较重、估计手术困难者，术前可应用 GnRH-a 3 ～ 6 个月，可减少盆腔充血并减小病灶大小，从而一定程度上可减少手术难度，提高手术的安全性。卵巢子宫内膜异位囊肿伴卵巢功能下降者，可考虑 GnRH-a 治疗并进行囊肿穿刺，无效时可考虑手术。此外，对于怀疑输尿管受累者，可于术前放置患侧双 J 管，便于术中指示。

（四）手术的基本操作及注意事项

1. 分离粘连恢复解剖　术中要仔细检查盆腔，尤其是后盆腔。卵巢子宫内膜异位囊肿首选囊肿剔除术。合并不孕者可同时进行宫腔镜检查及输卵管通液术。

2. DIE 的处理比较困难，应由有经验的医师操作　术中首先要分离粘连，看清输尿管走行或者分离输尿管，直肠子宫陷凹粘连者要打开直肠子宫陷凹。根据 DIE 侵犯的部位进行切除。尽可能切净病灶（如子宫骶韧带结节、阴道壁病灶）。输尿管梗阻及积水可能是由于内异症的粘连环压迫或者侵犯造成的，手术可切除粘连环及异位病灶，解除梗阻，并尽可能保留输尿管的血供及输尿管管腔的完整性。如输尿管肌层受累明显或异位病灶已造成输尿管的完全堵塞，则可切除受累的输尿管，再进行输尿管端端吻合或输尿管膀胱吻合。膀胱内异症以施行病灶切除术为主，应特别注意病灶与输尿管开口的关系，术后保持尿管持续开放 10 ～ 14 天。如果内异症病灶位于膀胱三角区靠近输尿管，可以考虑较为保守的膀胱镜下病灶电切术。手术切除病灶有时会造成输尿管开口的功能受损，术后出现尿液反流甚至膀胱瘘。DIE 侵犯至结直肠，何种手术为首选目前尚无定论。手术切除彻底时创伤大，并发症多，但术后复发率低；较为保守的手术安全系数较高，但切除不彻底，术后复发率高，需要辅以较长时间的药物治疗。手术方式包括病灶削切术（shaving）、碟形切除（disc excision）及肠段切除加吻合术（segmental excision and re-anastomosis）。如果有肠壁浸润，但无肠狭窄及明显的肠黏膜侵犯时，手术以病灶减灭为宜，尽量保证肠壁的完整性；如果病灶大，造成肠狭窄甚至肠梗阻或者周期性便血时，则可以考虑肠段切除加吻合术。

3. 术毕应反复冲洗盆腹腔，减少术后感染及发热机会　内异症手术创面大，术中可以使用止血药物以减少出血，术毕使用防粘连制剂预防粘连。

五、内异症的药物治疗

内异症药物治疗的目标是缓解疼痛症状，改善生育能力，术后长期管理，延缓症状复发。目前可供选择的药物主要有非甾体类抗炎药、复方口服避孕药、高效孕激素、雄激素衍生物及 GnRH-a 共五大类。

非甾体类抗炎药，可以抑制前列腺素的合成，直接作用于伤害性感受器，阻止致痛物质的形成和释放。给药时机掌握良好有助于加强疗效，如月经来潮前24～48小时前给药，镇痛效果明显增强。如果疼痛仍未缓解，或者效果不满意，应该予进一步的治疗。该类药物的不良反应主要为胃肠道反应，偶有肝肾功能异常。长期应用要警惕胃溃疡的可能。

复方口服避孕药是治疗内异症相关疼痛的一线用药，疗效明确、安全性好、费用低，适合长期使用，控制轻～中度痛经的疗效明显。观察性研究显示，口服避孕药治疗内异症相关疼痛的疗效明确，可以明显提高患者痛经、性交痛、非经期疼痛、大便痛等的缓解率。对于年龄＜16岁的青少年内异症患者，口服避孕药也是安全和有效的，常与非甾体类抗炎药联合应用，以便更好地控制内异症相关疼痛。对青少年的身高、体质量及近期体脂百分比无明显影响。因此，对于青少年和暂时没有生育要求的育龄期年轻女性，复方口服避孕药是较为理想的药物治疗方式。

孕三烯酮是合成的19-去甲睾酮衍生物，是一种抗孕激素的甾体激素，为临床治疗内异症的主要药物之一。其使用方式为口服，使用方便。一般疗程为6个月，疗效显著，作用稳定。孕三烯酮的不良反应主要表现为高雄激素症状，如多毛、痤疮、脂溢性皮炎和嗓音变粗等，还有体质量增加、血脂异常、肝功能异常、不规则出血和情绪变化等，不利于患者的耐受及长期使用。

GnRH-a为人工合成的十肽类化合物，其作用与天然的促性腺激素释放激素（GnRH）相似，因其与垂体GnRH受体的亲和力强，且对肽酶分解的感受性低，故其活性较天然的GnRH高数十倍甚至数百倍，长期连续应用则垂体的GnRH受体被耗尽，造成体内低雌激素状态，出现暂时性绝经。目前常用的GnRH-a类药物有亮丙瑞林（leuprorelin）、戈舍瑞林（goserelin）、曲普瑞林（tryptorelin）等。目前GnRH-a类药物不仅药品种类多样，剂型也多样，包括粉针剂、双腔预充式、皮下埋植剂等，针剂是每28天应用1针。因此在选用不同药品时应考虑给药、保存及患者的接受程度。

GnRH-a对治疗内异症的近期疗效已经得到公认，被认为是内异症药物治疗的"金标准"药物。GnRH-a可以有效缓解疼痛，特别是中～重度疼痛，也可以用于延缓术后疼痛及囊肿的复发。同时，GnRH-a的预处理可以使接受IVF治疗的内异症不孕患者受益。

GnRH-a的主要不良反应为低雌激素引起的围绝经期症状及骨质疏松症状。GnRH-a可使机体处于低雌激素状态，产生绝经期症状，如潮热、阴道干燥、性欲缺乏、情绪不稳定、睡眠障碍。长期应用可导致骨密度下降，应用6个月以上，因为低雌激素水平，可致平均骨量丢失达4%～6%。2015年指南中对于GnRH-a的不良反应依然提出了反向添加方案，新增了联合调节概念及方案，并指明了两个方案不同的侧重点。长期使用GnRH-a依然推荐反向添加方案以维持疗效，降低潜在的不良反应；联合调节则用于在不改变雌激素水平的前提下，有效改善绝经症状。

地诺孕素是新一代的孕激素制剂，可直接抑制子宫内膜间质细胞增殖，减少芳香酶、环氧化酶2及前列腺素的合成，从而抑制内异症病灶的发生发展，抑制疼痛。地屈孕酮与孕酮结构相似，具有单纯孕激素活性，无雌激素、雄激素或盐皮质激素活性，在青春期痛经、有生育要求及围绝经期患者的疼痛治疗方面具有独特的优势，对肝脏功能影响小，是内异症长期药物治疗的新选择。

另外，也有一些有前景的新药，包括芳香酶、促性腺激素释放激素拮抗剂、抗血管生成等药物。

内异症作为一种育龄期妇女的疾病，其生物学特性决定了临床症状的迁延性和反复性，因此，保守性的药物治疗对于缓解内异症的症状，术后长期管理，预防或减少复发具有十分重要的作用。截至目前，关于内异症的药物治疗仍有很多临床存在的问题未得到答案，例如如何延长药物使用的期限，以便达到对内异症患者长期甚至终生管理的目标；各种药物联合或序贯使用的策略以及长期使用的不良反应和监测等，都有待高质量的临床研究提供证据。治疗方案力求个体化、阶梯化，并充分考虑药物的不良反应。随着内异症发病根源的揭示，"源头治疗"可能会成为调节卵巢功能、限制异位内膜生长、抑制疾病复发和减少药物不良反应的重要策略。

六、内异症治疗后的管理

内异症复发指手术和/或药物治疗症状缓解

后，临床症状再次出现，且恢复至治疗前水平或加重，或者再次出现异位病灶。手术或药物可以有效改善内异症相关的疼痛，促进生育，而手术的彻底性是降低术后复发的重要因素，因此，在不损伤正常器官的前提下应尽可能清除病灶。但是内异症术后2年的复发率仍然高达21.5%，术后5年的复发率为40%～50%，复发和再次手术均可能引起患者疼痛的加剧和生育能力下降。

内异症复发的高危因素有：①年轻；②既往有内异症药物或手术治疗史；③单侧或双侧卵巢子宫内膜异位囊肿；④分期重；⑤DIE；⑥保守性手术；⑦术后未予药物巩固治疗；⑧术后应用促排卵治疗；⑨合并子宫腺肌症。

内异症治疗必须考虑复发的各种高危因素，所以，对内异症的初次治疗就显得尤为重要。手术要彻底；为了巩固手术治疗的效果，减少术后疼痛及病灶的复发，预防内异症复发的主要手段仍然是术后用药，常用的药物有口服避孕药、口服孕激素、GnRH-a类药物和左炔诺孕酮宫内缓释系统等。

预防痛经复发的治疗：首选药物治疗，如仍无效，必要时应考虑手术。多选用的药物有非甾体类抗炎药和性激素类药物。一线用药方案：口服避孕药，3个月，若有效，可继续使用；二线用药方案：GnRH-a、孕激素以及中医中药。也可选择左炔诺孕酮宫内缓释系统，优点是不良反应小，尤其是可用于对口服避孕药有禁忌或者不耐受的患者。

预防病灶复发的治疗：怀疑存在残留病灶，建议术后选择GnRH-a治疗3～6个月；若年龄较大且无生育需求，可选择左炔诺孕酮宫内缓释系统，若将来希望生育；可暂时选择口服避孕药治疗。还有更多的研究显示，口服避孕药至少1年以上，甚至口服药物至有生育意愿时，尤其是连续服用口服避孕药可显著降低内异症的术后复发率。但是停药后药物的保护作用立刻消失。DIE随访至术后2年，复发率约为10%，目前的治疗仍然为手术联合药物治疗为主。GnRH-a是目前公认的治疗内异症最有效的药物，使用6个月降低疾病复发率优于使用3个月，配合反向添加治疗GnRH-a可以较安全地延长用药3～5年甚至更长时间。反向添加治疗让患者有更好的生命质量，可以更好地缓解低雌激素症状和骨量丢失。GnRH-a也可用于16岁以上的青少年患者。但可引起骨质丢失，对于尚未达到骨密度峰值的青少年患者，应用此药对骨质的沉积有一定的影响，因此建议，对年龄＜16岁的青少年内异症患者，选用连续或周期性口服避孕药作为药物治疗的一线方案。内异症是一种慢性病，要重视内异症的"伴随顽疾"，术后容易复发，患者需长期管理，更要重视内异症复发的预防。

七、盆腔外内异症

（一）瘢痕内异症

盆腔外内异症最为常见的部位为腹部皮肤切口处，尤其是剖宫产术后发生的腹壁切口内异症。有文献报道，剖宫产切口内异症的发生率可达1%，剖宫产至诊断腹壁切口内异症的时间间隔数月至数年不等。腹壁切口内异症的典型临床表现：腹壁切口处或周围肿块，且多数肿块有与月经相伴的轻度周期性胀痛，少部分患者则无临床症状。超声检查为低回声不均质回声结构，内部散在强回声，边界不规则，通常毛刺状，侵入周围组织，有宽度和连续性不定的强回声环。血清CA125常在正常范围。

临床诊断主要依据：①经腹妇产科手术史（剖宫产术史、卵巢囊肿剥除术史）；②瘢痕部位结节、疼痛症状与月经周期相关；③辅助诊断方法包括超声、MRI、CT检查等，确诊需要组织病理学检查结果。

腹壁切口内异症病灶常发生在腹壁前筋膜及肌肉，手术为主要的治疗方法，病灶切除后如有范围较大的腹壁筋膜缺损，需张力线或加用腹壁补片缝合。手术切净病灶，术后不需要辅助药物治疗。

（二）胸腔内异症

胸腔内异症具体可分为胸膜内异症（pleural endometriosis）和肺内异症（pulmonary endometriosis），其临床症状通常与月经周期同步。最常见的症状为胸痛，可发生于90%的患者中，约1/3的患者会发生呼吸困难，也可发生气胸或血胸。局限于膈的内异症可伴同侧胸部、肩部、上肢和颈部疼痛。支气管或肺实质子宫内膜疾病的患者通常会出现咯血。

诊断方面，对于经期前后出现反复胸痛、气

胸或咯血的育龄期妇女，应高度怀疑胸腔内异症。早期诊断可及时进行特异性治疗，并减少并发症。胸腔内异症通常在临床上诊断，胸部CT平扫可协助诊断，表现为边界清晰或不清的肺部小结节，或伴出血的毛玻璃样渗出。若在非月经期进行检查，胸部CT结果可能为阴性。对于月经性咯血的患者，也可使用支气管动脉造影来诊断肺实质性内异症。此外，胸腔镜检查正越来越多地被用于胸腔内异症的诊断。为提高诊断率，应在月经期进行胸腔镜检查。血清CA125水平可能升高。

在治疗方面，对于病情不稳定者，应先按血胸、气胸或咯血患者的紧急处理方法进行处理。对于病情稳定的患者，应以药物治疗为主，当药物治疗失败或患者不能耐受时，可考虑手术治疗。对于有生育要求者应建议积极尝试妊娠。一般建议应用GnRH-a 3～6个月观察疗效，如果有效可继续用其他药物（如口服避孕药、孕激素、达那唑等）维持治疗，达到抑制异位子宫内膜的作用。药物治疗气胸和血胸停药后的复发率仍高于50%。对于药物治疗失败者，必要时进行手术治疗。

八、内异症恶变

为区别原发于卵巢的、与内异症无关的卵巢上皮性癌（卵巢癌），有学者将内异症恶变称为内异症相关的卵巢癌（EAOC）。EAOC以卵巢上皮性肿瘤多见，而上皮性肿瘤中又以卵巢透明细胞癌及子宫内膜样癌为主。EAOC的诊断目前仍沿用1925年Sampson建立、并由Scott在1953年补充的组织学诊断标准。由于诊断标准要求严格，目前认为内异症恶变的发生率在1.3%～1.9%，在原发性不孕妇女中增至2.7%。总体恶变率估计为0.7%～1.5%，但真实的发生率有可能要高得多。研究提示，年龄与子宫内膜异位囊肿恶变的风险呈正相关，而卵巢子宫内膜异位囊肿发病时的年龄越小，其恶变发生率越高；内异症病程越长，恶变概率越高，已有报道，恶变患者的内异症平均病程超过8年；高水平的雌激素、特别是伴有肥胖是内异症恶变的高危因素；绝经后及根治性手术后单一雌激素替代治疗也是残留的异位内膜恶变的高危因素。内异

症恶变最常累及的部位是卵巢（81.9%），这可能与内异症最常见于卵巢有关。临床上，在处理内异症患者时，应注意发现这些高危因素，同时应警惕可能已经出现的恶变临床征象。对这一类患者，即使已经临近绝经，也应积极处理。EAOC通常属I型癌的范畴，治疗原则与普通卵巢癌相同，预后一般好于同期别的卵巢癌。

九、子宫腺肌症

在国外，子宫腺肌症早已从内异症中划出作为一种独立的疾病。国内许多专家认为，子宫腺肌症虽然与内异症的病理生理基础可能有所不同，但两者均为子宫内膜异位引起，而且常合并存在，治疗用药也雷同，因此，该病和内异症有密不可分的内在关系。所以，在内异症诊治指南中仍然保留了子宫腺肌症的处理。

2015年指南增加了囊性子宫腺肌症的概念。虽然子宫腺肌症主要见于40岁以上已经生育的妇女，但是，青春期或年轻女性患者并非少见，其中20岁左右的患者主要表现为局限性囊性子宫腺肌症。患者痛经比较严重，疼痛集中在患侧，与成年子宫腺肌症患者表现为中下腹痛明显不同。该病容易被误诊为残角子宫积血或Robert子宫。宜及早手术治疗，腹腔镜手术能获得满意的疗效。

2015年指南中对年轻、希望保留生育功能的患者推荐使用口服避孕药和左炔诺孕酮宫内缓释系统治疗。口服避孕药治疗内异症历史悠久，但是对子宫腺肌症痛经的确切效果报道不多。需要注意的是，子宫腺肌症患者的平均患病年龄要明显高于内异症，推荐口服避孕药治疗要谨慎，因为可能增加患者血栓甚至肺栓塞的风险。

左炔诺孕酮宫内缓释系统的适应证是避孕和月经过多，放置对象应该是"正常子宫"。由于左炔诺孕酮宫内缓释系统可以作用3～5年，使用方便，疗效持久，受到一些医师和患者的欢迎。10多年来临床应用的经验表明，左炔诺孕酮宫内缓释系统对子宫腺肌症痛经和月经过多均有效，子宫体积也可能缩小。然而，子宫腺肌症患者的宫腔较大，左炔诺孕酮宫内缓释系统使用后的脱落和下移较常见。还有体质量增加和阴道淋漓出血或闭经等不良反应，使用前应让患者充分

了解。放置前使用GnRH-a进行预处理可能提高左炔诺孕酮宫内缓释系统的疗效，但尚无确切证据表明可以减少脱落和下移。

子宫腺肌症病灶挖除术适用于年轻、要求保留生育功能的患者。可以明显地改善症状，还可能增加妊娠的机会，尽管后者尚缺乏循证医学的证据。近年来，时有腹腔镜下子宫腺肌症病灶挖除术后妊娠子宫破裂的报道，甚至导致产妇死亡。鉴于以上原因及近年来辅助生殖技术的提高，子宫腺肌症病灶挖除术的应用在减少，仅对多次助孕治疗失败或疼痛严重需要缓解症状时才建议使用。术中应少用电凝，注重子宫缝合技术（如肌层折叠缝合加固子宫肌壁），保证创面的良好愈合。对病灶较大者，仍建议行开腹手术。与内异症治疗相似，子宫腺肌症病灶挖除术后使用GnRH-a半年，可降低患者疼痛的复发率。

子宫腺肌症是否可引起不孕虽然目前还缺乏流行病学的直接证据，但是，许多证据间接表明子宫腺肌症可影响患者的生育能力。对子宫腺肌症合并不孕者应积极行辅助生殖技术治疗。行IVF-ET前，最好先用GnRH-a治疗4～6个月（超长方案），其临床妊娠率显著高于短方案及长方案（≤3个月）。然而，子宫腺肌症患者即使助孕后成功妊娠，流产、早产和胎膜早破的发生率高，活产率低。因此，子宫腺肌症合并不孕的治疗仍是临床上的一大难题。

当我们完成这篇"解读"之时，颇感意犹未尽。至少有四个问题值得提出供同道和读者们思考和讨论。其一，内异症与不孕的关系，不仅是妇科专家，也是生殖内分泌专家都感到棘手的问题；也是内异症治疗的关键和结局目标。所谓"因素繁多、影响叠加"，需要多个亚专业医师合作解决、序贯治疗。其二，内异症，主要是卵巢内异症的恶变，1%是个低估的数字，特别有意义的是涉及卵巢癌的发病机制和临床认识。这一恶变的形成可能构建了卵巢癌的一种新类型。其三，子宫腺肌症，从名称上就有争议和反复。不论怎样，子宫腺肌症和内异症是同一种疾病，只是部位不同，无论从发病、症状及处理都是一致的。既往的研究和论述都嫌不足。其四，可以说，内异症是一种慢性病，或者应将其作为一种慢性病来处理，不是经过一次手术或注射及口服几次药物就可以解决的，之后的问题还很多，应该形成治疗后管理的观念和策略方法，提高治疗效果和患者的生命质量。以上权作思考或讨论作业留给同道们。

促性腺激素释放激素激动剂在子宫内膜异位症和子宫平滑肌瘤治疗中的应用专家意见

郎景和　冷金花　王泽华　卢美松　华克勤　狄　文　李华军　杨　清　周应芳　张震宇
张信美　张国楠　张　蔚　段　华　姚书忠　郝　敏　梁志清　崔满华　戴　毅

子宫内膜异位症（内异症）和子宫平滑肌瘤是生育年龄妇女的常见病。随着对这两种疾病的不断认识，卫生经济学以及人性化、个体化治疗日益受重视，各国的诊治指南都在不断更新。但是在内异症和子宫平滑肌瘤药物和手术治疗中仍然有大量的观点缺乏共识。以近5年关于促性腺激素释放激素激动剂（gonadotropin-releasing hormone agonist，GnRH-a）在上述两种疾病中应用的地区性规范指南和发表的研究结果为基础，综合《子宫内膜异位症的诊治指南》[1]和国内相关领域的专家讨论，形成了本"促性腺激素释放激素激动剂在内异症和子宫平滑肌瘤治疗中的应用专家意见"。

一、GnRH-a的作用机制

促性腺激素释放激素（GnRH）是下丘脑分泌的10肽激素，对生殖调控具有重要意义；GnRH通过垂体门脉系统，以脉冲式释放的形式刺激腺垂体细胞合成FSH和LH。GnRH-a是改变了GnRH第6位和第10位的氨基酸，其活性为天然GnRH的50～100倍。GnRH-a首次给药初期具有短暂刺激垂体细胞释放LH和FSH的反跳作用，即"点火效应（flare up）"，使卵巢甾体激素短暂增加。GnRH-a持续作用10～15天后，垂体中的GnRH受体被占满和耗尽，对GnRH-a不再敏感，即垂体GnRH受体脱敏，产生降调节作用，FSH和LH大幅下降，导致卵巢甾体激素生成减少近似于绝经期或手术去势水平。因此，GnRH-a长期使用可治疗或缓解多种性激素依赖性妇科疾病。目前，临床应用最多的妇科良性疾病是内异症和子宫平滑肌瘤。GnRH-a在生殖医学中的应用不在本意见的范围内。

GnRH-a的种类：最早上市的GnRH-a商品是亮丙瑞林。1989年在美国上市后临床应用近30年。此后同类产品有戈舍瑞林、曲普瑞林。目前，GnRH-a类药物不仅种类多样，剂型也有多种，包括粉针剂、双腔预充式、皮下埋植剂等。因此，在选用不同GnRH-a时应考虑给药途径、保存条件及患者的接受程度。

二、GnRH-a治疗的副作用及反向添加、联合调节

GnRH-a的主要副作用为低雌激素引起的围绝经期症状及骨质疏松症状。GnRH-a使机体处于低雌激素状态，导致出现围绝经期症状，如：潮热、阴道干燥、性欲缺乏、情绪不稳定、睡眠障碍等[1-4]。长期应用会导致骨密度下降；应用6个月以上，因为雌激素水平低，可致平均骨质丢失达4%～6%[1-4]。反向添加被推荐用于长期使用GnRH-a时，以维持GnRH-a的疗效，并降低其潜在的副作用[1,4]。联合调节则用于在不改变雌激素水平的前提下，有效改善绝经相关症状[1]。

1. GnRH-a治疗的反向添加　反向添加的理论基础是"雌激素窗口剂量理论"，不同组织对雌激素的敏感性不一样；其是将体内雌激素的水平维持在不刺激异位内膜生长而又不引起围绝经期症状及骨质丢失的范围（雌二醇水平在146～183pmol/L），则既不影响GnRH-a的治疗效果，又可减轻副作用。加拿大的指南[5]和一些研究都推荐GnRH-a治疗开始后立即给予反向添加；美国妇产科医师协会（ACOG）指南[6]

则认为"可以立即"开始反向添加，但并没有推荐。我国最新修订的《子宫内膜异位症的诊治指南》[1]中认为，何时开始反向添加尚无定论；应用反向添加可以延长 GnRH-a 的使用时间；反向添加治疗剂量应个体化，有条件者应监测雌激素水平[1]。《子宫内膜异位症的诊治指南》[1]推荐三种反向添加方案：①雌孕激素方案；②单用孕激素方案；③连续应用替勃龙方案；具体应用详见《子宫内膜异位症的诊治指南》[1]。

2. GnRH-a 治疗的联合调节　反向添加治疗虽然可以有效缓解围绝经期症状，但用药期间需要监测雌激素水平，并可能引起出血，患者的依从性较低。因此，不影响 GnRH-a 治疗期间的雌激素水平，又能改善围绝经期症状的联合调节逐渐成为 GnRH-a 副作用管理的又一途径。

黑升麻可通过受体介导或受体调控（如5-羟色胺、γ-氨基丁酸和多巴胺受体）作用于中枢神经系统，有稳定体温中枢及情绪中枢，缓解围绝经期症状的作用而用于联合调节。我国2015年最新的《子宫内膜异位症的诊治指南》[1]也提出了"联合调节"用于缓解 GnRH-a 的副作用。

三、GnRH-a 在内异症治疗中的应用

内异症是生育年龄妇女的多发病、常见病。内异症病变广泛、形态多样、极具侵袭性和复发性，具有性激素依赖的特点。内异症的治疗目的：减灭和消除病灶，减轻和消除疼痛，改善和促进生育，减少和避免复发。手术可以明确诊断，切除病灶，恢复解剖，有效缓解疼痛症状，改善生育环境。但保守性手术后存在较高的复发率，文献报道，术后5年复发率达40%～50%[7]，复发后的再次手术不仅治疗效果较首次手术差，而且手术并发症的发生率也明显升高。手术后的药物治疗和长期管理是减少复发的关键。

复方口服避孕药是内异症相关疼痛治疗的一线药物。如果复方口服避孕药或孕激素对疼痛疗效不佳，二线治疗的选择是达那唑或 GnRH-a。由于达那唑的副作用问题，患者不容易依从，在很多国家已不推荐。

GnRH-a 目前已经成为首选的内异症相关疼痛的二线治疗方案，而且 GnRH-a 还能有效减少内异症的术后复发率并改善生育结局。因此，GnRH-a 已经成为内异症药物治疗的"金标准"。

1. GnRH-a 在内异症中的用法　我国2015年《子宫内膜异位症的诊治指南》中指出，GnRH-a 用法：依不同的制剂有皮下注射或肌内注射，每28天1次，共用3～6个月[1]。需要指出的是大多数国家的指南中，GnRH-a（用或不用反向添加）治疗期限可以是6个月，也可以是更长时间[2]。

2. GnRH-a 在缓解内异症相关疼痛中的作用　荟萃分析提出，GnRH-a 和达那唑治疗6个月后、治疗1年后各疼痛组的疗效均无差异[8]；另一荟萃分析显示，治疗6个月后 GnRH-a 的疗效优于达那唑（$OR=2.002$，95% CI 为1.047～3.827）[9]。但由于副作用，达那唑只能低剂量使用并且在许多国家已被停用[3]。尽管有1项比较6个月使用口服避孕药与 GnRH-a 疗效的随机对照研究（RCT）得出了在缓解内异症状方面疗效相似的结论，但仍然没有充足的证据来评价口服避孕药与 GnRH-a、达那唑的疗效[8]。同样，2014年的欧洲人类生殖与胚胎学会（ESHRE）指南[2]中仍然强调：目前，口服避孕药、孕激素、孕激素拮抗剂、GnRH-a、GnRH 拮抗剂及芳香酶抑制剂均在临床中用于治疗内异症相关疼痛，但没有足够证据显示某种药物治疗优于其他。GnRH-a 的治疗可以显著缓解炎症反应和血管形成，也可以显著诱导异位内膜的细胞凋亡，提示 GnRH-a 是通过多种局部生物途径产生作用，从而缓解症状[10]。

3. GnRH-a 在延缓内异症术后疼痛复发中的作用　多项研究比较了 GnRH-a 与安慰剂或者期待疗法对于延缓术后疼痛复发的疗效，但这些研究的结果并不一致。一些研究报道，以安慰剂为对照[11]或者以期待疗法为对照[12]，GnRH-a 可以延缓术后疼痛复发；而一些研究则报道，GnRH-a 在延缓术后疼痛复发上并不优于安慰剂[13]、期待疗法[14]或者芳香酶抑制剂[13]。

4. GnRH-a 在延缓卵巢子宫内膜异位囊肿复发中的作用　越来越多的证据显示，腹腔镜卵巢囊肿剥除时会不同程度地造成正常卵巢组织的损伤，从而使卵巢储备功能降低[15-17]。目前的共识是，卵巢内异症的手术应该由有经验的医师来完成；但，手术医师应该基于保护卵巢功能和提

高生育的目的而尽量推迟和避免手术，这还存在争论[15,18]。GnRH-a 6个月的治疗已经被证实可以有效降低卵巢子宫内膜异位囊肿保守性手术后的复发率[19]。目前的共识是，GnRH-a长期使用（＞6个月）有助于减少卵巢子宫内膜异位囊肿和/或内异症相关疼痛的复发。

GnRH-a联合超声监视下的经阴道囊肿穿刺是一种相对简单、微创的治疗，可以在不影响卵巢功能的前提下去除囊肿，对于卵巢子宫内膜异位囊肿合并不孕的患者在接受体外受精（IVF）治疗时可以提高疗效和改善妊娠结局[20]。

5. GnRH-a作为特殊病例手术治疗的另一种选择　对于尚没有近期生育计划的年轻患者、多次复发的年龄较大的患者或者存在手术禁忌证的患者，GnRH-a是手术治疗的另一种有效的选择。

6. GnRH-a作为口服避孕药的先期治疗　术后GnRH-a治疗并接着周期性口服避孕药，已证明对于术后没有近期生育计划的生育年龄患者可以有效降低卵巢子宫内膜异位囊肿的复发[21]。

7. GnRH-a在IVF前使用可以增加妊娠率　GnRH-a的预处理可以使内异症不孕患者在接受IVF治疗时受益，此已经在加拿大的指南[5,22]中提到。2014年的ESHRE指南[2]中也提出，IVF或卵母细胞胞质内单精子注射（ICSI）前予GnRH-a治疗3～6个月可以将临床妊娠的比值比提高4倍[23]。2013年，世界内异症会议达成的专家共识[3]中指出，没有证据显示宫腔内人工授精（IUI）之前的GnRH-a治疗可以增加受益；内异症患者接受IVF或ICSI之前予GnRH-a治疗3～6个月可以增加临床妊娠率；目前没有充足的数据比较口服避孕药与GnRH-a预处理的疗效。基于此及中国专家的讨论，我们认为，内异症患者IVF或ICSI之前可以给予3个月左右的GnRH-a治疗。

循证医学研究证明，接受GnRH-a降调节3～6个月治疗的患者平均临床妊娠率明显高于对照组（$OR=4.28$，95% CI为2.00～9.15），平均活产率也高于对照组[23]。接受腹腔镜治疗的内异症患者给予2个月GnRH-a或芳香酶抑制剂治疗，并未发现两组的妊娠率与未接受任何药物治疗的对照组有显著差异，但该项研究中没有具体区分自然妊娠和助孕[13]。尽管如此，ESHRE2013年的指南[24]和2014年的指南[2]

仍然强调"在IVF之前使用GnRH-a的推荐（B级）"主要是基于少数随机研究的结果，并指出还需要更进一步的临床研究来探讨GnRH-a的作用及机制。

四、GnRH-a在子宫平滑肌瘤治疗中的应用

子宫平滑肌瘤是子宫良性肿瘤，是生育年龄妇女最常见的良性肿瘤[25-27]。子宫平滑肌瘤的主要症状包括月经量多或出血、腹部包块、压迫症状、不孕、疼痛等[25,26,28]。目前，子宫平滑肌瘤的主要治疗方法仍然是手术治疗[25,29]，药物治疗的选择有限。其发生的原因尚未完全确定，当前较为普遍接受的学说是肌瘤的发生与长期和过度的雌激素刺激以及激素的周期性变化有关[25,26,30]。平滑肌瘤组织中证实了ER、PR的存在[26,30]，并且激素治疗有效。必须指出的是，目前有多种药物包括芳香酶抑制剂、合成孕激素（地诺孕素）以及PR拮抗剂（乌利司他）等用于治疗子宫平滑肌瘤的临床报道和研究，但GnRH-a被认为是最有效的子宫平滑肌瘤术前药物治疗[31,32]。早在20世纪80年代，GnRH-a开始用于子宫平滑肌瘤治疗。目前的研究证明，GnRH-a可以明显降低肌瘤的炎症反应，减少肌瘤内的血管形成并可促进细胞凋亡[10,32]。

1. GnRH-a用于治疗术前贫血　术前给予亮丙瑞林可以减少85%的子宫平滑肌瘤贫血患者的阴道出血[33]。在与术前口服醋酸乌利司他的比较性双盲研究中，对于术前控制有症状肌瘤患者的阴道出血，亮丙瑞林的疗效等同于醋酸乌利司他[28]。术前纠正贫血对于子宫平滑肌瘤患者意义重大，提高术前血红蛋白水平，不仅可以降低术后病率，促进伤口愈合和术后恢复，更重要的是可以减少术中、术后输血的风险，有力地促进合理和安全用血。

2. GnRH-a用于术前减少肌瘤体积　多项临床研究都证明，术前应用GnRH-a可以明显缩小肌瘤体积，增加手术安全性，对于腹腔镜和经阴道手术路径可以降低改开腹手术的概率[32]。亮丙瑞林较快诺酮在术前缩小肌瘤体积的疗效方面更为有效[34]。芳香酶抑制剂与GnRH-a都可以有效缩小单发子宫平滑肌瘤的体积，但芳香酶抑制

剂不存在 GnRH-a 的点火效应，可能短期用药的优势更明显[35]。地诺孕素和 GnRH-a 也均可以有效减小肌瘤体积[36]。需要指出的是，目前有多种药物用于子宫平滑肌瘤术前处理的研究，但大多数药物疗效和安全性的评估都是与 GnRH-a 进行比较，GnRH-a 仍然是药物治疗的"金标准"。

五、专家讨论的建议

内异症和子宫平滑肌瘤治疗的选择要基于患者的年龄、生育状况以及对生育的需要，已逐渐被广泛接受；治疗更精准、更综合、更易于接受将是未来治疗发展的趋势。因此，虽然 GnRH-a 及其反向添加的费用是要考虑的因素之一，但我们仍然认为，基于目前世界范围内已有的临床研究的数据，GnRH-a 在内异症治疗中具有重要地位，①作为二线药物用于治疗口服避孕药和孕激素无效的内异症相关疼痛；②可以提高内异症患者 IVF 的妊娠率；③可以减少内异症术后复发。我们推荐 GnRH-a 用法：依不同的制剂有皮下注射或肌内注射，每月1次，根据不同的临床需求，应用3～6个月或者更长的时间。用药期间的围绝经期症状，可以通过与黑升麻联合调节或者应用反向添加治疗。长期应用建议反向添加治疗以减少骨质流失。反向添加的治疗剂量应个体化，有条件者应监测雌激素水平[1]。

对术前有贫血以及肌瘤体积较大的子宫平滑肌瘤患者，术前给予 GnRH-a 可以有效缩小子宫平滑肌瘤体积，减少肌瘤引起的出血，改善贫血，一定程度上降低手术风险，减少术中输血及术后病率。但需要注意的是，目前已报道的子宫平滑肌瘤术前 GnRH-a 治疗的研究中，样本量＞100例的高质量 RCT 研究并不多[32]，新药物临床应用的报道不断出现，因此，对于 GnRH-a 在子宫平滑肌瘤中的应用还需要更多的高质量的临床研究以评价疗效及卫生经济学价值。

参 考 文 献

［1］中华医学会妇产科学分会子宫内膜异位症协作组. 子宫内膜异位症的诊治指南［J］. 中华妇产科杂志，2015，50（3）：161-169. DOI：10.3760/cma. j.issn.0529-567x.2015.03.001.

［2］Dunselman GA，Vermeulen N，Becker C，et al. ESHRE guideline：management of women with endometriosis［J］. HumReprod，2014，29（3）：400-412. DOI：10.1093/humrep/det457.

［3］Johnson NP，Hummelshoj L，World Endometriosis Society Montpellier Consortium. Consensus on current management of endometriosis［J］. Hum Reprod，2013，28（6）：1552-1568. DOI：10.1093/humrep/det050.

［4］Koch J，Rowan K，Rombauts L，et al. Endometriosis and infertility-a consensus statement from AC-CEPT（Australasian CREI Consensus Expert Panel on Trial evidence）［J］. Aust N ZJ Obstet Gynaecol，2012，52（6）：513-522. DOI：10.1111/j.1479-828X.2012.01480.x.

［5］Leyland N，Casper R，Laberge P，et al. Endometriosis：diagnosis and management［J］. J Obstet Gynaecol Can，2010，32（7 Suppl 2）：S1-32. DOI：10.1016/S1701-2163（16）34589-3.

［6］Practice bulletin no. 114：management of endometri-osis［J］. Obstet Gynecol，2010，116（1）：223-236. DOI：10.1097/AOG.0b013e3181e8b073.

［7］Guo SW. Recurrence of endometriosis and its control［J］. Hum Reprod Update，2009，15（4）：441-461. DOI：10.1093/humupd/dmp007.

［8］Ozawa Y，Murakami T，Terada Y，et al. Management of thepain associated with endometriosis：an update of the painful problems［J］. Tohoku J Exp Med，2006，210（3）：175-188. DOI：10.1620/tjem.2010.175.

［9］Surrey ES. Gonadotropin-releasing hormone agonist and add-back therapy：what do the data show？［J］. Curr Opin Obstet Gynecol，2010，22（4）：283-288. DOI：10.1097/GCO.0b013e32833b35a7.

［10］Khan KN，Kitajima M，Hiraki K，et al. Changes in tissue inflammation，angiogenesis and apoptosis in endometriosis，adenomyosis and uterine myoma after GnRH agonist therapy［J］. Hum Reprod，2010，25（3）：642-653. DOI：10.1093/humrep/dep437.

［11］Hornstein MD，Yuzpe AA，Burry K，et al. Retreatment with nafarelin for recurrent endometriosis symptoms：efficacy，safety，and bone mineral density［J］. Fertil Steril，1997，67（6）：1013-1018. DOI：10.1016/S0015-0282（97）81432-X.

［12］ Vercellini P，Crosignani PG，Fadini R，et al. Agonadotrophin-releasing hormone agonist compared with expectant management after conservative surgery for symptomatic endometriosis ［J］. Br J Obstet Gynaecol，1999，106（7）：672-677. DOI：10.1111/j.1471-0528.1999.tb08366.x.

［13］ Alborzi S，Hamedi B，Omidvar A，et al. A comparison of the effect of short-term aromatase inhibitor（letrozole）and GnRHagonist（triptorelin）versus case control on pregnancy rate and symptom and sign recurrence after laparoscopic treatment of endometriosis ［J］. Arch Gynecol Obstet，2011，284（1）：105-110. DOI：10.1007/s00404-010-1599-6.

［14］ Busacca M，Somigliana E，Bianchi S，et al. Post-operative GnRH analogue treatment after conservative surgery for symptomatic endometriosis stage Ⅲ～Ⅳ：a randomizedcontrolled trial ［J］. Hum Reprod，2001，16（11）：2399-2402. DOI：10.1093/humrep/16.11.2399.

［15］ Streuli I，de Ziegler D，Gayet V，et al. In women with endometriosis anti-Müllerian hormone levels are decreased only in those with previous endometrioma surgery ［J］. HumReprod，2012，27（11）：3294-3303. DOI：10.1093/humrep/des274.

［16］ Hwu YM，Wu FS，Li SH，et al. The impact of endometrioma and laparoscopic cystectomy on serum anti-Müllerianhormone levels ［J］. Reprod Biol Endocrinol，2011，9：80. DOI：10.1186/1477-7827-9-80.

［17］ Schiller JT，Müller M. Next generation prophylactic human papillomavirus vaccines ［J］. Lancet Oncol，2015，16（5）：e217-225. DOI：10.1016/S1470-2045（14）71179-9.

［18］ de Ziegler D，Borghese B，Chapron C. Endometriosis and infertility：pathophysiology and management ［J］. Lancet，2010，376（9742）：730-738. DOI：10.1016/S0140-6736（10）60490-4.

［19］ Jee BC，Lee JY，Suh CS，et al. Impact of GnRH agonist treatment on recurrence of ovarian endometriomas after conservative laparoscopic surgery ［J］. Fertil Steril，2009，91（1）：40-45. DOI：10.1016/j.fertnstert.2007.11.027.

［20］ Guo YH，Lu N，Zhang Y，et al. Comparative study on the pregnancy outcomes of in vitro fertilization-embryo transfer between long-acting gonadotropin-releasing hormone agonist combined with transvaginal ultrasound-guided cyst aspiration and long-acting gonadotropin-releasing hormone agonist alone ［J］. Contemp Clin Trials，2012，33（6）：1206-1210. DOI：10.1016/j.cct.2012.07.009.

［21］ Lee DY，Bae DS，Yoon BK，et al. Post-operative cyclic oral contraceptive use after gonadotropin-releasing hormone agonist treatment effectively prevents endometrioma recurrence ［J］. Hum Reprod，2010，25（12）：3050-3054. DOI：10.1093/humrep/deq279.

［22］ Iavazzo C，Gkegkes ID. The role of uterine manipulators in endometrial cancer recurrence after laparoscopic or robotic procedures ［J］. Arch Gynecol Obstet，2013，288（5）：1003-1009. DOI：10.1007/s00404-013-3031-5.

［23］ Sallam HN，Garcia-Velasco JA，Dias S，et al. Long-term pituitary down-regulation before in vitro fertilization（IVF）for women with endometriosis ［J］. Cochrane Database Syst Rev，2006（1）：CD004635. DOI：10.1002/14651858.CD004635.pub2.

［24］ Huybrechts KF，Bateman BT，Palmsten K，et al. Antidepressant use late in pregnancy and risk of persistent pulmonary hypertension of the newborn ［J］. JAMA，2015，313（21）：2142-2151. DOI：10.1001/jama.2015.5605.

［25］ 连丽娟. 林巧稚妇科肿瘤学 ［M］. 北京：人民卫生出版社，2006.

［26］ Bulun SE. Uterine fibroids ［J］. N Engl J Med，2013，369（14）：1344-1355. DOI：10.1056/NEJMra1209993.

［27］ Van Laethem JL，Resibois A，Rickaert F，et al. Different expression of transforming growth factor beta 1 in pancreatic ductal adenocarcinoma and cystic neoplasms ［J］. Pancreas，1997，15（1）：41-47. DOI：10.1097/00006676-199707000-00006.

［28］ Donnez J，Tomaszewski J，Vázquez F，et al. Ulipristal acetate versus leuprolide acetate for uterine fibroids ［J］. N Engl J Med，2012，366（5）：421-432. DOI：10.1056/NEJMoa1103180.

［29］ Donnez J，Jadoul P. What are the implications of myomas infertility？ A need for a debate？ ［J］. Hum Reprod，2002，17（6）：1424-1430. DOI：10.1093/humrep/17.6.1424.

［30］ Schneeweiss S，Rassen JA，Glynn RJ，et al. High-dimensional propensity score adjustment in studies of treatment effects using health care claims data ［J］. Epidemiology，2009，20（4）：512-522.

DOI: 10.1097/EDE.0b013e3181a663cc.

[31] Frat JP, Thille AW, Mercat A, et al. High-flow oxygen through nasal cannula in acute hypoxemic respiratory failure [J]. NEngl J Med, 2015, 372 (23): 2185-2196. DOI: 10.1056/NEJMoa1503326.

[32] Sutton AL, Acosta EP, Larson KB, et al. Perinatal pharmacokinetics of azithromycin for cesarean prophylaxis [J]. Am J Obstet Gynecol, 2015, 212 (6): 812. e1-6. DOI: 10.1016/j.ajog.2015.01.015.

[33] Stovall TG, Muneyyirci-Delale O, Summitt RL, et al. GnRH agonist and iron versus placebo and iron in the anemic patient before surgery for leiomyomas: a randomized controlled trial. Leuprolide Acetate Study Group [J]. Obstet Gynecol, 1995, 86 (1): 65-71. DOI: 10.1016/0029-7844 (95) 00102-W.

[34] Kim SW, Lee WM, Kim JT, et al. Vulvar and vaginalreconstruction using the "angel wing" perforator-based island lap [J]. Gynecol Oncol, 2015, 137 (3): 380-385. DOI: 10.1016/j.ygyno.2015.03.045.

[35] Benedetti PP, Di DV, Fischetti M, et al. Predictors of postoperative morbidity after cytoreduction for advancedovarian cancer: Analysis and management of complications inupper abdominal surgery [J]. Gynecol Oncol, 2015, 137 (3): 406-411. DOI: 10.1016/j.ygyno.2015.03.043.

[36] Suh DH, Park JY, Lee JY, et al. The clinical value ofsurgeons' efforts of preventing intraoperative tumor rupture instage I clear cell carcinoma of the ovary: A Koreanmulticenter study [J]. Gynecol Oncol, 2015, 137 (3): 412-417. DOI: 10.1016/j.ygyno.2015.03.058.

子宫肌瘤及子宫腺肌症子宫动脉栓塞术治疗专家共识

郎景和　陈春林　向　阳　刘　萍　杨　鹰　王绍光　戴恩成　马　奔
艾志刚　郭建新　蒋　芳　段　慧

子宫肌瘤是育龄期妇女最常见的生殖系统肿瘤，子宫腺肌症是由于子宫内膜及间质侵入子宫肌层引起的良性病变，两种疾病均好发于30～50岁育龄期妇女，对于有症状的患者，根据患者的年龄、生理及心理需求的不同而有多种诊疗方案，传统的治疗方法有病灶剔除术、子宫次全切除术或子宫全切除术等。但是对于年轻、有保留子宫需求的子宫肌瘤患者，病灶剔除术后的2年复发率较高，二次手术的实施有较大的风险及损害。而对于子宫腺肌症患者，一般发病年龄较年轻，有保留子宫的需求，除了上述病灶剔除术以外，口服避孕药、左炔诺孕酮宫内缓释系统（LNG-IUS）、促性腺激素释放激素激动剂（GnRH-a）等保守治疗不失为可供选择的方案；但病灶剔除术对弥漫型子宫腺肌症治疗效果欠佳，长期口服避孕药的依从性较差，宫内放置LNG-IUS后的不规则阴道流血导致患者的耐受度下降，GnRH-a价格高、抑制卵巢功能因而不能长期使用等缺点使之只能作为暂时性的治疗方案。

因此，对于要求以治疗症状为主的患者，如果患者要求保留子宫、口服或注射药物的依从性差、不愿意手术治疗、极度害怕手术或有其他原因不能接受手术（如内外科并发症或有宗教信仰），可选择使用子宫动脉栓塞术（uterine artery embolization，UAE）的方法。Ravina等在1995年首次报道了UAE治疗症状性子宫肌瘤，刘萍等[1]于2000年首次报道了UAE治疗子宫腺肌症，均获得了较好的疗效。介入栓塞技术在国内开展有近20年的历史，并取得了满意的临床疗效[2-4]。这项技术具有可以保留子宫、操作简便、患者术后恢复快、术后并发症少的特点，成为症状性子宫肌瘤及子宫腺肌症治疗中有效的备选方案之一。美国妇产科医师协会（ACOG）已推荐将UAE作为安全有效的治疗方案用于希望保留子宫的子宫肌瘤患者（A级证据）[5]。

但目前UAE的应用仍存在较多的不统一性，致使疗效不一，虽然并发症并不多，但严重时可能会出现致残或致死性的并发症。为了使治疗更加规范有序，本共识根据UAE在子宫肌瘤及子宫腺肌症治疗中的进展，结合国内开展的情况及治疗经验，就子宫肌瘤及子宫腺肌症患者选择UAE治疗的适应证、禁忌证、术前准备、术中操作、并发症防治以及随访问题进行讨论，并形成专家共识，供临床参考。

一、UAE治疗子宫肌瘤及子宫腺肌症的

原理子宫肌瘤组织与正常子宫组织相比生长分裂活跃；子宫腺肌症是子宫内膜基底层的腺体和间质侵犯肌层引起周围平滑肌和纤维结缔组织弥漫性或局灶性增生，并且异位内膜由于缘自子宫内膜的基底层，处于增生期。上述病灶具有较为丰富的新生血管网且对缺血缺氧的耐受力差，但是正常子宫组织有丰富的血管交通网，正常子宫肌层对缺血缺氧有较强的耐受能力，通过双侧子宫动脉将病灶血管网栓塞后，阻断了病灶的血液供应（血供），导致病灶缺血性坏死，继而溶解、吸收，最后病灶缩小甚至消失，而病灶的缩小使得子宫体积和宫腔面积缩小，能有效减少月经量，从而达到缓解症状的目的。

二、UAE的适应证与禁忌证

1. 适应证　符合下述条件①及其他任何1项均可选择行UAE[6]。①患者愿意接受UAE治疗，并理解相关可能的并发症；②无生育要求的症状性子宫肌瘤，包括月经量多，疼痛，压迫周围器官继发尿频、便秘和腹胀等；③无生育要求的症状性子宫腺肌症，包括痛经及月经

量多；④非手术治疗失败或拒绝手术或有多次手术史而再次手术治疗难度大的子宫肌瘤或子宫腺肌症患者；⑤同时合并盆腔子宫内膜异位症（包括卵巢子宫内膜异位囊肿）的患者，需告知UAE对上述疾病无效，在患者充分理解并要求的情况下，可选择行UAE治疗子宫腺肌症联合腹腔镜治疗盆腔子宫内膜异位症（包括卵巢子宫内膜异位囊肿）；⑥有生育要求的症状性子宫肌瘤或子宫腺肌症患者，慎用UAE；如果患者强烈要求UAE治疗，必须明确告知UAE可能导致卵巢坏死或子宫内膜坏死而继发不孕，虽然少见，但仍有可能发生；⑦研究显示，UAE术后的并发症与肌瘤大小无明确关系，故以下情况在充分评估和医患沟通后可应用UAE：a.黏膜下子宫肌瘤的直径＞5cm慎用UAE，术后需积极复查以及时发现并处理肌瘤脱落后可能形成的嵌顿；b.直径＞10cm的肌壁间肌瘤慎用UAE；c.外突＞50%的浆膜下肌瘤；d.子宫颈肌瘤；⑧UAE术后复发患者，经CT血管成像数字化三维重建提示子宫动脉已复通、无卵巢动脉参与病灶供血的患者可行二次UAE治疗。

2. 禁忌证　UAE的禁忌证包括[7]：①妊娠期子宫肌瘤；②合并泌尿生殖系统感染；③有肌瘤恶变可能或者高度怀疑子宫肉瘤者；④已知或可疑的妇科恶性肿瘤并存；⑤介入栓塞治疗的一般禁忌证，如：造影剂过敏、穿刺点皮肤感染、肾功能不全或机体严重的免疫抑制；⑥带蒂的浆膜下肌瘤；⑦经CT血管成像数字化三维重建提示病灶主要由双侧卵巢动脉供血的子宫肌瘤或子宫腺肌症患者；⑧绝经后妇女患者子宫肌瘤也应当避免行UAE。

三、UAE的术前评估

1. 病史询问及评估　患者需要进行全面的评估，包括详细的妇科病史，如月经史、既往妊娠情况、生育计划、妇科疾病情况、既往盆腔手术史；内科病史以明确各种合并症，包括有无出血史、糖尿病、高血压、服用抗凝药等情况。需要充分与患者进行知情告知，并签署手术操作知情同意书，了解治疗的优势和不足、预期的效果和潜在的并发症。

2. 痛经的评估　使用疼痛的视觉模拟评分法（VAS）及慢性疼痛分级量表对子宫腺肌症患者进行痛经程度的评估。VAS主要是对患者最近一次痛经程度的评分，慢性疼痛分级量表主要是对近半年痛经的程度及对生活和日常活动的影响评分，两者结合可较为全面地评估痛经程度。

3. 月经量的临床评估标准　月经过多是指每个月经周期月经量＞80ml（所用卫生巾多于20片）；月经过少是指每个月经周期月经量＜5ml（所用卫生巾少于1片）。

4. 治疗前的检查　除了全血细胞计数、凝血功能、肝肾功能、感染、心电图等常规检查外，建议患者在术前于月经第2～4天行性激素水平检测以评估卵巢功能。子宫腺肌症患者于治疗前后均建议行血CA125水平检测。术前对于较大子宫（如孕3个月以上）或有肥胖、糖尿病、高血压等内科合并症、有血栓形成风险的患者，建议行双下肢的静脉彩超检查以评估术前有无血栓情况，此尤为重要。

5. 影像学评估　MRI检查是目前最清晰和准确的评估方法，MRI检查[8,9]能提供更好的空间分辨率和对比分辨率，且不受声影的影响，可以准确评估病灶的大小、位置、数量，可作为子宫腺肌症与子宫肌瘤的有效鉴别诊断的方式之一，也有助于判断是否为肉瘤或子宫肌瘤恶变。超声检查是可以接受的替代方法，其优势是价格便宜。根据子宫的大小，有时需要经腹和经阴道B超检查同时评估。CT能清晰显示盆腔各级血管的情况，相比于数字化血管造影（DSA）的有创性和滞后性，CT血管成像结合数字化三维重建技术能在术前评估子宫肌瘤及子宫腺肌症病灶的供血动脉来源，进行手术入路的规划，减少手术的盲目性，从而可提高手术成功率[10,11]。

其还可以对病灶的供血类型进行有效分类：①依据双侧子宫动脉对病灶供血的程度分为：双侧子宫动脉供血均衡型、一侧子宫动脉供血为主型、单独一侧子宫动脉供血型；②根据病灶的血管化程度分为：富血管型、一般血流型、非富血流型/乏血流型。根据上述特点，可以指导栓塞剂规格的选择、分配和量化，以充分栓塞病灶血管网。因此，在术前评估子宫腺肌症病灶的血供是否丰富以及病灶的供血来源能预测子宫腺肌症UAE治疗的疗效。

建议有条件的医院于UAE前行CT血管成像

数字化三维重建，明确子宫腺肌症病灶的供血动脉及供血类型以辅助筛选适合行UAE的患者并指导手术操作；准确判断子宫肌瘤的供血类型有助于在术前对治疗效果进行预测[12,13]。

四、UAE的操作流程

常规插管操作成功后，先行动脉造影检查，明确腹盆腔血管的结构、有无变异、子宫动脉开口及病灶的血供和血管网情况，具体流程见图1。

1. 栓塞剂的选择 UAE可供选择的栓塞剂较多，一般选择颗粒型栓塞剂，总体可分为可吸收和不可吸收两种，可吸收栓塞剂以海藻酸钠微球颗粒（KMG）为代表，不可吸收栓塞剂以聚乙烯醇（PVA）为代表。而其他器官的常用栓塞剂如钢圈、无水乙醇、超液态碘油等不建议在UAE中使用。

栓塞剂颗粒大小的选择：栓塞剂的颗粒直径以500～700μm为主，部分也可选择300～500μm或700～900μm。例如，对于子宫肌瘤患者的UAE，一般选择直径500～700μm的颗粒进行单一栓塞；也可以选择直径300～500μm的颗粒进行内层血管网栓塞，再用500～700μm的颗粒进行外层血管网的栓塞，最后用700～900μm的颗粒进行主干栓塞的"三层栓塞法"[14]。而子宫腺肌症由于内层血管网较为细小，外层血管网不明显，为达到较好的栓塞效果可适当选择较小颗粒的栓塞剂。动脉栓塞的效果与栓塞剂颗粒大小成反比。

2. 栓塞程度 栓塞分为完全性栓塞和不完全性栓塞两种。判断不完全性栓塞，其根据是尽

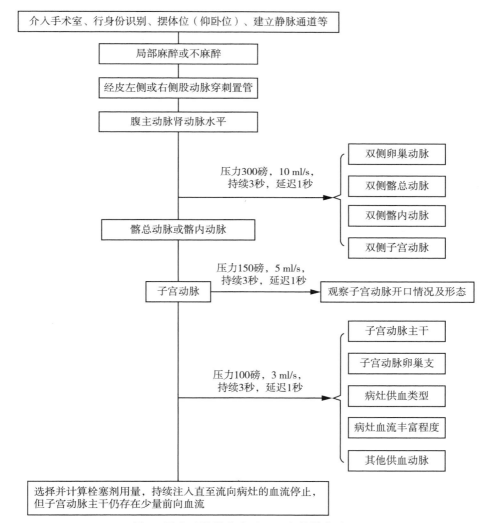

图1 子宫动脉栓塞术（UAE）的操作流程

可能地只栓塞病灶的血管网而不栓塞子宫的正常血管网，在DSA中影像学表现为病灶血管网全部或部分消失，子宫的血管网存在，子宫动脉显影。另一种为完全性栓塞，即将栓塞剂尽可能多地释放，将病灶血管网和子宫动脉对病灶主要供血的分支动脉主干完全栓塞，在DSA中影像学表现为病灶染色完全消失，子宫动脉的主干仅部分显影或完全不显影。为获得更好的临床疗效，子宫腺肌症的栓塞程度要明显高于子宫肌瘤，而且必须是完全性栓塞。

3. 术中用药　由于子宫体经子宫颈、阴道与外界相通，子宫肌瘤或子宫腺肌症患者长期月经过多的原因，可能同时合并隐性的子宫内膜炎，尤其是黏膜下肌瘤患者，术后可能存在肌瘤坏死排出或子宫肌瘤部分坏死而加重感染，因此，UAE术中可使用抗生素预防感染。

五、UAE的术后处理

穿刺点压迫止血，可用弹力胶布等加压包扎穿刺点，下肢制动6小时；如使用了血管闭合器，可缩短制动时间，提前下床活动。

术后需观察双下肢皮肤颜色及皮温，扪及足背动脉搏动并进行标记，定时观察，防止血栓形成。

术后不常规应用抗生素。

六、UAE的并发症

1. 术中并发症　①局部出血或血肿：穿刺部位出血或血肿是较为常见的并发症，多表现为穿刺部位的皮下肿胀，但严重者可造成盆腔腹膜后大血肿。除术前排除凝血功能障碍，多采用压迫止血即可处理。②动脉痉挛：术中导丝多次反复刺激血管或操作时间过长，可能引起动脉痉挛，引起肢体麻木、疼痛，会影响术中操作，严重者可导致肢体缺血坏死。可以使用镇痛药物镇痛和术中应用2%利多卡因5ml局部动脉内注射。③动脉穿刺伤：术中出现因操作不当或暴力操作导致的动脉穿刺伤虽然少见，但由于盆腔动脉位于腹膜后，一旦发生，将难以压迫止血，可形成腹膜后血肿，不及时发现将威胁患者生命，需急诊行开腹手术止血。因此，术中操作应轻柔，遇

到阻力时需辨认血管方向，顺势而为。

2. 术后并发症　①疼痛：几乎所有的患者术后会出现疼痛。目前认为，疼痛与UAE后病灶及子宫的缺血相关。疼痛的程度从轻度至重度绞痛不等。镇痛方法取决于疼痛的严重程度，可选择使用非甾体类抗炎药、自控镇痛、阿片类药物口服或胃肠外给药。疼痛的持续时间长短不等，一般术后2～5天逐渐缓解。若疼痛超过1周并较为剧烈时，应警惕继发感染、误栓等严重并发症的可能。②栓塞后综合征：栓塞后综合征表现为盆腔疼痛、恶心、呕吐、发热、乏力、肌痛、不适和白细胞增多等。多数发生在术后24小时内，并在7天内逐渐好转。是常见的术后并发症。术后发热一般不高于38℃，为术后吸收热，通常不需要抗生素治疗。③血栓形成：分为动脉及静脉血栓。动脉血栓形成主要为过度压迫穿刺点，或栓塞剂误栓等造成组织器官及肢体缺血坏死，是危害较大的并发症之一，多出现于术后1～3小时。及时发现尤其重要，应术后每30分钟了解足背动脉搏动情况。如已血栓形成或栓塞，需要平衡溶栓与继发出血的风险，有条件的单位建议请相关科室会诊，做好手术除取血栓的准备。静脉血栓多在下肢制动后或卧床过程中形成下肢静脉血栓，表现为下肢肿胀、肤色及皮温改变；血栓形成后栓子脱落，可导致肺栓塞、脑栓塞等危及生命的严重并发症，需做好抢救准备。④动脉破裂或动脉夹层：为严重并发症，需行外科手术修补。⑤误栓血管：因髂内动脉前干不仅发出子宫动脉，还有膀胱动脉、阴道动脉、阴部内动脉等，当误栓双侧髂动脉及上述动脉，可出现大小阴唇坏死、膀胱局部坏死等并发症。⑥感染：UAE的操作为Ⅰ类切口，切口感染较为少见，主要为栓塞后病灶坏死，形成无菌性炎症。但由于宫腔与外界相通，UAE术后阴道排液增多，护理不当可发生宫腔感染，导致子宫内膜炎和/或子宫积脓、输卵管炎、输卵管卵巢脓肿、病灶继发感染。此时，抗生素治疗常有效，必要时需手术引流或切除子宫，严重者可发生致命性的脓毒血症。远期并发症可见宫腔粘连。⑦过敏反应或皮疹：可予抗过敏治疗。⑧阴道分泌物：部分患者术后会出现持续的阴道血性分泌物，通常在2周内，极少数也可能会持续数月。短期的分泌物较为普遍；而分泌物持续时间

较长则不常见。⑨月经过少：术后部分患者因子宫动脉血管网栓塞而出现子宫内膜部分坏死，可出现月经量明显减少，但行激素检查未见明显异常，此部分患者如无生育要求，可予观察，无需处理。⑩闭经：为UAE的远期并发症，分为卵巢性闭经及子宫性闭经。卵巢性闭经主要是供血于卵巢的动脉如子宫动脉卵巢支或卵巢动脉血流阻断而导致卵巢缺血坏死，卵巢功能衰竭而出现闭经，需长期口服激素类药物维持体内激素的水平。子宫性闭经为子宫内膜缺血坏死，内膜生长受损而导致，不影响激素分泌，可予观察，但患者无法生育。⑪其他：其他严重的并发症罕见。静脉血栓栓塞性并发症的发生率约为0.4%。也有UAE操作相关的致命性脓毒血症、股神经损伤、双侧髂动脉栓塞、子宫缺血性梗死、大小阴唇坏死、膀胱局部坏死、膀胱子宫瘘、子宫壁损伤、栓塞剂外溢导致双脚趾或足跟部坏死等罕见并发症的发生。有2.4%～3.5%的患者需要再次入院，1.0%～2.5%的患者需要行计划外的手术。但是，总体而言，UAE的死亡率与子宫切除术相比并未增高[15]。

七、UAE治疗后的随访时间及疗效评估

1. 随访时间　UAE治疗后，在1、3、6个月时需要进行复查评估，此后每年1次[16]。随访的内容包括：病灶大小的变化、月经情况、性激素水平，子宫腺肌症患者同时随访痛经程度的改变、CA125水平等。

2. 临床疗效评估　大量的临床试验数据[17]表明，98%～100%的患者能耐受并完成手术，85%～94%的患者异常阴道流血有所改善，77%～79%的患者痛经得到改善，60%～96%的患者肌瘤压迫症状得到控制，平均子宫体积减少了35%～60%。随访超过5年的患者，约75%或更多的患者术后月经量恢复正常或得到改善，5年的累积复发率为10%～15%，低于病灶剔除术的复发率。有约20%的患者可能需要进一步治疗，如子宫切除、病灶剔除术或再次行UAE，以控制子宫肌瘤或子宫腺肌症的相关症状。

（1）月经量的临床评估标准[18]。以患者的主观症状评估。显效：UAE治疗后，月经量明显减少；有效：UAE治疗后，月经量有所减少。无效：UAE治疗后，月经量减少不明显。

（2）子宫肌瘤体积变化的评估。显效：肌瘤体积缩小≥50%。有效：肌瘤体积缩小20%～50%；无效：肌瘤体积缩小<20%。

（3）痛经症状的临床评估标准：采用慢性疼痛分级问卷量表在术前、术后评估痛经的程度。并参考中华医学会临床诊疗指南疼痛学分册，使用VAS评价每次随访时间点的痛经程度，使用VAS加权计算法评价UAE治疗子宫腺肌症痛经的疗效。有效：术后痛经消失或术后痛经症状存在但慢性疼痛分级量表评分降低2个级别或以上；①治愈：（术前VAS-术后VAS）/术前VAS×100%≥75%；②显效：（术前VAS-术后VAS）/术前VAS×100%≥50%且<75%；③有效：（术前VAS-术后VAS）/术前VAS×100%≥25%且<50%；④无效：术后痛经症状存在，慢性疼痛分级量表评分仅降低1个级别或术后痛经无缓解甚至继续加重，或者（术前VAS-术后VAS）/术前VAS×100%<25%。

（4）影像学评估：同术前评估，评估测量子宫腺肌症病灶或子宫的体积，观察病灶的吸收情况。

八、其他问题

1. 对卵巢功能的影响　目前认为，卵巢功能是否受到影响与年龄呈正相关。45岁及以下女性UAE后早绝经的发生率为2%～3%，而大于45岁女性的发生率可达8%。考虑与栓塞剂沿血流进入卵巢动脉使卵巢功能下降有关。

2. UAE后的妊娠问题　目前，UAE后妊娠的安全性还没有确切结论[19,20]。有文献报道UAE后成功妊娠并至分娩的病例，但也观察到UAE后妊娠的不良结局，包括自然流产、早产、胎盘异常、子痫前期、产后出血等的概率增加，剖宫产率有所增加。其中，部分风险增加与接受UAE的妇女中高龄和不孕的比例高有关。另外，对UAE后3～9个月的患者进行宫腔镜检查发现，UAE后仅有40.2%的患者子宫内膜外观正常。这也会对妊娠结局造成影响。因此，对于考虑未来生育的妇女，行UAE治疗子宫肌瘤或子宫腺肌症时要慎重。

3. UAE后的再次UAE治疗　可进行重复

UAE治疗，但关于这些操作的证据有限。现有的数据显示，1.8%的患者接受了再次UAE治疗。如果选择合适，90%的患者在二次UAE操作后可以成功控制症状。因此，对于再次UAE的患者，建议先行CT血管造影检查后行数字化三维重建，以评估盆腔血管网的情况，尤其是子宫动脉是否复通或有无其他血管对病灶进行供血，以评估能否再次UAE。

参 考 文 献

［1］刘萍，陈春林，吕军，等. 经导管动脉栓塞术治疗子宫腺肌症的临床观察［J］. 中国实用妇科与产科杂志，2000，16（12）：737-738. DOI：10.3969/j.issn.1005-2216.2000.12.015.

［2］陈春林. 妇产科介入治疗的过去、现在和未来［J］. 中国实用妇科与产科杂志，2015，31（10）：881-885. DOI：10.7504/fk2015090101.

［3］陈春林，向阳. 妇产科血管性介入治疗的现状与展望［J］. 中华妇产科杂志，2008，43（12）：881-883. DOI：10.3321/j.issn：0529-567X.2008.12.001.

［4］韩冰，向阳，李晓光，等. 达那唑海藻酸钠微球子宫动脉栓塞治疗子宫肌瘤和腺肌瘤的安全性和初步疗效探讨［J］. 生殖医学杂志，2009，18（1）：6-10. DOI：CNKI：SUN：SZYX. D. 2009-01-005.

［5］ACOG practice bulletin. Alternatives to hysterectomy in the management of leiomyomas［J］. Obstet Gynecol，2008，112（2 Pt 1）：387-400. DOI：10.1097/AOG.0b013e318183fbab.

［6］向阳. 子宫动脉栓塞术治疗子宫肌瘤的相关问题［J］. 中国实用妇科与产科杂志，2008，24（1）：28-30. DOI：CNKI：SUN：ZGSF.O.2008-01-010.

［7］Bulman JC，Ascher SM，Spies JB. Current concepts in uterine fibroid embolization［J］. Radiographics，2012，32（6）：1735-1750. DOI：10.1148/rg.326125514.

［8］Deshmukh SP，Gonsalves CF，Guglielmo FF，et al. Role of MR imaging of uterine leiomyomas before and after embolization［J］. Radiographics，2012，32（6）：E251-281. DOI：10.1148/rg.326125517.

［9］Chapron C，Tosti C，Marcellin L，et al. Relationship between the magnetic resonance imaging appearance of adenomyosis and endometriosis phenotypes［J］. Hum Reprod，2017，32（7）：1393-1401. DOI：10.1093/humrep/dex088.

［10］刘瑞磊，戴恩成，陈春林，等. 在体骨盆及腹盆腔动脉血管网数字化三维模型的构建及其在子宫动脉栓塞术入路规划中的应用［J］. 中华妇产科杂志，2014，49（2）：89-93. DOI：10.3760/cma.j.issn.0529-567x.2014.02.003.

［11］陈春林，陈兰，唐雷，等. 腹盆腔血管数字化三维模型指导血管内介入插管方式选择研究［J］. 介入放射学杂志，2015，24（3）：252-256. DOI：10.3969/j.issn.1008-794X.2015.03.017.

［12］陈春林，段慧. 数字化三维影像学与子宫肌瘤子宫动脉栓塞治疗［J］. 中国实用妇科与产科杂志，2016，32（2）：139-145. DOI：CNKI：SUN：ZGSF.O.2016-02-008.

［13］蒋冰阳，刘萍. 三维重建技术与子宫腺肌症个体化治疗方案的选择［J］. 中国实用妇科与产科杂志，2017，33（2）：141-145. DOI：CNKI：SUN：ZGSF.O.2017-02-005.

［14］朱俊，蒋冰阳，陈春林，等. 不同栓塞剂对子宫肌瘤动脉栓塞术后疗效的影响［J］. 中国实用妇科与产科杂志，2015，31（10）：951-955. DOI：CNKI：SUN：ZGSF.O.2015-10-019.

［15］Parker WH. Uterine myomas：management［J］. Fertil Steril，2007，88（2）：255-271. DOI：10.1016/j.fertnstert.2007.06.044.

［16］霍智锋，段慧，陈春林，等. 子宫动脉栓塞术治疗子宫腺肌症痛经疗效评判时间点的研究［J］. 中国微创外科杂志，2015，15（5）：421-424. DOI：10.3969/j.issn.1009-6604.2015.05.011.

［17］Worthington-Kirsch R，Spies JB，Myers ER，et al. The Fibroid Registry for outcomes data（FIBROID）for uterine embolization：short-term outcomes［J］. Obstet Gynecol，2005，106（1）：52-59. DOI：10.1097/01.AOG.0000165828.68787.a9.

［18］陈春林. 妇产科放射介入治疗学［M］. 北京：人民卫生出版社，2003.

［19］McLucas B，Voorhees WD，Elliott S. Fertility after uterine artery embolization：a review［J］. Minim Invasive Ther Allied Technol，2016，25（1）：1-7. DOI：10.3109/13645706.2015.1074082.

［20］刘萍，陈春林，高绿芬，等. 子宫腺肌症UAE治疗后妊娠及分娩的研究［J］. 实用妇产科杂志，2006，22（1）：22-25. DOI：CNKI：SUN：SFCZ.O.2016-01-011.

左炔诺孕酮宫内缓释系统临床应用的中国专家共识

郎景和　冷金花　邓　姗　陈　蓉　陈晓军　冯力民　顾向应　金　力

李　坚　吴尚纯　杨　欣　周应芳

【摘要】左炔诺孕酮宫内缓释系统（LNG-IUS）是一种子宫腔内高效孕激素的缓释系统，全球获批的适应证包括避孕、月经过多、痛经以及雌激素补充治疗过程中预防子宫内膜增生，在中国获批的适应证目前限于前两种。本专家共识不仅对LNG-IUS用于各年龄段女性避孕，以及用于不同病因导致的月经过多的长期管理进行了系统的证据梳理并给出了推荐建议；也对LNG-IUS用于子宫肌瘤、子宫内膜异位症、子宫腺肌症、原发性痛经、子宫内膜息肉、子宫内膜增生等妇科常见病症的临床处理给予了专家建议和指导；还对LNG-IUS的常见不良反应的临床处理方法以及长期使用的安全性问题给予了以循证证据为基础的专家共识性指导建议，均旨在为广大妇产科医师提供临床使用LNG-IUS的实用参考和专家指导。

左炔诺孕酮宫内缓释系统（levonorgestrel-releasing intrauterine system，LNG-IUS）由芬兰赫尔辛基大学甾类性激素实验室和美国人口理事会国际避孕研究委员会联合研发，于1990年首先在芬兰上市，2000年在中国上市。LNG-IUS有软而小巧的"T"形支架，支架由聚乙烯材料制成，长和宽均为32mm；纵臂上的圆柱体为储药库，含有左炔诺孕酮（LNG）52mg，其在子宫腔内的释放速率为20μg/d。LNG-IUS在全球获批的适应证包括避孕、月经过多、痛经和雌激素补充治疗过程中预防子宫内膜增生，在中国获批的适应证为避孕和特发性月经过多。

LNG-IUS放置至宫腔后15分钟即可在血清中检测到LNG[1]，数周后血清LNG浓度趋于平稳，在150～200ng/L。LNG-IUS使宫腔内形成高浓度孕激素的环境，对子宫内膜产生明显的抑制作用。使用LNG-IUS期间，子宫内膜至肌层的LNG浓度梯度＞100倍，子宫内膜至血清中的浓度梯度＞1 000倍[2]；也能观察到子宫内膜的形态学变化，如腺体萎缩、间质肿胀蜕膜化、动脉壁增厚等。

LNG-IUS发挥避孕作用的机制主要包括三个方面：①LNG使子宫颈黏液变厚，阻止精子通过子宫颈管进入子宫腔与卵母细胞结合；②子宫内膜高浓度的LNG下调了内膜中ER、PR的表达，使子宫内膜对血液循环中的雌二醇失去敏感性，从而发挥强的子宫内膜增生拮抗作用，使受精卵无法着床；③LNG-IUS可抑制精子在子宫和输卵管内的正常活动，抑制精子与卵母细胞的结合从而阻止受精。

LNG-IUS治疗月经过多的机制主要是通过宫腔内高浓度的孕激素对子宫内膜的强抑制作用，使子宫内膜萎缩变薄，可明显减少月经出血量和出血天数。

同时，LNG-IUS通过减少月经出血量和前列腺素的合成，降低宫内压力、抑制子宫收缩，从而缓解痛经。

已有大量循证医学证据证实了LNG-IUS的诸多非避孕获益，在临床上其被广泛用于有异常子宫出血（AUB）和痛经症状的相关妇科疾病的管理，如排卵障碍性AUB（AUB-O）、子宫内膜增生、子宫内膜异位症（内异症）和子宫腺肌症等。

LNG-IUS避孕的临床应用

LNG-IUS可为女性提供5年长效可逆的避孕，在所有年龄段女性中有效性一致，在使用有效期内避孕的失败率相似，且避孕效果不受依从性的影响。使用第1年的比尔指数为0.5/100妇女年，避孕效果优于含铜宫内节育器（Cu-IUD），与输卵管绝育术相当。使用LNG-IUS不会增加盆腔炎症性疾病（PID）的风险，并能降低异位妊娠的发生率。使用者对LNG-IUS的满意度及续用率均较高，且高于Cu-IUD使用者及复方口服避孕药（COC）使用者[3]。

一、人工流产后女性

人工流产尤其是重复流产会严重损害女性的健康，90%以上的女性在孕早期流产后1个月内恢复排卵，因此，人工流产后对希望避孕的女性迅速采取避孕方法可减少非意愿妊娠。LNG-IUS用于流产后女性的避孕效果优于Cu-IUD，5年累积避孕失败率为0.8%[4]。

人工流产后放置宫内节育器与普通人群月经间期放置相比，脱落率较高，5年累积脱落率Cu-IUD为15.4%，LNG-IUS为10.5%。晚期流产后立即放置比早期流产后放置的脱落率更高，但因疼痛而取出率无差异[5]。人工流产后立即放置宫内节育器与普通人群相比不增加出血、感染、疼痛等并发症的风险[5]。

二、产后女性

我国女性产后1年内非意愿妊娠的发生率远高于欧美发达国家。产后放置LNG-IUS是高度有效和可接受的避孕方法，《女性避孕方法临床应用的中国专家共识》[6]中推荐使用高效避孕方法如LNG-IUS作为产后女性选择使用的避孕措施。

产后女性使用避孕药具的安全性备受关注。产后仅使用单孕激素避孕方法（如LNG-IUS、皮下埋植剂、单孕激素注射剂和口服剂）一般不会增加使用者发生静脉血栓栓塞症（VTE）的风险。产后放置LNG-IUS不会对母乳喂养或母乳喂养婴儿的生长发育产生负面影响，但哺乳期女性放置或在产后36周以内放置均是发生子宫穿孔的高危因素。产后即时放置宫内节育器与产后延迟放置的脱落率均高于普通人群，分娩方式、放置手术术者的经验、产次均对脱落率有影响。尽管产后即时放置有较高的脱落率，但美国妇产科医师协会（ACOG）"产后即时长效可逆避孕指南"[7]还是强烈建议产后即时放置宫内节育器，尤其是对不能完成产后随访的高风险人群。

《临床诊疗指南与技术操作规范：计划生育分册》（2017修订版）[8]推荐产后4周后放置宫内节育器（包括剖宫产术后）。临床实践中，可在指南、循证医学证据和实际经验的基础上，在临床获益（高效避孕避免非意愿妊娠）与风险（子宫穿孔、脱落等）之间权衡决定放置时机。

三、青少年和未育女性

青少年女性的人工流产数量有逐年上升的趋势。24岁以下的女性占人工流产总数的50%以上，且该人群中重复流产率超过30%。因此，强烈推荐青少年使用高效可逆的避孕方法，以避免或减少非意愿妊娠的发生。ACOG、WHO及美国儿科学会（AAP）均推荐LNG-IUS作为青少年的一线避孕方法[9-11]。LNG-IUS不增加PID的风险，长期使用对骨密度无不良影响，对未来的生育力无影响。

四、绝经过渡期女性

40～44岁女性的非意愿妊娠率为10%～20%，而45～49岁女性仍接近12%[12]。40岁以上的性活跃女性如无生育需求，仍推荐使用避孕方法。40岁以上女性因卵巢功能下降、间歇性排卵会反复出现AUB[13]，同时心血管疾病、乳腺癌、子宫内膜癌和卵巢上皮性癌（卵巢癌）风险升高，骨密度下降，避孕指导时需要额外的考虑。

LNG-IUS在提供高效避孕的同时，还可长期管理绝经过渡期女性的AUB症状并控制复发，保护子宫内膜，进而降低子宫内膜病变的发生风险。LNG-IUS可作为绝经激素治疗（MHT）的孕激素补充，与雌激素联合应用能够有效缓解围绝经期症状。LNG-IUS的全身血药浓度低，长期使用对绝经过渡期女性的脂代谢、肝功能影响较小，不增加心脑血管疾病的风险，不会加速腰椎和前臂的年龄相关骨密度的丢失。上述特点均适合绝经过渡期女性使用LNG-IUS。

共识要点：

● LNG-IUS可为女性提供5年长效可逆的避孕，在所有年龄段女性中有效性一致，避孕效果与输卵管绝育术相当。

- 人工流产或产后及时落实高效避孕方法如LNG-IUS，可降低非意愿妊娠的发生风险、合理规划妊娠间隔以优化再次妊娠的结局。

- 青少年和未育女性使用LNG-IUS同样安全，不影响未来的生育力。

- 绝经过渡期女性应用LNG-IUS，高效避孕的同时还可长期管理AUB症状并控制复发，保护子宫内膜，进而降低子宫内膜病变的发生风险；而且，对脂代谢、肝功能影响较小，不增加心脑血管疾病和骨质疏松的风险。

LNG-IUS在妇科疾病患者中的临床应用

一、月经过多

月经过多（heavy menstrual bleeding）指连续数个规则周期的经期出血量过多，既往的多国指南均采用相对客观的测量指标，每次经期出血量＞80ml诊断为月经过多。欧洲一项关于月经过多的大型流行病学调查显示，18～57岁女性中月经过多的发病率达27.2%[14]，而处于绝经过渡期的女性，约1/3会出现月经过多[15]。2018年，英国国家健康与临床优化研究所（NICE）的指南[16]中则采用患者的主观评价定义月经过多，当月经期出血量影响女性的身体、情绪、社会和物质生活的质量，无论单独发生还是与其他症状伴发，即可诊断月经过多。本共识认同这个定义，其更关注患者的主观感受，但在这一定义下月经过多的发病率可能更高。

月经过多重在描述一种症状，其病因可以有多种，其中生殖系统结构性病变如子宫肌瘤（即"PALM-COEIN"病因分类中的"L"）、子宫腺肌症（即"PALM-COEIN"病因分类中的"A"）等约占30%，而多种非结构性病变，如AUB-O、全身凝血相关疾病所致AUB（AUB-C）、医源性AUB（AUB-Ⅰ）、子宫内膜局部异常所致AUB（AUB-E）也会表现为月经过多。

使用LNG-IUS后所有女性的出血量均减少，无论之前的月经出血量如何。LNG-IUS与传统药物治疗相比，可以显著改善月经过多，改

善生命质量。LNG-IUS与一代子宫内膜切除术（transcervical resection of endometrium）及二代热球子宫内膜切除术相比疗效相当，可明显减少经血量，改善生命质量，但子宫内膜切除术对子宫内膜的作用是不可逆的；而LNG-IUS的治疗费用低于子宫内膜切除术，并可用于子宫内膜切除术后的继续治疗，减少术后复发率[17]。与子宫切除术相比，LNG-IUS可保留生育力，更容易被患者接受且费用更低。2018年的NICE指南[16]建议LNG-IUS作为无结构性病变、直径＜3cm且不引起宫腔变形的子宫肌瘤、疑似或已确诊的子宫腺肌症引起的月经过多的一线治疗方案。

临床使用指导：

1. 放置指征和时机　通常在月经来潮7天内，避开月经量多时放置。也可以在其他药物治疗减少出血或诱导闭经的情况下放置。

2. AUB-O相关月经过多的长期管理　2013年，ACOG指南[13]指出，LNG-IUS对于各年龄段的AUB-O均有效，可减少出血量，可预防不排卵对子宫内膜的长期风险，对有需求的患者是一种简单、有效、可逆的长效治疗方案，能实现对AUB-O的长期管理（证据等级为B级）。尤其适合于绝经过渡期AUB-O的长期管理。

3. AUB-C相关月经过多的首选治疗　导致AUB的全身凝血相关疾病主要包括凝血障碍性疾病（血友病A、血友病B等）、血小板数量及功能异常性疾病（再生障碍性贫血、血小板无力症等）、血管壁异常性疾病（遗传性毛细血管扩张症）及其他系统疾病（严重肝、肾功能衰竭等）四大类。此类情况多见于青少年女性，既要控制出血，又要预防再次出血，还需要保留生育功能，因此，LNG-IUS成为控制AUB-C相关月经过多的首要选择，其治疗中断的可能性低，失败率低，主要不良反应为不规则出血及脱落。其脱落的主要原因与月经量多相关，在放置LNG-IUS前先应用抗纤溶药物等减少月经量，可有效降低脱落率。另外，AUB-C需要与血液科等相关科室共同协商，对原发病的控制和管理同样至关重要。

4. AUB-I特殊人群月经过多的管理　对于血栓性疾病、肾透析或心脏支架置入术后终生使用抗凝药物（如华法林）的患者出现月经过多，推荐使用LNG-IUS，而使用COC或氨甲环酸是

禁忌的。

共识要点：

- AUB-O、AUB-C、AUB-E、AUB-I 导致的月经过多均可选择 LNG-IUS 以减少月经量，其效果优于传统药物。
- LNG-IUS 治疗月经过多的效果与子宫内膜切除术相当，而费用更低而且可逆。
- LNG-IUS 可使部分患者免除子宫切除术的风险和负担。

二、内异症和子宫腺肌症

（一）控制内异症疼痛及预防复发

LNG-IUS 能够有效改善内异症相关的疼痛，且与促性腺激素释放激素激动剂（GnRH-a）相比不会引发低雌激素血症。内异症保守手术后的患者应用 LNG-IUS 可减少术后疼痛的复发率，对疾病长期管理控制症状有明显效果[18]。对于深部浸润型子宫内膜异位症（DIE）引起的疼痛也有缓解效果。中国的内异症诊治指南[19]、欧洲的内异症指南[20]均推荐使用 LNG-IUS 缓解内异症相关的疼痛症状。《女性避孕方法临床应用的中国专家共识》[6]也推荐 LNG-IUS 作为内异症患者首选的长效避孕方式，可在避孕的同时达到缓解疼痛、减少月经量、预防术后复发等目的。

（二）控制子宫腺肌症相关症状及体征

LNG-IUS 能够显著减少子宫腺肌症相关月经过多和疼痛的发生，其效果优于 COC[21]。子宫腺肌症伴月经过多和/或重度痛经的患者应用 LNG-IUS 后[22]，经量改善在放置 6 个月后达到平台期，痛经缓解于放置 12 个月后达到平台期，随访 6 年症状缓解的状况持续稳定。LNG-IUS 可预防子宫腺肌症保守手术后的复发[23]，患者的痛经评分、月经量、子宫体积、血清 CA125 水平与术前比较均显著减少[24]。

（三）临床使用指导

1. 放置时机

（1）常规直接放置：宫体大小接近正常的患者，可于月经末期常规放置。

（2）药物预处理后放置：对于以下三种情况可在药物预处理后放置，①子宫体积>孕 8 周，宫腔深度>10cm；②视觉模拟评分法（VAS）评分≥7 分的重度疼痛。③月经量多引起贫血的患者。药物预处理可采用 GnRH-a 3～6 个月。

（3）术中放置：①主要适用于术中发现合并 DIE 的患者；②合并子宫腺肌症但行子宫腺肌症活检或局部病灶切除而未进宫腔的患者；③对于合并子宫内膜增厚或 AUB 等不除外子宫内膜异常增生者放置前应行诊刮术以除外子宫内膜病变；诊刮后可直接放置 LNG-IUS。

2. 注意事项

（1）子宫腺肌症患者因宫腔增大、子宫收缩力异常和月经过多，发生 LNG-IUS 脱落的概率较正常避孕女性略高，12 个月的累积脱落率为 11%[25]，放置前应用 GnRH-a 可显著降低脱落率。对于局部腺肌瘤导致宫腔变形的患者，可以先行宫腔镜治疗处理后再放置，可以有效提高续用率。有条件的医疗机构也可以在超声或宫腔镜监视下放置。

（2）相比于非子宫腺肌症或内异症患者，子宫腺肌症和内异症患者放置 LNG-IUS 后不规则出血的不良反应更为常见，但这种出血模式的不良反应会随时间延长呈逐步改善趋势。做好充分的放置前告知有利于提高配合度[26]；另外，在子宫腺肌症或内异症相关症状控制满意的情况下，如果出血量少可以观察，必要时辅以药物干预；对于症状控制不满意或者不良反应无明显改善的情况，应及时就诊并行相应检查以寻找原因，必要时考虑更换其他治疗方法。

（3）LNG-IUS 脱落的原因与子宫腺肌症和内异症原发病的特点相关，而脱落的结果也与不规则出血不良反应及疗效不满意密切相关。放置 1 个月后建议超声随诊 LNG-IUS 的位置，如 LNG-IUS 上缘至宫底内膜的距离≥1cm 考虑下移；可采用超声监视下或宫腔镜直视下复位。以后每 3～6 个月随诊 1 次，根据病情程度和症状轻重延长或者缩短就诊时间。如 LNG-IUS 纵臂超过子宫颈外口，则应该取出 LNG-IUS。

共识要点：

- LNG-IUS 可显著改善内异症相关疼痛并预防术后复发。

- LNG-IUS可显著改善子宫腺肌病相关的疼痛和月经过多症状，保守手术后放置可减少术后症状复发，控制疾病进展。
- 与正常避孕人群相比，子宫腺肌病和内异症患者放置LNG-IUS后的脱落率和不规则出血的不良反应发生率略高。

三、原发性痛经

原发性痛经的发病率较高，严重影响女性的生命质量，但往往被临床忽视；治疗方法有非甾体类抗炎药（NSAID）、激素类药物。使用LNG-IUS避孕的女性相较使用其他方法或不使用方法的女性，痛经评分显著下降[27]。《女性避孕方法临床应用的中国专家共识》[6]推荐原发性痛经者首选LNG-IUS作为避孕方法，高效避孕的同时可以有效缓解痛经症状，提高其生命质量。WHO推荐LNG-IUS用于缓解重度痛经患者的症状[11]。加拿大妇产科医师协会（SOGC）原发性痛经指南[28]推荐，原发性或继发性痛经的女性可使用LNG-IUS减轻疼痛症状。但原发性痛经患者多数较年轻，若无性生活则不适合放置LNG-IUS，可选用COC。

共识要点：
- LNG-IUS可有效缓解原发性痛经症状。

四、子宫肌瘤

子宫肌瘤患者应首选手术，如果不适合手术或不能耐受手术（如血液病、心脏病、白血病的患者），可使用LNG-IUS缓解月经过多症状。使用LNG-IUS 12个月后，子宫肌瘤相关的月经过多患者血红蛋白和铁蛋白水平显著增加[29]。SOGC指南[30]、欧洲绝经协会（EMAS）指南[31]、NICE指南[16]均推荐LNG-IUS用于子宫肌瘤引起的月经过多。《女性避孕方法临床应用的中国专家共识》[6]推荐LNG-IUS作为子宫肌瘤及术后患者首选的避孕方法，可在避孕的同时缓解月经过多、痛经等症状。

注意事项：子宫肌瘤导致宫腔变形是LNG-IUS的相对禁忌证。月经过多及子宫肌瘤患者的

脱落率较普通女性显著增加，其中子宫体积较大者明显高于子宫体积较小的女性。对于黏膜下肌瘤患者，建议先行宫腔镜黏膜下肌瘤切除术，再放置LNG-IUS，可有效减少LNG-IUS的脱落率。

共识要点：
- LNG-IUS可有效减少症状性子宫肌瘤患者的月经量。
- 子宫肌瘤导致宫腔变形是LNG-IUS的相对禁忌证，可在宫腔镜手术后放置。

五、子宫内膜息肉

子宫内膜息肉是常见的子宫内膜病变之一，发病率较高。子宫内膜息肉切除术后的复发率较高，复发的高危因素包括多发性息肉、既往子宫内膜息肉切除术史、合并内异症或子宫内膜增生等[32]。

子宫内膜息肉的病因与炎症、激素环境紊乱、细胞因子及其受体失调、细胞增殖凋亡失衡等有关[33]。而LNG-IUS宫腔局部释放的孕激素可使子宫颈黏液变厚，降低宫腔炎症的发生率；对抗雌激素对子宫内膜的增生作用；同时可下调子宫内膜ER、PR及细胞增殖因子的表达、增加细胞凋亡因子的表达，均有利于预防子宫内膜息肉的复发[34]。

《女性避孕方法临床应用的中国专家共识》[6]推荐，对已完成生育或近期无生育需求的子宫内膜息肉患者，在息肉切除术后可考虑使用LNG-IUS，避孕的同时可减少子宫内膜息肉的复发风险。

临床使用指导：

1. 放置时机　充分沟通知情同意下，宫腔镜下子宫内膜息肉切除术中即可放置。优点包括：①术中即刻放置意味着立即落实降低术后复发的长期管理措施，且避免了二次手术操作，可减轻患者的痛苦和经济负担；②宫腔镜术中可直视检查LNG-IUS的位置，如有异常可即刻在宫腔镜直视下调整其位置，减少放置后的脱落、疼痛、出血等不良反应的发生率[35]。

2. 注意事项

（1）不能确定或怀疑子宫内膜息肉恶变的情

况下，建议延缓放置。子宫内膜息肉恶变的高危因素包括绝经、绝经后出血、肥胖、糖尿病、息肉增大和使用他莫昔芬等[36]。提示子宫内膜息肉恶变的镜下特征有息肉表面的血管增加和息肉数目增加[37]。对于无恶变高危因素的患者，如果镜下见息肉形态似水滴、表面光滑、无增生粗大异形的血管、无腺体开口、无明显内膜异常等特征，可考虑术中即刻放置LNG-IUS。

（2）对于不适合术中即刻放置者，应在手术前后加强对患者的子宫内膜息肉易复发等疾病知识的宣教，建立疾病长期管理的观念。明确病理性质后，应尽早完成LNG-IUS的放置，①可于术后获得病理报告的当天放置，为减少放置后的点滴出血，放置时可先搔刮子宫内膜再放置LNG-IUS，并加用7天屏障避孕法以确保避孕效果；②也可于月经末期放置。

共识要点：

- 子宫内膜息肉，尤其是多发性息肉术后复发率高，强烈建议建立术后长期管理的观念。
- 为降低子宫内膜息肉术后复发的风险，建议手术同时放置LNG-IUS。
- 需结合病史和镜下所见的特征，警惕子宫内膜息肉恶变的可能，必要时延迟放置LNG-IUS。

六、子宫内膜增生

子宫内膜增生是子宫内膜在长期无孕激素保护的雌激素暴露下发生的异常增生，分为不伴不典型子宫内膜增生（endometrial hyperplasia without atypia，EH）及不典型子宫内膜增生（endometrial atypical hyperplasia，EAH）。规范持续的药物干预是有效治疗子宫内膜增生，进而预防病变复发或恶变的必要措施。

EH的药物治疗原理是不同途径补充孕激素以促进子宫内膜转化，具体方法包括LNG-IUS和口服低剂量孕激素。英国皇家妇产科医师协会（RCOG）和英国妇科内镜学会（BSGE）子宫内膜增生治疗指南[38]以及《女性避孕方法临床应用的中国专家共识》[6]均推荐将LNG-IUS作为无生育要求患者EH的首选治疗方案，可有

效逆转子宫内膜增生，并减少复发。LNG-IUS对于EH的逆转率＞90%，明显高于口服孕激素[39,40]。

EAH为子宫内膜癌的癌前病变，首选治疗方案为子宫切除术，但对于年轻有强烈生育要求或各种原因不适合手术的患者，在排除保留生育功能治疗的禁忌证后，可考虑药物保守治疗。大剂量高效孕激素治疗是EAH保留子宫的传统治疗方案，2016年的RCOG和BSGE指南[38]推荐将LNG-IUS作为EAH的一线方案，大剂量口服孕激素（醋酸甲地孕酮160～320mg/d或醋酸甲羟孕酮200～600mg/d）为替换方案。LNG-IUS对EAH的逆转率可达90%，高于口服孕激素（约70%）[41]。

EAH逆转后面临促进生育的问题，对于无不孕症病史的EH或轻度EAH患者，可尝试口服促排卵药短期试孕。而对于合并不孕症的EAH患者，自然受孕的概率低，建议尽早接受辅助生殖技术治疗[42]。因LNG-IUS在宫腔局部释放孕激素强力抑制子宫内膜增殖，不抑制排卵，所以为避免促排卵治疗过程中子宫内膜病变的复发，可采用促排卵周期中宫腔内放置LNG-IUS以保护子宫内膜，待准备胚胎移植前再取出LNG-IUS。目前，对于非子宫内膜增生的辅助生殖治疗患者的观察性研究显示，放置LNG-IUS对获卵数、成熟卵母细胞数、赠卵周期和妊娠结局等均无不良影响[43]。LNG-IUS用于EAH和子宫内膜癌的小样本量回顾性研究也显示，使用LNG-IUS获得了良好的生育结局[44]。

LNG-IUS宫腔内缓释高效孕激素持续5年的特点使得其在预防子宫内膜增生性病变发生及逆转后复发方面具有更大的优势。

临床使用指导：

1. 放置时机　一旦确诊应尽早放置LNG-IUS，尽量在月经末期放置，对于子宫内膜较厚者由于直接放置可能导致子宫内膜损伤而异常出血，可酌情考虑给予孕激素撤药性出血后再放置LNG-IUS或诊刮（建议行诊刮）的同时放置。

2. 应用效果评估和随访

（1）EH患者放置LNG-IUS后，每3～6个月进行1次子宫内膜活检，病理检查评估应用效果。子宫内膜活检方式可采用内膜吸取活检、诊刮或宫腔镜检查的同时诊刮。连续2次子宫内膜

活检病理未见异常病变者可认为达到完全缓解而停止内膜活检。此后改为每6～12个月超声检查随访。对于复发的高危人群（如肥胖、多囊卵巢综合征等）应严密随访。对于治疗超过12个月仍未缓解者，建议宫腔镜全面评估和病理检查，排除合并更严重病变的可能，必要时手术切除子宫。

（2）EAH患者放置LNG-IUS后，每3个月宫腔镜下子宫内膜活检或直接诊刮，获取子宫内膜送病理检查以评估应用效果。连续2次子宫内膜活检病理未见异常病变者可认为达到完全缓解。此后改为每6～12个月超声检查和子宫内膜活检。EAH保留生育功能的治疗一般6～9个月可获得完全缓解，如超过12个月仍为EAH或应用期间任何时候发现疾病进展为子宫内膜癌，应手术切除子宫。

（3）因绝大部分子宫内膜增生患者无法去除致病因素（如排卵障碍或肥胖），所以无论EH或EAH患者均建议终生随访或随访至子宫切除。

3. 注意事项

（1）由于LNG-IUS通过宫腔内局部释放孕激素达到子宫内膜萎缩的效果，因此如宫腔过大可能导致LNG无法到达全部的子宫内膜而导致治疗失败。因此，对于宫腔较大、形态不规则等情况，考虑LNG-IUS缓释的孕激素可能无法覆盖全部子宫内膜的EAH患者，不建议单独使用LNG-IUS。可选择GnRH-a缩小子宫后再放置LNG-IUS，或口服孕激素系统治疗联合LNG-IUS局部治疗。

（2）放置LNG-IUS不能完全除外子宫内膜病变复发的可能性，因此EH或EAH逆转后放置LNG-IUS随访的过程中，如出现AUB、超声检查显示子宫内膜不均质或宫腔异常占位时，应及时进行子宫内膜病理检查。

共识要点：
- 无论EH还是EAH均可将LNG-IUS作为首选治疗方案。
- EH患者放置LNG-IUS后需每3～6个月、EAH患者放置LNG-IUS后需每3个月子宫内膜活检评估治疗效果。
- EAH合并不孕症的患者，治疗逆转后建议积

极辅助生殖技术治疗，取卵周期中维持放置LNG-IUS有利于预防促排卵过程中的病变复发，而对辅助生殖治疗结局根据现有证据无不良影响。

七、其他

1. 剖宫产术后子宫瘢痕缺损　剖宫产的并发症之一——剖宫产术后子宫瘢痕缺损（previous cesarean scar defect，PCSD）的发生率随剖宫产次数的增加而增加。对于有长期避孕需求的患者，LNG-IUS应用于PCSD引起的月经过多等症状，可在放置3个月后显现较为稳定的疗效，并且长期应用的费用更低。PCSD以手术治疗为主，可联合LNG-IUS改善手术疗效。宫腔镜手术加薄化子宫内膜后放置LNG-IUS与经腹或阴式子宫瘢痕切除或宫腹腔镜联合子宫瘢痕切除手术相比，可减少手术时间、术中出血量、住院天数及术后的月经持续时间[45]。

2. MHT　有子宫的围绝经期和绝经后女性使用MHT的同时需加用孕激素以保护子宫内膜，避免长期单纯使用雌激素引起子宫内膜增生；LNG-IUS中的LNG在子宫内膜的浓度远远高于在血中的浓度，可以大大减少孕激素对全身的影响。除了保护子宫内膜的作用，围绝经期使用LNG-IUS还可起到避孕的效果，是方便的孕激素给药方式。LNG-IUS在MHT中对血脂和其他心血管危险因素无影响[46]。

3. 乳腺癌内分泌治疗患者的相关应用　ER阳性的乳腺癌患者接受内分泌治疗时常使用选择性ER调节剂（如他莫昔芬、托瑞米芬）预防乳腺癌复发，这些药物的长期使用可增加子宫内膜增生、子宫内膜息肉的风险，他莫昔芬与子宫内膜癌风险增加相关。乳腺癌患者在他莫昔芬治疗时放置LNG-IUS可大大降低上述风险，可以起到有效的子宫内膜保护作用[47]。关于安全性的研究，LNG-IUS对乳腺癌复发的影响有不同的结论[47,48]。所以，基于目前的证据，对乳腺癌患者使用LNG-IUS应持审慎态度。

共识要点：
- LNG-IUS可作为无生育要求的PCSD患者治

疗月经期过长的备选方案之一。

- LNG-IUS可以用作MHT的孕激素方案之一。
- 基于目前的证据，对乳腺癌患者使用LNG-IUS应持审慎态度。

八、对疾病的预防效应

LNG-IUS自1990年上市以来，经过多年的实践观察，发现其长期应用对于子宫内膜癌、卵巢癌均有预防和保护作用[49,50]。LNG-IUS可使子宫颈黏液变厚、子宫内膜被抑制从而降低PID的风险。LNG-IUS因发生PID的取出率显著低于Cu-IUD[25]，而LNG-IUS相关PID的风险可能与放置操作过程有关。

临床使用指导及注意事项：

1. 鉴于LNG-IUS对于子宫内膜癌的防护效应，建议对高危人群推荐使用LNG-IUS。高危人群的纳入标准包括：长期表现为AUB-O，不孕症病史，肥胖，年龄>45岁，药物治疗效果欠佳。

2. 对于既往有PID病史的女性，选择LNG-IUS较Cu-IUD放置后PID的发生率可能降低。但放置前应确保PID已治愈，盆腔或下生殖道急性感染是LNG-IUS放置的禁忌证。放置LNG-IUS后的抗生素治疗并不能降低术后PID的风险，重在术前评估及术中严格无菌操作。

3. 放置后如果反复出现盆腔感染或子宫内膜炎症状，经过治疗无好转，则应取出LNG-IUS并行病原学检查。

共识要点：

- 长期放置LNG-IUS能降低子宫内膜癌、卵巢癌和PID的风险。
- 对于子宫内膜癌的高危人群，建议放置LNG-IUS以预防癌变。
- 放置LNG-IUS应遵循放置前的评估常规和无菌操作原则，放置LNG-IUS期间PID的风险显著低于Cu-IUD

常见临床热点问题的咨询与处理

LNG-IUS兼具单孕激素避孕药具和宫内节育器具的特性，在生育间隔长期规划以及临床常见病症的长期管理方面均具有显著的优势。但在使用过程中常出现一些不良反应，有时甚至因此而停止使用。如何正确看待不良反应以及如何采取合理的应对策略是推广使用过程中亟待解决的临床热点问题。

知情选择使用任何一种避孕药具的临床实践中，咨询是使用者在知情选择过程中必不可少的关键步骤，临床医务人员应充分认识咨询工作的重要性。规范的咨询应该包括：避孕方法的有效性、使用期限、可能的风险及不良反应、非避孕获益、开始使用和停止的步骤、何时寻求帮助、解决常见不良反应的方法和途径。使用者应充分获得相关的信息，通过正确指导来选择适宜的避孕药具，以提高避孕有效率。了解和预知不良反应及获益，有利于增加使用者对不良反应的耐受性，消除顾虑，提高满意度，降低终止率，提高续用率。使用前咨询可以让使用者轻松度过适应期，减少不必要的取出；放置后咨询可平缓使用者的紧张情绪，对个别不良反应进行处理。

一、出血模式改变

放置LNG-IUS后，大多数女性会出现可预期的月经模式改变。部分使用者在放置后6个月内可出现不规则出血和点滴出血，但随后症状可逐渐缓解甚至消失。使用LNG-IUS前临床医务人员应充分告知使用者可能出现的出血模式改变，可大幅提高使用者的满意度[26]。放置LNG-IUS后的不规则出血一般总出血量很少，无需特殊治疗。对于一些焦虑情绪较重、迫切希望治疗的女性，可选择NSAID、COC、米非司酮等药物调整治疗。治疗观察中进行必要的妇科检查和超声检查，以确认LNG-IUS位置是否异常、除外其他疾病的存在以及排除妊娠的可能。如使用者经咨询指导或治疗，仍无法耐受出血模式改变的持续困扰，必要时可取出LNG-IUS。

放置LNG-IUS1年后部分使用者会出现闭经，为"药物性月经暂停"；是由于宫腔局部高浓度的LNG对子宫内膜产生了强的抑制作用，无法出现周期性的子宫内膜脱落，但不影响卵巢功能，所以不等同于绝经，故无需特殊治疗，取出后月经即可恢复。放置后闭经的发生率与基础月经状况相关，出血量较少、出血天数较短的女性出现闭经的可能性更大[51]。临床上因闭经可获得更多的健康益处，可减少出血从而改善贫血，同时可避免经前期综合征。

二、卵巢囊肿放置

LNG-IUS后的功能性卵巢囊肿、卵泡增大多数是在行盆腔超声检查时发现的，通常无明显症状，相对较小，可自行缓解。部分女性可有不适感，当直径＞5cm时建议密切随访，罕见情况下可能需要手术治疗。

临床上，生理性增大的卵泡与卵巢囊肿（占位性病变）要区分。绝大多数生理性卵巢囊肿超声检查时显示为边界清晰、内容透声好，在2～3个月的观察期内自发消失。如果持续存在，除进行超声动态监测外，建议进行其他有关的实验室检查（如肿瘤标志物）。

三、移位、脱落

所有的宫内节育器使用后都有脱落的风险。LNG-IUS的累积脱落率与Cu-IUD相似。

常见的导致移位、脱落的原因有月经过多、子宫腺肌症、子宫复旧不全（中期妊娠流产后或产后）、放置时机不当等。有效避免或减少移位和脱落的方法是选择较为适宜的时机放置LNG-IUS。建议在放置后的第1、3个月，月经后行常规超声检查确认LNG-IUS的位置。使用中，如突然出现出血或疼痛症状，出血量突然增加，或治疗前伴有的症状复发（如月经量多、痛经），应警惕可能发生LNG-IUS移位或脱落。出现移位时应告知使用者避孕失败的概率可能会增加。

放置后的前几个月如发现LNG-IUS部分脱落，可考虑保守治疗，因为子宫峡部肌层的向上收缩力可将其推向宫底[52]。如LNG-IUS末端超过子宫颈管内口则需取出。当移位的LNG-IUS末端仍位于子宫颈内口上方时，可在超声引导下试行复位，或在宫腔镜下进行复位，这是有效手段[35]，可缓解疼痛、出血症状。

四、体重变化

LNG-IUS使用者体重变化的差异很大。尽管有使用者会主诉使用后体重增加，但却不是要求终止使用的常见原因。另外，并无证据表明，女性体重的增加会导致肥胖。使用者的体重增加与年龄相关。使用LNG-IUS与Cu-IUD 10年使用者的体重变化无显著差异[53]，可证实"长期使用激素避孕必然会导致肥胖"的惯有认识是错误的。

共识要点：
- 放置LNG-IUS后出血模式的改变是激素类药物的普遍问题，随时间推移可明显改善。
- 放置LNG-IUS后，绝大多数卵巢囊肿为生理性囊肿，可在6个月内自然消退。
- 月经过多、子宫肌瘤和子宫腺肌症是LNG-IUS下移或脱落的高危因素，应注意把握放置时机并加强随访。
- 体重变化的个体差异很大，LNG-IUS并不一定导致体重增加。

长期应用的安全性使用

LNG-IUS虽有不同程度的不良反应，但大多可自行缓解，对身体健康无明显及长期的不良影响，绝大多数女性均可耐受。国内外的研究也从各个方面证实了LNG-IUS长期应用的安全性。

一、生育力恢复

LNG-IUS放置在宫腔，子宫内膜中的LNG浓度远高于血液中，基本不抑制排卵，取出后即可恢复生育能力。根据血浆孕酮水平判断，LNG-IUS与宫内节育器Multiload 250在使用1年后的排卵率相同[1]；女性在使用这两种避孕药具期间有85%的比例存在排卵周期。

LNG-IUS宫腔内局部孕激素的释放可导致子宫内膜腺体萎缩及间质细胞蜕膜化，也可见局部炎症及坏死的现象，但在取出后1～3个月子宫内膜活检病理形态即可恢复正常。停用LNG-IUS1年的妊娠率为79.1%～96.4%，与屏障避孕法的妊娠率相似[54]；与Cu-IUD相比累积妊娠率无差异，两者的活产率也无差异[55]。

二、乳腺癌的风险

LNG-IUS长期应用是否增加乳腺癌的风险结论不一[47,48]。新近的一项大型前瞻性研究显示，与从未使用LNG-IUS的女性相比，LNG-IUS不增加乳腺癌的发生风险[50]。

三、血脂、糖代谢和骨密度

糖尿病患者使用LNG-IUS对血糖的代谢水平无影响[56]。围绝经期女性使用后空腹血糖水平较前升高、舒张压下降，但收缩压、高密度脂蛋白胆固醇（HDL-C）、三酰甘油（TG）、总胆固醇、极低密度脂蛋白（VLDL）、低密度脂蛋白（LDL）、天冬氨酸转氨酶（AST）、丙氨酸转氨酶（ALT）水平无明显变化[57]。在糖耐量异常或糖尿病患者中应谨慎评估使用LNG-IUS的利弊，并告知风险、加强监测。肥胖（体质指数 $\geq 30kg/m^2$）女性使用LNG-IUS，不影响女性的血压、胰岛素及脂代谢水平[58]。与宫内节育器TCu380相比，放置LNG-IUS后随访2年使用者的骨密度无显著变化[59]。

四、长期、连续应用

LNG-IUS可以长期、连续使用。77%使用LNG-IUS超过10年的使用者无不良健康事件发生，在更换第2个LNG-IUS时的月经出血模式与使用第1个时相似[60]。

临床使用指导：

1. 针对单孕激素避孕药具（包括LNG-IUS）与乳腺癌风险相关的现有证据有限。应告知女性使用任何激素避孕方法均应每年常规进行乳腺检查。

2. 长期放置LNG-IUS，对正常人群的血脂、血糖代谢无影响，但在糖耐量异常或糖尿病患者中应谨慎评估使用LNG-IUS的利弊，并告知风险、加强监测。

共识要点：

- 取出LNG-IUS后即可恢复生育能力。
- 大型前瞻性研究随访12.5年的数据提示，LNG-IUS可降低子宫内膜癌和卵巢癌的发生风险，不增加乳腺癌的发生风险。
- LNG-IUS对血脂代谢、糖代谢、骨密度无明显影响。

参 考 文 献

[1] Luukkainen T, Lähteenmäki P, Toivonen J. Levonorgestrel-releasing intrauterine device [J]. Ann Med, 1990, 22（2）：85-90. DOI：10.3109/07853899009147248.

[2] Nilsson CG, Haukkamaa M, Vierola H, et al. Tissueconcentrations of levonorgestrel in women using a levonorgestrel-releasing IUD [J]. Clin Endocrinol（Oxf）, 1982, 17（6）：529-536. DOI：10.1111/j.1365-2265.1982.tb01625.x.

[3] Birgisson NE, Zhao Q, Secura GM, et al. Preventingunintended pregnancy：the Contraceptive CHOICE Project in review [J]. J Womens Health（Larchmt）, 2015, 24（5）：349-353. DOI：10.1089/jwh.2015.5191.

[4] Pakarinen P, Toivonen J, Luukkainen T. Randomizedcomparison of levonorgestrel-and copper-releasing intrauterine systems immediately after abortion, with 5 years' follow-up [J]. Contraception, 2003,

68（1）：31-34. DOI：10.1016/s0010-7824（03）00104-5.

[5] Steenland MW, Tepper NK, Curtis KM, et al. Intrauterine contraceptive insertion postabortion：a systematic review [J]. Contraception, 2011, 84（5）：447-464. DOI：10.1016/j.contraception.2011.03.007.

[6] 程利南, 狄文, 丁岩, 等. 女性避孕方法临床应用的中国专家共识 [J]. 中华妇产科杂志, 2018, 53（7）：433-447. DOI：10.3760/cma.j.issn.0529-567x.2018.07.001.

[7] American College of Obstetricians and Gynecologists' Committee on Obstetric Practice. Committee opinion No. 670：immediate postpartum long-acting reversible contraception [J]. Obstet Gynecol, 2016, 128（2）：e32-e37. DOI：10.1097/AOG.0000000000001587.

[8] 中华医学会计划生育学分会. 临床诊疗指南与技术操作规范：计划生育分册（2017修订版）[M]. 北

京：人民卫生出版社，2017.

[9] Ott MA, Sucato GS, Committee On Adolescence. Contraception for adolescents [J]. Pediatrics, 2014, 134 (4): e1257-e1281. DOI: 10.1542/peds.2014-2300.

[10] ACOG committee opinion No. 735: adolescents and long-acting reversible contraception: implants and intra-uterine devices [J]. Obstet Gynecol, 2018, 131 (5): e130-e139. DOI: 10.1097/AOG.0000000000002632.

[11] WHO. Medical eligibility criteria for contraceptive use. 5th edition, 2015 [EB/OL]. [2019-09-04]. http://apps.who.int/iris/bitstream/10665/181468/1/9789241549158_eng.pdf.

[12] FSRH. Contraception for women aged over 40 years [EB/OL]. [2019-09-04]. https://www.fsrh.org/standards-and-guidance/documents/fsrh-guidance-contraception-for-women-aged-over-40-years-2017/.

[13] Committee on Practice Bulletins-Gynecology. Practice bulletin No. 136: management of abnormal uterine bleeding associated with ovulatory dysfunction [J]. Obstet Gynecol, 2013, 122 (1): 176-185. DOI: 10.1097/01.AOG.0000431815.52679.bb.

[14] Fraser IS, Mansour D, Breymann C, et al. Prevalence of heavy menstrual bleeding and experiences of affected women in a European patient survey [J]. Int J Gynaecol Obstet, 2015, 128 (3): 196-200. DOI: 10.1016/j.ijgo.2014.09.027.

[15] Paramsothy P, Harlow SD, Greendale GA, et al. Bleeding patterns during the menopausal transition in the multi-ethnic Study of Women's Health Across the Nation (SWAN): a prospective cohort study [J]. BJOG, 2014, 121 (12): 1564-1573. DOI: 10.1111/1471-0528.12768.

[16] NICE. Heavy menstrual bleeding: assessment and management [EB/OL]. (2018-03-14). [2019-09-04]. https://www.nice.org.uk/guidance/ng88/resources/heavy-menstrual-bleeding-assessment-and-management-pdf-1837701412549.

[17] Brown PM, Farquhar CM, Lethaby A, et al. Cost-effectiveness analysis of levonorgestrel intrauterine system and thermal balloon ablation for heavy menstrual bleeding [J]. BJOG, 2006, 113 (7): 797-803. DOI: 10.1111/j.1471-0528.2006.00944.x.

[18] Abou-Setta AM, Houston B, Al-Inany HG, et al. Levonorgestrel-releasing intrauterine device (LNG-IUD) for symptomatic endometriosis following surgery [J]. CochraneDatabase Syst Rev, 2013, 1:

CD005072. DOI: 10.1002/14651858.CD005072.

[19] 中华医学会妇产科学分会子宫内膜异位症协作组. 子宫内膜异位症的诊治指南 [J]. 中华妇产科杂志, 2015, 50 (3): 161-169. DOI: 10.3760/cma.j.issn.0529-567x.2015.03.001.

[20] Dunselman GA, Vermeulen N, Becker C, et al. ESHRE guideline: management of women with endometriosis [J]. HumReprod, 2014, 29 (3): 400-412. DOI: 10.1093/humrep/det457.

[21] Shaaban OM, Ali MK, Sabra AM, et al. Levonorgestrel-releasing intrauterine system versus a low-dose combined oral contraceptive for treatment of adenomyotic uteri: a randomized clinical trial [J]. Contraception, 2015, 92 (4): 301-307. DOI: 10.1016/j.contraception.2015.05.015.

[22] 李雷, 冷金花, 戴毅, 等. LNG-IUS治疗子宫腺肌症相关重度痛经的前瞻性研究 [J]. 中华妇产科杂志, 2016, 51 (5): 345-351. DOI: 10.3760/cma.j.issn.0529-567x.2016.05.005.

[23] Cho S, Jung JA, Lee Y, et al. Postoperative levonorgestrel-releasing intrauterine system versus oral contraceptives after gonadotropin-releasing hormone agonist treatment for preventing endometrioma recurrence [J]. Acta Obstet Gynecol Scand, 2014, 93 (1): 38-44. DOI: 10.1111/aogs.12294.

[24] 高艳飞, 石彬, 赵昕, 等. "H"形病灶切除术联合LNG-IUS治疗子宫腺肌症的临床疗效分析 [J]. 中华妇产科杂志, 2016, 51 (8): 619-621, 622. DOI: 10.3760/cma.j.issn.0529-567x.2016.08.013.

[25] Andersson K, Odlind V, Rybo G. Levonorgestrel-releasing and copper-releasing (Nova T) IUDs during five years of use: a randomized comparative trial [J]. Contraception, 1994, 49 (1): 56-72. DOI: 10.1016/0010-7824 (94) 90109-0.

[26] Backman T, Huhtala S, Luoto R, et al. Advance information improves user satisfaction with the levonorgestrel intrauterine system [J]. Obstet Gynecol, 2002, 99 (4): 608-613. DOI: 10.1016/s0029-7844 (01) 01764-1.

[27] Lindh I, Milsom I. The influence of intrauterine contraception on the prevalence and severity of dysmenorrhea: a longitudinal population study [J]. Hum Reprod, 2013, 28 (7): 1953-1960. DOI: 10.1093/humrep/det101.

[28] Burnett M, Lemyre M. No. 345: primary dysmenorrhea consensus guideline [J]. J Obstet Gynaecol Can, 2017, 39 (7): 585-595. DOI: 10.1016/

j.jogc.2016.12.023.

[29] Grigorieva V, Chen-Mok M, Tarasova M, et al. Use of a levonorgestrel-releasing intrauterine system to treat bleeding related to uterine leiomyomas [J]. Fertil Steril, 2003, 79（5）: 1194-1198. DOI: 10.1016/s0015-0282（03）00175-4.

[30] Vilos GA, Allaire C, Laberge PY, et al. The management of uterine leiomyomas [J]. J Obstet Gynaecol Can, 2015, 37（2）: 157-178. DOI: 10.1016/S1701-2163（15）30338-8.

[31] Pérez-López FR, Ornat L, Ceausu I, et al. EMAS position statement: management of uterine fibroids [J]. Maturitas, 2014, 79（1）: 106-116. DOI: 10.1016/j.maturitas.2014.06.002.

[32] Yang JH, Chen CD, Chen SU, et al. Factors influencing the recurrence potential of benign endometrial polyps after hysteroscopic polypectomy [J]. PLoS One, 2015, 10（12）: e0144857. DOI: 10.1371/journal.pone.0144857.

[33] 焦雪, 赵涵, 陈子江. 子宫内膜息肉的病因学研究进展 [J]. 中华妇产科杂志, 2011, 46（6）: 469-471. DOI: 10.3760/cma.j.issn.0529-567x.2011.06.020.

[34] 蔡惠兰, 丁香翠, 钱蓉蓉, 等. 左炔诺孕酮宫内缓释系统对子宫内膜息肉切除术后子宫内膜的影响 [J]. 中华医学杂志, 2012, 92（3）: 200-202. DOI: 10.3760/cma.j.issn.0376-2491.2012.03.014.

[35] Kuzel D, Hrazdirova L, Kubinova K, et al. Hysteroscopic management of displaced levonorgestrel-releasing intrauterine system [J]. J Obstet Gynaecol Res, 2013, 39（5）: 1014-1018. DOI: 10.1111/jog.12007.

[36] Clark TJ, Stevenson H. Endometrial Polyps and Abnormal Uterine Bleeding（AUB-P）: what is the relationship, how are they diagnosed and how are they treated? [J]. Best Pract Res Clin Obstet Gynaecol, 2017, 40: 89-104. DOI: 10.1016/j.bpobgyn.2016.09.005.

[37] Shor S, Pansky M, Maymon R, et al. Prediction of premalignant and malignant endometrial polyps by clinical and hysteroscopic features [J]. J Minim Invasive Gynecol, 2019, 26（7）: 1311-1315. DOI: 10.1016/j.jmig.2018.12.018.

[38] Management of endometrial hyperplasia. Green-top GuidelineNo. 67. RCOG/BSGE Joint Guideline, February 2016 [EB/OL]. [2019-09-04]. https://www.rcog.org.uk/globalassets/documents/guidelines/green-top-guidelines/gtg_67_endometrial_hyperplasia.pdf.

[39] Abu Hashim H, Ghayaty E, El Rakhawy M. Levonorgestrel-releasing intrauterine system vs oral progestins for non-atypical endometrial hyperplasia: a systematic review and meta analysis of randomized trials [J]. Am J Obstet Gynecol, 2015, 213（4）: 469-478. DOI: 10.1016/j.ajog.2015.03.037.

[40] Gallos ID, Krishan P, Shehmar M, et al. LNG-IUS versus oral progestogen treatment for endometrial hyperplasia: along-term comparative cohort study [J]. Hum Reprod, 2013, 28（11）: 2966-2971. DOI: 10.1093/humrep/det320.

[41] Gallos ID, Shehmar M, Thangaratinam S, et al. Oral progestogens vs levonorgestrel-releasing intrauterine system for endometrial hyperplasia: a systematic review and meta analysis [J]. Am J Obstet Gynecol, 2010, 203（6）: 547. e1-e10. DOI: 10.1016/j.ajog.2010.07.037.

[42] Matsuzaki T, Iwasa T, Kawakita T, et al. Pregnancy outcomes of women who received conservative therapy for endometrialcarcinoma or atypical endometrial hyperplasia [J]. Reprod Med Biol, 2018, 17（3）: 325-328. DOI: 10.1002/rmb2.12209.

[43] Bian J, Shao H, Liu H, et al. Efficacy of the levonorgestrel-releasing intrauterine system on IVF-ET outcomes in PCOS with simple endometrial hyperplasia [J]. Reprod Sci, 2015, 22（6）: 758-766. DOI: 10.1177/1933719114561553.

[44] Leone Roberti Maggiore U, Martinelli F, Dondi G, et al. Efficacy and fertility outcomes of levonorgestrel-releasing intra-uterine system treatment for patients with atypical complex hyperplasia or endometrial cancer: a retrospective study [J]. J Gynecol Oncol, 2019, 30（4）: e57. DOI: 10.3802/jgo.2019.30.e57.

[45] 刘君, 唐妍, 刘晓珊, 等. 宫腔镜联合曼月乐环治疗子宫切口憩室的临床观察 [J]. 妇产与遗传（电子版）, 2014, 4（4）: 18-22. DOI: 10.3868/j.issn.2095-1558.2014.04.004.

[46] Depypere H, Inki P. The levonorgestrel-releasing intrauterine system for endometrial protection during estrogen replacement therapy: a clinical review [J]. Climacteric, 2015, 18（4）: 470-482. DOI: 10.3109/13697137.2014.991302.

[47] Wong AW, Chan SS, Yeo W, et al. Prophylactic use of levonorgestrel-releasing intrauterine system in

women with breast cancer treated with tamoxifen: a randomized controlled trial [J]. Obstet Gynecol, 2013, 121 (5): 943−950. DOI: 10.1097/AOG.0b013e31828bf80c.

[48] Fu Y, Zhuang Z. Long-term effects of levonorgestrel-releasing intrauterine system on tamoxifen-treated breast cancer patients: a meta-analysis [J]. Int J Clin Exp Pathol, 2014, 7 (10): 6419−6429.

[49] Soini T, Hurskainen R, Grénman S, et al. Cancer risk in women using the levonorgestrel-releasing intrauterine system in Finland [J]. Obstet Gynecol, 2014, 124 (2 Pt 1): 292−299. DOI: 10.1097/AOG.0000000000000356.

[50] Jareid M, Thalabard JC, Aarflot M, et al. Levonorgestrel-releasing intrauterine system use is associated with a decreased risk of ovarian and endometrial cancer, without increased risk of breast cancer. Results from the NOWAC study [J]. Gynecol Oncol, 2018, 149 (1): 127−132. DOI: 10.1016/j.ygyno.2018.02.006.

[51] Mejia M, Mcnicholas C, Madden T, et al. Association of baseline bleeding pattern on amenorrhea with levonorgestrel intrauterine system use [J]. Contraception, 2016, 94 (5): 556−560. DOI: 10.1016/j.contraception.2016.06.013.

[52] Youm J, Lee HJ, Kim SK, et al. Factors affecting the spontaneous expulsion of the levonorgestrel-releasingintrauterine system [J]. Int J Gynaecol Obstet, 2014, 126 (2): 165−169. DOI: 10.1016/j.ijgo.2014.02.017.

[53] Modesto W, De Nazare Silva Dos Santos P, Correia VM, et al. Weight variation in users of depot-medroxyprogesterone acetate, the levonorgestrel-releasing intrauterine system and a copper intrauterine device for up to ten years of use [J]. Eur J Contracept Reprod Health Care, 2015, 20 (1): 57−63. DOI: 10.3109/13625187.2014.951433.

[54] Mansour D, Gemzell-Danielsson K, Inki P, et al. Fertility after discontinuation of contraception: a comprehensive review of the literature [J]. Contraception, 2011, 84 (5): 465−477. DOI: 10.1016/j.contraception.2011.04.002.

[55] Andersson K, Batar I, Rybo G. Return to fertility after removal of a levonorgestrel-releasing intrauterine device and Nova-T[J]. Contraception, 1992, 46(6): 575−584. DOI: 10.1016/0010-7824 (92) 90122-a.

[56] Rogovskaya S, Rivera R, Grimes DA, et al. Effect of a levonorgestrel intrauterine system on women with type 1 diabetes: a randomized trial [J]. Obstet Gynecol, 2005, 105 (4): 811−815. DOI: 10.1097/01.AOG.0000156301.11939.56.

[57] Kayikcioglu F, Gunes M, Ozdegirmenci O, et al. Effects of levonorgestrel-releasing intrauterine system on glucose and lipid metabolism: a 1-year follow-up study [J]. Contraception, 2006, 73 (5): 528−531. DOI: 10.1016/j.contraception.2005.12.005.

[58] Zueff LFN, Melo AS, Vieira CS, et al. Cardiovascular risk markers among obese women using the levonorgestrel-releasing intrauterine system: a randomised controlled trial [J]. Obes Res Clin Pract, 2017, 11 (6): 687−693. DOI: 10.1016/j.orcp.2017.06.001.

[59] Yang KY, Kim YS, Ji YI, et al. Changes in bone mineral density of users of the levonorgestrel-releasing intrauterine system [J]. J Nippon Med Sch, 2012, 79 (3): 190−194. DOI: 10.1272/jnms.79.190.

[60] Rönnerdag M, Odlind V. Health effects of long-term use of the intrauterine levonorgestrel-releasing system. A follow-up study over 12 years of continuous use [J]. Acta Obstet Gynecol Scand, 1999, 78 (8): 716−721. DOI: 10.1034/j.1600-0412.1999.780810.x.

后 记

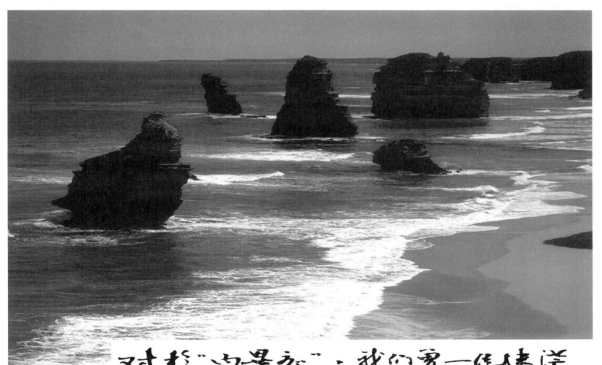

对于"礁墨石"，我们勇一代建洋。像站在大海边，坐禅浩叹。

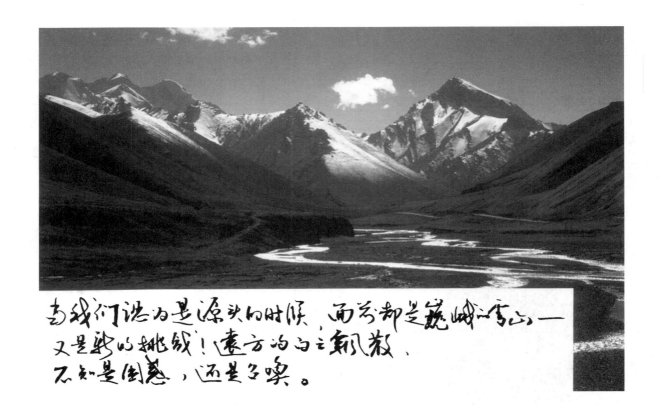

当我们认为是源头的时候，而前方却是巍峨雪山——
又是新的挑战！远方的白云飘散，
不知是倒影，还是召唤。

图内文字为郎景和院士题写